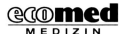

Ihr kostenloses E-Book „Das Rote Buch" exklusiv unter
www.ecomed-storck.de/ebook-download

Mit dem Kauf dieses Buches erwerben Sie gleichzeitig ohne weitere Kosten das E-Book für unterwegs.

So erhalten Sie Ihr E-Book:

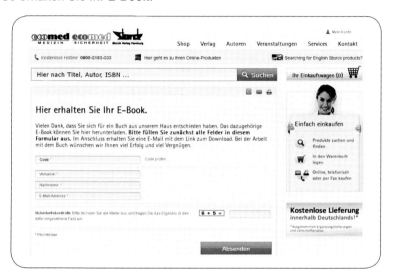

Unter **www.ecomed-storck.de/ebook-download** geben Sie den unten stehenden **freigerubbelten Code**, Ihren Namen und Vornamen sowie Ihre E-Mail-Adresse ein. Sie erhalten dann einen Download-Link und können das E-Book nach dem Herunterladen auf Ihrem Endgerät (Tablet, Laptop/PC, Smartphone) nutzen.

code: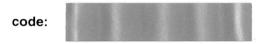

Für PC oder Notebook benötigen Sie einen PDF-Reader. Laden Sie das E-Book auf Tablet oder Smartphone, brauchen Sie in der Regel keine weitere Software, da hier ein Reader (App iBooks) vorinstalliert ist. Bei Fragen informieren Sie sich bitte unter **www.ecomed-storck.de/FAQ/** oder kontaktieren Sie unsere Kundenbetreuung unter **kundenbetreuung@hjr-verlag.de** oder telefonisch unter **089/2183-7928**.

D. P. Berger · R. Engelhardt † · R. Mertelsmann

DAS ROTE BUCH

Hämatologie und Internistische Onkologie

Herausgegeben von D. P. Berger, J. Duyster, M. Engelhardt,
R. Engelhardt †, H. Henß und R. Mertelsmann

5., überarbeitete und erweiterte Auflage

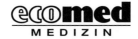

Hinweis:
Die Wiedergabe von Gebrauchsnamen, Handelsnamen, Warenbezeichnungen usw. in diesem Werk berechtigt auch ohne besondere Kennzeichnung nicht zu der Annahme, dass solche Namen im Sinne der Warenzeichen- und Markenschutzgesetzgebung als frei zu betrachten wären und daher von jederman benutzt werden dürften. Medizin als Wissenschaft ist ständig im Fluss. Forschung und klinische Erfahrungen erweitern unsere Kenntnisse, insbesondere was Behandlung und medikamentöse Therapie anbelangt. Soweit in diesem Werk eine Dosierung oder eine Applikation erwähnt wird, darf der Leser zwar darauf vertrauen, dass Autor und Verlag größte Mühe darauf verwandt haben, dass diese Angabe genau dem Wissensstand bei Fertigstellung des Buches entspricht. Dennoch ist jeder Benutzer aufgefordert, die Beipackzettel der verwendeten Präparate zu prüfen, um in eigener Verantwortung festzustellen, ob die dort gegebene Empfehlung für Dosierungen oder die Beachtung von Kontraindikationen gegenüber der Angabe in diesem Buch abweicht. Eine solche Prüfung ist besonders wichtig bei selten verwendeten Präparaten oder solchen, die neu auf den Markt gebracht worden sind.
Für etwaige inhaltliche Unrichtigkeit des Buches übernehmen Herausgeber und Verlag keinerlei Verantwortung oder Haftung.

Bibliografische Informationen der Deutschen Nationalbibliothek

Die Deutsche Nationalbibliothek verzeichnet diese Publikation in der Deutschen Nationalbibliografie; detaillierte bibliografische Daten sind im Internet über <http://www.dnb.de> abrufbar.

Bei der Herstellung des Werkes haben wir uns zukunftsbewusst für umweltverträgliche und wiederverwertbare Materialien entschieden.
Der Inhalt ist auf elementar chlorfreiem Papier gedruckt.

ISBN 978-3-609-51217-4

E-Mail: kundenbetreuung@hjr-verlag.de

Telefon: +49 89/2183-7928
Telefax: +49 89/2183-7620

Berger, Engelhardt, Mertelsmann:
(Mitherausgeber: Engelhardt, Duyster, Henß; Redaktionelle Mitarbeit: Kohlweyer)
Das Rote Buch
Hämatologie und Internistische Onkologie
© 2014 ecomed MEDIZIN, eine Marke der Verlagsgruppe Hüthig Jehle Rehm GmbH
Heidelberg, München, Landsberg, Frechen, Hamburg

www.ecomed-storck.de

Dieses Werk, einschließlich aller seiner Teile, ist urheberrechtlich geschützt. Jede Verwertung außerhalb der engen Grenzen des Urheberrechtsgesetzes ist ohne Zustimmung des Verlages unzulässig und strafbar. Dies gilt insbesondere für Vervielfältigungen, Übersetzungen, Mikroverfilmungen und die Einspeicherung und Verarbeitung in elektronischen Systemen.

Satz: abavo GmbH, 86807 Buchloe
Druck: CPI books GmbH, 89075 Ulm

Vorwort

Die Behandlung von Patienten mit hämatologischen und onkologischen Erkrankungen bleibt eine anspruchsvolle und komplexe Aufgabe. Sie muß den aktuellen Stand der Wissenschaft („State of the Art") berücksichtigen, um kurative, supportive und ggf. palliative Konzepte zu entwerfen und anzuwenden. Patienten und deren Angehörige müssen in ihrer einzigartigen und belastenden Situation betreut, beraten und einbezogen werden. Ein interdisziplinäres Team verantwortet Diagnostik und Therapie, und nicht zuletzt beeinflussen Kostenaspekte sowie soziale, rechtliche und ethische Schwerpunkte das ärztliche Handeln.

In diesem komplexen Umfeld soll „Das Rote Buch" ein praxisnaher Leitfaden sein, der auf Basis der täglichen Anforderungen an den behandelnden Arzt und das klinische Team erarbeitet wurde. In den hämatologisch und onkologisch tätigen Abteilungen des Universitätsklinikums Freiburg werden Krankheits- und Therapiedaten seit vielen Jahren systematisch erfasst und evaluiert. Auf der Grundlage dieser Daten und unter Berücksichtigung nationaler und internationaler Forschungsergebnisse und Richtlinien („Guidelines") werden standardisierte klinische Pfade, Therapieprotokolle und Empfehlungen entwickelt, die eine Behandlung des Patienten auf dem neuesten Stand gesicherter medizinischer Erkenntnisse („evidence based medicine") nach „Good Clinical Practice"-Richtlinien erlauben. Diese Überlegungen führten 1998 zur Veröffentlichung der genannten Empfehlungen in der ersten Auflage des „Roten Buchs" als Sammlung für die tägliche Arbeit auf Station oder in der ambulanten Therapie. Bewusst wurde keine umfassende Darstellung angestrebt, sondern selektiv in Freiburg bewährte Vorgehensweisen und Therapieprotokolle dargestellt. Dabei wurden insbesondere auch interdisziplinäre Behandlungskonzepte sowie aktuelle Ergebnisse präklinischer Forschung und klinischer Studien integriert, wobei wir der Meinung sind, dass in der Hämatologie und Onkologie auch weiterhin eine Notwendigkeit für den Einsatz von Medikamenten außerhalb der zugelassenen Indikation besteht. Im Mittelpunkt einer modernen, verantwortlichen Hämatologie und Onkologie steht der Patient in seiner einzigartigen, häufig lebensbedrohlichen Erkrankungssituation, die eine einfühlsame, individuelle und umfassende Betreuung unter Einschluss aller verfügbaren kurativen, palliativen und supportiven Behandlungsverfahren erfordert.

Auch die letzte Auflage des „Roten Buches" erfuhr eine breite positive Resonanz, verbunden mit überwiegend konstruktiver Kritik, die nun in die fünfte, wiederum erweiterte Auflage eingegangen ist. Die bestehenden Kapitel wurden intensiv überarbeitet, und es wurde eine Reihe von neuen Beiträgen aufgenommen, aber auch einige Beiträge entfernt. Richtschnur dafür war in erster Linie die praxisnahe Ausrichtung – denn das Volumen des Buches sollte trotz inhaltlicher Erweiterung die Tauglichkeit für den täglichen praxisnahen Einsatz nicht einschränken. Daher wurden der knappe Stil der Darstellung sowie die bewährte Einbindung von Ablaufdiagrammen zur übersichtlichen Erläuterung des diagnostischen und therapeutischen Vorgehens beibehalten.

Mit dieser Auflage nehmen wir von unserem langjährigen Mitherausgeber Prof. Dr. Rupert Engelhardt Abschied, der am 12.3.2013 verstorben ist. Er hatte „Das Rote Buch" von Anfang an mitgestaltet und betreut, nicht zuletzt durch eine Reihe von Beiträgen aus seiner Hand. Wir trauern mit seinen Angehörigen und werden ihm ein ehrendes Angedenken bewahren.

„Das Rote Buch" bleibt eine Diskussionsgrundlage. Wir sind zur Weiterentwicklung wie bisher auf den Erfahrungsaustausch mit onkologisch tätigen Kolleginnen und Kollegen angewiesen. Sie können Kritik und Anregungen gerne direkt den Herausgebern mitteilen; alternativ bitten wir um Ihre Kommentare und Verbesserungsvorschläge als E-Mail an die Adresse: rotes.buch@mm11.ukl.uni-freiburg.de.

Die Herausgeber danken allen Autoren sowie dem „GCP-Team" in Freiburg, insbesondere auch Frau Dr. Kohlweyer für ihre überaus engagierte Mitarbeit.

Im November 2013   Die Herausgeber

Inhaltsverzeichnis

Vorwort		3
Inhaltsverzeichnis		5
Autoren und Herausgeber		9
Abkürzungen		16
1	**Grundlagen**	**19**
1.1	Epidemiologie	19
1.2	Molekulare Tumorbiologie und Entstehung maligner Neoplasien	23
1.2.1	Karzinogenese	24
1.2.2	Proliferationsregulation und Zellzyklus	28
1.2.3	Apoptose	31
1.2.4	Metastasierung und Angiogenese	34
1.3	Hämatopoese und Entstehung hämatologischer Neoplasien	36
1.4	Prävention und Früherkennung	39
1.5	Diagnoseklassifikation und ICD-System	45
1.6	Tumorklassifikation und TNM-System	48
1.7	Indikationen zur Tumortherapie	51
1.8	Allgemeinzustand von Tumorpatienten („Performance Status Scales")	53
1.9	Beurteilung des Therapieerfolgs	55
1.10	Beurteilung der Therapietoxizität	59
1.11	Lebensqualität (LQ) von Tumorpatienten	64
1.12	Juristische Aspekte in der Tumortherapie	67
1.13	Evidenzbasierte Medizin (EBM), Leitlinien und Qualitätsmanagement	71
1.14	Disease Management, Clinical Pathways und DRGs	75
1.15	Elektronische Medien	77
2	**Spezielle Diagnoseverfahren**	**82**
2.1	Zytogenetik und Fluoreszenz-in-situ-Hybridisierung („FISH")	83
2.2	Molekulare Diagnostik und Biomarker	87
2.3	Genexpressionsanalysen durch Microarrays	92
2.4	Tumormarker	95
2.5	Immunzytologie	100
2.6	MHC und HLA-System	112
2.7	Prinzipien funktionaler nuklearmedizinischer Diagnostik	116
3	**Pharmakotherapie**	**120**
3.1	Pharmakotherapie maligner Erkrankungen	120
3.2	Charakterisierung klinisch eingesetzter Zytostatika	129
3.3	Hormontherapie	200
3.3.1	Charakterisierung klinisch eingesetzter Hormontherapien	203
3.4	Zytokine	221
3.5	Monoklonale Antikörper und Antikörper-Konjugate	227
3.6	„Targeted Therapies"	245
3.7	Nebenwirkungen medikamentöser Tumortherapien	279
3.7.1	Myelosuppression nach antineoplastischer Therapie	282
3.7.2	Kardiotoxizität nach antineoplastischer Therapie	284
3.7.3	Pulmonale Toxizität nach antineoplastischer Therapie	289
3.7.4	Hepatotoxizität nach antineoplastischer Therapie	294
3.7.5	Nephrotoxizität nach antineoplastischer Therapie	299
3.7.6	Neurotoxizität und Neuropathien nach antineoplastischer Therapie	304
3.8	Patientenadaptierte Dosierung antineoplastischer Verbindungen	307
3.8.1	Dosisanpassung antineoplastischer Verbindungen	309
3.8.2	Ausgewählte Arzneimittelinteraktionen antineoplastischer Verbindungen	323
3.8.3	Ausgewählte Inkompatibilitäten antineoplastischer Verbindungen	332
3.8.4	Individualisierung: Pharmakogenetik und Pharmakogenomik	337
3.9	Chemotherapie bei Schwangerschaft und Stillzeit	341

3.10	Zubereitung, Arbeitsschutz und Stabilität.	344
3.11	Arzneimittel-Entwicklung	353
4	**Supportive Therapie**	**357**
4.1	Antiemetische Prophylaxe und Therapie	359
4.2	Antibiotische Therapie – Fieber in der Neutropenie	368
4.3	Wachstumsfaktoren	378
4.4	Ernährung bei Tumorpatienten mit Mangelernährung.	389
4.4.1	Orale und enterale Ernährungstherapie	389
4.4.2	Parenterale Ernährung bei Tumorpatienten	399
4.5	Schmerztherapie.	403
4.6	Fatigue bei Tumorerkrankungen	410
4.7	Bisphosphonate bei onkologischen Erkrankungen.	413
4.8	Maligne Ergüsse	420
4.8.1	Maligner Pleuraerguss und Pleurodese	422
4.8.2	Maligner Perikarderguss	426
4.8.3	Maligner Aszites	429
4.9	Transfusionstherapie: zelluläre Blutprodukte	434
4.10	Transfusionstherapie: zellfreie Blutprodukte.	441
4.11	Fertilitätsprotektion	445
4.11.1	Kryokonservierung der Spermien	447
4.11.2	Methoden der Protektion weiblicher Keimzellen.	450
4.12	Sexuelle Dysfunktion	456
4.13	Physiotherapie	459
4.14	Prinzipien onkologischer Pflege	463
4.15	Psychoonkologische Betreuung.	468
4.16	Onkologische Rehabilitation.	473
5	**Spezielle Therapieverfahren in der Hämatologie und Onkologie**	**478**
5.1	Grundlagen der Strahlentherapie	480
5.2	Hämatologische Stammzellen und Stammzelltechnologie.	484
5.3	Autologe Stammzelltransplantation	489
5.4	Allogene Stammzelltransplantation	495
5.5	Granulozytentransfusion.	503
5.6	Immuntherapie	506
5.7	Somatische Gentherapie	512
5.8	Angiogenesehemmung.	515
5.9	Experimentelle Therapieansätze.	519
5.10	Komplementäre bzw. Alternative Behandlungsansätze (KAM).	523
6	**Hämatologie**	**527**
6.1	Aplastische Anämien	527
6.2	Neutropenie und Agranulozytose	532
6.3	Thrombozytopenie	536
6.3.1	Immunthrombozytopenie (ITP)	539
6.3.2	Heparininduzierte Thrombozytopenie (HIT)	544
6.3.3	Thrombotische Mikroangiopathien (TTP-HUS)	547
6.4	Anämien	551
6.4.1	Hypochrome Anämien	555
6.4.2	Megaloblastäre Anämien	560
6.4.3	Hämolytische Anämien	565
6.4.4	Normochrome Anämien	580
6.5	Hämorrhagische Diathesen.	582
6.5.1	Erworbene Gerinnungsstörungen	586
6.5.2	Faktor VIII-Mangel (Hämophilie A, Bluterkrankheit)	592
6.5.3	Faktor IX-Mangel (Hämophilie B)	596
6.5.4	Von-Willebrand-Syndrom (VWS).	598
6.5.5	Disseminierte intravasale Gerinnung (DIC)	602
6.6	Thromboembolien und Thrombophilie	606
6.7	Hämophagozytisches Syndrom (HPS)	618

7	**Hämatologische Neoplasien**	**621**
7.1	Aplastische Anämien	621
7.1.1	Akute lymphatische Leukämie (ALL)	621
7.1.2	Akute myeloische Leukämie (AML)	636
7.2	Myelodysplastische Syndrome (MDS)	646
7.3	Myeloproliferative Neoplasien (MPN)	653
7.3.1	Chronische myeloische Leukämie (CML)	656
7.3.2	Polycythämia vera	666
7.3.3	Essenzielle Thrombozythämie (ET)	671
7.3.4	Primäre Myelofibrose (PMF)	675
7.4	Hodgkin-Lymphom (M. Hodgkin)	679
7.5	Non-Hodgkin-Lymphome (NHL)	689
7.5.1	Hochmaligne Non-Hodgkin-Lymphome	695
7.5.2	Chronische lymphatische Leukämie (CLL)	703
7.5.3	Prolymphozytenleukämie (PLL)	711
7.5.4	Haarzell-Leukämie (HCL)	715
7.5.5	Follikuläres Lymphom (FL)	720
7.5.6	Mantelzell-Lymphom (MCL)	726
7.5.7	Primär kutane T-Zell-Lymphome (CTCL)	731
7.5.8	Primäre Lymphome des Zentralnervensystems	738
7.5.9	Marginalzonen-Lymphome (MZL)	743
7.5.10	Multiples Myelom	749
7.5.11	Immunozytom (IC, M. Waldenström)	758
7.6	Mastozytosen	762
8	**Solide Tumoren**	**768**
8.1	Tumoren des Kopf- und Halsbereichs	770
8.2	Lungenkarzinom	778
8.2.1	Kleinzelliges Lungenkarzinom	786
8.2.2	Nicht-kleinzelliges Lungenkarzinom	790
8.2.3	Mesotheliome	796
8.2.4	Mediastinale Tumoren	802
8.3	Gastrointestinale Tumoren	809
8.3.1	Ösophaguskarzinom	809
8.3.2	Magenkarzinom	815
8.3.3	Dünndarmkarzinom	823
8.3.4	Kolorektales Karzinom	827
8.3.5	Analkarzinom	835
8.3.6	Pankreaskarzinom	839
8.3.7	Hepatozelluläres Karzinom (HCC)	846
8.3.8	Tumoren von Gallenblase und Gallenwegen	854
8.3.9	Pseudomyxoma peritonei	859
8.4	Gynäkologische Tumoren	861
8.4.1	Mammakarzinom	861
8.4.2	Maligne Ovarialtumoren	878
8.4.3	Maligne Keimzelltumoren der Frau	887
8.4.4	Granulosazelltumoren des Ovars	892
8.4.5	Sertoli-Leydig-Zelltumoren des Ovars	896
8.4.6	Maligne Trophoblastzelltumoren	899
8.4.7	Zervixkarzinom	904
8.4.8	Endometriumkarzinom	911
8.4.9	Uterussarkom	917
8.4.10	Vaginalkarzinom	921
8.4.11	Vulvakarzinom	925
8.5	Tumoren der männlichen Geschlechtsorgane	929
8.5.1	Hodentumoren	929
8.5.2	Extragonadale Keimzelltumoren	939
8.5.3	Prostatakarzinom	944
8.5.4	Peniskarzinom	954

8.6	Tumoren der Harnwege.	959
8.6.1	Nierenzellkarzinom	959
8.6.2	Tumoren von Nierenbecken, Ureter und Harnblase	968
8.7	Endokrine Tumoren.	977
8.7.1	Schilddrüsenkarzinom	977
8.7.2	Phäochromozytom und Phäochromozytom-assoziierte Syndrome (MEN).	985
8.7.3	Neuroendokrine Neoplasien (NEN)	991
8.7.4	Nebennierenrinden (NNR)-Tumoren	1000
8.7.5	Hypophysentumoren	1004
8.8	Hauttumoren.	1008
8.8.1	Melanom.	1008
8.8.2	Basalzellkarzinom	1019
8.8.3	Plattenepithelkarzinom der Haut.	1022
8.8.4	Merkelzellkarzinom	1026
8.9	Sarkome	1031
8.9.1	Weichteilsarkome	1031
8.9.2	Gastrointestinaler Stromatumor (GIST).	1038
8.9.3	Ewing-Sarkome	1041
8.9.4	Osteosarkome	1046
8.10	ZNS-Tumoren	1050
8.11	Tumoren unklarer Primärlokalisation (TUP).	1056
8.12	Metastasen	1062
8.12.1	Hirnmetastasen.	1064
8.12.2	Meningeosis neoplastica	1067
8.12.3	Lungenmetastasen	1072
8.12.4	Lebermetastasen	1074
8.12.5	Knochenmetastasen.	1076
8.13	Paraneoplastische Syndrome.	1079
9	**Onkologische Notfälle**	**1085**
9.1	Neutropene Sepsis	1087
9.2	Vena-cava-superior-Syndrom/Obere Einflussstauung	1090
9.3	Rückenmarkkompression/Cauda-Syndrom	1093
9.4	Maligne Hyperkalzämie.	1095
9.5	Tumor-Lyse-Syndrom	1097
9.6	Blutungskomplikationen	1099
9.7	Transfusionsreaktionen.	1102
9.8	Zytostatika-Paravasate.	1107
10	**Standardisierte Vorgehensweisen.**	**1110**
10.1	Pleurapunktion (Thorakozentese) und Pleurodese	1110
10.2	Aszitespunktion (Parazentese)	1114
10.3	Knochenmarkpunktion/-biopsie	1116
10.4	Hämatologische Ausstrichdiagnostik	1119
10.5	Liquorpunktion und intrathekale Zytostatikainstillation	1125
10.6	Anlage eines zentralvenösen Katheters (ZVK).	1127
10.7	Blutkulturen.	1130
11	**Adressen**	**1132**
11.1	Tumorzentren	1132
11.2	Humangenetische Beratungsstellen	1134
11.3	Psychosoziale Krebsberatungsstellen	1135
11.4	Transplantationszentren	1138
12	**Chemotherapieprotokolle Hämatologie**	**1143**
12.1	Standardisierte Therapieprotokolle.	1143
13	**Chemotherapieprotokolle Onkologie**	**1210**
14	**Hochdosis-/Transplantationsprotokolle**	**1288**
Stichwortverzeichnis.		**1296**

Autoren und Herausgeber

Dr. G. Adam
Asklepios Klinik Triberg
Fachklinik für Innere Medizin
Hämatologie / Onkologie
Ludwigstraße 1-2, D-78098 Triberg

Prof. Dr. H.- P. Allgaier
Medizinische Klinik
Evangelisches Diakonie Krankenhaus
Wirthstraße 11, D-79110 Freiburg

Dr. I. Bartsch
Universitätsklinikum Freiburg
Dept. Innere Medizin,
Klinik für Innere Medizin I
Schwerpunkt Hämatologie, Onkologie und
Stammzelltransplantation
Hugstetter Straße 55, D-79106 Freiburg

Herr U. Bauch
Universitätsklinikum Freiburg
Abt. Rechtsangelegenheiten
Hugstetter Straße 55, D-79106 Freiburg

Dr. A. Baumgarten
Onkologische Schwerpunktpraxis Lörrach
Senser Platz 2, D-79539 Lörrach

Dr. H. Becker
Universitätsklinikum Freiburg
Dept. Innere Medizin,
Klinik für Innere Medizin I
Schwerpunkt Hämatologie, Onkologie und
Stammzelltransplantation
Hugstetter Straße 55, D-79106 Freiburg

Prof. Dr. D. P. Berger
Universitätsklinikum Freiburg
Hugstetter Straße 55, D-79106 Freiburg
und Genentech Inc., 1 DNA Way,
South San Francisco, CA 94080, USA

Prof. Dr. H. Bertz
Universitätsklinikum Freiburg
Dept. Innere Medizin,
Klinik für Innere Medizin I
Schwerpunkt Hämatologie, Onkologie und
Stammzelltransplantation
Hugstetter Straße 55, D-79106 Freiburg

U. Blattmann
Universitätsklinikum Freiburg
Medizinische Klinik, Abt. Physiotherapie
Hugstetter Straße 55, D-79106 Freiburg

Dr. R. Bosse
Universitätsklinikum Freiburg
Dept. Innere Medizin,
Klinik für Innere Medizin I
Schwerpunkt Hämatologie, Onkologie und
Stammzelltransplantation
Hugstetter Straße 55, D-79106 Freiburg

Prof. Dr. I. Brink
Klinik für nuklearmedizinische Diagnostik
und Therapie
Klinikum Ernst von Bergmann
Charlottenstr. 72, D-14467 Potsdam

Prof. Dr. M. Burger
Universitätsklinikum Freiburg
Dept. Innere Medizin,
Klinik für Innere Medizin I
Schwerpunkt Hämatologie, Onkologie und
Stammzelltransplantation
Hugstetter Straße 55, D-79106 Freiburg

Dr. G. Bruggmoser
Universitätsklinikum Freiburg
Klinik für Strahlenheilkunde
Robert-Koch-Str. 3, D-79106 Freiburg

PD Dr. R. Claus
Universitätsklinikum Freiburg
Dept. Innere Medizin,
Klinik für Innere Medizin I
Schwerpunkt Hämatologie, Onkologie und
Stammzelltransplantation
Hugstetter Straße 55, D-79106 Freiburg

Dr. M. Daskalakis
Universitätsklinik für Hämatologie
und Hämatologisches Zentrallabor,
CH-3010 Bern

Prof. Dr. P. Deibert
Abt. Sportmedizin
Universitätsklinikum Freiburg
Hugstetter Straße 55, D-79106 Freiburg

Dr. U. Denz
Universitätsklinikum Freiburg
Abt. Innere Med. III –
Universitäts-Herzzentrum
Hugstetter Straße 55, D-79106 Freiburg

Dr. B. Deschler-Baier
CCC Mainfranken
Universität Würzburg
Josef-Schneider-Str. 6, D-97080 Würzburg

Dr. K. Drognitz
Städt. Klinikum Karlsruhe
Medizinische Klinik III
Hämatologie/Onkologie
Moltkestraße 90, D-76133 Karlsruhe

Prof. Dr. J. Duyster
Universitätsklinikum Freiburg
Dept. Innere Medizin,
Klinik für Innere Medizin I
Schwerpunkt Hämatologie, Onkologie und
Stammzelltransplantation
Hugstetter Straße 55, D-79106 Freiburg

Dr. A. Engelhardt
Universitätsklinikum Freiburg
Dept. Innere Medizin,
Klinik für Innere Medizin I
Schwerpunkt Hämatologie, Onkologie und
Stammzelltransplantation
Hugstetter Straße 55, D-79106 Freiburg

Prof. Dr. M. Engelhardt
Universitätsklinikum Freiburg
Dept. Innere Medizin,
Klinik für Innere Medizin I
Schwerpunkt Hämatologie, Onkologie und
Stammzelltransplantation
Hugstetter Straße 55, D-79106 Freiburg

Prof. Dr. R. Engelhardt [†]
Universitätsklinikum Freiburg
Dept. Innere Medizin,
Klinik für Innere Medizin I
Schwerpunkt Hämatologie, Onkologie und
Stammzelltransplantation
Hugstetter Straße 55, D-79106 Freiburg

Dr. Z. Erlic
Universitätshospital Zürich
Klinik und Poliklinik für Innere Medizin
Raemistraße 100, CH-8091 Zürich

Dipl.-Psych. M. de Figueiredo
Universitätsklinikum Freiburg
Abt. Psychosomatische Medizin und Psychotherapie
Hauptstraße 6, D-79104 Freiburg

Dr. A. Finck
Universitätsklinikum Freiburg
Dept. Innere Medizin,
Klinik für Innere Medizin I
Schwerpunkt Hämatologie, Onkologie und
Stammzelltransplantation
Hugstetter Straße 55, D-79106 Freiburg

Prof. Dr. J. Finke
Universitätsklinikum Freiburg
Dept. Innere Medizin,
Klinik für Innere Medizin I
Schwerpunkt Hämatologie, Onkologie und
Stammzelltransplantation
Hugstetter Straße 55, D-79106 Freiburg

Dr. F. Flohr
Abt. Gasteroenterologie, Endokrinologie und
Diabetologie
St. Vincentius Kliniken Karlruhe
Südendstr. 32, D-76137 Karlsruhe

Prof. Dr. U. Frank
Universitätsklinikum Freiburg
Inst.für Umweltmedizin
Hugstetter Straße 55, D-79106 Freiburg

Dr. S. Friebel
Universitätsklinikum Freiburg
Frauenklinik, Klinik für Endokrinologie und
Reproduktionsmedizin
Hugstetter Straße 55, D-79106 Freiburg

Dr. K. Fritsch
Universitätsklinikum Freiburg
Dept. Innere Medizin,
Klinik für Innere Medizin I
Schwerpunkt Hämatologie, Onkologie und
Stammzelltransplantation
Hugstetter Straße 55, D-79106 Freiburg

Prof. Dr. K. Fritzsche
Universitätsklinikum Freiburg
Abt. Psychosomatische Medizin und
Psychotherapie
Hauptstraße 6, D-79104 Freiburg

Dr. D. Galandi
Medizinische Klinik
Evangelisches Diakonie Krankenhaus
Wirthstraße 11, D-79110 Freiburg

Dr. F. Gärtner
Stuttgarter Str. 8/6, D-79211 Denzlingen

Dr. U. Geisen
Abt. Klinische Chemie
Universitätsklinikum Freiburg
Hugstetter Straße 55, D-79106 Freiburg

Dipl.-Psych. T. Gölz
Universitätsklinikum Freiburg
Dept. Innere Medizin,
Klinik für Innere Medizin I
Schwerpunkt Hämatologie, Onkologie und
Stammzelltransplantation
Hugstetter Straße 55, D-79106 Freiburg

Dr. C. Greil
Universitätsklinikum Freiburg
Dept. Innere Medizin,
Klinik für Innere Medizin I
Schwerpunkt Hämatologie, Onkologie und
Stammzelltransplantation
Hugstetter Straße 55, D-79106 Freiburg

Prof. Dr. A.-L. Grosu
Universitätsklinikum Freiburg
Klinik für Strahlenheilkunde
Robert-Koch-Str. 3, D-79106 Freiburg

PD Dr. B. Hackanson
Universitätsklinikum Freiburg
Dept. Innere Medizin,
Klinik für Innere Medizin I
Schwerpunkt Hämatologie, Onkologie und
Stammzelltransplantation
Hugstetter Straße 55, D-79106 Freiburg

Dr. A. Hanjalic-Beck
Universitätsklinikum Freiburg
Frauenklinik, Klinik für Endokrinologie und
Reproduktionsmedizin
Hugstetter Straße 55, D-79106 Freiburg

Prof. Dr. J. Harder
Universitätsklinikum Freiburg
Hugstetter Straße 55, D-79106 Freiburg

PD Dr. J. Hasskarl
Universitätsklinikum Freiburg
Dept. Innere Medizin,
Klinik für Innere Medizin I
Schwerpunkt Hämatologie, Onkologie und
Stammzelltransplantation
Hugstetter Straße 55, D-79106 Freiburg

Dr. J. Heinz
Universitätsklinikum Freiburg
Dept. Innere Medizin,
Klinik für Innere Medizin I
Schwerpunkt Hämatologie, Onkologie und
Stammzelltransplantation
Hugstetter Straße 55, D-79106 Freiburg

Prof. Dr. M. Henke
Universitätsklinikum Freiburg
Klinik für Strahlenheilkunde
Robert-Koch-Str. 3, D-79106 Freiburg

Dr. K. Henne
Universitätsklinikum Freiburg
Klinik für Strahlenheilkunde
Hugstetter Straße 55, D-79106 Freiburg

Dr. H. Henß
Universitätsklinikum Freiburg
Tumorzentrum, CCCF
Hugstetter Straße 55, D-79106 Freiburg

Dr. R. Herzog
Universitätsklinikum Freiburg
Dept. Innere Medizin,
Klinik für Innere Medizin I
Schwerpunkt Hämatologie, Onkologie und
Stammzelltransplantation
Hugstetter Straße 55, D-79106 Freiburg

Dr. L. Houet
Universitätsklinikum Freiburg
Zentrum für Chronische Immundefizienz
Hugstetter Straße 55, D-79106 Freiburg

Prof. Dr. G. Illerhaus
Klinikum Stuttgart,
Stuttgart Cancer Center
Kriegsbergstraße 60, D-70174 Stuttgart

Dr. T. Jöckel
Universitätsklinikum Freiburg
Dept. Innere Medizin,
Klinik für Innere Medizin I
Schwerpunkt Hämatologie, Onkologie und
Stammzelltransplantation
Hugstetter Straße 55, D-79106 Freiburg

PD Dr. A. K. Kaskel
Universitätsklinikum Freiburg
Dept. Innere Medizin,
Klinik für Innere Medizin I
Schwerpunkt Hämatologie, Onkologie und
Stammzelltransplantation
Hugstetter Straße 55, D-79106 Freiburg

Prof. Dr. T. Keck
Universitätsklinikum Freiburg
Abt. Allgemein- und Viszeralchirurgie
Hugstetter Straße 55, D-79106 Freiburg

Dr. M. Kleber
Universitätsklinikum Freiburg
Dept. Innere Medizin,
Klinik für Innere Medizin I
Schwerpunkt Hämatologie, Onkologie und
Stammzelltransplantation
Hugstetter Straße 55, D-79106 Freiburg

Dr. U. Kohlweyer
Universitätsklinikum Freiburg
Dept. Innere Medizin,
Klinik für Innere Medizin I
Schwerpunkt Hämatologie, Onkologie und
Stammzelltransplantation
Hugstetter Straße 55, D-79106 Freiburg

Prof. Dr. U. Kontny
Universitätsklinikum Freiburg
Klinik Pädiatrische Hämatologie und
Onkologie
Hugstetter Straße 55, D-79106 Freiburg

Dr. R. Kunzmann
Universitätsklinikum Freiburg
Dept. Innere Medizin,
Klinik für Innere Medizin I
Schwerpunkt Hämatologie, Onkologie und
Stammzelltransplantation
Hugstetter Straße 55, D-79106 Freiburg

PD Dr. A.K. Kurz-zur Hausen
Uniklinik Aachen
Abt. IV, Hämatologie und Onkologie
Pauwelsstraße 30, D52074 Aachen

Dr. A. Kühnemund
Onkologische Schwerpunktpraxis Lörrach
Senser Platz 2, D-79539 Lörrach

Dr. K. Laubner
Medizinische Klinik II
Abt. Gastroenterologie
Universitätsklinikum Freiburg
Hugstetter Straße 55, D-79106 Freiburg

Dr. B. Lubrich
Universitätsklinikum Freiburg
Apotheke
Hugstetter Straße 55, D-79106 Freiburg

Prof. Dr. M. Lübbert
Universitätsklinikum Freiburg
Dept. Innere Medizin,
Klinik für Innere Medizin I
Schwerpunkt Hämatologie, Onkologie und
Stammzelltransplantation
Hugstetter Straße 55, D-79106 Freiburg

PD Dr. R. Marks
Universitätsklinikum Freiburg
Dept. Innere Medizin,
Klinik für Innere Medizin I
Schwerpunkt Hämatologie, Onkologie und
Stammzelltransplantation
Hugstetter Straße 55, D-79106 Freiburg

Prof. Dr. U. Martens
SLK Kliniken Heilbronn GmbH
Am Gesundbrunnen 20-26,
D-74078 Heilbronn

Dr. F. Meiß
Universitätsklinikum Freiburg
Hautklinik
Hauptstr. 7, D-79104 Freiburg

Prof. Dr. Dr. h.c. R. Mertelsmann
Universitätsklinikum Freiburg
Dept. Innere Medizin,
Klinik für Innere Medizin I
Schwerpunkt Hämatologie, Onkologie und
Stammzelltransplantation
Hugstetter Straße 55, D-79106 Freiburg

Dr. K. Mikesch
Klinikum Stuttgart, Stuttgart Cancer Center
Kriegsbergstraße 60, D-70174 Stuttgart

Prof. Dr. F. Momm
Ortenau Klinikum, Strahlentherapie
Ebertplatz 12, D-77654 Offenburg

Dr. A. Müller
Universitätsspital Zürich
Rämistr. 100, CH-8091 Zürich

Dr. F. Müller
Universitätsklinikum Hamburg Eppendorf
II Med. Klinik, Molekulare Onkologie
Martinistraße 52, D-20246 Hamburg

Dr. C. Müller-Schmah
Universitätsklinikum Freiburg
Dept. Innere Medizin,
Klinik für Innere Medizin I
Schwerpunkt Hämatologie, Onkologie und
Stammzelltransplantation
Hugstetter Straße 55, D-79106 Freiburg

Herr M. Naegele
Universitätsklinikum Freiburg
Dept. Innere Medizin,
Klinik für Innere Medizin I
Schwerpunkt Hämatologie, Onkologie und
Stammzelltransplantation
Hugstetter Straße 55, D-79106 Freiburg

Dr. C. Neubauer
Apotheke des St. Franziskus-Hospitals
Hohenzollernring 72, D-48145 Münster

Dr. T. Ngo
Universitätsklinikum Freiburg
Universitäts-Herzzentrum
Hugstetter Straße 55, D-79106 Freiburg

Prof. Dr. Dr. h.c. H. Neumann
Medizinische Klinik IV
Universitätsklinikum Freiburg
Hugstetter Straße 55, D-79106 Freiburg

Prof. Dr. G. Niedermann
Universitätsklinikum Freiburg
Klinik für Strahlenheilkunde
Robert-Koch-Str. 3, D-79106 Freiburg

Dr. K. Offner
Universitätsklinikum Freiburg
Abt. Anästhesiologie und Intensivtherapie
Hugstetter Straße 55, D-79106 Freiburg

Prof. Dr. F. Otto
Tumor- und Brustzentrum ZeTuP
Rorschacherstrasse 150
CH-9006 St. Gallen

Dr. M. Pantic
Universitätsklinikum Freiburg
Dept. Innere Medizin,
Klinik für Innere Medizin I
Schwerpunkt Hämatologie, Onkologie und
Stammzelltransplantation
Hugstetter Straße 55, D-79106 Freiburg

Dr. C. Pawlu
McKinsey & Company
Sophienstraße 26, D-80333 München

Dr. D. Pfeifer
Universitätsklinikum Freiburg
Dept. Innere Medizin,
Klinik für Innere Medizin I
Schwerpunkt Hämatologie, Onkologie und
Stammzelltransplantation
Hugstetter Straße 55, D-79106 Freiburg

Dr. K. Potthoff
Universitätsklinikum Heidelberg
Im Neuenheimer Feld 400
69120 Heidelberg

Dr. R. Rasenack
Universitätsklinikum Freiburg, Frauenklinik,
Hugstetter Straße 55, D-79106 Freiburg

Dr. J. Rawluk
Universitätsklinikum Freiburg
Dept. Innere Medizin,
Klinik für Innere Medizin I
Schwerpunkt Hämatologie, Onkologie und
Stammzelltransplantation
Hugstetter Straße 55, D-79106 Freiburg

Dipl. Clin. Pharm. H. Reinhardt
Universitätsklinikum Freiburg
Dept. Innere Medizin,
Klinik für Innere Medizin I
Schwerpunkt Hämatologie, Onkologie und
Stammzelltransplantation
Hugstetter Straße 55, D-79106 Freiburg

Dipl.-Psych. E. Reinert
Universitätsklinikum Freiburg
Tumorzentrum
Hugstetter Straße 55, D-79106 Freiburg

Dr. A.-K. Reuland
Uniklinik Bonn
Abt. Med. III – Hämatologie/Onkologie
Sigmund-Freud-Straße 25, D-53105 Bonn

PD Dr. A. Röth
Universitätsklinikum Essen
Klinik für Hämatologie, Westdeutsches Tumorzentrum
Hufelandstr. 55, D-45122 Essen

Dr. B. Rüter
Baind 6
88400 Biberach an der Riß

Prof. Dr. J. Scheele
Universitätsklinikum Freiburg
Inst. für Pathologie
Hugstetter Straße 55, D-79106 Freiburg

Dr. C. Schmoor
Studienzentrum Freiburg
Elsässer Str. 2, D-79106 Freiburg

Dr. D. Schnerch
Universitätsklinikum Freiburg
Dept. Innere Medizin,
Klinik für Innere Medizin I
Schwerpunkt Hämatologie, Onkologie und Stammzelltransplantation
Hugstetter Straße 55, D-79106 Freiburg

Dr. J. Schnerch
Universitätsklinikum Freiburg
Dept. Innere Medizin,
Klinik für Innere Medizin I
Schwerpunkt Hämatologie, Onkologie und Stammzelltransplantation
Hugstetter Straße 55, D-79106 Freiburg

Dr. M. Schnitzler
Universitätsklinikum Freiburg
Dept. Innere Medizin,
Klinik für Innere Medizin I
Schwerpunkt Hämatologie, Onkologie und Stammzelltransplantation
Hugstetter Straße 55, D-79106 Freiburg

Dr. P. Schröttner
Technische Hochschule Dresden
Inst. für Med. Mikrobiologie und Hygiene
Fetscherstraße 74, D-01307 Dresden

Prof. Dr. W. Schultze-Seemann
Universitätsklinikum Freiburg
Abt. Urologie
Hugstetter Straße 55, D-79106 Freiburg

Dr. M. Schwabe
Universitätsklinikum Freiburg
Dept. Innere Medizin,
Klinik für Innere Medizin I
Schwerpunkt Hämatologie, Onkologie und Stammzelltransplantation
Hugstetter Straße 55, D-79106 Freiburg

Dr. A. Schwehr
Universitätsklinikum Freiburg
Apotheke
Hugstetter Straße 55, D-79106 Freiburg

Prof. Dr. J. Seufert
Universitätsklinikum Freiburg
Medizinische Klinik II
Abt. Endokrinologie/Diabetologie
Hugstetter Straße 55, D-79106 Freiburg

Dr. A. Spoo
MVZ Clotten
Bismarckallee 10, D-79098 Freiburg

Dr. A. Spyridonidis
Patras University Medical School
Dept. of Internal Medicine, Hematology Div.
Rion/Patras 26500, Griechenland

Dr. phil. Dipl.-Psych. B. Stein
Klinikum Nürnberg
Klinik für Psychosomatische Medizin und Psychotherapie
Prof.-Ernst-Nathan-Str. 1, D-90419 Nürnberg

Prof. Dr. E. Stickeler
Universitätsklinikum Freiburg
Frauenklinik
Hugstetter Straße 55, D-79106 Freiburg

Dr. V. Thierry
Charité Research Organisation GmbH
Charitéplatz 1, D-10117 Berlin

Dr. D. Tittelbach-Helmrich
Universitätsklinikum Schleswig-Holstein
Campus Lübeck, Klinik für Chirurgie
Ratzeburger Allee 160, D-23538 Lübeck

Prof. Dr. M. Trepel
Universitätsklinikum Hamburg Eppendorf
II Med. Klinik, Molekulare Onkologie
Martinistraße 52, D-20246 Hamburg

Dr. J. Udi
Labor für Tumorimmunologie
IDEHU-CONICET
Fakultät für Pharmazie und Biochemie
Universität von Buenos Aires (UBA)
Junín 954, 1113 CABA, Argentinien

Prof. Dr. H. Veelken
Leiden University Medical Center
Dept. of Hematology, Postzone C2-R-140
Albinusdreef 2, NL-2333 ZA Leiden

Prof. Dr. C. Waller
Universitätsklinikum Freiburg
Dept. Innere Medizin,
Klinik für Innere Medizin I
Schwerpunkt Hämatologie, Onkologie und
Stammzelltransplantation
Hugstetter Straße 55, D-79106 Freiburg

Prof. Dr. R. Wäsch
Universitätsklinikum Freiburg
Dept. Innere Medizin,
Klinik für Innere Medizin I
Schwerpunkt Hämatologie, Onkologie und
Stammzelltransplantation
Hugstetter Straße 55, D-79106 Freiburg

Prof. Dr. W. Weber
Memorial Sloan Kettering Cancer Center
Molecular Imaging and Therapeutic Service
127, Yorck Avenue
New York, NY 10065, USA

Dr. G. Wieser
Universitätsklinikum Freiburg
Abt. Nuklearmedizin
Hugstetter Straße 55, D-79106 Freiburg

Dr. A. Weis
Universitätsklinikum Freiburg
Dept. Innere Medizin,
Klinik für Innere Medizin I
Schwerpunkt Hämatologie, Onkologie und
Stammzelltransplantation
Hugstetter Straße 55, D-79106 Freiburg

Dipl.-Psych. A. Wünsch
Universitätsklinikum Freiburg
Psychoonkologischer Dienst
Hauptstraße 8, D-79104 Freiburg

Prof. Dr. R. Zeiser
Universitätsklinikum Freiburg
Dept. Innere Medizin,
Klinik für Innere Medizin I
Schwerpunkt Hämatologie, Onkologie und
Stammzelltransplantation
Hugstetter Straße 55, D-79106 Freiburg

Dr. C. Zeller
Asklepios Klinik Triberg
Fachklinik für Innere Medizin
Hämatologie/Onkologie
Ludwigstraße 1-2, D-78098 Triberg

Dr. A. Zerweck
Klinikum Stuttgart, Stuttgart Cancer Center
Kriegsbergstraße 60, D-70174 Stuttgart

PD Dr. K. Zirlik
Universitätsklinikum Freiburg
Dept. Innere Medizin,
Klinik für Innere Medizin I
Schwerpunkt Hämatologie, Onkologie und
Stammzelltransplantation
Hugstetter Straße 55, D-79106 Freiburg

Dr. G. Zürcher
Universitätsklinikum Freiburg
Dept. Innere Medizin,
Klinik für Innere Medizin I
Schwerpunkt Hämatologie, Onkologie und
Stammzelltransplantation
Hugstetter Straße 55, D-79106 Freiburg

Redaktionelle Mitarbeit:
Dr. U. Kohlweyer
Universitätsklinikum Freiburg
Dept. Innere Medizin,
Klinik für Innere Medizin I
Schwerpunkt Hämatologie, Onkologie und
Stammzelltransplantation
Hugstetter Straße 55, D-79106 Freiburg

Abkürzungen

A.	Arteria
Aa.	Arteriae
abs.	absolut
Ad	Adressen
ADH	Atypische duktale Epithelhyperplasie
AFP	Alpha Foeto-Protein
Ag	Antigen
AJCC	American Joint Committee on Cancer
Ak	Antikörper
AML	akute myeloische Leukämie
ALK	Anaplastische Lymphom Kinase
ALL	akute lymphatische Leukämie
Appl.	Applikation
ARDS	acute respiratory distress syndrome
AS	Arzneistoffe, Augensalbe
ASH	American Society of Hematology
ATIII	Antithrombin III
AUC	area under the curve
B	Bolusinjektion
BB	Blutbild
BCh	Biochemie
BE	Bethesda Einheit
Bk	Blutkultur
BSG	Blutsenkungsgeschwindigkeit
Btl.	Beutel
BWS	Brustwirbelsäule
°C	Grad Celsius
Ca2+	Kalzium
CAVE	Achtung, Vorsicht
Chem	Chemie
c.i.v.	kontinuierlich intravenös
Cl-	Chlorid
CLL	chronische lymphatische Leukämie
CML	Chronische myeloische Leukämie
CMV	Cytomegalievirus
CR	komplette Remission
CRP	C-reaktives Protein
CT	Computertomografie
CTx	Chemotherapie
CYP	Cytochrom P450 3A4
d	Tag(e) (dies)
DD	Differenzialdiagnose
Def	Definition
DFS	Disease Free Survival, erkrankungsfreies Überleben
Dg	Diagnostik
DGHO	Deutsche Gesellschaft für Hämatologie und Onkologie
DGTI	Deutsche Gesellschaft für Transfusionsmedizin und Immunhämatologie e.V.
DIC	disseminierte intravasale Gerinnung
dl	Deziliter (100 ml)
DR	Dosisreduktion
Drg	Dragee
DRGs	diagnosis-related groups
Dos	Dosierung
E	Einheiten
EBM	Evidence Based Medicine, evidenzbasierte Medizin
EBV	Epstein-Barr-Virus
ECOG	Eastern Cooperative Oncology Group (ECOG Performance Scale)
ED	Erstdiagnose; Extensive Disease
EGF	Epithelial Growth Factor
EGF-R	Epithelial Growth Factor Receptor
EKG	Elektrokardiogramm
E-Lyte	Elektrolyte
EORTC	European Organisation for Research and Treatment of Cancer
Ep	Epidemiologie
ER	endoplasmatisches Retikulum
ES	Extrasystolen
F	Faktor (Gerinnungsfaktoren FI bis FXIII)
fl	Femtoliter; 1 fl = 10-15 l
FN	febrile Neutropenie
FSH	Follikel-stimulierendes Hormon
FISH	Fluoreszenz-in-Situ-Hybridisierung
g	Gramm
GCP	Good Clinical Practice, gute klinische Praxis
GFP	Gefrierfrischplasma
GI	gastrointestinal
GnRH	Gonadotropin relasing hormone
GTH	Gesellschaft für Thrombose- und Hämostaseforschung
h	Stunde(n) (hora)
HAT	Heparin-assoziierte Thrombopenie
HAV	Hepatitis-A-Virus
Hb	Hämoglobin
HBV	Hepatitis-B-Virus
HCC	Hepatozelluläres Karzinom

HCV	Hepatitis-C-Virus	mg	Milligramm
Hd/HD	Hochdosis	µg	Mikrogramm
HIV	Human Immunodeficiency Virus	MG	Molekulargewicht
Hkt	Hämatokrit	MHC	Major Histocompatibility Complex, Haupt-Histokompatibilitäts-Komplex
HP	Handelspräparate		
HSP	Hitze-Schock-Protein		
HSV	Herpes-Simplex-Virus		
HUS	hämolytisch-urämisches Syndrom	Mg2+	Magnesium
HWS	Halswirbelsäule	min	Minute(n)
		mind.	mindestens
i.a.	intraarteriell	ml	Milliliter
i.m.	intramuskulär	µl	Mikroliter
i.th.	intrathekal	µm	Mikrometer
i.v.	intravenös	MPS	myeloproliferative(s) Syndrom(e)
ICD-10	International Classification of Diseases (10. Ausgabe)	MPD	myeloproliferative Erkrankungen
		MRD	Minimal Residual Disease
IE	Internationale Einheit	MRI	Magnetic Resonance Imaging
Ig	Immunglobulin(e)	MTX	Methotrexat
Ind	Indikationen		
i.p.	intraperitoneal	Na	Nachsorge
ITP	Immunothrombozytopenie	Na+	Natrium
IU	International Units	NCI	National Cancer Institute
		NHL	Non-Hodgkin-Lymphom(e)
J.	Jahre	NI	Niereninsuffizienz
		NK	Natural Killer
K+	Kalium	NMR	Kernspintomografie
Kap.	Kapitel	NSCLC	Nicht-kleinzelliges Lungenkarzinom
kg	Kilogramm		
KG	Körpergewicht	NW	Nebenwirkungen
KI	Kontraindikationen		
Klass	Klassifikation	OP	Operation
KM	Knochenmark	OPS	Operationen- und Prozedurenschlüssel
Ko	Komplikationen		
KOF	Körperoberfläche		
KPS	Karnowsky Performance Status	p.i.	post injectionem
		p.o.	per os
l	Liter	Path	Pathologie
Lc	Leukozyten	PB	peripheres Blut
LDH	Laktatdehydrogenase	PBCh	Pathobiochemie
LH	luteinisierendes Hormon	PCR	Polymerase Chain Reaction, Polymerase Kettenreaktion
LHRH	LH releasing hormone		
Lit	Literatur	PDGF	Platelet Derived Growth Factor
LK	Lymphknoten; Leichtketten	PE	Probeexzision
LWS	Lendenwirbelsäule	Persp	Perspektive
		PFS	Progression Free Survival, progressionsfreies Überleben
M.	Morbus		
m	Meter	Pg	Pathogenese
MALT	mukosaassoziiertes lymphatisches Gewebe (mucosa associated lymphoid tissue)	pg	Pikogramm; 1 g = 1012 pg
		Pharm	Pharmakologie
		Phys	Physiologie
		PjP	Pneumocystis jirovecii Prophylaxe
max.	maximal	PKin	Pharmakokinetik
MDS	Myelodysplastische(s) Syndrom(e)	PPhys	Pathophysiologie
Meth	Methoden	PPI	Protonenpumpen-Inhibitoren
MeV	Mega-Elektronenvolt		
mval	Millival		

PPSB	Prothrombin-Proconvertin-Stuart/Prower-Faktor Hämophilie-B-Faktor
Prg	Prognose
Px	Prophylaxe
®	eingetragenes Warenzeichen
RCT	Randomized Clinical Trial
RxCx	Radiochemotherapie
s.c.	subkutan
SLE	systemischer Lupus erythematodes
SM	systemische Mastozytose
sog.	so genannt
SOP	Standard Operating Procedure, standardisierte Vorgehensweise
Stad	Stadieneinteilung
Susp.	Suspension
SVES	supraventrikuläre Extasystolen
Sy	Symptome, Symptomatik
TAC	transarterielle Chemoperfusion
Tabl.	Tabletten
tägl.	täglich
t½	Halbwertszeit
Techn	Techniken
Th	Therapie
TNM	TNM-System, Tumorklassifikation (berücksichtigt T = Tumor, L = Lymphknoten und M = Metastasen)
TQM	total quality management; kontinuierliche Qualitätsverbesserung
Trpf.	Tropfen
TTP	thrombotisch-thrombozytopenische Purpura
U	Units
u.a.	unter anderem
UICC	Union Internationale Contre le Cancer
V.	Vena
VEGF	vascular endothelial growth factor
VES	ventrikuläre Extrasystolen
Vv.	Venae
vWF	von-Willebrand-Faktor
VZVP	Varizella-Zoster-Virus-Prophylaxe
VZV	Varizella-Zoster-Virus
WHO	World Health Organisation
WM	Wirkungsmechanismus
WW	Wechselwirkungen
z.B.	zum Beispiel
ZNS	Zentralnervensystem
ZVD	zentralvenöser Druck
ZVK	zentralvenöser Katheter

Sonderzeichen

α	Alpha
β	Beta
γ	Gamma
δ	Delta
κ	Kappa
λ	Lambda
μ	Mü, Mikro
→	daraus folgt
↑	erhöht
↓	erniedrigt
>	größer als, häufiger als
<	kleiner als, seltener als
≥	größer oder gleich
≤	kleiner oder gleich
≈	ungefähr
♀	Frauen, weiblich
♂	Männer, männlich
☞	siehe
☎	Telefon
<>	Inkompatibilität mit

Grundlagen

1.1 Epidemiologie

D. P. Berger, H. Henß

Def: Beschreibung der Häufigkeit des Auftretens von Erkrankungen und Untersuchung möglicher Zusammenhänge zwischen Erkrankungsauftreten und Risikofaktoren.

Meth: Begriffe
- *Inzidenz:* Gesamtzahl neu aufgetretener Fälle einer Erkrankung in der Bevölkerung in einem bestimmten Zeitintervall (z. B. Erkrankungsfälle pro Jahr)
- *Inzidenzrate:* Inzidenz pro Personenzahl (z. B. Inzidenz pro 100 000 Personen)
- *Prävalenz:* Gesamtzahl der zu einem angegebenen Zeitpunkt erkrankten Personen in der Bevölkerung
- *Prävalenzrate:* Prävalenz pro Personenzahl (z. B. Prävalenz pro 100 000 Personen)
- *Mortalität:* Gesamtzahl von Personen, die in einem angegebenen Zeitraum an einer Erkrankung versterben (z. B. erkrankungsassoziierte Todesfälle pro Jahr)
- *Mortalitätsrate:* Mortalität pro Personenzahl (z. B. erkrankungsassoziierte Todesfälle pro 100 000 Einwohner pro Jahr)
- *Risiko:* Beschreibt die Wahrscheinlichkeit, dass ein Ereignis in einem bestimmten Zeitraum auftritt, z. B. das Risiko, an einem bestimmten Tumor zu erkranken (Inzidenzrisiko), oder das Risiko, an einer Erkrankung zu versterben (Mortalitätsrisiko).

Risikofaktoren
Risikofaktoren schließen demografische Daten (Alter, Geschlecht), geografische Verteilung, sozioökonomische Faktoren, Umweltfaktoren und biologische Parameter („molekulare Epidemiologie") ein.

„Relatives Risiko" (RR)
Epidemiologischer Begriff, der ein Risiko (z. B. für das Auftreten einer Erkrankung) in einer bestimmten Subpopulation („Risikogruppe", z. B. Raucher) mit der Normalbevölkerung vergleicht. Ein Faktor über 1,0 beschreibt ein erhöhtes relatives Risiko, Werte unter 1,0 stellen ein reduziertes RR dar.

Mittleres Erkrankungsalter
Maximum der altersbezogenen Verteilung der Erkrankungsfälle

Inzidenz, Altersverteilung und Geschlechtsverteilung sind für jede Entität in den erkrankungsorientierten Kapiteln angegeben (☞ Kap. 6 bis 8). Neue Untersuchungen legen nahe, dass 70–80 % aller malignen Erkrankungen durch bestimmte Lebensgewohnheiten oder Umweltkarzinogene ausgelöst werden. Daneben sind insbesondere hereditäre Faktoren von Bedeutung (☞ Kap. 1.2).

1.1 Epidemiologie — Grundlagen

Entwicklung der Mortalitätsraten solider Tumoren (USA, 1930–2008, altersadaptierte Mortalitätsrate pro 100 000 Personen)

Frauen

Mortalitätsrate pro 100 000 Frauen pro Jahr, häufigste Tumorlokalisationen

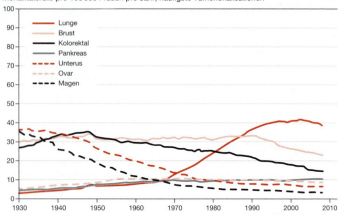

Männer

Mortalitätsrate pro 100 000 Männer pro Jahr, häufigste Tumorlokalisationen

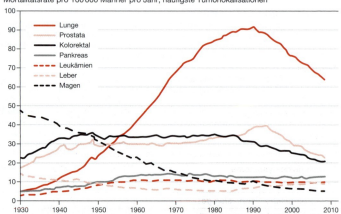

Quelle: US National Center for Health Statistics, Centers for Disease Control and Prevention, 2012

Inzidenz ausgewählter maligner Erkrankungen in Deutschland (2008)

Lokalisation	ICD-10	weiblich	männlich	gesamt
Gastrointestinaltrakt				
Mundhöhle/Pharynx	C00–14	3490	9520	13010
Ösophagus	C15	1380	4800	6180
Magen	C16	6660	9210	15870
Kolon/Rektum/Anus	C18–21	30040	35350	65390
Pankreas	C25	7570	7390	14960
Atemwege				
Larynx	C32	510	3610	4120
Lunge/Trachea	C33–34	15570	33960	49530
Weibliche Geschlechtsorgane				
Mamma	C50	71660	520	72180
Uterus (Zervix, Korpus)	C53–55	16160	-	16160
Ovarien	C56	7790	-	7790
Männliche Geschlechtsorgane				
Prostata	C61	-	63440	63440
Hoden	C62	-	3970	3970
Niere/Harnwege				
Niere/Urethra/Ureter	C64–66	5540	8960	14500
Harnblase	C67	4510	11460	15970
Sonstige				
Malignes Melanom	C43	8890	8910	17800
Schilddrüse	C73	4160	1710	5870
Solide Tumoren[1] gesamt	C00–80	220670	231930	452600
Lymphome				
M. Hodgkin	C81	920	1160	1250
Non-Hodgkin-Lymphome	C82–85	6430	7270	13700
Leukämien	C91–96	5080	6340	11420
Hämatologische Neoplasien gesamt	C81–96	12430	14770	23940
Maligne Erkrankungen[1] gesamt	C00–96	233100	246700	469800

[1] ohne nichtmelanotische Hauttumoren, zuzüglich nicht aufgeführter weiterer Lokalisationen

Quelle: Krebs in Deutschland, Robert Koch-Institut und Gesellschaft der Epidemiologischen Krebsregister in Deutschland, 2012

1.1 Epidemiologie — Grundlagen

Prozentuale Anteile der häufigsten Tumortypen an der Gesamtzahl der Neuerkrankungen (Inzidenz) und Sterbefälle (Mortalität) 2008 in Deutschland

Neuerkrankungen

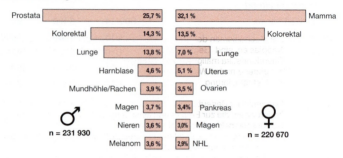

Sterbefälle

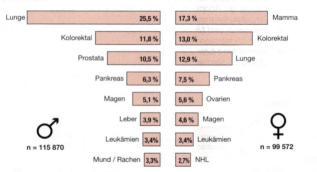

Lit:

1. Ferlay J, Parkin DM, Steliarova-Foucher E. Estimates of cancer incidence and mortality in Europe in 2008. Eur J Cancer 2010;46:765–781.
2. Greenwald P, Dunn BK. Landmarks in the history of cancer epidemiology. Cancer Res 2009;69:2151–2169.
3. Krebs in Deutschland 2007/2008. 8. Ausgabe. Robert Koch-Institut und Gesellschaft der Epidemiologischen Krebsregister in Deutschland e.V., Berlin, 2012.
4. Malvezzi M, Bertuccio P, Levi F et al. European cancer mortality predictions for the year 2012. Ann Oncol 2012;23:1044–1052.
5. Siegel R, DeSantis C, Virgo K et al. Cancer treatment and survivorship statistics, 2012. CA Cancer J Clin 2012;62:220–241.
6. Siegel R, Naishadham D, Jemal A. Cancer statistics, 2013. CA Cancer J Clin 2013;63:11–30.

Web:

1. www.rki.de — Robert Koch-Institut
2. www.cancer.org — American Cancer Society
3. seer.cancer.gov — NCI SEER Database

1.2 Molekulare Tumorbiologie und Entstehung maligner Neoplasien

D. Schnerch, U. Martens, R. Wäsch

Def: Die Mechanismen der Entstehung maligner solider Tumoren und hämatologischer Neoplasien sind Gegenstand intensiver Forschung. Als wichtigste biologische Charakteristika maligner Erkrankungen gelten:
- ungehemmtes Wachstum
- Metastasierung

Pg: Von zentraler Bedeutung ist die Akkumulation genetischer und epigenetischer Veränderungen, die zur Entstehung einer Zellpopulation mit malignem Phänotyp führt. Schlüsselaspekte dieser Entwicklung sind:
- *Karzinogenese* → Entstehung eines Zellklons mit unbegrenzter Proliferationskapazität, Immortalisierung (☞ Kap. 1.2.1)
- *Störungen von Zellzyklus und zellulärer Wachstumsregulation,* Verlust von antiproliferativen Regelkreisen, Unabhängigkeit von proliferationsregulierenden Signalen (z. B. durch autokrine Stimulation) (☞ Kap. 1.2.2)
- *Verlust der Apoptosefähigkeit* (☞ Kap. 1.2.3)
- *Neovaskularisierung* (☞ Kap. 1.2.4)
- *Invasions- und Metastasierungskapazität* (☞ Kap. 1.2.4), Anpassung des zellulären Metabolismus
- *Vermeidung bzw. Inhibition antitumoraler Abwehrreaktionen* (immunologische „Escape"-Mechanismen)

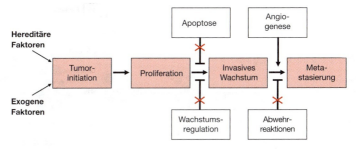

Die Entwicklung neuer Ansätze zur Prävention und Therapie maligner Erkrankungen basiert zunehmend auf einem besseren Verständnis der molekularen Grundlagen von Karzinogenese, Tumorwachstumsregulation und Biologie neoplastischer Erkankungen.

Lit:
1. Dancey JE, Bedard PL, Onetto N et al. The genetic basis for cancer treatment decisions. Cell 2012;148:409–420.
2. Hanahan D, Weinberg RA. Hallmarks of cancer: the next generation. Cell 2011;144:646–674.
3. Harris TJR, McCormick F. The molecular pathology of cancer. Nat Rev Clin Oncol 2010;7:251–265.
4. Weinberg RA. The biology of cancer. Garland Science, New York 2007.

Web:
1. www.nature.com/nrc/poster/subpathways/index.html   A subway map to cancer

1.2.1 Karzinogenese

D. Schnerch, U. Martens, R. Wäsch

Def: Entwicklung maligner Erkrankungen als Folge unterschiedlicher exogener und endogener Faktoren („Karzinogene" bzw. karzinogenetische Defekte).

Pg: Zur Entstehung eines klinisch manifesten malignen Tumors ist eine Vielzahl von Veränderungen notwendig → Modell der „Mehrschritt-Karzinogenese". Dabei stehen Punktmutationen oder zytogenetische Aberrationen (z. B. Translokation/Inversion/Deletion) mit Veränderung der Aktivität regulatorischer Gene (z. B. p53, pRB) im Vordergrund. Diese können hereditär („Keimbahnmutation") oder spontan („somatische Mutation") als Folge unterschiedlicher auslösender Faktoren auftreten. Bei einer großen Zahl maligner Erkrankungen sind persönliche Risikofaktoren (z. B. Übergewicht, Alkohol- und Tabakkonsum) wichtige Komponenten der Pathogenese.

Exogene Karzinogene
- Chemikalien, Medikamente
- ionisierende Strahlung
- Infekte (Viren, Bakterien, Protozoen, insbesondere chronische Infekte)

Endogene karzinogenetische Störungen
- Defekte der DNA-Reparatur
- Chromosomenfehlverteilung
- Defekte der Regulation epigenetischer Ereignisse
- genetische Instabilität

Modell der Mehrschritt-Karzinogenese

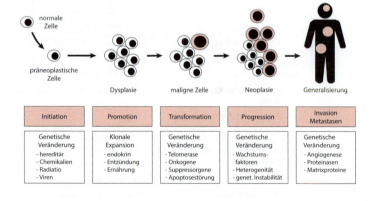

Exogene Karzinogene und assoziierte humane Neoplasien

Karzinogen/Gruppe	Assoziierte Erkrankungen
Genussmittel	
• Alkoholische Getränke	Leberzellkarzinom, Kopf- und Halstumoren, gastrointestinale Tumoren
• Tabak	Lungenkarzinom, Kopf- und Halstumoren, Ösophagus-, Pankreas-, Nierenzell-, Nierenbecken-, Blasenkarzinom
Arbeitsstoffe und Umweltbelastung	
• Aromatische Amine	Blasenkarzinom, Harnwegstumoren
• Arsen, Arsenverbindungen	Lungenkarzinom, Hauttumoren
• Asbest	Lungenkarzinom, Mesotheliome
• Benzol, Styrol, Benzen	Akute myeloische Leukämie
• Benzidin	Blasenkarzinom
• Beryllium	Lungenkarzinom
• Chlormethyläther	Lungenkarzinom
• Chrom, Chromverbindungen	Lungenkarzinom, Kopf- und Hals-Tumoren
• Halogenkohlenwasserstoffe	Leberzellkarzinom, Harnwegstumoren
• Halogenierte Alkyl-, Aryl- und Alkylaryloxide	Lungenkarzinom, Kopf- und Hals-/gastrointestinale/Harnwegs-/Hauttumoren
• Holzstaub	Nasennebenhöhlen-Tumoren
• Ionisierende Strahlung	Verschiedene solide Tumoren, Leukämien
• Isopropylalkoholproduktion	Nasennebenhöhlen-Tumoren
• Kadmium	Lungenkarzinom
• Kokerei-Rohgase	Lungenkarzinom, Kopf- und Halstumoren
• Nickel, Nickelverbindungen	Lungenkarzinom, Kopf- und Halstumoren
• Nitrosamine	Ösophaguskarzinom
• Polyzyklische Kohlenwasserstoffe	Lungen-, Skrotumkarzinom, Hauttumoren
• Radon und Zerfallsprodukte	Lungenkarzinom
• Ruß, Teer, Pech, Anthrazen	Hauttumoren
• Quarzstaub (Silikose)	Lungenkarzinom
• Senfgas	Lungenkarzinom, Kopf- und Halstumoren
• Trichlorethylen	Nierenzellkarzinom
• UV-Licht (Sonnenlicht, UV-B)	Hauttumoren, Melanom
• Vinylchlorid	Angiosarkom der Leber

1.2.1 Karzinogenese

Karzinogen/Gruppe	Assoziierte Erkrankungen
Medikamente	
• Alkylantien	Akute myeloische Leukämie, Blasenkarzinom
• Androgene Steroide	Leberzellkarzinom
• Diethylstilbestrol (pränatal)	Adenokarzinom der Vagina
• Epipodophyllotoxinderivate	Akute myeloische Leukämie
• Immunsuppressiva (Azathioprin, Ciclosporin)	Non-Hodgkin-Lymphome, Hauttumoren, Sarkome
• Phenazetin	Nierenbeckenkarzinom, Blasenkarzinom
• Synthetische Östrogene	Endometriumkarzinom
Bakterien, Viren, Pilze	
• Aspergillus (Aflatoxine)	Leberzellkarzinom
• Chronische Hepatitis B, C	Leberzellkarzinom
• Epstein-Barr-Virus (EBV)	Burkitt-Lymphom, Nasopharynx-Karzinom, Hodgkin-Lymphom, ZNS-Lymphome bei HIV-positiven Patienten
• Helicobacter pylori	Magenkarzinom, MALT-Lymphom des Magens
• HIV	Lymphome, Kaposi-Sarkom, Zervixkarzinom, Hodgkin-Lymphome, Rektum- und Analkarzinome, Leberzellkarzinom, Kopf- und Halstumoren, Lungenkarzinom
• HTLV-1	Adulte T-Zell-Leukämie/Lymphom
• Humane Papillomviren (HPV)	Zervix-/Vulva-/Anal-/Peniskarzinom
• KSHV/HHV-8	Kaposi-Sarkom, Plasmozytom (fraglich)
• Schistosomiasis	Blasenkarzinom

Lit:
1. Cogliano VJ, Baan R, Straif K et al. Preventable exposures associated with human cancer. J Natl Cancer Inst 2011;103:1827–1839.
2. Fontham ETH, Thun MJ, Ward E et al. American Cancer Society perspectives on environmental factors and cancer. CA Cancer J Clin 2009;59:343–351.
3. Foulkes WD. Inherited susceptibility to common cancers. N Engl J Med 2008;359:2143–2153.
4. Hanahan D, Weinberg RA. Hallmarks of cancer: the next generation. Cell 2011;144:646–674.
5. Santarius T, Shiplez J, Brewer D et al. A census of amplified and overexpressed human cancer genes. Nat Rev Cancer 2010;10:59–64.

Web:
1. www.iarc.fr — Intl Agency for Research on Cancer
2. www.nlm.nih.gov/pubs/factsheets/ccrisfs.html — Chemical Carcinogen Information
3. toxnet.nlm.nih.gov/cgi-bin/sis/htmlgen?CPDB.htm — Carcinogenic Potency Database
4. cancer.gov/cancerinfo/prevention-genetics-causes — Cancer Genetics, NIH

Genetische Veränderungen und assoziierte solide Tumoren

Hereditäres Syndrom	Gen	Lokus	Primärer Tumor	Assoziierte Erkrankungen
Li-Fraumeni-Syndrom	TP53	17p13.1	Mammakarzinom, Sarkome	ZNS-Tumoren, Leukämien, Lymphome
Familiäre adenomatöse Polypose (FAP, Gardner-Syndrom)	APC, MYH	5q21	Kolorektales Karzinom	Magenkarzinom, Pankreaskarzinom, Osteome, Medulloblastom
Hereditäres nichtpolypöses Kolonkarzinom (HNPCC, Lynch Syndrom)	MSH2, MLH1, PMS1, PMS2, MSH6	2p16, 3p21, 2q32, 7p22	Kolorektales Karzinom	Endometrium-/Ovarial-/Leberzellkarzinom, Nierenzellkarzinom, Glioblastom
Hereditäres diffuses Magenkarzinom	CDH1	16q21-22	Magenkarzinom	Mammakarzinom, kolorektale Tumoren (?)
Neurofibromatose Typ 1	NF1	17q11.2	Neurofibrome	Neurofibrosarkom, AML, ZNS-Tumoren
Neurofibromatose Typ 2	NF2	22q12.2	Akustikusneurinom, Meningeom	Gliome, Ependymome
Wilms Tumor	WT1, WT2	11p13, 11p15	Wilms Tumor (Nephroblastom)	Aniridie, urogenitale Störungen, mentale Retardierung
Hereditäres Mammakarzinom Typ 1, 2	BRCA1, BRCA2	17q21, 13q12	Mammakarzinom	Ovarialkarzinom, Pankreaskarzinom
Bloom-Syndrom	BLM	15q26	Leukämien, Lymphome	Verschiedene solide Tumoren, Immundefekt
Von Hippel-Lindau (VHL) Syndrom	VHL	3p12	Klarzelliges Nierenzellkarzinom	Phäochromozytome, retinale Angiome, zerebelläre Hämangiome
Hereditäres papilläres Nierenkarzinom	MeT	7q31	Papilläres Nierenkarzinom	Andere solide Tumoren
Familiäres Melanom	CDNK2A(p16), CDK4	9p21, 12q13	Melanom	Pankreaskarzinom, dysplastische Nävi
Multiple endokrine Neoplasie 1 (MEN1)	MEN1	11q13	Inselzellkarzinom	Nebenschilddrüsenadenome
Multiple endokrine Neoplasie 2 (MEN2)	MEN2 (RET)	10q11.2	Medulläres Schilddrüsenkarzinom	Phäochromozytome, Hamartome, Nebenschilddrüsenadenome
Cowden-Syndrom	PTEN, MMAC1	10q23	Mammakarzinom, follikuläres Schilddrüsenkarzinom	Hamartome, intestinale Polypen, Hautveränderungen
Ataxia teleangiectatica (Louis-Bar)	ATM	11q22	Lymphome	Ataxie, Immundefizienz, Mammakarzinom
Xeroderma pigmentosum	XBD, XPD, XPA	Variabel	Hauttumoren	Pigmentstörungen, Hypogonadismus
Fanconi-Anämie	FACC, FACA	9q22, 16q24	AML	Panzytopenie, Skelettstörungen
Retinoblastom	RB	13q14	Retinoblastom	Osteosarkome
Tuberöse Sklerose	TSC1, TSC2	9q34, 16p13	Kutane Fibroadenome	Astrozytome, Hauttumoren

1.2.2 Proliferationsregulation und Zellzyklus

D. Schnerch, R. Wäsch

Def: Regulation von Zellwachstum und -teilung („Zellzyklus") durch proliferationsstimulierende und -hemmende intrazelluläre und extrazelluläre Signale. Der Zellzyklus verläuft in verschiedenen Phasen und beinhaltet:
- Zellwachstum mit RNA- und Proteinsynthese
- DNA-Synthese mit Verdopplung des genetischen Materials (DNA-Replikation)
- Verteilung des genetischen Materials (Chromosomentrennung) auf die entstehenden Tochterzellen

Störungen des Zellzyklus können z. B. zu ungehinderter Proliferation oder Anhäufung von genetischen Schäden führen und damit zur Tumorentstehung beitragen.

Phys: *Phasen des Zellzyklus*

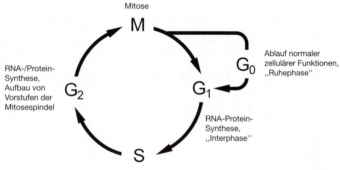

- *G0-Phase („gap"-Phase):* keine Teilungsaktivität, Ausübung normaler zellulärer Funktionen, „Ruhephase"
- *G1-Phase („Interphase"):* zelluläres Wachstum nach Stimulation durch extrazelluläre Signale, RNA- und Proteinsynthese, Vorbereitung der DNA-Synthesephase. Mit Erreichen einer bestimmten Größe passiert die Zelle den „Restriktionspunkt" („cell cycle checkpoint"), der den Ablauf eines kompletten Zellzyklus einleitet.
- *S-Phase:* DNA-Replikation, mit Verdopplung der genetischen Information
- *G2-Phase:* Korrektur eventueller Replikationsfehler, Vorbereitung der Mitosephase, Bildung von Komponenten der Mitosespindel
- *M-Phase:* Mitosephase, mit voller Ausbildung der Mitosespindel, Chromosomentrennung und Ausbildung der Tochterzellen. In der folgenden neuen G1-Phase kann die Zelle in die terminale Zelldifferenzierung eintreten oder einen neuen Zellteilungszyklus beginnen.

Kontrollpunkte („Checkpoints") überprüfen die ordnungsgemäße Verdopplung der DNA und die Verteilung der Chromosomen auf die Tochterzellen. Eine Fehlfunktion dieser Zellzykluskontrollpunkte kann zu einer Anhäufung von genetischen Fehlern führen und so zur Tumorentstehung beitragen.
- DNA-Schäden führen in der G1- oder G2-Phase zur „Checkpointaktivierung", mit Zellzyklusstillstand und DNA-Reparatur.

- Der Mitose- oder Spindelcheckpoint überprüft in der Mitose die ordnungsgemäße Verbindung der mitotischen Spindel mit den Chromosomen und verhindert so eine Fehlverteilung chromosomalen Materials auf die Tochterzellen.

Molekulare Steuerung der Zellteilung
Die molekulare Steuerung der Zellteilung erfolgt im Wesentlichen durch Cyclinabhängige Kinasen (cyclin-dependent kinases, Cdks), die in den einzelnen Zellzyklusphasen durch Cycline reguliert werden. Die periodische Aktivität der verschiedenen Cycline in bestimmten Zellzyklusphasen sorgt dafür, dass der Teilungszyklus geordnet und in einer Richtung abläuft. Diese Periodik wird durch zeitlich abgestimmte Proteinsynthese und -abbau sichergestellt, zudem dienen Cdk-Inhibitoren, modulatorische Phosphorylierung und räumliche Lokalisation der Enzymkomplexe der Feinabstimmung. In der G1-Phase stimulieren extrazelluläre Signale die Cyclin-D-Expression. Cyclin-D-Cdk-Komplexe phosphorylieren das Retinoblastomprotein (pRB). Dies führt zur Freisetzung von E2F-Transkriptionsfaktoren und Aktivierung der Expression weiterer Cycline, die von extrazellulären Signalen unabhängig sind. Dadurch kommt es zum Überschreiten des Restriktionspunktes und zum irreversiblen Eintritt in den Zellteilungszyklus.

Die gezielte Proteolyse von Cyclinen oder Cdk-Inhibitoren durch das Ubiquitin-Proteasom-System spielt eine wesentliche Rolle für die geordnete Zellteilung, und Proteasominhibitoren werden erfolgreich zur Tumortherapie eingesetzt. Cyclin B wird beispielsweise in der Mitosephase so lange stabilisiert, bis alle Chromosomen korrekt mit der Mitosespindel verbunden sind. Danach kommt es unter nachlassender Aktivität des Mitosekontrollpunktes zu einer zunehmenden Aktivierung der Ubiquitin-Ligase „Anaphase-Promoting Complex/Cyclosome" (APC/C) und einer schnellen Degradation von Cyclin B. Durch den schnellen Cyclin B-Abbau werden die Chromosomentrennung und der Mitoseaustritt vermittelt. Eine weitere wichtige Rolle bei der Zellteilungsregulation spielen mitotische Aurora-Kinasen und Polo-like-Kinasen. Spezifische Inhibitoren dieser Kinasen befinden sich in der klinischen Erprobung bei verschiedenen Tumorerkrankungen.

Regulation des Zellteilungszyklus durch periodische Cyclinaktivität

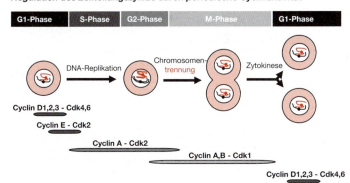

1.2.2 Proliferationsregulation und Zellzyklus — Grundlagen

Lit:
1. Engelbert D, Schnerch D, Baumgarten A et al. The ubiquitin ligase APC(Cdh1) is required to maintain genome integrity in primary human cells. Oncogene 2008;27:907–917.
2. Lapenna S, Giordano A. Cell cycle kinases as therapeutic targets for cancer. Nat Rev Drug Disc 2009;8:547–566.
3. Malumbres M, Barbacid M. Cell cycle, CDKs and cancer: a changing paradigm. Nat Rev Cancer 2009;9:153–166.
4. Morgan DO. The cell cycle: principles of control. New Science Press Ltd, 2007.
5. Schnerch D, Follo M, Krohs J et al. Monitoring APC/C activity in the presence of chromosomal misalignment in unperturbed cell populations. Cell Cycle 2012;11:310–321.
6. Silverman JS, Skaar JR, Pagano M. SCF ubiquitin ligases in the maintenance of genome stability. Trends Biochem Science 2012;37:66–73.

Web:
1. www.ebi.ac.uk — European Bioinformatics Institute
2. carcin.oxfordjournals.org — Journal Carcinogenesis
3. www.molekuelkueche.de/DE/molecularModeling/cyclins.html — Molekülküche

1.2.3 Apoptose

D. Schnerch, R. Wäsch

Def: „Programmierter Zelltod", d.h. gesteuertes Absterben von Zellen, z.B. während der Embryonalentwicklung, zur gezielten Elimination genetisch geschädigter Zellen oder zur klonalen Selektion lymphoyztärer B- und T-Zellen. Störungen der Apoptose können die Entstehung maligner Neoplasien begünstigen, z.B. durch das Überleben fehlentwickelter Zellen.

Phys: *Morphologische und molekulare Charakteristika*
Zellen können während unterschiedlicher Entwicklungsphasen in die Apoptose eintreten. Kennzeichen apoptotischer Zellen sind
- Zellschrumpfung,
- Membranausstülpungen („blebbing"),
- Chromatinkondensierung und DNA-Fragmentierung
- residuale „Apoptose-Körper", die von Makrophagen und benachbarten Zellen phagozytiert werden.

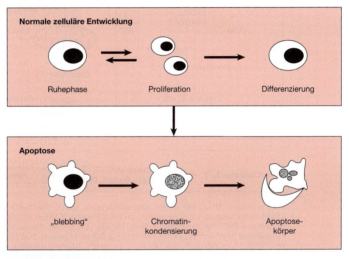

Steuerung der Apoptose
Einleitung und Ablauf der Apoptose folgen zwei unterschiedlichen Pfaden (extrinsic und intrinsic pathway), die hier vereinfacht dargestellt werden und in eine gemeinsame Endstrecke münden.
- *Extrinsic Pathway:* Bindung spezifischer Liganden (fas ligand FasL, Tumor Necrosis Factor TNF, TNF-related apoptosis-inducing ligand TRAIL, und andere) an „death receptors" (DR, z.B. fas, TNF-Rezeptor 1, Apo-2, Apo-3). Intrazelluläre Signaltransduktion über DISC (Death Inducing Signaling Complex) und spezische Cystein-Proteinasen (Caspasen).
- *Intrinsic Pathway:* Auslösung einer zellulären/genetischen Schädigung durch Strahlung, Toxine, Hypoxie oder Zytokindeprivation → Aktivierung von p53. Konsekutive Aktivierung von Bax (Bcl-2 Associated X-protein) und Bak (Bcl-2 Antagonist Killer) führt zur Freisetzung von Cytochrom C aus Mitochondrien.

1.2.3 Apoptose

Bcl-2 (B-Cell Leukemia-2), Bcl-X_L (Bcl-2 Related Protein Long Isoform) und Mcl-1 in der äußeren Mitochondrienmembran können diesen Schritt hemmen und wirken anti-apoptotisch. Cytochrom C bildet mit Apaf-1 (Apoptotic Protease Activating Factor-1), ATP (Adenosintriphosphat) und Procaspase-9 den Apoptosom-Komplex, der Caspase 9 aktiviert. Caspase 9 kann durch IAP (Inhibitor of Apoptosis) gehemmt werden. Extrinsischer und intrinsischer Pfad sind über BID (Bcl-2 Interacting Protein) verbunden.
- *Endstrecke:* Aktivierung von Caspasen 3, 7 und 9 sowie von Endonukleasen (Endonuclease G, CAD Caspase-Activated DNAse, DFF DNA fragmentation factor).

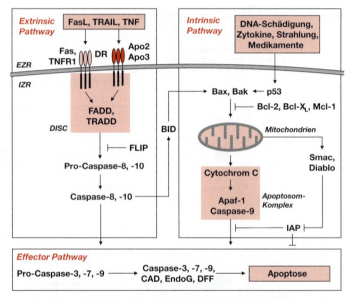

FasL fas ligand, TRAIL TNF-related apoptosis-inducing ligand, TNF Tumor Necrosis factor, TNFR1 Tumor Necrosis Factor Receptor 1, DR Death Receptor, EZR Extrazellulärraum, IZR Intrazellulärraum, FADD Fas-Associated via Death Domain, TRADD Tumor Necrosis Factor Receptor-1-Associated Death Domain, DISC Death Inducing Signaling Complex, FLIP Flice inhibitory protein, BID Bcl-2 Interacting Protein, Bax Bcl-2 Associated X-protein, Bak Bcl-2 Antagonist Killer, Bcl-2 B-Cell Leukemia-2, Bcl-X_L Bcl-2 Related Protein Long Isoform, Smac Second Mitochondria-Derived Activator of Caspase, Apaf-1 Apoptotic Protease Activating Factor-1, IAP Inhibitor of Apoptosis, CAD Caspase-Activated DNAse, EndoG Endonuclease G, DFF DNA fragmentation factor

Störungen der Apoptose
- *p53-Mutationen* → Verlust der Apoptosefähigkeit → Wachstumsvorteil von Zellen und Tumorentstehung
- *Bcl-2-Aktivierung:* Chromosomale Translokation des Bcl-2-Gens (z. B. t(14;18)) bei bestimmten B-Zell-Lymphomen kann zur anhaltenden Aktivierung von Bcl-2 führen → Verlust der Apoptosefähigkeit → Lymphomentwicklung.

Lit:
1. Chen F. JNK-induced apoptosis, compensatory growth, and cancer stem cells. Cancer Res 2012;72:379–386.
2. Dang TP. Notch, apoptosis and cancer. Adv Exp Med Biol 2012;727:199–209.
3. Dickens LS, Powlez IR, Hughes MA et al. The complexities of life and death: death receptor signalling platforms. Exp Cell Res 2012;318:1269–1277.
4. Fuchs Y, Steller H. Programmed cell death in animal development and disease. Cell 2011;147:742–758.
5. Johnstone RW, Frew AJ, Smyth MJ. The TRAIL apoptotic pathway in cancer onset, progression and therapy. Nat Rev Cancer 2008;8:782–798.
6. Ow YP, Green DR, Hao Z et al. Cytochrome C: functions beyond respiration. Nat Rev Mol Cell Biol 2008; 9:532–542.
7. Vazquez A. The genetics of the p53 pathway, apoptosis and cancer therapy. Nat Rev Drug Discov 2008; 7:979–987.
8. Wong R. Apoptosis in cancer: from pathogenesis to treatment. J Exp Clin Cancer Res 2011;30:87-100.

Web:
1. www.celldeath-apoptosis.org — Intl Cell Death Society
2. users.rcn.com/jkimball.ma.ultranet/BiologyPages/A/Apoptosis.html — Apoptosis Overview

1.2.4 Metastasierung und Angiogenese

D. Schnerch, R. Wäsch

Def: *Tumorangiogenese:* Neubildung von Gefäßen zur Sauerstoff- und Nährstoffversorgung des wachsenden Tumors.
Metastasierung: Tumorabsiedlung über Lymph- und/oder Blutgefäße in andere Organe.

Pg: *Tumorangiogenese (☞ Kap. 5.7)*
Das Wachstum solider Tumoren über eine bestimme Größe hinaus erfordert den Übergang von einem avaskulären „Ruhezustand" in einen vaskularisierten Zustand mit verbesserter Tumoroxygenierung und Nährstoffversorgung. Dieser sogenannte *„angiogenic switch"* (Folkman, 1971) mit Ausbildung eines Tumorgefäßsystems ist unerlässlich für Proliferation und Metastasierung.
Die Steuerung der tumorinduzierten Neoangiogenese erfolgt durch Angiogenesefaktoren:
- Tumorhypoxie → induziert Bildung von Transkriptionsfaktoren HIF1α und 2α („Hypoxia Inducible Factors")
- Bildung von Angiogenesefaktoren, z. B. VEGF (Vascular Endothelial Growth Factor), PDGF (Platelet Derived Growth Factor), FGF (Fibroblast Growth Factor), Angiopoetine → Mobilisierung und Stimulation endothelialer Vorläuferzellen → Gefäßneubildung und -differenzierung.
- Medikamentöse Konzepte zur Hemmung der Tumorangiogenese haben klinische Wirksamkeit gezeigt (☞ Kap. 5.8)

Metastasierung (☞ Kap. 8.12)
Hämatogene oder lymphogene Tumorzell-Streuung kann erst nach Anschluss eines Tumors an das Lymph- oder Blutgefäßsystem erfolgen → enger Zusammenhang von Tumorangiogenese und Metastasierung. Invasives Wachstum und Metastasierung sind für 90 % der Krebstodesfälle verantwortlich. Zellen weisen während des Metastasierungsprozesses eine veränderte Morphologie auf, die mit Veränderungen der zellulären Interaktion und der Verankerung in der extrazellulären Matrix einhergeht. Gleichzeitig wird z. T. eine Downregulation oder Mutation von E-Cadherin beobachtet, das für die epitheliale Organisation der Zellen verantwortlich ist. Oberflächenproteine, die mit Migrationsprozessen in Verbindung stehen, sind hingegen oft hochreguliert (z. B. N-Cadherin).

Jüngere Untersuchungen haben den Metastasierungsprozess in einzelne Schritte unterteilt, die individuellen Steuerungs- und Einflussfaktoren unterliegen:
- *Voraussetzung:* Tumorstammzellen mit unbegrenzter Proliferationskapazität
- *Intravasation:* Interaktion von Tumorzellen mit Stroma/Gefäßwand („epithelial-mesenchymal transition" EMT), Migration/Freisetzung von Tumorzellen in den Gefäßraum
- *„Life in transit":* Überleben der Tumorzellen im Gefäßraum, Bildung von Aggregaten aus Tumorzellen und Thrombozyten, Hemmung immunologischer Abwehrreaktionen
- *Extravasation:* Adhäsion an Gefäßwand (z. T. in Kapillaren), Migration durch Gefäßwand in umgebendes Gewebe
- *Proliferation* von Tumorzellen in Zielorganen, Abbau lokaler extrazellulärer Matrixkomponenten, Bildung einer „Tumorzell-Nische"
- *Induktion* von Tumorgefäßen in Zielorganen, Größenwachstum der Metastase mit lokaler klinischer Symptomatik

Molekulare Veränderungen und EMT

Das Wissen über molekulare Grundlagen der Metastasierung ist noch begrenzt. Zur Identifikation relevanter Faktoren werden z. B. vergleichende Genexpressionsanalysen von primären und metastasierten Tumoren durchgeführt, um Einblicke in die genetischen Ursachen der Metastasierung zu erhalten:
- Überexpression von GTPasen der Rho-Familie fördert durch Modulation des Aktin-Zytoskeletts die Motilität von Tumorzellen.
- Verlust von E-Cadherin beeinflusst die Zelladhäsion und ermöglicht Tumorzellen, sich aus dem Verband zu lösen.
- Überexpression von N-Cadherin begünstigt Migrationsprozesse,
- VEGF und Angiopoetine sind erforderlich zur Bildung neuer Gefäße, die in der Regel abnormal und durchlässig sind, und Tumorzellen die Migration und Extravasation erleichtern,
- Matrix-Metallproteinasen degradieren Bestandteile der extrazellulären Matrix und ermöglichen die Tumorzellinvasion in andere Organe.
- Aberrante Expression von Transkriptionsfaktoren (z. B. Snail, Slug, Twist und Zeb1/2) unterstützt die „epithelial-mesenchymale Transition" (EMT), mit
  - Verlust der Adhärenz von Tumorzellen,
  - Veränderung von polygonaler (epithelialer) zu spindelförmiger Morphologie,
  - Expression von Matrix-abbauenden Enzymen,
  - vermehrter Motilität,
  - verstärkter Apoptoseresistenz.

Organtropismus

Verschiedene Tumoren metastasieren bevorzugt in bestimmte Organe. Die entsprechenden Metastasierungsmuster sind nicht allein durch den Blutfluss zu erklären, sondern stellen wahrscheinlich organspezifisches „Homing" (beeinflusst durch Adhäsionsfaktoren, Integrine und Stromaeigenschaften) dar
- Mammakarzinom: häufig Metastasierung in Knochen und Lunge, seltener in Leber und Gehirn
- Kleinzelliges Lungenkarzinom (small-cell lung cancer, SCLC): diffuse Dissemination in unterschiedliche Organe
- Nicht-kleinzelliges Lungenkarzinom (non-small cell lung cancer, NSCLC): häufig in kontralaterale Lunge, Gehirn, Leber und Knochen
- Prostatakarzinom: osteoplastische Knochenmetastasen, später Lunge, Leber
- Kolorektales Karzinom: in Leber, Peritonealhöhle und Lunge
- Ovarialkarzinom: bevorzugt lokal in Peritonealhöhle, eher selten andere Organmetastasen

Lit:
1. Brabletz T. To differentiate or not – routes towards metastasis. Nat Rev Cancer 2012;12:425–436.
2. Kerbel RS. Tumor angiogenesis. N Engl J Med 2008;358:2039–2049.
3. Nguyen DX, Bos PD, Massague J. Metastasis: from dissemination to organ-specific colonization. Nat Rev Cancer 2009;9:274–284.
4. Sethi N, Kang Y. Unravelling the complexity of metastasis – molecular understanding and targeted therapies. Nat Rev Cancer 2011;11:735–748.
5. Spano D, Zollo M. Tumor microenvironment: a main actor in the metastatic process. Clin Exp Metastasis 2012;29:381–395.

Web:
1. www.cancer.gov/cancertopics/UnderstandingCancer/angiogenesis — NCI, Angiogenese
2. www.angio.org — Angiogenesis Foundation
3. www.cancer.gov/cancertopics/factsheet/Sites-Types/metastatic — NCI, Metastasis
4. www.metastasis-research.org — Metastasis Research Society

1.3 Hämatopoese und Entstehung hämatologischer Neoplasien

D. P. Berger

Def: Hämatopoese: Bildung von Effektorzellen des peripheren Blutes und des Knochenmarks. Im Knochenmark werden täglich 1×10^{12} Zellen gebildet. Unterschieden werden
- *Myelopoese:* Bildung von Effektorzellen der myeloischen Reihe (Granulozyten, Monozyten, Makrophagen)
- *Lymphopoese:* Bildung von Effektorzellen der lymphatischen Reihe (T-Lymphozyten, B-Lymphozyten)
- *Erythropoese:* Bildung von Erythrozyten
- *Thrombopoese:* Bildung von Thrombozyten
- *Granulopoese:* Bildung von Granulozyten (Eosinophile, Basophile, Neutrophile)

Phys: *Lokalisation der Hämatopoese*
- Embryonalentwicklung: Hämatopoese in Leber → Milz → Knochenmark
- Erwachsenenalter: Knochenmark. Bei Knochenmarkinsuffizienz können Leber und Milz Hämatopoesefunktion übernehmen ("extramedulläre Hämatopoese").

Steuerung der Hämatopoese
Proliferation und Differenzierung von Stammzellen, Progenitorzellen und Effektorzellen werden durch hämatopoetische Wachstumsfaktoren gesteuert:
- *Stammzellen/Progenitorzellen:* Flt-2/flk-3-Ligand, SCF (Stem Cell Factor)
- *Erythropoese:* Erythropoetin, SCF, IL-3 (Interleukin-3)
- *Thrombopoese:* Thrombopoetin, SCF, IL-3, IL-6, IL-11
- *Granulopoese:* IL-3, G-CSF (Granulocyte Colony Stimulating Factor), GM-CSF
- *Lymphopoese:* Flt-2/flk-3-Ligand, SCF, IL-2, IL-6, IL-7

Charakteristika von Effektorzellen
- *Erythrozyten:* Sauerstoff- und Hämoglobinträger, Durchmesser 8 µm, bikonkav, kernlos, Entwicklungszeit 7 d, Lebensdauer des Erythrozyten 120 d
- *Thrombozyten: "Blutplättchen",* Rolle bei Blutgerinnung, Größe 1–2 µm, granulär, basophil, Entwicklungszeit 10–12 d, Lebensdauer zirkulierender Thrombozyten 7–8 d
- *Neutrophile Granulozyten:* Infektabwehr (insbesondere bakterielle Infekte), ≤ 5 Kernsegmente mit Verbindung durch Chromatinbrücken ("Segmentkerniger Granulozyt"), Entwicklungszeit 7–10 d, Lebensdauer des reifen neutrophilen Granulozyten 7–10 h, normale Produktion 10×10^9/h, in Infektsituation bis zu 500×10^9/h
- *Eosinophile Granulozyten:* Rolle bei allergischen und parasitären Erkrankungen, 2 Kernsegmente mit Verbindung durch Chromatinbrücken, eosinophiles Zytoplasma
- *Basophile Granulozyten:* Rolle bei allergischen und parasitären Erkrankungen, Kernsegmente mit Verbindung durch Chromatinbrücken, grobe basophile Granula im Zytoplasma
- *Monozyten:* Infektabwehr und Phagozytose, gebuchteter Kern mit lockerer Chromatinstruktur, mittlere Lebensdauer im peripheren Blut 20–40 d
- *B-Lymphozyten:* antikörpervermittelte Infektabwehr, Vorläufer von Plasmazellen, Durchmesser 7–12 µm, basophiles Zytoplasma, zentraler runder Kern mit dichter Chromatinstruktur
- *T-Lymphozyten:* zelluläre Infektabwehr, Durchmesser 7–12 µm, basophiles Zytoplasma, zentraler runder Kern mit dichter Chromatinstruktur

Grundlagen — Hämatopoese und Entstehung hämatologischer Neoplasien 1.3

Hämatopoese

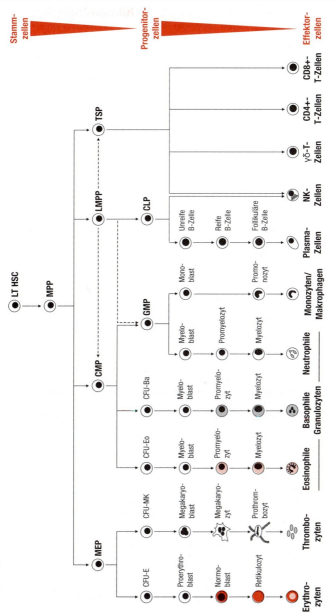

LT HSC long-term repopulating hematopoietic stem cell, MPP multipotent progenitor, MEP megakaryocyte/erythroid progenitor, CMP common myeloid progenitor, GMP granulocyte/macrophage progenitor, LMPP lymphoid-primed multipotent progenitor, CLP common lymphoid progenitor, TSP thymus-seeding progenitor, CFU colony-forming unit

1.3 Hämatopoese und Entstehung hämatologischer Neoplasien Grundlagen

Phys: *Entwicklung spezifischer hämatologischer Effektorzellen*
Die Entwicklung einzelner Linien von Progenitor- und Effektorzellen kann anhand von Oberflächenmarkern (CD-Antigene ☞ Kap. 2.5), molekularer Marker sowie der beteiligten hämatopoetischen Wachstumsfaktoren weiter charakterisiert werden. Für jede Linie verläuft die Entwicklung von undifferenzierten Stammzellen über differenzierte Stammzellen und Progenitorzellen bis hin zu ausdifferenzierten Effektorzellen.

Beispiel: B-Zell-Entwicklung: Differenzierung und Oberflächenmarker

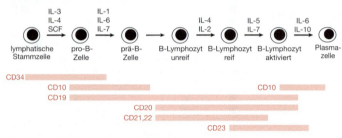

IL Interleukin, SCF Stem Cell Factor, CD Oberflächenantigen (☞ Kap. 2.5)

Pphys: *Hämatologische Neoplasien*
Die Entstehung hämatologischer Neoplasien durch maligne Transformation kann regelhaft von Zellen einer bestimmten Entwicklungsstufe abgeleitet werden.
→ Charakteristika der neoplastischen Erkrankung (Proliferationsverhalten, Oberflächenmarker, molekulare Marker) entsprechen den Eigenschaften der jeweiligen zellulären Differenzierungsstufe.
Beispiel: Multiples Myelom (☞ Kap. 7.5.10), als Malignom terminal differenzierter Plasmazellen

Entstehung von hämatologischen Neoplasien auf Basis der
- Erythropoese → Erythroleukämie (AML M6) (☞ Kap. 7.1.2)
- Thrombopoese → Megakaryoblastenleukämie (AML M7) ☞ Kap. 7.1.2)
- Granulopoese → akute myeloische Leukämien (☞ Kap. 7.1.2)
- Lymphopoese → Lymphome, lymphatische Leukämien (☞ Kap. 7.1.1, 7.4, 7.5)

Lit:
1. Doulatov S, Notta F, Laurenti E et al. Hematopoiesis: A human perspective. Cell Stem Cell 2012;10:120–136.
2. Geissmann F, Manz MG, Jung S et al. Development of monocytes, macrophages, and dendritic cells. Science 2010;327:656–661.
3. Malara A, Balduini A. Blood platelet production and morphology. Thromb Res 2012;129:241–244.
4. Takizawa H, Boettcher S, Manz MG. Demanded-adapted regulation of early hematopoiesis in infection and inflammation. Blood 2012;119:2991–3002

Web:
1. www.hematology.org — American Society of Hematology ASH
2. www.dgho.de — Dt Ges Hämatologie Onkologie DGHO
3. pathy.med.nagoya-u.ac.jp/atlas/doc — Hämatologie-Atlas, Universität Nagoya
4. www.hematologyatlas.com — Hämatologie-Atlas

1.4 Prävention und Früherkennung

H. Henß

Def: Primäre Prävention = Verhinderung der Tumorentstehung
Sekundäre Prävention = Tumorfrüherkennung
Tertiäre Prävention = Nachsorge nach Tumorbehandlung zur Rezidiverkennung

Primäre Prävention

Def: Eine allgemeine primäre Tumorprävention ist derzeit nicht realistisch. Gründe:
- ungeklärte Ätiologie und Pathogenese vieler maligner Erkrankungen
- Vielzahl der Entstehungsmechanismen maligner Tumoren
- Wirksamkeit primär präventiver Therapieformen (Chemoprävention, Antioxidantien-Therapie etc.) in der Regel ungeklärt bzw. nicht ausreichend durch Studien gesichert

Epidemiologische Studien weisen jedoch auf Maßnahmen hin, die das Risiko, an definierten Tumoren zu erkranken, reduzieren können. Dies sind vor allem:
- ausreichende körperliche Aktivität
- adäquate Ernährung, Vermeidung von Übergewicht
- Vermeiden von exogenen Risikofaktoren
- spezifische präventive Maßnahmen gegen einzelne definierte Tumorerkrankungen (Chemoprävention, präventive Operation)

Meth: Primäre Tumorprävention befasst sich mit Definition, Erkennung und Vermeidung von genetischen und erworbenen Risikofaktoren für maligne Erkrankungen. Identifizierte Risikofaktoren können zur Definition von Risikopopulationen geeignet sein.

Genetische Risikofaktoren: Beispiele (☞ Kap. 1.2)
- Familiäre Polyposis (FAP) und andere familiär gehäufte kolorektale Tumoren (HNPCC)
- Familiäres Mammakarzinom und/oder Ovarialkarzinom (BRCA1, BRCA2)
- Xeroderma pigmentosum

Bei Vorliegen genetischer Risikofaktoren sind die Möglichkeiten einer gezielten Früherkennung, einer präventiven Behandlung sowie ggf. einer Chemoprävention zu prüfen.

Erworbene Risikofaktoren einiger Tumorerkrankungen (☞ Kap. 1.2)
- *Rauchen:* Lungenkarzinom, Plattenepithelkarzinom des Kopf-Hals-Bereichs, Pankreaskarzinom, Blasenkarzinom, Nierenzellkarzinom
- *Alkohol:* Plattenepithelkarzinom des Kopf-Hals-Bereichs, Leberzellkarzinom, Mammakarzinom, gastrointestinale Tumoren
- *Schadstoffbelastung:* Lungenkarzinom (Asbest und andere), Nasopharynxkarzinom (Hartholzstäube), Blasenkarzinom (Teerstoffe, Lösungsmittel)
- *Infektiöse Risiken:* Leberzellkarzinom (Hepatitis B/C), Zervixkarzinom (Papilloma-Viren HPV), Kopf-/Hals-Tumoren (HPV), Magenkarzinom (Helicobacter pylori)
- *Vermehrte Sonnen-/UV-Licht-Exposition:* Melanom, Basalzellkarzinom
- *Übergewicht* (Frauen v. a. nach Menopause): Mammakarzinom, Korpuskarzinom, kolorektales Karzinom; zusätzlich für Männer: Prostatakarzinom

1.4 Prävention und Früherkennung — Grundlagen

Px: Als Information für Patienten wurde der „Europäische Kodex zur Krebsbekämpfung" entwickelt. Er gibt allgemeine Verhaltensmaßregeln zur Tumorprävention wieder.

Europäischer Kodex zur Krebsbekämpfung (3. Fassung 2008)

Viele Aspekte des allgemeinen Gesundheitszustandes können verbessert werden und viele Krebstodesfälle können vermieden werden, wenn wir gesundheitsbewusster leben.

1. Rauchen Sie nicht. Falls Sie rauchen, hören Sie auf damit. Wenn Ihnen dies nicht gelingt, rauchen Sie nicht in Anwesenheit von Nichtrauchern!
2. Vermeiden Sie Übergewicht.
3. Unternehmen Sie täglich irgendeine flotte körperliche Bewegung.
4. Erhöhen Sie Ihren täglichen Verzehr an abwechslungsreichem frischen Obst und Gemüse. Essen Sie mindestens 5 Portionen pro Tag. Begrenzen Sie die Aufnahme von Nahrungsmitteln, die Fette tierischen Ursprungs enthalten.
5. Wenn Sie Alkohol trinken – ob Bier, Wein oder Spirituosen – dann beschränken Sie Ihren Alkoholkonsum auf zwei Gläser pro Tag als Mann, bzw. auf ein Glas pro Tag als Frau.
6. Beachten Sie, dass Sie übermäßige Sonnenbestrahlung vermeiden! Besonders Kinder und Jugendliche müssen geschützt werden. Menschen, die zu Sonnenbrand neigen, müssen Zeit ihres Lebens aktive Schutzmaßnahmen ergreifen.
7. Halten Sie genauestens die Vorschriften ein, durch die Sie vor einer Exposition gegenüber bekannten krebserregenden Stoffen geschützt werden sollen. Befolgen Sie alle Gesundheits- und Sicherheitsvorschriften über Substanzen, die Krebs verursachen können. Befolgen Sie die Ratschläge der nationalen Strahlenschutzämter.

Bevölkerungsorientierte Programme können der Entstehung von Krebserkrankungen vorbeugen oder die Wahrscheinlichkeit erhöhen, dass eine Krebserkrankung geheilt werden kann.

8. Frauen ab 25 sollten an Früherkennungsuntersuchungen auf Gebärmutterhalskrebs teilnehmen. Diese sollten im Rahmen von Programmen mit Qualitätskontrollverfahren erfolgen, die in Einklang mit den „Europäischen Leitlinien zur Qualitätssicherung bei Zervikal-Vorsorgeuntersuchungen" stehen.
9. Frauen über 50 sollten an Brustkrebs-Früherkennungsuntersuchungen teilnehmen. Diese sollten im Rahmen von Programmen mit Qualitätskontrollverfahren erfolgen, die in Einklang mit den „Europäischen Leitlinien zur Qualitätssicherung bei Mammografie-Vorsorgeuntersuchungen" stehen
10. Männer wie Frauen ab 50 Jahren sollten an Untersuchungen zur Früherkennung von Kolorektalkrebs teilnehmen. Diese sollten im Rahmen von Programmen mit Qualitätssicherungsmaßnahmen geschehen.
11. Nehmen Sie an Programmen zur Impfung gegen Hepatitis-B-Virusinfektionen teil.

Grundlagen   Prävention und Früherkennung 1.4

Chemoprävention/Vakzinierung

Def: Vermeidung der Tumorentstehung durch prophylaktische medikamentöse Maßnahmen.

Th: *Kolorektale Tumoren*
- In Beobachtungsstudien: Senkung des Erkrankungsrisikos durch regelmäßige Einnahme von Acetylsalicylsäure (ASS) bzw. nichtsteroidalen Antiphlogistika (NSAP).
- In prospektiven Studien: Verminderung von Adenomen, aber kein sicherer Einfluss auf Karzinom-Mortalität → allgemeine Prävention kolorektaler Tumoren mit ASS oder NSAP aufgrund der möglichen Nebenwirkungen derzeit noch nicht zu empfehlen, daher bisher auch kein Bestandteil von Leitlinien.

Mammakarzinom
- Positive Familienanamnese und/oder der Nachweis des BRCA-1- und -2-Gens zeigen ein erhöhtes Risiko an; das Ausmaß dieses Risikos ist noch nicht abschließend definiert. Aktuelle Studien zeigten bei Genträgerinnen ein Erkrankungsrisiko von bis zu 80 % bis zum 80. Lebensjahr. Prophylaktische Mastektomie bei nachgewiesener Mutation senkt das Karzinomrisiko um 90 %.
- Studien mit Tamoxifen und Raloxifen in Risikopopulationen zeigten positive Ergebnisse hinsichtlich des Erkrankungsrisikos. Seitens des National Cancer Institute der USA (NCI) wurde eine Empfehlung zum Einsatz von Tamoxifen zur Mammakarzinom-Prophylaxe bei Patientinnen mit Risikofaktoren ausgesprochen.
  CAVE: Tamoxifen außerhalb von Studien nur in klar definierten Risikopopulationen einsetzen; wegen erhöhtem Risiko für Endometriumkarzinom ist eine sorgfältige Überwachung erforderlich.
- Exemestan senkte im Rahmen einer randomisierten Studie bei postmenopausalen Frauen mit Risikofaktoren das Risiko eines Mammakarzinoms um 65 %, die NCCN-Leitlinien haben dies in ihre Empfehlungen aufgenommen.

Zervixkarzinom
Vakzine gegen HPV-16 (human papillomavirus type 16) verhindern intraepitheliale Neoplasien der Cervix uteri und sind für diese Indikation zugelassen (☞ Kap. 8.4.7).

Lungenkarzinom
Zwei größere Studien zum Einfluss protektiver Substanzen in Risikopopulationen:
- ATBC-Studie: Gabe von α-Tocopherol (Vitamin E) und β-Carotin
- CARET-Studie: Gabe von β-Carotin und Retinol

In beiden Studien ergab sich kein Nutzen bezüglich des Auftretens von Lungenkarzinomen, vielmehr trat in der β-Carotin-Gruppe eine erhöhte Mortalität auf (erhöhte Inzidenz von Lungenkarzinomen und Myokardinfarkten). Auch Untersuchungen mit N-Acetyl-Cystein zeigten keine relevante Senkung des Risikos. Weitere ähnliche Studien wurden daraufhin abgebrochen. Die effektivste Prophylaxe des Lungenkarzinoms bleibt weiterhin der Verzicht auf das Rauchen.

Kopf-Hals-Tumoren
Bei Patienten mit kurativ operierten Karzinomen des Kopf-Hals-Bereichs kommt es durch vorbeugende Gabe von Retinoiden zu einer Verminderung der Inzidenz von metachronen Zweittumoren. Retinoide zeigten jedoch keinen Einfluss auf die Rezidivhäufigkeit oder Metastasierung des Primärtumors.

Xeroderma pigmentosum
Bei bekanntem Xeroderma pigmentosum ergaben sich ebenfalls positive Effekte durch die Gabe von Retinoiden.

Acetylsalicylsäure (ASS)
ASS zeigte in einer retrospektiven Metaanalyse bei täglicher Anwendung ein reduziertes Risiko für gastrointestinale Tumoren, Lungenkarzinom und Hirntumoren; prospektive Studien dazu stehen noch aus.

Selen
In klinischen Studien ist ein Nutzen der Substitution von Selen nicht generell belegt. Während die Substitution in Selen-Mangelgebieten (z. B. China) sinnvoll ist, zeigt die Gabe in Regionen mit relativ guter Selenversorgung (z. B. Deutschland) keinen protektiven Effekt. Aktuelle klinische Studien, z. B. beim Prostatakarzinom, zeigten keine Wirkung. Nach neueren Untersuchungen kann sowohl eine Unter- als auch eine Überdosierung das Karzinomrisiko erhöhen.

Metformin
Metformin hat in präklinischen Untersuchungen ein Potential zur Karzinomprävention gezeigt und wird derzeit in klinischen Studien geprüft.

Sekundäre Prävention (Früherkennung)

Def: Ein Schwerpunkt vorbeugender Maßnahmen besteht weiterhin in der Krebsfrüherkennung. Der Nutzen der Früherkennung wird jedoch kontrovers diskutiert:
- Einerseits gesicherte Erhöhung der Heilungsrate und längere Lebenserwartung bei frühen Tumorstadien.
- Andererseits Probleme der früheren Diagnosestellung („lead time bias") und Diagnose asymptomatischer Tumoren, die für die Lebenserwartung keine Rolle spielen („Überdiagnosen-Bias").
- Darüber hinaus führen falsch positive Ergebnisse von Früherkennungsmaßnahmen zu vermehrter apparativer und invasiver Diagnostik mit dem Risiko von akuten und chronischen Nebenwirkungen (Strahlenbelastung, Risiko invasiver Maßnahmen etc.).

Meth: Als Leitlinien für die Durchführung von Früherkennungsmaßnahmen können die Kriterien der WHO gelten.

WHO-Kriterien für sinnvolle und effektive Früherkennungsmaßnahmen

- Die Erkrankung muss für die einzelne Person und für die Gesamtbevölkerung ein relevantes gesundheitliches Problem darstellen.
- Für die Therapie der früh erkannten (malignen) Erkrankung müssen anerkannte und wirksame Verfahren zur Verfügung stehen. Die zur Anwendung kommende Behandlung muss einen günstigen Einfluss auf die Prognose haben.
- Die nötigen diagnostischen und therapeutischen Ressourcen müssen ausreichend vorhanden sein.
- Ein erkennbares Latenz- (oder frühsymptomatisches) Stadium muss vorhanden sein.
- Der natürliche Verlauf der Erkrankung muss ausreichend bekannt sein.
- Geeignete Tests für die Früherkennung (mit hoher Sensitivität und Spezifität) müssen vorhanden sein.
- Die Tests müssen für die Zielgruppe akzeptabel und tolerabel (möglichst wenig invasiv bzw. risikoarm) sein.

- Es muss ausreichende Klarheit darüber bestehen, welcher Patient mit festgestellter Erkrankung behandlungsbedürftig ist, und welcher keine Behandlung benötigt.
- Die Kosten von Früherkennungsmaßnahmen und der eventuell darauf folgenden Therapie müssen in einem günstigen Verhältnis zu den Kosten einer (sonst) im späteren Stadium entdeckten Erkrankung stehen.
- Die Untersuchungen müssen kontinuierlich durchgeführt werden (können) und dürfen keine einmalige Maßnahme sein.

Für spezifische Tumortypen wurden Richtlinien zu Früherkennung und Screeningmaßnahmen seitens verschiedener Fachgesellschaften (z. B. American Cancer Society ACS, American Society of Clinical Oncology ASCO) formuliert. Ähnliche Leitlinien sind in Deutschland von der Deutschen Krebsgesellschaft für Mammakarzinom, kolorektales Karzinom und Prostatakarzinom erarbeitet worden. Früherkennungsprogramme werden seitens der Kostenträger definiert und übernommen.

Px: *Krebsfrüherkennungsprogramm*

In Deutschland ist ein Krebsfrüherkennungsprogramm Bestandteil der medizinischen Regelversorgung für:
- Zervix- und Korpuskarzinom → Frauen ab 20 Jahren
- Mammakarzinom → Frauen ab 30 Jahren
- Kolorektales Karzinom → Frauen und Männer ab 45 Jahren
- Prostatakarzinom → Männer ab 45 Jahren
- Maligne Hauttumoren → Frauen und Männer ab 35 Jahren

Aus Deutschland existieren nur wenige Publikationen zum Nutzen der Früherkennung. In internationalen Veröffentlichungen ist der Wert der Früherkennung gesichert für:
- Kolorektales Karzinom
- Mammakarzinom bei Frauen nach der Menopause
- Zervixkarzinom

Für das Prostatakarzinom wird der Nutzen der Früherkennung bisher kontrovers beurteilt, ein Nutzen ist nur für Männer unter 75 Jahren ohne wesentliche Komorbidität gesichert. Ein positiver Trend ergibt sich für die Mammografie zur Früherkennung des Mammakarzinoms bei prämenopausalen Frauen. Für Lungenkarzinom und Ovarialkarzinom gibt es keine Empfehlung zur Früherkennung, in beiden Fällen ist durch die publizierten Studien keine Senkung der tumospezifischen Mortalität belegt.

1.4 Prävention und Früherkennung — Grundlagen

Lit:
1. Boyle P, Autier P, Bartelink H et al. European Code Against Cancer and scientific justification: third version (2003). Ann Oncol 2003:14:973–1005.
2. Hakama M, Coleman MP, Alexe DM et al. Cancer screening: evidence and practice in Europe 2008. Eur J Cancer 2008;44:1404–1413.
3. Kushi LH, Dozle C, McCullough M et al. American Cancer Society Guidelines on nutrition and physical activity for cancer prevention. CA Cancer J Clin 2012;62:30–67.
4. Lippman SM, Hawk ET. Cancer prevention: from 1727 to milestones of the past 100 years. Cancer Res 2009;69:5269–5284.
5. Martin-Moreno JM, Soerjomataram I, Magnusson G. Cancer causes and prevention: a condensed appraisal in Europe in 2008. Eur J Cancer 2008;44:1390–1403.
6. Rothwell PM, Wilson M, Elwin CE et al. Long-term effect of aspirin on colorectal cancer incidence and mortality: 20-year follow-up of five randomised trials. Lancet 2010;376:1741–1750.
7. Senn HJ, Otto F (Hrsg). Clinical Cancer Prevention. Rec Res Cancer Res, volume 188. Springer, Heidelberg, 2010.
8. Visvanathan K, Chlebowski RT, Hurley P et al. ASCO Clinical Practice Guideline update on the use of pharmacologic interventions including tamoxifen, raloxifene, and aromatase inhibition for breast cancer reduction. J Clin Oncol 2009;27: 3235–3258.

Web:
1. www.praevention-krebs.de — Nationale Onkol Präventionskonferenz
2. www.krebshilfe.de — Krebshilfe
3. www.krebsinformation.de — Krebsinformationsdienst DKFZ
4. www.krebsliga.ch — Krebsliga
5. www.cancerprev.org — Intl Soc Preventive Oncology
6. preventcancer.org — Prevent Cancer Foundation
7. prevention.cancer.gov — NCI Division of Cancer Prevention

1.5 Diagnoseklassifikation und ICD-System

D. P. Berger, H. Henß

Def: Die *„Internationale Klassifikation der Krankheiten und verwandter Gesundheitsprobleme"* („International Classification of Diseases", ICD) wurde von der World Health Organization (WHO) zur Einteilung von Erkrankungen und Todesursachen etabliert. Diese international gültige Diagnoseverschlüsselung ermöglicht den Vergleich von weltweit erhobenen, erkrankungsbezogenen Daten (z.B. Morbidität, Mortalität). Die ICD-Klassifikation orientiert sich für maligne Erkrankungen insbesondere an der Tumorlokalisation. Seit 1993 ist die 10. Revision der ICD gültig (ICD-10), aktuell in der Version 2011. Eine ICD-11 (11. Revision) ist für 2015 angekündigt.

Die ICD-10 wurde in Deutschland 1995 eingeführt. Vertragsärzte und Krankenhäuser sind seit 2004 verpflichtet, alle Diagnosen auf Abrechnungsunterlagen und Arbeitsunfähigkeitsbescheinigungen nach der ICD-10-GM („German Modification" der WHO-Version der ICD-10) zu kodieren. Für die Verschlüsselung von Eingriffen, die in Krankenhäusern durchgeführt werden, ist seit 2004 der „Operationen- und Prozedurenschlüssel" OPS verbindlich. ICD-10-GM und OPS werden jährlich aktualisiert und sind beim Deutschen Institut für Medizinische Dokumentation und Information, Köln (DIMDI, www.dimdi.de) in Dateiform, als Download und als Buchfassung erhältlich.

In der Onkologie beschreibt neben dem „Lokalisationscode" (ICD-10) die sogenannte „ICD-O" die Morphologie einer malignen Erkrankung („Morphologiecode"). Aktuell ist die 3. Revision („ICD-O-3", Stand August 2003) gültig. Eine eindeutige Diagnoseklassifikation ist nur durch die Kombination von ICD-10 und ICD-O möglich.

Meth: *ICD-10*
Die ICD-10 enthält 21 Klassen von Krankheiten und Todesursachen, die mittels Kombinationen von Buchstaben und Zahlen verschlüsselt werden. Erkrankungen aus dem Bereich der Hämatologie und Onkologie sind zwischen „C00" und „D90" klassifiziert.

Grundlagen der „International Classification of Diseases", 10. Revision (ICD-10)

Klasse	Definition	Erkrankungsgruppen
I	A00–B99	Infektiöse und parasitäre Erkrankungen
II	C00–D48	Neubildungen
III	D50–D90	Blut, blutbildende Organe, Immunsystem
IV	E00–E90	Endokrine, Ernährungs- und Stoffwechselkrankheiten
V	F00–F99	Psychische und Verhaltensstörungen
VI	G00–G99	Nervensystem
VII	H00–H59	Auge
VIII	H60–H95	Ohr
IX	I00–I99	Herz-/Kreislaufsystem
X	J00–J99	Atmungssystem
XI	K00–K93	Verdauungssystem
XII	L00–L99	Haut/Unterhautgewebe
XIII	M00–M99	Muskel-Skelett-System und Bindegewebe

1.5 Diagnoseklassifikation und ICD-System — Grundlagen

Klasse	Definition	Erkrankungsgruppen
XIV	N00–N99	Urogenitalsystem
XV	O00–O99	Schwangerschaft, Geburt und Wochenbett
XVI	P00–P96	Perinatale Erkrankungen
XVII	Q00–Q99	Angeborene Fehlbildungen und Chromosomenanomalien
XVIII	R00–R99	Symptome und abnorme klinische und Laborbefunde
XIX	S00–T98	Verletzungen, Vergiftungen
XX	V01–Y98	Äußere Ursachen von Morbidität und Mortalität
XXI	Z00–Z99	Sonstige Beeinträchtigungen des Gesundheitszustandes

ICD-10 Verschlüsselung für onkologische Krankheitsbilder

Schlüssel	Tumorlokalisation	Schlüssel	Tumorlokalisation
C00	Lippen	C47	Peripheres Nervensystem
C01–02	Zunge	C48	Retroperitoneum, Peritoneum
C03–04	Mund, Gingiva		
C05	Gaumen	C49	Weichteilsarkom
C06	Wange	C50	Mammakarzinom
C07–08	Parotis, Speicheldrüsen	C51	Vulva, Labien
C09	Tonsillen	C52	Vagina
C10–11	Nasen-Rachen-Raum	C53	Cervix uteri
C13	Hypopharynx	C54	Corpus uteri
C14	Sonstige Kopf/Hals	C55	Sonstige Uteruskarzinome
C15	Ösophagus	C56	Ovarien
C16	Magen	C57	Sonstige Geschlechtsorgane, ♀
C17	Dünndarm		
C18	Kolon	C58	Plazenta
C19	Kolorektaler Übergang	C60	Penis
C20	Rektum	C61	Prostata
C21	Analkanal	C62	Hoden
C22	Leber	C63	Sonstige Geschlechtsorgane, ♂
C23–24	Gallenblase, Gallenwege		
C25	Pankreas	C64–65	Niere, Nierenbecken
C26	Sonstige Verdauungsorgane	C66	Ureter
		C67–68	Harnblase, Urethra
C30	Nasenhöhle, Mittelohr	C69	Auge
C31	Nasennebenhöhlen	C70	Meningen
C32	Larynx	C71	Gehirn
C33	Trachea	C72	Rückenmark, Hirnnerven
C34	Bronchien, Lunge	C73	Schilddrüse
C37	Thymus	C74	Nebenniere
C38	Herz, Mediastinum, Pleura	C75	Sonstige endokrine Drüsen
C39	Sonstige intrathorakale Tumoren	C76	Unklare Primärlokalisation
		C77	Lymphknotenmetastasen
C40–41	Osteosarkome, Gelenktumoren	C78	Metastasen Thorax/Abdomen
C43	Melanom	C79	Metastasen ZNS/Skelettsystem
C44	Sonstige Hauttumoren		
C45	Mesotheliome	C80	Metastasen disseminiert
C46	Kaposi-Sarkom	C97	Multiple Primärtumoren

Grundlagen Diagnoseklassifikation und ICD-System 1.5

ICD-10 Verschlüsselung für hämatologische Neoplasien

Schlüssel	Tumorlokalisation
C81	M. Hodgkin
C82	Follikuläres Non-Hodgkin-Lymphom
C83	Diffuses Non-Hodgkin-Lymphom
C84	Periphere und kutane Non-Hodgkin-Lymphome
C85	Sonstige Non-Hodgkin-Lymphome
C88	Immunoproliferative Erkrankungen
C90	Multiples Myelom
C91	Lymphatische Leukämien (ALL, CLL)
C92	Myeloische Leukämien (AML M1–M4, CML)
C93	Monozytäre Leukämien (AML M5)
C94	Sonstige Leukämien (AML M6, AML M7)
C95	Nicht näher bezeichnete Leukämien (AML M0)
D45	Polycythaemia vera
D46	Myelodysplastische Syndrome
D47	Osteomyelofibrose
D75	Essenzielle Thrombozytose

Lit:
1. Küppers UK, Schopen M. Klassifikationen sind eine Daueraufgabe. Dt Ärztebl 2003;100:1567–1568.
2. Zaiß A, Graubner B, Ingenerf J et al. Medizinische Dokumentation, Terminologie und Linguistik. in: Lehmann T, Meyer zur Bexten E (eds): Handbuch zur Medizinischen Informatik. Hanser, München, 2002.

Web:
1. www.rki.de Robert Koch-Institut
2. www.dimdi.de DIMDI, ICD-10-GM und OPS (Download)
3. www.icd-code.de ICD-10 und OPS-Code Verschlüsselung
4. www.who.int/whosis/icd10 World Health Organization (WHO)

1.6 Tumorklassifikation und TNM-System

D. P. Berger, H. Henß

Def: Tumorklassifikationen erlauben die Einteilung von Malignomen entsprechend verschiedener Erkrankungsstadien. Ziel ist die Bildung von definierten, abgrenzbaren Gruppen mit diagnostischer, therapeutischer und prognostischer Relevanz.

Pathologische Klassifikation: TNM-System
International ist für solide Tumoren der TNM-Schlüssel als pathologische Klassifikation etabliert, aktuell gilt die 7. Auflage (2010). Für hämatologische Neoplasien gelten andere Einteilungen (☞ jeweilige Erkrankungsentität). Zusätzlich zur TNM-Klassifikation werden in Einzelfällen auch bei soliden Tumoren andere klinisch relevante Stadieneinteilungen verwendet, die sich weitestgehend aus dem TNM-Schlüssel ableiten lassen:
- Hodentumoren Lugano-, Royal Marsden-, Indiana-Stadien
- Kolorektale Karzinome Dukes-Stadien
- Ovarialkarzinome FIGO-Stadien
- Kleinzellige Lungenkarzinome limited/extensive disease

Klinische Klassifikationen: AJCC/UICC
Die klinische Einteilung (entsprechend Stadien 0, I, II, III, IV) dient der weiteren Vereinfachung und fasst therapeutisch und prognostisch ähnliche TNM-Stadien zusammen. Im Allgemeinen werden In-situ-Karzinome als Stadium 0 und Tumoren mit nachweisbarer Fernmetastasierung als Stadium IV klassifiziert.
Je nach Erkrankungsentität folgt die klinische Stadieneinteilung Vorschlägen der UICC („Union Internationale Contre le Cancer"), des AJCC („American Joint Committee on Cancer") oder nationaler Organisationen.

Meth: *TNM-System*
International standardisiertes System zur Stadieneinteilung und Verlaufsdokumentation solider Tumoren. Das TNM-System basiert auf der graduierten Wiedergabe von Tumorgröße (T), Lymphknotenbefall (N) und Fernmetastasierung (M).

Grundlagen der TNM-Klassifikation (1992, modifiziert 2010)

Parameter	Einteilung	Allgemeine Definition[1]
Tumorgröße	TX	Primärtumor nicht beurteilbar
	T0	Kein Anhalt für Primärtumor
	Tis	In-situ-Karzinom (mikroskopischer Nachweis)
	T1–4	Zunehmende Größe/lokale Ausbreitung des Primärtumors
Lymphknotenbefall	NX	Regionale Lymphknoten nicht beurteilbar
	N0	Kein Anhalt für regionalen Lymphknotenbefall
	N1–3	Zunehmender Befall regionaler Lymphknoten
	Nachweis	s Sentinel-Lymphknoten, i isolierte Tumorzellen, mol molekulargenetische Untersuchung

Parameter	Einteilung	Allgemeine Definition[1]
Fernmetasta-sierung[2]	M0 M1 Organbefall	Kein Anhalt für Fernmetastasierung Nachgewiesene Fernmetastasierung ADR Nebennieren, BRA Gehirn, HEP Leber, LYM Lymphknoten, MAR Knochenmark, OSS Skelettsystem, PER Peritoneum, PLE Pleura, PN Perineurale Invasion, PUL Lunge, SKI Haut, OTH andere Organe
Differenzierungsgrad	GX G1 G2 G3 G4	Differenzierungsgrad nicht beurteilbar Gut differenziert Mäßig differenziert Gering differenziert Undifferenziert/anaplastisch
Präfixe/Suffixe	aTNM cTNM pTNM rTNM yTNM T(m)NM	Autoptisch gesicherte Stadieneinteilung Klinisch gesicherte Stadieneinteilung Pathologisch gesicherte Stadieneinteilung Rezidivtumor Klassifikation während/nach initialer Therapie Multiple Primärtumoren
Resektionsstadium	RX R0 R1 R2	Residualtumor nicht beurteilbar Kein Residualtumor nachweisbar Mikroskopisch nachweisbarer Residualtumor Makroskopisch nachweisbarer Residualtumor
Venöse Invasion	VX V0 V1 V2	Venöse Invasion nicht beurteilbar Keine venöse Invasion Mikroskopisch nachweisbare venöse Invasion Makroskopisch nachweisbare venöse Invasion
Diagnosesicherheit	C1 C2 C3 C4 C5	Rein klinische Untersuchung Spezielle apparative Untersuchung Chirurgische Exploration Vollständige pathologische Aufarbeitung Autopsie

[1] Erkrankungsspezifische Stadiendefinition ☞ Kap. 8.1–8.13
[2] Die frühere Einteilung „MX" wurde zugunsten größerer Klarheit verlassen.

Klassifikationssysteme für hämatologische Neoplasien
Die TNM-Klassifikation ist nur für solide Tumoren anwendbar. Für hämatologische Neoplasien gelten spezifische Ordnungssysteme:
- Die Stadieneinteilung für maligne Lymphome erfolgt überwiegend gemäß der Ann-Arbor-Klassifikation (☞ Kap. 7.4, 7.5).
- Die Klassifikation von akuten Leukämien sowie myelodysplastischen und myeloproliferativen Syndromen erfolgt nach der revidierten WHO-Klassifikation von 2008 (☞ Kap. 7.1–7.3.4).
- Ergänzend zu diesen Klassifikationssystemen werden zunehmend molekulare Klassifikationen benutzt, die auch therapeutische Relevanz zeigen (☞ Kap. 2.2).

1.6 Tumorklassifikation und TNM-System — Grundlagen

Lit:
1. Edge SB, Byrd DR, Compton CC et al. (eds). AJCC Cancer Staging Manual. 7th edition. Springer, New York, 2010.
2. Greene FL, Sobin LH. The staging of cancer: a retrospective and prospective appraisal. CA Cancer J Clin 2008;58:180–190.
3. Gospodarowicz MK, Miller D, Groome PA et al. The process for continuous improvement of the TNM classification. Cancer 2004;100:1–5.
4. Vardiman JW, Thiele J, Arber DA et al. The 2008 revision of the WHO classification of myeloid neoplasms and acute leukemia: rationale and important changes. Blood 2009;114:937–951.
5. Wittekind C, Bertolini C. TNM-System 2010. Onkologe 2010;16:175–180.

Web:
1. www.cancerstaging.org — AJCC
2. www.cancer.gov/cancertopics/factsheet/detection/staging — NCI, mit Cancernet
3. www.uicc.org/tnm — UICC
4. cancerstaging.blogspot.com — TNM Classification Help
5. www.nccn.com/understanding-cancer/cancer-staging.html — NCCN Cancer Staging Guide

1.7 Indikationen zur Tumortherapie

H. Reinhardt, V. Thierry, M. Engelhardt

Def: Die Indikation zur Tumortherapie wird maßgeblich bestimmt von:
- Tumordiagnose
- Tumorstadium
- Allgemeinzustand des Patienten
- Therapiezielen (kurativ vs. palliativ)
- verfügbaren Behandlungsmethoden
- Behandlungswunsch des Patienten

Meth: *Tumordiagnose*
Die korrekte Diagnosestellung ist Grundvoraussetzung jeder antineoplastischen Behandlung:
- Keine Therapieeinleitung ohne vorherige Diagnosestellung.
  Ausnahme: unmittelbar therapiebedürftige Akutsituation bei klinisch sicherem Malignom.
- Die Diagnosestellung muss histologisch, zytologisch und ggf. molekular erfolgen.
- Pathologische Diagnose und klinische Diagnose müssen vereinbar sein.

Tumorstadium
Klassifikationssysteme (☞ Kap. 1.6)

Allgemeinzustand
Klassifikation des Allgemeinzustands nach Karnofsky oder WHO (☞ Kap. 1.8)

Therapieziele und Behandlungsergebnisse
- *Kurative Behandlung:* Ziel ist die Heilung des Patienten. Bei kurativer Therapieintention sind intensive Behandlungsverfahren (z. B. ausgedehnte operative Resektionsverfahren, Hochdosis-Chemotherapie, interdisziplinäre Therapien) auch bei erheblicher Belastung des Patienten vertretbar. Die Therapie hat in enger Anlehnung an nationale und internationale Standards und Richtlinien zu erfolgen. Etwa 50 % aller Fälle maligner Erkrankungen sind heilbar.
- *Palliative Behandlung:* Ziele sind Verbesserung der Lebensqualität des Patienten, Kontrolle von Erkrankungssymptomen (z. B. Schmerzen) sowie Lebensverlängerung. Bei palliativer Intention sind intensive oder belastende Therapieverfahren in der Regel nicht zu rechtfertigen. Die Behandlung berücksichtigt insbesondere die individuelle Situation des Patienten.
- *Supportive Behandlung:* unterstützende Behandlungsverfahren, die sich gegen die tumorbedingte Störung des Organismus sowie die Toxizität der Tumortherapie richtet. Ziel ist nicht die antineoplastische Wirkung im engeren Sinne, sondern eine Verbesserung der Lebensqualität des Patienten sowie der Verträglichkeit der Behandlung. Supportive Maßnahmen, wie suffiziente Schmerztherapie, antidepressive Behandlung, Transfusionen, Flüssigkeits-/Ernährungssubstitution etc., werden zusätzlich zu kurativen und palliativen Behandlungsverfahren eingesetzt.

CAVE: Das Behandlungsziel kann sich bei Tumorpatienten im Erkrankungsverlauf ändern. Bei Versagen einer Behandlung mit primär kurativer Intention ergibt sich in der Regel ein palliatives Ziel, das weitere invasive Maßnahmen limitiert.

1.7 Indikationen zur Tumortherapie — Grundlagen

Behandlungsmethoden
- operative Therapie
- medikamentöse Behandlung einschließlich Chemotherapie und molekularer Therapien („targeted therapies")
- Radiotherapie und/oder Radioimmuntherapien
- interdisziplinäre Behandlung: multimodale antineoplastische Therapie unter Berücksichtigung von Operation, medikamentöser Tumortherapie und Strahlentherapie. Therapieplanung und Durchführung erfolgen interdisziplinär durch die beteiligten Fachgruppen (Chirurgie, Internistische Hämatologie und Onkologie, Radiotherapie, Gynäkologie, Urologie etc.).
- experimentelle Therapieverfahren (z. B. immuntherapeutische Verfahren, neue Substanzen, „targeted therapies"): Anwendung im Rahmen von klinischen Studien, insbesondere nach Ausschöpfung konventioneller Behandlungsmaßnahmen (☞ Kap. 3.11).

Begriffe der interdisziplinären Tumortherapie
- Adjuvante Therapie: Anwendung zusätzlicher Therapieverfahren nach Operation. Ziel ist die Elimination residualer Tumoranteile, maligner Zellen oder Metastasen, in der Regel durch Strahlentherapie (lokal wirksames Verfahren) oder durch medikamentöse Tumortherapie (systemische Behandlung).
- Neoadjuvante Therapie: Anwendung zusätzlicher Therapieverfahren vor Operation. Ziel ist die primäre Reduktion der Tumorgröße (Erreichen eines operablen Zustands) sowie die systemische Elimination disseminierter Tumorherde.

Behandlungswunsch des Patienten
Ein ausführliches Patientengespräch mit Erläuterung der verschiedenen Therapieoptionen und deren Vor- und Nachteilen ist wesentlicher Teil der onkologischen Betreuung (☞ Kap. 1.12). Die Aufklärung des Patienten über eine durchzuführende Therapie ist schriftlich zu dokumentieren. Patientenpräferenzen sind sehr individuell und können sich im Laufe einer Erkrankung ändern, z. B. im Rahmen neuer Informationen oder auf Grund von Anpassungsvorgängen an den Erkrankungsverlauf (Remission, Rezidiv, Therapienebenwirkungen etc.).

Lit:
1. Armes J, Crowe M, Colbourne L et al. Patients' supportive care needs beyond the end of cancer treatment: a prospective, longitudinal survey. J Clin Oncol 2009;27:6172–6179.
2. Lee L, Cheung WY, Atkinson E et al. Impact of comorbidity on chemotherapy use and outcomes in solid tumors. J Clin Oncol 2011;29:106–117.
3. Schildmann J, Vollmann J. Behandlungsentscheidungen bei Patienten mit fortgeschrittenen Tumorerkrankungen. Dtsch Med Wochenschr 2010;135: 2230–2234.
4. Smith TJ, Temin S, Alesi ER et al. ASCO Provisional Clinical Opinion: the integration of palliative care into standard oncology care. J Clin Oncol 2012;30:880–887.

Web:
1. www.krebsgesellschaft.de — Deutsche Krebsgesellschaft, DKG
2. www.dgho-onkopedi.org/onkopedia — Onkopedia, Leitlinien, DGHO
3. www.awmf.org — Leitlinien, AWMF
4. www.nccn.org — Guidelines, NCCN

1.8 Allgemeinzustand von Tumorpatienten („Performance Status Scales")

D. P. Berger

Def: Orientierende Beschreibung der allgemeinen körperlichen und geistigen Verfassung eines Patienten. Verwendet werden unterschiedliche Skalen:

ECOG[1]-Definition	Grad	Karnofsky-Definition	Index
asymptomatisch, keinerlei Einschränkung der normalen Aktivitäten	0	normale Aktivität, keine Beschwerden, keine Krankheitssymptome	100 %
symptomatisch, mäßig eingeschränkte körperliche Aktivität und Arbeitsfähigkeit, keine Bettlägerigkeit	1	geringfügig verminderte Aktivität und Belastbarkeit, geringe Krankheitssymptome	90 %
		normale Aktivität nur mit Anstrengung, einige Krankheitssymptome	80 %
Arbeitsunfähigkeit, selbstständige Lebensführung möglich, zunehmende Pflegebedürftigkeit, Bettlägerigkeit < 50 % des Tages	2	selbstständige Versorgung, normale Aktivität und Arbeit nicht möglich	70 %
		gelegentliche Unterstützung nötig, Versorgung weitestgehend selbstständig	60 %
selbstständige Versorgung nicht möglich, kontinuierliche Pflege oder Krankenhauspflege nötig, Bettlägerigkeit > 50 % des Tages	3	erhebliche Unterstützung und Pflege, ärztliche Hilfe erforderlich	50 %
		überwiegende Bettlägerigkeit, besondere Hilfe und Unterstützung notwendig	40 %
rasche Progredienz des Krankheitsverlaufs, Bettlägerigkeit 100 %	4	Schwerbehinderung, geschulte Pflegekraft notwendig, Patient nicht moribund	30 %
		schwerstkranker Patient, Hospitalisierung notwendig, aktive supportive Therapie erforderlich	20 %
		moribunder Patient, rasche Erkrankungsprogredienz	10 %
Tod	5	Tod	0 %

[1] ECOG Eastern Cooperative Oncology Group. ECOG-Score auch als WHO- oder Zubrod-Score bezeichnet.

Ind: Die Feststellung des Allgemeinzustands dient vor allem dazu, die Therapiefähigkeit eines Patienten zu beurteilen. Ergänzend werden, insbesondere bei älteren Patienten, auch zunehmend Komorbiditäts-Skalen angewandt, die Störungen verschiedener Organsysteme detaillierter beschreiben bzw. erfassen (z. B. Cumulative Illness Rating Scale).

1.8 Allgemeinzustand von Tumorpatienten („Performance Status Scales") — Grundlagen

Lit:
1. Buccheri G, Ferrigno D, Tamburini M. Karnofsky and ECOG performance status scoring in lung cancer: a prospective, longitudinal study of 536 patients from a single institution. Eur J Cancer 1996;32A:1135–1141.
2. de Groot V, Beckermann H, Lankhorst GJ et al. How to measure comorbidity: a critical review of available methods. J Clin Epidemiol 2003;56:221–229.
3. Ma C, Bandukwala S, Burman D et al. Interconversion of three measures of performance status. Eur J Cancer 2010;46:3175–3183.
4. Mor V, Laliberte L, Morris JN et al. The Karnofsky Performance Status Scale. An examination of its reliability and validity in a research setting. Cancer 1984;53:2002–2007.
5. Oken MM, Creech RH, Tormey DC et al. Toxicity and response criteria of the Eastern Cooperative Oncology Group. Am J Clin Oncol 1982;5:649–655.
6. Pal SK, Katheria V, Hurria A. Evaluating the older patient with cancer: understanding frailty and the geriatric assessment. CA Cancer J Clin 2010;60:120–132.

Web:
1. www.who.org — World Health Organization, WHO
2. ecog.dfci.harvard.edu — Eastern Cooperative Oncology Group, ECOG

1.9 Beurteilung des Therapieerfolgs

D. P. Berger

Def: In die klinische Bewertung des Therapieerfolgs *bei einem individuellen Patienten* gehen neben objektiven Parametern auch subjektive Kriterien ein:
- Tumorregression im Vergleich zur Ausgangsgröße (Remissionsgrad, „Ansprechen")
- Remissionsdauer: progressions-/rezidivfreies Intervall
- Überlebenszeit: tumorfreies Überleben und Gesamtüberleben
- Toxizität
- Symptomkontrolle: Rückgang tumorbedingter Symptome (Schmerzen etc.)
- Lebensqualität: Veränderung des Allgemeinbefindens

Für die Gesamtbeurteilung eines Therapieverfahrens *bei einer Patientenpopulation* wird das Ansprechen mit ähnlichen Parametern – jedoch für eine Patientengruppe – beschrieben:
- Ansprechrate: Anteil an Tumorremissionen in der Patientenpopulation
- mittlere Remissionsdauer
- mediane Überlebenszeit
- Überlebensraten (1-Jahres-Überlebensrate, 5-Jahres-Überlebensrate)
- Kosten-Nutzen-Relation im Vergleich zu anderen Therapieverfahren

Meth: *Bewertung des Therapieerfolgs bei soliden Tumoren*
Verlaufskontrolle der Tumorausdehnung und Vergleich zur initialen Tumorgröße. Wichtige Grundregeln sind:
- Definition des Tumorverlaufsparameters *vor* Einleitung der Therapie
- Durchführung von Verlaufskontrollen mit der *gleichen* Untersuchungsmethode
- Bilddokumentationen sind Voraussetzung für *objektive* Beurteilung (Röntgen, CT, MRT, Fotografie etc.).
- Klassifikation des Ansprechens als CR („complete response"), PR („partial response"), SD („stable disease") oder P („progression"), ☞ Tabelle

Bewertung des Therapieerfolgs bei hämatologischen Neoplasien
Für hämatologische Neoplasien (Leukämien, Lymphome) bestehen getrennte Evaluationssysteme. Diese folgen jedoch im Wesentlichen ähnlichen Prinzipien:
- Verlaufskontrolle im Vergleich zum Ausgangsbefund
- Klassifikation des Ansprechens als komplette Remission (CR), partielle Remission (PR), stabile Erkrankung (SD), Progredienz (P)
- Bei Vorliegen genetischer Marker (z. B. Philadelphia-Chromosom bei chronisch myeloischer Leukämie): Unterscheidung des klinischen Ansprechens von Angaben zur „zytogenetischen Response" (Nachweisbarkeit des zytogenetischen oder molekulargenetischen Markers)
- Für hämatologische Neoplasien werden in klinischen Studien z. T. zusätzliche Remissionskriterien angewandt.

Klass: *WHO-Kriterien (Miller, 1981) des Tumoransprechens solider Tumoren*
- Das Tumoransprechen wird anhand messbarer Tumormanifestationen bestimmt.
- Die Tumorgröße wird als Fläche (Längsdurchmesser × Querdurchmesser, a × b) evaluiert, bei multiplen Tumoren werden die Einzelflächen addiert.
- Für das Gesamtansprechen werden auch nicht messbare Tumormanifestationen berücksichtigt.

1.9 Beurteilung des Therapieerfolgs — Grundlagen

RECIST-Kriterien („Response Evaluation Criteria In Solid Tumors")
- Aktuelle Version: RECIST 1.1 (Eisenhauer, 2009)
- In die Beurteilung des Gesamtansprechens gehen messbare Tumoren und nicht messbare Läsionen ein. Die Tumorgröße wird als Durchmesser (Längsdurchmesser) evaluiert, bei multiplen Tumoren werden die einzelnen Durchmesser addiert.
- Zur Evaluation des Ansprechens werden prädefinierte, messbare Zieltumoren („target lesions") von anderen Tumormanifestationen („non-target-lesions") unterschieden.
- *Messbarer Tumor:* jede in einer Dimension darstellbare Tumormanifestation, mit einer Mindestgröße von 10–20 mm (je nach Untersuchungsverfahren)
- *Nicht messbarer Tumor:* jede nachweisbare, jedoch nicht messbare Tumormanifestation (z. B. Größe < 10–20 mm, Lymphangiosis carcinomatosa, Peritonealkarzinose, maligner Pleuraerguss, Aszites). Auch ein „nicht messbarer" Tumor kann evaluierbar sein, z. B. anhand klinischer Parameter (Atemnot, Schmerzen, Bewegungseinschränkung etc.) oder durch Bewertung von „Surrogatmarkern" (Tumormarker, Immunglobuline etc.).
- Dem Auftreten neuer Tumormanifestationen kommt besondere Bedeutung zu.

Definition des Therapieerfolgs
- Der Therapieerfolg sollte für messbare und nicht messbare Tumoren getrennt angegeben werden.
- Bei Vorliegen mehrerer Tumorparameter ist immer die ungünstigste Einzelaussage entscheidend. Beispiel: Drei messbare Tumoren mit partieller Remission (PR), jedoch Auftreten einer neuen Läsion → Gesamtansprechen: „Progression".

Remissionsdauer
- Die Dauer einer kompletten Remission (CR) wird in der Regel vom Tag des ersten Nachweises der CR bis zum Tag der nachweisbaren Progression berechnet.
- Die Dauer einer partiellen Remission (PR) oder stabilen Erkrankung (SD) wird in der Regel vom ersten Therapietag bis zum Tag der nachweisbaren Progression angegeben („Gesamtansprechdauer").

Überlebenszeit
„Gesamtüberleben" („overall survival", OS): Zeit zwischen Diagnosestellung/Therapieeinleitung und Tod

Surrogatparameter für das Ansprechen der Therapie:
Die Überlebenszeit ist der Goldstandard für die Beurteilung der Wirksamkeit einer Behandlung. Da diese jedoch oft erst nach 5 bis 10 Jahren messbar ist, werden zunehmend Surrogatparameter genutzt:
- Progressionsfreie Zeit („progression free survival", PFS): Zeit vom Beginn der Therapie bis zum Eintreten eines Progresses
- Rezidivfreies Überleben („disease free survival", DFS): Zeit von kompletter Remission bis zum Auftreten eines Rezidivs
- Ereignisfreies Überleben („event free survival", EFS): Zeit zwischen Diagnosestellung/Therapieeinleitung/Tumoransprechen und Auftreten einer neuen Tumormanifestation
- Neben messbaren Tumorrückbildungen Einsatz von bildgebenden Verfahren zur frühzeitigen Erfassung eines Ansprechens (PET, MRT).

Surrogatparameter können allerdings ohne zusätzliche Evaluation nicht auf andere Krankheitsbilder/Therapiemodalitäten übertragen werden

Remissionsdefinition bei soliden Tumoren (WHO 1981, Eisenhauer 2009)

Remissionsstatus	Messbarer Tumor (WHO-Kriterien)	Messbarer Tumor (RECIST-1.1-Kriterien)	Nicht messbarer Tumor oder Skelettmetastasen
Komplette Remission (CR)	Vollständige Rückbildung aller messbaren Tumorparameter für > 4 Wochen[1]	Vollständige Rückbildung aller Zieltumoren. Verkleinerung pathologischer Lymphknoten auf < 10 mm	Vollständige Rückbildung aller Tumorsymptome/-parameter bzw. radiologisch gesicherter Läsionen für > 4 Wochen[1]
Partielle Remission (PR)	Größe (Fläche a × b) aller messbaren Tumoren im Vergleich zur Ausgangsgröße < 50 % für > 4 Wochen, kein Auftreten neuer Metastasen, keine Progression anderer Tumorparameter[1]	Größe (Längsdurchmesser) aller Zieltumoren („Target-Läsionen") im Vergleich zur Ausgangsgröße < 70 %, kein Auftreten neuer Läsionen, keine Progression von Non-Target-Läsionen	Tumorsymptome/-parameter bzw. radiologisch gesicherte Läsionen im Vergleich zum Ausgangsbefund < 50–70 % für > 4 Wochen[1], kein Auftreten neuer Metastasen, keine Zunahme von Tumorsymptomen/-parametern anderer Art
Tumorstillstand[2] = No Change (NC) = Stable Disease (SD)	Größe (Fläche a × b) aller messbaren Tumorparameter im Vergleich zur Ausgangsgröße 50–125 % für > 4 Wochen[1], kein Auftreten neuer Metastasen, keine Progression anderer Tumorparameter	Größe (Längsdurchmesser) aller Zieltumoren („Target-Läsionen") im Vergleich zur Ausgangsgröße 70–120 %, kein Auftreten neuer Läsionen, keine Progression von Non-Target-Läsionen	Tumorsymptome/-parameter bzw. radiologisch gesicherte Läsionen im Vergleich zum Ausgangsbefund unverändert für > 4 Wochen[1], kein Auftreten neuer Metastasen, keine Zunahme von Tumorsymptomen/-parametern anderer Art
Progression (P) = Progressive Disease (PD)	Größe (Fläche a × b) aller messbaren Tumorparameter im Vergleich zur Ausgangsgröße > 125 % und/oder Auftreten neuer Metastasen und/oder Progression anderer Tumorparameter	Größe (Längsdurchmesser) aller Zieltumoren („Target-Läsionen") im Vergleich zur Ausgangsgröße > 120 % (Zunahme um mindestens 5 mm) und/oder Auftreten neuer Läsionen und/oder Progression anderer Tumorparameter	Tumorsymptome/-parameter bzw. radiologisch gesicherte Läsionen im Vergleich zum Ausgangsbefund > 120–125 % und/oder Auftreten neuer Metastasen und/oder Auftreten neuer Tumorsymptome/-parameter

[1] gesichert durch zwei Untersuchungen im Abstand von ≥ 4 Wochen
[2] „Minor Response" (MR): Tumorgröße im Vergleich zur Ausgangsgröße 50–75 %, wird z. T. in klinischen Studien verwendet

1.9 Beurteilung des Therapieerfolgs — Grundlagen

Lit:
1. Cheson BD, Pfister B, Juweid ME et al. Revised response criteria for malignant lymphoma. J Clin Oncol 2007;10:579–586.
2. Eisenhauer EA, Therasse P, Bogaerts J et al. New response evaluation criteria in solid tumours: revised RECIST guideline (version 1.1). Eur J Cancer 2009;45:228–247.
3. Marcus CD, Ladam-Marcus V, Cucu C et al. Imaging techniques to evaluate the response to treatment in oncology: current standards and perspectives. Crit Rev Oncol Hematol 2009;72:217–238.
4. Paules M, Casey M, Williams G et al. Recommendations for capture, validation and summarisation of data from studies using RECIST. Eur J Cancer 2011;47:697–701.
5. Pazdur R. Endpoints for assessing drug activity in clinical trials. Oncologist 2008;13(suppl 2):19–21.
6. Saad ED, Katz A, Hoff PM et al. Progression-free survival as surrogate and as true end point: insights from the breast and colorectal cancer literature. Ann Oncol 2010;21:7–12.

Web:
1. www.who.int — World Health Organization (WHO)
2. www.recist.com — RECIST-Kriterien
3. www.eortc.be/recist — EORTC, RECIST-Kriterien
4. imaging.cancer.gov/clinicaltrials/imaging — NCI, Imaging Program

1.10 Beurteilung der Therapietoxizität

D. P. Berger

Def: Einheitliche Beschreibung von unerwünschten Ereignissen und Nebenwirkungen während einer Tumortherapie.
- *Unerwünschtes Ereignis („adverse event"):* jede ungünstige oder unbeabsichtigte Veränderung des Gesundheitszustands (z. B. Veränderungen von Laborwerten, Erkrankungssymptomen) im Zusammenhang mit einem diagnostischen oder therapeutischen Vorgehen. Zwischen der Behandlungsmaßnahme und dem unerwünschten Ereignis muss kein kausaler Zusammenhang bestehen.
- *Nebenwirkung („related adverse event"):* unerwünschtes Ereignis, das durch eine Behandlungsmaßnahme oder ein diagnostisches Verfahren ausgelöst wird.

Klass: Unerwünschte Ereignisse werden nach den „Common Terminology Criteria for Adverse Events" (CTCAE) des National Cancer Institute (NCI) der USA klassifiziert. Aktuell gültig ist CTCAE Version 4.03 (☞ Tabelle).

Schweregrad
- Grad 0: kein unerwünschtes Ereignis
- Grad 1: milde asymptomatische Veränderungen oder milde Symptomatik, in der Regel lediglich klinische oder diagnostische Beobachtung, keine Intervention notwendig
- Grad 2: mittelgradige Veränderungen, bzw. mäßige Symptome; lokale oder nicht-invasive Intervention indiziert, Einschränkung der altersentsprechenden Aktivitäten des täglichen Lebens („activities of daily living", ADL)
- Grad 3: schwere oder medizinisch signifikante Veränderungen bzw. Symptome; Intervention erforderlich, stationäre Behandlung erforderlich, Behinderung möglich, deutliche Einschränkung der Selbstversorgung
- Grad 4: lebensbedrohliche Veränderungen bzw. Symptome, akute Intervention notwendig
- Grad 5: Störungen mit Todesfolge

Zeitablauf und Dauer
- Akuttoxizität: Auftreten in direktem zeitlichen Zusammenhang mit der auslösenden Ursache, in der Regel selbstlimitiert, mit anschließender Normalisierung
- Chronische Toxizität: lang anhaltende Toxizität, z. T. ohne völlige Rückbildung (z. B. Herzinsuffizienz)
- Spättoxizität: Auftreten bis zu Jahren nach der auslösenden Maßnahme (z. B. Zweitneoplasien nach Chemotherapie oder Strahlentherapie)

Zum Umgang mit Nebenwirkungen der Tumortherapie ☞ Kap 3.7–3.7.6

Lit:
1. Brown EG, Wood L, Wood S. The medical dictionary for regulatory activities (MedDRA). Drug Saf 1999;20:109–117.
2. Common Terminology Criteria for Adverse Events (CTCAE), Version 4.03. NIH Publication No. 03-5410, June 2010.

Web:
1. evs.nci.nih.gov/ftp1/CTCAE/About.html — NCI CTCAE, Version 4.0
2. ctep.cancer.gov/reporting/ctc.html — NCI CTCAE Resource

CTCAE Version 4: „Common Terminology Criteria for Adverse Events" des National Cancer Institute NCI (Auswahl) (1)

Kriterium	Grad 1	Grad 2	Grad 3	Grad 4
Gewichtsverlust	5–< 10 %	10–< 20 %	≥ 20 %	–
Gewichtszunahme	5–< 10 %	10–< 20 %	≥ 20 %	–
Leukozytopenie	< N–3000/µl	2000–< 3000/µl	1000–< 2000/µl	< 1000/µl
Neutropenie	< N–1500/µl	1000–< 1500/µl	500–< 1000/µl	< 500/µl
Lymphozytopenie	< N–800/µl	500–< 800/µl	20–< 500/µl	< 200/µl
Hämoglobin (Anämie)	< N–10,0 g/dl	8,0–< 10,0 g/dl	6,5–< 8,0/dl	lebensbedrohlich
Thrombozytopenie	< N–75000/µl	50000–< 75000/µl	25000–< 50000/µl	< 25000/µl
PTT	≥ 1,0–1,5 × N	> 1,5–2,5 × N	> 2,5 × N, Blutung	–
Fibrinogen	< 1–≥ 0,75 × N	0,5–< 0,75 × N	0,25–< 0,5 × N	< 0,25 × N
Kreatinin	> 1,0–1,5 × N	> 1,5–3,0 × N	> 3,0–6,0 × N	> 6,0 × N
Hyperkalzämie	≥ 2,9 mmol/l	> 2,9–3,1 mmol/l	> 3,1–3,4 mmol/l	> 3,4 mmol/l
Hypokalzämie	< N–≥ 2,0 mmol/l	1,75–< 2,0 mmol/l	1,5–< 1,75 mmol/l	< 1,50 mmol/l
Hypokaliämie	< N–≥ 3,0 mmol/l	≥ 3,0 mmol/l, symptomatisch	2,5–< 3,0 mmol/l	< 2,5 mmol/l
Hyponatriämie	< N–≥ 130 mmol/l	–	120–< 130 mmol/l	< 120 mmol/l
Hypomagnesiämie	≥ 0,5 mmol/l	0,4–< 0,5 mmol/l	0,3–< 0,4 mmol/l	< 0,3 mmol/l
Proteinurie	< 1,0 g/24 h	1,0–3,4 g/24 h	> 3,5 g/24 h	–
Hämaturie	asymptomatisch, Mikrohämaturie	symptomatisch, Katheter/Spülung indiziert	Makrohämaturie, Transfusion oder stationäre Aufnahme	lebensbedrohlich, akute Intervention notwendig
Bilirubin	> 1,0–1,5 × N	> 1,5–3,0 × N	> 3,0–10,0 × N	> 10,0 × N
SGOT/SGPT	> 1,0–3,0 N	> 3,0–5,0 × N	> 5,0–20,0 × N	> 20,0 × N
GammaGT	> 1,0–2,5 N	> 2,5–5,0 × N	> 5,0–20,0 × N	> 20,0 × N
Alkalische Phosphatase	> 1,0–2,5 × N	> 2,5–5,0 × N	> 5,0–20,0 × N	> 20,0 × N
Hyperglykämie	> N–≤ 160 mg/dl	> 160–250 mg/dl	> 250–500 mg/dl	> 500 mg/dl, lebensbedrohlich
Hypoglykämie	< N–≥ 55 mg/dl	40–< 55 mg/dl	30–< 40 mg/dl	< 30 mg/dl, Krämpfe
Lipase	> 1,0–1,5 × N	> 1,5–2,0 × N	> 2,0–5,0 × N	> 5,0 × N
Amylase	> 1,0–1,5 × N	> 1,5–2,0 × N	> 2,0–5,0 × N	> 5,0 × N

N Normalwert

CTCAE Version 4: „Common Terminology Criteria for Adverse Events" des National Cancer Institute NCI (Auswahl) (2)

Kriterium	Grad 1	Grad 2	Grad 3	Grad 4
Übelkeit	Appetitverlust, normale Nahrungsaufnahme	verminderte Nahrungsaufnahme, Gewicht stabil	inadäquate orale Ernährung, stationäre Aufnahme	–
Erbrechen	1–2 ×/d (Abstand > 5 min)	3–5 ×/d	≥ 6 ×/d	lebensbedrohlich
Mukositis	asymptomatische oder milde Symptome, normale Ernährung	mäßige Schmerzen, orale Ernährung möglich	schwere Schmerzen, orale Ernährung nicht möglich	lebensbedrohlich, parenterale Ernährung
Diarrhoe	Stuhlfrequenz 2–3 ×/d	Stuhlfrequenz 4–6 ×/d	≥ 7 ×/d, Inkontinenz, stationäre Aufnahme	lebensbedrohlich, akute Intervention notwendig
Obstipation	gering oder intermittierend	persistent, mit Laxantiengebrauch	ausgeprägt, Subileus	Ileus, Obstruktion, lebensbedrohlich
Arrhythmien	asymptomatisch, keine Therapieindikation	symptomatisch, keine Therapieindikation	symptomatisch, Therapie notwendig	lebensbedrohlich, ventrikuläre Tachykardie, Flimmern
Myokardinfarkt	–	asymptomatisch, minimale Enzymveränderungen	symptomatisch, Enzym- und EKG-Veränderungen	Myokardinfarkt, hämodynamisch instabil
Herzinsuffizienz	asymptomatisch, Laborveränderungen (BNP)	symptomatisch bei mittelgradiger Aktivität	symptomatisch, Symptome in Ruhe, Therapie notwendig	schwere oder refraktäre Insuffizienz, akute Intervention notwendig
Ejektionsfraktion (EF)	–	EF in Ruhe 50–40 %	EF in Ruhe 39–20 %	EF in Ruhe < 20 %
EKG QT Zeit	QTc 450–480 ms	QTc 481–500 ms	QTc > 501 ms	Torsade de pointes, ventrikuläre Tachykardie
Perikarderguss	–	asymptomatisch, geringer Erguss	symptomatischer Erguss, Drainage notwendig	Perikardtamponade, Notfallpunktion notwendig
Hypertonie	RR_{syst} 120–139 mm Hg, RR_{diast} 80–89 mm Hg	RR_{syst} 140–159 mm Hg, RR_{diast} 90–99 mm Hg, Intervention indiziert	RR_{syst} ≥ 160 mm Hg, RR_{diast} ≥ 100 mm Hg, Intervention indiziert	hypertensive Krise, lebensbedrohlich
Hypotonie	asymptomatisch, keine Therapie	Intervention indiziert, nicht akut	stationäre Behandlung notwendig	lebensbedrohlich, akute Intervention notwendig

RR Blutdruck

CTCAE Version 4: „Common Terminology Criteria for Adverse Events" des National Cancer Institute NCI (Auswahl) (3)

Kriterium	Grad 1	Grad 2	Grad 3	Grad 4
Atemnot (Dyspnoe)	Atemnot bei mittelgradiger Belastung	Atemnot bei geringer Belastung, Einschränkung täglicher Aktivitäten	Atemnot in Ruhe, Einschränkung der Selbstversorgung	lebensbedrohlich, akute Intervention notwendig
Hypoxie	–	O_2-Sättigung bei Belastung < 88 %	O_2-Sättigung in Ruhe < 88 %	lebensbedrohlich, Intubation
Thromboembolie	venöse Thrombose, superfiziell	venöse Thrombose, unkompliziert, Intervention indiziert	Thrombose, Lungenembolie, Intervention indiziert	lebensbedrohlich, hämodynamisch instabil, akute Intervention
Blutung	geringe Symptome, keine Therapie notwendig	mittelgradige Symptome, Intervention indiziert	Transfusion, radiologische/endoskopische/operative Intervention	lebensbedrohlich
Lokalbefund nach Injektion	geringe Schmerzen, Jucken, Erythem	mäßige Schmerzen, Schwellung, Phlebitis, Entzündung	Ulkus, Nekrose, chirurgische Maßnahmen notwendig	lebensbedrohlich
Erythem, Dermatitis	< 10 % der Körperoberfläche betroffen	10–30 % der Körperoberfläche betroffen, Einschränkung täglicher Aktivitäten	> 30 % der Körperoberfläche betroffen, Einschränkung der Selbstversorgung	lebensbedrohliche Veränderungen
Hand-Fuß-Syndrom (palmo-plantare Erythrodysästhesie)	minimale Veränderungen, schmerzlos	schmerzhafte Veränderungen, Einschränkung der täglichen Aktivität	schmerzhafte Veränderungen, Einschränkung der Selbstversorgung	–
Alopezie	Haarverlust bis 50 %, aus Nähe erkennbar	Haarverlust > 50 %, mit psychosozialen Folgen	–	–
Allergie	transient Schüttelfrost oder Erythem, < 38 °C, keine Intervention	Intervention indiziert, rasches Ansprechen auf Medikation	verzögertes Ansprechen auf Therapie, stationäre Behandlung	anaphylaktische Reaktion, lebensbedrohlich, akute Intervention notwendig
Müdigkeit (Fatigue)	mild, durch Ruhe korrigierbar	mäßiggradig, mit Einschränkung täglicher Aktivität	schwer, Selbstversorgung nicht möglich	–
Fieber	38,0–39,0 °C	39,1–40,0 °C	> 40 °C für ≤ 24 Stunden	> 40 °C für > 24 Stunden
Infekt	lokal begrenzt, lokale Intervention	symptomatisch, orale Intervention (antibiotisch, antimykotisch, antiviral)	schwerer Infekt, intravenöse Intervention	lebensbedrohlich, Sepsis, akute Intervention notwendig

CTCAE Version 4: "Common Terminology Criteria for Adverse Events" des National Cancer Institute NCI (Auswahl) (4)

Kriterium	Grad 1	Grad 2	Grad 3	Grad 4
Somnolenz	milde Somnolenz, Schläfrigkeit	mäßige Somnolenz, Einschränkung täglicher Aktivitäten	ausgeprägte Somnolenz	Stupor, Koma, lebensbedrohlich
Kognitive Störungen	milde kognitive Störungen, keine Therapie indiziert	mittelgradig, Selbstversorgung möglich, aber Assistenz erforderlich	schwere kognitive Störungen, mit Einschränkung der Leistungsfähigkeit	–
Parästhesien	asymptomatisch, nur bei diagnostischen Tests	mittelgradig, Einschränkung täglicher Aktivitäten	schwer, Einschränkung der Selbstversorgung	–
Motorik	asymptomatisch, nur bei diagnostischen Tests	mittelgradig, Einschränkung täglicher Aktivitäten	schwer, Einschränkung der Selbstversorgung	lebensbedrohlich, Paralyse
Ataxie	asymptomatisch, nur bei diagnostischen Tests	mittelgradig, Einschränkung täglicher Aktivitäten	schwer, Einschränkung der Selbstversorgung	–
Depression	geringe depressive Symptome	mittelgradig, Einschränkung täglicher Aktivitäten	schwer, Einschränkung der Selbstversorgung	suizidal, lebensbedrohliche Symptome
Verwirrtheit	geringe Desorientiertheit	mittelgradig, Einschränkung täglicher Aktivitäten	schwer, Einschränkung der Selbstversorgung	lebensbedrohliche Symptome
Schmerz	gering, keine Therapie erforderlich	mittelgradig, Einschränkung täglicher Aktivitäten	schwer, Einschränkung der Selbstversorgung	–
Sehvermögen	asymptomatisch, Veränderung bei diagnostischen Tests	symptomatisch (20/40 oder besser)	symptomatisch (schlechter als 20/40, aber besser als 20/200)	Erblindung (schlechter als 20/200)
Hörvermögen	asymptomatisch, nur audiometrisch feststellbare Störung	Hypakusis, Hörgerät oder Intervention nicht indiziert	symptomatische Hypakusis, Hörgerät indiziert	Hörverlust > 80 dB, nicht korrigierbar

1.11 Lebensqualität (LQ) von Tumorpatienten

H. Bertz

Def: Eine einheitliche Definition des Begriffs „Lebensqualität" (LQ) existiert nicht. Die WHO-Definition des Begriffs „Gesundheit" als „vollständiges körperliches, psychisches und soziales Wohlbefinden" deckt sich aber weitgehend mit dem üblichen Gebrauch des Begriffs „Lebensqualität".
Folgende Komponenten („Dimensionen") der Lebensqualität werden unterschieden:
- körperliche Verfassung
- psychisches Befinden
- soziale Beziehungen
- Funktionsfähigkeit im Alltag („funktionale Kompetenz")
- verhaltensbezogene Komponenten

Dimensionen der Lebensqualität

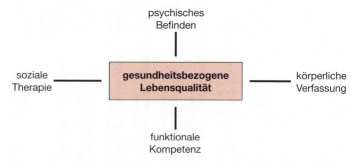

Meth: Zur Erfassung der Lebensqualität bzw. ihrer durch eine Krankheit oder Therapie bedingten Einschränkungen können prinzipiell folgende Informationsquellen in Anspruch genommen werden:
- Selbsteinschätzung des Patienten („Patient Self Assessment", meist als Fragebogen)
- strukturierte Interviewverfahren
- Fremdeinschätzungen durch Angehörige
- Fremdeinschätzungen durch medizinisches Personal

Methoden zur Erfassung der allgemeinen Lebensqualität (Auswahl)
- Short-form 36 (SF-36), Standardinstrument für nicht-onkologische Fragestellungen
- Affect-balance scale
- Münchener LQ-Dimensionen-Liste
- Nottingham Health Profile (NHP)
- Lancaster Quality of Life Profile
- Sickness Impact Profile (SIP)
- Oregon Quality of Life Questionnaire
- International Quality of Life Assessment-Group Profile

Grundlagen — Lebensqualität (LQ) von Tumorpatienten 1.11

Verfahren zur Erfassung der LQ in der Hämatologie/Onkologie (Auswahl)
Es werden zunehmend krankheitsspezifische und z. T. auch therapiespezifische Assessments zur Erfassung der LQ und der Folgen der Therapie eingesetzt:
- EORTC-Fragebogen (EORTC QLQ-C30), Standardinstrument für onkologische Fragestellungen in Europa
- Functional Assessment of Cancer Treatment (FACT), Standard für onkologische Fragestellungen in den USA
- EORTC QLQ BN 20 für Hirntumoren
- FACT BMT für Patienten nach Knochenmark- und Stammzelltransplantation
- Rotterdam Symptom Checklist (RSCL)
- Quality of Life in Cancer Scale
- Lung Cancer Symptom Scale
- Skin Cancer Index

Fragebögen zur Erfassung spezieller Aspekte (Beispiele)
- Depression (HADS)
- Kognitive Leistung (mini mental assessment)

CAVE: Die Messung der Lebensqualität ist klar von der Bestimmung des Allgemeinzustandes (☞ Kap. 1.8, Karnofsky-Index, ECOG Performance Score) zu unterscheiden. Der körperliche Allgemeinzustand ist nur eine Komponente der Lebensqualität. Im Einzelfall kann ein schlechter körperlicher Allgemeinzustand mit einer relativ guten Lebensqualität einhergehen und umgekehrt. Psychische, soziale und funktionale Komponenten der Lebensqualität sind zu berücksichtigen.

Ind: Eine Indikation zur Untersuchung der Lebensqualität besteht grundsätzlich bei allen Therapiestudien sowie im Rahmen eines modernen Qualitätsmanagements hämatologisch/onkologischer Behandlung. Sie wird inzwischen nicht nur von Ethikkommissionen bzw. Institutional Review Boards, sondern zunehmend auch von den Arzneimittelbehörden und Kostenträgern eingefordert.

Die Untersuchung der Lebensqualität ist dabei von besonderer Wichtigkeit bei:
- multizentrischen Phase-III-Studien, die neue Therapiestandards etablieren sollen
- intensiven Therapien (z. B. Hochdosis-Chemotherapie mit autologer oder allogener hämatopoetischer Stammzelltransplantation)
- Studien im Bereich der geriatrischen Onkologie
- Studien zur supportiven und palliativen Therapie
- Untersuchungen im Bereich von komplementären und alternativen Methoden

Die Messung der Lebensqualität mit etablierten Methoden (z. B. EORTC-Fragebogen) – insbesondere zur Beurteilung neuer Therapieverfahren – hat folgende Ziele:
- Bei geringen Unterschieden von Remissions- und Überlebensdaten stehen Vorteile in Bezug auf eine bessere Lebensqualität im Vordergrund der Therapieauswahl.
- Moderne Medikamente mit gezielter Wirkung (sog. „targeted therapies") sind häufig kostenintensiv und können Nebenwirkungen verursachen – die Beurteilung von Nutzen und Risiko sowie die Einschätzung der resultierenden Lebensqualität kann die Therapieentscheidung erleichtern.
- Objektive Verfahren zur Beurteilung der Lebensqualität sind die beste Basis zur Abwägung von Wirkung und Nebenwirkungen einer Behandlung.
- Verbesserung der Organisation und Qualität der Tumorbehandlung und der individuellen Patientenbetreuung.
- Definition von Abbruchkriterien für Studien und Behandlungsverfahren insbesondere bei palliativer Therapieintention. Experimentelle Therapien lassen sich in dieser Situation (vor allem bei deutlich eingeschränkter Lebenserwartung) nur unter strenger Berücksichtigung qualitativer Aspekte rechtfertigen.

1.11 Lebensqualität (LQ) von Tumorpatienten — Grundlagen

Lit:
1. Bottomley A, Aaronson NK. International perspective on health-related quality-of-life research in cancer clinical trials: the EORTC experience. J Clin Oncol 2007;25:5082–5086.
2. Brundage M, Osoba D, Bezjak A et al. Lessons learned in the assessment of health-related quality of life: selected examples from the NCI-C Clinical Trials Group. J Clin Oncol 2007;25:5078–5081.
3. Cella D, Chang CH, Lai JS et al. Advances in quality of life measurements in oncology patients. Semin Oncol 2002;29(3 Suppl 8):60–68.
4. Earle CC, Landrum MB, Souza JM et al. Aggressiveness of cancer care near the end of life: is it a quality-of-care issue? J Clin Oncol 2008;26:3860–3866.
5. Stephens R. Quality of life. Hematol Oncol Clin North Am 2004;18:483–497.
6. Welpe I. Gesundheitsbezogene Lebensqualität. Dtsch Ärztebl 2008;105:A514–517.
7. Wedding U, Pientka L, Höffken K. Quality-of-life in elderly patients with cancer: a short review. Eur J Cancer 2007;43:2203–2210.

Web:
1. groups.eortc.be/qol — EORTC QOL Group
2. www.isoqol.org — Intl Society for QOL Research
3. www.apos-society.org — American Psychosocial Oncology Society
4. www.uni-kiel.de/qol-center — Referenzzentrum Lebensqualität
5. www.proqolid.org — PRO and QOL Instruments Database

1.12 Juristische Aspekte in der Tumortherapie
U. Bauch, H. Henß

Def: Ärztliches Handeln unterliegt auch in der Tumortherapie den verschiedensten Regelwerken. Die rechtlichen Grundlagen für die ärztliche Behandlung finden sich u. a. im:
- Sozialgesetzbuch (SGB V, SGB X) → Vertragsarztrecht
- Bürgerlichen Gesetzbuch (BGB) → Vertrags- und Schadensersatzrecht
- Strafgesetzbuch (StGB) → Strafrecht
- Arzneimittelgesetz (AMG) → Arzneimittelrecht
- Berufsordnung der Ärzte (BOÄ) → Heilberufsrecht
- Patientenrechtegesetz → Vertrags-und Schadensersatzrecht

Grundsätzlich gelten für die Tumortherapie keine anderen Rechtsgrundlagen als für das sonstige ärztliche Handeln.

Heilbehandlung/Heileingriff
Nach derzeitig herrschender Rechtsmeinung erfüllt auch der kunstgerecht und erfolgreich durchgeführte Heileingriff den Tatbestand der Körperverletzung, der nur durch die vorherige Zustimmung des betroffenen Patienten legitimiert werden kann. Die Zustimmung gilt nur dann als rechtswirksam erteilt, wenn der Patient sich nach entsprechender Aufklärung der Tragweite und Bedeutung seiner Erklärung bewusst ist („informed consent").

Vertrag mit dem Patienten
Der Vertrag zwischen Arzt oder Krankenhaus und Patient wird in der überwiegenden Zahl der Fälle als ein Dienstvertrag angesehen, d. h. es wird eine „sachgerechte" Tätigkeit gemäß dem „Stand der Wissenschaft", nicht aber der (Behandlungs-) Erfolg geschuldet. Als personenbezogener Vertrag, bei dem die Gesamtpersönlichkeit des Kranken im Mittelpunkt steht, ergeben sich jedoch neben der Behandlungspflicht u. a. Obhuts-, Fürsorge-, Schutz- und Informationspflichten.

„Stand der Wissenschaft"
Der aktuelle Stand der medizinischen Wissenschaft („state of the art") ist grundsätzlich als bindend für Art, Dauer und Ausmaß der Behandlung anzusehen. Aus dieser Forderung resultiert die Verpflichtung des Arztes, sich über den Stand der medizinischen Wissenschaft zu informieren und sich ggf. entsprechende Fertigkeiten, u. a. durch eine kontinuierliche Fortbildung, anzueignen. Gleichzeitig wird der Arzt eingeschränkt, da er nur in Ausnahmefällen bei seiner Therapieentscheidung vom Stand der Wissenschaft abweichen kann. Der jeweils gesicherte Stand der medizinischen Erkenntnis, als auch die sich daraus ergebende sachgerechte Diagnostik und Therapie, wird in Publikationen, Lehrbüchern und Leitlinien festgehalten und kann in Einzelfällen von anderen Vorschriften (z. B. Zulassungssituation von Arzneimitteln) abweichen. Der Arzt muss sich permanent entsprechend kundig machen.

Aufklärung

Def: Eine Vielzahl der juristischen Auseinandersetzungen zwischen Arzt bzw. Krankenhaus und Patient betrifft die Aufklärung des Patienten. Unabhängig davon, ob die Behandlung richtig oder erfolgreich war, kann eine mangelhafte oder unterbliebene Aufklärung und eine demgemäß unzulängliche Zustimmung zur Behandlung ein rechtswidriges Verhalten darstellen. Der Arzt und das Krankenhaus haften in diesem Fall für sämtliche Folgeschäden. Von großer Bedeutung ist neben der

1.12 Juristische Aspekte in der Tumortherapie — Grundlagen

umfassenden und sachgerechten Aufklärung auch deren Dokumentation, um im Streitfall entsprechende Nachweise führen zu können.

Meth: *Umfang der Aufklärung*
Eine korrekte Aufklärung umfasst in der Regel:
- Status der Erkrankung (Befunde, Diagnostik und Prognose)
- Art, Notwendigkeit und Dringlichkeit des Heileingriffs
- Gefahren und Folgen des Heileingriffs: notwendige und sichere Behandlungsfolgen, allgemeine Gefahren, beherrschbare Gefahren, typische, auch ausgefallenere Gefahren, Häufigkeit und Schwere von Komplikationen
- mögliche Alternativen zum vorgeschlagenen Heileingriff (z. B. Bestrahlung statt Operation)
- Folgen der Nichtbehandlung
- mögliche wirtschaftliche Risiken (z. B. Nichtübernahme der Kosten durch die Krankenkasse)

Allgemein gilt: Die Aufklärung muss patientenbezogen sein, d. h. die berufliche und private Situation des Patienten berücksichtigen. Daher muss in der Regel ein individuelles ärztliches Aufklärungsgespräch erfolgen und entsprechend dokumentiert werden. Die alleinige Übergabe eines Aufklärungsformulars erfüllt die Anforderungen einer patientenbezogenen Aufklärung nicht, es kann jedoch als zusätzliches Informationsmaterial hilfreich sein. Je dringlicher der Eingriff und je niedriger das Risiko für den Betroffenen, umso geringer sind die Anforderungen an die Aufklärung. Dies gilt vice versa in dem Sinne, dass bei möglicherweise ernsthaften Folgen einer Nichtbehandlung eine intensive Aufklärung des Patienten stattfinden muss, bevor die Ablehnung der Behandlung akzeptiert werden kann. Bei Nebenwirkungen und Komplikationen gilt dementsprechend: Je schwerwiegender und je häufiger eine Komplikation ist, desto umfassender muss die entsprechende Aufklärung sein.

Prinzipiell ist der Arzt auch verpflichtet, den Patienten auf einen u. U. nicht erreichbaren Erfolg hinzuweisen. In der Tumortherapie wird dies allerdings dadurch relativiert, dass der Arzt nicht verpflichtet ist, entsprechend umfassend aufzuklären, wenn dadurch Leben und Gesundheit des Patienten ernstlich gefährdet werden können („therapeutisches Privileg").

CAVE: Nach dem neuen Patientenrechtegesetz ist dem Patienten immer eine Kopie des ausgefüllten Aufklärungsformulars auszuhändigen

Therapiestandard und Behandlungsfehler

Def: Jeder Patient hat Anspruch auf eine dem „jeweils gesicherten Stand der wissenschaftlichen Erkenntnis" entsprechende Behandlung („state of the art", siehe oben). Diese muss in der Regel dem Niveau einer Behandlung durch einen erfahrenen Facharzt entsprechen. Verfügt der behandelnde Arzt nicht über ausreichendes Wissen, muss er entsprechenden Rat einholen. Im Allgemeinen wird man deshalb von einem Behandlungsfehler ausgehen können, wenn die stattgehabte ärztliche Leistung nicht dem Facharzt-Standard entspricht. Leitlinien und Therapieempfehlungen können hier hilfreich sein (☞ Kap. 1.13–1.15). Die Frage, ob und inwieweit Behandlungsfehler juristische Konsequenzen haben, hängt in der Praxis oft vom Umgang der Betroffenen mit den Fehlern ab. Oft akzeptieren Patienten bzw. Angehörige Fehler ohne zusätzliche Forderungen, wenn solche Fehler offen angesprochen werden.

Experimentelle Therapieverfahren

Def: Gerade in der Onkologie existieren für viele Krankheitsbilder nur ungenügende Behandlungsmöglichkeiten. Daher wird häufig erwogen, experimentelle Therapieverfahren einzusetzen. Hierfür gibt es mehrere Möglichkeiten.

Meth: *Klinische Studie/Klinische Prüfung*
Die klinische Studie versucht, neue Behandlungsverfahren systematisch und über den Einzelfall hinaus zu prüfen. Sie hat überwiegend wissenschaftlichen Charakter und erfolgt gemäß einem vorher festgelegten Prüfplan (Studienprotokoll). Zur Durchführung einer klinischen Studie sind u. a. eine Probandenversicherung sowie ein positives Votum einer Ethikkommission erforderlich. Die Kosten, die durch klinische Studien entstehen, können nicht zu Lasten der gesetzlichen Krankenkassen abgerechnet werden, außer im Rahmen spezieller Vereinbarungen. Bei einer Behandlung im Rahmen einer klinischen Studie ist von großer Bedeutung, dass der Patient ausführlich über die Erprobung eines neuen Medikaments oder Verfahrens informiert wird und sich damit einverstanden erklärt hat (Aufklärung und Unterzeichnung einer Einverständniserklärung, ☞ Kap. 3.11).

Individueller Therapie-/Heilversuch, „Off Label Use"
Unter Therapie- oder Heilversuch wird die Anwendung einer möglicherweise wirksamen Substanz oder eines Behandlungsverfahrens im Einzelfall bei Patienten in lebensbedrohlicher Situation oder bei Vorliegen einer schwerwiegenden, anderweitig nicht behandelbaren Erkrankung verstanden, wobei die dem Patienten verabreichte Substanz nicht über die erforderliche behördliche Zulassung (Arzneimittelzulassung) verfügt (sog. „Off Label Use"). Der Therapieversuch wird gerechtfertigt durch die ausdrückliche Zustimmung des Patienten, dem jedoch in ganz besonderem Maße seine Situation und die therapeutische Absicht im Aufklärungsgespräch zu verdeutlichen sind. Die mögliche Wirkung des Medikaments oder Heilverfahrens sollte beispielsweise durch entsprechende Publikationen belegt sein. Im Rahmen eines individuellen Therapieversuchs ist es demnach möglich, ein nicht zugelassenes, jedoch verfügbares Mittel oder ein nur für andere Indikationen zugelassenes Mittel zu verabreichen. Der Schwerpunkt liegt auf dem individuellen, auf den jeweiligen Patienten abgestimmten Vorgehen.

Therapie mit (noch) nicht zugelassenen Medikamenten, „Compassionate Use"
Bei noch nicht zugelassenen Medikamenten, die im Rahmen von Studien einen deutlichen Nutzen gezeigt haben, besteht die Möglichkeit, diese Präparate bereits vor der (formalen) Zulassung gezielt für bedürftige Patienten zur Verfügung zu stellen. Das genaue Vorgehen ist für Deutschland in der Arzneimittel-Härtefall-Verordnung geregelt. Es besteht allerdings kein grundsätzlicher (Rechts-)Anspruch seitens betroffener Patienten auf „Compassionate Use".

Lit:
1. Berger K. Informed consent: information or knowledge? Med Law 2003;22:743–750.
2. Deutsch E. Die Behandlung von Patienten mit fortgeschrittenen Tumoren als Rechtsproblem. Med R 2001;9:435–439.
3. Dierks C. Juristische Implikationen von Leitlinien. Dt Med Wochenschr 2003;128:815–819.
4. Gallagher TH, Waterman AD, Ebers AG et al. Patients' and physicians' attitudes regarding the disclosure of medical errors. JAMA 2003;289:1001–1007
5. Hart D. Heilversuch, Entwicklung therapeutischer Strategien, klinische Prüfung und Humanexperiment. Med R 1994;3:94–105.
6. Hausner H, Hajak G, Spießl H. Krankenunterlagen: Wer darf Einsicht nehmen? Dt Ärztebl 2008;105:A27–29.
7. Parzeller M, Wenk M, Zedler B, Rothschild M. Aufklärung und Einwilligung bei ärztlichen Eingriffen. Dt Ärztebl 2007;104:A576–586.

1.12 Juristische Aspekte in der Tumortherapie — Grundlagen

8. Sorensen JB, Rossel P, Holm S. Patient-physician communication concerning participation in cancer chemotherapy trials. Br J Cancer 2004;90:328–332.
9. Ufer T. „Off label use" in der Onkologie. Forum 2010;25:35–38

Web:

1.	www.dgmr.de	Deutsche Gesellschaft für Medizinrecht
2.	www.bundessozialgericht.de	Bundessozialgericht Kassel
3.	www.medizinrecht.de	Medizinrecht Urteilsdatenbank
4.	www.wma.net/en/30publications/10policies/b3/index.html	Deklaration von Helsinki
5.	www.uniklinik-freiburg.de/zerm/live/index.html	Universität Freiburg, ZERM
6.	www.gesetze-im-internet.de	Datenbank Bundesrecht

1.13 Evidenzbasierte Medizin (EBM), Leitlinien und Qualitätsmanagement

H. Henß

Def: Evidenzbasierte Medizin („evidence based medicine", EBM) bedeutet die Durchführung diagnostischer und therapeutischer Verfahren auf der Basis gesicherter Erkenntnisse (Evidenz) über Sinn und Nutzen der jeweiligen Maßnahmen. Dies ist insbesondere von Bedeutung, wenn unterschiedliche Verfahren zur Diskussion stehen.

Klass: Die Evidenz klinischer Informationen wird entsprechend der Aussagesicherheit der zugrunde liegenden Studien klassifiziert. Die Art der Datenerhebung und Validierung entscheidet über die Evidenzstufe („evidence level"), wobei prospektiv randomisierte Studien mit Kontrollgruppe die höchste Aussagesicherheit aufweisen.

Hierarchie der wissenschaftlichen Evidenz

Evidenzstufe	Definition
I	*Randomisierte klinische Studien, Evidenz durch* Ia Meta-Analysen von mehreren randomisierten, kontrollierten Studien Ib mindestens eine randomisierte, kontrollierte Studie
II	*Gut geplante und durchgeführte Studien, Evidenz durch* IIa mindestens eine gut angelegte, jedoch nicht randomisierte/kontrollierte Studie IIb mindestens eine gut angelegte, quasi-experimentelle Studie
III	Evidenz aufgrund gut angelegter, nicht-experimenteller deskriptiver Studien, wie etwa Vergleichsstudien, Korrelationsstudien oder Fall-Kontroll-Studien
IV	Evidenz aufgrund von Berichten von Experten-Ausschüssen oder Expertenmeinungen bzw. klinischer Erfahrung anerkannter Autoritäten

Evidenzbasierte Medizin bedeutet allerdings keinesfalls, dass nur Methoden, die auf kontrollierten, prospektiv randomisierten Studien beruhen, legitim sind, sondern vielmehr, dass der *höchste jeweils verfügbare Grad an Evidenz* zur Entscheidungsfindung genutzt werden soll. Empfehlungsgrade:
- *Grad A-„Soll"-Empfehlung (Evidenzebenen Ia und Ib):* zumindest eine randomisierte kontrollierte Studie von insgesamt guter Qualität und Konsistenz, die sich direkt auf die jeweilige Empfehlung bezieht und nicht extrapoliert wurde
- *Grad B-„Sollte"-Empfehlung (Evidenzebenen II oder III):* gut durchgeführte klinische Studien, aber keine randomisierten klinischen Studien, mit direktem Bezug zur Empfehlung (oder Extrapolation von Evidenzebene I
- *Grad C-„Kann"-Empfehlung (Evidenzkategorie IV):* Berichte von Expertenkreisen oder Expertenmeinung und/oder klinische Erfahrung anerkannter Autoritäten oder Extrapolation von Evidenzebene IIa, IIb oder III; diese Einstufung zeigt an, dass direkt anwendbare klinische Studien von guter Qualität nicht vorhanden oder nicht verfügbar waren
- Ähnliche Empfehlungsstufen leiten sich z. B. aus den „Oxford Level of Evidence"-Stufen ab.

1.13 Evidenzbasierte Medizin (EBM), Leitlinien und Qualitätsmanagement — Grundlagen

Standards und Leitlinien in der Onkologie

Def: Standards und Leitlinien, insbesondere auf der Basis gesicherter Evidenz, stellen sinnvolle und notwendige Entscheidungshilfen zur Gewährleistung einer qualitativ hochstehenden medizinischen Versorgung dar. Laut der Bundesärztekammer (2012) sind Leitlinien:
- systematisch entwickelte Entscheidungshilfen über die angemessene ärztliche Vorgehensweise in Diagnostik und Therapie einzelner Krankheitsentitäten
- erzielter Konsens mehrerer Experten aus unterschiedlichen Fachbereichen („interdisziplinäre Leitlinien") nach einem definierten, transparenten Vorgehen
- wissenschaftlich begründete und praxisorientierte Handlungsempfehlungen
- Orientierungshilfen, von denen in begründeten Fällen abgewichen werden kann

Ziele von Leitlinien und Standards (Bundesärztekammer 2001)
- Sicherung und Verbesserung der gesundheitlichen Versorgung der Bevölkerung
- Motivation zu wissenschaftlich begründeter und ökonomisch angemessener ärztlicher Vorgehensweise
- Information über notwendige und begründete ärztliche Maßnahmen bei speziellen Gesundheitsrisiken und -störungen
- Verminderung unerwünschter Qualitätsschwankungen im Bereich der ärztlichen Versorgung

Empfehlung anhand von „Good Clinical Practice" (GCP)
Teilweise bestehen für eine Behandlungsmethode keine wissenschaftlichen Studien oder Grundlagen, z. B. wenn die Erarbeitung von Studien/Grundlagen nicht möglich ist oder nicht angestrebt wird. Falls das Behandlungsverfahren dennoch allgemein üblich ist und innerhalb einer Konsensusgruppe eine Übereinkunft über das Verfahren erzielt werden konnte, erhält diese Methode die Empfehlungsstärke *„Good Clinical Practice"* (GCP). Diese Bezeichnung ist abzugrenzen von „Good Clinical Practice" in klinischen Studien (siehe unten).

Klass: *Charakter von Standards*
Diagnostische und therapeutische Standards werden entsprechend der Verbindlichkeit der Aussagen unterschieden:
- *Empfehlungen:* beschreiben Möglichkeiten des Handelns oder Unterlassens. Geringer normativer Charakter, eher geringe wissenschaftliche Evidenz. Stellen oft Vorstufen zu Leitlinien dar.
- *Leitlinien:* systematisch entwickelte Entscheidungshilfen über die adäquate ärztliche Vorgehensweise bei speziellen Fragestellungen. Stellen wissenschaftlich begründete und praxisgerechte Orientierungshilfen im Sinne von „Handlungskorridoren" dar, von denen in begründeten Fällen abgewichen werden kann. *Versorgungsleitlinien* sind evidenzbasierte ärztliche Entscheidungshilfen für die strukturierte medizinische Versorgung („disease management", integrierte Versorgung). Sie werden auch als S3-Leitlinien bezeichnet.
- *Richtlinien:* von einer rechtlich legitimierten Institution konsentierte, schriftlich fixierte und veröffentlichte Regelungen des Handelns oder Unterlassens, die für den Rechtsraum einer gegebenen Institution verbindlich sind und deren Nichtbeachtung definierte Sanktionen nach sich zieht.

CAVE: Richtlinien müssen, Leitlinien sollen, Empfehlungen können befolgt werden.

Definition von Standards in der Onkologie
Leitlinien im medizinischen Bereich werden in der Regel von Fachgesellschaften und übergreifenden Organisationen, z. B. von der Arbeitsgemeinschaft der Wissen-

schaftlichen Medizinischen Fachgesellschaften (AWMF), erstellt. Die AWMF ist ausrichtende Organisation für Leitlinienkonferenzen der Mitgliedsgesellschaften, mit mittlerweile über 800 Leitlinien. Darüber hinaus werden aktuell umfassende Standards zur Diagnostik und Therapie einzelner Tumorentitäten von der Deutschen Krebsgesellschaft erarbeitet. Federführend ist das Informationszentrum für Standards in der Onkologie (ISTO). Die Krebsgesellschaft stuft diese Standards als Leitlinien ein. Je nach Ausführlichkeit und Evidenzbasierung werden diese Leitlinien in die Kategorien S1–S3 klassifiziert.

Qualitätsmanagement

Def: *Qualität* ist die Gesamtheit von Merkmalen eines Gegenstandes oder einer Dienstleistung bezüglich seiner Eignung, festgelegte und vorausgesetzte Ergebnisse zu erfüllen (DIN EN ISO 8402). Im medizinischen Umfeld kann z. B. die Qualität einer Diagnose, einer Therapie oder der gesamten Abläufe in der Patientenbetreuung beschrieben werden. Die Aufgabe der *Qualitätssicherung* ist institutionalisiert angesiedelt bei der Ärztlichen Zentralstelle Qualitätssicherung (ÄZQ) als gemeinsame Einrichtung von Bundesärztekammer und Kassenärztlicher Bundesvereinigung, sowie bei speziellen Organisationen der Leistungserbringer, z. B. Kooperation für Transparenz und Qualität im Gesundheitswesen (KTQ).

Qualität setzt sich zusammen aus:
- Strukturqualität (finanzielle, apparative und personelle Ausstattung)
- Prozessqualität (hier: Qualität der diagnostischen und therapeutischen Maßnahmen, Organisation und Steuerung des Behandlungsverfahrens)
- Ergebnisqualität (Qualität der erzielten Ergebnisse von Diagnostik und Therapie)

Qualitätsmanagement beschreibt einen dynamischen Prozess der laufenden Evaluation und Optimierung aller diagnostischen und therapeutischen Maßnahmen. Da Qualitätssicherung im engeren Sinne lediglich die Einhaltung eines einmal definierten Standards beinhaltet, Medizin im Allgemeinen und Hämatologie/Onkologie im Besonderen jedoch laufenden Fortschritten unterliegen, ist das Qualitätsmanagement im Sinne des kontinuierlichen Verbesserungsprozesses der reinen Qualitätssicherung vorzuziehen.

Meth: Qualitätsmanagement ergibt sich aus kontinuierlichen Prozessen:
- Qualitätsanalyse (Messen und Registrieren von Defiziten)
- Qualitätsverbesserung (Handeln durch Anpassung an geforderte Normen)

Die Qualitätsanalyse bedient sich der Messung von Indikatoren (z. B. Toxizität der Therapie; Remissionsquoten, Überlebenszeiten, Lebensqualität). Voraussetzung hierfür ist, dass diese Indikatoren klar definiert sind und nach gleichbleibenden Methoden gemessen werden.

Benchmarking
Die kontinuierliche Qualitätsverbesserung („Total Quality Management", TQM) ist der regelmäßige Vergleich unterschiedlicher Kliniken oder Praxen anhand der oben erwähnten Indikatoren. Sie kann Anstoß zur Entwicklung und Einführung neuer Verfahren sein oder analog dazu führen, dass überholte Verfahren verlassen werden. Die wichtigsten „Parameter" sind der Patient und der jeweilige Verlauf der Erkrankung.

Fehleranalyse
Der reibungslose Ablauf von Diagnostik und Therapie wird durch fehlerhafte Prozesse gestört. Dabei sind zahlreiche Störungen in der Regel auf wenige Fehler zurückzuführen. Es ist daher sinnvoll, vor einer „Reform" zunächst die beobachte-

ten Fehler ihrer Häufigkeit nach aufzulisten („Pareto-Diagramm"). Dies ermöglicht eine Analyse der wichtigsten Fehler und eine schnelle Entscheidung über die zur Änderung notwendigen Maßnahmen.

„Good Clinical Practice" (GCP) in klinischen Studien
GCP in klinischen Studien bedeutet, definierte Verfahren nach einheitlichen, geprüften und bewährten Methoden nachvollziehbar unter Anwendung von „Standard Operating Procedures" (SOP) und entsprechend nationaler und internationaler Verordnungen durchzuführen. Zielsetzung von GCP in klinischen Studien ist die größtmögliche Sicherheit des teilnehmenden Patienten (☞ Kap. 3.11). Die in der ICH („International Conference on Harmonisation of Technical Requirements for Registration of Pharmaceuticals for Human Use") festgelegten GCP-Richtlinien haben seit 2004 Gesetzeskraft (GCP-Verordnung).

Lit:
1. Ayanian JZ, Crischilles EA, Wallace RB et al. Understanding cancer treatment and outcomes: the Cancer Care Outcomes Research and Surveillance Consortium. J Clin Oncol 2004;22:2992–2996.
2. Berndt M, Fischer GC. Medizinische Leitlinien – Juristische Dimension. Dt Ärztebl 2000;97:1942–1944.
3. Browman GP. Challenges in knowledge translation: the early years of Cancer Care Ontario's program in evidence-based care. Curr Oncol 2012;19:27–35.
4. Bundesärztekammer unter Mitarbeit von Kolkmann FW, Seyfarth-Metzger I, Stobrawa F (Hrsg). Leitfaden: Qualitätsmanagement im deutschen Krankenhaus. 3. Auflage. Zuckschwerdt Verlag, München, 2001.
5. Hesse BW, Hanna C, Masset HA et al. Outside the box: will information technology be a viable intervention to improve the quality of cancer care? J Natl Cancer Inst Monogr 2010;40:81–89.
6. Langton JM, Drew AK, Mellish L et al. The quality of web-based oncology guidelines and protocols: how do international sites stack up? Br J Cancer 2011; 105:1166–1172.
7. Pavlidis N. Evidence-based medicine: development and implementation of guidelines in oncology. Eur J Cancer 2009;45(Suppl 1):468–470.
8. Pentheroudakis G, Stahle R, Hansen H et al. Heterogeneity in cancer guidelines: should we eradicate or tolerate? Ann Oncol 2008;19:2067–2078.
9. Poonacha TK, Go RS. Levels of scientific evidence underlying recommendations arising from the NCCN Clinical Practice Guidelines. J Clin Oncol 2011;29:186–191.

Web:
1. www.awmf.org — AWMF, Leitlinien
2. www.aezq.de — Ärztliches Zentrum Qualität in der Medizin
3. www.bundesaerztekammer.de — Bundesärztekammer-Leitlinien
4. www.cebm.net — Evidence-Based Medicine, Oxford
5. www.guideline.gov — National Guideline Clearinghouse (NGC)
6. www.cochrane.de — Deutsches Cochrane-Zentrum
7. www.kompetenznetze-medizin.de — Kompetenznetze
8. www.ebm-netzwerk.de — Deutsches Netzwerk EBM
9. www.ich.org — ICH, International Conference Harmonisation

1.14 Disease Management, Clinical Pathways und DRGs
C. F. Waller, H. Henß

Disease Management

Def: *Disease Management* beschreibt strukturierte Programme zur Diagnostik und Therapie spezifischer Krankheitsentitäten (im Bereich der gesetzlichen Krankenversicherung auch als „strukturierte Programme" oder „Chronikerprogramme" bezeichnet). Ziele von Disease-Management-Programmen sind:
- bessere Koordination der Patientenversorgung und Erhöhung der Versorgungsqualität durch bessere Abstimmung der einzelnen Leistungserbringer
- Ablösung der bisherigen Behandlung in „Krankheitsepisoden" durch eine integrierte, sektorübergreifende Patientenversorgung im gesamten Krankheitsverlauf, mit Beteiligung aller Spezialisten in einem interdisziplinären Therapiekonzept
- Steuerung von diagnostischem und therapeutischem Vorgehen entsprechend Grundregeln der evidenzbasierten Medizin (EBM) und des Qualitätsmanagements (☞ Kap. 1.13).

Meth: In Deutschland sind Disease-Management-Programme (DMPs) definiert für:
- Mammakarzinom
- Diabetes mellitus Typ I und Typ II
- koronare Herzkrankheit
- chronisch-obstruktive Atemwegserkrankungen und Asthma bronchiale

Weitere Programme sind in Vorbereitung.

Klinische Pfade („Clinical Pathways")

Def: Grundlage von Disease Management ist die Festlegung einer standardisierten Diagnostik und Therapie. *„Klinische Pfade" („Clinical Pathways")* stellen in diesem Zusammenhang klinische Managementinstrumente dar, welche die Betreuungsaktivitäten und Interventionen des gesamten interdisziplinären Teams für bestimmte Erkrankungsentitäten regeln. Hierdurch sollen die Behandlungsqualität verbessert und Ressourcen optimal genutzt werden.

Meth: „Clinical Pathways" finden Anwendung bei gut definierten klinischen Diagnosen, Problemen oder Erkrankungen, für deren Diagnostik und Therapie ein klarer Standard besteht. Voraussetzung ist die Identifikation von Schlüsselprozessen der Patientenversorgung. Auf der Basis von Sequenz, Zeitpunkt und Dauer bestimmter Prozesse wird ein „Fahrplan" für Patienten und das gesamte interdisziplinäre Team erstellt, der sich an evidenzbasierten Behandlungsrichtlinien sowie an den lokalen Gegebenheiten orientiert. Der Einsatz von klinischen Pfaden führt im Idealfall zu einer abteilungs- und berufsgruppenübergreifenden Zusammenarbeit und macht sowohl die Leistungen und Ergebnisse als auch die Kosten transparent.

Hauptaspekte klinischer Pfade
- interdisziplinäre Kommunikation zwischen behandelnden Einrichtungen
- standardisierte Diagnostik (einschließlich Bildgebung, Labordiagnostik)
- standardisierte Therapie (medikamentöse Therapie, Operationen etc.)
- Vorgehen im Fall von Komplikationen und spezifischen Situationen
- standardisierte Nachsorge

1.14 Disease Management, Clinical Pathways und DRGs   Grundlagen

Diagnosebezogene Fallgruppen („Diagnosis-Related Groups", DRGs)

Def: Auf der Basis von klinischen Pfaden können bestimmte Erkrankungen und Behandlungsfälle in eine beschränkte Anzahl klinisch definierter Gruppen mit möglichst ähnlicher Diagnostik, Therapie, Pflege und Versorgung eingeteilt werden. Derartige diagnosebezogene Fallgruppen („Diagnosis-Related Groups", DRGs) können dann Grundlage einer Kostenkalkulation und einer standardisierten Kostenerstattung durch die Krankenkassen sein.

Meth: Die Patientenklassifikation und die Fallzuordnung zu einer DRG berücksichtigen:
- Hauptdiagnose
- Haupteingriff
- Nebendiagnosen und Komplikationen
- spezifische Parameter (z. B. Langzeitbeatmung, verlängerter oder verkürzter Krankenhausaufenthalt, Alter, Geburtsgewicht etc.)

Der Gesetzgeber hat in Deutschland im Gesundheitsreformgesetz 2000 tiefgreifende Änderungen eingeleitet. Das Krankenhausfinanzierungsgesetz (KHG) erfordert, dass die von den Krankenhäusern erbrachten Leistungen nach Fallpauschalen für definierte Krankheitsfälle vergütet werden; die entsprechenden diagnosebezogenen Fallgruppen sind im deutschen DRG-Klassifikationssystem (G-DRG) beschrieben. Dafür entfällt die bisher übliche Abrechnung nach Verweildauer (Tagessätze). Diese Regelung ist seit 1.1.2007 verbindlich, mit bundesweit gültigen Fallpauschalen.

Das G-DRG-Klassifikationssystem 2012 und der entsprechende Fallpauschalenkatalog umfassen 1182 verschiedene DRGs, die für Krankenhäuser die Grundlage zur Abrechnung mit Kostenträgern darstellen. Diese werden ergänzt durch zusätzliche Leistungen, zum Beispiel:
- „Neue Untersuchungs- und Behandlungsverfahren" (NUB)
- Zusatzvergütungen für besondere Einrichtungen, die aufgrund ihrer Struktur eine höhere Patientenmorbidität aufweisen

Lit:
1. Krusch A, Siegmund T, Huber P et al. Clinical Pathways und Case-Management als DRG-Managementinstrumente. Krankenhaus 2006;2:124–128.
2. Müller-Bergfort S, Fritze J. Diagnose- und Prozedurendaten im deutschen DRG-System. Bundesgesundheitsblatt – Gesundheitsforschung – Gesundheitsschutz 2007;50:1047–1054.
3. Von den Berg A, Bebic B. DRG Handbuch 2010. Ecomed Medizin, Landsberg, 2010.
4. Von der Schulenburg JM, Prenzler A, Schurer W. Cancer management and reimbursement aspects in Germany: an overview demonstrated by the case of colorectal cancer. Eur J Health Econ 2010;10(Suppl):21-26.
5. Zaiß A (Hrsg). DRG: Verschlüsseln leicht gemacht: Deutsche Kodierrichtlinien mit Tipps, Hinweisen und Kommentierungen. Stand 2012. Deutscher Ärzteverlag 2012.

Web:
1. www.bqs-institut.de — Institut für Qualität und Patientensicherheit
2. www.g-drg.de — Institut für das Entgeltsystem im Krankenhaus
3. www.dkgev.de — Deutsche Krankenhausgesellschaft
4. www.ecqmed.de — Krankenhausmanagement

1.15 Elektronische Medien

D. P. Berger

Def: Elektronische Medien, insbesondere das Internet, bieten die Möglichkeit zur kurzfristigen Verbreitung und Nutzung aktueller Informationsangebote. Diese Vorteile haben dazu geführt, dass Ärzten und Patienten neue Studien, Therapiekonzepte und wissenschaftliche Ergebnisse sowie Therapierichtlinien und Leitlinien umgehend „online" zur Verfügung stehen.

Nach aktuellen Erhebungen werden weltweit täglich bis zu 25 Millionen Suchanfragen zu gesundheitsbezogenen Themen im Internet durchgeführt. Mehr als 50 % aller Tumorpatienten benutzen das Internet, um Informationen über ihre Erkrankung zu erhalten, und die überwiegende Mehrzahl der Tumorpatienten in Europa, Asien und Nordamerika verfügt über einen Internetzugang.

Meth: In der folgenden Tabelle werden im hämato-onkologischen Bereich relevante Informationsanbieter mit ihren Internetadressen aufgeführt. Wir weisen an dieser Stelle darauf hin, dass wir für den Inhalt der jeweiligen Internetseiten keine Verantwortung übernehmen können und distanzieren uns ausdrücklich von Inhalten, die nicht medizinischer Natur sind oder nicht dem gesicherten Stand der wissenschaftlichen Erkenntnis entsprechen. Diese Auflistung erhebt keinen Anspruch auf Vollständigkeit. Vielmehr werden insbesondere Adressen genannt, die ein kontinuierliches Informationsangebot über die letzten Jahre aufrechterhalten haben, z. B.:

Deutsche Krebsgesellschaft (DKG): www.krebsgesellschaft.de
Informationen aus dem Bereich der Hämatologie und Onkologie in Deutschland, interdisziplinäre und evidenzbasierte Leitlinien, „Leitlinienprogramm Onkologie"; Zusammenfassungen von wichtigen Tagungen, Onkologie-Tools

Deutsche Gesellschaft für Hämatologie und Onkologie (DGHO): www.dgho.de
Informationen aus dem Bereich der Hämatologie und Onkologie in Deutschland, Arbeitskreise, Empfehlungen zur Diagnostik und Therapie sowie Weiterbildung. „Onkopedia" mit Leitlinien der DGHO

AWMF: www.awmf.org
Arbeitsgemeinschaft der Wissenschaftlichen Medizinischen Fachgesellschaften: Informationsangebot von 163 medizinischen Fachgesellschaften; Zusammenstellung von Leitlinien und Standards zur Diagnostik und Therapie verschiedener Erkrankungen; zusätzlich Informationen zu Kongressen und Konferenzen, Klassifikationen, Qualitätssicherung in der Medizin

National Cancer Institute, USA: www.cancer.gov
Aktuelle Informationen des National Cancer Institute (NCI), Washington, USA:
- Epidemiologie, Diagnostik und Therapie hämatologischer und onkologischer Erkrankungen
- monatliche Überarbeitung und Aktualisierung der erkrankungsorientierten Datenbanken
- Datenbank weltweit durchgeführter Therapiestudien
- Informationen zu neuen Therapieansätzen und Zytostatika
- Informationen zur supportiven Therapie
- separate Informationsangebote für Ärzte und Patienten

PubMed: www.ncbi.nlm.nih.gov/pubmed
Umfangreiche Literaturdatenbank des National Center for Biotechnology Information (NCBI) der National Library of Medicine (NLM); Zugriff auf über 10 Millionen Manuskripte mit Kurzfassungen, schließt Medline und verschiedene andere Datenbestände ein; Suchfunktionen mit hervorragendem Zugriff auf relevante Informationen

„Rote Liste" und „Gelbe Liste": www.rote-liste.de, www.gelbe-liste.de
Datenbanken über in Deutschland verfügbare Arzneimittel; komfortable Suche nach Handelsnamen oder Arzneistoffen; Angaben zu Anwendung, Dosierung, Wirkungen, Nebenwirkungen und weiteren Eigenschaften

National Comprehensive Cancer Network, NCCN: www.nccn.org
Diagnose- und Therapieleitlinien der nationalen „Comprehensive Cancer Centers" der USA; regelmäßige Überarbeitung aller Leitlinen, mit Berücksichtigung von Grundlagen der evidenzbasierten Medizin

„ClinicalTrials.Gov": www.clinicaltrials.gov
Datenbank mit Suchfunktion zu klinischen Studien, weltweit und in den USA

Lit:
1. Davies E, Yeoh KW. Internet chemotherapy information: impact on patients and health professionals. Br J Cancer 2012;106:651–657.
2. Eysenbach G. The impact of the internet on treatment outcomes. CA Cancer J Clin 2003;53:356–371.
3. Hanif F, Read JC, Goodacre JA et al. The role of quality tools in assessing reliability of the internet for health information. Inform Health Soc Care 2009;34:213–243.
4. Huang GJ, Penson DF. Internet health resources and the cancer patient. Cancer Invest 2008;26:202–207.
5. MacReady N. Cancer patients connect on the internet. J Natl Cancer Inst 2012;104:267–268.
6. Yap KY, Chan A, Chui WK. Improving pharmaceutical care in oncology by pharmacoinformatics: the evolving role of informatics and the internet for drug therapy. Lancet Oncol 2009;10:1011–1019.

Web: *Hämatologie/Onkologie im Internet*

Anbieter/Inhalt	Adresse
Organisationen in Deutschland/Österreich/Schweiz	
• AIO, AG Internistische Onkologie	www.aio-portal.de
• AWMF, AG Wiss. Med. Fachgesellschaften	www.awmf.org
• BMG, Bundesministerium für Gesundheit	www.bmg.bund.de
• DEGRO, Dt. Ges. Radioonkologie	www.degro.org
• DGHO, Dt. Ges. Hämatologie und Onkologie	www.dgho.de
• DKG, Deutsche Krebsgesellschaft	www.krebsgesellschaft.de
• DKFZ, Deutsches Krebsforschungszentrum	www.dkfz.de
• DKMS, Deutsche Knochenmarkspenderdatei	www.dkms.de
• Deutsche Krebshilfe	www.krebshilfe.de
• Deutsches Cochrane-Zentrum	www.cochrane.de
• GPOH, Ges. Päd. Onkologie Hämatologie	www.kinderkrebsinfo.de
• Zentrales Knochenmarkspender-Register	www.zkrd.de
• Österreichische Krebshilfe	www.krebshilfe.net
• Krebsliga Schweiz	www.krebsliga.ch
• Niedergelassene Hämatologen und Onkologen	www.bnho.de
• RKI, Robert Koch-Institut	www.rki.de
• Arbeitsgemeinschaft Dt. Tumorzentren	www.tumorzentren.de

Anbieter/Inhalt	Adresse
• Tumorzentrum Freiburg	www.tumorzentrum-freiburg.de

Internationale Organisationen

• AACR, American Association Cancer Res.	www.aacr.org
• ACS, American Cancer Society	www.cancer.org
• AJCC, American Joint Committee on Cancer	www.cancerstaging.org
• ASCO, American Society of Clinical Oncology	www.asco.org
• ASH, American Society of Hematology	www.hematology.org
• BMDW, Bone Marrow Donors Worldwide	bmdw.org
• EACR, European Assoc. Cancer Research	eacr.org
• ECCO, European Cancer Organisation	www.ecco-org.eu
• EMA, European Medicines Agency	www.ema.europa.eu
• EORTC, Eur. Org. Res. Treatment Cancer	www.eortc.be
• ESMO, Eur. Society of Medical Oncology	www.esmo.org
• ESO, European School of Oncology	www.cancerworld.org
• FDA, Food and Drug Administration	www.fda.gov
• IACR, Intl. Association Cancer Registries	www.iacr.com.fr
• NCI, National Cancer Institute, USA	www.cancer.gov
• NCCN, Natl. Comprehensive Cancer Network	www.nccn.org
• Oncolink, Cancer Web Resource	oncolink.org
• SEER, Surveillance Epidemiology End Results	seer.cancer.gov
• UICC, Union Internationale Contre le Cancer	www.uicc.org
• WHO, World Health Organization	www.who.int

Allgemeine Informationen

• Blood Line	www.bloodline.net
• Cancer Information Network	www.cancernetwork.com
• Emedicine Oncology	emedicine.medscape.com/oncology
• Hämatologischer Atlas, Sao Paulo	www.hematologyatlas.com
• Hämatologischer Atlas, Nagoya	pathy.med.nagoya-u.ac.jp/atlas/doc/atlas.html
• Informationsnetz Krebs	www.inkanet.de
• KID, Krebsinformationsdienst (DKFZ)	www.krebsinformation.de
• Medline Plus	www.nlm.nih.gov/medlineplus
• Medscape Oncology	www.medscape.com/oncology
• National Toxicology Program, Karzinogene	ehp.niehs.nih.gov/roc
• NCI „Cancer Topics"	www.cancer.gov/cancertopics
• ONKODIN – Daten und Informationen	www.onkodin.de
• Krebsinformation für Kinder	onkokids.de

Erkrankungsorientierte Informationen

• Leukemia & Lymphoma Society	www.lls.org
• Kompetenznetz Leukämien	www.kompetenznetz-leukaemie.de

1.15 Elektronische Medien — Grundlagen

Anbieter/Inhalt	Adresse
Deutsche Leukämie- & Lymphom-Hilfe	www.leukaemie-hilfe.de
Leukämie Online	www.leukaemie-online.de
European Leukemia Net	www.leukemia-net.org
Lymphoma Information Network	www.lymphomainfo.net
Kompetenznetz Maligne Lymphome	www.lymphome.de
Myelom- & Lymphomhilfe Österreich	www.lymphomhilfe.at
International Myeloma Foundation	myeloma.org
AG Plasmozytom/Multiples Myelom	www.myelom.org
Multiple Myeloma Research Foundation	www.themmrf.org
Myeloproliferative Erkrankungen	www.mpd-netzwerk.de
Brain Tumor Society	www.braintumor.org
Brain Tumor Association	www.abta.org
Brustkrebs Info	www.brustkrebs.de
Frauen gegen Brustkrebs – Mamazone	www.mamazone.de
Breast Cancer Action Germany	www.bcaction.de
Brustkrebs Web	www.brustkrebs-web.de
National Breast Cancer Foundation	nationalbreastcancer.org
Ovarialkarzinom, AGO	eierstock-krebs.de
Ovarialkarzinom, Charité	www.eierstockkrebs-forum.de
Hauttumoren	www.hautkrebs.de
Dermatologische Onkologie, ADO	www.ado-homepage.de
Sarkome	www.sarkome.de
Gastrointestinale Stromatumoren	www.lh-gist.org
Lung Cancer	www.lungcancer.org
Kolorektale Karzinome	www.darmkrebs.de
Kidney Cancer Association	www.kidneycancer.org
Bundesverband Prostatakrebs	www.prostatakrebs-bps.de
Prostate Cancer Foundation	www.pcf.org
The Virtual Prostate	www.virtualprostate.com
Hodenkrebs	www.hodenkrebs.de
Testicular Cancer Resource Center, TCRC	tcrc.acor.org

Arzneimittelinformationen

Anbieter/Inhalt	Adresse
Rote Liste	www.rote-liste.de
Gelbe Liste, Pharmindex	www.gelbe-liste.de
Fachinformations-Service	www.fachinfo.de
Arzneimittelinformationen	www.druginfonet.com
Drug Index	www.rxlist.com
Drug Watch	www.drugwatch.com
Medline Plus Drug Information	www.nlm.nih.gov/medlineplus
Arzneimittelkommission Dt. Ärzteschaft	www.akdae.de
World Health Organization, WHO	www.who.int/medicines/en
Zytokin-Datenbank	www.copewithcytokines.de
Giftzentrale	www.gizbonn.de

Anbieter/Inhalt	Adresse
• Apotheken-Notdienst	www.apotheken.de/notdienste

Literatur/Fachzeitschriften/Informationen

• PubMed, National Library of Medicine	www.ncbi.nlm.nih.gov/pubmed
• DIMDI, Dt. Inst. Med. Dok. Information	www.dimdi.de
• Deutsches Ärzteblatt	www.aerzteblatt.de
• Blood	bloodjournal.hematologylibrary.org
• CA – A Cancer Journal for Clinicians	caonline.amcancersoc.org
• Cell	www.cell.com
• Journal of Clinical Oncology	jco.ascopubs.org
• The Lancet	www.thelancet.com
• Nature	www.nature.com/nature
• Nature Medicine	www.nature.com/nm
• Nature Reviews Cancer	www.nature.com/nrc
• The New England Journal of Medicine	content.nejm.org
• Science	www.sciencemag.org
• UpToDate	www.uptodate.com

Klinische Studien

• Deutsches Krebsstudienregister (DKSR)	www.studien.de
• Centerwatch Clinical Trial Listings	www.centerwatch.com
• Clinical Trials	www.clinicaltrials.gov

Suchmaschinen/Sonstige Medizinserver

• Google	www.google.de
• Yahoo	de.yahoo.com
• Lifeline	www.lifeline.de
• Medivista	www.medivista.de
• Datenbank Medizinserver	www.medizin.de
• Deutsches Medizinforum	www.medizin-forum.de
• Bundesärztekammer	www.bundesaerztekammer.de
• Springer Medizin	www.springermedizin.de
• Onmeda	www.onmeda.de
• DocCheck	www.doccheck.com
• CNN Health News	www.cnn.com/HEALTH
• Reuters Health	www.reutershealth.com
• Medscape	www.medscape.com
• Emedicine	emedicine.medscape.com
• Netdoktor	www.netdoktor.de
• Medknowledge	www.medknowledge.de
• Medical Matrix	www.medmatrix.org
• WebMD	www.webmd.com
• Webverzeichnis Onkologie	www.krebs-webweiser.de

2 Spezielle Diagnoseverfahren

M. Burger

Def: Der gezielte Einsatz spezieller hämatologischer und onkologischer Diagnoseverfahren ist entscheidend für eine differenzierte Diagnose, optimale Therapie und korrekte prognostische Einschätzung maligner Erkrankungen.

Meth: *Labordiagnostik*
Die Labordiagnostik von hämatologischen Malignomen und soliden Tumoren nutzt vorwiegend histologische, zytomorphologische, immunphänotypische, zytogenetische und molekulargenetische Methoden. Untersuchte Materialien sind:
- peripheres Blut, Knochenmarkaspirate, Knochenmarkbiopsien
- Lymphknotenbiopsien, Gewebebiopsien
- Liquor, Ergussflüssigkeiten

Bildgebende Diagnostik
Neben klassischen Verfahren (Ultraschall, Röntgen, CT, MRT) werden neue Technologien eingesetzt, die Aussagen über die metabolische Aktivität und andere Charakteristika maligner Erkrankungen ermöglichen:
- dynamische Kernspintomografie
- Positronenemissionstomografie (PET ☞ Kapitel 2.7)
- nuklearmedizinische Verfahren (☞ Kapitel 2.7)

Diagnostische Verfahren bei malignen Erkrankungen

	Akute Leukämien	CML	MDS/MPS	NHL	Hodgkin-Lymphome	solide Tumoren
Histologie	+	+	+	+	+	+
Zytomorphologie	+	+	+	+	+	
Immunphänotypisierung	+		+	+		(+)
Zytogenetik, FISH	+	+	+	+		
PCR, quantitative PCR	+	+	+			(+)
Genexpressionsanalysen	+			+		+
Tumormarker, Biomarker	+	+	+	+	+	+
Funktionale Diagnostik (PET)				+	+	+
Bildgebende Diagnostik				+	+	+

CML Chronisch-myeloische Leukämie, MDS Myelodysplastisches Syndrom, MPS Myeloproliferatives Syndrom, NHL Non-Hodgkin Lymphom, FISH Fluoreszenz-in-situ-Hybridisierung, PCR Polymerasekettenreaktion, PET Positronenemissionstomografie

Lit:
1. Thomas L. Labor und Diagnose. 8. Auflage. TH Books Verlag, Frankfurt, 2012.
2. Haferlach T. Labordiagnostik bei Leukämien und Lymphomen. 3. Auflage. Uni-Med Verlag, Bremen, 2011.
3. Ioannidis JPA. Is molecular profiling ready for use in clinical decision making? Oncologist 2007;12:301–311.

Web:
1. www.cancerdiagnosis.nci.nih.gov — NCI, Cancer Diagnosis Program
2. www.dgkl.de — Dt Ges Klinische Chemie

2.1 Zytogenetik und Fluoreszenz-in-situ-Hybridisierung („FISH")

R. Kunzmann, M. Pantic, M. Lübbert

Def: Zytogenetik und Fluoreszenz-in-situ-Hybridisierung („FISH") werden zum Nachweis somatischer („erworbener") klonaler chromosomaler Veränderungen in malignen Zellen eingesetzt → Bedeutung insbesondere für die Diagnosestellung, Verlaufsbeurteilung, Therapie und Prognose hämatologischer Erkrankungen.

Unterschieden werden:
- *Primäre* krankheitsspezifische Veränderungen, z.B. t(9;22) („Philadelphia-Chromosom"), als alleinige chromosomale Anomalie bei CML in der chronischen Phase. Pathogenetisch kausale Bedeutung gesichert oder wahrscheinlich.
- *Sekundäre* chromosomale Veränderungen im Rahmen genomischer Instabilität und klonaler Evolution (z.B. multiple, unspezifische strukturelle Aberrationen). Pathogenetisch nicht von kausaler Bedeutung.

Dg: *Chromosomale Anomalien bei hämatologischen Erkrankungen*

Erkrankung	Aberrationen	Prognose
Akute Myeloische Leukämie (AML)		
• akute Myeloblastenleukämie (M2)	t(8;21)	günstig
• akute Promyelozytenleukämie (M3)	t(15;17)	günstig
• akute myelomonozytäre Leukämie mit abnormen Eosinophilen (M4Eo)	inv(16), t(16;16)	günstig
• AML Typ M4 oder M5	11q23-Translokationen	ungünstig
• verschiedene Subtypen, abnorme Thrombopoese	inv(3), t(3;3)	ungünstig
• verschiedene Subtypen, oft Sekundär-AML	-5/5q-, -7/7q-, 17p-, komplexer Karyotyp	ungünstig
Myelodysplastische Syndrome (MDS)		
• „Refraktäre Anämie", oft Thrombozytose	5q-	günstig
• verschiedene Subtypen	-Y, 20q-	günstig
• verschiedene Subtypen	-7/7q-, komplexer Karyotyp	ungünstig
Akute Lymphatische Leukämie (ALL)		
• verschiedene Subtypen	hyperdiploid	günstig
• prä-B-ALL	t(1;19)	ungünstig
• B-ALL, Burkitt-Lymphom	t(8;14), t(2;8), t(8;22)	ungünstig
• prä-prä-B-ALL	t(4;11)	ungünstig
• meist c-ALL	t(9;22)	ungünstig
Lymphatische Neoplasien		
• Multiples Myelom (MM)	13q-, hyperdiploid	intermediär
	t(11;14), t(4;14)	intermediär
	hypodiploid	intermediär
	17p-, t(14;16), t(14;20), +1q	ungünstig
	CMYC-Veränderung	ungünstig

ALL ☞ Kap. 7.1.1, AML ☞ Kap. 7.1.2, MDS ☞ Kap. 7.2, CLL ☞ Kap. 7.5.2, Multiples Myelom ☞ Kap. 7.5.10

Das Vorliegen eines komplex-aberranten Karyotyps (≥3 Aberrationen) belegt grundsätzlich eine ungünstige Prognose (Ausnahme: Hyperdiploidie bei ALL, MM).

Meth: *Zytogenetik*

Ziel
Nachweis numerischer oder struktureller chromosomaler Veränderungen eines malignen Zellklons

Indikationen
- *Erstdiagnose* bei akuter Leukämie (AML, ALL), myelodysplastischem Syndrom (MDS), chronisch myeloischer Leukämie (CML) oder anderen myeloproliferativen Neoplasien (MPN)
- *Verlaufskontrolle* nach Therapie nur bei vorbekanntem Marker, Verdacht auf klonale Evolution und wenn die übrigen diagnostischen Methoden (Morphologie, Immunzytologie, molekulare Diagnostik mittels PCR) keine eindeutige Aussage zulassen
- *Prognosebeurteilung* bei AML, MDS, ALL (☞ oben)
- *Progression* oder Transformation einer hämatologischen Erkrankung (z.B. MDS, CML)

Methode
- Präparation von Metaphasezellen nach Primär-Zellkultur (unstimuliert)
- lichtmikroskopische Analyse von Chromosomen anhand der mit GIEMSA oder anderen Farbstoffen markierten Banden (20–30 Metaphasen/Untersuchung)

Klonalitätskriterien
- Nachweis einer identischen strukturellen chromosomalen Anomalie oder eines zusätzlichen Chromosoms in ≥2 Zellen
- Nachweis eines identischen Chromosomen-Verlusts in ≥3 Zellen

Nomenklatur

Symbol	Definition
p	kurzer Arm eines Chromosoms
q	langer Arm eines Chromosoms
+	zusätzliches Chromosom, z.B. „+8" = Trisomie von Chromosom 8
–	Verlust eines Chromosoms, z.B. „–7" = Monosomie von Chromosom 7
t	Translokation (interchromosomaler Fragmentaustausch)
del	Deletion (Stückverlust eines Chromosoms)
inv	Inversion (intrachromosomale Fragmentdrehung)
der	strukturelles Rearrangement (z.B. unbalancierte Translokation)
i	Isochromosom (Verdopplung eines Chromosomenarms)
dup	Duplikation eines Chromosomenabschnitts
mar	Markerchromosom

Einschränkungen
- Untersuchung abhängig von Zellmaterial (idealerweise erstes Knochenmarkaspirat) und Abnahme-/Versandbedingungen (Kontaminationsgefahr) → Gefahr falsch-negativer Aussagen bei unzureichendem Material oder < 10 auswertbaren Metaphasen

- auch bei ausreichendem Material Sensitivität 1:20 bis 1:30 durch begrenzte Auswahl auswertbarer Zellen, damit Nachweis minimaler residueller Erkrankung („minimal residual disease", MRD) bei < 5 % klonaler Zellen nicht möglich
- Untersuchung abhängig von Zellteilung → ein normaler Karyotyp schließt das Vorhandensein eines abnormen, sich nicht teilenden Zellklons nicht aus
- Submikroskopische strukturelle Veränderungen sind nicht erfassbar.
- Zeitintensive Methode (Zellisolierung und -kultur, Chromosomenpräparation und -färbung, Auswertung der Präparate)

FISH (Fluoreszenz-in-situ-Hybridisierung)

Ziel
Nachweis numerischer oder struktureller genetischer Veränderungen eines malignen Zellklons

Methode
- DNA-Sonden werden mit einem fluoreszierenden Farbstoff markiert und danach an Target-DNA (fixierte Zellkerne des Tumormaterials) hybridisiert.
- Einsatz von Zentromer-spezifischen Sonden (CEP-Sonden) zum Nachweis numerischer chromosomaler Aberrationen (Monosomien, Trisomien)
- Einsatz von Genlokus-spezifischen Sonden (LSI-Sonden) zum Nachweis struktureller chromosomaler Aberrationen (Deletionen, Translokationen und Genamplifikationen)

Diagnosesicherung
Nachweis spezifischer Translokationen bei gezielten Fragestellungen:
- CML: t(9;22)/BCR-ABL
- APL: t(15;17)/PML-RARα
- CBF-Leukämie: t(8;21)/RUNX1-RUNX1T1, inv(16), t(16;16)
- cALL: t(9;22)/BCR-ABL
- ALL: MLL(11q23)-Rearrangement

„FISH-Panel"
Anwendung eines Standard-Panels von DNA-Sonden zur Abklärung prognostisch bzw. therapeutisch relevanter Aberrationen bei Erstdiagnose von:
- MDS: Deletionen 5q-, 7q-, 17p-, 20q-; Monosomie 7, Trisomie 8
- MPS/MPN: Trisomien 1/1q, 8, 9; Deletionen 13q-, 20q-, 17p-; ETV6-Rearrangement
- Plasmozytom: Deletionen 13q-, 17p-; Trisomie 5, 9, 15; Translokationen t(11;14), t(4;14), t(14;16); zusätzliches Chromosom 1q, CMYC-Rearrangement/Amplifikation
- CLL: Trisomie 12, Deletionen 13q-, 11q-, 17p-, 6q-; IGH-Rearrangement
- B-NHL: IGH(14q32), MYC(8q24), BCL2/MALT1(18q21), BCL6(3q27)-Rearrangement, Deletionen 13q-, 11q-, 17p-, 6q-
- Burkitt-Lymphom: t(8;14) bzw. MYC (8q24) und BCL2-Rearrangement
- diffus großzelliges B-Zell-Lymphom: BCL2, BCL6, MYC-Rearrangement
- Mantelzell-Lymphom: t(11;14)/IGH-CCND1
- follikuläres Lymphom: t(14;18), BCL2, BCL6(3q27)-Rearrangement
- Marginalzonenlymphom: MALT1, BCL6-Rearrangement, +3/3q, 7q-, 17p-
- T-NHL: TCR (14q11) und ALK (2p23)-Rearrangement

Verlaufskontrollen
- unter Therapie und nach allogener Transplantation bei initial vorliegenden spezifischen chromosomalen Aberrationen
- nach allogener gegengeschlechtlicher Transplantation (CEP XX/XY-Sonde)

Einschränkungen
Kein breiter Screeningtest – es können nur bekannte oder vermutete numerische und strukturelle Aberrationen erfasst werden, die komplementär zu den eingesetzten Sonden sind.

Lit:
1. Bakhoum SF, Compton DA. Chromosomal instability and cancer: a complex relationship with therapeutic potential. J Clin Invest 2012;122:1138–1143.
2. Betz BL, Hess JL. Acute myeloid leukemia diagnosis in the 21st century. Arch Pathol Lab Med 2010;134:1427–1433.
3. Foran JF. New prognostic markers in acute myeloid leukemia: perspective from the clinic. ASH Educ Program 2010;47–55.
4. Fröhling S, Döhner H. Chromosomal abnormalities in cancer. N Engl J Med 2008;359:722–734.
5. Kluin P, Schuuring E. Molecular cytogenetics of lymphoma: where do we stand in 2010? Histopathology 2011;58:128–144.
6. Lübbert M, Müller-Tidow C, Hofmann WK et al. Advances in the treatment of acute myeloid leukemia: from chromosomal aberrations to biologically targeted therapy. J Cell Biochem 2008;104:2059–2070.
7. Rajkumar, SV. Annual clinical updates in haematological malignancies: a continuing medical education series. Am J Hematol 2012;87:79–88.
8. Rowley JD. Chromosomal translocations: revisited yet again. Blood 2008;112:2183–2189.

Web:
1. www.ncbi.nlm.nih.gov/Genbank — Genbank, NIH genetic database
2. cgap.nci.nih.gov/Chromosomes/Mitelman — Cancer Genomy Anatomy Project
3. atlasgeneticsoncology.org — Atlas of Genetics and Cytogenetics
4. www.hugo-international.org — Human Genome Organisation (HUGO)
5. gfhev.de — Dt. Gesellschaft für Humangenetik e.V.

2.2 Molekulare Diagnostik und Biomarker

R. Claus, H. Veelken, M. Lübbert

Def: Nachweis und Charakterisierung von malignomassoziierten genetischen und epigenetischen Alterationen. Spezifische Nukleinsäureveränderungen des malignen Zellklons dienen als molekulare Marker („Biomarker") und potentielle therapeutische Zielstrukturen.

Ziele der molekularen Diagnostik
- Diagnosesicherung durch Nachweis eines tumorassoziierten molekularen Markers
- Risikoklassifikation: Identifikation prognostisch wichtiger Untergruppen/Genotypen innerhalb einer Tumorentität zur risikoadaptierten Therapieplanung („prognostische" Marker)
- Therapieauswahl: Identifikation möglicher therapeutischer Zielstrukturen für zielgerichtete antineoplastische Therapie (z.B. Tyrosinkinaseinhibitoren, TKI) („prädiktive" Marker)
- Verlaufskontrolle: Detektion minimaler Residualerkrankung (MRD) zur eventuellen frühzeitigen therapeutischen Intervention („pharmakodynamische" Marker)

PPhys: *Molekulare Marker*
- Zytogenetik, FISH und molekulare Diagnostik sind aufgrund unterschiedlicher Nachweisverfahren und -ziele besonders in der Primärdiagnose zum jetzigen Zeitpunkt als komplementäre Verfahren anzusehen.
- Gen-Expressionsprofile erlauben Aussagen über mögliche malignomassoziierte mRNA-Expressionsmuster (☞ Kap. 2.3).
- Bei Verdacht auf Keimbahnmutation (hereditäre Tumorerkrankung) immer zunächst humangenetische Beratung, dann ggf. Entscheidung für molekulare Diagnostik.

Hämatologische Neoplasien
- Für die Mehrzahl hämatologischer Neoplasien existieren molekulare Marker mit klarer klinischer Relevanz.
- Die WHO-Klassifikation akuter myeloischer Leukämien schließt seit 2008 spezifische molekulare Marker ein.
- Für verschiedene molekulare Marker werden derzeit spezifische molekulare Therapieansätze im Rahmen klinischer Studien entwickelt (z.B. BCL2, FLT3).
- Für einzelne Marker werden spezifische molekulare Therapien bereits im Rahmen der klinisch etablierten Standardtherapie eingesetzt (BCR-ABL bei CML, JAK2V617F bei myeloproliferativen Erkrankungen, PML-RARα bei APL).

Solide Tumoren
- Für eine Vielzahl solider Tumoren sind charakteristische molekulare Aberrationen beschrieben worden, deren Nachweis für wissenschaftliche Fragestellungen sinnvoll, für klinische Anwendungen jedoch nicht als Routinemaßnahme etabliert ist.
- Hier werden nur etablierte molekulare Marker aufgeführt, deren Nachweis bereits in die erweiterte klinische Routinediagnostik Eingang gefunden hat und für Prognoseabschätzung und/oder Therapieplanung Relevanz besitzt.

2.2 Molekulare Diagnostik und Biomarker — Spezielle Diagnoseverfahren

Auswahl molekularer Marker hämatologischer Neoplasien

Erkrankung	Marker	Indikation[1]	Prognose
Akute lymphatische Leukämie (ALL) (☞ Kap. 7.1.1)			
c-ALL, prä-B-ALL	BCR-ABL1, p190	R, V	sehr ungünstig
prä-B-ALL	E2A-PBX	R, V	mittleres Risiko
prä-B-ALL	TEL-AML1	R, V	sehr ungünstig
pro-B-ALL	MLL-AF4	R, V	ungünstig
pro-B-ALL, prä-T-ALL	MLL-ENL	R, V	ungünstig
c-ALL	ETV6-RUNX1	R, V	günstig
reife B-ALL (Burkitt-NHL)	IGH-MYC	R, V	ungünstig
Akute myeloische Leukämie (AML) (☞ Kap. 7.1.2)			
APL (M3/M3v)	PML-RARα	D, R, V	sehr günstig
AML M2	AML1-ETO	R, V	günstig
AML M4eo	CBFβ-MYH11	R, V	günstig
CN-AML[2]	NPM1	R, V	partiell günstig
CN-AML[2]	FLT3-ITD	R, V	ungünstig
alle Subtypen	FLT3-TKD	R, V	ungünstig
CN-AML[2]	C/EBPa	R, V	günstig
AML M0, +21	RUNX1	R, V	ungünstig
CN-AML, +11	MLL-PTD	R, V	ungünstig
Myelodysplastisches Syndrom (MDS) (☞ Kap. 7.2)			
	WT1 (Expression)	R, V	ungünstig
	TET2	V	günstig
	ASXL1	V	ungünstig
Myeloproliferative Neoplasien (MPN) (☞ Kap. 7.3)			
CML	BCR-ABL1, p210	D, R, V	sehr günstig
PV, ET, PMF	JAK2V617F	D, R, V	-
ET, PMF	MPL	D, V	-
PV, ET, PMF	TET2	R, V	partiell ungünstig
PV, ET, PMF	EZH2	R, V	-
CMML	CBL	D, R, V	-
Lymphome (☞ Kap. 7.5)			
NHL	Ig/BCL2	D, V	
NHL, ALL	Antigenrezeptor-Genrearrangement	D, R, V	
Chronisch lymphatische Leukämie (CLL) (☞ Kap. 7.5.2)			
	IGHV (somatische Hypermutation)	R	günstig
	ZAP-70 (Expression und Hypomethylierung)	R, V	ungünstig
	TP53	R, V	ungünstig

[1] D Diagnosestellung, R Risikoklassifikation, V Verlaufskontrolle
[2] CN-AML cytogenetically normal AML

Auswahl molekularer Marker solider Tumoren

Erkrankung	Marker	Typ der Aberration	Indikation
NSCLC	EGFR	Mutation, CNV	TKI-Therapie
	ELN4-ALK	Fusion	TKI-Therapie
	K-ras	Mutation	Prognose ungünstig
Kolorektales Karzinom	K-ras	Mutation	Antikörper-Therapie
	BRAF	Mutation	TKI-Therapie
Mammakarzinom	BRCA-1, -2	Mutation	erbliche Belastung
	PTEN	Mutation	unklar
	HER2	Amplifikation	ungünstig
Prostatakarzinom	TMPRSS2-ERG	Fusion	Prognose ungünstig
Malignes Melanom	BRAF	Mutation	TKI-Therapie
	c-KIT	Mutation	TKI-Therapie
GIST	c-KIT	Mutation	TKI-Therapie
Glioblastom	MGMT	Hypermethylierung	Chemosensitivität
	IDH1/2	Mutation	Prognose ungünstig

CNV Kopienzahlvariation, TKI Tyrosinkinaseinhibitor

Meth: *Untersuchungsmaterial*
Blut (EDTA), Knochenmarkaspirat (EDTA), natives oder Ethanol-fixiertes Biopsiematerial, in Einzelfällen auch formalin-fixiertes Material.

Molekulare Diagnostik: Methoden
- Isolierung von DNA oder RNA (je nach Indikation und Marker)
- bei RNA-basierenden Assays: reverse Transkription der RNA in cDNA
- Amplifikation der DNA oder cDNA durch Polymerase-Kettenreaktion (PCR) mittels Locus-spezifischer Oligonukleotide (Primer)
- quantitative Analyse durch „real-time"-PCR der Amplifikationsprodukte, semiquantitativ durch Gelelektrophorese (Agarose, Polyacrylamid)
- „genomweite" Analysen von Aberrationen/Kopienzahlvariation mittels SNP („single nucleotide polymorphism")-Arrays
- bei speziellen Fragestellungen: Analyse genomischer DNA durch Southern Blot, Analyse von RNA durch Northern Blot, Ligase-Kettenreaktion u.a. Verfahren

Sequenzierung
- Der Einsatz neuer Hochleistungs-Sequenzierverfahren („Next Generation Sequencing" NGS) ermöglicht bereits heute die parallele Analyse einer Vielzahl von Mutationen („panels", „targeted re-sequencing"). Durch die hohe Zahl gleichzeitiger Sequenzierreaktionen in einem Ansatz können Mutationsfrequenzen abgeschätzt und Aussagen über die klonale Architektur der analysierten Proben getroffen werden.
- Ausblick: Die rasante Entwicklung neuer Sequenziertechnologien stellt einen wesentlichen Schritt hin zur detaillierten molekularen Analyse von Tumorerkrankungen dar. Vollständige Genomsequenzierungen (des malignen Klons und der Keimbahn) eröffnen die Möglichkeit zur Identifizierung einer großen

Zahl von Genvarianten mit pathogenetischer und therapeutischer Relevanz („molekulare Signaturen"). Diese Entwicklungen beinhalten das Potential einer „personalisierten Medizin" mit individualisierten Behandlungsmaßnahmen, basierend auf spezifischen molekularen Markern des einzelnen Patienten.

Vorteile
- geringer Materialbedarf für Analyse, keine spezifische Fixierung erforderlich
- hohe Sensitivität bei PCR-basierenden Methoden, besonders geeignet zur Erfassung der minimalen Residualerkrankung bei klinischer Remission
- im Gegensatz zur Zytogenetik keine proliferierenden Zellen notwendig

Nachteile
- Formalin-fixiertes Material wegen Degradation von Nukleinsäuren weniger geeignet
- rigorose Qualitätskontrollen und aufwendige Isolationsmaßnahmen wegen extremer Empfindlichkeit PCR-basierender Assays zwingend → Vermeidung falsch-positiver Ergebnisse durch Kontamination mit Fremdmaterial

Ind: *Diagnosesicherung bzw. -erhärtung*
- CML, MPN: BCR-ABL1 Fusionsgen
- PV, ET, PMF: JAK2V617F-Mutation, MPL-Mutation
- Maligne Lymphome: Klonalität von Antigenrezeptor-Genrearrangements
- Folllikuläres Lymphom: Ig/BCL2-Rearrangement, t(14;18), t(2;18), t(18;22)
- Mikrogranuläre Variante der akuten Promyelozytenleukämie (AML M3v): PML-RARα

AML (Erstdiagnose): Erkennung prognostisch wichtiger Subgruppen
- AML1-ETO Fusionsgen, t(8;21)(q22;q22)
- CBFβ-MYH11-Fusionsgen, inv(16) und t(16;16)(p13;q22)
- PML-RARα Fusionsgen, t(15;17)(q21;q22) bei AML FAB M3/M3v
- FLT3, NPM1, C/EBP Mutationsstatus bei AML mit Normalkaryotyp (CN-AML)

ALL (Erstdiagnose): Erkennung prognostisch wichtiger Subgruppen
- BCR-ABL Fusionsgen, t(9;22)(q34;q11)
- Translokationen des MLL-Gens, z.B. MLL-AF4, t(4;11)(q21;q23)
- E2A-PBX-Fusionsgen, t(1;19)(q23;p13)

Weichteilsarkome (Erstdiagnose): Erkennung prognostisch wichtiger Subgruppen
- Ewing-Sarkom/PNET: EWS-FLI1-Fusionsgen, t(11;22)(q24;q12)
- Klarzell-Sarkom: EWS-ATF-Fusionsgen, t(12;22)(q13;12)
- Synoviales Sarkom: SYT-SSX-Fusionsgen, t(x;18)(p11;q11)
- Liposarkom: TLS-CHOP10-Fusionsgen, t(12;16)(q13;p11)
- Alveoläres Rhabdomyosarkom: PAX3-FKHR-Fusionsgen, t(2;13)(q35;q14)

Erkennung therapeutischer Zielstrukturen: Beispiele
- AML: FLT3-ITD (TKI-Therapie)
- CML, ALL: BCR-ABL1 (TKI-Therapie)
- NSCLC: EGFR, ELN4-ALK (TKI-Therapie)
- Kolorektales Karzinom: K-ras (Antikörper-Therapie), BRAF (TKI-Therapie)
- Mammakarzinom: HER2 (Antikörper-Therapie)
- Malignes Melanom: BRAF, c-KIT, MEK (TKI-Therapie)
- GIST: c-KIT (TKI-Therapie)

Verlaufskontrolle in klinischer CR (Sensitivität bis zu 1 maligne Zelle auf 10^6 normale Zellen)
- CML: BCR/ABL Fusionsgen (besonders bei zytogenetischer CR: Imatinib- oder IFNα-Therapie, nach allogener oder autologer hämatopoetischer Transplantation, Gabe von Donor-Lymphozyten)
- AML: je nach Genotyp bei Erstdiagnose (z.B. AML1/ETO, CBFβ/MYH11, PML/RARα, FLT3-ITD/TKD, NPM1)
- ALL: je nach Genotyp bei Erstdiagnose (besonders bei Ph1-ALL, aber auch Translokationen des MLL-Gens, E2A/PBX), spezifischer Nachweis des klonotypischen Antigenrezeptor-Genrearrangements
- NHL: je nach Genotyp bei Erstdiagnose (z.B. Ig/BCL2), spezifischer Nachweis des klonotypischen Antigenrezeptor-Genrearrangements

Lit:
1. Baretteon G, Grabbe S, Keilholz U et al. Molekulare Diagnostik in der Onkologie. Onkologie 2011;34(suppl):5–9.
2. Iacobucci I, Papayannidis C, Lonetti A et al. Cytogenetic and molecular predictors of outcome in acute lymphocytic leukemia: recent developments. Curr Hematol Malig Rep 2012;7:133–143.
3. Klco JM, Vij R, Kreisel FH et al. Molecular pathology of myeloproliferative neoplasms. Am J Clin Pathol 2010;133:602–615.
4. Marcucci G, Haferlach T, Döhner H. Molecular genetics of adult acute myeloid leukemia: prognostic and therapeutic implications. J Clin Oncol 2011;29:475–486.
5. Ozretic L, Heukamp LC, Odenthal M et al. The role of molecular diagnostics in cancer diagnosis and treatment. Onkologie 2012;35(suppl):8–12.
6. Shendure J, Lieberman Aiden E. The expanding scope of DNA sequencing. Nat Biotechnol 2012;30:1084–1094.
7. Stahlberg A, Kubista M, Aman P. Single-cell gene-expression profiling and its potential diagnostic applications. Exp Rev Mol Diagn 2011;11:735–740.
8. Yap TA, Workman P. Exploiting the cancer genome: strategies for the discovery and clinical development of targeted molecular therapeutics. Annu Rev Pharmacol Toxicol 2012;52:549–573.
9. Zenz T, Mertens D, Küppers R et al. From pathogenesis to treatment of chronic lymphocytic leukaemia. Nat Rev Cancer 2010;10:37–50.

Web:
1. www.genome.gov — Human Genome Research Institute
2. www.hugo-international.org — Human Genome Organisation (HUGO)
3. gfhev.de — Dt Ges Humangenetik
4. www.eshg.org — European Society of Human Genetics
5. www.eurogene.org — European Genetics Foundation
6. cancergenome.nih.gov — The Cancer Genome Atlas
7. icgc.org — International Cancer Genome Consortium

2.3 Genexpressionsanalysen durch Microarrays

U. Martens, J. Scheele, D. Pfeifer

Def: Simultane Erfassung der Expression einer großen Anzahl von Genen des menschlichen Erbguts durch Anwendung der Microarray-Technologie. Das humane Genom umfasst etwa 20 000 bis 25 000 proteinkodierende Gene.

Meth: *Microarrays*
Die Durchführung von Genexpressionsanalysen erfolgt auf Glasträgern („Chips"), auf denen Sondenmoleküle („Probes", „Gensonden") mehr oder weniger dicht aufgebracht und eindeutig angeordnet („Array") wurden. Gensonden bestehen meist aus in situ synthetisierten Oligonukleotiden (25–80 Basen). Die Anzahl unterschiedlicher Gensonden variiert je nach Chip zwischen einigen Hunderten („low density chips") und einigen Millionen („high density chips").
Für die Analyse von messenger-RNA (mRNA) wird aus dem Untersuchungsmaterial (z.B. Knochenmark, Tumorbiopsie) RNA isoliert, in cRNA bzw. cDNA umgeschrieben und dabei markiert. Diese markierte cRNA/cDNA wird auf dem Chip mit Gensonden für die einzelnen Zielgene hybridisiert. Nach Entfernung unspezifisch gebundener Sequenzen werden die Chips mit Fluoreszenzfarbstoffen gefärbt, welche an die markierten cRNAs/cDNAs binden. Durch Abtasten des Glaschips mit einem Scanner wird das Hybridisierungsergebnis ermittelt, wobei die Fluoreszenzintensität der einzelnen Bildpunkte die Menge an mRNA und somit das Ausmaß der Genexpression widerspiegelt.

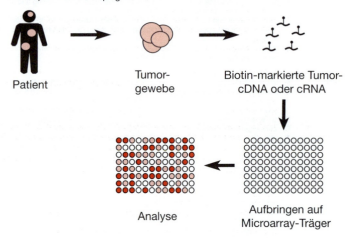

Seit einigen Jahren kennt man eine neue Klasse von kurzen, nicht-kodierenden RNA-Molekülen, die sog. Micro-RNAs (miRNA), welche kritische Funktionen in biologischen Prozessen übernehmen. MiRNAs können neben PCR- und sequenzbasierten Methoden auch mit Hilfe von Microarrays auf ihre Expression untersucht werden.

Datenanalyse
Die erhobenen Datenmengen erfordern eine Prozessierung und eine nachfolgende statistische Auswertung. Zur Analyse der numerischen Genexpression werden komplexe mathematische Algorithmen angewandt, z.B. die hierarchische Clusteranalyse. Die Ergebnisse der Clusteranalyse werden dargestellt als:
- Dendrogramme („cluster trees"): baumartige Darstellung von Gengruppen mit ähnlichem Expressionsverhalten („cluster")
- „Heat Maps": nach Clustern geordnete farbige Matrizes, die durch verschiedene Farbtöne die Expressionsstärke differentiell exprimierter Gene anzeigen

Ind: Microarray-Analysen werden insbesondere im Rahmen von Studien oder in der Grundlagenforschung eingesetzt, Anwendungen in der klinischen Routinediagnostik sind in der Entwicklung. Fragestellungen:
- Identifikation molekularer Grundlagen der Tumorentstehung (☞ Kap. 1.2)
- Aufklärung der genetischen Zusammenhänge bei Tumorentstehung und -progression in experimentellen Modellsystemen. Die Identifizierung tumorspezifischer Angriffspunkte (Targets) ist Grundlage der Entwicklung neuer zielgerichteter Arzneimittel.

Diagnostik und Prognose von Tumorerkrankungen
In Ergänzung zu konventionellen Untersuchungstechniken (Immunhistologie und molekulargenetische Marker) ermöglicht die Genexpressionsanalyse eine Erweiterung der Klassifikation und Prognoseeinschätzung humaner Neoplasien. Diese Erkenntnisse werden in Zukunft möglicherweise therapeutische Entscheidungen beeinflussen. In klinischen Studien ist die Bedeutung von Genprofilen („molecular signature") belegt für:
- akute Leukämien (☞ Kap. 7.1): Subtypisierung und Risikoklassifikation
- diffus-großzelliges B-NHL (☞ Kap. 7.5.1): Subtypisierung und Risikoklassifikation
- Mammakarzinom (☞ Kap. 8.4.1): Risikoklassifikation

Vorteile der Genexpressionsanalyse
Hoher Informationsgewinn durch Parallelanalyse: Darstellung des gesamten Transkriptoms einer Zellpopulation

Nachteile
- große Datenmengen mit Notwendigkeit komplexer bioinformatischer Analysen
- bislang existiert noch kein experimenteller Standard für verschiedene Tumorentitäten, relevante Gene und Genprofile sind noch nicht einheitlich definiert.
- unbekannte Transskripte oder Fusionsgene werden nicht analysiert.
- Splice-Varianten werden nur bedingt aufgelöst.

Lit:
1. Gonzaga-Jauregui C, Lupski JR, Gibbs RA. Human genome sequencing in health and disease. Annu Rev Med 2012;63:35–61.
2. MacConaill LE, Garraway LA. Clinical implications of the cancer genome. J Clin Oncol 2010;28:5219–5228.
3. Quackenbush J. Microarray analysis and tumor classification. N Engl J Med 2006; 354:2463–2472.
4. Sara H, Kallioniemi O, Nees M. A decade of cancer gene profiling: From molecular portraits to molecular function. Methods Mol Biol 2010:576:61–87.
5. Sotiriou C, Pusztai L. Gene expression signatures in breast cancer. N Engl J Med 2009; 360:790–800.
6. Stadler ZK, Thom P, Robson ME et al. Genome-wide association studies of cancer. J Clin Oncol 2010;28:4255–4267.
7. Strausberg RL, Simpson AJG. Whole-genome cancer analysis as an approach to deeper understanding of tumour biology. Br J Cancer 2010;102:243–248.

8. Walther A, Johnstone E, Swanton C et al. Genetic prognostic and predictive markers in colorectal cancer. Nature Rev Cancer 2009;9:489–499.
9. Zhou Y, Barlogie B, Shaughness JD. The molecular characterization and clinical management of multiple myeloma in the post-genome era. Leukemia 2009;23:1941–1956.

Web:

1. www.genome.gov/18016863 — A brief guide to genomics, NHGRI
2. www.ncbi.nlm.nih.gov/geo — NCBI, Gene Expression Database
3. www.genome.gov/10000533 — Microarray Technology, NHGRI
4. www.ebi.ac.uk/fg/index.html — European Bioinformatics Institute, EBI
5. smd.stanford.edu — Stanford Microarray Database, SMD

2.4 Tumormarker

H. Henß, D.P. Berger

Def: Substanzen, deren qualitativer oder quantitativer Nachweis eine Aussage über das Vorliegen, den Verlauf oder die Prognose einer malignen Erkrankung ermöglichen kann. Als „Tumormarker" im engeren Sinne werden von einem soliden Tumor produzierte, im Blut nachweisbare lösliche Antigene, Hormone oder Enzyme bezeichnet („zirkulierende Biomarker").

Im weiteren Sinne stellen Tumormarker oder „Biomarker" tumorassoziierte Charakteristika dar, welche zur prognostischen Beurteilung (prognostische Biomarker), zur Therapieauswahl (prädiktive Biomarker) oder zur Verlaufskontrolle nach Therapie (pharmakodynamische Biomarker) eingesetzt werden können. Biomarkeranalysen können z. B. direkt am Tumorbiopsat oder an peripherem Blut, Urin, Liquor oder Ergussmaterial durchgeführt werden. Tumormarker im engeren Sinne stellen daher einen Teilbereich der Biomarker dar. Molekulare Biomarker werden im Kapitel Molekulare Diagnostik (☞ Kap. 2.2), tumorspezifische Biomarker in den erkrankungsorientierten Kapiteln (☞ Kap. 7, 8) diskutiert. In den letzten Jahren wurden insbesondere neue molekulare Marker definiert, die im Sinne einer „personalisierten Therapie" eingesetzt werden können.

Phys: *Tumorprodukte*
- Tumorassoziierte Antigene: AFP, CEA, CA19-9, CA15-3, CA125
- Hormone: Gastrin, Kalzitonin, Insulin, β-HCG, Katecholamine, VIP
- Enzyme: NSE, PSA, LDH
- Serumproteine: Immunglobuline, Bence-Jones-Protein, Thyreoglobulin
- Micro-RNAs werden als diagnostische und prognostische Marker geprüft

Tumorinduzierte Marker
- Akut-Phase-Proteine: Ferritin, Haptoglobin, $β_2$-Mikroglobulin, $α_2$-Globulin
- Enzyme: AP, γGT, LDH, GOT, GPT, CK

Molekulare Marker (☞ Kap. 2.2): Beispiele
- Oberflächen-Rezeptoren: EGFR, HER2
- molekulare Aberrationen: EGFR-Mutationen, BCR-ABL
- molekulare Signaturen: Mammaprint, Oncotype Dx

Klass:
- *Diagnostische Marker:* weisen auf Tumorerkrankung hin
- *Prognostische Marker:* eingesetzt zur Prognoseklassifikation
- *Prädiktive Marker:* assoziiert mit Wirksamkeit bestimmter Therapien
- *Pharmakodynamische Marker:* geeignet zur Verlaufskontrolle nach Therapie

PPhys: *Tumormarkerkonzentrationen* im Serum werden beeinflusst durch
- Tumorparameter: Tumormasse, Stoffwechselaktivität, Freisetzung durch aktive Sekretion/Nekrose/Apoptose, Tumorperfusion/-vaskularisation
- Therapie: bei effektiver Behandlung Markeranstieg infolge Tumorzerfalls möglich (sog. „Marker-Release", DD Tumorprogression unter Therapie)
- metabolische Parameter: Niereninsuffizienz, Leberinsuffizienz und Cholestase
- angewandtes Testverfahren: Befunde z.T. stark methodenabhängig → unterschiedliche Normalwerte je nach Testsystem (v.a. bei CEA und CA 19-9).

2.4 Tumormarker

Ind: Tumormarkeranalysen sind zurückhaltend anzuwenden, da die klinischen Konsequenzen aufgrund geringer Sensitivität und Spezifität meist limitiert sind. Tumormarker sind:
- Für das Screening asymptomatischer Patienten *nicht geeignet* (Ausnahme: PSA in Verbindung mit rektaler Untersuchung und Sonografie bei Männern ≥ 50 Jahren).
- Für die Primärdiagnose eines Tumors *nicht geeignet*.
- Zum Nachweis der Malignität einer Organveränderung *nicht geeignet* (Ausnahme: β-HCG-Nachweis oder hohe AFP-Spiegel beim Mann).
- Zur Abklärung bei Risikogruppen oder symptomatischen Patienten *nur mit Einschränkungen* geeignet.
- Für prognostische Aussagen *nur in Einzelfällen* geeignet (CEA beim kolorektalen Karzinom, AFP und β-HCG bei Keimzelltumoren, $β_2$-Mikroglobulin beim Multiplen Myelom).

Hauptanwendungsbereich von Tumormarkeranalysen ist die *Therapiekontrolle und Verlaufsbeobachtung bei behandelten* Patienten mit dem Ziel der besseren oder früheren Definition des Tumoransprechens (Rezidiv, Metastasierung).
- Veränderungen von Tumormarkern sind zum Teil bereits mehrere Monate vor Auftreten einer klinischen Symptomatik feststellbar.
- Von Bedeutung ist die Tumormarkerkinetik, nicht der einzelne Wert.
- Molekulare Marker sind u.U. prädiktiv für das Ansprechen bestimmter Therapien (z.B. Trastuzumab und Pertuzumab bei HER2-Positivität).

Die Indikation für Tumormarkerbestimmungen ist von der klinischen Relevanz abhängig, z.B ist die Bestimmung von
- AFP und β-HCG bei Keimzelltumoren wegen therapeutischer Relevanz sinnvoll,
- CA 19-9 beim metastasierten Pankreaskarzinom von limitierter Bedeutung.

Bei palliativer Situation bestimmt die klinische Symptomatik wesentlich das Vorgehen, auf Tumormarkerbestimmungen kann verzichtet werden.

Tumoren und klinisch etablierte Serummarker

Tumor	Marker der ersten Wahl	weitere Marker (nur in Einzelfällen indiziert)
Lungenkarzinom	CEA, NSE, ProGRP	CA 15-3, SCC, CYFRA 21-1
Gallenwegskarzinom	CA 19-9	CEA, CA 125
HNO-Tumoren	CEA	SCC
Insulinom	Insulin	-
Karzinoid	HIES	-
Keimzelltumoren	AFP, β-HCG	NSE
Kolorektale Karzinome	CEA	CA 19-9
Leberzellkarzinom	AFP	CEA, CA 19-9, CA 125
Magenkarzinom	CA 19-9	CEA, CA 72-4
Mammakarzinom	CA 15-3	CEA, CA 125
Ösophaguskarzinom	CEA	SCC
Ovarialkarzinom	CA 125	CEA, CA 15-3, CA 19-9
Pankreaskarzinom	CA 19-9	CEA, CA 125

Tumor	Marker der ersten Wahl	weitere Marker (nur in Einzelfällen indiziert)
Phäochromozytom	Katecholamine	Vanillinmandelsäure
Plasmozytom	Immunglobuline	β_2-MG
Prostatakarzinom	PSA	PAP
Schilddrüsenkarzinom	TG, Kalzitonin	CEA, NSE

Informationen zu einzelnen Tumormarkern ☞ Tab.

Empfohlene Zeitpunkte der Tumormarkerbestimmung
- präoperativ
- postoperativ: 2–10 Tage nach Operation (abhängig von Tumormarker-Halbwertszeit), danach vierteljährlich, ab dem 3. Jahr nur noch halbjährlich
- vor Therapiewechsel
- bei klinischem Verdacht auf Rezidiv bzw. Metastasierung, bzw. bei nicht durch Bildgebung messbarem Tumor vor geplanter Therapiefortführung
- bei erneutem Staging
- 14–30 Tage nach erster Feststellung eines Tumormarkeranstiegs
- bei prädiktiven Tumormarkern: Erstdiagnose

Prädiktive Tumormarker: Beispiele

Marker	Therapie	Betroffene Tumoren
HER2	Trastuzumab, Pertuzumab	Mamma-Ca, Magen-Ca
EGFR-Mutation	Erlotinib, Gefitinib	NSCLC
EGFR-Mutation	Cetuximab, Panitumumab	Kolorektales Karzinom
EML-ALK4 Expression	Crizotinib	NSCLC
K-RAS Mutation	Cetuximab, Panitumumab*	Kolorektales Karzinom
BRAF V600E Mut	Vemurafenib, Dabrafenib	Melanom

* prädiktiv für Unwirksamkeit

Lit:
1. Duffy MJ. Tumor markers in clinical practice: a review focusing on common solid cancers. Med Princ Pract 2013; 22:4–11.
2. Febbo PG, Ladanyi M, Aldape K et al. NCCN Task Force Report: Evaluating the clinical utility of tumor markers in oncology. JNCCN 2011;9(Suppl. 5):S1-S32.
3. Harris L, Fritsche H, Mennel R et al. ASCO 2007 update of recommendations for the use of tumor markers in breast cancer. J Clin Oncol 2007;33:5287–5312.
4. Hui A, How C, ITO E et al. Micro-RNAs as diagnostic or prognostic markers in human epithelial malignancies. BMC Cancer 2011;11:500–509.
5. Kellof CJ, Sigman CC. Cancer biomarkers: selecting the right drug for the right patient. Nat Rev Drug Disc 2012;11:201–214.
6. Locker GY, Hamilton S, Harris J et al. ASCO 2006 update of recommendations for the use of tumor markers in gastrointestinal cancer. J Clin Oncol 2006;24:5313–5327.
7. Voorzanger-Rousselot N, Garnero P. Biochemical markers in Oncology. Part I Molecular Basis; Part II Clinical Uses. Cancer Treatm Rev 2007;33:230–283.

Web:
1. www.egtm.eu — European Group on Tumor Markers
2. www.asco.org — ASCO Tumor Marker Guidelines
3. www.cancer.gov/cancertopics/factsheet/Detection/tumor-markers — NCI, Tumor Marker Fact Sheet

Tumormarker (1)

Marker	Charakterisierung, physiologisches Vorkommen	Norm[1]	Serum-$t_{1/2}$	erhöht bei Tumortyp (Sensitivität)	falsch positive Werte bei Erkrankung (Spezifität)
AFP	α_1-Fetoprotein, Dottersack, fetale Leber	< 15 ng/ml	3–6 d	Hepatozelluläres Karzinom (90 %), Keimzelltumoren (50–80 %), Dottersacktumoren (100 %)	Lebernekrose (80 %), Hepatitis (60 %), Zirrhose (20 %), Schwangerschaft, Spina bifida
β-HCG	Humanes Choriongonadotropin β, trophoblastäre Strukturen	♂ < 5 U/l	18–24 h	Nicht-semin. Keimzelltumoren (50–85 %), Chorionkarzinome (100 %), Blasenmole (97 %)	Schwangerschaft (100 %)
β_2-MG	β_2-Mikroglobulin, Lymphozyten, Makrophagen	1,2–2,5 mg/l		Multiples Myelom (70 %), Non-Hodgkin-Lymphome	Nierenerkrankungen mit Störung der glomerulären Filtration
Kalzitonin	Kalzitonin, C-Zellen der Schilddrüse	< 300 ng/l	12 min	Medulläres Schilddrüsenkarzinom	C-Zell-Hyperplasie
CA125	Cancer Antigen 125, Ovarial- und Bronchialepithel	< 65 U/ml	4–5 d	Seröses Ovarialkarzinom (90 %), Lungenkarzinom, Kolon- und Mammakarzinom	Schwangerschaft, Menstruation, benigne Erkrankungen von Ovar, Leber und Pankreas, Peritonitis
CA 15-3	Cancer Antigen 15-3, Epithelien	< 28 U/ml	10–14 d	Mammakarzinom (30–60 %)	Mastopathie, Leberzirrhose
CA 19-9	Cancer Antigen 19-9, fetales gastrointestinales Epithel	< 37 U/ml	8–9 d	Pankreas- (75–85 %), Magen- (40–60 %), kolorektale (25–50 %) und Leberzellkarzinome (40 %)	Cholezystitis (50 %), Cholestase, Pankreatitis (30 %), Hepatitis (25 %), Zirrhose (20 %), Kolitis
CA 72-4	Cancer Antigen 72-4, Epithelien	< 4 U/ml		Magenkarzinom (50 %), Ovarialkarzinom (60–70 %)	Benigne gastrointestinale Erkrankungen
CEA	Karzinoembryonales Antigen, embryonale Darmmukosa, Pankreas und Leber	< 5 ng/ml	14–21 d	Kolorektales Karzinom (50–80 %), Pankreaskarzinom (55–60 %), Magenkarzinom (45 %), Mammakarzinom (35–55 %), Lungenkarzinom (30–50 %)	Leberzirrhose (30 %), Erkrankungen von Darm, Leber, Pankreas und Lunge, Hämodialyse (30 %), Raucher (3 %)

[1] methodenabhängig, $t_{1/2}$ Halbwertszeit

Tumormarker (2)

Marker	Charakterisierung, physiologisches Vorkommen	Norm[1]	Serum-t½	erhöht bei Tumortyp (Sensitivität)	falsch positive Werte bei Erkrankung (Spezifität)
CYFRA 21-1	Plattenepithel der Lunge	< 4 U/ml	4 d	Plattenepithelkarzinom der Lunge (60–80 %)	Spezifität 90 %
HIES	5-OH-Indolessigsäure	< 9 mg im 24-h-Urin		Karzinoid	
Ig	Immunglobuline, B-Zellen			Multiples Myelom, Lymphome, CLL	Chron. Entzündungsreaktionen
Insulin	Insulin, Pankreas	< 50 mU/l		Insulinom	
NSE	Neuronspezifische Enolase, neuroendokrine/neuronale Zellen, Erythrozyten, Thrombozyten	< 25 ng/ml	12–14 d	Kleinzelliges Lungenkarzinom (80 %), Neuroblastom (85 %), APUDome (35 %), metastasiertes Seminom (70 %)	Benigne Lungenerkrankungen, Pneumonie (35 %), Hämolyse
SCC	Squamous Cell Carcinoma Antigen, Plattenepithel	< 2,5 ng/ml		Karzinome von Cervix uteri (85 %), Kopf- und Halsbereich (60 %)	Hepatobiliäre Störungen, terminale Niereninsuffizienz
Pro GRP	Pro Gastrin Releasing Peptide	< 35 ng/l	1 d	Kleinzelliges Lungenkarzinom	Lebererkrankungen, Infektionen
PSA	Prostataspezifisches Antigen, Ausführungsgänge der Prostata	< 3,7 ng/ml	2–3 d	Prostatakarzinom (90 %)	Prostatahypertrophie (65 %), Prostatitis, Prostatamassage
PTH	Parathormon, Parathyreoidea	< 55 ng/l		Nebenschilddrüsentumoren	Sek. Hyperparathyreoidismus
TG	Thyreoglobulin, Schilddrüse	< 50 mg/l	> 14 d	Differenziertes Schilddrüsenkarzinom	Benigne Schilddrüsenerkrankungen
TPA	Tissue Polypeptide Antigen, Epithelien	< 120 U/l	2–3 d	Blasenkarzinom (80–100 %), epitheliale Tumoren	Benigne Erkrankungen von Leber, Lunge, Urogenitaltrakt
VMS	Katecholamine/Vanillinmandelsäure			Phäochromozytom, sympathisches Neuroblastom	

[1] methodenabhängig, t½ Halbwertszeit

2.5 Immunzytologie

I. Bartsch, J. Rawluk, M. Burger

Def: Ermittlung des Immunphänotyps insb. hämatologischer Zellpopulationen durch Nachweis von membranständigen sowie intrazellulären Molekülen (Antigenen). Hierzu werden monoklonale Antikörper verwendet, die von der WHO zu sog. „Clusters of Differentiation" (CD) zusammengefasst wurden. Bislang wurden 340 zelluläre Oberflächenantigene dem CD-Klassifikationssystem zugeordnet, die Funktionen der identifizierten Antigene sind z.T. noch nicht geklärt. Wichtigste Methode der Immunzytologie ist die Durchflusszytometrie.

Ind: Immunzytologische Befunde werden (neben Zytologie und Zytochemie) in der Klassifikation von Lymphomen (☞ Kap. 7.5) und Leukämien (☞ Kap. 7.1) berücksichtigt. Die Interpretation immunzytologischer Befunde maligner hämatologischer Zellpopulationen beruht auf der Kenntnis der Antigenexpressionsmuster normaler Zellen.

Indikationen immunzytologischer Untersuchungen
- Akute Leukämien: essenziell bei der Erstdiagnose. Verlaufsuntersuchung („minimal residual disease") nur bei „informativem Phänotyp", d.h. bei Expression von aberranten oder asynchronen Markern
- Non-Hodgkin-Lymphome: Erstdiagnose und Verlaufsuntersuchung, Bestimmung prognostischer Marker, z.B. bei CLL (CD38, ZAP-70)
- Myeloproliferative Syndrome (MPS): Charakterisierung der Blasten bei Entwicklung einer akuten Leukämie
- Quantifizierung hämatopoetischer Progenitorzellen (CD34+)
- Organinfiltration durch epitheliale Tumorzellen: Nachweis von Zellen mit Expression von HEA und MOC31
- Paroxysmale nächtliche Hämoglobinurie (PNH): Diagnostik
- zelluläre Immundefekte: Quantifizierung von lymphozytären Subpopulationen

Meth: *Geeignete Proben*
- peripheres Blut (z.B. in EDTA)
- Knochenmarkaspirat (z.B. in 0,25 % EDTA)
- Lymphknotenaspirat oder -biopsie (in 0,9 % NaCl bei Raumtemperatur)
- Körperflüssigkeiten (mindestens 40 ml, in EDTA-Röhrchen)
- Liquor (mindestens 5 ml, ohne Zusatz, in sterilem Röhrchen)
- andere Aspirate oder Biopsate, z.B. aus der Haut (in 0,9 % NaCl, mit EDTA)

Immunzytologische Untersuchung
- Aussagekraft der Untersuchung hängt entscheidend von der Schnelligkeit der Probenverarbeitung ab → unverzüglicher Transport der Proben nach Abnahme. Generell sollten Proben innerhalb von 24 Stunden verarbeitet werden.
- Durchführung immunzytologischer Untersuchungen in der Regel mit fluorochrommarkierten Antikörpern am Durchflusszytometriegerät. Falls nur wenig Zellmaterial vorliegt (z.B. Liquor, Lymphknoten, Aspirationsmaterial aus Organen, Nachweis epithelialer Zellen in Geweben), erfolgt die immunzytologische Färbung von Einzelzellen auf dem Objektträger.
- Bei immunzytologischen Methoden (Verwendung unfixierter Zellen) ist ein größeres Antikörperpanel verfügbar als bei der Immunhistochemie (Verwendung formalinfixierter Zellen, Paraffineinbettung).

CAVE: Eine angemessene Einordnung immunzytologischer Befunde kann nur im Kontext mit anderen Untersuchungsmethoden und dem klinischen Bild erfolgen.

Spezielle Diagnoseverfahren　　　　　　　　　　　　　　　　　　　　Immunzytologie 2.5

Dg: ***Akute Leukämien***

Ziele der Immunphänotypisierung akuter Leukämien
- Die akuten Leukämien werden nach den Empfehlungen der WHO sowie der „European Group for the Immunophenotyping of Leukemias" (EGIL) klassifiziert.
- Differenzierung myeloische versus lymphatische Leukämie (☞ Kap. 7.1.1 und 7.1.2)
- Definition prognostisch relevanter Subtypen insbesondere bei B-lymphatischen Leukämien, weniger etabliert für AML
- Verlaufskontrollen zur Detektion residualer Leukämiezellen („minimal residual disease", MRD, bei informativem Immunphänotyp)

Die klassische Einteilung akuter Leukämien berücksichtigt insbesondere rein pathologische und immunzytologische Befunde. Die aktuelle WHO-Klassifikation der akuten Leukämien (☞ Kap. 7.1) beruht jedoch vermehrt auf der Identifikation spezifischer genetischer Veränderungen, die auch anhand charakteristischer immunzytologischer Expressionsmuster identifiziert werden können. In den unten angegebenen Tabellen werden immunyztologische Befundmuster für verschiedene Klassifikationen aufgeführt.

Akute B-Lymphoblastische Leukämien (B-ALL, WHO)

Immunzytologisch definierte B-ALL Typen

Typ	Charakteristisches Markerprofil
• Gemeinsame Marker für B-ALL	Charakteristisch sind Nachweis von CD19+ und/oder cCD79a+ und/oder cCD22+[1]
• Pro-B-ALL	keine zusätzlichen Marker
• Common-ALL (c-ALL)	zusätzlich CD10+
• Prä-B-ALL	zusätzlich cIgM+

ALL Akute Lymphatische Leukämie, TdT Terminale Desoxynukleotidyltransferase, IgM Immunglobulin M, c zytosolisch
[1] Mindestens zwei der drei Marker müssen positiv sein, die meisten Fälle sind positiv für nTdT, CD34, CD38, und HLA-DR, und zeigen nur eine schwache oder gar keine Expression von CD45

B-ALL mit spezifischen genetischen Veränderungen

Genetische Veränderung	Charakteristisches Markerprofil
• (9;22)(q34;q11.2); BCR-ABL1	CD10+, CD13+/-, CD19+, CD25+/-, CD33+/-, CD117-, nTdT+
• t(v;11q23); MLL Rearrangements	CD10-, CD15+, CD19+, CD24-, NG2+/-
• t(12;21)(p13;q22); TEL-AML1	CD10+, CD13+/-, CD19+, CD20-, CD34+/-
• Hyperdiploidie (50 < cc < 66)	CD10+, CD19+, CD34+/-, CD45-/+
• Hypodiploidie (cc < 46)	CD10+, CD19+
• t(5;14)(q31;q32); IL3-IGH	CD10+, CD19+
• t(1;19)(q23;p13.3); E2A-PBX1	CD9+, CD10+, CD19+, CD34-/+, cIgM+

ALL akute lymphatische Leukämie, TdT Terminale Desoxynukleotidyltransferase,
IgM Immunglobulin M, c zytosolisch, n nukleär, cc Chromosomenzahl
+ > 90 % der Fälle positiv; +/- > 50 % der Fälle positiv, -/+ < 50 % der Fälle positiv;
− < 10 % der Fälle positiv

2.5 Immunzytologie — Spezielle Diagnoseverfahren

Akute T-Lymphoblastische Leukämien (T-ALL, WHO)

Einteilung nach immunzytologischen Parametern; derzeit sind keine wiederkehrenden genetischen Veränderungen mit charakteristischem Immunphänotyp bekannt.

Immunzytologisch definierte T-ALL-Typen

Typ	Charakteristisches Markerprofil
• Gemeinsame Marker für T-ALL	Charakteristisch ist Nachweis von CD3+ (zytoplasmatisch, seltener auch membranär [1]
• Pro-T-ALL	CD7
• Prä-T-ALL	zusätzlich CD2+
• Kortikale T-ALL	zusätzlich CD1a+
• Reife T-ALL	CD3+ membranär, CD1a- Gruppe a: TCR α/β + Gruppe b: TCR γ/δ +

ALL akute lymphatische Leukämie, TdT Terminale Desoxynukleotidyltransferase, TCR T-Zell-Rezeptor, c zytosolisch, n nukleär
[1] In der Regel positiv für nTdT sowie CD38 und zeigen höchstens schwache Expression von CD45

Akute Myeloische Leukämien (AML)

Einteilung der AML klassisch entsprechend morphologischer Parameter (FAB-Klassifikation ☞ Kap. 7.1.2). Für spezifische genetische Veränderungen sind charakteristische immunphänotypische Profile bekannt. Bei AML mit myelodysplasieartigen Veränderungen sowie bei therapiebedingter AML sind keine immunphänotypischen Zuordnungen möglich.

Immunzytologisch definierte AML-Typen

Typ	Charakteristisches Markerprofil
• AML mit minimaler Differenzierung (M0)	CD34+, CD38+, HLA-DR+, CD13+/-, CD117+/-, CD7+/-, MPO-/+, nTdT+/- keine Marker granulozytärer/monozytärer Ausreifung: CD11b-, CD14-, CD15-, CD64-, CD65-
• AML mit myeloischem Marker (M1)	CD34+/-, HLA-DR+/-, MPO+ mindestens ein myeloischer Marker aus: CD13, CD33, CD117 keine Marker granulozytärer/monozytärer Ausreifung: CD15-, CD65-, CD14-, CD64-, CD11b- Aberranzen: CD7-/+, CD2-/+, CD4-/+, CD19-/+, CD56-/+
• AML mit Ausreifung (M2)	MPO+ und mindestens ein myeloischer Marker aus: CD13, CD33, CD65, CD11b, CD15; HLA-DR+, CD34+ und/oder CD117+ Aberranz: CD7-/+
• Akute myelomonozytäre Leukämie (M4)	HLA-DR+, CD7-/+ Blasten mit MPO+, CD13+/-, CD33+/-, CD65+/-, CD15+/- Blasten mit einigen monozytären Markern aus: CD14, CD4, CD11b, CD11c, CD64, CD36, CD68, CD163, Lysozym unreife Blasten mit CD34+ und/oder CD117+

Spezielle Diagnoseverfahren   Immunzytologie 2.5

Typ	Charakteristisches Markerprofil
• Akute Monoblasten- und Monozytenleukämie (M5a und M5b)	CD117+/-, CD34-/+, HLA-DR+, CD7-/+, CD56-/+, MPO-/+ variable Expression myeloischer Antigene: CD13, CD33, CD15, CD65 mindestens zwei Marker monozytärer Ausreifung aus: CD14, CD4, CD11b, CD11c, CD64, CD68, CD36, Lysozym
• Akute Erythroleukämie (erythozytär/myelozytär) (M6a)	Erythroblasten: Hämoglobin A+/-, GPA+/-, CD71lo+/- Myeloblasten: wie AML mit minimaler Differenzierung
• Akute reine Erythroleukämie (M6b)	Hämoglobin A+, GPA+, CD117+/-, CD36+/-, CD34-/+, HLA-DR-/+, keine myeloischen Marker (MPO-)
• Akute megakaryoblastäre Leukämie (M7)	cCD41+, cCD61+, CD36+, CD42+/-, CD13-/+, CD33-/+, CD7-/+, CD34-/+, CD45-/+, HLA-DR-/+, MPO-, CD38-
• Akute basophile AML	CD123+, CD203c+, CD11b+, CD13+/-, CD33+/-, CD34+/-, HLA-DR+/-, CD9+/-, CD22-/+, nTdT-/+, CD117-

M0–M7 entsprechen weitgehend den AML FAB Subtypen M0–M7 (☞ Kap. 7.1.2), AML akute myeloische Leukämie, TdT Terminale Desoxynukleotidyltransferase, MPO Myeloperoxidase, hi starke Expression, lo schwache Expression, c zytosolisch, n nukleär
+ > 90 % der Fälle positiv; +/- > 50 % der Fälle positiv, -/+ < 50 % der Fälle positiv;
- < 10 % der Fälle positiv

AML mit spezifischen genetischen Veränderungen

Genetische Veränderung	Charakteristisches Markerprofil
• t(8;21)(q22;q22) RUNX1-RUNX1T1 (FAB M2)	unreife Blasten: CD34hi+, CD13+, MPO+, HLA-DR+, CD33 lo+/- reifere Blasten: CD15+/-, CD65+/- aberrante Expression: CD19+/-, CD79a-/+, CD56-/+
• inv(16)(p13.1q22) oder t(16;16)(p13.1;q22) CBFB-MYH11 (FAB M4 Eo)	unreife Blasten: CD34hi+, CD117+ reifere granulozytäre Blasten: CD13+, CD33+, CD15+, CD65+, MPO+ reifere monozytäre Blasten: CD14+, CD4+, CD11b+, CD11c+, CD64+, CD36+, Lysozym+
• t(15;17)(q22;q12) PML-RARA (FAB M3, APL)	CD33hi+, MPO+, CD64+, CD13+/-, CD117lo+/-, CD56-/+, CD34 lo-/+, HLA-DRlo-/+, CD11a lo-/+, CD11b lo-/+, CD15-, CD65- bei mikrogranulärer Morphologie oder bcr3 Transkript: CD34+/- und CD2+/-
• t(9;11)(p22;q23) MLLT3-MLL	Kinder: CD33hi+, CD65+, CD4+, HLA-DR+, NG2+, CD13lo+, CD14lo+, CD34lo+ Erwachsene: NG2+, CD34+/-, CD117+/-, CD56+/- und einige der monozytären Marker: CD14+/-, CD4+/-, CD11b+/, CD11c+/-, CD64+/-, CD36+/-, Lysozym+/-
• t(6;9)(p23;q34) DEK-NUP214	Immunphänotyp unspezifisch, myeloisch mit CD13+/-, CD33+/-, CD38+/-, HLA-DR+/-, CD117+/-, CD34+/-, CD15+/- und nTdT+/-

Genetische Veränderung	Charakteristisches Markerprofil
• inv(3)(q21q26.2) oder t(3;3)(q21;q26.2) RPN1-EVI1	Immunphänotyp unspezifisch, myeloisch mit HLA-DR+/-, CD34+/-, CD38+/- und CD7-/+
• t(1;22)(p13;q13) RBM15-MKL1	Immunphänotyp megakaryozytär mit cCD41+, cCD61+, CD36+, CD13+/-, CD33+/-, CD34-/+, CD45-/+, HLA-DR-/+, MPO-, nTdT-
• NPM1 mutiert	CD117+, CD123+, CD13+, CD33+, MPO+, CD14+/-, CD11b+/-, CD34-, CD133-
• CEBPA mutiert	CD34+, HLA-DR+, CD13+/-, CD33+/-, CD65+/-, CD11b+/-, CD15+/-, CD7+/-
• weitere Genmutationen: KIT, FLT3-ITD, FLT3-TKD, MLL-PTD, WT1	keine immunphänotypische Zuordnung möglich

AML akute myeloische Leukämie, TdT Terminale Desoxynukleotidyltransferase, MPO Myeloperoxidase, hi starke Expression, lo schwache Expression, c zytosolisch, n nukleär
+ > 90 % der Fälle positiv; +/- > 50 % der Fälle positiv, -/+ < 50 % der Fälle positiv;
– < 10 % der Fälle positiv

Akute Undifferenzierte Leukämien (AUL, WHO)

Seltene, akute Leukämien, deren Blasten keine streng linienspezifischen Marker wie MPO, cCD3 oder CD19 exprimieren. In der Regel positiv für CD34, HLA-DR, CD38 und zum Teil auch für nukleäres TdT, maximal ein membranärer Marker pro Zellpopulation.

Akute Leukämien mit gemischtem Phänotyp (MPAL, WHO)

Akute Leukämien, deren Blasten in signifikantem Ausmaß Antigene in mehr als einer Zellreihe exprimieren („mixed phenotype acute leukemia", MPAL). Liegen distinkte Blastenpopulationen vor, die jeweils einer bestimmten Zellreihe (myeloisch, lympathisch B- oder T-zellulär) zugehören, spricht man von einer bilineären akuten Leukämie. Liegt dagegen nur eine Blastenpopulation vor, die Antigene verschiedener Linien exprimiert, spricht man von einer biphänotypischen akuten Leukämie.

Leukämien, die über bestimmte genetische oder klinische Parameter anderweitig definiert sind, z.B. AML aus MDS/therapieinduzierte AML/CML in der Blastenkrise, werden *nicht* als MPAL klassifiziert.

Immunzytologisch definierte MPAL-Typen

Typ	Charakteristisches Markerprofil
• Myeloische Komponente	MPO oder mindestens zwei der folgenden Marker: CD11c, CD14, CD64, Lysozym, NSE
• T-Zell-Reihe	cCD3 oder CD3 membranär (selten)
• B-Zell-Reihe	CD19 und mindestens einer der folgenden Marker stark exprimiert: cCD79a, cCD22, CD10, oder CD19 schwach exprimiert und mindestens zwei der folgenden Marker stark exprimiert: cCD79a, cCD22, CD10

MPAL Akute Leukämie mit gemischtem Phänotyp. NSE nicht-spezifische Esterase, c zytosolisch

MPAL mit spezifischen genetischen Veränderungen

Genetische Veränderung	Charakteristisches Markerprofil
• t(9;22)(q34;q11.2); BCR-ABL1	Phänotyp meist B-zellulär/myeloisch, selten auch T-zellulär/myeloisch
• t(v;11q23); MLL Rearrangements	B-zellulär/myeloisch mit CD19+, CD10- und myeloischer, meist monoblastischer Komponente

MPAL Akute Leukämie mit gemischtem Phänotyp

Lymphoproliferative Erkrankungen

Die Abgrenzung neoplastischer Lymphozyten gegenüber reaktiven Veränderungen ergibt sich durch:
- Monoklonalitätsnachweis (Leichtkettenrestriktion für kappa oder lambda)
- Überexpression oder Fehlen von Markern (reife T-Zell-Neoplasien)

Die Zuordnung zu einzelnen Krankheitsbildern lässt sich nur im Kontext von Morphologie und klinischer Konstellation definieren. Erfahrungen mit einem immunphänotypischen Bewertungssystem zeigen jedoch, dass die immunphänotypische Zuordnung besonders bei der Abgrenzung der CLL gegenüber anderen leukämischen B-Zell-Lymphomen zu einer hohen Übereinstimmung mit der klinischen Diagnose führen kann.

Klassifikation peripherer B-Zell-Neoplasien

Antigen	Diagnose							
	CLL	PLL	HCL	FL	MCL	LPIC	SLVL	PCL
sIg	++ w	+++ s	+++ s	+++ s	+++ s	+++ s	+++	-
CD5	+++	+ w	-	-	+++	-	+	-
CD10	-	-	-	++	-	-	+	-
CD11c	++ w	+	+++ s	-	+w	+	+	-
CD19	+++	+++	+++	+++	+++	+++	+++	-
CD20	+++	+++	+++	+++	+++	+++	-	-
CD22	+w	+	+	+	+	+	+	-
CD23	+++	+	-	+	-	+	+	-
CD25	-/+	-	+++	-	+	-	-	-
CD38	v	-	+ w	+ w	-	++	+	+++ s
CD79b	-/w	+	-	+	+	+	+	-
CD103	-	-	+++ s	-	-	-	+	-
FMC7	-/+ w	+++	+++	+++	+++	+	+++	-

CLL Chronische lymphatische Leukämie, PLL Prolymphozytenleukämie, HCL Haarzell-Leukämie, FL Follikuläres Lymphom, MCL Mantelzell-Lymphom, LPIC Lymphoplasmozytoides Immunozytom, SLVL Splenisches Lymphom mit villösen Lymphozyten, PCL Plasmazell-Leukämie,
- keine Antigenexpression, + Antigenexpression in < 50 % der Fälle, ++ Antigenexpression in > 50 % der Fälle, +++ regelhafte Antigenexpression,
w schwache Antigenexpression, s starke Antigenexpression, v Antigen variabel exprimiert

Immunphänotyp und Scoring zur Differentialdiagnose der B-CLL (nach Matutes)

Antigen	B-CLL	Score	Andere leukämische B-Zell-Lymphome	Score
sIg	schwach positiv	1	stark positiv	0
CD5	positiv	1	negativ	0
CD23	positiv	1	negativ	0
CD79b/CD22	schwach positiv	1	stark positiv	0
FMC7	negativ	1	positiv	0
Score Summe	**B-CLL**	**4–5**	**Andere leukämische B-Zell-Lymphome**	**0–2**

Klassifikation peripherer T-Zell-Neoplasien

Antigen	Diagnose			
	T-PLL	SS/MF	LGLL	Adulte TCL
TdT	-	-	-	-
CD1a	-	-	-	-
CD2	+++	+++	+++	+++
CD3	+++	+++	+++	+++
CD4	+	+++	+	+++
CD5	+++	+++	+++	+++
CD7	+++	-	+	+
CD8	+	-	++	-
CD25	-	-	-	+++
CD56	-	-	++	-
CD57	-	-	++	-
HLA-DR	-	-	-	+

T-PLL T-Prolymphozytenleukämie, SS/MF Sézary Syndrom/Mycosis fungoides, LGLL large granular lymphocyte leukemia, TCL T-Zell-Leukämie,
- Keine Antigenexpression, + Antigenexpression in < 50 % der Fälle, ++ Antigenexpression in > 50 % der Fälle, +++ regelhafte Antigenexpression

Spezielle Diagnoseverfahren | Immunzytologie 2.5

Lit:
1. Craig FE, Foon KA. Flow cytometric immunphenotyping for hematologic neoplasms. Blood 2008;111:3941–3967.
2. Harris NL, Jaffe ES, Diebold J et al. World Health Organization classification of neoplastic diseases of the hematopoietic and lymphoid tissues. J Clin Oncol 1999;17:3835–3849.
3. Kern W, Haferlach C, Haferlach T et al. Monitoring of minimal residual disease in acute myeloid leukemia. Cancer 2007;112:4–16.
4. Löffler H, Haferlach T. Hämatologische Erkrankungen. Springer Verlag GmbH 2010.
5. Ortolani C. Flow Cytometry of Hematological Malignancies. Wiley-Backwell 2011.
6. Peters JM, Ansari MQ. Multiparameter flow cytometry in the diagnosis and management of acute leukemia. Arch Pathol Lab Med 2011;135:44–54.
7. Swerdlow SH, Campo E, Harris NL, Jaffe ES, Pileri SA, Stein H, Thiele J, Vardiman JW (Ed.). WHO classification of tumours of haematopoietic and lymphoid tissues. IARC 2008.
8. Vardiman JW, Harris NL, Brunning RD. The WHO classification of the myeloid neoplasms. Blood 2002;100:2292–2302.
9. Zola H, Swart B, Banham A et al. CD molecules 2006 – human cell differentiation molecules. J Immunol Methods 2007;319:1–5.

Web:
1. www.efis.org — Eur Federation Immunological Societies
2. www.hcdm.org — Human Cell Differentiation Molecules
3. prow.nci.nih.gov — NIH, Protein Reviews (PROW)
4. www.labome.com/review/cd.html — CD Antigens, Labome
5. pathologyoutlines.com/cdmarkers.html — CD Antigens, Pathology Outlines
6. www.ebioscience.com/ebioscience/whatsnew/humancdchart.htm — CD Antigens, eBioscience

2.5 Immunzytologie — Spezielle Diagnoseverfahren

Ausgewählte CD-Antigene und nicht klassifizierte Antigene (1)

	Antigen	Normale zelluläre Reaktivität	Bemerkungen
CD 1	Gp49	Thymozyten, DC, B (Sub)	Marker für unreife T-Zellen
CD 2	Gp50, LFA-3 Ligand	T, NK (Sub)	T-Zell-Marker
CD 3	T-Zell-Rezeptor assoziiert	T	T-Zell-Marker
CD 4	MHC-Klasse II Rezeptor, HIV-Rezeptor	T (Sub), Mono, myeloische Vorläufer	Helfer T-Lymphozyten
CD 5		T, B (Sub)	T-Zell-Marker, typisch bei B-CLL
CD 7	40 kd Protein	T, NK, myeloische Vorläufer (Sub)	
CD 8	MHC-Klasse-I-Rezeptor (gp32)	T (Sub), NK (Sub)	zytotoxische oder Suppressor-T-Zellen
CD 9	P24	Mono, Thrombozyten, Prä-B	
CD 10	gp100, common acute leukemia antigen (CALLA)	B- und T-Vorläufer, Neutrophile	typischer Marker der c-ALL
CD 11b	Gp155/95, C3bi-Rezeptor	Mono, Makrophagen, Neutrophile, NK	
CD 11c	Gp150/95, Adhäsionsmolekül	Mono, Neutrophile, NK, B (Sub)	stark exprimiert bei Haarzell-Leukämie
CD 13	Aminopeptidase N	Mono, Neutrophile	myeloischer Marker
CD 14	Gp55	Mono, (Neutrophile)	LPS-Rezeptor, Monozytenmarker
CD 15	X-Hapten	Neutrophile, (Mono)	myeloischer Marker
CD 16	FcγRIII, gp50-65	NK, Neutrophile, Mono (Sub)	
CD 19	Gp95	B	B-Zell-Marker
CD 20	p37/32	Reife B	Marker für reife B-Zellen
CD 21	C3d/EBV-Rezeptor	B (Sub)	B-Zell-Marker
CD 22	Gp135	B	B-Zell-Marker
CD 23	FcεRII, niedrig affiner Rezeptor für IgE	B (Sub)	positiv auf B-CLL
CD 24	Gp41/38	B, T (aktiviert), Neutrophile	
CD 25	IL-2-Rezeptor (α-Kette)	T (aktiviert), B (aktiviert)	
CD 30	Ki-1	T	Hodgkin-Zellen und Ki-1 NHL
CD 33	67 kDa Glykoprotein	Mono, Progenitorzellen, Neutrophile	myeloischer Marker
CD 34	105-120 kDa Glykoprotein	myeloische/lymphatische Progenitoren	
CD 38	45 kDa Protein	T/B (aktiviert), B (Sub), Plasmazellen	
CD 40	Gp50	B	
CD 41	GPIIb/IIIa, GPIIb	Thrombozyten	
CD 43	Leukosialin, gp95	T, Neutrophile	
CD 44	Pgp-1, gp80-95	T, Neutrophile, Erythrozyten	
CD 45	Leukocyte Common Antigen	Leukozyten	Leukozytenmarker

B B-Lymphozyten, DC Dendritische Zellen, Mono Monozyten, NK Natural Killer Zellen, Sub Subpopulation, T T-Lymphozyten

Ausgewählte CD-Antigene und nicht klassifizierte Antigene (2)

	Antigen	Normale zelluläre Reaktivität	Bemerkungen
CD 54	Intercellular Adhesion Molecule	aktivierte Zellen	
CD 55	Decay Accelerating Factor	verschiedene Zelltypen	kann bei PNH fehlen
CD 56	gp220/135, Isoform von NCAM	NK, aktivierte Lymphozyten	
CD 57	HNK1	NK, T, B (Sub)	
CD 61	Integrin β3, Thr GPIIIa	Thrombozyten	
CD 64	FcγRI, gp75	Mono	
CD 65	Ceramid-Dodecasaccharid	Neutrophile, (Mono)	linienspezifischer myeloischer Marker
CD 68	gp110	Makrophagen	
CD 69	gp32/28	aktivierte B, aktivierte T	
CD 71	gp110	proliferierende Zellen, Makrophagen	
CD 79a	Ig-α/Mb-1, Teil des B-Zell-Rezeptor	B (unreif, zytoplasmatisch)	B-Zell-Marker
CD 79b	Teil des B-Zell-Rezeptor	B (reif)	B-Zell-Marker
CD 103	Rezeptor für E-Cadherin (HML-1)	Lymphozyten, B (Sub), aktivierte T	charakteristisch für Haarzell-Leukämie
CD 117	c-kit, stem cell factor receptor	myeloische Vorläufer	
CD 138	Syndecan-1	Plasmazellen, Epithelzellen	Plasmazellmarker
FMC-7	105 kDa Glycoprotein	B (reif)	
HLA-DR	Teil des MHC-II-Komplex	B, aktivierte T, Mono, Vorläufer	
Glykophorin A	Sialinic acid-rich polypeptide	Erythrozyten, Proerythroblasten	Marker der roten Reihe
Lactoferrin	Lactoferrin	Granulozyten, reife myeloische Zellen	Marker reifer myeloischer Zellen
Myeloperoxidase	Myeloperoxidase	Neutrophile, (Mono), zytoplasmatisch	myeloischer Marker
Lysozym	Lysozym	Mono, nur zytoplasmatisch	Monozytenmarker
TdT	Term. Deoxynucleotidyl Transferase	Lymphoide T- und B-Vorläufer	
TCR α/β	α/β Ketten des T-Zell-Rezeptors	95 % aller T	
TCR γ/δ	γ/δ Ketten des T-Zell-Rezeptors	5 % aller T	
Kappa	Ig-Leichtkette Typ kappa	B (Sub, membranär)	
Lambda	Ig-Leichtkette Typ lambda	B (Sub, membranär)	
Ig μ-Kette	IgM-schwere Kette	B	
Zytokeratin		epitheliale Zellen	zytoplasmatischer Epithelzellmarker
HEA		humanes epitheliales Antigen	membranständiger Epithelmarker

B B-Lymphozyten, DC Dendritische Zellen, Mono Monozyten, NK Natural Killer Zellen, Sub Subpopulation, T T-Lymphozyten

Klassifikation von B-Zell-Lymphomen: Immunzytologie nach WHO

Zelltyp/ B-Zell-Lymphomtyp	B-Zell-Antigene: CD				Andere Antigene: CD						sIg	cIg	Anderes
	19	20	79a	22	5	10	11c	23	43	103			
Reife B-Zellen	+++	+++	+++	+++							+++		CD 45+++, HLA-DR+++, FMC7+++
B-LBL, B-lymphoblastisch	+++	+	+++	+++					+++		-	var	TdT+++, HLA-DR+++, CD34++
Burkitt-Lymphom	+++	+++	+++	+++	-	+++	+++	-	+++		M+++		CD 77+++, FMC7+++, TdT-, CD34-
B-CLL, B-SLL	+++	+++/w	+++/w	+++/w	+++	-	+/w	+++	+++		M/D++/w	+	FMC7-, CD79b-, CD200+++
B-Zell-Prolymphozytenleukämie, B-PLL	+++	+++	+++	+++	+		+				M/D++/s		FMC7+++, CD79b+++
Lymphoplasmozytisches Lymphom, LPL	+++	+++	+++	+++	-	-	-	-	-	-	M+++	M+++ D-	
Mantelzell-Lymphom	+++	+++	+++	+++	+++	-	-	-	+++	-	M/D+++		IgλϿκ, FMC7+++, CD79b+++, BCL2+++, CD200+/w, BCL6-
Follikuläres Lymphom	+++/w	+++/s	+++	+++	-	++	-	+	-	-	M++ M>D>G		BCL 2+++, BCL6+++
Extranodales MALT-Lymphom	+++	+++	+++	+++	-	-	+/w	-	+/w	-	M> G+++ D-	++	
Splenisches Marginalzonen-Lymphom ± VL, SMZL	+++	+++	+++	+++/s	-	-	+	-	-	-	M/D+++	++	FMC7+++
Haarzell-Leukämie	+++	+++	+++	+++	-	-	+++	-	-	+++	+++		
Plasmazellen	+/w	-										+++	CD 38+++, CD138+++, CD45+, CD56-
Plasmozytom, Plasmazell-Myelom	-	-	++	-							-	+++	CD45+, HLA-DR+, CD38+++, EMA+, CD56++, CD138+++
Diffus großzelliges B-Zell-Lymphom	+++	+++	+++	+++	+	+					++	+	CD45+
Primäres mediastinales (thymisches) B-großzelliges Lymphom	+++	+++	+++	+++					++		-	-	CD45+, CD30+++/w

B-LBL Precursor B-lymphoblastic leukemia/lymphoma (Lymphoblastische Leukämie/Lymphom), B-CLL B-cell chronic lymphocytic leukemia (Chronische Lymphatische Leukämie), B-SLL small lymphocytic lymphoma (Kleinzelliges B-Zell-Lymphom), MALT-Lymphom, Marginalzonen-Lymphom des mukosa-assoziierten lymphatischen Gewebes, VL villous lymphocytes (Villöse Lymphozyten), sIg surface (Oberflächen) immunoglobuline, cIg cellular immunoglobuline
+++ in > 90 % der Fälle positiv, ++ in > 50 % der Fälle positiv, + in < 50 % der Fälle positiv, - in < 10 % der Fälle positiv, () = seltene Fälle, Ig Immunglobuline (A, M, D, G Immunglobulinklassen), w (weak) schwache Expression, s (strong) starke Expression, var variable Expression
rot sind Charakteristika, die für die Definition oder Differentialdiagnose wichtig sind.

Klassifikation von T-Zell-Lymphomen: Immunzytologie nach WHO

Zelltyp/ T-Zell-Lymphomtyp	T-Zell-Antigene: CD											Anderes
	1a	2	3	c3	4	8	5	7	16	25	56	57	
Reife T-Zellen	-	+++	+++		++	++	+++	+++					CD4+ oder CD8+
T-LBL	var	var	var	+++	var	var	var	+++					CD4+CD8+ häufig, **TdT+++**
T-PLL	-	+++	+++/w		var	var	+++	+++			-	-	CD4+CD8+ möglich, **TdT-**
LGL-Leukämie		+++	+++		-	++	-	-	+++			+++	TCRαβ+++
Chronische NK-Zell-Lymphozytose		+++	-	++	-	8++/w	-	+++	+++		++/w	+	CD11b+++, CD69+++
Mycosis fungoides/Sézary-Syndrom		+++	+++		+++	(+)	+++	-		-			CD4> CD8, CD4+CD8+ möglich
Peripheres T-Zell-Lymphom, nicht anderweitig spezifiziert		++	++		+	+	++	+					
Angioimmunoblastisches T-Zell-Lymphom (AITL)		+++	+++		+++	-	+++	-			-	-	**CD10+++**, CXCL13+++, CD200++, FDZ
Enteropathie-assoziiertes T-Zell-Lymphom			+++		-	+	-	+++					**CD103+++**
Adultes T-Zell-Lymphom/Leukämie		+++	+++		+++	+	+++	-		++/s			CD38+++, CD4+CD8+ möglich, CD4-CD8- möglich
Anaplastisch-großzelliges T-Zell-Lymphom		++	+		++	-	++	var		++			**CD30+++, EMA++,** CD43++, CD45-++
Hepatosplenisches T-Zell-Lymphom		+++	+++/w		-	-	-	+++	+++		+	-	HLA-DR-

T-LBL Precursor T-Lymphoblastic-Leukemia/Lymphoma (lymphoblastische Leukämie/Lymphom), T-CLL T-cell chronic lymphocytic leukemia (chronische lymphatische Leukämie), T-PLL T-cell prolymphocytic leukemia (Prolymphozyten-Leukämie), LGL large granular lymphocyte, TCR T-Zell-Rezeptor, FDZ Follikuläre dendritische Zellen
+++ in > 50 % der Fälle positiv, ++ in < 50 % der Fälle positiv, – in < 10 % der Fälle positiv, () seltene Fälle, w (weak) schwache Expression,
s (strong) starke Expression, var variable Expression, c zytosolisch
rot sind Charakteristika, die für die Definition oder Differentialdiagnose wichtig sind.

2.6 MHC und HLA-System

L. Houet, J. Finke

Def: MHC = „Major Histocompatibility Complex", Haupt-Histokompatibilitäts-Komplex
HLA-System = „Human Leucocyte Antigen System", humaner MHC

Der MHC umfasst eine Region hochpolymorpher Gene, deren Produkte (polymorphe Membran-Glykoproteine) auf einer Vielzahl von Zellen exprimiert werden und zur Unterscheidung von *„Selbst"* (körpereigen) und *„Nicht-Selbst"* (körperfremd) wichtig sind. MHC-Moleküle spielen eine zentrale Rolle bei der antigenspezifischen zellulären Immunantwort, indem sie antigene Peptide für die Erkennung durch T-Zellen präsentieren.

Das HLA-System, der MHC-Komplex des Menschen, befindet sich auf dem kurzen Arm von Chromosom 6 (Region 6p21.31) und umfasst mehr als 220 Gene, die in drei Klassen eingeteilt werden. Mehr als 40 der Klasse-I- und Klasse-II-Gene kodieren für die klassischen Histokompatibilitäts-Antigene.

Klass: *Struktur der MHC-Antigene*

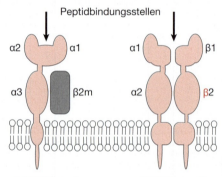

HLA-Klasse-I-Antigene (MHC Klasse I)
- *klassische Typen:* HLA-A, -B, -C (initial serologisch definiert)
- andere: HLA-E (ruhende T-Lymphozyten), HLA-F, HLA-G (extravillöse Trophoblasten), HLA-H, HLA-J (Funktion unbekannt, Pseudogene)
- *Expression:* kernhaltige Zellen, insbesondere Zelltypen mit immunologischer Funktion. Geringe Expression auf endokrinen und mesenchymalen Zelltypen (Fibroblasten, Nervenzellen, Myozyten). Keine Expression auf Spermien und plazentaren Trophoblasten
- *Struktur:* schwere α-Kette (44 kD), nicht-kovalent an $β_2$-Mikroglobulin gebunden. Drei extrazelluläre Domänen, transmembranäre Region und intrazellulärer Anteil. Die beiden äußeren Domänen der α-Kette stellen fixe Bindungsbereiche für spezifische Antigene (Peptide mit 8–10 Aminosäuren) dar.

HLA-Klasse-II-Antigene (MHC Klasse II)
- *klassische Typen:* HLA-DR, -DQ, -DP
- *andere:* HLA-DM, -DO, molekulare Chaperone mit Bedeutung für die Assoziation von Peptiden und MHC-Molekülen im Rahmen der Antigenpräsentation

- *Expression:* konstitutiv exprimiert auf B-Zellen, aktivierten T-Zellen, Makrophagen, dendritischen Zellen und Thymusepithelien. Durch Zytokine (TNF, IFNγ) induzierte Expression auf mononukleären Phagozyten, endothelialen und epithelialen Zelltypen.
- *Struktur:* Heterodimere, schwere α-Kette (33 kD) und leichte β-Kette (29 kD). Jede Kette zeigt zwei extrazelluläre Domänen (α1, α2, β1, β2) sowie transmembranäre und intrazytoplasmatische Regionen. Die Antigenbindungsstelle ist nach beiden Seiten offen, so dass Peptide variabler Länge (15–25 Aminosäuren) erkannt werden können.

HLA-Klasse III
Historische Bezeichnung. Die Gene der Klasse III kodieren keine MHC-Antigene, sondern meist lösliche Moleküle (Komplementsystem, Tumornekrosefaktor α und β, Cytochrom P450, HSP70), die eine Funktion bei der Antigenprozessierung ausüben.

Meth: *Populationsgenetik der HLA-Antigene*
Lokalisation der HLA-Merkmale auf Chromosom 6, Rekombinationen sind selten.
- Jedes Individuum trägt zwei Allele jedes HLA-Genortes, die Expression erfolgt kodominant. Differieren beide Allele voneinander, so wird das Individuum für diesen Genort als „heterozygot" bezeichnet, bei Identität als „homozygot".
- Bei Vererbung der HLA-Merkmale erhalten die Kinder je einen väterlichen und einen mütterlichen Haplotyp; somit kann ein Geschwisterpaar bezüglich der HLA-Merkmale vollidentisch (theoretische Wahrscheinlichkeit 25 %), haploidentisch (50 %) oder nicht identisch (25 %) sein.

Nomenklatur der HLA-Antigene
- Die Schreibweise des *HLA-Phänotyps* berücksichtigt in der Regel die HLA-Gruppen A, B, C und DR, z.B. „HLA-A1,2;B35,44;Cw4,6;DR1,7".
- Die Darstellung des *HLA-Genotyps* erfolgt gemäß der elterlichen Antigene, z.B. „HLA-A1,B44,Cw6,DR1/A2,B35,Cw4,DR7".
- Die Benennung individueller Antigene setzt sich aus der Genort-Bezeichnung (z.B. „DQ-B1") und einer Allelnummer (z.B. „03-03") zusammen. Die Allelnummer umfasst vier Ziffern, welche die Haupt- und Nebengruppe bezeichnen. Eine gelegentlich angegebene fünfte Ziffer kennzeichnet eine „stumme Mutation", die nicht zu einer Veränderung der Aminosäuresequenz führt (z.B. „DQB1*03031").
- Die Zahl bislang identifizierter Allele umfasst: HLA-Gruppe A > 500, B > 80, C > 250, DRB1 > 80, DQB1 > 2200.

Phys: Der ausgeprägte allelische Polymorphismus des HLA-Systems konzentriert sich auf die Region der Peptidbindungsstelle und beeinflusst so maßgeblich die Präsentation von Antigenen. Er hat eine zentrale Bedeutung bei der Steuerung des Immunsystems, indem er zur Differenzierung von *Selbst* und *Fremd* entscheidend beiträgt und die Entwicklung eines reifen T-Zell-Repertoires prägt.
Im Unterschied zu B-Lymphozyten erkennen T-Lymphozyten Antigene nicht in freier, löslicher Form, sondern nur als Peptide, gebunden an ein bestimmtes MHC-Molekül auf der Zelloberfläche („MHC-Restriktion"). Der MHC-Antigen-Komplex reagiert spezifisch mit dem T-Zell-Rezeptor (TCR).

Antigenpräsentation
Antigenes Material kann prinzipiell aus exogenen (z.B. bakterielle Antigene) und endogenen (z.B. intrazellulär synthetisierte virale Proteine, Tumorantigene, Selbst-Peptide) Quellen stammen. Die Prozessierung und Präsentation beider Antigentypen unterscheidet sich:

- *exogene Proteinantigene:* Aufnahme durch antigenpräsentierende Zellen mittels Phagozytose. Nach Fusion der Phagosomen mit Lysosomen wird das native Protein mit Hilfe von zellulären Proteasen degradiert. Im endoplasmatischen Retikulum (ER) erfolgt die Peptidanlagerung an MHC-Klasse II-Moleküle. Der Peptid-MHC-II-Komplex wird auf der Zelloberfläche exprimiert und von CD4+ T-Zellen erkannt.
- *endogene Proteinantigene:* Prozessierung endogener Antigene (nach „Ubiquitinierung", d.h. Bindung an Ubiquitin) im Proteasom. Transport der prozessierten Peptide (unter Beteiligung des TAP1/TAP2-Heterodimers) in das ER, wo sie mit de novo-synthetisierten HLA-Klasse-I- und $β_2$-Mikroglobulin-Molekülen assoziieren. Der Peptid-MHC-I-Komplex wird via Golgi-Apparat an die Zelloberfläche transportiert und von CD8+ T-Zellen erkannt.
- *Kreuzpräsentation:* Dendritische Zellen (DC) können opsonisierte zelluläre Antigene via Fcγ-Rezeptoren aufnehmen und „kreuzpräsentieren" („crosspresentation"), so dass sie von CD8+T-Zellen erkannt werden.

Dg: *HLA-Typisierung*
Analyse der Expression von HLA-Antigenen durch:
- *Konventionelle Serologie:* Verwendung von monoklonalen Antikörpern oder HLA-spezifischen Alloantiseren (komplement-abhängiger Lymphozyten-Toxizitätstest). Früher zur niedrig auflösenden Typisierung der Hauptgruppen HLA-A und -B eingesetzt. Serologische Verfahren sind auf die Expression der MHC-Moleküle auf der Zelloberfläche angewiesen und versagen bei avitalen Zellen oder bei geringer MHC-Expression. Aufgrund der geringeren Reproduzierbarkeit werden serologische Techniken nicht mehr zur Untersuchung bei Knochenmark- oder Organtransplantation eingesetzt.
- *Molekulare PCR-basierte Typisierungsverfahren* mit sequenzspezifischen Primern („PCR-SSP") bzw. Oligonukleotiden („PCR-SSO"), zur niedrig/mittelgradig/hochauflösenden Typisierung.
- *DNA-Sequenzierung* von HLA-Loci, zur Identifikation individueller Allele, als internationaler Standard für KMT/PBSZT-Spender und -Empfänger. Molekularbiologische Typisierungsmethoden sind besser reproduzierbar und sollten prinzipiell zur HLA-Klasse II und HLA-C-Typisierung durchgeführt werden, zumal HLA-C-Moleküle eine zentrale Rolle bei der Peptidpräsentation einnehmen und ein HLA-C Antigen-Mismatch die Ergebnisse nach fremd-allogener PBSCT ungünstig beeinflusst.
- *HLA-Antikörperscreening und -differenzierung* (ELISA und CDC): Identifizierung von präformierten, komplementaktivierenden HLA-Antikörpern im Patientenserum, vor geplanter Organtransplantation oder vor Thrombozytentransfusion (bei HLA-sensibilisierten Patienten)
- *Lymphozyten-Crossmatch* (LCT, „gemischte Lymphozytenkultur"): serologische Verträglichkeitsprobe zur Analyse von Spender-Empfänger-Differenzen. Ein positives Crossmatch und der Nachweis präformierter HLA-Antikörper stellen eine Kontraindikation für die Nierentransplantation dar, da sie mit einer hyperakuten Transplantatabstoßung einhergehen können.
- Eine Auswahl derzeit mittels serologischer und molekularbiologischer Methoden differenzierbarer HLA-Allele ist unter http://www.worldmarrow.org im Internet abrufbar.

Ind: *Indikationsbereiche zur HLA-Typisierung*
HLA-Antigene/MHC-Moleküle spielen z.B. eine entscheidende Rolle bei:
- Typisierung und Auswahl von Empfänger und Donor bei allogener Knochenmark- oder Blutstammzell-Transplantation (☞ Kap. 5.2 und 5.4). Transplantationsrelevant sind insbesondere die HLA-Merkmale A, B, C, DR und (geringer) DQ.

- Typisierung und Auswahl von Empfänger und Donor bei Organtransplantation (Herz, Niere etc.)
- Transfusion: HLA-adaptierte Thrombozytensubstitution bei Vorliegen einer Sensibilisierung gegen fremde HLA-Klasse-I-Moleküle
- Charakterisierung antigen-spezifischer zellulärer Immunantwort (T-Zell-Response)
- zellulärer Immuntherapie: aktive spezifische Immuntherapie bei Erkrankungen mit definierten HLA-/Tumor-Antigenen (z.B. malignes Melanom), im Rahmen klinischer Studien
- Forensik, z.B. Vaterschaftstest
- Krankheitsassoziation: Assoziation von bestimmten HLA-Genotypen mit spezifischen Erkrankungen (z.B. Spondylitis ankylosans HLA-B27, reaktive Arthritis B27, idiopathische Hämochromatose A3, chronische Hepatitis B B35, Narkolepsie DR15-DQ06, Diabetes mellitus Typ I DR4, rheumatoide Arthritis DR4, Psoriasis vulgaris Cw6, M. Behcet B51, Zöliakie DR3, DR7, DQ2)

Lit:
1. Bray RA. National marrow donor program HLA matching guidelines for unrelated adult donor hematopoietic cell transplants. Biol Blood Marrow Transplant 2008;14:45–53.
2. Brown CJ, Navarrete CV. Clinical relevance of the HLA system in blood transfusion. Vox Sang 2011;101: 93–105.
3. Eng HS Lefell MS. Histocompatibility testing after fifty years of transplantation J Immunol Methods 2011;369:1–21.
4. Marsh SG, WHO Nomenclature Committee for Factors of the HLA System. Nomenclature for factors of the HLA system, update December 2011. Tissue Antigens 2012;79:230–234.
5. Nowak J. Role of HLA in hematopoietic SCT. Bone Marrow Transplant 2008;42:71–76.
6. Woolfrey A et al. HLA-C antigen mismatch is associated with worse outcome in unrelated donor peripheral blood stem cell transplantation. Biol Blood Marrow Transplant 2011;17:885–892.

Web:
1. www.ebi.ac.uk/ipd/imgt/hla   EMBL-EBI, HLA database
2. www.ihwg.org   Intl Histocompatibility Working Group
3. www.anthonynolan.org/hig   HLA Informatics Group
4. hla.alleles.org   HLA Nomenclature

2.7 Prinzipien funktionaler nuklearmedizinischer Diagnostik

G. Gornik, I. Brink, W.A. Weber

Def: Molekulare In-vivo-Bildgebung mit Hilfe radioaktiv markierter Biomoleküle

Meth: Die nuklearmedizinische Bildgebung beruht auf der Injektion radioaktiv markierter Biomoleküle (Radiopharmaka), deren räumliche und zeitliche Verteilung im Körper des Patienten verfolgt wird. Grundlage dafür ist die von den Radiopharmaka ausgehende Gammastrahlung, die mit Hilfe einer Gammakamera oder eines Positronen-Emissions-Tomographen (PET) aufgezeichnet wird.

Gammakamera
- nimmt primär planare Bilder auf
- durch Rotation der Kameraköpfe um den Patienten können axiale Schnittbilder rekonsturiert werden („single photon emission computed tomography", SPECT)
- SPECT/CT-Kombinationsgeräte ermöglichen Befundung aufgrund funktioneller Information der SPECT und morphologischer Information der CT („computed tomography")

PET
- erzeugt primär Schnittbilder
- größere räumliche Auflösung und Sensitivität als SPECT, ersetzt SPECT zunehmend in der klinischen Diagnostik
- PET/CT-Kombinationsgeräte ermöglichen Befundung aufgrund funktioneller Information der PET („positron emission tomography") und morphologischer Information der CT („computed tomography"), meist als diagnostisches CT nach oraler und intravenöser Kontrastierung, seltener als Low-dose-CT.

Radiopharmaka
- geringe eingesetzte Stoffmengen (im ng- oder µg-Bereich), daher keine pharmakologischen Nebenwirkungen (im Gegensatz zu MR- und CT-Kontrastmitteln) und keine Beeinflussung biologischer Prozesse im Körper
- je nach eingesetztem Radiopharmakon Darstellung verschiedener biologischer Prozesse (☞ Übersicht)

Klinisch relevante SPECT-Radiopharmaka

Radiopharmakon	Zielstruktur/Prozess
Radioaktiv markierte Somatostatinrezeptor-Analoga (z.B. ^{111}In-Octreotid)	Somatostatinrezeptor (SSTR) Typ 2
^{123}I-MIBG	Katecholamintransport
^{99m}Tc-Dicarboxydiphosphonat (DPD)	Knochenstoffwechsel
^{131}I-Jodid	Jodstoffwechsel

Klinisch relevante PET-Radiopharmaka

Radiopharmakon	Zielstruktur/Prozess
^{18}F-Fluordeoxyglukose (FDG)	Glukosestoffwechsel
^{18}F-Fluorid	Knochenstoffwechsel
^{18}F-Dihydroxyphenylalanin (FDOPA)	DOPA-Decarboxylase-Aktivität
^{11}C-Cholin, ^{18}F-Cholinanaloga	Cholinstoffwechsel/ Zellmembransynthese
^{11}C-Methionin, ^{18}F-Ethyltyrosin (FET)	Aminosäuretransport
Radioaktiv markierte Somatostatinrezeptor-Analoga (z.B. ^{68}Ga-DOTATATE)	Somatostatinrezeptor (SSTR) Typ 2
^{124}I-Jodid	Jodstoffwechsel

Ind: *Somatostatinrezeptorszintigrafie/PET (z.B. ^{111}In-Octreotid, ^{68}Ga-DOTATATE)*
- Lokalisation von hormonaktiven neuroendokrinen Tumoren: pankreatische NETs (Sensitivität 60–90 %), Karzinoide (Sensitivität 80–100 %)
- Staging von neuroendokrinen Tumoren: Paragangliome (Ausschluss Multizentrizität), maligne neuroendokrine Tumoren (Sensitivität abhängig von Differenzierungsgrad/Somatostatinrezeptorexpression)
- Vorteile von PET- im Vergleich zu SPECT-Tracern: signifikant höhere Sensitivität, etwa 3-fach geringere Strahlenbelastung, deutlich kürzere Dauer der Untersuchung

Untersuchung des Katecholaminstoffwechsels (^{123}I-MIBG, ^{18}F-DOPA)
- Nachweis von Phäochromozytomen (Sensitivität 80–90 %, Spezifität 90–100 %)
- Nachweis und Staging von Neuroblastomen (Primärtumor: Sensitivität 90 %, Spezifität 95 %, Metastasen: Sensitivität 80 %)
- Multizentrizität von Paragangliomen (^{18}F-DOPA)

Skelettszintigrafie (^{99m}Tc markierte Phosphate, ^{18}F-Fluorid)
- Nachweis/Ausschluss von Skelettmetastasen: hohe Sensitivität bei osteoblastischen Metastasen (z.B. Prostatakarzinom), niedrige Sensitivität bei rein osteolytischen Herden (z.B. Multiples Myelom). Spezifität niedrig, da nicht die Metastasen selbst, sondern lediglich die reaktiven Knochenveränderungen dargestellt werden (DD: benigne Veränderungen, z.B. Arthrose, Entzündung). Einsatz bei klinischem Verdacht auf oder bei hohem Risiko für eine ossäre Metastasierung.
- Beurteilung primärer Knochentumoren: Maligne Knochentumoren zeigen einen deutlich gesteigerten Knochenstoffwechsel, während der Knochenstoffwechsel bei benignen Tumoren in der Regel normal oder gering erhöht ist. Ausnahmen von dieser Regel sind bei benignen Tumoren häufig (z.B. Osteoidosteom, Osteoblastom u.a.).

CAVE: Eine negative Skelettszintigrafie macht einen malignen Knochentumor unwahrscheinlich, eine positive Szintigrafie ist jedoch kein Beleg für Malignität.

Radiojodszintigrafie (^{131}I-Jodid)
Diagnostik und Stadieneinteilung („Staging") des differenzierten Schilddrüsenkarzinoms. Voraussetzung: Ablation der Schilddrüse durch Operation und Radiojodtherapie sowie Stimulation durch TSH. Die Untersuchung muss deshalb in Hypothyreose oder unter exogener Stimulation mit rekombinantem TSH erfolgen.

2.7 Prinzipien funktionaler nuklearmedizinischer Diagnostik — Spezielle Diagnoseverfahren

Aminosäure-PET (^{11}C-Methionin, ^{18}F-Fluoroethyltyrosin)
- Differenzialdiagnose von intrakraniellen Raumforderungen: Sensitivität 75 % und Spezifität 90 % für Differenzierung von „low grade" Gliomen versus benignen Läsionen
- Differenzierung Strahlennekrose versus Tumorrezidiv bei Hirntumoren: Sensitivität 80–90 %, Spezifität 80–90 %
- Planung von Biopsien bei intrakraniellen Raumforderungen
- Strahlentherapieplanung bei Gliomen/Meningeomen: Die Ausdehnung von Gliomen ist in der PET genauer als in der MRT zu beurteilen, Spezifität 80–100 % im Vergleich zu 50 % in der MRT („flair" Sequenz)

Cholin-PET (^{11}C-Cholin und ^{18}F-Cholinanaloga)
- Erststaging vor Einleitung einer Therapie nur in Einzelfällen, zur Komplettierung der Tumorausbreitungsdiagnostik
- Staging bei biochemischem Rezidiv (Indikation in Abhängigkeit vom PSA-Wert und der PSA-Verdopplungszeit zum Ausschluss von Fern- oder Lymphknotenmetastasen vor geplanter lokaler Therapie)

FDG-PET (^{18}F-Fluordeoxyglukose)
Häufig angewandtes Verfahren zur Darstellung der Stoffwechselaktivität (Glukosestoffwechsel) von Zielstrukturen. Anwendungsbereiche:
- *nicht-kleinzellige Lungenkarzinome (NSCLC):* mediastinale Lymphknoten, Sensitivität und Spezifität der PET/CT jeweils etwa 85 % (im Vergleich dazu CT: Sensitivität 65 %, Spezifität 70 %). Fernmetastasen: in 18 % Veränderung des TNM-„M-Stadiums" im Vergleich zur CT. In randomisierten Studien konnte gezeigt werden, dass durch die FDG-PET die Rate an nicht-kurativen Thorakotomien um etwa 50 % reduziert wird
- *kolorektale Karzinome (Rezidiv):* Differenzierung Lokalrezidiv eines Rektumkarzinoms vs. Narbengewebe: Sensitivität und Spezifität etwa 90 %. Veränderung des Tumorstadiums durch den Nachweis bzw. Ausschluss von Metastasen bei etwa 25 % der Patienten. In einer randomisierten Studie wurde gezeigt, dass die FDG-PET die Rate nicht kurativer Resektionen von Lebermetastasen um etwa 40 % reduziert
- *Plattenepithelkarzinome der Kopf-Hals-Region:* Differenzierung vs. Narbengewebe und Tumorrezidiv nach Operation und Strahlentherapie: Sensitivität 95 %, Spezifität 75 % (im Vergleich dazu CT/MR: Sensitivität 60 %, Spezifität 75 %)
- *maligne Melanome* (lokal fortgeschritten, Breslow > 1,5 mm): bei 10–20 % der Patienten Nachweis von Lymphknoten oder Fernmetastasen, die in der übrigen Bildgebung nicht dargestellt wurden
- *maligne Lymphome:* Differenzierung von vitalem Lymphom und Narbengewebe nach Chemotherapie: Sensitivität etwa 85 % und Spezifität etwa 95 %. Niedrigere Sensitivität bei indolenten Lymphomen. Nach den aktuellen „International Working Group"-Kriterien wird das Ansprechen nach Chemotherapie primär nach dem Befund in der FDG-PET beurteilt. Unabhängig vom Befund in der CT gelten Patienten mit unauffälliger PET als in kompletter Remission. Ausnahmen bestehen lediglich bei indolenten Lymphomen mit niedriger Stoffwechselaktivität vor Therapie. Die Abnahme des Glukosestoffwechsels nach 2 Zyklen Chemotherapie ist ein stärkerer Prädiktor für das rezidivfreie Überleben als der prätherapeutische IPS Score
- *Ösophaguskarzinome:* Vor operativer Therapie in 10–20 % der Fälle Nachweis von in der übrigen Diagnostik nicht nachgewiesenen Organmetastasen oder Lymphknotenmetastasen in nicht-regionalen Lymphknotenstationen.

Lit:
1. Allen-Auerbach M, Weber WA. Measuring response with FDG-PET: methodological aspects. Oncologist 2009;14:369–377.
2. Ambrosini V, Fani M, Fanti S et al. Radiopeptide imaging and therapy in Europe. J Nucl Med 2011;52(Suppl 2):42S-55S.
3. Boellaard R, O'Doherty MJ, Weber WA et al. FDG PET and PET/CT: EANM procedure guidelines for tumour PET imaging: version 1.0. Eur J Nucl Med Mol Imaging 2010;37:181–200.
4. Ewelt C, Floeth FW, Felsberg J et al. Finding the anaplastic focus in diffuse gliomas: the value of Gd-DTPA enhanced MRI, FET-PET, and intraoperative, ALA-derived tissue fluorescence. Clin Neurol Neurosurg 2011;113:541–547.
5. Fischer B, Lassen U, Mortensen J et al. Preoperative staging of lung cancer with combined PET-CT. N Engl J Med 2009;361:32–39.
6. Langen KJ, Bartenstein P, Boecker H et al. German guidelines for brain tumour imaging by PET and SPECT using labelled amino acids. Nuklearmedizin 2011;50:167–173.
7. Rigatti P, Suardi N, Briganti A et al. Pelvic/retroperitoneal salvage lymph node dissection for patients treated with radical prostatectomy with biochemical recurrence and nodal recurrence detected by [11C]choline positron emission tomography/computed tomography. Eur Urol 2011;60:935–943.
8. Ruers TJ, Wiering B, van der Sijp JR et al. Improved selection of patients for hepatic surgery of colorectal liver metastases with (18)F-FDG PET: a randomized study. J Nucl Med 2009;50:1036–1041.
9. Weber WA, Grosu AL, Czernin J. Technology insight: advances in molecular imaging and an appraisal of PET/CT scanning. Nat Clin Pract Oncol 2008;5:160–170.

Web:
1. www.nuklearmedizin.de — Deutsche Gesellschaft für Nuklearmedizin
2. www.eanm.org — European Association of Nuclear Medicine
3. www.ami-imaging.org — Academy of Molecular Imaging
4. www.snm.org — Society of Nuclear Medicine

3.1 Pharmakotherapie maligner Erkrankungen

M. Engelhardt, V. Thierry, D. Schnerch, D.P. Berger

Def: Medikamentöse Therapie solider Tumoren und hämatologischer Neoplasien; eingesetzt werden zytotoxische Verbindungen („Zytostatika"), Hormontherapien, Zytokine, monoklonale Antikörper und Substanzen mit definierter molekularer Zielstruktur („targeted therapies"). Hämatopoetische Wachstumsfaktoren, Bisphosphonate und andere ☞ Substanzklassen werden im Rahmen supportiver Therapieansätze verwendet.

Klass: *Substanzklassen und eingesetzte Verbindungen*

Substanzklasse	Gruppe	Verbindungen	Kapitel
Alkylantien	N-Lost-Derivate	Bendamustin	☞ 3.2
		Busulfan (BUS, BU)	☞ 3.2
		Treosulfan	☞ 3.2
		Chlorambucil (CBL)	☞ 3.2
		Melphalan (L-PAM, MPL)	☞ 3.2
	Nitrosoharnstoffderivate	Carmustin (BCNU)	☞ 3.2
		Lomustin (CCNU)	☞ 3.2
	Oxazaphosphorine	Cyclophosphamid (CY, CTX)	☞ 3.2
		Ifosfamid (IFO)	☞ 3.2
		Trofosfamid	☞ 3.2
	Platinderivate	Cisplatin (CDDP, DDP)	☞ 3.2
		Carboplatin (CBCDA)	☞ 3.2
		Oxaliplatin	☞ 3.2
	Tetrazine	Dacarbacin (DTIC)	☞ 3.2
		Temozolomid	☞ 3.2
	Aziridine	Thiotepa	☞ 3.2
	andere	Amsacrin (AMSA, mAMSA)	☞ 3.2
		Estramustinphosphat	☞ 3.2
		Procarbazin (PBZ)	☞ 3.2
		Treosulfan (TREO)	☞ 3.2
Antibiotika	Anthrazykline	Daunorubicin (DNR)	☞ 3.2
		Doxorubicin (Adriamycin, DXR)	☞ 3.2
		Epirubicin (EPI)	☞ 3.2
		Idarubicin (IDA)	☞ 3.2
	Anthracendione	Mitoxantron (MITOX)	☞ 3.2
		Pixantron (PITOX)	☞ 3.2
	andere	Actinomycin-D (Dactinomycin)	☞ 3.2
		Bleomycin (BLEO)	☞ 3.2
		Mitomycin-C (MMC)	☞ 3.2
		Trabectedin	☞ 3.2

Substanz-klasse	Gruppe	Verbindungen	Kapitel
Alkaloide	Podophyllotoxin-derivate	Etoposid (VP16)	☞ 3.2
	Vincaalkaloide	Vinblastin (VBL)	☞ 3.2
		Vincristin (VCR)	☞ 3.2
		Vindesin (VDS)	☞ 3.2
		Vinflunin (VFL)	☞ 3.2
		Vinorelbin (VRLB)	☞ 3.2
	Taxane	Cabazitaxel	☞ 3.2
		Docetaxel (DTX)	☞ 3.2
		Paclitaxel (PTX)	☞ 3.2
		Omacetaxin	☞ 3.2
	Camptothecin-derivate	Irinotecan (CPT-11)	☞ 3.2
		Topotecan	☞ 3.2
	andere	Eribulinmesylat	☞ 3.2
		Ixabepilon	☞ 3.2
Antimetaboliten	Antifolate	Methotrexat (MTX)	☞ 3.2
		Pralatrexat	☞ 3.2
		Pemetrexed	☞ 3.2
	Purinantagonisten	6-Mercaptopurin (6-MP)	☞ 3.2
		6-Thioguanin (6-TG)	☞ 3.2
		Pentostatin (DCF)	☞ 3.2
		Fludarabinphosphat	☞ 3.2
		Nelarabin	☞ 3.2
		Clofarabin	☞ 3.2
		Cladribin (2-CDA)	☞ 3.2
	Pyrimidin-antagonisten	5-Fluorouracil (5-FU)	☞ 3.2
		Capecitabin	☞ 3.2
		Cytarabin (AraC)	☞ 3.2
		Gemcitabin (DFDC)	☞ 3.2
	RNR-Hemmer	Hydroxycarbamid	☞ 3.2
DNA-Demethy-lierung	Demethylierende Verbindungen	Azacytidin	☞ 3.2
		Decitabin	☞ 3.2
		Arsentrioxid	☞ 3.2
Enzyme	Enzyme	L-Asparaginase (ASP)	☞ 3.2
Aromatase-hemmer	Aromatasehemmer	Anastrozol	☞ 3.3.1
		Exemestan	☞ 3.3.1
		Letrozol	☞ 3.3.1

Substanz-klasse	Gruppe	Verbindungen	Kapitel
Andere Hormontherapien	Antiandrogene	Bicalutamid	☞ 3.3.1
		Flutamid	☞ 3.3.1
		Nilutamid	☞ 3.3.1
		Enzalutamid	☞ 3.3.1
	CYP-17-Inhibitoren	Abirateron	☞ 3.3.1
	Antiöstrogene, steroidal	Fulvestrant	☞ 3.3.1
	Gestagene	Medroxyprogesteronacetat	☞ 3.3.1
		Megestrolacetat	☞ 3.3.1
	GnRH-Analoga	Buserelin	☞ 3.3.1
		Goserelin	☞ 3.3.1
		Leuprorelin	☞ 3.3.1
	GnRH-Antagonisten	Abarelix	☞ 3.3.1
	SERM	Degarelix	☞ 3.3.1
		Raloxifen	☞ 3.3.1
		Tamoxifen	☞ 3.3.1
		Toremifen	☞ 3.3.1
Immunmodulatoren	Zytokine	Interferon alpha	☞ 3.4
		Interleukin 2	☞ 3.4
	IMIDs	Thalidomid	☞ 3.2
		Lenalidomid	☞ 3.2
		Pomalidomid	☞ 3.2
Therapeutische monoklonale Antikörper und Konjugate	C5-Antikörper	Eculizumab	☞ 3.5
	CD20-Antikörper	Rituximab	☞ 3.5
		Ibritumomab (^{90}Y-markiert)	☞ 3.5
		Tositumomab (^{131}I-markiert)	☞ 3.5
		Ofatumumab	☞ 3.5
	CD30-Antikörper	Brentuximab-Vedotin	☞ 3.5
	CTLA4-Antikörper	Ipilimumab	☞ 3.5
	EGFR-Antikörper	Cetuximab	☞ 3.5
		Panitumumab	☞ 3.5
	EpCam-Antikörper	Catumaxomab	☞ 3.5
	Her2/neu-Antikörper	Trastuzumab	☞ 3.5
		Trastuzumab Emtansin	☞ 3.5
		Pertuzumab	☞ 3.5
	VEGF-Antikörper	Bevacizumab	☞ 3.5
Tyrosinkinase-Inhibitoren und andere „targeted therapies"	ALK-Inhibitoren	Crizotinib	☞ 3.6
	Bcr/abl-Inhibitoren	Imatinib	☞ 3.6
		Dasatinib	☞ 3.6
		Nilotinib	☞ 3.6
		Bosutinib	☞ 3.6
		Ponatinib	☞ 3.6

Substanzklasse	Gruppe	Verbindungen	Kapitel
Tyrosinkinase-Inhibitoren und andere „targeted therapies"	B-Raf-Inhibitoren	Vemurafenib	☞ 3.6
		Dabrafenib	☞ 3.6
	EGFR-Inhibitoren	Erlotinib	☞ 3.6
		Gefitinib	☞ 3.6
		Afatinib	☞ 3.6
	HDAC-Inhibitoren	Romidepsin	☞ 3.6
		Vorinostat	☞ 3.6
	Hedgehog-Inhibitoren	Vismodegib	☞ 3.6
	HER2/neu-Inhibitoren	Lapatinib	☞ 3.6
	JAK 1/2-Inhibitoren	Ruxolitinib	☞ 3.6
	MEK-Inhibitoren	Trametinib	☞ 3.6
	mTOR-Inhibitoren	Temsirolimus	☞ 3.6
		Everolimus	☞ 3.6
	Multikinase-Inhibitoren	Pazopanib	☞ 3.6
		Regorafenib	☞ 3.6
		Sorafenib	☞ 3.6
		Sunitinib	☞ 3.6
		Cabozantinib	☞ 3.6
		Vandetanib	☞ 3.6
	Proteasom-Inhibitoren	Bortezomib	☞ 3.6
		Carfilzomib	☞ 3.6
	VEGF-Inhibitoren	Aflibercept	☞ 3.6
		Axitinib	☞ 3.6
	andere	Bexaroten	☞ 3.6
Knochenstoffwechsel, V-Modulatoren	Bisphosphonate	Clodronat	☞ 4.7
		Ibandronat	☞ 4.7
		Pamidronat	☞ 4.7
		Zoledronat	☞ 4.7
	RANKL-Antikörper	Denosumab	☞ 3.5
Hämatopoesefaktoren	Erythropoese	Erythropoetin	☞ 4.3
		Darbepoetin	☞ 4.3
	Granulopoese	G-CSF	☞ 4.3
		GM-CSF	☞ 4.3
	Thrombopoese	Romiplostim	☞ 4.3
		Eltrombopag	☞ 4.3

C5 Komplementfaktor C5, CYP17 17α-Hydroxylase, EGFR Epithelial Growth Factor Receptor, HDAC Histon-Deacetylase, G-CSF Granulocyte Colony Stimulating Factor, GM-CSF Granulocyte Macrophage Colony Stimulating Factor, GnRH gonadotropin releasing hormone, I Jod, mTOR mammalian target of rapamycin, RNR Ribonukleotidreduktase, SERM Selektive Östrogenrezeptor-Modulatoren, VEGF Vascular endothelial growth factor, Y Yttrium

3.1 Pharmakotherapie maligner Erkrankungen — Pharmakotherapie

Pharm: *Pharmakokinetik und Pharmakodynamik*
- Pharmakokinetik beschreibt Veränderungen, denen angewandte Pharmaka im menschlichen Körper unterliegen. Wichtige Parameter betreffen Resorption, Verteilung, Metabolismus und Ausscheidung. Veränderungen pharmakokinetischer Faktoren können Wirksamkeit und Nebenwirkungsprofil antineoplastischer Verbindungen deutlich beeinflussen.
- Pharmakodynamik beschreibt Veränderungen, welche durch Pharmaka bewirkt werden, z.b. als biochemische oder physiologische Wirkungen oder als Dosis-Wirkungs-Beziehung.

Einflussfaktoren pharmakokinetischer Parameter
Die Wirkstoffkonzentration eingesetzter Verbindungen (z.B. Plasmaspiegel, Substanzmenge am Wirkort) kann durch patientenindividuelle Faktoren verändert werden, mit entsprechenden Konsequenzen für Wirksamkeit und Nebenwirkungen. In derartigen Situationen ist ggf. eine Anpassung der medikamentösen Therapie notwendig. Wichtige Beispiele:
- *Resorption:* Einfluss von Nahrungsmittelaufnahme, Übelkeit, Erbrechen, Magensäuresekretion, intestinalen Störungen, Durchfall (insbesondere bei oraler Applikation)
- *Verteilung:* lokale Veränderungen (bei intravenöser oder subkutaner Gabe), Körpergewicht und Körperfettanteil, „dritter Raum" (Aszites, Pleuraerguss), Plasmaalbumin (Plasmaeiweißbindung), Blut-Hirn-Schranke
- *Tumorkonzentration:* intratumoraler Blutfluss, Vaskularisation, Tumorzelldichte, Nekroseanteil, Bindegewebsanteil, lymphatische Drainage
- *Metabolismus:* Leberfunktionsstörungen, Leberperfusion, entzündliche Veränderungen, Cytochrom P450, pharmakogenetische Charakteristika (☞ Kap. 3.8.4)
- *Elimination:* Nierenfunktionsstörungen, Nierenperfusion, Urin-pH

Grundbegriffe und Einflussgrößen bei Applikation, Verteilung, Metabolismus und Elimination von antineoplastischen Verbindungen

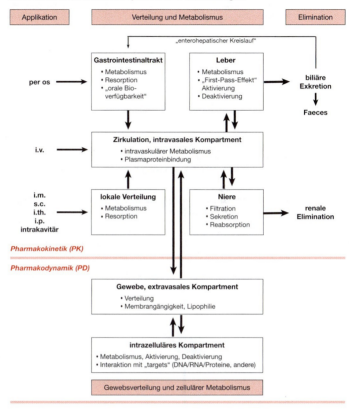

3.1 Pharmakotherapie maligner Erkrankungen

WM: *Angriffspunkte und Wirkmechanismus gebräuchlicher Zytostatika*

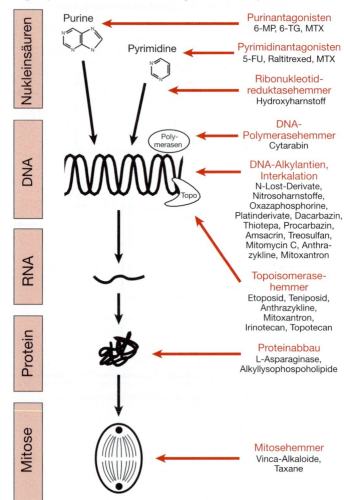

WM: *Zellzyklus und Phasenspezifität von Zytostatika*

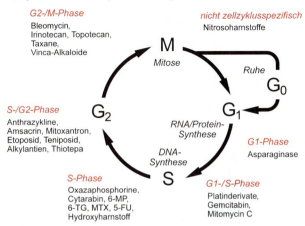

G2-/M-Phase
Bleomycin,
Irinotecan, Topotecan,
Taxane,
Vinca-Alkaloide

nicht zellzyklusspezifisch
Nitrosoharnstoffe

S-/G2-Phase
Anthrazykline,
Amsacrin, Mitoxantron,
Etoposid, Teniposid,
Alkylantien, Thiotepa

G1-Phase
Asparaginase

S-Phase
Oxazaphosphorine,
Cytarabin, 6-MP,
6-TG, MTX, 5-FU,
Hydroxyharnstoff

G1-/S-Phase
Platinderivate,
Gemcitabin,
Mitomycin C

Resistenzmechanismen von Zytostatika

Resistenz limitiert die Wirkung antineoplastischer Therapieansätze. Formen:
- primäre Resistenz („a-priori-Resistenz"): vorbestehende Resistenz
- sekundäre Resistenz: erworbene Resistenz nach Therapie

Beispiele spezifischer Resistenzmechanismen
- „*Multidrug-Resistenz*" (MDR) durch spezifische Pumpenproteine (Efflux-Transporter, „ATP binding cassette transporters" ABC): ATP-abhängiger Transport von natürlichen Toxinen aus der Zelle, durch PGP (P-Glykoprotein, 170 kd, Genprodukt von MDR-1-Gen), MRP1 (multidrug resistance protein 1) und MR/BCRP (mitoxantrone resistance protein). Physiologische Expression von PGP in Gastrointestinaltrakt, Gallenwegen und Nieren. Expressionsinduktion in malignen Zellen durch Zytostatika → Hemmung der Wirkung von Anthrazyklinen, Vinca-Alkaloiden, Taxanen, Epipodophyllotoxinen
- *Topoisomerase-II-Resistenz* durch Veränderungen der DNA-Topoisomerase II → reduzierte Wirkung von Epipodophyllotoxinen und Anthrazyklinen
- *Antimetaboliten-Resistenz:* veränderte Expression der Zielenzyme (Thymidylat-Synthetase TS, Dihydrofolat-Reduktase DHFR) → reduzierte Wirkung von 5FU, MTX; reduzierte Expression oder Polymorphismen von Nukleosidtransportern (equilibrative nucleoside transporters ENT, concentrative nucleoside transporters CNT), welche den physiologischen Transport von Purin und Pyrimidin-Nukleosiden vermitteln
- *Glutathion (GSH) und Glutathion-S-Transferase (GST):* zelluläres reduziertes Glutathion und GST tragen zur Detoxifikation von Alkylantien und Platinverbindungen bei → reduzierte Wirkung bei erhöhten intrazellulären GSH-Spiegeln bzw. verstärkter Expression von GST
- O^6-*Alkyltransferase (AT):* DNA-Reparaturenzym, korrigiert nitrosoharnstoffinduzierte Alkylierung der O^6-Position von Guanin → Reduktion der Wirkung von Carmustin, Lomustin, Nimustin

3.1 Pharmakotherapie maligner Erkrankungen — Pharmakotherapie

Mechanismen der Zytostatikawirkung und -resistenz

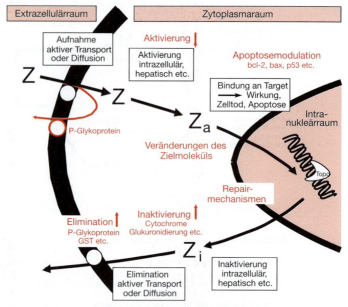

Z Zytostatikum, Z_a aktiver Metabolit, Z_i inaktiver Metabolit;
Schwarz: Schritte der zellulären Pharmakokinetik und Wirkung, **Rot:** Resistenzmechanismen

Lit:
1. De Vita VT, Chu E. A history of cancer chemotherapy. Cancer Res 2008;68:8643–8653.
2. Garattini S. Pharmacokinetics in cancer chemotherapy. Eur J Cancer 2007;43:271–282.
3. Gilbert LA, Hemann MT. Chemotherapeutic resistance: surviving stressful situations. Cancer Res 2011;71:5062–5066.
4. Raguz S, Yagüe E. Resistance to chemotherapy: new treatments and novel insights into an old problem. Brit J Cancer 2008;99:387–391.
5. Skeel RT Khleif SN (eds). Handbook of Cancer Chemotherapy. 8th edition, Lippincott Williams & Wilkins, Philadelphia, PA, 2011.
6. Weiner LM, Murray JC, Shuptrine CW. Antibody-based immunotherapy of cancer. Cell 2012;148:1081–1084.

Web:
1. www.gelbe-liste.de — „Gelbe Liste", Pharmindex
2. www.rote-liste.de — „Rote Liste"
3. www.fachinfo.de — Fachinformations-Service
4. www.akdae.de — Arzneimittelkommission Dt. Ärzteschaft

3.2 Charakterisierung klinisch eingesetzter Zytostatika

D. P. Berger, J. Scheele, H. Henß

Amsacrin (AMSA, m-AMSA)

Chem: N-[4-(Acridin-9-ylamino)-3-methoxyphenyl]methansulfonamid, Alkylans, Topoisomerase-II-Inhibitor

WM:
- DNA-Alkylierung und Interkalation, Hemmung der Topoisomerase II
- zellzyklusspezifisch: S-/G2-Phase

Pkin:
- *Kinetik:* Halbwertszeit t½ 2 h, bei Leberfunktionsstörung verlängert
- *Elimination:* hepatischer Abbau, biliäre und renale Ausscheidung von Ausgangsverbindung und Metaboliten

NW:
- *Knochenmark:* Myelosuppression *dosislimitierend*, insbesondere Leukopenie, mäßiggradige Thrombopenie, Anämie
- *Herz/Kreislauf:* Arrhythmien, Herzinsuffizienz, Herzstillstand (insbesondere bei gleichzeitiger Hypokaliämie), Hypotonie
- *Gastrointestinaltrakt:* Übelkeit/Erbrechen (30 %), Mukositis (10 %), Diarrhoe (10 %)
- *Leber:* transienter Transaminasenanstieg, Hepatitis
- *Niere:* Nierenfunktionsstörungen, Hypokaliämie
- *Haut:* Alopezie, Gelbfärbung, selten Erythem, Urtikaria, allergische Reaktionen
- *Nervensystem:* periphere und zentrale Neurotoxizität mit Kopfschmerzen, Verwirrtheit, Krampfanfällen (7 % der Patienten)
- *lokale Toxizität* (Paravasate ☞ Kap. 9.9): Phlebitis, Nekrosen
- *Sonstiges:* Fieber, Infektionen, Verfärbung des Urins (orange)

KI:
- schwere Knochenmarkdepression, schwere Infekte
- zerebrale Anfallsleiden, kardiovaskuläre Erkrankungen
- Hypokaliämie, Leber- und Nierenfunktionsstörungen

Th: *Zugelassene Indikationen:* AML, ALL

Dosierung und Applikation
- Standarddosis: 90 mg/m^2/d i.v. d 1–5, Wiederholung nach 1–3 Wochen
- Erhaltungsdosis beträgt etwa ⅓ der Induktionsdosis.
- Dosisanpassung ☞ Kap. 3.8.1, Interaktionen ☞ Kap. 3.8.2, Inkompatibilität ☞ Kap. 3.8.3, Zubereitung und Stabilität ☞ Kap. 3.10
- **VOR THERAPIE:** Blutbild, Elektrolyte, Leber- und Nierenfunktion, kardiale Abklärung

HP: Amsidyl®: Injektionsflaschen 75 mg

Arsentrioxid

Chem: Diarsentrioxid, As_2O_3

WM: Differenzierungsinduktion, Apoptose und DNA-Fragmentierung von PML-RARα-positiven Zellen bei akuter Promyelozytenleukämie, anti-angiogenetische Wirkung

Pkin:
- *Kinetik:* intravenöse Gabe, intravasale Bindung an Hämoglobin (96 %), Halbwertszeit t½ 12 h
- *Metabolismus:* hepatischer Abbau (90 %), renale Elimination (10 %)

NW:
- *Knochenmark:* Myelosuppression (15 %), mit Anämie, Neutropenie, Thrombopenie, Leukozytose (50 %).
- *Herz/Kreislauf:* Tachykardie (50 %), QT-Verlängerung, AV-Block, ventrikuläre Arrhythmien (Torsade-de-pointes), Hypotonie
- *Gastrointestinaltrakt:* Übelkeit/Erbrechen, Diarrhoe, abdominale Schmerzen (50 %), selten gastrointestinale Blutungen, Gewichtsverlust
- *Leber:* Transaminasenanstieg, Leberfunktionsstörungen, Hyperglykämie
- *Niere:* Hypokaliämie, Hypomagnesiämie, Hypernatriämie, selten Nierenfunktionsstörungen
- *Haut:* Dermatitis, Erythem, Urtikaria, Pruritus, kutane Einblutungen (Ekchymosen, seltener Petechien), Epistaxis (25 %)
- *Nervensystem:* Kopfschmerzen (60 %), Schlaflosigkeit, Angstzustände, Parästhesien, Krampfanfälle, Sehstörungen
- *lokale Toxizität:* Phlebitis, lokales Ödem, Erythem
- *Sonstiges:* „Differenzierungssyndrom": Fieber, Leukozytose, Dyspnoe, Gewichtszunahme, Lungeninfiltrate, Pleura-/Perikardergüsse. Behandlung mit Kortikosteroiden (z.B. Dexamethason 10 mg 2 ×/d für mindestens 3 Tage). Selten: Gerinnungsstörungen, DIC (disseminierte intravaskuläre Gerinnung)

KI:
- schwere Leber- oder Nierenfunktionsstörungen
- Elektrolytstörungen, QT-Verlängerung (insbesondere > 500 ms), AV-Überleitungsstörungen

Th: *Zugelassene Indikationen:* akute Promyelozytenleukämie (APL, AML FAB M3) mit Translokation t(15;17) oder PML-RARα-Expression

Dosierung und Applikation
- Induktion 0,15 mg/kg/d bis zur Remission, maximal 8 Wochen, 3–6 Wochen Pause, Konsolidierung 0,15 mg/kg/d über 4–5 Wochen
- Dosisanpassung ☞ Kap. 3.8.1, Interaktionen ☞ Kap. 3.8.2, Inkompatibilität ☞ Kap. 3.8.3, Zubereitung und Stabilität ☞ Kap. 3.10
- **VOR THERAPIE:** Blutbild, Elektrolyte, Leber- und Nierenfunktion, Blutzucker, EKG (Ausschluß QT-Verlängerung), Gerinnungsparameter

HP: Trisenox®: Injektionsflasche 1 mg/ml (10 mg)

Pharmakotherapie					Charakterisierung klinisch eingesetzter Zytostatika 3.2

L-Asparaginase (L-ASP), PEG-Asparaginase (Pegaspargase)

Chem: Enzym, aus Escherichia coli oder Erwinia carotovora. Als PEG-Asparaginase kovalent verknüpft mit Polyethylenglykol (PEG).

WM:
- katalysiert Hydrolyse von L-Asparagin → intravasale Depletion → Hemmung der Proteinsynthese maligner lymphatischer Zellen (normale Zellen sind in der Lage, Asparagin durch Induktion von Asparaginsynthetase zu bilden)
- zellzyklusspezifisch: G1-Phase

Pkin:
- *Kinetik:* terminale t½ 8–30 h (abhängig von Dosis und Präparat), bei PEG-Asparaginase verlängert auf 3–6 Tage
- *Elimination:* metabolisch (Proteolyse)

NW:
- *Gastrointestinaltrakt:* mäßiggradige Übelkeit/Erbrechen (60 %), Appetitlosigkeit, selten Diarrhoe
- *Leber/Pankreas:* Leberfunktionsstörungen, Transaminasenanstieg (50 % der Patienten), Hepatitis, Pankreatitis, Hyperglykämie, Störung der Gerinnungsfaktorsynthese (insbesondere Fibrinogen und Antithrombin III), thromboembolische Ereignisse, Blutungen
- *Niere:* reversibler Anstieg von Kreatinin/Harnsäure, selten akutes Nierenversagen oder schwere Nierenfunktionsstörungen
- *Nervensystem:* akut: reversible Enzephalopathie bei 25–50 % der Patienten: Antriebslosigkeit, Somnolenz, Verwirrtheit, chronisch: hirnorganisches Psychosyndrom
- *Sonstiges, dosislimitierende allergische Reaktionen:* Fieber, Schüttelfrost, Urtikaria, Hautreaktionen, Bronchospasmus, Laryngospasmus, Asthma, bis zum anaphylaktischen Schock. PEG-Asparaginase zeigt reduzierte Immunogenität.

KI:
- bekannte Unverträglichkeit
- Pankreatitis, Leberfunktionsstörungen, vorbestehende Gerinnungsstörungen

Th: *Zugelassene Indikationen:* ALL, NHL
Weitere Einsatzbereiche: AML, CML im lymphatischen Blastenschub, CLL

Dosierung und Applikation
- L-Asparaginase: 5000–20000 IE/m^2/d i.v. über 10–20 Tage, i.m.-Applikation möglich
- PEG-Asparaginase: 2500 IE/m^2/d i.v., alle 14 Tage, i.m.-Applikation möglich
- Dosisanpassung ☞ Kap. 3.8.1, Interaktionen ☞ Kap. 3.8.2, Inkompatibilität ☞ Kap. 3.8.3, Zubereitung und Stabilität ☞ Kap. 3.10
- ***CAVE:*** Gerinnungsstörungen: bei Fibrinogen < 0,8 g/l bzw. ATIII < 70 % Substitution von Gefrierfrischplasmen (FFP) bzw. ATIII, bei Fibrinogen < 0,5 g/l bzw. Quickwert < 30 % Therapie beenden
- *Allergische Reaktionen:* engmaschige Überwachung des Patienten, Blutdruckkontrolle, ggf. Akuttherapie mit Antihistaminika und Kortikosteroiden
- ***VOR THERAPIE:*** Blutbild, Leber- und Nierenfunktion, Blutzucker, Gerinnungsstatus. Prätherapeutische intradermale Testdosis (2 IU) zum Ausschluss möglicher Hypersensitivität empfohlen

HP: *L-Asparaginase:* Asparaginase medac®, Injektionsflaschen 5000/10000 IE
PEG-Asparaginase: Oncaspar®, Injektionsflaschen 3750 IE

Azacitidin

Chem: Pyrimidin-Nukleosid-Analogon, Methyltransferase-Hemmer, hypomethylierend

WM: DNA-Methyltransferase-Hemmung → DNA-Demethylierung und Hypomethylierung. Inkorporation in DNA und RNA → tRNA-Störung, Hemmung der Proteinsynthese. Zusätzlich direkte zytotoxische Wirkung

Pkin:
- *Kinetik:* terminale t½ nach s.c. Gabe 2,5–4,2 h
- *Elimination:* hepatischer Abbau, renale Elimination (85 %), fäkale Exkretion (< 1 %)

NW:
- *Knochenmark:* Anämie, Leukopenie, Neutropenie, Thrombopenie
- *Lunge:* Husten, Dyspnoe, respiratorische Infekte, Pharyngitis
- *Herz/Kreislauf:* Tachykardie, Hypotonie, selten Vorhofflimmern, selten Herzinsuffizienz
- *Gastrointestinaltrakt:* Übelkeit, Erbrechen, Obstipation, Diarrhoe, Anorexie, abdominelle Schmerzen
- *Leber, Pankreas:* Leberfunktionsstörungen, selten Leberkoma
- *Haut:* Erytheme, Ausschlag, lokale Reaktionen, Ekchymosen, Juckreiz
- *Nervensystem:* Kopfschmerzen, Verwirrtheit, Schwindel, Angstzustände, Depression, Lethargie, Schlafstörungen, Synkopen
- *Andere:* Fieber, Infektionen, Schwäche, Arthralgien, Myalgien, Rückenschmerzen, Ödeme

KI:
- bekannte Unverträglichkeit für Azacitidin oder Mannitol
- schwere Leberfunktionsstörungen
- schwere Nierenfunktionseinschränkung

Th: *Zugelassene Indikationen:* MDS, CMML, AML

Dosierung und Applikation
- Standarddosis 75 mg/m^2 i.v. oder s.c. d 1–7
- Dosisanpassung ☞ Kap. 3.8.1, Interaktionen ☞ Kap. 3.8.2, Inkompatibilität ☞ Kap. 3.8.3, Zubereitung und Stabilität ☞ Kap. 3.10

HP: Vidaza®: 100 mg Ampullen

Pharmakotherapie   Charakterisierung klinisch eingesetzter Zytostatika 3.2

Bendamustin

Chem: Alkylans, N-Lost-Derivat

WM: Quervernetzung der DNA-Einzel- und Doppelstränge durch Alkylierung, DNA-Protein und Protein-Protein-Vernetzung

Pkin:
- *Kinetik:* initiale t½ 6–10 min, terminale t½ 28–36 min
- *Metabolismus:* hepatische Hydrolyse zum zytotoxisch wirksamen β-Hydroxy-Bendamustin, vorwiegend renale Elimination

NW:
- *Knochenmark:* Myelosuppression
- *Herz/Kreislauf:* Herzrhythmusstörungen, vereinzelt Myokardinfarkt
- *Gastrointestinaltrakt:* Übelkeit, Erbrechen, Appetitlosigkeit, Obstipation, Diarrhoe
- *Haut:* Erytheme, Hautveränderungen, Alopezie, Schleimhautreizung
- *Nervensystem:* Schwäche, Abgeschlagenheit, Müdigkeit, periphere Neuropathie
- *lokale Toxizität* (Paravasate ☞ Kap. 9.9): Phlebitis, bei paravasaler Gabe nekrotisierend

KI:
- Nierenfunktionsstörungen
- schwere Leberfunktionsstörungen

Th: *Zugelassene Indikationen:* NHL, CLL, Plasmozytom
Weitere Anwendungsbereiche: Mammakarzinom

Dosierung und Applikation
- Standarddosis: 25 mg/m^2/d i.v., über 3 Wochen oder länger
- Dosisanpassung ☞ Kap. 3.8.1, Interaktionen ☞ Kap. 3.8.2, Inkompatibilität ☞ Kap. 3.8.3, Zubereitung und Stabilität ☞ Kap. 3.10
- **VOR THERAPIE:** Blutbild, Leber- und Nierenfunktion

HP: Levact®: Trockensubstanz 25/100 mg Infusionsflaschen

Bleomycin

Chem: Glykopeptid-Antibiotikum aus Streptomyces verticillus. Gemisch verschiedener Subtypen, insbesondere Bleomycin A_2 und B_2

WM:
- DNA-Strangbrüche, Hemmung der DNA-Ligase, DNA-Interkalation
- zellzyklusspezifisch: G2-/M-Phase

Pkin:
- *Kinetik:* initiale t½ 30 min, terminale t½ 2–5 h
- *Metabolismus:* hepatische Aktivierung, intrazellulärer Abbau (50 %) durch Aminohydrolase (niedrige Spiegel in Lunge und Haut → Organtoxizität), renale Ausscheidung von Ausgangsverbindung (50 %) und Metaboliten

NW:
- *Knochenmark:* milde Myelosuppression
- *Lunge:* dosislimitierende interstitielle Pneumonitis und Lungenfibrose in bis zu 10 %, mit Husten, Atemnot, Hypoxie. Kumulative Toxizität v.a. bei Gesamtdosis > 300 mg und Alter < 15 und > 65 Jahren
- *Gastrointestinaltrakt:* Übelkeit/Erbrechen, Appetitlosigkeit, Mukositis, Diarrhoe
- *Haut:* Alopezie, Erythem, Urtikaria, Striae, Hyperpigmentierung, Ödeme, Hyperkeratosen, Nagelveränderungen, Pruritus
- *lokale Toxizität:* Phlebitis, Schmerzen an der Injektionsstelle
- *Sonstiges:* grippeartige Symptomatik (Fieber, Schüttelfrost, Myalgien). Selten allergische Reaktionen bis hin zur Anaphylaxie. Raynaud-Symptomatik.

KI:
- vorbestehende Lungenerkrankungen (v.a. chronisch-obstruktive Störungen), pulmonale Bestrahlung, Beatmung mit erhöhter O_2-Konzentration
- schwere Leber- oder Nierenfunktionsstörungen

Th: *Zugelassene Indikationen:* Hodentumoren, M. Hodgkin, NHL, maligner Pleuraerguss
Weitere Einsatzbereiche: Plattenepithelkarzinome, andere solide Tumoren

Dosierung und Applikation
- Standarddosis: 15–30 mg absolut 1–2 ×/Woche, Gabe i.v./i.a./s.c. oder i.m. möglich, bei intrakavitärer Gabe (Pleuraerguss, Perikarderguss, Harnblase) 30–180 mg absolut
- Dosisanpassung ☞ Kap. 3.8.1, Interaktionen ☞ Kap. 3.8.2, Inkompatibilität ☞ Kap. 3.8.3, Zubereitung und Stabilität ☞ Kap. 3.10
- **CAVE:** keine Kombination mit nephrotoxischen oder pulmotoxischen (Busulfan, Cyclophosphamid, Melphalan, Mitomycin-C) Verbindungen.
- **VOR THERAPIE:** Blutbild, Leber- und Nierenfunktion (Kreatinin-Clearance), Lungenfunktionsprüfung. Prätherapeutische Testdosis (1–2 mg) zum Ausschluss möglicher Hypersensitivität empfohlen

HP: BLEO-cell®, Bleomedac®: Injektionsflasche 15/30 mg

Busulfan

Chem: Tetramethylendi(methansulfonat), bifunktionelles Alkylans

$$H_3C-\underset{\underset{O}{\|}}{\overset{\overset{O}{\|}}{S}}-O-CH_2-CH_2-CH_2-CH_2-O-\underset{\underset{O}{\|}}{\overset{\overset{O}{\|}}{S}}-CH_3$$

WM:
- DNA- und RNA-Alkylierung (N7-Position von Guanin), DNA-Strangbrüche und „cross-linking"
- zellzyklusspezifisch: S-/G2-Phase

Pkin:
- *Kinetik:* orale oder intravenöse Applikation, terminale t½ 2,5 h, liquorgängig
- *Metabolismus:* hepatischer Abbau zu inaktiven Metaboliten (Tetrahydrofuran, Methansulfonsäure), renale Ausscheidung von Ausgangssubstanz und Metaboliten

NW:
- *Knochenmark:* Myelosuppression *dosislimitierend*, lange Neutropeniephase (Nadir zwischen d 11–30 nach Therapie), Thrombopenie, Anämie
- *Herz/Kreislauf:* Hyper-/Hypotonie, Tachykardie, thromboembolische Ereignisse
- *Lunge:* selten Lungenfibrose („Busulfanlunge"), insbesondere bei kumulativer Dosis > 3 000 mg (Schwellendosis 500 mg). Erhöhtes Risiko bei pulmonaler Bestrahlung und Beatmung mit erhöhter O_2-Konzentration
- *Gastrointestinaltrakt:* Übelkeit/Erbrechen, Mukositis, Appetitlosigkeit
- *Leber:* transiente Leberfunktionsstörungen, bei Hochdosistherapie Lebervenenverschlusssyndrom („veno-occlusive disease", VOD)
- *Haut:* Erythem, Hyperpigmentierung, Alopezie
- *Nervensystem:* selten zentralnervöse Toxizität, mit Sehstörungen, Verwirrtheit, Krampfanfällen, insbesondere bei Hochdosistherapie
- *Sonstiges:* Infertilität, Katarakt, selten Gynäkomastie, selten andere Fibrosen: retroperitoneale Fibrose, Endokardfibrose, selten hämorrhagische Zystitis

KI: vorbestehende Lungenerkrankungen (insbesondere chronisch-obstruktive Störungen)

Th: *Zugelassene Indikationen:* CML (palliativ), Konditionierung vor autologer/allogener hämatopoetischer Stammzelltransplantation
Weitere Einsatzbereiche: andere myeloproliferative Erkrankungen

Dosierung und Applikation
- Standarddosis: 0,5–8(–12) mg/d p.o. oder 0,05–0,06 mg/kg Körpergewicht/d p.o.
- Hochdosistherapieansätze: 4 mg/kg Körpergewicht/d über 4 d.
  CAVE: nur in Transplantationszentren
- Dosisanpassung ☞ Kap. 3.8.1, Interaktionen ☞ Kap. 3.8.2, Inkompatibilität ☞ Kap. 3.8.3, Zubereitung und Stabilität ☞ Kap. 3.10
- *CAVE:* kumulative Dosis von > 500 mg: erhöhtes Risiko einer Lungenfibrose
- *VOR THERAPIE:* Blutbild, Leber- und Nierenfunktion, Lungenfunktion

HP: Myleran®: Filmtabletten 2 mg
Busilvex®: Konzentrat zur Herstellung einer Infusionslösung (6 mg/ml)

Cabazitaxel

Chem: Taxanderivat, Mitosehemmer

WM:
- Stabilisierung von Tubulinpolymeren, Hemmung der Spindelfunktion, Mitosearrest
- zellzyklusspezifisch: M-Phase

Pkin:
- *Kinetik:* hohe Proteinbindung, terminale t½ 95 h
- *Metabolismus:* hepatischer Abbau, CYP3A4/5-abhängige Hydroxylierung, renale und fäkale Exkretion von Metaboliten

NW:
- *Knochenmark:* Myelosuppression *dosislimitierend*, Neutro-/Thrombopenie, Anämie. Febrile Neutropenie
- *Herz/Kreislauf:* Arrhythmien, Hypotension
- *Lunge:* Atemnot, Husten
- *Gastrointestinaltrakt:* Übelkeit/Erbrechen, Diarrhoe, Obstipation, Mukositis, abdominelle Schmerzen. Vereinzelt gastrointestinale Blutung, Perforation, Ileus, Gastritis, Colitis
- *Leber:* selten transienter Transaminasenanstieg
- *Niere:* Nierenfunktionsstörung, bis zum Nierenversagen. Hämaturie, Dysurie
- *Haut:* Alopezie
- *Nervensystem:* periphere Neurotoxizität (13 %), Verwirrtheit, Kopfschmerzen
- *Sonstiges:* Hypersensitivitätsreaktion (Flush, Urtikaria, Erythem, transiente Myalgien, selten Hypotonie, Bronchospasmus). Fatigue, Leistungsminderung, Appetitlosigkeit, Gewichtsverlust. Arthralgie, periphere Ödeme

WW:
- CYP3A4-Inhibitoren (z.B. Ketoconazol, Itraconazol, Voriconazol, Erythromycin, Clarithromycin) → Cabazitaxel-Konzentration ↑
- CYP3A4-Induktoren (z.B. Dexamethason, Phenytoin, Carbamazepin, Rifampicin, Phenobarbital, Johanniskraut) → Cabazitaxel-Konzentration ↓

KI: Vorbestehende Myelosuppression (Neutrophile < 1 500/µl)
Schwere Unverträglichkeit

Th: *Zugelassene Indikation:* hormonrefraktäres metastasiertes Prostatakarzinom

Dosierung und Applikation
- Standarddosis: 25 mg/m^2/d i.v. d 1, alle 21 Tage, Infusion über 1 h, in Kombination mit Prednison 10 mg/d, d 1–21
- Dosisanpassung ☞ Kap. 3.8.1, Interaktionen ☞ Kap. 3.8.2, Inkompatibilität ☞ Kap. 3.8.3, Zubereitung und Stabilität ☞ Kap. 3.10
- **VOR THERAPIE:** Blutbild, Elektrolyte, Leber- und Nierenfunktion. Prämedikation mit Dexamethason (Fortecortin®), H1-/H2-Blocker, Antiemetika, ggf. Diuretika

HP: Jevtana®: Injektionsflaschen 60 mg

3.2 Charakterisierung klinisch eingesetzter Zytostatika — Pharmakotherapie

Capecitabin

Chem: Pyrimidinanalog, Antimetabolit

WM:
- Hemmung der Thymidylatsynthetase durch FdUMP bzw. der Thymidinsynthese
- Einbau in die RNA, Hemmung der RNA-Synthese durch FUTP
- zellzyklusspezifisch: S-Phase

Pkin:
- *Metabolismus:* orale Applikation, rasche vollständige Resorption. Intrazelluläre Umwandlung der Prodrug durch hepatische Carboxylesterase zu 5'-Desoxy-5-Fluorocytidin (5'DFCR), anschließend intrazelluläre Metabolisierung durch Thymidinphosphorylase zu 5-Fluorouracil (5-FU), intrazelluläre Aktivierung und Phosphorylierung (Bildung von FdUMP, FUTP). Abbau in Leber und Darmmukosa durch Dihydropyrimidindehydrogenase (DPD), Halbwertszeit t½ 0,7–1,2 h
- *Elimination:* renale Elimination von Ausgangssubstanz und Metaboliten

NW:
- *Knochenmark:* Myelosuppression, mit Neutropenie, Thrombopenie, Anämie
- *Herz/Kreislauf:* Ödeme der unteren Extremitäten, selten kardiale ischämische Störungen (insbesondere bei vorbestehender koronarer Herzerkrankung), EKG-Veränderungen
- *Gastrointestinaltrakt:* Diarrhoe (40 %), milde Übelkeit/Erbrechen (40 %), Mukositis, Bauchschmerzen, Appetitlosigkeit
- *Leber:* reversible Transaminasenerhöhung, Hyperbilirubinämie
- *Haut:* Hand-Fuß-Syndrom (palmoplantare Erythrodysästhesie, 50 %), Dermatitis (25 %), Alopezie
- *Nervensystem:* Kopfschmerzen, Parästhesien, Geschmacksstörungen, Schwindel, Schlaflosigkeit, selten Verwirrtheit, Ataxie
- *Sonstiges:* Abgeschlagenheit, Fatigue, Fieber, Asthenie, Lethargie, Dehydrierung

KI: Bekannte Überempfindlichkeit gegen Fluorouracil (DPD-Defizienz)

Th: *Zugelassene Indikationen:* Kolonkarzinom, Mammakarzinom, Magenkarzinom
Weitere Einsatzbereiche: Kopf-Hals-Tumoren, Pankreaskarzinom

Dosierung und Applikation
- Standarddosis: 2000–2500 mg/m^2/d p.o. d 1–14, alle 21 Tage. Einnahme verteilt auf 2 Tagesdosen, mit Wasser, 30 min postprandial
- Dosisanpassung ☞ Kap. 3.8.1, Interaktionen ☞ Kap. 3.8.2, Pharmakogenetik ☞ Kap. 3.8.4
- **VOR THERAPIE:** Blutbild, Leber-/Nierenfunktion (Kreatinin-Clearance)

HP: Xeloda®: Tabletten 150 mg/500 mg

Pharmakotherapie Charakterisierung klinisch eingesetzter Zytostatika 3.2

Carboplatin (CBCDA)

Chem: cis-Diammin(1,1-cyclobutandicarboxylato)platin, Paraplatin, Platinderivat

WM:
- kovalente Bindung an DNA und Proteine, DNA-Interkalation, Strangbrüche
- zellzyklusspezifisch: G1-/S-Phase

Pkin:
- *Kinetik:* liquorgängig, initiale t½ 60–90 min, terminale t½ 3–6 h
- *Metabolismus:* intrazelluläre Bildung reaktiver Platinkomplexe, renale Elimination von Ausgangssubstanz (60 %) und Metaboliten (40 %)

NW:
- *Knochenmark:* Myelosuppression, insbesondere prolongierte Thrombopenie (*dosislimitierend*), Leukopenie und kumulative Störung der Erythropoese
- *Gastrointestinaltrakt:* Übelkeit/Erbrechen, Appetitlosigkeit, Mukositis
- *Leber:* transienter Transaminasenanstieg
- *Niere:* selten Nephrotoxizität, Elektrolytstörungen (Na^+ ↓, K^+ ↓, Mg^{2+} ↓)
- *Haut:* selten Alopezie, Erythem, Pruritus
- *Nervensystem:* selten periphere Neurotoxizität (vor allem bei Patienten > 65 Jahre), selten Hörstörungen oder Optikusneuritis
- *lokale Toxizität:* Schmerzen an der Injektionsstelle
- *Sonstiges:* Infertilität, Fieber, Schüttelfrost, selten allergische Reaktionen

KI:
- Nierenfunktionsstörungen, Exsikkose
- vorbestehende Hörstörungen, akute Infekte

Th: *Zugelassene Indikationen:* epitheliales Ovarialkarzinom, kleinzelliges Bronchialkarzinom
Weitere Einsatzbereiche: andere solide Tumoren

Dosierung und Applikation
- Standarddosis: 300–400 mg/m²/d i.v. d 1, alle 4 Wochen
- pharmakologische Dosisberechnung: Berechnung der Gesamtdosis in mg entsprechend der angestrebten AUC („area under the curve", Fläche unter der Konzentrations-Zeit-Kurve in mg/ml × min) und der Nierenfunktion (GFR, glomerulären Filtrationsrate in ml/min, berechnet nach der Jeliffe-Formel ☞ Kap. 3.8.1). Die angestrebte AUC für Carboplatin beträgt 5–7 mg/ml × min in der Monotherapie und 4–6 mg/ml × min in Polychemotherapie-Protokollen.

$$\text{Dosis} = \text{AUC} \times (\text{GFR} + 25)$$

- Hochdosistherapie: 500 mg/m²/d i.v. d 1–3.
  CAVE: nur in Transplantationszentren
- Dosisanpassung ☞ Kap. 3.8.1, Interaktionen ☞ Kap. 3.8.2, Inkompatibilität ☞ Kap. 3.8.3, Zubereitung und Stabilität ☞ Kap. 3.10
- **CAVE:** keine Kombination mit nephrotoxischen oder ototoxischen Substanzen (Aminoglykoside, NSAR, Schleifendiuretika etc.), Flüssigkeitssubstitution
- **VOR THERAPIE:** Blutbild, Leber-/Nierenfunktion (Kreatinin-Clearance)

HP: verschiedene Präparate: Injektionsflaschen 50/150/450/600 mg

Carmustin (BCNU)

Chem: 1,3-Bis(2-chlorethyl)-1-nitrosoharnstoff, bifunktionelles Alkylans

$$Cl-H_2C-H_2C-HN-CO-N\begin{matrix}CH_2-CH_2-Cl\\N=O\end{matrix}$$

WM:
- DNA- und RNA-Alkylierung (O^6-Position von Guanin), DNA-Strangbrüche, „cross-linking"
- nicht zellzyklusspezifisch (auch G0-Phase)

Pkin:
- *Kinetik:* lipophil, liquorgängig, initiale t½ 4–7 min, terminale t½ 20–70 min
- *Metabolismus:* hepatischer Abbau zu inaktiven Metaboliten (Isozyanat, Diazohydroxid), renale Ausscheidung von Ausgangssubstanz und Metaboliten

NW:
- *Knochenmark:* prolongierte und kumulative Myelosuppression (*dosislimitierend*), Leukozyten- und Thrombozytennadir 3–5 Wochen nach Applikation
- *Lunge:* bei wiederholter Gabe interstitielle Pneumonitis, pulmonale Infiltrate und Lungenfibrose (kumulative Toxizität)
- *Gastrointestinaltrakt:* Übelkeit/Erbrechen für 8–24 Stunden, Mukositis, Diarrhoe, selten Ösophagitis, Ulzera, gastrointestinale Blutungen
- *Leber:* transienter Transaminasenanstieg, bei Hochdosistherapie Lebervenenverschlusssyndrom („veno-occlusive disease", VOD)
- *Niere:* Nierenfunktionsstörungen
- *Haut:* Alopezie, Dermatitis, Erythem, Hyperpigmentierung
- *Nervensystem:* periphere und zentrale Neurotoxizität mit Verwirrtheit, hirnorganischem Psychosyndrom, Neuroretinitis, Optikusneuritis, Ataxie
- *lokale Toxizität* (Paravasate ☞ Kap. 9.9): Venenreizung, Nekrosen
- *Sonstiges:* Infertilität

KI:
- vorbestehende Störung der Knochenmarkfunktion, akute Infekte
- schwere Leber- oder Nierenfunktionsstörungen

Th: *Indikationen:* Hirntumoren/-metastasen, Multiples Myelom, Lymphome
Weitere Einsatzbereiche: solide Tumoren

Dosierung und Applikation
- Standarddosis: 100 mg/m²/d i.v. d 1–2, unter Lichtschutz, alle 6–8 Wochen
- Hochdosistherapie: 300–600 mg/m²/d i.v. d 1
- Gliadel® Implantat 7,7 mg zur lokalen Therapie bei malignen Gliomen/Glioblastom
- Dosisanpassung ☞ Kap. 3.8.1, Interaktionen ☞ Kap. 3.8.2, Inkompatibilität ☞ Kap. 3.8.3, Zubereitung und Stabilität ☞ Kap. 3.10
- ***CAVE:*** kumulative, verzögert einsetzende und prolongierte Myelotoxizität. Erhöhtes Risiko der Pulmotoxizität bei kumulativer Gesamtdosis > 1000 mg/m². Erhöhte Toxizität bei gleichzeitiger Gabe von Metronidazol, Cimetidin oder Verapamil
- ***VOR THERAPIE:*** Blutbild, Leber- und Nierenfunktion (Kreatinin-Clearance), Lungenfunktion

HP: Carmubris®: Injektionsflaschen 100 mg (nicht mehr in Deutschland zugelassen)
Gliadel®: Implantat 7,7 mg

Pharmakotherapie Charakterisierung klinisch eingesetzter Zytostatika 3.2

Chlorambucil

Chem: 4-,4-[Bis(2-chlorethyl)amino]phenylbuttersäure, Alkylans

HOOC—H_2C—H_2C—H_2C—C$_6$H$_4$—N(CH$_2$—CH$_2$—Cl)(CH$_2$—CH$_2$—Cl)

WM:
- DNA- und RNA-Alkylierung, DNA-Strangbrüche, „cross-linking"
- nicht zellzyklusspezifisch (auch G0-Phase)

Pkin:
- *Kinetik:* orale Bioverfügbarkeit 60–100 %, terminale t½ 1,5–2,5 h
- *Metabolismus:* hepatischer Abbau zu aktiven (Aminophenylessigsäure) und inaktiven Metaboliten, renale Ausscheidung von Ausgangssubstanz (1 %) und Metaboliten

NW:
- *Knochenmark:* Myelosuppression *dosislimitierend*, Neutropenie, Thrombopenie, bei Standarddosis (s. unten) in der Regel nur mäßiggradig
- *Lunge:* selten Lungenfibrose, vor allem bei kumulativer Dosis > 2 000 mg
- *Gastrointestinaltrakt:* geringgradige Übelkeit/Erbrechen, Appetitlosigkeit
- *Leber:* transiente Transaminasenerhöhung, sehr selten schwere Lebertoxizität
- *Haut:* Erythem, Urtikaria, Alopezie
- *Nervensystem:* selten periphere/zentrale Neurotoxizität
- *Sonstiges:* Infertilität (vor allem bei kumulativer Dosis > 400 mg), Fieber, selten Zystitis

KI: vorbestehende Myelosuppression, akute Infekte

Th: *Zugelassene Indikationen:* CLL, NHL, M. Waldenström
Weitere Einsatzbereiche: M. Hodgkin, Ovarialkarzinom, trophoblastäre Tumoren

Dosierung und Applikation
- Standarddosis: orale Gabe einmal täglich, jeweils mit den Mahlzeiten. Unterschiedliche Protokolle, z.B.:
  - 0,05–0,2 mg/kg Körpergewicht/d p.o. für 3–6 Wochen, dann Erhaltungsdosis 2 mg absolut täglich p.o.
  - 0,4 mg/kg Körpergewicht/d p.o. d 1, alle 2–4 Wochen
  - 18–30 mg/m^2/d p.o. d 1, alle 2 Wochen
  - 16 mg/m^2/d p.o. d 1–5, alle 4 Wochen
- Dosisanpassung ☞ Kap. 3.8.1, Interaktionen ☞ Kap. 3.8.2
- **CAVE:** kumulative Dosis > 2 000 mg: erhöhte Gefahr der Lungenfibrose. Verstärkung der Nebenwirkungen bei gleichzeitiger Gabe von Phenylbutazonderivaten oder Phenobarbital
- **VOR THERAPIE:** Blutbild, Leber- und Nierenfunktion

HP: Leukeran®: Filmtabletten 2 mg

Cisplatin (CDDP)

Chem: cis-Diamindichloroplatin(II), Platinderivat

$$\begin{array}{c} Cl \diagdown \quad \diagup NH_3 \\ Pt \\ Cl \diagup \quad \diagdown NH_3 \end{array}$$

WM:
- kovalente Bindung von Platinkomplexen an DNA, RNA und Proteine, „crosslinking"
- zellzyklusspezifisch: G1-/S-Phase

Pkin:
- *Halbwertszeit:* initiale t½ 25–50 min, terminale t½ 60–90 h
- *Metabolismus:* Bildung reaktiver Platinkomplexe, renale Elimination (90 %) von Ausgangssubstanz und Metaboliten, biliäre Exkretion (10 %)

NW:
- *Knochenmark:* Myelosuppression, Leuko- und Thrombopenie, Anämie
- *Herz/Kreislauf:* selten Rhythmusstörungen, Herzinsuffizienz
- *Gastrointestinaltrakt:* starke Übelkeit/Erbrechen (prolongiert, Dauer > 24 h), Appetitlosigkeit, Mukositis, Diarrhoe, Enteritis
- *Leber:* transienter Transaminasenanstieg
- *Niere:* Elektrolytveränderungen (Ca^{2+} ↓, Mg^{2+} ↓, K^+ ↓, Na^+ ↓), kumulative Nephrotoxizität mit Tubulusschädigung (*dosislimitierend*), v.a. bei inadäquater Hydratation
- *Haut:* Alopezie, Dermatitis
- *Nervensystem:* Ototoxizität und periphere Neurotoxizität (*dosislimitierend*, kumulativ, ab Gesamtdosen > 100–200 mg/m^2), Geschmacksstörungen, selten fokale Enzephalopathie, Sehstörungen, Optikusneuritis, Schwindel
- *lokale Toxizität* (Paravasate ☞ Kap. 9.9): Phlebitis, Nekrosen
- *Sonstiges:* Infertilität, selten allergische Reaktionen

KI: Nierenfunktionsstörungen, Exsikkose, Hörstörungen, akute Infekte

Th: *Zugelassene Indikationen:* Hodentumoren, Ovarialkarzinom, Blasenkarzinom, Lungenkarzinome, Karzinome des Kopf-Hals-Bereichs, Ösophaguskarzinom, Zervix- und Endometriumkarzinome, Osteosarkome

Dosierung und Applikation
- Standarddosis: unterschiedliche Protokolle;
  - niedrige Dosierung: 15–20 mg/m^2/d i.v. d 1–5, alle 3–4 Wochen
  - mittlere Dosierung: 50–75 mg/m^2/d i.v. d 1 + 8, alle 3–4 Wochen
  - hohe Dosierung: 80–120 mg/m^2/d i.v. d 1, alle 3–4 Wochen
- Dosisanpassung ☞ Kap. 3.8.1, Interaktionen ☞ Kap. 3.8.2, Inkompatibilität ☞ Kap. 3.8.3, Pharmakogenetik ☞ Kap. 3.8.4, Stabilität ☞ Kap. 3.10
- ***CAVE:*** keine Kombination mit otoxischen oder nephrotoxischen Substanzen (Aminoglykoside, NSAR, Schleifendiuretika etc.). Flüssigkeitssubstitution, Ziel: Urinvolumen > 200 ml/h, ggf. mit Elektrolytsubstitution (K^+, Mg^{2+}). Kumulative Neurotoxizität und Ototoxizität (ab Gesamtdosis > 100–200 mg/m^2)
- ***VOR THERAPIE:*** Blutbild, Elektrolyte, Leber- und Nierenfunktion (Kreatinin-Clearance), ggf. Audiometrie und Neurostatus. Flüssigkeitsgabe 1 000–2 000 ml (mit KCl und $MgSO_4$), osmotische Diurese

HP: Cisplatin®: Injektionsflaschen 10/50 mg

Cladribin (2-CDA)

Chem: 2-Chlordeoxyadenosin, Purinanalog, Antimetabolit

WM:
- Hemmung der DNA-Polymerase β und Ribonukleotidreduktase, Induktion von DNA-Strangbrüchen, Depletion von NAD und ATP
- *nicht* zellzyklusspezifisch (auch G0-Phase)

Pkin:
- *Kinetik:* liquorgängig, initiale t½ 35 min, terminale t½ 7 h
- *Metabolismus:* intrazelluläre Bildung des aktiven Triphosphatderivats 2-Chlordeoxy-ATP durch Deoxycytidinkinase, renale Elimination

NW:
- *Knochenmark:* Myelosuppression *dosislimitierend*, mit Neutropenie (30 %) und Thrombopenie, Lymphopenie (100 %)
- *Gastrointestinaltrakt:* mäßiggradige Übelkeit/Erbrechen (20 %), Diarrhoe
- *Leber:* transienter Transaminasenanstieg
- *Niere:* Nierenfunktionsstörung, insbesondere bei inadäquater Flüssigkeitssubstitution
- *Haut:* selten Erythem, bis zur toxischen Epidermiolyse
- *Nervensystem:* periphere oder zentrale Neurotoxizität bei 15 % der Patienten
- *Sonstiges:* Immunsuppression mit T-Zell-Defizienz (CD4+ ↓↓, CD8+ ↓), Infekte, Fieber (60 %), Müdigkeit (50 %), Kopfschmerzen

KI: schwere Nierenfunktionsstörungen

Th: *Zugelassene Indikation:* Haarzell-Leukämie
Weitere Einsatzbereiche: NHL, multiple Sklerose

Dosierung und Applikation
- Standarddosis: in der Regel Gabe eines Zyklus, keine Wiederholung. Unterschiedliche Protokolle:
  - 0,1 mg/kg Körpergewicht/d c.i.v. d 1–7 (Dauerinfusion)
  - 0,14 mg/kg Körpergewicht/d i.v. als 2-h-Infusion d 1–5
- Dosisanpassung ☞ Kap. 3.8.1, Interaktionen ☞ Kap. 3.8.2, Inkompatibilität ☞ Kap. 3.8.3, Zubereitung und Stabilität ☞ Kap. 3.10
- **VOR THERAPIE:** Blutbild, Leber- und Nierenfunktion

HP: Leustatin®, Litak®: Injektionsflasche 10 mg

Clofarabin

Chem: 2-Chloro-9-(2-deoxy-2-fluoro-β-D-arabinofuranosyl)-9H-purin-6-amin, Antimetabolit

WM:
- DNA-Inkorporation, Hemmung der DNA-Polymerase-α, DNA-Synthese ↓
- Ribonukleotid-Reduktase-Hemmung → dNTP Pool ↓
- Desintegration Mitochondrienmembran → Apoptose

Pkin:
- *Kinetik:* terminale t½ 5,2 h *(bisher nur Daten bei Patienten ≤ 19 Jahre)*
- *Metabolismus:* überwiegend (60 %) renale Ausscheidung

NW:
- *Knochenmark:* Myelosuppression *dosislimitierend*, Neutropenie
- *Herz/Kreislauf:* Perikarderguss, Tachykardie
- *Gastrointestinaltrakt:* Übelkeit/Erbrechen, Mukositis, Hämorrhagien, Hämatemesis, Ulzera, Ösophagitis
- *Leber:* transienter Transaminasenanstieg, Cholestase
- *Haut:* Alopezie, Dermatitis, Erythem, Exanthem
- *Nervensystem:* periphere Neuropathie, Parästhesie, Somnolenz, Schwindel, Tremor
- *Skelett/Muskulatur:* Myalgien, Arthritiden
- *Sonstiges:* Fieber, Erschöpfung

KI: schwere Leber- oder Nierenfunktionsstörungen

Th: *Zugelassene Indikationen:* ALL bei pädiatrischen Patienten mit Rezidiv nach mindestens zwei Vorbehandlungen

Dosierung und Applikation
- Standarddosis: 52 mg/m^2 als 2-h-Infusion d 1–5
- Dosisanpassung ☞ Kap. 3.8.1, Interaktionen ☞ Kap. 3.8.2, Inkompatibilität ☞ Kap. 3.8.3, Zubereitung und Stabilität ☞ Kap. 3.10
- **VOR THERAPIE:** Blutbild, Leber- und Nierenfunktion (Kreatinin-Clearance),

HP: Evoltra®: Durchstechflaschen 20 mg

Pharmakotherapie Charakterisierung klinisch eingesetzter Zytostatika 3.2

Cyclophosphamid

Chem: 2-[Bis(2-chlorethyl)amino]-1,3,2-oxazaphosphinan-2-oxidixid, Oxazaphosphorin, Alkylans

$$\underset{N}{\underset{|}{\overset{O}{\underset{\|}{O\diagdown \underset{P}{}}-N}}}\diagup \overset{CH_2-CH_2-Cl}{\diagdown CH_2-CH_2-Cl}$$

WM:
- DNA-/RNA-Alkylierung, DNA-Strangbrüche, „cross-linking", DNA-Synthese ↓
- zellzyklusspezifisch: S-Phase

Pkin:
- *Kinetik:* orale Bioverfügbarkeit 90–100 %, terminale t½ 4–8 h.
- *Metabolismus:* hepatische Hydroxylierung durch mikrosomale P450-Oxidase, in Plasma und Geweben: Freisetzung des aktiven Metaboliten (N-Lost-Phosphorsäurediamid), hepatische Inaktivierung. Renale Elimination von Ausgangssubstanz und Metaboliten, dialysierbar

NW:
- *Knochenmark:* Myelosuppression *dosislimitierend*, Leukopenie (Nadir 8–14 d nach Applikation) und Thrombopenie, Anämie
- *Herz/Kreislauf:* bei Hochdosistherapie in 5–10 % der Fälle akute Myo-/Perikarditis, Herzinsuffizienz, hämorrhagische Myokardnekrosen
- *Lunge:* bei Hochdosistherapie selten Lungenfibrose, Pneumonitis
- *Gastrointestinaltrakt:* Übelkeit, Erbrechen (vor allem bei Dosen > 600 mg/m^2/d), Mukositis, Appetitlosigkeit
- *Leber:* transienter Transaminasenanstieg, selten Cholestase
- *Niere/Urogenitaltrakt:* hämorrhagische Zystitis (*dosislimitierend*), insbesondere bei hochdosierter Therapie, Blasenfibrose, Nierenfunktionsstörungen
- *Haut:* Alopezie, Erythem, Hyperpigmentierung, Nagelveränderungen, Dermatitis
- *Nervensystem:* bei Hochdosistherapie: akute Enzephalopathie
- *Sonstiges:* Infertilität, Immunsuppression, Fieber, allergische Reaktionen

KI: Leber-/Nierenfunktionsstörungen, Infekte, Zystitis, Harnabflussstörungen

Th: *Zugelassene Indikationen:* Leukämien, Lymphome, multiples Myelom, Ovarialkarzinom, Mammakarzinom, kleinzelliges Bronchialkarzinom, Neuroblastom, Ewing-Sarkom
Weitere Einsatzbereiche: Immunsuppression, Autoimmunerkrankungen

Dosierung und Applikation
- Standarddosis: orale oder intravenöse Gabe, unterschiedliche Protokolle:
  - 50–200 mg/m^2/d p.o. d 1–14, vormittags, alle 28 d
  - 500–1 000 mg/m^2/d i.v. d 1, vormittags, alle 21 d
- Hochdosistherapie: bis 16 000 mg/m^2/d i.v.
  CAVE: in Transplantationszentren
- Dosisanpassung ☞ Kap. 3.8.1, Interaktionen ☞ Kap. 3.8.2, Inkompatibilität ☞ Kap. 3.8.3, Pharmakogenetik ☞ Kap. 3.8.4, Stabilität ☞ Kap. 3.10
- ***CAVE:*** Prophylaxe der hämorrhagischen Zystitis ab einer Dosis > 400 mg/m^2/d: Flüssigkeitssubstitution (Urinvolumen > 200 ml/h), Mesna (Uromitexan®). Wirkungsverstärkung durch Barbiturate (P450-Aktivierung) und Cimetidin.
- ***VOR THERAPIE:*** Blutbild, Leber-/Nierenfunktion (Kreatinin-Clearance)

HP: Endoxan®: Tabletten 50 mg, Injektionsflaschen 200/500/1 000 mg

Cytarabin (Cytosinarabinosid, Arabinosylcytosin, AraC)

Chem: 4-Amino-1-β-D-arabinofuranosyl-2-pyrimidinon, Deoxycytidinanalog, Antimetabolit

WM:
- DNA-Inkorporation, Hemmung der DNA-Polymerase, DNA-Synthese ↓
- zellzyklusspezifisch: S-Phase

Pkin:
- *Kinetik:* initiale t½ 10–15 min, terminale t½ 2–3 h, liquorgängig
- *Metabolismus:* intrazelluläre Phosphorylierung zu aktivem ara-CMP und ara-CTP, hepatischer Abbau durch Desaminierung zu inaktiven Metaboliten (ara-U, ara-UMP), renale Ausscheidung der Metaboliten

NW:
- *Knochenmark:* Myelosuppression *dosislimitierend*, Leukopenie, Thrombopenie, Anämie
- *Lunge:* bei hochdosierter Therapie akute Pulmotoxizität, Lungenödem, ARDS („acute respiratory distress syndrome") → intensivmedizinische Betreuung
- *Gastrointestinaltrakt:* Übelkeit/Erbrechen, Mukositis, Diarrhoe, Appetitlosigkeit. Bei hochdosierter Therapie: Pankreatitis, Ulzera, Darmnekrose, Ösophagitis.
- *Leber:* transienter Transaminasenanstieg, Cholestase
- *Haut:* Alopezie, Dermatitis, Erythem, Exanthem, Keratitis
- *Nervensystem:* periphere und zentrale Neurotoxizität. Zerebrale und zerebellare Störungen, v.a. bei älteren Patienten (> 60 Jahre) und bei Hochdosistherapie. Bei intrathekaler Gabe akute Arachnoiditis, Leukenzephalopathie
- *Sonstiges:* Fieber, Myalgien, Arthralgien, Knochen- und Muskelschmerzen, grippeartige Symptomatik, Konjunktivitis

KI: schwere Leber- oder Nierenfunktionsstörungen, vorbestehende ZNS-Erkrankungen

Th: *Zugelassene Indikationen:* AML, ALL, CML im Blastenschub, NHL

Dosierung und Applikation
- Standarddosis: unterschiedliche Protokolle;
  - niedrig dosiertes AraC: 10–20 mg/m^2/d s.c. täglich, 21 d
  - mittelhoch dosiertes AraC: 100 mg/m^2 2 ×/d i.v. d 1–7 oder 200 mg/m^2/d c.i.v. d 1–7
  - Hochdosis-AraC: 1 000–3 000 mg/m^2 2 ×/d i.v. d 1–6, ***CAVE:*** in hämatologischen Zentren, mit Dexamethason-Prophylaxe i.v. und als Augentropfen
  - Intrathekale (40–50 mg absolut) und intramuskuläre Gabe möglich
- Dosisanpassung ☞ Kap. 3.8.1, Interaktionen ☞ Kap. 3.8.2, Inkompatibilität ☞ Kap. 3.8.3, Pharmakogenetik ☞ Kap. 3.8.4, Stabilität ☞ Kap. 3.10
- ***VOR THERAPIE:*** Blutbild, Leber- und Nierenfunktion (Kreatinin-Clearance), ggf. neurologischer Status

HP: ARA-cell®, Depocyte®: Injektionsflaschen 40/50/100/1 000/4 000 mg

Pharmakotherapie Charakterisierung klinisch eingesetzter Zytostatika 3.2

Dacarbazin (DTIC)

Chem: 5-(3,3-Dimethyltriazeno)-4-imidazolcarboxamid, Tetrazinderivat, Alkylans

WM:
- DNA-Methylierung und direkte DNA-Toxizität, alkylierend, Hemmung der Purin-, RNA- und Proteinsynthese
- nicht zellzyklusspezifisch (auch G0-Phase)

Pkin:
- *Halbwertszeit:* initiale t½ 20–80 min, terminale t½ 3–5 h
- *Metabolismus:* hepatische Aktivierung (durch mikrosomale Oxidasen) zu MTIC (Methyltriazenoimidazolcarboxamid), renale Ausscheidung von Ausgangssubstanz (40 %) und Metaboliten (50 %), geringe hepatobiliäre und pulmonale Exkretion

NW:
- *Knochenmark:* Myelosuppression *dosislimitierend,* Leukopenie, Thrombopenie
- *Lunge:* selten Pneumonitis
- *Gastrointestinaltrakt:* starke Übelkeit/Erbrechen, Appetitlosigkeit, selten Mukositis, Diarrhoe
- *Leber:* transienter Transaminasenanstieg, selten Lebervenenverschlusssyndrom („veno-occlusive disease", VOD), Lebernekrose
- *Niere:* selten Nierenfunktionsstörungen
- *Haut:* Erythem, Exanthem, Photosensitivität, selten Alopezie
- *Nervensystem:* selten zentralnervöse Störungen (Kopfschmerzen, Sehstörungen, Verwirrtheit, Lethargie, Krämpfe), Parästhesien
- *lokale Toxizität* (Paravasate ☞ Kap. 9.9): lokale Thrombophlebitis, Nekrosen
- *Sonstiges:* selten grippeartige Beschwerden (Fieber, Schüttelfrost, Myalgien), allergische Reaktionen, Hypotonie

KI: schwere Leber- oder Nierenfunktionsstörungen

Th: *Zugelassene Indikationen:* Melanom, M. Hodgkin, Weichteilsarkome

Dosierung und Applikation
- Standarddosis: intravenöse Gabe unter Lichtschutz:
  - 150–250 mg/m²/d i.v. d 1–5, alle 3–4 Wochen
  - 375 mg/m²/d i.v. d 1 + 15, alle 3–4 Wochen
  - 750–850 mg/m²/d i.v. d 1, alle 4 Wochen
- Dosisanpassung ☞ Kap. 3.8.1, Interaktionen ☞ Kap. 3.8.2, Inkompatibilität ☞ Kap. 3.8.3, Zubereitung und Stabilität ☞ Kap. 3.10
- ***CAVE:*** Patienten sollten Sonne meiden (Photosensitivität). Antiemetische Prophylaxe zwingend erforderlich
- ***VOR THERAPIE:*** Blutbild, Leber- und Nierenfunktion (Kreatinin-Clearance)

HP: Detimedac®: Injektionsflaschen 100/200/500/1 000 mg

Dactinomycin (Actinomycin D)

Chem: Peptidantibiotikum

WM:
- DNA-Interkalation, Hemmung der RNA- und Proteinsynthese
- Hemmung der Topoisomerase II

Pkin:
- *Kinetik:* starke Gewebsbindung, terminale t½ 30–40 h
- *Metabolismus:* hepatischer Abbau, biliäre und renale Elimination von Ausgangssubstanz (70 %) und Metaboliten

NW:
- *Knochenmark:* Myelosuppression *dosislimitierend*, prolongiert, Neutropenie, Thrombopenie, Anämie
- *Gastrointestinaltrakt:* starke Übelkeit/Erbrechen, Mukositis, gastrointestinale Ulzera, Diarrhoe, Appetitlosigkeit, Dysphagie
- *Leber:* selten Hepatitis, Leberfunktionsstörungen, Hepatomegalie, Aszites
- *Niere:* selten Nierenfunktionsstörungen
- *Haut:* Alopezie, Akne, Erythem, Exanthem, Schuppung, Hyperpigmentierung, „recall reaction" nach Strahlentherapie, selten allergische Reaktionen bis zur Anaphylaxie
- *lokale Toxizität* (Paravasate ☞ Kap. 9.9): Phlebitis, Nekrosen
- *Sonstiges:* selten grippeartige Symptomatik (Fieber, Myalgien)

KI:
- schwere Leber- oder Nierenfunktionsstörungen
- akute Infekte (insbesondere Varizellen, Herpes zoster)

Th: *Zugelassene Indikationen:* Wilms-Tumor, Weichteilsarkome, Hodenkarzinom, trophoblastäre Tumoren, Melanom

Dosierung und Applikation
- Standarddosis: unterschiedliche Protokolle:
  - 0,25–0,6 mg/m^2/d i.v. d 1–5, alle 3–5 Wochen
  - 1,0–2,0 mg/m^2/d i.v. d 1, alle 3–5 Wochen
  - 35–50 µg/kg zur isolierten Extremitätenperfusion
- Dosisanpassung ☞ Kap. 3.8.1, Interaktionen ☞ Kap. 3.8.2, Inkompatibilität ☞ Kap. 3.8.3, Zubereitung und Stabilität ☞ Kap. 3.10
- **VOR THERAPIE:** Blutbild, Leber- und Nierenfunktion (Kreatinin-Clearance)

HP: Lyovac-Cosmegen®: Injektionsflaschen 0,5 mg (nicht in Deutschland zugelassen)

Pharmakotherapie   Charakterisierung klinisch eingesetzter Zytostatika 3.2

Daunorubicin (DNR), liposomales Daunorubicin

Chem: Anthrazyklin, antineoplastisch wirksames Glykosid-Antibiotikum

WM:
- DNA-Interkalation, Induktion von DNA-Strangbrüchen, Bildung freier Sauerstoffradikale, Hemmung der Topoisomerase II
- zellzyklusspezifisch: S-/G2-Phase

Pkin:
- *Kinetik:* terminale t½ 15–48 h
- *Metabolismus:* hepatischer Abbau zu aktiven (Daunorubicinol) und inaktiven Metaboliten, Aglykonbildung, biliäre (50 %) und renale (< 20 %) Elimination

NW:
- *Knochenmark:* Myelosuppression (*dosislimitierend*), Leuko-/Thrombopenie
- *Herz/Kreislauf:* Kardiotoxizität *(dosislimitierend):*
  akut: EKG-Veränderungen, Arrhythmien, Ischämie, Infarkt
  chronisch: dilatative Kardiomyopathie mit Minderung der LVEF
  Risikofaktoren: kardiale Vorschädigung, Alter < 15 oder > 60 Jahre, rasche Bolusinjektion, mediastinale Radiatio, Gesamtdosis > 500–600 mg/m^2
- *Gastrointestinaltrakt:* Übelkeit, Erbrechen, Mukositis, selten Diarrhoe
- *Leber:* transienter Transaminasenanstieg
- *Haut:* Exanthem, Urtikaria, Alopezie, Rezidiv früherer Strahlendermatitis („radiation recall reaction"), Nagelveränderungen, Hyperpigmentierung
- *lokale Toxizität* (Paravasate ☞ Kap. 9.9): stark nekrotisierende Wirkung
- *Sonstiges:* Infertilität, selten periphere Neuropathien, Rotfärbung des Urins

KI:
- kardiale Erkrankungen (Arrhythmien, Myokardinfarkt, KHK, Herzinsuffizienz)
- Leberfunktionsstörungen, akute Infekte

Th: *Zugelassene Indikationen:* ALL, AML (Daunorubicin), AIDS-assoziiertes Kaposi-Sarkom (liposomal enkapsuliertes Daunorubicin)

Dosierung und Applikation
- *Daunorubicin:* 45–60 mg/m^2/d i.v. d 1–3, alle 4 Wochen
- *Liposomal enkapsuliertes Daunorubicin:* 40 mg/m^2/d i.v. d 1, alle 2 Wochen
- Dosisanpassung ☞ Kap. 3.8.1, Interaktionen ☞ Kap. 3.8.2, Inkompatibilität ☞ Kap. 3.8.3, Zubereitung und Stabilität ☞ Kap. 3.10
- **CAVE:** kumulative Schwellendosis 500–600 mg/m^2 bei Daunorubicin.
- **VOR THERAPIE:** Blutbild, Leber-/Nierenfunktion (Kreatinin-Clearance), kardiale Abklärung, Echokardiografie/Radionuklid-Ventrikulografie

HP: *Daunorubicin:* Daunoblastin®, Injektionsflaschen 20 mg
Liposomales Daunorubicin: DaunoXome®, Injektionsflaschen 50 mg (nicht in Deutschland zugelassen)

Decitabin

Chem: 5-Aza-2'-desoxycytidin, Pyrimidin-Nukleosid-Analogon, hypomethylierend

WM:
- Phosphorylierung und direkte Inkorporation in DNA → Inhibition DNA-Methyltransferase → DNA-Hypomethylierung → Differenzierung oder Apoptose
- Bildung kovalenter Addukte zwischen DNA Methyltransferase und in DNA inkorporiertem Decitabin

Pkin:
- *Kinetik:* terminale t½ 0,51 ± 0,31 h
- *Metabolismus:* genauer Mechanismus der Elimination nicht bekannt; z.T. hepatisch über Deaminierung durch Cytidindeaminase

NW:
- *Knochenmark:* Myelosuppression, Anämie Neutro-/Thrombopenie
- *Herz/Kreislauf:* Lungenödem
- *Gastrointestinaltrakt:* Übelkeit, Erbrechen, Mukositis, Diarrhoe oder Obstipation
- *Leber:* Hyperbilirubinämie, gelegentlich Transaminasenanstieg
- *Haut:* Pruritus, Exanthem, Alopezie

KI:
- Überempfindlichkeit gegenüber Decitabin
- Vermeidung bei Schwangerschaft, Kontrazeption empfohlen

Th: *Zugelassene Indikation:* AML
Weitere Einsatzbereiche: Myelodysplastisches Syndrom

Dosierung und Applikation
- 15 mg/m^2/d, d 1–3, Infusion alle 8 h für jeweils 3 h, Wiederholung nach 6 Wochen
- Dosisanpassung ☞ Kap. 3.8.1, Interaktionen ☞ Kap. 3.8.2, Inkompatibilität ☞ Kap. 3.8.3, Zubereitung und Stabilität ☞ Kap. 3.10

HP: Dacogen®: Injektionsflaschen 50 mg

Pharmakotherapie   Charakterisierung klinisch eingesetzter Zytostatika 3.2

Docetaxel

Chem: Taxanderivat, pflanzliches Alkaloid, Mitosehemmer

WM:
- Stabilisierung von Tubulinpolymeren, Hemmung Spindelfunktion, Mitosearrest
- zellzyklusspezifisch: M-Phase

Pkin:
- *Kinetik:* hohe Proteinbindung, terminale t½ 10–19 h
- *Metabolismus:* hepatischer Abbau, Cytochrom-P450-abhängige Hydroxylierung, biliäre Exkretion (> 80–90 %), renale Ausscheidung (< 10–20 %)

NW:
- *Knochenmark:* Myelosuppression, Neutro-/Thrombopenie, Anämie
- *Herz/Kreislauf:* selten Arrhythmien, Ischämiesymptomatik
- *Gastrointestinaltrakt:* Übelkeit/Erbrechen, Mukositis, Diarrhoe, Obstipation
- *Leber:* transienter Transaminasenanstieg, selten Leberschädigung
- *Haut:* Alopezie. Dermatotoxizität (50–75 %): Erythem, Exanthem, Pruritus, Dysästhesien, Nagelveränderungen, selten Epidermiolyse
- *Nervensystem:* periphere Neurotoxizität (40–70 %) mit Parästhesien und motorischen Störungen, selten paralytischer Ileus, selten zentralnervöse Störungen (Schwäche, Sehstörungen, Krampfanfälle)
- *lokale Toxizität* (Paravasate ☞ Kap. 9.9): Phlebitis, Nekrosen
- *Sonstiges:* Hypersensitivitätsreaktion (Flush, Urtikaria, Myalgien, selten Hypotonie, Bronchospasmus, Angioödem). Fatigue, Leistungsminderung, Appetitlosigkeit. Flüssigkeitsretention mit Gewichtszunahme, Ödemen, Hypotonie, Pleuraerguss, Aszites (v.a. bei kumulativer Dosis > 400 mg/m^2)

KI: Schwere Leberfunktionsstörungen, kardiale Vorerkrankungen

Th: *Zugelassene Indikationen:* Bronchialkarzinom, Mammakarzinom, Prostatakarzinom, Magenkarzinom, Kopf-Hals-Tumoren
Weitere Einsatzbereiche: Ovarialkarzinom, Blasenkarzinom, Sarkome

Dosierung und Applikation
- Standarddosis: 60–100 mg/m^2/d i.v. d 1, alle 21 Tage oder 35 mg/m^2/d i.v. wöchentlich über 6 Wochen
- Dosisanpassung ☞ Kap. 3.8.1, Interaktionen ☞ Kap. 3.8.2, Inkompatibilität ☞ Kap. 3.8.3, Zubereitung und Stabilität ☞ Kap. 3.10
- **VOR THERAPIE:** Blutbild, Elektrolyte, Leber- und Nierenfunktion, kardiale Abklärung. Prämedikation mit Dexamethason (Fortecortin®), ggf. H1-/H2-Blocker, ggf. Diuretika

HP: Taxotere®: Injektionsflaschen 20/80/160 mg

Doxorubicin (DXR, Adriamycin, ADR), liposomales Doxorubicin

Chem: Anthrazyklin, Hydroxydaunorubicin, antineoplastisches Glykosid-Antibiotikum

WM:
- DNA-Interkalation, Induktion von DNA-Strangbrüchen, Bildung freier Sauerstoffradikale, Hemmung der Topoisomerase II
- zellzyklusspezifisch: S-/G2-Phase

Pkin:
- *Kinetik:* Proteinbindung 70 %, Halbwertszeit triphasisch, terminale t½ 21–50 h
- *Metabolismus:* hepatischer Abbau zu aktiven (Doxorubicinol) und inaktiven Metaboliten, Aglykonbildung, biliäre (50 %) und renale (< 10 %) Elimination

NW:
- *Knochenmark:* Myelosuppression (*dosislimitierend*), Leuko-/Thrombopenie
- *Herz/Kreislauf:* Kardiotoxizität (*dosislimitierend*)
  akut: EKG-Veränderungen, Arrhythmien, Ischämie, Infarkt
  chronisch: dilatative Kardiomyopathie mit Minderung der LVEF
  Risikofaktoren: kardiale Vorschädigung, Alter < 15 oder > 60 Jahre, rasche Bolusinjektion, mediastinale Radiatio, Gesamtdosis > 400–550 mg/m^2
- *Gastrointestinaltrakt:* Übelkeit, Erbrechen, Mukositis, selten Diarrhoe
- *Haut:* Exanthem, Urtikaria, Alopezie, Rezidiv früherer Strahlendermatitis („radiation recall reaction"), Nagelveränderungen, Hyperpigmentierung. Bei liposomalem Doxorubicin reversible palmoplantare Erythrodysästhesie
- *lokale Toxizität* (Paravasate ☞ Kap. 9.9): stark nekrotisierende Wirkung
- *Sonstiges:* Fieber, allergische Reaktionen, Rotfärbung des Urins

KI:
- kardiale Erkrankungen (Arrhythmien, Myokardinfarkt, KHK, Herzinsuffizienz)
- schwere Leberfunktionsstörungen, akute Infekte

Th: *Zugelassene Indikationen:* verschiedene solide Tumoren, Lymphome, Leukämien

Dosierung und Applikation
- *Doxorubicin:* 45–75 mg/m^2/d i.v. d 1, alle 21–28 d, 10–20 mg/m^2/d i.v. wöchentlich Hochdosistherapie: 90–150 mg/m^2/d
- *Liposomales Doxorubicin:* 20–50 mg/m^2/d i.v. d 1, alle 3–4 Wochen
- Dosisanpassung ☞ Kap. 3.8.1, Interaktionen ☞ Kap. 3.8.2, Inkompatibilität ☞ Kap. 3.8.3, Pharmakogenetik ☞ Kap. 3.8.4, Stabilität ☞ Kap. 3.10
- ***CAVE:*** kumulative Schwellendosis 400–550 mg/m^2 bei Doxorubicin
- ***VOR THERAPIE:*** Blutbild, Leber- und Nierenfunktion (Kreatinin-Clearance). Kardiale Abklärung mit Echokardiografie oder Radionuklid-Ventrikulografie

HP: *Doxorubicin:* verschiedene Präparate, Injektionsflaschen 10/20/50/150/200 mg
Liposomales Doxorubicin: Caelyx®, Myocet®, Durchstechflaschen 20/50 mg

Epirubicin (EPI)

Chem: Anthrazyklin, antineoplastisch wirksames Glykosidantibiotikum

WM:
- DNA-Interkalation, Induktion von DNA-Strangbrüchen, Bildung freier Sauerstoffradikale, Hemmung der Topoisomerase II
- zellzyklusspezifisch: S-/G2-Phase

Pkin:
- *Kinetik:* triphasisch, terminale t½ 18–45 h
- *Metabolismus:* hepatischer Abbau, Glukuronidierung, biliäre (50 %) und renale (< 10 %) Elimination

NW:
- *Knochenmark:* Myelosuppression (*dosislimitierend*), Leuko-/Thrombopenie
- *Herz/Kreislauf:* Kardiotoxizität geringer als bei Dauno-/Doxorubicin:
  akut: EKG-Veränderungen, Arrhythmien, Ischämie, Infarkt
  chronisch: dilatative Kardiomyopathie mit Minderung der LVEF
  Risikofaktoren: kardiale Vorschädigung, Alter < 15 oder > 60 Jahre, Bolusinjektion, mediastinale Radiatio, kumulative Dosis > 900–1 000 mg/m^2
- *Gastrointestinaltrakt:* Übelkeit, Erbrechen, Mukositis, selten Diarrhoe
- *Haut:* Exanthem, Urtikaria, Rezidiv früherer Strahlendermatitis („radiation recall reaction"), Nagelveränderungen, Hyperpigmentierung, mäßiggradige Alopezie
- *lokale Toxizität* (Paravasate ☞ Kap. 9.9): stark nekrotisierende Wirkung
- *Sonstiges:* Infertilität, allergische Reaktionen, Rotfärbung des Urins

KI:
- schwere kardiale Erkrankungen (Arrhythmien, KHK, Herzinsuffizienz)
- schwere Leberfunktionsstörungen

Th: *Zugelassene Indikationen:* Lungen-, Mamma-, Magen-, Blasen-, Ovarialkarzinom, Weichteilsarkome

Dosierung und Applikation
- Standarddosis: 40–100 mg/m^2/d i.v. d 1 alle 21–28 d; 15–30 mg/m^2/d i.v. d 1 alle 7 d
- Hochdosistherapie: 120–180 mg/m^2/d. **CAVE:** in Transplantationszentren
- topische Applikation: intravesikale Gabe bei Blasenkarzinom
- Dosisanpassung ☞ Kap. 3.8.1, Interaktionen ☞ Kap. 3.8.2, Inkompatibilität ☞ Kap. 3.8.3, Zubereitung und Stabilität ☞ Kap. 3.10
- **CAVE:** kumulative Schwellendosis 900–1 000 mg/m^2
- **VOR THERAPIE:** Blutbild, Leber- und Nierenfunktion. Kardiale Abklärung, bei Risikofaktoren: Echokardiografie oder Radionuklid-Ventrikulografie

HP: Farmorubicin®: Injektionsflaschen 10/20/50/200 mg

Eribulin

Chem: Eribulin-Mesylat, synthetisches Analogon von Halichondrin B (aus dem marinen Schwamm Halichondria okadai), Microtubulus-Inhibitor

WM: Inhibitor der Microtubulus-Bildung, Sequestrierung von Tubulin in nicht produktive Aggregate → Hemmung der Spindelformation, Blockade des Zellzyklus in G2/M-Phase → Apoptose

Pkin:
- *Kinetik:* terminale t½ 40 h
- *Metabolismus:* keine wesentliche Metabolisierung, Elimination überwiegend biliär als unveränderte Substanz, > 80 % fäkal, 10 % renal

NW:
- *Knochenmark:* Leuko-/Neutropenie, Anämie, Thrombopenie
- *Herz/Kreislauf:* Tachykardie, Arrhythmien, QT-Verlängerung möglich
- *Lunge:* Husten, Atemnot
- *Gastrointestinaltrakt:* Übelkeit/Erbrechen, Mukositis, Diarrhoe, Dyspepsie, abdominelle Schmerzen
- *Leber:* Transaminasenanstieg
- *Haut:* Alopezie, Erythem
- *Nervensystem:* periphere Neuropathie (35 %), z.T. persistierend. Kopfschmerzen, Schlafstörungen
- *Sonstiges:* Asthenie/Fatigue (54 %), peripheres Ödem, Fieber, Arthralgie, Myalgie, Schmerzen, Appetitlosigkeit, Gewichtsverlust

KI: Überempfindlichkeit, Schwangerschaft, Stillzeit

Th: *Zugelassene Indikation:* metastasiertes Mammakarzinom, nach mindestens zwei Chemotherapien (anthrazyklin- und taxan-basiert)

Dosierung und Applikation
- 1,23 mg/m^2/d, an d 1 und d 8, alle 21 Tage, Injektion über 2–5 min
- Dosisanpassung ☞ Kap. 3.8.1, Interaktionen ☞ Kap. 3.8.2, Inkompatibilität ☞ Kap. 3.8.3, Zubereitung und Stabilität ☞ Kap. 3.10
- **VOR THERAPIE:** Blutbild, Leber-/Nierenfunktion, kardiale Abklärung

HP: Halaven®: Injektionsflaschen 0,88 mg

Estramustin

Chem: 1,3,5(10)-Estratrien-3,17β-diol-3[bis(2-chlorethyl)carbamat], Kombinationsmolekül mit Estradiolanteil und alkylierendem Anteil

WM:
- östrogenartige Wirkung, antigonadotroper Effekt
- alkylierend: DNA-/RNA-Alkylierung, DNA-Strangbrüche, „cross-linking"
- Interaktion mit Tubulin, Störung der Bildung von Mikrotubuli, Mitosearrest

Pkin:
- *Kinetik:* orale Bioverfügbarkeit 75 %, Hemmung der Resorption durch kalziumhaltige Nahrungsmittel (Milch etc.). Initiale t½ 90 min, terminale t½ 20–24 h.
- *Metabolismus:* Dephosporylierung, Spaltung und Freisetzung von Östrogenanteil und bifunktionellem Alkylans, biliäre und renale Elimination der Metaboliten

NW:
- *Knochenmark:* selten mäßiggradige Myelosuppression
- *Herz/Kreislauf:* kardiovaskuläre Störungen bei 10–25 % der Patienten: Phlebitiden, Thromboembolien, Ischämie, Herzinsuffizienz, Ödeme
- *Gastrointestinaltrakt:* Übelkeit/Erbrechen, Appetitlosigkeit, selten Diarrhoe
- *Leber:* transienter Transaminasenanstieg, selten Cholestase
- *Haut:* Erythem, Hautreizung, Pruritus, Alopezie
- *Nervensystem:* Kopfschmerzen, Schlaflosigkeit
- *lokale Toxizität* (Paravasate ☞ Kap. 9.9): lokale Phlebitiden
- *Sonstiges:* Gynäkomastie (50 % der Patienten, prophylaktische Mamillenbestrahlung vor Therapie möglich). Libido-/Potenzverlust (20–50 %). Missempfindungen im Perineum bzw. Prostatabereich. Allergische Reaktionen

KI:
- Thromboseneigung, Thromboembolien, kardiovaskuläre Erkrankungen
- Leberfunktionsstörung, gastrointestinale Ulzera, Herpes zoster

Th: *Zugelassene Indikation:* Prostatakarzinom

Dosierung und Applikation
- *intravenös:* 350–450 mg/d i.v. täglich über 5–10 Tage
- *oral:* 3 × 280 mg/d über 28 d, bei Ansprechen Dauertherapie mit 2 × 280 mg/d
- Dosisanpassung ☞ Kap. 3.8.1, Interaktionen ☞ Kap. 3.8.2, Inkompatibilität ☞ Kap. 3.8.3, Zubereitung und Stabilität ☞ Kap. 3.10
- **CAVE:** Resorptionsminderung bei oraler Einnahme mit kalziumhaltigen Nahrungsmitteln oder Getränken (Milch, kalziumhaltiges Wasser etc.)
- **VOR THERAPIE:** Blutbild, Leber- und Nierenfunktion, kardiale Abklärung

HP: Estracyt®, Multosin®: Kapseln 140/280 mg, Injektionsflaschen 300 mg

Etoposid (VP-16), Etoposidphosphat

Chem: 4'-Desmethylepipodophyllotoxinethylidenglucosid, Epipodophyllotoxinderivat, pflanzliches Alkaloid, Topoisomerase-II-Hemmer. Etoposidphosphat ist ein wasserlöslicher Phosphatester des Alkaloids.

WM:
- Hemmung der Topoisomerase II → Mitosearrest → DNA-Strangbrüche
- zellzyklusspezifisch: G2-/S-/M-Phase

Pkin:
- *Kinetik:* orale Bioverfügbarkeit 30–70 %, terminale t½ 4–14 h. Etoposidphosphat wird mit einer t½ von 7 min zu Etoposid dephosphoryliert.
- *Metabolismus:* hepatischer Abbau, renale und biliäre Elimination von Ausgangsverbindung und Metaboliten

NW:
- *Knochenmark:* Myelosuppression, Neutropenie-/Thrombopenie
- *Herz/Kreislauf:* selten Arrhythmien, Hypotonie bei i.v. Gabe, Ischämie
- *Gastrointestinaltrakt:* Übelkeit/Erbrechen (vor allem bei oraler Applikation), Mukositis, Dysphagie, Diarrhoe, Obstipation, Appetitlosigkeit
- *Leber:* transiente Transaminasenerhöhung
- *Haut:* mäßiggradige Alopezie, selten Erythem, Hyperpigmentierung, Pruritus
- *Nervensystem:* selten periphere Neuropathie oder zentralnervöse Störungen
- *Sonstiges:* Infertilität, allergische Reaktionen bis zur Anaphylaxie

KI:
- Leber- oder Nierenfunktionsstörungen, neurologische Störungen
- vorbestehende kardiale Erkrankungen (insbesondere Angina pectoris/KHK)

Th: *Zugelassene Indikationen:* Bronchialkarzinom, Hodentumoren, Ovarialkarzinom, Chorionkarzinom, M. Hodgkin, NHL, AML

Dosierung und Applikation
- *Etoposid:* 50 mg/m^2/d p.o. d 1–21 oder 50–120 mg/m^2/d i.v. d 1–5 alle 21–28 d
  Hochdosistherapie: 500 mg/m^2/d i.v. d 1–3
- *Etoposidphosphat:* 113,6 mg Etoposidphosphat entsprechen 100 mg Etoposid
- Dosisanpassung ☞ Kap. 3.8.1, Interaktionen ☞ Kap. 3.8.2, Inkompatibilität ☞ Kap. 3.8.3, Zubereitung und Stabilität ☞ Kap. 3.10
- **CAVE:** Kalziumantagonisten können die Zytotoxizität von Etoposid erhöhen.
- **VOR THERAPIE:** Blutbild, Leber- und Nierenfunktion (Kreatinin-Clearance)

HP: *Etoposid:* Vepesid K®, verschiedene Präparate, Kapseln 50/100 mg, Injektionsflaschen 100/200/500/1 000 mg
Etoposidphosphat: Etopophos®, Injektionsflaschen 1 000 mg

Pharmakotherapie   Charakterisierung klinisch eingesetzter Zytostatika 3.2

Fludarabin (Fludarabinphosphat)

Chem: 9-β-D-arabinosyl-2-fluoroadenin, Purinanalog, Antimetabolit

WM: Inkorporation in DNA und RNA, Hemmung der DNA-Polymerase α, Ribonukleotidreduktase, DNA-Primase und Ligase

Pkin:
- *Kinetik:* initiale t½ 0,6–2 h, terminale t½ 7–20 h
- *Metabolismus:* Dephosphorylierung im Plasma, intrazelluläre Rephosphorylierung durch Deoxycytidinkinase, Bildung des aktiven Triphosphatderivats F-Ara-ATP, renale Elimination

NW:
- *Knochenmark:* Myelosuppression *dosislimitierend,* Leukopenie und Thrombopenie, Anämie
- *Herz/Kreislauf:* selten akute Kardiotoxizität mit Arrhythmien, Hypotonie
- *Lunge:* selten akute Pulmotoxizität, Atemnot, interstitielle Infiltrate
- *Gastrointestinaltrakt:* selten Übelkeit/Erbrechen, Mukositis, Appetitlosigkeit, Diarrhoe
- *Leber:* transiente Transaminasenerhöhung, selten Cholestase
- *Haut:* selten mäßiggradige Alopezie, selten Erythem, Dermatitis
- *Nervensystem:* periphere Neuropathie mit Parästhesien (15% der Patienten), zentralnervöse Störungen mit Somnolenz, Schwäche, Verwirrtheit, bei höherer Dosierung verzögerte ZNS-Toxizität, Demyelinisierung, Sehstörungen, Krämpfe, Koma
- *Sonstiges:* Immunsuppression mit T-Zell-Defizienz (CD4+ ↓↓, CD8+ ↓) und erhöhter Inzidenz opportunistischer Infekte. Fieber, Myalgien. In Einzelfällen Tumorlysesyndrom (☞ Kap. 9.6)

KI: schwere Nierenfunktionsstörungen

Th: *Zugelassene Indikation:* B-CLL
Weitere Einsatzbereiche: andere Lymphome, Hochdosistherapie vor Stammzelltransplantation

Dosierung und Applikation
- Standarddosis: 20–30 mg/m²/d i.v. d 1–5, Wiederholung alle 3–4 Wochen
- Dosisanpassung ☞ Kap. 3.8.1, Interaktionen ☞ Kap. 3.8.2, Inkompatibilität ☞ Kap. 3.8.3, Zubereitung und Stabilität ☞ Kap. 3.10
- **VOR THERAPIE:** Blutbild, Leber- und Nierenfunktionsparameter (Kreatinin-Clearance), Ausschluss vorbestehender Neuropathie

HP: Fludara®: Injektionsflasche 50 mg

5-Fluorouracil (5-FU)

Chem: 5-Fluor-2,4(1H,3H)-pyrimidindion, Pyrimidinanalog, Antimetabolit

WM:
- Hemmung der Thymidylatsynthetase durch FdUMP → Thymidinsynthese ↓, Einbau in die RNA, Hemmung der RNA-Synthese durch FUTP
- zellzyklusspezifisch: S-Phase

Pkin:
- *Kinetik:* initiale t½ 8–14 min, terminale t½ 5 h, liquorgängig.
- *Metabolismus:* intrazelluläre Aktivierung und Phosphorylierung (Bildung von FdUMP, FUTP etc.). Abbau in Leber und Darmmukosa durch Dihydropyrimidindehydrogenase (DPD), Elimination metabolisch (90 %) und renal (10 %).

NW:
- *Knochenmark:* Myelosuppression *dosislimitierend*, vor allem bei Bolusgabe, Leukopenie, Thrombopenie, Anämie
- *Herz/Kreislauf:* selten akute Kardiotoxizität mit Arrhythmien, Koronarspasmen, Ischämie, in Einzelfällen bis zum Myokardinfarkt
- *Gastrointestinaltrakt:* Übelkeit, Erbrechen, Appetitlosigkeit, z.T. schwere Mukositis/Diarrhoe im Intervall, *dosislimitierend*, v.a. bei Dauerinfusion
- *Haut:* Konjunktivitis, Tränenfluss ↑, Dermatitis, Erythem, palmoplantare Erythrodysästhesie, Hyperpigmentierung, mäßiggradige Alopezie
- *Nervensystem:* selten zentralnervöse Veränderungen (Somnolenz, Verwirrtheit), reversible zerebelläre Störungen (Ataxie, Schwindel, Sprachstörungen)
- *Sonstiges:* selten allergische Reaktionen, Thrombophlebitis, Fieber

KI:
- schwere Leberfunktionsstörungen, vorbestehende Stomatitis/Diarrhoe
- nachgewiesener DPD-Mangel

Th: *Zugelassene Indikationen:* kolorektales Karzinom, Magen-, Pankreas-, Mammakarzinom
Weitere Einsatzbereiche: andere solide Tumoren
Topisch: solare Keratosen, M. Bowen, Basaliom

Dosierung und Applikation
- Standarddosis: unterschiedliche Protokolle;
  - 400–1 000 mg/m^2/d i.v. d 1–5, alle 2–4 Wochen
  - 600–1 000 mg/m^2/d i.v. d 1, alle 7–14 Tage
  - Dauerinfusion 2 600 mg/m^2/Woche c.i.v.
  - intraarterielle Gabe zur regionalen Chemotherapie (z.B. Leberperfusion)
- Folinsäure (Calciumfolinat, Leucovorin®) verstärkt die zytotoxische Wirkung von 5-FU; in Kombination: Gabe von Folinsäure immer *vor* 5-FU.
- Dosisanpassung ☞ Kap. 3.8.1, Interaktionen ☞ Kap. 3.8.2, Inkompatibilität ☞ Kap. 3.8.3, Pharmakogenetik ☞ Kap. 3.8.4, Stabilität ☞ Kap. 3.10
- **VOR THERAPIE:** Blutbild, Leber- und Nierenfunktion (Kreatinin-Clearance)

HP: 5-FU®, verschiedene Präparate: Injektionsflaschen 250/500/1 000/5 000 mg
Efudix®, Verrumal®, Actikerall®: zur topischen Anwendung

Gemcitabin (dFdC)

Chem: 2',2'-Difluorodeoxycytidin, Pyrimidinanalog, Antimetabolit

WM:
- Hemmung der Ribonukleotidreduktase, Hemmung der Deoxycytidindeaminase, Einbau in die DNA durch DNA-Polymerasen, Induktion von DNA-Strangbrüchen
- zellzyklusspezifisch: G1-/S-Phase

Pkin:
- *Kinetik:* geringgradige Plasmaproteinbindung, initiale t½ 8 min, terminale t½ 14 h. Von Bedeutung ist die intrazelluläre Pharmakokinetik.
- *Metabolismus:* intrazelluläre Aktivierung durch Phosphorylierung. Desaminierung im Plasma, Metabolisierung zu inaktivem Metaboliten 2'-Deoxydifluoruridin in Leber, Niere und anderen Geweben. Elimination renal (10 %) und metabolisch (90 %)

NW:
- *Knochenmark:* ausgeprägte Myelotoxizität (*dosislimitierend*) mit Neutropenie bei 25 % der Patienten, seltener Thrombopenie, Anämie
- *Lunge:* Lungenödem (selten)
- *Gastrointestinaltrakt:* Übelkeit, Erbrechen (15 %), selten Diarrhoe, Mukositis
- *Leber:* transienter Transaminasenanstieg
- *Niere:* mäßiggradige Proteinurie/Hämaturie, selten hämolytisch-urämisches Syndrom
- *Haut:* Erythem, Pruritus, selten Alopezie, Ödeme
- *Sonstiges:* periphere Ödeme, grippeartige Symptomatik (Behandlung mit Paracetamol möglich), selten Infusionsreaktion (Flush, Dyspnoe, Gesichtsödem, Kopfschmerzen, Hypotonie)

KI: schwere Leber- und Nierenfunktionsstörungen

Th: *Zugelassene Indikationen:* nicht kleinzelliges Lungenkarzinom, Pankreas-, Harnblasen-, Mamma-, Ovarialkarzinom, Lymphome
Weitere Einsatzbereiche: Hodentumoren

Dosierung und Applikation
- Standarddosis: 1 000 mg/m^2/d i.v. d 1, 8, 15 Wiederholung d 29
- Dosisanpassung ☞ Kap. 3.8.1, Interaktionen ☞ Kap. 3.8.2, Inkompatibilität ☞ Kap. 3.8.3, Zubereitung und Stabilität ☞ Kap. 3.10
- **VOR THERAPIE:** Blutbild, Leber- und Nierenfunktion

HP: verschiedene Präparate: Injektionsflaschen 200/1 000 mg

Hydroxycarbamid (Hydroxyurea, Hydroxyharnstoff)

Chem: Hydroxycarbamid, Antimetabolit

$$H_2N - CO - NH - OH$$

WM:
- Hemmung der Ribonukleotidreduktase, Hemmung der DNA-Synthese
- zellzyklusspezifisch: S-Phase

Pkin:
- *Kinetik:* orale Bioverfügbarkeit 80–90 %, initiale Halbwertszeit wenige Minuten, terminale t½ 2–5 h, liquorgängig
- Ausgangssubstanz (50 %) und Metaboliten (50 %)

NW:
- *Knochenmark:* Myelosuppression *dosislimitierend*, mit Leukopenie, Thrombopenie, Anämie, im Knochenmark Megaloblastose
- *Lunge:* selten akute Pulmotoxizität mit pulmonaler Infiltration, Lungenödem
- *Gastrointestinaltrakt:* mäßiggradige Übelkeit, Erbrechen, Appetitlosigkeit, selten Mukositis, Diarrhoe, Obstipation
- *Leber:* transienter Transaminasenanstieg, selten Cholestase
- *Niere:* selten Nierenfunktionsstörung mit Proteinurie, Hyperurikämie
- *Haut:* Exanthem, Erythem (insbesondere Gesicht/Hals), selten Hyperpigmentierung, Nagelveränderungen, Alopezie, Rezidiv früherer Strahlendermatitis („radiation recall reaction")
- *Nervensystem:* selten periphere/zentrale Neurotoxizität
- *Sonstiges:* selten grippeartige Symptomatik, Fieber

KI: schwere Leber- oder Nierenfunktionsstörung

Th: *Zugelassene Indikationen:* CML, myeloproliferative Syndrome, Sichelzellanämie

Dosierung und Applikation
- Standarddosis: 500–1 000 mg/m^2/d (oder 15–30 mg/kg Körpergewicht/d) täglich p.o., in der Langzeittherapie Dosisanpassung gemäß Leukozytenzahl
- Dosismodifikation ☞ Kap. 3.8.1, Interaktionen ☞ Kap. 3.8.2
- **VOR THERAPIE:** Blutbild, Leber- und Nierenfunktion (Kreatinin-Clearance)

HP: Litalir®, Syrea®, Siklos®: Kapseln 100/500/1 000 mg

Pharmakotherapie Charakterisierung klinisch eingesetzter Zytostatika 3.2

Idarubicin (IDA)

Chem: Anthrazyklin, 4-Demethoxydaunorubicin, Glykosid-Antibiotikum

WM:
- DNA-Interkalation, Induktion von DNA-Strangbrüchen, Bildung freier Sauerstoffradikale, Hemmung der Topoisomerase II
- zellzyklusspezifisch: S-/G2-Phase

Pkin:
- *Kinetik:* orale Bioverfügbarkeit im Mittel 30–35%. Halbwertszeit triphasisch, terminale t½ 6–25 h, liquorgängig
- *Metabolismus:* hepatischer Abbau zu aktiven (Idarubicinol) und inaktiven Metaboliten, Aglykonbildung, biliäre (50%) und renale (< 10%) Elimination

NW:
- *Knochenmark:* Myelosuppression (*dosislimitierend*), Leuko-/Thrombopenie
- *Herz/Kreislauf:* Kardiotoxizität geringer als bei anderen Anthrazyklinen
  akut: EKG-Veränderungen, Arrhythmien, Ischämie, Infarkt
  chronisch: dilatative Kardiomyopathie (selten)
  Risikofaktoren: kardiale Vorschädigung, Alter < 15 oder > 60 Jahre, rasche Bolusinjektion, mediastinale Radiatio, kumulative Dosis > 150–290 mg/m^2
- *Gastrointestinaltrakt:* Übelkeit, Erbrechen (80%), Mukositis, Diarrhoe
- *Leber:* transienter Transaminasenstieg
- *Haut:* Dermatitis, Exanthem, Urtikaria, Alopezie, selten Rezidiv früherer Strahlendermatitis („radiation recall reaction"), selten palmoplantare Erythrodysästhesie.
- *lokale Toxizität* (Paravasate ☞ Kap. 9.9): stark nekrotisierende Wirkung
- *Sonstiges:* Infertilität, allergische Reaktionen, Rotfärbung des Urins

KI:
- schwere kardiale Erkrankungen (Arrhythmien, KHK, Herzinsuffizienz)
- schwere Leber- und Nierenfunktionsstörungen, akute Infekte

Th: *Zugelassene Indikationen:* AML, ALL

Dosierung und Applikation
- Standarddosis: 10–12 mg/m^2 i.v. oder 35–50 mg/m^2 p.o. d 1–3, alle 21–28 d
- Dosisanpassung ☞ Kap. 3.8.1, Interaktionen ☞ Kap. 3.8.2, Inkompatibilität ☞ Kap. 3.8.3, Zubereitung und Stabilität ☞ Kap. 3.10
- **CAVE:** kumulative Schwellendosis 150–290 mg/m^2
- **VOR THERAPIE:** Blutbild, Leber- und Nierenfunktion. Kardiale Abklärung, bei Risikofaktoren: Echokardiografie oder Radionuklid-Ventrikulografie

HP: Zavedos®: Injektionsflaschen 5/10/20 mg
Zavedos Oral®: Kapseln 5/10/25 mg

Ifosfamid

Chem: Oxazaphosphorin, bifunktionelles Alkylans

$$\begin{array}{c} O \\ \parallel \\ \text{O} \diagdown \text{P} - \text{N} - \text{CH}_2 - \text{CH}_2 - \text{Cl} \\ \diagdown \text{N} - \text{CH}_2 - \text{CH}_2 - \text{Cl} \end{array}$$

WM:
- DNA- und RNA-Alkylierung, DNA-Strangbrüche/-Interkalation, DNA-Synthese ↓
- zellzyklusspezifisch: S-Phase

Pkin:
- *Kinetik:* terminale t½ 5–15 h
- *Metabolismus:* hepatische Hydroxylierung durch mikrosomale Cytochrom-P450-Oxidase, in Plasma und Geweben: Freisetzung des aktiven Metaboliten (N-Lost-Isophosphorsäurediamid), hepatische Inaktivierung, renale Elimination von Ausgangssubstanz (15–50 %) und Metaboliten

NW:
- *Knochenmark:* Myelosuppression *dosislimitierend*, Leuko-/Thrombopenie
- *Gastrointestinaltrakt:* akute und verzögerte Übelkeit (50 %), Erbrechen, Mukositis, Diarrhoe, Appetitlosigkeit
- *Leber:* transienter Transaminasenanstieg, selten Cholestase
- *Niere/Urogenitaltrakt:* hämorrhagische Zystitis, Nierenfunktionsstörung
- *Haut:* Alopezie (80 %), selten Erythem, Urtikaria, Nagelveränderungen, Hyperpigmentierung, Dermatitis
- *Nervensystem:* akute Enzephalopathie und zerebelläre Neurotoxizität, insbesondere bei gleichzeitiger Nierenfunktionsstörung oder Azidose: Verwirrtheit, Psychose, Ataxie, Krampfanfälle, Somnolenz, Koma (Prophylaxe: Natriumbikarbonat, Therapie: Methylenblau)
- *Sonstiges:* Infertilität, Fieber

KI:
- schwere Leber- oder Nierenfunktionsstörungen, akute Infekte
- Zystitis, Harnabflussstörungen

Th: *Zugelassene Indikationen:* Hodentumoren, Zervix-, Mamma-, Bronchialkarzinom, Weichteilsarkome, Ewing-Sarkom, NHL, M. Hodgkin
Weitere Anwendungsbereiche: Osteosarkom

Dosierung und Applikation
- Standarddosis: unterschiedliche Protokolle;
  - 200–2 400 mg/m²/d vormittags i.v. über 3–5 Tage
  - 4 000–8 000 mg/m²/d c.i.v. über 24 Stunden
- Dosisanpassung ☞ Kap. 3.8.1, Interaktionen ☞ Kap. 3.8.2, Inkompatibilität ☞ Kap. 3.8.3, Pharmakogenetik ☞ Kap. 3.8.4, Stabilität ☞ Kap. 3.10
- ***CAVE:*** Prophylaxe der hämorrhagischen Zystitis: Flüssigkeitssubstitution (Ziel: Urinvolumen > 200 ml/h), Mesna (Uromitexan®). Wirkungsverstärkung durch Barbiturate (P450-Aktivierung) und Cimetidin
- ***VOR THERAPIE:*** Blutbild, Leber- und Nierenfunktion, Alkalisierung

HP: Holoxan®: Injektionsflaschen 500/1 000/2 000/3 000 mg

Irinotecan (CPT-11)

Chem: Camptothecinanalog, Topoisomerase-I-Inhibitor

WM:
- Hemmung der Topoisomerase I, DNA-Religation ↓↓ → DNA-Strangbrüche und Interkalation
- zellzyklusspezifisch: G2-/M-Phase

Pkin:
- *Kinetik:* ubiquitäre Verteilung, liquorgängig, Anreicherung in „dritten Räumen" (Pleuraerguss, Aszites), t½ 14–18 h
- *Metabolismus:* intrazelluläre Aktivierung durch Carboxylesterase zu aktivem Metaboliten SN-38 (7-Ethyl-10-hydroxycamptothecin), hepatischer Abbau zu inaktiven Metaboliten, biliäre und renale Elimination aktiver und inaktiver Metaboliten

NW:
- *Knochenmark:* Myelosuppression *dosislimitierend*, Neutropenie, Eosinophilie, Thrombopenie, Anämie
- *Herz/Kreislauf:* selten thromboembolische Ereignisse
- *Gastrointestinaltrakt:* Übelkeit, Erbrechen, Appetitlosigkeit. Verzögerte, z.T. schwere Diarrhoe und Mukositis (5–10 Tage nach Applikation) bei 10–20 % der Patienten
- *Leber:* transienter Transaminasenanstieg
- *Niere:* reversible Nierenfunktionsstörung, Mikrohämaturie
- *Haut:* Alopezie, Erythem
- *Sonstiges:* cholinerges Frühsyndrom (akute Diarrhoe, Speichelfluss, Tränenfluss etc. innerhalb 24 h nach Applikation), insbesondere bei Dosen > 300 mg/m². Behandlung mit Atropin 0,25–1 mg. Fieber, Leistungsminderung

KI: vorbestehende Diarrhoe, akuter Infekt

Th: *Zugelassene Indikation:* metastasiertes kolorektales Karzinom

Dosierung und Applikation
- Standarddosis: unterschiedliche Protokolle:
  - 250–350 mg/m²/d i.v. d 1, alle 21 Tage
  - 100–125 mg/m²/d i.v. d 1, 8, 15, 22, alle 6 Wochen
- Dosisanpassung ☞ Kap. 3.8.1, Interaktionen ☞ Kap. 3.8.2, Inkompatibilität ☞ Kap. 3.8.3, Pharmakogenetik ☞ Kap. 3.8.4, Stabilität ☞ Kap. 3.10
- **CAVE:** bei verzögerter Diarrhoe Gabe von Loperamid (Imodium®). Bei Diarrhoe in der Neutropeniephase: Gefahr der gramnegativen Sepsis
- **VOR THERAPIE:** Blutbild, Leber- und Nierenfunktion

HP: Campto®, verschiedene Präparate: Injektionsflaschen 40/100/300 mg

Ixabepilon

Chem: Epothilon-B-Derivat, Mitosehemmer

WM:
- direkte Bindung an β-Tubulin-Untereinheiten der Mikrotubuli → Suppression der Mikrotubuli-Dynamik → Blockierung der Zellen in mitotischer Phase der Zellteilung → Zelltod
- zusätzlich: antiangiogene Aktivität

Pkin:
- *Kinetik:* Plasmaproteinbindung 70 %, c_{max} nach 3-h-Infusion, terminale t½ 52 h
- *Elimination:* hepatischer Abbau, überwiegend fäkale Exkretion (65 %), renale Exkretion (21 %)

NW:
- *Knochenmark:* Leukopenie, Neutropenie
- *Herz/Kreislauf:* Flush-Symptomatik
- *Gastrointestinaltrakt:* Übelkeit, Erbrechen, Appetitlosigkeit, Obstipation, Stomatitis, Mukositis, Diarrhoe
- *Leber:* selten akutes Leberversagen
- *Nervensystem:* sensorische und motorische Neuropathien, Fatigue, Kopfschmerzen, Schwindel
- *Haut:* Alopezie, palmoplantare Erythrodysästhesie („Hand-Fuß-Syndrom"), Nagelveränderungen
- *Sonstiges:* Schmerzen der Skelettmuskulatur

KI:
- Überempfindlichkeit gegenüber Cremophor® EL
- Leberfunktionsstörungen (GOT/GPT > 2,5-facher oberer Normwert, Bilirubin > Normwert)
- Neutrophile < 1 500/mm^3, Thrombozyten < 100 000/mm^3

Th: *Indikation:* metastasiertes oder lokal fortgeschrittenes Mammakarzinom

Dosierung und Applikation
- Standarddosis: 40 mg/m^2/d i.v. d 1 als 3-h-Infusion, alle 21 Tage
- Dosisanpassung ☞ Kap. 3.8.1, Interaktionen ☞ Kap. 3.8.2, Inkompatibilität ☞ Kap. 3.8.3
- **VOR THERAPIE:** Blutbild, Leber- und Nierenfunktion

HP: Ixempra®: Ampullen 15 und 45 mg, Trockensubstanz (in Deutschland nicht zugelassen)

Pharmakotherapie Charakterisierung klinisch eingesetzter Zytostatika 3.2

Lenalidomid

Chem: Thalidomid-Analogon, immunmodulatorisch („IMID"), zytotoxisch

WM: nicht endgültig geklärt. Vermutete Mechanismen:
- Immunmodulation: immunsuppressive Eigenschaften, proinflammatorische Zytokine ↓, antiinflammatorische Zytokine ↑, Tumor-Nekrose-Faktor ↓, Cyclooxygenase-2 (COX-2) ↓
- antiangiogene Eigenschaften
- direkte antineoplastische/zytotoxische Aktivität in Zellen lymphatischer Herkunft

Pkin:
- *Kinetik:* schnelle orale Absorption, maximale Plasmakonzentration nach 0,6–1,5 h, Proteinbindung 30 %, t½ 3 h
- *Metabolismus:* renale Exkretion (> 65 % als unveränderte Substanz)

NW:
- *Knochenmark:* schwere Myelosuppression (80 %) mit Leukopenie, Neutropenie (59 %), Thrombopenie (62 %), Anämie
- *Herz/Kreislauf:* Ödeme, Thoraxschmerzen, Kammerflimmern, Herzinsuffizienz, Herzinfarkt, Hypertonie, Thromboembolien, Lungenembolie
- *Lunge:* Husten, Atemnot, tracheobronchiale Infekte, Pneumonie
- *Gastrointestinaltrakt:* Übelkeit/Erbrechen, Diarrhoe, Appetitlosigkeit, Obstipation, abdominelle Schmerzen
- *Leber:* transienter Transaminasenanstieg, Hyperbilirubinämie
- *Niere:* Dysurie, Serum Kreatinin ↑, Hypokaliämie, Hypomagnesämie
- *Haut:* Erythem, Juckreiz, Ausschlag, Ekchymosen, Petechien
- *Nervensystem:* Kopfschmerzen, Schwindel, Depression, Verwirrtheit, Schlafstörungen, periphere Neuropathie
- *Sonstiges:* Fieber, Fatigue, Infektionen, Arthralgien, Myalgien, Rückenschmerzen, Hypothyreose

KI:
- Schwangerschaft bzw. Frauen im gebärfähigen Alter ohne Kontrazeption
- schwere Nierenfunktionsstörung, erhöhtes Thromboserisiko
- Überempfindlichkeit gegen Lenalidomid

Th: *Zugelassene Indikationen:* Multiples Myelom, MDS mit 5q-Deletion

Dosierung und Applikation
- Standarddosis: 10 mg oral täglich
- Dosisanpassung ☞ Kap. 3.8.1, Interaktionen ☞ Kap. 3.8.2
- **CAVE:** teratogene Wirkung → Kontrazeption und Programm zur Schwangerschaftsverhütung sind zwingend. Wöchentliche Kontrollen von Blutbild, Gerinnung. Signifikant erhöhtes Risiko für Thrombose und Lungenembolie.
- **VOR THERAPIE:** Blutbild, Leber- und Nierenfunktion, Elektrolyte, Schilddrüsenfunktionsparameter, Schwangerschaftstest bei Frauen im gebärfähigen Alter

HP: Revlimid®: Hartkapseln 5/10/15/25 mg

Lomustin (CCNU)

Chem: 1-(2-Chlorethyl)-3-cyclohexyl-1-nitrosoharnstoff, Alkylans

$$\text{C}_6\text{H}_{11}-\text{HN}-\text{CO}-\text{N}\begin{smallmatrix}\text{CH}_2-\text{CH}_2-\text{Cl}\\ \text{N}=\text{O}\end{smallmatrix}$$

WM:
- DNA- und RNA-Alkylierung (O^6-Position von Guanin), DNA-Strangbrüche, „cross-linking", Hemmung der DNA-Polymerase und RNA-Synthese
- nicht zellzyklusspezifisch (auch in der G0-Phase wirksam)

Pkin:
- *Kinetik:* hohe orale Bioverfügbarkeit, lipophile Verbindung, liquorgängig, t½ 2 h, t½ der Metaboliten 5–72 h
- *Metabolismus:* hepatische Hydroxylierung (Cytochrom P450) zu aktiven Metaboliten, spontaner Abbau zu inaktiven Metaboliten, renale Ausscheidung von Ausgangssubstanz und Metaboliten

NW:
- *Knochenmark:* prolongierte und kumulative Myelosuppression (*dosislimitierend*), Leukopenie und Thrombopenie nach 4–6 Wochen, Anämie
- *Lunge:* pulmonale Infiltrate und Lungenfibrose (kumulativ)
- *Gastrointestinaltrakt:* Übelkeit/Erbrechen (nach 6–24 h), Mukositis, Diarrhoe, Appetitlosigkeit
- *Leber:* transienter Transaminasenanstieg
- *Niere:* Nierenfunktionsstörungen (kumulative Nephrotoxizität)
- *Haut:* Erythem, Pruritus, Hyperpigmentierung, mäßiggradige Alopezie
- *Nervensystem:* periphere und zentrale Neurotoxizität, hirnorganisches Psychosyndrom, Optikusneuritis, Verwirrtheit, Ataxie
- *Sonstiges:* Infertilität, Amenorrhoe, Fatigue

KI:
- vorbestehende Störung der Knochenmarkfunktion, akute Infekte
- schwere Leber- oder Nierenfunktionsstörungen

Th: *Zugelassene Indikationen:* Hirntumoren, Hirnmetastasen, M. Hodgkin, Melanom, kleinzelliges Lungenkarzinom

Dosierung und Applikation
- Standarddosis: 80–130 mg/m^2/d p.o. d 1, alle 6–8 Wochen
- Dosisanpassung ☞ Kap. 3.8.1, Interaktionen ☞ Kap. 3.8.2
- **CAVE:** kumulative, verzögert einsetzende und prolongierte Myelotoxizität. Kumulative Nephro- und Pulmotoxizität (bei Dosen > 1 000–1 500 mg/m^2).
- **VOR THERAPIE:** Blutbild, Leber- und Nierenfunktion (Kreatinin-Clearance), Lungenfunktion

HP: Cecenu®: Kapseln 40 mg

Melphalan (MPL)

Chem: 2-Amino-3-[4-bis(2-chlorethyl)aminophenyl]propionsäure, L-Phenylalanin Mustard (L-PAM), Alkylans

$$\text{HOOC-CH(NH}_2\text{)-CH}_2\text{-C}_6\text{H}_4\text{-N(CH}_2\text{-CH}_2\text{-Cl)}_2$$

WM:
- DNA- und RNA-Alkylierung, DNA-Strangbrüche („cross-linking")
- zellzyklusspezifisch: S-/G2-Phase

Pkin:
- *Kinetik:* orale Bioverfügbarkeit interindividuell unterschiedlich (20–90 %), initiale t½ 6–8 min, terminale t½ 1–4 h
- *Metabolismus:* Abbau durch spontane Hydrolyse zu inaktiven dechlorierten Metaboliten, renale Ausscheidung von Ausgangsverbindung (10–15 %) und Metaboliten

NW:
- *Knochenmark:* verzögerte Myelosuppression (*dosislimitierend*), Leukopenie, Thrombopenie, Dauer bis zu 4–6 Wochen. Selten hämolytische Anämie
- *Lunge:* selten pulmonale Fibrose, Pneumonitis, insbesondere bei Hochdosistherapie
- *Gastrointestinaltrakt:* Übelkeit, Erbrechen, Mukositis, Appetitlosigkeit, Diarrhoe, insbesondere nach Hochdosistherapie
- *Leber:* Lebervenenverschlusssyndrom („veno-occlusive disease", VOD) nach Hochdosistherapie
- *Haut:* selten Alopezie, Exanthem, Erythem, Urtikaria, Pruritus, Ödem
- *Sonstiges:* Infertilität (Amenorrhoe, Oligospermie), selten allergische Reaktionen bis zur Anaphylaxie, selten inadäquates ADH-Sekretions-Syndrom, Hyponatriämie

KI: schwere Nierenfunktionsstörungen

Th: *Zugelassene Indikationen:* Plasmozytom, Ovarialkarzinom
Weitere Einsatzbereiche: Extremitätenperfusion (Melanom), Hochdosistherapie vor Stammzelltransplantation

Dosierung und Applikation
- Standarddosis: unterschiedliche Protokolle;
  - 0,1–0,2 mg/kg Körpergewicht/d (8–10 mg/m^2/d) p.o. über 4–5 Tage
  - 0,25 mg/kg Körpergewicht/d (10–15 mg/m^2/d) p.o. über 4–7 Tage, alle 4–6 Wochen
- Hochdosistherapie: 140–200 mg/m^2/d i.v. d 1
  CAVE: in Transplantationszentren
- Dosisanpassung ☞ Kap. 3.8.1, Interaktionen ☞ Kap. 3.8.2, Inkompatibilität ☞ Kap. 3.8.3, Zubereitung und Stabilität ☞ Kap. 3.10
- **VOR THERAPIE:** Blutbild, Leber- und Nierenfunktion (Kreatinin-Clearance)

HP: Alkeran®: Manteltabletten 2 mg, Injektionsflaschen 50 mg

6-Mercaptopurin (6-MP, Purinethol)

Chem: 6-(1H)-Purinthion, Purinanalog (Hypoxanthinanalog), Antimetabolit

WM:
- Hemmung der de novo-Purinsynthese und Purinkonversion, Chromosomenbrüche
- zellzyklusspezifisch: S-Phase

Pkin:
- *Kinetik:* orale Bioverfügbarkeit 5–35 % (interindividuell unterschiedlich), „First-Pass"-Metabolismus in der Leber, terminale t½ 0,5–3 h
- *Metabolismus:* intrazelluläre Aktivierung mit Bildung wirksamer Ribonukleotidderivate. Hepatischer Abbau durch Xanthinoxidase (→ verlängerte Halbwertszeit bei Gabe von Xanthinoxidasehemmern, z.B. Allopurinol/Zyloric®), Elimination biliär (80–85 %), renal (5–20 %)

NW:
- *Knochenmark:* Myelotoxizität *(dosislimitierend)*, Leukopenie, Thrombopenie, Anämie
- *Gastrointestinaltrakt:* mäßiggradige Übelkeit, Erbrechen, Appetitlosigkeit bei 25 % der Patienten, Mukositis, Diarrhoe, abdominelle Schmerzen
- *Leber:* transiente Transaminasenerhöhung, bei 30 % der Patienten Cholestase, in Einzelfällen schwere Leberschädigung, Lebervenenverschlusssyndrom („veno-occlusive disease", VOD)
- *Niere:* reversible Nierenfunktionsstörung, Hyperurikämie
- *Haut:* Dermatitis (selten), Exanthem, Hyperpigmentierung, mäßiggradige Alopezie
- *Sonstiges:* Fieber, Immunsuppression

KI: schwere Leberfunktionsstörungen

Th: *Zugelassene Indikation:* ALL

Dosierung und Applikation
- Standarddosis: 70–100 mg/m²/d p.o. täglich (1,5–2,5 mg/kg Körpergewicht/d)
  CAVE: bei gleichzeitiger Gabe von Allopurinol (z.B. Zyloric®) → Dosisreduktion auf 25 %
- Dosismodifikation ☞ Kap. 3.8.1, Pharmakogenetik ☞ Kap. 3.8.4, Interaktionen ☞ Kap. 3.8.2
- **VOR THERAPIE:** Blutbild, Leber- und Nierenfunktion (Kreatinin-Clearance)

HP: Mercaptopurin®, Puri-Nethol®: Tabletten 10/50 mg

Methotrexat (MTX, Amethopterin)

Chem: 4-Amino-10-Methyl-Folsäureanalog, Antimetabolit

[Strukturformel Methotrexat]

WM:
- Dihydrofolatreduktase ↓ → Tetrahydrofolsäurebildung ↓ → DNA-Synthese ↓
- zellzyklusspezifisch: S-Phase

Pkin:
- *Kinetik:* Plasmaproteinbindung 50–70 %, terminale t½ 8–10 h
- *Metabolismus:* hepatische Inaktivierung durch 7-Hydroxylierung, renale und biliäre Elimination von Ausgangsverbindung (80 %) und Metaboliten (20 %)

NW:
- *Knochenmark:* Myelosuppression (*dosislimitierend*), Leuko-/Thrombopenie
- *Lunge:* selten Pneumonitis, Lungenfibrose
- *Gastrointestinaltrakt:* ausgeprägte Mukositis (*dosislimitierend*), mäßiggradige Übelkeit/Erbrechen, Diarrhoe, selten gastrointestinale Blutungen
- *Leber:* Leberfunktionsstörungen, Transaminasenanstieg
- *Niere:* Nierenfunktionsstörung, Tubulusschädigung, v.a. bei Urin pH < 7,0
- *Haut:* Dermatitis, Erythem, Exanthem, Pruritus, Konjunktivitis, selten Alopezie, palmoplantare Erythrodysästhesie
- *Nervensystem:* reversible akute Enzephalopathie, Leukenzephalopathie, Verwirrtheit, motorische und sensorische Störungen, Krämpfe, Koma
- *Sonstiges:* allergische Reaktionen bis zur Anaphylaxie, Vaskulitiden

KI:
- „dritter Raum": Pleuraerguss, Aszites etc.
- Nieren- und Leberfunktionsstörungen, gastrointestinale Ulzera

Th: *Zugelassene Indikationen:* ALL, NHL (auch ZNS-Befall), Trophoblasttumoren, Mammakarzinom, Kopf-Hals-Tumoren, Osteosarkome. Psoriasis vulgaris, rheumatoide Arthritis
Weitere Einsatzbereiche: Immunsuppression

Dosierung und Applikation
- Einsatz unterschiedlicher Dosierungen
  - niedrige Dosierung: 20–60 mg/m^2/d i.v. 1 × wöchentlich oder 4–6 mg/m^2/d p.o. d 1–3
  - mittlere Dosierung: 500 mg/m^2/d i.v., alle 14–21 d mit „Leukovorin®-Rescue"
  - Hochdosis: bis zu 12 000 mg/m^2 i.v. mit „Leukovorin®-Rescue" (☞ Kap. 13)
  CAVE: nur in onkologischen Zentren, vitale Gefährdung des Patienten
  - intrathekale (maximal 15 mg absolut), orale und intramuskuläre Gabe möglich
- Dosismodifikation ☞ Kap. 3.8.1, Inkompatibilität ☞ Kap. 3.8.3, Interaktionen ☞ Kap. 3.8.2, Stabilität ☞ Kap. 3.10
- **CAVE:** keine Kombination mit nephrotoxischen Präparaten, keine Kombination mit Acetylsalicylsäure, Penicillinen, Sulfonamiden, Phenytoin (renale Elimination ↓). Retention in flüssigkeitsgefüllten Räumen (Pleuraerguss, Aszites) → t½ ↑ ↑ → Toxizität ↑ ↑
- **VOR THERAPIE:** Blutbild, Leber-/Nierenfunktion (Kreatinin-Clearance). Flüssigkeitsgabe (Urinvolumen > 200 ml/h), Alkalisierung (Urin pH > 7,4)

Folinsäure (Kalziumfolinat, Leukovorin®):
- Folinsäure ist Antidot bei mittelhoch/hoch dosierter Methotrexattherapie.
- Gabe ab 24 h nach MTX für ≥ 36 h (Kontrolle der MTX-Serumspiegel)

Glucarpidase (Voraxaze®):
- zur Behandlung toxischer Plasma-Methotrexat-Konzentrationen bei Patienten mit verzögerter Methotrexat-Clearance
- Dosis 50 E/kg i.v. über 5 min, ggf. Wiederholung nach 48 h

HP: verschiedene Präparate: Tabletten 2,5/7,5/10 mg, Injektionsflaschen 7,5/10/15/20/25/50 mg, Infusionsflaschen 250/500/1 000/5 000 mg

Miltefosin

Chem: 2-[[(Hexadecyloxy)hydroxyphosphosphinyl]oxy]-N,N,N-trimethylethylammonium, Alkylphosphocholin

$$CH_3 - (CH_2)_{15} - O - PO_3^- - (CH_2)_2 - N^+(CH_3)_3$$

WM: Hemmung membranständiger Enzymsysteme

Pkin: topische Applikation → kein Nachweis systemischer Wirkstoffspiegel

NW: *Haut:* bei lokaler Applikation Juckreiz, Rötung, Spannungsgefühl, Austrocknung, Schuppung, Brennen

KI:
- gleichzeitige Bestrahlung
- großknotige/tiefreichende Metastasierung mit gleichzeitigem Hautbefall

Th: *Zugelassene Indikation:* Hautmetastasen bei Mammakarzinom

Dosierung und Applikation
- Standarddosis: in der ersten Woche 1 × täglich, dann 2 × täglich auf den befallenen Hautbereich auftragen, 1–2 Tropfen auf 10 cm², insgesamt nicht mehr als 5 ml/d
- Gleichzeitige Hormon- oder Chemotherapie ist möglich.

HP: Miltex®: Lösung 60 mg/ml

Mitomycin C (MMC)

Chem: Antineoplastisch wirkendes Antibiotikum, Aziridinderivat, bifunktionelles Alkylans

WM:
- DNA-Alkylierung, „cross-linking", DNA-Depolymerisation, Bildung freier Radikale → Strangbrüche
- zellzyklusspezifisch: G1-/S-Phase

Pkin:
- *Kinetik:* initiale t½ 8 min, terminale t½ 50 min
- *Metabolismus:* intrazelluläre Aktivierung durch Öffnung des Aziridinrings, hepatischer Abbau zu inaktiven Metaboliten, renale Elimination von Ausgangssubstanz (25 %) und Metaboliten

NW:
- *Knochenmark:* kumulative Myelosuppression (*dosislimitierend*), häufig schwere und prolongierte Leuko- und Thrombopenie (bis zu 6–8 Wochen andauernd). Selten mikroangiopathische hämolytische Anämie (MAHA)
- *Herz/Kreislauf:* selten Herzinsuffizienz, Ischämie
- *Lunge:* Pulmotoxizität (Pneumonitis, Fibrose), bis zu 10 % der Patienten
- *Gastrointestinaltrakt:* mäßige Übelkeit/Erbrechen, Appetitlosigkeit, Mukositis
- *Leber:* selten Leberfunktionsstörung, transiente Transaminasenerhöhung
- *Niere:* selten Nierenfunktionsstörung, hämolytisch-urämisches Syndrom
- *Haut:* selten Alopezie, Erythem, Photosensitivität
- *Nervensystem:* selten Kopfschmerzen, Sehstörungen, Parästhesien
- *lokale Toxizität* (Paravasate ☞ Kap. 9.9): lokale Phlebitis, Nekrosen
- *Sonstiges:* selten Fieber, allergische Reaktionen, Fatigue

KI:
- schwere Leber- oder Nierenfunktionsstörungen
- vorbestehende kardiale oder pulmonale Erkrankungen (KHK, COPD etc.)

Th: *Zugelassene Indikationen:* kolorektales Karzinom, Leberzell-, Magen-, Ösophagus, Pankreas-, Zervix-, Mammakarzinom, NSCLC, Kopf-Hals-Tumoren, Harnblasenkarzinom (intravesikal)

Dosierung und Applikation
- Standarddosis: unterschiedliche Protokolle:
  – Monotherapie: 10–20 mg/m^2/d i.v. d 1, alle 6–8 Wochen
  – Polychemotherapie: 5–10 mg/m^2/d i.v. d 1, alle 6 Wochen
  – topische Anwendung: Blaseninstillation 20–40 mg absolut
- Dosismodifikation ☞ Kap. 3.8.1, Inkompatibilität ☞ Kap. 3.8.3, Pharmakogenetik ☞ Kap. 3.8.4, Interaktionen ☞ Kap. 3.8.2, Stabilität ☞ Kap. 3.10
- **VOR THERAPIE:** Blutbild, Leber- und Nierenfunktion (Kreatinin-Clearance), kardiopulmonale Abklärung

HP: Mitomycin®, verschiedene Präparate: Injektionsflaschen 2/10/15/20 mg

Mitoxantron

Chem: Dihydroxyanthracendion, synthetisches Anthrazyklinanalogon

$$\text{Struktur: Anthracen-9,10-dion mit OH-Gruppen an Positionen 5,8 und NH–CH}_2\text{–CH}_2\text{–NH–CH}_2\text{–CH}_2\text{–OH Seitenketten an Positionen 1,4}$$

WM:
- DNA-Interkalation, Induktion von DNA-Strangbrüchen, Hemmung der Topoisomerase II

Pkin:
- *Kinetik:* liquorgängig, Gewebsretention, terminale t½ 20–190 h
- *Metabolismus:* hepatischer Abbau, Oxidation der Seitenketten, renale und biliäre Elimination von Ausgangssubstanz und Metaboliten

NW:
- *Knochenmark:* Myelosuppression *dosislimitierend*, insbesondere Leukopenie
- *Herz/Kreislauf:* chronische Kardiotoxizität: Kardiomyopathie, Herzinsuffizienz, im Vergleich zu Doxorubicin weniger ausgeprägt, ab kumulativer Gesamtdosis $> 160\,mg/m^2$
- *Gastrointestinaltrakt:* mäßiggradige Übelkeit/Erbrechen, Mukositis, selten gastrointestinale Blutung, abdominelle Schmerzen, Diarrhoe
- *Leber:* transiente Transaminasenerhöhung, selten Cholestase
- *Niere:* transiente Nierenfunktionsstörung
- *Haut:* mäßiggradige Alopezie, allergische Reaktionen, Dermatitis, Pruritus, bläuliche Verfärbung von Skleren/Fingernägeln/Injektionsstelle und Urin (nach 48 h normalisiert)
- *lokale Toxizität* (Paravasate ☞ Kap. 9.9): selten Phlebitis/Nekrosen
- *Sonstiges:* Infertilität, Kopfschmerzen, selten allergische Reaktionen

KI:
- schwere Leber- und Nierenfunktionsstörungen, akute Infekte
- vorbestehende kardiale Erkrankungen, Myokardschädigung, vorangegangene Applikation von Anthrazyklinen in der zulässigen kumulativen Höchstdosis

Th: *Zugelassene Indikationen:* Mammakarzinom, Prostatakarzinom, NHL, AML

Dosierung und Applikation
- Standarddosis: unterschiedliche Protokolle:
  - solide Tumoren: 12–$14\,mg/m^2/d$ i.v. d 1, alle 21 Tage
  - akute Leukämie (in Kombination mit Cytarabin): 10–$12\,mg/m^2/d$ i.v. d 1–5, alle 21 Tage
- Dosismodifikation ☞ Kap. 3.8.1, Inkompatibilität ☞ Kap. 3.8.3, Interaktionen ☞ Kap. 3.8.2, Stabilität ☞ Kap. 3.10
- **CAVE:** kumulative Schwellendosis $160\,mg/m^2$ (Risiko der Kardiotoxizität)
- **VOR THERAPIE:** Blutbild, Leber- und Nierenfunktion. Kardiale Abklärung, bei Risikofaktoren: Echokardiografie/Radionuklid-Ventrikulografie

HP: verschiedene Präparate: Injektionsflaschen 10/20/25/30 mg

Nelarabin

Chem: Purinanalog, Antimetabolit

WM: Demethylierung zu Ara-G → DNA-Inkorporation, Hemmung der DNA-Polymerase, DNA-Synthese ↓

Pkin:
- *Kinetik:* initiale t½ 10–15 min, terminale t½ 3 h,
- *Metabolismus:* intrazelluläre Phosphorylierung zu aktivem 5' Monophosphat, renale Ausscheidung der Metaboliten

NW:
- *Knochenmark:* Myelosuppression *dosislimitierend*, Leukopenie, Thrombopenie, Anämie
- *Herz/Kreislauf:* Hypotonie
- *Lunge:* Dyspnoe, Pleuraerguss, Husten
- *Gastrointestinaltrakt:* Übelkeit/Erbrechen, Mukositis, Diarrhoe/Obstipation,
- *Leber:* transienter Transaminasenanstieg, Cholestase
- *Skelett/Muskulatur:* Myalgien, Muskelschwäche, Rücken- und Gliederschmerzen
- *Nervensystem:* Krampanfälle, Amnesien, Somnolenz, periphere sensorische und motorische Störungen, Tremor, Schwindel
- *Sonstiges:* Fieber

KI: Überempfindlichkeit gegen Nelarabin

Th: *Zugelassene Indikationen:* T-ALL, lymphoblastisches T-Zell-Lymphom (T-LBL), Progredienz bzw. Rezidiv nach zwei vorangegangenen Therapien

Dosierung und Applikation
- Standarddosis: unterschiedliche Protokolle; 1 500 mg/m^2 als 2-h-Infusion an d 1, 3, 5, alle 21 Tage
- Dosismodifikation ☞ Kap. 3.8.1, Inkompatibilität ☞ Kap. 3.8.3, Interaktionen ☞ Kap. 3.8.2, Stabilität ☞ Kap. 3.10
- **VOR THERAPIE:** Blutbild, Leber- und Nierenfunktion (Kreatinin-Clearance)

HP: Atriance®: Injektionsflaschen 250 mg (5 mg/ml)

Pharmakotherapie Charakterisierung klinisch eingesetzter Zytostatika 3.2

Omacetaxin

Chem: Omacetaxin mepesuccinat, Cephalotaxinester, Extrakt aus Blättern von Cephalotaxus sp.

WM:
- Hemmung der Proteinsynthese, unabhängig von bcr-abl Bindung
- Bindung an ribosomale Peptidyltransferase → bcr-abl Protein ↓, Mcl-1 ↓

Pkin:
- *Kinetik:* subkutane Administration, maximale Plasmakonzentration nach 30 min, mittlere t½ 6 h
- *Metabolismus:* Hydrolyse durch Plasmaesterasen zu 4'-DMHHT, z.T. renale Elimination

NW:
- *Knochenmark:* schwere Myelosuppression (*dosislimitierend*), Leukopenie, Anämie, Thrombopenie, Lymphopenie
- *Herz/Kreislauf:* Tachykardie, Arrhythmien, Palpitationen
- *Lunge:* Atemnot, Husten
- *Gastrointestinaltrakt:* Übelkeit/Erbrechen, Obstipation, Diarrhoe, Mukositis, abdominelle Schmerzen, gastrointestinale Blutung
- *Leber:* transienter Transaminasenanstieg, Hyperglykämie
- *Niere:* transienter Kreatininanstieg
- *Haut:* Alopezie, Erythem, Reaktionen an der Injektionsstelle
- *Nervensystem:* Kopfschmerzen, Schlaflosigkeit, selten zerebrale Blutung
- *Sonstiges:* Asthenie/Fatigue, Appetitlosigkeit, Fieber, Infekte, periphere Ödeme, Arthralgie, Schmerzen, Epistaxis

KI:
- vorbestehende Störung der Knochenmarkfunktion, akute Infekte
- Schwangerschaft, Stillzeit

Th: *Zugelassene Indikation:* CML, nach mindestens zwei Tyrosinkinase-Inhibitoren

Dosierung und Applikation
- Induktion: 1,25 mg/m² s.c. 2× täglich, d 1–14, alle 28 Tage
- Erhaltung: 1,25 mg/m² s.c. 2× täglich, d 1–7, alle 28 Tage
- **CAVE:** schwere Myelotoxizität, Hyperglykämie. Engmaschiges Monitoring von Blutbild und Glukose. Keine Antikoagulanzien, keine nicht-steroidalen antiinflammatorischen Verbindungen (NSAIDs), kein Aspirin
- **VOR THERAPIE:** Blutbild, Leber- und Nierenfunktion, Glukose

HP: Synribo®: Injektionsflaschen 3,5 mg (in Deutschland nicht zugelassen)

Oxaliplatin

Chem: Trans-l-Diaminocyclohexan, Oxaliplatin, Platinderivat

WM:
- Platin-DNA-Addukte mit DNA-Synthesehemmung, DNA-Interkalation, „crosslinks", RNA-Synthesehemmung, Hemmung von DNA-Reparaturmechanismen
- nicht zellzyklusspezifisch (auch in der G0-Phase wirksam)

Pkin:
- *Kinetik:* hohe Proteinbindung (70–95 %), terminale t½ 9 Tage
- *Metabolismus:* spontane Bildung aktiver Metaboliten, überwiegend renale Elimination von Platin und Oxaliplatin-Metaboliten

NW:
- *Knochenmark:* mäßiggradige Myelosuppression, Neutropenie
- *Gastrointestinaltrakt:* Übelkeit, Erbrechen, Diarrhoe
- *Leber:* transienter Transaminasenanstieg
- *Niere:* selten reversible Nierenfunktionsstörung
- *Haut:* selten mäßiggradige Alopezie
- *Nervensystem:* akut (< 1 %): periphere Parästhesien und laryngeale/pharyngeale Dysästhesie mit Erstickungsgefühl, ausgelöst/verstärkt durch Kälteexposition; chronisch (45 %): kumulative periphere sensorische Neuropathie *(dosislimitierend)* mit Dysästhesien, Parästhesien der Extremitäten, nach Gesamtdosen > 900–1 000 mg/m^2, verstärkt durch Kälteexposition, z.T. nach Monaten reversibel
- *lokale Toxizität* (Paravasate ☞ Kap. 9.9): nekrotisierende Wirkung
- *Sonstiges:* allergische Reaktionen, Fatigue, Arthralgien

KI:
- schwere Nierenfunktionsstörungen
- vorbestehende Störung der Knochenmarkfunktion
- vorbestehende periphere sensorische Neuropathie
- bekannte Platin-Unverträglichkeit

Th: *Zugelassene Indikation:* kolorektales Karzinom
Weitere Einsatzbereiche: Magen-, Pankreas-, Gallenwegskarzinom, Hodentumoren

Dosierung und Applikation
- Standarddosis: unterschiedliche Protokolle:
  - 100–130 mg/m^2/d i.v. d 1, alle 21 Tage
  - 85–100 mg/m^2/d i.v. d 1, alle 2 Wochen
- Dosismodifikation ☞ Kap. 3.8.1, Inkompatibilität ☞ Kap. 3.8.3, Interaktionen ☞ Kap. 3.8.2, Stabilität ☞ Kap. 3.10
- ***CAVE:*** periphere Neurotoxizität bei kumulativer Gesamtdosis > 1 000 mg/m^2
- ***VOR THERAPIE:*** Blutbild, Leber-/Nierenfunktion (Kreatinin-Clearance), Neurostatus

HP: verschiedene Präparate: Injektionsflaschen 50/100 mg

Pharmakotherapie	Charakterisierung klinisch eingesetzter Zytostatika 3.2

Paclitaxel

Chem: Taxanderivat, pflanzliches Alkaloid, Mitosehemmer;
Nab-Paclitaxel: albumingebundene Paclitaxel-Nanopartikel-Formulierung

WM:
- Stabilisierung von Tubulinpolymeren, Hemmung der Spindelfunktion, Mitosearrest
- zellzyklusspezifisch: M-Phase

Pkin:
- *Kinetik:* hohe Proteinbindung, initiale t½ 20 min, terminale t½ 13–53 h
- *Metabolismus:* hepatischer Abbau, Cytochrom-P450-abhängige Hydroxylierung, biliäre Exkretion (25 %), renale Ausscheidung (< 10 %)

NW:
- *Knochenmark:* Myelosuppression *dosislimitierend*, insbesondere Neutropenie, mäßiggradige Thrombopenie, Anämie
- *Herz/Kreislauf:* selten Erregungsleitungsstörungen, Arrhythmien, Ischämie
- *Gastrointestinaltrakt:* selten Übelkeit/Erbrechen, Mukositis, Diarrhoe
- *Leber:* transienter Transaminasenanstieg, selten Leberschädigung
- *Haut:* Alopezie, Erythem, Nagelveränderungen
- *Nervensystem:* periphere Neurotoxizität mit Parästhesien (insbesondere bei Einzeldosen > 175 mg/m^2 oder kumulativer Gesamtdosis > 1 000 mg/m^2), selten paralytischer Ileus, selten zentralnervöse Störungen (Kopfschmerzen, Sehstörungen, Krampfanfälle)
- *lokale Toxizität* (Paravasate ☞ Kap. 9.9): Phlebitis, Nekrosen
- *Sonstiges:* Hypersensitivitätsreaktion bei 1–3 % der Patienten (Flush, Urtikaria, transiente Myalgien/Arthralgien, selten Hypotonie, Bronchospasmus, Angioödem, Anaphylaxie). Fatigue, Leistungsminderung, Appetitlosigkeit

KI: schwere Leberfunktionsstörungen, kardiale Vorerkrankungen
Nab-Paclitaxel: schwere Myelosuppression, Neutropenie

Th: *Zugelassene Indikationen:* Mamma-, Ovarial-, Bronchialkarzinom, AIDS-assoziiertes Kaposi-Sarkom;
Nab-Paclitaxel: Mamma-, Pankreas-, Bronchialkarzinom
Weitere Einsatzgebiete: Melanom, unbekannte Primärtumoren

Dosierung und Applikation
- Monotherapie: 175–200 mg/m^2/d i.v. d 1, alle 21 Tage oder 80–100 mg/m^2/d i.v. d 1 wöchentlich

- Polychemotherapie: 135–185 mg/m^2/d i.v. d 1, alle 21 Tage oder 60–100 mg/m^2/d i.v. d 1 wöchentlich
- Nab-Paclitaxel: 100 mg/m^2/d i.v. d 1, 8, 15, oder 260 mg/m^2/d i.v. d 1, alle 21 Tage
- Dosismodifikation ☞ Kap. 3.8.1, Inkompatibilität ☞ Kap. 3.8.3, Interaktionen ☞ Kap. 3.8.2, Stabilität ☞ Kap. 3.10
- ***CAVE:*** Applikationssequenz von Bedeutung: Taxol immer vor Cisplatin/Carboplatin, aber nach Anthrazyklinen (Doxorubicin/Epirubicin) applizieren
- ***VOR THERAPIE:*** Blutbild, Elektrolyte, Leber- und Nierenfunktion, kardiale Abklärung, Prämedikation mit Steroiden (Dexamethason, Fortecortin®), H1-/H2-Blockern (Clemastin, Tavegil®/Famotidin, Pepdul®), ggf. Diuretika

HP: Paclitaxel, verschiedene Präparate: Injektionsflaschen 30/100/300 mg, Abraxane® (Nab-Paclitaxel): 5 mg/ml Pulver

Pemetrexed

Chem: Folsäureantagonist, Antimetabolit

WM:
- Hemmung der Thymidylatsynthetase, Dihydrofolatreduktase und Glycinamid-Ribonukleotid-Formyltransferase → Hemmung der RNA-Synthese
- zellzyklusspezifisch: S-Phase

Pkin:
- *Kinetik:* terminale t½ 20 h
- *Metabolismus:* geringgradiger hepatischer Abbau. Renale Elimination von Ausgangssubstanz (70–90 %) und Metaboliten

NW:
- *Knochenmark:* Myelosuppression mit Neutropenie, Thrombopenie, Anämie
- *Herz/Kreislauf:* selten Perikarditis
- *Gastrointestinaltrakt:* Übelkeit/Erbrechen (35 %), Mukositis, Diarrhoe, Appetitlosigkeit
- *Leber:* transienter Transaminasenanstieg, selten Leberschädigung/Hepatitis
- *Haut:* Alopezie, Erythem, palmoplantare Erythrodysästhesie („Hand-Fuß-Syndrom")
- *Nervensystem:* sensorische periphere Neuropathie und akute Neurotoxizität durch funktionelle Folatdefizienz → Folsäure-/B12-Prophylaxe
- *Sonstiges:* Fatigue, Leistungsminderung

KI: vorbestehende neurologische Störungen

Th: *Zugelassene Indikationen:* Pleuramesotheliom, Lungenkarzinom (NSCLC)

Dosierung und Applikation
- Standarddosis: 500 mg/m^2/d i.v. d 1, alle 21 Tage
- Dosismodifikation ☞ Kap. 3.8.1, Inkompatibilität ☞ Kap. 3.8.3, Interaktionen ☞ Kap. 3.8.2, Stabilität ☞ Kap. 3.10
- **VOR THERAPIE:** Blutbild, Leber- und Nierenfunktion. Prophylaktische Gabe von Folsäure 350–1 000 µg (Tag −5 vor Therapie bis Tag 21 nach Therapie) und Vitamin B12 1 000 µg i.m. (1 Woche vor Therapie sowie nach jedem 3. Therapiezyklus)

HP: Alimta®: Pulver zur Herstellung einer Infusionslösung, 100/500 mg

Pentostatin (DCF)

Chem: 2'-Deoxycoformycin, Purinanalog, Antimetabolit

WM:
- Hemmung der Adenosindeaminase, Hemmung der Ribonukleotidreduktase, DNA-Synthesehemmung
- Hemmung der Homozysteinhydrolase, lymphozytotoxische Wirkung

Pkin:
- *Kinetik:* initiale t½ 9 min, terminale t½ 5–14 h
- *Metabolismus:* intrazellulärer Abbau zu Nukleotiden, renale Elimination (> 90 %)

NW:
- *Knochenmark:* Myelosuppression *dosislimitierend*, ausgeprägte Leukopenie, Lymphopenie, Thrombopenie, Anämie
- *Herz/Kreislauf:* selten Arrhythmien, EKG-Veränderungen, Herzinsuffizienz
- *Lunge:* Husten, Atemnot, selten pulmonale Infiltrate
- *Gastrointestinaltrakt:* mäßiggradige Übelkeit/Erbrechen (50 %), selten Diarrhoe, Mukositis, Geschmacksstörungen
- *Leber:* transienter Transaminasenanstieg, selten Hepatitis
- *Niere:* Nierenfunktionseinschränkung (erhöhte Inzidenz bei inadäquater Hydratation), selten Tubulusschädigung, Nierenversagen
- *Haut:* Erythem/Exanthem (25 %), z.T. mit erhöhter Photosensibilität, Pruritus, exfoliative Dermatitis, Keratokonjunktivitis, periorbitales Ödem
- *Nervensystem:* zentralnervöse Störungen (Kopfschmerzen, Müdigkeit), selten progressive Enzephalopathie, Krämpfe, Koma
- *Sonstiges:* Immunsuppression mit T-Zell-Defizienz, periphere Ödeme, Fieber, Myalgien, Knochenschmerzen, allergische Reaktionen

KI:
- Nierenfunktionsstörungen (Kreatinin-Clearance < 60 ml/min)
- Hautveränderungen, zentralnervöse Störungen

Th: *Zugelassene Indikation:* Haarzell-Leukämie

Dosierung und Applikation
- Standarddosis: 4 mg/m^2/d i.v. d 1, alle 14 Tage
- Dosismodifikation ☞ Kap. 3.8.1, Inkompatibilität ☞ Kap. 3.8.3, Interaktionen ☞ Kap. 3.8.2, Stabilität ☞ Kap. 3.10
- ***CAVE:*** wegen Gefahr der Nierenfunktionseinschränkung ausreichende Flüssigkeitssubstitution (1 000–2 000 ml). Keine Kombination mit Fludarabin oder Cytarabin (Pulmotoxizität)
- ***VOR THERAPIE:*** Blutbild, Leber- und Nierenfunktion (Kreatinin-Clearance)

HP: Nipent®: Injektionsflaschen 10 mg

Pixantron

Chem: Pixantrondimaleat, zytotoxisches Aza-anthracendion

WM:
- DNA-Alkylierung, Induktion von DNA-Strangbrüchen, Hemmung der Topoisomerase II

Pkin:
- *Kinetik:* terminale t½ 15–45 h
- *Metabolismus:* geringe Metabolisierung (Azetylierung), im Wesentlichen biliäre und renale Elimination unveränderter Substanz

NW:
- *Knochenmark:* Myelosuppression, mit Leuko-/Neutropenie, Lymphopenie, Anämie, Thrombozytopenie
- *Herz/Kreislauf:* chronische Kardiotoxizität: Kardiomyopathie, Herzinsuffizienz (geringer ausgeprägt als bei Anthrazyklinen). Selten Arrhythmien, Hypotension
- *Lunge:* Atemnot, Husten
- *Gastrointestinaltrakt:* Übelkeit/Erbrechen, Mukositis, abdominelle Schmerzen, Diarrhoe, Obstipation, Dyspepsie
- *Leber:* transiente Transaminasenerhöhung, selten Hyperbilirubinämie
- *Niere:* Nierenfunktionsstörung, Oligurie, Proteinurie, Verfärbung des Urins
- *Haut:* Alopezie, Erythem, Dermatitis, Pruritus, Nagelveränderungen
- *Nervensystem:* Kopfschmerzen, Somnolenz, Parästhesien, Schlaflosigkeit, Verwirrtheit
- *Sonstiges:* Asthenie, Fatigue, Appetitlosigkeit, Infekte, Tumor-Lyse-Syndrom, peripheres Ödem, Fieber, selten allergische Reaktionen

KI:
- Schwere Myelosuppression
- Schwere Leberfunktionsstörung
- Überempfindlichkeit, Schwangerschaft, Stillzeit

Th: *Zugelassene Indikation:* aggressive B-Zell-NHL, refraktär oder im Relaps

Dosierung und Applikation
- Standarddosis: 50 mg/m^2/d i.v. d 1, 8, 15, alle 28 Tage, bis zu 6 Zyklen
- ***CAVE:*** keine Immunisierung mit Lebendvakzine
- ***VOR THERAPIE:*** Blutbild, Leber- und Nierenfunktion. Kardiale Abklärung, bei Risikofaktoren (kardiale Vorerkrankung, frühere Anthrazyklintherapie): Echokardiografie/Radionuklid-Ventrikulografie
- ***VOR THERAPIE:*** bei Risiko für Tumor-Lyse-Syndrom: entsprechende Prophylaxe (☞ Kap. 9.5)

HP: Pixuvri®: Injektionsflaschen 29 mg

Pomalidomid

Chem: Thalidomid-Analogon, immunmodulatorisch ("IMID"), zytotoxisch

WM: nicht endgültig geklärt. Vermutete Mechanismen:
- Immunmodulation: immunsuppressive Eigenschaften, proinflammatorische Zytokine ↓, antiinflammatorische Zytokine ↑, Tumor-Nekrose-Faktor ↓, Cyclooxygenase-2 (COX-2) ↓
- antiangiogene Eigenschaften
- direkte antineoplastische/zytotoxische Aktivität in Zellen lymphatischer Herkunft

Pkin:
- *Kinetik:* schnelle orale Absorption, maximale Plasmakonzentration nach 2–3 h, t½ 7–10 h
- *Metabolismus:* hepatischer Abbau durch CYP 1A2, CYP 3A4. Fäkale und renale Elimination (10 % als unveränderte Substanz)

NW:
- *Knochenmark:* Myelosuppression mit Leukopenie, Neutropenie (52 %), Thrombopenie (25 %), Anämie
- *Herz/Kreislauf:* Thromboembolien, Lungenembolie
- *Lunge:* Husten, Atemnot, Atemwegsinfekte, Pneumonie
- *Gastrointestinaltrakt:* Übelkeit/Erbrechen, Diarrhoe, Appetitlosigkeit, Obstipation
- *Leber:* transienter Transaminasenanstieg, Hyperbilirubinämie
- *Niere/Elektrolyte:* Nierenfunktionsstörungen, Hypokaliämie, Hyperkalzämie, Harnwegsinfekte
- *Haut:* Erythem, Exanthem, Pruritus, Hauttrockenheit
- *Nervensystem:* Kopfschmerzen, Tremor, Verwirrtheit, Schlafstörungen, periphere Neuropathie
- *Sonstiges:* Fieber, Schüttelfrost, Fatigue, Leistungsminderung, Infektionen, Arthralgien, Myalgien, Rückenschmerzen, periphere Ödeme

KI:
- Schwangerschaft bzw. Frauen im gebärfähigen Alter ohne Kontrazeption
- erhöhtes Thromboserisiko, Überempfindlichkeit

Th: *Zugelassene Indikation:* Multiples Myelom, im Rezidiv nach mindestens 2 Vortherapien

Dosierung und Applikation
- Standarddosis: 4 mg oral täglich, d 1–21, alle 28 Tage
- Dosisanpassung bei Neutropenie und Thrombozytopenie
- ***CAVE:*** teratogene Wirkung → Kontrazeption und Programm zur Schwangerschaftsverhütung sind zwingend. Wöchentliche Kontrollen von Blutbild, Gerinnung. Signifikant erhöhtes Risiko für Thrombose und Lungenembolie
- ***VOR THERAPIE:*** Blutbild, Leber- und Nierenfunktion, Elektrolyte, Schwangerschaftstest bei Frauen im gebärfähigen Alter

HP: Imnovid®: Kapseln 1/2/3/4 mg

Pralatrexat

Chem: Antimetabolit, antineoplastisches Folat-Analog

WM:
- Dihydrofolatreduktase ↓ → Tetrahydrofolsäurebildung ↓ → DNA-Synthese ↓
- Folylpolyglutamyl-Synthetase ↓ → Thymidindepletion
- zellzyklusspezifisch: S-Phase

Pkin:
- *Kinetik:* Plasmaproteinbindung 70 %, terminale t½ 12–18 h
- *Metabolismus:* renale (35 %) und biliäre Elimination

NW:
- *Knochenmark:* Myelosuppression, Leuko-/Neutropenie, Anämie, Thrombozytopenie
- *Lunge:* Atemnot, Husten
- *Gastrointestinaltrakt:* ausgeprägte Mukositis (*dosislimitierend*), Übelkeit/Erbrechen, Obstipation, Diarrhoe, selten gastrointestinale Blutungen
- *Leber:* Leberfunktionsstörungen, Transaminasenanstieg
- *Niere:* Nierenfunktionsstörung, Tubulusschädigung, Hypokaliämie
- *Haut:* Dermatitis, Erythem, Exanthem, Pruritus, Konjunktivitis
- *Nervensystem:* Verwirrtheit, Schlaflosigkeit
- *Sonstiges:* Fatigue, Appetitlosigkeit, peripheres Ödem, Fieber, Epistaxis, Schmerzen

WW:
- Probenecid verzögert renale Pralatrexat-Ausscheidung

KI:
- Schwangerschaft, Stillzeit, Unverträglichkeit
- mittelgradige bis schwere Nierenfunktionsstörungen

Th: *Zugelassene Indikation:* peripheres T-Zell-Lymphom, refraktär oder im Rezidiv

Dosierung und Applikation
- Standarddosis: 30 mg/m^2/d i.v. d 1, 8, 15, 22, 29, 35, alle 42 Tage, Injektion über 3–5 min
- gleichzeitig Substitution von Vitamin B$_{12}$ 1 mg i.m. alle 8–10 Wochen, und Folsäure 1,0–1,25 mg p.o. täglich
- Dosismodifikation ☞ Kap. 3.8.1, Inkompatibilität ☞ Kap. 3.8.3, Interaktionen ☞ Kap. 3.8.2
- **VOR THERAPIE:** Blutbild, Leber- und Nierenfunktion (Kreatinin-Clearance). Ausschluss vorbestehender Mukositis. Einleitung Folsäure und Vitamin B$_{12}$-Substitution

HP: Folotyn®: Injektionsflaschen 20/40 mg

Procarbazin

Chem: N-Isopropyl-α-(2-methylhydrazino)-p-toluamid, Alkylans

$$H_3C-NH-NH-CH_2-\underset{}{\underset{}{\bigcirc}}-CO-NH-\underset{CH_3}{\overset{CH_3}{\underset{|}{\overset{|}{CH}}}}$$

WM:
- DNA-Alkylierung und Depolymerisation, Methylierung, Hemmung der DNA-, RNA- und Proteinsynthese
- zellzyklusspezifisch: S-Phase

Pkin:
- *Kinetik:* orale Bioverfügbarkeit 95–100 %, initiale t½ 30–90 min, terminale t½ 60 min, liquorgängig
- *Metabolismus:* hepatische Cytochrom-P450-abhängige Aktivierung, Abbau zu inaktiven Metaboliten, renale Elimination

NW:
- *Knochenmark:* verzögert einsetzende Myelosuppression (*dosislimitierend*), Nadir nach 3–5 Wochen
- *Herz/Kreislauf:* Tachykardie, Hypotonie
- *Gastrointestinaltrakt:* Übelkeit/Erbrechen, selten Mukositis, Dysphagie, Diarrhoe, Appetitlosigkeit
- *Leber:* transienter Transaminasenanstieg
- *Haut:* selten Alopezie, Erythem, Exanthem, Photosensitivität, Hyperpigmentierung, allergische Reaktionen
- *Nervensystem:* selten zentralnervöse Störungen (Kopfschmerzen, Somnolenz, Agitiertheit, Depression, Sehstörungen, Halluzinationen, Ataxie, Nystagmus, Krämpfe) oder milde reversible periphere Neurotoxizität
- *Sonstiges:* grippeartige Beschwerden (Fieber, Schüttelfrost, Myalgien, Arthralgien), Infertilität, Gynäkomastie, Infertilität (Amenorrhoe, Azoospermie)

KI:
- schwere Leber- oder Nierenfunktionsstörungen
- Glukose-6-Phosphat-Dehydrogenase (G6PD)-Mangel

Th: *Zugelassene Indikation:* M. Hodgkin
Andere Anwendungsbereiche: ZNS-Tumoren

Dosierung und Applikation
- Standarddosis: 100 mg/m^2/d p.o. d 1–14, alle 21–28 Tage
- Dosismodifikation ☞ Kap. 3.8.1, Interaktionen ☞ Kap. 3.8.2
- ***CAVE:*** Procarbazin ist ein Monoaminoxidase-Hemmer → Interaktionen:
  - Alkohol: Unverträglichkeit, Flush, Tachykardie, neurologische Störungen
  - Antihistaminika, Barbiturate, Phenothiazine, Narkotika: synergistische Wirkung, Überdosierung
  - Sympathomimetika, trizyklische Antidepressiva, L-Dopa, tyraminhaltige Nahrungsmittel (Milchprodukte, Rotwein): hypertone Krise, Koma
- ***VOR THERAPIE:*** Blutbild, Leber- und Nierenfunktion

HP: Natulan®: Kapseln 50 mg

Radium Ra223

Chem: Radium Ra223 dichlorid, Alphastrahler

WM:
- Emission von radioaktiven Alpha-Partikeln (95 %). Geringe Freisetzung von Beta- (4 %) und Gammastrahlung (1 %)
- selektive Bindung von Ra223 im Skelettsystem an Hydroxylapatit in Bereichen erhöhten Knochenumbaus → Anreicherung in osteoblastischen Metastasen bei Prostatakarzinom → Alphastrahlung (Reichweite 0,1 mm) → lokale DNA-Doppelstrangbrüche

Pkin:
- *Kinetik:* t½ 11 Tage
- *Elimination:* Anreicherung im Knochen, intestinale Ausscheidung

NW:
- *Knochenmark:* Myelosuppression, z.T. verzögert, mit Leukopenie, Anämie, Thrombozytopenie
- *Gastrointestinaltrakt:* Übelkeit/Erbrechen, Diarrhoe
- *Sonstiges:* peripheres Ödem, Dehydratation

KI: Applikation bei Frauen, insbesondere während Schwangerschaft und Stillzeit

Th: *Zugelassene Indikationen:* symptomatische Knochenmetastasen (osteoblastische Metastasen) bei kastrationsresistentem Prostatakarzinom

Dosierung und Applikation
- Standarddosis: 50 kBq (1,35 microcurie) pro kg Körpergewicht, alle 28 d, langsame intravenöse Gabe, insgesamt 6 Injektionen
- Applikation durch nuklearmedizinisch erfahrene Ärzte
- **VOR THERAPIE:** Blutbild. Aufklärung des Patienten über erforderliche kontrazeptive Maßnahmen: während Therapie und für 6 Monate nach Therapie Gebrauch von Kondomen *und* zusätzlichen kontrazeptiven Methoden

HP: Xofigo®: Injektionsflaschen 6000 kBq (162 microcurie)

Tegafur Uracil

Chem: Tegafur: 5-Fluor-1-(tetrahydro-2-furyl)-2,4(1H,3H)-pyrimidindion
Uracil: 2,4(1H,3H)-Pyrimidindion

Tegafur   Uracil

WM:
- Tegafur (Ftorafur) wird in vivo zu 5-FU metabolisiert. Uracil hemmt weiteren Abbau von 5-FU → t½ verlängert
- Hemmung der Thymidylatsynthetase durch FdUMP → Thymidinsynthese ↓
- Einbau in die RNA, Hemmung der RNA-Synthese durch FUTP
- zellzyklusspezifisch: S-Phase

Pkin: *Metabolismus:* Umwandlung zu 5-FU und intrazelluläre Aktivierung und Phosphorylierung (Bildung von FdUMP, FUTP etc.). Abbau in Leber und Darmmukosa durch Dihydropyrimidindehydrogenase (DPD), wird durch Uracil reduziert. Elimination metabolisch (90 %), renal (10 %)

NW:
- *Knochenmark:* geringgradige Myelosuppression
- *Herz/Kreislauf:* selten akute Kardiotoxizität mit Arrhythmien, Ischämie, in Einzelfällen bis zum Myokardinfarkt
- *Gastrointestinaltrakt:* Übelkeit, Erbrechen, Diarrhoe, abdominelle Schmerzen
- *Leber:* Transaminasenerhöhung, selten Bilirubin ↑
- *Niere:* selten Proteinurie, Hämaturie
- *Haut:* Erythem, Pruritus, Dermatitis, Pigmentierungsstörungen, Alopezie (insbesondere bei langfristiger Anwendung), palmoplantare Erythrodysästhesie
- *Nervensystem:* selten zentralnervöse Veränderungen (Kopfschmerzen, Schwindel, Somnolenz, Verwirrtheit), Geschmacksveränderungen
- *Sonstiges:* Fieber, Fatigue, Leistungsminderung, Arthralgien

KI:
- schwere Leberfunktionsstörungen
- vorbestehende Stomatitis/Diarrhoe/Myelosuppression
- CYP2A6-Mangel

Th: *Zugelassene Indikation:* kolorektales Karzinom

Dosierung und Applikation
- Standarddosis: 300 mg/m^2/d p.o. über 28 Tage, dann 7 Tage Pause
- Dosismodifikation ☞ Kap. 3.8.1, Stabilität: 2 Jahre bei Raumtemperatur, Interaktionen ☞ Kap. 3.8.2
- **VOR THERAPIE:** Blutbild, Leber- und Nierenfunktion

HP: UFT®: Kapseln mit 100 mg Tegafur und 224 mg Uracil

Pharmakotherapie — Charakterisierung klinisch eingesetzter Zytostatika 3.2

Temozolomid

Chem: 3,4-Dihydro-3-methyl-4-oxoimidazol-(5,1-δ-as-tetrazin-8-carboxamid), Methazolaston, Alkylans

WM: alkylierende Substanz, DNA-Methylierung an O^6- und N^7-Position von Guanin, DNA-Strangbrüche

Pkin:
- *Kinetik:* enterale Resorption nach Protonierung im Magen, Bioverfügbarkeit 100%, t½ 90–130 min, liquorgängig
- *Metabolismus:* Aktivierung zu MTIC (Methyltriazenoimidazolcarboxamid), geringe hepatobiliäre und pulomale Exkretion, hepatischer Abbau, renale Elimination von Ausgangssubstanz und Metaboliten

NW:
- *Knochenmark:* Myelosuppression *dosislimitierend*, mit Leukopenie, Lymphopenie, Thrombopenie, Anämie
- *Gastrointestinaltrakt:* Übelkeit, Erbrechen, Appetitlosigkeit, selten Mukositis, Diarrhoe
- *Leber:* transienter Transaminasenanstieg
- *Haut:* Erythem, Exanthem, Photosensitivität, selten Alopezie
- *Nervensystem:* selten zentralnervöse Störungen: Kopfschmerzen, Fatigue, Schwindel, Geschmacksanomalien, Parästhesien, Krämpfe
- *Sonstiges:* Fieber, selten Ödeme

KI: schwere Myelosuppression

Th: *Zugelassene Indikation:* maligne Gliome
Weitere Einsatzbereiche: andere ZNS-Tumoren, Melanome

Dosierung und Applikation
- Standarddosis: 200 mg/m²/d p.o. d 1–5, Wiederholung nach 4 Wochen
- Chemotherapeutisch vorbehandelte Patienten erhalten initial 150 mg/m²/d d 1–5, Wiederholung nach 4 Wochen mit 200 mg/m²/d.
- Dosismodifikation ☞ Kap. 3.8.1, Interaktionen ☞ Kap. 3.8.2, Inkompatibilität ☞ Kap. 3.8.3, Stabilität ☞ Kap. 3.10
- ***CAVE:*** Sonnenexposition vermeiden
- ***VOR THERAPIE:*** Blutbild, Leber- und Nierenfunktion

HP: Temodal®, Temomedac®: Hartkapseln 5/20/100/140/180/250 mg

Thalidomid

Chem: 3-(4-Amino-1-oxo 1,3-dihydro-2H-isoindol-2-yl)piperidin-2,6-dion

WM: nicht endgültig geklärt. Vermutete Mechanismen:
- Immunmodulation: immunsuppressive Eigenschaften, proinflammatorische Zytokine ↓, antiinflammatorische Zytokine ↑, Tumor-Nekrose-Faktor ↓, Leukozytenmigration ↓
- antiangiogene Eigenschaften, Endothelzellproliferation ↓

Pkin:
- *Kinetik:* orale Bioverfügbarkeit 90 %, maximale Plasmakonzentration nach 2,9–5,7 h, Proteinbindung 55–60 %, t½ 5–7 h
- *Metabolismus:* nicht-enzymatische Hydrolyse im Plasma

NW:
- *Knochenmark:* Leukopenie, Neutropenie
- *Herz/Kreislauf:* Ödeme, Thoraxschmerzen, Kammerflimmern, Herzinsuffizienz, Herzinfarkt, Tachykardie, orthostatische Hypotonie, Thromboembolien, Lungenembolie
- *Lunge:* Husten, Atemnot, tracheobronchiale Infekte, Pneumonie
- *Gastrointestinaltrakt:* Übelkeit, Appetitlosigkeit, Obstipation, abdominelle Schmerzen
- *Leber:* transienter Transaminasenanstieg, Hyperbilirubinämie
- *Niere:* Dysurie, Hypokalzämie
- *Haut:* Erythem, Juckreiz, Ausschlag, Alopezie, Stevens-Johnson-Syndrom/toxische Epidermolyse (selten)
- *Nervensystem:* Kopfschmerzen, Schwindel, Müdigkeit, Angstzustände, periphere Neuropathie, Krampfanfälle (selten)
- *Sonstiges:* Fieber, Fatigue, Infektionen, Arthralgien, Myalgien, Rückenschmerzen, Hypothyreose

KI:
- Schwangerschaft bzw. Frauen im gebärfähigen Alter ohne Kontrazeption
- schwere Nierenfunktionsstörung, erhöhtes Thromboserisiko
- Überempfindlichkeit gegen Thalidomid

Th: *Zugelassene Indikation:* Multiples Myelom (Plasmozytom)

Dosierung und Applikation
- Standarddosis: 100–800 mg oral täglich, 1 h nach einer Mahlzeit
- Interaktionen ☞ Kap. 3.8.2
- **CAVE:** teratogene Wirkung → Kontrazeption und Programm zur Schwangerschaftsverhütung sind zwingend. Wöchentliche Kontrollen von Blutbild, Gerinnung. Signifikant erhöhtes Risiko für Thrombose und Lungenembolie
- **Vor Therapie:** Blutbild, Leber- und Nierenfunktion, Elektrolyte, Schilddrüsenfunktionsparameter, Schwangerschaftstest bei Frauen im gebärfähigen Alter

HP: Thalidomide®: Hartkapseln 50 mg

6-Thioguanin (6-TG)

Chem: 2-Amino-6(1H)-purinthion, Purinanalog (Guaninanalog), Antimetabolit

WM:
- Hemmung der de-novo-Purinsynthese und Purinkonversion, Chromosomenbrüche
- zellzyklusspezifisch: S-Phase

Pkin:
- *Kinetik:* orale Bioverfügbarkeit variabel (10–60 %), Resorption interindividuell unterschiedlich über 8–12 h, terminale t½ 1,5–11 h
- *Metabolismus:* intrazelluläre Aktivierung und Bildung verschiedener effektiver Metaboliten (Ribo- und Desoxyribonukleotidderivate), hepatischer Abbau, biliäre Elimination der Metaboliten

NW:
- *Knochenmark:* Myelotoxizität *dosislimitierend*, Leukopenie, Thrombopenie, seltener Anämie
- *Gastrointestinaltrakt:* geringgradige Übelkeit, Erbrechen, Appetitlosigkeit, Mukositis, Diarrhoe, in Einzelfällen Darmperforation
- *Leber:* transiente Transaminasenerhöhung, selten Cholestase, in Einzelfällen Lebervenenverschlusssyndrom („veno-occlusive disease", VOD)
- *Niere:* selten Nierenfunktionsstörungen, selten Nierenversagen
- *Haut:* selten Erythem, Dermatitis
- *Nervensystem:* Verlust des Vibrationsempfindens, Gangstörungen

KI: schwere Leberfunktionsstörungen, vorsichtige Anwendung bei Niereninsuffizienz

Th: *Zugelassene Indikationen:* AML, ALL

Dosierung und Applikation
- Standarddosis: 80–200 mg/m^2/d (2–3 mg/kg Körpergewicht/d) p.o. täglich, über 5–20 Tage, Einnahme mit Flüssigkeit zwischen den Mahlzeiten
- Dosismodifikation ☞ Kap. 3.8.1, Interaktionen ☞ Kap. 3.8.2, Pharmakogenetik ☞ Kap. 3.8.4
- **VOR THERAPIE:** Blutbild, Leber- und Nierenfunktion

HP: Thioguanin®: Tabletten 40 mg

Thiotepa

Chem: Tris(1-aziridinyl)phosphinsulfid, Aziridin, Alkylans

WM:
- DNA-, RNA- und Proteinalkylierung, DNA-Strangbrüche, „cross-linking", Hemmung von Nukleinsäure- und Proteinsynthese
- zellzyklusspezifisch: S-/G2-Phase

Pkin:
- *Kinetik*: gute Liquorgängigkeit, initiale $t^1/_2$ 8 min, terminale $t^1/_2$ 2–3 h
- *Metabolismus*: rascher Zerfall im Plasma, Bildung bifunktioneller alkylierender Metaboliten (Hauptmetabolit TEPA, „triethylene phosphoramide"), renale Elimination von Ausgangsverbindung (< 10 %) und Metaboliten

NW:
- *Knochenmark*: Myelosuppression *dosislimitierend*, kumulativ, Leukopenie, seltener Thrombopenie und Anämie
- *Gastrointestinaltrakt*: Übelkeit, Erbrechen, Mukositis, Appetitlosigkeit, Diarrhoe, Enteritis, insbesondere nach Hochdosistherapie
- *Leber*: transiente Transaminasenerhöhung
- *Urogenitaltrakt*: Nierenfunktionsstörungen (insbesondere bei Hochdosistherapie), bei intravesikaler Gabe abdominelle Schmerzen, Hämaturie, Dysurie, Ureterobstruktion
- *Haut*: Erythem, Dermatitis, nach Hochdosistherapie: Alopezie, Hyperpigmentierung
- *Nervensystem*: zentrale Neurotoxizität (Kopfschmerzen, Verwirrtheit, Parästhesien, Muskelschwäche, Somnolenz, Koma), v.a. bei kumulativen Dosen > 1 100 mg/m^2
- *Sonstiges*: Infertilität, Hyperurikämie, selten Fieber, allergische Reaktionen
  CAVE: Thiotepa wird z.T. über die Haut ausgeschieden; Gefahr für Kontaktpersonen (Exanthem etc.)

KI: schwere Leber- oder Nierenfunktionsstörungen

Th: *Zugelassene Indikationen*
- *Systemisch*: Mamma- und Ovarialkarzinom, chronische Leukämien, Lymphome
- *Lokal*: Harnblasentumoren, Kondylomata, maligne Ergüsse

Dosierung und Applikation
gute lokale Verträglichkeit → Gabe intravenös, intraarteriell, subkutan, intravesikal, intrathekal und intrakavitär (intrapleural, intraperitoneal) möglich
- Standarddosis:
  - Systemisch: 12–16 mg/m^2/d i.v. d 1, wöchentlich oder alle 2–4 Wochen
  - Lokale Gabe: Instillation 15–60 mg absolut d 1, wöchentlich über 4 Wochen
- Hochdosistherapie: 125–150 mg/m^2/d i.v. d 1–4
  CAVE: in Transplantationszentren
- Dosismodifikation ☞ Kap. 3.8.1, Inkompatibilität ☞ Kap. 3.8.3, Interaktionen ☞ Kap. 3.8.2, Stabilität ☞ Kap. 3.10
- **VOR THERAPIE:** Blutbild, Leber- und Nierenfunktion

HP: Thiotepa®: Injektionsflaschen 15 mg

Topotecan

Chem: Camptothecinanalog, Topoisomerase-I-Inhibitor

WM:
- Hemmung der Topoisomerase I, DNA-Religation ↓↓ → DNA-Strangbrüche und Interkalation
- zellzyklusspezifisch: G2-/M-Phase

Pkin:
- *Kinetik:* ubiquitäre Verteilung, liquorgängig, Anreicherung in „dritten Räumen" (Pleuraerguss, Aszites), terminale t½ 2–6 h
- *Metabolismus:* Abbau im Plasma, renale Ausscheidung von Ausgangsverbindung (40–50 %) und Metaboliten

NW:
- *Knochenmark:* Myelosuppression *dosislimitierend*, Leukopenie (80 %) und Thrombopenie, Anämie
- *Gastrointestinaltrakt:* Diarrhoe (30 %), Übelkeit, Erbrechen (10 %), Appetitlosigkeit, Mukositis
- *Leber:* transienter Transaminasenanstieg, Hyperbilirubinämie
- *Niere:* Nierenfunktionsstörung, Mikrohämaturie
- *Haut:* Alopezie, Erythem, selten Urtikaria, Pruritus
- *Nervensystem:* Kopfschmerzen, selten periphere Neurotoxizität
- *Sonstiges:* Fieber, Fatigue, Leistungsminderung, selten Atemnot, selten Arthralgien und/oder Myalgien

KI:
- Akuter Infekt
- „dritter Raum" (Aszites, Pleuraerguss)

Th: *Zugelassene Indikationen:* kleinzelliges Lungenkarzinom, Ovarial-, Zervixkarzinom

Dosierung und Applikation
- Standarddosis: 1,5 mg/m^2/d i.v. d 1–5, alle 21 Tage
- Dosismodifikation ☞ Kap. 3.8.1, Inkompatibilität ☞ Kap. 3.8.3, Interaktionen ☞ Kap. 3.8.2, Stabilität ☞ Kap. 3.10
- **CAVE:** bei Kombinationstherapie: Gabe von Topotecan vor Cisplatin. Dosiserhöhung bei gleichzeitiger Gabe von Antikonvulsiva notwendig
- **VOR THERAPIE:** Blutbild, Leber- und Nierenfunktion (Kreatinin-Clearance)

HP: Hycamtin®: Hartkapseln 0,25/1 mg, Pulver 1/4 mg

Trabectedin (ET-743)

Chem: Tetrahydroisochinolin-Alkaloid aus Ectenascidia turbinata

WM: Bindung in der „kleinen Furche" der DNA ; Alkylierung N2 von Guaninen → Konformationsänderung der DNA. Inhibition von Transkriptionsfaktoren, Proteinbindung des Nukleotidexzisions-Reparatursystems → blockiert Zellen in G2-/M-Phase

Pkin:
- *Kinetik:* terminale t½ 13–39 h, hohe Plasmabindung
- *Metabolismus:* hepatische Metabolisierung zu aktiven/inaktiven Metaboliten durch CYP3A4, geringe renale Elimination (< 1 %)

NW:
- *Knochenmark:* Leukopenie, Thrombozytopenie, Anämie
- *Gastrointestinaltrakt:* Gallengangsdestruktion, Übelkeit, Erbrechen, Obstipation, Anorexie
- *Neurologie:* Kopfschmerzen
- *Haut:* Alopezie
- *Sonstiges:* Rhabdomyolyse, Abgeschlagenheit, Asthenie

KI: Leberfunktionsstörungen, Überempfindlichkeit gegen Trabectedin, Stillzeit, kombinierte Anwendung mit Gelbfiebervakzine, Kreatinin-Clearance < 30 ml/min

Th: *Zugelassene Indikationen:* Weichteilsarkom Rezidiv, Ovarialkarzinom Rezidiv

Dosierung und Applikation
- Standarddosis: 1,5 mg/m² d 1, alle 21 Tage
- Dosismodifikation ☞ Kap. 3.8.1, Inkompatibilität ☞ Kap. 3.8.3, Interaktionen ☞ Kap. 3.8.2, Stabilität ☞ Kap. 3.10
- ***CAVE:*** Gallengangsschädigung. Applikation möglichst über zentralvenösen Zugang. Intravenöse Gabe von 20 mg Dexamethason zur Hepatoprotektion
- ***VOR THERAPIE:*** Blutbild, Leberfunktionsparameter, alkalische Phosphatase und 5´-Nukleotidase

HP: Yondelis®: Pulver zur Herstellung einer Infusionslösung 0,25/1 mg

Treosulfan

Chem: L-Threitol-1,4-bis(methansulfonat), bifunktionelles Alkylans

$$H_3C-\underset{\underset{O}{\|}}{\overset{\overset{O}{\|}}{S}}-O-CH_2-\underset{\underset{OH}{|}}{CH}-\underset{\underset{OH}{|}}{CH}-CH_2-O-\underset{\underset{O}{\|}}{\overset{\overset{O}{\|}}{S}}-CH_3$$

WM:
- DNA- und RNA-Alkylierung (N7-Position von Guanin), DNA-Strangbrüche, „cross-linking"
- zellzyklusspezifisch: S-/G2-Phase

Pkin:
- *Kinetik:* orale Bioverfügbarkeit 90 %, terminale t½ 1,5–2 h
- *Metabolismus:* spontane Aktivierung im Plasma, Abbau zu inaktiven Metaboliten, renale Elimination von Ausgangsverbindung (15 %) und Metaboliten

NW:
- *Knochenmark:* Myelosuppression *dosislimitierend*, lange Neutropeniephase, Thrombopenie
- *Lunge:* selten Lungenfibrose, allergische Alveolitis, Pneumonie
- *Gastrointestinaltrakt:* mäßiggradige Übelkeit/Erbrechen, Mukositis, Diarrhoe
- *Leber:* transiente Leberfunktionsstörungen, Cholestase
- *Haut:* Erythem, Urtikaria, Pruritus, Hyperpigmentierung, Alopezie
- *Nervensystem:* Parästhesien
- *lokale Toxizität* (Paravasate ☞ Kap. 9.9): Phlebitis, Nekrosen
- *Sonstiges:* selten hämorrhagische Zystitis, allergische Reaktionen, grippeartige Symptomatik

KI: Lungenfunktionsstörungen, vorbestehende Störung der Knochenmarkfunktion

Th: *Zugelassene Indikation:* Ovarialkarzinome

Dosierung und Applikation
- Standarddosis: unterschiedliche Protokolle;
  - intravenös: 5 000–8 000 mg/m^2/d i.v. d 1, alle 21–28 Tage
  - oral: 750–1 250 mg/d p.o. d 1–28, alle 56 Tage, Einnahme zum Essen
- Dosismodifikation ☞ Kap. 3.8.1, Inkompatibilität ☞ Kap. 3.8.3, Interaktionen ☞ Kap. 3.8.2, Stabilität ☞ Kap. 3.10
- **VOR THERAPIE:** Blutbild, Leber- und Nierenfunktion, Lungenfunktion

HP: Ovastat®: Kapseln 250 mg, Injektionsflaschen 1 000/5 000 mg

Trofosfamid

Chem: Oxazaphosphorin, Alkylans

$$\begin{array}{c}\text{O} \quad CH_2-CH_2-Cl \\ \| \\ \text{O}-P-N-CH_2-CH_2-Cl \\ | \\ N-CH_2-CH_2-Cl\end{array}$$

WM:
- DNA- und RNA-Alkylierung, DNA-Strangbrüche, „cross-linking", Hemmung der DNA-Synthese
- zellzyklusspezifisch: S-Phase

Pkin:
- *Kinetik:* orale Bioverfügbarkeit > 95 %, terminale t½ 4–8 h
- *Metabolismus:* hepatische Hydroxylierung durch mikrosomale (Cytochrom P450) Oxidase, in Plasma und Geweben: Freisetzung aktiver Metaboliten, hepatischer Abbau, renale Elimination von Ausgangssubstanz (5–15 %) und Metaboliten

NW:
- *Knochenmark:* Myelosuppression *dosislimitierend*, Leukopenie und Thrombopenie
- *Gastrointestinaltrakt:* mäßiggradige Übelkeit/Erbrechen, Appetitlosigkeit
- *Leber:* transienter Transaminasenanstieg
- *Urogenitaltrakt:* hämorrhagische Zystitis bei hochdosierter Therapie oder Langzeitbehandlung (*dosislimitierend*)
- *Haut:* Alopezie
- *Sonstiges:* mäßiggradige Immunsuppression

KI:
- schwere Leber- oder Nierenfunktionsstörungen, akute Infekte
- Zystitis, Harnabflussstörungen

Th: *Zugelassene Indikation:* NHL, nach Versagen der Standardtherapie

Dosierung und Applikation
- orale Einnahme mit viel Flüssigkeit, Standarddosis:
  - Therapieeinleitung 150–200 mg/m²/d p.o.
  - Erhaltungsdosis 25–100 mg/m²/d p.o.
- Dosismodifikation ☞ Kapitel 3.8.1, Interaktionen ☞ Kap. 3.8.2
- **CAVE:** Verstärkung der Wirkung von Sulfonylharnstoffen. Wirkungsverstärkung durch Barbiturate (P450-Aktivierung) und Cimetidin
- **VOR THERAPIE:** Blutbild, Leber- und Nierenfunktion

HP: Ixoten®: Manteltabletten 50 mg

Pharmakotherapie   Charakterisierung klinisch eingesetzter Zytostatika 3.2

Vinblastin

Chem: Vincaleukoblastin, Alkaloid aus Vinca rosea, Mitosehemmer

WM:
- Bindung an Tubulin → Bildung der Mitosespindel ↓ → Mitosearrest
- Hemmung DNA-abhängiger RNA-Polymerasen → RNA-Synthese ↓
- zellzyklusspezifisch: G2-/M-Phase

Pkin:
- *Kinetik:* initiale t½ < 5 min, terminale t½ 20–64 h
- *Metabolismus:* hepatische Aktivierung (Deacetylierung), hepatische Metabolisierung (Cytochrom-P450), biliäre (30 %) und renale (25 %) Elimination

NW:
- *Knochenmark:* Myelosuppression *dosislimitierend*, insbesondere Neutropenie, seltener Thrombopenie, Anämie
- *Herz/Kreislauf:* kardiovaskuläre Störungen, Hypertonie, Hypotonie
- *Lunge:* Pulmotoxizität mit akuter interstitieller Pneumonitis/Bronchospasmus bei kombinierter Gabe mit Mitomycin C
- *Gastrointestinaltrakt:* selten Übelkeit/Erbrechen, Diarrhoe, Mukositis, Obstipation (bis zum Ileus), selten Darmkrämpfe, selten gastrointestinale Blutung
- *Haut:* mäßiggradige Alopezie, Erythem, Exanthem, Photosensitivität
- *Nervensystem:* periphere Neurotoxizität (kumulativ) mit Parästhesien, selten motorische Störungen, schwächer als bei Vincristin und Vindesin
- *lokale Toxizität* (Paravasate ☞ Kap. 9.9): Phlebitis, Nekrosen
- *Sonstiges:* Muskelkrämpfe in Unterkiefer, Hals, Rücken, Extremitäten

KI: Leberfunktionsstörungen, Leberbestrahlung, Neuropathien, akute Infekte

Th: *Zugelassene Indikationen:* Lymphome, Hodentumoren, Mammakarzinom, Langerhans-Zell-Histiozytose (Histiozytosis X)

Dosierung und Applikation
- Startdosis: 3,7 mg/m^2/d i.v. d 1, alle 7 Tage
- Erhaltungsdosis: 5,5–7,5 mg/m^2/d i.v. d 1, alle 7 Tage
- Dosismodifikation ☞ Kap. 3.8.1, Inkompatibilität ☞ Kap. 3.8.3, Interaktionen ☞ Kap. 3.8.2, Stabilität ☞ Kap. 3.10
- ***CAVE:*** Neurotoxizität, verstärkt durch Cisplatin, Etoposid, Paclitaxel. Regelmäßige neurologische Untersuchung. Ileusgefahr ↑ bei Gabe von Opiaten
- ***VOR THERAPIE:*** Blutbild, Leber- und Nierenfunktion (Kreatinin-Clearance), Neurostatus, Obstipationsprophylaxe

HP: Vinblastinsulfat®: Injektionsflaschen 10 mg

Vincristin

Chem: 22-Oxovincaleukoblastin, Alkaloid aus Vinca rosea, Mitosehemmer

WM:
- Bindung an Tubulin → Bildung der Mitosespindel ↓ → Mitosearrest
- Hemmung DNA-abhängiger RNA-Polymerasen → RNA-Synthese ↓
- zellzyklusspezifisch: G2-/M-Phase

Pkin:
- *Kinetik:* initiale t½ < 5 min, terminale t½ 23–85 h
- *Metabolismus:* hepatische Metabolisierung, biliäre Exkretion (> 70–80 %)

NW:
- *Knochenmark:* geringgradige Myelosuppression, insbesondere Neutropenie
- *Herz/Kreislauf:* kardiovaskuläre Störungen, Hypertonie, Hypotonie
- *Lunge:* interstitielle Pneumonitis/Bronchospasmus (v.a. mit Mitomycin C)
- *Gastrointestinaltrakt:* Obstipation/Ileus, Übelkeit/Erbrechen, Mukositis
- *Niere:* Polyurie (ADH-Sekretion ↓), Dysurie, Harnverhalt (Blasenatonie)
- *Haut:* mäßiggradige Alopezie, Erythem
- *Nervensystem:* periphere Neurotoxizität (kumulativ, *dosislimitierend*), autonome Neurotoxizität, z.T. Hirnnervenausfälle und zentralnervöse Störungen: Hypästhesie, Parästhesien, motorische Störungen, Areflexie, selten Paralyse, Ataxie, Ileus, Optikusatrophie/Erblindung, Krampfanfälle
- *lokale Toxizität* (Paravasate ☞ Kap. 9.9): Phlebitis, Nekrosen
- *Sonstiges:* Muskelkrämpfe/Schmerzen in Unterkiefer/Hals/Rücken/Extremitäten nach Injektion, selten Fieber, selten Pankreatitis

KI: Leberfunktionsstörungen, Leberbestrahlung, manifeste Neuropathien, Obstipation

Th: *Zugelassene Indikationen:* Lymphome, ALL, solide Tumoren (Mamma-, Bronchialkarzinom, Sarkome, PNET, Wilms-Tumor, Neuroblastom), ITP

Dosierung und Applikation
- Standarddosis: 1,0–1,4 mg/m^2/d i.v. d 1, alle 2–3 Wochen, max. Einzeldosis 2 mg (> 65 Jahre 1 mg)
- Dosismodifikation ☞ Kap. 3.8.1, Inkompatibilität ☞ Kap. 3.8.3, Interaktionen ☞ Kap. 3.8.2, Stabilität ☞ Kap. 3.10
- ***CAVE:*** kumulative Neurotoxizität (v.a. Gesamtdosen > 20 mg). Neurotoxizität ↑ durch Cisplatin, Etoposid, Paclitaxel. Ileusgefahr ↑ bei Gabe von Opiaten
- ***VOR THERAPIE:*** Blutbild, Leber- und Nierenfunktion (Kreatinin-Clearance), Neurostatus, Obstipationsprophylaxe

HP: verschiedene Präparate: Injektionsflaschen 1/2/5 mg
Vincristin liposomal: Marqibo® (in Deutschland nicht zugelassen)

Pharmakotherapie — Charakterisierung klinisch eingesetzter Zytostatika 3.2

Vindesin

Chem: 3-Carbamoyl-4-desacetyl-3-des(methoxycarbonyl)-vincaleukoblastin, Mitosehemmer

WM:
- Bindung an Tubulin → Bildung der Mitosespindel ↓ → Mitosearrest
- Hemmung DNA-abhängiger RNA-Polymerasen → RNA-Synthese ↓
- zellzyklusspezifisch: G2-/M-Phase

Pkin:
- *Halbwertszeit:* initiale t½ < 5 min, terminale t½ 20–24 h
- *Metabolismus:* hepatische Metabolisierung (Cytochrom-P450-abhängig), biliäre (> 80–90 %) und renale Elimination (10–15 %)

NW:
- *Knochenmark:* Myelosuppression (*dosislimitierend*), insbesondere Neutropenie
- *Herz/Kreislauf:* kardiovaskuläre Störungen, Hypertonie, Hypotonie
- *Lunge:* interstitielle Pneumonitis/Bronchospasmus (v.a. mit Mitomycin C)
- *Gastrointestinaltrakt:* Obstipation, selten Übelkeit/Erbrechen, Mukositis
- *Haut:* Alopezie (ausgeprägter als bei Vincristin), Erythem
- *Nervensystem:* periphere, autonome und zentrale Neurotoxizität qualitativ wie Vincristin, jedoch seltener und weniger ausgeprägt: Hypästhesie, Parästhesien, motorische Störungen, Areflexie, nur selten schwere Verläufe
- *lokale Toxizität* (Paravasate ☞ Kap. 9.9): Phlebitis, Nekrosen
- *Sonstiges:* Muskelkrämpfe/Schmerzen in Unterkiefer/Hals/Rücken/Extremitäten nach Injektion, selten Fieber, selten Pankreatitis

KI: Leberfunktionsstörungen, Leberbestrahlung, manifeste Neuropathien, Obstipation

Th: *Zugelassene Indikationen:* ALL, CML im Blastenschub, M. Hodgkin, NHL, nichtkleinzelliges Bronchialkarzinom

Dosierung und Applikation
- Standarddosis: unterschiedliche Protokolle:
  - 3–4 mg/m^2/d i.v. d 1, alle 7–14 Tage, maximale Einzeldosis 5 mg absolut
  - 1,0–1,3 mg/m^2/d i.v. für 5–7 Tage, alle 21 Tage
- Dosismodifikation ☞ Kap. 3.8.1, Inkompatibilität ☞ Kap. 3.8.3, Interaktionen ☞ Kap. 3.8.2, Stabilität ☞ Kap. 3.10
- **CAVE:** Neurotoxizität ↑ durch Cisplatin, Etoposid, Paclitaxel. Regelmäßige neurologische Untersuchung. Ileusgefahr ↑ bei Gabe von Opiaten
- **VOR THERAPIE:** Blutbild, Leber- und Nierenfunktion, Neurostatus, Obstipationsprophylaxe

HP: Eldisine®: Injektionsflaschen 5 mg

Vinflunin

Chem: 4'-Deoxy-20',20'-difluoro-8'-norvincaleukoblastin, bifluoriertes Vincaalkaloid

WM:
- Bindung an Tubulin → Bildung der Mitosespindel ↓ → Mitosearrest
- zellzyklusspezifisch: G2-/M-Phase

Pkin:
- *Halbwertszeit:* initiale t½ < 5 min, terminale t½ 40 h
- *Metabolismus:* hepatische Metabolisierung (Cytochrom-CYP3A4-abhängig), biliäre (65 %) und renale Elimination (35 %)

NW:
- *Knochenmark:* Myelosuppression, Anämie, Neutropenie, Thrombozytopenie
- *Herz/Kreislauf:* Tachykardie, Myokardischämie, Hyper- und Hypotonie, QT-Verlängerung
- *Lunge:* Dyspnoe, Husten, selten ARDS
- *Gastrointestinaltrakt:* Übelkeit, Erbrechen, Obstipation, Diarrhoe, Mukositis
- *Leber:* selten transiente Transaminasenerhöhung
- *Niere:* selten Nierenfunktionsstörungen
- *Haut:* Alopezie, Erythem, Pruritus, Hyperhydrosis
- *Nervensystem:* sensorische Neuropathie, Kopfschmerzen, Neuralgie, Dysgeusie, Verwirrtheit, Schwindel. Selten posteriores reversibles Enzephalopathie-Syndrom (PRES), mit neurologischer (Kopfschmerz, Verwirrtheit, Anfälle), systemischer (Hypertonie) und gastrointestinaler (Übelkeit, Erbrechen) Symptomatik.
- *lokale Toxizität* (Paravasate ☞ Kap. 9.9): Phlebitis
- *Sonstiges:* Asthenie, Infekte, Fieber, Schüttelfrost, periphere Ödeme, Myalgie, Arthralgie, Schmerzen

KI:
- akute schwere Infekte, vorbestehende schwere Myelosuppression
- Überempfindlichkeit, Schwangerschaft, Stillzeit
- kardiale Ischämie, vorbestehende kardiale Erkrankungen

Th: *Zugelassene Indikation:* fortgeschrittenes oder metastasiertes Urothelkarzinom nach Versagen einer platinhaltigen Therapie

Dosierung und Applikation
- Standarddosis: 320 mg/m^2/d, d 1 i.v., alle 21 Tage, Infusion über 20 min
- Dosismodifikation ☞ Kap. 3.8.1, Inkompatibilität ☞ Kap. 3.8.3, Interaktionen ☞ Kap. 3.8.2, Stabilität ☞ Kap. 3.10
- ***CAVE:*** Neurotoxizität ↑ durch Cisplatin, Etoposid, Paclitaxel. Regelmäßige neurologische Untersuchung. Ileusgefahr ↑ bei Gabe von Opiaten
- ***VOR THERAPIE:*** Blutbild, Leber- und Nierenfunktion, Neurostatus, Obstipationsprophylaxe

HP: Javlor®: Infusionskonzentrat 50/100/250 mg

Vinorelbin

Chem: 3',4'-Didehydro-4'-desoxy-8'-norvincaleukoblastin, Mitosehemmer

WM:
- Bindung an Tubulin → Bildung der Mitosespindel ↓ → Mitosearrest
- Hemmung DNA-abhängiger RNA-Polymerasen → RNA-Synthese ↓
- zellzyklusspezifisch: G2-/M-Phase

Pkin:
- *Kinetik:* orale Bioverfügbarkeit 20–40 %, initiale t½ < 5 min, terminale t½ 18–49 h
- *Metabolismus:* hepatische Metabolisierung zu aktiven/inaktiven Metaboliten, biliäre Exkretion (35–80 %), geringe renale Elimination (15–30 %)

NW:
- *Knochenmark:* Myelosuppression *dosislimitierend*, insbesondere Neutropenie, seltener Thrombopenie/Anämie
- *Gastrointestinaltrakt:* selten Übelkeit/Erbrechen, Diarrhoe, Mukositis
- *Haut:* mäßiggradige Alopezie
- *Nervensystem:* selten periphere Neurotoxizität (kumulativ) mit Parästhesien, selten motorische Störungen, insgesamt geringer ausgeprägt als bei Vincristin und Vindesin
- *lokale Toxizität* (Paravasate ☞ Kap. 9.9): Phlebitis, Nekrosen
- *Sonstiges:* selten Muskelkrämpfe/Schmerzen in Unterkiefer/Hals/Rücken/Extremitäten nach Injektion

KI: Leberfunktionsstörungen, Radiatio, manifeste Neuropathien

Th: *Zugelassene Indikationen:* nichtkleinzelliges Bronchialkarzinom, Mammakarzinom

Dosierung und Applikation
- Standarddosis: 30 mg/m^2/d i.v. d 1, wöchentlich
- Dosismodifikation ☞ Kap. 3.8.1, Inkompatibilität ☞ Kap. 3.8.3, Interaktionen ☞ Kap. 3.8.2, Stabilität ☞ Kap. 3.10
- ***CAVE:*** regelmäßige neurologische Untersuchung. Neurotoxizität ↑, verstärkt durch Cisplatin, Etoposid, Paclitaxel. Ileusgefahr ↑ bei Gabe von Opiaten
- ***VOR THERAPIE:*** Blutbild, Leber- und Nierenfunktionsparameter, Neurostatus, Obstipationsprophylaxe

HP: Navelbine®, verschiedene Präparate: Injektionsflaschen 10/50 mg, Weichkapseln 20/30/80 mg

3.3 Hormontherapie

H. Henß, R. Engelhardt[†]

Def: Einsatz von Hormonen und hormonell aktiven Verbindungen (stimulierend oder inhibierend) in der Tumortherapie. Anwendungsbereiche:
- antineoplastische Therapie
- supportive bzw. Substitutionstherapie

Pharm: *Hormontherapie*

Verbindungen	Wirkungen
GnRH-Analoga Buserelin, Goserelin, Leuprorelin	Hemmung der Gonadotropinsekretion durch kontinuierliche Stimulation der Hypophyse → Freisetzung von Gonadotropinen (LH, FSH) ↓ → Östrogen ↓, Testosteron ↓
LHRH-Inhibitoren Abarelix, Degarelix	LHRH ↓ → Testosteron ↓
Antiöstrogene, SERM Tamoxifen, Raloxifen, Toremifen, Fulvestrant	kompetitive Bindung an Östrogenrezeptor → Hemmung östradiolspezifischer Wirkungen, Östradiol ↓, TGFβ ↑, TGFα ↓, EGF-Rezeptorexpression ↓, IL-2-Sekretion ↑
Aromatasehemmer *unspezifisch:* Aminogluthetimid *spezifisch:* Fadrozol, Exemestan, Vorozol, Anastrozol, Letrozol	Hemmung der Aromatisierung von Androstendion zu Östron → zelluläre Östrogenbiosynthese ↓
Gestagene Megestrolacetat, Medroxyprogesteronacetat	Östrogenspiegel ↓, Östrogenrezeptorsynthese ↓, hypophysäre Sekretion von LH/FSH/ACTH ↓ → Kortisol-, Androstendion-, Testosteron-, Östron-, Östradiol- und Östronsulfatspiegel ↓, Dihydrotestosteronsynthese ↓
Antiandrogene *unspezifisch:* Cyproteronacetat *spezifisch:* Flutamid, Nilutamid, Bicalutamid, Enzalutamid	Blockade von Androgenrezeptoren → Hemmung der androgenen Proliferationsstimulation von Prostataepithelien
Androgen-Synthesehemmer Arbirateronacetat	Hemmung von CYP17 → Androgen-Synthese ↓ (in Hoden, Nebenniere, Prostatagewebe)

SERM Selective Estrogen Receptor Modulators, CYP17 17α-Hydroxylase/C17,20-lyase

Antineoplastische Therapie

WM: *Hormontherapie*
spezifische hormonelle Wirkung nach Interaktion mit Oberflächenrezeptoren, z.B. Östrogen-, Progesteron-, Androgen-, Steroidrezeptoren

Antihormonelle Therapie
Hemmung spezifischer hormoneller Wirkungen durch Gabe von hormonell aktiven Verbindungen (→ Suppression endokriner Regelkreise) oder durch Applikation spe-

zifischer Inhibitoren (z.B. kompetitive Hemmung am Hormonrezeptor). Bei genetischen Polymorphismen ggf. reduzierte Wirksamkeit (z.b. Tamoxifen und CYP2D6 Polymorphismus)

Ind: *Einsatzbereiche*
Hormonsensitive Neoplasien (Rezeptorexpression nachweisbar):
- Mammakarzinom: Aromatasehemmer, Antiöstrogene, Gestagene (☞ Kap. 8.4.1)
- Prostatakarzinom: Antiandrogene, GnRH-Analoga (☞ Kap. 8.5.3)
- Korpuskarzinom: Antiöstrogene (☞ Kap. 8.4.8)
- Schilddrüsenkarzinom: Thyroxin zur Suppression von TSH, gleichzeitig als Substitutionstherapie (☞ Kap. 8.7.1)
- Lymphome, Plasmozytom: Kortikosteroide (☞ Kap. 7.4, 7.5)
- Neuroendokrine Tumoren (NET): Octreotid (☞ Kap. 8.7.3)

Substitutionstherapie

WM: Einsatz von Hormonen zum Ersatz einer Hormonproduktion, die als Folge der antineoplastischen Therapie ganz oder teilweise ausgefallen ist

Ind:
- Östrogen-/Gestagenpräparate bei vorzeitiger Menopause nach Chemotherapie
- Testosteron bei beidseitiger Orchiektomie
- Thyroxin bei Zustand nach Thyreoidektomie
- Kortison bei Zustand nach beidseitiger Adrenalektomie (bei beidseitigen Nebennierentumoren)

Östrogenersatz bei vorzeitiger Menopause

Pphys: Bei Frauen kann es durch Chemotherapie, speziell Hochdosis-Chemotherapie, zur Gonadenschädigung mit Östrogenmangel und vorzeitiger Menopause kommen. Folgen:
- Menopausensymptome
- verstärkte Osteoporose
- kardiovaskuläre Komplikationen

Ind: Die Indikation zur Östrogensubstitution besteht bei allen Frauen mit Symptomen einer vorzeitigen Menopause und Nachweis reduzierter Hormonspiegel (Östrogen).

KI: ***CAVE:*** Für die Hormonsubstitution mit Östrogenen bzw. mit Kombinationspräparaten (Östrogen + Gestagene) wurde bei gesunden Frauen in der Menopause ein erhöhtes Risiko für Mammakarzinome und kardiovaskuläre Ereignisse nachgewiesen (WHI-Studie). Bei Zustand nach Mammakarzinom und Endometriumkarzinom ist ebenfalls ein erhöhtes Rezidivrisiko anzunehmen → Einsatz nur unter sorgfältiger Risiko-Nutzen-Abwägung und nach Aufklärung der Patientin.

NW: *Nebenwirkungen einer Langzeit-Östrogensubstitution*
- Thrombosen, Thromboembolien
- erhöhte Brustdichte → Reduktion der Sensitivität von Mammografien
- erhöhtes Rezidivrisiko

Alternativen zur Östrogensubstitution
- Osteoporose: Bisphosphonate, Denosumab, selektive Östrogenrezeptor-Modulatoren (SERM, z.B. Tamoxifen, Raloxifen)
- kardiovaskuläre Prävention: vermehrte körperliche Aktivität, diätetische Maßnahmen, Tabakabstinenz, Lipidsenker bei entsprechendem Risiko

- Menopausensymptome: Clonidin p.o. oder transdermal, oder selektive Serotonin-Wiederaufnahme-Hemmer (z.B. Venlafaxin) gegen Hitzewallungen, topische Östrogenapplikation (Creme) bei vaginaler Trockenheit (*CAVE:* systemische Resorption bei Langzeitanwendung). In besonders schweren Fällen ggf. Versuch mit Gabapentin

Testosteronersatz bei Zustand nach beidseitiger Orchiektomie

Pphys: Bei Hodenkarzinom ist initial die einseitige Ablatio testis erforderlich. Bei kontralateralem Hodenverlust aus anderer Ursache oder bei metachronem Zweitkarzinom des Hodens entsteht Anorchie mit Testosteronmangel.

Ind: Die Testosterontherapie hat keinen Einfluss auf Prognose und Verlauf eines Hodenkarzinoms → Testosteronersatz als Langzeitsubstitution bei Zustand nach beidseitiger Orchiektomie ist grundsätzlich indiziert.

KI: Prostatakarzinom

Thyroxinersatz bei Thyreoidektomie nach Schilddrüsenkarzinom

Pphys: Bei Schilddrüsenkarzinom ist regelhaft eine komplette Thyreoidektomie mit lebenslanger Substitution von Schilddrüsenhormon (L-Thyroxin) erforderlich.

Ind: Gabe von hohen Dosen von L-Thyroxin (175–250 µg/d). Ziele:
- Substitution von Schilddrüsenhormon
- Suppression von TSH (Thyroid Stimulating Hormone): TSH kann das Wachstum von Schilddrüsenkarzinomen stimulieren → L-Thyroxin hemmt TSH-Sekretion der Hypophyse

Lit:
1. Canonico M, Plu-Bureau G, Scarabin PY. Progestins and venous thromboembolism among postmenopausal women using hormone therapy. Maturitas 2011;70:354–360.
2. Chen WY. Postmenopausal hormone therapy and breast cancer risk: current status and unanswered questions. Endocrinol Metab Clin North Am 2011;40:509–518.
3. Ferraldeschi R, Peyaro C, Karavasilis V et al. Antiandrogens: overcoming castration resistance in prostate cancer. Annu Rev Med 2013;64:1–13.
4. Hickey M, Saunders C, Partridge A et al. Practical clinical guidelines for assessing and managing menopausal symptoms after breast cancer. Ann Oncol 2008;19:1669–1680.
5. Lash TL, Rosenberg CL. Evidence and practice regarding the role for CYP2D6 inhibition in decisions about tamoxifen therapy. J Clin Oncol 2010;28:1273–1283.
6. Miller WR, Bartlett J, Brodie AM et al. Aromatase inhibitors: are there differences between steroidal and nonsteroidal aromatase inhibitors and do they matter? Oncologist 2008;13:829–837.
7. Thomas C, Gustafsson JA. The different roles of ER subtypes in cancer biology and therapy. Nat Rev Cancer 2011;11:597–608.
8. Rohayem J, Kliesch S. Antiandrogene Therapie des Prostatakarzinoms. Indikation und systemische Folgen. Urologe 2012;51:557–566.

Web:
1. www.aace.com — Am Assoc Clin Endocrinologists
2. www.endokrinologie.net — Dt Gesellschaft für Endokrinologie
3. www.ago-online.de — AG Gynäkologische Onkologie

3.3.1 Charakterisierung klinisch eingesetzter Hormontherapien

H. Henß

Abarelix

Chem: GnRH (Gonadotropin Releasing Hormone)-Antagonist.

WM: direkte Inhibition von LH und FSH → Testosteronbildung ↓. Durch direkte Suppression kein initialer Anstieg des Serum-Testosterons → kein „flare-Phänomen"

PK:
- *Kinetik:* langsame Resorption nach i.m. Injektion; t½ 13,2 d
- *Metabolismus:* hepatischer Abbau durch Peptid-Hydrolyse, renale Exkretion (13 % unveränderte Substanz)

NW:
- *Herz/Kreislauf:* QT-Zeit-Verlängerung, Vorsicht bei gleichzeitiger antiarrhythmischer Therapie
- *Gastrointestinaltrakt:* Übelkeit, Obstipation oder Diarrhoe
- *Leber:* selten Transaminasenerhöhungen
- *Haut:* allergische Reaktion (Urtikaria bis zum anaphylaktischen Schock)
- *Nervensystem:* Schlafstörungen, Fatigue
- *Sonstiges:* Spannungsgefühl in Brustwarzen, Hitzewallungen

KI:
- Kinder, Frauen
- schwere Leber-/Nierenfunktionsstörungen
- Arrhythmien, Behandlung mit QT-Zeit-verlängernden Medikamenten (z.B. Haloperidol, Methadon, Paliperdon, Cisaprid, Venlafaxin, Vorinostat)

Th: *Zugelassene Indikation:* Prostatakarzinom (fortgeschritten)

Dosierung und Applikation: 100 mg i.m. d 1, 15, 29, danach 1 × alle 4 Wochen
CAVE: Verlängerung der QT-Zeit mit Arrhythmierisiko; ggf. EKG vor Therapieeinleitung und EKG-Kontrollen

HP: Plenaxis®: Ampullen, Trockensubstanz 100 mg

Abirateron

Chem: Androgen-Synthesehemmer, Abirateronacetat

WM: selektive Inhibition von CYP17 (17α-Hydroxylase/C17,20-lyase) → dauerhafte Inhibition der Androgen Synthese → Testosteronspiegel ↓ → Wachstuminhibition von Prostatagewebe und Prostatakarzinomen

PK:
- *Kinetik:* orale Gabe, maximale Plasmakonzentration 2 h nach Einnahme, t½ 15 h
- *Metabolismus:* überwiegend hepatisch metabolisiert, Hydrolyse zu Arbirateron, dann Abbau zu unwirksamen Metaboliten
- *Elimination:* > 80 % fäkale Ausscheidung, 5 % renale Elimination

NW:
- *Herz/Kreislauf:* Herzinsuffizienz, Angina pectoris, Arrythmien, Hypertonie
- *Gastrointestinaltrakt:* Dyspepsie
- *Leber:* Transaminasenerhöhung
- *Endokrin:* gelegentlich Nebenniereninsuffizienz
- *Niere, Harnwege:* Harnwegsinfektionen, Hypokaliämie, Flüssigkeitsretention
- *Haut:* Hautausschlag
- *Sonstiges:* periphere Ödeme, verminderte Knochendichte, gehäuft Frakturen

KI:
- Überempfindlichkeit gegen Abirateron
- Kinder, Frauen. Bei Männern mechanische Kontrazeption (Kondom) erforderlich
- schwere Leberfunktionsstörung

Th: *Zugelassene Indikation:* metastasiertes kastrationsresistentes Prostatakarzinom

Dosierung und Applikation: 1 000 mg oral täglich

HP: Zytiga®: 250 mg Tabletten

Anastrozol

Chem: nichtsteroidaler Aromatasehemmer

$(CH_3)_2NCC$ — benzolring mit Triazolylmethyl-Substituent — $CCN(CH_3)_2$

WM:
- kompetitive Aromatase-Inhibition → Umwandlung von Androgenen zu Östrogenen ↓ → Serum-Östradiol ↓
- keine gestagene, androgene oder östrogene Wirkung

PK:
- *Kinetik:* gute orale Resorption (85 %), unabhängig von Nahrungsaufnahme, Halbwertszeit t½ 50 h
- *Metabolismus:* hepatischer Abbau, Dealkylierung, Glukuronidierung, überwiegend renale Ausscheidung von Ausgangsverbindung (10 %) und Metaboliten (90 %)

NW:
- *Herz/Kreislauf:* Vasodilatation (25 %), periphere Ödeme, selten Hypertonie, selten thromboembolische Ereignisse
- *Lunge:* selten Dyspnoe
- *Gastrointestinaltrakt:* mäßiggradige Übelkeit, Erbrechen, Diarrhoe, Appetitlosigkeit
- *Leber:* transienter Transaminasenanstieg, Hyperbilirubinämie, Hypercholesterinämie
- *Haut:* Erythem, Pruritus, mäßiggradige Alopezie
- *Nervensystem:* Kopfschmerzen (10 %), selten Parästhesien, Schlafstörungen, Somnolenz
- *Sonstiges:* Hitzewallungen, Fatigue (15 %), Leistungsminderung, Flush (20 %), Rückenschmerzen, Knochenschmerzen. Selten grippeartige Symptomatik. Allergische Reaktionen. Bei langfristiger Anwendung: Knochendichte ↓, Osteoporose, gehäuft Frakturen

KI:
- Prämenopause
- Schwangerschaft und Stillzeit
- Leberfunktionsstörungen, schwere Nierenfunktionsstörungen

Th: *Zugelassene Indikation:* hormonrezeptorpositives Mammakarzinom, fortgeschritten, in der Postmenopause

Dosierung und Applikation
orale Gabe, 1 mg (entsprechend 1 Tablette) täglich

HP: Arimidex®: verschiedene Präparate: Filmtabletten 1 mg

Bicalutamid

Chem: nichtsteroidales Antiandrogen, Androgen-Rezeptor-Antagonist

WM:
- kompetitiver Androgenrezeptorblocker → Hemmung der Testosteronwirkung auf Prostatakarzinom-Zellen
- Bindung an zentrale Androgenrezeptoren (Hypophyse)

PK:
- *Kinetik:* langsame orale Resorption (unabhängig von Nahrungsaufnahme), Plasma-Spitzenspiegel etwa 30 h nach oraler Gabe, Halbwertszeit t½ 6–8 d
- *Metabolismus:* hepatischer Abbau, biliäre und renale Ausscheidung von Ausgangsverbindung und Metaboliten

NW:
- *Knochenmark:* selten Anämie
- *Herz/Kreislauf:* selten Hypertonie, Ödeme
- *Lunge:* selten Dyspnoe
- *Gastrointestinaltrakt:* Übelkeit (10 %), Erbrechen, Diarrhoe, Obstipation
- *Leber:* transienter Transaminasenanstieg, Cholestase, selten Ikterus
- *Niere/Urogenitaltrakt:* Nykture, selten urogenitale Infekte, Hämaturie
- *Haut:* gelegentlich Erythem, Exanthem, Schwitzen, Pruritus, selten Alopezie
- *Nervensystem:* verminderte Libido, gelegentlich Schwindel, Müdigkeit, Somnolenz
- *Sonstiges:* „Hitzewallungen" (45 %), Flush, Gynäkomastie (35 %), Potenzstörungen. Schmerzsyndrome (25–30 %, Brustbereich, Rücken, Becken). Fatigue, Leistungsminderung, Ödeme, Gewichtszunahme, allergische Reaktionen

WW: Hemmung von CYP 3A4, 2C9, 2C19, 2D6 → keine gleichzeitige Anwendung von Terfenadin, Astemizol, Cisaprid. Vorsicht bei Kalziumantagonisten, Ciclosporin

KI:
- Frauen, Kinder
- keine gleichzeitige Anwendung von Terfenadin, Astemizol oder Cisaprid
- schwere Leberfunktionsstörungen

Th: *Zugelassene Indikation:* Prostatakarzinom, in Kombination mit LHRH-Analoga („totale Androgenblockade") oder als Monotherapie

Dosierung und Applikation
- orale Gabe
  - 50 mg (entsprechend 1 Tablette) täglich, in Kombination mit LHRH-Analoga
  - 150 mg als Monotherapie
- Dosisreduktion bei schweren Leberfunktionsstörungen
- **CAVE:** Wirkung von Cumarinderivaten wird verstärkt.

HP: Casodex®, verschiedene Präparate: Filmtabletten 50/150 mg

Buserelin

Chem: GnRH (Gonadotropin Releasing Hormone)-Analogon

L-Glp – L-His – L-Trp – L-Ser – L-Tyr – D-Ser – L-Leu – L-Arg – L-Pro – NH – C_2H_5
$|$
$C(CH_3)_3$

WM: GnRH/LHRH-Analogon mit dauerhafter Stimulation hypophysaler Rezeptoren → Desensibilisierung der Hypophyse → LH-/FSH-Sekretion ↓ → Östrogen-/Testosteron-Synthese → („medikamentöse Kastration")

PK:
- *Kinetik:* subkutane Injektion, Depotpräparat mit wirksamen Serumspiegeln über 10–14 Wochen
- *Metabolismus:* Abbau durch Peptidasen, biliäre und renale Elimination

NW:
- *Herz/Kreislauf:* Hypertonie, selten thromboembolische Ereignisse
- *Gastrointestinaltrakt:* Obstipation, selten Übelkeit, Erbrechen, Appetitlosigkeit
- *Leber:* transienter Transaminasenanstieg, Hypercholesterinämie, Hyperglykämie
- *Niere:* selten Hyperkalzämie
- *Haut:* Erythem, Exanthem, Schwitzen, Akne, Seborrhoe
- *Nervensystem:* Kopfschmerzen, gelegentlich Schwindel, Müdigkeit, Somnolenz, Depression
- *Skelett:* Osteoporose, selten Knochenschmerzen
- *Sonstiges:* Fatigue, Leistungsminderung. Männer: „Hitzewallungen", Flush, Gynäkomastie, Potenzstörungen, Hodenatrophie. Frauen: Amenorrhoe, uterine Blutungen

KI: Überempfindlichkeit gegen Buserelin

Th: *Zugelassene Indikation:* fortgeschrittenes hormonsensitives Prostatakarzinom (nicht nach beidseitiger Orchiektomie)
Weitere Einsatzbereiche: metastasiertes Mammakarzinom

Dosierung und Applikation
- subkutane Gabe, alle 3 Monate eine Fertigspritze, 9,45 mg (entsprechend 3 Implantatstäbchen)
- **CAVE:** Initial kurzfristige Stimulation der Östrogen- und Testosteron-Sekretion, erst danach Hormonblockade → parallele Antiöstrogen-/Antiandrogen-Therapie über initiale 3–4 Wochen empfohlen. Kontrolle von Blutzucker und Blutdruck

HP: Profact Depot®: Fertigspritze 6,3/9,45 mg (entsprechend 2- bzw. 3-Monats-Implantat)

Degarelix

Chem: GnRH (Gonadotropin Releasing Hormone)-Antagonist.

WM: direkte Inhibition von LH und FSH → Testosteronbildung ↓. Durch direkte Suppression kein initialer Anstieg des Serum-Testosterons → kein „Flare-Phänomen"

PK:
- *Kinetik:* langsame Resorption nach s.c. Injektion; t½ 43 d
- *Metabolismus:* hepatischer Abbau durch Peptid-Hydrolyse, renale Exkretion (20–30 % unveränderte Substanz)

NW:
- *Herz/Kreislauf:* QT-Zeit-Verlängerung, Arrhythmien, Hypertonie
- *Gastrointestinaltrakt:* Übelkeit, Erbrechen, Diarrhoe, Appetitlosigkeit
- *Leber:* transienter Transaminasenanstieg, Hyperglykämie, Hypercholesterinämie
- *Niere:* Nierenfunktionsstörungen
- *Haut:* Reaktionen an der Injektionsstelle (Schmerzen, Erythem, Schwellung)
- *Nervensystem:* Schlafstörungen, gelegentlich Schwindel, Kopfschmerzen, Depression
- *Sonstiges:* Schüttelfrost, Hitzewallungen, grippeartige Symptome, Gewichtszunahme, Ödeme, Myalgien, Arthralgien, Gynäkomastie, Müdigkeit, Leistungsminderung. Bei langfristiger Gabe: Osteoporose

KI:
- korrigiertes QT-Intervall (QTc) > 450 ms, QT-verlängernde Begleitmedikation
- Frauen, Kinder
- Unverträglichkeit gegen Degarelix oder Lösungsmittel

Th: *Zugelassene Indikation:* Prostatakarzinom (fortgeschritten)

Dosierung und Applikation
- 240 mg in 2 s.c. Injektionen zu 120 mg, dann 80 mg s.c. monatlich
- ***CAVE:*** Verlängerung der QT-Zeit mit Arrhythmierisiko; ggf. EKG vor Therapieeinleitung und EKG-Kontrollen

HP: Firmagon®: Ampullen, Trockensubstanz 80/120 mg

Enzalutamid

Chem: nichtsteroidales Antiandrogen, Androgen-Rezeptor-Antagonist

WM:
- kompetitiver Androgenrezeptorblocker, hochaffine Bindung → Hemmung der Testosteronwirkung auf Prostatakarzinom-Zellen
- Bindung an zentrale Androgenrezeptoren (Hypophyse)

PK:
- *Kinetik:* orale Gabe, Plasma-Spitzenspiegel 1 h nach Einnahme, terminale t½ 6 d
- *Metabolismus:* Bildung des aktiven Metaboliten N-desmethyl-enzalutamid, hepatischer Abbau, biliäre und renale Ausscheidung

NW:
- *Knochenmark:* selten Anämie
- *Herz/Kreislauf:* Hypertonie, Ödeme
- *Gastrointestinaltrakt:* Diarrhoe
- *Niere/Urogenitaltrakt:* Hämaturie, Pollakisurie
- *Haut:* gelegentlich Erythem, Hauttrockenheit, Pruritus
- *Nervensystem:* Krampfanfälle (1 % der Patienten), Kopfschmerzen, Verwirrtheit, Parästhesien, Hypästhesien, Schlaflosigkeit
- *Sonstiges:* Asthenie, Fatigue, periphere Ödeme, Arthralgien, Potenzstörungen, Schmerzsyndrome (Brustbereich, Rücken, Becken, Muskulatur), Leistungsminderung, „Hot Flush"-Symptomatik

WW:
- Induktion von CYP 3A4, 2C9, 2C19 → reduzierte Wirkung von Midazolam, Cumarinderivaten, Omeprazol, Ciclosporin, Fentanyl, Phenytoin etc.
- CYP 2C8-Inhibitoren (z.B. Gemfibrozil) → Enzalutamid-Plasmaspiegel ↑
- CYP 3A4-Induktoren (z.B. Carbamazepin, Phenobarbital, Phenytoin, Rifampicin, Johanniskraut) → Enzalutamid-Plasmaspiegel ↓

KI: Frauen, Kinder

Th: *Zugelassene Indikation:* metastasiertes kastrationsresistentes Prostatakarzinom

Dosierung und Applikation
- orale Gabe, 160 mg/d
- **CAVE:** Wirkung von Cumarinderivaten wird reduziert.

HP: Xtandi®: Kapseln 40 mg

3.3.1 Charakterisierung klinisch eingesetzter Hormontherapien — Pharmakotherapie

Exemestan

Chem: Steroidaler Aromatasehemmer

WM:
- irreversible Aromatasehemmung → Umwandlung von Androgenen zu Östrogenen ↓ → Serum-Östradiol ↓
- keine Wirkung auf Kortikosteroid- oder Aldosteronsynthese

PK:
- *Kinetik:* gute orale Resorption (> 80 %), insbesondere bei gleichzeitiger Nahrungsaufnahme, Halbwertszeit t½ 24 h
- *Metabolismus:* hepatischer Abbau (CYP3A4), biliäre und renale Ausscheidung der Metaboliten

NW:
- *Knochenmark:* selten Lymphopenie, Thrombozytopenie, Leukopenie
- *Herz/Kreislauf:* selten Hypertonie
- *Lunge:* selten Dyspnoe, Husten
- *Gastrointestinaltrakt:* Übelkeit (18 %), gelegentlich Erbrechen, Diarrhoe, Appetitlosigkeit, abdominale Schmerzen
- *Leber:* transienter Transaminasenanstieg, Hyperbilirubinämie
- *Haut:* Erythem, Schwitzen, selten Alopezie
- *Nervensystem:* Kopfschmerzen, selten Schwindel, Schlafstörungen, Depression
- *Sonstiges:* Fatigue (15 %), Leistungsminderung, Hitzewallungen (20 %), Rückenschmerzen, Knochenschmerzen, Myalgien, Arthralgien. Selten grippeartige Symptomatik. Osteoporose

KI:
- Prämenopause, Schwangerschaft und Stillzeit, Kinder
- Schwere Leber- bzw. Nierenfunktionsstörungen

Th: *Zugelassene Indikation:* Östrogenrezeptor-positives Mammakarzinom, in der Postmenopause
Weitere Einsatzbereiche: Prävention des Prostatakarzinoms

Dosierung und Applikation
- orale Gabe, 25 mg (entsprechend 1 Tablette) täglich, nach einer Mahlzeit
- Dosisreduktion bei schwerer Leber- oder Nierenfunktionsstörung
- **CAVE:** bei Induktion des Cytochrom-P450-Systems (z.B. Phenytoin, Rifampicin, Barbiturate) reduzierte Wirksamkeit. Bei Inhibition des Cytochrom-P450-Systems (z.B. Itraconazol, Cimetidin, Makrolide) erhöhte Wirksamkeit und Toxizität

HP: Aromasin®, verschiedene Präparate: Tabletten 25 mg

Flutamid

Chem: nichtsteroidales Antiandrogen, Androgen-Rezeptor-Antagonist

$$H_3C-\underset{CH_3}{\underset{|}{CH}}-\underset{\underset{O}{\|}}{C}-NH-C_6H_3(CF_3)(NO_2)$$

WM:
- kompetitiver Androgenrezeptorblocker → Hemmung der Testosteronwirkung auf Prostatakarzinom-Zellen
- Bindung an zentrale Androgenrezeptoren (Hypophyse)

PK:
- *Kinetik:* gute orale Resorption (unabhängig von Nahrungsaufnahme), Plasma-Spitzenspiegel 0,5–2 h nach oraler Gabe, aktiver Metabolit 2-OH-Flutamid, Halbwertszeit t½ 8–10 h
- *Metabolismus:* hepatischer Abbau, Hydroxylierung, biliäre und renale Ausscheidung von Ausgangsverbindung (50 %) und Metaboliten

NW:
- *Knochenmark:* selten Anämie, Thrombozytopenie, Leukopenie
- *Herz/Kreislauf:* selten Hypertonie, Ödeme, selten thromboembolische Ereignisse
- *Lunge:* Dyspnoe
- *Gastrointestinaltrakt:* Übelkeit (10 %), Erbrechen, Diarrhoe
- *Leber:* selten transienter Transaminasenanstieg, Leberfunktionsstörung, Cholestase, Hepatitis
- *Niere:* selten Serumkreatinin ↑
- *Haut:* Erythem, Pruritus, Alopezie, erhöhte Photosensibilität
- *Nervensystem:* gelegentlich Schwindel, Kopfschmerzen, Schlaflosigkeit, Verwirrtheit, Depression
- *Sonstiges:* Hitzewallungen, Flush, Libido ↓ (35 %), Potenzstörungen (15–30 %), Myalgien, Muskelkrämpfe, Gynäkomastie (prophylaktische Mamillenbestrahlung mit 10 Gy möglich), Fatigue, Leistungsminderung, selten Galaktorrhoe

KI:
- Frauen, Kinder
- Leberfunktionsstörungen, schwere Nierenfunktionsstörungen
- Überempfindlichkeit

Th: *Zugelassene Indikation:* fortgeschrittenes Prostatakarzinom, in Kombination mit LHRH-Analoga („totale Androgenblockade")

Dosierung und Applikation
- orale Gabe, 750 mg täglich
- **CAVE:** Wirkung von Cumarinderivaten wird verstärkt.

HP: verschiedene Präparate: Tabletten 250 mg

Fulvestrant

Chem: Östradiol-Analog, steroidales Antiöstrogen

$$\text{HO}\cdots\text{Steroidgerüst}\cdots\text{OH},\ (CH_2)_9 SO(CH_2)_3 CF_2 CF_3$$

WM:
- kompetitive Bindung an Östrogenrezeptoren, jedoch keine östrogenartige Wirkung, Östrogenrezeptorsuppression
- keine Kreuzresistenz mit klassischen Antiöstrogenen

PK:
- *Kinetik:* langsame Verteilung nach intramuskulärer Injektion, Spitzen-Plasmaspiegel nach 7–9 Tagen, Halbwertszeit t½ 40 h
- *Metabolismus:* hepatischer Abbau (zum Teil über CYP3A4-System), überwiegend biliäre Elimination

NW:
- *Knochenmark:* Anämie (10 %)
- *Herz/Kreislauf:* venöse Thromboembolien
- *Lunge:* selten Dyspnoe, Pharyngitis, Husten
- *Gastrointestinaltrakt:* Übelkeit, Erbrechen, Diarrhoe, Appetitlosigkeit, bis zu 50 % der Patienten
- *Leber:* transienter Transaminasenanstieg
- *Haut:* Erythem, Exanthem, selten angioneurotisches Ödem, Urtikaria
- *Nervensystem:* Kopfschmerzen (15 %), selten Schwindel, Schlafstörungen, Depression
- *lokale Toxizität:* Reaktionen an der Injektionsstelle
- *Sonstiges:* Fatigue (65 %), Leistungsminderung, Hitzewallungen (25 %), Rückenschmerzen, Arthralgien. Selten grippeartige Symptomatik. Selten vaginale Blutungen

KI:
- Schwangerschaft und Stillzeit
- schwere Leberfunktionsstörung, schwere Nierenfunktionsstörung

Th: *Zugelassene Indikation:* Östrogenrezeptor-positives Mammakarzinom in der Postmenopause

Dosierung und Applikation: intramuskuläre Gabe, 250 mg (1 Fertigspritze, 5 ml) monatlich

HP: Faslodex®: Fertigspritze 250 mg

Goserelin

Chem: GnRH (Gonadotropin Releasing Hormone)-Analogon

L-His–L-Trp–L-Ser–L-Tyr–D-Ser–L-Leu–L-Arg—L-Pro—NH—CO—NH$_2$
                                                    |
                                              C(CH$_3$)$_3$

WM: GnRH/LHRH-Analogon mit dauerhafter Stimulation hypophysaler Rezeptoren → Desensibilisierung der Hypophyse → LH-/FSH-Sekretion ↓ → Östrogen-/ Testosteron-Synthese ↓ („medikamentöse Kastration")

PK:
- *Kinetik:* subkutane Injektion, Depotpräparat, langsame Resorption über 27 d, Halbwertszeit t½ 4–5 h
- *Metabolismus:* renale Elimination der Ausgangssubstanz

NW:
- *Herz/Kreislauf:* Hypertonie
- *Gastrointestinaltrakt:* Obstipation, selten Übelkeit, Erbrechen, Appetitlosigkeit
- *Leber:* transienter Transaminasenanstieg, Hypercholesterinämie, Hyperglykämie
- *Niere:* selten Hyperkalzämie
- *Haut:* Erythem, Exanthem, Schwitzen, Akne, Seborrhoe, selten allergische Reaktionen
- *Nervensystem:* Kopfschmerzen (75 %), gelegentlich Schwindel, Schlaflosigkeit, Somnolenz, Depression
- *Skelett:* bei langfristiger Anwendung Osteoporose, selten Knochenschmerzen, Myalgien, Arthralgien
- *Sonstiges:* Fatigue, Leistungsminderung. Männer: „Hitzewallungen" (60 %), Flush, Gynäkomastie, Potenzstörungen, Libidoverlust. Frauen: Amenorrhoe, uterine Blutungen

KI:
- Schwangerschaft und Stillzeit
- kein Einsatz bei Kindern

Th: *Zugelassene Indikationen:* fortgeschrittenes Prostatakarzinom, Mammakarzinom in der Prä- und Perimenopause
Weitere Einsatzbereiche: Endometriose

Dosierung und Applikation
- subkutane Gabe, monatliche Fertigspritze 3,6 mg oder 3-Monats-Implantat 10,8 mg
- ***CAVE:*** initial kurzfristige Stimulation der Östrogen- und Testosteron-Sekretion, erst danach Hormonblockade → parallele Antiöstrogen-/Antiandrogen-Therapie über initiale 3–4 Wochen empfohlen

HP: Zoladex®: Fertigspritze 3,6 mg (1-Monats-Implantat) und 10,8 mg (3-Monats-Implantat)

Letrozol

Chem: nichtsteroidaler Aromatasehemmer

WM:
- kompetitive Aromatase-Inhibition → Umwandlung von Androgenen zu Östrogenen ↓ → Serum-Östradiol ↓
- keine gestagene, androgene oder östrogene Wirkung. Kein Einfluss auf Kortikosteroid- oder Aldosteronsynthese

PK:
- *Kinetik:* gute orale Resorption, unabhängig von Nahrungsaufnahme, Halbwertszeit t½ 2 Tage
- *Metabolismus:* hepatischer Abbau, Glukuronidierung, überwiegend renale Ausscheidung von Ausgangsverbindung (5 %) und Metaboliten (> 80 %)

NW:
- *Herz/Kreislauf:* Hypertonie, Tachykardie, selten thromboembolische Ereignisse
- *Lunge:* selten Dyspnoe, Husten
- *Gastrointestinaltrakt:* Übelkeit (15 %), Erbrechen, Diarrhoe, Obstipation, Appetitlosigkeit
- *Leber:* transienter Transaminasenanstieg, Hypercholesterinämie
- *Haut:* Erythem, Exanthem, Pruritus, Schwitzen, Alopezie
- *Nervensystem:* Kopfschmerzen (10 %), Schwindel, Schlafstörungen, Depression, Angststörungen
- *Sonstiges:* Fatigue (10 %), Leistungsminderung, Hitzewallungen, Flush, Schmerzsyndrome (Brust, Rücken, Arthralgien, Myalgien). Periphere Ödeme. Gewichtszunahme. Bei langfristiger Anwendung: Osteoporose

KI:
- Prämenopause
- Schwangerschaft und Stillzeit
- schwere Leber- bzw. Nierenfunktionsstörungen

Th: *Zugelassene Indikation:* Mammakarzinom in der Postmenopause

Dosierung und Applikation
- orale Gabe: 2,5 mg (entsprechend 1 Tablette) täglich
- Dosisreduktion bei schweren Leber- und Nierenfunktionsstörungen

HP: Femara®, verschiedene Präparate: Tabletten 2,5 mg

Leuprorelin

Chem: GnRH (Gonadotropin Releasing Hormone)-Analogon

L-His–L-Trp–L-Ser–L-Tyr–D-Leu–L-Leu–L-Arg–L-Pro–NH–CH_2–CH_3

WM: GnRH/LHRH-Analogon mit dauerhafter Stimulation hypophysaler Rezeptoren → Desensibilisierung der Hypophyse → LH-/FSH-Sekretion ↓ → Östrogen-/Testosteron-Synthese ↓ („medikamentöse Kastration")

PK:
- *Kinetik:* subkutane Injektion, Depotpräparat, Halbwertszeit t½ 2–4 h
- *Metabolismus:* hepatischer Abbau, biliäre und renale Elimination

NW:
- *Knochenmark:* selten Anämie, Leukopenie
- *Herz/Kreislauf:* EKG-Veränderungen (20 %), Hypertonie, selten periphere Ödeme, thromboembolische Ereignisse
- *Gastrointestinaltrakt:* Obstipation, Übelkeit, Erbrechen, Appetitlosigkeit
- *Leber:* transienter Transaminasenanstieg, Hypercholesterinämie
- *Niere:* selten Hyperkalzämie
- *Haut:* Erythem, Exanthem, Schwitzen, Akne, Seborrhoe, Pruritus, allergische Reaktionen
- *Nervensystem:* Kopfschmerzen, gelegentlich Schwindel, Schlaflosigkeit, Somnolenz, Depression
- *Skelett:* Knochenschmerzen, bei langfristiger Anwendung Osteoporose
- *Sonstiges:* Fatigue, Leistungsminderung, Myalgien, Arthralgien, Gewichtszunahme. Männer: „Hitzewallungen" (50 %), Gynäkomastie, Potenzstörungen, Libidoverlust. Frauen: Amenorrhoe, uterine Blutungen

KI:
- Schwangerschaft und Stillzeit
- kein Einsatz bei Kindern (außer Mädchen mit Pubertas praecox vera)

Th: *Zugelassene Indikationen:* fortgeschrittenes Prostatakarzinom, Mammakarzinom in der Prä- und Perimenopause, Endometriose
Weitere Einsatzbereiche: Uterus myomatosus

Dosierung und Applikation
- subkutane Gabe, 3,75 mg monatlich oder 11,25 mg alle 3 Monate (Zweikammerspritze)
- **CAVE:** initial kurzfristige Stimulation der Östrogen- und Testosteron-Sekretion, erst danach Hormonblockade → parallele Antiöstrogen-/Antiandrogen-Therapie über initiale 3–4 Wochen empfohlen

HP: Enantone®: Fertigspritze 3,75 mg (monatliche Injektion)
Trenantone®: Fertigspritze 11,25 mg (3-Monats-Injektion)
Sixantone®: Fertigspritze 30 mg (6-Monats-Injektion)
Eligard®: Pulver 7,5/22,5/45 mg

Medroxyprogesteron (Medroxyprogesteronacetat, MPA)

Chem: Gestagen

WM:
- Gestagen- und Androgenaktivität
- Reduktion der FSH-/LH-Sekretion der Hypophyse
- Stimulation des Östrogen-/Androgenabbaus

PK:
- *Kinetik:* orale oder intramuskuläre Gabe, orale Bioverfügbarkeit 10%. Nach intramuskulärer Gabe stabile Plasmaspiegel über 7 d, terminale t½ 14–60 h
- *Metabolismus:* hepatischer Abbau, biliäre und renale Elimination von Ausgangssubstanz und Metaboliten

NW:
- *Herz/Kreislauf:* Ödeme, arterielle Hypertonie, thromboembolische Ereignisse
- *Gastrointestinaltrakt:* Übelkeit, Erbrechen, Diarrhoe, Obstipation
- *Leber:* transienter Transaminasenanstieg, Hyperglykämie, selten Cholestase
- *Haut:* Alopezie, Dermatitis, Pruritus, Akne, Schwitzen, selten Hirsutismus
- *Nervensystem:* Kopfschmerzen, Schlafstörungen, Tremor, Depression, Manie, Schwindel
- *Sonstiges:* Fatigue, Leistungsminderung, Muskelkrämpfe, Gewichtszunahme, Ödeme, Entwicklung eines Diabetes mellitus. Selten allergische Reaktionen bis zur Anaphylaxie. *Männer:* Gynäkomastie, Brustschmerzen, Galaktorrhoe, „Hitzewallungen"; *Frauen:* Menstruationsstörungen, Amenorrhoe

KI:
- Schwangerschaft und Stillzeit
- Zustand nach thromboembolischen Ereignissen oder apoplektischem Insult
- Schwere Leber- und Nierenfunktionsstörungen, Hyperkalzämie
- Schwere Hypertonie, unkontrollierter Diabetes mellitus

Th: *Zugelassene Indikationen:* metastasierendes Mammakarzinom, fortgeschrittenes Endometriumkarzinom

Dosierung und Applikation
- Mammakarzinom: 300–1 500 mg/d p.o. oder 500–1 000 mg/Woche i.m. für 28 d, danach Erhaltungsdosis (nach Plasmaspiegel, Ziel > 100 ng/ml)
- Endometriumkarzinom: 300–600 mg/d p.o. oder 500–1 000 mg/Woche i.m.

HP: verschiedene Präparate: Tabletten 500 mg

Megestrolacetat

Chem: Gestagen

WM:
- Gestagen- und Androgenaktivität
- Reduktion der FSH-/LH-Sekretion der Hypophyse
- Stimulation des Östrogen-/Androgenabbaus

PK:
- *Kinetik:* orale Gabe, gute orale Bioverfügbarkeit, terminale t½ 15–20 h
- *Metabolismus:* hepatischer Abbau, renale Elimination von Ausgangssubstanz und Metaboliten

NW:
- *Herz/Kreislauf:* Ödeme, arterielle Hypertonie, thromboembolische Ereignisse
- *Lunge:* Dyspnoe, Husten
- *Gastrointestinaltrakt:* Übelkeit, Erbrechen, Diarrhoe, Obstipation
- *Leber:* transienter Transaminasenanstieg, selten Cholestase
- *Niere:* Pollakisurie, Elektrolytveränderungen, Hyperkalzämie
- *Haut:* Alopezie, Erythem, selten allergische Reaktionen
- *Nervensystem:* Kopfschmerzen, Schwindel, Nervosität, Karpaltunnelsyndrom, Stimmungsschwankungen
- *Sonstiges:* Fatigue, Leistungsminderung, Gewichtszunahme (> 80 % der Patienten), Ödeme, Entwicklung eines Diabetes mellitus, Muskelkrämpfe.
  Männer: Gynäkomastie, Brustschmerzen, Galaktorrhoe, „Hitzewallungen".
  Frauen: Menstruationsstörungen, Amenorrhoe

KI:
- Schwangerschaft und Stillzeit
- Zustand nach thromboembolischen Ereignissen oder apoplektischem Insult
- Schwere Leber- und Nierenfunktionsstörungen
- Schwere Hypertonie, unkontrollierter Diabetes mellitus

Th: *Zugelassene Indikationen:* metastasierendes Mammakarzinom, fortgeschrittenes Endometriumkarzinom
Weitere Einsatzbereiche: Tumorkachexie

Dosierung und Applikation
- orale Gabe, 160 (–320) mg/d p.o. bei Mamma- und Endometriumkarzinom
- Bei Tumorkachexie werden Dosen bis 400–800 mg/d eingesetzt.

HP: Megestat®: Tabletten 160 mg

Raloxifen

Chem: nichtsteroidales Antiöstrogen

WM:
- kompetitive Bindung an zytoplasmatische Östrogenrezeptoren, selektive agonistische und antagonistische Wirkungen („selective estrogen receptor modulator", SERM), Östradiol ↓, TGFβ ↑, TGFα ↓, EGF-Rezeptorexpression ↓, IL-2-Sekretion ↑
- Agonist des Knochen- und Cholesterinstoffwechsels
- keine Wirkung auf Hypothalamus, Brust- und Uterusgewebe

PK: *Metabolismus:* hepatischer Abbau, renale Elimination

NW:
- *Knochenmark:* selten leichte Thrombozytopenie
- *Herz/Kreislauf:* Vasodilatation, selten Hypertonie, selten venöse Thromboembolien (tiefe Beinvenenthrombose, Lungenembolie)
- *Gastrointestinaltrakt:* selten Übelkeit, Erbrechen, Dyspepsie
- *Leber:* transienter Transaminasenanstieg, selten Cholestase
- *Haut:* selten Erythem, Exanthem
- *Nervensystem:* selten Kopfschmerzen
- *Sonstiges:* Hitzewallungen, grippeartige Symptome, Muskelkrämpfe, periphere Ödeme, selten leichte Brustschmerzen, selten Vaginitis

KI:
- Einsatz in der Prämenopause
- vorbestehende Thromboembolien
- Leberfunktionsstörungen, Cholestase, Nierenfunktionsstörungen
- Endometriumkarzinom, ungeklärte uterine Blutungen

Th: *Zugelassene Indikation:* Osteoporose bei postmenopausalen Frauen

Dosierung und Applikation: 60 mg/d p.o.

HP: Evista®, verschiedene Präparate: Tabletten 60 mg

Tamoxifen

Chem: nichtsteroidales Antiöstrogen

WM:
- kompetitive Hemmung der Bindung von Östrogen an zytoplasmatische Östrogenrezeptoren („selective estrogen receptor modulator", SERM), agonistische und antagonistische Wirkung in östrogenabhängigen Geweben, Proliferationshemmung, Östradiol ↓, TGFβ ↑, TGFα ↓, EGF-Rezeptorexpression ↓, IL-2-Sekretion ↑
- Agonist des Knochen- und Cholesterinstoffwechsels

PK:
- *Kinetik:* hohe Bioverfügbarkeit nach oraler Gabe, enterohepatischer Kreislauf, terminale t½ 7 d
- *Metabolismus:* hepatischer Abbau, biliäre Exkretion

NW:
- *Knochenmark:* milde Thrombozytopenie, Anämie, selten Leukopenie
- *Herz/Kreislauf:* thromboembolische Ereignisse
- *Gastrointestinaltrakt:* Übelkeit (5–20%), Erbrechen, Appetitlosigkeit
- *Leber:* transienter Transaminasenanstieg, selten Cholestase, Hypertriglyzeridämie
- *Haut:* milde Alopezie, Erythem, selten Erythema multiforme
- *Nervensystem:* Kopfschmerzen, Benommenheit
- *Augen:* Sehstörungen (Katarakt, Corneaveränderungen, Retinopathie), nur teilweise reversibel. Optische Neuropathie, selten Optikusneuritis
- *Sonstiges:* Myalgien, Arthralgien, Muskelkrämpfe, periphere Ödeme, bei Patienten mit Knochenmetastasierung Hyperkalzämie möglich, Hitzewallungen (25–30%), in der Prämenopause Zyklusveränderungen (10%), proliferative Veränderungen am Endometrium bis zu Polypen und Malignomen (Endometriumkarzinome, Uterussarkome)

KI:
- bekannte Überempfindlichkeit, Kinder, Schwangerschaft, Stillzeit
- schwere Thrombozytopenie, Leukozytopenie, Hyperkalzämie
- vorbestehende Thromboembolien
- ungeklärte uterine Blutungen

Th: *Zugelassene Indikation:* Mammakarzinom (adjuvant, fortgeschritten), hormonabhängig

Dosierung und Applikation: 20–40 mg/d p.o.
CAVE: bei Veränderungen des Sehvermögens unter Tamoxifen-Therapie: augenärztliche Abklärung. Bei vaginalen/irregulären Blutungen: Abklärung und Ausschluss von Malignomen des Endometriums

HP: Nolvadex®, verschiedene Präparate: Tabletten 10/20/30/40 mg

Toremifen

Chem: nichtsteroidales Antiöstrogen

WM:
- kompetitive Hemmung der Bindung von Östrogen an zytoplasmatische Östrogenrezeptoren („selective estrogen receptor modulator", SERM), agonistische und antagonistische Wirkungen in östrogenabhängigen Geweben: Proliferationshemmung, Östradiol ↓, TGFβ ↑, TGFα ↓, EGF-Rezeptorexpression ↓, IL-2-Sekretion ↑
- Agonist des Knochen- und Cholesterinstoffwechsels
- zytostatische Wirkung

PK:
- *Kinetik:* hohe Bioverfügbarkeit nach oraler Gabe, enterohepatischer Kreislauf, hochgradige Albuminbindung (92 %), terminale t½ 5–6 d
- *Metabolismus:* hepatischer Abbau, biliäre Exkretion

NW:
- *Herz/Kreislauf:* thromboembolische Ereignisse, QT-Verlängerung
- *Gastrointestinaltrakt:* Übelkeit, Erbrechen, selten Appetitlosigkeit
- *Leber:* selten transienter Transaminasenanstieg, selten Cholestase
- *Haut:* Erythem, Pruritus, Schwitzen
- *Nervensystem:* Kopfschmerzen, Schwindel, Schlafstörungen, Depression
- *Sonstiges:* Hitzewallungen (10–30 %), Müdigkeit, Leistungsminderung, Ödeme, Gewichtszunahme, Myalgien, Arthralgien. Vaginale Blutungen/Ausfluss, Endometriumproliferation/-hypertrophie/-karzinom

KI:
- Endometriumhyperplasie, Endometriummalignome, ungeklärte uterine Blutungen
- vorbestehende Thromboembolien
- schwere Leberfunktionsstörung
- vorbestehende Arrhythmien, QT-Verlängerung, Elektrolytstörungen

Th: *Zugelassene Indikation:* metastasierendes Mammakarzinom, hormonabhängig, in der Postmenopause

Dosierung und Applikation: 60 mg/d p.o.
CAVE: bei vaginalen/irregulären Blutungen: Abklärung und Ausschluss von Malignomen des Endometriums

HP: Fareston®: Tabletten 60 mg

3.4 Zytokine

R. Marks, A.K. Kaskel, H. Veelken

Def: interzelluläre Mediatoren, die von Zellen des Immunsystems bzw. von mesenchymalen Zellen (Fibroblasten, Endothelzellen, Stromazellen) synthetisiert werden und Immunantwort, zelluläre Proliferation und Differenzierung modulieren können. Charakteristisch sind:
- lösliche Proteine oder Glykoproteine, Molekulargewicht zwischen 15–40 kD
- pleiotrope, überlappende und/oder synergistische Wirkung

In der Hämatologie und Onkologie werden insbesondere Interferon α und Interleukin-2 therapeutisch eingesetzt. Hämatopoetische Wachstumsfaktoren ☞ Kap. 4.3

Klass: *Zytokine*

Faktor	Charakterisierung
Interleukine (IL)	
IL-1	Entzündungsmediator
IL-2	T-Zell-Expansion und Aktivierung, IL-2-Rezeptorexpression ↑
IL-3	Proliferation pluripotenter Stammzellen
IL-4	B-/T-Zell-Proliferation, TH2-Zellen ↑, dendritische Zellen ↑
IL-5	Aktivierung und Differenzierung von Eosinophilen
IL-6	Akut-Phase-Reaktion, Thrombopoese-Stimulation
IL-7	Induktion der Lymphopoese, T-Zell-Proliferation/Differenzierung
IL-8	Aktivierung/Chemotaxis von Neutrophilen
IL-9	B-Zell-Aktivierung, Antikörperproduktion
IL-10	Suppression der Funktion von Makrophagen, Induktion von TH2
IL-11	Entzündungsmediator, Thrombopoese-Stimulation
IL-12	T-Zell-Aktivierung/Differenzierung, TH1-Induktion
IL-13	B-Zell-Aktivierung/Differenzierung, dendritische Zellen ↑
IL-14	B-Zell-Proliferation/Differenzierung
IL-15	T-/NK-Zell-Aktivierung/Differenzierung
IL-16	CD4-Ligand, Entzündungsmediator
IL-17	Effektorzytokin von Th17-Zellen, inflammatorische Wirkung
IL-18	„IFN-γ-induzierender Faktor", Entzündungsmediator
IL-19	pro-apoptotisch, monozytäre Sekretion von IL-6/TNF-α ↑
IL-20	Entzündungsmediator, Keratinozytenproliferation ↑
IL-21	B-Zell-Apoptose, IFN-γ-Produktion ↑ in T- und NK-Zellen
IL-22	„T cell derived inducible factor", Entzündungsmediator
IL-23	assoziiert mit TH1-Antwort, IL-12-Sekretion ↑
IL-24	Proliferationshemmung, pro-apoptotisch
IL-25	assoziiert mit TH2-Antwort, IL-4/IL-5/IL-13 ↑, Eosinophilie
IL-26	T- und NK-Zellen
IL-27	Proliferation naiver CD4-Zellen, TH1-Differenzierung
IL-28	antivirale Aktivität
IL-29	antivirale Aktivität
IL-30	IL27p28, gebildet von dendritischen Zellen
IL-31	inflammatorische Wirkung, gebildet von T-Helfer-Zellen
IL-32	pro-apoptotische Wirkung auf T-Zellen, IL-8/TNF-α ↑
IL-33	assoziiert mit TH2-Antwort, IL-4/IL-5/IL-13 ↑
IL-34	Ligand des CSF-1-Rezeptors, Monozyten-Viabilität ↑
IL-35	immuninhibitorisch, assoziiert mit Funktion regulatorischer T-Zellen

3.4 Zytokine

Faktor	Charakterisierung
Interferone (IFN) und andere	
IFN-α	Antiproliferativ, antiviral
IFN-β	Antiproliferativ, antiviral
IFN-γ	Antiproliferativ, antiviral, Monozyten-Stimulation
TNF-α	Tumornekrosefaktor α, Cachectin, Entzündungsmediator
TNF-β	Tumornekrosefaktor β (= Lymphotoxin α, LTα), Entzündungsmediator

Hämatopoetische Wachstumsfaktoren ☞ Kap. 4.3

Pharmakotherapie				Zytokine 3.4

Interferon α *(IFN-α)*

Chem: Typ-1-Interferon, „Leukozyten-Interferon". Glykoprotein-Gruppe, > 20 Varianten, 156–172 Aminosäuren, 19–26 kD. PEG (Polyethylenglykol)-Verknüpfung führt zur Verlängerung der Halbwertszeit.

Phys: *Genlokus:* Chromosom 9p22, unterschiedliche Expression der IFN-α-Varianten
Synthese: Leukozyten, Monozyten/Makrophagen, B-Lymphozyten, Fibroblasten

WM: Alle IFN-α-Typen besitzen antivirale, antiparasitäre und antiproliferative Aktivität:
- T-Zellen: Aktivierung T-Suppressor- und zytotoxische T-Zellen, TH1-Induktion
- Modulation der B-/NK-Zell-Funktion, Aktivierung von Monozyten/Makrophagen
- Antigenexpression ↑, Onkogenexpression ↓, Angiogenesehemmung

PK:
- *Kinetik:* terminale t½ IFN-$α_{2a}$: 4–8 h, IFN-$α_{2b}$: 2–3 h, PEG-IFN-α: 40–80 h
- *Metabolismus:* Proteolyse, renale Elimination

NW:
- *Knochenmark:* geringgradige Anämie, Granulozytopenie, Thrombopenie
- *Schilddrüse:* Hyper-/Hypothyreose (z.T. irreversibel), Thyreoiditis
- *Herz/Kreislauf:* selten Arrhythmien, Myokardinfarkt, Kardiomyopathie, Herzinsuffizienz, Hyper-/Hypotonie, Blutungen, zerebrovaskuläre Störungen
- *Lunge:* Husten, Dyspnoe, Lungenödem, Pneumonie
- *Gastrointestinaltrakt:* geringgradige Übelkeit, Diarrhoe, Appetitlosigkeit
- *Leber/Pankreas:* reversibler Transaminasenanstieg, Hyperglykämie
- *Niere:* Flüssigkeitsretention, Ödeme, Hypokalzämie, Elektrolytveränderungen
- *Haut:* Erytheme, Pruritus, Hauttrockenheit, Schuppung, Haarausfall
- *Nervensystem:* zentralnervöse Störungen, depressive Verstimmung (bis zur Suizidgefahr), Schwindel, Schlafstörungen, Somnolenz, periphere Neuropathie, Parästhesien, Optikusneuritis
- *Sonstiges:* grippeähnliche Symptomatik (Fieber, Schwitzen, Schüttelfrost, Müdigkeit, Abgeschlagenheit), Myalgien, Arthralgien, Kopfschmerzen

KI:
- Allergie gegen Humaneiweiß, Autoimmunerkrankungen
- schwere kardiovaskuläre, hepatische, renale oder ZNS-Störungen
- schwere Knochenmarkschädigung, Immunsuppression
- unbehandelte Hyper-/Hypothyreose (TSH-/T3-/T4-Bestimmung vor Therapie)
- Stillzeit, Schwangerschaft (wirksame Kontrazeption erforderlich)

Th: *Zugelassene Indikationen:* CML, Haarzell-Leukämie, folliküläres NHL, kutanes T-Zell-Lymphom, Multiples Myelom, Melanom, Kaposi-Sarkom, Nierenzellkarzinom, Karzinoid, chronische Hepatitis B/C

Dosierung: Applikation s.c., i.v. oder i.m., z. B.:
- IFN-α 2–9 × 10^6 IE/d, 3–7 ×/Woche, in einschleichender Dosierung
- IFN-α hochdosiert bis 20 × 10^6 IE/m²/d

CAVE: hochdosierte Gabe nur unter engmaschiger Überwachung. Bei Husten/Dyspnoe: Röntgen Thorax. Laborbefunde einschließlich Blutbild, Schilddrüsenparametern, Leber- und Nierenfunktion, Blutzucker. Antikörperbildung möglich.

HP: Roferon® (IFN-$α_{2a}$): Fertigspritzen 3/4,5/6/9 × 10^6 IE, Patrone 18 × 10^6 IE
Intron A® (IFN-$α_{2b}$): Injektionsflaschen 18/25 × 10^6 IE, Pen 18/30/60 × 10^6 IE
Pegasys® (Peginterferon $α_{2a}$): Fertigspritzen 135/180 µg
Pegintron® (Peginterferon $α_{2b}$): Pulver 50/80/100/120/150 µg

Interleukin 2 (IL-2), Aldesleukin

Chem: Glykoprotein, 133 Aminosäuren, 15 kD

Phys: *Genlokus:* Chromosom 4q26-28
Synthese: T-Zellen

WM:
- *T-Zellen:* Proliferation, klonale Expansion, Chemotaxis, Aktivierung, Induktion nicht-MHC-restringierter zytotoxischer T-Zellen, Bindung an IL-2-Rezeptor
- *B-/NK-Zellen:* Proliferation, Differenzierung, Aktivierung
- Induktion/Freisetzung verschiedener anderer Zytokine (Interferon γ)
- Stimulation tumorinfiltrierender Monozyten/Makrophagen

PK:
- *Kinetik:* rasche Verteilung nach parenteraler Gabe, terminale t½ 30–90 min
- Metabolismus: Proteolyse, renale Elimination

NW:
- *Knochenmark:* Anämie, Thrombopenie, Leukopenie, Eosinophilie
- *Herz/Kreislauf:* Hypotonie, Ödeme, Endokarditis, Arrhythmien, Angina pectoris, Herzinfarkt, Thromboembolien. Bei hohen Dosen „capillary leak syndrome" (dosislimitierend), mit kardiovaskulärer/renaler/gastrointestinaler/neurologischer Symptomatik
- *Lunge:* Dyspnoe, Lungenödem, Husten, Hämoptoe, ARDS („acute respiratory distress syndrome"), Bronchospasmus
- *Gastrointestinaltrakt:* Übelkeit/Erbrechen, Durchfall, Mukositis, gastrointestinale Blutung/Perforation, Obstipation, Meteorismus, Appetitlosigkeit
- *Niere:* Oligo-/Anurie, interstitielle Nephritis, akutes Nierenversagen, Hypokalzämie
- *Leber/Pankreas:* reversibler Transaminasenanstieg, Cholestase, Hyperglykämie
- *Haut:* Erythem, Pruritus, Dermatitis, Alopezie, Konjunktivitis
- *Nervensystem* (zentrale und periphere Neuropathie): depressive Verstimmung, Verwirrtheit, Agitiertheit, Halluzinationen, Sehstörungen, Kopfschmerzen, Neuralgien, Parästhesien, sensorische und motorische Störungen, Krampfanfall, Somnolenz, Koma
- *zerebrovaskuläre Störungen:* TIA, Hirnblutung, Hirninfarkt
- *Sonstiges:* grippeähnliche Symptomatik: Fieber, Schwitzen, Schüttelfrost, Müdigkeit, Abgeschlagenheit, Myalgien, Arthralgien

KI:
- Allgemeinzustand nach ECOG > 2, Hirnmetastasen
- Allergie gegen Humanproteine, schwere Infekte
- schwere kardiovaskuläre oder pulmonale Erkrankungen ($pO_2 < 60$ mmHg)
- Stillzeit, Schwangerschaft (strikte Kontrazeption notwendig)

Th: *Zugelassene Indikation:* metastasiertes Nierenzellkarzinom

Dosierung: intravenös oder subkutan, z. B.:
- Dauerinfusion: $3–24 \times 10^6$ IE/m²/d (18×10^6 IE = 1 mg) c.i.v. für 2–5 d
- Subkutan: $1–5 \times 10^6$ IE/m²/d s.c. ein- oder mehrmals pro Woche

CAVE: Verstärkung der Nebenwirkungen durch nephro-, kardio- und myelotoxische Präparate, Antihypertensiva. Glukokortikoide reduzieren die Wirkung von IL-2. Hochdosiertes IL-2 nur unter engmaschiger Überwachung: Herz/Kreislauf, Neurostatus, Nierenfunktion, Leberwerte, Blutbild, Schilddrüsenparameter

HP: Proleukin® S (rekombinantes humanes IL-2): Pulver 18×10^6 IE

Interleukin 11 (IL-11)

Chem: Protein, 178 Aminosäuren, 19 kD

Phys: *Genlokus:* Chromosom 19q13.3-q13.4
Synthese: Knochenmarkfibroblasten, verschiedene mesenchymale Zellen (z.B. bronchiale/alveoläre und gastrointestinale Epithelzellen, Osteoblasten, ZNS)

WM:
- *Entzündungsmediator* (v.a. in der Lunge)
- *Hämatopoese:* Synergismus mit anderen Zytokinen bei der Stimulation der Megakaryopoese, Erythropoese, Myelopoese, Lymphopoese und (in vitro) der Knochenmarkstromazellen. Thrombozytenanstieg in der Regel 5–9 d nach Applikation
- *Gastrointestinaltrakt:* In-vitro-Inhibition der Proliferation intakter Kryptenstammzellen, In-vivo-Proliferationsstimulation/Apoptoseinhibition geschädigter Kryptenzellen
- *Weitere:* Adipogenese-Inhibitor (Adipogenesis Inhibitory Factor, AGIF), Modulator des Metabolismus extrazellulärer Matrix (fibrosefördernd)

PK:
- *Kinetik:* rasche Verteilung nach subkutaner Gabe, terminale t½ 7 h
- *Metabolismus:* Proteolyse, renale Elimination

NW:
- *Herz/Kreislauf:* supraventrikuläre Arrhythmien, Tachykardie, Hypotonie, Herzstillstand, selten thromboembolische Ereignisse
- *Lunge:* Dyspnoe, Lungenödem, Husten, Pleuraerguss
- *Gastrointestinaltrakt:* Übelkeit/Erbrechen, Durchfall
- *Niere:* Flüssigkeitsretention → Verdünnungsanämie, Elektrolytstörungen, Ergussbildung, Ödeme, Papillenödem (Sehstörungen)
- *Haut:* Erythem, Pruritus, Urtikaria, allergische Reaktionen
- *Nervensystem:* Verwirrtheit, Schlafstörungen, Kopfschmerzen
- *Sonstiges:* grippeartige Symptomatik, Anstieg der Akutphaseproteine, anaphylaktische Reaktionen, Larynxödem

KI:
- Herzinsuffizienz, absolute Arrhythmie
- schwere Nierenfunktionsstörungen, Elektrolyt-/Flüssigkeitsveränderungen

Th: *Zugelassene Indikation:* Prävention schwerer Thrombozytopenie bzw. Verminderung des Thrombozytensubstitutionsbedarfs nach myelosuppressiver Chemotherapie bei Patienten mit nicht-myeloischen Malignomen (USA)

Dosierung: 50 µg/kg Körpergewicht/d s.c., Einsatz 6–24 h nach Chemotherapie, tägliche Gabe bis Thrombozyten > 50 000/µl, maximal 21 d

HP: Neumega® (Oprelvekin, rh IL-11): 5 mg Trockensubstanz, zur s.c. Injektion (in Deutschland nicht zugelassen)

3.4 Zytokine Pharmakotherapie

Tumor-Nekrose-Faktor α (TNF-α, Tasonermin)

Chem: 157 Aminosäuren, 17,3 kD

Phys: *Genlokus:* Chromosom 6 (innerhalb MHC-Komplex)
Synthese: aktivierte Monozyten, Makrophagen

WM:
- *Entzündungsmediator:* Induktion/Modulation von Zytokinen und niedermolekularen Botenstoffen (Prostaglandine, PaF) ↑, Leukozytenmigration ↑
- B-/T-Zellen: Proliferation, Aktivierung, Phagozytose/zelluläre Zytotoxizität ↑
- Blutgefäße: Endothelzellproliferation ↓, Gefäßwandschädigung, lokale prokoagulatorische Wirkung → Mikrothrombosen

PK: *Kinetik:* t½ dosisabhängig, bei Gabe von 150 μg/m^2 i.v. 15–30 min

NW:
- *Knochenmark:* Leukopenie, Anämie, Thrombopenie
- *Herz/Kreislauf:* Hypotonie und Tachykardie, Arrhythmien, Schock
- *Niere:* akutes Nierenversagen
- *Nervensystem:* zentralnervöse Störungen, periphere Neuropathie
- *Sonstiges:* grippeähnliche Symptomatik, thromboembolische Ereignisse, in Einzelfällen bis zur DIC („disseminated intravascular coagulation")

KI:
- schwere kardiovaskuläre oder pulmonale Erkrankung, gleichzeitige Behandlung mit kardiotoxischen Substanzen
- Peptisches Ulkus, ausgeprägter Aszites, eingeschränkte Knochenmarkreserve
- Nieren- oder Leberfunktionseinschränkung, Hyperkalzämie

Th: *Zugelassene Indikation:* Extremitätenperfusion („isolated limb perfusion", ILP), in Kombination mit Melphalan und Hyperthermie bei nicht resezierbarem Weichteilsarkom

Dosierung: intravenöse Gabe zur Extremitätenperfusion in Kombination mit Chemotherapie (z.B. Melphalan), 3–4 mg TNF-α pro Liter perfundiertes Volumen (maximal 150 mg)

CAVE: Anwendung nur in Zentren, nur mit der Möglichkeit der Intensivüberwachung und mit ständiger Kontrolle der systemischen Wirkstoffkonzentration (Ziel: Übergang in die systemische Zirkulation < 10 %)

HP: Beromun®: Tasonermin (TNF-α$_{1a}$), 1 mg entspricht 3–6 × 10^7 IE

Lit:
1. Bracarda S, Eggermont AMM, Samuelsson J. Redefining the role of interferon in the treatment of malignant diseases. Eur J Cancer 2010;46:284–297.
2. Lehners NL, Goldschmidt H, Raab MS. Immunstimulantien und Zytokine. Ther Umschau 2011; 68:655–658.
3. Gore ME, De Mulder P. Establishing the role of cytokine therapy in advanced renal cell carcinoma. BJU Int 2008;101:1063–1070.
4. Steel JC, Waldmann TA, Morris JC T. Interleukin-15 biology and its therapeutic implications in cancer Trends Pharmacol Sui 2012;33:35–41
5. Pilati P, Rossi CR, Mocellin S. Strategies to enhance the anticancer potential of TNF. Front Biosci 2008;13:3181–3193.

Web:
1. www.copewithcytokines.de — Online Zytokin-Enzyklopädie
2. www.cytok.com — Cytokine Research Portal
3. cytokine.medic.kumamoto-u.ac.jp — Cytokine Family Database (dbCFC)

3.5 Monoklonale Antikörper und Antikörper-Konjugate

J. Rawluk, R. Marks

Def: Präparate monoklonaler Immunglobuline mit spezifischer Wirksamkeit gegen definierte Zielstrukturen („Antigene"). Antikörper werden als eine Gruppe von Therapeutika mit zielgerichteter Wirksamkeit („targeted therapies") betrachtet. In der Regel gentechnologische Herstellung („rekombinante" monoklonale Antikörper). Antikörper-Konjugate („antibody drug conjugates", ADC) bestehen aus einem Antikörper, an den kovalent ein Effektormolekül (z.B. Toxin, Zytostatikum) gebunden ist. Antikörper-Konjugate können eine zielgerichtete zytotoxische Therapie (erhöhte Wirksamkeit an Tumorzellen) mit geringerer systemischer Exposition (verbesserte Verträglichkeit) ermöglichen.

Chem: Natürlich vorkommende Antikörper sind Immunglobuline der Klassen IgA, IgD, IgE, IgG und IgM, wobei sich die Immunglobulinklassen entsprechend ihrer Struktur und Funktion unterscheiden. Charakteristisch sind:
- „Y"-förmige Grundstruktur mit je zwei leichten und schweren Polypeptid-Ketten
- Die konstante Region bestimmt den Wirkungsmechanismus des jeweiligen Antikörpers (Bindung von T-Zellen, Komplement etc.).
- Die variable Region (110–130 Aminosäuren) erkennt das Antigen und vermittelt die Spezifität des Antikörpers für eine bestimmte Zielstruktur.
- Therapeutisch eingesetzte monoklonale Antikörper sind in der Regel IgG-Antikörper.

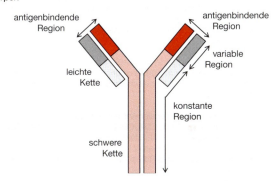

Klass: *Nomenklatur monoklonaler Antikörper*
Bezeichnungen für monoklonale Antikörper werden aus mehreren Komponenten zusammengesetzt und folgen einer international gültigen Systematik. Im Allgemeinen werden ein Präfix und drei Suffix-Komponenten verwendet (entsprechend dem Muster „Präfix – Suffix 1 – Suffix 2 – Suffix 3"):
- Suffix 1: Angabe der Zielstruktur: Colon („col"), Mamma („ma"), Hoden („got"), Prostata („pr"/„pro"), kardiovaskulär („cir"), viral („vir"), Immunsystem („lim"/„li"), infektassoziiert („les"), gemischt/verschiedene Tumoren („tum"/„tu")
- Suffix 2: Angabe der Ursprungsspezies: Mensch („u"), Maus („o"), Ratte („a"), Hamster („e"), Primaten („i"), chimär („xi"), humanisiert („zu")
- Suffix 3: „mab" = monoklonaler Antikörper oder Antikörperfragment

Beispiel: Alem-tu-zu-mab: humanisierter Antikörper gegen ein Antigen, das auf verschiedenen Malignomen exprimiert wird

3.5 Monoklonale Antikörper und Antikörper-Konjugate — Pharmakotherapie

Th: *Mögliche Wirkungsmechanismen monoklonaler Antikörper und Konjugate*
- kompetitive Rezeptorbindung → Blockade rezeptorvermittelter Wirkungen (z.b. Hemmung von Zytokinen oder Wachstumsfaktoren)
- Rezeptoraktivierung → Induktion rezeptor-vermittelter Wirkungen (z.b. Apoptoseinduktion)
- Komplementaktivierung und komplement-vermittelte Zytotoxizität (CDC)
- Immunmodulation durch Hemmung inhibitorischer Rezeptoren (z.b. CTLA-4)
- antikörper-vermittelte zelluläre Zytotoxizität (ADCC)
- Konjugation von Antikörpern mit radioaktiven („Radioimmunkonjugate") bzw. zytotoxischen Komponenten („Immuntoxine")

Bi- und trispezifische Antikörper
Antikörper mit unterschiedlichen antigenbindenden Regionen, d.h. die Arme des bispezifischen Antikörpers sind gegen jeweils andere Antigene gerichtet → Einsatz zur Verbindung unterschiedlicher Zielstrukturen, z.b. Tumorantigene und immunologische Effektorzellen (T-Lymphozyten)

Speziesspezifität
Antikörper sind in der Regel speziesspezifisch. Anwendung muriner Antikörper beim Menschen kann zum Wirkungsverlust durch Antikörper-Bildung (humane Anti-Maus-Antikörper, HAMA) sowie zu Unverträglichkeitsreaktionen führen. Klinisch werden verschiedene Typen von Antikörpern mit humanen Anteilen eingesetzt:
- „chimäre" Antikörper: konstante Regionen human, variable Region (einschließlich Antigen-Bindungsstelle) von Ursprungsspezies
- „humanisierte" Antikörper: antigenbindende Region von Ursprungsspezies, übrige Regionen (95 %) human
- „humane" Antikörper: 100 % humane Sequenz

Pharmakokinetik
Antikörperapplikation in der Regel intravenös, in Einzelfällen auch subkutan, als Monotherapie oder in Kombination. Elimination durch Rezeptorbindung und Internalisierung (intrazelluläre Aufnahme), sowie durch Proteolyse. Keine hepatische oder renale Elimination

Zielstrukturen monoklonaler Antikörper (Auswahl)
- CD-Antigene (CD3, CD4, CD20, CD22, CD23, CD30, CD33, CD80 etc.)
- Interleukine, Wachstumsfaktoren und Rezeptoren
- tumorspezifische Oberflächenantigene
- Signalmoleküle und Rezeptoren (z.B. Tyrosinkinase-Rezeptoren)
- Stromabestandteile

Therapeutisch eingesetzte Antikörper

Zielstruktur	Indikation	Antikörper
CD20	B-CLL, B-NHL	Rituximab, Ofatumumab, Ibritumomab Tiuxetan
CD25	Nierentransplantation	Basiliximab
CD30	M. Hodgkin	Brentuximab Vedotin
CD52	CLL, T-NHL	Alemtuzumab[1]
RANKL	Knochenmetastasen, Osteoporose	Denosumab
Komplement C5	PNH	Eculizumab
CTLA-4	Melanom	Ipilimumab
EGFR	kolorektales Karzinom, Kopf-Hals-Tumoren	Cetuximab, Panitumumab
HER2	Mammakarzinom, Magenkarzinom	Trastuzumab, Pertuzumab, Trastuzumab Emtansine
EPCAM	maligner Aszites	Catumaxomab
VEGF	solide Tumoren	Bevacizumab

CLL Chronische Lymphatische Leukämie, NHL Non-Hodgkin Lymphom, PNH Paroxysmale Nächtliche Hämoglobinurie, RANKL Receptor Activator of Nuclear Factor Kappa-B Ligand, CTLA Cyotoxic T-Lymphocyte Antigen, EGFR Epidermal Growth Factor Receptor, HER2 Human Epidermal Growth Factor Receptor 2, EPCAM Epithelial Cell Adhesion Molecule, VEGF Vascular Endothelial Growth Factor

[1] Zulassung in Deutschland vom Hersteller zurückgezogen, nur über Patientenprogramm verfügbar

Lit:
1. Dahan R, Reiter Y. T-cell-receptor-like antibodies – generation, function and applications. Exp Rev Mol Med 2012;14:e6.
2. Griggs J, Zinkewich-Peotti K. The state of the art: immune-mediated mechanisms of monoclonal antibodies in cancer therapy. Br J Cancer 2009;101:1807–1812.
3. Hogarth PM, Pietersz GA. Fc-receptor-targeted therapies for the treatment of inflammation, cancer and beyond. Nat Rev Drug Disc 2012;11:311–331.
4. Leader B, Baca QJ, Golan DE. Protein therapeutics: a summary and pharmacological classification. Nat Rev Drug Disc 2008;7:21–39.
5. Nelson A, Dhimolea E, Reichert JM. Development trends for human monoclonal antibody therapeutics. Nat Rev Drug Disc 2010;9:767–774.
6. Scott AM, Wolchok JD, Old LJ. Antibody therapy of cancer. Nat Rev Cancer 2012;12:278–287.
7. Weiner LM, Murray JC, Shuptrine CW. Antibody-based immunotherapy of cancer. Cell 2012;148:1081–1084.

Web:
1. www.antibodysociety.org — Antibody Society
2. www.antibodybeyond.com — Antibody Information

Alemtuzumab

Chem: rekombinanter, monoklonaler, humanisierter IgG1-κ-Antikörper (Maus/Mensch) mit spezifischer Bindung an CD52

WM: Bindung an CD52 (auf B-/T-/NK-Zellen, Monozyten, Makrophagen)
- komplement-vermittelte (CDC) und antikörper-vermittelte (ADCC) Zytotoxizität, Apoptose-Induktion, Depletion insbesondere von CD52+-Lymphozyten
- periphere T-Zell-Depletion für 3–6 Monate. Wiederanstieg CD4+-T-Zellen auf 75 % des Ausgangswertes etwa 6–12 Monate nach Therapie

Pkin: *Kinetik:* mittlere t½: 12 d

NW:
- *Knochenmark:* prolongierte Myelosuppression mit Thrombopenie, Neutropenie (50–70 % der Patienten), Lymphopenie → Infekte (10–15 %, z.T. *dosislimitierend*), vor allem HSV, CMV, Candida, Aspergillosen, Pneumocystis jiroveci-Pneumonie (PjP), Mykobakteriosen
- *Herz/Kreislauf:* Hypo-/Hypertonie, Tachykardie, Arrhythmien, Gefäßspasmen
- *Lunge:* Pneumonie, Bronchitis, Lungenödem, Bronchospasmen, Dyspnoe
- *Gastrointestinaltrakt:* Übelkeit (50 %), Erbrechen, Diarrhoe, Obstipation, abdominale Schmerzen, gastrointestinale Blutung, Appetitlosigkeit
- *Leber:* Transaminasenanstieg (reversibel), Hyperglykämie
- *Niere:* Elektrolytstörungen, selten Nierenfunktionsstörungen
- *Nervensystem:* Kopfschmerz, Geschmacksstörungen, Tremor, Rigor, Parästhesien, Schwindel, Verwirrtheit, Angstgefühle, Depression, Schlafstörungen
- *Infusionsreaktionen:* Fieber (85 %), Schüttelfrost, Hitzegefühl, Schwitzen, Erythem, Urtikaria, Pruritus, Rhinitis, Konjunktivitis, Halsschmerz, Angioödem
- *Sonstiges:* Nachtschweiß, Fatigue, Leistungsminderung, periphere Ödeme, Arthralgien, Myalgien, Knochenschmerzen, LDH ↑, Gerinnungsstörungen

KI:
- Überempfindlichkeit gegen murine Proteine
- schwere kardiale, renale oder hepatische Vorerkrankung
- floride systemische Infektion, Immundefizienz, HIV-Infektion
- Schwangerschaft, Stillzeit
- *CAVE:* keine Lebendstoff-Impfungen für mindestens 12 Monate

Th: *Anwendungsbereiche:* B-CLL, T-PLL, T-NHL, GvHD, CD52-positiv

Dosierung: i.v. Applikation (Infusion über 2 h) oder s.c. Gabe, mit Dosiseskalation:
- Woche 1: 3 mg i.v./s.c. an d 1, 10 mg i.v./s.c. an d 2, 30 mg i.v./s.c. an d 3
- Wochen 2–12: 30 mg i.v. oder s.c. 3 ×/Woche
- nach Therapieunterbrechung von > 7 d: erneute Dosiseskalation
- *CAVE:* Gefahr schwerer Infusionsreaktionen mit Fieber, Schüttelfrost, Thrombopenie, Blutdruckabfall, Tumorlyse. Prämedikation mit Paracetamol und Antihistaminikum (z.B. Clemastin). Keine Dosiseskalation bei infusionsassoziierten Nebenwirkungen. Engmaschige Überwachung der Vitalparameter
- *CAVE:* Infektprophylaxe mit Cotrimoxazol und Virustatikum (z.B. Aciclovir) ab Woche 2 bis CD4-Zellzahl ≥ 200/µl

HP: MabCampath®: Ampulle 30 mg (Zulassung in Deutschland vom Hersteller zurückgezogen, nur über Patientenprogramm [Campath Access Program] verfügbar)

Bevacizumab

Chem: rekombinanter, monoklonaler, humanisierter IgG1-Antikörper (Maus/Mensch) gegen VEGF (Vascular Endothelial Growth Factor)

WM:
- VEGF bindet an VEGF-Rezeptoren (VEGF-R1, -R2, -R3) auf endothelialen Zellen → Endothelzellproliferation → Bildung von Blutgefäßen (Angiogenese)
- Bindung von Bevacizumab an VEGF → Hemmung der Bindung von VEGF an VEGF-R → Tumor-Neoangiogenese ↓ → Tumorwachstum/Metastasierung ↓

PKin: *Kinetik:* mittlere t½: 20 d (11–50 Tage)

NW:
- *Knochenmark:* selten Leukopenie, Anämie
- *Herz/Kreislauf:* Hypertonie, Hypotonie, Herzinsuffizienz (insbesondere bei Kombination mit Anthrazyklinen), Myokardinfarkt, Thromboembolien
- *Lunge:* Husten, Bronchitis, Pneumonie, Hämoptysen (v.a. Patienten mit Plattenepithelkarzinom der Lunge), Dyspnoe
- *Gastrointestinaltrakt:* Übelkeit, Erbrechen, Diarrhoe, Obstipation, Mukositis, gastrointestinale Perforation (2–4 % der Fälle), Schmerzen, Appetitlosigkeit
- *Leber:* transienter Transaminasenanstieg, Cholestase
- *Niere:* Proteinurie (15–30 %), nephrotisches Syndrom, Hypokaliämie
- *Nervensystem:* Kopfschmerzen, Schwindel, Verwirrtheit, Synkopen
- *Haut:* Alopezie, exfoliative Dermatitis, Wundheilungsstörungen/Nahtdehiszenz nach operativen Eingriffen, Nagelveränderungen, Hautulzera
- *Infusionsreaktionen:* selten Fieber, Schüttelfrost, Hitzegefühl, Rigor, Urtikaria, Pruritus, Rhinitis, Halsschmerzen, Dyspnoe, Stridor, Bronchospasmus
- *Sonstiges:* Hämorrhagien (Epistaxis, Hämoptysen, gastrointestinale Blutungen), Fatigue, Leistungsminderung, Infekte, Myalgien, Arthralgien, periphere Ödeme

KI:
- Überempfindlichkeit gegen murine Proteine
- erhöhtes Blutungsrisiko, frühere Hämorrhagien/Hämoptysis, frühere arterielle Thromboembolien, unkontrollierte Hypertonie
- Schwangerschaft, Stillzeit

Th: *Zugelassene Indikationen:* metastasiertes kolorektales Karzinom, Mammakarzinom, nicht-kleinzelliges Lungenkarzinom (außer Plattenepithelkarzinom), Nierenzellkarzinom, Ovarialkarzinom

Dosierung:
initiale intravenöse Infusion über 90 min, Folgeinfusionen über 30–60 min. Standarddosis entsprechend Indikation:
- kolorektales Karzinom: 5–10 mg/kg/d d 1 i.v. alle zwei Wochen, oder 7,5–15 mg/kg/d d 1 i.v. alle drei Wochen
- Lungenkarzinom: 7,5 mg/kg/d oder 15 mg/kg/d d 1 i.v. alle drei Wochen
- Nierenzellkarzinom: 10 mg/kg/d d 1 i.v. alle zwei Wochen
- Mammakarzinom: 10 mg/kg/d d 1 i.v. alle zwei Wochen, oder 15 mg/kg/d d 1 i.v. alle drei Wochen
- Ovarialkarzinom: 15 mg/kg/d d 1 i.v. alle drei Wochen
- ***CAVE:*** Gabe frühestens 28 Tage nach operativen Eingriffen (Wundheilungsstörungen)

HP: Avastin®: Ampullen 100/400 mg

Brentuximab-Vedotin

Chem: Antikörper-Konjugat, chimärer IgG1-Antikörper gegen das humane CD30-Antigen, gekoppelt an den Tubulushemmer Monomethyl-Auristatin E (MMAE)

WM: Bindung an CD30, Internalisierung des Komplexes → Freisetzung von MMAE in der Tumorzelle durch Proteolyse. MMAE wirkt antimitotisch durch Störung des mikrotubulären Netzwerks → Zellzyklusarrest und Apoptose.

PKin: terminale t½ 4–6 d, rezeptorvermittelte zelluläre Aufnahme, proteolytischer Abbau des Antikörperanteils. Hepatischer Abbau von MMAE

NW:
- *Knochenmark:* Myelosuppression, mit Neutropenie, Thrombozytopenie, Anämie
- *Gastrointestinaltrakt:* Übelkeit, Erbrechen, Diarrhoe, Obstipation
- *Nervensystem:* Schlaflosigkeit, periphere sensorische oder motorische Neuropathie, selten progressive multifokale Leukenzephalopathie
- *Haut:* Alopezie, Pruritus, Erythem, Exanthem
- *Sonstiges:* Fieber, Schüttelfrost, Fatigue, opportunistische Infekte, Infusionsreaktionen bis hin zur Anaphylaxie, selten Tumor-Lyse-Syndrom, Myalgie, Arthralgie

KI:
- Überempfindlichkeit
- Kombination mit Bleomycin vermeiden (pulmonale Toxizität)

Th: *Zugelassene Indikationen:* CD30-positives Hodgkin-Lymphom, refraktär oder im Rezidiv, systemisches anaplastisches großzelliges Lymphom (sALCL), refraktär oder im Rezidiv

Dosierung:
- 1,8 mg/kg/d d 1, als i.v.-Infusion über 30 min, alle 3 Wochen, 8–16 Zyklen
- Dosisanpassung bei Neutropenie oder peripherer Neuropathie

HP: Adcetris®: Durchstechflasche 50 mg

Catumaxomab

Chem: rekombinanter, monoklonaler, chimärer (Ratte/Maus) trifunktioneller IgG2-Antikörper gegen EpCAM (Epithelial Cell Adhesion Molecule)

WM:
- bindet trifunktional an Tumorzelle, T-Zelle und Makrophagen
- Bindung an EpCAM → Induktion von ADCC → Phagozytose
- Bindung an T-Zelle → Induktion von T-Zell-Toxizität
- Bindung an Makrophagen → Makrophagen-Aktivierung, Phagozytose

PKin: *Kinetik:* terminale t½ 51 h

NW:
- *Knochenmark:* Leukozytose mit Neutrophilie, Lymphopenie, Anämie, Thrombozythämie
- *Herz/Kreislauf:* Hypotonie, Tachykardie, selten thromboembolische Ereignisse
- *Lunge:* Dyspnoe, Stridor, Bronchospasmus
- *Gastrointestinaltrakt:* Übelkeit, Erbrechen, Diarrhoe, gelegentlich Obstipation, Subileus/Ileus, Appetitlosigkeit
- *Leber:* transienter Transaminasenanstieg, Hyperglykämie
- *Niere:* Elektrolytveränderungen, Nierenfunktionsstörungen
- *Haut:* Erythem, Exanthem, Pruritus, Urtikaria
- *Nervensystem:* Schwindel, Benommenheit, Schlafstörungen
- *Infusionsreaktionen:* Fieber, Schüttelfrost, Hitzegefühl, Schwitzen, Erythem, Urtikaria, Hypo-/Hypertonie, Dyspnoe
- *Sonstiges:* Müdigkeit, Leistungsminderung, Schmerzen (Myalgien, Arthralgien, Rücken), Rigor, Rhinitis, Halsschmerz, allergische Reaktionen

KI:
- Überempfindlichkeit gegen murine Proteine
- schwere Leber- oder Nierenfunktionsstörungen, akuter Infekt

Th: *Zugelassene Indikation:* intraperitoneale Gabe bei malignem Aszites durch EpCAM-positive Karzinome

Dosierung:
- intraperitoneale Infusion mit Dosiseskalation: 10 µg an d 0, 20 µg an d 3, 50 µg an d 7, 150 µg an d 10, Infusionsdauer 3–6 h,
- Zwischen i.p.-Infusionen mindestens zwei infusionsfreie Tage, Behandlungsdauer maximal 20 d
- **CAVE:** darf ausschließlich als intraperitoneale Infusion angewendet werden. Prämedikation mit Analgetika/Antipyretika/nichtsteroidalen Antiphlogistika empfohlen. Überwachung nach Applikation

HP: Removab®: Ampullen 10/50 µg

Cetuximab

Chem: rekombinanter, monoklonaler, chimärer IgG1-Antikörper (Maus/Mensch) mit selektiver Bindung an die extrazelluläre Domäne des humanen epidermalen Wachstumsfaktor-Rezeptors 1 (Epidermal Growth Factor Receptor, EGFR, HER1)

WM: Bindung an EGFR auf Zellen solider Tumoren
- Inhibition der Wirkung endogener Liganden (EGF, TGFα), kompetitive Hemmung der EGFR-Tyrosinkinase, Signaltransduktion ↓
- Rezeptorinternalisierung und -downregulation
- antikörpervermittelte Zytotoxizität, Apoptose-Induktion, Tumorneoangiogenese ↓
- Hemmung von Tumorwachstum und Metastasierung

Pkin: *Kinetik:* mittlere t½ bei Standarddosierung 60–100 h

NW:
- *Knochenmark:* geringgradige Myelosuppression
- *Herz/Kreislauf:* Hypo-/Hypertonie, Tachykardie
- *Lunge:* Dyspnoe, Bronchospasmen, Stridor, selten interstitielle Lungenerkrankung
- *Gastrointestinaltrakt:* Übelkeit/Erbrechen, Diarrhoe (v.a. bei Kombinationstherapie mit Irinotecan), Obstipation, abdominale Schmerzen, Appetitlosigkeit, Mukositis
- *Leber:* transienter Transaminasenanstieg
- *Nervensystem:* Kopfschmerzen, Schlafstörungen
- *Haut:* akneartiger Hautausschlag, Nagelveränderungen (bis 80% der Fälle, reversibel), Hauttrockenheit, Pruritus, selten Alopezie
- *Infusionsreaktionen:* schwere Überempfindlichkeitsreaktionen (5%) während oder bis zu einer Stunde nach der ersten Infusion, mit pulmonaler Obstruktion (Bronchospasmus, Stridor, Heiserkeit), Hypotension, Fieber, Frösteln, Urtikaria, Exanthem
- *Sonstiges:* Fatigue, Leistungsminderung, Infekte, Kopfschmerzen, periphere Ödeme

KI:
- Überempfindlichkeit gegen Cetuximab
- schwere kardiale oder pulmonale Vorerkrankungen
- Schwangerschaft, Stillzeit
- kolorektales Karzinom mit K-RAS-Mutation

Th: *Zugelassene Indikationen:* metastasiertes kolorektales Karzinom (EGFR-positiv, K-RAS Wildtyp), Plattenepithelkarzinom des Kopf-Hals-Bereichs

Dosierung:
- Initialdosis 400 mg/m^2/d an d 1 i.v. über 2 h, danach 250 mg/m^2/d i.v. über 1 h einmal wöchentlich
- vor Therapiebeginn: Untersuchung des Tumorgewebes auf EGFR- und K-RAS-Status
- **CAVE:** Gefahr infusionsbedingter Reaktionen mit Fieber, Schüttelfrost, Thrombozytopenie, Blutdruckabfall. Prämedikation mit Paracetamol 500–1000 mg p.o. und Antihistaminikum (z.B. Clemastin 2 mg i.v.)

HP: Erbitux®: Durchstechflasche 100/500 mg

Denosumab

Chem: monoklonaler, humaner IgG2-Antikörper gegen RANKL („Receptor Activator of Nuclear Factor Kappa-B Ligand")

WM: Bindung an RANKL → kompetitive Hemmung der RANK-Rezeptoren auf Osteoklasten und osteoklastären Progenitorzellen → Reduktion von Anzahl und Funktion von Osteoklasten → osteoklasten-vermittelte Resorption im kortikalen und trabekulären Knochen ↓

Pkin:
- *Kinetik:* mittlere t½ 26 d (6–52 d)
- *Metabolismus:* Proteolyse

NW:
- *Lunge:* Infektion der oberen Atemwege, Dyspnoe
- *Gastrointestinaltrakt:* Obstipation, Divertikulitis, Diarrhoe
- *Niere/Elektrolyte:* Hypokalzämie, Hypophosphatämie, Harnwegsinfekte
- *Haut:* Erythem, Hautinfekte, Hyperhidrose
- *Nervensystem:* Ischiassyndrom
- *Augen:* Katarakt
- *Sonstiges:* Arthralgie, Myalgie, Osteonekrosen im Kieferbereich („osteonecrosis of the jaw", ONJ), selten atypische Femurfrakturen, selten Überempfindlichkeit bis hin zu anaphylaktischen Reaktionen

KI:
- Überempfindlichkeit
- Hypokalzämie

Th: *Zugelassene Indikationen:*
- Osteoporose bei postmenopausalen Frauen, Knochenschwund im Zusammenhang mit Hormonablation bei Männern mit Prostatakarzinom (Prolia®)
- Prävention von skelettbezogenen Komplikationen bei Knochenmetastasen solider Tumoren (XGEVA®)

Dosierung:
- *Prolia®:* 60 mg s.c. alle 6 Monate
- *XGEVA®:* 120 mg s.c. alle 4 Wochen
- ***CAVE:*** ausreichende Kalzium- und Vitamin-D-Substitution

HP: Prolia®: Durchstechflasche und Fertigspritzen 60 mg
Xgeva®: Durchstechflasche 120 mg

Eculizumab

Chem: rekombinanter, monoklonaler, humanisierter IgG2/4-κ-Antikörper mit spezifischer Bindung an das Protein C5 des Komplementsystems

WM:
- Bindung an Komplementprotein C5 → Hemmung der Spaltung von C5 in die Fragmente C5a und C5b und Verhinderung der Bildung des terminalen Komplementkomplexes C5b-9
- Hemmung der komplementvermittelten intravaskulären Hämolyse bei PNH-Patienten

Pkin:
- *Kinetik:* mittlere t½: 11,3 Tage ± 3,4 Tage
- *Metabolismus:* Proteolyse

NW:
- *Knochenmark:* Leukozytopenie, Lymphopenie, Anämie, Thrombozytopenie
- *Herz/Kreislauf:* Hypertonie, Hypotonie
- *Lunge:* Husten, Pharyngitis, Bronchitis, Pneumonie, Sinusitis
- *Gastrointestinaltrakt:* Übelkeit (16%), Erbrechen, Diarrhoe, Obstipation, abdominale Schmerzen, Appetitlosigkeit
- *Leber:* transienter Transaminasenanstieg
- *Nervensystem:* Kopfschmerzen (44%), Müdigkeit, Schwindel, Depression, Angst, Schlafstörungen
- *Haut:* Erythem, Exanthem, Alopezie, Pruritus
- *Infusionsreaktionen:* Fieber, Schüttelfrost, Hitzegefühl, Schwitzen, Erythem, Urtikaria, Hypo-/Hypertonie, Dyspnoe, bis zum anaphylaktischen Schock
- *Sonstiges:* Arthralgien, Myalgien, Rückenschmerzen, grippeartige Symptome, virale Infektionen (z.B. Herpes simplex), bakterielle Infekte, bis zum septischen Schock

KI:
- nicht ausgeheilte Infektionen durch Neisseria meningitidis oder fehlender Impfschutz gegen Neisseria meningitidis
- hereditäre Komplementdefekte
- Unverträglichkeit

Th: *Zugelassene Indikation:* Paroxysmale nächtliche Hämoglobinurie (PNH), atypisches Hämolytisch-Urämisches Syndrom (aHUS)

Dosierung
- PNH: Induktionsphase (4 Wochen): 600 mg Eculizumab i.v. (Infusion über 25–45 min) 1 × wöchentlich. Danach Erhaltungsphase (ab Woche 5): 900 mg Eculizumab i.v. alle 14 Tage
- aHUS: Induktionsphase (4 Wochen): 900 mg Eculizumab i.v. (Infusion über 25–45 min) 1 × wöchentlich. Danach Erhaltungsphase (ab Woche 5): 1 200 mg Eculizumab i.v. alle 14 Tage
- bei Kindern: reduzierte Dosierung nach Körpergewicht
- ***CAVE:*** *Die Therapie darf nicht ohne vorherige Impfung gegen Neisseria meningitidis oder eine geeignete Antibiotikaprophylaxe eingeleitet werden (mindestens 2 Wochen vor Beginn der Behandlung verabreichen).*

HP: Soliris®: Durchstechflasche 300 mg

Ibritumomab-Tiuxetan

Chem: Radioimmunkonjugat. Rekombinanter, monoklonaler, muriner IgG1-κ-Antikörper (Ibritumomab) gegen das Transmembran-Antigen CD20, kovalent gebunden an Chelator (Tiuxetan). Chelatbindung von ^{111}Indium (zur Prüfung der Bioverteilung) oder ^{90}Yttrium (therapeutisch genutztes Radionuklid mit β-Strahlung)

WM:
- Bindung an CD20 auf normalen prä-B-Zellen, reifen B-Lymphozyten und 95 % maligner B-NHL → komplement-vermittelte (CDC) und Antikörper-vermittelte (ADCC) Zytotoxizität, Apoptose-Induktion, Depletion CD20-positiver Lymphozyten, Serum-Immunglobuline ↓
- ^{90}Yttrium-Zerfall mit lokaler Radiatio CD20-positiver Gewebsstrukturen

Pkin: *Kinetik:* mittlere t½ von ^{90}Yttrium: 28–64 h

NW:
- *Knochenmark:* schwere, prolongierte Myelosuppression (60 %)
- *Herz/Kreislauf:* Hypotonie, Hypertonie, Arrhythmien, selten Angina pectoris, Herzinsuffizienz, Ödeme, Myokardinfarkt, v.a. bei bekannter Herzerkrankung
- *Lunge:* Husten, Sinusitis, Bronchitis, Bronchospasmen, Bronchiolitis obliterans, ARDS („acute respiratory distress syndrome")
- *Gastrointestinaltrakt:* Übelkeit, Erbrechen, Diarrhoe, abdominale Schmerzen; Appetitlosigkeit, z.T. schwere Mukositis
- *Leber:* transienter Transaminasenanstieg, Hyperglykämie
- *Haut:* Erythem, Pruritus, Urtikaria
- *Infusionsreaktionen:* Fieber, Schüttelfrost, Hitzegefühl, Dyspnoe, Bronchospasmus, Konjunktivitis, Angioödem, Anaphylaxie bis zum Schock. Bei Extravasation: Gefahr strahlungsbedingter Gewebsschäden
- *Sonstiges:* Infekte, Hämorrhagien, Nachtschweiß, Arthralgien, Myalgien, Knochenschmerz, Hypo-/Hyperkalzämie, LDH , selten Lymphadenopathie, Gerinnungsstörungen, Geschmacksveränderungen, Tumor-Lyse-Syndrom

KI:
- Überempfindlichkeit gegen murine Proteine, Rituximab oder Yttriumchlorid
- Eingeschränkte Knochenmarkreserve nach Vorbehandlung, Thrombopenie
- Schwangerschaft, Stillzeit

Th: *Zugelassene Indikation:* follikuläres Lymphom, CD20-positiv

Dosierung und Applikation
- Tag 1: Gabe von Rituximab 250 mg/m^2/d (Absättigung freier CD20-Antigene), nach 3–4 h Applikation von ^{111}In-Ibritumomab-Tiuxetan, über 10 min i.v., Prüfung der Bioverteilung nach 2–4, 48–72 und 90–120 h, Fortsetzung der Therapie nur bei akzeptabler Anreicherung
- Tag 7, 8, 9: Initialgabe von Rituximab 250 mg/m^2/d (Absättigung freier CD20-Antigene), nach 3–4 h Applikation von ^{90}Y-Ibritumomab-Tiuxetan, über 10 min i.v.
- **CAVE:** maximale Dosis von ^{90}Y-Ibritumomab Tiuxetan: 32.0 mCi (1.184 MBq)

HP: ^{111}Indium-Zevalin®, ^{90}Yttrium-Zevalin®: Kits mit je 3,2 mg Ibritumomab-Tiuxetan

Ipilimumab

Chem: vollständig humaner Anti-CTLA-4 Antikörper, IgG1κ

WM: CTLA-4 (Cytotoxic T-Lymphocyte Antigen 4) hemmt physiologisch die T-Zell-Aktivierung. Bindung von Ipilimumab an CTLA-4 → verstärkte T-Zell-Aktivierung, Proliferation und Lymphozyteninfiltration → verstärkte T-Zell-vermittelte antineoplastische Immunantwort

Pkin: *Kinetik:* terminale t½ 15 d

NW:
- *Knochenmark:* Anämie, Lymphopenie, Thrombozytopenie, selten Hämolyse
- *Herz/Kreislauf:* Arrythmie, Vorhofflimmern, Hypotonie
- *Lunge:* Dyspnoe, Husten, selten ARDS, respiratorische Insuffizienz, Pneumonitis
- *Gastrointestinaltrakt:* Übelkeit, Erbrechen, Diarrhoe, Appetitlosigkeit, selten gastrointestinale Perforation, Pankreatitis, Enterokolitis, Ileus
- *Leber:* Leberfunktionsstörungen bis zum Leberversagen, Ikterus
- *Niere:* Glomerulonephritis, Nierentubulusazidose, Nierenversagen
- *Nervensystem:* periphere sensorische Neuropathie, Kopfschmerzen, Schwindel, Verwirrtheit, zentralnervöse Störungen, Sehstörungen
- *Haut:* Erythem, Pruritus, Urtikaria, Dermatitis, Vitiligo, selten toxische epidermale Nekrolyse, leukozytoklastische Vaskulitis
- *Infusionsreaktionen:* Fieber, Schüttelfrost, Hitzegefühl, Dyspnoe, Bronchospasmus, Konjunktivitis, Angioödem, Anaphylaxie bis zum Schock
- *Infekte:* gehäuft, z.B. als Infektionen der Atemwege, Harnwege, gastrointestinale Infekte, Meningitis, Sepsis, septischer Schock
- *Sonstiges:* endokrine Störungen (häufig Hypopituitarismus, Hypothyreose, Hypogonadismus, NNR-Insuffizienz, Amenorrhoe). Arthralgien, Myalgien

KI: Überempfindlichkeit

Th: *Zugelassene Indikation:* fortgeschrittenes malignes Melanom

Dosierung:
3 mg/kg als intravenöse Infusion über 90 min, alle 3 Wochen, insgesamt 4 Dosen

HP: Yervoy®: Durchstechflaschen 50/200 mg

Ofatumumab

Chem: humaner, monoklonaler IgG1-Antikörper gegen das Transmembran-Antigen CD20

WM:
- Bindung an beide extrazelluläre Domänen von CD20
- komplement-vermittelte (CDC) und antikörper-vermittelte (ADCC) Zytotoxizität, Apoptose-Induktion, Depletion CD20-positiver Lymphozyten

PK:
- *Kinetik:* t½ 14 Tage (nach 12. Infusion)
- *Metabolismus:* Proteolyse

NW:
- *Knochenmark:* Neutropenie, Anämie, Thrombozytopenie, Lymphopenie
- *Herz/Kreislauf:* Hypotonie, Hypertonie, Arrhythmien, Tachykardie
- *Lunge:* Husten, Bronchospasmus, Dyspnoe, Hypoxie, Brustbeschwerden, Schmerzen im Nasen-Rachen-Raum
- *Gastrointestinaltrakt:* Übelkeit, Diarrhoe, Dünndarmobstruktion
- *Nervensystem:* selten Progressive Multifokale Leukoenzephalopathie (PML)
- *Haut:* Erythem, Exanthem, Pruritus, Urtikaria
- *Infusionsreaktionen:* Fieber, Schüttelfrost, Rigor, Rhinitis, Konjunktivitis, Halsschmerz, Bronchospasmus, Angioödem, bis zum anaphylaktischen Schock
- *Infekte:* Infektionen der Atemwege (einschließlich Pneumonie), Sepsis, HSV-Infekt, Harnwegsinfekte, Hepatitis-B-Reaktivierung
- *Sonstiges:* Nachtschweiß, Fatigue, Leistungsminderung, Ödeme, Arthralgien, Myalgien, Rückenschmerzen, Hyperkalzämie, Tumor-Lyse-Syndrom

KI: Überempfindlichkeit gegen Ofatumumab

Th: *Zugelassene Indikation:* CLL, refraktär oder im Rezidiv, CD20-positiv

Dosierung und Applikation:
- Dosis: initial 300 mg i.v. (Woche 1), danach 2000 mg 1 × wöchentlich (Woche 2–8), danach 2000 mg 1 × monatlich (Monat 3–6)
- Infusionsgeschwindigkeit: erste und zweite Infusion mit 12 ml/h starten, bei guter Verträglichkeit Erhöhung alle 30 min, bis 200 ml/h. Bei guter Verträglichkeit weitere Infusionen mit 25 ml/h starten, Erhöhung bis 400 ml/h
- ***CAVE:*** Prophylaxe von Infusionsreaktionen: Prämedikation mit Antihistaminika (z.B. Clemastin 2 mg i.v.), Analgetika (z.B. Paracetamol 1000 mg p.o.) und Prednison (initial 100 mg, Dosisreduktion im Verlauf). Engmaschige Überwachung.
- ***CAVE:*** bei hoher Tumorlast (Lymphome > 10 cm, Lymphozytose > 5000/µl, Leukozytose > 50000/µl) akutes Tumor-Lyse-Syndrom (☞ Kap. 9.5) möglich

HP: Arzerra®: Durchstechflaschen 100/1000 mg

Panitumumab

Chem: rekombinanter, humaner, monoklonaler IgG2-Antikörper gegen EGFR (Epidermal Growth Factor Receptor)

WM: Bindung an die ligandenbindende Domäne des EGFR → kompetitive Hemmung von Rezeptor-Autophosphorylierung und weiterer Signaltransduktion → Zellwachstum ↓, Interleukin-8 ↓, VEGF (Vascular Endothelial Growth Factor) ↓, Apoptoseinduktion ↑

PKin: *Kinetik:* mittlere t½ 7,5 d

NW:
- *Knochenmark:* Anämie, Leukozytopenie
- *Herz/Kreislauf:* Tachykardie, Hypotonie, Hypertonie, selten Thromboembolien
- *Lunge:* Husten, Dyspnoe, selten interstitielle Lungenerkrankung
- *Gastrointestinaltrakt:* Übelkeit, Erbrechen, Diarrhoe, Obstipation, Mukositis, abdominale Schmerzen, Dyspepsie, Reflux
- *Niere/Elektrolyte:* Hypomagnesiämie, Hypokalzämie, Hypokaliämie, Dehydratation
- *Nervensystem:* Kopfschmerzen, Schwindel
- *Augen:* Konjunktivitis, Keratitis, ulzerative Keratitis (Vorsicht bei Verwendung von Kontaktlinsen), verstärkter Tränenfluss, trockene Augen, Pruritus
- *Haut:* kutane Reaktionen bei > 90 % der Patienten (z.T. *dosislimitierend*): Hautausschlag, Erythem, Exfoliation, Pruritus, Fissuren, Stomatitis, Schleimhautentzündung, Paronychie, Alopezie
- *Infusionsreaktionen:* Fieber (50 %), Schüttelfrost, Rigor, Rhinitis, Konjunktivitis, Bronchospasmus, Angioödem, selten anaphylaktischer Schock
- *Sonstiges:* Infekte, Fatigue, peripheres Ödem

KI:
- Überempfindlichkeit gegen Panitumumab
- interstitielle Pneumonie, Lungenfibrose

Th: *Zugelassene Indikation:* metastasiertes kolorektales Karzinom (EGFR-positiv, K-RAS-Wildtyp)

Dosierung und Applikation:
- 6 mg/kg KG/d, i.v. Infusion d 1, 15, oder 2,5 mg/kg KG/d einmal wöchentlich
- vor Therapiebeginn: Untersuchung des Tumorgewebes auf EGFR- und K-RAS-Status
- *CAVE:* Gabe als intravenöse Infusion über 60 min, unter Verwendung eines In-line-Filters für die Bindung niedermolekularer Proteine (Porengröße 0,2–0,22 µm)
- *CAVE:* Prophylaxe von Infusionsreaktionen: Prämedikation mit Paracetamol 500–1 000 mg p.o. und Clemastin 2 mg i.v., engmaschige Überwachung

HP: Vectibix®: Durchstechflaschen 100/400 mg

Pertuzumab

Chem: humanisierter, monoklonaler Antikörper gegen die Subdomäne II des humanen epidermalen Wachstumsfaktor-Rezeptors Typ 2 (HER2)

WM:
- Bindung an HER2 Subdomäne II → Hemmung der Heterodimerisierung von HER2 mit anderen HER-Rezeptoren → Hemmung des Tumorwachstums, Apoptoseinduktion
- Aktivierung von ADCC (antibody-dependent cellular cytotoxicity)

PKin: *Kinetik:* mittlere t½ 18 d

NW:
- *Knochenmark:* Neutropenie, selten Anämie
- *Herz/Kreislauf:* LVEF ↓, linksventrikuläre Dysfunktion, selten Herzinsuffizienz
- *Lunge:* Dyspnoe, Husten, Atemwegsinfekte, selten interstitielle Lungenerkrankung
- *Gastrointestinaltrakt:* Übelkeit, Erbrechen, Diarrhoe, Mukositis, Obstipation, Appetitlosigkeit
- *Nervensystem:* periphere Neuropathie, Kopfschmerzen, Schwindel, Dysgeusie, Schlaflosigkeit
- *Haut:* Erythem, Pruritus, Nagelwachstumsstörung, Hauttrockenheit
- *Infusionsreaktionen:* Fieber, Schüttelfrost, selten anaphylaktischer Schock
- *Sonstiges:* periphere Ödeme, Fatigue, Fieber, Myalgie, Arthralgie

KI:
- Überempfindlichkeit gegen Pertuzumab
- vorbestehende kardiale Schädigung, LVEF < 40 %
- Schwangerschaft, Stillzeit

Th: *Zugelassene Indikation:* metastasiertes Mammakarzinom, HER2-positiv, in Kombination mit Trastuzumab und Docetaxel

Dosierung und Applikation
- Initialdosis: 840 mg/d i.v., Infusion über 60 min (einmalig)
- Folgedosen: 420 mg/d, d 1 i.v., Infusion über 30–60 min, alle 3 Wochen
- **CAVE:** Gabe von Pertuzumab immer in Kombination mit Trastuzumab (Herceptin®), synergistische Wirkung

HP: Perjeta®: 420 mg Infusionskonzentrat

Rituximab

Chem: rekombinanter, monoklonaler, chimärer IgG1-κ-Antikörper (Maus/Mensch) gegen das Transmembran-Antigen CD20

WM:
- Bindung an CD20 (auf normalen prä-B-/B-Zellen und 95 % maligner B-NHL)
- komplement-vermittelte (CDC) und antikörper-vermittelte (ADCC) Zytotoxizität, Apoptose-Induktion, Depletion von CD20⁺ B-Lymphozyten
- in vitro: direkte antiproliferative Wirkung gegen maligne B-Zell-Linien

PK:
- *Kinetik:* mittlere t½ nach Erstgabe: 68–76 h, nach vierter Folgeinfusion: 190–200 h. Intra- und interindividuelle Variabilität der Serum-Konzentration, Nachweis von Rituximab im Serum bis zu 3–6 Monate nach Behandlung
- *Metabolismus:* Proteolyse

NW:
- *Knochenmark:* Lymphopenie (50 %), geringgradige Myelosuppression (15 %)
- *Herz/Kreislauf:* Hypotonie, Hypertonie, Arrhythmien, Herzinsuffizienz, selten Angina pectoris, Myokardinfarkt, v.a. bei bekannter Herzerkrankung
- *Lunge:* Husten, Dyspnoe, Sinusitis, Bronchitis, Bronchiolitis obliterans, pulmonale Infiltrate, ARDS („acute respiratory distress syndrome")
- *Gastrointestinaltrakt:* Übelkeit, Erbrechen, Diarrhoe, abdominale Schmerzen
- *Leber:* transienter Transaminasenanstieg, Hyperglykämie
- *Nervensystem:* Kopfschmerzen, Parästhesien, Schwindel, Angstgefühle, Schlaflosigkeit, Somnolenz, Nervosität. Selten Progressive Multifokale Leukoenzephalopathie (PML)
- *Haut:* Erythem, Pruritus, Urtikaria
- *Infusionsreaktionen:* Fieber (50 %), Schüttelfrost, Rigor, Rhinitis, Konjunktivitis, Halsschmerz, Bronchospasmus, Angioödem
- *Sonstiges:* Infekte, Nachtschweiß, Fatigue, Leistungsminderung, Ödeme, Arthralgien, Myalgien, Knochenschmerz, Hyperkalzämie, LDH ↑, selten Lymphadenopathie, Gerinnungsstörungen, Geschmacksveränderungen, Tumor-Lyse-Syndrom

KI:
- Überempfindlichkeit gegen murine Proteine
- schwere kardiale Vorerkrankung
- schwere Infekte, schwere Immunsuppression

Th: *Zugelassene Indikationen:* B-NHL (follikuläres Lymphom, diffus-großzelliges B-NHL, B-CLL), schwere rheumatoide Arthritis, Granulomatose mit Polyangiitis und mikroskopische Polyangiitis
Weitere Einsatzbereiche: ITP, Autoimmunerkrankungen

Dosierung und Applikation
- 375 mg/m²/d i.v., in Monotherapie wöchentlich, bei Kombination mit CHOP am Tag 1 jedes Chemotherapiezyklus
- **CAVE:** bei hoher Tumorlast (v.a. CLL, Lymphome > 10 cm, Lymphozytose > 5 000/µl, Leukozytose > 50 000/µl) akutes Tumor-Lyse-Syndrom möglich. Entsprechende Prophylaxe notwendig (Hydratation, Urikostatika, ☞ Kap. 9.5)
- **CAVE:** Prophylaxe von Infusionsreaktionen: Prämedikation Paracetamol 500–1 000 mg p.o., Clemastin 2 mg i.v., ggf. Prednison 100 mg. Infusionsgeschwindigkeit initial 50 mg/h, stufenweise Erhöhung auf maximal 400 mg/h. Engmaschige Überwachung

HP: Mabthera®: Durchstechflaschen 100/500 mg

Trastuzumab

Chem: rekombinanter, monoklonaler, humanisierter IgG1-κ-Antikörper mit selektiver Bindung an die extrazelluläre Domäne des humanen epidermalen Wachstumsfaktor-Rezeptors 2 (Human Epidermal Growth Factor Receptor 2, HER2)

WM:
- ErbB2-Protoonkogen kodiert für transmembranäres Rezeptor-Protein p185 (185 kDa, HER2) mit intrinsischer Tyrosinkinase-Aktivität. HER2-Überexpression auf Mammakarzinomen (25–30 %) und anderen epithelialen Neoplasien (Magen-, Ösophagus-, Blasen-, Ovarial-, Lungenkarzinome)
- Bindung von Trastuzumab an Subdomäne IV von HER2 → komplement-vermittelte (CDC) und antikörper-vermittelte (ADCC) Zytotoxizität, Apoptose-Induktion, Inhibition der Signaltransduktion, Rezeptor-Downregulation, Zellzyklus-Arrest

PKin: *Kinetik:* mittlere t½ 28–38 d, Auswaschperiode bis zu 27 Wochen

NW:
- *Knochenmark:* geringgradige Myelosuppression
- *Herz/Kreislauf:* akute Kardiotoxizität *(z.T. dosislimitierend)*: Ejektionsfraktion ↓, bis zur Herzinsuffizienz (2 % bei Monotherapie, häufiger bei Kombination mit Anthrazyklinen), Hypotonie, Hypertonie, Tachykardie, Arrhythmien, Palpitationen, Ödeme, Herzstillstand
- *Lunge:* Husten, Dyspnoe, Rhinitis, Sinusitis, Pharyngitis, Pleuraerguss, selten pulmonale Infiltrate, ARDS („acute respiratory distress syndrome")
- *Gastrointestinaltrakt:* Übelkeit (33 %), Erbrechen, abdominale Schmerzen, Diarrhoe, Appetitlosigkeit
- *Leber:* Transaminasenanstieg, Hepatitis, selten Ikterus
- *Nervensystem:* Kopfschmerzen, Schwindel, Schlaflosigkeit, Parästhesien, Neuropathie, Tremor, Angstzustände, Depression
- *Haut:* Erythem, Exanthem, Hauttrockenheit, Pruritus, Alopezie
- *Infusionsreaktionen (40 %):* Fieber, Schüttelfrost, Husten, Erythem, Urtikaria, Pruritus, Angioödem, selten Anaphylaxie
- *Infekte:* gehäuft, v.a. an Atemwegen, Harnwegen, Kathetern, Haut
- *Sonstiges:* Arthralgie, Myalgie, Rückenschmerzen, Mastitis, Fatigue, Leistungsminderung

KI:
- Überempfindlichkeit, Schwangerschaft, Stillzeit
- schwere kardiale Vorerkrankung, Ruhedyspnoe

Th: *Zugelassene Indikationen:* HER2-positives Mammakarzinom, Magenkarzinom

Dosierung und Applikation
- *Standard:* Initialdosis 8 mg/kg KG/d, danach 6 mg/kg KG/d alle 21 d über 90 min i.v.
- *wöchentliche Gabe:* initial 4 mg/kg KG/d über 90 min d 1 i.v., dann 2 mg/kg KG/d einmal wöchentlich über 30 min i.v.
- **CAVE:** Kardiotoxizität, v.a. in Kombination mit Anthrazyklinen und bei vorbestehender kardialer Schädigung (z.B. kardiale Erkrankungen, Thoraxbestrahlung)
- **VOR THERAPIE:** EKG, Echokardiografie (Bestimmung der LVEF), Nachweis der HER2-Überexpression (Immunhistochemie und/oder FISH, am Tumorgewebe)

HP: Herceptin®: Durchstechflasche 150 mg

Trastuzumab Emtansin (T-DM1)

Chem: Antikörper-Konjugat. Trastuzumab (humanisierter IgG1-κ-Antikörper gegen HER2) konjugiert mit dem zytotoxischen Mikrotubulus-Inhibitor DM1 (Maytansinoid, Deacetyl-Maytansin).

WM:
- Bindung von Trastuzumab Emtansin an Subdomäne IV von HER2 → komplement-vermittelte (CDC) und antikörper-vermittelte (ADCC) Zytotoxizität, Apoptose-Induktion, Inhibition der Signaltransduktion, Rezeptor-Downregulation, Zellzyklus-Arrest
- rezeptor-vermittelte Internalisierung von gebundenem Trastuzumab Emtansin → lysosomale Freisetzung von DM1 → Zellzyklus-Arrest, Apoptose-Induktion

PKin:
- *Kinetik:* mittlere t½ 4 d
- *Metabolismus:* intrazelluläre lysosomale Degradation von Trastuzumab Emtansin, hepatischer Abbau von DM1 durch CYP 3A4/5

NW:
- *Knochenmark:* Thrombozytopenie (31 %), geringgradige Leukozytopenie, Anämie
- *Herz/Kreislauf:* akute Kardiotoxizität: Ejektionsfraktion ↓, selten bis zur Herzinsuffizienz (2 % bei Monotherapie), Hypertonie
- *Lunge:* Husten, Dyspnoe, selten interstitielle Lungenerkrankung, Pneumonitis
- *Gastrointestinaltrakt:* Übelkeit (40 %), Erbrechen, abdominale Schmerzen, Diarrhoe, Mukositis, Appetitlosigkeit
- *Leber:* Transaminasenanstieg, Bilirubinanstieg, selten Leberversagen, selten Noduläre Regenerative Hyperplasie (NRH)
- *Niere:* Hypokaliämie, Harnwegsinfekte
- *Nervensystem:* periphere Neuropathie (21 %), Kopfschmerzen, Verwirrtheit, Schlaflosigkeit, Konjunktivitis, Sehstörungen
- *Haut:* Erythem, Exanthem, Pruritus
- *Infusionsreaktionen:* selten Fieber, Schüttelfrost, Dyspnoe, Bronchospasmus, Tachykardie
- *Sonstiges:* Arthralgie, Myalgie, Fatigue, Leistungsminderung, periphere Ödeme

WW: Starke CYP-3A4/5-Inhibitoren (Ketoconazol, Itraconazol, Clarithromycin, Virustatika, Voriconazol) können DM1-Abbau verzögern.

KI:
- Überempfindlichkeit, Schwangerschaft, Stillzeit
- Schwere kardiale Vorerkrankung, Ruhedyspnoe

Th: *Zugelassene Indikation:* HER2-positives Mammakarzinom

Dosierung und Applikation
- 3,6 mg/kg KG/d, d 1 i.v., Infusion über 90 min, alle 3 Wochen
- Dosisreduktion bei Leberfunktionsstörungen, Kardiotoxizität und Thrombozytopenie
- **VOR THERAPIE:** EKG, Echokardiografie (Bestimmung der LVEF), Blutbild, Leberfunktion. Nachweis der HER2-Überexpression (am Tumorgewebe)
- **CAVE:** Verwechslungsgefahr zwischen Trastuzumab Emtansin (Kadcyla®) und Trastuzumab (Herceptin®)

HP: Kadcyla®: Durchstechflasche 100/160 mg

3.6 „Targeted Therapies"

D. Schnerch, C. Neubauer, D.P. Berger, R. Wäsch

Def: Neben den therapeutisch eingesetzten Antikörpern (☞ Kap. 3.5) werden auch niedermolekulare antineoplastische Präparate mit spezifischer Wirkung auf tumorbiologisch relevante Zielstrukturen als zielgerichtete Therapien („*Targeted Therapies*") klassifiziert.

„Targeted Therapies" ermöglichen die Individualisierung der Behandlung entsprechend der Analyse der Zielstrukturen durch molekulare Diagnostik (☞ Kap. 2.2). Die Therapie entsprechend dem Biomarker-Profil des individuellen Patiententumors erlaubt einen personalisierten Ansatz („personalized medicine").

WM: *Prinzipielle Ansätze und Wirkprinzipien von „Targeted Therapies"*
Die Wirkungen spezifischer Inhibitoren sind von der zellulären Zielstruktur abhängig. Zugelassen und in präklinischer/klinischer Prüfung sind Moleküle mit unterschiedlichen Angriffspunkten:

- *Modifikation von Genfunktionen:* Gentherapie, Antisense-Oligonukleotide, Ribozyme
- *Modifikation von Proteinfunktionen:* monoklonale Antikörper, Rezeptorantagonisten, Angiogeneseinhibitoren. Signaltransduktionsinhibitoren hemmen spezifisch Proteinkinasen oder Effektormoleküle der intrazellulären Signaltransduktion.
- *gezielte toxische Wirkung:* Kombination von spezifischen „Erkennungs"-Molekülen (z.B. Rezeptorliganden, monoklonale Antikörper) und Toxinen (synthetische oder natürliche Toxine) → „drug targeting", z.B. durch Antikörper-Konjugate

Angriffspunkte von „Targeted Therapies" (Auswahl)

Angriffspunkte	Zielstrukturen (Auswahl)
Angiogeneseregulation	VEGF, Angiopoietine (Ang1–4), Angiopoietin-Rezeptoren (Tie1–2), HIF
Apoptoseregulation	TRAIL-R1, bcl-2, p53, NFκB, PI3K, Ubiquitin, Proteasom
Proliferationsregulation	Wachstumsfaktoren (z.B. EGF, IGF), Rezeptor-Tyrosinkinasen (EGFR, VEGFR, PDGFR, HER2, HER3)
Signaltransduktion	Tyrosinkinasen, Onkogenprodukte, Serin-Threoninkinasen (RAS, RAF, MEK, PI3K, ERK, mTOR)
Zellzyklusregulation	Cycline, Cyclinabhängige Kinasen (CDK), mitotische Kinasen (PLK1, Aurora), Ubiquitin, Proteasom

CDK cyclin-dependent kinases, EGF epidermal growth factor, HIF hypoxia-inducible factor, IGF insulin-like growth factor, NFκB nuclear factor kappa B, PDGF platelet-derived growth factor, PI3K phosphatidylinositol-3 kinase, PLK1 polo-like kinase 1, TOR target of rapamycin, TRAIL tumor necrosis factor-related apoptosis inducing ligand, VEGF vascular endothelial growth factor

Tyrosinkinasen
Kinasen sind Enzyme, die spezifische Substrate (z.B. Tyrosinreste) phosphorylieren. Tyrosinkinasen spielen eine wichtige Rolle bei der Signaltransduktion, als:
- *Rezeptor*-Tyrosinkinasen
- *intrazelluläre* Tyrosinkinasen

Tyrosinkinase-Hemmer stellen die größte Gruppe der klinisch eingesetzten „Targeted Therapies" dar.

Therapeutisch eingesetzte „Targeted Therapies"

Zielstruktur	Indikationen	Moleküle
RARα/PML	AML M3 (PML)	Tretinoin
Retinoid-Rezeptor RXR α, β, γ	Kutane T-NHL	Bexaroten
HDAC, Histon-Deacetylase	Kutane T-NHL	Romidepsin, Vorinostat
26S-Proteasom	Multiples Myelom	Bortezomib, Carfilzomib
BCR-ABL, KIT, PDGF-R, andere Tyrosinkinasen	CML, Ph+ ALL, GIST, HES	Imatinib, Dasatinib, Nilotinib, Bosutinib, Ponatinib
JAK1, JAK2, Tyrosinkinasen	primäre Myelofibrose	Ruxolitinib
VEGF	kolorektales Karzinom	Aflibercept
EML-ALK4, Tyrosinkinase	NSCLC	Crizotinib
EGFR, Rezeptor-Tyrosinkinase	NSCLC, Pankreaskarzinom	Afatinib, Erlotinib, Gefinitib
EGFR, HER2, Rezeptor-Tyrosinkinasen	Mammakarzinom	Lapatinib
RET und andere Rezeptor-Tyrosinkinasen	medulläres Schilddrüsenkarzinom	Cabozantinib Vandetanib
B-RAF, Tyrosinkinase, mit V600E-Mutation	Melanom	Vemurafenib, Dabrafenib
MEK, Tyrosinkinase	Melanom	Trametinib
SMO (Hedgehog)	Basalzellkarzinom	Vismodegib
mTOR, Serin-Threonin-Kinase	Nierenzellkarzinom Mammakarzinom	Everolimus, Temsirolimus
VEGFR-1, -2, -3	Nierenzellkarzinom	Axitinib
Multiple Tyrosinkinasen (Multi-Kinase-Inhibitoren)	Nierenzellkarzinom, Leberzellkarzinom, kolorektales Karzinom, GIST, Sarkom	Pazopanib, Regorafenib, Sorafenib, Sunitinib

AML Akute Myeloische Leukämie, NHL Non-Hodgkin-Lymphom, CML Chronische Myeloische Leukämie, ALL Akute Lymphatische Leukämie, GIST Gastrointestinaler Stromatumor, NSCLC nicht-kleinzelliges Lungenkarzinom, HES Hypereosinophiles Syndrom

Lit:
1. Bedford L. Ubiquitin-like protein conjugation and the ubiquitin–proteasome system as drug targets. Nat Rev Drug Disc 2011;10:29–46.
2. Lord CJ, Ashworth A. The DNA damage response and cancer therapy. Nature 2012;481:287–294.
3. Sethi N, Kang Y. Unravelling the complexity of metastasis – molecular understanding and targeted therapies. Nat Rev Cancer 2011;11:735–748.
4. Smith CC, Shah NP. Tyrosine kinase inhibitor therapy for chronic myeloid leukemia: approach to patients with treatment-naive or refractory chronic phase disease. ASH Educ Program 2011;121–127.
5. Vanneman M, Dranoff G. Combining immunotherapy and targeted therapies in cancer treatment. Nat Rev Cancer 2012;12:237–251.
6. Wäsch R. Targeting mitotic exit for cancer treatment. Expert Opin Ther Targets 2011;15:785–788.
7. Yap TA, Workman P. Exploiting the cancer genome: strategies for the discovery and clinical development of targeted molecular therapeutics. Annu Rev Pharmacol Toxicol 2012;52:549–557.

Web: www.cancer.gov/cancertopics/factsheet/Therapy/targeted National Cancer Institute

Afatinib

Chem: Rezeptor-Tyrosinkinase-Hemmer, 4-anilinoquinazolin

WM:
- kompetitive, irreversible Hemmung von EGFR (ErbB1), HER2 (ErbB2) und HER4 (ErbB4) → ErbB-Signaltransduktion ↓
- Hemmung von Tumoren mit EGFR-Exon-19-Deletion oder Exon-21-L858R-Mutation

PK:
- *Kinetik:* orale Gabe, maximale Plasmaspiegel nach 2–5 h, terminale t½ 37 h. Reduzierte Absorption bei Gabe mit einer Mahlzeit
- *Metabolismus:* hepatobiliäre und renale Exkretion

NW:
- *Herz/Kreislauf:* Tachykardie, Linksherzinsuffizienz
- *Lunge:* Husten, Dyspnoe, in 1,5 % interstitielle Lungenerkrankung (Pneumonitis, ARDS, Lungeninfiltration, allergische Alveolitis)
- *Gastrointestinaltrakt:* Übelkeit, Erbrechen, Diarrhoe (> 90 %), Mukositis, Appetitlosigkeit
- *Leber/Pankreas:* Transaminasenanstieg, Cholestase, z.T. schwere Leberschädigung
- *Niere:* Nierenfunktionsstörungen, Hypokaliämie
- *Nervensystem:* Kopfschmerzen, Verwirrtheit
- *Augen:* Keratitis, ulzerative Keratitis
- *Haut:* Erythem, Exanthem, palmoplantare Erythrodysästhesie (Hand-Fuß-Syndrom), vereinzelt schwere exfoliative Hautveränderungen, Paronychie
- *Sonstiges:* Fatigue, Erschöpfung, Infektionen, Fieber

KI:
- Schwangerschaft, Stillzeit
- schwere kardiale, pulmonale oder hepatische Vorerkrankung

Th: *Zugelassene Indikation:* nicht-kleinzelliges Lungenkarzinom mit EGFR-Exon-19-Deletion oder Exon-21-Mutation

Dosierung
- 40 mg p.o., täglich, Gabe mindestens 1 h vor einer Mahlzeit oder 2 h danach
- **VOR THERAPIE:** Leber-/Nierenfunktion
- **CAVE:** Afatinib ist teratogen und kann fötale Schäden verursachen. Angemessene Verhütungsmaßnahmen sind zwingend.

HP: Gilotrif®: Tabletten 20/30/40 mg

Aflibercept ("VEGF Trap")

Chem: rekombinantes Fusionsprotein aus VEGF-bindenden Anteilen der VEGF-Rezeptoren 1 und 2 (VEGF-R1, -R2), fusioniert mit Fc-Teil des humanen IgG1

WM: selektive Bindung von VEGF-A, VEGF-B und PlGF → Hemmung der Aktivierung von VEGF-Rezeptoren → Tumorneoangiogenese ↓

PK: terminale t½ 6 d

NW:
- *Knochenmark:* Leukopenie, Neutropenie, Thrombozytopenie
- *Herz/Kreislauf:* Tachykardie, Hypertonie, arterielle und venöse thromboembolische Ereignisse, Blutung
- *Lunge:* Dyspnoe, Dysphonie
- *Gastrointestinaltrakt:* Übelkeit, Erbrechen, Diarrhoe, Mukositis, abdominale Schmerzen, gastrointestinale Blutung/Perforation, Fistelbildung, Appetitlosigkeit
- *Leber/Pankreas:* transienter Transaminasenanstieg
- *Niere:* Proteinurie, nephrotisches Syndrom, thrombotische Mikroangiopathie, Nierenfunktionsstörungen
- *Nervensystem:* Kopfschmerzen, selten posteriores reversibles Enzephalopathiesyndrom (PRES)
- *Haut:* gestörte Wundheilung, palmoplantares Erythrodysästhesie-Syndrom
- *Infusionsreaktionen:* Überempfindlichkeitsreaktionen, mit Flush, Ausschlag, Urtikaria, Pruritus, selten Bronchospasmus, Dyspnoe, Angioödem, Anaphylaxis
- *Sonstiges:* Fatigue, Erschöpfung, Infekte

KI:
- Überempfindlichkeit, Schwangerschaft, Stillzeit
- vorbestehende schwere Hypertonie

Th: *Zugelassene Indikation:* metastasiertes kolorektales Karzinom im Rezidiv nach oxaliplatinhaltiger Therapie

Dosierung
- 4 mg/kg Körpergewicht/d i.v., Infusion über 1 h, d 1 alle 2 Wochen (mit FOLFIRI-Protokoll)
- **VOR THERAPIE:** Blutbild, Leber-/Nierenfunktion
- **CAVE:** Aflibercept vor geplanter Operation für mindestens 4 Wochen absetzen

HP: Zaltrap®: Durchstechflaschen 100/400 mg

Axitinib

Chem: Rezeptor-Tyrosinkinase-Hemmer

WM: selektive Hemmung der Tyrosinkinasen von VEGFR-1, -2 und -3 → Hemmung der Tumorangiogenese → Hemmung von Tumorwachstum und Metastasierung

PK:
- *Kinetik:* orale Bioverfügbarkeit 58 %, maximale Plasmaspiegel nach 4 h, Plasmaproteinbindung > 99 %, terminale t½ 2–6 h
- *Metabolismus:* hepatischer Abbau über CYP3A4/5, hepatobiliäre (30–60 %) und renale (25 %) Exkretion

NW:
- *Knochenmark:* Anämie, Thrombozyopenie, selten Polyzythämie
- *Herz/Kreislauf:* Hypertonie, Thromboembolien
- *Lunge:* Dyspnoe, Husten
- *Gastrointestinaltrakt:* Übelkeit, Erbrechen, Diarrhoe, abdominelle Schmerzen, Mukositis, Appetitlosigkeit, gastrointestinale Blutung/Perforation, Fistelbildung
- *Leber/Pankreas:* transienter Transaminasenanstieg, Hyperbilirubinämie
- *Niere/Elektrolyte:* Proteinurie, Nierenfunktionsstörungen, Hyperkaliämie, Hyperkalzämie
- *Nervensystem:* Kopfschmerzen, Verwirrtheit, selten posteriores reversibles Enzephalopathie-Syndrom (PRES, mit Lethargie, Krämpfen, Sehstörungen)
- *Haut:* Exanthem, Erythem, Pruritus, palmar-plantares Erythrodysästhesie-Syndrom, Alopezie
- *Sonstiges:* Fatigue, Erschöpfung, Myalgie, Arthralgie, Hypothyreose

WW:
- CYP3A4-Hemmer (Ketoconazol, Itraconazol, Voriconazol, Erythromycin, Clarithromycin) → Axitinib-Plasmaspiegel ↑, Dosisreduktion empfohlen
- CYP3A4-Induktoren (Dexamethason, Phenytoin, Carbamazepin, Rifampicin, Phenobarbital, Johanniskrautextrakte) → Axitinib-Plasmaspiegel ↓

KI: Überempfindlichkeit, Schwangerschaft, Stillzeit

Th: *Zugelassene Indikation:* fortgeschrittenes Nierenzellkarzinom nach Versagen von Sunitinib oder einem Zytokin

Dosierung
- 5 mg p.o., zweimal täglich, bei guter Verträglichkeit Erhöhung auf maximal 10 mg 2 x/d, bei Nebenwirkungen ggf. Dosisreduktion auf 2 mg 2 x/d
- Dosisanpassung ☞ Kap. 3.8.1, Interaktionen ☞ Kap. 3.8.2
- **VOR THERAPIE:** Blutbild, Leber-/Nierenfunktion, Schilddrüsenfunktion

HP: Inlyta®: Filmtabletten 1/5 mg

Bosutinib

Chem: Tyrosinkinase-Hemmer

WM:
- Hemmung der BCR-ABL-Tyrosinkinase bei Philadelphia-Chromosom-positiven CML-/ALL-Zellen → Proliferationshemmung, Apoptoseinduktion
- Hemmung von Kinasen der src-Familie (src, lyn, hck)

PK:
- *Kinetik:* mäßige orale Absorption, maximale Plasmaspiegel nach 6 h, Plasmaproteinbindung 96 %, mittlere t½ 34 h
- *Metabolismus:* hepatischer Abbau über CYP3A4, hepatobiliäre Exkretion

NW:
- *Knochenmark:* Myelosuppression, mit Anämie, Neutropenie, Thrombozytopenie
- *Herz/Kreislauf:* selten QTc-Verlängerung
- *Lunge:* Husten, Dyspnoe, Atemwegsinfekte, Pneumonie
- *Gastrointestinaltrakt:* Übelkeit, Erbrechen, Diarrhoe, Appetitlosigkeit, abdominale Schmerzen
- *Leber/Pankreas:* Transaminasenanstieg, Hyperbilirubinämie, Lipaseanstieg, Pankreatitis
- *Niere/Elektrolyte:* Nierenfunktionsstörung, Hyperkaliämie
- *Haut:* Erythem, Exanthem, Urticaria, Pruritus
- *Sonstiges:* Fatigue, Erschöpfung, Infekte, Arthralgie, Myalgie, Flüssigkeitsretention (mit peripheren Ödemen, Perikarderguss, Pleuraerguss, Lungenödem)

WW:
- CYP3A4-Hemmer (Ketoconazol, Itraconazol, Voriconazol, Erythromycin, Clarithromycin) → Bosutinib-Plasmaspiegel ↑
- CYP3A4-Induktoren (Dexamethason, Phenytoin, Carbamazepin, Rifampicin, Phenobarbital, Johanniskrautextrakte) → Bosutinib-Plasmaspiegel ↓

KI:
- Überempfindlichkeit, Schwangerschaft, Stillzeit
- vorbestehende QTc-Verlängerung, schwere kardiale Vorerkrankungen

Th: *Zugelassene Indikation:* Philadelphia-Chromosom-positive CML, nach Behandlung mit mindestens einem Tyrosinkinase-Inhibitor

Dosierung
- 500 mg p.o., einmal täglich, Einnahme mit einer Mahlzeit
- **VOR THERAPIE:** Blutbild, Leber-/Nierenfunktion, EKG

HP: Bosulif®: Filmtabletten 100/500 mg

Bexaroten

Chem: Retinoid-Rezeptor-Aktivator

WM: Selektive Aktivierung der Retinoid-Rezeptoren (RXR) α, β und γ → aktivierte Rezeptoren fungieren als Transkriptionsfaktoren → beeinflussen Apoptose, zelluläre Proliferation und Differenzierung

PK:
- *Kinetik:* orale Gabe, Plasmaproteinbindung > 99 %, terminale t½ 1–3 h
- *Metabolismus:* hepatischer Abbau über CYP3A4, hepatobiliäre Exkretion

NW:
- *Knochenmark:* Leukopenie, Leukozytose, Lymphozytose, Thrombozytopenie, Thrombozytose
- *Herz/Kreislauf:* Tachykardie, Hypertonie
- *Gastrointestinaltrakt:* Übelkeit, Erbrechen, Diarrhoe, abdominelle Schmerzen, Appetitlosigkeit
- *Leber/Pankreas:* transienter Transaminasenanstieg, Cholestase, Fettstoffwechselstörungen (Triglyceride ↑, Cholesterin ↑, LDL ↑, HDL ↓), akute Pankreatitis
- *Niere:* Nierenfunktionsstörungen
- *Nervensystem:* Kopfschmerzen, Verwirrtheit, Schwindel, Schlaflosigkeit, Katarakt, Sehstörungen, Hypakusis
- *Haut:* Exanthem, Erythem, Juckreiz, trockene Haut, exfoliative Dermatitis
- *Sonstiges:* Fatigue, Erschöpfung, Infekte, Myalgie, Arthralgie, Hypothyreose (TSH ↓, Thyroxin ↓), Lymphadenopathie, Ödeme

WW:
- CYP3A4-Hemmer (Ketoconazol, Itraconazol, Voriconazol, Erythromycin, Clarithromycin) → Bexaroten-Plasmaspiegel ↑
- CYP3A4-Induktoren (Dexamethason, Phenytoin, Carbamazepin, Rifampicin, Phenobarbital, Johanniskrautextrakte) → Bexaroten-Plasmaspiegel ↓

KI:
- Überempfindlichkeit, Hypervitaminose A, Schwangerschaft, Stillzeit, Infekt
- Vorgeschichte einer Pankreatitis, schwere Hypercholesterinämie
- schwere Leberfunktionsstörungen, Schilddrüsenerkrankungen

Th: *Zugelassene Indikation:* kutanes T-Zell-Lymphom (CTCL)

Dosierung
- 300 mg/m^2/d p.o., Einnahme mit einer Mahlzeit
- Dosisanpassung ☞ Kap. 3.8.1, Interaktionen ☞ Kap. 3.8.2
- **VOR THERAPIE:** Blutbild, Leber-/Nierenfunktion, Schilddrüsenfunktion, Blutfette
- **CAVE:** Bexaroten ist teratogen und kann fötale Schäden verursachen. Angemessene Verhütungsmaßnahmen sind zwingend.

HP: Targretin®: Weichkapseln 75 mg

Bortezomib

Chem: Proteasom-Inhibitor

WM: reversibler Inhibitor des 26S-Proteasoms → Hemmung des Abbaus ubiquitinierter Proteine → Aktivierung von Signalkaskaden, Zellzyklus-Arrest und Apoptose

PK:
- *Kinetik:* Plasmaproteinbindung 83 %, mittlere t½ 40–193 h
- *Metabolismus:* hepatischer Abbau über Cytochrom P450 (CYP 3A4, 2C19, 1A2)

NW:
- *Knochenmark:* Neutropenie, Anämie, Thrombozytopenie (15–40 %)
- *Herz/Kreislauf:* orthostatische Hypotension, Synkope, Hypertonie, Arrhythmien, Herzinsuffizienz, Myokardinfarkt, Thromboembolien
- *Lunge:* Husten, Dyspnoe, selten interstitielle Lungenerkrankung (Pneumonitis, ARDS)
- *Gastrointestinaltrakt:* Diarrhoe (*dosislimitierend*, 51 %), Übelkeit (65 %), Erbrechen, Obstipation, abdominale Krämpfe, Appetitlosigkeit
- *Leber:* Transaminasenanstieg, Hyperbilirubinämie
- *Niere:* selten Nierenfunktionsstörungen, Elektrolytstörungen
- *Nervensystem:* periphere Neuropathie (*dosislimitierend*), neuropathische Schmerzen, Kopfschmerzen, Benommenheit, Parästhesien, selten progressive multifokale Leukenzephalopathie (PML)
- *Sonstiges:* Fieber, Infekte, Reaktivierung von Virusinfekten (Herpes zoster), Fatigue, Leistungsminderung (65 %), Arthralgien, Myalgien, Konjunktivitis, Tumor-Lyse-Syndrom, selten allergische Reaktionen

WW:
- CYP3A4-Inhibitoren (z.B. Ketoconazol, Itraconazol, Voriconazol, Erythromycin, Clarithromycin) → Bortezomib-Konzentration ↑
- CYP3A4-Induktoren (z.B. Dexamethason, Phenytoin, Carbamazepin, Rifampicin, Phenobarbital, Johanniskraut) → Bortezomib-Konzentration ↓

KI:
- Überempfindlichkeit, Schwangerschaft, Stillzeit, Kinder, Jugendliche
- schwere kardiale oder pulmonale Störungen, Neuropathien

Th: *Zugelassene Indikationen:* Multiples Myelom, Mantelzell-Lymphom (USA)

Dosierung: intravenöse Applikation
- 1,3 mg/m^2/d i.v. oder s.c., d 1, 4, 8, 11, Wiederholung d 22
- Dosismodifikation ☞ Kap. 3.8.1, Interaktionen ☞ Kap. 3.8.2, Inkompatibilität ☞ Kap. 3.8.3, Stabilität ☞ Kap. 3.10
- **VOR THERAPIE:** Blutbild, Leber-/Nierenfunktion, EKG, Röntgen Thorax

HP: Velcade®: Durchstechflasche 3,5 mg

Cabozantinib

Chem: Rezeptor-Tyrosinkinase-Hemmer

WM: Multikinase-Inhibitor, Hemmung der Tyrosinkinasen RET, MET, VEGFR-1, -2, -3, KIT TKRB, FLT-3, AXL, TIE-2 → Hemmung von Tumorwachstum und Angiogenese

PK:
- *Kinetik:* orale Gabe, maximale Plasmaspiegel nach 2–5 h, Plasmaproteinbindung > 99 %, terminale t½ 55 h
- *Metabolismus:* hepatischer Abbau über CYP3A4, fäkale und renale Exkretion

NW:
- *Knochenmark:* Neutropenie, Anämie, Thrombozytopenie
- *Herz/Kreislauf:* Tachykardie, Hypertonie, Thromboembolien, Myokardinfarkt
- *Lunge:* Hämoptysen
- *Gastrointestinaltrakt:* Übelkeit, Erbrechen, Diarrhoe, Obstipation, Mukositis, abdominelle Schmerzen, Appetitlosigkeit, gastrointestinale Perforation (3 %), Hämorrhagie (3 %), Fistelbildung (1 %)
- *Leber:* Transaminasenanstieg, Hyperbilirubinämie
- *Niere/Elektrolyte:* Nierenfunktionsstörungen, Proteinurie, Hypokalzämie, Hypokaliämie
- *Nervensystem:* Kopfschmerzen, Verwirrtheit, Dysgeusie, Parästhesien, selten posteriores reversibles Enzephalopathie-Syndrom (PRES)
- *Haut:* Erythem, Exanthem, Alopezie, palmar-plantares Erythrodysästhesie-Syndrom (PPES)
- *Sonstiges:* Fatigue, Erschöpfung, Gewichtsverlust, Arthralgie, Myalgie, Wundheilungsstörungen, Kieferosteonekrose („osteonecrosis of the jaw", ONJ)

WW: gleichzeitige Gabe mit CYP3A4-Hemmern (z.B. Ketoconazol, Itraconazol, Voriconazol, Erythromycin, Clarithromycin) oder CYP3A4-Induktoren (z.B. Dexamethason, Phenytoin, Carbamazepin, Rifampicin, Phenobarbital, Johanniskrautextrakte) vermeiden

KI:
- Überempfindlichkeit, Schwangerschaft, Stillzeit, Kinder, Jugendliche
- schwere Leberfunktionsstörungen

Th: *Zugelassene Indikation:* medulläres Schilddrüsenkarzinom, metastasiert, progredient (USA)

Dosierung
- 140 mg p.o., einmal täglich, Einnahme 1 h vor oder 2 h nach einer Mahlzeit
- **VOR THERAPIE:** Blutbild, Leber-/Nierenfunktion, Schilddrüsenfunktion
- **CAVE:** Cabozantinib ist embryotoxisch und kann fötale Schäden verursachen. Angemessene Verhütungsmaßnahmen sind zwingend.

HP: Cometriq®: Kapseln 20/80 mg

Carfilzomib

Chem: Proteasom-Inhibitor

WM: irreversibler Inhibitor des 26S-Proteasoms → Hemmung des Abbaus ubiquitinierter Proteine → Aktivierung von Signalkaskaden, Zellzyklus-Arrest und Apoptose

PK:
- *Kinetik:* Plasmaproteinbindung 97 %, mittlere t½ 1 h
- *Metabolismus:* Abbau durch Peptidase und Epoxidhydrolase

NW:
- *Knochenmark:* Neutropenie, Anämie, Thrombozytopenie (36 %)
- *Herz/Kreislauf:* Arrhythmien, Herzinsuffizienz (7 %), Myokardinfarkt, Herzstillstand, Thromboembolien
- *Lunge:* Husten, Dypnoe (35 %), pulmonale Hypertension (2 %)
- *Gastrointestinaltrakt:* Diarrhoe (33 %), Übelkeit (45 %), Erbrechen, Obstipation, Appetitlosigkeit
- *Leber:* Transaminasenanstieg, Hyperbilirubinämie, selten Leberversagen
- *Niere/Elektrolyte:* Nierenfunktionsstörungen, Nierenversagen (4 %), Hyperkalzämie, Hypokaliämie
- *Nervensystem:* Kopfschmerzen, Verwirrtheit, Parästhesien, Neuropathie (14 %)
- *Infusionsreaktionen:* Fieber, Schüttelfrost, Flush, Arthralgie, Myalgie, Hypotension, Synkope
- *Sonstiges:* Infekte, Reaktivierung von Virusinfekten (Herpes zoster), Fatigue, Leistungsminderung, Tumor-Lyse-Syndrom, Ödeme

KI:
- Überempfindlichkeit, Schwangerschaft, Stillzeit, Kinder, Jugendliche
- schwere kardiale, pulmonale oder hepatische Vorerkrankungen

Th: *Zugelassene Indikation:* Multiples Myelom, Rezidiv nach 2 Vortherapien (USA)

Dosierung: intravenöse Applikation
- Initial 20 mg/m^2/d i.v., d 1, 2, 8, 9, 15, 16, Wiederholung d 28. Ab 2. Zyklus: Dosissteigerung auf 27 mg/m^2/d möglich
- **VOR THERAPIE:** Blutbild, Leber-/Nierenfunktion, EKG, Röntgen Thorax. Dexamethason 4 mg p.o. zur Prävention von Infusionsreaktionen
- **CAVE:** Carfilzomib ist embryotoxisch und kann fötale Schäden verursachen. Angemessene Verhütungsmaßnahmen sind zwingend.

HP: Kyprolis®: Durchstechflasche 60 mg

Crizotinib

Chem: Rezeptor-Tyrosinkinase-Hemmer

WM:
- selektiver Inhibitor der ALK-Rezeptor-Tyrosinkinase und ihrer onkogenen Varianten (EML4-ALK, NPM-ALK)
- Hemmung von c-met (Hepatozyten-Wachstumsfaktor-Rezeptor, HGF-R)

PK:
- *Kinetik:* orale Bioverfügbarkeit 43 %, maximale Plasmaspiegel nach 4–6 h, Plasmaproteinbindung 91 %, terminale t½ 42 h
- *Metabolismus:* hepatischer Abbau über CYP3A4/5, hepatobiliäre Exkretion

NW:
- *Knochenmark:* Myelosuppression, mit Leukopenie, Lymphopenie, Anämie, Thrombozytopenie
- *Herz/Kreislauf:* QTc-Verlängerung, Arrhythmien (Tachyarrhythmie, Bradykardie)
- *Lunge:* selten interstitielle Lungenerkrankung, Pneumonitis
- *Gastrointestinaltrakt:* Übelkeit, Erbrechen, Diarrhoe, Appetitlosigkeit
- *Leber:* transienter Transaminasenanstieg, Hyperbilirubinämie
- *Nervensystem:* Neuropathie, Schwindel, Dysgeusie, Sehstörungen
- *Haut:* Erythem, Exanthem
- *Sonstiges:* Fatigue, Erschöpfung, periphere Ödeme

WW: gleichzeitige Gabe mit CYP3A4-Hemmern (z.B. Ketoconazol, Itraconazol, Voriconazol, Erythromycin, Clarithromycin) oder CYP3A4-Induktoren (z.B. Dexamethason, Phenytoin, Carbamazepin, Rifampicin, Phenobarbital, Johanniskrautextrakte) vermeiden

KI:
- Überempfindlichkeit, Schwangerschaft, Stillzeit
- schwere Leberfunktionsstörung, vorbestehende QT-Verlängerung

Th: *Zugelassene Indikation:* nicht-kleinzelliges Bronchialkarzinom, ALK-positiv

Dosierung
- 250 mg zweimal täglich p.o.
- ***VOR THERAPIE:*** Blutbild, Leber-/Nierenfunktion, EKG

HP: Xalkori®: Hartkapseln 200/250 mg

Dabrafenib

Chem: Serin-Threoninkinase-Inhibitor

WM: Hemmung der BRAF-Kinase mit Mutationen V600E, V600K, V600D → Hemmung der zellulären Proliferation

PK:
- *Kinetik:* orale Gabe, maximale Plasmaspiegel nach 2 h, Plasmaproteinbindung > 99 %, terminale t½ 8 h
- *Metabolismus:* hepatischer Abbau über CYP 3A4 und 2C8, fäkale (70 %) und renale (25 %) Elimination

NW:
- *Herz/Kreislauf:* Hypotonie
- *Gastrointestinaltrakt:* Übelkeit, Erbrechen, Obstipation
- *Leber/Pankreas:* Transaminasenanstieg, Leberfunktionsstörungen, Hyperglykämie
- *Niere:* Nierenfunktionsstörungen, selten Nierenversagen
- *Nervensystem:* Kopfschmerzen
- *Augen:* Uveitis, Iritis
- *Haut:* Erythem, Exanthem, Hyperkeratose, Alopezie, palmar-plantares Erythrodysästhesie-Syndrom (PPES), vermehrtes Auftreten (7 %) von kutanen Plattenepithelkarzinomen, Keratoakanthomen
- *Sonstiges:* Fieber, Schüttelfrost, Arthralgie, Myalgie, Fatigue, Leistungsminderung

WW: gleichzeitige Gabe mit CYP3A4-Hemmern (z.B. Ketoconazol, Itraconazol, Voriconazol, Erythromycin, Clarithromycin) oder CYP3A4-Induktoren (z.B. Dexamethason, Phenytoin, Carbamazepin, Rifampicin, Phenobarbital, Johanniskrautextrakte) vermeiden

KI: Überempfindlichkeit, Schwangerschaft, Stillzeit, Kinder, Jugendliche

Th: *Zugelassene Indikation:* metastasiertes malignes Melanom, mit BRAF V600E Mutation (USA)

Dosierung:
- 150 mg p.o., zweimal täglich, Einnahme 1 h vor oder 2 h nach Mahlzeiten
- **VOR THERAPIE:** BRAF-Mutationsstatus, Blutbild, Leber-/Nierenfunktion
- **CAVE:** unter Therapie dermatologische und ophthalmologische Untersuchung alle 2 Monate (Plattenepithelkarzinome, Augenveränderungen)
- **CAVE:** Dabrafenib ist embryotoxisch und kann fötale Schäden verursachen. Angemessene Verhütungsmaßnahmen sind zwingend.

HP: Tafinlar®: Kapseln 50/75 mg

Dasatinib

Chem: Tyrosinkinase-Inhibitor

WM:
- Hemmung der Tyrosinkinasen BCR-ABL, c-KIT, EphA2, PDGFR-β, sowie Kinasen der Src-Familie (SRC, LCK, YES, FYN)
- Proliferationshemmung/Apoptoseinduktion bei Philadelphia-Chromosom-positiver (Ph+) CML und ALL durch Hemmung des BCR-ABL-Fusionsproteins

PK:
- *Kinetik:* oral bioverfügbar, Plasmaproteinbindung 93–96 %, mittlere t½ 3–5 h
- *Metabolismus:* hepatische Inaktivierung (CYP 3A4) und Elimination (Glukuronidierung)

NW:
- *Knochenmark:* Neutropenie, Thrombozytopenie, Anämie
- *Herz/Kreislauf:* Herzinsuffizienz, Myokardinfarkt, Angina pectoris, QT-Verlängerung möglich, Arrhythmien, Hypertonie
- *Lunge:* Dyspnoe, Husten, Pleuraerguss, selten pulmonale arterielle Hypertonie
- *Gastrointestinaltrakt:* Übelkeit, Erbrechen, abdominale Schmerzen, Diarrhoe, Appetitlosigkeit, gastrointestinale Blutungen, Mukositis
- *Leber:* transienter Transaminasenanstieg, Cholestase
- *Niere:* Kreatininanstieg, Elektrolytveränderungen, selten Nierenversagen
- *Nervensystem:* Kopfschmerzen, Somnolenz, Schlaflosigkeit, Verwirrtheit, Neuropathie, Synkope, Tremor, Sehstörungen
- *Haut:* Dermatitis, Exanthem, Pruritus, Alopezie
- *Sonstiges:* Flüssigkeitsretention (34 %, mit Ergussbildung, peripheren Ödemen, Lungenödem), Dyspnoe, Fieber, Abgeschlagenheit, Leistungsminderung, Myalgie, Arthralgie, Gewichtsverlust, Blutungen (11 %), Infekte, Tumor-Lyse-Syndrom

WW:
- gleichzeitige Gabe mit CYP3A4-Hemmern (z.B. Ketoconazol, Itraconazol, Voriconazol, Erythromycin, Clarithromycin) oder CYP3A4-Induktoren (z.B. Dexamethason, Phenytoin, Carbamazepin, Rifampicin, Phenobarbital, Johanniskrautextrakte) vermeiden
- Antazida, H_1-/H_2-Hemmer → orale Bioverfügbarkeit ↓

KI:
- Überempfindlichkeit
- schwere Leberfunktionsstörungen, schwere kardiale Vorerkrankungen, QT-Verlängerung

Th: *Zugelassene Indikationen:* CML, Ph+ ALL

Dosierung: orale Applikation
- 100–140 mg p.o., einmal täglich, Dosiserhöhung auf 200 mg/d möglich
- Dosisanpassung ☞ Kap. 3.8.1, Interaktionen ☞ Kap. 3.8.2
- **VOR THERAPIE:** Blutbild, Leber-/Nierenfunktion, EKG

HP: Sprycel®: Filmtabletten 20/50/70/80/100/140 mg

Erlotinib

Chem: Rezeptor-Tyrosinkinaseinhibitor

WM: Hemmung der Epidermal Growth Factor Receptor (HER1/EGFR) Tyrosinkinase → Hemmung der EGFR-Aktivierung/Signaltransduktion → Proliferationshemmung, Angiogenesehemmung, Apoptoseinduktion

PK:
- *Kinetik:* orale Bioverfügbarkeit 60 %, mittlere t½ 36 h
- *Metabolismus:* hepatischer (CYP 3A4, 1A2) Abbau, fäkale (90 %) und renale (10 %) Elimination

NW:
- *Lunge:* Dyspnoe, Husten, selten interstitielle Lungenerkrankung, Pneumonitis, obliterative Bronchiolitis, Lungenfibrose
- *Gastrointestinaltrakt:* Übelkeit, Erbrechen, abdominale Schmerzen, Mukositis, Diarrhoe, Appetitlosigkeit, selten gastrointestinale Blutung/Perforation
- *Leber:* transienter Transaminasenanstieg, selten Leberversagen
- *Niere:* selten Nierenversagen, Hypokaliämie
- *Nervensystem:* Kopfschmerzen, Neuropathie, Depression
- *Augen:* Konjunktivitis, Keratitis, Sehstörungen, Tränenfluss
- *Haut:* Exanthem (70 %), Erythem, Pruritus, Alopezie, selten bullöse/exfoliative Hautveränderungen
- *Sonstiges:* Fatigue, Leistungsminderung, Infekte, Gewichtsverlust

WW:
- gleichzeitige Gabe mit CYP3A4-Hemmern (z.B. Ketoconazol, Itraconazol, Voriconazol, Erythromycin, Clarithromycin) oder CYP3A4-Induktoren (z.B. Dexamethason, Phenytoin, Carbamazepin, Rifampicin, Phenobarbital, Johanniskrautextrakte) vermeiden
- gleichzeitige Gabe von Antikoagulanzien auf Cumarinbasis vermeiden
- Antazida, H_1-/H_2-Hemmer → orale Bioverfügbarkeit ↓

KI:
- Überempfindlichkeit, Schwangerschaft, Stillzeit, Kinder, Jugendliche
- schwere Leber- oder Nierenfunktionsstörungen

Th: *Zugelassene Indikationen:* nicht-kleinzelliges Lungenkarzinom, metastasiertes Pankreaskarzinom

Dosierung: orale Applikation, 1 h vor oder 2 h nach den Mahlzeiten
- nicht-kleinzelliges Lungenkarzinom: 150 mg/d p.o.
- Pankreaskarzinom: 100 mg/d p.o. in Kombination mit Gemcitabin
- Dosisanpassung ☞ Kap. 3.8.1, Interaktionen ☞ Kap. 3.8.2, Pharmakogenetik ☞ Kap. 3.8.4
- ***VOR THERAPIE:*** EGFR-Mutationsstatus, Blutbild, Leber-/Nierenfunktion

HP: Tarceva®: Filmtabletten 25/100/150 mg

Everolimus

Chem: Serin-Threoninkinase-Hemmer

WM: selektive Hemmung von mTOR („mammalian target of rapamycin") durch Bindung an das intrazelluläre Protein FKBP12 → mTORC1-Aktivität ↓ → Hemmung von Proteinbiosynthese, Zellzyklus, Angiogenese, Glykolyse

PK:
- *Kinetik:* orale Gabe, terminale t½ 30 h
- *Metabolismus:* hepatischer Abbau (CYP 3A4), fäkale Elimination

NW:
- *Knochenmark:* Thrombozytopenie, Anämie, Leukopenie, Lymphopenie
- *Herz/Kreislauf:* Hypertonie, selten Herzinsuffizienz, Thrombosen
- *Lunge:* Dyspnoe, Husten, interstitielle Pneumonitis, selten ARDS
- *Gastrointestinaltrakt:* Übelkeit, Erbrechen, Diarrhoe, Mukositis, Dysphagie, Dyspepsie, Hypertriglyzeridämie, Hypercholesterinämie, Appetitlosigkeit
- *Leber/Pankreas:* transienter Transaminasenanstieg, Hyperglykämie
- *Niere/Elektrolyte:* Kreatininanstieg, Hypokaliämie, selten Nierenversagen
- *Haut:* Exanthem, Erythem, Pruritus, palmar-plantares Erythrodysästhesie-Syndrom (PPES), Nagelveränderungen
- *Nervensystem:* Kopfschmerzen, Dysgeusie, Schlaflosigkeit
- *Sonstiges:* Fatigue, Fieber, Leistungsminderung, Infekte, Myalgie, Arthralgie, Ödeme, Gewichtsverlust, Wundheilungsstörungen

WW: gleichzeitige Gabe mit CYP3A4-Hemmern (z.B. Ketoconazol, Itraconazol, Voriconazol, Erythromycin, Clarithromycin) oder CYP3A4-Induktoren (z.B. Dexamethason, Phenytoin, Carbamazepin, Rifampicin, Phenobarbital, Johanniskrautextrakte) vermeiden

KI:
- Überempfindlichkeit, Schwangerschaft, Stillzeit, Kinder, Jugendliche
- schwere Leberfunktionsstörungen, Infekte, perioperative Gabe

Th: *Zugelassene Indikationen:* hormonrezeptor-positives Mammakarzinom, neuroendokrine Tumoren des Pankreas, Nierenzellkarzinom

Dosierung
- 10 mg p.o., einmal täglich
- ***VOR THERAPIE:*** Blutbild, Leber-/Nierenfunktion

HP: Afinitor®, Votubia®: Tabletten 2,5/5/10 mg

Gefitinib

Chem: Rezeptor-Tyrosinkinase-Inhibitor

WM: Hemmung der EGFR (Epidermal Growth Factor Receptor, ErbB1/HER1)-Tyrosinkinase → Hemmung der Ras-Raf-Signaltransduktion → in EGFR-abhängigen Zellen Proliferationshemmung, Apoptoseinduktion

PK:
- *Kinetik:* orale Bioverfügbarkeit 59 %, maximale Plasmakonzentration 3–7 h nach Einnahme. Plasmaproteinbindung 90 %, terminale t½ 41 h
- *Metabolismus:* hepatischer Abbau (CYP 3A4, 2D6), Hauptmetabolit O-Desmethyl-Gefitinib, mit deutlich reduzierter Wirksamkeit

NW:
- *Lunge:* Dyspnoe, Husten, selten interstitielle Lungenveränderungen (1 %)
- *Gastrointestinaltrakt:* Übelkeit, Erbrechen, Diarrhoe (> 20 %), Mukositis, Appetitlosigkeit, selten gastrointestinale Blutung/Perforation
- *Leber/Pankreas:* transienter Transaminasenanstieg, Hyperbilirubinämie, selten Pankreatitis, Hepatitis, Leberversagen
- *Niere:* Kreatininerhöhung, Proteinurie
- *Augen:* Konjunktivitis, Blepharitis, selten Keratitis
- *Haut:* Erythem, Exanthem, Akne, Pruritus, Alopezie, Nagelveränderungen
- *Sonstiges:* Müdigkeit, Leistungsminderung, Fieber, allergische Reaktionen

WW:
- gleichzeitige Gabe mit CYP3A4-Induktoren (z.B. Dexamethason, Phenytoin, Carbamazepin, Rifampicin, Phenobarbital, Johanniskraut) vermeiden
- bei gleichzeitiger Gabe mit CYP3A4-Inhibitoren (z.B. Ketoconazol, Itraconazol, Voriconazol, Erythromycin, Clarithromycin) engmaschige Überwachung

KI:
- Überempfindlichkeit, Schwangerschaft, Stillzeit, Kinder, Jugendliche
- schwere Leberfunktionsstörungen, schwere Nierenfunktionsstörungen

Th: *Zugelassene Indikation:* nicht-kleinzelliges Lungenkarzinom (NSCLC) mit aktivierender Mutation der EGFR-Tyrosinkinase

Dosierung
- 250 mg/d p.o., Einnahme unabhängig von den Mahlzeiten
- Dosisanpassung ☞ Kap. 3.8.1, Interaktionen ☞ Kap. 3.8.2, Pharmakogenetik ☞ Kap. 3.8.4
- **VOR THERAPIE:** EGFR-Mutationsstatus, Leber-/Nierenfunktion

HP: Iressa®: Filmtabletten 250 mg

Imatinib

Chem: Tyrosinkinase-Inhibitor

WM: Hemmung der Tyrosinkinasen BCR-ABL bei Philadelphia-Chromosom-positiver (Ph+) CML und ALL, c-KIT (SCF-Rezeptor, CD117), CSF-1R, PDGFR-α, -β → Proliferationshemmung, Apoptoseinduktion

PK:
- *Kinetik:* orale Verfügbarkeit 98%, Plasmaproteinbindung 95%, mittlere t½ 18 h
- *Metabolismus:* hepatischer Abbau (CYP 3A4/5, 2C9, 2D6), fäkale Elimination

NW:
- *Knochenmark:* Neutropenie, Anämie, Thrombozytopenie
- *Herz/Kreislauf:* Tachykardie, Hypertonie, selten Herzinsuffizienz, Myokardinfarkt, Arrhythmien
- *Lunge:* Husten, Dyspnoe, Pleuraerguss
- *Gastrointestinaltrakt:* Übelkeit, Erbrechen, abdominale Schmerzen, Diarrhoe, Appetitlosigkeit, bei GIST gastrointestinale/intratumorale Blutungen
- *Leber:* Transaminasenanstieg, Cholestase, selten Leberversagen
- *Niere/Elektrolyte:* Nierenfunktionsstörungen, Hypokaliämie, Hyperkalzämie
- *Nervensystem:* Kopfschmerzen, Dysgeusie, Parästhesien, Schwindel, Schlaflosigkeit, Konjunktivitis, Sehstörungen, Tränenfluss ↑
- *Haut:* Dermatitis, Exanthem, Pruritus, Alopezie, allergische Reaktionen
- *Sonstiges:* Flüssigkeitsretention, Fatigue, Leistungsminderung, Arthralgien, Myalgien, Tumor-Lyse-Syndrom, Infekte

WW:
- gleichzeitige Gabe mit CYP3A4-Hemmern (z.B. Ketoconazol, Itraconazol, Voriconazol, Erythromycin, Clarithromycin) oder CYP3A4-Induktoren (z.B. Dexamethason, Phenytoin, Carbamazepin, Rifampicin, Phenobarbital, Johanniskrautextrakte) vermeiden
- gleichzeitige Gabe von Antikoagulanzien auf Cumarinbasis vermeiden

KI: Überempfindlichkeit, Schwangerschaft, Stillzeit

Th: *Zugelassene Indikationen:* CML, Ph+ ALL, gastrointestinale Stromatumoren (GIST, c-kit-positiv), myelodysplastische/myeloproliferative Syndrome mit PDGFR-Mutationen, Hypereosinophiles Syndrom (HES) und Chronische Eosinophile Leukämie (CEL) mit FIP1L1-PDGFRα Mutation, Dermatofibrosarcoma protuberans (DFSP)

Dosierung: orale Applikation zu den Mahlzeiten
- 400–800 mg/d p.o., je nach Indikation
- Dosisanpassung ☞ Kap. 3.8.1, Interaktionen ☞ Kap. 3.8.2
- ***VOR THERAPIE:*** Blutbild, Leber-/Nierenfunktion
- ***CAVE:*** Imatinib ist embryotoxisch und kann fötale Schäden verursachen. Angemessene Verhütungsmaßnahmen sind zwingend.

HP: Glivec®: Filmtabletten 100/400 mg

Lapatinib

Chem: Rezeptor-Tyrosinkinase-Hemmer

WM: Hemmung der intrazellulären Tyrosinkinase von EGFR (ErbB1) und HER2 (ErbB2) → Hemmung des ErbB-abhängigen Tumorzellwachstums, Apoptoseinduktion

PK:
- *Kinetik:* variable orale Bioverfügbarkeit, maximale Plasmaspiegel nach 4 h, t½ 24 h
- *Metabolismus:* hepatischer Abbau (CYP 3A4/5, 2C8, 2C19), fäkale Elimination

NW:
- *Lunge:* Husten, Dyspnoe, selten interstitielle Lungenerkrankung/Pneumonitis
- *Herz:* verringerte linksventrikuläre Auswurffraktion (LVEF ↓), selten Herzinsuffizienz, Herzversagen
- *Gastrointestinaltrakt:* Übelkeit, Erbrechen, Diarrhoe (bei 10 % schwer), Obstipation, Mukositis, abdominale Schmerzen, Appetitlosigkeit
- *Leber:* Transaminasenanstieg, Hyperbilirubinämie, gelegentlich schwere Leberschäden (3 %)
- *Nervensystem:* Kopfschmerzen, Schlaflosigkeit
- *Haut:* Erythem, Exanthem, Pruritus, Alopezie, akneforme Dermatitis, palmoplantares Erythrodysästhesie-Syndrom (PPES), Nagelveränderungen
- *Sonstiges:* Fatigue, Leistungsminderung, Überempfindlichkeitsreaktionen (einschließlich Anaphylaxie)

WW:
- gleichzeitige Gabe mit CYP3A4-Hemmern (z.B. Ketoconazol, Itraconazol, Voriconazol, Erythromycin, Clarithromycin) oder CYP3A4-Induktoren (z.B. Dexamethason, Phenytoin, Carbamazepin, Rifampicin, Phenobarbital, Johanniskrautextrakte) vermeiden
- Antazida, H_1-/H_2-Hemmer → orale Bioverfügbarkeit ↓

KI:
- Überempfindlichkeit, Schwangerschaft, Stillzeit, Kinder, Jugendliche
- interstitielle Pneumonie oder Lungenfibrose
- Herzinsuffizienz (erniedrigte linksventrikuläre Ejektionsfraktion, LVEF)
- schwere Leberfunktionsstörungen

Th: *Zugelassene Indikation:* Mammakarzinom, HER2-positiv

Dosierung und Applikation
- 1 250–1 500 mg p.o., einmal täglich. Die Tagesdosis sollte nicht aufgeteilt werden. Einnahme mindestens 1 h vor oder nach dem Essen
- Dosisanpassung ☞ Kap. 3.8.1, Interaktionen ☞ Kap. 3.8.2
- ***VOR THERAPIE:*** HER2-Status, kardiale Abklärung, Echokardiografie (LVEF-Bestimmung)

HP: Tyverb®: Filmtabletten 250 mg

Nilotinib

Chem: Tyrosinkinase-Inhibitor

WM:
- Hemmung der Tyrosinkinasen Bcr-Abl, PDGF-R, c-kit, Ephrin
- 32 von 33 Imatinib-resistenten Bcr-Abl-Kinasemutationen werden in vitro gehemmt (Ausnahme: T315I) → wirksam bei CML-CP/-AP nach Imatinib-Versagen

PK:
- *Kinetik:* oral bioverfügbar, Plasmaproteinbindung 98 %, mittlere t½ 15–17 h
- *Metabolismus:* hepatische Elimination über CYP 3A4, 2C8, 2C9, 2D6

NW:
- *Knochenmark:* Thrombozytopenie, Neutropenie, Anämie
- *Herz/Kreislauf:* Hypertonie, QT-Verlängerung, Arrhythmie, Ischämie, Angina pectoris, Herzinsuffizienz, Herzversagen
- *Lunge:* Dyspnoe, Husten, Pleuraerguss, Lungenödem, interstitielle Lungenerkrankung
- *Gastrointestinaltrakt:* Übelkeit, Erbrechen, Diarrhoe, Mukositis, Obstipation, abdominale Schmerzen, Blutungen
- *Leber/Pankreas:* Anstieg von Transaminasen, Bilirubin, Lipase, Leberschädigung, Pankreatitis
- *Niere:* Nierenfunktionsstörung, Elektrolytveränderungen
- *Nervensystem:* Kopfschmerzen, Benommenheit, Parästhesien, Schwindel
- *Augen:* Sehstörungen, periorbitales Ödem, Konjunktivitis, Blepharitis
- *Haut:* Exanthem, Erythem, Pruritus, Alopezie
- *Sonstiges:* Flüssigkeitsretention, periphere Ödeme, Müdigkeit, Abgeschlagenheit, Myalgie, Arthralgie, Fieber, Infekte, Tumor-Lyse-Syndrom

WW: gleichzeitige Gabe mit CYP3A4-Hemmern (z.B. Ketoconazol, Itraconazol, Voriconazol, Erythromycin, Clarithromycin) oder CYP3A4-Induktoren (z.B. Dexamethason, Phenytoin, Carbamazepin, Rifampicin, Phenobarbital, Johanniskrautextrakte) vermeiden

KI:
- Überempfindlichkeit, Schwangerschaft, Stillzeit, Kinder, Jugendliche
- kardiale Erkrankungen, QT-Verlängerung, Antiarrhythmika-Therapie

Th: *Zugelassene Indikation:* Philadelphia-Chromosom-positive (Ph+) CML

Dosierung
- 300–400 mg p.o., zweimal täglich, Einnahme 1 h vor und 2 h nach einer Mahlzeit
- Dosisanpassung ☞ Kap. 3.8.1, Interaktionen ☞ Kap. 3.8.2
- **VOR THERAPIE:** Blutbild, Leber-/Nierenfunktion, Elektrolyte (Hypokaliämie/Hypomagnesiämie korrigieren), EKG

HP: Tasigna®: Hartkapseln 150/200 mg

Pazopanib

Chem: Multi-Tyrosinkinase-Hemmer

WM: Hemmung der VEGF-Rezeptoren VEGFR-1, -2 und -3, der Platelet-Derived Growth Factor-Rezeptoren PDGFR-α und -β und des Stem-Cell-Factor-Rezeptors c-kit → Hemmung vom Tumorwachstum und Angiogenese

PK:
- *Kinetik:* orale Gabe, maximale Plasmaspiegel nach 4 h, Plasmaproteinbindung > 99 %, terminale t½ 31 h
- *Metabolismus:* hepatischer Abbau über CYP3A4, hepatobiliäre Exkretion

NW:
- *Knochenmark:* Myelosuppression, mit Neutropenie, Anämie, Thrombozytopenie
- *Herz/Kreislauf:* Tachykardie, Bradykardie, Hypertonie, kardiale Dysfunktion, Herzinsuffizienz, QTc-Verlängerung, Myokardinfarkt, Thromboembolien
- *Gastrointestinaltrakt:* Übelkeit, Erbrechen, Diarrhoe, Mukositis, Appetitlosigkeit, abdominale Schmerzen, gastrointestinale Blutung/Perforation, Fistelbildung
- *Leber:* transienter Transaminasenanstieg, Hyperbilirubinämie, Leberfunktionsstörungen, in Einzelfällen Leberversagen
- *Niere:* Nierenfunktionsstörung, selten thrombotische Mikroangiopathie
- *Nervensystem:* Kopfschmerzen, Schwindel, Lethargie, Schlaflosigkeit, Neuropathien, in Einzelfällen posteriores reversibles Enzephalopathie-Syndrom (PRES)
- *Haut:* Erythem, Exanthem, Pruritus, Alopezie, palmar-plantares Erythrodysästhesie-Syndrom
- *Sonstiges:* Fatigue, Erschöpfung, Infekte, Arthralgien, Myalgie, hämorrhagische Ereignisse, Hypothyreose

WW: gleichzeitige Gabe mit CYP3A4-Hemmern (z.B. Ketoconazol, Itraconazol, Voriconazol, Erythromycin, Clarithromycin) oder CYP3A4-Induktoren (z.B. Dexamethason, Phenytoin, Carbamazepin, Rifampicin, Phenobarbital, Johanniskrautextrakte) vermeiden

KI:
- Überempfindlichkeit, Schwangerschaft, Stillzeit, Kinder, Jugendliche
- schwere Leberfunktionsstörung, vorbestehende kardiale Erkrankungen, unbehandelte schwere Hypertonie, vorbestehende QT-Verlängerung

Th: *Zugelassene Indikationen:* Nierenzellkarzinom, Weichteilsarkom

Dosierung
- 800 mg p.o., einmal täglich, Einnahme mindestens 1 h vor oder 2 h nach einer Mahlzeit
- Dosisanpassung ☞ Kap. 3.8.1, Interaktionen ☞ Kap. 3.8.2
- **VOR THERAPIE:** Blutbild, Leber-/Nierenfunktion, kardiale Abklärung, Schilddrüsenfunktion

HP: Votrient®: Filmtabletten 200/400 mg

Ponatinib

Chem: Multi-Tyrosinkinase-Inhibitor

WM:
- Hemmung der Tyrosinkinasen BCR-ABL (einschließlich T315I), KIT, RET, TIE2, FLT3, VEGFR, PDGFR, FGFR, EPH-Rezeptoren, sowie Kinasen der SRC-Familie
- Proliferationshemmung bei Philadelphia-Chromosom-positiver (Ph+) CML und ALL bei Resistenz auf andere Tyrosinkinase-Inhibitoren

PK:
- *Kinetik:* orale Gabe, maximale Plasmaspiegel nach 6 h, mittlere t½ 24 h
- *Metabolismus:* hepatischer Abbau (CYP 3A4/5, 2C8, 2D6)

NW:
- *Knochenmark:* Myelosuppression (48 %), mit Neutropenie, Thrombozytopenie
- *Herz/Kreislauf:* Hypertonie, Herzinsuffizienz (4 %), Myokardinfarkt, Angina pectoris (5 %), Arrhythmien, schwere thromboembolische Ereignisse (8 %)
- *Lunge:* Dyspnoe, Husten, Pleuraerguß
- *Gastrointestinaltrakt:* Übelkeit, Erbrechen, abdominale Schmerzen, Diarrhoe, Appetitlosigkeit, Mukositis, gastrointestinale Blutung/Perforation
- *Leber/Pankreas:* Hepatotoxizität, Leberversagen, Pankreatitis (6 %)
- *Niere/Elektrolyte:* Elektrolytveränderungen
- *Nervensystem:* Kopfschmerzen, Verwirrtheit, Neuropathie, Schlaflosigkeit
- *Haut:* Erythem, Exanthem
- *Sonstiges:* Flüssigkeitsretention (3 %), periphere Ödeme, Fieber, Fatigue, Leistungsminderung, Myalgie, Arthralgie, Gewichtsverlust, Blutungen (24 %), Infekte, Tumor-Lyse-Syndrom, Wundheilungsstörungen

WW: gleichzeitige Gabe mit CYP3A4-Hemmern (z.B. Ketoconazol, Itraconazol, Voriconazol, Erythromycin, Clarithromycin) oder CYP3A4-Induktoren (z.B. Dexamethason, Phenytoin, Rifampicin, Phenobarbital, Johanniskrautextrakte) vermeiden

KI:
- Überempfindlichkeit, Schwangerschaft, Stillzeit, Kinder, Jugendliche
- schwere Leberfunktionsstörungen, Pankreatitis, kardiale Vorerkrankungen

Th: Von der FDA in USA wegen der Nebenwirkungen gestoppt; in Europe aktuell nicht zugelassen.

Dosierung
- 45 mg p.o., einmal täglich
- ***VOR THERAPIE:*** Blutbild, Leber-/Nierenfunktion, kardiale Abklärung
- ***CAVE:*** Ponatinib ist embryotoxisch und kann fötale Schäden verursachen. Angemessene Verhütungsmaßnahmen sind zwingend.

HP: Iclusiq®: Tabletten 15/45 mg

Regorafenib

Chem: Multi-Tyrosinkinase-Inhibitor

WM: Hemmung multipler Tyrosinkinasen (RET, VEGFR-1, -2, -3, KIT, PDGFR-α, -β, FGFR-1, -2, TIE2, DDR2, Trk2A, Eph2A, RAF-1, BRAF, SAPK2, PTK5, ABL) → Hemmung von Tumorwachstum und Angiogenese, Apoptoseinduktion

PK:
- *Kinetik:* orale Bioverfügbarkeit 69–83 %, maximale Plasmaspiegel nach 4 h, mittlere t½ 28 h
- *Metabolismus:* hepatischer Abbau (CYP3A4, UGT1A9), fäkale (70 %) und renale (20 %) Elimination

NW:
- *Knochenmark:* geringgradige Myelosuppression
- *Herz/Kreislauf:* Hypertonie, Angina pectoris, selten Myokardischämie
- *Gastrointestinaltrakt:* Diarrhoe, Appetitlosigkeit, Mukositis, selten gastrointestinale Blutung/Perforation
- *Leber/Pankreas:* Transaminasenanstieg, Hyperbilirubinämie, Leberschädigung, Cholestase, Leberversagen (2 %)
- *Niere/Elektrolyte:* Elektrolytveränderungen, Hypokaliämie, Hypokalzämie
- *Nervensystem:* Kopfschmerzen, Dysgeusie, posteriores reversibles Enzephalopathie-Syndrom (PRES)
- *Haut:* Erythem, Exanthem, Alopezie, palmo-plantare Erythrodysästhesie (PPES)
- *Sonstiges:* Fatigue, Leistungsminderung, Fieber, Gewichtsverlust, Infekte, Blutungen (8 %), Wundheilungsstörungen

WW:
- gleichzeitige Gabe mit CYP3A4-Hemmern (z.B. Ketoconazol, Itraconazol, Voriconazol, Erythromycin, Clarithromycin) oder CYP3A4-Induktoren (z.B. Dexamethason, Phenytoin, Carbamazepin, Rifampicin, Phenobarbital, Johanniskrautextrakte) vermeiden
- gleichzeitige Gabe von Antikoagulanzien auf Cumarinbasis vermeiden

KI: Überempfindlichkeit, Schwangerschaft, Stillzeit, Kinder, Jugendliche

Th: *Zugelassene Indikationen:* kolorektales Karzinom (Rezidiv), gastrointestinale Stromatumoren GIST (Rezidiv)

Dosierung
- 160 mg/d p.o., einmal täglich mit einer Mahlzeit, d 1–21, Wiederholung d 28
- **VOR THERAPIE:** Blutbild, Leber-/Nierenfunktion
- **CAVE:** Regorafenib ist embryotoxisch und kann fötale Schäden verursachen. Angemessene Verhütungsmaßnahmen sind zwingend.

HP: Stivarga®: Tabletten 40 mg

Romidepsin

Chem: Histondeacetylase (HDAC)-Hemmer, bizyklisches Depsipeptid

WM: Hemmung von Histon-Deacetylasen → Akkumulation acetylierter Histone → Zellzyklus-Arrest, Apoptoseinduktion. Genauer Mechanismus nicht abschließend geklärt.

PK:
- *Kinetik:* Plasmaproteinbindung 94 %, terminale t½ 3 h
- *Metabolismus:* hepatischer Abbau über CYP3A4, hepatobiliäre Exkretion

NW:
- *Knochenmark:* Leukopenie, Anämie, Thrombozytopenie
- *Herz/Kreislauf:* Hypotonie, QT-Verlängerung, Repolarisationsstörungen (ST-/T-Veränderungen), Arrhythmien
- *Gastrointestinaltrakt:* Übelkeit, Erbrechen, Diarrhoe, Obstipation, Appetitlosigkeit
- *Leber/Pankreas:* transienter Transaminasenanstieg
- *Niere/Elektrolyte:* Nierenfunktionsstörungen, Hypomagnesiämie, Hypokaliämie, Hypokalzämie
- *Nervensystem:* Kopfschmerzen, Dysgeusie
- *Haut:* Erythem, Exanthem, Pruritus, exfoliative Dermatitis
- *Sonstiges:* Fatigue, Leistungsminderung, Fieber, Infekte

WW:
- gleichzeitige Gabe mit CYP3A4-Hemmern (z.B. Ketoconazol, Itraconazol, Voriconazol, Erythromycin, Clarithromycin) oder CYP3A4-Induktoren (z.B. Dexamethason, Phenytoin, Carbamazepin, Rifampicin, Phenobarbital, Johanniskrautextrakte) vermeiden
- gleichzeitige Gabe von Antikoagulanzien auf Cumarinbasis vermeiden
- Bindung an Östrogenrezeptoren → Wirksamkeit von Kontrazeptiva ↓

KI:
- Überempfindlichkeit, Schwangerschaft, Stillzeit
- schwere kardiale Vorerkrankung, QT-Verlängerung
- schwere Leberfunktionsstörungen

Th: *Zugelassene Indikation:* kutanes T-Zell-Lymphom (CTCL), nach Vortherapie (USA)

Dosierung
- 14 mg/m²/d i.v., d 1, 8, 15, Infusion über 4 h, Wiederholung d 28
- **CAVE:** vor Therapie Blutbild, Leber-/Nierenfunktion, Elektrolyte (Hypomagnesiämie, Hypokaliämie korrigieren), EKG
- **CAVE:** Romidepsin ist teratogen und kann fötale Schäden verursachen. Angemessene Verhütungsmaßnahmen sind zwingend.

HP: Istodax®: Durchstechflaschen 10 mg

Ruxolitinib

Chem: Tyrosinkinase-Inhibitor

WM: selektiver Inhibitor der Janus-assoziierten Kinasen JAK1 und JAK2 → Hemmung des JAK-STAT-Signalwegs → Zellproliferation ↓

PK:
- *Kinetik:* orale Bioverfügbarkeit > 95 %, maximale Plasmakonzentration nach 1 h, t½ 3 h
- *Metabolismus:* hepatische Metabolisierung (CYP 3A4, 2C9), fäkale (25 %) und renale (75 %) Exkretion

NW:
- *Knochenmark:* Neutropenie, Anämie, Thrombozytopenie
- *Herz/Kreislauf:* Hypertonie
- *Gastrointestinaltrakt:* Übelkeit, Diarrhoe, Appetitlosigkeit
- *Leber:* transienter Transaminasenanstieg
- *Neurologie:* Schwindel, Kopfschmerzen, selten progressive multifokale Leukenzephalopathie (PML)
- *Sonstiges:* Fatigue, Leistungsminderung, Infekte, Reaktivierung viraler Infekte (Herpes zoster), Arthralgie, Blutungen

WW:
- CYP3A4-Inhibitoren (z.B. Ketoconazol, Itraconazol, Voriconazol, Erythromycin, Clarithromycin) → Ruxolitinib-Konzentration ↑, Dosisreduktion um 50 %
- CYP3A4-Induktoren (z.B. Dexamethason, Phenytoin, Carbamazepin, Rifampicin, Phenobarbital, Johanniskraut) → Ruxolotinib-Konzentration ↓

KI: Überempfindlichkeit, Schwangerschaft, Stillzeit, Kinder, Jugendliche

Th: *Zugelassene Indikationen:* primäre Myelofibrose, Myelofibrose nach Polycythämia vera oder essentieller Thrombozytose

Dosierung
- 15–20 mg p.o., zweimal täglich, abhängig von Thrombozytenzahl
- **VOR THERAPIE:** Blutbild, Leber-/Nierenfunktionsparameter
- **CAVE:** Ruxolitinib kann fötale Schäden verursachen. Angemessene Verhütungsmaßnahmen sind zwingend.

HP: Jakavi®: Tabletten 5/15/20 mg

Sorafenib

Chem: Multi-Tyrosinkinase-Inhibitor

WM: Hemmung multipler intrazellulärer Kinasen (CRAF, BRAF) und Rezeptor-Tyrosinkinasen (c-kit, FLT-3, VEGFR-2, VEGFR-3, PDGFR-β) → Hemmung von Tumorwachstum und Angiogenese

PK:
- *Kinetik:* orale Bioverfügbarkeit 38–49 %, mittlere t½ 25–48 h
- *Metabolismus:* hepatischer Abbau (CYP3A4, CYP2C9, UGT1A9), fäkale und renale Elimination

NW:
- *Knochenmark:* mäßiggradige Myelosuppression
- *Herz/Kreislauf:* Hypertonie, Myokardischämie, selten Myokardinfarkt, QT-Verlängerung, Arrhythmien, Herzinsuffizienz
- *Gastrointestinaltrakt:* Übelkeit, Erbrechen, Diarrhoe, Appetitlosigkeit, Mukositis, Dysphagie, selten gastrointestinale Blutung/Perforation
- *Leber/Pankreas:* Transaminasenanstieg, Hyperbilirubinämie, Cholestase, selten Pankreatitis, Hepatitis
- *Niere:* Nierenfunktionsstörungen, Elektrolytveränderungen
- *Nervensystem:* Kopfschmerzen, sensorische Neuropathie, Depression, selten posteriores reversibles Enzephalopathie-Syndrom (PRES)
- *Haut:* Erythem, Exanthem, Pruritus, Alopezie, Urtikaria, palmar-plantares Erythrodysästhesie-Syndrom (PPES)
- *Sonstiges:* Müdigkeit, Leistungsminderung, Fieber, Gewichtsverlust, Arthralgie, Myalgie, Blutungen, Wundheilungsstörungen

WW:
- CYP3A4-Induktoren (z.B. Dexamethason, Phenytoin, Carbamazepin, Rifampicin, Phenobarbital, Johanniskrautextrakte) → Sorafenib-Konzentration ↓
- bei Gabe von Antikoagulanzien auf Cumarinbasis regelmäßige INR-Kontrollen

KI:
- Überempfindlichkeit, Schwangerschaft, Stillzeit
- schwere Leberfunktionsstörungen, QT-Verlängerung

Th: *Zugelassene Indikationen:* Leberzellkarzinom, fortgeschrittenes Nierenzellkarzinom

Dosierung
- 800 mg/d (400 mg morgens und abends) p.o., mindestens 1 h vor oder 2 h nach den Mahlzeiten
- Dosisanpassung ☞ Kap. 3.8.1, Interaktionen ☞ Kap. 3.8.2
- **VOR THERAPIE:** Blutbild, Leber-/Nierenfunktion
- **CAVE:** Sorafenib kann fötale Schäden verursachen. Angemessene Verhütungsmaßnahmen sind zwingend.

HP: Nexavar®: Filmtabletten 200 mg

Sunitinib

Chem: Multikinase-Inhibitor

WM: Inhibition multipler Tyrosinkinasen, einschließlich PDGFR, VEGFR 1–3, SCF-R (KIT), FLT-3, CSF-1-R, RET → Hemmung von Tumorwachstum und Angiogenese

PK:
- *Kinetik:* orale Gabe, terminale t½ 40–60 h
- *Metabolismus:* hepatischer Abbau (CYP3A4), fäkale und renale Elimination

NW:
- *Knochenmark:* Neutropenie, Lymphopenie, Anämie, Thrombozytopenie
- *Herz/Kreislauf:* Hypertonie, LVEF ↓, QTc-Verlängerung, Myokardischämie, Herzinsuffizienz, thromboembolische Ereignisse
- *Lunge:* Dyspnoe, Husten, Pleuraerguss, Lungenembolie, Lungenödem
- *Gastrointestinaltrakt:* Übelkeit, Erbrechen, Diarrhoe, Obstipation, Appetitlosigkeit, Mukositis, Dysphagie, abdominale Schmerzen
- *Leber/Pankreas:* Cholestase, Hepatitis, Leberversagen, Pankreatitis
- *Niere:* Nierenfunktionsstörungen, Hyperurikämie, Elektrolytstörungen, Nierenversagen
- *Nervensystem:* Kopfschmerzen, Geschmacksstörungen, Verwirrtheit, selten posteriores reversibles Enzephalopathie-Syndrom (PRES)
- *Haut:* Erythem, Exanthem, Dermatitis, Hautödem, palmar-plantares Erythrodysästhesie-Syndrom, Pigmentierungsstörungen, Alopezie
- *Sonstiges:* Müdigkeit, Leistungsminderung, Fieber, Infekte, Gewichtsverlust, Arthralgie, Myalgie, Blutungen, Hypothyreose, periphere Ödeme

WW: gleichzeitige Gabe mit CYP3A4-Hemmern (z.B. Ketoconazol, Itraconazol, Voriconazol, Erythromycin, Clarithromycin) oder CYP3A4-Induktoren (z.B. Dexamethason, Phenytoin, Rifampicin, Phenobarbital, Johanniskrautextrakte) vermeiden

KI:
- Überempfindlichkeit, Schwangerschaft, Stillzeit, Kinder, Jugendliche
- kardiale Vorerkrankungen, QT-Verlängerung
- schwere Leberfunktionsstörungen

Th: *Zugelassene Indikationen:* gastrointestinale Stromatumoren (GIST), fortgeschrittenes Nierenzellkarzinom (RCC), pankreatische neuroendokrine Tumoren (pNET)

Dosierung: orale Applikation
- GIST, RCC: 50 mg/d p.o., d 1–28, dann 2 Wochen Pause
- pNET: 37,5 mg/d p.o., täglich, ohne Pause
- Dosisanpassung ☞ Kap. 3.8.1, Interaktionen ☞ Kap. 3.8.2, Pharmakogenetik ☞ Kap. 3.8.4
- **VOR THERAPIE:** Blutbild, Blutdruck, kardiale Abklärung, Echokardiografie (LVEF-Kontrolle)

HP: Sutent®: Hartkapseln 12,5/25/50 mg

Temsirolimus

Chem: Serin-Threoninkinase-Hemmer

WM: selektive Hemmung von mTOR („mammalian target of rapamycin") durch Bindung an das intrazelluläre Protein FKBP12 → mTORC1-Aktivität ↓ → Hemmung von Proteinbiosynthese, Zellzyklus, Angiogenese, Glykolyse

PK:
- *Kinetik:* terminale t½ 17 h, t½ des aktiven Metaboliten Sirolimus: 73 h
- *Metabolismus:* hepatische Aktivierung, Abbau (CYP3A4), fäkale Elimination

NW:
- *Knochenmark:* Thrombozytopenie, Anämie, Leukopenie, Lymphopenie
- *Herz/Kreislauf:* Hypotonie, thromboembolische Ereignisse
- *Lunge:* Dyspnoe, Husten, Pneumonien, interstitielle Lungenerkrankung
- *Gastrointestinaltrakt:* Übelkeit, Erbrechen, Mukositis, Appetitlosigkeit, gastrointestinale Blutung/Perforation
- *Leber:* Transaminasenanstieg, Hyperglykämie, Diabetes mellitus
- *Niere:* Nierenfunktionsstörungen, Elektrolytveränderungen
- *Haut:* Exanthem, Erythem, Pruritus, Akne, exfoliative Dermatitis
- *Nervensystem:* Schlafstörungen, Depression, Parästhesien, Schwindel
- *Sonstiges:* Fatigue, Leistungsminderung, Fieber, Infekte, Reaktivierung viraler Infekte (Herpes), allergische Reaktionen, Arthralgie, Myalgie, Ödeme

WW: gleichzeitige Gabe mit CYP3A4-Hemmern (z.B. Ketoconazol, Itraconazol, Voriconazol, Erythromycin, Clarithromycin) oder CYP3A4-Induktoren (z.B. Dexamethason, Phenytoin, Rifampicin, Phenobarbital, Johanniskrautextrakte) vermeiden

KI:
- Überempfindlichkeit, Schwangerschaft, Stillzeit, Kinder, Jugendliche
- schwere Leberfunktionsstörungen, schwerer Diabetes mellitus

Th: *Zugelassene Indikationen:* Nierenzellkarzinom (RCC), Mantelzell-Lymphom (MCL)

Dosierung
- RCC: 25 mg/d i.v., einmal wöchentlich, Infusion über 30–60 min
- MCL: 175 mg/d i.v., d 1, 8, 15, danach wöchentlich 75 mg
- Dosismodifikation ☞ Kap. 3.8.1, Interaktionen ☞ Kap. 3.8.2, Inkompatibilität ☞ Kap. 3.8.3, Stabilität ☞ Kap. 3.10
- **VOR THERAPIE:** Blutbild, Leber-/Nierenfunktion, Glukose

HP: Torisel®: Durchstechflasche 30 mg

Trametinib

Chem: Tyrosinkinase-Hemmer

WM: reversible Hemmung von MEK-1, -2 (mitogen-activated extracellular signal regulated kinase) → Hemmung des ERK-Signaltransduktionswegs, einschließlich BRAF → Hemmung der zellulären Proliferation

PK:
- *Kinetik:* orale Bioverfügbarkeit 72 %, maximale Plasmaspiegel nach 1,5 h, terminale t½ 4–5 h
- *Metabolismus:* Abbau durch Deacetylierung, Oxidierung und Glukuronidierung, fäkale (80 %) und renale (20 %) Elimination

NW:
- *Knochenmark:* Anämie, Leukopenie, Thrombozytopenie
- *Herz/Kreislauf:* Hypertonie, Arrhythmien, LVEF ↓, Kardiomyopathie, Herzinsuffizienz, Blutung
- *Lunge:* Husten, Dyspnoe, selten interstitielle Lungenerkankung (Pneumonitis)
- *Gastrointestinaltrakt:* Diarrhoe, abdominale Schmerzen, Mukositis
- *Leber:* Transaminasenanstieg
- *Nervensystem:* Verwirrtheit, Dysgeusie
- *Augen:* Sehstörungen, selten Retinalösung (RPED, retinal pigment epithelial detachment), Verschluss der Retinalvene (RVO, retinal vein occlusion)
- *Haut:* Erythem, Exanthem, Pruritus, Dermatitis, palmar-plantares Erythrodysästhesie-Syndrom (PPES), Nagelveränderungen
- *Sonstiges:* Fatigue, Leistungsminderung, Lymphödem, peripheres Ödem

KI:
- Überempfindlichkeit, Schwangerschaft, Stillzeit
- schwere kardiale Vorerkrankungen

Th: *Zugelassene Indikation:* malignes Melanom, mit BRAF-V600E- oder V600K-Mutation (USA)

Dosierung
- 2 mg p.o., einmal täglich, Einnahme mindestens 1 h vor oder 2 h nach einer Mahlzeit
- **VOR THERAPIE:** BRAF-Mutationsstatus, Blutbild, Leber-/Nierenfunktion, EKG, Echokardiografie
- **CAVE:** Trametinib ist embryotoxisch und kann fötale Schäden verursachen. Angemessene Verhütungsmaßnahmen sind zwingend.

HP: Mekinist®: Tabletten 0,5/1/2 mg

Tretinoin, all-trans-Retinolsäure (ATRA)

Chem: all-Trans-Retinolsäure, Retinolderivat

WM: Genauer Wirkmechanismus ist nicht bekannt. Vermutet wird Bindung an Fusionsrezeptor RARα/PML mit Differenzierungsinduktion und Hemmung der Proliferation von APL-Zellen.

PK:
- *Kinetik:* orale Gabe, maximale Plasmaspiegel nach 3 h, Plasmaproteinbindung > 99 %, durchschnittliche t½ 0,7 h
- *Metabolismus:* hepatischer Abbau durch Cytochrom-P450-System, hepatobiliäre und renale Exkretion

NW:
- *Knochenmark:* in 75 % der Fälle Hyperleukozytose, zum Teil mit RAS ("Retinoic Acid Syndrome": Fieber, Dyspnoe, Lungeninfiltrate, Pleura-/Perikarderguss, Hypotonie, Ödeme, Gewichtszunahme, Organversagen)
- *Herz/Kreislauf:* Tachykardie, Arrhythmien, Myokardinfarkt, Thromboembolien
- *Lunge:* Dyspnoe, Asthma
- *Gastrointestinaltrakt:* Übelkeit, Erbrechen, Appetitlosigkeit, abdominale Schmerzen, Diarrhoe, Obstipation
- *Leber:* transienter Transaminasenanstieg
- *Nieren/Elektrolyte:* Hyperkalzämie
- *Nervensystem:* Kopfschmerzen, Verwirrtheit, Angstzustände, Depression, Schlaflosigkeit, Schwindel, Parästhesien, Erhöhung des intrakraniellen Drucks ("Pseudotumor cerebri"), Sehstörungen
- *Haut:* Erythem, Exanthem, Pruritus, Alopezie
- *Sonstiges:* Fatigue, Erschöpfung, Brustschmerzen, Knochenschmerzen

KI:
- Überempfindlichkeit, Hypervitaminose A, Schwangerschaft, Stillzeit
- Behandlung mit Tetrazyklinen (Steigerung des intrakraniellen Drucks)

Th: *Zugelassene Indikation:* akute Promyelozytenleukämie (APL, AML-M3 nach FAB)

Dosierung
- 45 mg/m^2/d, tägliche Gabe p.o., verteilt auf 2 gleiche Einzeldosen, maximal 90 d. Einnahme während oder kurz nach einer Mahlzeit
- 25 mg/m^2/d bei Patienten mit Nieren-/Leberinsuffizienz
- **VOR THERAPIE:** Blutbild, Leber-/Nierenfunktion, Gerinnungsstatus, Blutungsprophylaxe
- **CAVE:** engmaschige Überwachung auf RAS, ggf. Therapieunterbrechung, Behandlung mit Dexamethason: 10 mg alle 12 h
- **CAVE:** Tretinoin ist teratogen und kann fötale Schäden verursachen. Angemessene Verhütungsmaßnahmen sind zwingend.

HP: Vesanoid®: Weichkapseln 10 mg

Vandetanib

Chem: Rezeptor-Tyrosinkinase-Hemmer

WM:
- Hemmung der Tyrosinkinasen von VEGFR-2 (Vascular Endothelial Growth Factor Receptor 2, KDR), VEGFR-3, EGFR (Epidermal Growth Factor Receptor) und RET → Hemmung der Tumorangiogenese und -proliferation
- Hemmung der spezifischen Aktivität der RET-Kinase (Wildtyp und mutierte Formen) bei medullärem Schilddrüsenkarzinom

PK:
- *Kinetik:* orale Gabe, maximale Plasmaspiegel nach 6 h, terminale t½ 19 d
- *Metabolismus:* langsame hepatobiliäre (45 %) und renale (25 %) Exkretion

NW:
- *Herz/Kreislauf:* QT-Verlängerung, Torsade de pointes, ventrikuläre Tachykardien, Herzinsuffizienz, Hypertonie
- *Lunge:* Husten, Dyspnoe, selten interstitielle Lungenerkrankung (Pneumonitis)
- *Gastrointestinaltrakt:* Übelkeit, Erbrechen, Diarrhoe, abdominelle Schmerzen
- *Leber:* Transaminasenanstieg, Hyperbilirubinämie
- *Niere:* Nierenfunktionsstörungen, Proteinurie
- *Nervensystem:* Kopfschmerzen, Verwirrtheit, Schlaflosigkeit, selten posteriores reversibles Enzephalopathie-Syndrom (PRES, mit Krampfanfällen, Sehstörungen)
- *Haut:* Erythem, Exanthem, Pruritus, Photosensibilität, Alopezie, palmar-plantares Erythrodysästhesie-Syndrom
- *Sonstiges:* Fatigue, Erschöpfung, Infekte, Ödeme, Schmerzen, Hypothyreose

WW:
- gleichzeitige Anwendung von starken CYP3A4-Induktoren (Dexamethason, Phenytoin, Carbamazepin, Rifampicin, Phenobarbital, Johanniskrautextrakte) vermeiden
- keine Kombination mit Medikamenten, welche die QT-Zeit verlängern

KI:
- Überempfindlichkeit, Schwangerschaft, Stillzeit, Kinder, Jugendliche
- schwere kardiale Vorerkrankung, QT-Verlängerung
- schwere Niereninsuffizienz

Th: *Zugelassene Indikation:* medulläres Schilddrüsenkarzinom, symptomatisch-aggressiver Verlauf

Dosierung
- 300 mg p.o., einmal täglich
- **VOR THERAPIE:** Blutbild, Leber-/Nierenfunktion, Elektrolyte, EKG, TSH-Spiegel, RET-Mutationsstatus

HP: Caprelsa®: Filmtabletten 100/300 mg

Vemurafenib

Chem: Serin-Threonin-Kinase-Inhibitor

WM: Hemmung der BRAF-Kinase mit V600-Mutationen → Hemmung der zellulären Proliferation

PK:
- *Kinetik:* orale Gabe, terminale t½ 52 h
- *Metabolismus:* hepatischer Abbau über CYP3A4, fäkale und renale Elimination

NW:
- *Herz/Kreislauf:* QTc-Verlängerung
- *Gastrointestinaltrakt:* Übelkeit, Erbrechen, Diarrhoe, Obstipation, Appetitlosigkeit
- *Leber:* Transaminasenanstieg, Hyperbilirubinämie, Leberfunktionsstörungen
- *Niere:* Nierenfunktionsstörungen
- *Nervensystem:* Kopfschmerzen, Dysgeusie, selten Neuropathie
- *Augen:* selten Uveitis
- *Haut:* Erythem, Exanthem, Photosensitivität, Alopezie, Pruritus, vermehrtes Auftreten von kutanen Plattenepithelkarzinomen, Keratoakanthomen
- *Sonstiges:* Fatigue, Abgeschlagenheit, Fieber, Arthralgie, Myalgie, Schmerzen, periphere Ödeme

WW:
- gleichzeitige Gabe mit CYP3A4-Hemmern (z.B. Ketoconazol, Itraconazol, Voriconazol, Erythromycin, Clarithromycin) oder CYP3A4-Induktoren (z.B. Dexamethason, Phenytoin, Carbamazepin, Rifampicin, Phenobarbital, Johanniskrautextrakte) vermeiden
- bei Gabe von Antikoagulanzien auf Cumarinbasis: regelmäßige INR-Kontrollen

KI:
- Überempfindlichkeit, Schwangerschaft, Stillzeit, Kinder, Jugendliche
- QT-Verlängerung

Th: *Zugelassene Indikation:* metastasiertes malignes Melanom, mit BRAF-V600-Mutation

Dosierung
- 1 920 mg täglich per os (2 Einzeldosen à 960 mg)
- **VOR THERAPIE:** BRAF-Mutationsstatus, Blutbild, Leber-/Nierenfunktion, EKG
- **CAVE:** unter Therapie dermatologische Untersuchung alle 2 Monate

HP: Zelboraf®: Filmtabletten 240 mg

Vismodegib

Chem: Signaltransduktionshemmer

WM: Bindung an SMO („smoothened")-Transmembranprotein → Hemmung des Hedgehog-Signaltransduktionsweges → Hemmung der GLI-Transkriptionsfaktoren und der Hedgehog-Zielgene → Hemmung der Proliferation von Basalzellkarzinom-Zellen

PK:
- *Kinetik:* orale Bioverfügbarkeit 32 %, Plasmaproteinbindung > 99 %, terminale t½ 12 d
- *Metabolismus:* hepatischer Abbau über CYP3A4/5 und CYP2C9, Oxidierung, Glukuronidierung, hepatobiliäre Exkretion

NW:
- *Gastrointestinaltrakt:* Übelkeit, Erbrechen, Diarrhoe, Obstipation, abdominale Schmerzen, Appetitlosigkeit
- *Leber:* transienter Transaminasenanstieg
- *Nervensystem:* Kopfschmerzen, Dysgeusie
- *Haut:* Ausschlag, Pruritus, Alopezie
- *Sonstiges:* Fatigue, Erschöpfung, Gewichtsverlust, Arthralgie, Myalgie, Schmerzen

WW: gleichzeitige Anwendung von starken CYP3A4-Induktoren (Dexamethason, Phenytoin, Carbamazepin, Rifampicin, Phenobarbital, Johanniskrautextrakte) vermeiden

KI: Überempfindlichkeit, Schwangerschaft, Stillzeit, Kinder, Jugendliche

Th: *Zugelassene Indikation:* Basalzellkarzinom, fortgeschritten oder metastasiert

Dosierung
- 150 mg p.o., einmal täglich
- ***CAVE:*** Vismodegib ist teratogen und embryotoxisch und kann schwere fötale Schäden verursachen. Teilnahme am Erivedge-Schwangerschaftsverhütungs-Programm ist zwingend.

HP: Erivedge®: Hartkapseln 150 mg

Vorinostat (Suberoylanilide Hydroxamic Acid, SAHA)

Chem:	Histon-Deacetylase (HDAC)-Inhibitor

WM:	Hemmung der Histon-Deacetylasen HDAC1, 2, 3 und 6 → Akkumulation acetylierter Histone → Zellzyklus-Arrest und/oder Apoptoseinduktion in transformierten Zellen. Genauer Mechanismus ist nicht abschließend geklärt.
PK:	• *Kinetik:* Orale Bioverfügbarkeit > 80 %; initiale t½ 2 h, terminale t½ 2 h • *Metabolismus:* hepatischer Abbau (Glukuronidierung, Oxidation), fäkale Exkretion
NW:	• *Knochenmark:* Anämie, Thrombopenie • *Herz/Kreislauf:* QTc-Verlängerung, thromboembolische Ereignisse • *Lunge:* Dyspnoe, Husten, Pneumonie, Atemwegsinfekte • *Gastrointestinaltrakt:* Übelkeit, Erbrechen, Diarrhoe, Appetitlosigkeit, Obstipation, gastrointestinale Blutungen • *Leber:* Hyperglykämie • *Niere:* Kreatininerhöhung, Proteinurie, Elektrolytveränderungen • *Haut:* Alopezie, Pruritus, Dermatitis • *Nervensystem:* Schwindel, Kopfschmerzen, Dysgeusie • *Sonstiges:* Müdigkeit, Leistungsminderung, Fieber, Muskelkrämpfe, Gewichtsverlust, periphere Ödeme
WW:	bei Gabe von Antikoagulanzien auf Cumarinbasis: regelmäßige INR-Kontrollen
KI:	Überempfindlichkeit, Schwangerschaft, Stillzeit
Th:	*Zugelassene Indikation:* kutane T-Zell-Lymphome (USA) *Dosierung und Applikation* • 400 mg/d p.o., einmal täglich, mit einer Mahlzeit • Dosismodifikation ☞ Kap. 3.8.1, Interaktionen ☞ Kap. 3.8.2, Inkompatibilität ☞ Kap. 3.8.3, Stabilität ☞ Kap. 3.10 • **VOR THERAPIE:** Blutbild, Elektrolyte, Glukose, Leber-/Nierenfunktion, EKG • **CAVE:** unter Therapie Überwachung von Blutbild, Elektrolyten, Glukose, Kreatinin, EKG
HP:	Zolinza®: Kapseln 100 mg (in Deutschland nicht zugelassen)

3.7 Nebenwirkungen medikamentöser Tumortherapien

H. Henß, D.P. Berger

Def: Jede antineoplastische Pharmakotherapie birgt das Risiko unerwünschter Wirkungen, die für den Patienten lebensbedrohlich sein können. Es sind deshalb allgemeine Therapierichtlinien und spezielle Vorsichtsmaßnahmen für einzelne Präparate zu beachten.

Meth: Die in den Tabellen aufgeführten Maßnahmen sind vor bzw. während antineoplastischer Therapie obligat. Die Auflistung kann jedoch nicht für alle Einzelfälle als vollständig betrachtet werden. In Abhängigkeit vom Zustand des Patienten und der Erkrankungssituation können zusätzliche Maßnahmen indiziert sein.

Empfohlene Maßnahmen/Kontrolluntersuchungen bei Zytostatikatherapie

Verbindung	Maßnahmen/Untersuchungen
alle Zytostatika	Anamnese, klinische Untersuchung. Therapie nur nach eingehender Aufklärung und schriftlichem Einverständnis des Patienten (☞ Kap. 1.12). Information über Kryokonservierung von Keimzellen (☞ Kap. 4.11) sowie evtl. notwendige supportive Verfahren (Transfusionstherapie, Antiemese etc.). Blutbild, Leber-/Nierenfunktion, Entzündungsparameter
Anthrazykline, Amsacrin, Mitoxantron, Pixantron	EKG, kardiale Abklärung. Bei Verdacht auf kardiale Erkrankungen/Herzinsuffizienz: Echokardiografie oder Radionuklid-Ventrikulografie
Arsentrioxid	EKG (Ausschluss QT-Zeit-Verlängerung), Gerinnung
Asparaginase	Blutzucker, Lipase, Gerinnungsstatus, Neurostatus, Testdosis zum Ausschluss von Hypersensitivität
Bleomycin, Busulfan, Carmustin, Lomustin, Treosulfan	Lungenfunktion, Röntgen Thorax, ggf. Neurostatus
Cisplatin, Oxaliplatin	Kreatinin-Clearance, Elektrolyte, Neurostatus, ggf. Audiometrie, Flüssigkeitsgabe, osmotische Diurese
Cyclophosphamid, Ifosfamid	Flüssigkeitsgabe, Mesna (Uromitexan®), Alkalisierung
Eribulin	EKG (Ausschluss QT-Zeit-Verlängerung)
Thalidomid, Lenalidomid, Pomalidomid	Programm zur Schwangerschaftsverhütung, Schilddrüsenfunktion
Methotrexat	Kreatinin-Clearance, Ausschluss Aszites und Pleuraerguss, Flüssigkeitsgabe, Alkalisierung, ggf. Leukovorin-Rescue, Methotrexat-Spiegelbestimmung
6-Mercaptopurin	Dosisreduktion bei gleichzeitiger Gabe von Allopurinol
Pemetrexed, Pralatrexat	prophylaktische Gabe von Folsäure und Vitamin B12
Taxane	kardiale Abklärung, Neurostatus, Prämedikation mit Steroiden, H1-/H2-Blocker
Vinca-Alkaloide	Neurostatus, Obstipationsprophylaxe

Empfohlene Maßnahmen/Kontrolluntersuchungen bei „Targeted Therapies"

Verbindung	Maßnahmen/Untersuchungen
alle zielgerichteten Therapien	Anamnese, klinische Untersuchung. Therapie nur nach eingehender Aufklärung und schriftlichem Einverständnis des Patienten, ggf. Aufklärung über embryotoxische/teratogene Wirkungen (☞ Kap. 1.12). Blutbild, Leber-/Nierenfunktion. Sorgfältige Überprüfung des Medikationsplans (wegen Wechselwirkungen, z.B. CYP3A4, CYP2C9). Ggf. molekulare Diagnostik zum Nachweis der Zielstruktur (EGFR, KRAS, BRAF, HER2 etc.)
Buserelin, Goserelin, Leuprorelin	initial kurzfristige Stimulation der Östrogen- und Testosteron-Sekretion, erst danach Hormonblockade → parallele Antiöstrogen-/Antiandrogen-Therapie über initiale 3–4 Wochen
Abarelix, Degarelix	EKG (QT-Zeit-Verlängerung)
Interferon α, Interleukin-2	Schilddrüsenparameter, Blutzucker, ggf. Neurostatus
Alemtuzumab	Infektprophylaxe, Prämedikation (Infusionsreaktionen)
Bevacizumab	Blutdruckkontrolle
Catumaxomab, Cetuximab, Ofatumumab, Panitumumab, Rituximab	Prämedikation (Infusionsreaktionen)
Eculizumab	Impfung gegen Neisseria meningitidis oder Antibiotikaprophylaxe
Trastuzumab	EKG, kardiale Abklärung, ggf. Echokardiografie
Bortezomib, Carfilzomib	EKG, Röntgen-Thorax, ggf. Lungenfunktion, ggf. Neurostatus
Dabrafenib, Vemurafenib	dermatologischer Status, ophthalmologische Untersuchung
Lapatinib, Afatinib, Ponatinib, Sunitinib, Trametinib	EKG, kardiale Abklärung, ggf. Echokardiografie
Nilotinib, Pazopanib, Romidepsin, Vandetanib, Vemurafenib	EKG (Ausschluss QT-Verlängerung), Elektrolyte, Korrektur bei Hypokaliämie/Hypomagnesiämie)
Tretinoin	Gerinnungsstatus, Blutungsprophylaxe, Überwachung
Vismodegib	Programm zur Schwangerschaftsverhütung

Zu spezifischen Organtoxizitäten ☞ Kap. 3.7.1 bis 3.7.6

Lit:
1. Dienstmann R, Brana I, Rodon J et al. Toxicity as a biomarker of efficacy of molecular targeted therapies: focus on EGFR and VEGF inhibiting anticancer drugs. Oncologist 2011;16:1729–1740.
2. Dy GK, Adjei AA. Understanding, recognizing and managing toxicities of targeted anticancer therapies. CA Cancer J Clin 2013;63:247–279.
3. Lotfi-Jam K, Carey M, Jefford M et al. Non-pharmacologic strategies for managing common chemotherapy adverse effects: a systematic review. J Clin Oncol 2008;26:5618–5629.
4. Monzo M, Navarro A. Genotypes and chemotherapy toxicity. Pharmacogenomics 2009;10:335–338.
5. Morgan C, Tillett T, Baybrooke J et al. Management of uncommon chemotherapy-induced emergencies. Lancet Oncol 2011;12:806–814.
6. Takemura R, Hamamoto Y. Side effects of molecularly targeted drugs and their molecular mechanisms. J Health Science 2009;55:338–346.
7. Wollmer E, Neubauer A. Nebenwirkungen der medikamentösen Tumortherapie. Internist 2011;52:1429–1446.

Web:
1. www.rote-liste.de — Rote Liste
2. www.gelbe-liste.de — Gelbe Liste, Pharmindex
3. www.fachinfo.de — Fachinformations-Service
4. www.druginfonet.com — Arzneimittelinformationen
5. www.rxlist.com — Drug Index

3.7.1 Myelosuppression nach antineoplastischer Therapie

D.P. Berger, H. Henß

Def: Beeinträchtigung der Knochenmarkfunktion durch antineoplastische Substanzen

ICD-10: D 61.10 (Anämie), D 69.5 (Thrombopenie), D 70.1 (Neutropenie)

Ep: *Inzidenz*
etwa 80–100 % aller Patienten nach Chemotherapie, häufigste chemotherapiebedingte Nebenwirkung. Ausmaß (Schweregrad, Dauer) abhängig von angewandtem Medikament und zusätzlichen Risikofaktoren. Geringere Inzidenz bei Hormontherapie, Antikörpertherapie und bei spezifischen Inhibitoren („targeted therapies")

Risikofaktoren
- präexistente hämatologische Erkrankung (akute Leukämien, aplastische Anämie)
- Alter (verminderte Knochenmarksreserve, altersabhängig)
- vorhergehende Chemotherapie oder Bestrahlung, kumulative Dosen
- Art und Dosis der Chemotherapie: besonderes Risiko bei Hochdosistherapien
- gleichzeitige oder vorherige Gabe myelotoxischer Medikamente (z.B. Thyreostatika, Antiphlogistika)

Pg: *Mechanismen*
- direkte toxische Schädigung der hämatopoetischen Progenitor-Zellen gemäß Wirkmechanismus der verwendeten Verbindungen (Zytostatika ☞ Kap. 3.2)
- immunoallergisch (z.B. Oxaliplatin)
- indirekte Schädigung (z.B. Anämie durch Nierenschädigung bei Cisplatin)
- Arzneimittelinteraktionen: verminderte Elimination → erhöhte Toxizität (☞ Kap. 3.8.2)

Path: *Manifestation*
- Anämie, Leukopenie, Neutropenie, Granulozytopenie, Thrombopenie, Lymphopenie. Je nach Mechanismus/Auslöser können einzelne Zellreihen oder die komplette Hämatopoese (Panzytopenie) betroffen sein.
- Dynamik entsprechend der Lebensdauer von Granulozyten/Thrombozyten/Erythrozyten (☞ Kap. 1.3): initial Neutropenie und Thromboyztopenie (in der Regel nach 8–10 Tagen, in Einzelfällen später); Anämie meist erst nach mehreren Wochen bzw. Therapiezyklen

Auftreten, Dauer und Schweregrad der Myelosuppression unterscheiden sich je nach eingesetzten Verbindungen:
- milde bis keine Myelosuppression: Bleomycin, Vincristin, Hormontherapie, Antikörpertherapie, „targeted therapies"
- mäßige Myelosuppression, meist reversibel vor dem nächsten Therapiezyklus: Anthrazykline, Oxazophosphorine, Camptothecine, Podophyllotoxine
- schwere, zum Teil irreversible Myelosuppression: Alkylantien (Busulfan, Nitrosoharnstoffe), Mitomycin C, Mitoxantron
- protrahierter Verlauf nach Gabe von Nitrosoharnstoffen, Mitomycin C

Klass: Ausmaß bzw. Stadieneinteilung der Toxizität nach NCI CTCAE (☞ Kap. 1.10)

Sy: *Abhängig von Dauer und Art der Schädigung*
- Neutropenie: Fieber, Infektneigung, febrile Neutropenie (☞ Kap. 4.2)
- Anämie: Müdigkeit, Leistungsminderung, Blässe
- Thrombozytopenie: Petechien, erhöhte Blutungsneigung

Pharmakotherapie Myelosuppression nach antineoplastischer Therapie 3.7.1

Dg: *Anamnese, Klinik*
- Anamnese mit Symptombeginn, vorbestehende hämatologische Erkrankungen
- Abklärung vorheriger Chemotherapie/Bestrahlung, Medikamentenanamnese

Labor
- Blutbild, Differenzialblutbild, Retikulozyten, Haptoglobin, Serumeisen, Ferritin
- LDH, Leberfunktionsparameter, Urinstatus

Histologie
in Einzelfällen Knochenmarkbiopsie
CAVE: invasive Maßnahme, nur bei gezielter Fragestellung (z.B. Abklärung Myelosuppression vs. Knochenmarkinfiltration durch Grunderkrankung). Blutungsrisiko bei schwerer Thrombopenie

Bildgebung
Sonografie Milz, Niere

DD:
- Vorbestehende Knochenmarksschädigung
- Knochenmarkinfiltration durch maligne Grunderkrankung
- myelodysplastisches Syndrom nach längerer Chemotherapie (☞ Kap. 7.2)
- Myelosuppression durch andere Medikamente (Thyreostatika, Anxiolytika)

Th: *Therapeutische Grundsätze*
1. bei myelosuppressiver Therapie in der Regel Erholung der Hämatopoese vor Beginn des nächsten Therapiezyklus abwarten
2. ggf. Einsatz hämatopoetischer Wachstumsfaktoren (☞ Kap. 4.3)
3. bei schwerer Anämie ggf. Erythrozytenkonzentrate; bei schwerer Thrombozytopenie ggf. Gabe von Thrombozytenkonzentraten
4. bei febriler Neutropenie Antibiotika (☞ Kap. 4.2)
5. *Prophylaxe* ist wichtig:
   – vor Therapie Risikoevaluation
   – supportive Therapie (Wachstumsfaktoren, Antibiotika)
   – ggf. Dosisreduktion oder Verzögerung des nächsten Therapiezyklus, insbesondere bei palliativem Therapieansatz (Dosisanpassung bei eingeschränkter Knochenmarkfunktion ☞ Kap. 3.8.1)

Prg: *Prognose zytostatikainduzierter Myelosuppression*
Bei myelosuppressivem Therapieansatz reversibel; bei schweren Stammzellschäden (bzw. myeloablativer Therapie) anhaltende Aplasie

Na: Im Rahmen der Nachsorge regelmäßige Kontrolle der Hämatopoese

Lit:
1. Carey PJ. Drug-induced myelosuppression. Diagnosis and management. Drug Safety 2003;26: 691–706.
2. Chan A, Verma S, Loibl S et al. Reporting of myelotoxicity associated with emerging regimens for the treatment of selected solid tumors. Crit Rev Oncol Haematol 2012;81:136–150.
3. Crawford J, Caserta C, Roila F. Hematopoietic growth factors: ESMO Clinical Practice Guidelines for the applications. Ann Oncol 2010;21(Suppl 5):v248–v251.
4. Moreau M, Klastersky J, Schwarzbold A et al. A general chemotherapy myelotoxicity score to predict febrile neutropenia in hematological malignancies. Ann Oncol 2009;20:513–519.

Web:
1. www.onkosupport.de — AG Supportive Maßnahmen Onkologie
2. www.asco.org — American Society of Clinical Oncology
3. www.chemocare.com — Chemocare.com
4. www.mascc.org — Multinational Association Supportive Care Cancer
5. www.rote-liste.de — Rote Liste, Arzneimittelinformation

3.7.2 Kardiotoxizität nach antineoplastischer Therapie
H. Henß

Def: kardiale Schädigung durch Therapie maligner Erkrankungen

ICD-10: I 42.9, I 50.9, I 20.9

Ep: *Inzidenz*
4–50 % aller Patienten nach Chemotherapie, abhängig von Risikofaktoren

Risikofaktoren
- Alter (sehr alte oder sehr junge Patienten)
- Geschlecht (Frauen > Männer)
- präexistente Erkrankungen (Diabetes, Herzkrankheiten), Rauchen
- Art der Therapie (hohes Risiko z.B. für Anthrazykline und Trastuzumab)
- Dosis und Applikation der Therapie (hohe Dosen, Bolusgabe)
- gleichzeitige oder vorherige Strahlentherapie des Thorax oder Mediastinums

Pg: *Mechanismen*
Je nach verwendeter Substanz werden unterschiedliche Mechanismen diskutiert:
- oxidativer Stress: myokardiale Schädigung durch freie Radikale bei Umwandlung von Anthrazyklinen in Anthrazyklin-Semichinonkomplexe
- Einfluss von Anthrazyklinen auf Kalziumhaushalt → Änderung des mitochondrialen Kalziumtransports → Gewebeschädigung
- Wirkung auf Ionenkanäle (z.B. hERG-Kanal) durch niedrigmolekulare Verbindungen → Störung des Kaliumtransports → QT-Verlängerung, Arrhythmien, Torsade-de-pointes
- metabolische Mechanismen: Lipidperoxidation an der Mitochondrienmembran der Kardiomyozyten
- Koronarspasmen: z.B. unter Capecitabin bzw. 5-FU
- vermehrte Thrombozytenaggregation unter Cisplatin → Koronarverschluss
- Zerstörung subzellulärer Organellen durch Taxane
- therapieassoziierte Hypertonie, u.a. bei Bevacizumab, Multikinase-Inhibitoren, Langzeit-Steroidtherapie
- Hemmung kardiomyozytärer Reparaturmechanismen durch HER2-Inhibition (Trastuzumab, Lapatinib) → Linksherzinsuffizienz, z.T. reversibel
- Schädigung unter bzw. nach Strahlentherapie

Klass: Ausmaß bzw. Stadieneinteilung der Toxizität nach NCI CTCAE (☞ Kap. 1.10)

Sy: *Manifestationsformen*
- Störungen der Reizleitung → Arrhythmien, QT-Verlängerung, ST-Verlängerung
- myokardiale Schädigung → Herzinsuffizienz, dilatative Kardiomyopathie
- vaskuläre Schädigung → Ischämien/Angina pectoris/Myokardinfarkt; hämorrhagische Myokardnekrose
- (hämorrhagische) Perikarditis, Perikarderguss
- Myokarditis und endomyokardiale Fibrose

Unterscheidung nach Dynamik des Auftretens
- akute Kardiotoxizität (bei Therapieeinleitung): Rhythmusstörungen (supraventrikuläre, seltener ventrikuläre Arrhythmien), Perikarditis (in der Regel reversibel), ischämische Störungen

- Frühtoxizität (unter Therapie): Herzinsuffizienz (je nach Pathogenese zum Teil reversibel), entzündliche oder ischämische Veränderungen (Myokarditis, Angina pectoris, Myokardinfarkt), Arrythmien
- späte/chronische Form (> 1 Jahr nach Therapie): irreversibel, mit Herzinsuffizienz, Arrythmien, Myokardfibrose

Dg: *Anamnese, Klinik*
- Anamnese mit Symptombeginn, kardiale Vorgeschichte
- Frage nach vorheriger Chemotherapie und Strahlentherapie
- klinische Untersuchung

Labor
- Enzyme (CK, LDH), Troponin I (TnI), pro-BNP
- Elektrolyte, Nierenfunktion
- Entzündungsparameter

Kardiologische Diagnostik
- EKG

Bildgebung
- Röntgen Thorax in zwei Ebenen
- kardiologische Bildgebung: Echokardiografie, ggf. Radionuklidventrikulografie, Magnetresonanztomografie/MRT (kardiale Computertomografie qualitativ besser, jedoch höhere Strahlenbelastung)

Histologie
Ggf. Myokardbiopsie (invasive Maßnahme, nur bei gezielter Fragestellung)

DD:
- koronare Herzkrankheit (KHK)
- kardiale Erkrankungen anderer Genese

Th: *Therapeutische Grundsätze*
1. Standardtherapie entsprechend kardialer Störung
2. bei schwerer Kardiomyopathie und langer kompletter Remission der malignen Grunderkrankung: ggf. Herztransplantation erwägen
3. *Prophylaxe ist die wichtigste Maßnahme:*
   - maximale Summendosis bei Anthrazyklinen beachten, regelmäßiges Monitoring vor und nach jeder Anthrazyklintherapie
   - Einsatz liposomaler Anthrazykline (Caelyx®, Myocet®) bei Risikopatienten: liposomale Formulierung mit reduzierter Aufnahme in Herzmuskelgewebe → Kardiotoxizität ↓. Nachteil: deutlich höhere Kosten
   - ACE-Hemmer: kardioprotektiv, unter Enalapril kein Abfall der linksventrikulären Funktion (gegenüber LVEF-Reduktion > 10 % bei 37 % der Patienten in einer Kontrollgruppe)
   - Dexrazoxane: kardioprotektiv, intrazellulärer Chelatbinder mit Verhinderung der eisenabhängigen Radikalbildung; keine Beeinträchtigung der Wirksamkeit von Anthrazyklinen. Gabe 30 min vor Anthrazyklin als 15-minütige Infusion. Zugelassen zum Einsatz mit Anthrazyklinen beim Mammakarzinom

Prg: Die Prognose der manifesten chronischen Kardiomyopathie, insbesondere nach Anthrazyklinen, ist ungünstig. Mortalität 20–50 % innerhalb von 2 Jahren. Valide prognostische Marker sind vor allem Troponin I (nachweisbare Spiegel nach 3 Monaten) und Echokardiografie (Abnahme der myokardialen systolischen longitudinalen Kontraktion, „longitudinal strain")

3.7.2 Kardiotoxizität nach antineoplastischer Therapie — Pharmakotherapie

Na: Nach anthrazyklinhaltiger Therapie auch Jahre später kardiale Komplikationen möglich (Kinder) → regelmäßige Kontrolle. Bei manifester Herzinsuffizienz: symptomatische Therapie

Lit:
1. Carver JR, Shapiro CL, Ng A et al. ASCO clinical evidence review on the ongoing care of adult cancer survivors: cardiac and pulmonary late effects. J Clin Oncol 2007;25:3991–4008.
2. Colombo A, Cipolla C, Beggiato M et al. Cardiac toxicity of anticancer agents. Curr Cardiol Rep 2013;15:362–373.
3. Curigliano G, Cardinale D, Suter T et al. Cardiovascular toxicity induced by chemotherapy, targeted agents and radiotherapy: ESMO Clinical Practice Guidelines. Ann Oncol 2012;23(suppl 7):v155–v166.
4. Eschenhagen T, Force T, Ewer MS et al. Cardiovascular side effects of cancer therapies: a position statement from the Heart Failure Association of the European Society of Cardiology. Eur J Heart Fail 2011;13:1–10.
5. Force T, Krause DS, Van Etten RA. Molecular mechanisms of cardiotoxicity of tyrosine kinase inhibition. Nature Rev Cancer 2007;7:332–344.
6. Gianni L, Hermann EH, Lipshultz SE et al. Anthracycline cardiotoxicity: from bench to bedside. J Clin Oncol 2008;26:3777–3784.
7. Lenihan DJ, Oliva S, Chow EJ et al. Cardiac toxicity in cancer survivors. Cancer 2013;119(11 suppl):2131–2142.
8. Rottlaender D, Reda S, Motloch LJ et al. Neue Tyrosinkinase- und EGFR-Inhibitoren in der Tumortherapie. Herz und Haut als wichtige Schädigungsorgane. Teil A Herz. Internist 2011;52:1245–1255.
9. Sawaya H, Sebag I, Plana JC et al. Early detection and prediction of cardiotoxicity in chemotherapy-treated patients. Am J Cardiol 2011;107:1375–1380.

Web:
1. www.onkosupport.de — AG Supportive Maßnahmen Onkologie
2. www.chemocare.com — Chemocare.com
3. www.rote-liste.de — Rote Liste, Arzneimittelinformationen

Kardiotoxizität von antineoplastischen Verbindungen (1)

Substanz	Risiko	Inzidenz	Maximale kumulative Dosis	Symptome	Bemerkungen
Alemtuzumab	+	15 %	k. A.	Herzinsuffizienz, Arrhythmien, linksventrikuläre Dysfunktion	
Amsacrin	+	1 %	k. A.	Arrythmien, Herzinsuffizienz	Vorsicht bei Hypokaliämie
Arsentrioxid	+++	> 50 %	k. A.	QT↑, AV Block, Torsade de pointes	
Bevacizumab	+	20 %	k. A.	Thromboembolien, Hypertonie, in Einzelfällen Herzinsuffizienz	mit Anthrazyklinen bis zu 35 % Herzinsuffizienz
Capecitabin	+	6 %	k. A.	Koronarspasmen, Angina pectoris	Risiko ↑ bei vorbestehender KHK
Cisplatin	+	1–2 %	k. A.	Tachykardie, Linksschenkelblock, akute Ischämien	Hypertonie, Raynaud-Phänomen möglich
Cyclophosphamid	++	20 %	k. A.	Herzinsuffizienz, Perikarderguss, Tamponade	bei Dosierung > 150 mg/kg
Cytarabin	+	selten	k. A.	Perikarderguss, Tamponade	bei Hochdosistherapie (> 3/m²)
Dasatinib	+	2 %	k. A.	Herzinsuffizienz, Perikarderguss	z.T unter Therapie rückläufig
Doxorubicin	++	30 %	≤550 mg/m²	früh: EKG-Veränderungen, Rhythmusstörungen spät: Kardiomyopathie, Herzinsuffizienz	
Docetaxel	+	0,5 %	k. A.	Arrhythmien, Ischämie-Symptomatik	
Epirubicin	++	20 %	≤900 mg/m²	früh: EKG-Veränderungen, Rhythmusstörungen spät: Kardiomyopathie, Herzinsuffizienz	Anthrazyklin-Kardiotoxizität ↑
Etoposid	+	1–2 %	k. A.	Arrhythmien, Ischämien	
5-Fluorouracil	++	8 %	k. A.	Koronarspasmen, Angina pectoris	Risiko bei Infusion größer, Risiko erhöht bei Einzeldosis > 800 mg/m²

(+) geringes Risiko, + Risiko, ++ deutliches Risiko, +++ erhebliches Risiko, k. A. keine Angabe, KHK koronale Herzkrankheit, ATRA all-trans retinoic acid

3.7.2 Kardiotoxizität nach antineoplastischer Therapie — Pharmakotherapie

Kardiotoxizität von antineoplastischen Verbindungen (2)

Substanz	Risiko	Inzidenz	Maximale kumulative Dosis	Symptome	Bemerkungen
Idarubicin	+	10 %	150 mg/m^2	früh: EKG-Veränderungen, Rhythmusstörungen spät: Kardiomyopathie, Herzinsuffizienz	Kardiotoxizität geringer als bei anderen Anthrazyklinen
Ifosfamid	++	17 %	k. A.	Tachyarrhythmien, Perikarderguss, Herzinsuffizienz	Bei > 12 500 mg/m^2 Einzeldosis
Imatinib	(+)	2 %	k. A.	Ödeme, Abnahme Ejektionsfraktion	i.d.R. asymptomatisch
Lapatinib	(+)	1,6 %	k. A.	Reduktion Ejektionsfraktion	
Mitomycin C	+	10 %	< 80 mg	Herzinsuffizienz, Ischämie	
Mitoxantron	++	3 %	≤160 mg/m^2	Arrhythmien, Herzinsuffizienz	bei Einzeldosen > 30 mg/m^2
Nilotinib	+	1 %	k. A.	QT-Verlängerung, Ödeme, Myokardinfarkt	
Paclitaxel	+	1 %	k. A.	Arrythmien, Bradykardien	Anthrazyklin-Kardiotoxizität ↑
Pazopanib	+	14–40 %	k. A.	Hypertonie, Arrhythmien, Herzinsuffizienz, QT-Verlängerung	
Pentostatin	+	6 %	k. A.	Angina pectoris, Arrythmien, Herzinsuffizienz	
Sorafenib	+	56 %	k. A.	Ischämien, Hypertonie	
Sunitinib	+	44 %	k. A.	Ischämien, Herzinsuffizienz	
Thalidomid	(+)	k. A.	k. A.	Bradykardien	
Trastuzumab	++	7 %	k. A.	LVEF ↓, Herzinsuffizienz	v.a. mit Anthrazyklinen
Tretinoin	+	10 %	k. A.	Perikarderguss, Arrhythmien	im Rahmen des RAS
Vincristin	(+)	10 %	k. A.	Ischämien, Arrhythmien, Kardioneuropathie	
Vinblastin	+	15 %	k. A.	Ischämien, Arrhythmien, Kardioneuropathie	
Vinorelbin	(+)	10 %	k. A.	Ischämien, Arrhythmien, Kardioneuropathie	

(+) geringes Risiko, + Risiko, ++ deutliches Risiko, +++ erhebliches Risiko, k. A. keine Angabe, KHK koronale Herzkrankheit, RAS Retinoid Acid Syndrome

3.7.3 Pulmonale Toxizität nach antineoplastischer Therapie

A. Prasse, H. Henß

Def: Schädigung des Lungengewebes durch eine antineoplastische Therapie. Folgende Kompartimente können betroffen sein:
- Alveolargewebe
- Bronchien
- Pleura
- Pulmonalarterien

ICD-10: J 70 (Lungenkrankheiten durch exogene Substanzen)

Ep: *Inzidenz*
5–15 % der Patienten unter Strahlentherapie, für Zytostatika keine belastbaren Zahlen verfügbar, wahrscheinlich unterschätzt

Einflussfaktoren
- Alter, Geschlecht
- Zigarettenrauchen, Zustand nach Zigarettenrauchen (> 20 pack years)
- genetische Polymorphismen
- präexistente Lungenerkrankungen (Lungenfibrose, COPD)
- Begleitmedikation
- Art und Dosis der antineoplastischen Therapie

Pg: *Meist kombinierte Schädigung durch zelluläre Toxizität und immunologisch vermittelte Toxizität (Entzündungsreaktion).* Die Bildung reaktiver Sauerstoffradikale (oxidativer Stress) ist von zentraler Bedeutung und wird durch verschiedene Faktoren begünstigt (Alter, Zigarettenrauchen, hohe Sauerstoffgabe, Bestrahlung).

Path:
- akute zytotoxische Lungenepithelzell-Schädigung (Alveolar-/Bronchialepithelzellen) → zelluläre Degeneration, Nekrose
- immunologisch vermittelte Reaktionen → entzündliches Zellinfiltrat
- allergische Reaktionen → eosinophilenreiches Zellinfiltrat
- chronische repetitive Lungenschäden → Fibrose
- Gefäßschäden → alveoläre Hämorrhagie
- Pulmonalarterien → pulmonal arterielle Hypertonie meist infolge Venenverschluss-Krankheit (VOD – „veno-occlusive disease")

Klass: Parenchymschädigungen werden unterschieden nach histologischen Kriterien in:
- Bronchiolitis obliterans organisierende Pneumonie (BOOP)
- nicht spezifische interstitielle Pneumonie (NSIP)
- gewöhnliche interstitelle Pneumonie (UIP – Usual Interstitial Pneumonia)
- diffuser Alveolarschaden/DAD (ARDS – Acute Respiratory Distress Syndrome, Lungenödem)
- eosinophile Pneumonie (EP)
- diffuse alveoläre Hämorraghie (DAH, Capillary Leakage)

Sy: *Abhängig von Dauer und Art der Schädigung*
- Husten (in der Regel Reizhusten ohne Auswurf)
- Dyspnoe/Belastungsdyspnoe
- Thoraxschmerzen (nur bei Pleuritis)
- Hämoptysen bei DAH
- Synkopen, Rechtsherzdekompensationszeichen bei pulmonaler Hypertonie

3.7.3 Pulmonale Toxizität nach antineoplastischer Therapie

Dg: *Anamnese, Klinik*
- Anamnese mit Symptombeginn, vorbestehende Lungenerkrankungen, Raucheranamnese
- Medikamentenanamnese, einschließlich vorheriger Chemotherapie

Labor
- Blutbild, Differenzialblutbild (Eosinophilie?)
- LDH, CRP
- ggf. Nachweis einer spezifischen T-Zell-Antwort (Lymphozytenproliferationstest, LPT)
- Immunglobuline, Autoantikörper

Lungenfunktion
- Ganzkörperplethysmografie
- CO-Diffusionskapazität
- Blutgasanalyse
- 6-Minuten-Gehtest, Oxyergometrie

Histologie/Zytologie
- Bronchoskopie mit Bronchoalveolärer Lavage (BAL)
- ggf. transbronchiale Biopsie (invasive Maßnahme, nur bei gezielter Fragestellung)

Bildgebung
- Röntgen-Thorax
- hochauflösendes CT-Thorax (HRCT)
- bei Pleuraerkrankung: Sonografie

DD:
- vorbestehende Lungenerkrankung
- Infektion (Pneumonie/Pleuritis)
- Infiltrat maligner Zellen
- Lungenembolie
- Lungenödem kardialer Genese/Überwässerung

Th: *Therapeutische Grundsätze*
1. Medikament absetzen, frühe Schäden oft reversibel
2. weitere Abklärung (Lungenfunktion, HRCT-Thorax, Bronchoskopie) zumeist erforderlich
3. bei entzündlichen Prozessen und funktionell relevanter Einschränkung initial meist Kortikosteroide, in Abhängigkeit vom Schweregrad der Erkrankung. Engmaschige Kontrollen, auch wenn initial keine Funktionseinschränkung besteht
4. Reexposition vermeiden

Prg: *Prognose zytostatikainduzierter Lungenschäden*
- Frühe Schäden (Alveolitis ohne Fibrose, Pleuritis) können nach Absetzen der toxischen Substanz komplett reversibel sein.
- Chronische Schäden sind in der Regel nur teilreversibel und resultieren in funktionellen Einschränkungen (z. B. Lungenfibrose).

Na: regelmäßige Kontrolle der Lungenfunktionsparameter: Vitalkapazität (VC), Totale Lungenkapazität (TLC), Forcierte Einsekundenkapazität (FEV1), Blutgase (PaO_2, $PaCO_2$), Belastungstests (standardisierter 6-Minuten-Gehtest, Oxyergometrie)

Lit:
1. Camus P, Costabel U. Drug-induced respiratory disease in patients with hematological diseases. Semin Respir Crit Care Med 2005;26:458–481.
2. Limper AH. Chemotherapy-induced lung disease. Clin Chest Med 2004,25:53–64.
3. Min JH, Lee HY, Lim H et al. Drug-induced interstitial lung disease in tyrosine kinase inhibitor therapy for non-small cell lung cancer. Cancer Chemother Pharmacol 2011;68:1099–1109.
4. Myers JL, Limper AH, Swensen SJ. Drug-induced lung disease: a pragmatic classification incorporating HRCT appearances. Semin Respir Crit Care Med 2003;24:445–454.
5. Pichler WJ, Tilch J. The lymphocyte transformation test in the diagnosis of drug hypersensitivity. Allergy 2004;59:809–820.
6. Schnyder B, Pichler WJ. Mechanisms of drug-induced allergy. Mayo Clin Proc 2009;84:268–272.
7. Torrisis JM, Schwartz LH, Gollub MJ. CT findings of chemotherapy-induced toxicity: what radiologists need to know about the clinical and radiological manifestations of chemotherapy toxicity. Radiology 2011;258:41–56.
8. Vahid B, Marik PE. Pulmonary complications of novel antineoplastic agents for solid tumors. Chest 2008;133:528–538.

Web:
1. www.pneumotox.com   Pneumotox Online

3.7.3 Pulmonale Toxizität nach antineoplastischer Therapie

Pulmonale Toxizität antineoplastischer Verbindungen (1)

Substanz	Risiko	Schädigung	Beginn[1]	Klinik	Therapie/Bemerkungen
Bleomycin	+++	BOOP, NSIP, DAD, UIP	Tage bis Wochen	Husten, Dyspnoe	frühzeitig Prednison
Busulfan	++	BOOP, NSIP, DIP, Bronchiolitis	Tage bis Wochen	Husten, Dyspnoe	
Carmustin	++	DAD, NSIP, Pleuritis, VOD	k. A.	Husten, Dyspnoe	
Cetuximab	+	Bronchospasmus	akut	Dyspnoe, Giemen, Brustenge	inhalative antiobstruktive Medikation, Prednison
Chlorambucil	(+)	NSIP, BOOP, EP	k. A.	Husten, Dyspnoe	
Cisplatin	(+)	Bronchospasmus bei Anaphylaxie	k. A.	akute Dyspnoe, Brustenge	
Cytarabin	+	DAD, BOOP, DAH	Tage bis Wochen	Dyspnoe, Hämoptysen	
Dasatanib	+	NSIP, PAH, Pleuritis	k. A.	Husten, Dyspnoe, Synkope, Schmerzen	
Docetaxel	(+)	DAD, BOOP, NSIP, Pleuritis	Tage	Husten, Dyspnoe	
Doxorubicin	(+)	Transientes Lungenödem	k. A.	Thoraxschmerzen	
Erlotinib	+	DAD, BOOP, NSIP	Tage bis Wochen	Fieber, Husten, Dyspnoe	
Etoposid	(+)	BOOP, NSIP, DAD, Anaphylaxie	k. A.	Husten, Dyspnoe, Thoraxschmerzen	
Gefitinib	+	DAD, BOOP, Pleuritis	Tage bis Wochen	Fieber, Husten, Dyspnoe, Thoraxschmerzen	
Gemcitabin	(+)	BOOP, NSIP, DAD, DAH, Anaphylaxie	Wochen bis Monate	Husten, Dyspnoe, Hämoptysen	meist transiente milde Einschränkungen
Fludarabin	(+)	BOOP, EP, DAH	Tage bis Wochen	Husten, Dyspnoe, Hämoptysen	Prednison
Imatinib	(+)	BOOP, DAD, EP, Pleuritis	Wochen	Husten, Dyspnoe	Prednison
Interleukin 2	+	EP	1–2 Tage	Husten, Dyspnoe	Eosinophilie reversibel
Interferon α	+	Sarkoidose	Wochen bis Monate	Husten, Dyspnoe	meist reversibel
Irinotecan	(+)	BOOP, DAD	Tage	Husten, Dyspnoe	Prednison

(+) geringes Risiko, + deutliches Risiko, ++ erhebliches Risiko, +++ sehr erhebliches Risiko, BOOP Bronchiolitis obliterans organisierende Pneumonie, DAD Diffuse Alveolar Damage, DAH Diffuse Alveoläre Hämorrhagie, EP Eosinophile Pneumonie, PAH pulmonalarterielle Hypertonie, VOD veno-okklusive Erkrankung, NSIP nicht-spezifische interstitielle Pneumonie, UIP Usual Interstitial Pneumonia, k. A. keine Angabe, [1] Zeitpunkt des Auftretens nach Therapie

Pulmonale Toxizität antineoplastischer Verbindungen (2)

Substanz	Risiko	Schädigung	Beginn[1]	Klinik	Therapie/Bemerkungen
Lapatinib	+	DAD, Pleuritis	Tage bis Wochen	Husten, Dyspnoe, Schmerzen	Prednison
L-Asparaginase	++	Bronchospasmus, Lungenödem	akut, Tage	Dyspnoe, Giemen, Brustenge	inhalative antiobstruktive Medikation, Prednison
Melphalan	(+)	Bronchospasmus, BOOP, NSIP	akut bis Wochen	Husten, Dyspnoe, Giemen	inhalative antiobstruktive Medikation, Prednison
Methotrexat	++	BOOP, NSIP, DAD	Wochen bis Jahre	Husten, Dyspnoe	Prednison. Bei vorbestehender Lungenfibrose z. T. tödlich
Mitomycin C	+	BOOP, NSIP, DAD, PAH, Alveolarproteinose, DAH	Wochen bis Monate	Husten, Dyspnoe	Prednison
Nilutamid	+	DAD, BOOP, NSIP, EP	Tage bis Wochen	Husten, Dyspnoe	Prednison
Ofatumumab	+	Bronchospasmus, DAD, BOOP	akut bis Wochen	Dyspnoe, Husten, Giemen	inhalative antiobstruktive Medikation, Prednison
Oxaliplatin	(+)	Bronchospasmus, DAD, BOOP, NSIP	akut bis Wochen	Husten, Dyspnoe, Giemen	inhalative antiobstruktive Medikation, Prednison
Paclitaxel	(+)	Bronchospasmus, NSIP, EP	akut bis Wochen	Husten, Dyspnoe, Giemen	inhalative antiobstruktive Medikation, Prednison
Panitumumab	+	Bronchospasmus, NSIP (1 %)	akut	Husten, Dyspnoe, Giemen	inhalative antiobstruktive Medikation, Prednison
Rituximab	+	Bronchospasmus, DAD, BOOP	akut bis Wochen	Dyspnoe, Husten, Giemen	inhalative antiobstruktive Medikation, Prednison
Sorafenib	+	DAD, BOOP, NSIP	Tage bis Wochen	Fieber, Husten, Dyspnoe	Prednison
Sunitinib	+	BOOP, DAD	Subakut	Husten, Dyspnoe	Prednison
Topotecan	(+)	BOOP, DAD	Tage bis Wochen	Husten, Dyspnoe	Prednison
Trastuzumab	+	BOOP, DAD	Subakut	Husten, Dyspnoe	Prednison
Vinblastin	+	Bronchospasmus, DAD	akut bis Wochen	Husten, Dyspnoe	inhalative antiobstruktive Medikation, Prednison

(+) geringes Risiko, + Risiko, ++ deutliches Risiko, +++ erhebliches Risiko, BOOP Bronchiolitis obliterans organisierende Pneumonie, DAD Diffuse Alveolar Damage, DAH Diffuse Alveoläre Hämorrhagie, EP Eosinophile Pneumonie, PAH pulmonalarterielle Hypertonie, VOD veno-okklusive Erkrankung, NSIP nicht-spezifische interstitielle Pneumonie, UIP Usual Interstitial Pneumonia, k. A. keine Angabe, [1] Zeitpunkt des Auftretens nach Therapie

3.7.4 Hepatotoxizität nach antineoplastischer Therapie

J. Harder, H. Henß

Def: Schädigung des Lebergewebes im Rahmen einer antineoplastischen Therapie:
- direkte hepatozelluläre Toxizität oder Gallenwegstoxizität
- Verschlechterung einer vorbestehenden Lebererkrankung, inkl. Reaktivierung einer Virushepatitis
- Veränderung von Metabolismus und/oder Exkretion von antineoplastischen Substanzen durch vorbestehende Lebererkrankung → Blut- bzw. Gewebespiegel ↑ → Toxizität ↑

ICD-10: K 71.0–K 71.9

Ep: *Inzidenz*
Bis zu 10 pro 100 000 Patienten haben medikamentenbedingte Leberschäden. Höhere Inzidenz bei Tumorpatienten

Einflussfaktoren
- Alter, Geschlecht
- genetische Polymorphismen
- Ernährungszustand, bei Kachexie Risiko ↑
- präexistente Lebererkrankungen (Hepatitis B/C, nicht-alkoholische Steatohepatitis „NASH", toxische Leberschädigung)
- Medikamente, Alkohol
- Art und Dosis der Chemotherapie

Pg: *Hepatischer Arzneimittelmetabolismus in zwei Phasen*
- *Phase I:* Oxidation, Reduktion oder Hydrolyse lipophiler Moleküle zur Wasserlöslichkeit, überwiegend durch Enzyme der Cytochrom P450 (CYP)-Superfamilie. Bildung aktiver oder inaktiver Metaboliten
- *Phase II:* Bildung leicht ausscheidbarer, nichttoxischer Substanzen, in der Regel durch Konjugation

Hepatischer Arzneimittelmetabolismus

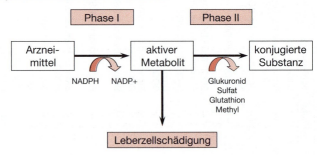

Mechanisms der Hepatotoxizität
- Cytochrom P450 (CYP) Induktion → erhöhte Bioverfügbarkeit
- Inhibition der biliären Exkretion
- Arzneimittelinteraktionen (☞ Kap. 3.8.2)
- Idiosynkrasie
- immunologische Hypersensitivität

Path: *Manifestationsformen*
- akute Leberschädigung: zytotoxisch (Nekrose/Steatose/zelluläre Degeneration), cholestatisch oder gemischte Formen
- chronische Leberschäden: Fibrose, Zirrhose
- Gefäßschäden: veno-okklusive Erkrankung „VOD"
- immunologisch vermittelte Reaktionen

Klass: Ausmaß bzw. Stadieneinteilung der Toxizität nach NCI CTCAE (☞ Kap. 1.10)

Sy: *Abhängig von Dauer und Art der Schädigung*
- Abgeschlagenheit, Völlegefühl
- Cholestase, Ikterus
- Exanthem bei Hypersensitivitätsreaktionen

Dg: *Anamnese, Klinik*
- Anamnese mit Symptombeginn, vorbestehende Lebererkrankungen, Alkoholkonsum
- Medikamentenanamnese, einschließlich vorheriger Chemotherapie
- klinische Untersuchung, einschließlich Leberstatus, Cholestasezeichen

Labor
- Cholestase-Parameter (Bilirubin direkt/indirekt, AP, γGT)
- Transaminasen; insbesondere Erhöhung ≥3 × Normalwert
- Syntheseparameter: Quick, Albumin
- Hepatitisserologie, Immunglobuline, Autoantikörper

Histologie
ggf. Leberbiopsie (invasive Maßnahme, nur bei gezielter Fragestellung)

Bildgebung
- Sonografie Leber, Gallenwege
- MRT Abdomen

DD:
- vorbestehende Lebererkrankungen, Virusreaktivierung
- Lebermetastasen
- Pfortaderthrombose
- paraneoplastische Syndrome (Stauffer-Syndrom ☞ Kap. 8.13)

Th: *Therapeutische Grundsätze*
1. Medikamente absetzen, frühe Schäden oft reversibel
2. bei leichten Transaminasenerhöhungen oft keine spezielle Therapie erforderlich
3. bei immunologischen Reaktionen Reexposition vermeiden
4. Prophylaxe ist die wichtigste Maßnahme:
   - vor Therapie Leberfunktionsparameter evaluieren
   - supportive Therapie
   - Dosisreduktion (Dosisanpassung bei eingeschränkter Leberfunktion ☞ Kap. 3.8.1)

3.7.4 Hepatotoxizität nach antineoplastischer Therapie — Pharmakotherapie

Prg: *Prognose zytostatikainduzierter Leberschäden*
- frühe Schäden nach Absetzen der toxischen Substanz oft reversibel
- chronische Schäden in der Regel irreversibel (z.B. chronische Hepatitis, Zirrhose)
- „Hy's Law": Medikamenten-induzierte Leberschäden (DILI, drug-induced liver injury) mit deutlichem Transaminasenanstieg (> 3 × oberer Normwert) und erhöhtem Bilirubin (> 2 × oberer Normwert) haben eine ungünstige Prognose, mit Mortalitätsraten von 10–50 %.

Na: regelmäßige Kontrolle der Leberfunktionsparameter

Lit:
1. Chun YS, Laurent A, Maru D et al. Management of chemotherapy-associated hepatotoxicity in colorectal liver metastases. Lancet Oncol 2009;10:278–286.
2. Field KM, Michael M. Liver Function in oncology: towards safer chemotherapy use. Lancet Oncol 2008;1181–1190.
3. Kandutsch S, Klinger M, Hacker S et al. Patterns of hepatotoxicity after chemotherapy for colorectal cancer liver metastases. Eur J Surg Oncol 2008;34:1231–1236.
4. Senior JR. Monitoring for hepatotoxicity: what is the predictive value of liver "function" tests? Clin Pharmacol Ther 2009;85:331–334.
5. Stine JG, Lewis JH. Drug-induced liver injury. Exp Opin Drug Metab Toxicol 2011;7:875–890.

Web:
1. www.onkosupport.de — AG Supportive Maßnahmen Onkologie
2. www.chemocare.com — Chemocare.com
3. www.mascc.org — Multinational Association Support Care Cancer

Hepatotoxizität von antineoplastischen Verbindungen (1)

Substanz	Risiko	Schädigung	Beginn nach Therapie	Klinik	Therapie/Bemerkungen
Actinomycin D	+	k. A.	k. A.	Transaminasen ↑	Recall-Reaktion nach Bestrahlung
L-Asparaginase	++	Proteinsynthesestörung durch Asparagin-Depletion	akut	Transaminasen ↑, Bilirubin ↑, AP ↑	unter Umständen Hyperammoniämie, Pankreatitis und Hyperglykämie; nach PEG-Asparaginase seltener
Bevacizumab	(+)	Endothelschäden	k. A.	Ikterus	nur bei Kombinationstherapien beobachtet
Busulfan	+	Endothelschäden	10–50 d	VOD	nach HD-Busulfan
Carboplatin	(+)	unspezifisch	k. A.	Transaminasen ↑	in seltenen Fällen akutes Leberversagen
Carmustin	++	k. A.	k. A.	Transaminasen ↑	bei HD-Therapie Risiko für VOD
Chlorambucil	(+)	unspezifisch	k. A.	Ikterus, Transaminasen ↑	ursächliche Rolle umstritten
Cisplatin	(+)	unspezifisch	k. A.	Transaminasen ↑	
Cytarabin	+	fokale Nekrosen, Portalfeldfibrose	Tage – Wochen	Cholestase, Ikterus	insbesondere bei HD-Cytarabin, meist reversibel, selten schwerwiegend
Dacarbazin	+	allergievermittelte Endothelschäden	Tage	(atypische) VOD	vereinzelt Todesfälle beschrieben
Docetaxel	(+)	unspezifisch	Tage	Transaminasen ↑	meist reversibel
Doxorubicin	(+)	Idiosynkrasie	k. A.	Transaminasen ↑	
Fludarabin	(+)	unspezifisch	k. A.	Transaminasen ↑	
Gemcitabin	(+)	unspezifisch	k. A.	Transaminasen ↑	
Imatinib	(+)	unspezifisch	chronisch	Ikterus	in Einzelfällen akutes Leberversagen
Interleukin-2	+	Hypoxie der Kupffer-Zellen, sinusoidale Perfusion gestört	1–2 d	Cholestase, Transaminasen ↑	meist reversibel
Interferon α	+	unspezifisch	Tage – Wochen	Transaminasen ↑	unter Umständen Reaktivierung einer unerkannten Autoimmunhepatitis
Irinotecan	(+)	Endothelschäden	Tage	Transaminasen ↑	

(+) geringes Risiko, + Risiko, ++ deutliches Risiko, +++ erhebliches Risiko, HD Hochdosis, k. A. keine Angabe, VOD venookklusive Erkrankung

3.7.4 Hepatotoxizität nach antineoplastischer Therapie

Hepatotoxizität von antineoplastischen Verbindungen (2)

Substanz	Risiko	Schädigung	Beginn nach Therapie	Klinik	Therapie/Bemerkungen
Ixabepilon	(+)	unspezifisch	Tage	Transaminasen ↑	
Lapatinib	+	unspezifisch	Tage – Wochen	Transaminasen ↑, Bilirubin ↑	hohes Risiko bei HLA-DQA1*02:01 Allel
Lomustin	+	unspezifisch	Tage – Monate	Transaminasen ↑, Cholestase	oft nicht reversibel
Paclitaxel	(+)	unspezifisch	Tage	Transaminasen ↑	
Melphalan	(+)	Portalfibrose, Cholestase	Tage – Wochen	Transaminasen ↑	bei Leberperfusion u.U. VOD
Mercaptopurin	+	Leberzellnekrosen, Gallengangsthromben	Tage	Transaminasen ↑, Ikterus	
Methotrexat	+	Fibrose, unspezifische Leberschädigung	Wochen – Monate	Transaminasen ↑, Leberfibrose bis zur Zirrhose	bei hochdosierter Therapie: Folsäureprophylaxe und Urin-alkalisierung, ggf. Carboxypeptidase; meist reversibel
Mitomycin C	(+)	unspezifisch	k. A.	Transaminasen ↑	nur vereinzelte Fallberichte
Mitoxantron	(+)	unspezifisch	Tage – Wochen	Transaminasen ↑	geringer als bei Doxorubicin
Oxaliplatin	(+)	unspezifisch	k. A.	Transaminasen ↑	ein Fall von tödlichem Leberversagen bekannt
Pemetrexed	+	k. A.	Tage – Wochen	Transaminasen ↑	
Procarbazin	+	granulomatöse Hepatitis	Wochen – Monate	Transaminasen ↑	
Sunitinib	(+)	k. A.	k. A.	Transaminasen ↑	
6-Thioguanin	(+)	Endothelschäden	k. A.	Ikterus	seltene Fälle von VOD
Topotecan	+	unspezifisch	Tage	Transaminasen ↑, Fieber, Ikterus, Anämie	
Trastuzumab	+	Hypersensitivität	subakut	Hepatitis, Aszites	
Vinblastin	+	k. A.	Wochen – Monate	Transaminasen ↑	

(+) geringes Risiko, + Risiko, ++ deutliches Risiko, +++ erhebliches Risiko, HD Hochdosis, k. A. keine Angabe, VOD venookklusive Erkrankung

3.7.5 Nephrotoxizität nach antineoplastischer Therapie

K.G. Fischer, H. Henß

Def: Schädigung der Nierenfunktion durch antineoplastische Substanzen
- akutes oder protrahiertes Nierenversagen → prärenal, intrarenal, postrenal
- chronische Niereninsuffizienz

ICD-10: N 14.1, N 14.2

Ep: *Inzidenz*
7 % bis zu > 60 % aller Patienten nach Chemotherapie, abhängig von Risikofaktoren

Risikofaktoren
- präexistente Nierenschädigung (Diabetes, Hypertonie), Rauchen
- Hypovolämie
- Chemotherapie (hohes Risiko bei Cisplatin, Nitrosoharnstoffen)
- Tumor-Lyse-Syndrom (☞ Kap. 9.5)
- gleichzeitige oder vorherige Gabe nephrotoxischer Medikamente (Antiphlogistika, Aminoglykosid-Antibiotika)

Pg: *Mechanismen*
- vaskuläre Schäden (mikroangiopathische Läsionen)
- glomeruläre Schädigung (immunologisch/interstitiell)
- proximaler Tubulusschaden durch Akrolein und Chloracetat (Oxazaphosphorine)
- direkte toxische Schädigung des distalen Tubulus
- renale Hypoperfusion (Gefäßverschluss, Capillary-Leak-Syndrom)

Angriffspunkte nephrotoxischer Substanzen

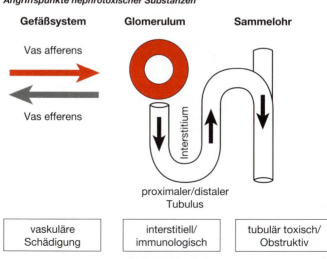

3.7.5 Nephrotoxizität nach antineoplastischer Therapie — Pharmakotherapie

Path: *Manifestationsformen*
- akutes oder protrahiertes Nierenversagen
- Hypomagnesiämie
- renale tubuläre Azidose
- Hämolytisch-Urämisches Syndrom
- Proteinurie

Klass: Ausmaß bzw. Stadieneinteilung der Toxizität nach NCI CTCAE (☞ Kap. 1.10)

Sy: *Abhängig von Dauer und Art der Schädigung*
- Dysurie
- Fieber
- Exantheme
- Anämie
- Ödeme

Dg: *Anamnese, Klinik*
- Anamnese mit Symptombeginn, vorbestehende Nierenschädigungen
- Medikamentenanamnese, einschließlich vorheriger Chemotherapie
- klinische Untersuchung: Urämiezeichen, Ödeme, Haut

Labor
- Retentionswerte (Kreatinin im Serum, Harnstoff, Harnsäure)
- Kreatinin-Clearance
- Elektrolyte (mit Magnesium)
- Urinstatus, Urinsediment, Urinosmolarität

Histologie
ggf. Nierenbiopsie (invasive Maßnahme, nur bei gezielter Fragestellung)

Bildgebung
- Sonografie Nieren, ableitende Harnwege
- ggf. Nierenfunktionsszintigramm
- ggf. ^{51}Cr-EDTA-Clearance

DD:
- vorbestehende Nierenkrankheiten
- tumorinduziertes Nierenversagen (Tumorlyse, tumorbedingte Obstruktion)

Th: *Therapeutische Grundsätze*
1. Medikamente absetzen, frühe Schäden oft reversibel
2. bei thrombotischer Mikroangiopathie: Plasmapherese
3. ggf. Dialyse
4. Prophylaxe ist die wichtigste Maßnahme:
   - vor Therapie Nierenfunktionsevaluation (Clearance etc.)
   - supportive Therapie (ausreichende Flüssigkeitsgabe, ggf. Alkalisierung, ggf. Diuretika, forcierte Diurese bei Cisplatin, Mesna bei Oxazaphosphorinen)
   - Dosisreduktion (Dosisanpassung bei eingeschränkter Nierenfunktion ☞ Kap. 3.8)

Prg: *Prognose zytostatikainduzierter Nierenschäden*
- frühe Schäden nach Absetzen der toxischen Substanz oft reversibel
- protrahierte bzw. chronische Schäden in der Regel irreversibel; unter Umständen dauerhafte Dialyse

Na: regelmäßige Kontrolle der Nierenfunktion

Pharmakotherapie · Nephrotoxizität nach antineoplastischer Therapie 3.7.5

Lit:
1. Aapro M, Launay-Vacher V. Importance of monitoring renal function in patients with cancer. Cancr Treatm Rev 2012;38:235–240.
2. Kelly RJ, Billemont B, Rixe O. Renal toxicity of targeted therapies. Target Oncol 2009;4:121–133.
3. Launay-Vacher V, Rey JB, Isnard-Bagnis C et al. Prevention of cisplatin nephrotoxicity: state of the art and recommendations from the European Society of Clinical Pharmacy Special Interest Group on Cancer Care. Cancer Chemother Pharmacol 2008;61:903–909.
4. Nolin TD, Himmelfarb J. Mechanisms of drug-induced nephrotoxicity. Handb Exp Pharmacol 2010;196:111–130.
5. Perazella MA, Moeckel GW. Nephrotoxicity from chemotherapeutic agents: clinical manifestations, pathobiology, and prevention/therapy. Semin Nephrol 2010;30:570–581.
6. Skinner R. Nephrotoxicity – what do we know and what don't we know? Pediatr Hematol Oncol 2011;33:128–134.
7. Widemann BC, Adamson PC. Understanding and managing methotrexate nephrotoxicity. Oncologist 2006;11:694–703.

Web:
1. www.onkosupport.de — AG Supportive Maßnahmen Onkologie
2. www.chemocare.com — Chemocare
3. www.mascc.org — Multinational Association Support Care Cancer
4. www.dgfn.eu — Deutsche Gesellschaft für Nephrologie

3.7.5 Nephrotoxizität nach antineoplastischer Therapie — Pharmakotherapie

Nephrotoxizität von antineoplastischen Verbindungen (1)

Substanz	Risiko	Schädigung	Beginn[1]	Klinik	Therapie/Bemerkungen
Azacytidin	++	akut tubulär	7–10 d	renale tubuläre Azidose	HCO_3 Substitution, vollständig reversibel
Carboplatin	+	tubulär	5–10 d	Kreatinin ↑, Magnesiumverlust	Substanz absetzen, ggf. Dialyse, teilweise reversibel
Carmustin	++	interstitielle Fibrose, Glomeruläre Sklerose	Monate bis Jahre	Proteinurie, Chronische Niereninsuffizienz	Dialyse, oft nicht reversibel; kumulative Dosis auf 1 200 mg/m² begrenzen
Cisplatin	+++	akut tubulär	dosisabhängig	Kreatinin ↑, Magnesiumverlust	Prophylaxe durch forcierte Diurese, ggf. Dialyse, teilweise reversibel
Cyclophosphamid	+	toxische Schädigung durch Metaboliten	1–5 d	hämorrhagische Zystitis	Prophylaxe durch Mesna
Gemcitabin	(+)	Mikroangiopathie	1–2 Monate	mikroangiopathische Hämolyse, HUS	Plasmapherese
Ifosfamid	+++	toxische Schädigung durch Metaboliten, tubulär	3–5 d	hämorrhagische Zystitis, iatrogenes Fanconi-Syndrom	Mesna-Prophylaxe, ggf. Dialyse, teilweise reversibel. Fanconi-Syndrom oft erst lange nach Therapie. Kein Schutz durch Mesna bei tubulären Schäden
Interleukin 2	++	prärenal (capillary leak syndrome)	1–2 d	Hypotonie, Oligurie, Proteinurie, Hämaturie, Gewichtszunahme	Flüssigkeitssubstitution, Diurese, ggf. Dopamin in Nierendosis
Interferon α	+	tubulär, interstitielle Nephritis, minimal change Nephropathie	Tage bis Wochen	Proteinurie, Kreatinin ↑, selten Nierenversagen	Interferon absetzen, ggf. Dialyse
Lenalidomid	(+)	Tubulusnekrose	k. A.	akutes Nierenversagen	Gelegentlich Zystitis, Dysurie

(+) geringes Risiko, + deutliches Risiko, ++ erhebliches Risiko, +++ sehr erhebliches Risiko; d Tage, HUS Hämolytisch-urämisches Syndrom, k.A. keine Angabe, TTP Thrombotisch thrombozytopenische Purpura, SIADH Syndrom der inadäquaten ADH-Sekretion, [1] Zeitpunkt des erstmaligen Auftretens nach Therapie

Nephrotoxizität von antineoplastischen Verbindungen (2)

Substanz	Risiko	Schädigung	Zeitpunkt	Klinik	Therapie/Bemerkungen
Lomustin	++	interstitielle Fibrose, glomeruläre Sklerose	Monate bis Jahre	Proteinurie, chronische Niereninsuffizienz	Dialyse, oft nicht reversibel
Methotrexat	+/++	akute tubuläre Nekrose durch intratubuläre Ausfällung	1–2 d (v.a. nach Hochdosistherapie)	Oligurie, Kreatinin ↑	bei Hochdosistherapie: Folsäureprophylaxe und Urinalkalisierung, ggf. Carboxyanhydrase; meist vollständig reversibel
Mitomycin C	++	glomerulär, Endothel; Mikroangiopathie	1 Woche bis 12 Monate	Proteinurie, TTP-HUS,	Plasmapherese, ggf. Dialyse; ungünstige Prognose. Kumulative Dosis auf 60 mg begrenzen
Rituximab	+	Tumorlyse	12–24 h	Tumorlyse-Syndrom	Therapie Tumorlyse (☞ Kap. 9.5)
Sunitinib	+	Chromaturie	k. A.		keine, Grad-3/4-Toxizität
Vincristin	+	ADH-Sekretion ↑	Wochen bis Monate	SIADH, Schwartz-Bartter-Syndrom	unter Umständen Risiko erhöht durch gleichzeitige Itraconazolgabe

(+) geringes Risiko, + Risiko, ++ deutliches Risiko, +++ erhebliches Risiko; d Tage, HUS Hämolytisch-urämisches Syndrom, k. A. keine Angabe, TTP Thrombotisch thrombozytopenische Purpura, SIADH Syndrom der inadäquaten ADH-Sekretion, ↑ Zeitpunkt des erstmaligen Auftretens nach Therapie

3.7.6 Neurotoxizität und Neuropathien nach antineoplastischer Therapie

B. Deschler-Baier, D.P. Berger, H. Henß

Def: therapieinduzierte neurologische Symptome; häufig einhergehend mit deutlicher Einschränkung der Lebensqualität

Ep: *Inzidenz*
- 30–40 % aller Patienten unter Chemotherapie
- erhöhtes Risiko bei Diabetes mellitus, vorbestehenden Neuropathien

Pg: Pathogenetische Mechanismen sind im Detail ungeklärt.

Path: *Therapieinduzierte Neurotoxizität und Neuropathie (akut/chronisch): Formen*
- Neuronopathie: sensibel (Gangliopathie) bzw. motorisch, häufig irreversibel (neuronale Apoptose). Spezifische Form: periphere Neuropathie
- Myelonopathie
- Axonopathie („dying-back type")

Sy:
- distal periphere Neuropathie: Verlust von Vibrationsempfinden/Propriozeption/Reflexen, Muskelschwäche, Kältedysästhesie, brennende Schmerzen, Hyperästhesie
- gestörte (Fein-)Motorik, eingeschränkte Mobilität, Myopathien
- akute und chronische Enzephalopathie, Myelopathie, Arachnoiditis, kognitive Störungen
- zerebelläre Dysfunktion
- Dysfunktion von Hirnnerven
- autonome Dysfunktion
- SIADH („syndrome of inappropriate secretion of antidiuretic hormone")

Klass: Ausmaß bzw. Stadieneinteilung der Toxizität nach NCI CTCAE (☞ Kap. 1.10)

Dg: *Anamnese, Klinik*
- Anamnese, einschließlich Risikofaktoren (Diabetes mellitus)
- klinische Untersuchung, neurologische Untersuchung
- Neuropathie-Score (Sensorik, Symptome und Einschränkungen des täglichen Lebens), Reflexstatus, grobe Kraft, Empfindung, Vibrationsempfinden, Nervenleitgeschwindigkeit (N. suralis und N. peroneus), ggf. Schmerztagebuch, EORTC-QOL-Neurotoxizitäts-Score

Labor
- Routinelabor einschließlich HbA1c, Schilddrüsenwerte
- bei Verdacht auf paraneoplastische Komponente: antineuronale Antikörper

Bildgebung
CT, MRT, nach klinischem Befund und zur Differenzialdiagnose

DD:
- paraneoplastische Syndrome (☞ Kap. 8.13)
- Folgewirkung nach Strahlentherapie
- Nebenwirkung medikamentöser Begleittherapie (z.B. Antibiotika)
- Metastasierung im zentralen oder peripheren Nervensystem, meningeale oder epidurale Tumorinvasion, Nerven(wurzel)einklemmung durch Primärtumor
- Tumorembolie, Infarkt
- metabolische Störungen

Th: Therapieprinzipien

- **Basismaßnahmen:** Krankengymnastik, Ergotherapie, Kälteexposition meiden, Vorsicht vor Verletzungen. Ggf. Dosisintensität reduzieren (siehe Oxaliplatin-Protokolle), Kombination neurotoxischer Substanzen meiden
- **bei kurativer Behandlung:** Prophylaxe oder Therapie der Neuropathie darf den therapeutischen Erfolg nicht in Frage stellen.
- **bei palliativer Behandlung:** neuropathiebedingte Einschränkung der Lebensqualität berücksichtigen

Adäquate klinische Studien zur Prophylaxe und Therapie von therapieinduzierten neurologischen Störungen fehlen weitgehend. Therapieempfehlungen beruhen in der Regel auf nicht randomisierten Studien und Fallserien.

Prophylaktische Ansätze

Indikation	Prophylaxe	Evidenz
Taxol/Carboplatin-Protokolle	Amifostin 740 mg/m² i.v. Vitamin E 300–600 mg/m² p.o.	unzureichend unzureichend
Oxaliplatin-Protokolle	N-Acetylcystein 1 200 mg p.o. Glutamin 2 × 15 mg p.o. Gabapentin 2,7 g/d p.o. Xaliproden Kalzium-/Magnesium-Infusionen	unzureichend unzureichend unzureichend unzureichend unzureichend

Therapeutische Ansätze

Indikation	Therapie	Evidenz
Schmerztherapie bei Polyneuropathie	Paracetamol 1 500–3 000 mg/d Antidepressiva (z.B. Amitriptylin)	gut widersprüchlich
Schmerztherapie bei Plexopathie	Antiepileptika (z.B. Gabapentin, Pregabalin, Carbamazepin)	widersprüchlich
Schmerztherapie	Tramadol ret. 100–400 mg, Morphin retard 20–200 mg	gut
topische Therapie	topische Anwendung von Baclofen, Amitriptylin, Ketamin	unzureichend

Lit:

1. Gutierrez-Gutierrez G, Sereno M, Miralles A et al. Chemotherapy-induced neuropathy: clinical features, diagnosis, prevention and treatment strategies. Clin Transl Oncol 2010;12:81–91.
2. Hodgson KD, Hutchinson AD, Wilson CJ et al. A meta-analysis of the effects of chemotherapy on cognition in patients with cancer. Cancer Treatm Rev 2013;39:297–304.
3. Malik B, Stillman M. Chemotherapy-induced peripheral neuropathy. Curr Neurol Neurosci Rep 2008;8:56–65.
4. Steimann M, Kerschgens C, Barth J. Rehabilitation bei chemotherapieinduzierter Polyneuropathie. Onkologe 2011;17:940–947.
5. Wolf S, Barton D, Kottschade L et al. Chemotherapy-induced peripheral neuropathy: prevention and treatment strategies. Eur J Cancer 2008;44:1507–1515.

Web:

1. www.onkosupport.de — AG Supportive Maßnahmen Onkologie
2. www.chemocare.com — Chemocare.com
3. www.mascc.org — Multinational Association Support Care Cancer
4. www.fachinfo.de — Fachinformations-Service
5. www.ampainsoc.org — American Pain Society

3.7.6 Neurotoxizität und Neuropathien nach antineoplastischer Therapie — Pharmakotherapie

Neurotoxizität von antineoplastischen Verbindungen

Medikament	Dosisabhängigkeit	Klinisches Bild	Besonderheit
Asparaginase	nein	akute Enzephalopathie möglich, Krampfanfälle	
Bortezomib	nicht bekannt	periphere Neuropathien, Dysästhesien, Muskelatrophie	bei bestehender Neuropathie, Diabetes mellitus
Carboplatin	ja	periphere Neuropathie	häufig reversibel
Carmustin	nein	akut oder verzögert, Kopfschmerz, Krampfanfälle	
Chlorambucil	ja	Enzephalopathie, Krampfanfälle	
Cisplatin	ja	periphere Neuropathie, Ototoxizität, Tinnitus	nach Therapie: Zunahme der Beschwerden möglich, langsame Regredienz
Cytarabin	ja	Enzephalopathie, chronische Leukenzephalopathie, akute aseptische Meningitis	dosislimitierend, zerebelläre Symptome z.T. irreversibel
Cyclophosphamid	> 1 g/m²	Halluzinationen, SIADH	selten
Etoposid	bei hohen Dosen	verzögerte periphere Neuropathie	
Fludarabin	ja	Enzephalopathie	selten, reversibel
5-Fluorouracil	ja	subakut-chronisch, zerebelläre Symptome, Krampfanfälle, Stammhirnstörung	meist reversibel
Ifosfamid	ja	Halluzinationen, Somnolenz, psychische Alteration	bei bestehenden Einschränkungen, Arteriosklerose
Interferon	ja	Enzephalopathie, Ototoxizität, Parkinson-Bild	selten persistierend
Lenalidomid	nicht bekannt	Parästhesien, Dysästhesien, Hyperästhesien	niedrigere Inzidenz als Thalidomid
Methotrexat	ja	akute Meningitis, Arachnoiditis, Paraplegie, Enzephalopathie, Spastik, Leukenzephalopathie	je nach Applikation und Dosis: selten bis häufig
Oxaliplatin	ja	periphere Neuropathie, Kältedysästhesie	zunehmend ab kumulativer Dosis > 600 mg/m²
Paclitaxel	ja	akute, periphere (sensorische) und autonome Neuropathie. Akutes Schmerzsyndrom	kumulative Toxizität
Thalidomid	ja	Parästhesien, Dysästhesien, Hyperästhesien	kumulative Toxizität ab 20 g vermutet
Vinca-Alkaloide	ja	periphere Neuropathie (akut/verzögert), Parästhesien, Hyperästhesien, autonome Neuropathie, Hirnnervenausfälle, Enzephalopathien	teilweise reversibel

3.8 Patientenadaptierte Dosierung antineoplastischer Verbindungen

J. Rawluk, B. Lubrich

Def: Patientenindividuelle Dosierung von antineoplastisch wirksamen Verbindungen zur Erzielung optimaler antitumoraler Wirkung bei gleichzeitig vertretbaren Nebenwirkungen. Die Dosierung erfolgt auf Grundlage eines messbaren Parameters, der mit der Wirkung und/oder Nebenwirkung in einem bekannten Zusammenhang steht. Da wichtige pharmakokinetische Parameter (z.B. Leber- und Nierenfunktion) mit der Körperoberfläche korrelieren, hat sich die Dosisberechnung entsprechend der Körperoberfläche für viele Verbindungen etabliert. Alternativ werden manche Substanzen nach individuellem Körpergewicht oder mit einer festen Dosis („fixed dose") eingesetzt.

Meth: *Berechnung der Körperoberfläche*
Zur Abschätzung der Körperoberfläche können verschiedene Formeln angewendet werden; für Erwachsene wird am häufigsten die Formel nach DuBois und DuBois benutzt:

$$\text{Körperoberfläche (m}^2) = \text{Gewicht [kg]}^{0,425} \times \text{Größe [cm]}^{0,725} \times 0{,}007\,184$$

In der Pädiatrie wird in der Regel die Formel nach Mosteller verwendet:

$$\text{Körperoberfläche (m}^2) = (\text{Größe [cm]} \times \text{Gewicht [kg]}/3\,600)^{0,5}$$

Weitere gebräuchliche Methoden zur Ermittlung der Körperoberfläche sind Rechenschieber oder sogenannte Nomogramme (☞ unten).

Einflussfaktoren
- Bei stark übergewichtigen Patienten sollte die Dosisberechnung in der Regel ebenfalls entsprechend der Körperoberfläche erfolgen; allerdings werden für einzelne Verbindungen oder bestimmte Situationen feste Dosierungen empfohlen. Entsprechende Empfehlungen wurden kürzlich in überarbeiteten Richtlinien der American Society of Clinical Oncology veröffentlicht (☞ Kap. 3.8.1).
- Die alleinige und unkritische Verwendung der Körperoberfläche als Grundlage zur Dosisfindung kann nicht uneingeschränkt empfohlen werden. Im Einzelfall müssen weitere patientenspezifische Parameter herangezogen werden. So muss bei Wirkstoffen, die vorwiegend über bestimmte Ausscheidungsorgane eliminiert werden, die Dosis bei eingeschränkter Organfunktion angepasst werden (☞ Kap. 3.8.1).
- Eine zunehmende Rolle spielt die individuelle genetische Prädisposition der arzneimittelmetabolisierenden Enzyme eines Patienten (☞ Kap. 3.8.4). So können genetische Variationen von Cytochrom-P450-Systemen (CYP) zu veränderten pharmakokinetischen Eigenschaften bestimmter antineoplastischer Substanzen führen. Patienten mit verzögertem Arzneimittelabbau („langsame Metabolisierer") sind bei einer Standarddosis gefährdet, durch Akkumulation des Wirkstoffs oder seiner Metaboliten häufiger schwerwiegende Nebenwirkungen zu erleiden, während bei „schnellen Metabolisierern" die Plasmakonzentration des Medikamentes zu niedrig sein kann. Der individuellen Konstitution und Pharmakogenetik eines Patienten soll daher eine individualisierte Dosisanpassung Rechnung tragen.

3.8 Patientenadaptierte Dosierung antineoplastischer Verbindungen — Pharmakotherapie

Meth: *Nomogramm zur Ermittlung der Körperoberfläche bei Erwachsenen*
Zwischen Größe (cm) und Gewicht (kg) wird eine Gerade gezogen – der Schnittpunkt mit der Körperoberflächenskala gibt die Oberfläche in m^2 an.

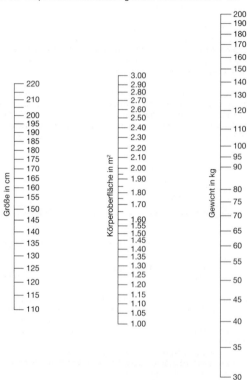

Lit:
1. Griggs JJ, Mangu PB, Anderson H et al. Appropriate chemotherapy dosing for obese adult patients with cancer: ASCO Clinical Practice Guideline. J Clin Oncol 2012;30:1553–1561.
2. Hurria A, Lichtman SM. Clinical pharmacology of cancer therapies in older adults. Br J Cancer 2008;98:517–522.
3. Jaehde U, Kloft C. Zytostatika maßgeschneidert dosieren. Dosis-Individualisierung in der Krebs-Chemotherapie. Pharm unserer Zeit 2006;35:150–156.
4. Mathijssen RHJ, de Jong FA, Loos WJ et al. Flat-fixed dosing versus body surface area based dosing of anticancer drugs in adults: does it make a difference? Oncologist 2007;12:913–923.
5. Mosteller RD. Simplified calculation of body-surface area. N Engl J Med 1987;317:1098.

Web:
1. www.halls.md/body-surface-area/bsa.htm — Body Surface Area Calculator
2. www.globalrph.com/bsa2.cgi — Body Surface Area Calculator

3.8.1 Dosisanpassung antineoplastischer Verbindungen

J. Rawluk, A. Schwehr, B. Lubrich

Def: Anpassung der Dosis antineoplastischer Verbindungen an patientenindividuelle Parameter, insbesondere bei erhöhtem Körpergewicht und eingeschränkter Organfunktion (Knochenmark-, Leber- und Nierenfunktion)

Meth: *Dosierung bei Übergewicht*

Eine generelle Reduzierung der Dosis antineoplastischer Verbindungen bei übergewichtigen Patienten kann nicht empfohlen werden. Bei unklarer Datenlage zum Einsatz hoher Dosen bestimmter Substanzen (bzw. bei Hochdosis-Chemotherapie) sollte allerdings eine rechnerische Korrektur des tatsächlichen Körpergewichtes erwogen werden, z. B. anhand der geschlechtsabhängigen Berechnung des „idealisierten Körpergewichts" (IBW).

Idealisiertes Körpergewicht (IBW)

$$\text{Männer:} \quad \text{IBW} = 50\,\text{kg} + 2{,}3 \times \left(\frac{\text{Größe[cm]}}{2{,}53} - 60 \right)$$

$$\text{Frauen:} \quad \text{IBW} = 45{,}5\,\text{kg} + 2{,}3 \times \left(\frac{\text{Größe[cm]}}{2{,}53} - 60 \right)$$

Die Dosierung nach IBW vernachlässigt jedoch, dass nicht das gesamte „Übergewicht" aus Fettgewebe besteht, weshalb die Verwendung des IBW zu einer Unterschätzung des für die Dosisberechnung relevanten „stoffwechselaktiven" Körpergewichts führen kann. Aus diesem Grund wird in der Regel bei einem Body-Mass-Index (BMI) > 30 (oder wenn das IBW um mehr als 15 kg bzw. 30 % unter dem tatsächlichen Gewicht liegt) das „Angepasste Idealisierte Körpergewicht" (AIBW) verwendet:

$$\text{AIBW} = \text{IBW} + 0{,}4 \times (\text{reales Körpergewicht} - \text{IBW})$$

Die Anwendung des AIBW zur Dosisberechnung empfiehlt sich besonders in der Hochdosis-Chemotherapie mit Busulfan, Carmustin, Cyclophosphamid oder Etoposid(-phosphat).

Dosisanpassung bei Leberfunktionsstörungen

Eingeschränkte Leberfunktion erfordert eine Dosismodifikation für eine Vielzahl antineoplastischer Verbindungen, z. B. zytostatisch wirksame Antibiotika, Vinca-Alkaloide und Podophyllotoxine. Genaue Empfehlungen zur Dosismodifikation sind der nachfolgenden Tabelle zu entnehmen.

Leberfunktionsparameter
- Enzymdiagnostik: Bilirubin, alkalische Phosphatase (AP), Gamma-Glutamyl-Transferase (γGT), GOT, GPT
- Syntheseleistungen: Vitamin-K-abhängige Gerinnungsfaktoren (Quick-Wert)

Dosisanpassung bei Nierenfunktionsstörungen

Bei Patienten mit eingeschränkter Nierenfunktion ist die renale Clearance Grundlage für die Dosisanpassung antineoplastischer Verbindungen. Empfehlungen zur Dosismodifikation bei vorwiegend renal eliminierten Zytostatika, wie z.B. Alkylanzien, Antimetaboliten, Platin-Derivaten und Podophyllotoxinen, werden in der nachfolgenden Tabelle gegeben. Obligat ist die Anpassung der Dosis an die Nierenfunktion bei einer Kreatinin-Clearance ≤ 60 ml/min.

Nierenfunktionsberechnung: Kreatinin-Clearance aus dem Sammelurin
Als Maß für die glomeruläre Filtrationsrate (GFR) dient in der Regel die Kreatinin-Clearance (CL_{KR}), die aus dem 24-h-Sammelurin berechnet wird:

$$CL_{KR}(\text{Sammelurin})(\text{ml/min}) = \frac{\text{Kreatinin}_{\text{Urin}}(\text{mg/dl}) \times \text{Urinvolumen}(\text{ml})}{\text{Kreatinin}_{\text{Serum}}(\text{mg/dl}) \times \text{Zeit}(\text{min})}$$

Abschätzung der Nierenfunktion bei Serum-Kreatinin ≤ 1 mg/dl
Bei stabiler Nierenfunktion kann aus dem Serum-Kreatininwert unter Berücksichtigung von Alter, Körpergewicht und Geschlecht mithilfe einer Formel die aktuelle Nierenfunktion abgeschätzt werden (eGFR). Die Cockcroft-Gault-Formel wird empfohlen, wenn der Serum-Kreatininwert ≤ 1 mg/dl ist.

$$CL_{KR}(\text{Cockcroft-Gault})(\text{ml/min}) = \frac{140 - \text{Alter}(\text{Jahre})}{\text{Kreatinin}_{\text{Serum}}(\mu\text{mol/l})} \times KG(\text{kg}) \times F^*$$

KG: Körpergewicht, F*: geschlechtsspezifischer Korrekturfaktor: Männer 1,0; Frauen 0,85

CAVE: Vorsicht bei der Abschätzung der GFR mithilfe von Formeln bei
- älteren und kachektischen Patienten: Aufgrund einer geringeren Muskelmasse bestehen per se erniedrigte Serum-Kreatininwerte, somit können scheinbar normale Kreatininwerte eine eingeschränkte Nierenfunktion maskieren.
- Erkrankungen, die mit einer raschen Änderung der Nierenfunktion einhergehen
- Therapie mit nephrotoxischen Arzneistoffen

Abschätzung der Nierenfunktion bei Serum-Kreatinin ≥ 1 mg/dl
Zunehmend Beachtung zur Beurteilung der Nierenfunktion findet die „Modification-of-Diet-in-Renal-Disease (MDRD)-Formel", die anhand von Untersuchungen chronisch niereninsuffizienter Patienten entwickelt wurde. Die MDRD-Formel wird empfohlen, wenn der Serum-Kreatininwert ≥ 1 mg/dl ist.

$$eGFR(\text{ml/min}/1{,}73\ m^2) = 175 \times \text{Kreatinin}_{\text{Serum}}(\text{mg/dl})^{-1{,}154} \times \text{Alter}^{-0{,}203} \times F^* \times G^*$$

F*: geschlechtsspezifischer Korrekturfaktor: Männer 1,0; Frauen 0,742
G*: Korrekturfaktor nach Herkunft: nicht-afroamerikanisch 1,0; afroamerikanisch 1,212

Abschätzung der Nierenfunktion bei Einsatz von Carboplatin

Die Dosisberechnung von Carboplatin erfolgt in der Regel nach der glomerulären Filtrationsrate, wobei die GFR nach der Jelliffe-Formel berechnet wird.

$$CL_{KR}(Jelliffe)(ml/min) = \frac{98 - (0{,}8 \times [Alter(Jahre) - 20]) \times Körperoberfläche\,(m^2)}{Kreatinin_{Serum}\,(mg/dl) \times 1{,}73} \times F^*$$

F*: geschlechtsspezifischer Korrekturfaktor: Männer 1,0; Frauen 0,9

Dosierung antineoplastischer Verbindungen bei Dialysepatienten

Richtlinien für die Dosierung von Zytostatika bei Patienten mit dialysepflichtiger Niereninsuffizienz gibt es bisher nicht. Tabelle 2 fasst Literaturempfehlungen zur Dosierung und Applikation verschiedener Zytostatika bei dialysepflichtigen Patienten zusammen. Da den Daten in der Regel nur wenige Einzelanwendungen zugrunde liegen, obliegt die Überprüfung der Angaben dem Anwender.

Lit:
1. Aapro M, Launay-Vaucher V. Importance of monitoring renal function in patients with cancer. Cancer Treatm Rev 2012;38:235–240.
2. Ainsworth NL, Marshall A, Hatcher H et al. Evaluation of glomerular filtration rate estimation by Cockcroft-Gault, Jelliffe, Wright and Modification of Diet in Renal Disease (MDRD) formulae in oncology patients. Ann Oncol 2012;23:1845–1853.
3. Chambers P, Daniels SH, Thompson LC et al. Chemotherapy dose reductions in obese patients with colorectal cancer. Ann Oncol 2012;23:748–753.
4. Griggs JJ, Mangu PB, Anderson H et al. Appropriate chemotherapy dosing for obese adult patients with cancer: ASCO Clinical Practice Guidelines. J Clin Oncol 2012;30:1553–1561.
5. Mathijssen RHJ, de Jong FA, Loos WJ et al. Flat-fixed dosing versus body surface area-based dosing of anticancer drugs in adults: does it make a difference? Oncologist 2007;12:913–923.
6. Schöning T und Kettemann S. Zytostatikatherapie des dialysepflichtigen Patienten. Krankenhauspharmazie 2007;38:236–248.
7. Superfin D, Iannucci AA, Davies AM. Oncologic drugs in patients with organ dysfunction. Oncologist 2007;12:1070–1083.
8. Thompson LA, Lawson AP, Sutphin SD et al. Description of current practices of empiric chemotherapy dose adjustment in obese adult patients. J Oncol Pract 2010;6:141–145.

Web:
1. doseadapt.unibas.ch — Dosisanpassung, Kantonsspital Basel
2. www.dosing.de/Niere/nierebck.htm — Dosisanpassung, UKL Heidelberg
3. nephron.org/cgi-bin/MDRD_GFR/cgi — GFR-Berechnung
4. www.supermagnus.com/med/bmt/index.html — AIBW-Berechnung

3.8.1 Dosisanpassung antineoplastischer Verbindungen — Pharmakotherapie

Empfohlene Dosismodifikationen bei eingeschränkter Organfunktion (1)

Wirkstoff	Dosismodifikation bei Nierenfunktionsstörungen			Dosismodifikation bei Leberfunktionsstörungen		
	Parameter	Grenzwert	Dosis	Bilirubin (mg/dl)	SGOT (IU/l)	Dosis
Aldesleukin	Nierenfunktionsstörungen: relative KI			Leberfunktionsstörungen: relative KI		
Alemtuzumab	vorsichtige Anwendung bei Nierenfunktionsstörungen			vorsichtige Anwendung bei Leberfunktionsstörungen		
Amsacrin	Krea$_{Serum}$ (mg/dl)	> 1,5	75 %	> 2,0	–	75 %
Arsentrioxid	vorsichtige Anwendung bei Nierenfunktionsstörungen			vorsichtige Anwendung bei Leberfunktionsstörungen		
Asparaginase (E. coli)	vorsichtige Anwendung bei Nierenfunktionsstörungen			vorsichtige Anwendung bei Leberfunktionsstörungen		
Asparaginase (Erwinase)	vorsichtige Anwendung bei Nierenfunktionsstörungen			vorsichtige Anwendung bei Leberfunktionsstörungen		
Axitinib	GFR (ml/min)	< 15	relative KI	Child Pugh A: 100 % Child Pugh B: 50 % Child Pugh C: relative KI		
Azacitidin	vorsichtige Anwendung bei Nierenfunktionsstörungen			vorsichtige Anwendung bei Leberfunktionsstörungen		
Azathioprin	GFR (ml/min)	≥ 50 10 bis 50 < 10	100 % 50 % relative KI	vorsichtige Anwendung bei Leberfunktionsstörungen		
Bendamustin	vorsichtige Anwendung bei Nierenfunktionsstörungen GFR (ml/min)	< 30	KI	bei schweren Leberfunktionsstörungen: KI		
Bevacizumab	vorsichtige Anwendung bei Nierenfunktionsstörungen			vorsichtige Anwendung bei Leberfunktionsstörungen		
Bexaroten	vorsichtige Anwendung bei Nierenfunktionsstörungen			vorsichtige Anwendung bei Leberfunktionsstörungen		
Bleomycin	GFR (ml/min)	< 20	50 %	vorsichtige Anwendung bei Leberfunktionsstörungen		
Bortezomib	vorsichtige Anwendung bei Nierenfunktionsstörungen (GFR < 30 ml/min)			vorsichtige Anwendung bei Leberfunktionsstörungen		
Busulfan	vorsichtige Anwendung bei Nierenfunktionsstörungen			vorsichtige Anwendung bei Leberfunktionsstörungen		
Cabazitaxel	vorsichtige Anwendung bei Nierenfunktionsstörungen (GFR < 50 ml/min)			vorsichtige Anwendung bei Leberfunktionsstörungen		

GFR glomeruläre Filtrationsrate, KI Kontraindikation
GFR*: Die für die GFR geltenden Dosismodifikationen gelten auch für die eGFR (estimated GFR, abgeschätzt mithilfe von Formeln)

Empfohlene Dosismodifikationen bei eingeschränkter Organfunktion (2)

Wirkstoff	Dosismodifikation bei Nierenfunktionsstörungen			Dosismodifikation bei Leberfunktionsstörungen		
	Parameter	Grenzwert	Dosis	Bilirubin (mg/dl)	SGOT (IU/l)	Dosis
Capecitabin	GFR (ml/min)	> 50 30–50 < 30	100 % 75 % KI	vorsichtige Anwendung bei Leberfunktionsstörungen		
Carboplatin	GFR (ml/min)	≥ 60 30–60 ≤ 30	100 % anpassen* KI	vorsichtige Anwendung bei Leberfunktionsstörungen		
Carmustin	GFR (ml/min)	> 60 45–60 30–45 < 30	100 % 80 % 75 % relative KI	vorsichtige Anwendung bei Leberfunktionsstörungen		
Catumaxomab	vorsichtige Anwendung bei Nierenfunktionsstörungen			vorsichtige Anwendung bei Leberfunktionsstörungen		
Cetuximab	vorsichtige Anwendung bei Nierenfunktionsstörungen			vorsichtige Anwendung bei Leberfunktionsstörungen		
Chlorambucil	vorsichtige Anwendung bei Nierenfunktionsstörungen			vorsichtige Anwendung bei Leberfunktionsstörungen		
Cisplatin	Krea$_{Serum}$ (mg/dl) GFR (ml/min)	> 1,5 ≥ 50 10–50 < 10	absolute KI 100 % 50 % KI	schwere Leberfunktionsstörung: KI		
Cladribin (2-CDA)	vorsichtige Anwendung bei Nierenfunktionsstörungen			vorsichtige Anwendung bei Leberfunktionsstörungen		
Clofarabin	vorsichtige Anwendung bei Nierenfunktionsstörungen; schwere Niereninsuffizienz: KI			> 1,5	–	KI
Cyclophosphamid	GFR (ml/min)	> 10 < 10	100 % 50 %	< 3,0 3,1–5,0 > 5,0	< 180 > 180 > 180	100 % 75 % relative KI
Cytarabin	GFR (ml/min)	> 50 10–50 < 10	100 % 50 % relative KI	evtl. Dosisreduktion (unvollständige Angaben); Gefahr erhöht ZNS Toxizität		

GFR glomeruläre Filtrationsrate, KI Kontraindikation
GFR*: Die für die GFR geltenden Dosismodifikationen gelten auch für die eGFR (estimated GFR, abgeschätzt mithilfe von Formeln)
* bei Dosierung nach AUC berücksichtigt

3.8.1 Dosisanpassung antineoplastischer Verbindungen — Pharmakotherapie

Empfohlene Dosismodifikationen bei eingeschränkter Organfunktion (3)

Wirkstoff	Dosismodifikation bei Nierenfunktionsstörungen			Dosismodifikation bei Leberfunktionsstörungen		
	Parameter	Grenzwert	Dosis	Bilirubin (mg/dl)	SGOT (IU/l)	Dosis
Dacarbazin	GFR (ml/min)	< 10	relative KI	vorsichtige Anwendung bei Leberfunktionsstörungen		
Dactinomycin	GFR (ml/min)	< 10	75 %	vorsichtige Anwendung bei Leberfunktionsstörungen		
Dasatinib	vorsichtige Anwendung bei Nierenfunktionsstörungen			vorsichtige Anwendung bei Leberfunktionsstörungen		
Daunorubicin	Krea$_{Serum}$ (mg/dl)	> 3,0	50 %	< 1,2 1,2–3,0 3,1–5,0 > 5,0	< 60 60–180 > 180	100 % 50 % 25 % relative KI
	GFR (ml/min)	< 10	75 %			
	Dosisreduktion bei geriatrischen Patienten empfohlen					
Decitabin	vorsichtige Anwendung bei Nierenfunktionsstörungen			vorsichtige Anwendung bei Leberfunktionsstörungen		
Dexrazoxan	vorsichtige Anwendung bei Nierenfunktionsstörungen			vorsichtige Anwendung bei Leberfunktionsstörungen		
Docetaxel	vorsichtige Anwendung bei Nierenfunktionsstörungen			> 1,5	> 60	relative KI
Doxorubicin	GFR (ml/min)	< 10	75 %	< 1,2 1,2–3,0 3,1–5,0 > 5,0	- - - -	100 % 50 % 25 % relative KI
Epirubicin	GFR (ml/min)	< 10	75 %	< 1,2 1,2–3,0 3,1–5,0 > 5,0	< 60 60–180 > 180 -	100 % 50 % 25 % relative KI
Eribulin	GFR (ml/min)	> 40	100 %	Leberfunktion Child Pugh A Leberfunktion Child Pugh B Leberfunktion Child Pugh C		75 % 50 % KI
Erlotinib	Krea$_{Serum}$ (mg/dl)	< 1,5 > 1,5	100 % relative KI	vorsichtige Anwendung bei Leberfunktionsstörungen: KI schwere Leberfunktionsstörungen: KI		
Estramustin	vorsichtige Anwendung bei Nierenfunktionsstörungen			vorsichtige Anwendung bei Leberfunktionsstörungen: KI schwere Leberfunktionsstörungen: KI		

GFR glomeruläre Filtrationsrate, KI Kontraindikation
GFR*: Die für die GFR geltenden Dosismodifikationen gelten auch für die eGFR (estimated GFR, abgeschätzt mithilfe von Formeln)

Empfohlene Dosismodifikationen bei eingeschränkter Organfunktion (4)

Wirkstoff	Dosismodifikation bei Nierenfunktionsstörungen			Dosismodifikation bei Leberfunktionsstörungen		
	Parameter	Grenzwert	Dosis	Bilirubin (mg/dl)	SGOT (IU/l)	Dosis
Etoposid/ Etoposidphosphat	GFR (ml/min)	> 50 15–50 < 15	100 % 75 % absolute KI	< 1,5 1,5–3,0 3,1–5,0 > 5,0	< 60 60–180 > 180 –	100 % 75 % 50 % KI
Fludarabin	GFR (ml/min)	> 70 30–70 < 30	100 % 50 % relative KI	vorsichtige Anwendung bei Leberfunktionsstörungen		
Fluorouracil	keine Dosisanpassung nötig			keine Dosisanpassung nötig		
Gefitinib	vorsichtige Anwendung bei Nierenfunktionsstörungen			vorsichtige Anwendung bei Leberfunktionsstörungen		
Gemcitabin	vorsichtige Anwendung bei Nierenfunktionsstörungen			vorsichtige Anwendung bei Leberfunktionsstörungen		
Hydroxycarbamid	GFR (ml/min)	> 60 30–60 < 30	100 % 50 % relative KI	> 5,0	–	KI
Idarubicin	Krea$_{serum}$ (mg/dl)	< 2,5 > 2,5	100 % KI	< 2,0 > 2,0	– –	100 % KI
Ifosfamid	GFR (ml/min)	> 50 10–50 < 10	100 % 50 % KI	vorsichtige Anwendung bei Leberfunktionsstörungen		
Imatinib	GFR (ml/min)	> 20	100 %	> 3	–	relative KI
Interferon-α2b	vorsichtige Anwendung bei Nierenfunktionsstörungen			vorsichtige Anwendung bei Leberfunktionsstörungen		
Ipilimumab	vorsichtige Anwendung bei Nierenfunktionsstörungen			< 3	–	100 %
Irinotecan	vorsichtige Anwendung bei Nierenfunktionsstörungen			< 1,5 1,5–3,0 > 3,0	– – –	100 % 60 % KI

GFR glomeruläre Filtrationsrate, KI Kontraindikation
GFR*: Die für die GFR geltenden Dosismodifikationen gelten auch für die eGFR (estimated GFR, abgeschätzt mithilfe von Formeln)

3.8.1 Dosisanpassung antineoplastischer Verbindungen — Pharmakotherapie

Empfohlene Dosismodifikationen bei eingeschränkter Organfunktion (5)

Wirkstoff	Dosismodifikation bei Nierenfunktionsstörungen			Dosismodifikation bei Leberfunktionsstörungen		
	Parameter	Grenzwert	Dosis	Bilirubin (mg/dl)	SGOT (IU/l)	Dosis
Ixabepilon	Keine Angaben			< 1,0 1,0–1,5 1,5–3,0	– – –	100 % 80 % 50 %
				mit Capecitabin: KI bei Bilirubin > 1 mg/dl		
Lapatinib	bei leichten bis mittleren Nierenfunktionsstörungen: keine Dosisreduktion notwendig; vorsichtige Anwendung bei Niereninsuffizienz			vorsichtige Anwendung bei Leberfunktionsstörungen; bei schwerer Leberfunktionsstörung kontraindiziert		
Lenalidomid	GFR (ml/min)	> 50 30–50 < 30 < 10	25 mg/d 10 mg/d 15 mg alle 2d 5 mg/d	vorsichtige Anwendung bei Leberfunktionsstörungen		
Lomustin	GFR (ml/min)	> 50 10–50 < 10	100 % 75 % 50 %	vorsichtige Anwendung bei Leberfunktionsstörungen		
Melphalan	GFR (ml/min)	> 50 30–50 < 30	100 % 50 % relative KI	vorsichtige Anwendung bei Leberfunktionsstörungen		
Mercaptopurin	GFR (ml/min)	> 60 10–60 < 10	100 % 10–50 % relative KI	vorsichtige Anwendung bei Leberfunktionsstörungen; schwere Leberfunktionsstörungen: KI		
Methotrexat (niedrig dosiert ≤ 1 000 mg/m²)	GFR (ml/min)	> 80 60–80 50–60 10–50 < 10	100 % 75 % 63 % 30–50 % KI	vorsichtige Anwendung bei Leberfunktionsstörungen		
Methotrexat (Hochdosis)	GFR (ml/min)	< 60	KI	> 5,0	–	KI

GFR glomeruläre Filtrationsrate, KI Kontraindikation
GFR*: Die für die GFR geltenden Dosismodifikationen gelten auch für die eGFR (estimated GFR, abgeschätzt mithilfe von Formeln)

Empfohlene Dosismodifikationen bei eingeschränkter Organfunktion (6)

Wirkstoff	Dosismodifikation bei Nierenfunktionsstörungen			Dosismodifikation bei Leberfunktionsstörungen		
	Parameter	Grenzwert	Dosis	Bilirubin (mg/dl)	SGOT (IU/l)	Dosis
Mitomycin	GFR (ml/min)	> 50 10–50 < 10	100 % 75 % relative KI	bei schweren Leberfunktionsstörungen: KI		
Mitoxantron	bei leichten bis mittleren Nierenfunktionsstörungen: keine Dosisreduktion notwendig			vorsichtige Anwendung bei Leberfunktionsstörungen		
Nelarabin	vorsichtige Anwendung bei Nierenfunktionsstörungen			vorsichtige Anwendung bei Leberfunktionsstörungen		
Nilotinib	bei leichten bis mittleren Nierenfunktionsstörungen: keine Dosisreduktion notwendig			vorsichtige Anwendung bei Leberfunktionsstörungen		
Ofatumumab	GFR (ml/min)	< 30	relative KI	vorsichtige Anwendung bei Leberfunktionsstörungen		
Oxaliplatin	GFR (ml/min)	< 30	KI	vorsichtige Anwendung bei Leberfunktionsstörungen		
Paclitaxel	bei leichten bis mittleren Nierenfunktionsstörungen: keine Dosisreduktion			schwere Leberfunktionsstörungen: KI		
Paclitaxel-Albumin (nab-Paclitaxel)	bei leichten bis mittleren Nierenfunktionsstörungen: keine Dosisreduktion			> 2–5 > 5	– –	Dosisreduktion relative KI
Panitumumab	vorsichtige Anwendung bei Nierenfunktionsstörungen			vorsichtige Anwendung bei Leberfunktionsstörungen		
Pazopanib	GFR (ml/min)	< 30	relative KI	Bei schweren Leberfunktionsstörungen: KI		
Pegaspargase	vorsichtige Anwendung bei Nierenfunktionsstörungen			vorsichtige Anwendung bei Leberfunktionsstörungen		
Pemetrexed	GFR (ml/min)	≥ 45 < 45	100 % relative KI	vorsichtige Anwendung bei Leberfunktionsstörungen		
Pentostatin	GFR (ml/min)	< 60	relative KI	vorsichtige Anwendung bei Leberfunktionsstörungen		
Pralatrexat	vorsichtige Anwendung bei Nierenfunktionsstörungen			> 1,5		relative KI
Procarbazin	GFR (ml/min)	> 50 10–50 < 10	100 % 10–50 % relative KI	vorsichtige Anwendung bei Leberfunktionsstörungen		

GFR glomeruläre Filtrationsrate, KI Kontraindikation
GFR*: Die für die GFR geltenden Dosismodifikationen gelten auch für die eGFR (estimated GFR, abgeschätzt mithilfe von Formeln)

Empfohlene Dosismodifikationen bei eingeschränkter Organfunktion (7)

Wirkstoff	Dosismodifikation bei Nierenfunktionsstörungen			Dosismodifikation bei Leberfunktionsstörungen		
	Parameter	Grenzwert	Dosis	Bilirubin (mg/dl)	SGOT (IU/l)	Dosis
Sorafenib	GFR (ml/min)	> 30 < 30	100 % relative KI	bei milder bis mittelschwerer Leberinsuffizienz keine Dosisanpassung nötig		
Sunitinib	GFR (ml/min)	> 40	100 %	vorsichtige Anwendung bei Leberfunktionsstörungen		
Temozolomid	vorsichtige Anwendung bei Nierenfunktionsstörungen			vorsichtige Anwendung bei Leberfunktionsstörungen		
Temsirolimus	vorsichtige Anwendung bei Nierenfunktionsstörungen			> 3	–	30 %
6-Thioguanin	vorsichtige Anwendung bei Nierenfunktionsstörungen			schwere Leberfunktionsstörungen: KI		
Thiotepa	keine Dosisanpassung notwendig			vorsichtige Anwendung bei Leberfunktionsstörungen		
Topotecan i.v.	GFR (ml/min)	> 40 20–40 < 20	100 % 60 % KI	< 10 > 10	– –	100 % relative KI
Topotecan p.o.	GFR (ml/min)	< 60	relative KI	> 10		relative KI
Trabectedin	GFR (ml/min)	> 30 < 30	100 % KI	bei erhöhten Bilirubinwerten: KI		
Treosulfan	keine Dosisanpassung notwendig			vorsichtige Anwendung bei Leberfunktionsstörungen		
Trofosfamid	schwere Nierenfunktionsstörungen: KI			vorsichtige Anwendung bei Leberfunktionsstörungen		
UFT (Tegafur/Uracil)	vorsichtige Anwendung bei Nierenfunktionsstörungen			schwere Leberfunktionsstörungen: KI		
Vinblastin	keine Anpassung bei Niereninsuffizienz			< 1,5 1,5–3 > 3		
Vincristin	vorsichtige Anwendung bei Nierenfunktionsstörungen			< 3 3–5 > 5	– –	100 % 50 % KI
Vindesin	keine Anpassung bei Niereninsuffizienz			schwere Leberfunktionsstörungen: 50		

GFR glomeruläre Filtrationsrate, KI Kontraindikation
GFR*: Die für die GFR geltenden Dosismodifikationen gelten auch für die eGFR (estimated GFR, abgeschätzt mithilfe von Formeln)

Empfohlene Dosismodifikationen bei eingeschränkter Organfunktion (8)

Wirkstoff	Dosismodifikation bei Nierenfunktionsstörungen			Dosismodifikation bei Leberfunktionsstörungen		
	Parameter	Grenzwert	Dosis	Bilirubin (mg/dl)	SGOT (IU/l)	Dosis
Vinflunin	GFR (ml/min)	> 60 40–60 20–40 < 20	100 % 88 % 75 % KI	< 1,5	–	100 %
Vinorelbin	keine Dosisanpassung notwendig			Dosisreduktion bei Bilirubin > 2 mg/dl; bei massiven Lebermetastasen: Dosisreduktion um 1/3 empfohlen		
Vorinostat	vorsichtige Anwendung bei Nierenfunktionsstörungen			bei schweren Leberfunktionsstörungen: KI		

GFR glomeruläre Filtrationsrate, KI Kontraindikation
GFR*: Die für die GFR geltenden Dosismodifikationen gelten auch für die eGFR (estimated GFR, abgeschätzt mithilfe von Formeln)

3.8.1 Dosisanpassung antineoplastischer Verbindungen — Pharmakotherapie

Dialysierbarkeit von Zytostatika und Empfehlungen zur Anwendung unter Hämodialyse (1)

Wirkstoff	Dosisanpassung bei Hämodialyse	Zeitpunkt der Gabe (relativ zur HD)	Bemerkung
Alemtuzumab	Standarddosierung	nach HD	wahrscheinlich nicht dialysierbar
Azacitidin	60–75 % der Standarddosierung	nach HD	wahrscheinlich nicht dialysierbar; engmaschige Überwachung
Bendamustin	Standarddosierung, bei gleichzeitiger Leberfunktionsstörung Dosisreduktion um 50 %	nach HD	geringfügig dialysierbar, Elimination ähnlich renaler Ausscheidung
Bevacizumab	Standarddosierung	unabhängig von HD	wahrscheinlich nicht dialysierbar
Bleomycin			nicht dialysierbar, bei Hämodialysepatienten kontraindiziert, erhöhte Lungentoxizität. Biphasische Ausscheidung: bei Hämodialyse terminale t½ 30 h
Bortezomib			wahrscheinlich dialysierbar
Busulfan	Standarddosierung	nach HD	dialysierbar, Dialyse erhöht Busulfan-Clearance um 65 %
Capecitabin	keine Daten vorhanden	nach HD	bei Hämodialysepatienten vermeiden
Carboplatin	Dosis = AUC × 25	nach HD, erneute HD nach 16–24 h	dialysierbar, Erfolg stark abhängig vom Zeitabstand zwischen Applikation und HD; bei Hämodialysepatienten vermeiden
Carmustin			Carmustin nicht dialysierbar, aktive Metabolite dialysierbar
Cetuximab	Standarddosierung	unabhängig von HD	nicht dialysierbar
Cisplatin	Reduktion auf 50–75 %	sofort nach HD (0–30 min)	dialysierbar innerhalb 2 h nach Gabe; inaktiver Metabolit bindet irreversibel an Albumin
Clofarabin		siehe Bemerkung	bedingt dialysierbar; während Therapie CVVHD (continous venovenous hemodialysis)
Cyclophosphamid	Reduktion auf 50–75 %	Gabe direkt nach HD, erneute HD frühestens 12 h nach Gabe	dialysierbar

HD Hämodialyse

Dialysierbarkeit von Zytostatika und Empfehlungen zur Anwendung unter Hämodialyse (2)

Wirkstoff	Dosisanpassung bei Hämodialyse	Zeitpunkt der Gabe (relativ zur HD)	Bemerkung
Cytarabin	Standarddosierung; bei Hochdosistherapie Dosisreduktion	nach HD	dialysierbar
Dasatinib	Standarddosierung	nach HD	wahrscheinlich nicht dialysierbar
Daunorubicin	50 % der Standarddosierung		wahrscheinlich nicht dialysierbar
Docetaxel	keine Dosisanpassung erforderlich, ggf. Dosis von 65 mg/m^2	unabhängig von HD	nicht dialysierbar
Doxorubicin	75 % der Standarddosierung	nach HD	kaum dialysierbar
Doxorubicin liposomal	75 % der Standarddosierung	nach HD	kaum dialysierbar
Epirubicin	75 % der Standarddosierung	nach HD	wahrscheinlich nicht dialysierbar
Etopsid/ Etoposidphosphat	Reduktion auf 50 % im ersten Zyklus, danach ggf. Dosiserhöhung	unabhängig von HD	nicht dialysierbar
Fludarabin		nach HD, erneute HD nach 16–24 h	wahrscheinlich dialysierbar
Fluoruracil	Standarddosierung	nach HD	wahrscheinlich nicht dialysierbar, Einfluss auf enzymatischen Abbau wird diskutiert
Gefitinib	Standarddosierung	unabhängig von HD	nicht dialysierbar
Gemcitabin	Standarddosierung	HD frühestens nach 6–12 h	Dialyse entfernt aktiven Metaboliten.
Hydroxycarbamid	50 % der Standarddosierung	unabhängig von HD	nicht dialysierbar
Idarubicin			wahrscheinlich nicht dialysierbar; bei Hämodialysepatienten kontraindiziert
Ifosfamid		nach HD, erneute HD nach 12–24 h	dialysierbar
Imatinib	Standarddosierung	unabhängig von HD	nicht dialysierbar
Irinotecan	Dosisreduktion	nach HD	wahrscheinlich nicht dialysierbar
Lenalidomid	5 mg/d	nach HD	dialysierbar
Melphalan	50 % der Standarddosis	unabhängig von HD	nicht dialysierbar

HD Hämodialyse

3.8.1 Dosisanpassung antineoplastischer Verbindungen — Pharmakotherapie

Dialysierbarkeit von Zytostatika und Empfehlungen zur Anwendung unter Hämodialyse (3)

Wirkstoff	Dosisanpassung bei Hämodialyse	Zeitpunkt der Gabe (relativ zur HD)	Bemerkung
Methotrexat 6–10 mg/m²	Reduktion auf 25 % der Standarddosis	nach HD	dialysierbar, abhängig von verwendeter Membran; bei Hämodialysepatienten vermeiden
Mitoxantron	Standarddosierung; bei gleichzeitiger Leberfunktionsstörung: Dosisreduktion um 50 %	unabhängig von HD	nicht dialysierbar
Nilotinib	Standarddosierung	unabhängig von HD	nicht dialysierbar
Oxaliplatin	Reduktion auf 70 %	nach HD	wahrscheinlich dialysierbar; bei Hämodialysepatienten vermeiden.
Paclitaxel	Standarddosierung	unabhängig von HD	nicht/kaum dialysierbar
Pegaspargase	Standarddosierung	unabhängig von HD	wahrscheinlich nicht dialysierbar
Pemetrexed	Anwendung nicht empfohlen	unabhängig von HD	nicht dialysierbar
Sorafenib	Standarddosierung	unabhängig von HD	nicht dialysierbar
Sunitinib	Standarddosierung	unabhängig von HD	nicht dialysierbar
Temozolomid	Standarddosierung	nach HD	wahrscheinlich dialysierbar
Temsirolimus	Standarddosierung	nach HD	wahrscheinlich nicht dialysierbar
Topotecan i.v.	25–50 % der Standarddosis	2 h vor HD	dialysierbar; Datenlage heterogen.
Trabectedin	Standarddosierung	vor HD, Dialyse 5 h nach Ende der 24 h-Dauerinfusion	kaum dialysierbar
Trastuzumab	Standarddosierung	vor oder nach HD	wahrscheinlich nicht dialysierbar
Trofosfamid		nach HD, erneute HD nach 12–24 h (Analogie zu Cyclophosphamid)	wahrscheinlich dialysierbar
Vincristin	keine Daten vorhanden, wahrscheinlich keine Dosisanpassung nötig	vor oder nach HD	kaum dialysierbar
Vinorelbin	i.v.: Reduktion auf 65–80 %	nach HD	kaum dialysierbar

HD Hämodialyse

3.8.2 Ausgewählte Arzneimittelinteraktionen antineoplastischer Verbindungen

A. Schwehr, B. Lubrich

Def: Beeinflussung eines Arzneistoffs durch die Anwesenheit eines anderen Arzneimittels oder eines Nahrungsmittels, im Sinne einer Verstärkung oder Abschwächung der Wirkung des Medikaments. Hier wird nur auf die unerwünschten Wechselwirkungen eingegangen. Von Arzneimittelinteraktionen abzugrenzen sind Inkompatibilitäten und physikalisch-chemische Unverträglichkeiten (☞ Kap. 3.8.3).

Klass: *Pharmakokinetische Interaktionen: Beeinflussung von*
- Resorption,
- Verteilung,
- Metabolismus,
- Exkretion des Arzneistoffs,
- Aktivität von Transportproteinen.

Pharmakodynamische Interaktionen: Beeinflussung von
- Aktivität des Arzneistoffs (z.B. dessen Wirkung am Rezeptor),
- physiologischen Regelkreisen (z.B. bei Hormonpräparaten).

Metabolische Interaktionen: Cytochrom P450 (CYP)

Eine wesentliche Rolle spielt die Metabolisierung antineoplastischer Verbindungen über Cytochrom P450 (CYP)-Enzyme, insbesondere CYP3A4. Wirkstoffe, die über Enzyme des CYP-Systems metabolisiert werden, unterliegen dem Einfluss von Induktoren und Inhibitoren der entsprechenden Enzyme.

Auswahl potenter Induktoren und Inhibitoren wichtiger CYP-Enzyme

Wirkung	Verbindungen (Induktoren bzw. Inhibitoren)
CYP2C9-Induktion	Phenobarbital, Phenytoin, Primidon, Rifampicin, Vigabatrin
CYP2C9-Hemmung	Amiodaron, Cimetidin, Fenofibrat, Fluvastatin, Fluvoxamin, Fluconazol, 5-Fluorouracil, Isoniazid, Lovastatin, Phenylbutazon, Probenecid, Sulfmethoxazol, Teniposid, Voriconazol, Valproinsäure
CYP2C19-Induktion	Carbamazepin, Johanniskraut, Phenobarbital, Prednison, Primidon, Rifampicin
CYP2C19-Hemmung	Cimetidin, Felbamat, Fluoxetin, Fluvoxamin, Indomethacin, Ketoconazol, Omeprazol, Oxcarbazepin, Pantoprazol, Probenecid, Topiramat
CYP3A4-Induktion	Carbamazepin, Efavirenz, Glucocorticoide, Johanniskraut, Nevirapin, Oxcarbazepin, Phenobarbital, Phenytoin, Primidon, Rifampicin
CYP3A4-Hemmung	Amiodaron, Aprepitant, Cannabinoide, Cimetidin, Ciprofloxacin, Dalfopristin, Diltiazem, Fluvoxamin, Grapefruitsaft, HIV-Proteasehemmer, Imatinib, Makrolide (außer Azithromycin), Phenytoin, Quinupristin, Triazol-Antimykotika, Verapamil, Vigabatrin

P-Glykoprotein

P-Glykoprotein (P170) ist ein Membranprotein (170 kD), dessen Hauptfunktion der ATP-abhängige Transport von natürlichen Toxinen aus der Zelle ist → Hemmung der Wirkung von Anthrazyklinen, Vinca-Alkaloiden, Taxanen, Epipodophyllotoxinen („Multidrug-Resistenz", MDR). Physiologische Expression von P170 in Gastrointestinaltrakt, Gallenwegen, Nieren. Expressionsinduktion von P-Glykoprotein in malignen Zellen beschleunigt die zelluläre Elimination antineoplastischer Verbindungen und führt zu Wirkungsverlust.

Auswahl potenter Induktoren und Inhibitoren des P-Glykoproteins (P-gp)

Wirkung	Verbindungen (Induktoren bzw. Inhibitoren)
P-gp-Induktion	Dexamethason, Phenobarbital, Phenytoin, Rifampicin
P-gp-Hemmung	Amiodaron, Clarithromycin, Cyclosporin A, Diltiazem, Erythromycin, HIV-Proteasehemmer, Nifedipin, Nitrendipin, Tacrolimus, Verapamil

Pharm: *Interaktionstabelle (☞ nächste Seite)*
Die in der Tabelle aufgeführten antineoplastischen Substanzen interagieren auf pharmakokinetischer, metabolischer (CYP, P-gp) oder pharmakodynamischer Ebene.
Nicht aufgeführt sind allgemeingültige Arzneimittelinteraktionen, z. B.:
- additive oder synergistische Myelosuppression knochenmarktoxischer Substanzen
- durch Chemotherapie-Toxizität verminderte Resorption bestimmter Arzneistoffe (z.B. Digoxin, Phenytoin, Verapamil)
- allgemeine Warnhinweise (z.B. bezüglich der Applikation von Lebendimpfstoffen)

Eine Antikoagulationstherapie ist wegen häufig auftretender Interaktionen während jeder antineoplastischen Behandlung engmaschig zu überprüfen.

CAVE: Da viele Arzneimittel die Wirkung antineoplastischer Verbindungen verändern können und Interaktionen in diesem Bereich aufgrund der meist geringen therapeutischen Breiten besonders relevant sind, sollte jede zusätzliche, auch kurzfristige, Medikamenteneinnahme sorgfältig nach Nutzen und Risiko abgewogen werden.

Lit:
1. Frölich JC, Kirch W. Praktische Arzneitherapie. Springer Verlag, 4. Auflage, 2006.
2. Kämmerer W. Klinisch relevante pharmakokinetische Interaktionen von und mit Zytostatika. Arzneimitteltherapie 2008;26:51–61.
3. Riechelmann RP, Del Giglio A. Drug interactions in oncology: how common are they? Ann Oncol 2009;20:1907–1912.
4. Stockley IH. Stockley's Drug Interactions. Pharmaceutical Press, 8. Auflage, 2007.

Web:
1. www.rote-liste.de — Rote Liste, Arzneimittelinformationen
2. www.gelbe-liste.de — Gelbe Liste
3. www.fachinfo.de — Fachinformations-Service
4. www.drugs.com/drug_interactions.php — Prüfung Arzneimittelinteraktionen
5. reference.medscape.com/drug-interactionchecker — Prüfung Arzneimittelinteraktionen

Arzneimittelinteraktionen antineoplastischer Verbindungen

Verbindung	Interaktionen mit
Aldesleukin	Glucokortikoide: Aldesleukinspiegel ↓ psychotrope Arzneimittel: Veränderung der psychotropen Wirkung Antihypertensiva: Blutdrucksenkende Wirkung verstärkt nephrotoxische, hepatotoxische und kardiotoxische Arzneimittel: jeweilige toxische Wirkung ↑
Amsacrin	keine spezifischen Interaktionen berichtet
Arsentrioxid	Gefahr von Torsade de Pointes und totalem Herzblock bei gleichzeitiger Gabe von Medikamenten mit QT-Intervall-Verlängerung (Typ-Ia- und Typ-III-Antiarrhythmika, Quinolone) und Medikamenten mit Kalium- bzw. Magnesiumspiegel-Senkung (Amphotericin B, Ciclosporin, Aminoglykoside, Diuretika)
Asparaginase (E. coli und Erwinase)	Prednison: Gerinnungsstörungen (z.B. Fibrinogen-, AT III-Senkung) und Hyperglykämie Vincristin: Neurotoxizität ↑, Anaphylaxierisiko ↑ → 12–24 h Abstand Asparaginase kann Serumglukose erhöhen → Antidiabetikadosen ggf. ↑ Methotrexat: sequenzabhängige Wirkveränderung Antikoagulantien: schwankende Koagulationsfaktoren Mercaptopurin: Hepatotoxizität ↑
Axitinib	CYP3A4-, CYP3A5-Substrat
Azacitidin	keine spezifischen Interaktionen berichtet
Azathioprin	Allopurinol: Blutspiegel Azathioprin ↑ (durch Inhibition Xanthinoxidase) Aminosalicylate, Mesalazin: Blutspiegel Azathioprin ↑ (Inhibition von TPMT) Captopril: Risiko myelosuppressiver Wirkungen ↑
Bendamustin	keine spezifischen Interaktionen berichtet
Bevacizumab	Anthrazykline: deren Kardiotoxizität ↑
Bexaroten	CYP3A4-Substrat
Bleomycin	bei zusätzlicher Gabe nephrotoxischer Arzneistoffe (z.B. Cisplatin): verzögerte renale Bleomycin-Elimination → Toxizität Bleomycin ↑ andere pulmotoxische Arzneistoffe, G-CSF, GM-CSF: pulmonale Toxizität ↑ Lomustin: Ausprägung der Leukopenie ↑ Phenytoin: Phenytoin-Clearance ↑
Bortezomib	CYP3A4- und CYP2C19-Substrat Diabetiker: engmaschige Überwachung der Blutzuckerspiegel empfohlen grüner Tee (Catechin-EGCG): Bortezomib-Wirkung ↓
Busulfan	Thioguanin: Hyperplasie der Leber, portale Hypertension, Ösophagusvarizen Metronidazol, Paracetamol: Blutspiegel Busulfan ↑ Phenytoin: Clearance Busulfan ↑ CYP3A4-Substrat

3.8.2 Ausgewählte Arzneimittelinteraktionen

Verbindung	Interaktionen mit
Cabazitaxel	CYP3A-Substrat
Capecitabin	Phenytoin: Blutspiegel Phenytoin ↑ Allopurinol: Wirkung Capecitabin ↓ Brivudin: Wirkung Capecitabin ↑ ↑ Cumarine: Antikoagulation ↑ CYP2C9-Substrat
Carboplatin	bei Gabe von nephro- oder ototoxischen Arzneistoffen (z.B. Vancomycin, Amphotericin B, Aminoglykosid-/Cephalosporin-Antibiotika): Nephro- oder Ototoxizität ↑ Taxane: Toxizität ↑ sequenzabhängig
Carmustin	Polyen-Antimykotika (Amphotericin B): Carmustin-Wirkung ↑ Cimetidin: Knochenmarkdepression ↑ Etoposid: schwere Leberfunktionsstörung möglich
Catumaxomab	keine spezifischen Interaktionen berichtet
Cetuximab	keine spezifischen Interaktionen berichtet
Chlorambucil	Phenobarbital, Vitamin A: Nebenwirkungen ↑
Cisplatin	bei Gabe von nephro- oder ototoxischen Arzneistoffen (z.B. Vancomycin, Amphotericin B, Aminoglykoside, Cephalosporine): Nephro- oder Ototoxizität ↑ renale Elimination anderer Arzneistoffe ↓ (z.B. Bleomycin) → vor Cisplatin geben andere neurotoxische Arzneistoffe (z.B. Paclitaxel, Docetaxel): sequenzabhängig neurotoxische Wirkung ↑
Cladribin	keine spezifischen Interaktionen berichtet
Clofarabin	keine spezifischen Interaktionen berichtet
Cyclophosphamid	Blutzuckersenkende Wirkung von Sulfonylharnstoffen ↑ Allopurinol oder Hydrochlorothiazid: Cyclophosphamid-Myelotoxizität ↑ Kardiotoxizität von Anthrazyklinen ↑ G-CSF, GM-CSF: pulmonale Toxizität ↑ Digoxin: Blutspiegel Digoxin ↓ Cannabinoide: Immunsupression ↑ CYP3A4- und CYP2B6-Substrat
Cytarabin	Gentamicin: Wirkung ↓ Digoxin: orale Resorption ↓ Methotrexat: Wirkung und Toxizität sequenzabhängig ↑ Johanniskraut: Photosensibilität ↑ CYP3A4-Substrat
Dacarbazin	CYP-Substrat (CYP 1A1, 1A2, 2E1)
Dactinomycin	beeinflusst Bioassays zur Bestimmung antibakterieller Medikamentenspiegel
Dasatinib	H_2-Blocker und Protonenpumpen-Inhibitoren vermeiden: AUC-Verringerung möglich CYP3A4-Substrat
Daunorubicin	kumulative Toxizität mit anderen kardiotoxischen Arzneistoffen Hochdosis Ciclosporin A: Blutspiegel ↑
Decitabin	keine spezifischen Interaktionen berichtet

Verbindung	Interaktionen mit
Dexrazoxan	Chemotherapeutika: deren myelosuppressive Wirkung ↑
Docetaxel	Cisplatin: Neurotoxizität sequenzabhängig ↑ CYP3A4- und P-Glykoprotein-Substrat
Doxorubicin	Cyclophosphamid-induzierte hämorrhagische Zystitis und Kardiotoxizität ↑ kardiotoxische Arzneistoffe, Verapamil: Kardiotoxizität ↑ 6-Mercaptopurin, andere hepatotoxische Substanzen: Hepatotoxizität ↑ Amphotericin B: ausgeprägte Nephrotoxizität Cyclosporin A: wechselseitige Reduzierung der Metabolisierung und Clearance Digoxin: Blutspiegel Digoxin ↓ Zidovudin: antivirale Aktivität ↓ CYP3A4-, CYP2A6- und P-Glykoprotein-Substrat
Epirubicin	andere Anthrazykline, kardiotoxische Arzneistoffe: kumulative Toxizität Verapamil: Epirubicin-Metaboliten ↑ Cimetidin: Blutspiegel Epirubicin ↑ Johanniskraut: Blutspiegel Epirubicin ↓ Paclitaxel vorher: Plasmakonzentration ↑
Eribulin	keine spezifischen Interaktionen berichtet
Erlotinib	pH > 5 (z.B. bei Gabe von Protonenpumpen-Inhibitoren): AUC ↓ Capecitabin: Blutspiegel Erlotinib ↑ CYP3A4-, CYP1A2- und P-Glykoprotein-Substrat
Estramustin	Ca-, Mg- oder Al-haltige Präparate/Nahrung: Bildung schwerlöslicher Salze → orale Resorption ↓
Etoposid/ Etoposid- phosphat	Vincristin: Neuropathie ↑ Anthrazykline: Kardiomyopathie ↑ Methotrexat, Cumarine: deren Wirkung und Toxizität ↑ Carmustin: Hepatotoxizität ↑ Etoposid oral und hohe Dosen Ciclosporin A (Konzentration > 2 000 ng/ml): AUC ↑ CYP3A4- und P-Glykoprotein-Substrat
Fludarabin	Pentostatin: Häufung pulmotoxischer Wirkungen Dipyridamol: therapeutische Wirkung ↓ (Hemmung der Adenosinaufnahme)
Fluorouracil	Brivudin: Wirkung ↑ ↑ (abhängig von DPD-Enzymaktivität) Cimetidin, Interferone oder Metronidazol: Fluorouracil Blutspiegel ↑ Vinorelbin: schwere Mukositiden mit Todesfolge Phenytoin: Phenytoinspiegel ↑ Allopurinol: Wirkung und Toxizität ↓ Cumarine: antikoagulativer Effekt ↑
Gefitinib	CYP3A4-, CYP2D6- und P-Glykoprotein-Substrat Antazida, Protonenpumpen-Hemmer: Gefitinib Resorption ↓ durch pH-Erhöhung
Gemcitabin	keine spezifischen Interaktionen berichtet
Gemtuzumab (Ozogamicin)	keine spezifischen Interaktionen berichtet

3.8.2 Ausgewählte Arzneimittelinteraktionen

Verbindung	Interaktionen mit
Hydroxy-carbamid	Nukleosidanaloga: schwerwiegende Leberschädigung, Pankreatitis Fluorouracil: Neurotoxizität ↑
Idarubicin	andere Anthrazykline, Trastuzumab: (kumulative) Kardiotoxizität Ethanol und ethanolhaltige Arzneimittel: Veränderung des Idarubicin-Metabolismus hoch dosiertes Ciclosporin A: Blutspiegel ↑, Toxizität ↑
Ifosfamid	Cisplatin, Amphotericin B, Aminoglykoside, Aciclovir: Nephrotoxizität ↑ Cisplatin: Ototoxizität ↑ Allopurinol: Myelosuppression ↑ nach Docetaxel: Clearance ↑ Cumarine: Blutgerinnung ↓ Aktivierung durch CYP3A4 und CYP2C9
Imatinib	Simvastatin: Serumspiegel Simvastatin ↑ (CYP3A4-Inhibition) Paracetamol: O-Glucuronidierung Paracetamol ↓ → Blutspiegel Paracetamol ↑ Levothyroxin: Blutspiegel Levothyroxin ↓ Cumarine: Antikoagulation ↑ → Umstellung auf niedermolekulares Heparin CYP3A4-Substrat
Interferon α_{2b}	Xanthine: Clearance ↓ ACE-Hemmer: Agranulozytoserisiko ↑ Cumarine: Antikoagulation ↑ Telbivudin: Serumspiegel ↑
Ipilimumab	Kortikosteroide, Immunsuppression: Beeinträchtigung der Wirksamkeit
Irinotecan	Suxamethonium: verlängerte muskuläre Blockade durch Wirkung auf Anticholinesterase Vinorelbin oder Physostigmin: Bildung des aktiven Metaboliten von Irinotecan ↓ Ciclosporin A: AUC und Plasmaspiegel Irinotecan ↑ (via P-Glykoprotein-Inhibition) CYP3A4-Substrat
Ixabepilon	CYP3A4-Substrat
Lapatinib	Antazida, Protonenpumpen-Hemmer: Lapatinib Resorption ↓ durch pH-Erhöhung Digoxin-Spiegel-Kontrolle bei gleichzeitiger Digoxingabe CYP3A4-, CYP3A5-, CYP2C8 und P-Glykoprotein-Substrat
Lenalidomid	Digoxin-Spiegel-Kontrolle bei gleichzeitiger Digoxingabe
Lomustin	CYP2D6-Substrat
Melphalan	Ciclosporin A: verstärkte Nephrotoxizität
6-Mercaptopurin	Allopurinol: Toxizität ↑ (durch Hemmung der Xanthinoxidase) Mesalazin (und andere Aminosalicylat-Derivate): Blutspiegel ↑ (durch Hemmung TPMT) Doxorubicin/hepatotoxische Arzneistoffe: Hepatotoxizität ↑

Verbindung	Interaktionen mit
Methotrexat (MTX)	Cisplatin: verstärkte Nephrotoxizität Retinoide, Ethanol oder hepatotoxische Arzneistoffe (z.B. Azathioprin): Hepatotoxizität ↑ nicht-steroidale Antirheumatika, Penicilline (z.B. Piperacillin), Sulfonamide: MTX-Exkretion ↓ Theophyllin: Theophyllin-Clearance ↓ Colestyramin: orale Resorption MTX ↓ Phenytoin, Tetrazykline, Tranquilizer, orale Kontrazeptiva: Verdrängung von Methotrexat aus der Plasmaeiweißbindung → Toxizität MTX ↑ orale Antibiotika (Tetrazykline): intestinale Resorption MTX ↓ Cotrimoxazol: Gefahr von Panzytopenie Mercaptopurin: Plasmaspiegel Mercaptopurin ↑ Protonenpumpen-Hemmer: Plasmaspiegel MTX ↑ L-Asparaginase: Antagonisierung der Methotrexat-Wirkung
Mitomycin	Vitamin B6: Inaktivierung Mitomycin Vinca-Alkaloide, Bleomycin: pulmonale Toxizität ↑ Anthrazykline, Vinca-Alkaloide: Kardiotoxizität ↑ Tamoxifen: hämolytische Anämie, Thrombopenie, akutes Nierenversagen
Mitoxantron	Ciclosporin A: Serumspiegel und Toxizität Mitoxantron ↑
Nelarabin	keine spezifischen Interaktionen berichtet
Nilotinib	Medikamente, die QT-Intervall verlängern: Verstärkung der Nebenwirkung Medikamente, welche Kalium- bzw. Magnesiumspiegel senken: Verstärkung der Nebenwirkung CYP3A4-Substrat
Ofatumumab	Medikamente, die zu Obstipation führen können (z.B. Opioide): Verstärkung der Darmobstruktion
Oxaliplatin	keine spezifischen Interaktionen berichtet
Paclitaxel	Doxorubicin: Kardiotoxizität ↑ Protease-Inhibitoren (z.B. Ritonavir): systemische Clearance ↓ Cisplatin: sequenzabhängige Neurotoxizität ↑ CYP3A4-, CYP2C8- und P-Glykoprotein-Substrat
Paclitaxel-Albumin/Nab-Paclitaxel	Protease-Inhibitoren (z.B. Ritonavir): systemische Clearance ↓ CYP3A4-, CYP2C8- und P-Glykoprotein-Substrat
Panitumumab	Irinotecan: Inzidenz schwerer Diarrhöen ↑
Pazopanib	Gefahr von Torsade de Pointes und totalem Herzblock bei gleichzeitiger Gabe von Medikamenten mit QT-Intervall-Verlängerung (Typ-Ia- und Typ-III-Antiarrhythmika, Quinolone) und Medikamenten mit Kalium- bzw. Magnesiumspiegel-Senkung (Amphotericin B, Ciclosporin, Aminoglykoside, Diuretika) Simvastatin: Transaminasenerhöhung (GPT) ↑ fetthaltige Nahrung: Blutspiegel Pazopanib ↑ → versetzte Einnahme CYP3A4- und P-Glykoprotein-Substrat

3.8.2 Ausgewählte Arzneimittelinteraktionen

Verbindung	Interaktionen mit
Pegaspargase	Cumarin, nicht-steroidale Antirheumatika, Heparin, ASS, Dipyridamol: Koagulationsstörungen Methotrexat, Cytarabin: sequenzabhängige Beeinflussung der Pegaspargase-Wirksamkeit Vincristin: Neurotoxizität ↑ Mercaptopurin: Hepatotoxizität ↑ Prednison: Fibrinogen + ATIII ↓; Gefahr der Hyperglykämie
Pemetrexed	nephrotoxische Arzneistoffe (z.B. Aminoglykoside, nicht-steroidale Antirheumatika, Platinderivate, Ciclosporin A, Schleifendiuretika) oder tubulär sezernierte Arzneistoffe (z.B. Penicilline): Exkretion Pemetrexed ↓
Pentostatin	Fludarabin: potenziell letale Pulmotoxizität Cyclophosphamid: potenziell letale Kardiotoxizität Allopurinol und nephrotoxische Arzneistoffe (z.B. Aminoglykoside, Ciclosporin A): renale Toxizität ↑
Pralatrexat	Probenecid, NSAIDs, Trimethoprim/Sulfmethoxazol: renale Clearance Pralatrexat ↓
Procarbazin	tyraminreiche Nahrung/sympathomimetische Arzneistoffe/trizyklische Antidepressiva/SSRI: Blutdruckkrisen, keine gleichzeitige Alkoholeinnahme Allopurinol: Wirkungsverlängerung Procarbazin
Rituximab	keine spezifischen Interaktionen berichtet
Sorafenib	Docetaxel: AUC Docetaxel ↑ Cumarinderivate: Blutungsrisiko ↑ P-Glykoprotein-Inhibitor: AUC Substrate ↑ (z.B. Digoxin) CYP3A4-Substrat
Sunitinib	Bevacizumab: Gefahr von mikroangiopathischer hämolytischer Anämie CYP3A4-Substrat
Temozolomid	Valproat: Clearance Temozolomid ↓
Temsirolimus	Amiodaron, Statine: Risiko einer amphiphilen Lungentoxizität ↑ CYP3A4-Substrat
Teniposid	Phenobarbital, Phenytoin: Teniposid-Ausscheidung ↑ Vincristin: Neurotoxizität ↑ Tolbutamid, Natriumsalicylat, Sulfamethoxazol: Teniposid-Toxizität ↑
Thalidomid	keine Interaktionen bekannt
Thioguanin	Busulfan: Hyperplasie der Leber, portale Hypertension, Ösophagusvarizen Aminosalicylat-Derivate: Toxizität Thioguanin ↑ (Hemmung der Thiopurinmethyltransferase)
Thiotepa	Aktivierung (u.a. durch CYP2B6) zum CYP2B6-inhibierenden aktiven Hauptmetaboliten → Thiotepa nicht vor CYP-Substraten (z.B. Cyclophosphamid) geben
Topotecan	Carboplatin und Cisplatin: sequenzabhängige Verträglichkeitsabnahme

Verbindung	Interaktionen mit
Trabectedin	Ethanol(-haltige Arzneimittel): Leberschädigung Phenytoin: Phenytoin-Spiegel ↓ CYP3A4- und P-Glykoprotein-Substrat
Trastuzumab	Antrazykline: Kardiotoxizität ↑
Treosulfan	keine spezifischen Interaktionen berichtet
Trofosfamid	Sulfonylharnstoffe: Glukose-Spiegel ↓
UFT (Tegafur/Uracil)	Brivudin: Toxizität UFT ↑ Phenytoin: Blutspiegel Phenytoin ↑ CYP2A6-Substrat
Vinblastin	bei zusätzlicher Gabe neurotoxischer Arzneistoffe: Neurotoxizität ↑ Mitomycin C: obstruktive Pneumonie L-Asparaginase: Clearance Vinblastin ↓ → Vinblastin 12–24 h vorher geben CYP3A4- und P-Glykoprotein-Substrat
Vincristin	bei Gabe neurotoxischer Arzneistoffe (z.B. Isoniazid, Ciclosporin A) oder Teniposid: Neurotoxizität ↑ Opioide: paralytischer Ileus Mitomycin C: obstruktive Pneumonie L-Asparaginase: Clearance Vincristin ↓ → Vincristin 12–24 h vorher geben CYP3A4- und P-Glykoprotein-Substrat
Vindesin	Mitomycin C: obstruktive Pneumonie L-Asparaginase: Clearance Vindesin ↓ → Vindesin 12–24 h vorher geben CYP3A4-Substrat
Vinflunin	Ketoconazol: Blutspiegel Vinflunin ↑ PEG-liposomales Doxorubicin: veränderte Wirkstoffverteilung Opioide: Obstipationsrisiko ↑
Vinorelbin	Fluorouracil: schwere Mukositiden mit Todesfolge Mitomycin C: Pneumotoxizität ↑ Irinotecan: Bildung des aktiven Metaboliten von Irinotecan ↓ CYP3A4- und P-Glykoprotein-Substrat
Vorinostat	kumarinhaltige Antikoagulantien, Kombination mit anderen HDAC-Inhibitoren (z.B. Valproinsäure) → Prothrombinzeit erhöht

HDAC Histon-Deacetylasen, MAO Monoaminoxidase, NSAID nichtsteroidale Entzündungshemmer, SSRI Selektive Serotonin-Reuptake-Inhibitoren, TPMT Thiopurin-S-Methyltransferase, ↑ Verstärkung, ↓ Abschwächung/Verminderung

3.8.3 Ausgewählte Inkompatibilitäten antineoplastischer Verbindungen

A. Schwehr, B. Lubrich

Def: Physikalisch-chemische Unverträglichkeit antineoplastischer Verbindungen, wie z.b. Ausfällungen, Verfärbungen und Zersetzungen. Diese können bereits bei kurzfristigem Kontakt mit anderen Arzneimitteln, z.b. bei Verwendung desselben Infusionsgerätes, durch Zuspritzen über ein Y-Stück oder parallele Infusion, auftreten.

Pharm: *Richtlinien zur Zytostatikainkompatibilität*
Grundsätzlich sind Mischinfusionen und Mischspritzen aus Zytostatika untereinander zu vermeiden; sie werden in der folgenden Tabelle deshalb nicht aufgeführt. Bei Anwendung komplexer Therapieprotokolle ist es notwendig, Kompatibilität und Inkompatibilität von Arzneimitteln zu berücksichtigen. Verbindlich sind die Angaben des Herstellers. In die vorliegende Tabelle wurden zusätzlich gut dokumentierte Literaturzitate aufgenommen.

Inkompatibilitätstabelle
Die in der Tabelle aufgeführten Substanzen gelten nach obiger Definition als physikalisch-chemisch inkompatibel. Empfehlungen:
- Verabreichung von inkompatiblen Arzneimitteln nacheinander ohne Wechsel oder Spülen des Infusionsbestecks ist zu vermeiden. In gleicher Weise ist die Zuspritzung über ein Y-Stück zu vermeiden.
- Inkompatibilitäten können vernachlässigt werden, wenn für jedes Arzneimittel ein neues Infusionsbesteck verwendet wird oder eine Zwischenspülung mit NaCl 0,9-%- oder Glucose 5-%-Lösung erfolgt.
- Substanzen, die *nicht* in dieser Tabelle aufgeführt sind, können *nicht* grundsätzlich als kompatibel betrachtet werden. Im Einzelfall sollte die zuständige Apotheke kontaktiert werden.

CAVE: Das Vorgehen entsprechend der Tabelle entbindet nicht von der Pflicht, die angelegten Infusionen regelmäßig und sorgfältig auch auf Inkompatibilitäten hin zu überwachen.

Lit:
1. Solimando DA (ed). Drug Information Handbook for Oncology. Lexi-Complete, 7. Auflage, 2008.
2. Trissel LA. Handbook on Injectable Drugs. Deutscher Apotheker Verlag,16. Ausgabe, 2010.

Web:
1. www.gelbe-liste.de — Gelbe Liste, Modul zu Arzneimittelinteraktionen
2. www.rote-liste.de — Rote Liste, Arzneimittelinformationen
3. www.fachinfo.de — Fachinformations-Service
4. www.rxlist.com — Internet Drug Index
5. www.meds.com/DChome.html — DoseCalc OnLine
6. emc.medicines.org.uk — Electronic Medicines Compendium

Ausgewählte Inkompatibilitäten antineoplastischer Verbindungen

Verbindung	Inkompatibilität
Aldesleukin	Benzylalkohol, Ganciclovir, Lorazepam, NaCl, Parabene, Trastuzumab
Alemtuzumab	Es liegen keine Daten vor.
Amsacrin	NaCl- und andere chloridhaltige Lösungen, Aciclovir, Amphotericin B, Aztreonam, Ceftazidim, Ceftriaxon, Cimetidin, Furosemid, Ganciclovir, Heparin, Methylprednisolon-21-hydrogensuccinat, Metoclopramid, Ondansetron, Sargramostim
Arsentrioxid	keine Angaben, nicht mit anderen Arzneimitteln mischen
Asparaginase	Es liegen keine Daten vor.
Azacitidin	Glukose, $NaHCO_3$
Bendamustin	verschiedene Trägerlösungen außer NaCl 0,9 %
Bevacizumab	Glukose 5 %
Bleomycin	Aminophylline, Aminosäuren, Ascorbinsäure, Carbenicillin, Cefalotin, Cefazolin, Dexamethason, Diazepam, Furosemid, Glukose 5 %, Hydrocortison-21-hydrogensuccinat, Methotrexat, Mitomycin, Nafcillin, Penicillin G, Riboflavin, sulfhydrilhaltige Arzneimittel (z.B.Glutathion), Terbutalin, zwei- und mehrwertige Kationen
Bortezomib	Es liegen keine Daten vor.
Busulfan	Polycarbonathaltige Materialien
Cabazitaxel	PVC-haltige Materialien
Carboplatin	Aluminium (z.B. in Infusionsnadeln), 5-FU, Mesna, Natriumhydrogencarbonat
Carmustin	alkalische Lösungen, Allopurinol, Natriumhydrogencarbonat, PVC (Infusionsbehälter/-leitungen)
Catamuxomab	Es liegen keine Daten vor.
Cetuximab	5-FU
Cisplatin	Aminosäuren, Aqua ad inj., alkalische Lösungen, Aluminium (z.B. in Infusionsnadeln), Amifostin, Amphotericin B, Cefepim, Chelatbildner (z.B. Penicillamin), 5-FU, Galliumnitrat, Glukose 5 %, Mesna, Metoclopramid, $NaHCO_3$, Natriumdisulfit/-hydrogensulfit/-thiosulfat, Piperacillin/Tazobactam, Thiotepa
Cladribin	Glukose 5 %
Clofarabin	Es liegen keine Daten vor.
Cyclophosphamid	Amphotericin B, Benzylalkohol, Magnesiumsulfat
Cytarabin	Allopurinol, Amphotericin B, Carbenicillin, Cefalotin, 5-FU, Galliumnitrat, Ganciclovir, Gentamicin, Heparin, Hydrocortison-21-hydrogensuccinat, Insulin, Methotrexat, Methylprednisolon-21-hydrogensuccinat, Nafcillin, Oxacillin, Penicillin G

3.8.3 Ausgewählte Inkompatibilitäten antineoplastischer Verbindungen Pharmakotherapie

Verbindung	Inkompatibilität
Dacarbazin	alkalische Lösungen, Allopurinol, Cefepim, Heparin, Hydrocortison-21-hydrogensuccinat, L-Cystein, Mercaptoethanol, Methoxypsoralen, $NaHCO_3$, Pemetrexed, Piperacillin-Natrium/Tazobactam
Dactinomycin	Benzylalkohol, Celluloseester (in Filtermaterial), Filgastrim, Parabene, Riboflavin
Daunorubicin	Allopurinol, Aluminium, Aztreonam, Cefepim, Dexamethason, Fludarabin, 5-FU, Furosemid, Heparin, Methotrexat, Pemetrexed, Piperacillin-Natrium/Tazobactam, pH < 4,0 oder pH > 7,0
Daunorubicin liposomal	Benzylalkohol oder andere detergensähnliche Stoffe, Dexamethason, Docetaxel, 5-FU, Heparin, elektrolythaltige Lösungs- und Arzneimittel, Trägerlösungen **außer** Glukose 5 %, alkalische Lösungen
Decitabin	Es liegen keine Daten vor.
Dexrazoxane	Es liegen keine Daten vor.
Docetaxel	Amphotericin B, liposomales Doxorubicin, Methylprednisolon-Na-succinat, Nalbuphin
Doxorubicin	alkalische Lösungen, Allopurinol, Aluminium (z.B. in Infusionsnadeln), Aminophyllin, Cefepim, Dexamethason, Diazepam, 5-FU, Furosemid, Galliumnitrat, Ganciclovir, Heparin, Hydrocortison-21-hydrogensuccinat, pH < 4,0 oder pH > 7,0, Methotrexat, $NaHCO_3$, parenterale Ernährungslösungen, Piperacillin-Natrium/Tazobactam, Propofol
Doxorubicin liposomal	Amphotericin B, Benzylalkohol, Buprenorphin, Ceftazidim, Docetaxel, Furosemid, Heparin, Mannitol, Metoclopramid, Mitoxantron, Morphin, Ofloxacin, $NaHCO_3$, Paclitaxel, Piperacillin-Natrium/Tazobactam, Promethazin, Detergenzien, elektrolythaltige Lösungs- und Arzneimittel
Epirubicin	alkalische Lösungen, 5-FU, Heparin, Mesna, Methotrexat, Pemetrexed
Eribulin	Glukose 5 %
Estramustin	Infusionslösungen **außer** Glukose 5 %, kalziumhaltige Präparate
Etoposid	ABS-Kunststoff, Cefepim, Filgastrim, Idarubicin, Lösungen mit pH > 8, Mitoxantron, $NaHCO_3$, PVC (Infusionsbehälter und -leitungen)
Etoposidphosphat	Amphotericin B, Cefepim, Chlorpromazin, Imipenem-Cilastin, Lansoprazol, Methylprednisolon-Na-succinat, Mitomycin
Fludarabin	Aciclovir, Amphotericin B, Chlorpromazin, Daunorubicin, Ganciclovir, Hydroxyzin, Trastuzumab

Ausgewählte Inkompatibilitäten antineoplastischer Verbindungen 3.8.3

Verbindung	Inkompatibilität
Fluorouracil	Amphothericin B, Carboplatin, Chlormethin, Chlorpromazin, Cisplatin, Cytarabin, Daunorubicin, Diazepam, Droperidol, Doxorubicin, Epirubicin, Etoposid, Fentanyl, Filgrastim, Folinsäure, Galliumnitrat, Hydromorphon, Lansoprazol, Methotrexat, Metoclopramid, Morphinsulfat, Ondansetron, Oxaliplatin, parenterale Ernährungslösung, Topotecan, Sulfobenzylpenicillin, Vindesin, Vinorelbin
Gemcitabin	Aciclovir, Amphotericin B, Cefotaxim, Furosemid, Ganciclovir, Imipenem, Irinotecan, Methotrexat, Methylprednisolon-Na-succinat, Mitomycin, Piperacillin-Natrium/Tazobactam
Idarubicin	Aciclovir, alkalische Lösungen, Allopurinol, Ampicillin/Sulbactam, Cefazolin, Cefepim, Ceftazidim, Cilastin, Clindamycin, Dexamethason, Etoposid, Furosemid, Gentamicin, Heparin, Hydrocortison-21-hydrogensuccinat, Imipenem, Lorazepam, Methotrexat, $NaHCO_3$, Pemetrexed, Pethidin, Piperacilin-Natrium/Tazobactam, Vancomycin, Vincristin
Interferon-α2b	Glukose 5 %
Ipilimumab	Es liegen keine Daten vor.
Ifosfamid	Cefepim, Methotrexat
Irinotecan	alkalische Lösungen, Gemcitabin, Natriumfolinat, Methylprednisolon, Trastuzumab
Ixabepilon	Infusionslösungen mit pH < 6 oder > 7,5
Melphalan	Amphotericin B, Chlorpromazin, Glukose 5 %
Methotrexat	Aluminium, Bleomycin, Chlormethin, Chlorpromazin, Cytarabin, Daunorubicin, Dexamethason, Droperidol, Gemcitabin, Hydrocortison-21-hydrogensuccinat, Idarubicin, Ifosfamid, Metoclopramid, Methotrexat, Midazolam, Nalbuphin, Prednisolon-21-dihydrogenphosphat, Promethazin, Propofol, Ranitidin, Vancomycin
Mitomycin	Aztreonam, Bleomycin, Cefepim, Etoposidphosphat, Filgrastim, Gemcitabin, (Glukose 5 %), Piperacillin-Natrium/Tazobactam, Sargramostim, Topotecan, Vinorelbin
Mitoxantron	alkalische Lösungen, aminosäurenhaltige Lösungen, Aztreonam, Cefepim, Heparin, Hydrocortison-21-dihydrogenphosphat, Paclitaxel, Piperacillin-Natrium/Tazobactam, Propofol, Thiotepa
Nelarabin	Es liegen keine Daten vor.
Ofatumumab	Es liegen keine Daten vor.
Oxaliplatin	alkalische Lösungen, Aluminium, Diazepam, chloridhaltige Lösungen wie z.B. NaCl 0,9 %
Paclitaxel	Amphotericin B, Chlorpromazin, Doxorubicin liposomal, Hydroxyzin, Methylprednisolon-21-hydrogen-succinat, Mitoxantron, PVC (Infusionsbehälter/-leitungen)
Paclitaxel-Albumin/NabPaclitaxel	Es liegen keine Daten vor.
Panitumumab	Es liegen keine Daten vor.

3.8.3 Ausgewählte Inkompatibilitäten antineoplastischer Verbindungen — Pharmakotherapie

Verbindung	Inkompatibilität
Pegaspargase	Es liegen keine Daten vor.
Pemetrexed	Es liegen keine Daten vor.
Pentostatin	saure Lösungen
Pralatrexat	Es liegen keine Daten vor.
Rituximab	Es liegen keine Daten vor.
Temsirolimus	PVC-haltige Behältnisse
Temozolomid	Es liegen keine Daten vor.
Thiotepa	Cisplatin, Filgrastim, Minocyclin, Mitoxantron, NaCl 0,9 %, saure Lösungen, Vinorelbin
Topotecan	Es liegen keine Daten vor.
Trabectedin	Es liegen keine Daten vor.
Treosulfan	alkalische Lösungen
Vinblastin	Cefepim, Furosemid, Heparin, pH < 3,5 oder pH > 5, PVC-haltige Materialien
Vincristin	Cefepim, Doxorubicin, Furosemid, Idarubicin, $NaHCO_3$, pH < 3,5 oder pH > 5
Vindesin	$NaHCO_3$, pH < 3,5 oder pH > 5
Vinflunin	Es liegen keine Daten vor.
Vinorelbin	Aciclovir, alkalische Lösungen, Allopurinol, Aminophyllin, Amphotericin B, Ampicillin, Cefazolin, Cefoperazon, Cefotetan, Ceftriaxon, Cefuroxim, Co-Trimoxazol, 5-FU, Furosemid, Ganciclovir, Heparin, Methylprednisolon-21-hydrogensuccinat, Mitomycin, $NaHCO_3$, Piperacillin, Thiotepa

3.8.4 Individualisierung: Pharmakogenetik und Pharmakogenomik

J. Rawluk, B. Lubrich

Def: Das individuelle Ansprechen auf eine antineoplastische Therapie hängt von vielen Faktoren ab. Bekannte Einflussfaktoren, wie Alter, Geschlecht, Körpergewicht, Begleiterkrankungen (Leber- und Nierenfunktionsstörungen) und bestimmte Gewohnheiten (Rauchen, Alkoholkonsum) werden bei der Therapieentscheidung berücksichtigt. Zunehmend werden aber auch individuelle genetische Faktoren bei der Therapieplanung als Entscheidungskriterien einbezogen:
- *Pharmakogenetik:* Untersuchung genetischer Einflussfaktoren auf Wirksamkeit und Toxizität von Arzneimitteln
- *Pharmakogenomik:* Untersuchung von Genen, welche die Pharmakokinetik und Pharmakodynamik eines Arzneistoffs beeinflussen können

Meth: *Pharmakogenetische Methoden*
- *Bestimmung von „single nucleotide polymorphisms" (SNPs)*: punktuelle genetische Polymorphismen mit Einfluss auf die Aktivität von Schlüsselproteinen für Arzneimittelwirkung und -metabolismus. SNPs erlauben bei einigen Zytostatika eine rationale Vorhersage von Ansprechen und Toxizität.
- *Genexpressionsanalyse* (☞ Kap. 2.3): globale Genexpressionsanalyse mit DNA-Arrays → empirische Bestimmung genetischer Determinanten für Ansprechen und Toxizität von Chemotherapeutika. Pharmakogenomik umfasst nicht nur die Wirkung genetischer Faktoren auf das Arzneimittel, sondern auch die Auswirkung von Arzneimitteln auf das Genexpressionsmuster.
- *prädiktive Marker:* Die Bestimmung von *prädiktiven Faktoren* (☞ Tabelle) bietet eine wichtige Hilfestellung bei der Auswahl einer erfolgversprechenden patientenindividuellen Chemotherapie.
- *Arzneimittelentwicklung:* Identifikation potenzieller Zielstrukturen („targets") für neue Arzneistoffe

Phys: Die Wirksamkeit eines Arzneistoffes wird durch seine Konzentration am Zielorgan bestimmt und somit zentral durch pharmakokinetische Parameter (An- bzw. Abtransport), Aktivierung, Metabolismus und Elimination beeinflusst. Diese Vorgänge werden durch polymorphe Gene reguliert, sodass entsprechend große Unterschiede beim Ansprechen auf eine Therapie auftreten können. Die Untersuchung pharmakogenetischer Determinanten kann in den folgenden Fällen sinnvoll sein:
- hohe interindividuelle Unterschiede pharmakokinetischer Parameter (Bioverfügbarkeit, Halbwertszeit, Exkretion etc.)
- bimodale Verteilung der AUC („Area under the curve") der Konzentrations-Zeit-Kurve für Metaboliten
- Auftreten von Toxizität/Nebenwirkungen auch nach Dosisreduktion

Wichtige pharmakogenetische Determinanten für Ansprechen und Toxizität verschiedener Zytostatika sind nachfolgend tabellarisch aufgeführt.

Lit:
1. Dawood S, Leyland-Jones B. Pharmacology and pharmacogenetics of chemotherapeutic agents. Cancer Invest 2009;27:482–488.
2. Deenen JM, Cats AC, Beijnen JH et al. Clinical pharmacology pharmacogenetics opportunities for patient-tailored anticancer therapy. Oncologist 2011;16:811–819.
3. Freedman AN, Sansbury LB, Figg WD et al. Cancer pharmacogenomics and pharmacoepidemiology: setting a research agenda to accelerate translation. J Natl Cancer Inst 2010;102:1698–1705.
4. Huang RS, Ratain MJ. Pharmacogenetics and pharmacogenomics of anticancer agents. CA Cancer J Clin Oncol 2009;59:42–55.
5. Smith SC, Baras AS, Lee JK, Theodorescu D. The COXEN principle: translating signatures of in vitro chemosensitivity into tools for clinical outcome prediction and drug discovery in cancer. Cancer Res 2010;70:1753–758.
6. Walko CM, McLeod H. Pharmacogenomic progress in individualized dosing of key drugs for cancer patients. Nat Clin Pract Oncol 2009;6:153–162.

Web:
1. www.ncbi.nlm.nih.gov/geo — Gene expression database
2. www.nigms.nih.gov/Research/FeaturedPrograms/PGRN — Pharmacogenetics Research Network
3. snp.cshl.org — International HapMap Project
4. www.pharmgkb.org — Pharmacogenomics Knowledge Base
5. www.ncbi.nlm.nih.gov/About/primer/pharm.html — NCBI, Pharmacogenetics Primer
6. www.nature.com/tpj/index.html — Pharmacogenomics Journal

Pharmakogenetische Determinanten von Ansprechen und Toxizität nach Chemotherapie

Substanz	Protein	Mutation	Mechanismus
Capecitabin	Dihydropyrimidin-dehydrogenase (DPD)	Exon 14	Exon-14-Skipping-Mutation → Katabolismus ↓, Toxizität ↑
Cetuximab	K-ras	Exon-2-Mutation	konstitutive EGFR-Aktivierung
Cisplatin	UDP-Glucuronosyl-transferase-1A1 (UGT1A1)	Exon-1-Splicevarianten	Entgiftung über Cisplatin-Glutathion-Komplex ↑ → Toxizität ↓
Cyclophosphamid	Cytochrom P 2B6 (CYP2B6)	CYP2B6 *5 (R487C)	Aktivierung ↑
Cytarabin	Human equilibrative nucleoside transporter 1 (hENT1)	MLL-Gen-Rearrangement	hENT1-Expression → Ansprechen ↑
Doxorubicin	Glutathion-S-Transferase	GSTP-1-Gen	GSTP1-Expression → Ansprechen ↓
Doxorubicin	P-Glykoprotein	C3435T-Polymorphismus des mdr-1-Gens	verminderte Expression bei T/T-Genotyp → Ansprechen ↓
Erlotinib	Epidermal Growth Factor Receptor (EGFR)	Mutationen in Exon 18,19 oder 21 Punktmutation Exon 20 T790M	Ansprechen ↑ Ansprechen ↓
Fluorouracil (5-FU)	Thymidylat-Synthase (TS)	Promoter-Polymorphismus	TS-Induktion, Amplifikation → Ansprechen ↓
Fluorouracil (5-FU)	Dihydropyrimidin-Dehydrogenase (DPD)	SNPs: DPYD*2A, DPYD*9A	Exon-14-Skipping-Mutation → 5-FU-Katabolismus ↓, Toxizität ↑
Fluorouracil (5-FU)	Methylentetrahydrofolat-Reduktase (MTHFR)	C677T	MTHFR-Aktivität ↓ → Tetrahydrofolatkomplex akkumuliert
Gefitinib	Epidermal Growth Factor Receptor (EGFR)	Mutationen in Exon 18,19 oder 21 Punktmutation Exon 20 T790M	Ansprechen ↑ Ansprechen ↓
Ifosfamid	Cytochrom P2B6 (CYP2B6)	CYP2B6 *5 (R487C)	Aktivierung ↑
Imatinib	c-KIT	Mutation Exon 9 Mutation Exon 11	Bindungsaffinität ↓, Ansprechen ↓ Bindungsaffinität ↑, Ansprechen ↑
Imatinib	Platelet Derived Growth Factor Receptor (PDGFR)	Mutation Exon 17, 18	Struktur Kinasedomäne verändert, Ansprechen ↓ (Resistenz)

3.8.4 Individualisierung: Pharmakogenetik und Pharmakogenomik — Pharmakotherapie

Substanz	Protein	Mutation	Mechanismus
Irinotecan	UDP-Glucuronosyl-transferase-1A1 (UGT1A1)	Insertion in Promotor und SNPs	Transkriptionseffizienz ↓ → Katabolismus des aktiven Metaboliten SN-38 ↓, Toxizität ↑
Irinotecan	P-Glykoprotein	C3435T-Polymorphismus des mdr-1-Gens	verminderte Expression bei T/T-Genotyp → Ansprechen ↓
Mercaptopurin	Thiopurin-Methyl-transferase (TPMT)	SNPs: TPMT*2, TPMT*3A, TPMT3C	Katabolismus ↓, Toxizität ↑
Methotrexat	Methylentetrahydro-folat-Reduktase (MTHFR)	C677T	MTHFR-Aktivität ↓ → Tetrahydrofolatkomplex akkumuliert
Mitomycin	P-Glykoprotein	C3435T-Polymorphismus des mdr-1 Gens	verminderte Expression bei T/T-Genotyp → Ansprechen ↓
Oxaliplatin	ERCC1	ERCC1-Gen-Punktmutation in Kodon 118	unbekannter Mechanismus → Ansprechen ↓
Oxaliplatin, 5-FU	ERCC2	ERCC2-Gen (XPD-Gen)	gesteigerte Apoptose → Ansprechen ↑
Paclitaxel	Cytochrom P2C8 (CYP2C8)	CYP2C8 *2 (I269F) CYP2C8 *2 (K399R, R139K)	Metabolisierung ↓
Paclitaxel	P-Glykoprotein	C3435T-Polymorphismus des mdr-1-Gens	verminderte Expression bei T/T-Genotyp → Ansprechen ↓
Panitumumab	K-ras	Exon-2-Mutation	konstitutive EGFR-Aktivierung
Prednison	Glutathion-S-Transferase	GSTP1-Gen	SNPs mit Aminosäureaustausch → Ansprechen ↑
Sunitinib	Platelet Derived Growth Factor Receptor (PDGFR)	Mutation Exon 17, 18	Struktur der Kinasedomäne verändert → Ansprechen ↓ (Resistenz)
Thioguanin	Thiopurin-Methyl-transferase (TPMT)	SNPs: TPMT*2, TPMT*3A, TPMT3C	Katabolismus ↓, Toxizität ↑
Vincristin	P-Glykoprotein	C3435T-Polymorphismus des mdr-1-Gens	Verminderte Expression bei T/T-Genotyp → Ansprechen ↓

3.9 Chemotherapie bei Schwangerschaft und Stillzeit

R. Rasenack, H. Henß

Def: Durchführung einer antineoplastischen Behandlung bei bestehender Schwangerschaft oder Stillzeit

Ep: Die Indikation zur Durchführung einer Chemotherapie bei schwangeren oder stillenden Frauen ergibt sich selten. Häufigste Tumortypen sind:
- Mammakarzinom, Zervixkarzinom
- Lymphome
- malignes Melanom

Pg: Besondere Gefahren einer malignen Erkrankung bei Schwangeren:
- vitale Bedrohung der Mutter und des Kindes
- Übergreifen der Erkrankung auf das Kind
- Nebenwirkungen der Behandlung für Mutter und Kind

Bei Indikationsstellung zur antineoplastischen Therapie bei schwangeren/stillenden Frauen sind neben medizinischen Aspekten insbesondere ethische und psychosoziale Gesichtspunkte zu klären. Von zentraler Bedeutung ist die Kooperation des Chemotherapeuten mit Geburtshelfer, Pädiater, ggf. Medizin-Ethiker und anderen Disziplinen.

Th: *Therapieprinzipien*
Die notwendigen Maßnahmen sind individuell mit der Patientin und ihren Angehörigen festzulegen. Für das praktische Vorgehen entscheidend sind insbesondere:
- Alter der Schwangerschaft
- Stadium und Prognose der malignen Erkrankung
- Allgemeinzustand der Patientin, Begleiterkrankungen
- therapeutische Optionen
- Fertilitätschance nach Chemotherapie, Kinderwunsch

Therapieoptionen während der Schwangerschaft

Therapie	Vorgehen
Operation	während der Schwangerschaft jederzeit möglich; bei hoher Morbidität Schwangerschaftsabbruch erwägen
Strahlentherapie	möglichst vermeiden; bei angemessener Abschirmung zervikale und mediastinale Bestrahlung möglich. Durchführung nur in Zentren mit entsprechender Erfahrung
Chemotherapie	im ersten Trimester vermeiden (☞ unten); ggf. wöchentliche Therapie zum besseren Monitoring
Hormontherapie	zu jedem Zeitpunkt der Schwangerschaft vermeiden
Molekulare Therapien	differenziertes Vorgehen. Trastuzumab und Bevacizumab vermeiden. Imatinib nach 1. Trimester möglich. Rituximab führt zu reversibler B-Zell-Depletion beim Neugeborenen
Entbindung	Entbindung bei Leukopenie, Thrombopenie vermeiden; möglichst keine Entbindung vor 35. Schwangerschaftswoche

Erste bis 20. Schwangerschaftswoche (SSW)

Nach zytostatischer Chemotherapie bis zur 20. SSW besteht ein hohes Fehlbildungsrisiko des Feten (15–20 %); ein Schwangerschaftsabbruch ist daher dringend zu diskutieren. Die Abwägung zwischen Schwangerschaftsabbruch und Verzögerung der Chemotherapie sollte die Situation von Mutter und Kind berücksichtigen.

Eine absolute Therapieindikation ist gegeben, wenn bei rasch progredienten Erkrankungen (akute Leukämien, hochmaligne Lymphome) ein Überleben der Mutter bis zur frühestmöglichen Entbindung nicht wahrscheinlich ist.

Bei kurativem Therapieansatz
- Verzögerungen der kurativen Chemotherapie nach Möglichkeit vermeiden
- nach Schwangerschaftsabbruch umgehende Therapieeinleitung
- Wird ein Schwangerschaftsabbruch von den Eltern abgelehnt, sollte eine Chemotherapie (***CAVE:*** mit deutlich erhöhtem fetalen Missbildungsrisiko) dennoch ohne Verzögerung begonnen werden. Durch engmaschige sonografische Untersuchungen können Fehlbildungen häufig vor der 24. SSW erkannt und ggf. rechtzeitig eine Indikation für einen Schwangerschaftsabbruch gestellt werden. Auf das Risiko fehlerhafter sonografischer Diagnosen (mangelnde Erkennung von Fehlbildungen) ist hinzuweisen.

Bei palliativem Therapieansatz
- nach Schwangerschaftsabbruch umgehende Therapieeinleitung
- Falls ein sofortiger Therapiebeginn angesichts der palliativen Situation nicht erwünscht wird, ist u.U. eine Therapieverzögerung bis zum Abschluss der Organogenese möglich. Auf die möglichen Risiken für Mutter (Tumorprogression) und Kind (transplazentare Metastasierung des Tumors in den Fetus) ist hinzuweisen.

20. bis 32. Schwangerschaftswoche (SSW)

Bei Chemotherapie zwischen 20. und 32. SSW sind Fehlbildungen nicht zu erwarten. Hauptrisiken der Therapie sind Organtoxizität, intrauterine Wachstumsverzögerung („intrauterine growth retardation", IUGR) und Frühgeburt. Vorsichtsmaßnahmen:
- Überwachung der Schwangerschaft in einem perinatologischen Zentrum
- frühzeitige Planung der Entbindung (sobald das Kind lebensfähig ist)
- Berücksichtigung einer möglichen Myelosuppression bei Mutter und Kind
- ggf. pränatale Lungenreifungsbehandlung (Gabe von Betamethason i.m.)

Bei kurativem Therapieansatz
- umgehende Einleitung einer Chemotherapie

Bei palliativem Therapieansatz
- ggf. Verzögerung einer antineoplastischen Therapie bis zur Lebensfähigkeit des Kindes, Therapieeinleitung erst nach erfolgter Entbindung
- Aufklärung über Risiken und mögliche Folgen einer Therapieverzögerung für Patientin (Tumorprogression) und Kind (Metastasierungsrisiko)

Ab 32. Schwangerschaftswoche (SSW)

In der Regel ist der Fetus ab der 32. SSW bereits lebensfähig → Entbindung vor Einleitung einer ggf. erforderlichen Chemotherapie möglich.

Stillzeit

Grundsätzlich sollte vor Einleitung einer Chemotherapie abgestillt werden. In der Regel fehlen genaue Daten zum Übertritt von Zytostatika in die Muttermilch, eine Schädigung des Kindes ist jedoch in keinem Fall völlig auszuschließen.

Lit:
1. Amant F, Han SN, Gziri MM et al. Chemotherapy during pregnancy. Curr Opin Oncol 2012;24:580–586.
2. Azim HA Jr, Peccatori FA, Pavlidis N. Treatment of the pregnant mother with cancer: a systematic review on the use of cytotoxic, endocrine, targeted agents and immunotherapy during pregnancy. Part I: Solid tumors. Cancer Treatm Rev 2010;36:101–109.
3. Azim HA Jr, Pavlidis N, Peccatori FA. Treatment of the pregnant mother with cancer: a systematic review on the use of cytotoxic, endocrine, targeted agents and immunotherapy during pregnancy. Part II: Hematological tumors. Cancer Treatm Rev 2010; 36:110–121.
4. Fey MF, Surbek D. Leukaemia and pregnancy. Recent Results Cancer Res 2008;178:97–110.
5. Koren G, Carey N, Gagnon R et al. Cancer chemotherapy and pregnancy. J Obstet Gynaecol Can 2013;35:263–278.
6. Loibl S, Han SN, von Minckwitz G et al. Treatment of breast cancer during pregnancy: an observational study. Lancet Oncol 2012;13:887–896.
7. Peccatori FA, Azim HA, Orecchia R et al. Cancer, pregnancy and fertility: ESMO Clinical Practice Guidelines for diagnosis, treatment and follow-up. Ann Oncol 2013;24 (suppl 6): vi160–vi170.
8. Pistilli B, Bellettini G, Giovanetti E et al. Chemotherapy, targeted agents, antiemetics and growth factors in human milk: How should we counsel cancer patient about breastfeeding? Cancer Treatm Rev 2013;39:207–211.

Web:
1. www.meb.uni-bonn.de/cancer.gov/CDR0000062770.html   NCI Cancernet
2. www.motherisk.org/women/cancer.jsp   Univ Toronto, SOGC Guideline

3.10 Zubereitung, Arbeitsschutz und Stabilität

B. Lubrich

Def: Vorsichtsmaßnahmen im Umgang mit Zytostatika schließen Zubereitung, Anwendung und Entsorgung ein. Von besonderer Bedeutung ist die systemische Aufnahme von Zytostatika durch Inhalation, Ingestion oder Absorption über die Haut.
Gefährdungspotential:
- lokale und systemische Toxizität
- akute und chronische Toxizität
- Genotoxizität/Teratogenität/Mutagenität

Meth: **Ordnungsgemäßer und sicherer Umgang mit Zytostatika: Mindestanforderungen**

> - Personal-/Personenschutz, Arbeitssicherheit
> - Patientensicherheit
> - Produktsicherheit
> - Umweltschutz

Personal/Personenschutz
Zytostatika dürfen nur von geschultem Personal zubereitet und angewendet werden. Folgende Richtlinien sind zu beachten:
- Gefahrstoffverordnung: Vor Aufnahme der Tätigkeit und danach ist das Personal mindestens jährlich arbeitsplatzbezogen zu unterweisen (Inhalt der Unterweisung u.a. Wirkmechanismen von Zytostatika, Gefährdungspotenzial, korrekte Handhabung, arbeitsmedizinische Vorsorgeuntersuchungen).
- neue Technische Regeln für Gefahrstoffe (TRGS 525): Umgang mit Gefahrstoffen in Einrichtungen zur humanmedizinischen Versorgung
- Mutterschutz-, Jugendschutzgesetz: Schwangere, Stillende und Jugendliche dürfen nicht zur Zubereitung und Verabreichung von Zytostatika zugelassen werden.
- Merkblatt 620 der Berufsgenossenschaft für Gesundheitsdienst und Wohlfahrtspflege: „Zytostatika im Gesundheitsdienst – Zur sicheren Handhabung von Zytostatika"
- Zytostatika-Richtlinien der Länder
- Sicherheitsdatenblätter
- Gebrauchs- und Fachinformationen
- Alle Richtlinien sollen den Bediensteten arbeitsplatznah zugänglich sein.

Zytostatikazubereitung und Anwendung
Die *Herstellung von gebrauchsfertigen Zytostatikazubereitungen* erfolgt *in der Apotheke* gemäß den Bestimmungen des Arzneimittelgesetzes, der Apothekenbetriebsordnung, des Leitfadens einer guten Herstellungspraxis für Arzneimittel der Europäischen Gemeinschaft und den anerkannten Regeln der pharmazeutischen Wissenschaft.
Die *Vorbereitung zur Anwendung von Zytostatika* erfolgt *in der Verantwortung des Arztes* auf der Grundlage der anerkannten Regeln der medizinischen Wissenschaft.

Räume
Die Zubereitung gebrauchsfertiger Zytostatikalösungen erfolgt zentral in der zuständigen Apotheke:

- in abgetrennten Räumen mit Zutritt ausschließlich für befugtes Personal
- Essen, Trinken und Rauchen in den Herstellungsräumen nicht zulässig
- während der Zytostatikaherstellung keine anderen Tätigkeiten in diesen Räumen
- Raumtüren und Fenster müssen während der Herstellung geschlossen sein.

Sicherheitswerkbänke
- Die Zubereitung hat an Sicherheitswerkbänken (nach DIN 12 980) zu erfolgen.
- Regelmäßige Prüfungen der Sicherheitswerkbank sind nach den aktuellen Prüfgrundsätzen durchzuführen und zu dokumentieren.
- Für das Arbeiten an Werkbänken ist eine Betriebsanweisung zu erstellen.
- Die Reinigung und Desinfektion aller Oberflächen im Arbeitsbereich sind in der Betriebsanweisung festzulegen.
- Zu- und Abluft im Herstellungsraum müssen auf die Sicherheitswerkbank abgestimmt sein, die Fortluftführung hat nach außen zu erfolgen.
- Veränderungen der Luftströmung (z.B. Verdecken der Lüftungsschlitze in der Arbeitsplatte, Einbringen voluminöser oder vieler Gegenstände in die Werkbank, starke Bewegungen) während des Arbeitens sind zu vermeiden, da hierdurch sowohl Produkt- als auch Personenschutz eingeschränkt werden können.

Schutzkittel
- Zur Vermeidung eines direkten Kontaktes von Haut und Schleimhäuten mit Zytostatika ist Schutzkleidung zu tragen.
- Flüssigkeitsundurchlässige, langärmelige, vorn hochgeschlossene Arbeitskittel aus fusselfreiem Material. Geeignet sind flüssigkeitsdichte Einwegkittel oder textile Einwegkittel mit flüssigkeitsdichten Armstulpen.
- Die Schutzkittel dürfen nur innerhalb der bezeichneten Räume getragen werden.
- Wechsel der Arbeitskittel mindestens täglich

Handschuhe
- sterile, flüssigkeitsundurchlässige Einweghandschuhe mit langer Stulpe, die dicht über den Ärmeln abschließen, z.B. OP-Handschuhe aus Latex, Nitril oder Neopren (Empfehlung: Tragen von 2 Paar Handschuhen, „double gloving")
- Anforderungen der DIN EN 374 bzgl. Prüfung auf Dichtigkeit sollten erfüllt sein
- sofortiger Wechsel der Latexhandschuhe bei sichtbarer Verunreinigung oder Beschädigung, spätestens jedoch nach 30 Minuten

Schutzbrille mit Seitenschutz
Beim Umgang mit Zytostatika außerhalb der Sicherheitswerkbank, z.B. beim Entfernen größerer Zytostatikaverschüttungen, ist eine Schutzbrille mit Seitenschutz zu tragen.

Atemschutz
Beim Umgang mit Zytostatika außerhalb der Sicherheitswerkbank, z.B. Entfernen größerer Zytostatikaverschüttungen, ist eine partikelfiltrierende Halbmaske (mindestens Schutzstufe P2 nach DIN 58 645) zu tragen.

Textile Hilfsmittel
Zur einfachen Entfernung möglicher Kontaminationen sind Zytostatika auf einer saugfähigen Unterlage mit flüssigkeitsdichter Unterseite herzustellen. Zusätzlich:
- Verwendung von Kompressen beim Aufbrechen von Ampullen
- Verwendung von Kompressen oder Tupfern beim Herausziehen von Kanülen aus Durchstechstopfen und Entlüften von Spritzen, um Kontaminationen durch Verspritzung oder Aerosolbildung zu vermeiden

3.10 Zubereitung, Arbeitsschutz und Stabilität

Technische Hilfsmittel
- nach Möglichkeit Produkte verwenden, deren Verpackung einen Schutz vor Außenkontamination bietet
- Verwendung von Einmalspritzen, Kanülen und Infusionsbeuteln mit Luer-Lock-Anschluss
- Gebrauch von Druckentlastungseinrichtungen mit Aerosolfiltern zur Entlüftung/Belüftung (Spikes) bei der Arbeit mit Durchstechflaschen

Transport
Der Transport von Zubereitungen muss in bruchsicheren, flüssigkeitsdichten und verschließbaren Behältnissen erfolgen.

Lagerung und Stabilität von Zytostatika
Bezüglich der Stabilität sind folgende Gesichtspunkte zu beachten:
- Verfallsdatum des Ausgangsproduktes (Trockensubstanz oder Lösung)
- physikalisch-chemische Stabilität der Zytostatika-Stammlösung
- physikalisch-chemische Stabilität der applikationsfertigen Zytostatikazubereitung
- hygienische Aspekte, d.h. Verwendbarkeit aus mikrobiologischer Sicht
- Einhaltung der vorgeschriebenen Lagertemperatur
- Lichtschutz
- maximale Aufbrauchfrist

> ***Hinweise zur physikalisch-chemischen Stabilität gängiger Zytostatikalösungen gibt die Tabelle am Ende des Kapitels.***
>
> Lagerungsfristen und -bedingungen für in der Apotheke hergestellte applikationsfertige Zubereitungen sind von der zuständigen Apotheke festzulegen und von ihr auf dem Etikett der Zubereitung anzugeben. Die applikationsfertigen Zubereitungen sind den Vorgaben entsprechend zu lagern. Nach Ablauf der angegebenen Aufbrauchfristen dürfen applikationsfertige Zubereitungen nicht mehr angewendet werden.

Vorbereitung und Verabreichung von Zytostatikainfusionen und -injektionen
- Beim Anhängen, Wechseln, Entlüften bzw. Entfernen von Infusionssystemen ist eine Exposition der Beschäftigten zu verhindern (Schutzhandschuhe). Verunreinigung des Raumes sowie Aerosolbildung vermeiden
- ggf. technische Hilfsmittel (Druckentlastungssysteme mit Aerosolfilter) verwenden
- Infusionsbestecke nur mit Trägerlösungen befüllen

Verteilung von Zytostatika zur oralen Anwendung
Bei der Arzneimittelverteilung in die für Patienten vorgesehenen Gefäße, z.B. Dispenser, sind geeignete Vorsichtsmaßnahmen einzuhalten, wie:
- Tragen von Schutzhandschuhen
- Gebrauch von Pinzetten oder Löffeln
- Bei der Reinigung und Handhabung von Gefäßen und Gegenständen, die bei der Arzneimittelverteilung Anwendung finden, muss eine Exposition der Beschäftigten vermieden werden. Näheres ist durch eine Betriebsanweisung zu regeln.

Verabreichung von flüssigen und halbfesten Zytostatikaapplikationen
geeignete Schutzhandschuhe tragen bzw. Applikatoren verwenden

Verschüttungen

Verschüttungen von Zytostatika müssen unverzüglich und sachgerecht unter Berücksichtigung der für die Zytostatikazubereitung genannten Vorsichtsmaßnahmen beseitigt werden:
- Aufnahme von verunreinigtem Glasbruch: zusätzliches Paar Handschuhe („double gloving") gegen mechanische Risiken
- Aufnahme von Flüssigkeiten mit trockenen Einmalwischtüchern oder Chemosorb®
- Aufnahme von Feststoffen mit feuchten Einmalwischtüchern
- Nachreinigung mit reichlich Seifenlösung und Alkohol (dabei stets von außen nach innen wischen, um das kontaminierte Areal nicht auszuweiten)
- Entsorgung aller kontaminierten Materialien in einem Einwegbehältnis
- Die notwendigen Materialien sollten – inklusive Anweisung – in einem Set bereitgehalten werden.

> ### Verunreinigung der Haut
> Bei Verunreinigung der Haut mit Zytostatika ist die betreffende Stelle sofort unter reichlich fließendem, kaltem Wasser zu spülen.
>
> ### Kontamination der Augen
> Bei Spritzern in die Augen diese sofort mit reichlich Wasser oder isotonischer NaCl-Lösung für 10 Minuten spülen. Anschließend ist ein Augenarzt aufzusuchen.

Zytostatikaentsorgung

Die Sammlung und Entsorgung von Zytostatika hat gemäß der LAGA-Richtlinie über die ordnungsgemäße Entsorgung von Abfällen aus Einrichtungen des Gesundheitsdienstes (Juni 2002) zu erfolgen.
- Zytostatikareste sowie Restlösungen in Infusionszubehör (> 20 ml) gehören zu den besonders überwachungsbedürftigen Abfällen. Sie sind getrennt in dicht schließenden Einwegbehältnissen zu sammeln, zu kennzeichnen und mit Entsorgungsnachweis zugelassenen Abfallverbrennungsanlagen zuzuführen.
- Mit Zytostatika gering kontaminierte Materialien sind als überwachungsbedürftig bei Beseitigung eingestuft. Die Sammlung erfolgt in dichten und für den Transport sicher verschlossenen Behältnissen; Entsorgung ohne Vorbehandlung durch Verbrennung in dafür zugelassenen Anlagen.
- Mehrwegwäsche und textile Mehrwegmaterialien nach Verunreinigung wechseln, ohne weitere Manipulation sammeln und in der Wäscherei aufbereiten
- Exkremente, die Zytostatika enthalten, gelten nicht als Gefahrstoffe, sollten aber auf Station unter Berücksichtigung der Hygienerichtlinien und Arbeitssicherheit (z.B. Schutzhandschuhe) entsorgt werden.

Lit:
1. Jacobson JO, Polovich M, McNiff KK, et al: ASCO/ONS chemotherapy administration safety standards. J Clin Oncol 2009;27:5469–5475.
2. Thiesen, Krämer. Stabil-Liste. 2010
3. Trissel LA. Handbook on Injectable Drugs. Deutscher Apotheker Verlag. 11. Ausgabe, 2000.
4. Zytostatika-Rezeptur. Die Zubereitung onkologischer Arzneimittel in der Apotheke. Govi Verlag, 2000.

Web:
1. www.bgw-online.de — Berufsgenossenschaft, Merkblatt Arbeitsschutz
2. www.fachinfo.de — Fachinformationen
3. www.juris.de — aktuelle Gesetzesversionen

3.10 Zubereitung, Arbeitsschutz und Stabilität — Pharmakotherapie

Physikalisch-chemische Stabilität applikationsfertiger Zytostatikazubereitungen (1)

Zytostatikum	Stammlösung			Applikationsfertige Zubereitung			
	Lösungsmittel	Konzentration	Stabilität/ Temperatur	Trägerlösung	Stabilität bei RT	Stabilität bei 2–8 °C	Aufbewahrung/Hinweise
Aclarubicin HCl	Aqua ad inj.	2 mg/ml	14 d/kühl	NaCl oder G5	72 h	7 d	kühl, lichtgeschützt
Aldesleukin	Aqua ad inj.	18 Mio IE/ml	14 d/kühl	G5 (HA Zusatz)	48 h	48 h	kühl
Alemtuzumab	–	10 mg/ml	28 d/kühl	NaCl oder G5	24 h	24 h	kühl, lichtgeschützt
Amsacrin	Milchsäure 0,035 m	5 mg/ml	96 h/RT	G5 (!)	96 h	unbekannt	RT
Arsentrioxid	–	1 mg/ml	28 d/kühl	NaCl oder G5	24 h	48 h	kühl, lichtgeschützt
Asparaginase (E. coli)	Aqua ad inj.	2.500 IE/ml	6 h/kühl	NaCl	8 h	7 d	kühl, heftiges Schütteln vermeiden
Asparaginase (Erwinase)	NaCl	5.000 IE/ml	24 h/kühl	NaCl	–	24 h	kühl (!), heftiges Schütteln vermeiden
Azacitidin	Aqua ad inj.	25 mg/ml	22 h/kühl (!) (Suspension)	keine weitere Verdünnung	k. A.	22 h	kühl (!), 8 h, bei RT verkürzt auf 1 h
Bendamustin	Aqua ad inj.	2,5 mg/ml	2 h/kühl	NaCl (!)	9 h	5 d	kühl
Bevacizumab	–	25 mg/ml	5 d/kühl	NaCl	k. A.	48 h	kühl, lichtgeschützt
Bleomycin	NaCl (!)	3 mg/ml	28 d/kühl	NaCl (!)	28 d	28 d	kühl, lichtgeschützt
Bortezomib	NaCl	1 mg/ml	28 d/kühl	Applikation der Stammlösung	8 h	5 d	kühl, keine Verdünnung
Busulfan	–	6 mg/ml	28 d/kühl	NaCl	8 h	19 h	kühl, Stabilitätsangaben gelten für Konzentration 0,5 mg/ml, nur Polykarbonatfreie Kunststoffe
Cabazitaxel	Spezielles Lösungsmittel	10 mg/ml	0,5 h/RT	NaCl	8 h	24 h	kühl, Stabilitätsangaben gelten für Konzentration 0,1–0,26 mg/ml, Inline-Filter
Carboplatin	–	10 mg/ml	28 d/kühl	G5 (!)	28 d	28 d	kühl, lichtgeschützt

RT Raumtemperatur, d Tage, h Stunden, IE Internationale Einheit, NaCl Natriumchlorid 0.9 %, G5 Glucose 5 %, k. A. keine Angabe.
Mit (!) versehene Angaben sind unbedingt einzuhalten. In Klammern angegebene Lösungsmittel gelten für den Einsatz der jeweiligen Trockensubstanz. Die Angaben gelten für parenterale Applikation und Bedingungen einer mikrobiologisch validierten zentralen Zytostatikazubereitung.

Physikalisch-chemische Stabilität applikationsfertiger Zytostatikazubereitungen (2)

Zytostatikum	Stammlösung			Applikationsfertige Zubereitung			
	Lösungsmittel	Konzentration	Stabilität/Temperatur	Trägerlösung	Stabilität bei RT	Stabilität bei 2–8 °C	Aufbewahrung/Hinweise
Carmustin	1. Ethanol abs. 2. Aqua ad inj.	3,33 mg/ml	48 h/kühl	G5 (!)	6 h	48 h	kühl, lichtgeschützt, Adsorption an Kunststoffe (außer PE)
Catumaxomab	–	0,1 µg/ml	28 d/kühl	NaCl	24 h	48 h	kühl
Cetuximab	–	5 mg/ml	48 h/kühl	(NaCl 0,9 %) oder unverdünnt	k. A.	48 h	kühl, lichtgeschützt
Cisplatin	–	0,5 mg/ml, 1 mg/ml	28 d/kühl	NaCl (!)	28 d	28 d	kühl, Lichtschutz, NaCl-Konzentration der fertigen Lösung > 0,3 % (!)
Cladribin	–	1 mg/ml	28 d/kühl	NaCl (!)	28 d	28 d	kühl, lichtgeschützt
Cladribin s. c.	–	2 mg/ml	10 d/kühl	–	k. A.	14 d	kühl
Clofarabin	–	1 mg/ml	28 d/kühl	NaCl	28 d	28 d	kühl
Cyclophosphamid	NaCl	20 mg/ml	28 d/kühl	NaCl oder G5	7 d	28 d	kühl
Cytarabin	NaCl	50 mg/ml, 100 mg/ml	28 d/kühl	NaCl oder G5	28 d	28 d	kühl
Dacarbazin	Aqua ad inj.	10 mg/ml	72 h/kühl	NaCl oder G5	8 h	24 h	kühl, lichtgeschützt
Dactinomycin	Aqua ad inj.	0,5 ml/ml	28 d/kühl	NaCl oder G5	72 h	72 h	kühl, lichtgeschützt
Daunorubicin	NaCl oder G5	2 mg/ml	28 d/kühl	NaCl oder G5	28 d	28 d	kühl, lichtgeschützt
Daunorubicin liposomal	–	2 mg/ml	28 d/kühl	G5	–	6 h (0,25 – 0,5 mg/ml 24 h (0,5 – 1 mg/ml	kühl, lichtgeschützt
Decitabin	Aqua ad inj. (kühl)	5 mg/ml	24 h/kühl	NaCl oder G5 (kühl)	3 h	7 h	kühl (!)

RT Raumtemperatur, d Tage, h Stunden, G5 Glucose 5 %, IE Internationale Einheit, NaCl Natriumchlorid 0.9 %, k. A. keine Angabe.
Mit (!) versehene Angaben sind unbedingt einzuhalten. In Klammern angegebene Lösungsmittel gelten für den Einsatz der jeweiligen Trockensubstanz. Die Angaben gelten für parenterale Applikation und Bedingungen einer mikrobiologisch validierten zentralen Zytostatikazubereitung.

3.10 Zubereitung, Arbeitsschutz und Stabilität — Pharmakotherapie

Physikalisch-chemische Stabilität applikationsfertiger Zytostatikazubereitungen (3)

Zytostatikum	Stammlösung			Applikationsfertige Zubereitung			
	Lösungsmittel	Konzentration	Stabilität/ Temperatur	Trägerlösung	Stabilität bei RT	Stabilität bei 2–8 °C	Aufbewahrung/Hinweise
Docetaxel	spezielles Lösungsmittel	10 mg/ml	28 d/kühl	NaCl oder G5	28 d	28 d	RT, lichtgeschützt
Doxorubicin	-	2 mg/ml	28 d/kühl	NaCl oder G5	28 d	28 d	kühl, lichtgeschützt, pH 5
Doxorubicin PEG-Liposomal	-	2 mg/ml	28 d/kühl	G5 (!)	48 h	7 d	kühl, lichtgeschützt, kein Inline-Filter
Doxorubicin liposomal	NaCl und Puffer	2 mg/ml	5 d/kühl	NaCl oder G5	24 h	24 h	kühl, lichtgeschützt, kein Inline-Filter
Epirubicin	-	2 mg/ml	28 d/kühl	NaCl oder G5	28 d	28 d	kühl, lichtgeschützt, pH 5
Eribulin	-	0,44 mg/ml	48 h/kühl	NaCl	48 h	48 h	kühl, Stabilitätsangaben für Konzentration 0,018–0,18 mg/ml
Estramustin	Aqua ad inj.	37,5 mg/ml	10 d/kühl	G5 (!)	24 h	48 h	kühl, heftiges Schütteln vermeiden
Etoposid	-	20 mg/ml	28 d/kühl	NaCl oder G5	24–96 h	-	RT, lichtgeschützt
Etoposidphosphat	Aqua ad inj.	10 mg/ml	28 d/kühl	NaCl oder G5	28 d	28 d	kühl, lichtgeschützt
Fludarabin	Aqua ad inj.	25 mg/ml	16 d/kühl	NaCl oder G5	16 d	16 d	kühl
5-Fluorouracil	-	50 mg/ml	28 d/RT	NaCl oder G5	28 d	28 d	RT, lichtgeschützt
Gemcitabin	NaCl	10–40 mg/ml	28 d/RT (!)	NaCl oder G5	28 d	28 d	kühl, lichtgeschützt
Gemtuzumab Ozogamicin	Aqua ad inj.	1 mg/ml	8 h/kühl	NaCl	20 h	20 h	RT, lichtgeschützt, Inline-Filter
Idarubicin	NaCl	1 mg/ml	28 d/kühl	NaCl oder G5	28 d	28 d	kühl, lichtgeschützt
Ifosfamid	(Aqua ad inj.)	40 mg/ml oder 200 mg/ml	28 d/kühl	NaCl oder G5	28 d	28 d	kühl
Interferon-α₂ᵦ	-	6 Mio. IE/ml 10 Mio. IE/ml	28 d/kühl	NaCl	k. A.	24 h	nicht schütteln

RT Raumtemperatur, d Tage, h Stunden, G5 Glucose 5 %, IE Internationale Einheit, NaCl Natriumchlorid 0.9 %, k. A. keine Angabe.
Mit (!) versehene Angaben sind unbedingt einzuhalten. In Klammern angegebene Lösungsmittel gelten für den Einsatz der jeweiligen Trockensubstanz. Die Angaben gelten für apparative Applikation und Basierungen einer mikrobiologisch validierten zentralen Zytostatikazubereitung.

Physikalisch-chemische Stabilität applikationsfertiger Zytostatikazubereitungen (4)

Zytostatikum	Stammlösung			Applikationsfertige Zubereitung				
	Lösungsmittel	Konzentration	Stabilität/Temperatur	Applikationslösung	Trägerlösung	Stabilität bei RT	Stabilität bei 2–8 °C	Aufbewahrung/Hinweise
Ipilimumab	–	5 mg/ml	24 h/kühl	–	NaCl	k. A.	24 h	kühl, Stabilitätsangaben gelten für Konzentrationen von 1–4 mg/ml
Irinotecan	–	20 mg/ml	28 d/kühl	–	NaCl oder G5	96 h	28 d	kühl, lichtgeschützt
Ixabepilon	beigefügtes Lösemittel	2 mg/ml	1 h/RT	–	Ringerlactat	6 h	k. A.	Ringerlactat ph 6 – 7,5
Melphalan	beigefügtes Lösemittel	5 mg/ml	–	–	NaCl (!)	3 h	24 h	Stammlösung unmittelbar nach Rekonstitution mit NaCl verdünnen, kühl lagern
Methotrexat	–	25 mg/ml oder 100 mg/ml	28 d/kühl	–	NaCl oder G5	7 d	28 d	kühl, lichtgeschützt, Gefahr der Auskristallisation in G5
Mifamurtid	NaCl	0,08 mg/ml Suspension	6 h/RT	–	NaCl	6 h	k. A.	RT
Mitomycin	Aqua ad inj.	0,5 mg/ml	7 d/kühl	–	NaCl	48 h	5 d	kühl, pH 7 (!)
Mitoxantron	–	2 mg/ml	28 d/kühl	–	NaCl oder G5	28 d	28 d	kühl, Gefahr der Auskristallisation
Nab-Paclitaxel	NaCl	5 mg/ml	8 h/RT	–	–	8 h	48 h	RT, lichtgeschützt
Nelarabin	–	5 mg/ml	28 d/kühl (?)	–	–	28 d	28 d	kühl, lichtgeschützt
Ofatumumab	–	20 mg/ml	28 d/kühl	–	NaCl	48 h	24 h	kühl, lichtgeschützt
Oxaliplatin	Aqua ad inj.	5 mg/ml	28 d/kühl	–	G5 (!)	28 d	28 d	kühl, lichtgeschützt
Paclitaxel	–	6 mg/ml	28 d/kühl	–	NaCl	5–14 d	14 d	RT, Zubereitung ausschließlich in PVC-freien Behältnissen, Inline-Filter
Panitumumab	–	20 mg/ml	28 d/kühl	–	NaCl	24 h	24 h	kühl, Inline-Filter
PEG-Asparaginase	–	750 IE/ml	10 d/kühl	–	NaCl oder G5	4 h	96 h	kühl (!)

RT Raumtemperatur, d Tage, h Stunden, G5 Glucose 5 %, IE Internationale Einheit, NaCl Natriumchlorid 0,9 %, k. A. keine Angabe.
Mit (!) versehene Angaben sind unbedingt einzuhalten. In Klammern angegebene Lösungsmittel gelten für den Einsatz der jeweiligen Trockensubstanz. Die Angaben gelten für parenterale Applikation und Bedingungen einer mikrobiologisch validierten zentralen Zytostatikazubereitung.

Physikalisch-chemische Stabilität applikationsfertiger Zytostatikazubereitungen [5]

Zytostatikum	Stammlösung		Stabilität/Temperatur	Applikationsfertige Zubereitung				Aufbewahrung/Hinweise
	Lösungsmittel	Konzentration		Trägerlösung	Stabilität bei RT	Stabilität bei 2–8°C		
Pemetrexed	NaCl	25 mg/ml	28 d/kühl	NaCl	48 h	28 d		kühl, lichtgeschützt
Pentostatin	NaCl	2 mg/ml	96 h/kühl	NaCl (!)	48 h	96 h		kühl, lichtgeschützt
Rituximab	–	10 mg/ml	28 d/kühl	NaCl oder G5	24 h	36 h		kühl
Streptozocin	NaCl	100 mg/ml	96 h/kühl	NaCl oder G5	48 h	96 h		kühl
Temozolomid	Aqua ad inj.	2,5 mg/ml	14 h/kühl	–	k. A.	24 h		kühl, lichtgeschützt
Temsirolimus	beigefügtes Lösungsmittel	10 mg/ml	24 h/RT	NaCl	6 h	k. A.		RT, lichtgeschützt, Inline-Filter
Teniposid	–	10 mg/ml	28 d/kühl	G5	3 d (= 1 mg/ml) 8 h (≠ 1 mg/ml)	15 d 8 h		kühl, lichtgeschützt
Thiotepa	Aqua ad inj.	10 mg/ml	28 d/kühl	G5	3 d	15 d		kühl, lichtgeschützt, Stabilität bei Konzentration 1 mg/ml
Topotecan	Aqua ad inj.	1 mg/ml	28 d/kühl	NaCl oder G5	28 d	28 d		kühl, lichtgeschützt
Trabectedin	Aqua ad inj.	0,05 mg/ml	30 h/kühl	NaCl oder G5	30 h	30 h		kühl, lichtgeschützt
Trastuzumab	Aqua ad inj.	21 mg/ml	28 d/kühl	NaCl (!)	24 h	24 h		kühl, lichtgeschützt
Treosulfan	Aqua ad inj.	50 mg/ml	96 h/RT	–	96 h	k. A.		RT, lichtgeschützt, Verdünnung nicht empfohlen, Infusion der Stammlösung
Vinblastin	NaCl 0,9 %	1 mg/ml	28 d/kühl	NaCl oder G5	28 d	28 d		kühl, lichtgeschützt
Vincristin	–	1 mg/ml	28 d/kühl	NaCl oder G5	28 d	28 d		kühl, lichtgeschützt
Vindesin	NaCl 0,9 %	1 mg/ml	28 d/kühl	NaCl oder G5	21 d	21 d		kühl, lichtgeschützt
Vinflunin	–	25 mg/ml	28 d/kühl	NaCl oder G5	24 h	6 d		kühl, lichtgeschützt
Vinorelbin	–	10 mg/ml	28 d/kühl	NaCl oder G5	28 d	28 d		kühl, lichtgeschützt

RT Raumtemperatur, d Tage, h Stunden, G5 Glucose 5 %, IE Internationale Einheit, NaCl Natriumchlorid 0,9 %, k. A. keine Angabe.
Mit (!) versehene Angaben sind unbedingt einzuhalten. In Klammern angegebene Lösungsmittel gelten für den Einsatz der jeweiligen Trockensubstanz. Die Angaben gelten für parenterale Applikation und Bedingungen einer mikrobiologisch validierten zentralen Zytostatikazubereitung.

3.11 Arzneimittel-Entwicklung

U. Kohlweyer, C. Schmoor, D.P. Berger, H. Henß

Def: Präklinische und klinische Entwicklung einer Prüfsubstanz in festgelegten Testphasen. Zu berücksichtigen sind:
- ethische Grundlagen (Deklaration von Helsinki, lokale Ethikkommission)
- gesetzliche Grundlagen (Arzneimittelgesetz in der jeweils gültigen Fassung, Verwaltungsvorschriften)
- „Good Clinical Practice", GCP (ICH-GCP, ☞ unten)
- „Good Manufacturing Practice", GMP
- „Good Laboratory Practice", GLP
- EU-Richtlinien (Richtlinie 2001/83/EC, 2001/20/EC, 2002/98/EC)
- EMA (European Medical Agency) Vorgaben, da onkologische Präparate in Europa nur noch zentral zugelassen werden (EMA/CHMP/205/95/rev. 4)

Essenziell für die Aussagekraft klinischer Studien aller Phasen ist die prospektive Planung und die sorgfältige Auswertung auf Grundlage adäquater statistischer Methoden.

Meth: *Phasen der Arzneimittelprüfung*

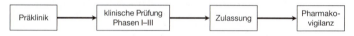

Präklinik
- chemische/biochemische/gentechnologische Entwicklung
- pharmakologische Prüfung, Stabilitätsprüfung
- toxikologische Prüfung: akute und chronische Toxizität im Tiermodell, karzinogene/mutagene/teratogene Wirkung
- präklinische Wirksamkeitsprüfung in vitro und in vivo

Klinik, Phase 0
Untersuchung der Pharmokinetik und ggf. Pharmakodynamik mit niedrigen Wirkstoffkonzentrationen, nicht obligat

Phase I
- „First-in-man"-Prüfung nach erfolgreicher präklinischer Entwicklung
- in der Regel Untersuchung von gesunden freiwilligen Probanden in speziellen Auftragsforschungsinstituten („Clinical Research Organisations", CROs). In der Hämatologie/Onkologie aufgrund des erwarteten Nebenwirkungsprofils (z.B. Toxizität von Zytostatika) jedoch in der Regel. Durchführung von Phase-I-Prüfungen bei behandlungsbedürftigen Patienten im stationären Rahmen als experimenteller Therapieansatz. Patientenkollektiv: meist etwa 15–20 Patienten pro Studie
- primäre Fragestellungen: Akutverträglichkeit, Dosierungsrichtlinien („maximal tolerated dose", MTD), Startdosis für Phase-II-Studien
- weitere Fragestellungen: Akuttoxizität, Pharmakokinetik, Pharmakodynamik, Entwicklung von Zubereitungsformen

Phase II
- Durchführung nach erfolgreicher Phase-I-Prüfung
- Untersuchung von Patienten mit spezifischen Zielentitäten, z.B. einzelnen Tumortypen. Patientenkollektiv: oft bis zu 200 Patienten. Studiendesign offen oder verblindet, randomisierte Prüfung gegen Placebo möglich
- primäre Fragestellungen: Wirksamkeit, Dosis-Wirkungs-Beziehung, Verträglichkeit.

Phase III
- Durchführung nach erfolgreicher Phase-II-Prüfung
- Untersuchung von Versuchsgruppe (experimentelle Therapie) gegenüber Kontrollgruppe (Standardtherapie), in der Regel als prospektiv randomisierte, doppelblinde Studie. Patientenkollektiv: meist > 200 bis > 1 000 Patienten
- primäre Fragestellungen: Wirksamkeit im Vergleich zur Standardtherapie bei spezifischen Zielentitäten, Langzeitverträglichkeit
- weitere Fragestellungen: Arzneimittelsicherheit, Nebenwirkungen, Wechselwirkungen

Arzneimittelzulassung
- Nach erfolgreicher präklinischer und klinischer (Phasen I bis III) Prüfung können die Entwicklungsdaten eines Wirkstoffs den Zulassungsbehörden zur Prüfung eingereicht werden.
- europäische Zulassung: bei onkologischen Präparaten nur noch als „zentrales Verfahren" Einreichung bei der Europäischen Zulassungsbehörde EMA („European Medicines Agency") in London möglich
- bei erfolgreicher Prüfung durch die Zulassungsbehörden: Erteilung der europäischen Arzneimittelzulassung

Pharmakovigilanz (Phase IV)
- Durchführung klinischer Prüfungen nach Arzneimittelzulassung
- primäre Fragestellungen: Wirksamkeit in besonderen Situationen, Erfassung seltener Neben-/Wechselwirkungen, Langzeitsicherheit, Erfassung seltener Kontraindikationen
- Pharmakovigilanz: kontinuierliche Überwachung des Nebenwirkungsprofils eines Arzneimittels, Erfassung auf nationaler und internationaler Ebene, liegt in der Verantwortung des Herstellers/Vertreibers

Neuere Erkenntnisse der Tumorbiologie und der Molekulargenetik führen zunehmend zu funktionell ausgerichteten Studien, die oft nur Subpopulationen (z.B. auf Basis von Biomarkern/molekularer Diagnostik) umfassen.

Prinzipien der Arzneimittelprüfung: „Good Clinical Practice" (GCP)

„Good Clinical Practice" (GCP) ist ein internationaler ethischer und wissenschaftlicher Standard für das Qualitätsmanagement klinischer Studien (Planung, Durchführung, Dokumentation und Auswertung) und ist Bestandteil des Arzneimittelgesetzes (AMG). Ziele:
- Wahrung der Rechte der Studienteilnehmer
- Gewährleistung von Sicherheit und Wohlergehen der Studienteilnehmer

ICH-GCP

Auf Grundlage der gültigen GCP-Richtlinien der EU, der USA, von Japan, Kanada und Skandinavien wurde in der ICH („International Conference on Harmonisation of Technical Requirements for Pharmaceuticals for Human Use") von Aufsichtsbehörden und Vertretern der Pharmaindustrie die Leitlinie „ICH-GCP" erarbeitet. Sie ist der „Goldstandard" für klinische Studien und ist für die EU, USA und Japan rechtsverbindlich. Ziele sind u. a.:
- Wahrung von Rechten, Sicherheit und Wohlergehen der Studienteilnehmer (→ Deklaration von Helsinki)
- Gewährleistung der Vergleichbarkeit der in der EU, USA und Japan erhobenen klinischen Daten (effiziente Nutzung der Ressourcen), insbesondere im Hinblick auf neue Arzneimittelzulassungen

Prinzipien der „Good Clinical Practice" (ICH-GCP) (Auszüge)

Anforderungen an klinische Studien

- Durchführung unter ethischen Prinzipien mit Berücksichtigung der Deklaration von Helsinki sowie anzuwendenden regulatorischen Grundlagen
- Nutzen-Risiko-Abwägung vor Beginn einer Studie. Die erwarteten Vorteile müssen die Risiken rechtfertigen.
- Rechte, Sicherheit und Wohlergehen der Studienteilnehmer müssen Vorrang vor Interessen der Wissenschaft und der Gesellschaft haben.
- Die verfügbaren präklinischen und klinischen Informationen über das Prüfpräparat sollen adäquat sein, um die beabsichtigte Prüfung zu unterstützen.
- Klinische Studien müssen wissenschaftlich fundiert sein und in einem klar formulierten detaillierten Prüfplan (Studienprotokoll) beschrieben werden.
- Die Studie soll in Übereinstimmung mit dem Prüfplan durchgeführt werden.
- Vor Beginn der Studie muss die Zustimmung einer Prüfkommission („Institutional Review Board", IRB) oder einer unabhängigen Ethikkommission vorliegen.
- Verantwortliche Ärzte (☞ unten) sollen durch ihre Aus- und Fortbildung und Berufserfahrung qualifiziert sein, die ordnungsgemäße Durchführung der Studie zu gewährleisten. Der Nachweis der Qualifikation muss dokumentiert sein.
- Von jedem Studienteilnehmer muss nach ausführlicher Information über die Studie eine freiwillige Einwilligung zur Teilnahme (PIC, „patient informed consent") eingeholt werden.
- Jede klinische Information muss so dokumentiert und archiviert werden, dass eine spätere genaue Beurteilung und Verifizierung möglich ist.
- Die Vertraulichkeit aller personenbezogenen Unterlagen und Daten muss geschützt werden, unter Berücksichtigung des Persönlichkeitsrechts und aller anzuwendenden Richtlinien und Vorschriften (z.B. Datenschutzgesetz).
- Prüfsubstanzen müssen entsprechend „Good Manufacturing Practice" (GMP) hergestellt, bearbeitet und gelagert werden. Informationen über die Prüfsubstanz sind in einer „Investigator´s Brochure" (IB) zusammenzufassen. Neuere Erkenntnisse müssen in der IB ergänzt werden.
- Geeignete Qualitätsmanagement-Systeme sind einzuführen.

Anforderungen an Studienleiter/Prüfärzte

In der 16. Novelle des Arzneimittelgesetzes (AMG, Oktober 2012) wurden die Anforderungen an Studienleiter („Prüfer")/Stellvertreter/ärztliches Personal (vormals „Prüfärzte") spezifiziert:
- Der Prüfer leitet die Prüfgruppe von ärztlichen und nichtärztlichen Mitarbeitern am Studienzentrum. Er trägt die Verantwortung, adäquat über alle Unterlagen (z.B. Protokoll, Einverständniserklärung) zu informieren und dies zu dokumen-

tieren. Der Prüfer übernimmt die Gesamtverantwortung für sein Studienzentrum (seine „Prüfgruppe") während der Durchführung einer klinischen Studie.
- Der Prüfer muss mindestens einen Stellvertreter mit vergleichbarer Qualifikation benennen. Er entscheidet über die angemessene Qualifikation weiterer ärztlicher Mitarbeiter. Die Namen von Prüfer und Stellvertreter sind der lokalen Behörde anzuzeigen.

Organisatorisches Studienmanagement vor Rekrutierungsbeginn

Notwendige Schritte vor Beginn einer klinischen Studie in Deutschland

- Beantragung einer EudraCT-Nr. (eudract.ema.europa.eu)
- Erstellung des Studienprotokolls und der Patienten-Einverständniserklärung („patient informed consent")
- Einreichung der erforderlichen Unterlagen bei Ethikkommission und Bundesoberbehörde (BfArM bzw. PEI)
- Abschluss eines Studienvertrags zwischen Studiensponsor und Zentrum
- nach Vorliegen der positiven Voten von Ethikkommission und Bundesoberbehörde: Initiierung der Studie am Zentrum, im Beisein der Prüfgruppenmitglieder

Lit:
1. Hartmann, M, Mayer-Nicolai C, Pfaff O. Approval probabilities and regulatory review patterns for anticancer drugs in the European Union. Crit Rev Oncol Hematol 2013;87:112–121.
2. Idanpaan-Heikkila JE. WHO guidelines for good clinical practice (GCP) for trials on pharmaceutical products: responsibilities of the investigator. Ann Med 1994;26:89–94.
3. Jenkins V, Farewell V, Farewell D et al. Drivers and barriers to patient participation in RCTs. Br J Cancer 2013;108:1402–1407.
4. Jonsson B, Bergh J. Hurdles in anticancer drug development from a regulatory perspective. Nat Rev Clin Oncol 2012;9:236–243.
5. Martell RE, Sermer D, Getz K, Kaitin KI. Oncology drug development and approval of systemic anticancer therapy by the U.S. Food and Drug Administration. Oncologist 2013;18:104–111.
6. Mullard A. 2012 FDA drug approvals. Nat Rev Drug Discov 2013;13:87–90.
7. Rubin EH, Gilliland DG. Drug development and clinical trial – the path to an approved cancer drug. Nat Rev Clin Oncol 2012;9:215–222.
8. Schott G, Gökbuget N, Pachl H et al. Klinische Studien in der Onkologie – Defizite und Lösungsvorschläge. Z Evid Fortbild Qual Gesundh Wesen 2011;105:657–664.
9. Verweij J. Clinical trials in drug development: a minimalistic approach. Curr Opin Oncol 2012;24:332–337.

Web:
1. www.ema.europa.eu — EMA, European Medicines Agency
2. www.bfarm.de — BfArM, Bundesinstitut für Arzneimittel und Medizinprodukte
3. www.pei.de — Paul-Ehrlich-Institut
4. www.fda.gov — FDA, Food and Drug Administration, USA
5. www.ich.org — ICH, International Conference on Harmonisation
6. clinicaltrials.gov — Register klinischer Studien
7. eudract.ema.europa.eu — Europäisches Studienregister

4 Supportive Therapie

D. Behringer

Def: *Supportive Therapie:* unterstützende Behandlungsverfahren. Ziel ist nicht die antineoplastische Wirkung im engeren Sinne, sondern eine Verbesserung der Lebensqualität des Patienten sowie der Verträglichkeit der Behandlung. Eine effektive supportive Behandlung ist in vielen Fällen Voraussetzung moderner chemo-, radio- und immuntherapeutischer Verfahren.

Der Begriff der *supportiven* Therapie ist von der *palliativen* Therapieintention abzugrenzen (☞ Kap. 1.7). Supportive Therapie kann ein *kuratives* Behandlungsziel unterstützen, oder mit *palliativer* Intention verabreicht werden.

Die WHO definiert *Palliativmedizin* als „Ansatz zur Verbesserung der Lebensqualität von Patienten und ihren Familien, die mit einer lebensbedrohlichen Erkrankung konfrontiert sind. Dies geschieht durch Vorbeugung und Linderung des Leidens mittels frühzeitiger Erkennung und korrekter Beurteilung sowie der Behandlung von Schmerzen und anderen Beschwerden körperlicher, psychologischer und spiritueller Art". Durch die Einbeziehung des Präventivgedankens in der o.g. Definition gewinnt die Palliativmedizin eine weitreichende Bedeutung, die den Einsatz krankheitsspezifischer Massnahmen unter dem Aspekt der Lebensverlängerung mit einschließt.

Klass: Einteilung supportiver Therapieverfahren entsprechend Erkrankungsphase und Lebenserwartung: *supportive Therapie bei*
- *Kurativer Behandlungsintention:* unterstützende Therapie bei gleichzeitiger antineoplastischer Behandlung, Ziel ist die Heilung des Patienten
- *Palliativer Behandlungsintention („palliative therapy"):* Diagnose einer unheilbaren und fortschreitend zum Tode führenden Erkrankung, hier stehen krankheitsspezifische Massnahmen im Vordergrund, Lebenserwartung nicht sicher prognostizierbar (Monate bis Jahre)
- *Palliativer Pflege („palliative care"):* Symptomkontrolle, auch unter Zuhilfenahme krankheitsspezifischer Massnahmen (Lebenserwartung Wochen bis Monate)
- *Terminalphase:* Verlauf bestimmt durch organbezogene Probleme (Lebenserwartung Stunden bis Tage).
- *Sterbephase:* reine Symptomkontrolle bis hin zur terminalen Sedierung (Lebenserwartung Minuten bis Stunden)

In den palliativen Behandlungsphasen sowie in der Terminal- und Sterbephase steht die Supportivtherapie im Vordergrund des Behandlungskonzepts. Zentral ist die Diskussion des ärztlichen Auftrags in der Sterbebegleitung von Patienten. In diesen Situationen können unter Umständen sonst angemessene Diagnostik- und Therapieverfahren nicht mehr angezeigt sein.

Im Auftrag der Palliativmedizin stellt die Symptomkontrolle allerdings nur einen Aspekt dar. Ein weiterer Aufgabenbereich ist die Hilfestellung in der angemessenen Krankheitsbewältigung, die häufig für eine effiziente Symptomkontrolle unverzichtbar ist. Übergeordnete Themen betreffen Fragen der Autonomie des Patienten, z.B. konkrete Hilfestellungen im Rahmen der Patientenverfügung. Darüberhinaus wird in der Palliativmedizin berücksichtigt, dass die Angehörigen schwerkranker Patienten ebenfalls einer Unterstützung bedürfen. Diese kann im Rahmen begleitender Massnahmen (Balintgruppen, regelmässige Stationsgespräche, strukturierte Rückmeldeverfahren) bewältigt werden. Effektive Palliativmedizin ist daher immer multidisziplinär und schließt ärztliche als auch nicht-ärztliche Berufsgruppen ein.

4 Supportive Therapie

Meth: Orientiert an den Therapiezielen der Kuration oder der Lebensverlängerung können Supportivmaßnahmen eingeteilt werden in:
- Prophylaxe und Therapie von erkrankungsassoziierten Veränderungen
- Prophylaxe und Therapie von Komplikationen / Nebenwirkungen der antineoplastischen Behandlung
- Hilfe beim Umgang mit physischen und psychischen Problemen
- Unterstützung bei der Bewältigung sozialer Probleme

Die häufigsten Symptome bei malignen Erkrankungen sind: Erschöpfung und Müdigkeit (Fatigue), Schmerzen, Appetitverlust, Mundtrockenheit, Völlegefühl, Atemnot, Gewichtsabnahme, Husten und Angst.
Im Rahmen einer antineoplastischen Therapie treten als häufigste Nebenwirkungen auf: Übelkeit und Erbrechen, Diarrhoe, Alopezie, Fatigue und Schwäche, trockene Haut, Infektionen, Schlafstörungen, Stomatitis und Geschmacksveränderungen.

Wichtige supportive Therapieverfahren in der Hämatologie und Onkologie:
- Antiemetische Therapie bei Chemo- und Strahlentherapie (☞ Kap. 4.1)
- Prophylaxe und Therapie von Infektionen bei Neutropenie (☞ Kap. 4.2, 4.3, 9.1)
- Prophylaxe und Therapie der Knochenmarkinsuffizienz, z.B. mit Wachstumsfaktoren der Granulopoese, Erythropoese und Thrombopoese (☞ Kap. 4.3, 9.1)
- Ernährung (☞ Kap. 4.4)
- Schmerztherapie (☞ Kap. 4.5)
- Therapie und Prophylaxe von Fatigue (☞ Kap. 4.6)
- Therapie und Prophylaxe von ossären Läsionen (☞ Kap. 4.7)
- Therapie von Ergüssen (☞ Kap. 4.8, 10.1, 10.2)
- Ersatz von zellulären und nicht zellulären Blutprodukten (☞ Kap. 4.9, 4.10, 9.7)
- Prophylaktische Konservierung von Keimzellen (☞ Kap. 4.11)
- Therapie und Prophylaxe bei sexueller Dysfunktion (☞ Kap. 4.12)
- Physiotherapie (☞ Kap. 4.13)
- Onkologische Pflege (☞ Kap. 4.14)
- Psychosoziale Betreuung (☞ Kap. 4.15)
- Rehabilitation (☞ Kap. 4.16)

Lit:
1. Aulbert E, Nauck F, Radbruch L (eds). Lehrbuch der Palliativmedizin. Schattauer Verlag, 2. Auflage, 2008.
2. Balducci L. Supportive care in elderly cancer patients. Curr Opin Oncol 2009;21:310-7.
3. Bausewein C, Roller S, Voltz R. Leitfaden Palliativmedizin, Palliative Care. Elsevier (Urban und Fischer), 3. Auflage, 2007.
4. Catane R, Cherny N, Kloke M et al. (eds). ESMO handbook of advanced cancer care. European Society for Medical Oncology; Taylor & Francis, 1. Auflage, 2006.
5. Pigott C, Pollard A, Thomson K et al. Unmet needs in cancer patients: development of a supportive needs screening tool (SNST). Support Care Cancer 2009;17:33-45.

Web:
1. www.dgpalliativmedizin.de — Dt Ges Palliativmedizin
2. www.onkosupport.de — AK Supportive Maßnahmen Onkologie (ASCORS)
3. www.mascc.org — Multinatl Assoc Supportive Care in Cancer (MASCC)
4. www.eapcnet.org — Eur Assoc Palliative Care (EAPC)

4.1 Antiemetische Prophylaxe und Therapie

M. Daskalakis, H. Bertz

Def: Symptomtrias „ANE-Syndrom": **A**norexia (Appetitlosigkeit), **N**ausea (Übelkeit) und **E**mesis (Erbrechen). Häufigste Beschwerden von Patienten nach Zytostatikatherapie, synonym gebraucht wird der Begriff „chemotherapieinduzierte Übelkeit und Erbrechen" („chemotherapy-induced nausea and vomiting", CINV).

Formen des zytostatikainduzierten ANE-Syndroms
- *akut-toxisch:* während der Chemotherapie und bis zu 24 h danach
- *verzögert:* später als 24 h nach Chemotherapie, wahrscheinlich unterschiedliche Pathomechanismen
- *antizipatorisch:* Folge einer klassischen Konditionierung nach vorangegangener Übelkeit und Erbrechen während früherer Chemotherapiegaben, im Vordergrund stehen kortikale Reize

PPhys: *Pathophysiologisches Konzept des akuten Erbrechens*
Das Brechzentrum in der lateralen Formatio reticularis der Medulla oblongata initiiert und koordiniert die Emesis. Es erhält seine Impulse von vestibulären Kernen, aus viszeralen und kortikalen Afferenzen sowie über die benachbarte Chemorezeptorentriggerzone (CTZ, Area postrema am Boden des 4. Ventrikels). Die CTZ ist der primäre Mediator des chemotherapieassoziierten ANE-Syndroms. Zytostatika/Radiatio bewirken eine Stimulation der CTZ:
- *direkt-zentral* durch unmittelbare Aktivierung der Rezeptorsysteme der CTZ, z.B. Substanz P, Neurokinin-1-Rezeptor (NK_1R)
- *indirekt-peripher* durch Schädigung der enterochromaffinen Zellen des Gastrointestinaltrakts
  → Serotoninfreisetzung und -bindung an ortsständige $5\text{-}HT_3$-Rezeptoren
  → Aktivierung viszeraler Afferenzen zu CTZ/Brechzentrum
  → Freisetzung von Substanz P

Wirkungsmechanismus von Antiemetika
$5\text{-}HT_3$-Antagonisten vermitteln ihre Wirkung zentral und peripher durch Hemmung der Serotoninwirkung. Weitere Rezeptorsysteme (Dopamin-, Opiat-, Neurokinin-, Histamin-, Acetylcholinrezeptoren) agieren ebenfalls als Mediatoren des ANE-Syndroms und stellen Angriffspunkte von Antiemetika dar. Rezeptoraktive Antiemetika weisen teilweise polytrope Wirkmechanismen auf, z.B. agiert Metoclopramid in hohen Dosen auch antiserotoninerg, Neuroleptika wirken in unterschiedlicher Ausprägung antidopaminerg und anticholinerg.
Neurokinin-1-Rezeptorblocker antagonisieren die emetogene Wirkung der Substanz P im ZNS und können die antiemetische Aktivität von $5\text{-}HT_3$-Antagonisten und Steroiden verstärken.

Pg: *Risikofaktoren für ANE-Syndrom*
- schlechte Erfahrungen während früherer Chemotherapien
- Alter < 35 Jahre
- weibliches Geschlecht
- bekannte Reisekrankheit, Hyperemesis gravidarum in der Anamnese
- ängstliche Primärpersönlichkeit

Patienten mit Alkoholabusus sind seltener von einem ANE-Syndrom betroffen.

4.1 Antiemetische Prophylaxe und Therapie

Akut emetogenes Potenzial von Zytostatika (MASCC, 2011)

Stufe[1]	Emesis[2]	Substanz
5	> 90 %	AraC > 1 g/m², Carboplatin > 1 g/m², Carmustin > 250 mg/m², Cisplatin ≥ 50 mg/m², Cyclophosphamid > 1 500 mg/m², Dacarbacin > 500 mg/m², Ifosfamid > 3 g/m², Melphalan 100–200 mg/m², Procarbazin, Thiotepa 5 mg/kg KG/d, Streptozotocin, Kombination Anthracyclin und Cyclophosphamid
4	60–90 %	Actinomycin D, AraC 250–1 000 mg/m², Carboplatin 300–1 000 mg/m², Carmustin ≤ 250 mg/m², Cisplatin < 50 mg/m², Cyclophosphamid 750–1 500 mg/m², Dacarbacin < 500 mg/m², Daunorubicin, Doxorubicin > 60 mg/m², Epirubicin > 90 mg/m², Ifosfamid 1–3 g/m², Irinotecan, Lomustin, Methotrexat > 1 g/m², Nimustin, Pentostatin
3	30–60 %	AraC 20–250 mg/m², Carboplatin < 300 mg/m², Cyclophosphamid ≤ 750 mg/m², Doxorubicin 20–60 mg/m², Epirubicin ≤ 90 mg/m², Etoposid, 5-Fluorouracil > 1 g/m², Idarubicin, Ifosfamid < 1 g/m², Imatinib, Melphalan, Methotrexat 250–1 000 mg/m², Mitoxantron > 15 mg/m², Oxaliplatin, Temozolamid, Topotecan, Cyclophosphamid oral
2	10–30 %	Asparaginase, AraC < 20 mg/m², Bleomycin, Bortezomib, Capecitabin, Cetuximab, Docetaxel, Doxorubicin < 20 mg/m², Doxorubicin liposomal, 5-Fluorouracil < 1 g/m², Gemcitabin, Ixabepilon, Lapatinib, Melphalan (p.o.), Mercaptopurin, Methotrexat 50–250 mg/m², Mitomycin C, Mitoxantron < 15 mg/m², Paclitaxel, Pemetrexed, Temsirolimus, Topotecan, Thiotepa, Teniposid, Tegafur Uracil, Trastuzumab
1	< 10 %	Busulfan, Chlorambucil, Cladribin, Fludarabin, Goserelin, Hydroxyharnstoff, Methotrexat < 50 mg/m², Thioguanin, Vinblastin, Vincristin, Vinorelbin, Gefitinib, Rituximab, Bevacizumab

[1] Stufen: 1 minimal emetogen, 2 gering emetogen, 3–4 mäßig emetogen, 5 hochgradig emetogen
[2] Anteil der Patienten, die ohne antiemetische Prophylaxe unter Erbrechen leiden

Abschätzung des emetogenen Potenzials von Kombinationschemotherapien
Basierend auf der Substanz mit der stärksten emetogenen Wirkung in der *Monotherapie* wird das emetogene Potenzial einer *Polychemotherapie* durch zusätzliche
- Zytostatika der Stufe 1 *nicht* verändert
- Substanzen der Stufe 2 in jeglicher Anzahl um *insgesamt* eine Stufe erhöht
- Zytostatika der Stufe 3 oder 4 um *jeweils* eine Stufe gesteigert

CAVE: mögliche Erhöhung der Emetogenität bei zusätzlicher Radiatio

Beginn und Dauer der Emesis

Zytostatikum	Beginn[1]	Dauer
Bleomycin	3–6 h	–
Carboplatin	6–14 h	24–48 h
Cisplatin	1–6 h	24–120 h
Cyclophosphamid	6–12 h	24–48 h

Antiemetische Prophylaxe und Therapie 4.1

Zytostatikum	Beginn[1]	Dauer
AraC/Cytosin-Arabinosid	1–3 h	3–8 h
Daunorubicin	2–6 h	22–48 h
Doxorubicin	4–6 h	24–36 h
DTIC/Dacarbazin	1–3 h	12–24 h
Epirubicin	4–6 h	12–24 h
Etoposid/VP-16 (i.v.)	3–8 h	–
5-Fluorouracil	3–6 h	48–72 h
Gemcitabin	3–6 h	–
Irinotecan	1–8 h	–
Methotrexat	4–12 h	3–12 h
Mitomycin C	1–4 h	48–72 h
Mitoxantron	2–6 h	< 24 h
Procarbazin	24–27 h	variabel
Vinblastin	4–8 h	< 24 h
Vincristin	4–8 h	–

[1] Zeitintervall nach Einleitung der Chemotherapie

Sy: *Schweregrad von Übelkeit und Erbrechen (Common Toxicity Criteria)*

Übelkeit
- Grad I   gering, normale Nahrungsaufnahme
- Grad II   mäßig, Nahrungsaufnahme reduziert
- Grad III   stark, Nahrungsaufnahme nicht möglich

Erbrechen
- Grad I   gering, 1 × /d
- Grad II   mäßig, 2–5 × /d
- Grad III   stark, 6–10 × /d
- Grad IV   bedrohlich, > 10 × /d

DD: *Differenzialdiagnose Übelkeit*

- *gastrointestinal:* Gastroenteritis, Stenose, Ileus, Cholestase
- *zentral/peripher nervös*: gesteigerter Hirndruck (z.B. durch zerebrale Tumoren, toxisches oder entzündliches Hirnödem), zentraler und peripherer Schwindel, Migräne
- *metabolisch:* Elektrolytstörungen (insbesondere Hyperkalzämie), Störungen des Säure-Basen-Haushaltes, Leberfunktionsstörungen, Nebennierenrindeninsuffizienz, Urämie, Hyperemesis gravidarum
- *funktionell:* sensorische Reize, psychische Faktoren (Erschöpfung, Depressionen)
- *Pharmaka:* Zytostatika, Antibiotika, Opiate, Digitalisglykoside

4.1 Antiemetische Prophylaxe und Therapie

Th: ***Antiemetische Prophylaxe und Therapie***

Grundsätze

- *Prophylaxe ist effizienter als Therapie:* effektive Antiemese bereits ab der ersten Chemotherapie (Vermeidung einer „konditionierten Emesis"). Orale Antiemese anstreben, da gleichwertig zu intravenöser Gabe
- Behandlung entsprechend Emeserisiko (individuelle Faktoren, Emetogenität der Therapie), 15 min (i.v.) oder 30 min (p.o.) vor Zytostatikagabe
- bei Übelkeit/Erbrechen im vorhergehenden Therapiezyklus: Anxiolyse am Vorabend (Lorazepam), Intensitätssteigerung der Antiemeseprophylaxe
- bei Bedarf (z.B. „Salvage-Therapie", Prophylaxe von verzögerter Emesis) Fortführung auch nach Chemotherapiebehandlung
- ***CAVE:*** keine Kortikosteroide bei stimulatorischen Immuntherapien (z.B. Interleukin-2 oder Interferone) sowie bei dekompensierter diabetischer Stoffwechsellage.
- Die effektive Prophylaxe des akuten Erbrechens verhindert in 70% der Fälle die Entwicklung eines verzögerten ANE-Syndroms.

Antiemetische Prophylaxe nach emetogenem Risiko (Gralla 1999, MASCC 2011)

Risikogruppe, Emesisrisiko (%)	Prophylaxe akuter Emesis	Prophylaxe verzögerter Emesis
Hochrisiko, >90%	5-HT$_3$-Antagonist + Dexamethason 12 mg/d [1] + Aprepitant 125 mg/d p.o. (oder Fosaprepitant 115 mg i.v.)	Dexamethason 4 mg 2 ×/d [2] über 3–4 Tage + Aprepitant 80 mg/d p.o. über 2 Tage
moderates Risiko, 30–90%	5-HT$_3$-Antagonist + Dexamethason 8 mg/d + Aprepitant 125 mg/d p.o. (oder: Fosaprepitant 115 mg i.v.) *oder* 5-HT$_3$-Antagonist (Palonosetron) + Dexamethason	Dexamethason 4–8 mg bis zu 2 ×/d *oder* 5-HT$_3$-Antagonist *oder* Aprepitant 80 mg/d p.o. über 2 Tage
Niedrigrisiko, 10–30%	Dexamethason 4–8 mg/d *oder* 5-HT$_3$-Antagonist *oder* Dopaminrezeptorantagonist	Keine (Dexamethason 4–8 mg bis zu 2 ×/d bei Bedarf)
Minimalrisiko, <10%	keine (Dexamethason 4–8 mg/d bei Bedarf)	keine

[1] Dexamethason-Dosis ohne Aprepitant- bzw. Fosaprepitant-Kombination: 20 mg/d
[2] Dexamethason-Dosis ohne Aprepitant- bzw. Fosaprepitant-Kombination: 8 mg 2 ×/d
(☞ Protokoll 13.19.4)

Antiemetika

5-HT₃-Antagonisten
- Granisetron, Ondansetron, Tropisetron, Palonosetron
- In den empfohlenen Dosierungen sind alle Verbindungen *äquipotent*.
- Bei normaler Resorption sind orale und intravenöse Applikation *äquipotent*.
- Die *Einmalgabe pro Tag* ist für Ondansetron, Tropisetron und Granisetron trotz unterschiedlicher Halbwertszeiten (Serum-t½ Ondansetron 3 h, Tropisetron 7 h, Granisetron 9 h) und Wirkdauer (Rezeptoraffinität) in der Regel ausreichend. Lediglich bei Ondansetron 8 mg kann eine erneute Aufsättigung notwendig sein.
- Bei Palonosetron ist die *einmalige Gabe vor Chemotherapie* aufgrund der langen Halbwertszeit (Serum-t½ etwa 40 h) ausreichend. Zwischen den Einzelgaben wird ein Abstand von mindestens 7 Tagen empfohlen.
- Wirkungssteigerung durch Kombination mit Dexamethason (synchrone Gabe)
- häufigste Nebenwirkungen: Kopfschmerzen, transienter Anstieg der Transaminasen, Verstopfung

Benzamidderivate
- Metoclopramid 0,5 mg/kg KG p.o.
- **CAVE:** Auftreten dosisunabhängiger Dyskinesien, v.a. bei jüngeren Patienten.
- *Therapie von Dyskinesien:* Biperiden 2,5–5 mg Bolus i.v. *Prävention:* ggf. primäre Kombination mit einem Antihistaminikum (z.B. Dimenhydrinat). Bei Auftreten Umstellung der Antiemese in den Folgezyklen auf 5-HT₃-Antagonisten

Neurokinin-1-Rezeptorantagonisten
- Die NK₁R-Antagonisten Aprepitant und Fosaprepitant verstärken die Wirkung von 5-HT₃-Antagonisten und Kortikosteroiden und sind sowohl bei akuter als auch bei chronischer Emesis (Cisplatin) wirksam.
- Dosierung: Aprepitant 125 mg d 1 p.o. 1 h vor Chemotherapie, 80 mg d 2–3 p.o. morgens. Fosaprepitant 115 mg i.v. 30 min vor Chemotherapie.
- **CAVE:** Neurokinin-1-Rezeptorantagonisten interagieren mit dem Cytochrom-P450-System (v.a. CYP3A4) und können zur Erhöhung der Plasmakonzentration verschiedener Zytostatika (z.B. Taxane, Etoposid, Irinotecan, Vinca-Alkaloide) führen. In Kombination mit Neurokinin-1-Rezeptorantagonisten sollte daher die Dexamethason-Tagesdosis halbiert werden.

Additive Medikation
- Lorazepam
- Protonen-Pumpen-Inhibitor (PPI)
- H2-Blocker

„Salvage-Therapie" bei bestehender akuter Emesis

Eine antiemetische Therapie nach insuffizienter Prophylaxe erfolgt mit stärkeren Antiemetika oder durch Kombination von Substanzen mit unterschiedlichen Wirkmechanismen und Nebenwirkungsprofilen. Die Dosiseskalation einer Monosubstanz ist ineffektiv. Ambulant behandelten Patienten Medikation und Anleitungen zur „Salvage"-Therapie mitgeben. Bei prolongierter akuter Emesis Fortsetzung der Maximaltherapie

4.1 Antiemetische Prophylaxe und Therapie

Empfohlene Antiemetika-Kombinationen

Primäres Antiemetikum	Synergistisches sekundäres Antiemetikum	Additivum
5-HT$_3$-Antagonist	Kortikosteroid, Phenothiazin, Butyrophenon, Benzodiazepin	-
Benzamidderivat	Kortikosteroid	Antihistaminikum, Benzodiazepin
Phenothiazin	Kortikosteroid	Antihistaminikum
Butyrophenon	Kortikosteroid	Antihistaminikum
Kortikosteroid	Benzodiazepin	-

Bei bekannten Kinetosen sollte die primäre Kombination ein Antihistaminikum enthalten

Prophylaxe des verzögert auftretenden ANE-Syndroms

Indikationen
- Hochgradig emetogene Chemotherapie (Stufe 5, Risiko > 90 %)
- Mittelgradig emetogene Chemotherapie (Stufe 3 + 4, Risiko 30–90 %)
- Anamnestisch bekannte verzögerte Emesis in vorangegangenen Zyklen

Therapie
- nach klarer Indikationsstellung bevorzugt orale Gabe von Antiemetika. Beginn morgens am Tag nach der letzten Chemotherapie
- hochgradig emetogene Chemotherapie (v.a. Cisplatin): Dexamethason 2 × 4–8 mg/d p.o. + 5-HT$_3$-Antagonist + Aprepitant (80 mg/d p.o. über 2 Tage) für 3–5 Tage
- mittelgradig emetogene Chemotherapie (v.a. Anthrazykline, Cyclophosphamid): Aprepitant 80 mg/d p.o. über 2 Tage oder Dexamethason 4–8 mg/d bis zu 2 ×/d für 3–5 Tage oder 5-HT$_3$-Antagonist für 3–5 Tage.

Prophylaxe des antizipatorischen Erbrechens

- Lorazepam 1–2 mg am Vorabend, zusätzlich 1–2 × /d an Therapietagen
- ggf. verhaltenstherapeutisches Verfahren

Antiemese unter Hochdosischemotherapie

Hochrisikokonstellation
- hoch bis mäßig hoch emetogene Chemotherapie, eventuell mehrtägig und mit Bestrahlung (Ganzkörperbestrahlung, TBI) kombiniert
- mehrere vorausgegangene Chemotherapien
- eingeschränkter Allgemeinzustand, umfangreiche Begleitmedikation

Therapie
Kombination aus 5-HT$_3$-Antagonist + Dexamethason, ggf. erhöhte Effektivität durch Kombination mit Phenothiazinen. Die Rolle von Neurokinin-1-Rezeptorantagonisten ist bisher bei Hochdosischemotherapien noch nicht klar definiert.

Antiemese unter Strahlentherapie

- Hohes Risiko für Nausea/Emesis (Ganzkörperbestrahlung, „abdominelles Bad"): 5-HT$_3$-Antagonist + Dexamethason vor den Fraktionen und 24 h danach
- intermediäres Risiko (kraniale Radiochirurgie, Radiatio von unterem Thorax, oberem Abdomen, Becken): 5-HT$_3$-Antagonist oder Benzamidderivat ± Dexamethason vor jeder Fraktion
- niedriges Risiko (Radiatio von Kopf/Hals, Extremitäten, oberem Thorax): keine Prophylaxe, Therapie nur bei Bedarf

Lit:
1. Aapro M, Molassiotis A, Dicato M et al. The effect of guideline-consistent antiemetic therapy on chemotherapy-induced nausea and vomiting (CINV). Ann Oncol 2012;23:1986–1992.
2. Basch E, Prestrud AA, Hesketh PJ et al. Antiemetics: ASCO Clinical Practice Guideline Update. J Clin Oncol 2011;29:4189–4198.
3. Feyer P, Jordan K. Update and new trends in antiemetic therapy: the continuing need for novel therapies. Ann oncol 2011;22:30–38.
4. Jordan K, Sippel C, Schmoll HJ. Guidelines for antiemetic treatment of chemotherapy-induced nausea and vomiting. Oncologist 2007;12:1143–1150.
5. Hesketh PJ. Chemotherapy-induced nausea and vomiting. N Engl J Med 2008;358:2482–2494.
6. Navari RM. Management of chemotherapy-induced nausea and vomiting. Drugs 2013;73:249–262.
7. Roila F, Herrstedt J, Aapro M et al. Guideline update for MASCC and ESMO in the prevention of chemotherapy- and radiotherapy-induced nausea and vomiting. Ann Oncol 2010;21 (suppl 5):v232–v243.
8. Trigg ME, Inverso DM. Nausea and vomiting with high-dose chemotherapy and stem cell rescue therapy: a review of antiemetic regimens. Bone Marrow Transplant 2008;42:501–506.
9. Warren D. Management of highly emetogenic chemotherapy. Curr Opin Oncol 2012;24:371–375.

Web:
1. www.nccn.org — NCCN, Guidelines Antiemese
2. www.mascc.org — MASCC, Guidelines Antiemese
3. www.asco.org — ASCO, Guidelines
4. www.onkosupport.de — ASORS, Supportive Maßnahmen Onkologie
5. www.chemocare.com — Chemocare
6. www.ons.org/ClinicalResources/CINV — Oncology Nursing Society

Antiemetika (1)

Substanzgruppe	Verbindung/Präparat	Applikation	tägliche Dosierung	Nebenwirkungen
hohe antiemetische Wirksamkeit				
5-HT$_3$-Antagonisten	Ondansetron (Zofran®)	p.o.	8 mg, 2–3 × /d	Müdigkeit, Kopfschmerzen, Obstipation **CAVE:** gastrointestinale Tumoren, ältere Patienten, Opiatmedikation, postoperativ
		i.v.	8 mg, 1–3 × /d oder 0,15 mg/kg/d	
	Tropisetron (Navoban®)	p.o., i.v.	5 mg, 1 × /d	
	Granisetron (Kevatril®)	p.o.	1–2 mg, 1 × /d	
		i.v.	1 mg, 1 × /d oder 0,01 mg/kg/d	
	Palonosetron (Aloxi®)	i.v.	0,25 mg, Einmalgabe, 30 min vor CTx	
		p.o.	0,5 mg	
Neurokinin-1-Rezeptorantagonisten	Aprepitant (Emend®)	p.o.	125 mg, d 1, 1 × /d, 60 min vor CTx 80 mg, d 2–3, 1 × /d, morgens	Müdigkeit, Obstipation, Diarrhoe, Interaktion mit Cytochrom P450-System
	Fosaprepitant (Ivemend®)	i.v.	115 mg, 1 × /d, 30 min vor CTx (als 15-Min-Infusion)	
Benzamidderivate, Dopamin-D2-Rezeptorantagonisten	Metoclopramid-HCl (Paspertin®)	p.o., i.v., rektal	0,5–2 mg/KG, bis zu 5–6 × /d	Sedierung, Hypertonie, extrapyramidale Symptome, (Antidot: Akineton® i.v.)
	Alizaprid (Vergentan®)	p.o., i.v.	50–100 mg, bis zu 6 × /d	

CTx Chemotherapie, KG Körpergewicht

Antiemetika (2)

Substanzgruppe	Verbindung/Präparat	Applikation	tägliche Dosierung	Nebenwirkungen
mittlere antiemetische Wirksamkeit				
Glukokortikoide	Dexamethason (Fortecortin®)	i.v., i.m.	20 mg, 1 × /d, oder 8 mg, 3 × /d	Sedierung, perianale Irritationen, Kopfschmerzen, Flush, Blutdruck, Blutzucker
	Methylprednisolon (Urbason®)	p.o.	4–8 mg, 1–3 × /d	
		p.o., i.v.	4–250 mg	**CAVE:** mit NK$_1$R-Antagonisten Halbierung der Steroiddosis
Phenothiazin-Neuroleptika	Levomepromazin (Neurocil®)	p.o., i.v., i.m.	10–25 mg, 4 × /d	extrapyramidale Symptome
	Promethazin (Atosil®)	p.o.	25 mg, 4 × /d	
Butyrophenon-Neuroleptika	Domperidon (Motilium®)	p.o.	10–20 mg, 3 × /d	wie Phenothiazine
	Haloperidol (Haldol®)	p.o.	1–2 mg, 3 × /d	
geringe antiemetische Wirksamkeit				
Antihistaminika	Dimenhydrinat (Vomex®)	p.o., rektal	1–2 Dragees oder 1 Supp. 3 × /d	Sedierung, anticholinerge Symptome
		i.v., i.m.	1–2 Ampullen/Dosis	
Benzodiazepine	Diazepam (Valium®)	p.o., i.v., rektal	2,5–5 mg, 3 × /d	Sedierung
	Lorazepam (Tavor®)	p.o., i.v.	1–2 mg, 2 × /d	

4.2 Antibiotische Therapie – Fieber in der Neutropenie

H. Bertz

Def: *Neutropenie:* Leukozyten $< 1 \times 10^9$/l oder Granulozyten $< 0,5 \times 10^9$/l
Fieber: Temperatur einmalig $> 38,3\,°C$ bzw. zweimalig $> 38,0\,°C$ innerhalb von 12 h, oder $> 38,0\,°C$ für 1 h anhaltend, oral oder axillär gemessen
CAVE: Bei Fieber in der Neutropenie keine rektale Temperaturmessung wegen zusätzlichem Infektrisiko. Bei Sepsis (☞ Kap. 9.1) Hypothermie möglich.

Infekte bei neutropenischen Patienten bleiben auch nach der Einführung immer effektiverer Antibiotika und Antimykotika häufige Ursache erhöhter Mortalität. Dabei ist das Risiko für den Patienten abhängig von der Dauer und Ausprägung der Neutropenie:
- Niedrigrisiko: Granulozyten $0,5–1 \times 10^9$/l, Granulozytopeniedauer 2–7 Tage: bei Sepsis Letalität 14 %
- Hochrisiko: Granulozyten $< 0,1 \times 10^9$/l, Granulozytopeniedauer $> 7–10$ Tage: bei Sepsis Letalität 47 %

Ep: Fieber in der Neutropenie („febrile Neutropenie", FN) tritt nach Chemotherapie für solide Tumoren in 10–50 % der Fälle auf, bei Behandlung hämatologischer Erkrankungen in über 80 %. Einige Patienten bekommen kein Fieber, haben aber klinische Zeichen einer Infektion.

Häufigkeit der Fieberursachen in der Granulozytopenie (de Pauw, 1996)
- mikrobiologisch dokumentierte Bakteriämie   27 %
- klinisch dokumentierte Infektion   42 %
- Fieber unklaren Ursprungs (FUO)   31 %

Häufigste Infektionsherde (EORTC)
- Mund und Pharynx   25 %
- Lunge, unterer Respirationstrakt   25 %
- intravenöse Katheter, Haut, Weichteile   15 %
- Gastrointestinaltrakt   15 %
- Perianalregion   10 %
- Urogenitaltrakt   5–10 %
- Nase und Nasennebenhöhlen   5 %

Pg: *Pathogenese*
Relevante Ursachen für Infekte bei Patienten mit malignen Erkrankungen:
- Mukositis mit Störung der natürlichen Schleimhautbarriere in Magen-Darm-Trakt, Lunge und Harnblase
- Katheter und intravasale Zugänge (Zentralvenenkatheter, venöse Ports, Quintonkatheter, intraarterielle Katheter, Blasenkatheter etc.)
- neurologische Störungen (Blasen-/Mastdarmfunktion, Schluckreflex etc.) → Pyelonephritis, Zystitis, Aspirationspneumonie
- Störungen der zellulären Immunität (Lymphome) → erhöhtes Infektrisiko vor allem durch Pneumocystis jiroveci, Nokardien, Cytomegalievirus (CMV)
- funktionelle Störungen der Milz, z.B. Splenomegalie, Lymphominfiltration, nach Splenektomie, funktionelle Asplenie (Howell Jolly Bodies) → erhöhtes Infektrisiko durch Streptokokken und Haemophilus influenzae

- Granulozytopenie nach Radio-/Chemotherapie oder bei Knochenmarkinfiltration durch die Grundkrankheit
- Einsatz von Purinanaloga (Fludarabin) und monoklonalen Antikörpern gegen T-Lymphozyten (Alemtuzumab) bzw. B-Lymphozyten (Rituximab) → lymphozytäre Funktionsstörung

CAVE: etwa 80 % der Infekte bei neutropenen Patienten sind endogenen Ursprungs (d.h. verursacht durch die körpereigene Flora).

Allgemeines Erregerspektrum

gramnegative Bakterien	Enterobakterien (Escherichia coli, Salmonellen, Klebsiellen, Enterobacter cloacae, Serratia, Proteus u.a.), Pseudomonas, Haemophilus, Bacteroides
grampositive Bakterien	Koagulase-negative Staphylokokken, Staphylococcus aureus, Streptokokken (spez. Pneumokokken), Listerien, Anaerobier (Peptostreptokokken, Propionibakterien, Clostridien), zunehmend Enterokokken (faecium oder faecalis)
andere Bakterien	Mykobakterien, Pneumocystis jirovecii, Toxoplasmen
Viren	Herpes simplex, Herpes zoster, Cytomegalievirus (CMV), Hepatitis
Pilze	Candida-Spezies, Aspergillus-Spezies, zunehmend Zygomyzeten (Mucor)

Mehr als 50 % aller initialen gramnegativen Infektionen werden durch Escherichia coli, Klebsiella pneumoniae und Pseudomonas aeruginosa verursacht. Häufigste grampositive Erreger (Tendenz deutlich zunehmend) sind: koagulasenegative Staphylokokken, Staphylococcus aureus, Streptokokken und Bacillus-Spezies. Anaerobier meist nur bei Mischinfekten

Spezielles Erregerspektrum

Die Eigenschaften der „klinikspezifischen" Erreger, die in einer medizinischen Einrichtung isoliert wurden, müssen berücksichtigt werden.

Neben dem spezifischen Erregerspektrum ist das „spezifische Resistenzverhalten" der kliniktypischen Erreger von Bedeutung. Zum Teil sind spezifische Resistenzen deutlich zunehmend:
- Extended Spectrum Beta Lactamase (ESBL) positive Erreger
- Vancomycin-Resistente-Enterokokken (VRE)
- Multi-Resistente-Erreger (MRE, z.B. Pseudomonaden)
- Methicillin-Resistente-Staphylococcus Aureus (MRSA) Stämme
- Resistenz gegen Carbapeneme

Beispiel: Häufigkeit aus Blutkulturen isolierter Erreger auf onkologischen Stationen der Medizinischen Universitätsklinik Freiburg (Erhebung 2011)

Erreger	Anzahl positiver Kulturen	
	n	%
Gesamt	254	100
Koagulase-negative Staphylokokken (differenziert)	123	48
E. coli/Klebsiella (nicht ESBL)	42	17
S. aureus (nicht MRSA)	18	7
Enterococcus faecium (Vancomycin sensibel)	13	5
Enterokokken, andere (ohne E. faecium)	12	5
Hefen (differenziert)	6	2
Enterobakterien (ohne E. Coli/Klebsiella)	6	2
Pseudomonas aeruginosa	6	2
Streptokokken Gruppe A/B/C/G	6	2
Pneumokokken	6	2
Streptokokken Viridans-Gruppe	6	2
ESBL positiv (E. coli/Klebsiella)	4	2
Acinetobacter baumannii complex	4	2
VRE (E. faecium)	3	1
MRSA	1	0,4
andere	18	7

ESBL Extended Spectrum Beta Lactamase, VRE Vancomycin-resistente Enterokokken, MRSA Methicillin-Resistente Staphylococcus Aureus

Sy: *Fieber*
In der Neutropenie bleibt Fieber aufgrund der insuffizienten Immunantwort häufig das einzige Symptom eines bestehenden Infekts. Der Fieberverlauf kann Hinweise auf die Pathogenese des Infekts geben:
- allmählicher Temperaturanstieg → grampositive Erreger oder Pilze
- Anstieg innerhalb Stunden, beeinträchtigter Patient → gramnegative Erreger
- ***CAVE:*** unter Kortison und Schmerzmitteln (Metamizol, Paracetamol) entwickeln manche Patienten kein Fieber; dies gilt speziell für Ältere.

Spezifische Infektzeichen als Hinweise auf Infektgenese
- lokale Entzündungsreaktion an Kathetern/Zugängen → koagulasenegative Staphylokokken
- Hautinfekte → grampositive Kokken
- Schleimhautulzera, Mukositis → Candida, Streptokokken, Herpesviren
- akrale Nekrosen (Finger, Zehen) durch Thromboembolien → Aspergillose
- akrale Entzündungsherde (Finger, Zehen) → Endokarditis, z.B. Streptokokken
- abdominelle Schmerzen bei Leberbefall (Mykosen, z.B. Candida spp. und Aspergillus spp.) oder gastrointestinaler Infektion (meist gramnegativ)
- nekrotisierende Gingivitis, akuter Abdominalschmerz, Diarrhoe → Anaerobier
- schwere Diarrhoe unter Antibiose → Clostridium difficile, Rotaviren, Noroviren
- Sinusitis, pulmonales (Rund-)Infiltrat → Aspergillus, Mucormykose
- Blutdruckabfall, Tachykardie, Hypothermie → Sepsis (☞ Kap. 9.1)

Supportive Therapie Antibiotische Therapie – Fieber in der Neutropenie 4.2

Dg: *Anamnese, Klinik*
- Anamnese (Fieber, Diarrhoe, Dysurie etc.)
- körperliche Untersuchung: Einstichstellen intravenöser Zugänge, Katheterpforten, Haut, Mundschleimhaut, Perianalregion, pulmonale Auskultation und Perkussion, abdomineller Druckschmerz, Klopf-/Druckschmerz der Nasennebenhöhlen, Lymphadenopathie, Blutdruck- und Pulskontrolle, Meningismus

Labor
Routinelabor, Entzündungsparameter

Mikrobiologie
- je zwei Blutkulturen peripher und aus jedem Schenkel eines zentralvenösen Zugangs (☞ Kap. 10.7)
- mindestens zwei Blutkulturflaschen von peripherer Punktionsstelle
- bei Verdacht auf Kathetersepsis: Zeit bis zum Erregernachweis („time to positivity") in den einzelnen Kulturen (periphere Vene vs. zentralvenöser Zugang) erlaubt möglichen Rückschluss auf Kathetersepsis. Wenn Katheter entfernt werden muss → Katheterspitze mikrobiologisch aufarbeiten
- bei klinischem Verdacht auf lokalen Infekt: Urinkultur, Sputumkultur, Abstriche von verdächtigen Läsionen, Lumbal-/Pleura-/Aszitespunktion mit Kultur
- bei Diarrhoe: Stuhlkulturen, Nachweis des Enterotoxins von Clostridium difficile, auch an Viren und Crypto-/Microsporidien denken
- bei pulmonalen Infiltraten: bronchoalveoläre Lavage (BAL), in Einzelfällen Lungenbiopsie

Bildgebung
- frühzeitig „high resolution"-Computertomografie der Lunge und/oder der Nasennebenhöhlen bei Infektzeichen der oberen und unteren Luftwege
- Röntgen Thorax in 2 Ebenen (weniger sensitives Verfahren, bei Fieber in der Neutropenie Methode der zweiten Wahl)
- ggf. Abdomensonografie

CAVE: eine invasive Diagnostik beinhaltet immer die Gefahr einer (neuen) Infektion → sterile Entnahmetechnik, sorgfältige Desinfektion von Händen und Einstichstellen. Bei allen invasiven Verfahren Thrombopenie berücksichtigen.

DD: *Fieber in der Neutropenie*
- Infekt
- malignomassoziiertes Fieber (Lymphome, Leukämien, Nierenzellkarzinom etc.)
- medikamentenassoziiertes Fieber („drug fever", z.B. liposomales Amphothericin B, Bisphosphonate, monoklonale Antikörper)
- allergische Reaktion auf Blutprodukte oder Medikamente

4.2 Antibiotische Therapie – Fieber in der Neutropenie — Supportive Therapie

Th: *Therapieablauf*

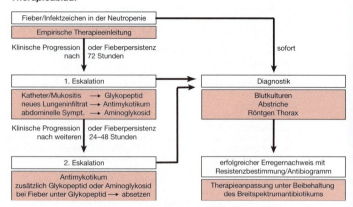

Therapieeinleitung: empirische Therapie

> Die rasche Therapieeinleitung ist bei Fieber in der Neutropenie entscheidend:
> - Sofortige Einleitung einer empirischen Antibiotikatherapie bei Auftreten von Fieber oder bei klinisch fassbaren Infektionszeichen auch ohne Fieber.
> - Differenzialdiagnostische Überlegungen sind nachrangig. Blutkulturen und eventuell Abstriche unmittelbar vor Antibiotikagabe durchführen, weitere Diagnostik (Bildgebung, Sonografie, bronchoalveoläre Lavage (BAL), Abszesspunktion etc.) danach.

Die Entscheidung für die Strategie der Initialtherapie muss individuell auf der Basis verschiedener Informationen (antibiotische Prophylaxe, Hoch-/Niedrigrisikosituation, Aktivität gegen Pseudomonas aeruginosa, lokales Erreger- und Resistenzspektrum) getroffen werden. Empfehlungen:
- Bei Verdacht auf Sepsis: Meropenem 3 × 1 g + Aminoglykosid (Gentamycin 360 mg) + Vancomycin 2 ×1 g/d
- Standard: Monotherapie mit Piperacillin/Tazobactam, Imipenem oder Meronem, Ceftazidim oder Cefepim.
  CAVE: bei Cephalosporinen höheres Risiko der Entwicklung von ESBL-positiven Erregern.
- Gleichwertige Alternative: Kombination aus Breitspektrumpenizillin/-cephalosporin (Piperazillin oder Cefepim) oder Gyrasehemmer (Ciprofloxacin oder Levofloxacin) und Aminoglykosid (Gentamicin oder Netilmicin).
- Vancomycin bringt in der empirischen Initialtherapie in Bezug auf das Überleben keine Vorteile, es besteht jedoch das Risiko der Etablierung vancomycinresistenter Stämme.
- Bei niedrigem Risiko kann eine rein orale, ambulante Antibiotikatherapie ausreichend sein.

Empirische antibiotische Therapie bei Fieber in der Neutropenie

Patienten ohne Niereninsuffizienz	
Cefepim	3 × 2 g/d i.v.
Ceftazidim[1]	3 × 2 g/d i.v.
Piperacillin + Tazobactam	3 × 4,5 g/d i.v.
Imipenem	3 × 1 g oder 4 × 500 mg/d i.v.
Meropenem	3 × 1 g/d i.v.
Ciprofloxacin	2 × 500–750 mg/d oral oder 2–3 × 400 mg/d i.v.
Levofloxacin	2 × 500 mg/d, i.v. oder oral
Gentamicin[2]	1 × 360 mg/d i.v. oder 3–5 mg/kg KG/d
Netilmicin	1 × 400 mg/d i.v. oder 6–7,5 mg/kg KG/d
Vancomycin[3]	2 × 1 g/d i.v. oder 20–30 mg/kg KG/d
Teicoplanin[4]	1 × 800 mg/d i.v. („loading dose"), dann 1 × 400 mg/d i.v.
Patienten mit Niereninsuffizienz (oder unter nephrotoxischer Therapie)	
Cefepim	3 × 2 g/d i.v.
Ceftazidim[1]	3 × 2 g/d i.v.
Imipenem	Kreatinin$_{Serum}$ < 1,5 mg/dl: 3 × 1 g/d i.v. Kreatinin$_{Serum}$ 1,5–2,5 mg/dl: 3 × 0,5 g/d i.v. Kreatinin$_{Serum}$ 2,6–3,5 mg/dl: 2 × 0,5 g/d i.v. Kreatinin$_{Serum}$ 3,6–6,0 mg/dl: 2 × 0,25 g/d i.v.
Meropenem	3 × 1 g/d i.v.
Teicoplanin[4]	1 × 800 mg/d i.v. („loading dose"), dann 1 × 400 mg/d i.v.

[1] Gabe bei nicht-anaphylaktoider Penicillinallergie, dennoch Kreuzallergien möglich
[2] *CAVE:* Nephrotoxizität. Serumspiegelbestimmung vor der dritten Applikation, Ziel: Talspiegel < 2 mg/l
[3] über 1 h streng i.v. (bei Paravasat Thrombophlebitisgefahr), Spiegelbestimmung → Talspiegel 10–15 mg/l
[4] bei S. aureus in der Blutkultur: Therapie über 14–21 Tage

Katheter-/Portentfernung
Zwingend erforderlich bei Nachweis von Staphylococcus aureus, Mykobakterien, Candida, Corynebakterium jejuni, Acinetobacter baumanii, Stenotrophomonas maltophilia, Pseudomonas aeruginosa oder Bacillus-Spezies in der Katheterkultur. Nach Katheterentfernung: Katheterspitze mikrobiologisch aufarbeiten

Eskalation bei Fieberpersistenz und klinischer Progredienz
- bei Anhalt für Mukositis/Katheterinfektion → rasche Eskalation mit Glykopeptid (Vancomycin oder Teicoplanin)
- ohne Anhalt für Mukositis/Katheterinfektion → Umstellung auf Carbapenem oder Zugabe von Aminoglykosid

Eskalation bei Fieberpersistenz und klinisch stabilem Verlauf
Frühestens 72–96 h nach Beginn der empirischen Therapie:
- bei zentralem Venenkatheter und/oder Mukositis → Glykopeptid
- bei Risikopatienten → Antimykotikum, z.B. liposomales Amphotericin B, Caspofungin, Voriconazol
- bei Glykopeptidgabe und fortbestehender Temperatur: Glykopeptid absetzen, Eskalation mit Aminoglykosid, bei weiterer Fieberpersistenz nach 72 h weitere Eskalation mit Antimykotikum

CAVE: wegen zunehmender Resistenzentwicklung (VRE, MRSA, ESBL bildende Bakterien) müssen die empirisch gegebenen und die spezifisch therapeutisch applizierten Antibiotika diesen Resistenzsituationen angepasst werden.

Erregerspezifische Therapieanpassung (Adaptation)

Wenn die Ergebnisse der diagnostischen Maßnahmen (Blutkulturen mit Resistenztestung, Abstriche, Röntgen etc.) vorliegen, erfolgt die Anpassung der Therapie, insbesondere wenn die bisherige Behandlung unzureichend war:
- Lungeninfiltrat: Voriconazol, liposomales Amphotericin, positiver Erregernachweis → Behandlung entsprechend Resistenztestung
- Infekt durch grampositive Erreger (z.B. Katheterinfektion, Port) → sofortiger Einsatz von Vancomycin oder Teicoplanin
- Infekt durch Anaerobier → Metronidazol, Imipenem oder Meropenem
- Infekt durch Herpesviren → Aciclovir
- CMV-Infekt → Ganciclovir oder Foscarnet
- Pilzinfekt im Katheter → liposomales Amphothericin B oder Caspofungin (eventuell Katheterwechsel)
- Infekt durch atypische Erreger → Erythromycin oder Clarithromycin

CAVE: bei Patienten mit Fieber in der Neutropenie ist eine Einengung des antibiotischen Spektrums im Rahmen der Adaptation jedoch zwingend zu vermeiden → Beibehaltung eines Breitspektrumantibiotikums, d.h. keine alleinige Therapie mit Vancomycin/Teicoplanin oder einem Antimykotikum

Dosierungen bei erregerspezifischer Therapie

Cytomegalievirus (CMV)	
Ganciclovir	5 mg/kg KG i.v. 2 ×/d für 14 d, danach Erhaltung 1 ×/d
Foscarnet	90 mg/kg KG i.v. 2 ×/d für 14 d, ggf. Erhaltungstherapie
Cidofovir	5 mg/kg KG i.v. d 1, 8, 22, 29
Herpes Simplex Virus (HSV)	
Aciclovir	5–10 mg/kg KG i.v. 3 ×/d, 5–10 d; oder 800 mg p.o. 4 ×/d
Brivudin	125 mg/d p.o.
Valaciclovir	3 × 1 g/d p.o.
Varizella Zoster Virus (VZV)	
Aciclovir	10 mg/kg KG i.v. 3 ×/d, 5–10 d
Brivudin	125 mg/d p.o.
Foscarnet	60 mg kg KG i.v. 2 ×/d für 14 d
Valaciclovir	3 × 1 g/d p.o.

Candida	
Fluconazol	400 mg/d (bis 800 mg/d) i.v./p.o.
Amphotericin B liposomal	1–3 mg/kg KG/d i.v.
Caspofungin	70 mg/d i.v. d 1, dann 50 mg/d i.v.
Micafungin	150 mg/d i.v.
Pneumocystis jiroveci	
Trimethoprim-Sulfmethoxazol	30 mg/kg KG i.v. 3–4 ×/d, 14–21 d
Aspergillus, Candida-Spezies	
Amphotericin B liposomal	3 mg/kg KG/d i.v.
Voriconazol	2 × 6 mg/kg KG/d i.v. d 1, dann 2 × 4 mg/kg KG/d i.v./p.o.
Caspofungin	70 mg/d i.v. d 1, dann 50 mg/d i.v.
Posaconazol	4 × 200 mg/d p.o.
Micafungin	150 mg/d i.v.
Anidulafungin	100 mg/d i.v. (nicht in der Neutropenie)
Atypische Erreger (Mykoplasmen, Legionellen)	
Erythromycin	4 × 500–1 000 mg/d i.v./p.o.
Clarithromycin	2 × 500 mg/d p.o./i.v.

Therapiedauer

Grundsatz: „So kurz wie möglich, so lange wie nötig." Bei zu kurzer Therapiedauer besteht die Gefahr eines Infektrezidivs (mit ungünstiger Prognose), bei zu langer Behandlung Gefahr der Resistenzentwicklung und Pilzinfektion. Orientierend gilt:
- bei Leukozyten > 1×10^9/l: Ende der antibiotischen Therapie 2 Tage nach Entfieberung, Therapiedauer aber mindestens 5 Tage
- bei Leukozyten < 1×10^9/l: Fortführung der Therapie bis Leukozyten > 1×10^9/l (unabhängig davon, ob der Patient noch Fieber hat). Falls Patient 5 Tage fieberfrei, langsame Deeskalation der antibiotischen Behandlung. Falls Patient noch fiebert, Weiterführung der Therapie bis 2 Tage nach Entfieberung. Ggf. Umstellung auf orale Medikation (Gyrasehemmer + Penicillin)

Prg: 90 % aller Patienten sprechen auf die antimikrobielle Therapie an. Prognose abhängig von:
- Allgemeinzustand des Patienten
- Grunderkrankung (bei Patienten mit soliden Tumoren Ansprechen meist nach 2 Tagen; bei hämatologischen Erkrankungen nach 5 Tagen)
- Art des Erregers (gramnegative Infektion mit schlechterer Prognose als grampositive Infektion, multiresistente Hospitalkeime oder Pseudomonas aeruginosa am gefährlichsten)
- Ausprägung und Dauer der Granulozytopenie
- Lokalisation des Infektionsherdes (unterer Respirationstrakt mit schlechtester Prognose)
- Toxizität der Chemo-/Strahlentherapie

- bei Niedrigrisiko: alleinige orale Kombinationstherapie (Flourchinolon + Penicillin) möglich
- bei Niedrigrisiko rasche Umstellung von i.v. auf oral möglich (☞ oben)

Px: *Grundlagen der Krankenhaushygiene*
- konsequentes Händewaschen und Händedesinfektion
- keimarme Räume: keine Topf-/Schnittblumen, keine Raumbefeuchter, keine Kaltvernebler, Schutz vor Baustaub (Aspergillus)
- sterile Durchführung invasiver Maßnahmen
- Hygiene des Patienten, insbesondere Hautpflege, Zahnpflege, Mukositisprophylaxe, Meidung keimbelasteter Lebensmittel
- Anpassung therapeutischer Maßnahmen: keine Suppositorien, keine rektale Temperaturmessung
- ggf. Umkehr-Isolation
- bei Neutropeniedauer > 7 Tage sind regelmäßige Überwachungsmaßnahmen auch bei fieberfreien Patienten sinnvoll.

Hämatopoetische Wachstumsfaktoren
- die Gabe von hämatopoetischen Wachstumsfaktoren (z.B. G-CSF) sollte entsprechend aktuellen Leitlinien erfolgen (ASCO-Guidelines, ESMO-Richtlinien, ☞ Kap. 4.3).
- Granulozytentransfusionen können als supportive Therapie ggf. in Studien kontrolliert angewendet werden (☞ Kap. 5.4).

Prophylaktische Behandlung
- Der Wert einer prophylaktischen Darmdekontamination ist nicht gesichert, sie wird nicht empfohlen.
- Eine prophylaktische Antibiotikagabe (Levofloxacin oder Ciprofloxacin) wird bei Patienten mit einer zu erwartenden Neutropenie > 7 Tage diskutiert, zum Beispiel in der Induktionstherapie akuter Leukämien und allogener hämatopoetischer Stammzelltransplantation. Die Inzidenz von Fieber in der Neutropenie wird reduziert und das Auftreten von Infekten vermindert (Evidenzlevel AI), es konnte jedoch keine Verringerung der infektassoziierten Mortalität belegt werden (Evidenzlevel BII). Antibiotikaassoziierte Nebenwirkungen, Selektion therapieresistenter Keime sowie Mykosen und Infekte durch Clostridium difficile treten vermehrt auf.
- Der Wert einer prophylaktischen Antimykotikagabe ist gesichert bei:
  - allogener Transplantation: Fluconazol 2 × 200 mg/d p.o.
  - Induktionstherapie bei AML/MDS: Posaconazol 3 × 200 mg/d p.o.
  - akuter Graft-versus-Host-Erkrankung: Posaconazol 3 × 200 mg/d p.o.
- Bei Patienten mit Zustand nach Tuberkuloseinfektion ist eine antituberkulöse Prophylaxe vor immunsuppressiver Therapie indiziert: Isoniazid (INH) 300 mg/d p.o., ggf. zusätzlich Rifamipicin 600 mg/d p.o.

Lit:
1. Angarone M. Epidemiology and prevention of viral infections in patients with hematologic malignancies. Infect Disord Drug Targ 2011;11:27–33.
2. Cooper KL, Madan J, Whyte S et al. Granulocyte colony stimulating factors for febrile neutropenia prophylaxis following chemotherapy: systematic review and metanalysis. BMC Cancer 2011;11:404–415.
3. De Naurois J, Novitzky-Basso I, Gill MJ et al. Management of febrile neutropenia: ESMO Clinical Practice Guideline. Ann Oncol 2010;21(Suppl 5):v252–256.
4. Freifeld AG, Bow EJ, Sepkowitz KA et al. Clinical practice guideline for the use of antimicrobial agents in neutropenic patients with cancer: 2010 Update. Clin Infect Dis 2011;52:427–431.
5. Klastersky J, Awada A, Paesmans M et al. Febrile neutropenia: A critical review of the initial management. Crit Rev Onc Hem 2011;78:185–194.

6. Marr KA. Fungal infections in oncology patients: update on epidemiology, prevention, and treatment. Curr Opin Oncol 2010;22:138–142.
7. Penack O, Buchheidt D, Christopeit M et al. Management of sepsis in neutropenic patients. Guidelines from the AGIHO. Ann Oncol 2011;22:1019–1029.
8. Raad I, Hanna H, Maki D. Intravascular catheter-related infections: advances in diagnosis, prevention, and management. Lancet Infect Dis 2007;7:645–657.
9. Ruhnke M, Böhme A, Buchheidt D et al. Diagnosis of invasive fungal infections in hematology and oncology – Guidelines from the AGIHO. Ann Oncol 2012;23:823–833.

Web:
1. www.dgho-onkopedia.de — Leitlinien DGHO
2. www.guideline.gov — National Guideline Clearinghouse
3. www.nccn.org — NCCN, fever in neutropenia
4. www.mascc.org — Multinatl Assoc Supportive Care Cancer
5. www.dgho-infektionen.de — Arbeitsgemeinschaft Infektionen, DGHO

4.3 Wachstumsfaktoren

H. Reinhardt, A. Spoo, M. Engelhardt

Def: Zytokine (Polypeptide oder Glykopeptide), welche die Proliferation, Differenzierung und Funktion bestimmter hämatopoetischer Linien (☞ Kap. 1.3) oder anderer Zelltypen modifizieren können.

Klass:
- *granulopoetische Wachstumsfaktoren:* G-CSF (Filgrastim, Pegfilgrastim, Lenograstim), GM-CSF (Sargramostim)
- *erythropoesestimulierende Faktoren (ESF):* Erythropoetin (EPO), Epoetin α, Epoetin β, Darbepoetin α, PEG-Epoetin β
- *thrombopoetische Wachstumsfaktoren:* Thrombopoetin (TPO), Thrombopoetin-Mimetika (Romiplostim, Eltrombopag)
- *Wachstumsfaktoren der frühen Hämatopoese:* SCF, Flt-3, IL-1, IL-3, IL-6
- *epitheliale Wachstumsfaktoren:* Keratinozyten-Wachstumsfaktor (KGF, Palifermin)

Ind: *Einsatz von granulopoetischen Wachstumsfaktoren*

Granulopoetische Wachstumsfaktoren werden supportiv oder prophylaktisch eingesetzt und können in bestimmten Fällen die Verträglichkeit einer myelosuppressiven Therapie verbessern (oder eine myelosuppressive Behandlung ermöglichen). Grundlage der Anwendung sind nationale und internationale Leitlinien.

Leitlinien
- Arbeitskreis Supportive Maßnahmen in der Onkologie (ASORS) der Deutschen Krebsgesellschaft
- Deutsche und österreichische Gesellschaft für Hämatologie und Onkologie (DGHO)
- European Society for Medical Oncology (ESMO), European Organisation for Research and Treatment of Cancer (EORTC)
- American Society of Clinical Oncology (ASCO), American Society of Hematology (ASH), National Comprehensive Cancer Network (NCCN)

Indikationen für granulopoetische Wachstumsfaktoren (Arbeitskreis Supportive Maßnahmen in der Onkologie der Deutschen Krebsgesellschaft)

Eindeutige Indikationen
- primäre Prophylaxe bei zu erwartender Neutropenie < 500 Granulozyten/μl oder bei Chemotherapie mit Risiko für febrile Neutropenie (FN) > 20 %
- schwere chronische Neutropenie: idiopathisch, bei Stoffwechseldefekten, bei kombinierten Immundefekten, bei kongenitalen oder zyklischen Neutropenien
- Mobilisation hämatopoetischer Progenitor-/Stammzellen aus dem Knochenmark ins periphere Blut (autologe oder allogene Stammzelltransplantation)

Sinnvolle Indikationen
- Sekundärprophylaxe nach Chemotherapie, wenn nach 1. Zyklus FN aufgetreten ist
- bei kurativer Therapieintention zur Sicherung der Dosisintensität
- nach myeloablativer Therapie bei autologer oder allogener Stammzelltransplantation; bei Transplantatversagen („graft failure")
- Neutropenie nach Strahlentherapie
- Neutropenie bei myelodysplastischem Syndrom, aplastischer Anämie

- Neutropenie bei Felty-Syndrom, T-γ-lymphoproliferativem Syndrom, Haarzell-Leukämie
- Autoimmunneutropenie
- HIV-Infektion: Neutropenie durch Medikation oder Grunderkrankung

Einsatz bei Risikofaktoren

Laut NCCN-, ASCO- und EORTC-Richtlinien wird die Primärprophylaxe mit G-CSF nach Chemotherapie bei einem Risiko für das Auftreten von febriler Neutropenie (FN) ≥ 20 % empfohlen, und bei einem FN-Risiko < 10 % nicht empfohlen. Bei einem FN-Risiko von 10–20 % ist der Einsatz von G-CSF abhängig vom Vorliegen der folgenden Risikofaktoren abzuwägen:
- Alter ≥ 65 Jahre, ausgeprägte Komorbidität/reduzierter Allgemeinzustand, Hypotonie
- akute Leukämie, hochmalignes Lymphom, CLL mit Antikörpermangel
- hohe Chemotherapie-Dosisintensität, Polychemotherapie, geringe Knochenmarkreserve nach intensiver Vortherapie, Radiotherapie
- bestehende Infekte: Pneumonie, Pilzinfekte
- postoperative Wundheilungsstörungen
- reduzierter Allgemeinzustand, Nieren-/Leberfunktionsstörung

Alternativ sollte bei Vorliegen von Risikofaktoren die Verwendung einer weniger myelosuppressiven Therapie, oder eine Anpassung der Therapie (Dosismodifikation) erwogen werden.

Dauer der G-CSF-Therapie
- Gabe 1 × /d bis Durchschreiten des Leukozytennadirs (d.h. bis Leukozyten ≥ 1 × 10^9/l) bzw. des Neutrophilennadirs (d.h. bis neutrophile Granulozyten ≥ 0,5 × 10^9/l). Ausnahme Pegfilgrastim: einmalige Applikation pro Chemotherapiezyklus.
- ***CAVE:*** Absetzen von granulopoetischen Wachstumsfaktoren bei Erreichen der genannten Granulozyten-/Leukozytenwerte oder spätestens 2 d vor Beginn des nächsten Chemotherapiezyklus.

Einsatz von Erythropoesestimulierenden Faktoren (ESF)

Empfehlungen zum ESF-Einsatz bei Tumorpatienten basieren auf verschiedenen Publikationen, Metaanalysen und Empfehlungen der amerikanischen (FDA) und europäischen (EMA) Zulassungsbehörde, European Organisation for Research and Treatment of Cancer (EORTC), American Society of Hematology (ASH), National Comprehensive Cancer Network (NCCN) und der Deutschen Gesellschaft für Hämatologie und Onkologie (DGHO).

CAVE: bei bestimmten ESF-behandelten Tumorpatienten wurden eine raschere Tumorprogression, ein erhöhtes Mortalitätsrisiko und eine erhöhte Inzidenz thromboembolischer Komplikationen festgestellt. Deshalb sollten ESF nur im Rahmen der zugelassenen Indikationen verwendet werden und bei kurativem Behandlungsansatz Alternativen (z.B. Bluttransfusionen) erwogen werden.

Indikationen für erythropoetische Wachstumsfaktoren (laut Fachinformationen)
1. Symptomatische chemotherapieinduzierte Anämie bei Hämoglobinwerten ≤ 10 g/dl bei erwachsenen Patienten mit nicht-myeloischen Tumoren
2. Symptomatische Anämie bei chronischer Niereninsuffizienz bei erwachsenen und pädiatrischen Patienten
3. Zur Reduktion von Fremdblut-Transfusionen vor großen orthopädischen Eingriffen bei Erwachsenen ohne Eisenmangel

4.3 Wachstumsfaktoren — Supportive Therapie

Indikation für erythropoetische Wachstumsfaktoren bei Tumorpatienten
Symptomatische, chemotherapieinduzierte Anämie bei Hämoglobin-Werten ≤ 10 g/dl bei erwachsenen Patienten mit nicht-myeloischen Tumoren. Bei allen Patienten sollten zunächst Transfusionen erwogen werden, danach kann nach sorgfältiger Nutzen-Risiko-Abwägung (Berücksichtigung von Tumorart, Stadium, Prognose, Komorbidität, Risikofaktoren für Thrombose etc.) die ESF-Gabe geprüft werden. Therapieziel: Verminderung der Gabe von Bluttransfusionen und Verbesserung der anämiebedingten Symptome

Dauer der ESF-Therapie
- Patientenindividuell, bis kein Transfusionsbedarf mehr vorliegt; Hämoglobinzielwert 10–12 g/dl
- Beendigung der ESF-Gabe spätestens 4 Wochen nach Abschluss der Chemotherapie, sowie bei Patienten, die trotz einer Therapiedauer von 8–9 Wochen kein hämatologisches Ansprechen zeigen (Hämoglobinanstieg < 1 g/dl)

Einsatz thrombopoetischer Faktoren

Thrombopoetin (TPO) wird beim Erwachsenen in der Leber gebildet und stimuliert die physiologische Thrombopoese, es ist aufgrund seiner Immunogenität nicht zur Anwendung als rekombinanter Wachstumsfaktor beim Menschen geeignet.
Synthetische Thrombopoetinmimetika zeigen keine Sequenzhomologie mit endogenem TPO und führen deshalb nicht zur Antikörperbildung. Die TPO-Mimetika Romiplostim und Eltrombopag sind zur Behandlung der Immunthrombozytopenie (ITP) zugelassen.

Einsatz epithelialer Wachstumsfaktoren

Der Keratinozyten-Wachstumsfaktor Palifermin (Keratinocyte Growth Factor KGF, Fibroblast Growth Factor 7, FGF-7) ist bei Patienten mit hämatologischer Grunderkrankung zur prophylaktischen Behandlung der therapieassoziierten Mukositis nach hochdosierter Radio-/Chemotherapie und hämatopoetischer Stammzelltransplantation zugelassen.

Empfehlungen zum Einsatz von Palifermin nach Richtlinien der Mucositis Study Group (MASCC/ISOO):
Prävention der oralen Mukositis bei Patienten mit hämatologischen Neoplasien, die eine Hochdosischemotherapie mit Ganzkörperbestrahlung gefolgt von autologer hämatopoetischer Stammzelltransplantation (HSZT) erhalten.

Eltrombopag

Chem: Biphenylhydrazon, Thrombopoetin (TPO)-Mimetikum

WM: Thrombopoetin-Rezeptor (TPO-R, c-mpl)-Agonist → Proliferation und Differenzierung von Megakaryozyten aus Knochenmarksprogenitorzellen, Thrombozyten ↑

PK:
- orale Bioverfügbarkeit 52 %, maximale Serumkonzentration 2–6 h nach Einnahme, terminale t½ 21–32 h
- hepatischer Metabolismus, fäkale (59 %) und renale (31 %) Elimination

NW:
- *Knochenmark:* Retikulinfaserbildung, Markfibrose, Progression von vorbestehendem myelodysplastischen Syndrom (MDS)
- *Herz/Kreislauf:* Thromboembolien, Myokardinfarkt, Arrhythmien
- *Gastrointestinal:* Übelkeit, Erbrechen, Durchfall, Dyspepsie, Appetitlosigkeit
- *Leber:* Leberfunktionsstörungen, Transaminasen, Hyperbilirubinämie
- *Niere:* Nierenfunktionsstörungen
- *Haut:* Erythem, Exanthem, Pruritus, Alopezie
- *Nervensystem:* Parästhesien, Schlaflosigkeit, Kopfschmerzen
- *Sonstiges:* Fatigue, Myalgien, Arthralgien, Katarakt, Augentrockenheit, Ödeme. Bei Therapieabbruch: Thrombozytopenie, erhöhtes Blutungsrisiko

WW: Bei gleichzeitiger Gabe von HMG-CoA-Reduktasehemmern (insbesondere Statine) sorgfältige Überwachung, Dosisreduktion der Statine erwägen

KI:
- Überempfindlichkeit, Kinder, Jugendliche
- Leberfunktionsstörungen (Child-Pugh ≥ 5)

Th: *Einsatzbereich*
Immunthrombozytopenie (ITP), refraktär

Dosierung: orale Gabe
- Therapieeinleitung 50 mg/d p.o. Dosisanpassung nach Thromboyztenzahl, Ziel bei ITP-Patienten: Thrombozyten ≥ 50 × 10^9/l. Maximale Dosis 75 mg/d p.o.
- bei Patienten mit ostasiatischer Abstammung oder Leberfunktionsstörung: Therapieeinleitung mit 25 mg/d p.o.
- Einnahme > 4 h vor oder nach Arzneimitteln oder Nahrungsmitteln, die Kalzium oder polyvalente Kationen enthalten (z.B. Antazida, Milchprodukte, Eisen, Kalzium, Magnesium, Aluminium, Selen, Zink)
- **VOR THERAPIE:** Blutbild, Differenzialblutbild mit Ausstrich, Leberfunktion
- **CAVE:** unter Therapie regelmäßige Kontrollen der Leberfunktion (Transaminasen, Bilirubin). Stimulation bestehender maligner Erkrankungen des hämatopoetischen Systems (z.B. MDS) ist nicht auszuschließen.

HP: Revolade®: Filmtabletten 25/50 mg

4.3 Wachstumsfaktoren — Supportive Therapie

Erythropoesestimulierende Faktoren (ESF)

Chem: *Erythropoetin (EPO):* physiologischer erythropoetischer Wachstumsfaktor, Glykoprotein, 165 Aminosäuren, mit Sialyl-(Zucker-) Seitenketten, 34–37 kD.
Epoetin α, Epoetin β: rekombinante humane EPO-Präparate, 34–37 kD
Darbepoetin α: Epoetin α-Derivat, hypersialysiert, Kohlenhydratanteil 52 %, 39 kD
PEG-Epoetin β: Epoetin β-Derivat, Polyethylenglykol (PEG)-verknüpft, 66 kD

Phys: *Genlokus Erythropoetin:* Chromosom 7q21–q22
Synthese: 85–90 % durch tubuläre und juxtatubuläre Kapillarendothelzellen sowie interstitielle Zellen der Niere. 10–15 % werden extrarenal gebildet (Leber).

WM: Bindung an Erythropoetin-Rezeptor → Proliferation/Apoptoseinhibition/Differenzierung von Zellen der erythropoetischen Reihe → Erythropoese ↑

PK: Terminale t½: Epoetin α/β 13–28 h, Darbepoetin α 74 h, PEG-Epoetin β 142 h

NW:
- *Knochenmark:* Thrombozytose, selten Erythroblastopenie
- *Kreislaufsystem:* thromboembolische Ereignisse, Hypertonie, Tachykardie, bei Dialysepatienten Shuntverschluss
- *Gastrointestinaltrakt:* Übelkeit, Erbrechen, Diarrhoe
- *Niere/Elektrolyte:* Hyperkaliämie, Hyperphosphatämie, Eisenmangel
- *Nervensystem:* Kopfschmerzen, Krampfanfälle
- *Haut:* Pruritus, Erythem, Exanthem
- *Sonstiges:* Fieber, grippeartige Symptome, Ödeme, Arthralgien, Myalgien

KI:
- Überempfindlichkeit, unkontrollierte Hypertonie, Schwangerschaft
- Durchblutungsstörungen/Ischämie (peripher, zerebral oder Koronargefäße)
- unter Erythropoetin-Derivat aufgetretene Erythroblastopenie

Th: *Einsatzbereiche*
- renale Anämie
- chemotherapieinduzierte Anämie bei Tumorpatienten (Hämoglobin ≤ 10 g/dl)
- Eigenblutspende oder Anämieprävention bei elektiven operativen Eingriffen

Dosierung bei Tumorpatienten: subkutane Gabe
- Epoetin α: initial 150 IE/kg KG, 3 ×/Woche (oder 450 IE/kg, 1 ×/Woche)
- Epoetin β: initial 30 000 IE 1 ×/Woche (oder 450 IE/kg, 1 ×/Woche)
- Darbepoetin α: initial 500 µg alle 3 Wochen oder 2,25 µg/kg/Woche
- PEG-Epoetin β: nur zur Behandlung der renalen Anämie zugelassen
- **CAVE:** Hauptursachen ungenügender Wirkung von Epoetinen sind Eisenmangel und Infekte. Vor Therapie Abklärung der Anämieursachen (☞ Kap 6.4)
- **CAVE:** bei bestimmten ESF-behandelten Tumorpatienten wurden eine raschere Tumorprogression, ein erhöhtes Mortalitätsrisiko und eine erhöhte Inzidenz thromboembolischer Komplikationen festgestellt → Anwendung nur im Rahmen der zugelassenen Indikationen und nach Ausschluss von Therapiealternativen (z.B. Bluttransfusionen).

HP:
- Epoetin (ERYPO®, NeoRecormon®, verschiedene Präparate): Fertigspritzen 500–50 000 IE
- Darbepoetin α (Aranesp®): Fertigspritzen/Injektor 10–500 µg
- PEG-Epoetin β (Mircera®): Fertigspritzen 30–360 µg

G-CSF („Granulocyte Colony Stimulating Factor")

Chem: G-CSF: physiologischer granulopoetischer Wachstumsfaktor, Glykoprotein, 207 Aminosäuren, 20 kD
Filgrastim, Lenograstim: rekombinante humane G-CSF-Präparate
Pegfilgrastim: Filgrastim-Derivat, Polyethylenglykol (PEG)-verknüpft

Phys: *Genlokus:* Chromosom 17q21–q22
Synthese: Knochenmark-Stromazellen, Endothelzellen, Monozyten

WM:
- Proliferation/Ausreifung neutrophiler Granulozyten und hämatopoetischer Progenitorzellen ↑, Freisetzung von Neutrophilen aus dem Knochenmark
- Aktivierung reifer Granulozyten, Chemotaxis, Phagozytose, Antikörper-abhängige zellvermittelte Zytotoxizität („antibody-dependent cell-mediated cytotoxicity", ADCC) ↑

PK:
- Filgrastim, Lenograstim: terminale t½ 3–4 h, hepatische/renale Elimination
- Pegfilgrastim: terminale t½ 15 bis > 80 h, rezeptorvermittelte Clearance

NW:
- *Knochenmark:* transiente Thromobopenie, Leukozytose, Sichelzellkrise
- *Herz/Kreislauf:* selten Hypotonie und Tachykardie
- *Lunge:* selten interstitielle Pneumonie, Lungeninfiltrate, ARDS
- *Leber:* Transaminasen ↑, alkalische Phosphatase ↑
- *Niere/Harnwege:* Hyperurikämie, Miktionsbescherden
- *Sonstiges:* Anaphylaxie, Splenomegalie, Milzruptur (selten), Knochen-/Muskelschmerzen, Fieber, LDH ↑, Capillary Leak-Syndrom (CLS)
- *bei langfristiger Gabe:* Übelkeit, Erbrechen, Diarrhoe, Alopezie, Flüssigkeitsretention, Fatigue, Hepatomegalie, kutane Vaskulitis

WW: mit pulmotoxischen Verbindungen (z.B. Bleomycin) ggf. erhöhte Lungentoxizität

KI: Unverträglichkeit, gleichzeitige zytotoxische Chemotherapie

Th: *Einsatzbereiche*
- Verkürzung der Neutropeniedauer bei Chemotherapie
- Mobilisierung peripherer Blutstammzellen (☞ Kap. 5.1)
- in klinischen Studien: Mobilisierung von Granulozyten (☞ Kap. 5.4)
- Langzeittherapie kongenitaler oder erworbener Neutropenien

Dosierung: subkutane Gabe
- Filgrastim, Lenograstim: 5–10 µg/kg Körpergewicht/d, Beginn frühestens 24 h nach Ende der Chemotherapie, Fortsetzung bis Durchschreiten des Nadirs
- Pegfilgrastim: Einmalgabe 6 mg, 24 h nach Ende der Chemotherapie
- **CAVE:** Gabe nach allogener Transplantation nur im Rahmen klinischer Studien (mögliche Assoziation mit erhöhter GvHD-Rate)

HP: Filgrastim (Neupogen®, verschiedene Präparate): Fertigspritzen $12/30/48 \times 10^6$ IE (120/300/480 µg)
Pegfilgrastim (Neulasta®): Pegfilgrastim, Fertigspritze 6 mg
Lenograstim (Granocyte®): Pulver/Injektionsflaschen $13/34 \times 10^6$ IE (105/263 µg)

GM-CSF ("Granulocyte Macrophage Colony Stimulating Factor")

Chem: *GM-CSF:* physiologischer hämatopoetischer Wachstumsfaktor, Glykoprotein, 127 Aminosäuren, 14–35 kD, abhängig von Glykosylierung
Sargramostim: rekombinantes humanes GM-CSF-Präparat

Phys: *Genlokus:* Chromosom 5q22–31
Synthese: Knochenmark-Stromazellen, Fibroblasten, Endothelzellen, T-Zellen

WM:
- Stimulation der Proliferation und Ausreifung von Monozyten/Granulozyten
- Stimulation erythroider und megakaryozytärer Progenitoren, Induktion dendritischer Zellen
- Aktivierung reifer Monozyten und Granulozyten, Chemotaxis, Phagozytose, Antikörper-abhängige zellvermittelte Zytotoxizität ("antibody-dependent cell-mediated cytotoxicity", ADCC) ↑

PK:
- *Kinetik:* terminale t½ nach i.v. Gabe 1–2 h, nach s.c. Gabe 2–3 h
- *Metabolismus:* hepatische und renale Elimination

NW:
- *Knochenmark:* Eosinophilie, transiente Thrombopenie
- *Herz/Kreislauf:* Arrhythmien, Tachykardie, Hypotonie, Hypertonie. Selten: Herzinsuffizienz, Durchblutungsstörungen, Flüssigkeitsretention, Ödeme
- *Gastrointestinaltrakt:* Übelkeit, Erbrechen, Appetitlosigkeit, Diarrhoe, Blutungen, abdominale Schmerzen, Dysphagie
- *Leber:* Transaminasenerhöhung, Hyperbilirubinämie, Hyperglykämie, Hypercholesterinämie, alkalische Phosphatase ↑
- *Niere:* Kreatinin ↑, Harnstoff ↑, Harnsäure ↑, Hypomagnesiämie
- *Haut:* Erythem, Exanthem, Pruritus, Alopezie, Harnwegserkrankungen
- *Nervensystem:* zentralnervöse Störungen, Krampfanfälle, Parästhesien, Kopfschmerzen, Neuropathien, Schlafstörungen, Angstgefühle
- *Sonstiges:* Arthralgien, Myalgien, grippeähnliche Symptomatik (häufiger als bei G-CSF), Blutungen. Selten: Anaphylaxie, Splenomegalie.

KI:
- Überempfindlichkeit, gleichzeitige Chemo-/Radiotherapie
- vorbestehende hämatologische Erkrankung (MDS, CML, AML)
- vorbestehende Leber-/Nierenfunktionsstörung, kardiale Vorerkrankungen

Th: *Einsatzbereiche*
- Verkürzung der Neutropeniedauer bei Chemotherapie/Hochdosistherapie
- Mobilisierung peripherer Blutstammzellen (☞ Kap. 5.1)
- experimentell: Immunstimulation, Induktion dendritischer Zellen

Dosierung
- subkutane Gabe, 250 µg/m²/d. Therapieeinleitung frühestens 24 h nach Beendigung der Chemotherapie, Fortsetzung bis Durchschreiten des Nadirs.
- **CAVE:** Stimulation der Proliferation und Differenzierung leukämischer Zellen möglich (MDS/AML, CML)

HP: Leukine®: Sargramostim, Injektionsflaschen 250/500 µg (nur in USA zugelassen)

Palifermin, KGF

Chem: Rekombinant hergestellter humaner epithelialer Wachstumsfaktor, Keratinocyte Growth Factor (KGF), Fibroblast Growth Factor 7 (FGF-7). Protein, 140 Aminosäuren, 16,3 KD

Wachstumsfaktoren 4.3

WM:
- Bindung an KGF-Rezeptor auf epithelialen Zellen (Haut, Mukosa, Thymus u.a.) → Proliferation, Differenzierung und Migration epithelialer (einschließlich mukosaler) Zellen, Stimulation anti-inflammatorischer Zytokine (IL-13), TNFα↓, anti-apoptotische und angiogenesehemmende Wirkung
- Prävention der Mukosaschädigung bei Hochdosis-Chemotherapie mit Ganzkörperbestrahlung („Total Body Irradiation", TBI)

PK: *Kinetik:* terminale t½: 4,5 h

NW:
- *Gastrointestinaltrakt:* Geschmacksstörungen, Mukosahypertrophie, Verfärbungen, Zungenbelag/-verdickung
- *Leber/Pankreas:* transient Amylase, Lipase ↑
- *Haut:* Erythem, lokale Schwellung, Pruritus, Hyperpigmentation
- *sonstiges:* Kopfschmerzen, Arthralgien, Schmerzen, Fieber, Ödeme, Katarakt, Überempfindlichkeit bis zur Anaphylaxie, vaginales Ödem/Erythem

KI:
- Überempfindlichkeit, Schwangerschaft, Stillzeit
- nicht-hämatologische maligne Erkrankungen

Th: *Einsatzbereich*
Mukositisprophylaxe bei autologer Stammzelltransplantation bei Patienten mit hämatologischen Neoplasien, die myeloablative Radiochemotherapien erhalten

Dosierung
- 60 µg/kg Körpergewicht/d als intravenöse Bolusinjektion an jeweils 3 aufeinanderfolgenden Tagen vor und nach Konditionierungstherapie (Mindestabstand zur Chemotherapie 24 h).
- ***CAVE:*** keine Anwendung bei Patienten mit epithelialen Tumoren, eine tumorstimulierende Wirkung kann nicht ausgeschlossen werden.

HP: Kepivance®, Ampullen 6,25 mg

Plerixafor (AMD3100)

Chem: Bizyklam-Derivat, Chemokin-Rezeptor-Antagonist

WM:
- CXCR4 Chemokinrezeptor-Antagonist, blockiert die Bindung des natürlichen Liganden stromal cell derived factor-1α (SDF–1α) → Hemmung der Verankerung von CXCR4-positiven Stammzellen in der Knochenmark-Matrix → Leukozytose, CD34+-Stammzellen im peripheren Blut
- Erhöhung zirkulierender hämatologischer Progenitorzellen

PK: Terminale t½ nach subkutaner Applikation 3–5 h. Überwiegend renale Elimination.

NW:
- *Knochenmark:* Leukozytose, Thrombozytopenie
- *Herz/Kreislauf:* vasovagale Reaktionen, Hypotonie
- *Lunge:* selten Dyspnoe, Hypoxie
- *Gastrointestinal:* Übelkeit, Erbrechen, Diarrhoe, abdominale Schmerzen, Dyspepsie, Obstipation
- *Nervensystem:* Kopfschmerzen, Verwirrtheit, Schlaflosigkeit, orale Hypästhesie, Parästhesie
- *Haut:* Lokale Reaktionen nach s.c. Injektion, Erythem, Hyperhidrose
- *Sonstiges:* Fatigue, Arthralgien, Myalgien, Milzvergrößerung, Gefahr der Milzruptur, *gelegentlich:* allergische Reaktionen, Urtikaria, periorbitale Schwellung

KI: Unverträglichkeit

Th: *Einsatzbereich*
Mobilisierung hämatopoetischer Stammmzellen ins periphere Blut, in Kombination mit G-CSF (Ziel ist verbesserte Stammzellsammlung/Leukapherese und nachfolgende autologe Transplantation) bei Patienten mit NHL und Multiplem Myelom.

Dosierung
- Gabe von G-CSF s.c. täglich d 1–d 4, ab d 4 zusätzliche Gabe von Plerixafor für 1 bis 4 Tage (bis Leukapheresebeendigung). Dosis 0,24 mg/kg Körpergewicht s.c., erste Dosis 6–11 h vor Einleitung der Leukapherese. Maximale Dosis 40 mg/d.
- Bei eingeschränkter Nierenfunktion (Kreatininclearance ≤ 50 ml/min): Dosisreduktion auf 0,16 mg/kg Körpergewicht. Maximale Dosis 27 mg/Tag.
- *CAVE:* wie bei allen zur Mobilisierung von Stammzellen verwendeten Wachstumsfaktoren ist auch durch Plerixafor die Mobilisierung von Tumorzellen/leukämischen Zellen in das periphere Blut möglich.
- *CAVE:* unter Therapie Überwachung von Blutbild, Blutdruck

HP: Mozobil®: Ampullen 24 mg

Romiplostim

Chem: Fc-Fusionsprotein („peptibody"), bestehend aus einer humanen IgG1 Fc Domäne, kovalent gebunden an Thrombopoetin-Rezeptor-bindende Domänen. Thrombopoetin (TPO)-Mimetikum.

WM: Thrombopoetin-Rezeptor (TPO-R, c-mpl)-Agonist → Proliferation und Differenzierung von Megakaryozyten aus Knochenmarksprogenitorzellen, Thrombozyten ↑

PK: Maximale Serumkonzentration 7–50 h nach subkutaner Gabe, terminale t½ 3,5 d. Rezeptorvermittelte Elimination → bei hohen Thrombozytenzahlen gesteigert.

NW:
- *Knochenmark:* Retikulinfaserbildung, Markfibrose, Progression von vorbestehendem myelodysplastischen Syndrom (MDS)
- *Herz/Kreislauf:* Thromboembolien, Myokardinfarkt, Arrhythmien
- *Gastrointestinal:* Übelkeit, Diarrhoe, Dyspepsie, Obstipation
- *Haut:* Erythem, Exanthem, Pruritus, Reaktionen an der Injektionsstelle
- *Nervensystem:* Kopfschmerzen, Schwindel, Parästhesien
- *Sonstiges:* Fatigue, Myalgien, Arthralgien, periphere Ödeme
- *Bei Therapieabbruch:* Wiederauftreten der Thrombozytopenie, erhöhtes Blutungsrisiko

KI:
- Überempfindlichkeit
- Leberfunktionsstörungen (Child-Pugh ≥ 7)

Th: *Einsatzbereich*
Immunthrombozytopenie (ITP), refraktär

Dosierung: subkutane Gabe
- Therapieeinleitung mit 1 µg/kg Körpergewicht s.c. einmal wöchentlich. Dosisanpassung nach Thromboyzenzahl. Ziel bei ITP-Patienten: Thrombozyten ≥50 × 10^9/l
- maximale Dosis 10 µg/kg Körpergewicht einmal wöchentlich subkutan
- ***VOR THERAPIE:*** Blutbild, Differenzialblutbild mit Ausstrich, Leberfunktion
- ***CAVE:*** Stimulation bestehender maligner Erkrankungen des hämatopoetischen Systems (z.B. MDS) ist nicht auszuschließen.

HP: Nplate®: Durchstechflaschen 250/500 µg

Lit:
1. Aapro MS, Bohlius J, Cameron DA et al. 2010 update of EORTC guidelines for the use of GCSF to reduce the incidence of chemotherapy-induced febrile neutropenia in adult patients with lymphoproliferative disorders and solid tumours. Eur J Cancer 2011;47:8–32.
2. Bohlius J, Thomy T, Schwarzer G. Twist and shout: one decade of meta-analyses of erythropoiesis-stimulating agents in cancer patients. Acta Haematol 2011;125:55–67.
3. Crawford J, Caserta C, Roila F. Hematopoietic growth factors: ESMO Clinical Practice Guidelines for the applications. Ann Oncol 2010;21(Suppl 5):iv248–251.
4. Neunert C, Lim W, Crowther M. The ASH 2011 evidence-based practice guideline for immune thrombocytopenia. Blood 2011;117:4190–4207.
5. Peterson DE, Bensadoun RJ, Roila F. Management of oral and gastrointestinal mucositis: ESMO Clinical Practice Guidelines. Ann Oncol 2011;22(Suppl 6):vi78–84.
6. Rizzo JD, Brouwers M, Hurley P et al. ASCO/ASH Clinical Practice Guideline update on the use of epoetin and darbepoetin in adult patients with cancer. J Clin Pract 2010;33:4996–5010.
7. Schrijvers D, De Samblanx H, Roila F. Erythropoiesis-stimulating agents in the treatment of anaemia in cancer patients: ESMO Clinical Practice Guidelines for use. Ann Oncol 2010;21(Suppl 5):v244–247.

4.3 Wachstumsfaktoren — Supportive Therapie

Web:
1. www.dgho-onkopedia.de/de/onkopedia/leitlinien — DGHO, Leitlinien
2. www.onkosupport.de — AK Supportive Maßnahmen Onkologie, ASORS
3. www.mascc.org — Multinatl Assoc Supportive Care in Cancer
4. www.asco.org — ASCO, American Society Clinical Oncology
5. www.hematology.org — ASH, American Society Hematology
6. www.esmo.org — ESMO, European Societz Medical Oncology

4.4 Ernährung bei Tumorpatienten mit Mangelernährung
4.4.1 Orale und enterale Ernährungstherapie

A. Engelhardt, G. Zürcher, H. Bertz

Def: Onkologische Patienten leiden häufig an Ernährungsproblemen, Erschöpfung und Kraftlosigkeit. Stoffwechselveränderungen, Appetitlosigkeit und ggf. veränderte Anatomie führen oft bereits bei Diagnosestellung zu Gewichtsverlust, der durch therapeutische Maßnahmen (Chemotherapie, Operationen, Strahlentherapie) weiter verstärkt werden kann. Fehlerhafte Ratschläge zu Diäten oder Ernährungsweisen können die Belastung weiter verstärken.

Bislang ist keine Diät bzw. Ernährung bekannt, die zur Verlangsamung von Tumorwachstum führt. Chronische Defizite bei der Ernährung oder gestörte Resorption bewirken jedoch eine Verschlechterung des Allgemeinzustands und zum Teil auch der Prognose. Durch angemessene Ernährungstherapie soll Mangelernährung ausgeglichen werden, mit Hilfe von Ernährungsberatung, enteraler und parenteraler Ernährung.

Terminologie
- *Mangelernährung:* unzureichende Nahrungszufuhr, bzw. ungewollter Gewichtsverlust mit Zeichen der Krankheitsaktivität/Inflammation. Schwere Mangelernährung besteht bei einem Gewichtsverlust > 10 %.
- *Tumorkachexie:* multifaktorielles Syndrom mit Verlust an Muskelmasse (und ggf. Fettmasse) und beeinträchtigter Körperfunktion; beeinträchtigte Ernährung und veränderter Stoffwechsel führen zu einer negativen Protein- und Energiebilanz. Es werden die Stadien Präkachexie, Kachexie und refraktäre Kachexie unterschieden.

Ep: Inzidenz von Mangelernährung 30–90 %, je nach onkologischer Tumorentität, Lokalisation, Erkrankungsstadium und Therapie. Seltener bei Patienten mit hämatologischen Erkrankungen. Über 80 % aller Patienten leiden im Verlauf ihrer onkologischen Erkrankung unter Appetitlosigkeit, Übelkeit und Erbrechen. Bei Autopsien war eine schwere Mangelernährung mit 10–20 % eine der häufigsten Todesursachen.

PPhys: *Ursachen des Gewichtsverlustes*
- unzureichende Energie- und Nährstoffaufnahme (tumorbedingt, therapiebedingt), bei teilweise erhöhtem Energiebedarf
- systemische Aktivierung proinflammatorischer Prozesse mit Stoffwechselveränderungen: Insulinresistenz, Proteinumsatz ↑, Lipolyse ↑, Lipidoxidation ↑, Katecholamine ↑, Kortikosteroide ↑, inflammatorische Eicosanoide ↑, Produktion von Akut-Phase-Proteinen ↑
- metabolische Veränderungen durch Zytokine (TNFα, IL-1, IL-6, Interferon γ, Ciliary Neurotrophic Factor (CNTF), Macrophage Inhibitory Cytokine-1 (MIC-1)) und tumorspezifische Produkte (Proteolysis Inducing Factor (PIF), Lipid Mobilizing Factor (LMF)).

4.4.1 Orale und enterale Ernährungstherapie — Supportive Therapie

Folgen der Mangelernährung
- immunologische Störungen: Lymphozytenzahl und -funktion ↓, Funktion von Makrophagen/B-/T-/NK-Zellen ↓, Chemotaxis/Migration neutrophiler Granulozyten ↓
- gehäuft Nebenwirkungen und Komplikationen unter spezifischer Tumortherapie
- Unzureichende Tumortherapie, reduzierte Therapieintensität
- häufigere/längere Krankenhausaufenthalte
- Lebensqualität ↓, Mortalität ↑
- Kosten ↑

Sy: *Symptome der Mangelernährung (häufig bereits bei Erstdiagnose der Tumorerkrankung)*

Gewichtsverlust	50 % der Patienten
Anorexie	40 %
Völlegefühl	60 %
vorzeitiges Sättigungsgefühl	40–60 %
Geschmacksveränderungen	46 %
Mundtrockenheit (Xerostomie)	41 %
Übelkeit	39 %
Erbrechen	27 %

Bei Einleitung der antineoplastischen Therapie erfüllen 16 % der Patienten die Kriterien einer schweren Mangelernährung, 45 % der Patienten verlieren während eines stationären Aufenthalts > 10 % ihres Ausgangsgewichtes.

Dg: Prinzipiell sollten chronisch Kranke ab Diagnosestellung regelmäßig auch auf ihren Ernährungszustand überprüft werden. Diagnostische Kriterien:
- Gewichtsänderung (in % des gesunden Ausgangsgewichts)
- Appetitlosigkeit, verminderte Nahrungsaufnahme
- Katabolierate, reduzierte Muskelmasse und -kraft
- psychische und körperliche Beeinträchtigung

Anamnese, Klinik
Zur Erfassung des Ernährungszustandes onkologischer Patienten gibt es keine Standardverfahren. Die Deutsche Gesellschaft für Ernährungsmedizin (DGEM) schlägt in Leitlinien die Verwendung der *Gewichtsänderung* und des *„Subjective Global Assessment" (SGA)* vor. Weitere validierte Instrumente sind *„Nutrition Risk Score" (NRS)* und das *„Malnutrition Universal Screening Tool"* (MUST, speziell für den ambulanten Bereich). Die Erfassungsbögen der einzelnen Verfahren sind unten aufgeführt. Diagnose einer klinisch relevanten Mangelernährung bei:
- Verlust von > 10 % des gesunden Ausgangsgewichts
- SGA Grad C, NRS > 3, MUST > 3

Einschätzung der oralen Nahrungsaufnahme
- Abschätzen der Energieaufnahme in prozentualen Anteilen der üblichen Nahrungsmenge
- Quantitative und qualitative Erfassung der Energie-/Nährstoffaufnahme mittels Ernährungsanamnese/-Protokoll (durch Diätassistenten/tin, Ökotrophologe/gin)
- Unzureichende Energieaufnahme: tägliche orale Zufuhr < 60 % des errechneten Bedarfs
- Nahrungskarenz: tägliche orale Energiezufuhr < 500 kcal (z.B: 1 Joghurt, $^1/_2$ Brötchen, etwas Suppe)

Supportive Therapie — Orale und enterale Ernährungstherapie 4.4.1

Labor
Evtl. erhöhtes CRP, erniedrigtes Albumin

Erfassungsbogen „Subjective Global Assessment (SGA)"

Anamnese

1. Gewichtsveränderung: Gewichtsverlust in den letzten 6 Monaten: _____ kg (_____ %)
   Veränderung in den letzten Wochen: ☐ Zunahme ☐ Abnahme ☐ keine Veränderung

2. Veränderung der Nahrungszufuhr (im Vergleich zur gewöhnlichen Zufuhr)
   ☐ keine Veränderung   ☐ Veränderung: Dauer _____ Wochen
   Art der Veränderung: ☐ suboptimale feste Kost   ☐ komplett flüssige Kost
                         ☐ hypokalorische Flüssigkeiten ☐ keine Nahrungsaufnahme

3. Gastrointestinale Symptome (die > 2 Wochen bestehen)
   ☐ keine Symptome ☐ Erbrechen ☐ Appetitlosigkeit ☐ Übelkeit ☐ Durchfall

4. Leistungsfähigkeit
   ☐ voll leistungsfähig   ☐ eingeschränkt: Dauer _____ Wochen
   Art der Einschränkung: ☐ eingeschränkt arbeitsfähig ☐ gehfähig ☐ bettlägerig

5. Auswirkung der Erkrankung auf den Nährstoffbedarf
   Hauptdiagnose: _____
   Metabolischer Bedarf: ☐ kein Stress   ☐ niedriger Stress
                          ☐ mäßiger Stress   ☐ hoher Stress

Untersuchung (0 = normal; + = gering; ++ = mäßig; +++ = ausgeprägt)
_____ Verlust von subkutanem Fettgewebe (Trizeps, Thorax)
_____ Muskelatrophie (Quadrizeps, Deltoideus)
_____ Knöchelödem
_____ präsacrale Ödeme (Anasarka)
_____ Aszites

Subjektive Einschätzung des Ernährungszustandes
A = gut ernährt
B = mäßig mangelernährt oder mit Verdacht auf Mangelernährung
C = schwer mangelernährt

4.4.1 Orale und enterale Ernährungstherapie — Supportive Therapie

Erfassung „Nutritional Risk Screening (NRS)"

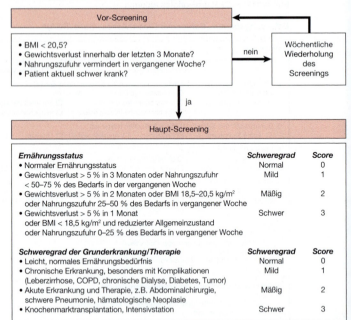

Anwendung des NRS
- Bildung des Gesamt-Scores für „Nutritional Risk" durch die Addition der Scorewerte für Ernährungsstatus und Schweregrad der Grunderkrankung/Therapie
- Bei Alter > 70 Jahre: Addition 1 zusätzlicher Punkt zu Gesamtscore → altersadaptierter Score
- Vor größeren operativen Eingriffen wird entsprechend NRS die Erstellung eines präventiven Ernährungsplans zur Vermeidung des assoziierten Risikos empfohlen.

„Malnutrition Universal Screening Tool (MUST)"

Das MUST wird von der ESPEN (European Society for Clinical Nutrition and Metabolism) insbesondere für die Anwendung im ambulanten Bereich empfohlen.

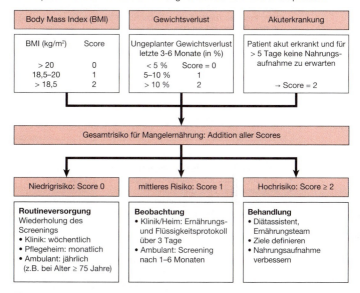

Th: *Ziele der Ernährungstherapie*
- Erhalt/Verbesserung des Ernährungszustandes
- Erhalt/Verbesserung der Lebensqualität, Entlastung bei Ernährungsstress
- Erhöhung der Effektivität bzw. Reduktion von Nebenwirkungen der antitumoralen Therapie, Vermeiden von Therapieunterbrechungen

Indikationen zur Ernährungstherapie
- Gewichtsverlust ≥5 % des gesunden Ausgangsgewichts: gezielte Ernährungsdiagnostik mit Anamnese. Individuelle Ernährungsberatung und Vereinbarung regelmäßiger Kontrolltermine zur weiteren Ernährungsbetreuung. Vorrangiges Ziel ist die Verbesserung und Intensivierung der *oralen* Nahrungsaufnahme.
- Bei Nahrungsaufnahme < 500 kcal/d (erwartet für ≥ 5 Tage) oder Nahrungszufuhr < 60 % des errechneten Bedarfs (erwartet für ≥10 Tage): Indikation zu künstlicher Ernährung, zunächst (wenn möglich) als *enterale* Ernährung, sonst *parenterale* Ernährung

Praxis der oralen Ernährungstherapie bei Tumorpatienten

Individuelle Planung der Ernährungstherapie
- Orale/enterale Ernährung hat Vorrang vor parenteraler Ernährung → zunächst orale Nahrungszufuhr optimieren, bei Bedarf Kombination aller 3 Ernährungsformen
- Berücksichtigung spezieller Ernährungsrichtlinien bei Leber-/Nierenfunktionsstörungen, nach operativen Eingriffen im Magen-/Darmbereich sowie bei spezifischen Nährstoffverwertungsstörungen (z.B. Fettstoffwechsel, Laktose).

4.4.1 Orale und enterale Ernährungstherapie — Supportive Therapie

- bei unzureichender Energie- und Nährstoffzufuhr (< 1200 kcal/d) Ergänzung durch Formuladiät/Supplementen
- nach längerer Nahrungskarenz stufenweiser Kostaufbau
- unter immunsuppressiver Therapie (z.B. nach allogener Stammzelltransplantation) keimreduzierte Kost → Verzicht auf frisches Obst, Gemüse, rohe Lebensmittel, Rohmilchprodukte, Schimmelkäse

Orale Ernährung des Tumorpatienten

- Vollkost/leichte Vollkost als abwechslungsreiche Mischkost oder als spezielle Zubereitung (z.B. passiert, flüssig)
- „gesteuerte" Wunschkost, d.h. Berücksichtigung von Aversionen und Präferenzen
- spezielle Kostzusammenstellung (Diät) siehe oben
- Zusatznahrung (Formuladiät, Supplemente)

Flüssigkeitszufuhr: Bedarf 20–40 ml/kg KG/d
- Wasseraufnahme mit der festen Nahrung   800 ml/d
- Wasserverlust über Haut und Lunge   1000 ml/d
- Wasserverlust über den Stuhl   150 ml/d
- Anfallendes Oxidationswasser   300 ml/d
- Empfohlene Trinkmenge (Normalbedarf)   1500–2000 ml/d
- Erhöhter Flüssigkeitsbedarf bei Fieber, Erbrechen, Durchfall, Dünndarm-Stoma, Hitze, hoher Eiweißzufuhr, hoher Kochsalzzufuhr, hohem Energieumsatz

Energiezufuhr: Gesamt-Bedarf kcal/d = Gewicht (kg) × Energiefaktor (kcal)
- Berechnung des Energiebedarfs bei normal-/untergewichtigen Patienten auf Basis des Ist-Gewichts, bei übergewichtigen Patienten des Sollgewichts (☞ Kap. 4.4.2)
- Energiefaktoren: Grundumsatz 25 kcal, Bettruhe 26 (–29) kcal, leichte Arbeit 30 kcal, mittelschwere Arbeit 35 kcal, schwere Arbeit 40 kcal; der Energiebedarf ist bei alten Menschen um 10–20 % reduziert.
- Der Energiebedarf onkologischer Patienten ist nicht generell erhöht ($1/3$ der Patienten hypometabol, $1/4$ hypermetabol).
- Empfohlene Energiezufuhr (Faustregel): bettlägerig: 25 kcal/kg KG/d; mobil: 30–35 kcal/kg KG/d; im Verlauf Anpassen nach Bedarf

Nährstoffzufuhr
Basis: Empfehlungen der Deutschen Gesellschaft für Ernährung (DGE)
- *Eiweiß:* bei Gesunden 0,8 g/kg Körpergewicht pro Tag. Bei Tumorpatienten wird eine höhere Zufuhr, 1,2–1,5 g/kg KG/d, empfohlen
- *Fett:* bei Gesunden 1,0 g/kg KG/d. Bei Tumorpatienten ist eine hohe Fettzufuhr (> 35 % der Gesamtenergiezufuhr) erwünscht
- *Kohlenhydrate:* < 50 % der Gesamtenergiezufuhr
- Höhere oder niedrigere Bedarfszahlen müssen individuell festgelegt werden, z.B. bei Leber- oder Niereninsuffizienz.

Orale Zufuhr von Vitaminen/Mineralstoffen/Spurenelementen (DACH, 2008)

Nährstoff	empfohlene tägliche Zufuhr
fettlösliche Vitamine	
A (Retinol)	Männer 1,0 mg, Frauen 0,8 mg Retinoläquivalent (RÄ) (1 mg RÄ = 3000 IU)
D (Calciferol)	20 µg (800 IU)
E (Tocopherol)	Männer 12–15 mg, Frauen 11–12 mg
K (Phyllochinon)	Männer 70–80 µg, Frauen 60–65 µg
wasserlösliche Vitamine	
B_1 (Thiamin)	Männer 1,0–1,3 mg, Frauen 1,0 mg
B_2 (Riboflavin)	Männer 1,2–1,5 mg, Frauen 1,2 mg
B_5 (Pantothensäure)	6 mg
B_6 (Pyridoxin)	Männer 1,4–1,6 mg, Frauen 1,2 mg
B_{12} (Cyanocobalamin)	3,0 µg
C (Ascorbinsäure)	100 mg
Biotin	30–60 µg
Folsäure	400 µg Folsäureäquivalent
Niacinamid	Männer 13–17 mg, Frauen 13 mg
Mineralsalze	
Natrium	550 mg[1]
Kalium	2 g[1]
Kalzium	< 19 Jahre 1200 mg, ≥ 19 Jahre 1000 mg
Phosphor	< 19 Jahre 1250 mg, ≥ 19 Jahre 700 mg
Magnesium	Männer 350–400 mg, Frauen 300–350 mg
Spurenelemente	
Eisen	Männer 10–12 mg, Frauen 10–15 mg
Zink	Männer 10 mg, Frauen 7 mg
Fluor	Männer 3,2–3,8 mg, Frauen 2,9–3,1 mg
Jod	Männer 200 µg, über 50 Jahre 180 µg
Kupfer	1,0–1,5 mg[2]
Mangan	2,0–5,0 mg[2]
Selen	30–70 µg[2]
Chrom	30–100 µg[2]
Molybdän	50–100 µg[2]

[1] Schätzwert für eine minimale Zufuhr
[2] Schätzwerte für eine angemessene Zufuhr
DACH Deutsche und Österreichische Gesellschaft für Ernährung, Schweizerische Gesellschaft für Ernährungsforschung, Schweizerische Vereinigung für Ernährung, Empfehlungen für gesunde Jugendliche ab 15 Jahren und Erwachsene

Ernährung in speziellen Situationen

Appetitlosigkeit (Anorexie), Geschmacksstörungen (Dys-/Hypo-/Ageusie)
- kleine Portionen, Nahrungszufuhr alle 2–3 h, Spätmahlzeit (bei Hungergefühl auch nachts); langsam und in Ruhe essen, keine größere Flüssigkeitszufuhr vor oder während des Essens
- Mahlzeiten appetitlich anrichten, Nahrungsmittel auf individuelle geschmackliche Akzeptanz testen, gewürzarm kochen und ggf. selbst nachwürzen lassen
- starke Essensgerüche vermeiden (gut belüftete Räume)
- auf proteinhaltige Lebensmittel achten, evtl. Essen mit Eiweißpulver anreichern
- bei reduzierter Nahrungsaufnahme können Supplemente („Astronautenkost") eingesetzt werden; orale Supplemente sind steril und glutenfrei, mit einem Energiegehalt von 1–2 kcal/ml, in zahlreichen Geschmacksrichtungen (neutral, süß, herb etc.), Konsistenzen (Trinknahrung, Pudding, Pulver) und für besondere Situationen (Diabetes, Niereninsuffizienz, Kinder) erhältlich
- appetitanregend wirken Aperitifs, Wein oder Bier eine Stunde vor dem Essen
- evtl. vor dem Essen spazieren gehen

Übelkeit/Brechreiz/Erbrechen
- Antiemese überprüfen
- leichte Kost in vielen kleinen Mahlzeiten anbieten. Langsam Essen und Trinken; kühle, leicht gewürzte Speisen bevorzugen; trockene, stärkehaltige Nahrungsmittel (Brezeln/Cracker/Kekse/Zwieback/Toast/Salzstangen) verhindern Erbrechen
- sehr süße/fetthaltige/blähende/geruchsintensive Speisen, gebundene Suppen und Saucen vermeiden
- Lieblingsspeisen *nicht* anbieten (Vermeiden einer „erlernten Aversion")
- günstig sind kalte Getränke mit wenig Kohlensäure
- lockere, nicht einengende Kleidung tragen

Schluckbeschwerden/Mukositis/Verringerte Speichelproduktion (Xerostomie)
- dickflüssige oder pürierte Kost, ggf. industriell gefertigte Säuglingsnahrung (säurearm, passiert) anbieten; Lebensmittel und Getränke können mit diätetischen Dickungsmitteln sowie durch Anreichern mit Butter, Sahne, Cremes, Mayonnaise oder Öl besser schluckbar gemacht werden
- Einsatz von Formuladiäten und Supplementen
- scharfe Gewürze, stark salzige Speisen, säurehaltige Nahrungsmittel (saures Obst, Obstsäfte, Tomaten), kohlensäurehaltige Getränke vermeiden
- Frischmilch meiden; besser verträglich sind Sauermilch, Sauermilchprodukte, Kefir und Sojadrinks
- Anregung des Speichelflusses durch Kaugummi, zuckerfreie Zitronenbonbons, sowie häufiges Trinken von kleinen Flüssigkeitsmengen (stille Wasser, Tee); Alkohol und Schwarztee sind ungeeignet
- zur Kariesprophylaxe auf gute Mund- und Zahnhygiene achten

Blähungen/Völlegefühl/Durchfall
- bei starken Durchfällen leichte, laktose-, fett- und ballaststoffarme Kost
- empfehlenswert sind: klare Brühe, Fencheltee, Schwarztee, kohlensäure- und sulfatarmes (< 200 mg/l Sulfat) Mineralwasser, Heidelbeersaft, Kakao, Schokolade, Hafer- und Reisschleimsuppe, Weißmehlprodukte, Kartoffeln, Nudeln, geschälter Reis, gekochte Karotten, geriebener Apfel, Banane, trockener Käse, mageres Fleisch oder Fisch
- vermeiden: Obst- und Gemüsesäfte, alkoholhaltige Getränke, Kaffee, kohlensäurehaltige Getränke, Rohkost, Kohlgemüse, Hülsenfrüchte, Zwiebelgemüse, frisches Obst, Trockenobst, Vollkornprodukte, Nüsse, Mandeln, Milch, gesäu-

erte Milchprodukte, fette/gebratene Speisen, scharfe Gewürze, Fruchtzucker, Sorbit

Künstliche Ernährung

Indikation
Einsatz, wenn durch optimierte orale Ernährung eine ausreichende Energie- und Nährstoffzufuhr nicht mehr gewährleistet ist
- bei Nahrungsaufnahme < 500 kcal/d (erwartet für ≥ 5 Tage) oder
- Nahrungszufuhr < 60 % des errechneten Bedarfs (erwartet für ≥ 10 Tage)

Durchführung
Bei intaktem Magen-Darmtrakt ist die enterale Ernährung der parenteralen (☞ Kap. 4.4.2) vorzuziehen. Vorteile:
- Prävention der Mukosaatrophie, Unterstützung der mukosalen Barriere gegen Pathogene
- Unterstützung des intestinalen Immunsystems und Verbesserung der Immunkompetenz, Prophylaxe gegen Infektionen und Sepsis
- Verbesserung der intestinalen Perfusion, Stimulation der Peristaltik
- Kolonisation durch pathogene Mikroorganismen und bakterielle Überwucherung ↓
- Erhalt der hepatorenalen Achse, Stimulation gastrointestinaler Hormone
- Technisch einfacher, kostengünstiger

→ Außer bei absoluten Kontraindikationen sollte daher immer eine „minimale enterale Ernährung" erfolgen (Formuladiät, ggf. über gastrale/jejunale Sonde).

Enterale Ernährung

Absolute Kontraindikationen (parenterale Ernährung notwendig)
- akutes Abdomen
- intestinale Ischämie, Perforation oder Obstruktion
- akute gastrointestinale Blutung
- abdominelles Kompartmentsyndrom

Relative Kontraindikationen („minimal enterale Ernährung" häufig möglich)
- paralytischer Ileus (minimal enterale Ernährung manchmal möglich)
- gastrischer Reflux (minimal enterale/jejunale Ernährung häufig möglich)
- unkontrolliertes Erbrechen (jejunale Ernährung häufig möglich)
- akute Pankreatitis (jejunale Ernährung häufig möglich)
- schwere Diarrhoen, enterokutane Fisteln mit hochgradiger Sekretion
- multiorganversagen mit intestinaler Insuffizienz
- intraabdominale Hypertension > 15 mm Hg
- Peritonealkarzinose, Aszites

Durchführung der enteralen Ernährung
- Über nasale oder perkutane Ernährungssonde; bei häufiger Dislokation bzw. Dauer der enteralen Ernährung > 2–3 Wochen perkutane endoskopische Gastrostomie (PEG) oder Jejunostomie (PEJ) erwägen (keine duodenale Sondenlage); Sondenmaterial aus Polyurethan (weich, röntgensichtbar, Verweildauer bis 90 Tage) oder Silikonkautschuk (für lange Liegezeit); rechtzeitig planen vor zu erwartender Nahrungskarenz (z.B. HNO-Tumor und Radiotherapie)
- Sondennahrung: industriell hergestellte Formuladiäten verwenden (Zusammensetzung gemäß Empfehlungen der Deutschen Gesellschaft für Ernährung DGE). Die Formula variieren in Bezug auf Energiedichte (1,0–2,0 kcal/ml),

Eiweiße, Fette, Kohlenhydrate, Ballaststoffe, Osmolarität, Viskosität und immunmodulierende Substrate („Immunonutrients").
- Für eine orale Zufuhr werden die verschiedenen Formula üblicherweise durch den Zusatz von Geschmacksaromen verbessert. Bei rein enteraler Ernährung ist die neutrale Variante aufgrund der niedrigeren Osmolarität vorzuziehen.
- Substratzufuhr: Bedarfsberechnung ☞ orale Ernährung, Wassergehalt der Sondennahrung (etwa 75 %) berücksichtigen. Zur Flüssigkeitszufuhr sind stille Mineralwasser, abgekochtes Wasser sowie Kamillen-/Fencheltee geeignet.
- Zufuhr der Sondennahrung kontinuierlich oder intermittierend (kontinuierliche Applikation bei jejunaler Sondenlage zwingend). Die Applikationsdauer wird durch die Höhe der Gesamtenergiezufuhr bestimmt.
- Eigenschaften der Sondenkost: steril, gluten- und laktosefrei, geschmacksneutral, enthält alle Spurenelemente und Vitamine für den täglichen Bedarf, erkrankungsspezifische Formen sind verfügbar

Lit: ☞ Kap. 4.4.2

Web: ☞ Kap. 4.4.2

4.4.2 Parenterale Ernährung bei Tumorpatienten

A. Engelhardt, G. Zürcher, H. Bertz

Def: Bilanzierte intravenöse Applikation von Flüssigkeit und Nährstoffen. Ernährung unter Umgehung des Gastrointestinaltrakts

Ind: *Indikationen zur parenteralen Ernährung in der Hämatologie/Onkologie*
- orale/enterale Ernährung < 500 kcal/kg/Tag erwartet für > 5 Tage
- orale/enterale Ernährung < 60 % des Bedarfs erwartet für > 10 Tage

Nach Möglichkeit Kombination von parenteralee Ernährung mit oraler/enteraler/ „minimal enteraler" Ernährung" (letztere deckt Energie- und Nährstoffbedarf nicht)

Phys: *Substratzufuhr*

Energie- und Nährstoffzufuhr sind individuell für den einzelnen Patienten festzulegen. Sie sind abhängig vom Ernährungszustand, Art der Erkrankung, Therapie, klinischem Zustand des Patienten und der möglichen Substratverwertung. Da die Substratutilisation unter klinischen Bedingungen nicht erfasst werden kann, muss sich die Dosierung an der Substratelimination des Patienten orientieren. Die Elimination von Kohlenhydraten, Fetten und Aminosäuren kann klinisch durch einfache Plasmaspiegelbestimmung von Blutzucker, Triglyzeriden, Harnstoff oder Harnstoff-Stickstoff (blood urea nitrogen, BUN = Harnstoff × 0,46) überwacht werden.

Bezugsgröße für eine erste Richtlinie zur Dosierung der Substrate kann das bestehende Gewicht des Patienten sein („Ist-Gewicht", IG). Bei adipösen Patienten (Body Mass Index „BMI" > 30 kg/m^2) wird das Normal-/Soll-Gewicht verwendet. Bei schwer kachektischen Patienten (BMI < 16 kg/m^2) nach einer totalen Nahrungskarenz von > 2 Wochen muss der Ernährungsaufbau langsam erfolgen: Beginn mit 50 % der notwendigen Substratmenge (bezogen auf IG).

Engmaschige Laborüberwachung zur frühzeitigen Erkennung von Veränderungen des Serumelektrolytgehaltes von Phosphat, Kalium, Magnesium, Vitaminmangel, sowie Natrium- und Flüssigkeitsretention nach Beginn einer oralen und vor allem einer parenteralen Ernährung („Refeeding Syndrom").

Berechnung des Normal-/Sollgewichts nach BMI

Parameter	Berechnung
Body Mass Index (BMI) (kg/m^2)	Körpergewicht (kg)/Körpergröße (m)^2
Normal-/Sollgewicht (kg) Männer	Körpergröße (m)^2 × 22–24*
Normal-/Sollgewicht (kg) Frauen	Körpergröße (m)^2 × 21–22*

* Für Erwachsene ab 19 Jahren

Meth: *Bedarfsberechnung zur parenteralen Ernährung (pro kg Körpergewicht/Tag)*

- Flüssigkeit: 20–40 ml
- Energie: 25–35 kcal
- Eiweiß: 1,0–1,5 g (maximal 2,0 g; Infusionsgeschwindigkeit: maximal 0,1 g Aminosäuren/kg/h); krankheitsbedingte Zufuhrempfehlungen beachten (z.B. bei Leber-/Niereninsuffizienz)
- Fett: 0,7–1,3 g (maximal 1,5 g; Infusionsgeschwindigkeit: 0,15 g/kg/h); bei Tumorpatienten ist eine Fettzufuhr > 35 % der Gesamtenergiezufuhr erwünscht

- Kohlenhydrate: Glukose maximal 5 g (Infusion bis 0,25 g/kg/h)
- Elektrolyte:

Na^+	2 mmol (46 mg)
Cl^-	2 mmol (71 mg)
K^+	1 mmol (39 mg)
Ca^{2+}	0,1–0,2 mmol (4–8 mg)
Mg^{2+}	0,1–0,2 mmol (2,5–5,0 mg)
PO_4	0,2–0,5 mmol (6–15,5 mg)

- Vitamine: Empfohlene tägliche Zufuhr enthalten in 1 Ampulle Soluvit N® oder Frekavit wasserlöslich® (wasserlösliche Vitamine) + 1 Ampulle Vitalipid® Adult oder Frekavit fettlöslich® (fettlösliche Vitamine) oder 1 Ampulle Cernevit® (wasser-/fettlösliche Vitamine, außer Vitamin K)
- Vitamin K: 150 µg/d (1 Ampulle Konakion® = 10 mg Vitamin K)
- Spurenelemente: Empfohlene tägliche Zufuhr enthalten in 1 Ampulle Addel N® oder Tracutil® (Zn, Cu, Fe, Mn, Mo, Cr, J, F, Se)

Täglicher Energie-/Eiweißbedarf in Abhängigkeit von Größe und Normalgewicht (NG) bei Männern

Patient		Energiebedarf (kcal) bei			Eiweißbedarf (g) bei	
Größe	NG	25 kcal	30 kcal	35 kcal	1,2 g	1,5 g
160 cm	61 kg	1525	1830	2135	73	91
165 cm	65 kg	1625	1950	2275	78	97
170 cm	69 kg	1725	2070	2415	83	103
175 cm	73 kg	1825	2190	2555	88	109
180 cm	78 kg	1950	2340	2730	94	117
185 cm	82 kg	2050	2460	2870	98	123
190 cm	87 kg	2175	2610	3045	104	130
195 cm	91 kg	2275	2730	3185	109	136

Täglicher Energie-/Eiweißbedarf in Abhängigkeit von Größe und NG bei Frauen

Patientin		Energiebedarf (kcal) bei			Eiweißbedarf (g) bei	
Größe	NG	25 kcal	30 kcal	35 kcal	1,2 g	1,5 g
150 cm	49 kg	1225	1470	1715	59	73
155 cm	53 kg	1325	1590	1855	64	79
160 cm	56 kg	1400	1680	1960	67	84
165 cm	60 kg	1500	1800	2100	72	90
170 cm	64 kg	1600	1920	2240	77	96
175 cm	67 kg	1675	2010	2345	80	100
180 cm	71 kg	1775	2130	2485	85	106
185 cm	75 kg	1875	2250	2625	90	112

Meth: **Praxis der Applikation parenteraler Ernährung**

Peripher-venös
Alleinige Flüssigkeits- und Elektrolytzufuhr, evtl. basale Kohlenhydratzufuhr (glukosehaltige Elektrolytlösung). Hypokalorische Basisernährung: Osmolarität der Infusionslösungen bei maximal 800–900 mosmol/l. Verschiedene Lösungen zur peripher-venösen Applikation sind kommerziell verfügbar, mit durchschnittlich 800 kcal/l, und mit verschiedenen Bestandteilen (Aminosäuren, Fett, Glukose), wie z.B. Nutriflex®, Olimel®, Kabiven® Peri. Indikationen:
- erste Stufe beim Aufbau einer total parenteralen Ernährung
- begrenzte Nahrungskarenz: < 5 Tage orale/enterale Nahrungszufuhr < 500 kcal/d bzw. < 10 Tage Nahrungszufuhr < 60 % des errechneten Bedarfs
- Ergänzung oraler/enteraler Ernährung

Zentralvenös (über ZVK oder Port)
Teilweise oder komplett parenterale, normokalorische Ernährung („total parenteral nutrition", TPN). Durchführung mit Komplettlösungen („All-in-One", z.B. Nutriflex®, Olimel®, Kabiven®), oder als individuell bilanzierte Ernährung mit Einzelkomponenten (erhältlich von spezialisierten Apotheken und Heimpflege-Anbietern). Indikationen:
- Nahrungskarenz: > 5 Tage orale/enterale Nahrungszufuhr < 500 kcal/d bzw. > 10 Tage Nahrungszufuhr < 60 % des errechneten Bedarfs
- Infusions- und Ernährungstherapie bei eingeschränkter Organfunktion
- heimparenterale Ernährung

Infusionsgeschwindigkeit und -dauer
- maximale Infusionsgeschwindigkeit: für Eiweiße 0,1 g/kg/h, Fette 0,125 g/kg/h, Glukose 0,25 g/kg/h
- Beispiel Patient: Größe 1,70 m, Gewicht 65 kg, geplante Glukosezufuhr 200 g:
  → erlaubte Glukosezufuhr/h: 65 × 0,25 = 16,25 g Glukose/h
  → notwendige Infusionszeit: 200 g/16,25 g = 12,31 h

Dg: **Laborchemische Überwachung parenteraler Ernährung**

Eiweißzufuhr
- Überwachung durch Bestimmung von Harnstoff bzw. Harnstoff-N (BUN) → Ziel: BUN-Anstieg < 30 mg/dl/Tag (10 mmol/l)
- bei höheren Werten Reduktion der Aminosäurenzufuhr

Kohlenhydrate
- Überwachung durch Blutzuckerbestimmung → erwünschter Blutzucker < 145 mg/dl (≤ 8 mmol/l)
- ein dauernd erhöhter Blutzucker führt zu vermehrten Komplikationen (z.B. mehr Infekte); eine optimale Einstellung des Blutzuckers mit Insulin ist deshalb dringend erforderlich.
CAVE: Hypoglykämien sind zwingend zu vermeiden

Fette
- Überwachung durch Messung der Serumtriglyzeride
- Unter laufender Infusion: Werte > 400 mg/dl (4,6 mmol/l) → Dosisreduktion. Werte > 1 000 mg/dl (11,4 mmol/l) → Unterbrechung der Fettinfusion

4.4.2 Parenterale Ernährung bei Tumorpatienten — Supportive Therapie

Lit:
1. Arends J, Bodoky G, Bozetti F et al. ESPEN guidelines on enteral nutrition in non-chirurgical oncology. Clin Nutr 2006;25:245–259.
2. Arends J, Zürcher G, Dossett A et al. DGEM Leitlinie Parenterale Ernährung – Nicht-chirugische Onkologie. Akt Ernähr Med 2007;32(suppl 1):124–133.
3. Bertz H. Ernährungsmedizinische Aspekte bei hämatopoetischer Zelltransplantation. Onkologe 2008;14:38–44.
4. Bosaeus I. Nutritional support in multimodal therapy for cancer cachexia. Support Care Cancer 2008;16:447–451.
5. Deutsche Gesellschaft für Ernährungsmedizin (DGEM) (Hrsg). DGEM-Leitlinien Enterale und Parenterale Ernährung. Thieme Verlag Stuttgart 2008;51–56.
6. Fearon KCH. Cancer cachexia: developing multimodal therapy for a multidimensional problem. Eur J Cancer 2008;44:1124–1132.
7. Fearon K, Strasser F, Anker SD et al. Definition and classification of cancer cachexia: an international consensus. Lancet Oncol 2011;12:489–495.
8. Gold E, Perce JP, Natarajan L et al. Dietary pattern influences breast cancer prognosis in women without hot flashes: The Women Healthy Eating and Living Trial. J Clin Oncol 2009;27:352–359.
9. Zürcher G. Wann und wie sollen Tumorpatienten ernährt werden? Onkologe 2008;14:15–21.

Web:
1. www.dge.de — DGE, Deutsche Gesellschaft für Ernährung
2. www.oege.at — ÖGE, Österreiche Gesellschaft für Ernährung
3. www.sge-ssn.ch/de — SGE, Schweizerische Gesellschaft für Ernährung
4. www.dgem.de — DGEM, Deutsche Gesellschaft für Ernährungsmedizin
5. www.espen.org — ESPEN, Eur Society for Clinical Nutrition and Metabolism
6. www.nutritioncare.org — ASPEN, American Society for Parenteral and Enteral Nutrition
7. www.nutrition.org — ASN, American Society for Nutrition

4.5 Schmerztherapie

K. Offner, B. Lubrich, J. Heinz, H. Bertz

Def: Schmerzen sind eine belastende und einschränkende Komplikation maligner Neoplasien.

Ep: 50–80 % aller Tumorpatienten haben in Abhängigkeit von Tumorart, Stadium, Metastasierungsgrad und Lokalisation Schmerzen.

Pg: *Schmerzen bei Tumorpatienten*

Schmerzursachen	Häufigkeit [1]
Tumorbedingt/Tumorassoziiert	60–90 %
Therapiebedingt	10–25 %
Tumor-/Therapieunabhängig	3–10 %

[1] Mehrfachnennung möglich

Dg: *Anamnese, Klinik*
Für alle Schmerzreaktionen sollten folgende Parameter erfasst werden:
- Lokalisation   z.B. lokal, segmental, ausstrahlend etc.
- Qualität   z.B. hell, dumpf, brennend, spitz, kolikartig
- Intensität   z.B. mittels numerischer/visueller Analogskala
- Verlauf   Dauer, Frequenz, Rhythmik
- Betroffenes System z.B. Knochen, Weichteile
- Auslösung   z.B. bei Bewegung, Belastung, Temperatur
- Schmerzintensität   z.B. visuelle Analogskala, numerische Ratingskala
- Zuordnung zu Befunden z.B. Kapselspannungsschmerz bei Splenomegalie

Klass: *Schmerztypen*
- Akuität   akut vs. chronisch
- Ätiologie   tumorbedingt, therapiebedingt, unabhängig
- Pathogenese   nozizeptiv vs. neuropathisch
- Verlauf   attackenartig vs. kontinuierlich

Th: *Grundregeln der medikamentösen Tumorschmerztherapie*

Die Schmerztherapie sollte frühzeitig und konsequent erfolgen:

- individuelle Dosierung, kontrollierte Dosisanpassung, möglichst orale Gabe
- rasche Dosisfindung
- ausreichende Dosierung anstreben („Der Patient soll keine oder erträgliche Schmerzen haben")
- Gabe nach dem Prinzip der Antizipation, d.h. bevor der Schmerz auftritt
- regelmäßige Einnahme der Schmerzmedikation zu festen Zeitpunkten
- Prophylaxe und Therapie von Nebenwirkungen (z.B. Obstipation, Übelkeit)
- regelmäßige Re-Evaluation von Schmerzstärke und Schmerzcharakter, Beurteilung des Therapieerfolgs (z.B. mittels Schmerz-Tagebuch)

4.5 Schmerztherapie — Supportive Therapie

CAVE: Die Gabe von Analgetika erst beim Auftreten von Schmerzen ist eine insuffiziente Schmerztherapie. Begleitend sind tumorspezifische Maßnahmen (unter sorgfältiger Nutzen-Risiko-Abwägung) sowie psychologische Betreuung (psychosoziale Schmerzkomponente) zu empfehlen.

WHO-Stufenschema zur Schmerztherapie

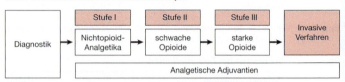

Pharm: *WHO-Stufe I: Nichtopioid-Analgetika*

Wirkstoff	Handelsname (Auswahl)	Einzeldosis	Wirkdauer	maximale Dosis/d
Diclofenac	Voltaren®	50–150 mg p.o.	4–8 h	300 mg
Flupirtin	Katadolon®	100–200 mg p.o.	4–8 h	600 mg
Ibuprofen	Ibuprofen® (ret.)	400–800 mg p.o.	6–8 h	2 400 mg
Metamizol	Novalgin®	500–1 000 mg p.o.	4–6 h	4 g
Paracetamol	Ben-u-ron®	500–1 000 mg p.o.	4–6 h	4 g

nichtsaure antipyretische Antiphlogistika: Paracetamol, Metamizol
nichtsteroidale Antiphlogistika: Diclofenac, Ibuprofen
Analgetika ohne antipyretische/antiphlogistische Wirkung: Flupirtin

WM: Prostaglandinsynthesehemmung, spinale und periphere Analgesie, teilweise antiphlogistisch, teilweise spasmolytisch (Metamizol) wirksam

PK: hepatische und renale Elimination

NW: ulzerogen, Thrombozytenaggregationshemmung, Temperatursenkung, Hepatotoxizität (Paracetamol), Nephrotoxizität (insbesondere Diclofenac, Ibuprofen)
CAVE: Maskierung von Fieberschüben. Bei gleichzeitiger Kortikosteroidtherapie Magenschutz empfehlenswert. Wirkungsverminderung von Cyclosporin durch Metamizol; Kormorbiditäten v.a. bei älteren Patienten beachten.

Pharm: *WHO-Stufe II: Schwach wirksame Opioide*

Wirkstoff	Handelsname (Auswahl)	Einzeldosis	Wirkdauer	maximale Dosis/d
Dihydrocodein	DHC®	60–180 mg p.o.	8 h	360 mg
Tilidin/Naloxon	Valoron N ret®	50–300 mg p.o.	8–12 h	600 mg
Tramadol	Tramal long®	50–100 mg p.o.	8 h	400 mg

WM: Morphinderivate, Morphinrezeptor µ-Agonisten. Wirkstärke: Morphin = 1, Dihydrocodein = 0,2, Tilidin/Naloxon = 0,1, Tramadol = 0,1

PK: hepatische Metabolisierung

NW: *Dosisabhängig:* Obstipation (außer Tilidin/Naloxon), Übelkeit/Erbrechen, Urtikaria, Miosis, Hypotension, Bradykardie, Harnverhalt, Sedierung, Tremor, Halluzinationen, Atemdepression

Pharm: *WHO-Stufe III: Stark wirksame Opioide*

Wirkstoff	Handelsname (Auswahl)	Einzeldosis	Wirkdauer	maximale Dosis/d
orale Applikation				
Morphin	Sevredol®	ab 10 mg p.o.	4 h	Keine[1]
Morphinsulfat	MST®	ab 10 mg p.o.	8–12 h	Keine[1]
Oxycodon	Oxygesic®	ab 10 mg p.o.	12 h	Keine[1]
Hydromorphon	Palladon®	ab 4 mg p.o.	12 h	Keine[1]
Buprenorphin	Temgesic®	0,216–0,432 mg s.l.	6–8 h	Keine[1,2]
kontinuierliche intravenöse Gabe über Perfusor				
Morphinsulfat	MSI®	2 mg/h (0,01–0,03 mg/kg/h)	Perfusor	Keine[1]
Pethidin	Dolantin®	25 mg/h	Perfusor	Keine[1]
Piritramid	Dipidolor®	15–150 mg/d (0,01–0,03 mg/kg/h)	Perfusor	Keine[1]
transdermale Applikation				
Fentanyl-TTS	Durogesic® TTS	12,5–100 µg/h	Pflaster	Keine[1]
Buprenorphin	Transtec Pro® TTS	35–70 µg/h	Pflaster	Keine[1]

[1] Therapie bis zur Schmerzfreiheit, p.o. per os, s.l. sublingual
[2] „ceiling effect" bei 4–5 mg

WM: Morphinrezeptor µ-Agonisten. Wirkstärke: Morphin = 1, Fentanyl = 100, Oxycodon = 2, Hydromorphon = 7,5

PK: hepatische Metabolisierung

NW: *Dosisabhängig:* Obstipation, Übelkeit/Erbrechen, Urtikaria, Miosis, Hypotension, Bradykardie, Harnverhalt, Sedierung, Tremor, Halluzinationen, Atemdepression
Antidot: bei Überdosierung/Atemdepression: Naloxon 0,4 mg i.v. titrieren, Gabe alle 3–5 Minuten wiederholen, bei stabiler Atmung in längeren Intervallen

Th: *Praktische Durchführung der Opioidtherapie*

Grundregeln
- Schmerz hemmt z.T. die Nebenwirkungen von Morphin, insbesondere die atemdepressive Wirkung. Eine Überdosierung ist deshalb selten.
  CAVE: Der häufigste Fehler bei der Therapie mit Opioiden ist die Unterdosierung.
- Wegen des Nebenwirkungsprofils der Opioide ist eine Obstipationsprophylaxe obligat (Laxantien, z.B. Lactulose, Macrogol). Initial kann die adjuvante Gabe eines Antiemetikums (z.B. Metoclopramid, Paspertin®) erforderlich sein. Bei Versagen der Obstipationsprophylaxe ist zur Beseitigung der Obstipation eine Therapie mit Methylnaltrexon s.c. möglich.

4.5 Schmerztherapie

- Prinzipiell sollte eine Opioidtherapie mit reinen Opioid-Agonisten durchgeführt werden (alle WHO-Stufe III-Opioide sind reine Agonisten, mit Ausnahme von Buprenorphin). Die Kombination eines Opioid-Agonisten mit Buprenorphin ist wegen partiell morphinantagonistischer Wirkungen nicht sinnvoll.
- Wenn unter einer wirksamen antineoplastischen Therapie ein Schmerzrückgang eintritt, können Überdosierungserscheinungen auftreten, in der Regel zunächst als Sedierung, später als Atemdepression. In diesen Fällen zwingend Reduktion der Opioiddosis
- Bei Schmerzspitzen/„Durchbruchschmerzen" unter einer stabilen Opioidtherapie zusätzlich Gabe eines rasch wirksamen Opioids (z.B. Sevredol®, nicht retardiertes Oral-Morphinsulfat), 10 mg bzw. ⅙ der oralen Tagesdosis.
- Ein Wechsel des Opioids ist bei gravierenden Nebenwirkungen oder unzureichender Analgesie sinnvoll.

Intravenöse Einleitung der Opioidtherapie
- *bei starken Tumorschmerzen:* rasche Therapieeinleitung mittels intravenöser Titration: MSI® 2 mg alle 5 Minuten entsprechend der Schmerzreduktion; Berechnung des i.v. Tagesbedarfs: benötigte Morphinmenge bis zur ausreichenden Schmerzreduktion mit 6 multiplizieren.
- *Therapiefortsetzung mit Perfusor:* Umrechnung auf Stundenbedarf
- *Therapiefortsetzung oral:* i.v. – Tagesbedarf mit 3 multiplizieren und auf 2 Tagesdosen retardiertes Morphinsulfat verteilen

Orale Einleitung der Opioidtherapie
- *bei mittelstarken Schmerzen:* initial 10 mg retardiertes Morphinsulfat (z.B. MST® ret.) alle 12 h, bei starken Schmerzen initial 30 mg
- *bei Auftreten von Schmerzen vor Ablauf des 12-h-Intervalls:* zusätzlich Gabe von unretardiertem Morphin (z.B. Sevredol®). Tilidin/Naloxon retard in einer maximalen Tagesdosis von 600 mg ist aufgrund der äquianalgetischen Potenz einer Dosis von 120 mg Morphin retard gleichwertig; Vorteil: geringere Obstipation
- häufiges Nachdosieren mit unretardiertem Morphin zeigt, dass die gewählte Dosis an retardiertem Morphin zu gering ist und neu kalkuliert werden muss.
- *sukzessive Dosisanpassung:* Steigerung um 30–50 % der vorangegangenen Dosis bis zur ausreichenden Schmerzreduktion

Fentanyl transdermal
- Indikationen: Schluckstörungen, Resorptionsstörungen, stabiles Schmerzniveau
- Vorteile: stabile Schmerzreduktion, geringere Obstipation
- Nachteil: lange Einstellungsphase, langsame Steuerung mit geringer Interventionsmöglichkeit, zusätzliche Bedarfsmedikation notwendig
- Nebenwirkungen: Übelkeit, Erbrechen, Miosis, Atemdepression, Sedierung

Anästhesiologische Verfahren
- Sympathikusblockade (insbesondere bei ischämiebedingten Schmerzen), Kryoneurolyse, Coeliacusneurolyse. Indikation: neuropathische Schmerzen und viszerale Schmerzen (z.B. Pankreaskarzinom)
- kontinuierliche Epiduralanalgesie, kontinuierliche Plexusanalgesie, Neurolysen somatischer Nerven und sakraler Wurzeln; Indikation: Unwirksamkeit einer intravenösen Therapie trotz Ausschöpfung aller konservativen Maßnahmen

Ko-Analgetika (analgetische Adjuvanzien): Auswahl nach Schmerztyp

Wirkstoff	Handelsname	Dosis	Indikation
Amitriptylin[1]	Saroten®	25–125 mg/d, p.o.	neuropathischer Schmerz
Butylscopolamin	Buscopan®	akut 20 mg i.v.	Kolikschmerz
Carbamazepin[1]	Tegretal®	600–1 200 mg/d, p.o.	neuropathischer Schmerz
Dexamethason	Fortecortin®	3–6 × 4–8 mg/d, p.o., über 2–3 Wochen	Nervenkompression, Hirndruck, Kapselschmerz
Gabapentin[1]	Neurontin®	300–2 400–3 600 mg/d, p.o.	neuropathischer Schmerz
Pregabalin	Lyrica®	150–600 mg/d p.o.	neuropathischer Schmerz
Pamidronat	Aredia®	30–90 mg i.v., alle 28 d	Knochenmetastasierung
Zoledronat	Zometa®	4 mg i.v., alle 28 d	Knochenmetastasierung

[1] Amitriptylin, Gabapentin, Carbamazepin wegen initialer Nebenwirkungen einschleichend dosieren

Obstipationsprophylaxe bei Opioidtherapie

Wirkstoff	Handelsname (Auswahl)	Dosis	Stärke
Natriumpicosulfat	Laxoberal®	10–20 Tropfen, 1–2 ×/d	Stufe I
Lactulose	Bifiteral®	15–30 ml, 3 ×/d	Stufe I
Macrogol	Movicol®	1 Beutel, 1–3 ×/d	Stufe I
Paraffin	Obstinol M®	50–100 ml 1–2 ×/d	Stufe II
Sennosid	Liquidepur®	1 Teelöffel, 2 ×/d	Stufe II
Methylnaltrexon	Relistor®	1 Amp s.c.	Stufe II
Sorbitol	Mikroklist®	Einläufe	Stufe III

Antiemese bei Opioidtherapie

Wirkstoff	Handelsname (Auswahl)	Dosis	Stärke
Metoclopramid	Paspertin®	3 × 10 mg (3 × 30 Tropfen)	Stufe I
Haloperidol	Haldol®	3 × 0,5 mg (3 × 5 Tropfen)	Stufe I
Dimenhydrat	Vomex A®	1–3 × 62 mg i.v.	Stufe II
Scopolamin	Scopoderm TTS®	1 mg/72 h	Stufe II
Palonsetron	Aloxi®	1 × 0,25 mg i.v.	Stufe III
Granisetron	Kevatril®	1–2 mg p.o., 1–3 mg i.v.	Stufe III
Tropisetron	Navoban®	5 mg p.o./i.v.	Stufe III
Ondansetron	Zofran®	1–2 × 4–8 mg p.o./i.v.	Stufe III
Dexamaethason	Fortecortin®	4–20 mg p.o./i.v.	Stufe III
Midazolam	Dormicum®	5 mg p.o.	Stufe IV

4.5 Schmerztherapie — Supportive Therapie

Weichteil-/Knochenschmerzen (nozizeptiver Schmerztyp)

PPhys:
- Druck am Nozizeptor → nozizeptiver Schmerztyp
- Entzündung, Prostaglandin E, Bradykinin, Substanz P, Kalium, pH

Sy:
- gut lokalisierbarer Schmerz, stechend, bohrend
- häufig mit lokaler Entzündung, Druckschmerz, Rötung, Schwellung
- Verstärkung bei Belastung/Bewegung, Verminderung bei Entlastung

Dg:
- Labor: Entzündungsparameter erhöht, alkalische Phosphatase, Kalzium
- ggf. Histologiegewinnung aus lokalem Herd
- Bildgebung: Nativ-Röntgen, Sonografie, CT/MRT, ggf. Skelettszintigrafie

Th:
- systemische Therapie entsprechend WHO-Stufenschema, wirksam sind nichtsteroidale Antiphlogistika. Mögliche Adjuvanzien: Dexamethason, Bisphosphonate
- adjuvante physikalische Therapie und ggf. Einsatz von Muskelrelaxanzien
- lokale Therapieverfahren, z.B. Strahlentherapie

Viszeraler Schmerz (nozizeptiver Schmerztyp)

PPhys:
- Reizung mechano- und chemosensitiver Nozizeptoren
- Afferenz gemeinsam mit sympathischen Nerven, spinale Konvergenz mit somatischen Afferenzen

Sy:
- dumpfer, schlecht lokalisierbarer Schmerz, Verminderung durch Bewegung
- bei Beteiligung von Hohlorganen: krampf- oder kolikartig
- vegetative Begleitsymptomatik
- Ausstrahlung entsprechend der Head'schen Hautzonen möglich

Dg:
- klinische Zeichen mit Druckschmerz, gestörter Peristaltik, Hohlorganverlegung
- Labor: Routinelabor mit Entzündungsparametern
- Bildgebung: Tumorinvasion (Sonografie Abdomen, CT/MRT)

Th:
- systemische Behandlung nach WHO-Stufenschema, als Adjuvans ist Amitryptilin geeignet. Bei kolikartigen Schmerzen: Metamizol (spasmolytisch wirksam) oder Butylscopolamin 10 mg alle 6–8 Stunden
- invasive Verfahren (z.B. Neurolyse des Ganglion coeliacum bei Pankreaskarzinom)

Neuropathischer Schmerz

PPhys:
- direkte Nervenschädigung durch traumatische, thermische, metabolische, inflammatorische, chemisch-toxische Noxen meist mit motorischer, sensibler und/oder vegetativer (sympathischer) Symptomatik

Sy:
- Spontanschmerz, brennend, einschießend, stechend, mit Hyperalgesie
- keine Bewegungsabhängigkeit
- ggf. neurologische Defizite

Dg:
- Laborwerte in der Regel unauffällig, Entzündungsparameter normal
- Neurophysiologie in der Regel unauffällig
- Bildgebung: Tumorinvasion in Nerven/Plexus (→ CT/MRT)

Th:
- systemische Therapie nach WHO-Stufenschema. Adjuvant sind Gabapentin, Pregabalin, Carbamazepin, Amitryptilin und Dexamethason wirksam.

Supportive Therapie — Schmerztherapie 4.5

- frühzeitig invasive Verfahren (ganglionäre lokale Opiatanalgesie GLOA) erwägen.
- lokale Therapieverfahren: Strahlentherapie

Lit:
1. Arzneimittelkommission der Deutschen Ärzteschaft. Therapieempfehlungen Tumorschmerzen. Arzneiverordnung in der Praxis 2007;34, Sonderheft 1.
2. Boyer EW. Management of opioid analgesic overdose. N Engl J Med 2012;367:146–155.
3. Gorin SS, Krebs P, Badr H et al. Meta-analysis of psychosocial interventions to reduce pain in patients with cancer. J Clin Oncol 2012;30:539–547.
4. Keßler J, Bardenheuer HJ. Tumordurchbruchschmerz: Indikation für schnell wirksame Opioide. Anaesthesist 2011;60:674–682.
5. Paice JA, Ferrell B. The management of cancer pain. CA Cancer J Clin 2011;61:157–182.
6. Portenoy RK. Treatment of cancer pain. Lancet 2011;377:2236–2247.
7. Ripamonti CI, Bandieri E, Roila F. Management of cancer pain: ESMO Clinical Practice Guidelines. Ann Oncol 2011;22(Suppl 6):vi69–vi77.
8. Zimmer A, Meißner W. Prinzipien der pharmakologischen Tumorschmerztherapie. Onkologe 2011;17:1061–1064.

Web:
1. www.dgss.org — DGSS, Dt. Ges Studium des Schmerzes
2. www.painmed.org — American Academy of Pain Medicine
3. www.cancer-pain.org — Cancer Pain
4. www.who.org — WHO, Stufenschema
5. www.nccn.org — NCCN, Cancer Pain Guidelines

4.6 Fatigue bei Tumorerkrankungen

E. Reinert, H. Henß

Def: In Ausprägung und Charakteristik inadäquate Form der Müdigkeit und Leistungsminderung (Erschöpfung) im Zusammenhang mit bösartigen Erkrankungen. Fatigue geht mit Einschränkungen der täglichen Aktivitäten sowie erheblicher Beeinträchtigung der Lebensqualität einher.

ICD-10: G93.3 (chronische Fatigue)

Ep: 30–60 % aller Tumorpatienten berichten über (chronische) Symptome von Fatigue. Während Therapiephasen (Chemotherapie, Radiotherapie) oder bei progredienter Erkrankung erhöht sich die Inzidenz auf 60–95 %.

Pg: Genaue Pathomechanismen der „Cancer-Related Fatigue" (CRF) sind weitgehend unbekannt. Die Ursachen sind wahrscheinlich multifaktoriell. Diskutiert werden:
- Dysregulation inflammatorischer Zytokine, genetische Polymorphismen
- Genpolymorphismen für Regulationsproteine der oxidativen Phosphorylierung und des Katecholaminstoffwechsels
- Störung hypothalamischer Regelkreise
- Veränderungen im serotoninergen System des ZNS
- Störung der Melatoninsekretion und des Schlaf-Wach-Rhythmus

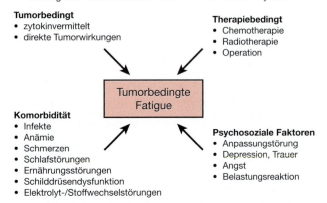

Tumorbedingt
- zytokinvermittelt
- direkte Tumorwirkungen

Therapiebedingt
- Chemotherapie
- Radiotherapie
- Operation

Komorbidität
- Infekte
- Anämie
- Schmerzen
- Schlafstörungen
- Ernährungsstörungen
- Schilddrüsendysfunktion
- Elektrolyt-/Stoffwechselstörungen

Psychosoziale Faktoren
- Anpassungstörung
- Depression, Trauer
- Angst
- Belastungsreaktion

Sy: Fatigue wird von den meisten Patienten als ähnlich stark belastend empfunden wie therapieassoziierte Übelkeit, Erbrechen oder Schmerzen (unterschiedliche Perzeption bei Ärzten und Patienten). Art und Ausprägung der Symptome variieren von Patient zu Patient und können sich im Erkrankungsverlauf verändern. Typische Symptome:
- *physisch:* körperliche Ermüdbarkeit ↑, Leistungsminderung, Schwäche, Kraftlosigkeit, Schlafbedürfnis ↑ (aber Schlaf wird nicht als erholsam erlebt), Schlafstörungen
- *affektiv:* Motivation ↓, „keine Energie", depressive Verstimmtheit, Traurigkeit, Angstgefühle
- *kognitiv:* Konzentrationsstörungen, Gedächtnisprobleme

Dg: *Anamnese, Klinik*
- Anamnese mit Erfassung aller Symptome, z.B. mittels standardisierter Selbstbeurteilung: Fatigue Assesment Questionnaire (FAQ, nach Glaus), oder Functional Assessment of Cancer Therapy – Fatigue Subscale (FACT-F)
- Vorbestehende psychische Erkrankungen (z.b. Depression) erfragen

Labor, apparative Diagnostik
Es gibt keine verlässlichen Labor- oder Funktionstests für Fatigue. Die Betroffenen wirken trotz starker subjektiver Beeinträchtigung häufig nicht krank. Empfohlene Untersuchungen, auch im Sinne einer Ausschlussdiagnostik:
- Anämieabklärung (Hb, Hkt, Blutungsausschluss, Eisenstatus)
- Schilddrüsenparameter, Blutzucker
- Elektrolyte, Nierenfunktion
- Infektparameter

DD:
- Anämie
- Hypothyreose (z.B. induziert durch Strahlentherapie)
- Chronische Infekte
- Depression: exakte Abgrenzung zur Depression häufig schwierig, Symptome der Fatigue sind auch bei leichter bis mittelgradiger Depression vorhanden.

Unterscheidungskriterien: Zusatzsymptome der Depression (tageszeitabhängige Stimmungsschwankungen, Schuldgefühle, negative und pessimistische Zukunftsperspektiven, Suizidalität) sind bei Fatigue geringer ausgeprägt.

Th: *Supportive Behandlung*
- Optimierung der Antiemese (☞ Kap. 4.1)
- effektive Schmerztherapie (☞ Kap. 4.5)
- Anämie: je nach Pathogenese ggf. Eisensubstitution, Transfusion, oder erythropoetische Wachstumsfaktoren (☞ Kap. 4.3)
- Appetitlosigkeit/Kachexie: Ernährungstherapie, Vitaminsubstitution bei Bedarf, ggf. Versuch mit Megestrolacetetat, Medroxyprogesteronacetat oder Prednisolon (☞ Kap. 4.4)
- Behandlung von Komorbiditäten: Infekte, endokrine und kardiale Störungen, Nierenfunktionsstörungen. Die Gabe von Thyreoliberin („thyrotropin-releasing hormone", TRH) führte in einer Studie zu einer deutlichen Besserung der Erschöpfungssymptome.
- Antidepressiva: v.a. bei assoziierten Schlafstörungen: Nortriptylin, Amitryptilin, Bupropion, selektive Serotonin-Wiederaufnahmehemmer (Paroxetin, Sertralin). Psychostimulantien: z.B. Methylphenidat
- körperliches Training, Physiotherapie, z.B. als gestuftes aerobes Ausdauertraining (☞ Kap. 4.13) oder Sportprogramm
- Ginseng-Präparate haben in mehreren Studien positive Wirkungen gezeigt.

Psychoonkologische Betreuung
Für Patienten ist es entlastend, wenn vermittelt wird, dass Fatigue bei Tumorerkrankungen häufig verkannt wird und ihre Beschwerden ernst genommen werden.
- Supportive Einzelgespräche
- Entspannungsverfahren, Gruppenangebote
- Psychoedukation: Zeit- und Kräfteeinteilung, d.h. mit der Energie „haushalten", z.B. Hausarbeit in sehr kleinen Etappen durchführen, Zeit für kleine Spaziergänge fest einplanen, „Reserven" für soziale Aktivitäten aufsparen
- Patientenratgeber, z.B. „Fatigue – So können Sie mit der Müdigkeit bei Krebs umgehen"

CAVE: in der Terminalphase bzw. echten Palliativsituation ist situationsadäquates Vorgehen wichtig, d.h. „Fatigue zulassen können".

Lit:
1. Arnold M, Taylor NF. Does exercise reduce cancer-related fatigue in hospitalised oncology patients? A systematic review. Onkologie 2010;33:625–630.
2. Campos MPO, Hassan BH, Riechelmann R et al. Cancer-related fatigue: a practical review. Ann Oncol 2011;22:1273–1279.
3. Carroll JK, Kohli S, Mustian KM et al. Pharmacologic treatment of cancer-related fatigue. Oncologist 2007;12(suppl 1):43–51.
4. Goedendorp MM, Gielissen MF, Verhagen CA et al. Severe fatigue and related factors in cancer patients before the initiation of treatment. Br J Cancer 2008;99:1408–1414.
5. Hofman M, Ryan JL, Figueroa-Moseley CD et al. Cancer-related fatigue: the scale of the problem. Oncologist 2007;12(suppl 1):4–10.
6. Horneber M, Fischer I, Dimeo F et al. Cancer-related fatigue: epidemiology, pathogenesis, diagnosis, and treatment. Dtsch Ärztebl 2012;109:167–172.
7. Kamath J, Feinn R, Winokur A. Thyrotropin-releasing hormone as a treatment for cancer-related fatigue: a randomized controlled study. Supp Care Cancer 2012;20:1745–1753.
8. Morrow GR. Cancer-related fatigue: causes, consequences and management. Oncologist 2008;12:1–3.
9. Rao AV, Cohen HJ. Fatigue in older cancer patients: etiology, assessment, and treatment. Semin Oncol 2008;35:633–642.

Ad:
1. Krebsverband Baden-Württemberg e.V. Adalbert-Stifter-Straße 105, 70437 Stuttgart, ☎ 0711-84810770. Informationsbroschüre „Fatigue – So können Sie mit der Müdigkeit bei Krebs umgehen"
2. Patientenratgeber der Deutschen Krebshilfe e.V., Buscherstr. 32, 53113 Bonn; Fatigue – Chronische Müdigkeit bei Krebs (Nr. 51). Zu beziehen unter ☎ 0228-7299095.
3. Fatigue-Information beim Krebsinformationsdienst KID, Im Neuenheimer Feld 280, 69120 Heidelberg. ☎ 0800- 4203040.

Web:
1. www.nccn.org — NCCN, Fatigue Guidelines
2. www.cancer.org/docroot/MIT/MIT_2_2x_Fatigue.asp — American Cancer Society (ACS), Fatigue
3. www.cancer.gov/cancertopics/pdq/supportivecare — NCI, Fatigue Information
4. www.onkosupport.de — AG Supportive Maßnahmen Onkologie
5. www.deutsche-fatigue-gesellschaft.de — Deutsche Fatigue Gesellschaft

4.7 Bisphosphonate bei onkologischen Erkrankungen

M. Kleber, P. Schröttner, J. Rawluk, M. Engelhardt

Def: Pyrophosphatanaloga mit hoher Affinität zur Knochenmatrix, insbesondere in Regionen erhöhten Knochenumsatzes. Inhibitoren des Knochenabbaus. Klinischer Einsatz bei destruktiven Knochenprozessen (z.B. osteolytische Knochendestruktion/-metastasen ☞ Kap. 8.12.5 und Hyperkalzämie ☞ Kap. 9.4).

Chem: Pyrophosphatanaloga, mit „P–C–P"-Grundstruktur (zwei Phosphatgruppen, verbunden durch zentrales C-Atom) Struktur von Bisphosphonaten

$$\begin{array}{c} \text{HO} \quad \text{R1} \quad \text{OH} \\ | \quad\quad | \quad\quad | \\ \text{O}=\text{P}-\text{C}-\text{P}=\text{O} \\ | \quad\quad | \quad\quad | \\ \text{HO} \quad \text{R2} \quad \text{OH} \end{array}$$

Die verschiedenen Vertreter unterscheiden sich durch ihre Seitengruppen:
- *heterozyklische Bisphosphonate*: Zoledronat, Risedronat
- *Aminobisphosphonate*: Pamidronat, Alendronat
- Bisphosphonate ohne Stickstoffsubstitution: Clodronat, Etidronat
- substituierte Aminobisphosphonate: Ibandronat

In onkologischen Indikationen werden insbesondere Clodronat, Ibandronat, Pamidronat und Zoledronat eingesetzt. Bisphosphonate zum Einsatz bei Osteoporose (Risedronat, Etidronat, Alendronat) werden hier nicht weiter diskutiert.

Knochenaffinität: Zoledronat > Ibandronat > Pamidronat > Clodronat, ohne dass damit eine klinisch bessere Effektivität verbunden wäre. Diese hängt vielmehr von der Dosierung und Applikation ab.

WM: Bindung an Knochenmatrix (Hydroxylapatit), bevorzugt an Stellen erhöhten Knochenumbaus im Bereich der Resorptionslakunen zwischen Osteoklasten und der arrondierten Knochenoberfläche
→ intrazelluläre Aufnahme in Osteoklasten, Störung des Osteoklasten-Stoffwechsels
→ Osteoklastenaktivität ↓, Osteoklastendifferenzierung ↓, Apoptose der Osteoklasten ↑
→ Hemmung des Knochenabbaus

NW: *Wichtige Nebenwirkungen von Bisphosphonaten*
- *Knochenmark*: geringgradige Myelosuppression möglich
- *Herz/Kreislauf:* kardiovaskuläre Störungen, Hypertonie, Hypotonie
- *Gastrointestinaltrakt*: Übelkeit, Erbrechen, Diarrhoe, Ösophagitis, Gastritis, Ulzera
- *Leber:* Transaminasenanstieg
- *Niere*: Nierenfunktionsstörungen, Elektrolytveränderungen, in Einzelfällen akutes Nierenversagen. Risikofaktor: Volumenmangel → adäquate Flüssigkeitssubstitution
- *Sonstiges*: Fieber, grippeähnliche Beschwerden (Kopf-, Glieder-, Knochen- und/oder Gelenkschmerzen), insbesondere bei Aminobisphosphonaten (Pamidronat, Ibandronat); Überempfindlichkeit, allergische Reaktionen

Kieferosteonekrose (ONJ, „osteonecrosis of the jaw")
- **CAVE:** unter Bisphosphonattherapie werden bei 1–10 % der Patienten Kieferosteonekrosen beobachtet.
- bei bestehender Kieferosteonekrose Bisphosphonate absetzen, Anwendung lokaler Maßnahmen (Spülungen), Antibiotika
- Risikofaktoren: Kortikosteroidtherapie, mangelhafte Mundhygiene, Zahneingriffe, laufende Chemotherapien, längerdauernde oder höher frequente Bisphosphonatgabe
- Minimierung des Risikos: verkürzte Dauer der Bisphosphonattherapie, geringere Applikationsfrequenz (z.B. alle 3 Monate), Dosisreduktion
- Prophylaxe: zahnärztliche Untersuchung vor Beginn der Bisphosphonatgabe; Verlaufskontrollen und dentale Prophylaxe; Vermeidung invasiver dentaler Eingriffe während der Bisphosphonatbehandlung

Th: Leitlinien zur Bisphosphonat-Therapie wurden seitens verschiedener Organisationen und Fachgesellschaften (American Society of Clinical Oncology ASCO, European Societz for Medical Oncology ESMO, National Comprehensive Cancer Network NCCN, International Myeloma Working Group IMWG, European Myeloma Network EMN) veröffentlicht.

Einsatzbereiche
- Prävention und Therapie tumorinduzierter Hyperkalzämie (z.B. bei Patienten mit metastasiertem Bronchial-, Nierenzell-, Prostata- und Mammakarzinom, multiplem Myelom, anderen malignen Systemerkrankungen)
- Senkung der skelettbezogenen Morbidität und Mortalität (Knochenschmerzen, Frakturgefährdung), im Rahmen von Knochenmetastasen (z.B. Mamma- und Prostatakarzinom), Osteolysen (Myelom) und diffuser Knochendestruktion (Myelom und andere hämatologische Neoplasien)
- Prävention steroidinduzierter Osteoporose bei Langzeit-Kortikoidexposition (z.B. bei Immunsuppression nach allogener Stammzelltransplantation)

Durchführung der Therapie
- *Indikation:* Therapieeinleitung bei Patienten mit osteolytischen Läsionen, pathologischen Frakturen oder schwerer Osteopenie/Osteoporose
- *Auswahl des Bisphosphonats:* Bei Myelompatienten wurde die Wirksamkeit von Zoledronat gegenüber Clodronat randomisiert untersucht. In der Zoledronat-Gruppe wurden 26 % weniger skelettale Ereignisse beobachtet, vertebrale und nicht-vertebrale Frakturen wurden um 43 % und 31 % reduziert. Das Auftreten neuer Osteolysen wurde mit Zoledronsäure um > 50 % reduziert. Zudem konnte für Zoledronat ein Überlebensvorteil von 5 Monaten gegenüber Clodronat nachgewiesen werden. Nebenwirkungsraten beider Bisphosphonate waren vergleichbar.
- *Behandlungsfrequenz:* Gabe alle 4 Wochen, Dauer bis zu 2 Jahren. Nach Ablauf von 2 Jahren und bei stabilem Krankheitsverlauf Bisphosphonat-Pause erwägen.
- *Begleitmedikation:* Tägliche Gabe von Kalzium- und Vitamin D
- *Kontrollen:* Serum-Kreatinin vor jeder Anwendung, bei Kreatininanstieg ≥ 10 % Aussetzen der Bisphosphonatbehandlung. Urin-Albumin alle 3–6 Monate, bei signifikanter Albuminurie (> 500 mg/24 h) Aussetzen der Bisphosphonatbehandlung. Regelmäßige Kontrolle von Hämoglobin, Hämatokrit und Elektrolyten empfohlen
- *Prävention der Kieferosteonekrose:* Bisphosphonatgabe im ersten Jahr 1 ×/Monat, im zweiten Jahr alle 3 Monate, danach Behandlungspause erwägen. Erneute Therapieeinleitung z.B. bei fortschreitenden Skelettläsionen bzw. Progress der Tumorerkrankung

Lit:
1. Coleman RE, Gnant M, Morgan G et al. Effects of bone-targeted agents on cáncer progression and mortality. J Natl Cancer Inst 2012;104:1059-1067.
2. Engelhardt M, Kleber M, Udi J, Wäsch R. Prophylaxe und Therapie beim multiplen Myelom und anderen tumorbedingten Knochenveränderungen – von Bisphosphonaten zu zielgerichteten Therapeutika. DMW 2012;137:1–6.
3. Gnant M, Clezardin P. Direct and indirect anticancer activity of bisphosphonates. Cancer Treatm Rev 2012;38:407-415.
4. Meyers PA, Healey JH, Chou AJ et al. Addition of pamidronate to chemotherapy for the treatment of osteosarcoma. Cancer 2011;117:1736-1744.
5. Morgan GJ, Child JA, Gregory WM et al. Effects of zoledronic acid versus clodronic acid on skeletal morbidity in patients with newly diagnosed multiple myeloma (MRC Myeloma IX). Lancet Oncol 2011;12:743-752.
6. Raje, N and G.D. Roodman. Advances in the biology and treatment of bone disease in multiple myeloma. Clin Cancer Res 2011;17(6):1278-1286.

Web:
1. www.asco.org — ASCO Empfehlungen
2. courses.washington.edu/bonephys/opbis.html — Bisphosphonate
3. myeloma.org/pdfs/UnderstandingBisphos_b3.2.pdf — Myeloma Foundation

Clodronsäure

Chem: Dichlormethylen-diphosphonsäure, Bisphosphonat

$$\text{HO}-\underset{\underset{\text{HO}}{|}}{\overset{\overset{\text{O}}{\|}}{\text{P}}}-\underset{\underset{\text{Cl}}{|}}{\overset{\overset{\text{Cl}}{|}}{\text{C}}}-\underset{\underset{\text{OH}}{|}}{\overset{\overset{\text{O}}{\|}}{\text{P}}}-\text{OH}$$

WM: Bindung an Kalziumsalze der Knochenmatrix (Hydroxylapatit) → Osteoklastenaktivität ↓ → Knochenabbau ↓

PK:
- *Kinetik:* Serum-Halbwertszeit t½ 1–16 h, Bioverfügbarkeit bei oraler Gabe 2–5 %, mit hoher interindividueller Variabilität; Halbwertszeit im Skelett >1 Jahr
- *Elimination:* renale Elimination der unveränderten Substanz (70 %), die übrigen 30 % der verabreichten Verbindung werden an Knochenmatrix gebunden

NW:
- *Knochenmark:* Lymphozytopenie
- *Gastrointestinaltrakt:* Übelkeit, Erbrechen, Diarrhoe, Nausea
- *Leber:* transienter Transaminasenanstieg, LDH
- *Niere:* Hypokalzämie, Hypophosphatämie, Hypomagnesämie, bei rascher Infusion Nierenfunktionsstörungen, Proteinurie
- *Haut:* allergische Reaktionen
- *Sonstiges:* Überempfindlichkeitsreaktionen, Osteonekrosen im Kieferbereich

KI:
- Nierenfunktionsstörungen, gastrointestinale Entzündungen
- Überempfindlichkeit, Kindesalter, Schwangerschaft, Stillzeit

Th: *Zugelassene Indikationen*
- Osteolysen bei Knochenmetastasen oder hämatologischen Neoplasien
- Hyperkalzämie bei Malignomen (Knochenmetastasierung, Knochendestruktion)

Dosierung und Applikation; Gabe i.v. oder p.o.
- *Knochenmetastasen:* Therapieeinleitung 300 mg/d i.v. d 1–5, danach 800–1 600 mg/d p.o. oder intravenöse Dauertherapie (1 500 mg i.v. alle 3 Wochen), bei oraler Einnahme: nüchtern, mindestens 1 h vor bzw. 2 h nach einer Mahlzeit mit reichlich Flüssigkeit (jedoch nicht mit Milch oder anderen kalziumhaltigen Flüssigkeiten, z.B. Mineralwasser)
- *Hyperkalzämie:* 1 500 mg i.v. über 4 h
- bei eingeschränkter Nierenfunktion Dosisreduktion auf 50 %
- Nahrungsmittel mit hohem Kalziumgehalt (Milchprodukte) und Arzneimittel mit hohem Kalzium-, Eisen- oder Magnesiumgehalt (Antazida) können mit Clodronsäure um die Resorption konkurrieren.
- ***CAVE***: Wirkungsverstärkung durch Aminoglykoside, auch bei zeitlich versetzter Anwendung (Gefahr schwerer Hypokalzämien). Verschlechterung der Nierenfunktion bei gleichzeitiger Einnahme von NSAIDs. Beeinträchtigung der Atemwegsfunktion bei Patienten mit Aspirin-empfindlichem Asthma.

HP: Ostac®: Filmtabletten 520 mg
Bonefos®: Filmtabletten 800 mg, Hartkapseln 400 mg, Ampullen

Supportive Therapie — Bisphosphonate bei onkologischen Erkrankungen 4.7

Ibandronsäure

Chem: [1-Hydroxy-3-(methylpentylamino)propyliden]diphosphonsäure, Bisphosphonat

$$\text{HO}-\overset{\overset{O}{\|}}{\underset{\underset{OH}{|}}{P}}-\overset{|}{\underset{|}{C}}-\overset{\overset{O}{\|}}{\underset{\underset{OH}{|}}{P}}-\text{OH}$$

WM: Bindung an Kalziumsalze der Knochenmatrix (Hydroxylapatit) → Osteoklastenaktivität ↓ → Knochenabbau ↓

PK:
- *Kinetik:* terminale Serum-t½ 10–60 h, Bioverfügbarkeit bei oraler Gabe 1 %, mit hoher interindividueller Variabilität; Halbwertszeit im Skelett >1 Jahr
- *Elimination:* renale Elimination der unveränderten Substanz (60 %), die übrigen 40 % der verabreichten Verbindung werden an Knochenmatrix gebunden

NW:
- *Knochenmark:* Anämie
- *Gastrointestinaltrakt:* Übelkeit, Erbrechen, Diarrhoe, Xerostomie, Dysphagie, Ösophagitis, Dyspepsie, abdominelle Schmerzen
- *Leber- und Gallenwege:* Cholelithiasis
- *Herz:* kardiovaskuläre Störungen, Myokardischämie
- *Atemwege:* Lungenödem, Stridor
- *Niere:* Hypokalzämie, Hypophosphatämie
- *Haut:* Pruritus
- *Nervensystem:* Parästhesien, Dysästhesie, Amnesie, Neuralgie
- *Sonstiges:* Überempfindlichkeitsreaktionen, Brustschmerzen, grippeartige Symptome, Fieber, Myalgien, Arthralgien, Osteonekrosen im Kieferbereich, Katarakt, Hörstörungen, Taubheit

KI:
- Überempfindlichkeit
- Kindesalter, Schwangerschaft, Stillzeit

Th: *Zugelassene Indikationen*
- tumorbedingte Hyperkalzämie, mit/ohne Knochenmetastasen
- Prävention skelettbezogener Ereignisse (Frakturen) bei Mammakarzinom

Dosierung und Applikation: Gabe i.v. oder p.o.
- *Knochenmetastasen:* 50 mg/d p.o. (1 Filmtablette) morgens, alternativ 4 mg i.v. einmal monatlich
- *Hyperkalzämie:* 4–6 mg i.v. über 30 min
- **CAVE**: bei Kreatinin-Clearance <30 ml/min Dosisreduktion auf 50 mg p.o. 1 ×/Woche
- **CAVE**: Wirkungsverstärkung durch Aminoglykoside, auch bei zeitlich versetzter Anwendung (Gefahr schwerer Hypokalzämien)

HP: Bondronat®: Filmtabletten 50 mg, Konzentrat 2 mg/6 mg

4.7 Bisphosphonate bei onkologischen Erkrankungen — Supportive Therapie

Pamidronsäure

Chem: 3-Amino-1-hydroxypropyliden-diphosphonsäure, Bisphosphonat

$$\text{HO}-\underset{\underset{\text{HO}}{|}}{\overset{\overset{O}{\|}}{P}}-\underset{\underset{\text{OH}}{|}}{\overset{\overset{NH_2}{|}}{\underset{|}{C}}}-\underset{\underset{\text{OH}}{|}}{\overset{\overset{O}{\|}}{P}}-\text{OH}$$

WM: Bindung an Kalziumsalze der Knochenmatrix (Hydroxylapatit) → Osteoklastenaktivität ↓ → Knochenabbau ↓

PK:
- *Kinetik*: terminale Serum-t½ 27 h; Halbwertszeit im Skelett > 1 Jahr
- *Elimination*: renale Elimination der unveränderten Substanz (50 %), die übrigen 50 % werden an Knochenmatrix gebunden

NW:
- *Knochenmark:* Lymphozytopenie, Thrombozytopenie, Anämie
- *Herz/Kreislauf:* kardiovaskuläre Störungen, Hypotonie, Hypertonie, Tachykardie, Synkope, Vorhofflimmern, Herzinsuffizienz
- *Gastrointestinaltrakt:* Übelkeit, Erbrechen, Diarrhoe, Appetitlosigkeit
- *Leber:* transienter Transaminasenanstieg, Cholestase, LDH
- *Niere:* Hypokalzämie, Hypokaliämie, Hypophosphatämie, Hypomagnesiämie, bei rascher Infusion: Nierenfunktionsstörungen, Proteinurie
- *Haut:* allergische Reaktionen, Exanthem, Pruritus
- *Nervensystem:* zentralnervöse Störungen, Schlafstörungen, selten Sehstörungen, selten Krampfanfälle, Schwindel, Agitiertheit, Kopfschmerzen
- *Sonstiges:* Überempfindlichkeitsreaktionen, Anaphylaxie, Brustschmerzen, grippeartige Symptome, Fieber, Myalgien, Arthralgien, Konjunktivitis, Uveitis, Skleritis, Episkleritis, Osteonekrosen im Kieferbereich

KI:
- Nierenfunktionsstörungen, gastrointestinale Entzündungen
- Kindesalter, Schwangerschaft, Stillzeit

Th: *Zugelassene Indikationen*
- tumorinduzierte Hyperkalzämie
- osteolytische Knochenmetastasen beim Mammakarzinom
- osteolytische Läsionen bei multiplem Myelom
- M. Paget des Knochens

Dosierung und Applikation: intravenöse Gabe
- *Knochenläsionen*: 60 mg i.v. alle 3 Wochen bzw. 90 mg i.v. alle 4 Wochen, Infusion über 2–4 h.
- *Hyperkalzämie*: 90–120 mg i.v., Infusionsgeschwindigkeit 15 ml/h
- **CAVE:** bei Patienten mit schwerer Nierenfunktionseinschränkung 90 mg über 4–6 h. Therapieeinleitung mit niedriger Initialdosis

HP: Pamidronat®, Aredia®: Injektionsflaschen 15/30/60/90 mg

Zoledronsäure

Chem: [1-Hydroxy-2-(imidazol-1-yl)ethyliden]diphosphonsäure, Bisphosphonat

$$\text{HO}-\underset{\underset{\text{HO}}{|}}{\overset{\overset{\text{O}}{\|}}{\text{P}}}-\underset{\underset{\text{OH}}{|}}{\text{C}}-\underset{\underset{\text{OH}}{|}}{\overset{\overset{\text{O}}{\|}}{\text{P}}}-\text{OH}$$

(mit Imidazolring am C)

WM: Bindung an Kalziumsalze der Knochenmatrix (Hydroxylapatit) → Osteoklastenaktivität ↓ → Knochenabbau ↓

PK:
- *Kinetik:* terminale Serum-t½ 146 h; Halbwertszeit im Skelett >1 Jahr
- *Elimination:* renale Elimination der unveränderten Substanz (50 %), die übrigen 50 % werden an Knochenmatrix gebunden

NW:
- *Knochenmark:* Leukozytopenie, Thrombozytopenie, Anämie
- *Herz/Kreislauf:* kardiovaskuläre Störungen, Bradykardie, Hypertonie, Hypotonie
- *Gastrointestinaltrakt:* Übelkeit, Erbrechen, Diarrhoe, Xerostomie, Appetitlosigkeit, Dyspepsie, abdominelle Schmerzen
- *Niere:* Hypokalzämie, Hypokaliämie, Hypophosphatämie, Hypomagnesiämie, bei rascher Infusion: Nierenfunktionsstörungen, Proteinurie
- *Haut:* allergische Reaktionen, Pruritus, Exanthem, Erythem
- *Nervensystem:* zentralnervöse Störungen, Müdigkeit, Schlafstörungen, Verwirrung, Schwindel, Parästhesien, Geschmacksstörungen, Kopfschmerzen
- *Sonstiges:* Überempfindlichkeitsreaktionen, Brustschmerzen, gelegentlich grippeartige Symptome, Fieber, Myalgien, Arthralgien, Konjunktivitis, Uveitis, Skleritis, Episkleritis, Osteonekrosen im Kieferbereich

KI:
- Nierenfunktionsstörungen, gastrointestinale Entzündungen
- Kindesalter, Schwangerschaft, Stillzeit

Th: *Zugelassene Indikationen*
- Prävention skelettbezogener Komplikationen bei Patienten mit fortgeschrittenen, auf das Skelett ausgedehnten Tumorerkrankungen
- tumorinduzierte Hyperkalzämie

Dosierung und Applikation: intravenöse Gabe
- *Knochenläsionen:* 4 mg i.v. alle 4 Wochen, Infusion über 15 min
- *Hyperkalzämie:* 4–8 mg i.v., Infusion über 15 min
- Bei Einschränkung der Nierenfunktion (Kreatinin-Clearance 30–60 ml/min): Dosisreduktion. Ein Einsatz bei Patienten mit schwerer Nierenfunktionseinschränkung (Kreatinin-Clearance < 30 ml/min) wird nicht empfohlen.
- ***CAVE:*** Wirkungsverstärkung durch Aminoglykoside, auch bei zeitlich versetzter Anwendung (Gefahr schwerer Hypokalzämien)

HP: Zometa®: Durchstechflaschen 4 mg

4.8 Maligne Ergüsse

R. Marks, R. Engelhardt

Def:
- *Ergüsse:* Flüssigkeitsansammlungen im Pleura-, Perikard- oder Peritonealraum
- *maligne Ergüsse:* Perikard- und Pleuraerguss oder Aszites mit *direkt tumorbedingter* Genese (z.B. Tumorinfiltration, Nachweis maligner Zellen im Erguss)
- *paramaligne Ergüsse:* Auslösung durch *indirekte Folgen* der Tumorerkrankung (z.B. Hypoproteinämie, Lungenembolie, Obstruktionspneumonie, Strahlentherapie). Keine direkte Infiltration oder Beteiligung maligner Zellen

Phys: Geringe Flüssigkeitsmengen sind im Pleura-, Perikard- und Peritonealraum physiologisch. Drainage über lokale Lymphgefäße

PPhys: *Pathogenetische Mechanismen*
- erhöhte Flüssigkeitsbildung: Kapillarpermeabilität ↑, direkte Sekretion durch Tumorzellen, intravasaler Druck ↑
- reduzierte Flüssigkeitsdrainage: Beeinträchtigung der lymphatischen Abflusswege (Kompression oder Infiltration von Lymphgefäßen)

Sy: Charakteristisch: Verdrängung/Kompression/Funktionseinschränkung von Organen
- *Pleuraerguss:* pulmonale Funktionseinschränkung, Dyspnoe, Thoraxschmerz
- *Perikarderguss:* kardiale Funktionseinschränkung, Herzbeuteltamponade
- *Aszites:* Zwerchfellhochstand, Dyspnoe, abdominelle Beschwerden

Dg: Neben der reinen Ergussdiagnose steht – insbesondere bei unklarer Genese – die Sicherung der malignen Grunderkrankung (mit Histologie) im Vordergrund.
- Ergussdiagnose: klinischer Befund, Bildgebung (Sono- und Echokardiografie)
- Histologiegewinnung: Erguss- und insbesondere Immunzytologie

Unterscheidung von Transsudat und Exsudat
- Transsudat: Seröse Flüssigkeit, meist nicht-entzündlicher Genese, Eiweißgehalt < 30 g/l, spezifisches Gewicht < 1,016
- Exsudat: Flüssigkeitssekretion, meist entzündlicher Genese, Eiweißgehalt > 30 g/l, spezifisches Gewicht > 1,016

CAVE: maligne Pleuraergüsse sind immer Exsudate (im Gegensatz zu paramalignen Ergüssen, die auch Transsudate sein können). Bei Transsudaten ist keine weitere Ergussanalyse, sondern ggf. weitergehende andere Diagnostik erforderlich.

Th: *Therapeutische Grundsätze*
Allgemein zeigt das Auftreten eines malignen Ergusses ein fortgeschrittenes Tumorstadium an. Therapieprinzip ist daher in den meisten Fällen die Palliation belastender Symptome durch lokale, ggf. auch systemische Therapiemaßnahmen. Im Vordergrund steht die Verbesserung der Lebensqualität bei möglichst geringer Belastung des Patienten.

Spezifische Therapie: einzelne Ergussformen (☞ Kap. 4.8.1–4.8.3), Pleurapunktion und Pleurodese (☞ Kap. 10.1), Aszitespunktion (☞ Kap. 10.2)

Supportive Therapie — Maligne Ergüsse 4.8

Lit:
1. Convey AM. Management of malignant pleural effusions and ascites. J Support Oncol 2005;3:169–176.
2. Heffner JE. Diagnosis and management of malignant pleural effusions. Respirology 2007;13:5–20.
3. Inan I, De Sousa S, Myers PO et al. Management of malignant pleural effusion and ascites by a triple access multi perforated large diameter catheter port system. World J Surg Oncol 2008;6:85–88.
4. Kentrou NA, Tsagarakis NJ, Tzanetou K et al. An improved flow cytometric assay for detection and discrimination between malignant cells and atypical mesothelial cells, in serous cavity effusions. Cytometry 2011;80B:324–334.
5. Pereira NT, Saad RS, Liuu Y et al. The diagnosis of malignancy in effusion cytology: a pattern recognition approach. Adv Anat Pathol 2006;13:174–184.

Web:
1. www.public.rz.uni-duesseldorf.de/kinzel/cytopathologie/lf1–6.htm — Ergusspathologie
2. www.uic.edu/classes/pmpr/pmpr652/Final/bressler/maligeffu.html — Univ. Illinois, Education

4.8.1 Maligner Pleuraerguss und Pleurodese

R. Marks, R. Engelhardt

Def: Malignombedingte Flüssigkeitsansammlung im Pleuraraum (zwischen Pleura visceralis und Pleura parietalis)

Phys: *Pleuraflüssigkeit*
- physiologisch geringe Flüssigkeitsmenge (5–15 ml/Hemithorax) intrapleural
- proteinarmes kapilläres Filtrat (Eiweiß < 15 g/l) der Pleura parietalis
- Drainage über die pleuralen Lymphgefäße
- täglicher Pleuraflüssigkeitsaustausch: 15–30 ml pro Hemithorax (Reservekapazität bis 500 ml pro Hemithorax)

PPhys: *Pleuraerguss*
Überschreitung der physiologischen Pleuraflüssigkeitsmenge bei Störung des Flüssigkeitsgleichgewichts durch:
1. Steigerung der kapillären Flüssigkeitsfiltration (z.B. Pleura-Unterdruck ↑, hydrostatischer Kapillardruck ↑, onkotischer Druck der Pleuraflüssigkeit ↑, onkotischer Kapillardruck ↓)
- Beeinträchtigung der lymphatischen Abflusswege

Maligner Pleuraerguss
- Kapillarpermeabilität oder lymphatische Drainage ↓ durch Invasion von Tumorzellen in die Pleura parietalis oder visceralis
- pleuraler Lymphabfluss ↓ durch mediastinale Lymphknotenmetastasen
- Pleura-Unterdruck bei Atelektasen/Bronchialobstruktion
- Entwicklung eines Chylothorax bei Verschluss des Ductus thoracicus

Paramaligner Pleuraerguss
Auslösung durch indirekte Folgen der Tumorerkrankung (Hypoproteinämie, Lungenembolie, Obstruktionspneumonie oder nach Strahlentherapie)

Pg: *Ursachen maligner Pleuraergüsse*

Erkrankung	Häufigkeit
Lungenkarzinom	35 %
Mammakarzinom	25 %
Lymphome	10 %
Ovarialkarzinome	5 %
Unbekannter Primärtumor/Sonstige	10 %

Sy: *Trias: Dyspnoe + Thoraxschmerz (häufig atemabhängig) + Reizhusten*
20 % der Patienten sind asymptomatisch.

Dg: *Anamnese, Klinik*
- Anamnese (Dyspnoe, Reizhusten, initialer Thoraxschmerz oft rückläufig be zunehmenden Erguss)
  a) Untersuchungsbefund: Pleuraergüsse ab 300–500 ml sind klinisch nachweisbar: Klopfschall ↓, Atemgeräusch ↓, Stimmfremitus ↓. Verschärftes Atemgeräusch („Kompressionsatmen") über ergussnahen Lungenbereichen

Bildgebung
- Röntgen Thorax: obligat, Nachweisgrenze bei etwa 150–200 ml Erguss
- Sonografie: sensitivstes Verfahren, Nachweis von Ergussmengen ab 50 ml
- CT Thorax: fakultativ, Nachweis intrathorakaler Veränderungen

Invasive Maßnahmen zur Histologiegewinnung
Von Bedeutung insbesondere bei Pleuraerguss unklarer Ätiologie und zur Einordnung pleuraler Veränderungen (Raumforderungen etc.)
- diagnostische Pleurapunktion: obligat bei unklaren Pleuraergüssen (☞ Kap. 10.1, SOP „Pleurapunktion und Pleurodese")
- perkutane Pleurabiopsie (blind oder CT-gesteuert)
- thorakoskopische Pleurabiopsie (in Intubationsnarkose, höchste Diagnosesicherheit)

Analyse der Pleuraflüssigkeit

Unterscheidung von Transsudat und Exsudat
- Transsudat: Seröse Flüssigkeit, meist nicht entzündlicher Genese, Eiweißgehalt < 30 g/l, spezifisches Gewicht < 1,016
- Exsudat: Flüssigkeitssekretion meist entzündlicher Genese, Eiweißgehalt > 30 g/l, spezifisches Gewicht > 1,016

CAVE: Maligne Pleuraergüsse sind immer Exsudate (im Gegensatz zu paramalignen Ergüssen, die auch Transsudate sein können). Bei Transsudaten ist keine weitere Ergussanalyse, sondern ggf. weitergehende andere Diagnostik erforderlich.

Light-Kriterien
Für Exsudate gilt mindestens eines der folgenden Kriterien:
- Quotient Gesamteiweiß$_{Erguss}$/Gesamteiweiß$_{Serum}$ > 0,5
- Quotient LDH$_{Erguss}$/LDH$_{Serum}$ > 0,6
- LDH$_{Erguss}$ > ⅔ des oberen Normwertes der Serum-LDH

Untersuchung des Pleuraergusses auf maligne Zellen
- zytologische Untersuchung, Sensitivität 50 %
- immunzytologische Untersuchung, Sensitivität 80 %
- Aussagekraft abhängig von Menge und Qualität des untersuchten Materials → Untersuchung von mindestens 25–50 ml (mit Heparin-Zusatz)
- etwa 20 % der tumorassoziierten Pleuraergüsse sind paramaligne → keine Tumorzellen nachweisbar

pH-Wert
Normalwert in der Pleuraflüssigkeit: pH 7,6. Hinweise zur Differenzierung Transsudat/Exsudat:
- pH 7,4–7,55: Transsudat, nichtmaligne
- pH 7,3–7,45: meist Exsudat, Verdacht auf maligne Erkrankung oder Infekt
- pH < 7,3: bei malignen Ergüssen prognostisch ungünstig

Bakteriologische Untersuchung
Obligat zum Ausschluss einer Tuberkulose oder eines infizierten Ergusses (Pleuraempyem)

Fakultative Untersuchungen
- Cholesterol: hilfreich zur Unterscheidung Exsudat (> 1,55 mmol/l bzw. 60 mg/dl) und Transsudat

4.8.1 Maligner Pleuraerguss und Pleurodese — Supportive Therapie

- Glukose: niedrige Werte (< 20–30 mg/dl) charakteristisch für Pleuraergüsse bei rheumatoider Arthritis. Bei malignen Ergüssen Werte < 60 mg/dl prognostisch ungünstig.
- Amylase: DD Pankreatitis (Pankreasamylase), Ösophagusruptur (Speichelamylase)
- Triglyzeride: bei Chylothorax Triglyzeride > 110 mg/dl
- Adenosindesaminase (ADA): hilfreich bei V.a. tuberkulöse Ursache eines Pleuraergusses (ADA > 70 mU/l)
- CEA, andere Tumormarker: hilfreich zur DD Adenokarzinom vs. Pleuramesotheliom

DD: *Differenzialdiagnose Pleuraerguss (in Industrienationen)*

Erkrankung	Häufigkeit
Herzinsuffizienz	40 %
Pneumonie („parapneumonischer Erguss")	30 %
Malignome („maligner" oder „paramaligner" Erguss)	15 %
Lungenembolie	10 %
Leberzirrhose	4 %
Autoimmunerkrankungen	0,5 %
Tuberkulose (im Ausland bis zu 40 %)	0,2 %
Sonstige	0,3 %

Th: *Therapieprinzipien*

Das Vorliegen eines malignen Pleuraergusses bedeutet in der Regel Dissemination des Primärtumors:
- lokale medikamentöse und/oder chirurgische Therapie zur Verbesserung der ergussbedingten Symptome
- ggf. Strahlentherapie und/oder systemische Chemotherapie mit palliativer Intention

Lokale Therapieverfahren

Therapeutische Pleurapunktion

Indikation
Rasche Entlastung des Patienten vor der Durchführung weiterer Maßnahmen (z.B. Chemotherapie eines Mammakarzinoms)

Verfahren
☞ Kap. 10.1 (SOP „Pleurapunktion und Pleurodese")

Nachteile
- nur kurzfristiger Effekt
- Gefahr der Ergusskammerung bei wiederholten Punktionen
- Gefahr eines Dekompressions-Lungenödems bei Punktion von > 1 000 ml

Supportive Therapie — Maligner Pleuraerguss und Pleurodese 4.8.1

Pleuradrainage und Pleurodese

Indikation
Mittel der Wahl zur Therapie eines symptomatischen malignen Pleuraergusses, bei dem konservative Behandlungsmöglichkeiten der Erkrankung nicht vorhanden sind.

Verfahren
☞ Kap. 10.1 (SOP „Pleurapunktion und Pleurodese")

Alternativen bei erfolgloser Pleurodese

Pleuroperitonealer Shunt
Subkutan implantierbare Pumpe, die durch manuelle Bedienung über zwei Katheter die Pleuraflüssigkeit in den Peritonealraum drainiert
Indikation: fehlende Expansion der Lunge nach Drainage; erfolglose Pleurodese
Nachteile: meist Intubationsnarkose erforderlich; gelegentlich Shuntverschluss

Langzeit-Pleuradrainage
Über getunnelten Katheter (z.B. Denver Pleurx-System)

Pleurektomie
Effektive Methode zur Kontrolle eines malignen Pleuraergusses durch Entfernen der Pleura parietalis, bei malignen Ergüssen jedoch selten indiziert

Prg: Bei Vorliegen eines malignen Pleuraergusses: mittlere Überlebenszeit 3–4 Monate (in Abhängigkeit von der Tumorentität)

Lit:
1. Kaifi JT, Toth JW, Gusani NJ et al. Multidisciplinary management of malignant pleural effusion. J Surg Oncol 2012;105:731–738.
2. Roberts ME, Neville E, Berrisford RG et al. Management of a malignant pleural effusion: British Thoracic Society pleural disease guideline 2010. Thorax 2010;65:ii32–ii40.
3. Rodriguez-Panadero F, Romero-Romero B. Management of malignant pleural effusion. Curr Opin Pulm Med 2011;17:269–273.
4. Stather DR, Tremblay A. Use of tunneled pleural catheters for outpatient treatment of malignant pleural effusions. Curr Opin Pulm Med 2007;13:328–333.
5. Zahid I, Routledge T, Billé A et al. What is the best treatment for malignant pleural effusion? Interact Cardiovasc Thor Surg 2011;12:818–823.

Web:
1. pleuraerguss-empyem.universimed.com   AKH Wien
2. www.emedicine.medscape.com/article/807375-overview   emedicine

4.8.2 Maligner Perikarderguss

R. Marks, R. Engelhardt

Def: Malignombedingte Flüssigkeitsansammlung im Perikardraum (zwischen viszeralem und parietalem Perikardblatt)

Phys: *Intraperikardiale Flüssigkeit*
- physiologisch geringe Flüssigkeitsmenge (15–50 ml) intraperikardial
- Drainage über Lymphgefäße

PPhys:
- *Perikarderguss:* ätiologisch vielfältige intraperikardiale Flüssigkeitsansammlung im Rahmen einer akuten Perikarditis
- *maligner Perikarderguss:* meist metastatischer *Tumorbefall* des parietalen (seltener auch des viszeralen) Perikards mit Blockade des Lymphabflusses
- *paramaligner Perikarderguss:* verursacht durch *indirekte* Folgen der Tumorerkrankung, z.B. Strahlentherapie, medikamenteninduziert, Infektion, Obstruktion des mediastinalen Lymphabflusses (bei bekannter Tumorerkrankung 50 % der Fälle)

Pg: *Häufigste Ursachen des malignen Perikardergusses*
- Lungenkarzinome, Mammakarzinome
- Leukämien, maligne Lymphome

Sy: *Initial unspezifische Symptome*
Dyspnoe, Husten, Orthopnoe, Thoraxschmerz

Bei Herzbeuteltamponade
Zusätzlich Tachykardie, Hypotension, Jugularvenendruck, evtl. Pulsus Paradoxus (inspiratorischer Blutdruckabfall > 10 mmHg) und Kussmaul-Zeichen (inspiratorischer Anstieg des Jugularvenendruckes)

Dg: *Anamnese, Klinik*
- Anamnese: Tumorerkrankung, Dyspnoe, Zeichen der kardialen Insuffizienz
- Untersuchungsbefund: Zeichen der venösen Stauung/Herzinsuffizienz

Bildgebung
- Echokardiografie: Verfahren der Wahl, Ergusslokalisation und -quantifizierung
- Röntgen Thorax: verbreiterte Herzsilhouette (DD myogene Dilatation)
- CT, MRT: fakultativ bzw. ergänzend u.a. zum Nachweis von Ergusskammerung

Invasive Verfahren/Histologie
Perikardpunktion („Perikardiozentese") sowie Ergussgewinnung zur histologischen/zytologischen Diagnosestellung und ggf. Therapie unter Kontrolle durch Echokardiografie und EKG

Ergussdiagnostik
- Makroskopie: maligne Ergüsse oft hämorrhagisch (unspezifischer Befund)
- Zytologisch (ggf. immunzytologischer) Nachweis von Tumorzellen
- Nachweis von Tumormarkern, z. B. CA 72-4
- Aussagekraft abhängig von Menge und Qualität des untersuchten Materials (mindestens 25–50 ml einsenden, mit Heparinzusatz)
- *CAVE:* Bei paramalignen Perikardergüssen sind keine Tumorzellen nachweisbar.

Supportive Therapie   Maligner Perikarderguss 4.8.2

- Bakteriologische Untersuchungen zum Ausschluss von Infektionen

DD: *Entsprechend den häufigsten Ursachen der akuten Perikarditis*
- infektiös (viral, bakteriell, einschließlich Tbc)
- akuter Myokardinfarkt
- Urämie
- rheumatische Grunderkrankungen (z.B. SLE, rheumatisches Fieber)

Ko: *Herzbeuteltamponade*
Hämodynamisch wirksamer Perikarderguss mit großer/rasch zunehmender Ergussmenge und Obstruktion des Blutzuflusses in die Ventrikel
→ klinische Zeichen der Linksherzinsuffizienz und venösen Stauung
→ klinische Diagnosestellung, Echokardiografie, ggf. invasive Diagnostik

CAVE: Eine Herzbeuteltamponade ist ein lebensbedrohlicher Notfall, der rasche Entlastung durch Perikardiozentese erfordert. Nach Stabilisierung der hämodynamischen Situation weiterführende Maßnahmen (☞ unten).

Th: *Therapieprinzipien*

Patienten mit asymptomatischem Perikarderguss: engmaschige Kontrolle

Patienten mit symptomatischem Perikarderguss (mit oder ohne Zeichen der Herzbeuteltamponade):
- initial Perikardiozentese, dann weitere Therapiemaßnahmen
- Patienten mit chemotherapie- bzw. bestrahlungssensiblen Tumoren: systemische Chemotherapie und/oder Bestrahlung
- bei Tumorresistenz: intraperikardiale Sklerosierungstherapie und/oder chirurgische Intervention

Therapieverfahren

Therapeutische Perikardpunktion (Perikardiozentese)

Indikation
Initiale Entlastung bei symptomatischem Perikarderguss

Verfahren
- unter echokardiografischer und EKG-Kontrolle durch kardiologisch erfahrenes Personal
- ausgehend von der Subxiphoidalregion wird in steriler Technik ein „Pigtail"-Katheter unter Lokalanästhesie perkutan in den Perikardraum eingeführt und als Drainage belassen.

Nachteil
In der Regel nur kurzfristiger Effekt.

Intraperikardiale Sklerosierungstherapie

Indikation
Patienten mit symptomatischem malignen Perikarderguss nach perkutaner Drainage

4.8.2 Maligner Perikarderguss — Supportive Therapie

Verfahren
- nach initialer Drainage des Perikardergusses über einen perkutan eingeführten Katheter intraperikardiale Instillation einer sklerosierend wirkenden Substanz (vorherige Instillation eines Lokalanästhetikums)
- *Substanzen:* bislang nur wenig gesicherte Erfahrungen; beste Ergebnisse mit Doxyzyklin (bis zu 80 % Erfolgsrate), Bleomycin (☞ Protokoll 13.19.1), Cisplatin, Carboplatin
- mehrstündiges Abklemmen des Katheters, danach kontinuierliche Drainage bis Ergussmenge < 25 ml/24 Stunden
- in vielen Fällen Wiederholung notwendig

Wirkprinzip
Auslösung einer sterilen Entzündungsreaktion mit nachfolgender Verklebung des viszeralen und parietalen Perikardblattes

Chirurgische Verfahren

Indikation
Symptomatischer Perikarderguss und Versagen konservativer Therapiemaßnahmen inklusive intraperikardialer Sklerosierungstherapie

Verfahren
- Subxiphoidale Perikardiotomie („perikardiales Fenster") in Vollnarkose oder Lokalanästhesie mit Sedierung → Drainage des Perikardergusses in den Pleuraraum.
- Weitergehende chirurgische Maßnahmen (Perikardiotomie mittels videoassistierter Thorakoskopie (VATS) oder anteriorer Thorakotomie wegen höherer Morbidität nur selten indiziert

Prg: Bei Vorliegen eines malignen Perikardergusses: mittlere Überlebenszeit 2–3 Monate

Lit:
1. Apoda-Cruz A, Villarreal-Garza C, Torres-Avila B et al. Effectiveness and prognosis of initial pericardiocentesis in the primary management of malignant pericardial effusion. Interact Cardiovasc Thor Surg 2010;11:154–161.
2. Nguyen O, Quellette D. Survival post surgery for malignant pericardial effusion. Clin Pract 2011;1:e38.
3. Karatolios K, Pankuweit S, Maisch B. Diagnostic value of biochemical biomarkers in malignant and non-malignant pericardial effusion. Heart Fail Rev 2013;18:337–344.
4. Yared K, Baggish AL, Picard MH et al. Multimodality imaging of pericardial diseases. J Am Coll Cardiol Img 2010;3:650–660.

Web:
1. www.nci.nih.gov/cancertopics/pdq/supportivecare   NCI PDQ®

4.8.3 Maligner Aszites

R. Marks, R. Engelhardt

Def: Malignombedingte Flüssigkeitsansammlung im Peritonealraum. Vorkommen bei 20 % der Patienten mit intraabdominellen Tumoren

Phys: *Intraperitoneale Flüssigkeit*
- Physiologisch geringe Flüssigkeitsmenge (< 10 ml) intraabdominal
- Drainage über intraperitoneale Lymphgefäße

PPhys: *Aszites: erhöhte intraabdominale Flüssigkeitsmenge*
- Störung des Flüssigkeitsgleichgewichts (Druck im Pfortadersystem ↑, Hypalbuminämie, Kapillarpermeabilität ↑)
- Beeinträchtigung der lymphatischen Abflusswege (Ductus thoracicus)

Maligner Aszites
- Kapillarpermeabilität ↑ (durch Sekretion von Zytokinen, z.B. VEGF, TNFα) oder lymphatische Drainage ↓ (durch Invasion von Tumorzellen)
- vermehrte Exsudation von Flüssigkeit und Proteinen in den Bauchraum direkt durch Tumorzellen bei Peritonealkarzinose
- portale Hypertension/Hypalbuminämie bei Lebermetastasen/-karzinom
- maligner Aszites ist NICHT gleichbedeutend mit dem Vorliegen einer Peritonealkarzinose

Pg: *Häufigste Malignome bei malignem Aszites*
- gastrointestinale Tumoren (Magen, Kolon, Pankreas, Leber, Gallenwege)
- weitere: Ovarial-/Blasenkarzinome, peritoneales Mesotheliom, Mammakarzinome, Lymphome

Sy: Im Frühstadium unspezifisch. Erst bei Aszites > 2 l typische Symptomatik:
- Körpergewicht ↑, Bauchumfang ↑, Zwerchfellhochstand, Dyspnoe
- Appetitlosigkeit, Anorexie, abdominelle Beschwerden/Spannungsgefühl

Dg: *Anamnese, Klinik*
- Anamnese (Dyspnoe, Gewichtszunahme, abdominelle Beschwerden)
- Untersuchungsbefund: Nachweisgrenze für Aszites etwa 1 000 ml. Flankendämpfung mit Verschiebung der Dämpfungsgrenze bei Seitenlagerung, periumbilikale Dämpfung in Knie-Ellenbogen-Lage, wandernde Flüssigkeitswelle („Ballottement"), Zwerchfellhochstand, ggf. Nabelhernie

Bildgebung
- Sonografie: sensitivstes Verfahren, Aszitesnachweis in Rückenlage ab 300 ml (perihepatisch/perisplenisch), in Knie-Ellenbogen-Lage ab 10–20 ml
- Röntgen Abdomen-Übersicht: nur geringe Sensitivität
- CT Abdomen: fakultativ, Nachweis begleitender Veränderungen

Invasive Verfahren/Histologie
Diagnostische Aszitespunktion („Parazentese"): obligat bei Aszites unklarer Ätiologie (☞ Kap. 10.2, SOP „Aszitespunktion").

Analyse der Aszitesflüssigkeit

Makroskopischer Aspekt
Blutig (häufig maligne), serös (z.B. portale Hypertension), trüb (infiziert), chylös (z.B. bei malignen Lymphomen)

Bestimmung des Serum-Aszites-Albumingradienten (SAAG)
SAAG = Differenz Albumin$_{Serum}$ – Albumin$_{Aszites}$, unterscheidet mit > 90 % Genauigkeit zwischen Aszites *mit* bzw. *ohne* portale Hypertension und ersetzt die bisher übliche Aszites-Einteilung in Exsudat und Transsudat:
- SAAG > 1,1 g/dl: *portale Hypertension*, DD Leberzirrhose, Herzinsuffizienz, Pfortaderthrombose, Lebervenen-Verschlusskrankheit („veno-occlusive disease" VOD), Lebermetastasierung, Leberversagen
- SAAG < 1,1 g/dl: *keine portale Hypertension*, DD Peritonealkarzinose, peritoneale Tuberkulose, nephrotisches Syndrom, biliärer Aszites

Zytologie/Differenzierung
- Gesamtzellzahl: geringe Spezifität, Verlaufskontrolle bei antibiotischer Behandlung einer spontanen bakteriellen Peritonitis
- Differenzierung: Hinweis auf bakterielle Infektion bei Überwiegen von Neutrophilen oder bei absoluter Neutrophilenzahl > 250/µl → Indikation zur Einleitung einer Antibiotikatherapie auch ohne positiven Kulturnachweis
- Zytologie und Immunzytologie: bei Verdacht auf Peritonealkarzinose, Aussagekraft abhängig von Menge und Qualität des untersuchten Materials → mindestens 25–50 ml Aszites untersuchen, mit Heparinzusatz
- ***CAVE:*** Zytologie negativ bei allen Formen von malignem Aszites ohne Peritonealkarzinose (Lebermetastasierung, hepatozelluläres Karzinom, chylöser Aszites etc.). Die Sensitivität der Zytologie bei malignem Aszites beträgt etwa 65 %.

Gesamteiweiß im Aszites
Bei Hinweis auf bakterielle Infektion (Neutrophile):
- Gesamteiweiß$_{Aszites}$ < 1,0 g/dl: spontane bakterielle Peritonitis (SBP)
- Gesamteiweiß$_{Aszites}$ > 1,0 g/dl: sekundäre Peritonitis → Ursachenabklärung

Mikrobiologie
Asziteskultur (z.B. in Blutkulturflaschen): bei Verdacht auf peritoneale Infektion. Kulturverfahren deutlich sensitiver als konventionelle Methoden (z.B. Ausstrich)

Cholesterin, Fibronectin
Cholesterin (> 45 mg/dl) und Fibronectin (> 7,5 mg/dl) sind neben der Zytologie die sensitivsten Parameter zur Differenzierung eines malignen von einem portalen Aszites. Die Cholesterinbestimmung ist der Fibronektinbestimmung aus Kostengründen vorzuziehen.
CAVE: Falsch positive Ergebnisse bei entzündlichem Aszites, falsch negative bei malignem Aszites ohne Peritonealkarzinose

Fakultative Untersuchungen
- Amylase: DD Pankreatitis (Pankreastyp), Darmperforation (Speicheltyp)
- CEA, andere Tumormarker (z.B. CA 125): Hinweis auf Adenokarzinom
- Glukose, LDH, Aszites-pH: ohne sichere diagnostische Aussagekraft

DD: *Differenzialdiagnose Aszites (in Industrienationen)*

Erkrankung	Häufigkeit
Leberzirrhose (portaler Aszites)	80 %
Malignome	10 %
Herzinsuffizienz	3 %
Tuberkulose	2 %
Andere Ursachen	5 %

Th: *Natriumrestriktion, Diuretika*

Indikation
insbesondere bei malignem Aszites im Rahmen portaler Hypertension (SAAG > 1,1 g/dl, z.B. Lebermetastasen), nicht jedoch bei reiner Peritonealkarzinose

Verfahren
- Natriumrestriktion: maximal Aufnahme von 3 g NaCl/d
- Flüssigkeitsrestriktion: nur bei Hyponatriämie (Na$^+$ im Serum < 130 mmol/l)
- Diuretika: Spironolacton 4 × 25 mg/d, falls nach 3 Tagen keine Gewichtsreduktion: zusätzlich 20 mg/d Xipamid (alternativ 40 mg/d Furosemid), evtl. Dosis langsam steigern bis maximal 400 mg/d Spironolacton und 40 mg/d Xipamid (alternativ 160 mg/d Furosemid).
CAVE: Kontrolle von Elektrolyten und Nierenfunktion.

Therapeutische Parazentese

Indikation
kurzfristige Entlastung bei symptomatischem Aszites

Verfahren
☞ Kap. 10.2 (SOP „Aszitespunktion")

Nachteile
- nur kurzfristiger Effekt
- Eiweißverlust, d.h. schnellere Aszitesneubildung und Gefahr der intravasalen Hypovolämie mit prärenalem Nierenversagen. Prophylaxe: intravenöse Substitution von Humanalbumin, insbesondere bei wiederholter Punktion (z.B. 50 ml Humanalbumin 25 % pro 1 000 ml abpunktiertem Aszites)
- Flüssigkeitsverlust, Elektrolytverlust

Peritoneovenöser Shunt

Indikation
Therapieresistenter, symptomatischer Aszites

Verfahren
Interne Drainage des Aszites über einen ventilgesteuerten, chirurgisch implantierten Katheter in die V. cava superior („Denver-Shunt")

Komplikationen
Shuntverschluss, Infektion, Tumordissemination (klinisch meist von untergeordneter Bedeutung), Verbrauchskoagulopathie (bei malignem Aszites selten)

Intraperitoneale Chemotherapie

Indikation
Symptomatischer maligner Aszites

Verfahren
Intraperitoneale Applikation von Zytostatika, in der Regel über semipermanente oder temporäre Katheter im Rahmen wiederholter Parazentesen
- *Wahl des Zytostatikums:* Verbindungen mit geringer lokaler Toxizität und guter lokaler Wirksamkeit: Mitoxantron, Cisplatin, Carboplatin, Taxol, 5-FU, Melphalan, Bleomycin
- *monoklonale Antikörper:* Catumaxomab, zugelassen bei Aszites durch EpCam-positive Tumoren
- Wirksamkeit abhängig von Tumorentität, Tumorgröße und Verteilung des Zytostatikums in der Bauchhöhle (limitiert z.B. durch Adhäsionen)
- *Vorteil:* höhere lokal erreichbare Wirkstoffkonzentration bei geringerer systemischer (z.B. hämatologischer) Toxizität
- eine Therapie mit Radioisotopen wird nicht mehr durchgeführt

Komplikationen
- systemisch: Myelosuppression, Nephrotoxizität, Emesis, Neurotoxizität
- lokal: Infektionen (meistens Hautkeime), chemische Peritonitis (Schmerzen, Fieber), Ileus (Adhäsionen, Fibrose durch lokale Entzündungsreaktion)

Systemische Chemotherapie

Indikation
insbesondere bei Aszites durch chemotherapiesensible Tumorerkrankungen

Verfahren
Chemotherapie entsprechend Grunderkrankung

Experimentelle Verfahren

- intraperitoneale Chemo-Hyperthermie (HIPEC) mit oder ohne zusätzliche Operation, z.B. bei gastrointestinalen Tumoren, peritonealem Mesotheliom
- intraperitoneale Immuntherapie: Applikation von immunologisch aktiven Substanzen wie TNFα (z.B. 50 µg in 500 ml Infusionslösung), Interferon-α/β/γ, Interleukin-2, Corynebacterium parvum oder Matrix-Metalloproteinase (MMP)-Inhibitoren. Toxizität: Fieber, Schmerzen
- intraperitoneale Applikation von VEGF-Inhibitoren
- TIPS (transjugulärer intrahepatischer portosystemischer Shunt): als Alternative zum peritoneovenösen Shunt bei diuretikarefraktärem Aszites
- permanente Drainagekatheter: Reserveverfahren für Patienten, die wiederholte Parazentesen (z.B. aufgrund von Elektrolytverschiebungen) nicht tolerieren und bei denen ein peritoneovenöser Shunt kontraindiziert ist. Komplikationen: Infekte, Peritonitis
- photodynamische Therapien im Rahmen von Studien

Prg: Bei Vorliegen eines malignen Aszites: mittlere Überlebenszeit ca. 2–4 Monate, in Abhängigkeit von der Tumorentität (bessere Prognose bei Ovarialkarzinomen)

Lit:
1. Barni S, Cabiddu M, Ghilardi M et al. A novel perspective for an old orphan problem: old and new drugs for the medical management of malignant ascites. Crit Rev Oncol Hematol 2011;79:144–153.
2. Kipps E, Tan DSP, Kaye SB. Meeting the challenge of ascites in ovarian cancer: new avenues for therapy and research. Nat Rev Cancer 2013;13:273–282.
3. Ströhlein MA. Pleuraerguss und Aszites – chirurgische und palliative Aspekte. Zentralbl Chir 2010;135:508–515.

Web:
1. emedicine.medscape.com/article/170907-overview   emedicine
2. www.surgicaloncology.com/psmreslt.htm   Surgical Oncology

4.9 Transfusionstherapie: zelluläre Blutprodukte

R. Wäsch, H. Bertz

Def: Gezielte Substitution von Blutprodukten je nach Bedarf des Patienten
- *zellulär:* Erythrozytenkonzentrate (EK), Thrombozytenkonzentrate (TK)
- *zellfrei:* Gefrier-Frischplasma (GFP, entspricht „fresh frozen plasma" FFP), Gerinnungsfaktoren, Immunglobuline, Humanalbumin (☞ Kap. 4.10)
- *Granulozytentransfusion:* experimentelles Verfahren (☞ Kap. 5.4)

> Alle humanen Blutprodukte sind:
> - Arzneimittel und unterliegen bei Herstellung, Vertrieb und Anwendung dem Arzneimittelrecht und dem Transfusionsgesetz
> - verschreibungspflichtig
> - chargendokumentationspflichtig (einschließlich Albumin und rekombinant hergestellter Gerinnungsfaktoren)

Meth: *Qualitätssicherung und Dokumentation*

Qualitätssicherung bei Anwendung von Blutprodukten (§ 15, Transfusionsgesetz)
- Ziel ist ein umfassendes Qualitätssicherungssystem mit klarer Festlegung von Aufgabenbereichen und Dokumentationspflichten
- Einsetzung eines Transfusionsverantwortlichen und von Transfusionsbeauftragten in den einzelnen Abteilungen
- Festlegung von Qualifikationen, Aufgaben, Dokumentation, Erfassung von Nebenwirkungen

Chargendokumentation von Blutprodukten (§ 14, Transfusionsgesetz)
- patientenbezogene Dokumentation: in der Krankenakte
- produktbezogene Dokumentation: Rückmeldung an Blutbank, Labor, Apotheke
- eindeutige Patientenidentifikation (Name, Vorname, Geburtsdatum)
- Chargenbezeichnung (= Konservennummer), ggf. Pharmazentralnummer (bei pharmazeutischen Produkten), Menge, Art, Zeitpunkt der Gabe
- gilt auch für Eigenblutkonserven

Leukozytendepletion von zellulären Blutprodukten (EK, TK)

Technik (seit 01.10.2001 gesetzlich vorgeschrieben)
In-line-Filtration bei Herstellung → Leukozytenreduktion auf $< 1 \times 10^6$/Konserve

Vorteile
- Vermeidung der Sensibilisierung gegen Histokompatibilitätsantigene („Alloimmunisierung")
- In-line-filtrierte Produkte sind CMV-negativen vergleichbar → Einsatz bei Patienten unter allogener hämatopoetischer Stammzelltransplantation möglich
- geringere Rate an febrilen, nicht-hämolytischen Transfusionsreaktionen (FNHTR, häufigste Transfusionsreaktion ☞ Kap. 9.8)

Vermeidung einer CMV-Übertragung durch zelluläre Blutprodukte

Risikogruppen
- Organtransplantation, hämatopoetische Stammzelltransplantation
- Patienten mit Immundefekt, anti-CMV negative HIV-Infizierte
- Frühgeborene, Feten (intrauterine Transfusion)
- Anti-CMV-negative Schwangere

Empfehlung
Zur Vermeidung einer CMV-Infektion bei o.g. Risikopersonen ist die Gabe leukozytendepletierter zellulärer Blutprodukte der Gabe anti-CMV-negativer Blutprodukte gleichwertig. Es gibt derzeit keine ausreichende Evidenz, dass die Auswahl von Präparaten CMV-seronegativer Blutspender zu einer über die Leukozytendepletion hinausgehenden Verminderung des CMV-Risikos beiträgt. Die Auswahl seronegativer Präparate wird deshalb in den jüngsten Leitlinien der Bundesärztekammer nicht mehr empfohlen; Ausnahme sind Granulozytenpräparate.

Bestrahlung von Blutprodukten bei GvHD-Risiko

Technik
Bestrahlung, empfohlene Dosis 30 Gy

Indikationen
Vermeidung transfusionsassoziierter Graft-versus-Host-Reaktion (☞ Kap. 9.8) bei:
- allogener hämatopoetischer Stammzelltransplantation
- Hochdosis-Chemotherapie bei Leukämien, Lymphomen und soliden Tumoren
- Chemotherapie bei M. Hodgkin, Non-Hodgkin-Lymphomen, Leukämien
- schwerer Immundefizienz (angeboren und erworben)
- Transfusion vor autologer Blutstammzellentnahme
- intrauteriner Transfusion, Frühgeborenen
- gerichteter Transfusion von Verwandten 1. Grades

Nachteile
Generell gering: durch Bestrahlung mögliche Schädigung der zellulären Bestandteile von Erythrozytenkonzentraten: Kaliumaustritt, Bildung freier Radikale → Laufzeitverkürzung (je nach Zulassung des Herstellers). Bei Bestrahlung von Thrombozyten bisher keine konkreten Hinweise auf eine Schädigung der Zellen

Erythrozytenkonzentrate (EK)

Def: Leukozytendepletierte Erythrozytenaufschwemmung in Additivlösung

Meth: *Herstellung und Lagerung*
- *Erythrozytenkonzentrat (EK):* Standardpräparation, Herstellung aus Einzel-Vollblutspende, Restplasmagehalt < 15 %, Hämatokrit 60 %, Leukozytengehalt < 1×10^6/Konserve, in additiver Lösung (z.B. SAG-Mannitol, PAGGS-Mannitol). Haltbarkeit 35–49 Tage je nach Hersteller.
- *Gewaschene Erythrozytenkonzentrate* (Plasmagehalt < 1 ml). Haltbarkeit: je nach Herstellung. *Indikationen:* kongenitaler IgA-Mangel (mit Anti-IgA-Antikörpern), Patienten mit schweren allergischen Reaktionen nach Fremdeiweißgabe
- *Bestrahlte Erythrozytenkonzentrate:* Radiatio 30 Gy, Einsatz zur Vermeidung der transfusionsassoziierten Graft-versus-Host-Reaktion (☞ oben)

4.9 Transfusionstherapie: zelluläre Blutprodukte — Supportive Therapie

Phys: *Serologische Verträglichkeit bei Gabe von Erythrozytenkonzentraten*
- *Majorprobe:* obligater Verträglichkeitstest zwischen Empfängerserum und Spendererythrozyten
- *Minorprobe:* fakultativer Verträglichkeitstest zwischen Empfängererythrozyten und Spenderserum, heute ersetzt durch Antikörperscreening beim Blutspender
- *Antikörpersuchtest* beim Empfänger (obligatorisch bei jeder Verträglichkeitstestung)

AB0-Blutgruppensystem
- Antigene: A, B, 0
- Antikörper („Isoagglutinine"): Anti-A, Anti-B, Bildung in den ersten Lebensjahren, vorwiegend vom IgM-Typ, auch IgG-Typ
- Wichtigstes Antigensystem bei Transfusionen, da bereits präformierte („reguläre") natürliche Antikörper gegen die nicht beim Individuum vorliegende Blutgruppe existieren (Landsteiner-Regel, z.B. Anti-A und Anti-B bei Blutgruppe 0). Diese Antikörper können bei majorinkompatibler Transfusion (z.B. Spender A, Empfänger 0) zu schweren hämolytischen Transfusionszwischenfällen führen (☞ Kap. 9.8).

AB0-Kompatibilität (Majorkompatibilität) ist gegeben bei

Patient (Empfänger)	Spender (Erythrozytenkonzentrate)
A	A, 0
B	B, 0
AB	A, B, AB, 0
0	0

Minorinkompatibilität spielt bei den geringen Restmengen an Spenderplasma keine Rolle mehr

Rhesus (Rh)-Blutgruppensystem
- Antigene: D-Antigen (stärkstes Blutgruppenimmunogen), C/c, E/e
- Antikörper im Rhesus-System (IgG-Typ, selten IgM-Typ) werden in der Regel erst nach Immunisierung gebildet („irreguläre Antikörper").

Rhesuskompatibilität (D-Antigen) ist gegeben bei

Patient (Empfänger)	Spender (Erythrozytenkonzentrate)
Rh(D) negativ	Rh(D) negativ[1, 2]
Rh(D) positiv	Rh(D) positiv oder negativ[1]

[1] Bei Patienten mit chronischem Transfusionsbedarf und bei Frauen < 45 Jahren wird die Rh-kompatible Transfusion auch für die Antigene C/c und E/e in den geltenden Richtlinien empfohlen.
[2] Bei Mangel an Rh(D)-negativen Konserven ist bei vitaler Indikation eine Transfusion mit Rh(D)-positivem Blut möglich (außer bei vorbestehender Immunisierung), bei Frauen vor und im gebärfähigen Alter aber unbedingt zu vermeiden (Risiko des M. haemolyticus neonatorum).

Andere Blutgruppensysteme
Irreguläre Antikörper gegen Antigene mit geringerer Immunogenität (z.B. Kidd, Duffy) führen selten zu schweren Transfusionsreaktionen.

Autoimmunhämolytische Anämien
Bei hämatologisch-onkologischen Patienten sind Störungen der serologischen Verträglichkeitsprobe durch eine autoimmunhämolytische Anämie vom Wärmetyp

Supportive Therapie Transfusionstherapie: zelluläre Blutprodukte 4.9

oder Kältetyp mit freien irregulären Autoantikörpern und positivem direkten Antiglobulin (Coombs)-Test möglich. Nach dem Ausschluss irregulärer Alloantikörper darf eine notwendige Transfusion jedoch nicht unnötig verzögert werden.

Ind: *Transfusionsindikation ist die akute oder chronische Anämie. Richtlinien:*
- Bei hämatologisch-onkologischen Patienten sollte die Transfusionsindikation ab einem Hämoglobinwert < 8,0 g/dl in jedem Fall geprüft werden.
- Bei chronischer Anämie werden zum Teil deutlich geringere Hämoglobinwerte (6–8 g/dl) ohne weitere Symptome toleriert. In diesen Fällen besteht keine Indikation zur Gabe von Erythrozytenkonzentraten.
- Patienten mit koronarer Herzerkrankung oder Gefahr zerebraler Perfusionsstörungen: Transfusionsindikation bei Hämoglobin < 10 g/dl.
- Patientengruppen mit abweichendem Transfusionsregime aufgrund spezifischer Ausnahmesituationen (perioperativ, Thalassämia major etc.) können andere Vorgehensweisen erforderlich machen.

CAVE: die Transfusionsindikation richtet sich nach der klinischen Symptomatik. Asymptomatische Blutverluste stellen in der Regel keine Transfusionsindikation dar. Patienten vor allogener Stammzelltransplantation sollten sehr zurückhaltend transfundiert werden, um eine Alloimmunisierung (Sensibilisierung gegen Histokompatibilitätsantigene) zu vermeiden.

Ko: ☞ Kap. 9.8 (Transfusionsreaktionen)

Th: *Praktische Durchführung der Erythrozytengabe*

1. *Voraussetzungen der Transfusion*
   - klare Indikationsstellung
   - Form der Bestellung festlegen: Konserven vor Ort notwendig oder Bereitstellung in Blutbank, Dringlichkeit, Bestrahlung notwendig?
   - Blutprobe für serologische Verträglichkeitsuntersuchung korrekt beschriftet, Vermeidung von Verwechslungen bei Blutabnahme
   CAVE: häufigste Ursache der AB0-Fehltransfusion

2. *Patientenaufklärung zur Transfusion, Einwilligung (Unterschrift)*

3. *Überprüfung der Konserve und des Begleitscheins*
   - korrekte Einhaltung der Kühlkette
   - Abgleich der Daten von Konserve und Patient
   - Gültigkeitsdauer der serologischen Verträglichkeit, irreguläre Antikörper (Konservenbegleitschein korrekt?)
   - Verfallsdatum, äußere Beschädigung, sichtbare Hämolyse
   - Aufwärmung erforderlich bei Transfusionsgeschwindigkeit > 50 ml/min, pathologisch gesteigerten Kälteagglutininen beim Empfänger oder Massivtransfusion, ggf. Einsatz eines Blutwärmegerätes
   - *CAVE:* gewaschene/bestrahlte Konserven müssen durch den Hersteller als solche gekennzeichnet sein.

4. *AB0-Identitätstest (Bedside-Test);*
   CAVE: verbindlich vorgeschriebene Überprüfung der AB0-Identität des Empfängers direkt am Krankenbett/auf Station unter direkter Aufsicht/Vornahme durch den transfundierenden Arzt. Das Ergebnis ist schriftlich zu dokumentieren. Der Bedside-Test an der Konserve ist nicht vorgeschrieben, kann jedoch zum Abgleich durchgeführt werden.

4.9 Transfusionstherapie: zelluläre Blutprodukte — Supportive Therapie

5. *Transfusion* über Besteck mit Standardfilter (DIN 58360, Porengröße 170–230 µm), um größere Aggregate zurückzuhalten:
   - Mikroaggregatfilter (Porengröße 40 µm) sind nur in Ausnahmefällen (z.B. Lungenperfusionsstörung bei Massivtransfusion) erforderlich.
   - Gabe über separaten Zugang ohne weitere Zusätze
   - Konserve nach Anstechen maximal 6 h haltbar, nach Transfusion Beutel aus forensischen Gründen 24 h gekühlt aufbewahren
   - ***CAVE:*** Die Einleitung der Transfusion hat unter ärztlicher Aufsicht stattzufinden. Vor, während und nach einer Transfusion ist der Patient angemessen zu überwachen (Blutdruck, allergische Reaktion etc.).
   - *Transfusionsgeschwindigkeit* in der Regel 250 bis 500 ml/h, *Ausnahme:* Patienten mit kardiovaskulärer oder pulmonaler Vorschädigung → Gefährdung durch Volumenbelastung → engeres Monitoring, langsamere Infusion.

6. *Transfusionserfolg:* Faustregel: Hämoglobinanstieg um 1,0–2,0 g/dl bzw. Hämatokritanstieg um 3–5 % pro Erythrozytenkonzentrat

7. *Chargendokumentation*

8. *Posttransfusionelle Überwachung:* auch längerfristig mögliche Komplikationen erfassen (Hämoglobinabfall, posttransfusionelle Purpura, Ikterus etc.)

Thrombozytenkonzentrate (TK)

Def: Leukozytendepletierte Thrombozytensuspension in Humanplasma/Additivlösung

Meth: *Herstellung*
- aus Einzelspender-Thrombozytapherese (Apherese-TK) oder aus gepoolten buffycoats (Pool-TK) von 4–6 Spendern
- Thrombozytengehalt beider Herstellungsarten $2-4 \times 10^{11}$ pro Einheit in bis zu 300 ml Plasma, Leukozytengehalt $< 1 \times 10^6$ pro Einheit

Lagerung
- bei 22 ± 2 °C unter ständiger Agitation bis zu 5 Tage
  CAVE: nicht kühlen.
- mehrere Stunden ohne Agitation (z.B. Transport) schaden der Qualität kaum.

Phys: *AB0-Kompatibilität*
Möglichst AB0-kompatibel transfundieren. Inkompatible Transfusionen sind jedoch nicht immer vermeidbar:
- bei minor-inkompatibler Gabe ist der Transfusionserfolg nicht oder nur unwesentlich beeinträchtigt, die Verabreichung kann allerdings zu einer Hämolyse (in seltenen Fällen schwerwiegend) führen. Im Allgemeinen werden bis zu 500 ml minor-inkompatibles Plasma beim Erwachsenen ohne Probleme toleriert.
- bei major-inkompatibler Transfusion ist der Transfusionserfolg im Mittel um 40 % gemindert (Thrombozyten tragen AB0-Antigene), der Abbau erfolgt jedoch meist ohne klinische Begleiterscheinungen.

Rh-Kompatibilität
- der Erythrozytengehalt von Thrombozytenkonzentraten ist bei adäquater Herstellung so gering, dass eine Immunisierung im Rh-System bei inkompatibler Transfusion (Rh(D)-positives Präparat auf Rh(D)-negativen Empfänger) unwahrscheinlich ist.
- bei Rh(D)-negativen Patientinnen < 45 Jahre sollte dennoch zur Sicherheit eine intravenöse Anti-D-Prophylaxe (Dosis 100 µg) verabreicht werden.

Supportive Therapie — Transfusionstherapie: zelluläre Blutprodukte 4.9

Ind: *Therapeutische Gabe*
Blutung oder manifeste Blutungszeichen (z.B. Petechien, Schleimhaut- oder Nasenbluten) bei nachgewiesener Thrombopenie oder Thrombozytendysfunktion

Prophylaktische Gabe
Die prophylaktische Gabe von Thrombozyten sowie ein eventueller Schwellenwert werden kontrovers diskutiert. Anhaltspunkte:
- Faustregel: Bei Thrombozytenwerten < 10000/µl bestehen ein erhöhtes Blutungsrisiko und Transfusionsindikation.
- bei Begleiterkrankungen (insbesondere Fieber, Sepsis, Splenomegalie) besteht bereits bei höheren Thrombozytenwerten Blutungsgefahr.
- wegen Thrombozytendysfunktion bzw. leukämischen Gefäßwandinfiltration kann bei Patienten mit akuten Leukämien bereits bei höheren Thrombozytenzahlen (> 30000/µl) eine Blutungsgefahr bestehen.
- bei Patienten mit längerer Zeit bestehender Thrombozytopenie ohne Begleitsymptome (Fieber, Splenomegalie etc.) wird von einzelnen Zentren der Schwellenwert zur prophylaktischen Gabe niedriger angesetzt (5000–10000 Thrombozyten/µl). Diese Entscheidung muss für jeden Patienten individuell unter Abwägung aller klinischen Aspekte sowie des potenziell erhöhten Blutungsrisikos gefällt werden.
- bei invasiven Eingriffen (Katheteranlage, Punktionen etc.) muss die Thrombozytenzahl höher (40000–60000/µl) gehalten werden.

KI: *Relative Kontraindikationen der Thrombozytengabe (Einzelfall-Abwägung)*
- Allergie gegen humane Plasmaproteine
- posttransfusionelle Purpura (PTP)
- idiopathische thrombozytopenische Purpura (ITP ☞ Kap. 6.3.1)
- heparininduzierte Thrombozytopenie (HIT ☞ Kap. 6.3.2)
- thrombotisch-thrombozytopenische Purpura (TTP ☞ Kap. 6.3.3)

CAVE: *Patienten vor allogener hämatopoetischer Stammzelltransplantation sollten zur Vermeidung einer Alloimmunisierung sehr zurückhaltend transfundiert werden.*

Ko: ☞ Kap. 9.8 (Transfusionsreaktionen)

Th: **Praktische Durchführung der Thrombozytengabe**

1. *Patientenaufklärung,* Einwilligung (Unterschrift)

2. *Überprüfung der Konserve und des Begleitscheins*
   - Vergleich der Daten von Konserve und Transfusionsdokument (serologische Verträglichkeit entfällt), Verfallsdatum
   - äußere Beschädigung, „Swirling" (Wirbelphänomen)
   - Bedside-Test beim Empfänger für TK nicht vorgeschrieben

3. *Transfusion* über Besteck mit Standardfilter (DIN 58360, Porengröße 170–230 µm)
   - Einleitung unter ärztlicher Überwachung
   - nach Transfusion Beutel 24 Stunden gekühlt aufbewahren

4. *Chargendokumentation*

5. *Transfusionserfolg*
   - Monitoring des Thrombozytenwertes nach Transfusion (1 h, 24 h)
   - Faustregel: bei Gabe eines Thrombozytenkonzentrats ist mit einem Anstieg des Thrombozytenwertes um 25000/µl zu rechnen

Thrombozytenrefraktäre Patienten

Definition
Ausbleibender Anstieg des Thrombozytenwertes bei mindestens zwei Thrombozytentransfusionen

Mögliche Ursachen
- nicht-immunologisch: Blutung, Fieber, Sepsis, DIC, Splenomegalie, Antibiotika
- *HLA-Antikörper:* Auftreten bei Polytransfundierten und bei Frauen mit früherer Schwangerschaft. Primärimmunisierung abhängig von der Leukozytenkontamination der Konserve → eine suffiziente Leukozytendepletion (< 1×10^6/Konserve) verhindert die Immunisierung. Bei Vorimmunisierung ist dagegen allein die Anwesenheit inkompatibler Thrombozyten zur Boosterung ausreichend.
- *thrombozytenspezifische Antikörper:* Vorliegen von Antikörpern gegen thrombozytenspezifische Antigene (Glykoproteine) als Einzelbefund selten, in der Regel vergesellschaftet mit HLA-Antikörpern.
- *Sonstige:* AB0-Isoagglutinine, medikamenteninduzierte Antikörper

Maßnahmen bei refraktären Patienten
- Ausschluss nicht-immunologischer Ursachen
- HLA-Antikörper-Screening → falls positiv: Gabe HLA-kompatibler TK
- ggf. Durchführung eines Thrombozyten-Crossmatch (Speziallabor)
- ggf. Screening auf thrombozytenspezifische Antikörper

Lit:
1. Brooks JP. Quality improvement opportunities in blood banking and transfusion medicine. Clin Lab Med 2008;28:321–337.
2. Gajewski JL, Johnson VV, Sandler SG et al. A review of transfusion practice before, during and after hematopoietic progenitor cell transplantation. Blood 2008;112:3036–3047.
3. Slichter SJ, Kaufman RM, Assmann SF et al. Dose of prophylactic platelet transfusions and prevention of hemorrhage. N Engl J Med 2010;362:600–613.
4. Vorstand der Bundesärztekammer auf Empfehlung ihres Wissenschaftlichen Beirats. Querschnitts-Leitlinien zur Therapie mit Blutkomponenten und Plasmaderivaten: Deutscher Ärzteverlag 4. Auflage 2008.
5. Wissenschaftlicher Beirat der Bundesärztekammer und Paul-Ehrlich-Institut. Richtlinien zur Gewinnung von Blut und Blut bestandteilen und zur Anwendung von Blutprodukten (Hämotherapie). Gesamtnovelle 2005 mit Richtlininenanpassung 2010. Deutscher Ärzteverlag, 2010.

Web:
1. www.bmg.bund.de — Bundesministerium für Gesundheit, Transfusionsgesetz
2. www.bundesaerztekammer.de — Richtlinien BÄK
3. www.pei.de — PEI, Blutprodukte, Hämovigilanz
4. www.dgti.de — Dt Gesellschaft Transfusionsmedizin
5. www.who.int — WHO, blood transfusion safety

4.10 Transfusionstherapie: zellfreie Blutprodukte

R. Wäsch, H. Bertz

Def: Gezielte Substitution von Blutgruppen je nach Bedarf des Patienten
- *zellulär:* Erythrozytenkonzentrate (EK), Thrombozytenkonzentrate (TK) (☞ Kap. 4.9)
- *zellfrei:* Gefrier-Frischplasma (GFP, entspricht „fresh frozen plasma" FFP), Gerinnungsfaktoren, Immunglobuline, Humanalbumin

> Alle humanen Blutprodukte sind:
> - Arzneimittel und unterliegen bei Herstellung, Vertrieb und Anwendung dem Arzneimittelrecht und dem Transfusionsgesetz
> - verschreibungspflichtig
> - chargendokumentationspflichtig (einschließlich Albumin und rekombinant hergestellter Gerinnungsfaktoren)

Gefrierfrischplasma, GFP („fresh frozen plasma", FFP)

Def: Quarantänegelagertes oder virusinaktiviertes Gefrierfrischplasma aus Vollblutspende oder Apherese, mit Stabilisator Zitrat

Meth: *Herstellung und Lagerung*
Frischplasma aus Einzelspender-Vollblut wird nach Spende bei –30 °C tiefgefroren. Haltbarkeit 1–2 Jahre, Freigabe nach mindestens viermonatiger Quarantänelagerung und erneuter Testung des Spenders auf anti-HIV1/2, anti-HCV, HCV-Genom und HBs-Antigen. GFP enthält 0,6–1,4 E/ml Aktivität an Gerinnungsfaktoren und Inhibitoren.
Sonderform: virusinaktiviertes Poolplasma (z.B. Solvent-Detergent-Verfahren)

Ind: *Sichere Indikation*
thrombotisch-thrombozytopenische Purpura (TTP ☞ Kap. 6.3.3) mit Plasmapherese

Empirische Indikationen (nicht durch Studien belegt)
- komplexe Störungen des Hämostasesystems (z.B. bei Leberschädigung)
- Verlust- oder Verdünnungskoagulopathien bei massiven Blutverlusten
- Faktor V- und Faktor XI-Mangel
- Austauschtransfusionen

CAVE: Volumenersatz, Eiweißersatz oder parenterale Ernährung stellen keine Indikation zur Gabe von Gefrierfrischplasma dar.

KI: *Absolute Kontraindikation*
Patienten mit Plasmaunverträglichkeit, insbesondere bei IgA-Mangel-Syndrom

Relative Kontraindikationen
- Verbrauchskoagulopathie ohne Behandlung der Grunderkrankung
- Volumenüberladung

Ko: ☞ Kap. 9.8 (Transfusionsreaktionen)

4.10 Transfusionstherapie: zellfreie Blutprodukte — Supportive Therapie

Th: *Praktische Durchführung der Gefrierfrischplasmagabe*

1. *Voraussetzung der Transfusion*: Klare Indikationsstellung

2. *Patientenaufklärung* zur Transfusion, Einwilligung (Unterschrift)

3. *Auftauen und Überprüfung der Konserve*
   - Rasches Auftauen bei maximal 37 °C
   - Prüfung der Konserve auf äußere Beschädigung
   - Plasma sollte klar und ohne Niederschläge sein

4. *Transfusion* unmittelbar nach Auftauen
   - Einleitung unter ärztlicher Überwachung
   - Über Transfusionsgerät mit Standardfilter (DIN 58360) rasch infundieren
   - Nach Transfusion Beutel für 24 h gekühlt aufbewahren

5. *Transfusionserfolg*
   - Faustregel: 1 ml GFP/kg Körpergewicht erhöht den Spiegel an Gerinnungsfaktoren um etwa 1–2 % → Gabe von 12–15 ml GFP pro kg Körpergewicht
   - Zur Erzielung eines klinischen Effekts sind beim Erwachsenen mindestens 3–4 Einheiten GFP initial erforderlich (15–20 ml GFP/kg KG).
   - Bei Substitution der Faktoren V oder XI; Ziel: Plasmaspiegel von 15–20 % der Norm, biologische Halbwertszeiten der Faktoren beachten.
   - Bei TTP rascher Behandlungsbeginn mit GFP, pro Tag 50 ml/kg Körpergewicht (bevorzugt Poolplasma oder Kryopräzipitatüberstand), GFP über therapeutischen Plasmaaustausch anwenden.

6. *Chargendokumentation*

PPSB

Def: Gerinnungsfaktoren des Prothrombinkomplexes (Faktoren II, VII, IX und X), Protein C und Protein S, z.T. auch Heparin und ATIII

Meth: *Herstellung:* Ionenaustausch-Chromatografie aus kryopräzipitatarmen Plasmapools. PPSB ist hinsichtlich seines Faktor IX-Gehaltes standardisiert.

Ind: Mangel der genannten Gerinnungsfaktoren (Leberversagen, Cumarin-Antagonisierung etc.).
CAVE: Einsatz von PPSB erst nach Unwirksamkeit anderer therapeutischer Maßnahmen (z.B. Vitamin K-Gabe, GFP-Gabe)

KI: *Absolute Kontraindikationen*
- disseminierte intravasale Gerinnung (DIC ☞ Kap. 6.5.5), außer bei Mangel an den PPSB-Gerinnungsfaktoren (Faktoren II, VII, IX, X, Protein C, Protein S)
- heparininduzierte Thrombopenie (HIT ☞ Kap. 6.3.2)

Th: *Dosierung*
- Faustregel: Initialdosis (E) = Körpergewicht (kg) × beabsichtigter Faktorenanstieg (%)
- Erhaltungsdosis geringer (z.B. Halbierung der Initialdosis), je nach Halbwertszeit der Faktoren und gewünschter Mindestaktivität

Ko: ☞ Kap. 9.8 (Transfusionsreaktionen)

Supportive Therapie — Transfusionstherapie: zellfreie Blutprodukte 4.10

> ***CAVE:*** PPSB kann herstellungsbedingt geringe Restmengen aktivierter Gerinnungsfaktoren enthalten, die thrombogenes Potenzial entfalten können. Anwendung daher nur durch hämostaseologisch erfahrene Ärzte.

Immunglobuline

Def: Angereicherte Immunglobulinpräparate zur intramuskulären oder intravenösen Injektion
CAVE: Herstellerangabe zur Applikationsart (i.m./i.v.) streng einhalten.

Meth: *Herstellung*
- Immunglobulinpräparate zur i.m.-Gabe enthalten > 90 % Immunglobulinanteil bei einer Proteinkonzentration von 100–180 g/l.
- Immunglobulinpräparate zur i.v.-Gabe enthalten die Immunglobulinklassen IgG (85 %), IgA (10 %), IgM (5 %).
- Herstellung aus Pools von mindestens 1 000 Einzelspendern, dadurch ausgewogene Verteilung von Antikörpern.

Präparate
- Immunglobulinpräparate mit kompletten Antikörpern
- pepsinbehandelte Präparate mit Verlust des Fc-Teils → Verlust der Fc-vermittelten Funktionen (z.B. Fc-Rezeptor-Interaktion und Opsonisierung)
- Präparate zur intramuskulären (imIg) oder intravenösen (ivIg) Anwendung
- spezifische Hyperimmunglobuline von selektierten Spendern → enthalten durch hohe Ausgangstiter etwa 10fach höhere Konzentrationen des spezifischen Immunglobulins als normale Präparate (z.B. Anti-D-Prophylaxe).

Ind: *Gesicherte Indikationen für die Gabe von Immunglobulinen*
- primäre Immundefektkrankheiten (Bruton'sche Agammaglobulinämie, schwere kombinierte Immundefekte (SCID), variables Immundefektsyndrom (CVID) u.a.)
- klinisch relevante Antikörpermangelsyndrome bei malignen Lymphomen, CLL und Multiplem Myelom
- HIV bei Säugling und Kleinkind
- ausgewählte Autoimmunkrankheiten (ITP, Guillain-Barré-Syndrom, Kawasaki-Syndrom)
- nach allogener Stammzelltransplantation

Darüber hinaus existiert eine Reihe umstrittener Indikationen für die Anwendung von Immunglobulinen, unter anderem bei Sepsis im Kindes- und Erwachsenenalter, Multipler Sklerose, Frühgeborenen vor der 32. Schwangerschaftswoche, Lupus erythematodes, autoimmunhämolytischer Anämie etc.

KI: *Absolute Kontraindikation*
IgA-Mangel-Syndrom mit nachgewiesenem Anti-IgA

Relative Kontraindikation
- passagere Hypogammaglobulinämie im Kindesalter
- gleichzeitige Gabe von Immunglobulinen und attenuierten Lebendvakzinen (Gefahr der verminderten aktiven Antikörperbildung)

Th: *Dosierung:* unterschiedliche Dosen je nach Indikation

Ko: ☞ Kap. 9.8 (Transfusionsreaktionen)

Humanalbumin

Def: Humanes Serumalbumin

Meth: *Herstellung*
Aus humanem Poolplasma durch alkoholische Fällung nach Cohn. Darreichungsformen: 5 % und 20 % Lösung

Phys: *Wirkungen*
- Volumenwirkung: Effekt über mehrere Stunden
- kolloidosmotische Wirkung
- Transporteffekt

Ind: Massiver Blutverlust, Ersatz bei ausgeprägter Hypalbuminämie, therapeutischer Plasmaaustausch. Einsatz von Humanalbumin zum Volumenersatz, nur wenn eiweißfreie Volumenersatzmittel (z.B. Kristalloide) nicht ausreichen.

KI: Hypervolämie

Ko: ☞ Kap. 9.8 Transfusionsreaktionen

Lit:
1. Key NS, Negrier C. Coagulation factor concentrates: past, present, and future. Lancet 2007;370:439–448.
2. Orange JS et al. Use of intravenous immunoglobulin in human disease: a review of evidence by members of the Primary Immunodeficiency Committee of the American Academy of Allergy, Asthma and Immunology. J Allergy Clin Immunol 2006;117:S525-S553
3. Patanwala AE, Acquisto NM, Erstad BL. Prothrombin complex concentrate for critical-bleeding. Ann Pharmacother 2011;45:990–999.
4. Vorstand der Bundesärztekammer auf Empfehlung ihres Wissenschaftlichen Beirats. Querschnitts-Leitlinien zur Therapie mit Blutkomponenten und Plasmaderivaten: Deutscher Ärzteverlag, 4. Auflage 2008.
5. Wissenschaftlicher Beirat der Bundesärztekammer und Paul-Ehrlich-Institut. Richtlinien zur Gewinnung von Blut und Blutbestandteilen und zur Anwendung von Blutprodukten (Hämotherapie). Gesamtnovelle 2005 mit Richtlinienanpassung 2010. Deutscher Ärzteverlag, 2010.

Web:
1. www.dgti.de — Deutsche Gesellschaft für Transfusionsmedizin
2. www.bmg.bund.de — BM Gesundheit, Transfusionsgesetz
3. www.pei.de — Paul-Ehrlich-Institut, Blutprodukte, Hämovigilanz
4. www.bundesaerztekammer.de — Bundesärztekammer

4.11 Fertilitätsprotektion

S. Friebel, A. Hanjalic-Beck

Def: Verbesserte onkologische Therapieregime führen zu steigenden Überlebensraten, so dass das Thema Fertilitätsprotektion zunehmend an Bedeutung gewinnt. Der überwiegende Anteil der Patientinnen und Patienten im reproduktionsfähigen Alter, die eine Krebserkrankung überstanden haben, wünscht sich, Eltern zu werden.

Ep: Die Inzidenz maligner Erkrankungen im Reproduktionsalter (< 40 Jahre) beträgt ca. 370/100 000 bei Frauen und 290/100 000 bei Männern.

Klass:
- Spermienkonservierung (☞ Kap 4.11.1)
- Protektion weiblicher Keimzellen (☞ Kap 4.11.2)
- Eine Zusammenstellung der verschiedenen Techniken findet sich in unten angeführter Grafik. Zu beachten ist, dass die Techniken auch miteinander kombiniert werden können.

Pg: Auswirkung der Strahlen- und Chemotherapie auf Gonaden ist abhängig von Gesamtdosis und Alter der Patienten sowie bei Patientinnen von der vorhandenen Eizellreserve zum Zeitpunkt der Erkrankung; bei Chemotherapie zudem Abhängigkeit von der Substanzklasse.

PPhys: Fortschritte in der Reproduktionsmedizin haben dazu geführt, dass gut evaluierte fertilitätsprotektive Techniken zur Verfügung stehen. Frauen und Mädchen können besonders von dieser Entwicklung profitieren, stand bis vor kurzer Zeit doch nur den Männern durch Kryokonservierung von Spermien eine wirklich validierte Möglichkeit der Fertilitätsprotektion zur Verfügung.

Th: Die Auswahl der entsprechenden Methode hängt von der Grunderkrankung, dem verfügbarem Zeitfenster und dem Alter der Patienten ab.
Beratung über Fertilitätsprotektion und ggf. Einleitung fertilitätserhaltender Massnahmen vor onkologischer Therapie gehören zum Standard bei allen Patientinnen und Patienten im reproduktionsfähigen Alter, aber auch bei Kindern und Jugendlichen. Es bedarf einer interdisziplinären Zusammenarbeit der behandelnden Onkologen mit einem reproduktionsmedizinischem Zentrum. Eine nach Diagnosestellung möglichst frühzeitige Aufklärung der Patienten über Fertilitätseinschränkung/ -verlust durch die geplante zytotoxische Therapie und Vorstellung zur Beratung ermöglicht ein optimales Zeitmanagement.

4.11 Fertilitätsprotektion — Supportive Therapie

Fertilitätsprotektion bei Frauen mit onkologischen Erkrankungen

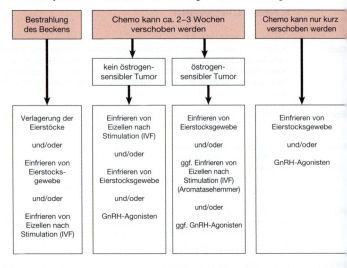

Web: 1 www.fertiprotekt.de Netzwerk *Ferti*PROTEKT

4.11.1 Kryokonservierung der Spermien

A. Hanjalic-Beck, S. Friebel

Def: Konservierung menschlicher Spermien in Flüssigstickstoff zur Infertilitätsprophylaxe bei absehbarer Beeinträchtigung der männlichen Fertilität. Bei erfolgreicher Kryokonservierung kann zu einem späteren Zeitpunkt durch Anwendung assistierter reproduktionsmedizinischer Verfahren eine Schwangerschaft herbeigeführt werden.

Ind: *Spermakonservierung indiziert bei*
- Beeinträchtigung der Fertilität durch Chemo- und/oder Strahlentherapie
- Zeugungsreserve vor geplanter Vasektomie
- Konservierung von Donorsperma zur heterologen Insemination

Path: *Fertilitätsstatus onkologischer Patienten*
40–70 % der Patienten mit malignen Erkrankungen zeigen schon vor Chemotherapie oder Radiatio eingeschränkte Ejakulatparameter, die Pathogenese dieser Fertilitätsminderung ist unklar. Weitere Beeinträchtigung durch Chemo-/Strahlentherapie abhängig von:
- Erkrankungsstadium und Fertilitätsstatus vor Therapiebeginn
- Dosierung und Kombination der Chemotherapeutika
- Art der Bestrahlung (Strahlenfelder/Fraktionierung/Einzel- bzw. Gesamtdosis)
- individueller Vulnerabilität des Hodenparenchyms

Meth: **Richtlinien zur Spermakonservierung**

- Das Ausmaß der zu erwartenden Fertilitätsminderung lässt sich für den jeweiligen Patienten vor Beginn der Therapie nicht exakt ermitteln. Daher sollten *alle männlichen Patienten im reproduktionsfähigen Alter* vor Einleitung therapeutischer Verfahren über die mögliche Kryokonservierung des Ejakulates aufgeklärt werden. Gerade bei jungen Patienten wird dieser Aspekt der ärztlichen Aufklärung immer wieder vernachlässigt.
- Ausführliche Aufklärung über: Vorgang der Kryokonservierung, Kosten, Möglichkeiten der Nutzung der kryokonservierten Samenprobe, medizinische/ethische/juristische Aspekte der Behandlung.
- Vor der Kryokonservierung der Spermien ist nach EU-Richtlinien folgende Serologie erforderlich: HIV-AKI/II, HBsAG und HCV-AK.
- Die Kosten für die Kryokonservierung werden in der Regel von den Kostenträgern nicht übernommen. Sie betragen etwa 300–400 Euro, zzgl. Lagerungskosten etwa 300–350 Euro/Jahr.

Verfahren der Kryokonservierung
- Gewinnung einer Samenprobe nach Karenzzeit von 2–7 d durch Masturbation
- Ejakulatanalyse gemäß WHO-Richtlinien (1992) zur Qualitätsbeurteilung
- Mischung der Probe mit kryoprotektivem Medium
- Gefriervorgang, Lagerung in Flüssigstickstoff bei –196 °C
- unter optimalen Aufbewahrungsbedingungen kann die Samenprobe unbegrenzt lange ohne Qualitätsverlust gelagert werden.

Verwendung der kryokonservierten Proben
- Auftauen der Probe, Erwärmung auf 37 °C, ggf. Aufreinigung

4.11.1 Kryokonservierung der Spermien — Supportive Therapie

- Verwendung von kryokonservierten Samenproben zur Herbeiführung einer Schwangerschaft nur im Rahmen assistierter reproduktionsmedizinischer Techniken möglich.
- Behandlung sollte in spezialisierten Zentren erfolgen, die über Erfahrung im Umgang mit Kryosperma verfügen.

Weitere Informationen sind über das Netzwerk *Ferti*PROTEKT (☞ Webadressen) erhältlich.

Assistierte reproduktionsmedizinische Verfahren

Um für das betroffene Paar das Verfahren mit der höchsten Wahrscheinlichkeit für den Eintritt einer Schwangerschaft auszuwählen, müssen zuvor auch die weiblichen reproduktiven Funktionen exakt abgeklärt werden. In der Praxis werden kryokonservierte Samenproben vor allem mit Techniken der IUI, IVF und ICSI eingesetzt.

Auswahl gebräuchlicher assistierter reproduktionsmedizinischer Techniken

Spermienextraktion
- Mikroepididymale Spermienextraktion (MESE)
- Testikuläre Spermienextraktion (TESE)

Fertilisation und Insemination
- Intrauterine Insemination (IUI)
- Intratubarer Gametentransfer (GIFT)[1]/Intratubarer Zygotentransfer (ZIFT)[1]
- Artifizielle Insemination mit Spendersamen (AID)
- Intrazytoplasmatische Spermieninjektion (ICSI)
- In-vitro-Fertilisation (IVF)

[1] selten angewandte Techniken, Bedeutung rückläufig

Intrauterine Insemination (IUI)
- ovarielle Stimulation und Ovulationsinduktion
- Einbringen einer Fraktion selektierter Spermien transzervikal in das Uteruskavum zum Zeitpunkt der Ovulation
- *Vorteile:* wenig invasives Verfahren, mehrere Behandlungsversuche möglich
- *Nachteile:* niedrige Schwangerschaftsraten (5–10 % pro Behandlungszyklus)

In-vitro-Fertilisation (IVF) und Intrazytoplasmatische Spermieninjektion (ICSI)
- ovarielle Stimulation und Ovulationsinduktion
- transvaginale, ultraschallgesteuerte Follikelpunktion, Gewinnung von Eizellen
- In-vitro-Inkubation der Eizellen mit aufbereiteten Spermien (IVF) bzw. mikroskopische Injektion eines einzelnen Spermiums in das Zytoplasma der Eizelle (ICSI). Die Wahl der Methode richtet sich nach der Spermienqualität. Durch Kryokonservierung meistens Motilitätsverlust der Spermien, deshalb ICSI bevorzugt.
- transzervikale Einbringung von 1–3 Embryonen in das Uteruskavum
- *Vorteile:* Schwangerschaftsraten mit kryokonservierten Samenproben 20–30 %, in Abhängigkeit von der Anzahl der kryokonservierten Proben sind mehrere Behandlungsversuche möglich.
- *Nachteile:* potenzielle Risiken der Stimulationstherapie (Überstimulationssyndrom, Operationsrisiken bei Follikelpunktion), hohe Kosten (etwa 4 000–5 000 Euro, anteilige Kostenübernahme der Versicherungsträger möglich)

Erhöhtes Missbildungsrisiko durch Kryokonservierung?
- keine Hinweise auf erhöhte Missbildungsrate bei Kindern malignomerkrankter Patienten gegenüber einem Vergleichskollektiv
- Anwendung der Inseminationstherapie (IUI) hat sowohl bei frischen als auch kryokonservierten Samenproben keinen signifikanten Einfluss auf die Fehlbildungsrate der gezeugten Kinder. Die bisher vorliegenden Daten zur In-vitro-Fertilisationstechnik (IVF) oder intrazytoplasmatischen Spermieninjektion (ICSI) lassen allgemein ein leicht erhöhtes Fehlbildungsrisiko erkennen. Es ist unklar, ob die Techniken an sich oder elterliche Risikofaktoren dafür verantwortlich sind. Eine abschließende Beurteilung über das Fehlbildungsrisiko beim Einsatz kryokonservierter Spermien onkologischer Patienten ist allerdings aufgrund der geringen Zahl bisher geborener Kinder noch nicht möglich.

Perspektiven
Verschiedene Methoden der Fertilitätsprotektion männlicher Keimzellen werden präklinisch bzw. klinisch geprüft:
- *Gewinnung testikulärer Stammzellen vor onkologischer Therapie:* Diese können nach Therapieabschluss wieder in den Hoden injiziert werden, besiedeln die Tubuli und stellen die Spermatogenese wieder her; bislang nur tierexperimentelle Befunde
- *Xenotransplantation:* Entnahme gonadalen Gewebes vor Durchführung gonadentoxischer Therapiemaßnahmen → Xenotransplantation (z.B. Nacktmaus) des kryokonservierten Gewebes nach Therapieabschluss und Gewinnung der gereiften Spermien für ICSI; bislang nur tierexperimentelle Befunde

Lit:
1. Bundesärztekammer. (Muster-)Richtlinie zur Durchführung der assistierten Reproduktion. Deutsches Ärzteblatt 2006;103:A1392-A1403.
2. Jeruss JS, Woodruff TK. Preservation of fertility in patients with cancer. N Engl J Med 2009;360:902–911.
3. Lee SJ, Schover LR, Partridge AH et al. ASCO recommendations on fertility preservation in cancer patients. J Clin Oncol 2006;24:2917–2931.
4. Levine J, Canada A, Stern CJ. Fertility Preservation in Adolescents an Young Adults With Cancer J Clin Oncol 2010;28:4831–4841.
5. Trottmann M, Becker AJ, Stadler T et al. Semen quality in men with malignant diseases before and after therapy and the role of cryopreservation. Eur Urol 2007;52:355–367.
6. Woodruff TK. The Oncofertility Consortium-adressing fertility in young people with cancer. Nat Rev Clin Oncol 2010;7:466–475.

Web:
1. www.bundesaerztekammer.de — Bundesärztekammer, Richtlinien
2. www.bundesrecht.juris.de/bundesrecht/eschg/gesamt.pdf — Embryonenschutzgesetz
3. www.nci.nih.gov/cancertopics/pdq/supportivecare — NCI PDQ®
4. www.fertiprotekt.de — Netzwerk *Ferti*PROTEKT

4.11.2 Methoden der Protektion weiblicher Keimzellen

S. Friebel, A. Hanjalic-Beck

Verfügbare Methoden sind:
- Kryokonservierung unbefruchteter oder befruchteter Oozyten
- Kryokonservierung ovariellen Gewebes
- medikamentöser Schutz der Keimzellen durch GnRH-Analoga
- Transposition der Ovarien vor Strahlentherapie

Seit 2006 informiert das Netzwerk *Ferti*PROTEKT Patientinnen und Ärzte über die Möglichkeiten und Neuentwicklungen beim Fertilitätserhalt nach onkologischer Diagnose. Ziele sind einheitliche Beratung und Therapie, Optimierung und Bewertung der neuen Methoden zur Fertilitätsprophylaxe sowie Erfassung der Daten zur Chemotoxizität.

Kryokonservierung unbefruchteter oder befruchteter Oozyten

Def: Konservierung unbefruchteter oder extrakorporal befruchteter Oozyten im Vorkernstadium („2-PN-Stadium"), d.h. vor endgültiger Verschmelzung der genetischen Informationen aus Eizelle und Spermium. Nach erfolgreicher Kryokonservierung kann die Fertilisation zu einem späteren Zeitpunkt durchgeführt oder vollendet und der Embryo in den Uterus transferiert werden.

Ind:
- Fertilitätsprotektion bei malignomerkrankten Patientinnen im reproduktionsfähigen Alter mit nicht abgeschlossener Familienplanung, vor Einleitung einer Chemo-/Strahlentherapie
- Konservierung überzähliger, zur In-vitro-Fertilisation (IVF) gewonnener Oozyten bei infertilen Paaren mit unerfülltem Kinderwunsch.

Juristische Grundlagen der Oozytenkonservierung

Das Embryonenschutzgesetz (ESG, 1991) gibt konkrete Handlungsanweisungen zu den Verfahren der künstlichen Befruchtung, die damit auch für die Kryokonservierung befruchteter Eizellen Gültigkeit haben:

- Die Kryokonservierung von Eizellen (unbefruchtet oder im Vorkernstadium) ist zulässig, wenn dies mit dem Ziel geschieht, diese Eizellen zu einem späteren Zeitpunkt aufzutauen und in den Uterus der Patientin, von der diese Eizellen stammen, zu transferieren.
- Pro Behandlungszyklus dürfen nicht mehr als drei Embryonen in die Gebärmutter eingesetzt werden.
- Eine Aufbewahrung von eingefrorenen Eizellen über den Tod eines Partners hinaus ist nicht zugelassen.

Juristische Grundlagen der künstlichen Befruchtung

Richtlinien zur künstlichen Befruchtung sind im ESG, in der Berufsordnung der Landesärztekammern und im Sozialgesetzbuch V festgeschrieben:
- Ausführliche Aufklärung über gesetzliche Bestimmungen, Kosten sowie medizinische, ethische und rechtliche Probleme der Behandlung
- Die Beratung zur künstlichen Befruchtung sollte in einem reproduktionsmedizinischen Zentrum erfolgen und entsprechend dokumentiert werden.
- Die Patientin sowie bei befruchteten Oozyten ihr Partner müssen ihr Einverständnis zur künstlichen Befruchtung mit Kryokonservierung der Eizellen schriftlich dokumentieren.
- Bei langfristiger Lagerung der kryokonservierten Oozyten muss zwischen der Patientin/dem Paar und der Institution, die die Lagerung der Oozyten vornimmt, ein Verwahrungsvertrag geschlossen werden, der die Verantwortlichkeit für die Eizellen und die Verfügungsgewalt über die Eizellen regelt.

PPhys: *Grundlagen der Kryokonservierung von Oozyten*

Nach Chemo-/Strahlentherapie maligner Erkrankungen bei Frauen (z.B. Therapie bei Mammakarzinom, M. Hodgkin, NHL mit kurativer Intention) ist eine vorzeitige Reduktion der Ovarialfunktion mit prämaturer Menopause und Verlust der Reproduktionsfunktion möglich. Das Ausmaß der zu erwartenden Fertilitätsbeeinträchtigung ist im Einzelfall nicht sicher abzuschätzen und abhängig von:
- Stadium der Erkrankung
- Dosierung und Kombination der Chemotherapeutika
- Art und Dosierung der Bestrahlung
- individueller Vulnerabilität des ovariellen Gewebes

Die Reduktion der ovariellen Reserve lässt sich durch Bestimmung des Anti-Müller-Hormons (AMH) im Blut der Patientin vor und nach Ende der onkologischen Therapie abschätzen.

Meth: *Technik der Oozytenkonservierung*

Ovarielle Stimulationstherapie
Zur Gewinnung einer ausreichenden Anzahl reifer Eizellen ist eine ovarielle Stimulationstherapie notwendig → Gonadotropingabe (FSH, LH) für etwa 10–20 Tage, mit gleichzeitiger Suppression der Hypophysenfunktion durch Gonadotropin Releasing Hormon (GnRH) Analoga oder GnRH-Antagonisten.

Risiken:
ovarielles Überstimulationssyndrom (0,3 % der Fälle, meist jüngere Patientinnen): Ovarialzysten, Aszites, Leukozytose, Thromboserisiko, Elektrolytstörungen

Gewinnung von Oozyten, Kryokonservierung unbefruchteter Oozyten
- Ovulationsinduktion durch Gabe von hCG (humanes Choriongonadotropin) oder GnRH-Agonist
- ultraschallgesteuerte transvaginale Follikelpunktion mit Aspiration der Eizellen; *Risiken:* Intraabdominelle Verletzungen, Nachblutungen durch Punktion
- Kryokonservierung unbefruchteter Oozyten durch Vitrifikation und Lagerung in flüssigem Stickstoff bei −196 °C

Kryokonservierung befruchteter Oozyten im Vorkernstadium
- In-vitro-Fertilisation (IVF) der Oozyten mit Spermien des Partners der Patientin unter Hinzunahme der Technik der intrazytoplasmatischen Spermieninjektion (ICSI)
- Bestätigung der Fertilisation der Eizelle durch mikroskopischen Nachweis von 2 oder mehr Vorkernen etwa 18 h nach IVF/ICSI
- nach Zugabe eines kryoprotektiven Mediums Einfrieren bis auf –196 °C, Lagerung in flüssigem Stickstoff

Durchführung assistierter reproduktionsmedizinischer Techniken nach abgeschlossener onkologischer Therapie
- Zyklusmonitoring zur Ermittlung des optimalen Transferzeitpunktes, ggf. niedrigdosierte Stimulationstherapie
- Auftauen der Oozyten, bei unbefruchteten Oozyten Durchführung der Fertilisation mit Spermien des Partners durch IVF/ICSI, Inkubation der Embryonen bis zum Transfer
- transzervikaler, intrauteriner Transfer von maximal 3 Embryonen
- Lutealphasensupport mit Progesteron und β-HCG

Besonderheiten: durch Stimulationstherapie kurzfristige supraphysiologische Erhöhung des $Estradiol_{Serum}$ → Tumorzellwachstum bei rezeptorpositivem Mammakarzinom nicht auszuschließen. Stimulation mit FSH und Aromataseinhibitoren (z.B. Letrozol 5 mg tgl.) stellt eine Alternative dar.

Ergebnisse der Kryokonservierung unbefruchteter und befruchteter Oozyten

Schwangerschaftsraten für die Kryokonservierung überzähliger Eizellen nach IVF oder ICSI (Deutsches IVF-Register DIR)
- Die Fertilisationsrate pro Eizelle beträgt nach *Ferti*PROTEKT-Daten 61,3 %.
- Nach Einfrieren und Auftauen sind 70–80 % der befruchteten Eizellen morphologisch intakt.
- Nach Kryokonservierung unbefruchteter Oozyten hat jede Eizelle ein Implantationspotenzial von 6–8 %.
- Schwangerschaftsrate nach Kryokonservierung befruchteter Oozyten laut DIR 20–30 %.

Einflussfaktoren auf die Schwangerschaftsrate nach Transfer kryokonservierter Eizellen
- Alter der Patientin zum Zeitpunkt der Oozytengewinnung
- Anzahl und Qualität der transferierten Oozyten
- Rezeptivität des Endometriums

Schwangerschaftsverlauf bei Transfer von kryokonservierten Vorkernstadien
- Bei Schwangerschaften, die aus kryokonservierten bzw. frisch transferierten Embryonen nach IVF oder ICSI entstanden sind, zeigt sich kein signifikanter Unterschied in der perinatalen Mortalität beider Gruppen.
- Die Fehlbildungsrate bei Kindern aus Schwangerschaften, die nach IVF/ICSI entstanden sind, ist im Vergleich zur Fehlbildungsrate aus „normalen" Schwangerschaften minimal erhöht.

Kryokonservierung ovariellen Gewebes mit späterer Autotransplantation

Def: Kryokonservierung ovariellen Gewebes nach laparoskopischer Entnahme. Nach abgeschlossener onkologischer Therapie und nachgewiesener ovarieller Insuffizienz erfolgt die Autotransplantation.

Ind: Fertilitätsprotektion bei Mädchen und Frauen bis zu einem Alter von 35–37 Jahren vor einer onkologischen Therapie, die mit hoher Wahrscheinlichkeit zu einer prämaturen ovariellen Insuffizienz führen wird. Ovarielle Metastasen müssen ausgeschlossen sein. Kontraindiziert bei onkologischen Erkrankungen mit hohem Risiko ovarieller Metastasierung (hämatologische Neoplasien, metastasiertes Mammakarzinom, Ovarialkarzinom etc.).
Die benötigte Zeitspanne zum Beginn der onkologischen Therapie beträgt etwa 3 Tage. Diese Methode kann mit einer ovariellen Stimulation zur Oozytengewinnung kombiniert werden.

Meth: *Technik der Kryokonservierung ovariellen Gewebes*
- Laparoskopische Entnahme von mindestens einem halben Ovar (abhängig von Toxizität der geplanten onkologischen Therapie). Eine histologische Probe ist erforderlich. Sofortige Lagerung des Gewebes in Transportmedium auf Eis und Transfer zur Gewebebank.
- Die Kryokonservierung erfolgt aktuell nach der slow freezing Technik.
- Die Retransplantation erfolgt orthotop (Ovarkapsel oder laterale Beckenwand). Eine Befruchtung kann spontan oder durch IVF/ICSI erfolgen.

Risiken
operative Risiken einer Laparoskopie; mögliche Retransplanatation von Metastasen

Ergebnisse
16 Geburten bislang weltweit (Stand April 2012), erste Geburt in Deutschland 2011. Konzeptionen erfolgten sowohl spontan als auch nach IVF/ICSI. Erfolgreiche Arbeitsgruppen berichten von Schwangerschaftsraten bis zu 30 %.

Medikamentöser Schutz der Keimzellen durch GnRH-Analoga

Def: Mittels Gabe von GnRH-Analoga medikamentös induzierter Hypogonadismus durch Downregulation des GnRH-Rezeptors. Der definitive Beweis für einen effektiven ovariellen Schutz steht derzeit noch aus, andere fertilitätsprotektive Maßnahmen sollten deshalb ebenfalls diskutiert werden.

Ind: Fertilitätsprotektion postmenarchaler Frauen bis zu einem Alter von 40 Jahren vor einer onkologischen Therapie, die mit hoher Wahrscheinlichkeit zu einer prämaturen ovariellen Insuffizienz führen wird.

Meth:
- Nach initialer Hypophysenstimulation mit FSH-/LH-Freisetzung (flare-up Effekt) kommt es nach Gabe von GnRH-Analoga in Depotform zu einer Down-Regulation des GnRH-Rezeptors und somit zu einer ovariellen Ruhephase. Zusätzliche andere Wirkungsmechanismen werden derzeit untersucht.
- Der flare-up Effekt besteht für etwa eine Woche, deshalb sollte die Gabe mindestens eine Woche vor Beginn der Chemotherapie erfolgen. Falls diese zeitliche Vorgabe nicht eingehalten werden kann, ist die zusätzliche Gabe eines GnRH-Antagonisten möglich, um den flare-up Effekt zu reduzieren.
- Die Wirkung der GnRH-Analoga sollte 1–2 Wochen über die Dauer der onkologischen Therapie hinausgehen.

Risiken
Als Nebenwirkung der GnRH-Analoga können klimakterische Symptome auftreten. Ab einem Behandlungszeitraum über 6 Monate nimmt die Knochendichte ab. Bei Symptomen oder Langzeittherapie sollte eine niedrig dosierte Östrogentherapie erwogen werden (add-back Therapie). Bei rezeptorpositivem Mammakarzinom gibt es – bei jedoch heterogener Datenlage – Überlegungen, dass die Effektivität

einer Chemotherapie durch Gabe von GnRH-Analoga abnimmt. Eine sorgfältige Risiko-/Nutzenabwägung ist deshalb zwingend.

Ergebnisse
Eine Übersicht von 9 Studien zeigte eine Rate an prämaturer Ovarialinsuffizienz nach Chemotherapie von 11 % mit und 55 % ohne begleitende Chemotherapie. Eine abschließende Beurteilung steht allerdings zum heutigen Zeitpunkt noch aus.

Transposition der Ovarien vor Strahlentherapie

Def: Laparoskopische Verlagerung der Ovarien aus dem Bestrahlungsfeld.

Ind: Radiatio des Beckens, die mit hoher Wahrscheinlichkeit zu einer prämaturen ovariellen Insuffizienz führen wird.

Meth:
- Das mobilisierte Ovar wird laparoskopisch nach kraniolateral verlagert, an der lateralen Beckenwand fixiert und mit einem Clip markiert.
- Da es durch diese Maßnahme auch zum Verlust der ovariellen Funktion kommen kann, ist eine zusätzliche Kryokonservierung ovariellen Gewebes empfehlenswert.
- Nach Abschluss der Bestrahlung erfolgt die laparokopische Rückverlagerung.

Risiken
Unspezifische postoperative Beschwerden bei Auftreten ovarieller Zysten oder peritonealer Adhäsionen

Ergebnisse
Publizierte Daten zeigen bei 85 % der Patientinnen reguläre ovulatorische Zyklen.

Th: ***Vorgehen bei Patientinnen im reproduktionsfähigen Alter mit Malignomen***

1. Frühzeitige Aufklärung über die Möglichkeit fertilitätserhaltender Maßnahmen
2. Aufklärung über mögliche Risiken für die Patientin (z.B. Verzögerung der onkologischen Therapie je nach Methode um wenige Tage bis etwa 2–3 Wochen)
3. Vorstellung der Patientin und ihres Partners im reproduktionsmedizinischen Zentrum zur weiteren Beratung
4. Hinweis auf *Ferti*PROTEKT (www.fertiprotekt.de)
5. Hinweis auf fehlende Kostenübernahme für diese Verfahren

Perspektiven
Ovarielle Stammzellen (OSC): Im Ovargewebe wurde eine geringe Konzentration an gonadalen Stammzellen gefunden. Ihre Isolierung vor onkologischer Therapie könnte eine neue Methode der Fertilitätsprotektion darstellen. Weitere Untersuchungen sind notwendig.

Lit:
1. Bundesärztekammer. (Muster-)Richtlinie zur Durchführung der assistierten Reproduktion. Deutsches Ärzteblatt 2006;103:A1392-A1403.
2. Bloemers MC, Portelance L, Legler C et al. Preservation of ovarian function by ovarian transposition prior to concurrent chemotherapy and pelvic radiation for cervical cancer. Eur J Gynaecol Oncol 2010;31:194–197.
3. Lawrenz B, Jauckus J, Kupka M et al. Fertility preservation in 1000 patients characteristics, spectrum, efficacy and risks of applied preservation techniques. Arch Gynecol Obstet 2011;283:651–656.

4. Maltaris T, Seufert R, Fischl F et al. The effect of cancer treatment on female fertility and strategies for preserving fertility. Eur J Obstet Gynecol Reprod Biol 2007;130:148–155.
5. Oktay K, Sönmezer M. Fertility preservation in gynecologic cancers. Curr Opin Oncol 2007;19:506–511.
6. Practice Committee of the American Society for Reproductive Medicine. Ovarian tissue and oocyte cryopreservation. Fertil Steril 2008;90:S241–246.
7. Von Wolf M, Dian D. Fertility preservation in women with malignant tumors and gonadotoxic treatments. Dtsch Arztebl 2012;109:220–226.

Web:

1. www.asrm.org — American Society for Reproductive Medicine
2. www.bundesaerztekammer.de — Bundesärztekammer
3. www.nci.nih.gov/cancertopics/pdq/supportivecare — NCI PDQ®
4. www.fertiprotekt.de — Netzwerk *Ferti*PROTEKT
5. www.gesetze-im-internet.de/eschg — Gesetz zum Schutz von Embryonen, Bundesministerium der Justiz
6. www.deutsches-ivf-register.de — Deutsches IVF-Register

4.12 Sexuelle Dysfunktion

U. Wetterauer, H. Henß

Def: Störungen der weiblichen und männlichen Sexualität im Rahmen einer malignen Erkrankung und/oder der antineoplastischen Therapie. Diese umfassen Störungen der Libido, der Erregung (bei Männern insbesondere der Erektion), des Orgasmus und der sexuellen Zufriedenheit.

ICD-10: F59

Ep: Häufiges Krankheitsbild, Inzidenz abhängig von Geschlecht, Tumortyp und Therapie. Die folgenden Patientengruppen sind in > 50 % der Fälle betroffen:
- Mammakarzinom (insbesondere nach Mastektomie)
- Tumoren der weiblichen Genitalorgane (Vagina-, Vulva-, Zervix-, Uterus-, Ovarialtumoren)
- Tumoren der männlichen Genitalorgane (Prostata-, Hodentumoren), insbesondere nach Orchiektomie, Prostatektomie
- Zustand nach Operation (z.B. Retroperitoneum), Chemo- oder Radiotherapie mit Einschränkung der Sexualfunktion

Untersuchungen in onkologischen Abteilungen zeigen, dass weit über 50 % der Patienten und Patientinnen über mögliche Auswirkungen ihrer Erkrankung und der Behandlung auf die Sexualität informiert werden wollen. Dieses Informationsbedürfnis bleibt oft bis ins hohe Alter erhalten.

Pg: *Körperliche Ursachen*
- reduziertes Allgemeinbefinden durch die Grunderkrankung und/oder Therapie, Fatigue
- anatomische/postoperative oder strahlenbedingte Schädigung von Sexualorganen (Mastektomie, Vulvektomie, Penisoperationen, Rektumoperationen, Prostatektomie)
- Wundschmerzen nach operativen Eingriffen, tumorbedingte Schmerzen
- Schmerzen bei der Kohabitation (tumorassoziiert/postoperativ/therapiebedingt)
- tumor- oder behandlungsbedingte Veränderungen sexueller Funktionen (z.B. mangelnde Lubrikation nach Radiatio)
- Nebenwirkungen von Medikamenten (Analgetika, Opiate, Antidepressiva, Serotoninhemmer, Monoaminoxidase-Inhibitoren, Antiöstrogene, Antiandrogene)
- tumor- oder behandlungsbedingte Infertilität (nach Radiatio, Hysterektomie, Hochdosis-Chemotherapie) (☞ Kap 4.11)

Psychosoziale Ursachen
- Tumordiagnose
- Beeinträchtigung des Empfindens der eigenen Attraktivität (nach Mastektomie, Stomaanlage)
- Tumor- oder therapieassoziierte depressive Störungen
- sexuelle Versagensängste
- erkrankungsassoziierte Partnerschaftskonflikte

Supportive Therapie | Sexuelle Dysfunktion 4.12

Klass: Die Klassifikation sexueller Störungen erfolgt in der Regel entsprechend der Zuordnung zu spezifischen Phasen einer sexuellen Interaktion (Masters und Johnson, 1996)

Störung	Phase der Interaktion
sexuelle Aversion	Annäherung
Erregungsstörung	Stimulation
erektile Dysfunktion, Vaginismus, schmerzhafter Geschlechtsverkehr (Algopareunie, Dyspareunie)	Koitus
Orgasmusstörung, Anejakulation, retrograde Ejakulation (in die Harnblase)	Orgasmus
nachorgastische Verstimmung	Nachorgastische Reaktion

Dg: Eine sexuelle Dysfunktion erfordert die interdisziplinäre, psychosomatisch und organmedizinisch orientierte Abklärung.

Wichtig ist insbesondere die offene Annäherung an das Thema „Sexualität" im Rahmen des ärztlichen Gesprächs, zum Beispiel durch die Frage „Hat sich Ihre Sexualität durch die Erkrankung verändert?". Dieser Ansatz lässt sowohl eine Abwehr des Patienten („Nein, überhaupt nicht"), aber auch eine schrittweise Annäherung („Ja, aber es fällt mir schwer, darüber zu sprechen") zu.
Grundsätzlich gilt: Eine Sexualberatung sollte immer angeboten werden, sie wird allerdings seitens des Patienten nicht immer gewünscht oder in Anspruch genommen.

Anamnese, Klinik
- anamnestische Erhebung der Erkrankungssymptome, einschließlich des sexuellen Erlebens vor der Tumorerkrankung
- klinischer Untersuchungsbefund einschließlich Genitalorgane

Labor
ggf. Östrogen-/Androgen-/Gonadotropinspiegel (LH, FSH)

DD: 25–30 % der Patienten weisen bereits vor Diagnose einer malignen Erkrankung sexuelle Funktionsstörungen auf, z.B. im Rahmen von
- Diabetes mellitus
- Hypertonie, vaskuläre Störungen, Arteriosklerose
- Alkohol-/Nikotinabusus
- neurologischen Störungen (z.B. Multiple Sklerose)

Th: *Therapieprinzipien*

Die notwendigen Maßnahmen müssen jeweils individuell festgelegt werden. Der Patient/die Patientin, sowie auf Wunsch ggf. der Sexualpartner, sind in den Entscheidungsprozess mit einzubeziehen.

Therapieverfahren

- psychologische/psychotherapeutische Betreuung
- topische Östrogentherapie bei Dyspareunie im Rahmen einer Genitalatrophie
- systemische Östrogen- oder Androgensubstitution nach Ovarektomie bzw. Orchiektomie
  CAVE: fortgeschrittenes Mamma- oder Prostatakarzinom

- medikamentöse Therapie bei erektiler Dysfunktion mit Phosphodiesterase-5-Hemmern, wie z.B. Sildenafil, Tadalafil oder Vardenafil
- Schwellkörperinjektion mit Aprostadil, insbesondere nach radikaler Prostatektomie
- plastisch-chirurgische Verfahren nach Mastektomie/Orchiektomie
- neuere Methoden wie Melanocortine und Rho-Kinase-Inhibitoren sind in klinischer Entwicklung

Px: Die Prophylaxe sexueller Dysfunktion ist von besonderer Bedeutung und umfasst:
- eingehende Information des Patienten über mögliche sexuelle Funktionsstörungen vor Einleitung der Therapie
- bei erwarteter Infertilität: Spermien-/Oozytenkonservierung (☞ Kap. 4.11.1 und 4.11.2)

Lit:
1. Abbott-Anderson K, Kwekkeboom KL. A Systematic review of sexual concerns reported by gynecological cancer survivors. Gynecol Oncol 2012;124:477–489
2. Bober SL, Sandez Varela V. Sexuality in adult cancer survivors: challenges and intervention. J Clin Oncol 2012;30:3712–3719.
3. Kiserud CE, Fossa A, Bjoro T et al. Gonadal function in male patients after treatment for malignant lymphomas, with emphasis on chemotherapy. Br J Cancer 2009;100:455–463.
4. Krebs LU. Sexual health during cancer treatment. Adv Exp Med Biol 2012;732:61–76.
5. Liptrott SJ, Shash E, Marinelli G. Exuality in patients undergoing haematopoetic stem cell transplantation In J Hematol 2011; 94: 519–24.
6. Mooreale MK. The impact of cancer on sexual function. Adv Psychosom Med 2011;31:72–82.
7. Williams SK, Melman A Novel therapeutic targets for erectile dysfunction. Maturitas 2012; 71: 20–27.

Web:
1. www.dgfs.info — Deutsche Gesellschaft für Sexualforschung
2. www.profamilia.de — Pro Familia
3. www.isg-info.de — Informationszentrum für Sexualität und Gesundheit e.V.

4.13 Physiotherapie

P. Deibert, U. Blattmann

Def: Supportive Behandlungsmaßnahmen im Rahmen physiotherapeutischer und sportmedizinischer Betreuung von Patienten mit malignen Erkrankungen

Pg: Abgeschlagenheit und Leistungseinbuße stellen häufige Probleme bei Patienten mit soliden Tumoren oder hämatologischen Neoplasien dar. Ursachen:
- Leistungsminderung durch Grunderkrankung oder Therapie (Chemotherapie, Radiotherapie, Operation, Analgetika, Hypnotika, Immunsuppressiva etc.)
- bewusste „Schonung" des Patienten, Bewegungsmangel
- Begleiterkrankungen (pulmonale/kardiale/neurologische Störungen)

Ind: Individuelle Physiotherapie, sportmedizinische Betreuung und Ausdauertraining bewirken eine Verbesserung der Leistungsfähigkeit und Lebensqualität:
- *vor Beginn der Tumortherapie:* bessere körperliche Verfassung (Ausdauer, Krafttraining) führt zu verbesserter Verträglichkeit der antineoplastischen Behandlung
- *während des stationären Aufenthaltes:* Physiotherapie mit Atem-, Entspannungs- und Bewegungstherapie in Einzel- und Gruppenarbeit; während einer intensiven Chemo- bzw. Radiotherapie individuell angepasste Übungen (passiv, aber auch mit Theraband, leichten Hanteln, Fahrradergometer etc.); eine moderate körperliche Belastung scheint die Prognose zu verbessern
- *nach abgeschlossener Behandlung:* Aufbautraining z.B. nach myeloablativer Chemotherapie und Transplantation; Effekt: durch tägliches Laufbandtraining über 6 Wochen Leistungszuwachs von 30 % beschrieben
- *nach der Entlassung:* Ausdauertraining, ggf. in Kombination mit Krafteinheiten. Schnellere Rehabilitation sowie bessere Prognose (z.B. Mamma-, Kolon- und Prostatakarzinom), Minderung von Therapienebenwirkungen (z.B. von Anti-Androgenen)

Sport in der Tumornachsorge
- Patient auf die Notwendigkeit körperlicher Aktivität hinweisen.
- Mehrere Landessportverbände bieten Rehabilitationsprogramme für Tumorpatienten an, z.B. bei soliden Tumoren (Mamma, Kehlkopf, Darm) nach Resektion und abgeschlossener Chemotherapie. Neben der Verbesserung einzelner, eingeschränkter Funktionen (Beweglichkeit, Atemgymnastik etc.) stehen auch die sozialen und integrativen Aspekte des Sports im Vordergrund.
- Wenn keine internistischen bzw. orthopädischen Kontraindikationen bestehen, kann der Patient jede Sportart ausüben. Im Vordergrund sollte das Ausdauertraining stehen. Sportarten können variiert und Training mehrmals pro Woche durchgeführt werden.

KI: *Körperliche Belastung muss in bestimmten Situationen angepasst werden:*
- Ernährungsdefizit, akute Infekte und/oder Fieber > 38 °C, kardiale Schädigung/manifeste Hypertonie
- Skelettmetastasierung
- ausgeprägte Thrombozytopenie oder Gerinnungsstörung, Anämie
- Chemotherapie, mediastinale/kardiale Bestrahlung

Th: **Therapiekonzept**

Richtig dosierte körperliche Aktivität kann eine rasche Verbesserung des körperlichen Zustandes mit verbesserter Lebensqualität bewirken. Ein optimales Trainingsprogramm berücksichtigt den Allgemeinzustand und die individuelle Erkrankungssituation des Patienten und sollte kreative, motivierende Lösungen anbieten. Schwerpunkte eines integrierten physiotherapeutischen und sportmedizinischen Behandlungskonzeptes sind:
- physiotherapeutische Atem-, Entspannungs- und Bewegungstherapie
- Leistungsaufbau durch Ausdauertraining und Krafttraining unter sportmedizinischer Betreuung, z.B. Gehen, Walking oder Radfahren im Freien oder auf dem Ergometer, Hanteltraining

Um ein individuelles Therapiekonzept für den einzelnen Patienten erstellen zu können, ist eine interdisziplinäre Zusammenarbeit erforderlich. Wichtig für die Planung physiotherapeutischer Maßnahmen ist unter anderem die Kenntnis von Diagnose, Erkrankungsstatus, Allgemeinzustand und Blutbild des Patienten.

Physiotherapeutische Schwerpunkte

Atemtherapie
Pneumonieprophylaxe und -therapie:
- atemvertiefende Maßnahmen und Sekretmobilisation: aktiv und passiv, ohne und mit Hilfsmittel wie Triflo, VRP1 Desitin u.a.
- Atemschulung

Atemtherapeutische Übungen sind zur Verbesserung der Körperwahrnehmung und Entspannung sinnvoll, auch mit dem Ziel einer aktiven Schmerzbewältigung.

Entspannungstherapie
Ziel ist das Erreichen eines psychophysisch gelösten Zustands sowie die Unterstützung bei der Schmerzbewältigung durch
- passive Maßnahmen wie langsames passives Durchbewegen, Abhebeproben, Shiatsu, Massage, Wärme- und Kälteanwendungen, Bäder
- aktive Körperwahrnehmung mit Hilfe von Konzentration auf den eigenen Körper und bildhafter Vorstellung als Möglichkeit, den Körper positiv zu erleben; eingesetzt werden zum Beispiel progressive Muskelrelaxation nach Jacobson, Feldenkrais, Schaarschuch-Haase

Bewegungstherapie
- Bewegungstherapie aktiv/assistiv/passiv zur Erhaltung der Mobilität und Dehnbarkeit passiver und aktiver Gelenkstrukturen, Thromboseprophylaxe, Dekubitusprophylaxe
- Kreislauf- und Ausdauertraining: in verschiedenen Ausgangsstellungen und in der Fortbewegung entsprechend der Belastbarkeit des Patienten, ggf. mit Übungsgeräten, z.B. Bettfahrrad, Fahrradergometer, Step-up, Crosstrainer, Laufband
- Krafttraining: Erhalt und Verbesserung des vorhandenen Kraftpotenzials durch aktives Training, auch unter Nutzung von Übungsgeräten wie Theraband und Hanteln

Gruppentherapie
Neben Einzelbehandlung kann Physiotherapie in Gruppen angeboten werden. Das gemeinsame Gruppenerlebnis fördert die sozialen Kontakte, stärkt die eigene Identität und steigert die Leistungsbereitschaft.

Über eine Zunahme der Leistungsfähigkeit kann psychischer Stress abgebaut und die Lebensqualität verbessert werden.

Gestaltung eines individuellen Trainingsprogramms

Ergometrie
- In Form einer Fahrrad- oder Laufbandergometrie, auch in der Isolation durchführbar. Durchführung als Stufentest mit Messung von Herzfrequenz, Blutdruck und idealerweise Laktatkonzentration und Sauerstoffaufnahme vor Therapiebeginn ermöglicht eine Beurteilung der Belastbarkeit sowie die Feststellung der geeigneten Trainingsintensität.
- In der Praxis hat sich das Training bei 60–70 % der maximalen Leistungsfähigkeit bzw. bei einer Laktatkonzentration von 3 ± 0,5 mmol/l bewährt (im optimalen Fall mit kontinuierlicher Herzfrequenzmessung). Der Patient soll das Training als anregend, jedoch nicht als anstrengend empfinden. Im Verlauf kann das Training auf 70–80 % der maximalen Herzfrequenz gesteigert werden.

Krafttraining
Sollte zumindest 2 × wöchentlich durchgeführt werden, wobei in der Endstufe 70–80 % der Maximalkraft nicht überschritten werden sollten. Durchführung idealerweise in Einrichtungen mit physiotherapeutischer Betreuung, gegebenenfalls auch als höher-intensives progressives Krafttraining.

Belastungsdauer
Übungen über einen Zeitraum von 30–45 Minuten pro Trainingseinheit.

Belastungsintensität
- Um einen Leistungszuwachs zu erzielen, muss der Belastungsreiz eine bestimmte Schwelle überschreiten. Die spontane tägliche Aktivität (in der Regel Intensität von 30–50 % der maximalen Sauerstoffaufnahme) ist ungenügend, um einen Leistungszuwachs zu gewährleisten. Die Belastungsintensität soll 80 % der maximalen Belastbarkeit (maximaler Puls bzw. maximale Kraft) nicht überschreiten.
- Empfehlenswert ist ein intervallartiges Training: kurze, mittlere bis hohe Belastungen von 1–3 Minuten, gefolgt von Pausen, die eine vollständige Erholung gewährleisten. Diese Methode bietet sich auch für geschwächte Patienten an, die initial nicht in der Lage sind, länger anhaltenden Belastungen nachzugehen.
- Passive Behandlungen wie Balneotherapie, Lymphdrainage und Massage bewirken keine Verbesserung der körperlichen Leistungsfähigkeit.

Belastungsprogression
Um eine ständige Leistungszunahme zu gewährleisten, muss die Belastung allmählich erhöht werden (längere Belastungszeit, längere Belastungsintervalle oder höhere Intensität). Die gesamte Belastungszeit sollte eine Stunde nicht überschreiten.

Trainingshäufigkeit
Die Verbesserung der Leistungsfähigkeit ist ausgeprägter und erfolgt schneller, je häufiger das Training stattfindet. Das Ausdauertraining sollte täglich, das Krafttraining besser alle 2 Tage durchgeführt werden.

4.13 Physiotherapie — Supportive Therapie

Belastungsform
- Wünsche und Vorlieben des Patienten müssen berücksichtigt werden.
- Bewährt hat sich das Ausdauertraining auf einem Ergometer (wie Fahrrad, Laufband oder Crosstrainer), aber auch Gehen, Walking oder Radfahren im Freien.
- Aktive Sportarten wie Ballspiele, Mannschaftssportarten sowie Sportarten mit Verletzungsgefahr sind erst ab einer Thrombozytenzahl von > 50 000/µl durchführbar.

Lit:
1. Adamietz IA. Sport bei Krebspatienten. Onkologe 2010;16:189–204.
2. Fong DYT, Ho JWC, Hui BPH et al. Physical activity for cancer survivors: meta-analysis of randomised controlled trials. Br Med J 2012;344:e70.
3. Irwin ML, Smith AW, McTiernan A et al. Influence of pre- and postdiagnosis physical activity on mortality in breast cancer survivors: The Health, Eating, Activity and Lifestyle Study. J Clin Oncol 2008;26:3958–3964.
4. Meyerhardt JA, Heseltine D, Niedzwiecki D et al. Impact of physical activity on cancer recurrence and survival in patients with stage III colon cancer. J Clin Oncol 2006;24:3535–3541.
5. Newton RU, Galvão DAL. Exercise in prevention and management of cancer. Curr Treat Options Oncol 2008;9:135–146
6. Pierce JP, Stefanick ML, Flatt SW et al. Greater survival after breast cancer in physically active women with high vegetable-fruit intake regardless of obesity. J Clin Oncol 2007;17:2345–2351.
7. Schmitz KH, Courneya KS, Matthews C et al. American College of Sports Medicine roundtable on exercise guidelines for cancer survivors. Medicine & Science in Sports & Exercise 2010;42:1409–1426.
8. Schneider CM, Hsieh CC, Sprod LK et al. Cancer treatment-induced alterations in muscular fitness and quality of life: the role of excercise training. Ann Oncol 2007;18:1957–1962.
9. Spence RR, Heesch KC, Brown WJ. Exercise and cancer rehabilitation: a systematic review. Cancer Treatm Rev 2010;36:185–194.

Web:
1. www.zvk.org — Dt. Verband für Physiotherapie
2. www.physioswiss.ch — Physioswiss
3. www.apta.org — Am Physical Therapy Association
4. www.krebsinformation.de — Krebsinformationsdienst
5. www.krebsgesellschaft.de — Deutsche Krebsgesellschaft

4.14 Prinzipien onkologischer Pflege

M. Naegele, H. Henß

Def: Die Pflege von Tumorpatienten stellt hohe Anforderungen an das Pflegepersonal. Neben korrektem Umgang mit Infusions- und Zytostatikatherapie ist evidenzbasierte Pflege Voraussetzung. Zudem sind hohe kommunikative und soziale Kompetenzen für die psychsoziale Begleitung erforderlich. Psychische Verarbeitungsstufen bei Diagnosestellung oder in Palliativsituationen sollen richtig eingeschätzt und der Patient dementsprechend betreut werden. Ein professioneller Umgang mit Nähe und Distanz sowie ein Arbeiten im therapeutischen Team ist notwendig.

Relevante Problemfelder:
- Myelosuppression und Panzytopenien
- Schleimhautdefekte (insbesondere orale Mukositis)
- Übelkeit, Erbrechen, Obstipation, Diarrhoe
- Schmerzen, Dyspnoe
- Palliativsituationen/Sterbebegleitung

Pflege bei Zytopenien und Myelosuppression

Def: Leukopenie, Granulozytopenie, Thrombozytopenie, Anämie (☞ Kap. 1.10)

Th: *Neutropenie*
Ziel: Keimreduktion und frühzeitiges Erkennen von Infektionszeichen
- Umkehrisolation bei zu erwartender Leukopenie < 1 000/µl (bzw. absoluter Neutrophilenzahl < 500/µl) bis zu 10 Tagen, bei Stammzelltransplantation bis 3 Monate nach intensiver Therapiephase, sowie bei Mangel an CD4-positiven T-Helferzellen (< 200/µl). Bei Patienten mit schwerer Immunsuppression (z.B. allogene Stammzelltransplantation) weitergehende Maßnahmen.
- Ausführliche Information und Beratung des Patienten über Maßnahmen zum Selbstschutz und Erkennen von Infektionszeichen.
- Psychische Betreuung: isolierte Patienten befinden sich in einer psychischen Ausnahmesituation. In der Phase der Isolation sind der Symptomdruck und die psychische Belastung erhöht.
- Sorgfältige tägliche Ganzkörperwaschung, pH-neutrale und parfumfreie Produkte verwenden, gut abtrocknen, bei trockener Haut gut eincremen, danach frische Unterwäsche, täglich frische Handtücher und Waschlappen. Intimpflege nach jedem Stuhlgang. Kein Kontakt mit Fußboden, nicht barfuß laufen. Sorgfältige Mundpflege, wöchentlich neue Zahnbürste verwenden, abgekochtes Wasser zum Mundspülen verwenden.
- Mehrfach täglich Vitalzeichenkontrolle, Temperatur (keine rektale Messung), regelmäßige Haut- und Schleimhautkontrolle auf Entzündungszeichen.
- Aseptischer Verbandswechsel bei Venenverweilkatheter alle 48 h, bei Folienverbänden alle 5 Tage. Alle 48 h Verbandswechsel der peripheren und zentralen Zugänge sowie der Infusionssysteme.
- Einschränkung invasiver Eingriffe (einschließlich Injektionen).
- Nur abgekochte oder abgepackte Nahrung, keine Salate und frisches Obst, abgepackte Lebensmittel sofort nach dem Öffnen verzehren, nichts aufheben.
- Bettwäschewechsel 2 × pro Woche, 3 × täglich 5 Minuten Stosslüften.
- Zimmer möglichst mit eigener sanitärer Anlage. Bei Gemeinschaftstoiletten vor und nach jedem Toilettengang Wischdesinfektion mit Alkohol. Toilettendeckel vor dem Spülen schließen.

- Konsequente Desinfektion der Hände (Personal, Patient, Besucher) und der medizinischen Geräte (Stethoskope etc.), tägliche Oberflächenreinigung (Wischdesinfektion). Täglicher Wechsel der Arbeitskleidung des Personals.
- Exogene Infektvermeidung (keine kranken Besucher, Kinder < 12 Jahren kein Zutritt, Aspergillusgefahr bei Umbauten, etc.). Kein enger Körperkontakt mit Besuchern, nicht aufs Bett setzen. Mundschutz für Besucher bei Atemwegsinfektionen FFP1 („filtering facepiece"), alle zwei Stunden wechseln. Mitbringsel: keine frischen Blumen oder Topfpflanzen, nur abwischbare Gegenstände.
- Verlassen des Zimmers/der Station/des Hauses nach Möglichkeit vermeiden. Sollte dies notwendig sein, nur zu ruhigen Zeiten mit FFP2-Maske, große Menschenansammlungen dabei meiden.

Thrombozytopenie; Ziel: Vermeidung und frühzeitiges Erkennen von Blutungen
- Ausführliche Information und Beratung des Patienten über Maßnahmen zum Selbstschutz und Erkennen von Blutungszeichen
- Vermeidung von Obstipation, Erbrechen, körperlicher Belastung, Verletzungen
- Keine säurehaltigen/reizenden/scharfkantigen Nahrungsmittel
- Körperpflege: keine Nassrasur, Vorsicht beim Schneiden von Nägeln. Benutzung einer weichen, neuen Zahnbürste, keine Zahnseide oder Zahnstocher verwenden, vorsichtig putzen. Gute Lippen- und Nasenpflege, Nase nur vorsichtig schnäuzen. Haut intakt halten, ggf. eincremen, nicht zu heiß duschen oder baden
- Keine einschnürende Kleidung, keine Kompressionstherapie an den Beinen
- Keine Gabe von Suppositorien, auf Hämaturie und Blut im Stuhl achten. Täglich Haut und Schleimhäute auf Petechien und Hämatome untersuchen. Bei Sehstörungen/Schwindel an zerebrale Blutung denken

Pflege bei Anämie
- Sorgfältige Beobachtung und Anleitung des Patienten
- Überwachung von Erythrozytentransfusionen (allergische Reaktionen)
- Fatigue (☞ Kap 4.6) tritt bei Tumorpatienten häufig auf, und kann teilweise anämiebedingt sein. Maßnahmen:
    - Ruhephasen planen, mit adäquaten Aktivitätsphasen balancieren
    - Kräfte einteilen, Grenzen akzeptieren, Aufgaben in kleine Einheiten unterteilen
    - Aktivitätsphasen aufrecht erhalten, z.B. regelmäßige Spaziergänge, leichte sportliche Betätigung, Hobbys, soziale Aktivitäten

Pflege bei oraler Mukositis/Ösophagitis

Def: Reversible Schleimhautschädigung. Orale Mukositis und Ösophagitis treten bei 40 % der Patienten unter Chemotherapie nach 5–7 Tagen auf.

Pg:
- Chemotherapie und/oder Radiotherapie (je nach Substanz bzw. bestrahlter Region)
- GvHD nach allogener PBSCT
- reduzierter Allgemeinzustand
- hämatologische Erkrankungen

Klass: Klassifikation der oralen Mukositis (☞ Kap. 1.10)

Th: *Pflege bei bestehender Mukositis/Ösophagitis*
- Information und Beratung des Patienten über Maßnahmen der Mundpflege
- Dokumentation von Verlauf und Therapie
- ab Stadium I: 3 × täglich Mund- und Lippenpflege, Zähne putzen, Mundspülungen, nach Möglichkeit keimreduzierend

Supportive Therapie　　　　　　　　　　　　　　　　　Prinzipien onkologischer Pflege 4.14

- ab Stadium II: zusätzlich Ulzerationen mit Schleimhautdesinfektionsmittel betupfen
- *Ernährung:* orale Ernährung nach Möglichkeit beibehalten, Wünsche des Patienten berücksichtigen (evtl. pürieren), Reizstoffe (scharfe Gewürze) vermeiden, ggf. orale oder parenterale Ernährungstherapie (☞ Kap. 4.4)
- *Schmerztherapie:* Lokalanästhetika, Anwendung 15 min vor dem Essen oder der Wundbehandlung. Zusätzlich anästhesierende Lutschtabletten, ggf. Eiswürfel zum Lutschen anbieten (keimarme Zubereitung). Systemische Analgetikagabe kann ab Stadium II indiziert sein (ggf. durch Perfusor)
- *Pilzprophylaxe:* nach abgeschlossener Mundpflege 4 × täglich AmphoMoronal® Suspension über 1 min im Mund verteilen, dann schlucken
- *bei Herpesbefall:* sofortige Arztinformation, Aciclovirsalbe für die Lippen, Abstrich durchführen, i.v. Aciclovir in der Neutropenie

Px: Tägliches Mundpflegeregime bei Risikopatienten (mit destilliertem Wasser bei neutropenen Patienten), tägliche Mundinspektion zum Erkennen von Veränderungen, ggf. Kryotherapie. Nikotin- und Alkoholabstinenz

Pflege bei Übelkeit und Erbrechen

Pg: Reizung von Brechzentrum und H2-Rezeptoren im Gastrointestinaltrakt. Risikofaktoren:
- Zytostatika- (emetogenes Potential) und/oder Radiotherapie
- erkrankungsbedingt (z.B. ZNS- oder Magen-Darm-Tumoren)
- frühere Erfahrungen mit Zytostatika, ängstliche Persönlichkeit
- bekannte Neigung zu Reiseübelkeit, Hyperemesis Gravidarum
- weibliches Geschlecht, Alter < 35 Jahre

Th: Die emetogenen Wirkungen der eingesetzten Zytostatika sind bekannt (☞ Kap. 4.1). Wichtigste Voraussetzung für eine effektive emetische Therapie ist die zeitgerechte Applikation der Antiemetika sowie die Information des Patienten, sich bei aufkommender Übelkeit sofort zu melden. Bei Erstgabe sollte der Vermeidung von Übelkeit und Erbrechen höchste Priorität eingeräumt werden, um das Entstehen von antizipatorischer Übelkeit bei Folgetherapien entgegenzuwirken.

Pflegerische Begleitung bei Übelkeit und Erbrechen
- Unterstützung des Patienten: Schale und Zellstoff anreichen, Mundpflege ermöglichen, Aspirationsprophylaxe (Patient aufrichten, bzw. volle Seitenlage ermöglichen). Bei Bedarf Wäschewechsel. Erbrochenes beurteilen: bei sichtbarem Blut den Arzt informieren. Bei starkem Erbrechen oder Kreislaufproblemen: Vitalzeichenkontrolle
- Medikamente verabreichen, Wirkung der Medikamente evaluieren: ca. 30 Minuten nach Gabe, je nach Medikament, ggf. weitere Medikamentengabe aus anderer Substanzklasse initiieren
- Ernährung und weitere Mahlzeiten klären, auf Nahrungsaufnahme achten/ Ernährungsberatung einschalten, Flüssigkeitsdefizite ausgleichen

Pflege bei Obstipation und Diarrhoe

Def: Obstipation: Stuhlgang <3 ×/Woche, Diarrhoe: Stuhlgang >3 ×/d

Pg: *Obstipation*
- mechanische Störungen (Tumorkompression)
- therapiebedingt (Zytostatika, z.B. Vinca-Alkaloide, AraC) bzw. medikamentös induziert (Opiate, Antidepressiva)
- Schmerzen im Analbereich z.B. durch Fissuren oder Hämorrhoiden

4.14 Prinzipien onkologischer Pflege — Supportive Therapie

- Immobilität durch Bettlägerigkeit, Dehydrierung
- psychische Einflüsse: Depression, Mangel an Intimität

Diarrhoe
- therapiebedingt (Zytostatika, Strahlentherapie) bzw. medikamentös induziert (Antibiotika, Laxantien, Analgetika)
- bakterielle Infekte (Neutropenie, Clostridium difficile-Kolitis)
- GvHD, Malabsorption, nervöse Einflüsse (Stress)

Th: *Obstipation*
- Stuhlverhalten dokumentieren, Ursachenabklärung
- vermehrte Flüssigkeitszufuhr, Laxantiengabe nach Anordnung
- Mobilität erhalten/steigern (Physiotherapie)
- bei Gabe von Vinca-Alkaloiden: Ileusprophylaxe (z.B. Lactulose 1–3 ×/d)

Diarrhoe
- Stuhlhäufigkeit, Volumen, Konsistenz, Farbe und Beimengungen engmaschig überwachen, Stuhldiagnostik (Keime, Blut etc.)
- medikamentöse Behandlung, lokale Schmerztherapie (anästhesierende Salbe)
- ausreichende Flüssigkeitszufuhr (oral und i.v.), ggf. Bilanzierung
- Ersatz von Nährstoffen und Vitaminen, darmschonende Ernährung
- auf sorgfältige Analhygiene achten; Fissuren, Abszesse, Ekzeme ausschließen

Pflege bei Schmerzen

Def: Da 50–80 % aller Krebspatienten im Verlauf ihrer Krankheit Schmerzen empfinden, und psychische Faktoren eine große Rolle spielen können, ist die Betreuung immer wieder eine neue Herausforderung. Wichtigste pflegerische Aufgaben:
- kontinuierliche Schmerzerfassung und Dokumentation (Schmerzskalen)
- zeitlich korrekte Verabreichung der Analgetika
- Schmerzen ernst nehmen → eine Vertrauenssituation kann die Wirkung der Schmerztherapie günstig beeinflussen. Ruhe, Entspannung, Zeit für Gespräche und Ablenkung sind gute ergänzende Möglichkeiten zur Schmerzlinderung
- Kenntnis der Grundregeln der Schmerztherapie sowie der Analgetika (Wirkungseintritt, Dauer, Stärke, Dosierung ☞ Kap. 4.5)

Pflege bei Dyspnoe

Def: Subjektive Atemnot, deren Ausmaß nicht immer objektivierbaren Messwerten entspricht

Sy: Von Kurzatmigkeit bei körperlicher Anstrengung (Belastungsdyspnoe) bis hin zu schwerer Atemnot in Ruhe (Orthopnoe)

Th:
- Assessment, Überwachung der Atemsituation (Atemfrequenz, -tiefe, -rhythmus)
- Hilfe bei geeigneter Lagerungsposition
- Therapie (z.B. Sauerstoffgabe, Bluttransfusion, Medikamente, Morphine)
- Einbeziehung der Physiotherapeuten zur Übung von Atemtechniken
- einfühlsam und beruhigend auf den Patienten und seine Familie einwirken, häufig spielt Angst eine große Rolle in Atemnotsituationen

Pflege in Palliativsituationen/Sterbebegleitung

Def: Eine der größten Herausforderungen in der onkologischen Pflege ist die Begleitung von Menschen, für die kein kurativer Therapieansatz mehr möglich ist. Die Konfrontation mit Endlichkeit, Leiden und Sterben, Verzweiflung und Hoffnungslosigkeit muss ausgehalten und verarbeitet werden. Der Austausch innerhalb des betreuenden Teams ist von zentraler Bedeutung. Zudem sollte trotz des Zeitdruckes während den Arbeitstagen Zeit und Ruhe zur Pflege, Betreuung und Begleitung der Patienten bleiben, um möglichst individuell auf die Patienten einzugehen und die Familien miteinzubeziehen. In der präfinalen Phase haben die Wünsche und Bedürfnisse der Sterbenden absoluten Vorrang.

Lit:
1. Kommission für Krankenhaushygiene und Infektionsprävention beim Robert Koch Institut (RKI). Anforderungen an die Hygiene bei der medizinischen Versorgung von immunsupprimierten Patienten. Bundesgesundheitsbl 2010;53:357–388.
2. Lacouture ME, Anadkat MJ, Bensadoun RJ et al. Clinical practice guidelines for the prevention and treatment of EGFR inhibitor-associated dermatologic toxicities. Support Care Cancer 2011;19:1079–1095.
3. Peterson DE, Bensadoun RJ, Roila F. Management of oral and gastrointestinal mucositis: ESMO Clinical Practice Guidelines. Ann Oncol 2011;22:vi78–84.
4. Roila F, Herrstedt J, Aapro M et al. Guideline update for MASCC and ESMO in the prevention of chemotherapy and radiotherapy-induced nausea and vomiting: results of the Perugia consensus conference. Ann Oncol 2010:21:v232–v243.

Web:
1. www.ons.org — Oncology Nursing Society (ONS)
2. www.mascc.org — Multinatl Assoc Supportive Care in Cancer
3. www.cancernurse.eu — European Oncology Nursing Society

4.15 Psychoonkologische Betreuung

M. de Figueiredo, A. Wünsch, T. Gölz, B. Stein, K. Fritzsche

Def: Eine Tumorerkrankung stellt einen tiefen Einschnitt in den Lebensalltag dar, der massive Auswirkungen auf physischer, psychischer und sozialer Ebene mit sich bringt. Patienten und Angehörige müssen in den unterschiedlichen Phasen der Erkrankung erhebliche psychische Anpassungsleistungen vollbringen: Diagnosemitttteilung, Behandlung, Rückkehr in den Alltag oder auch ein Rezidiv und eventuell palliative Behandlung erfordern unterschiedliche Bewältigungskompetenzen.

Path: *Psychische Belastung*

Abhängig von der Erkrankungsphase ergeben sich unterschiedliche Belastungsfaktoren:
- latente und manifeste Lebensbedrohung
- reduzierte körperliche, psychische und soziale Funktions- und Leistungsfähigkeit
- Bedrohung der körperlichen Integrität
- Hospitalisierung, Trennung von Bezugspersonen und Sozialkontakten
- Beeinträchtigung der Befindlichkeit durch therapeutische Maßnahmen
- Veränderungen der beruflichen und ökonomischen Situation
- Schmerzen
- Abhängigkeit von Ärzten und Pflegepersonal, Verlust von Autonomie

Psychische Reaktionen

Der ersten Schockreaktion auf die Diagnosemitteilung folgt häufig eine Phase von emotionaler Instabilität, Ängstlichkeit, depressiver Stimmungslage, Verringerung der täglichen Aktivitäten, manchmal begleitet von aggressivem Verhalten oder Verleugnung. Diese Reaktionen sind als Adaptationsprozess an die Erkrankung zu verstehen. Werden die Krankheit und ihre Folgen nicht verarbeitet, können Anpassungsprobleme mit psychischen Beschwerden auftreten. Folgende Reaktionen auf die genannten Belastungsfaktoren sind häufig zu beobachten:
- Befindlichkeitsstörungen: Ängste, Depression, Aggression, emotionale Labilität, Suizidneigung, Reizbarkeit und Konzentrationsstörungen
- Selbstwert- und Identitätsprobleme: vermindertes Selbstwertgefühl, Verlust des Selbstvertrauens
- neurologische oder kognitive Beeinträchtigungen, z.B. Konzentrationsstörungen
- problematische Beziehungsgestaltung in Partnerschaft und Familie
- Verminderung sexueller Aktivität und Störungen sexueller Funktionen
- unbefriedigende Compliance bei medizinischen Maßnahmen und Empfehlungen
- Aufgabe von Berufstätigkeit mit Folgen wie Statusverlust, Einkommenseinbußen und veränderten sozialen Rollen
- Verminderung von Sozialkontakten und Freizeitaktivitäten

Bei der Hälfte der stationär behandelten Tumorpatienten treten im Behandlungsverlauf klinisch relevante psychische Störungen auf. Diese sind diagnostisch vorwiegend als Anpassungsstörungen mit Angst und Depression einzuordnen. Eine Indikation zur psychologischen Mitbehandlung liegt bei etwa einem Drittel der Patienten vor. Das Suizidrisiko gegenüber der Allgemeinbevölkerung ist erhöht.

Supportive Therapie   Psychoonkologische Betreuung 4.15

Ind: *Psychoonkologischer Behandlungsbedarf*

Nicht jeder Patient mit einer Krebserkrankung ist psychotherapiebedürftig. Entscheidend ist, ob Verarbeitung und Anpassung an die Erkrankung ohne deutliche psychische und/oder soziale Probleme gelingen. Psychotherapeutische Unterstützung ist sinnvoll und notwendig, wenn das Ausmaß der Belastungen die eigenen Bewältigungsmöglichkeiten übersteigt und das psychische Befinden und die sozialen Beziehungen beeinträchtigt.

Der psychologische Unterstützungsbedarf bei Krebspatienten ist vor allem bei krankheitsspezifischen Schwellensituationen erhöht, z.B. bei Diagnose- oder Prognosemitteilung, bei akuten Krisen, bei der Diagnose eines Rezidivs oder bei Wechsel von kurativem zu palliativem Therapieansatz. Psychoonkologischer Behandlungsbedarf besteht dann, wenn Patienten Unterstützung wünschen, wenn sie eine akute Belastungsstörung, Depression, Angst- oder Anpassungsstörung (im Sinne einer ICD-10-Diagnose) entwickeln oder wenn sie mit ausgeprägter Non-Compliance reagieren.

Psychosoziale Risikofaktoren für die Entwicklung von Problemen der Krankheitsverarbeitung und psychischer Störungen bei Krebspatienten sind:
- psychosomatische oder psychiatrische Vorgeschichte oder Komorbidität
- depressive oder aggressive Stimmungen
- Suizidankündigung oder Suizidversuche in der Vorgeschichte
- Angstzustände oder überkompensatorische „Tapferkeit"
- Verlusterlebnisse in der nahen Vergangenheit
- Familienanamnese mit belastenden Karzinomerkrankungen
- Suchtprobleme in der Anamnese
- Verhaltensauffälligkeiten: Therapieabbruch, -verweigerung, Non-Compliance
- labile soziale Beziehungen, familiäre Krisen oder Dekompensation
- soziale Isolation
- schlecht kontrollierte Schmerzzustände
- sozioökonomische Krisen, z.B. Arbeitslosigkeit und Frühberentung

Th: *Ebenen psychologischer Intervention*

Im Mittelpunkt der psychoonkologischen Versorgung im Akutkrankenhaus stehen die Unterstützung der Patienten und ihrer Bezugspersonen bei der Krankheitsverarbeitung sowie die Verbesserung ihrer Lebensqualität. Je nach Schwere der psychosozialen Belastungen und Motivation des Patienten stehen abgestufte psychotherapeutische Behandlungsmaßnahmen zur Verfügung.

Individuelle Psychotherapie
Die am häufigsten praktizierte psychoonkologische Behandlungsform im Akutkrankenhaus ist eine personenzentrierte, flexible Psychotherapie mit Fokus auf die aktuelle Krisensituation des einzelnen Patienten. Zentrale Themen sind emotionale Probleme wie Angst, Depression und Aggression, unter Umständen mit Suizidneigung, Selbstwert- bzw. Identitätskrisen und Complianceproblemen. Ressourcen-Aktivierung ist ein zentrales Element psychoonkologischer Interventionen. Ziel ist die Entlastung und Stabilisierung der Patienten sowie die Verringerung ihrer psychischen Beschwerden. Dazu gehören:
- Kriseninterventionen bei akuten Belastungsreaktionen (Erstdiagnose, Rezidiv)
- Reduktion von negativen Affekten und emotionalem Stress
- (Re-) Aktivierung der psychischen und sozialen Ressourcen
- Hilfe bei der Lebensbilanzierung und Zukunftsplanung
- Begleitung des Sterbeprozesses terminal erkrankter Patienten

Wegen der begrenzten Interventionsmöglichkeiten im Akutkrankenhaus kann eine ambulante Psychotherapie im Anschluss an den stationären Aufenthalt indiziert sein. Ziel psychoonkologischer Arbeit ist, die Motivation des Patienten für eine ambulante Therapie zu erhöhen und ihn bei der Suche nach einem geeigneten Psychotherapeuten zu unterstützen.

Systemischer Ansatz: Familie und Bezugsperson
Eine Krebserkrankung betrifft nicht nur den einzelnen Patienten, sondern auch Partner, Kinder, Eltern und Freunde als wichtige Bezugspersonen. Diese sind durch die Erkrankung ebenfalls psychisch belastet und empfinden Angst, Hoffnungslosigkeit oder Verzweiflung. Gleichzeitig sind sie Hauptansprechpartner für die Patienten und wollen emotional stützen und begleiten. Nicht selten kommt es in Paar- oder Familiensystemen daher zu einer Tabuisierung der eigenen emotionalen Belastung oder von Ängsten bezüglich des Krankheitsverlaufes, aus dem Wunsch, den anderen vor Belastung zu bewahren. Dies behindert eine offene Kommunikation und kann zu Gefühlen der Isolation und damit zu größerer Belastung führen.
Gleichzeitig müssen Bezugspersonen das Alltagsleben aufrechterhalten, eventuell andere soziale Rollen erfüllen als vor der Erkrankung und sozioökonomische Auswirkungen verkraften. Diese Herausforderungen werden von vielen Paaren und Familien gut bewältigt, man geht allerdings davon aus, dass etwa 30 % der Angehörigen psychologische Unterstützung benötigen. Auch die Auswirkungen der Erkrankung auf Kinder werden häufig unterschätzt.
Zur Unterstützung von Familien und Bezugspersonen bei der Krankheitsbewältigung haben sich paar- und familientherapeutische Interventionen bewährt, die darauf abzielen, emotional bedeutungsvolle Kommunikationsprozesse im Familiensystem zu fördern und die Ressourcen des gesamten sozialen Systems zu aktivieren. Falls eine Bezugsperson emotional sehr belastet ist, können zusätzlich individualtherapeutische Interventionen sinnvoll sein. Spezifische Einzel- und Gruppenangebote für Kinder krebskranker Eltern ergänzen das Behandlungsspektrum.

Systemischer Ansatz: das Behandlungsteam
Die Betreuung von Krebspatienten findet in einem interdisziplinären Behandlungsteam statt. Auch Pflegekräfte, Ärzte und andere Therapeuten können durch die Betreuung von Krebspatienten belastet sein und brauchen Unterstützung. Der Umgang mit progredienten Verläufen, chronischem Schmerz oder Sterbenden stellt eine Herausforderung für jeden Einzelnen im Behandlungsteam dar. Psychoonkologische Interventionen zielen darauf ab, das Behandlungsteam in seiner eigenen Bewältigungsstrategie zu unterstützen, Ressourcen zu aktivieren und Möglichkeiten für einen besseren Umgang mit schwierigen Situationen zu finden. Einzelsupervision, Coaching und fallspezifische Gruppensupervision dienen der Reflexion und Stärkung der professionellen Kompetenzen. Durch Kommunikationstraining können spezifische kommunikative Fertigkeiten erlernt werden, um herausfordernde Situationen besser zu bewältigen.

Themenzentrierte Gruppentherapie
Ziele psychoonkologischer Gruppen sind die Förderung der Kommunikation zwischen Patienten und eine Reduktion von Isolation und Rückzug, wobei der Austausch über die aktuelle Situation und funktionale Bewältigungsstrategien im Mittelpunkt stehen. Zentrale Themenbereiche sind z.B. der Umgang mit der Erstdiagnose, Rezidiv, Therapienebenwirkungen, Körpererleben und Partnerschaft. In diesem Rahmen ist ein ähnlicher Erfahrungshorizont gegeben und Patienten können wechselseitig voneinander profitieren.

Techniken psychologischer Intervention

Aus dem Spektrum psychologischer Interventionstechniken werden im Einzelfall diejenigen gewählt, welche der aktuellen Problematik, dem konkreten Anliegen der Patienten (und ihrer Bezugspersonen) sowie ihrer Persönlichkeitsstruktur gerecht werden. Techniken, die auf das intrapsychische Erleben fokussieren, können flexibel und prozessorientiert mit symptomorientierten, verhaltenstherapeutischen Verfahren kombiniert werden.

Supportiver Ansatz
Wie bei allen psychologischen Interventionen bedarf es einer tragfähigen therapeutischen Beziehung. Diese basiert auf der Grundhaltung von Akzeptanz und Wertschätzung. Patienten werden dabei nondirektiv und stützend begleitet. Vorherrschende Verarbeitungsstrategien, wie z.b. Verdrängung, Regression oder Rationalisierung, sind in der Regel als Bewältigungsversuch zu verstehen und nicht aktiv von Seiten des Therapeuten zu durchbrechen. Das entlastende und stabilisierende Moment der therapeutischen Beziehung wird durch den Ansatz des empathischen Einfühlens in den Bezugsrahmen des Patienten, des Paraphrasierens und durch die Verbalisierung emotionaler Erlebnisinhalte gefördert. Der Patient wird ermutigt, über negative Gefühle und Emotionen zu sprechen und sich dadurch zu entlasten. Des Weiteren werden intrapsychische und interpersonelle Ressourcen als solche benannt und gefördert. Der supportive Ansatz kann als Krisenintervention genutzt werden, wie zum Beispiel nach dem ersten Schock nach Diagnosemitteilung oder auch am Lebensende zur Sterbebegleitung.

Symptomorientierter Ansatz
Der symptomorientierte Ansatz stellt das Verhalten, Denken und Erleben der Patienten in den Mittelpunkt und ist strukturierender und direktiver. Er ist indiziert in Fällen von Angst, Depression, Schlaflosigkeit, negativen automatischen Gedanken, Agitiertheit, therapieassoziierten Nebenwirkungen und Schmerz. Häufig angewandte Techniken stammen aus dem Bereich der kognitiv-verhaltenstherapeutischen Interventionen, z.B. kognitives Umstrukturieren, Angstgedanken zu Ende denken, Aufsuchen von positiven Begebenheiten. Entspannungsverfahren wie z.B. Progressive Muskelrelaxation, Autogenes Training oder Visualisierungsübungen können ebenso wie hypnotherapeutische Interventionen hilfreich sein, Ressourcen zu aktivieren oder sogar einen besseren Umgang mit körperlicher Beeinträchtigung wie Schmerzzuständen zu finden.
Unter präventiven Gesichtspunkten ist es sinnvoll, schon frühzeitig im Behandlungsverlauf psychoedukative Verfahren anzuwenden, welche sich in erster Linie auf die Informationsvermittlung über Erkrankung, Behandlung und Folgen konzentrieren.

Sterbebegleitung

Patienten, für die keine Heilung mehr möglich ist, stellen eine besondere Herausforderung nicht nur für Ärzte, sondern auch für Psychotherapeuten dar, vor allem wenn wenig Überlebenszeit verbleibt.
Belastende Aspekte der psychotherapeutischen Begleitung unter palliativer Behandlung sind die sich ausbreitenden Gefühle der Ohnmacht und Hilflosigkeit sowohl beim Patienten als auch beim Psychotherapeuten, das „Syndrom der leeren Hände". Dabei ist eine respektvolle und empathische Begleitung gerade in dieser Situation notwendig, damit der Patient das Gefühl entwickelt, nicht allein gelassen zu werden. Die Hoffnung zu überleben tritt zurück, andere Hoffnungen, z. B. auf einen friedlichen Tod, auf eine Versöhnung mit zerstrittenen Familienangehörigen, oder Wünsche, z. B. den gerade geborenen Enkel noch einmal zu sehen, gewinnen

an Bedeutung. Manche Sterbende zeigen in dieser Extremsituation ein wiedergewonnenes Gleichgewicht mit großer Ruhe, Weisheit und Humor, das die Außenstehenden erstaunt.

Wirksamkeit

Die Wirksamkeit psychotherapeutischer Interventionen bei Krebs bezieht sich hauptsächlich auf die Verbesserung des emotionalen Befindens durch Reduktion von Angst und Depressivität und die Verbesserung der gesundheitsbezogenen Lebensqualität. Weitere Effekte betreffen den Rückgang von behandlungsinduzierten Symptomen wie Schmerzen, Übelkeit und Fatigue, eine adäquatere Krankheitsverarbeitung, die Abnahme von traumaspezifischen Symptomen und eine bessere soziale Unterstützung.

Metaanalysen zur Wirksamkeit psychoonkologischer Verfahren weisen eher kleine bis mittlere Effektstärken auf. Psychoedukation scheint besonders wirksam. Gruppentherapie scheint effektiver als Einzeltherapie. Kurzzeittherapie scheint wirksamer als Langzeittherapie. Ein bedeutsamer Wirkungsunterschied zwischen verschiedenen Behandlungsansätzen konnte nicht gefunden werden (Meyer und Mark, 1995). Sowohl kognitiv verhaltenstherapeutische Behandlungsansätze als auch psychodynamisch orientierte Verfahren haben sich als wirksam erwiesen.

In Subgruppenanalysen zeigen sich höhere Effektstärken für psychisch stärker belastete Patienten, längere Therapiedauer und wenn die Psychotherapie von Psychotherapeuten durchgeführt wurde, die Erfahrung in psychoonkologischen Interventionen hatten.

Methodologische Probleme der Studien wie fehlende Langzeitdaten, Dosis der Interventionen, Stichprobengröße und zugrunde liegende Mechanismen der Wirksamkeit werden in Übersichtsarbeiten diskutiert.

Lit:
1. Jacobsen, PB. A new quality standard: the integration of psychosocial care into routine cancer care. J Clin. Oncol 2012;30:1154–1159.
2. Kennedy VL, Lloyd-Williams M. How children cope when a parent has advanced cancer. Psycho-Oncology 2009;18:886–892.
3. Li M, Fitzgerald P, Rodin G. Evidence-based treatment of depression in patients with cancer. J Clin Oncol 2012;30:1187–1196.
4. Meyer TJ, Mark MM. Effects of psychosocial interventions with adult patients with cancer: A meta-analysis of randomized experiments. Health Psychol 1995;14:101–108.
5. Misono S, Noel SW, Fann JR et al. Incidence of suicide in persons with cancer. J Clin Oncol 2008;26:4731–4738.
6. Northouse LL, Katapodi MC, Song L et al.. Interventions with family caregivers of cancer patients: meta-analysis of randomized trials. CA Cancer J Clin. 2010;60:317–339.
7. Singer S, Das-Munshi J, Brähler E. Prevalence of mental health conditions in cancer patients in acute care? A metaanalysis. Ann Oncol 2010;21:925–930.

Web:
1. www.dapo-ev.de — AG Psychosoziale Onkologie
2. www.ipos-society.org — International Psycho-Oncology Society
3. www.pso-ag.de — AG Psychoonkologie
4. www.psychotherapiesuche.de — Informationsdienst Psychotherapie
5. www.bptk.de — Bundespsychotherapeutenkammer

4.16 Onkologische Rehabilitation

C. Zeller, G. Adam

Def: Förderung der Selbstbestimmung und gleichberechtigten Teilhabe am Leben in der Gesellschaft, Vermeidung und Aufhebung von Benachteiligungen (gesetzliche Vorgabe für die Rehabilitationsträger nach SGB IX).

Die onkologische Rehabilitation umfasst daher nach den Leitlinien der Deutschen Krebsgesellschaft nicht nur Maßnahmen zur Wiederherstellung verlorengegangener, sondern auch zur Verhinderung drohender Funktionsstörungen. Vorrangiges Ziel ist die Verbesserung der Lebensqualität, nicht nur die medizinische Erfolgsprognose in Bezug auf die Wiederherstellung der Erwerbsfähigkeit.

Die Rehabilitationsprognose beruht auf der Beurteilung der Wahrscheinlichkeit, mit der ein angestrebtes Rehabilitationsziel zu erreichen ist. Voraussetzungen für die Gewährung von Leistungen zur medizinischen Rehabilitation:
- Erstbehandlung (Operation, Strahlentherapie) muss abgeschlossen sein
- Rehabilitationsfähigkeit: Patient mobilisiert und belastbar für effektive Maßnahmen
- Rehabilitationsbedürftigkeit
- Rehabilitationsbereitschaft: setzt Motivation des Patienten voraus. Die körperlichen, seelischen, sozialen oder beruflichen Behinderungen durch die Erkrankung müssen therapierbar bzw. positiv zu beeinflussen sein

Meth: *Zugangswege zur Rehabilitation*

Voraussetzung für die Nutzung von Rehabilitationsmaßnahmen ist ein Versicherungsverhältnis des Patienten bei einem Rehabilitationsträger. Unterschieden wird zwischen Anschlussrehabilitation (AHB), Anschlussgesundheitsmaßnahme (AGM) und onkologischer Rehabilitation. Die AHB-Maßnahme wird vom behandelnden Akutkrankenhaus über den Sozialdienst gemäß den Richtlinien des jeweiligen Leistungsträgers in die Wege geleitet. Die Einleitung einer AHB nach einer im Anschluss an die primäre Krankenhausbehandlung ambulant durchgeführten Bestrahlung und/oder Chemotherapie ist entweder im Direktverfahren über die Krankenhäuser und deren Verwaltung oder durch direkte Beantragung bei der Rentenversicherung möglich.

Charakteristika der Antragsverfahren
- Eine Anschlussgesundheitsmaßnahme (AGM) oder Anschlussrehabilitation (AHB) wird nach Operation, Chemo- oder Strahlentherapie in der Regel bis 5 Wochen nach Krankenhausentlassung oder Therapieende begonnen.
- Alle späteren onkologischen Rehabilitationsverfahren müssen direkt beim zuständigen Kostenträger beantragt werden. Dies kann durch den Versicherten selbst oder den behandelnden Hausarzt/Facharzt erfolgen. Die Richtlinien des gemeinsamen Bundesausschusses über Leistungen zur medizinischen Rehabilitation verlangen seit 2004 von der KV eine Qualifikation zur Verordnung von Rehabilitationsleistungen. In der Regel ist bei onkologischen Erkrankungen auch bei Rentnern und mitversicherten Familienangehörigen die Rentenversicherung zuständiger Kostenträger.
- Rehabilitationsmaßnahmen können stationär oder ambulant/teilstationär durchgeführt werden, in Abhängigkeit von zu erwartenden Komplikationen, Mobilität, Compliance und psychophysischer Belastbarkeit.

4.16 Onkologische Rehabilitation — Supportive Therapie

AHB-Verfahren der Deutschen Rentenversicherung (DRV Bund)

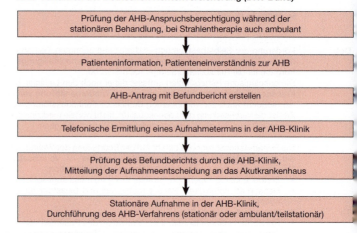

Dg: *Diagnostik in der onkologischen Rehabilitation*

Grundlage der Diagnostik ist die komplette Tumorbasisdokumentation mit Daten zur bisherigen Therapie und zum Krankheitsverlauf:
- Erstdiagnose
- Lokalisation, Stadium, Risikokonstellation
- Therapieverfahren: Operation, Chemotherapie/Antikörpertherapie, Strahlentherapie, supportive Therapie, andere
- aktueller Remissionstand, Therapiefolgen

Das Konzept der funktionalen Gesundheit der WHO definiert in der ICF (International Classification of Functioning, Disability and Health) Einschränkungen, deren Behandlung entsprechend mit dem Patienten erarbeiteter Rehabilitationsziele erfolgen sollte:
- Körperfunktionen und Strukturen einschließlich des mentalen Bereichs
- Aktivitäten
- Teilhabe (Partizipation) in allen Lebensbereichen

Funktionsorientierte Diagnostik

Somatische Funktionsstörungen
- Einschränkungen von Leistung, Mobilisierungsgrad und Bewegungsausmaß (Ergometrie, Lungenfunktion, Neutral-Null-Methode)
- Ausprägung von Lymphödemen
- tumorbedingte Fatigue (Multidimensional Fatigue Inventory MFI)
- Schmerzsymptomatik qualitativ und quantitativ (Visuelle Analogskala VAS)
- therapieinduzierte Polyneuropathie
- Dermatotoxizität
- Graft versus Host Disease (GvHD)
- Störungen der Nahrungsaufnahme und Verdauung (Mangelernährung)
- Störungen der Kontinenz und der Sexualfunktionen

Psychische Beeinträchtigungen
- akute Belastungsreaktion (Screening Angst und Depressivität: HADS-D)
- Krankheitsverarbeitung, Informationsstand, Compliance
- Lebensqualität (z.b. Erfassung durch EORTC-Fragebogen QLQ-C30)
- soziale Beziehungen
- Erfassen kognitiver Beeinträchtigungen (Gedächtnis, Konzentration)

Indikationsspezifische Diagnostik
- Erfassung krankheitsbezogener Beeinträchtigungen
- Notfall- und Rezidivdiagnostik durch fachlich qualifizierte ärztliche Mitarbeiter
- den Indikationen angepasste technische Zusatzdiagnostik
- Berücksichtigung diagnosespezifischer psychischer Auswirkungen

Sozialmedizinische Begutachtung
- Auswirkung auf die berufliche Situation und Reintegration
- Auswirkungen auf Alltag und Pflegebedürftigkeit
- sozialmedizinische Stellungnahme nach Abschluss der Rehabilitationsmaßnahme unter Berücksichtigung von Diagnose, Prognose, Rehabilitationsverlauf und -ergebnis

Th: ***Rehabilitationsziele und Therapiekonzepte der onkologischen Rehabilitation***

„Art und Ausmaß der in der Rehabilitation notwendigen therapeutischen Maßnahmen richten sich primär nach dem Schweregrad der Behinderung und erst sekundär nach der Ausdehnung der Erkrankung" (Delbrück). Außer den Folgen der Tumorerkrankung und den Nachwirkungen eingreifender Therapien müssen auch vorbestehende Einschränkungen und Erkrankungen im Therapieplan der Rehabilitationsmaßnahme berücksichtigt werden. Das individuelle Therapiekonzept soll durch Behandlungsmaßnahmen und ergänzende Informationen (Gesundheitstraining) drei zentrale Ziele verfolgen:
- somatische Stabilisierung, medikamentöse und physikalische Therapie
- kognitive und emotionale Krankheitsbewältigung und Neuorientierung
- Mobilisierung von Ressourcen, die einer aktiven Gesundheitsförderung dienen, im Sinne der Selbstbestimmung mit Übernahme von Eigenverantwortung, Initiative und Mitwirkung am Gesunderhaltungs- und Heilungsprozess

Ärztlicher Bereich
- Therapieplanung, Verlaufskontrolle und Dokumentation
- medikamentöse Therapie: Schmerztherapie, Fortführung einer adjuvanten und palliativen Chemotherapie, Immuntherapie, Einsatz von Zytokinen, Substitution von Blutprodukten
- Therapiekontinuität in Absprache mit weiterbehandelnden Institutionen
- Beratung, Information, Tertiärprävention: Erkrankung, Therapie, Nachsorge, berufliche Perspektive, Ernährung, Hygiene, Sexualberatung

Psychologische Interventionen, Psychotherapie
- Unterstützung der Krankheitsbewältigung
- Beratung im Umgang mit Einbußen der körperlichen Integrität, Störungen der Sexualfunktion, Rezidivangst, Partnerproblemen in Einzel- und Gruppentherapien
- Entspannungsverfahren
- Entwicklung von Perspektiven, Neuorientierung im Alltag
- Organisation der psychotherapeutischen Weiterbetreuung
- Ergänzend Kunsttherapie, Musiktherapie, Ergotherapie

4.16 Onkologische Rehabilitation — Supportive Therapie

Physiotherapie
- Mobilisierung, Beweglichkeitsverbesserung, Muskelaufbau
- Training von Kraft und Ausdauer
- Schmerzreduktion (Narben, Polyneuropathie, muskuläre Verspannungen)
- komplexe physikalische Entstauungstherapie (KPE) mit aktiven Übungen, Lymphdrainage, Kompression
- Atemtherapie
- Kontinenztraining

Logopädie
- Behandlung von erkrankungs- oder therapieinduzierten motorischen oder neurogenen Sprachstörungen
- Erlernen der Ersatzsprache bei laryngektomierten Patienten

Onkologische Pflege
- Beratung und Schulung im Umgang mit Prothesen, Inkontinenzhilfen
- Stomatherapie, Ileo-/Colo-/Urostoma, Tracheostoma
- Selbstinjektion von Medikamenten, Umgang und Einweisung von Schmerzpumpen
- Pflege von Portkathetersystemen, enteralen Sonden

Diätetische Therapie
- Diät und Beratung bei allen Ernährungsstörungen nach Richtlinien der Deutschen Gesellschaft für Ernährung (DGE)
- Anpassung an erkrankungs- oder therapiebedingte Funktionsstörungen des Gastrointestinaltrakts wie z.B. Postgastrektomie- oder Kurzdarmsyndrom
- Ausgleich einer defizitären Energiebilanz
- Zubereitung keimreduzierter Mahlzeiten für immunsupprimierte Patienten

Beruflich
- Beratung durch Sozialdienst oder Reha-Berater mit Unterstützung bei Problemen der beruflichen Wiedereingliederung
- Antragstellung für Leistungen zur Teilhabe am Arbeitsleben
- Arbeitsplatzerprobung

Soziale Unterstützung
- Beratung und Unterstützung in allen sozialrechtlichen und finanziellen Fragen, Fragen zum Schwerbehindertenrecht und Leistungen der Kranken- und Rentenversicherung
- Vermittlung von praktischen Hilfen
- Organisation häuslicher Versorgung
- Kontaktaufnahme mit sozialen Institutionen am Wohnort (Selbsthilfegruppen, Brückenpflege)

Gesundheitstraining in der medizinischen Rehabilitation
Vortrags- und Seminarprogramm zur strukturierten Patientenschulung (DRV-Programm), indikationsbezogen und krankheitsübergreifend zur Förderung der Patientenkompetenz. Ziele:
- Grundlagen für das Verstehen des Krankheitsprozesses vermitteln
- Eigenverantwortung des Patienten stärken
- Patienten aktiv an der Bewältigung der Krebserkrankung beteiligen
- im Sinne einer Salutogenese gesunde Anteile und verbliebene Funktionsreserven mobilisieren

Klinikseelsorge
Individuelle seelsorgerische Betreuung, überkonfessionelle pastorale Gruppenangebote

Indikationsspezifisches Rehabilitationskonzept
Die Behandlung der verschiedenen Tumorerkrankungen setzt speziell strukturierte Therapiekonzepte voraus, z.b. für Patienten mit gynäkologischen, gastrointestinalen, urologischen Tumoren, Lungen- und Kopf-Hals-Tumoren sowie malignen hämatologischen Erkrankungen, insbesondere nach Transplantationsverfahren.

Qualitätsanforderungen an die Rehabilitationseinrichtung

Strukturelle Voraussetzungen (personell, räumlich, apparativ, Vernetzung), Assessmentverfahren zur Beurteilung der Ergebnisqualität und Qualitätssicherung orientieren sich an den Vorgaben der Deutschen Rentenversicherung DRV und den Kriterien der Bundesarbeitsgemeinschaft Rehabilitation BAR. Zertifizierungen der Rehabilitationskliniken sind Voraussetzung für die Zuweisung.

Lit:
1. Bengel J, Koch U. Grundlagen der Rehabilitationswissenschaft. Themen, Strategien und Methoden der Rehabilitationsforschung. Springer, Berlin, Heidelberg, New York, 2000.
2. Deutsche Rentenversicherung. Rehabilitation nach Tumorerkrankungen, Informationsbroschüre, 6. Auflage, 2011.
3. Gilchrist LS, Galantino ML, Wampler M et al. A framework for assessment in oncology rehabilitation. Phys Ther 2009;89:286–306.
4. König V, Leibbrand B, Seifart U. Sozialmedizinische Leistungsbeurteilung bei Krebspatienten in der Rehabilitation. Onkologe 2011;17:886–897.
5. Mehnert A, Härter M, Koch U. Langzeitfolgen einer Krebserkrankung. Anforderungen an die Nachsorge und Rehabilitation. Bundesgesundheitsbl 2012;55:509–515.
6. Seifart U, Lotze C, Dauelsberg T. Sport und Bewegung in der onkologischen Rehabilitation. Onkologe 2011;17:898–905.
7. Singer S, Schulte T. Lebensqualität von Tumorpatienten. Dtsch Med Wochenschr 2009;134:121–126.
8. Stubblefield MD. Cancer rehabilitation. Semin Oncol 2011;38:386–393.
9. World Health Organization (WHO). International Classification of Functioning, Disability and Helath (ICF). WHO, Geneva, 2007.

Web:
1. www.deutsche-rentenversicherung.de — Deutsche Rentenversicherung DRV
2. www.dgrw-online.de — Dt. Ges. Rehabilitationswissenschaften
3. www.uniklinik-freiburg.de/rfv/live/index.html — Rehawiss. Forschungsverbund
4. www.onkosupport.de — ASORS, Dt. Krebsgesellschaft

5 Spezielle Therapieverfahren in der Hämatologie und Onkologie

J. Schnerch, A. Spoo, M. Engelhardt

Def: Spezifische Behandlungsmethoden, die bevorzugt in der Hämatologie und Onkologie eingesetzt werden, um die klassischen Therapieverfahren zu erweitern bzw. zu optimieren

Klassische Therapieverfahren
- chirurgische Tumorentfernung
- Bestrahlungsverfahren (Radiotherapie ☞ Kap. 5.1, Nuklearmedizin)
- medikamentöse Therapie (Zytostatika-, Hormontherapie, „targeted therapies")

Spezielle Therapieverfahren
- Ansätze mit Transplantation hämatopoetischer Stammzellen (☞ Kap. 5.2, 5.3, 5.4) oder hämatologischer Effektorzellen (Granulozytentransfusion ☞ Kap. 5.5)
- Immuntherapien (☞ Kap. 5.6)
- somatische Gentherapie (☞ Kap. 5.7)
- Hemmung der Tumorvaskularisation (Angiogeneseinhibition ☞ Kap. 5.8)
- experimentelle Therapieverfahren (☞ Kap. 5.9)
- nicht konventionelle Therapien („alternative, komplementäre bzw. integrative Therapie") (☞ Kap. 5.10)

Ziele dieser Therapieansätze sind die Verbesserung von antineoplastischer Wirksamkeit, Nebenwirkungsraten, Lebensqualität und ökonomischen Aspekten.

Meth: *Lokal wirksame Therapieverfahren*
- chirurgische Tumorentfernung, Optimierung durch laparaskopische Verfahren und robot-assistierte Operationen, RFA (perkutane oder intraoperative Radiofrequenzablation)
- Radiotherapie: unter anderem klassische zweidimensionale und dreidimensionale computerunterstützte Bestrahlungsverfahren, stereotaktische Strahlentherapie, bildgeführte Strahlentherapie, intensitätsmodulierte Bestrahlung (IMRT), Brachytherapie (☞ Kap. 5.1),
- nuklearmedizinische Anwendungen: selektive Radiotherapie durch radioaktive Moleküle (z. B. Radium ^{223}Ra bei Prostatakarzinom, Radiojod ^{131}J bei Schilddrüsenkarzinom), interne Radiotherapie (SIRT, radioaktiv markierte Mikrosphären) DOTATOC/DOTATATE (Radiopeptidtherapie: radioaktiv markiertes Somatostatinanalogon), LITT (laserinduzierte Thermotherapie)
- Lokale Chemotherapieapplikation: TACE (transarterielle Chemoembolisation) intraperitoneale Chemotherapie (☞ Kap. 4.8.3), intrathekale Chemotherapie (☞ Kap. 10.5)

Systemisch wirksame Therapieverfahren
- medikamentöse Tumortherapie: Chemotherapie (☞ Kap. 3.2), Hormontherapie (☞ Kap. 3.3), Zytokintherapien (☞ Kap. 3.4), Antikörper (☞ Kap. 3.5), „targeted therapies" (☞ Kap. 3.6)
- Angiogeneseinhibition: medikamentöse Hemmung der Neubildung bzw. Ausdifferenzierung von Tumorgefäßen → Hemmung des Tumorwachstums (☞ Kap. 5.8), meist in Kombination mit zytotoxischer Chemotherapie
- neue experimentelle Therapieansätze (☞ Kap. 5.9)

Immuntherapie
- aktive Immuntherapie durch Vakzinierung mit Tumorzellen oder deren Lysaten, ggf. kombiniert mit Immunmodulatoren („biological response modifiers")
- passive/Adoptive Immuntherapie durch monoklonale Antikörper bzw. antikörpergekoppelte Toxine oder Radioisotope („antibody drug conjugates" ADC). Auch die Anwendung modifizierter autologer zytotoxischer Lymphozyten oder dendritischer Zellen ist möglich (☞ Kap. 5.6).
- Immuntherapie durch Modulation von Immunmediatoren oder Siganltransduktion (z. B. CTLA-4, PD-1, PD-2, PDL-1)

Transplantationsverfahren
Sonderform systemisch wirksamer Therapieverfahren mit Transplantation hämatologischer Stammzellen oder Effektorzellen:
- *autologe Stammzelltransplantation:* hochdosierte Chemotherapie (ggf. mit Ganzkörperbestrahlung, anschließend Gabe autologer hämatopoetischer CD34-positiver Progenitorzellen zur hämatologischen Rekonstitution (☞ Kap. 5.2, 5.3). Genutzt wird insbesondere der Therapieeffekt der hochdosierten Chemo- bzw. Radiotherapie.
- *Allogene Stammzelltransplantation:* Chemotherapie bzw. Bestrahlung mit anschließender Gabe allogener CD34-positiver Progenitorzellen zur hämatologischen Rekonstitution. Neben der Wirkung der Chemo- bzw. Radiotherapie wird auch der immunologische Effekt der allogenen Zellpopulation genutzt („Graft vs. Leukemia" Reaktion, GvL) (☞ Kap. 5.2, 5.4).
- *Granulozytentransfusion:* experimentelles Verfahren bei therapiebedingter Neutropenie/Agranulozytose und schweren Infekten (☞ Kap. 5.5).

Lit:
1. Blann AD, Ramcharan KS, Stonelake PS et al. The angiome: a new concept in cancer biology. J Clin Pathol 2011;64:637–643.
2. Nana-Sinkam, SP, Croce CM Micro RNAs as therapeutic targets in cancer. Transl Res 2011;157:216–225.
3. Palucka K, Ueno H, Banchereau J Recent development in cancer vaccines. J Immunol 2011;186:1325–1331.
4. Saha MN, Micallef J, Qiu L et al. Pharmacological activation of the p53 pathway in haematological malignancies. J Clin Pathol 2010;63:204–209.
5. Vogl TJ, Jost A, Nour-Eldin NA et al. Repeated transarterial chemoembolisation using different chemotherapeutic drug combinations followed by MR-guided laser-induced thermotherapy in patients with liver metastases of colorectal carcinoma. Br J Cancer 2012;106:1274–1279.

Web:
1. www.krebsgesellschaft.de   Deutsche Krebsgesellschaft
2. www.dkfz.de   Deutsches Krebsforschungszentrum

5.1 Grundlagen der Strahlentherapie

M. Henke, G. Bruggmoser, G. Niedermann, A.L. Grosu

Def: Einsatz ionisierender Strahlen zur Behandlung maligner Erkrankungen. Die Strahlentherapie vereint Prinzipien lokal begrenzter und systemischer Therapieformen: sie verändert die zelluläre Homöostase in einem anatomisch genau definierten Volumen.

OPS: 8-52 (Strahlentherapie)

Ind: Die meisten Tumorpatienten werden im Laufe ihrer Erkrankung bestrahlt, mit klar definierter therapeutischer Intention
- bei Patienten mit lokoregionär begrenzten Tumoren erfolgt die Bestrahlung in der Regel mit kurativer Intention.
- Im metastasierten Stadium kann durch eine Strahlentherapie meist rasche Symptompalliation erzielt werden.
- Generell werden Seminome und Lymphome als strahlensensitiv, Plattenepithel- und Adenokarzinome als intermediär und maligne Gliome als wenig strahlensensibel bezeichnet. Die Tumorkontrolle hängt schließlich vom Tumorvolumen und der Gesamtdosis und -dauer der Strahlenbehandlung ab.

Die exakte Lokalisation der zu bestrahlenden Region ist Grundvoraussetzung für eine erfolgreiche Strahlentherapie und erfordert daher eine hochauflösende und spezifische bildliche Darstellung des Erkrankungsherdes (CT, MRT, PET).

Phys: *Biologische Grundlagen*
Die biologische Wirkung ionisierender Strahlen beruht im Wesentlichen auf einer Schädigung der zellulären DNA, die zum Zellzyklusarrest oder zum Zelltod führt. Fehlreparatur von DNA-Doppelstrangbrüchen kann in nachfolgenden Teilungen mitotische Katastrophen auslösen, ein bei soliden Tumoren vorherrschender Mechanismus des Zelltodes. Klassische Apoptose hingegen findet sich nach Bestrahlung bei intestinalen Kryptzellen, Speicheldrüsen- und Keimzellen und hämatopoetischen Zellen. Eine Seneszenz tritt nach Bestrahlung von Fibroblasten und manchen Tumorzellen auf.

Physikalisch-technische Grundlagen
Ionisierende Strahlung kann mit Materie indirekt (durch ungeladene „Teilchen" wie Photonen oder Neutronen, Photoeffekt, Paarbildung, Comptoneffekt und Kernphotoeffekt) oder direkt (durch geladene Teilchen, z.B. Elektronen, Protonen oder Schwerionen) interagieren. Der Energieübertrag pro Wegstrecke („linear energy transfer", LET) wird von der Art der Teilchen, ihrer Energie, Ladung und Ordnungszahl bestimmt:
- Für eine Strahlentherapie des Patienten werden am häufigsten hochenergetische *Photonen* (1–20 MeV) eingesetzt. Meist werden sie mit Linearbeschleunigern erzeugt. Photonen übertragen ihre maximale Energie wenige Millimeter bis Zentimeter unter der Oberfläche an das Gewebe (Dosismaximum, Aufbaueffekt). Danach schwächt sich die übertragene Dosis ab, erreicht aber in etwa 20 cm Gewebetiefe – energieabhängig – noch 30 bis 70 % der Maximaldosis.
- *Neutronen* haben einen niederenergetischen Photonen vergleichbaren Tiefendosisverlauf bei höherer biologischer Wirksamkeit und nahezu fehlendem Aufbaueffekt.
- *Elektronen* übertragen ihre Energie direkt an das Gewebe. Ihr Dosismaximum liegt knapp unter der Oberfläche; danach findet sich ein steiler Dosisabfall.

- *Ionenstrahlung* – Protonen und Schwerionen – deponiert den größten Anteil ihrer Energie kurz vor ihrer maximalen Gewebseindringtiefe (Bragg-Peak).

Strahlensensitivität und Resistenz
Die Wirkung einer Strahlentherapie wird wesentlich von der intrinsischen Radiosensitivität und vier „Resistenzmechanismen" beeinflusst:
1. Repopulation des Tumors durch überlebende Tumorzellen
2. Reoxygenierung hypoxischer (und daher strahlenresistenter) Tumorzellen
3. Reparatur strahleninduzierter DNA-Schäden
4. Redistribution der Tumorzellen im Zellzyklus

Eine gleichzeitig zur Strahlentherapie verabreichte Chemotherapie (primäre, neoadjuvante und adjuvante Radiochemotherapie) steigert bei vielen soliden Tumoren die antineoplastische Wirksamkeit. Pharmakologisch-molekulares Tumorzell-Targeting (z.B. EGFR-Blockade) kann die Therapieeffizienz ebenfalls verbessern. Angiogeneseinhibitoren und andere „targeted therapies" werden gegenwärtig präklinisch und klinisch untersucht. Die radioprotektive Wirkung von Radikalfängern (z.B. Amifostin) und Wachstumsfaktoren (z.B. KGF, G-CSF, GM-CSF) für das Normalgewebe ist experimentell und klinisch belegt.

Meth: ***Bestrahlungstechniken***

- *Teletherapie:* Die Strahlenquelle (meist Linearbeschleuniger) befindet sich außerhalb des Patienten. Die Strahlführung kann an einem Therapiesimulator (zweidimensional, Röntgenbild-geführt) oder computergestützt dreidimensional (3D) geplant werden. Bei der 3D-Planung wird zunächst computertomografisch ein dreidimensionales Modell des Patienten erzeugt, in dem die optimale Strahlendosisverteilung im Zielvolumen bei einer minimalen Belastung von Risikoorganen errechnet wird.
- *Dreidimensionale konformale Strahlentherapie:* Standardverfahren für die Patientenbehandlung; bei ihr werden mehrere verschieden geformte Felder aus unterschiedlichen Einstrahlrichtungen überlagert.
- *Intensitätsmodulierte Strahlentherapie (IMRT):* Weiterentwicklung der 3D konformalen Bestrahlung. Bei ihr wird neben Einstrahlrichtung und Feldform die Fluenz der einzelnen Felder moduliert. Dies ermöglicht eine Anpassung der Dosisverteilung an speziell geformte Zielvolumina und gezielte Dosisüberhöhungen (*dose painting*).
- *Stereotaktische Strahlentherapie/Radiochirurgie:* Sie nutzt spezielle, präzise Koordinatensysteme zur Zielpunktbestimmung und benötigt besondere Vorrichtungen für die Planungsbildgebung und die Positionierung/Fixierung des Patienten. Die Bestrahlung selbst wird über viele Einzelfelder oder als Bewegungsbestrahlung verabreicht und konzentriert hohe Strahlendosen auf kleinstem Gebiet.
- *Ganzkörperbestrahlung („total body irradiation", TBI, z.B. zur Konditionierung für eine Knochenmarktransplantation):* Eine ausreichende Dosis wird homogen in alle Körperbereiche eingestrahlt. Wegen unterschiedlicher Querschnitte (Kopf vs. Extremitäten vs. Thorax/Abdomen) sind Planung und Dosisberechnung sehr aufwändig. Die Behandlung kann im Sitzen oder im Liegen durchgeführt werden. Sie erfolgt in niedrigen Einzeldosen um das Normalgewebe zu schonen, typischerweise über drei Tage, zweimal täglich.
- *Bildgeführte Strahlentherapie („image-guided radiotherapy", IGRT):* Trägt der Beweglichkeit des zu bestrahlenden Zielvolumens Rechnung. Spezielle Bildgebungstechniken (Conebeam-CT, orthogonales kV-Imaging und Ultraschallsysteme) sind in den Strahlentherapieprozess integriert, um inter- und intrafraktionelle Lagerungskorrekturen zu ermöglichen. Organbewegungen während der Strahlenbehandlung (z.B. Atemverschiebung) wird durch *tracking* und/oder

5.1 Grundlagen der Strahlentherapie — Spezielle Therapien

synchrones *Atem-Gating* entgegengesteuert. Das Tumor-Tracking verwendet eine real-time Nachführung/Anpassung des Blenden- und Feldformsystems des Beschleunigers. Beim Atem-Gating wird die Bestrahlung thorakaler Tumoren entsprechend dem Atemzyklus des Patienten gepulst.

- *Intraoperative Bestrahlung (IORT):* Während eines chirurgischen Eingriffs kann – nach Verlagerung von Risikoorganen (z.b. Darm, Ureter) aus dem Strahlengang – eine kleinvolumige Bestrahlung besonders rezidivgefährdeter Areale mit hohen Einzeldosen erfolgen. Die Risikoorganverlagerung erlaubt die Schonung von Normalgewebe.
- *Brachytherapie* (griech. brachys = nah/kurz): Eine radioaktive Quelle wird in unmittelbarer Nähe oder direkt in das zu bestrahlende Gewebe gebracht. Dadurch wird die Tumorregion hoch belastet und – wegen des steilen Dosisabfalls – eine Schonung umliegender Gewebe erzielt. Brachtherapie kann als Oberflächenbehandlung („Flar"), intrakavitär, interstitiell oder intravaskulär (meist „Afterloading") erfolgen. *Afterloading* bedeutet das Einbringen von Applikatoren (Hohlröhren, -nadeln oder -schläuchen) in das zu bestrahlende Organ/Gewebe (z.B. Zervix, Cavum uteri, Prostata); die Applikatoren werden ferngesteuert für eine bestimmte Zeit mit einer radioaktiven Quelle befüllt. HDR- (high dose rate: hohe Aktivität pro Zeiteinheit) werden von LDR-Verfahren (low dose rate) unterschieden. Auch die permanente Implantation radioaktiver, millimetergroßer Strahler (z.B. Jod-Seeds) wird bei bestimmten Indikationen als Brachytherapieverfahren eingesetzt.

NW: *Nebenwirkungen der Strahlenbehandlung*
Höhere Gesamt- und Einzelstrahlendosen führen vermehrt zu Schäden des gesunden Normalgewebes. Dabei werden frühe (= akute, z.B. Mukositis und Dermatitis) und späte (= chronische, z.B. Strahlenmyelopathie und Lungenfibrose) Reaktionen unterschieden. Frühreaktionen heilen nach der Bestrahlung meist schnell ab, Spätreaktionen sind in der Regel nicht reversibel und oft progredient. Die Inzidenz später Reaktionen ist von der Strahlendosis und den Zeitintervallen zwischen den Bestrahlungsfraktionen abhängig.

Ther: *Ablauf einer Strahlenbehandlung*
Vor jeder Tumortherapie ist die histologische Diagnosesicherung und Bestimmung der Erkrankungsausbreitung („staging") unabdingbar. Anhand der klinischen Daten wird das Therapiekonzept in einem Tumorboard interdisziplinär erörtert. Ein Strahlentherapeut überprüft schließlich am Patienten die Indikation zur Strahlenbehandlung. Er informiert diesen ausführlich über Intention, Ablauf und mögliche Nebenwirkungen der Behandlung und veranlasst die individuelle Strahlentherapieplanung. Dazu wird der Patient reproduzierbar gelagert (Positionierung; meist mit entsprechenden Lagerungshilfen), bevor ein CT-Datensatz aufgenommen wird, der als virtuelles Patientenmodell dient, um Form, Führung und Modifikation der Therapiestrahlen zu planen. Je nach anatomischen Gegebenheiten kann die Planung unterschiedlich aufwändig sein. Sie wird schließlich am Simulator mit dem Patienten überprüft, bevor die eigentliche Behandlung beginnt. Diese wird meist täglich verabreicht und dauert 5 bis 7 Wochen. Patientenpositionierung und Geräteparameter werden während der Behandlung fortwährend überprüft, mit regelmäßiger Arztkontakten und Kontrolluntersuchungen. Die meisten Behandlungen erfolgen ambulant. Allerdings machen Begleiterkrankungen und Therapie oder die zusätzliche Gabe weiterer Behandlungen oft eine stationäre Behandlung notwendig.
Im Anschluss an die Strahlentherapie erfolgen regelmäßig Nachsorgeuntersuchungen.

Lit:
1. Allen C, Borak TB, Tsujii H et al. Heavy charged particle radiobiology: using enhanced biological effectiveness and improved beam focusing to advance cancer therapy. Mutat Res 2011;711:150–157.
2. Bamberg M, Molls M, Sack H. Radioonkologie, Band 1. W. Zuckschwerdt Verlag GmbH, München, Wien, New York, 2003.
3. Chargari C, Soria JC, Deutsch E. Controversies and challenges regarding the impact of radiation therapy on survival. Ann Oncol 2013; 24:38–46.
4. Connell PP, Hellman S. Advances in radiotherapy and implications for the next century: a historical perspective. Cancer Res 2009;69:383–392.
5. Hall EJ, Giaccia AJ. Radiobiology for the Radiologist. Lippincott Williams & Wilkins, Philadelphia, 6th editon, 2006.
6. Halperin EC, Perez CA, Brady LW et al. Principles and practice of radiation oncology. Lippincott Williams & Wilkins, Philadelphia, 5th edition, 2007.
7. Sterzing F, Engenhart-Cabillic R, Flentje M et al. Options of image-guided radiotherapy – a new dimension in radiation oncology. Dtsch Arztebl Int 2011;108:274–280.

Web:
1. www.degro.org   Deutsche Gesellschaft für Radioonkologie e.V. (DEGRO)
2. www.astro.org   American Society for Radiation Oncology

5.2 Hämatologische Stammzellen und Stammzelltechnologie

D. Schnerch, R. Wäsch, M. Engelhardt

Def: *Stammzellen*: frühe Zellpopulationen, die sich durch ihre gleichzeitige Fähigkeit zur Selbsterneuerung (Produktion identischer Nachkommen) und zur Differenzierung (Produktion ausgereifter, spezialisierter Nachkommen) auszeichnen. Nach abnehmendem Differenzierungspotenzial unterscheidet man totipotente, pluripotente, multipotente, oligopotente und unipotente Stammzellen und Progenitorzellen. Gewebespezifische Stammzellen, welche aus dem erwachsenen Organismus gewonnen werden können, werden als adulte Stammzellen bezeichnet und den aus Blastozysten stammenden embryonalen Stammzellen (ES-Zellen) gegenübergestellt.

Mesenchymalen Stammzellen (MSZ) des Knochenmarks sowie induzierten pluripotenten Stammzellen (iPS) wird möglicherweise zukünftig Bedeutung im Rahmen von Gewebeersatztherapien zukommen.

Hämatopoetische Stammzellen (HSZ)

Def: Zellen, die zur identischen Reduplikation und zur Differenzierung in reife Blutzellen (Leukozyten, Lymphozyten, Erythrozyten, Thrombozyten) befähigt sind. HSZ werden u.a. anhand des Oberflächenmarkers CD34 quantifiziert (CD34+-Stammzellen).

Meth:

Stammzellquelle	Gewinnung
Knochenmark (KM)	Knochenmarkpunktion (KMP)
Peripheres Blut (PB)	Leukapherese
Nabelschnurblut (NB)	Nabelschnur-Asservierung bei Geburt

Knochenmark (KM)-Stammzellen

Def: HSZ des Knochenmarks, des physiologischen Ortes der Blutbildung beim Erwachsenen

Phys: 1–2 % der kernhaltigen Knochenmarkzellen sind CD34-positiv

Meth: *Gewinnung*
- etwa 1 Liter HSZ-haltiges Knochenmark-Blut wird durch mehrfache Beckenkammpunktion in Vollnarkose gewonnen.
- Das KM-Präparat kann ggf. weiter bearbeitet werden (☞ „Graft Engineering").
- Das Transplantat wird entweder frisch transfundiert oder bis zur Transplantation eingefroren.

Anwendung
- autologe Transplantation: überwiegend Anwendung peripherer Blutstammzellen (PBSZ)
- allogene Transplantation: bei malignen Erkrankungen des Erwachsenen zunehmend (> 80 %) Einsatz von PBSZ, Knochenmark-Stammzellen spielen eine untergeordnete Rolle. Knochenmark-Stammzellen werden weiterhin bei nicht

malignen Erkrankungen (aplastische Anämie, Thalassämie, Immundefekte) und pädriatischen Neoplasien genutzt.

Besonderheiten
- zur Gewinnung von Knochenmark-Stammzellen ist keine Vorbehandlung mit G-CSF bzw. Chemotherapie notwendig.
- Bei Knochenmark-Stammzellen ist mit vergleichweise geringerer chronischer GvHD („Graft versus Host Disease", immunologischen Abwehrreaktionen (☞ Kap. 5.4) zu rechnen.
- Beim randomisierten Vergleich HLA-identer Transplantation wurden mit PBSZ bessere Kurz- und Langzeitüberlebensraten als mit Knochenmark-Stammzellen (KM) berichtet. Die multizentrische BMT-CTN-Studie zeigte im randomisierten Vergleich alloger unverwandter PBSZ gegenüber KM eine vermehrte chronische GvHD mit PBSZ, aber keine Unterschiede beider bezüglich akuter GvHD, Rezidivwahrscheinlichkeit und nicht-rezidivbedingter Mortalität (NRM) (Medianer Beobachtungszeitraum der Studie: 3 Jahre).

Periphere Blut-Stammzellen (PBSZ)

Def: In das Blut ausgeschwemmte hämatopoetische Stammzellen

Phys: Im peripheren Blut (PB) sind physiologischerweise < 0,05 % der kernhaltigen Zellen CD34-positiv.

Meth: *Gewinnung*
- Stammzellen des Knochenmarks werden während der Leukozytenregeneration nach („Mobilisierungs"-) Chemotherapie und zusätzlicher mehrtägiger Gabe von G-CSF (Granulocyte Colony Stimulating Factor) ins Blut ausgeschwemmt und dort als PBSZ unter Verwendung eines Blutzellseparators („Leukapherese") abgesammelt. Bei allogener Transplantation werden PBSZ mit G-CSF allein mobilisiert. Falls sich unter G-CSF-Stimulation nicht die erforderliche Menge an Stammzellen absammeln lässt („poor mobilizer"), kann durch zusätzliche Verabreichung des CXCR4-Antagonisten Plerixafor ($240\,\mu g/m^2$ s.c. am Abend vor der geplanten Leukapherese eine Steigerung der Stammzellausbeute erreicht werden. Risikofaktoren für „poor mobilizers" sind: Niedrige Thrombozyten- und PB-CD34+-Werte, fortgeschrittenes Alter, paraneoplastische Nischen-Dysfunktion bzw. Tumorinfiltration des Knochenmarks, intensive Chemotherapie, großflächige oder Becken-Bestrahlung sowie vorherige Lenalidomidexposition. Natalizumab und andere α4-Integrin-Blocker sind möglicherweise bei Plerixafor-Versagen hilfreich.
- Das Leukapherese-Gerät trennt in einer Zentrifuge die Blutzellen vorwiegend nach spezifischem Gewicht (bei etwa 150 G) und erlaubt die Abtrennung einer hinsichtlich der PBSZ angereicherten Leukozytenfraktion („Leukapherisat").
- Das Leukapherisat kann ggf. weiter bearbeitet werden (☞ „Graft Engineering").

Anwendung
- Das Transplantat wird frisch transfundiert oder bis zur Transplantation eingefroren.
- Die Transplantation autologer peripherer Blutstammzellen (auto-PBSZT) erfolgt nach vorausgegangener Hochdosis-Chemotherapie. Die meisten Zentren verwenden eine Minimalmenge von $2\text{--}3 \times 10^6$ CD34+-Zellen/kg KG für autologe und allogene Stammzelltransplantation.

Besonderheiten
- PBSZ führen nach einer Hochdosis- bzw. Konditionierungs-Chemotherapie zu einer schnelleren hämatopoetischen Regeneration als Knochenmark-Stammzellen.
- Eine chronische GvHD bei allogener Transplantation tritt mit PBSZ häufiger als mit Knochenmark-Stammzellen auf.

Nabelschnurblut (NB)-Stammzellen

Def: Hämotopische Stammzellen aus Nabelschnur- und Plazentablut

Phys: Im NB sind physiologischerweise 0,1–2 % der kernhaltigen Zellen CD34-positiv.

Meth: *Gewinnung*
- bei Geburt wird das Nabelschnur- und Plazenta-Restblut nach Abnabelung asserviert.
- Das NB-Präparat kann ggf. weiter bearbeitet werden (☞ „Graft Engineering").
- Das Transplantat wird eingefroren in sogenannten Nabelschnurblutbanken („Cord Blood Banks") bevorratet.

Anwendung
- allogene Transplantation bei Fehlen eines HLA-identen Spenders
- autologe Transplantation (bislang nur Einzelfälle)
- Eigenkonservierung zur privaten Vorsorge (wird kontrovers diskutiert und an vielen Zentren als nicht sinnvoll erachtet)

Besonderheiten
- niedrige Stammzellzahl als limitierender Faktor; ggf. Expansion notwendig (☞ „Graft Engineering")
- Verfügbarkeit (nur bei Geburt verfügbar, allerdings ohne Risiken zu gewinnen)
- bei Transplantation von NB-Stammzellen kann eine weniger exakte HLA-Übereinstimmung akzeptiert werden; evtl. gezielter HLA-Mismatch bei pädiatrischen Leukämien hinsichtlich des Gesamtüberlebens sogar günstig
- niedrige virale Belastung (CMV, EBV)
- hohes Vermehrungs- und Differenzierungspotenzial der Stammzellen
- längere Aplasiephase
- Verfügbarkeit auch für ethnische Minderheiten

Mesenchymale Stammzellen (MSZ)

Def: Multipotente, fibroblastenartige, nicht-hämatopoetische Zellen unterschiedlichen Ursprungs mit Differenzierungspotenzial vorwiegend für mesenchymale Gewebe (z.B. Knochen, Knorpel, Fettgewebe)

Meth: *Gewinnung*
- MSZ werden meist aus Knochenmark über Adhärenz an Zellkulturflaschen gewonnen.
- MSZ zeigen eine typische Konstellation von Oberflächenmarkern: negativ für CD14, CD34 und CD45, positiv für CD73 (Ekto-5'-Nukleotidase), CD90 (Thy-1) und CD105 (Endoglin)
- MSZ können durch Zugabe definierter Substanzen (z.B. spezifische Kombinationen von Dexamethason, Ascorbinsäure, β-Glycerophosphat, TGF-β, Dexamethason, Indometacin) gezielt (z.B. Osteoblasten, Chondrozyten, Adipozyten) ausdifferenziert werden.

Potenzielle Anwendung
- Geweberegeneration: Wiederaufbau/Regeneration von Knorpel, Knochen, kardialem oder zerebralem Gewebe, Verbesserung des Engraftments nach hämotopischer Stammzelltransplantation
- Immunmodulation: GvHD-Prophylaxe und Therapie (Suppression alloreaktiver T-Zellen)
- Gentherapie: Träger therapeutischer Genprodukte (z.B. L-Dopa, EPO, IFN)

Induzierte pluripotente Stamm (iPS)-Zellen

Def: Primär differenzierte Zellen, die nach Manipulation („Reprogrammierung") Eigenschaften und Differenzierungspotenzial embryonaler Stammzellen annehmen

Meth: *Gewinnung*
Nach der initial von Takahashi und Yamanaka (2006) beschriebenen Methode werden adulte Fibroblasten durch retrovirale Transduktion mit den 4 Transkriptionsfaktoren Oct3/4, Sox2, c-Myc und Klf4 zu pluripotenten Stammzellen „reprogrammiert".

Potenzielle Anwendung
Mögliche autologe pluripotente Stammzellquelle. Zuvor sind jedoch zahlreiche Sicherheitsprobleme zu lösen, wie Malignitätsrisiko bei Verwendung von Retroviren (Insertionsmutagenese) und Onkogenen (c-Myc), etwa durch den Einsatz einer rein „pharmakologischen" Reprogrammierung.

Graft Engineering

Def: Manipulation des Stammzell-Transplantats (des „Graft") im Sinne einer anwendungsorientierten Optimierung seiner quantitativen (z.B. Purging, T-Zell-Depletion, Expansion) oder qualitativen Zusammensetzung

Meth: *Grundprinzipien*
- positive Selektion: gezielte Auswahl erwünschter Zellen
- negative Selektion: gezielte Elimination unerwünschter Zellen

Purging
- Entfernung kontaminierender Tumorzellen aus dem Transplantat
- Der Beitrag retransfundierter Tumorzellen an der Entstehung eines Rezidivs wurde im Einzelfall belegt. Das „endogene Rezidiv" durch im Patienten verbliebene maligne Zellen trotz Standard- und Hochdosis-Chemotherapie scheint jedoch klinisch von größerer Bedeutung zu sein. Daher ist die bestmögliche Tumorerradikation vor Leukapherese und Transplantation vordringlich.
- Purging durch positive Selektion:
  - gezielte Anreicherung der HSZ/Progenitorzellen im Stammzellpräparat
  - technisch realisiert z.B. durch Retention CD34-positiver Stammzellen auf einer magnetischen Säule nach Bindung ferromagnetisch markierter CD34-Antikörper, Waschen der Säule und Elution der Stammzellen nach Entfernen des Magnetfeldes

  CAVE: Eingeschränkte Anwendbarkeit der Methode, falls maligne Zellen und HSZ die gleichen Marker exprimieren (z.B. CD34 auf Leukämie [AML] -Zellen).
- Purging durch negative Selektion:
  - gezielte Depletion der Tumorzellen im Stammzellpräparat
  - technisch realisiert z.B. durch Einsatz monoklonaler Antikörper, Immuntoxine, Antisense-Oligonukleotide, Hyperthermie oder Zytostatika (z.B. Mafosfamid)

CAVE: Neben der Wirkung auf maligne Zellen auch Schädigung gesunder HSZ möglich.

T-Zell-Depletion
- Entfernung von T-Lymphozyten aus dem Transplantat
- T-Lymphozyten spielen im autologen Setting bei Autoimmunerkrankungen (z.B. bei chronisch entzündlichen Darmerkrankungen) und im allogenen Setting als Ursache der „Graft versus Host Disease" (GvHD) eine wichtige Rolle
- technisch realisiert z. B. durch Retention CD3-positiver T-Zellen auf einer magnetischen Säule nach Bindung ferromagnetisch markierter Anti-CD3-Antikörper und Verwendung des T-Zell-depletierten Eluats im Sinne einer negativen Selektion

Expansion
- Vermehrung primär gewonnener HSZ in der Zellkultur
- bedeutsam beispielsweise bei zellarmen Nabelschnurblut-Präparaten, um die notwendige HSZ-Dosis zur Transplantation Erwachsener zu erreichen
- technisch realisiert z. B. durch stromafreie Suspensionskulturen der HSZ unter Zugabe definierter Zytokine (z. B. SCF, IL-3, IL-6, G-CSF, Flt3-Ligand, EPO, MGDF) oder durch Knochenmarkstroma-haltige Zellkulturen

Graft Engineering
Zugabe von Zellen mit besonders erwünschten Eigenschaften zum Transplantat. Anwendung experimentell, in klinischen Studien. Beispiele:
- $CD4^+CD25^+$ „regulatorische T-Zellen" (T_{reg}-Zellen) zur Suppression der GvHD im allogenen Setting (bei möglichst erhaltenem GvL-Effekt)
- tumorzellspezifische T-Zellen (nach Priming und Expansion) im autologen Setting
- gentransfizierte HSZ („Gentherapie" bei Stoffwechseldefekten, Genmarkierung)

Lit:
1. Broxmeyer HE, Lee MR, Hangoc G et al. Hematopoietic stem/ progenitor cells, generation of induced pluripotent stem cells, and isolation of endothelial progentors from 21- to 23.5-year cryopreserved cord blood. Blood 2011;117:4773–4777.
2. Ciraci E, Della Bella S, Salvucci O et al. Adult human circulating CD34⁻Lin⁻CD45⁻CD133⁻ cells can differentiate into hematopoietic and endothelial cells. Blood 2011;118:2105–2115.
3. Hirsch B, Oseth L, Cain M et al. Effects of granulocyte-colony stimulating factor on chromosome aneuploidy and replication asynchrony in healthy peripheral blood stem cell donors. Blood 2011;118:2602–2608.
4. Körbling M, Freireich EJ. 25-years of peripheral blood stem cell transplantation. Blood 2011;117:6411–6416.
5. Lengerke C, Daley GQ. Autologous blood cell therapies from pluripotent stem cells. Blood Rev 2010;24:27–37.
6. Mielcarek M, Storer B, Martin PJ et al. Long-term outcomes after transplantation of HLA-identical related G-CSF-mobilized peripheral blood mononuclear cells versus bone marrow. Blood 2012;119:2675–2678.
7. Passweg JR, Baldomero H, Gratwohl A et al. The EBMT activity survey: 1990–2010. BMT 2012;1–18.
8. Sakamoto T, Tsuji-Tamura K, Ogawa M. Hematopoiesis from pluripotent stem cell lines. Int J Hematol 2010;91:384–391.
9. To LB, Leveque JP, Herbert KE. How I treat patients that mobilize hematopoietic stem cells poorly. Blood 2011;118:4530–4540.

Web:
1. www.bmtinfonet.org — BMT InfoNet
2. stemcells.nih.gov/index.asp — NIH, Stem Cell Information
3. stemcell.mssm.edu/v2 — SCDd, Stem Cell Database
4. www.zkrd.de — ZKRD, Zentrales Knochenmarkspender-Register Deutschland
5. www.ebmt.org — European Group for Blood and Marrow Transplantation
6. dgho-onkopedia.de — DGHO Leitlinien, Hämatopoetische Wachstumsfaktoren

5.3 Autologe Stammzelltransplantation

M. Kleber, R. Wäsch, C. Waller, M. Engelhardt

Def: Hämatologisches Therapieverfahren zur Beschleunigung der Knochenmarkrekonstitution nach intensiver myelotoxischer Behandlung (Chemotherapie, mit oder ohne Ganzkörperbestrahlung) durch Transplantation zytokinmobilisierter autologer peripherer Blutstammzellen (PBSZ)

Ep: 2009 wurden in Europa 16 591 autologe Stammzelltransplantationen (auto-SZT) durchgeführt

Phys: *Grundlagen*
Die Intensität der konventionellen Chemotherapie ist insbesondere durch die Hämatoxizität mit Neutro- und Thrombopenie limitiert. Die Verabreichung dosisintensiver, myeloablativer Therapien wurde erst durch die Transplantation hämatopoetischer Stammzellen des Patienten (autologe SZT) oder eines Spenders (allogene SZT ☞ Kap. 5.4) ermöglicht.
- Ursprünglich erfolgte die Gewinnung autologer hämatopoetischer Stammzellen aus dem Knochenmark des Patienten („Knochenmarktransplantation", KMT).
- Aktuell werden hämatopoetische Stammzellen in der Regel durch Gabe von koloniestimulierenden Faktoren (meist als Granulozyten-Kolonie-stimulierender Faktor G-CSF, mit oder ohne vorherige Applikation einer zusätzlich mobilisierenden Chemotherapie) in das periphere Blut mobilisiert, mittels einer Zellseparation („Leukapherese") gesammelt, in flüssigem Stickstoff gelagert, und nach Hochdosis-Chemotherapie retransfundiert („periphere Blutstammzelltransplantation", PBSZT).

Hämatopoetische Stammzellen bzw. Progenitorzellen
- Identifikation hämatopoetischer Progenitorzellen durch Nachweis der Expression des CD34-Antigens (1–4 % der mononukleären Zellen im Knochenmark). Die Existenz CD34-negativer hämatopoetischer Stammzellen ist belegt, diese sind durch Marker (CD133, Thy-1, c-kit/CD117, Lin-, CD38-) charakterisiert.
- Mehr als 90 % der „Stammzellen" sind „determinierte Progenitorzellen", die die Fähigkeit zur Selbsterneuerung verloren haben. Nur „pluripotente Stammzellen" besitzen das Potenzial zur vollständigen Rekonstitution der Hämatopoese (☞ Kap. 1.3).

Autologe PBSZ
Patienten mit Erkrankungen, für die eine Hochdosis-Chemotherapie mit auto-PBSZT in Betracht kommt, sollten initial mit einer konventionellen Chemotherapie behandelt werden, um ein maximales klinisches Ansprechen mit einer frühzeitigen PBSZ-Mobilisierung und -sammlung zu verbinden. Die PBSZ-mobilisierende Chemotherapie sollte idealerweise nur eine kurze Myelosuppression erzeugen (unter Aussparung des Stammzell-Kompartiments) und bei der vorliegenden Grunderkrankung maximal wirksam sein:
- Am häufigsten verwendet wird Cyclophosphamid, das zwar bei wiederholter Anwendung den Stammzellpool reduziert, jedoch bei frühzeitigem Einsatz eine gute Mobilisierung von PBSZ ermöglicht; z.B. als VCP-E-Protokoll (Etoposid/VP16 + Cyclophosphamid + Cisplatin + Epirubicin, ☞ Protokoll 14.1.1), Administration von G-CSF.

5.3 Autologe Stammzelltransplantation — Spezielle Therapien

- Die Gabe von G-CSF nach erfolgter „Mobilisierungs-CTx" steigert die Anzahl zirkulierender multipotenter Progenitorzellen um den Faktor 10. Der Zeitpunkt der maximalen PBSZ-Ausschwemmung geht in der Regel mit dem Anstieg neutrophiler Granulozyten nach Durchschreiten des Leukozytennadirs einher.

Prinzip der peripheren Stammzelltransplantation nach HD-CTx

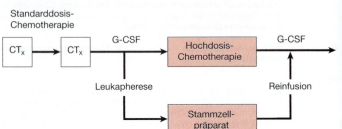

Meth: *Mobilisierung autologer PBSZ*
Hämatopoetische Stammzellen kommen beim Gesunden (ohne Stimulation durch hämatopoetische Wachstumsfaktoren, d.h. unter „steady state"-Bedingungen) in geringer Anzahl im peripheren Blut vor.
- In der Phase der hämatopoetischen Rekonstitution nach konventioneller Chemotherapie steigt die Anzahl zirkulierender PBSZ.
- Der Einsatz hämatopoetischer Wachstumsfaktoren (z.B. G-CSF, 5 µg/kg/d bei Patienten zur Sammlung autologer peripherer Blutstammzellen (auto-PBSZ) nach vorheriger Chemotherapie; 10 (– 24) µg/kg/d bei allogenen Spendern mit alleiniger G-CSF Mobilisierung) führt zur Ausschwemmung hämatopoetischer Stammzellen aus dem Knochenmark ins periphere Blut und ist derzeit Standardverfahren zur „Mobilisierung."
- Therapiealternativen bei eingeschränkter PBSZ-Mobilisierung:
  - erneute Chemotherapie und Wachstumsfaktorgabe
  - Erhöhung der G-CSF-Dosis auf 10–20 µg/kg KG
  - Einsatz alternativer hämatopoetischer Wachstumsfaktoren, z.B. Plerixafor (CXCR4-Inhibitor)
  - Gewinnung von Knochenmark-Stammzellen
- Eine ausreichende Anzahl hämatopoetischer Stammzellen ist Voraussetzung einer Hochdosis-Chemotherapie mit auto-PBSZT. Dabei werden $4–10 \times 10^6$ CD34+-Zellen als ausreichend angesehen.

Leukapherese
PBSZ werden bei Leukozytenzahlen > 5000–10000/µl (bzw. CD34$^+$-Zellzahlen im peripheren Blut > 10–20/µl) ambulant über 2–5 h mit einem Standard-Zellseparator gesammelt („Leukapherese"). Das Verfahren wird gut vertragen, eventuelle Elektrolytverschiebungen können ausgeglichen werden.
- Bei Patienten ohne intensive Vortherapie wird normalerweise mit 1 (-2) Leukapheresen eine ausreichende Zahl PBSZ gewonnen.
- Qualitätskontrolle für jedes Stammzell-Apheresepräparat: Volumen, Leukozytenzahl und Differenzierung, CD34+ Zellen, Viabilität, Sterilität.
- Die bei der Leukapherese gewonnenen PBSZ können weiteren Aufreinigungsschritten (z.B. CD34-Positiv- oder Negativselektion ☞ Kap. 5.2) unterzogen oder direkt in flüssigem Stickstoff bei –196 °C bis zur Transplantation gelagert werden.

- Sowohl die Prozessierung als auch die Lagerung der Zellpräparate erfolgen unter GMP-Bedingungen („Good Manufacturing Practice" – Richtlinien der Europäischen Union) und entsprechend dem Arzneimittelgesetz.

Ind: Die EBMT (European Group for Blood and Marrow Transplantation) und die DAG-KBT (Deutsche Arbeitsgemeinschaft für Knochenmark- und Blutstammzelltransplantation) empfehlen folgende Indikationen zur Durchführung autologer Stammzelltransplantationen:
- Bei Patienten in jüngerem Alter (bis 75 Jahre bei gutem Allgemeinzustand) und ohne relevante Komorbidität sowie bei Patienten mit Hochrisiko- und/oder Rezidiverkrankung bei *hochmalignen Non-Hodgkin-Lymphomen (NHL), Morbus Hodgkin (Rezidiv), Multiplem Myelom (Plasmozytom) oder AL-Amyloidose* ist die Hochdosis-Chemotherapie mit auto-PBSZT wirksam und wird als Standardverfahren eingesetzt.
- Bei *Keimzelltumoren* wird die PBSZT als Erstlinien-Konsolidierung bei selektierten Patienten mit chemosensitivem, mediastinalen Befall, bei Risiko-Keimzelltumoren mit inkomplettem Ansprechen, beim 2. bzw. nachfolgendem Rezidiv und bei primär refraktärer Erkrankung – präferentiell im Rahmen klinischer Studien – vorgeschlagen und weiter untersucht. Bei Ewing/PNET, Rhabdomyosarkom bzw. Weichteilsarkomen kann die Hochdosis-Chemotherapie bei einzelnen Patienten durchgeführt werden, die Indikation sollte jedoch nur im Rahmen klinischer Studien gestellt werden.
- Darüber wird die Hochdosis-Chemotherapie mit Stammzellsupport bei verschiedenen *Autoimmunerkrankungen* (M. Crohn, systemischer Lupus Erythematodes, systemische Sklerose, multiple Sklerose) innerhalb klinischer Studien weiter untersucht.

Ko: Im Rahmen der auto-PBSZT treten akute Komplikationen und Langzeitfolgen auf. Die transplantationsassoziierte Mortalität beträgt 1–5 %, je nach Komorbidität, Alter und Remissionsstand des Patienten bzw. Zentrumserfahrung. In der Regel können die Patienten etwa 2–3 Wochen nach Reinfusion autologer PBSZ in die Nachsorge entlassen werden.

Akute Komplikationen:
- *Knochenmarkaplasie:* Dauer nach PBSZT etwa 10 d (Granulozyten) bis 14 d (Thrombozyten) → Infektionen, Blutungen, fast alle Patienten benötigen für etwa 4–8 d Antibiotika und Blutprodukte. Selten Mykosen (kurze Aplasiedauer, keine immunsuppressive Therapie), Virusinfekte können vereinzelt auftreten (HSV, VZV, CMV)
- *Gastrointestinale Toxizität:* Oropharyngeale Mukositis, Gastroenteritis
- *Pulmonale Toxizität:* Durch Zytostatika (z.B. Busulfan, Cyclophosphamid, Thiotepa, BCNU), entzündliche Veränderungen (Fibrose, alveoläre Einblutungen, Infekte), Lungenödem, bis zum respiratorischen Versagen und ARDS („acute respiratory distress syndrome")
- *Kardiotoxizität:* Kardiale Schädigung durch Zytostatika (☞ Kap. 3.7.2), z.B. Cyclophosphamid (bei 5–10 % der Patienten Herzinsuffizienz, transmurale hämorrhagische Myokardnekrosen etc.), Anthrazykline (akute und chronische Kardiotoxizität); verstärkt nach Bestrahlung oder früherer Anthrazyklingabe
- *Nierenfunktionsstörungen:* Niereninsuffizienz bzw. akutes Nierenversagen durch Zytostatika (☞ Kap. 3.7.3), Aminoglykoside, mangelnde Hydratation, Tumorlyse sowie Blutdruckschwankungen. Die Niereninsuffizienz ist in aller Regel reversibel.
- *Leberfunktionsstörungen:* Transiente Leberenzymerhöhungen, selten VOD (veno-occlusive disease). Eine prophylaktische Heparinisierung für bis zu 30 Tage nach Transplantation (d+30) soll die Inzidenz der VOD verringern.

- *Endokrinologische Störungen:* Hypothyreose, hypergonadotropher Hypogonadismus, Unfruchtbarkeit
- *Leistungsminderung:* Körperliches Training vor, während und nach der Hochdosis-Chemotherapie fördert eine schnelle Rekonstitution der Leistungsfähigkeit und wird deshalb von vielen Transplantationzentren empfohlen (☞ Kap. 4.13).

Langzeitfolgen und Empfehlungen zur Nachsorge
- *Sekundärmalignome:* Nach Hochdosis-Chemotherapie mit Alkylanzien sowie nach Ganzkörperbestrahlung („total body irradiation", TBI) möglich. Bei TBI-basierten Protokollen beträgt die Wahrscheinlichkeit des Auftretens eines Sekundärmalignoms nach 15 Jahren bis 20 %, bei Protokollen ohne TBI 6 %, letztere werden deshalb heute von den meisten Transplantationszentren bevorzugt.
- *Immunologische Dysfunktion* → Monitoring von Infekten: CMV, VZV, Pneumocystis jiroveci Pneumonie, ggf. kurzfristige HSV-Prophylaxe
- *Impfungen:* Pneumokokken, Influenza, Tetanus, Diphtherie
- *Endokrinologische Störungen:* → Funktionsprüfung Schilddrüse, Ovarien, Testes, Osteoporose

Th: **Therapieprotokolle Mobilisierung**

„Cyclo-Mob-1d" ☞ Protokoll 14.1.1

Cyclophosphamid	2 g/m^2/d	i.v.	d 1, Infusion über 1 h

vor geplanter Leukapherese: G-CSF 5 µg/kg KG/d s.c.

„EVC" < 60 Jahre ☞ Protokoll 14.1.2

Epirubicin	100 mg/m^2/d	i.v.	d 1, Gabe über 1 h/ZVK
Etoposidphosphat	150 mg/m^2/d	i.v.	d 1–3, Gabe über 1 h
Cyclophosphamid	500 mg/m^2/d	i.v.	d 1–3, Infusion über 1 h

vor geplanter Leukapherese: G-CSF 5 µg/kg KG/d s.c.

„(R)-DHAP" ☞ Protokoll 14.1.3

Rituximab	375 mg/m^2/d	i.v.	d 0, initial 50 mg/h
Cisplatin	100 mg/m^2/d	i.v.	d 1, Gabe über 22 h
CytosinArabinosid	2×2 g/m^2/d	i.v.	d 2, Gabe über 3 h
Dexamethason	40 mg/d	i.v.	d 1–4

vor geplanter Leukapherese: G-CSF 5 µg/kg KG/d s.c.

„(R)-VCP-E" ☞ Protokoll 14.1.4

Rituximab	375 mg/m^2/d	i.v.	d 0, initial 50 mg/h
Etoposidphosphat	500 mg/m^2/d	i.v.	d 1, Infusion über 1 h
Cyclophosphamid	1350 mg/m^2/d	i.v.	d 1, Infusion über 1 h
Cisplatin	50 mg/m^2/d	i.v.	d 1, Infusion über 1 h
Epirubicin	50 mg/m^2/d	i.v.	d 1, Bolusinjektion

vor geplanter Leukapherese: G-CSF 5 µg/kg KG/d s.c.

Therapieprotokolle: Hochdosistherapie (Konditionierung)

CAVE: Hochdosis-Therapieprotokolle dürfen nur an entsprechend ausgestatteten Transplantationszentren gemäß den Richtlinien der Bundesärztekammer durchgeführt werden. Transplantationszentren sind im Rahmen der Deutschen Arbeitsgemeinschaft für Blutstammzell- und Knochenmarktransplantation (DAG-KBT) und der EBMT organisiert.

„Melphalan" 200 ☞ Protokoll 14.2.1

Melphalan	200 mg/d	i.v.	d –2, Infusion über 1 h (oder fraktioniert 100 mg/d i.v. d -3 und d -2)

d 0 Stammzelltransplantation; Melphalan 140 mg/d bei Patienten > 70 Jahren, bei Komorbidität oder Niereninsuffizienz

„BEAM" ☞ Protokoll 14.2.2

BCNU	300 mg/m²/d	i.v.	d –7, Infusion über 1 h
Cytosin-Arabinosid	2×200 mg/m²/d	i.v.	d –6 bis –3, Infusion über 1 h, alle 12 h
Etoposidphosphat	2×100 mg/m²/d	i.v.	d –6 bis –3, Infusion über 30 min, alle 12 h
Melphalan	140 mg/m²/d	i.v.	d –2, Infusion über 30 min

d 0 Stammzelltransplantation

„BeEAM" ☞ Protokoll 14.2.3

Bendamustin	100 mg/m²/d	i.v.	d –7 bis –6, Infusion über 1 h
Cytosin-Arabinosid	2×200 mg/m²/d	i.v.	d –5 bis –2, Infusion über 1 h
Etoposidphosphat	2×100 mg/m²/d	i.v.	d –5 bis –2, Infusion über 30 min
Melphalan	140 mg/m²/d	i.v	d –1, Infusion über 30 min

d 0 Stammzelltransplantation

„BCNU/TT" ☞ Protokoll 14.2.4

Carmustin	400 mg/m²/d	i.v.	d –6, Infusion über 1 h
Thiotepa	2×5 mg/kg/d	i.v.	d –5 bis –4, Infusion über 2 h

d 0 Stammzelltransplantation

„VIC" ☞ Protokoll 14.2.5

Etoposidphosphat	500 mg/m²/d	i.v.	d –4 bis –2, Infusion über 1 h
Ifosfamid	4 000 mg/m²/d	i.v.	d –4 bis –2, Infusion über 18 h
Carboplatin	AUC 6	i.v.	d –4 bis –2, Infusion über 18 h

d 0 Stammzelltransplantation

„Busulfan/Melphalan" ☞ Protokoll 14.2.6

Busulfan	4 mg/kg/d	p.o.	d –6 bis –3, 6^{00}, 12^{00}, 18^{00}, 24^{00} jeweils 1 mg/kg
Melphalan	140 mg/m²	i.v.	d –2, Infusion über 30 min

d 0 Stammzelltransplantation

Perspektiven
Aktuelle Untersuchungen zur Weiterentwicklung der auto-PBSZT:
- Therapieintensivierung durch sequenzielle Transplantation (z.B. Multiples Myelom)
- Einsatz neuer Wachstumsfaktoren zur möglichen Stimulation von Thrombozyten und neutrophilen Granulozyten → weitere Verkürzung der Zytopeniephase, bessere Stammzell-Mobilisierung
- immuntherapeutische Ansätze: z.B. Generierung immunkompetenter Zellen zur Therapie minimaler Residualerkrankung
- Weiterentwicklung von Mobilisierungs- und Hochdosis-Chemotherapieprotokollen
- Weiterentwicklung der Transplantatmanipulation (Elimination kontaminierender Tumorzellen, ex-vivo Expansion von Stammzellen, dendritische Zellen etc.)
- Plerixafor: CXCR4 Inhibitor, effektive Mobilisation nach Versagen von G-CSF Monotherapie

Lit:
1. Baldomero H, Gratwohl M, Gratwohl A et al. European Group for Blood and Marrow Transplantation EBMT. The EBMT activity survey 2009: trends over the past 5 years. Bone Marrow Transplant. 2011;46:485–501.
2. Khabori MAI, de Almeida JR, Guyatt GH et al. Autologous stem cell transplantation in follicular lymphoma: a systematic review and meta-analysis. J Natl Cancer Inst 2012;104:18–28.
3. Körbling M, Freireich EJ. 25-years of peripheral blood stem cell transplantation. Blood 2011;117:6411–6416.
4. Majhail NS, Rizzo JD, Lee SJ et al. Recommended screening and preventive practices for long-term survivors after hematopoietic cell transplantation. Hematol Oncol Stem Cell Ther. 2012;5:1–30.
5. Nabhan C, Mehta J. Diffuse large B-Cell lymphoma: is there a place for autologous hematopoietic stem cell transplantation in first remission in the era of chemoimmunotherapy? Leuk Lymphoma. 2012;53:1859–1866.
6. Sheppard D, Bredeson C, Allan D et al. Systematic review of randomized controlled trials of hematopoietic stem cell mobilization strategies for autologous transplantation for hematologic malignancies. Biol Blood Marrow Transplant. 2012;18:1191–1203.
7. Simonelli M, Rosti G, Banna GL et al. On behalf of the IGG and GITMO. Intensified chemotherapy with stem-cell rescue in germ-cell tumors. Ann Oncol 2012;23:815–822.
8. To LB, Levesque JP, Herbert KE. How I treat patients that mobilize hematopoietic stem cells poorly. Blood 2011;118:4530–4540.
9. Voss MH, Feldman DR, Motzer RJ. High-dose chemotherapy and stem cell transplantation for advanced testicular cancer. Expert Rev Anticancer Ther 2011;11:1091–1103.

Web:
1. www.dgho.de — DGHO, Leitlinien Transplantation
2. www.ebmt.org — EBMT, Eur Grp Blood Marrow Transpl
3. www.cibmtr.org — Center for Internatl Blood & Marrow Transpl Research
4. www.asbmt.org — Am Soc Blood Marrow Transplantation
5. www.bmtnet.org — Blood Marrow Transplantation Net

5.4 Allogene Stammzelltransplantation

R. Zeiser, R. Marks, H. Bertz, J. Finke

Def: Übertragung pluripotenter hämato-/lymphopoetischer Stammzellen von einem gesunden Spender („donor") auf den vorbehandelten Patienten (Empfänger, Rezipient, „host").
Der Überbegriff „Hämatopoetische (Stamm) Zell Transplantation (H(S)ZT)" fasst die nach Art der Stammzellquelle unterschiedenen Verfahren zusammen:
- Knochenmarktransplantation (KMT)
- periphere Blutstammzelltransplantation (PBSZT)
- Nabelschnurblut-, Plazentarestblut-Transplantation („umbilical cord blood transplant", UCBT)

Ep: 2011 wurden in Deutschland 3 097 allogene Transplantationen durchgeführt, davon 33 mit Nabelschnurblut (Quelle: Deutsches Register für Stammzelltransplantationen, DRST). Etwa 26 000 allogene Transplantationen (KMT, PBSZT oder UCBT) werden jährlich weltweit durchgeführt (Quelle: National Bone Marrow Donor Program NMDP, USA, Stand 2010).

WM: Die Erfolge der allogenen Transplantation beruhen auf zwei therapeutischen Prinzipien, die dieses Verfahren von konventioneller Chemotherapie und autologer Transplantation unterscheiden:
- *Konditionierung:* immun- und myeloablative hochdosierte Chemotherapie und/oder Ganzkörperbestrahlung („total body irradiation", TBI)
- *„Graft-versus-Leukämie-Effekt" (GvL-Effekt):* immunologische Reaktion von Spenderlymphozyten im Transplantat gegen die maligne Erkrankung, auch als *Graft-versus-Lymphoma* oder *„Graft-versus-Malignancy" (GvM)* bezeichnet.

Während die zytostatische Therapie eine weitgehende Reduktion des malignen Klons bewirkt, scheint der GvL-Effekt entscheidend für die langfristige, immunologisch vermittelte Verringerung der Rezidivrate zu sein. Nach kompletter T-Zell-Depletion des Transplantats kommt es zu einer erhöhten Rezidivrate.

Transplantationsverfahren

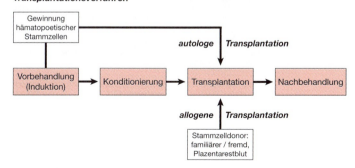

Meth: *Spender*

Voraussetzung für die Durchführung einer allogenen Transplantation ist das Vorliegen eines passenden Spenders.

5.4 Allogene Stammzelltransplantation — Spezielle Therapien

Bevorzugt wird eine HLA-Identität zwischen Spender und Empfänger, für bestimmte Situationen können jedoch HLA-Differenzen bis zur Haplo-Identität akzeptiert werden:
- Geschwister- oder Familienspender („matched related donor", MRD)
- Unverwandte, sog. Fremdspender („volunteer unrelated donor", VUD)

Spendersuche
Primär wird nach einem HLA-identen Geschwisterspender gesucht (nur für 25–30 % der Patienten verfügbar).
- Patienten ohne Familienspender: Möglichkeit der Fremdspendersuche, derzeitige Erfolgsrate > 80 % (Quelle: National Marrow Donor Program NMDP, im Jahr 2010: 95 %) bei etwa 15 Millionen weltweit registrierten freiwilligen Fremdspendern. Blutgruppendifferenzen spielen bei der Spenderauswahl keine Rolle, ggf. wechselt der Patient durch die Transplantation die Blutgruppe und nimmt die des Spenders an.
- Entscheidend ist die frühzeitige HLA-Typisierung des Patienten und Einleitung einer Fremdspendersuche bzw. Kontaktaufnahme mit einem allogenen Transplantationszentrum (☞ Kap. 11.5), da mit einem Zeitraum von bis zu 2–4 Monaten von Einleitung der Suche bis zum Erhalt des Transplantates gerechnet werden muss.
  CAVE: Die Einleitung der Fremdspendersuche erst zum Zeitpunkt eines Rezidivs einer Erkrankung kann in vielen Fällen zu spät sein.
- *Ausdehnung der Suche auf die erweiterte Familie:* ausreichend HLA-kompatible, zusätzliche Spender in 6 % der Fälle (heute eher sekundäres Vorgehen).

> *Strategie der Spendersuche*
> 1. Typisierung des Patienten und der Geschwister
> 2. Falls kein geeigneter Geschwisterspender: zügige Suche nach einem nicht-verwandten Spender

Auswahlkriterien für Spender
- Die Typisierung erfolgt heute generell hochauflösend (DNA-Niveau: 4stellig).
- Relevant sind insbesondere die Allele der HLA-Genorte A, B, C, DRB1*, wahrscheinlich weniger relevant DQB1*. Man spricht von 8/8 HLA-Kompatibilität, wenn die Allele von A, B, C und DRB1 hochauflösend typisiert übereinstimmen, und von 10/10 Kompatibilität, wenn zusätzlich DQB1* übereinstimmt.
- Bei Patienten mit maligner Grunderkrankung und Familienspender werden in Graft-versus-Host-Richtung („GvH-Richtung") eine Alleldifferenz und in Host-versus-Graft-Richtung („HvG-Richtung") bis zu 3 Differenzen bei entsprechend HLA-homozygoten Patienten akzeptiert. Die Transplantationsergebnisse entsprechen bei diesen Konstellationen den Resultaten bei kompletter HLA-Identität.
- Nicht-verwandte (Fremd-) Spender: Die Bedeutung der Klasse II-Loci DQ und DP ist unklar. Bei Vorliegen mehrerer HLA-A-, B-, C- und DR-identer Spender werden zusätzliche Auswahlkriterien herangezogen (Geschlecht, Alter, CMV-Status, Blutgruppe). Insbesondere bei maligner Grunderkrankung und jüngerem Patientenalter können ggf. HLA-Differenzen, möglichst innerhalb derselben Klasse, akzeptiert werden, wobei Differenzen im HLA-C Lokus besonders ungünstig zu sein scheinen.
- Signifikante Bedeutung hat das Alter des Spenders: es korreliert invers mit dem Überleben der Patienten nach allogener Transplantation.
- Zukünftig könnte die zusätzliche Typisierung der NK-Rezeptoren und Liganden, insbesesondere bei Haplo- oder Fremdspendertransplantation, an Bedeutung gewinnen.

- Die Spendersuche sollte durch anerkannte immungenetische Institutionen erfolgen, möglichst im Kontext eines nach EBMT zertifizierten Transplantationszentrums (☞ Kap. 11.5).

Alternativen
Optionen für Patienten ohne passenden familiären oder Fremdspender:
- Transplantation vom haploidenten verwandten Spender nach T-Zell-Depletion
- Transplantation von Nabelschnur-Restblut („umbilical cord blood", UCB): Besonderer Stellenwert bei pädiatrischen Patienten und jungen Erwachsenen. Entsprechende „cord blood banks" befinden sich derzeit im Aufbau. Weltweit wurden bisher über 12 900 UCB-Transplantationen durchgeführt. Es können ggf. mehrere HLA-Differenzen akzeptiert werden, insbesondere bei pädiatrischen Patienten. Publizierte Daten weisen auf eine geringere GvHD-Inzidenz hin, bei erhöhtem Risiko für eine Transplantatabstoßung im Vergleich zu PBSZT und KMT. Limitierend ist der Zellgehalt des Transplantats in Relation zum Körpergewicht des Patienten.

Stammzellpräparate

Stammzell-Kompartimente
Hämatopoetische Stammzellen werden anhand verschiedener Oberflächenmarker (CD34, CD133, Thy-1, Sca-1 etc.) charakterisiert. Folgende Stammzell-Kompartimente werden zur Transplantation eingesetzt:
- Knochenmark (KM) → Knochenmarktransplantation (KMT)
- periphere Blutstammzellen („peripheral blood stem cells") → PBSZT
- Kryokonserviertes Nabelschnurrestblut → UCBT

Stammzellmodifikation („graft engineering")
Die Transplantate werden in der Regel unmanipuliert „frisch" (direkt nach Entnahme) oder nach Kryokonservierung übertragen. In spezifischen Situationen werden Transplantate weiter modifiziert:
- T-Zell-Depletion, zur Prophylaxe einer Graft-versus-Host-Reaktion (insbesondere bei haploidentem Spender)
- Photodepletion alloreaktiver T-Zellen im Rahmen von Studien
- Selektion für CD34-positive Zellen („Stammzellselektion") zur Verringerung von Immunreaktionen bei allogener Transplantation, oder zur T-Zell-Depletion im Rahmen der autologen Transplantation für Patienten mit Autoimmunerkrankungen („Hochdosis-Immunablation").

Knochenmark-Stammzellen
Knochenmark wird während einer kurzen (etwa 60 Minuten) Vollnarkose durch multiple Punktionen des Beckenkamms beidseits und Aspiration entnommen.
- Das Knochenmark wird antikoaguliert und kann mehrere Tage ohne Kryokonservierung und ohne wesentlichen Stammzellverlust außerhalb des Körpers verbleiben (Transportzeit bei Fremdspender-Transplantation).
- Nachteile für den Spender können Blutverlust, ggf. lokale Beschwerden (Hämatome, Schmerzen) und Nebenwirkungen der Vollnarkose sein.
- Knochenmark ist die bevorzugte Stammzellquelle für pädiatrische Patienten und für Patienten mit nicht malignen Erkrankungen (Immundefekte, schwere aplastische Anämie).

Zytokinmobilisierte periphere Blutstammzellen (PBSZ)
Zunehmende Verwendung von PBSZ zur allogenen Transplantation:
- Vorbehandlung des Spenders für 4–6 d mit G-CSF 10–12 µg/kg/d s.c.
- Stammzellgewinnung durch eine bis zwei Leukapheresen

5.4 Allogene Stammzelltransplantation — Spezielle Therapien

- Das Transplantat enthält je nach Ausbeute mehr CD34+-Stammzellen als Knochenmarkpräparate und um den Faktor 10 erhöhte CD3+-T-Lymphozyten.
- In randomisierten Studien scheint das Risiko einer schweren akuten GvHD bei Verwendung von PBSZ im Vergleich zur KMT nicht erhöht. Das Risiko einer erhöhten Inzidenz chronischer GvHD wurde durch verschiedene Autoren beschrieben.
- Die Verwendung von PBSZ ist für Patienten mit aggressiven malignen Erkrankungen mit hohem Rezidivrisiko (Leukämien/Lymphome nicht in CR, im Rezidiv, primär refraktär) von Vorteil.
- PBSZ als Stammzellquelle ermöglichen ein sicheres Anwachsen (engraftment) nach reduzierter Konditionierung.
- Das hämatopoetische Engraftment nach PBSZ ist schneller als bei Verwendung von Knochenmark.
- PBSZ-Transplantate ermöglichen Manipulationen (Stammzellanreicherung, selektive T-Zell-Depletion) zur Vermeidung von GvHD und die Transplantation über HLA-Barrieren hinweg.

Ko: Die erfolgreiche allogene Transplantation ist letztlich immer „myeloablativ", wobei dieses Ergebnis durch das Zusammenwirken von Konditionierung und Spender-T-Lymphozyten erreicht wird. Mögliche Nebenwirkungen sind:
- toxische Nebenwirkungen der Konditionierungstherapie (Chemotherapie, Radiotherapie) entsprechend den verwendeten Behandlungsprotokollen
- Infekte während der Knochenmarkaplasie (bis zur Knochenmarksrekonstitution): bakterielle Infekte, Mykosen (Candida, Aspergillus), virale Infekte (CMV, HSV)
- Spätfolgen: Lungenfibrose, Bronchiolitis obliterans, Gonadeninsuffizienz, hormonelle Störungen, Kardiomyopathie, Katarakt, Sekundärneoplasien

Graft-versus-Host-Erkrankung (GvHD)
Die im Transplantat enthaltenen Lymphozyten spielen eine entscheidende Rolle für das Auftreten von „Allo-Reaktionen", d.h. Abwehrreaktionen der transplantierten immunologisch aktiven Spenderzellen gegen den Empfängerorganismus → entzündliche Reaktion an immunogenen Strukturen wie Haut (Dermatitis), intrahepatischen Gallenwegen (Cholestase), Darmepithel (Enteritis) und Lunge.
- Der Zeitraum der immunologischen Adaptation und Toleranzentwicklung wird in eine akute Phase (~100 Tage nach Transplantation, „akute" GvHD) und eine chronische Phase (> 3–12 Monate nach Transplantation, „chronische" GvHD) unterschieden.
- Im Rahmen der akuten GvHD sind v.a. Haut, Leber und Darm betroffen.
- Die chronische GvHD kann prinzipiell alle Organe einbeziehen. Insbesondere können Haut- und Schleimhauttrockenheit, generalisiertes Sicca-Syndrom mit Konjunktivitis, Malabsorptionssyndrome, chronische Cholestase, Gewichtsverlust, zunehmende pulmonale Obstruktionen, sowie im Extremfall sklerodermieartige Hautveränderungen und andere Autoimmunphänomene auftreten.
- In den ersten Wochen und Monaten nach Transplantation ist in der Regel eine GvHD-Prophylaxe mit Immunsuppressiva (z.B. Cyclosporin A + Methotrexat, ATG) notwendig. Im Gegensatz zur Transplantation solider Organe tritt im Laufe der Zeit Toleranz des sich aus den übertragenen Stammzellen entwickelnden Immunsystems gegenüber dem Empfängerorganismus ein. Hierfür ist wahrscheinlich eine intakte Thymopoese wichtig.
- Der Patient ist nach Transplantation durch das Auftreten von Immunreaktionen und opportunistischen Infekten (CMV, VZV, PCP, Pneumokokken-Pneumonien) gefährdet, daher engmaschige Kontrolle durch das Transplantationszentrum in Zusammenarbeit mit den zuweisenden Kollegen sowie ein hohes Maß an Mitarbeit des Patienten erforderlich.

Spezielle Therapien　　　　　　　　　　　　　　Allogene Stammzelltransplantation 5.4

Th:　**Therapieprinzipien**

Da in verschiedenen Transplantationseinheiten nach zum Teil zentrumspezifischen Protokollen behandelt wird, empfiehlt sich grundsätzlich die Rücksprache mit erfahrenen Zentren. Unterschiede können bestehen bezüglich der:
- Konditionierung: Ganzkörperbestrahlung (TBI) oder reine Chemotherapie (z.B. Busulfan-Kombinationen, FBM Protokoll)
- Handhabung der Immunsuppression
- Zusammensetzung/Manipulation des Transplantats

Darüber hinaus wurden Protokolle mit reduzierter Intensität zur Konditionierung für ältere Patienten mit Komorbiditäten entwickelt. Das Altersmaximum für die allogene Transplantation vom Familien- oder Fremdspender hat sich bei Protokollen mit reduzierter Konditionierung von 55 Jahren auf 70 Lebensjahre verschoben.
Neben den Aspekten der (malignen) Grunderkrankung als Transplantationsindikation sind patientenspezifische Faktoren wie Fitness, Resilienz, Komorbiditäten von größerer Bedeutung als das reine Patientenalter.

Therapieablauf

Vorbehandlung
Remissionsinduzierende Therapie (Transplantation in kompletter Remission zeigt oft ein geringeres Rezidivrisiko)

Konditionierung des Patienten
- Chemotherapie ± Radiotherapie, hochdosiert oder intensitätsreduziert (☞ unten)
- *Transplantation:* Transplantation von KM, PBSZ oder UCB vom gesunden Spender durch intravenöse Infusion. Ansiedlung der hämatopoetischen Stammzellen im Knochenmarkraum.

Nachbehandlung
- supportive Antibiotikagabe, Erythrozyten-/Thrombozyten-Transfusion zur Überbrückung der Neutropenie (10–15 Tage) und Thrombopenie (12–25 Tage)
- parenterale Ernährung, Schmerztherapie in der Phase einer ausgeprägten Mukositis (5–15 Tage)
- Prophylaxe und ggf. Therapie einer Graft-versus-Host Erkrankung (GvHD). Klinische Zeichen einer GVHD sind: Exanthem, Diarrhoe, Ikterus, Mundtrockenheit, Konjunktivitis, Mukositis
- Nachsorge, Rehabilitation, ambulante Kontrollen, Wiederaufnahme der beruflichen Tätigkeit nach 4–9 Monaten

5.4 Allogene Stammzelltransplantation — Spezielle Therapien

Indikationen zur allogenen Transplantation bei malignen Erkrankungen des Erwachsenenalters

Erkrankung	Stadium/Typ	Kommentar
AML	Erste CR, intermediäres Risiko	Frühe Einleitung einer Fremdspendersuche, ggf. haploidente Transplantation, ☞ aktuelle Studienprotokolle
	Erste CR, Hochrisiko	
	Erste PR, zweite oder spätere CR	
	Rezidiv, refraktäre AML oder > 1. CR	
MDS	RA, RAS	Bei klonalem Marker oder progressiver Zytopenie
	RAEB, RAEB-T, sekundäre AML, CMML	Initialtherapie oder nach Vorbehandlung mit demethylierenden Substanzen
ALL	Erste CR: Hochrisikosituation t(9;22), t(4;11), prä T-ALL, erste PR, > 1. CR	☞ ALL-BMFT-Studienprotokoll
MPN	CML: chronische Phase, Akzeleration, Blastenkrise	Nach Imatinib-Versagen
	Primäre Myelofibrose (PMF) bei Progredienz	Bei Hb <10 g/dl, Blasten > 1 % im peripheren Blut, Leukozyten > 30 000/µl, zytogenetischen Aberrationen. Ausgeprägte Knochenmarkfibrose prognostisch ungünstig
Lymphome	Multiples Myelom	Im chemosensitiven Rezidiv / Progredienz nach autologer Transplantation
	Follikuläre Lymphome, Stadium III–IV	Bei leukämischen Patienten
	Mantelzell-Lymphom	1. PR, Früh-Rezidiv (< 1 Jahr nach Rituximab-haltiger Vortherapie)
	Hochmaligne NHL	v.a. bei leukämischem Verlauf, Frührezidiv
	M. Hodgkin	Chemoimmuntheapie; Rezidiv nach autologer PBSZT
	Lymphoblastische Lymphome	Hochrisikosituation (-17p/ del.p53; Fludarabin Versagen)
	CLL	primär bei aggresiven Foermen: ALK-negative γ/δ-hepatolienale Lymphome
	T-Zell-Lymphome	bei Therapieresistenz, im fortgeschrittenen Stadium

CR komplette Remission, PR partielle Remission, ALL akute lymphatische Leukämie, CLL chronisch-lymphatische Leukämie

Mögliche Therapietoxizität und deren Behandlung
- Ikterus, Gewichtsabnahme, Aszites: „VOD" (veno-occlusive disease)/„SOS" (sinusoidal-obstructive-syndrome) → sofortige stationäre Einweisung, Heparin, ggf. Steroide
- Dyspnoe, Reizhusten: Bronchiolitis obliterans als chronische GvHD → hochdosierte Steroide
- Palmoplantarerythem, Dunkelpigmentierung der Haut (Busulfan, Etoposid, Thiotepa)
- Neuropathie, Sehstörungen, ZNS-Störungen (Cyclosporin, Steroide)
- Hypertrichose (Cyclosporin)
- opportunistische Infektionen: Pneumocystis jiroveci-Pneumonie (PjP) → Cotrimoxazol-Prophylaxe. Candida- und Aspergillus-Infekte, Cytomegalievirus (CMV)-Reaktivierungen, Varizella zoster Virus (VZV) sowie bakterielle Infektionen (☞ Kap. 4.2)
- bei chronischer GVHD und entsprechend notwendiger Immunsuppression: Gefahr der fulminant verlaufenden Pneumokokken-Sepsis/Meningitis (meist letal)
- ab 6 Monate nach Transplantation: erneute Vakzinierung mit Totimpfstoffen (Tetanus, Diphterie, Pneumovax®23, Haemophylus influenzae B, später: Hepatitis B, Diphterie, ggf. Polio). Saisonal: Grippeimpfung

Rezidiv nach Transplantation
Das Rezidiv nach allogener Transplantation stellt prinzipiell eine ernste Situation dar. Therapieoptionen:
- Gabe von Spenderlymphozyten → gezielte Induktion eines GvL-Effekts (bei CML, Plasmozytom, AML, NHL, ALL etc.)
- zweite allogene Transplantation von einem anderen Spender. Erste Untersuchungen zeigen die Machbarkeit und die Wirksamkeit einer zweiten allogenen Transplantation, z.B. nach Konditionierung mit Fludarabin/Thiotepa basierten Protokollen.

Entwicklungen in der allogenen Transplantation in den letzten 5 Jahren

- Anstieg der Transplantationen bei AML, MDS, und Lymphomen
- Abnahme der Transplantationen bei CML
- Zunahme der Verwendung von peripheren Blutstammzellen und Stammzellen aus Nabelschnurblut (Umbilical Cord Blood Stem Cells)
- Zunahme der Transplantation älterer Patienten (> 55 Jahre)
- Abnahme der therapieassoziierten Mortalität (TRM)

Neue Ansätze zur Reduktion von GvHD
- zelluläre Therapieansätze zur Prophylaxe und Therapie von GvHD in frühen klinischen Studien: Adoptiver Transfer von mesenchymalen Stammzellen und $CD4^+CD25^+$ regulatorischen T-Zellen
- Immunsuppressiva, die regulatorische T-Zell-Funktion erlauben (mTOR Inhibitoren, MMF)

Lit:
1. Blazar BR, Murphy WJ, Abedi M. Advances in graft-versus-host disease biology and therapy. Nat Rev Immunol 2012; 12:443–458.
2. Finke J, Schmoor C, Bethge WA et al. Prognostic factors affecting outcome after allogeneic transplantation for hematological malignancies from unrelated donors: results from a randomized trial. Biol Blood Marrow Transplant 2012;18:1716–1726.
3. Giralt S, Ballen K, Rizzo D et al. Reduced-intensity conditioning regimen workshop: defining the dose spectrum. Report of a workshop convened by the center for international blood and marrow transplant research. Biol Blood Marrow Transplant 2009;15:367–369.

4. Gratwohl A, Baldomero H, Aljurf M et al. Hematopoetic stem cell transplantation: a global perspective. JAMA 2010;303:1617–1624.
5. Halter J, Passweg J, Häusermann P. Future trends in hematopoetic stem cell transplantation. Curr Probl Dermatol 2012;43:165–170.
6. Martin PJ, Counts GW, Appelbaum FR et al. Life expectancy in patients surviving more than 5 years after hematopoietic cell transplantation. J Clin Oncol 2010;28:1011–1016.
7. Woolfrey A, Klein JP, Haagenson M et al. HLA-C antigen mismatch is associated with worse outcomes in unrelated donor peripheral blood stem cell transplantation. Biol Blood Maarrow Transplant 2012;17:885–892.

Web:
1. www.dag-kbt.de — Dt. AG Knochenmark u. Blutstammzelltransplantation
2. www.ebmt.org — EBMT, Eur Group for Blood & Marrow Transplantation
3. www.asbmt.org — ASBMT, Am Soc Blood Marrow Transpl
4. www.marrow.org — National Marrow Donor Program
5. www.cibmtr.org — International Bone Marrow Transplant Research
6. www.dkms.de — Deutsche Knochenmarkspenderdatei
7. www.drst.de/download/jb2010.pdf — Dt. Register für Stammzelltransplantation, Jahresbericht 2010
8. www.netcord.eu — Netcord

5.5 Granulozytentransfusion

R. Herzog, H. Bertz, G. Illerhaus

Def: Transfusion von Spendergranulozyten auf einen Empfänger mit dem Ziel der Korrektur einer protrahierten, therapieresistenten Neutropenie, insbesondere nach Chemotherapie. Experimentelles Verfahren

Der Einsatz von rhG-CSF zur Mobilisierung von Spendergranulozyten hat die Voraussetzung für Granulozytentransfusionen geschaffen. Während Phase I/II-Studien vielversprechende Ergebnisse bei neutropenen Patienten mit schweren Infekten gezeigt haben, stehen prospektive Phase III-Studien mit größeren Fallzahlen noch aus.
CAVE: Granulozytentransfusionen sind entsprechend den Querschnitts-Leitlinien der Bundesärztekammer zur Therapie mit Blutkomponenten und Plasmaderivaten durchzuführen.

Meth: *Herstellung und Lagerung*
- AB0- und Rh(D)-Kompatibilität zwischen Spender und Empfänger ist Voraussetzung für eine Granulozytenspende (Granulozytenkonzentrate enthalten Erythrozyten).
- Die Stimulation und Mobilisierung von Granulozyten erfolgt mit rhG-CSF (5 µg/kg s.c.).
- Leukapherese nach 6–12 h empfohlen, Durchführung z. B. mit HESpan 6 % oder Gelafundin als Sedimentationsbeschleuniger und Natriumzitrat als Antikoagulans
- Die Granulozytenausbeute ist abhängig von Spender-Leukozytenzahl und der Extraktionseffizienz der Leukapherese.
- *Bestrahlung* des Präparats mit 30 Gy zur Vermeidung einer Graft-versus-Host-Reaktion (hoher Gehalt an Lymphozyten und Stammzellen im Leukapheresat)
- Lagerung der Konzentrate bei + 22 °C ± 2 °C ohne Bewegung bis 24 h nach Aphereseende möglich.

Transfusion
- Transfusion innerhalb von 24 h nach Aphereseende (☞ Richtlinie BÄK zur Therapie mit Blutkomponenten)
- Therapieerfolg ist in erster Linie von transfundierter Zellzahl abhängig → Transfusion von $> 1,5 \times 10^8$ Granulozyten pro kg Körpergewicht des Empfängers

Ind: Schwere, durch antiinfektiöse Therapie nicht beherrschbare Infektionen in der Neutropenie (neutrophile Granulozyten < 500/µl) ohne absehbare Leukozytenregeneration. Anwendung im Rahmen klinischer Studien empfohlen.

KI: *Spender (☞ Richtlinie BÄK Hämotherapie)*
- Schwangerschaft, Stillzeit
- schwere Allgemeinerkrankung oder bekannte maligne Erkrankung
- akute und chronische Infektionen, Autoimmunerkrankung
- pro Jahr sind maximal 4 Granulozytenspenden erlaubt

Empfänger
Allergische/pulmonale Reaktion bei früherer Granulozytentransfusion

5.5 Granulozytentransfusion — Spezielle Therapien

Ko: *Mögliche Nebenwirkungen (Spender)*
- G-CSF: Knochenschmerzen, Myalgie, Unruhe, Schlafstörungen, Kopfschmerzen, selten Splenomegalie (☞ Kap. 4.3)
- Leukapherese: Anämie, Thrombopenie
- HESpan: allergische Reaktionen, Juckreiz, Nephrotoxizität, Abnahme FVIII/von Willebrand-Faktor
- Natriumzitrat: Herzrhythmusstörungen, Tetanie, metabolische Alkalose

Mögliche Nebenwirkungen (Empfänger)
- allergische Reaktionen bis hin zum anaphylaktischen Schock → Prämedikation mit Antihistaminikum und nichtsteroidalem Antipyretikum, z.B. Paracetamol
- pulmonale Toxizität, Dyspnoe, Hypoxämie → Überwachung O_2-Sättigung
- Transfusionsinduzierte akute Lungeninsuffizienz (TRALI ☞ Kap. 9.7)
- Risiko von infektiösen Komplikationen analog der Übertragung anderer Blutkomponenten.
  CAVE: CMV-Infektion → nur CMV-kompatible Transfusion durchführen.
- Allo-Immunisierung gegen HLA Klasse I Antigene und granulozytenspezifische Antigene → Ineffizienz weiterer Transfusionen, Fieber, respiratorische Störungen, anaphylaktische Reaktionen
  CAVE: Vor geplanter allogener Transplantation wegen Gefahr der Alloimmunisierung strenge Indikationsstellung für Granulozytentransfusion.

Th: ***Praktische Durchführung der Granulozytentransfusion***

Voraussetzungen
- Durchführung nur im Rahmen von Spendervorbehandlungsprogrammen (gemäß §§ 8, 9 TFG sowie §§ 14,15 AMG)
- Aufklärung und schriftliches Einverständnis über
  1. Spendervorbehandlung
  2. Granulozytapherese
- AB0- und Rhesus-kompatibler Spender. (Bei Rh(D) negativen Frauen im gebärfähigen Alter sollte, wenn die Gabe von Rh(D)-positiven Granulozytenpräparaten unvermeidlich ist, eine Prophylaxe mit Anti-D Immunglobulin durchgeführt werden (10 µg Anti-D/ml Erythrozytensediment i.v.), um eine Immunisierung der Patienten zu vermeiden).

Spender
- Klinische Diagnostik: Anamnese, körperliche Untersuchung
- Labor: Blutbild, Differenzialblutbild, Blutgruppe, Leber- und Nierenfunktionsparameter, Gerinnungsparameter, Serologie (HIV, HBV, HCV, Treponema pallidum, CMV). Bei Frauen: Schwangerschaftstest
- serologische Verträglichkeitsprobe (durch Inkubation von Empfängerplasma mit Spendererythrozyten) vor jeder Granulozytentransfusion
- EKG, optional Röntgen-Thorax, Sonografie Abdomen (Milzgröße)
- G-CSF 5 µg/kg s.c. 6 bis 12 h vor jeder Leukapherese
- vor jeder erneuten Leukapherese sowie 5 und 30 Tage nach der letzten Spende Kontrolle von Blutbild, Differenzialblutbild, Elektrolyten, Retentionswerten, GPT

Granulozytenpräparat
- Leukapheresat mit 30 Gy bestrahlen
- möglichst umgehende Transfusion (innerhalb maximal 24 h)

Empfänger
- Erythrozytäre (serologische) und leukozytäre (Lymphozytotoxizitätstest) Verträglichkeitsprobe vor jeder Granulozytentransfusion. Je nach Laborverfügbarkeit ggf. zusätzliche immunologische Verträglichkeitstests wie HLA-Typisie-

rung von Spender und Empfänger; MAIGA („monoclonal antibody immobilisation of granulocyte antigens).
- Prämedikation mit Antihistaminikum und Antipyretikum (z.B. Paracetamol)
- Transfusionsgeschwindigkeit maximal 1×10^{10} Zellen pro Stunde. Transfusion über Standardfilter (DIN 58360, Porengröße 170–230 µm)
- Überwachung von Blutdruck, Puls, Atemfrequenz und O_2-Sättigung ab Transfusionsbeginn und bis 1 h nach Transfusionsende
- Erfolgskontrolle: Messung des Granulozytenanstiegs 4 h nach Transfusion

Lit:
1. Bundesärztekammer. Querschnitts-Leitlinien zur Therapie mit Blutkomponenten und Plasmaderivaten. Deutscher Ärzte-Verlag, 4. Auflage, 2008
2. Mousset S, Hermann S, Klein SA et al. Prophylactic and interventional granulocyte transfusions in patients with haematological malignancies and life-threatening infections during neutropenia. Ann Hematol 2005;84:734–741.
3. Netelenbos T. Therapeutic granulocyte transfusions in adults: more evidence needed. Transfus Apher Sci 2013;48:139–140.
4. Price TH. Granulocyte transfusion: current status. Semin Hematol 2007;44:15–23.
5. Raad II, Chaftari AM, Al Shuaibi MM et al. Granulocyte transfusions in hematologic malignancy patients with invasive pulmonary aspergillosis: outcomes and complications. Ann Oncol 2013; 24:1873–1879.
6. Strauss RG. Role of granulocyte/neutrophil transfusions for hematology/oncology patients in the modern era. Br J Haematol 2012;158:299–306.

Web:
1. www.dgho-infektionen.de — AG Infektionen der DGHO
2. www.onkodin.de — Onkodin
3. www.bundesaerztekammer.de/%20page.asp?his=0.6.3288 — BÄK; Hämotherapie/Transfusionsmedizin

5.6 Immuntherapie

H. Veelken, R. Zeiser

Def: Therapieverfahren zur spezifischen und unspezifischen Beeinflussung des Immunsystems mit dem Ziel der immunologisch vermittelten Zerstörung maligner Zellen

Meth: Immunologische Ansätze in der Tumortherapie sind in den letzten Jahrzehnten zu einem festen Bestandteil im Gesamtkonzept der Behandlung maligner Erkrankungen geworden. Ansätze:
- aktive, nicht-spezifische Immuntherapie (z.B. Zytokine, Adjuvantien)
- aktive, spezifische Immuntherapie (Tumorvakzinen, z.B. mit dendritischen Zellen)
- passive Immuntherapie (monoklonale Antikörper, adoptiver Transfer)
- Blockierung von Immune Escape-Mechanismen (z.B. CTLA-4 Blockade)

PPhys: *Grundlagen der Tumorimmunologie*
Immunologische Reaktionen gegen Tumorzellen beinhalten humorale (antikörpervermittelte) und zelluläre (T-Zell-vermittelte) Reaktionen.

Humorale Reaktionen
Antikörper sind von Plasmazellen (terminal differenzierten B-Zellen) gebildete Proteine, die an Tumorantigene binden können. Die Elimination der Tumorzelle kann durch folgende Mechanismen geschehen:
- direkt: durch Agglutinierung, Präzipitation, Neutralisierung oder Lyse
- indirekt: durch Opsonisierung und zellvermittelte Zytotoxizität („antibody dependent cell mediated cytotoxicity", ADCC). Komplementaktivierung kann ebenfalls zu ADCC oder auch direkter komplementvermittelter Lyse („complement dependent cytotoxicity", CDC) führen.

Zelluläre Reaktionen
Die zelluläre, T-Zell-vermittelte Immunantwort gilt als der grundlegende Mechanismus zur Erkennung und Elimination von Tumorzellen. Vereinfacht lassen sich unterscheiden:
- CD8-positive, durch MHC-Moleküle der Klasse I (MHC I) restringierte T-Lymphozyten des zytotoxischen Typs (cytotoxic T lymphocytes, CTL)
- CD4-positive, durch MHC-Moleküle der Klasse II (MHC II) restringierte T-Lymphozyten des Helfertyps. CD4-positive T-Lymphozyten werden unterteilt in:
  - Th1-Typ Helferzellen
  - Th2-Typ Helferzellen
  - Th17-Typ Helferzellen
  - Th 0-Zellen

T-Zell-Aktivierung: Antigenpräsentation
T-Lymphozyten erkennen nur an HLA-Moleküle gebundene Peptide, die im Zellinneren aus Proteinen jeglicher Lokalisation prozessiert werden. Von T-Lymphozyten erkannte Antigene sind somit im Gegensatz zu antikörperdefinierten Epitopen nicht auf Oberflächenmoleküle beschränkt. Dadurch steigt die potenzielle Vielfalt von T-Zellepitopen um Größenordnungen an. Voraussetzung für die Erkennung von Peptiden ist allerdings, dass sie an HLA-Moleküle gebunden sind:
- An MHC I-gebundene Peptide: 7 bis 14 Aminosäuren
- An MHC II-gebundene Peptide: 14 bis 24 Aminosäuren

Die spezifische Antigenerkennung durch T-Lymphozyten ist abhängig von Interaktionen der variablen Region der T-Zell-Rezeptor (TCR)-Moleküle mit dem MHC/

Peptid-Komplex. Diese Bindungsdomäne des TCR wird von einzigartigen Gensegmenten kodiert, die während der T-Zelldifferenzierung durch Rekombination von V-D-J-Segmenten für den β-Lokus und V-J-Segmenten für den α-Lokus gebildet werden. Die kombinatorische Vielfalt wird durch zufällige Addition von Nukleotiden verstärkt und macht die Diversität des T-Zell-Repertoires aus.

Erkennung von Tumorantigenen durch T-Lymphozyten

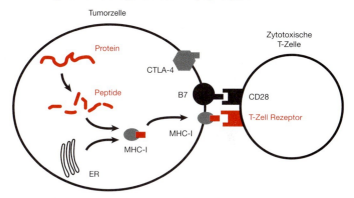

Proteine (z.B. Melanomantigene wie Tyrosinase, MAGE 1–3, Melan A) werden durch zelluläre Proteasen in Peptide gespalten. Diese werden von MHC-Molekülen gebunden und auf der Zellmembran präsentiert. Der T-Zell-Rezeptor (TCR) bindet an den MHC-Peptid-Komplex. ER Endoplasmatisches Retikulum

T-Zell-Aktivierung: Kostimulatorische Moleküle
Die Bindung des TCR an einen spezifischen Peptid-MHC-Komplex alleine reicht nicht aus, um naive T-Zellen zur Aktivierung und Proliferation zu stimulieren. Hierfür benötigen naive T-Zellen zusätzlich:
- *Adhäsionsmoleküle:* stellen den initialen Kontakt zur professionellen antigenpräsentierenden Zelle (APC) her, z.B. ICAM-1, LFA-1
- *Kostimulatorisches Signal:* essenziell für die Aktivierung der T-Zelle. Kostimulatorische Moleküle, die von APC exprimiert werden, sind die Antigene der B7-Familie (B7-1, B7-2). Diese Antigene interagieren mit dem jeweiligen Liganden auf der T-Zelle, CD28 bzw. dem immunsuppressiv wirkenden CTLA-4. Trifft eine naive T-Zelle auf eine nicht professionelle APC, wie z.B. eine Tumorzelle, die ein zum TCR passendes Peptid präsentiert, fehlt das für die Aktivierung wichtige zweite kostimulatorische Signal. Die Folge ist die Entwicklung einer Anergie, d.h., die T-Zelle ist refraktär gegenüber weiteren stimulatorischen Signalen.

„Immune Escape"-Mechanismen
Das Wachstum eines Tumors wird durch das Versagen der tumorspezifischen Immunantwort ermöglicht. Dazu tragen verschiedene, sogenannte „Immune Escape"-Mechanismen bei, mit deren Hilfe sich neoplastische Zellen der immunologischen Abwehr entziehen. Dies geschieht zum einen durch eine unzulängliche Aktivierung des Immunsystems durch den Tumor, zum anderen durch die Unterdrückung einer bestehenden Immunantwort. Verschiedene Mechanismen der „Immune Escape" sind bekannt:

- fehlende Expression von kostimulatorischen Molekülen auf der Tumorzelle
- Induktion von immunsuppressiv wirkenden regulatorischen T-Zellen (Treg), plasmazytoiden dendritischen Zellen oder immunsuppressiven myeloischen dendritischen Zellen
- Verlust oder „Downregulation" von MHC-Molekülen (β2-Mikroglobulin, HLA-A, B) oder Apoptoserezeptoren
- Verlust von Transportproteinen (TAP) → reduzierte Präsentation von Tumorpeptiden auf MHC-Molekülen der Tumorzellen
- Selektion von „Antigenverlust-Varianten" ohne Expression von tumorassoziierten Antigenen (MAGE, Tyrosinase, gp100)
- Sekretion von immunsuppressiven Zytokinen wie TGF-β und IL-10 durch Tumorzellen
- Expression des Tryptophan-katabolisierenden Enzyms Indoleamin-Desoxygenase (IDO)

Wirkung kostimulatorischer Moleküle

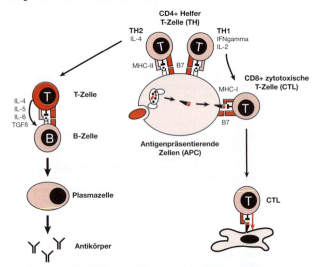

Antigenes Material (AG) wird von dendritischen Zellen (DC) oder Monozyten (professionellen Antigen-präsentierenden Zellen, APC) aufgenommen, abgebaut und in Peptide zerlegt. Diese werden an MHC-I oder MHC-II Moleküle gebunden und membranständig präsentiert. Der TCR bindet an die Peptid-MHC-Komplexe, wobei die zelluläre Interaktion durch Adhäsionsmoleküle und kostimulatorische Signale wie B7 (auf APCs) und CD28 (T-Zellen) unterstützt wird. In Abhängigkeit vom Antigen sowie vom Zytokinmilieu werden bevorzugt Th2- oder Th1-Helferzellen induziert. Th2-Zellen produzieren Zytokine (wie IL-4, -5, -6), die wichtig für die Stimulation von B-Zellen und deren Ausreifung zu Antikörper-produzierenden Plasmazellen sind, und interagieren mit B-Zellen, die mit Hilfe ihres membranständigen Antikörpermoleküls bzw. ihres B-Zell-Rezeptors den gleichen Antigen-Komplex (Bakterium, Tumorzelle) aufgenommen und prozessiert haben wie zuvor die DC. Damit ist sichergestellt, dass T- und B-Zell-System antigenspezifisch zusammenarbeiten. Th1-Zellen produzieren u.a. Interferon-γ und IL-2, das für die Ausreifung von MHC-I-Peptid-Komplex spezifischen CTL wichtig ist.

Th: **Aktive nicht-spezifische Immuntherapie**

Der Begriff „aktive unspezifische Immunstimulation" steht für den Einsatz von Modulatoren, die eine aktive Manipulation des Abwehrsystems bewirken. „Unspezifisch" bezieht sich auf die fehlende Antigenspezifität. Die Effektoren der unspezifischen Immunität sind vor allem aktivierte Makrophagen, aber auch NK-Zellen und neutrophile Granulozyten. Mögliche Immunmodulatoren („biological response modifiers", BRM) sind:
- Zytokine wie Interleukin-2, Interferone, GM-CSF
- Adjuvantien wie BCG (Bacillus Calmette-Guerin)
- Lipopolysaccharide, Immunkomplexe, Muramyldipeptid

Anwendungsbereiche (☞ Kap. 3.4)
- Interferon α,γ: malignes Melanom, Nierenzellkarzinom
- Interleukin-2: malignes Melanom, Nierenzellkarzinom
- BCG: Harnblasenkarzinom

Aktive, spezifische Immuntherapie

Therapieverfahren zur gezielten Aktivierung des spezifischen, zellulären Immunsystems durch Vakzinierung. Die spezifische Immuntherapie setzt die Kenntnis immunogener Tumorantigene voraus.

Tumorantigene, die eine spezifische T-Zellantwort induzieren können:

- gewebs-/organspezifische Antigene, Differenzierungsantigene: Melan-A, Tyrosinase in Melanozyten/Melanom, PSA beim Prostatakarzinom, HER-2/neu bei Mammakarzinom
- überexprimierte normale Genprodukte: MAGE-Antigene beim Melanom
- mutierte zelluläre Genprodukte, von Tumorsuppressorgenen oder Zellzyklusgenen: p53, Cyclin
- virale Genprodukte: EBNA-1 in Burkitt-Lymphomen, nukleäres Protein E6/E7 von HPV16 bei Zervixkarzinom
- rearrangierte normale Genprodukte: bcr/abl-Translokation bei der CML, Immunglobulin-Idiotypen bei B-Zell-Neoplasien
- aktivierte Proto-Onkogenprodukte: p21 Punktmutation beim Kolonkarzinom
- onkofetale Antigene: CEA bei Kolon-/Mammakarzinom

Mögliche Tumorvakzine
- Tumorzellen (bestrahlt), autolog oder allogen (Zelllinien), mit oder ohne Adjuvans oder modifiziert (nach Transfektion mit Zytokinen oder kostimulatorischen Molekülen)
- Definierte Tumorantigene (Proteine, immundominante Peptide, DNA, RNA)
    – direkt (meist mit Adjuvans)
    – mit einem Träger: dendritische Zellen (DC), virale Vektoren

Anwendungsbereiche
- Melanom, Nierenzellkarzinom, im Rahmen klinischer Studien
- Prostatakarzinom: Sipuleucel-T, eine autologe therapeutische Tumorvakzine auf Basis aktivierter mononuklearer Zellen des peripheren Bluts, wurde 2010 in den USA zur Behandlung des metastasierten, hormonresistenten Prostatakarzinoms zugelassen.

Passive Immuntherapie: Monoklonale Antikörper

Die Behandlung mit monoklonalen Antikörpern gegen Tumorantigene ist die am häufigsten angewandte Form der Immuntherapie. Mechanismen der Tumorzell-Lyse durch monoklonale Antikörper:
- antikörpervermittelte zelluläre Zytotoxizität („antibody dependent cellular cytotoxicity", ADCC)
- komplementvermittelte Lyse („complement dependent cytotoxicity", CDC)
- intrinsische zytotoxische Aktivität bzw. Induktion von Apoptose
- Bindung an Rezeptoren von Wachstumsfaktoren
- Träger einer zytotoxischen Substanz (Toxin, Radionuklid, Zytostatikum)
- Antikörper-Varianten: murine Antikörper, chimäre/humanisierte Antikörper, bispezifische Antikörper, Immuntoxine/Radiokonjugate

Beispiele für Anwendungsbereiche (☞ Kap. 3.5)
- B-NHL: anti-CD20 monoklonaler Antikörper, chimär (Rituximab)
- Mammakarzinom: anti-HER2/neu-Antikörper, humanisiert (Trastuzumab)
- kolorektales Karzinom: EGFR-Antikörper (Cetuximab, Panitumumab)
- solide Tumoren: VEGF-Antikörper (Bevacizumab)
- malignes Melanom: anti-CTLA-4 Antikörper (Ipilimumab)

Passive Immuntherapie: Adoptiver Zelltransfer

Beispiele der passiven Immuntherapie mit Effektorzellen:
- Spenderlymphozyten bei HLA-chimären Patienten (GvL-Effekt)
- virusspezifische T-Lymphozyten (CMV, EBV, HIV)
- tumorspezifische T-Lymphozyten
- ex vivo expandierte tumor-infiltrierende Lymphozyten (TIL) oder ex vivo durch IL-2 expandierte und aktivierte NK-Zellen („lymphokinaktivierte Killerzellen", LAK)
- antigenpräsentierende dendritische Zellen

Anwendungsbereiche des adoptiven T-Zelltransfers
- adoptiver Transfer von Donorlymphozyten in der allogenen Knochenmarktransplantation (CML, AML, Plasmozytom)
- adoptiver Transfer virusspezifischer Donor-Lymphozyten in der allogenen KMT (CMV, EBV, EBV-assoziierte lymphoproliferative Erkrankungen)
- adoptiver Transfer tumorantigenspezifischer T-Lymphozyten (malignes Melanom)

Lit:
1. Finn OJ. Cancer immunology. N Engl J Med 2008;358:2704–2715.
2. Lake RA, Robinson BW. Immunotherapy and chemotherapy – a practical partnership. Nat Rev Cancer 2005;5:397–405.
3. Srivastava MK, Andersson A, Zhu L et al. Myeloid suppressor cells and immune modulation in lung cancer. Immunotherapy. 2012;4:291–304.
4. Mapara MY, Sykes M. Tolerance and cancer: mechanisms of tumor evasion and strategies for break-ing tolerance. J Clin Oncol 2004;22:1136–1151
5. Nizar S, Copier J, Meyer B et al. T-regulatory cell modulation: the future of cancer immunotherapy? Br J Cancer 2009;100:1697–1703.
6. Perez SA, Von Hofe E, Kallinteris NL et al. A new era in anticancer peptide vaccines. Cancer 2010;116:2071–2080.
7. Quezada SA, Peggs KS. Exploiting CTLA-4, PB-1 and PD-L1 to reactivate the host immune response against cancer. Brit J Cancer 2013; 108:1560–1565

Web:
1. www.dgfit.de — Dt. Gesellschaft für Immuntherapie e.V.
2. www.cancerresearch.org — Cancer Research Institute
3. www.cancersupportivecare.com/immunotherapy.html — Cancer Immunotherapy
4. www.meds.com/immunotherapy/intro.html — Immunotherapy Training
5. cimt.eu/ — Association for Immunotherapy of Cancer
6. www.krebsinformationsdienst.de/themen/behandlung/immuntherapienindex.php — Informationen des DKFZ

5.7 Somatische Gentherapie

C. Greil, R. Wäsch

Def: Experimentelles Verfahren zur direkten Korrektur genetischer Defekte durch Expression korrekter Gene/Genabschnitte bzw. zur Regulation der zellulären Funktion durch Produkte eingeschleuster Gene

Typen
- *somatische Gentherapie:* in differenzierten Körperzellen
- *intrauterine Gentherapie:* präventive Therapie schwerer, sich früh manifestierender genetischer Erkrankungen durch pränatalen Gentransfer, Übergang zur Keimbahntherapie wegen des Risikos der Keimbahntransmission, aktuell v.a. Tiermodelle
- *Keimbahntherapie:* in befruchteten Eizellen/embryonalen Stammzellen (Verbot durch Embryonen-Schutzgesetz ESchG)
- *Epigenetik:* regulatorisch auf Genexpression (RNAi)/Spleißprozess

Rechtlicher Rahmen und Ethik
national: AMG (Arzneimittel für neuartige Therapien), KSG-BÄK-Richtlinien (Gentransfer in menschliche Körperzellen), GenTG (präklinische Arbeit), ESchG (Verbot der Keimbahntherapie), StGB (individuelle Heilversuche)
international: EMA, GCP-Verordung, Deklaration von Helsinki

Einsatz zur Therapie, jedoch vorerst nur bei schweren/lebensbedrohlichen/nicht anders therapierbaren Erkrankungen im Rahmen von Studien, Abwägung von Individualnutzen vs. Erkenntnisgewinn für zukünftige Behandlungen

Meth: Meist Transport des therapeutischen Genkonstrukts über Vektoren in die Zielzelle in vivo (im Patientengewebe selbst) bzw. ex vivo (in Patienten-/Spenderzellen, die nach Modifikation übertragen werden) als transiente (Verlust der episomal lokalisierten DNA bei Zellteilung) bzw. stabile Transfektion (Integration in das Genom)

Nicht-virale Gentransfermethoden
- *chemisch/physikalisch:* durch Elektroporation, Mikroinjektion, „nackte" DNA, Partikelbombardierung, Lipofektion oder Kalziumphosphatkopräzipitation stabile Transfektion nur in 0,1–1 %, auch an ruhenden Zellen möglich
- *Rezeptor-mediiert:* Endozytose des Liganden-gebundenen DNA-Komplexes

Virale Gentransfermethoden
retroviral (meist Maus-Leukämie-Virus MLV, nur an sich teilenden Zellen), lentiviral, adenoviral, mit adeno-assoziierten Virus-Vektoren (AAV)

Th: In erster Linie in präklinischer Vektorforschung und translationaler Forschung, klinisch v.a. für individuelle Heilungsprozesse, zunehmend auch Etablierung von v.a. Phase I/II-Studien, aktuell etwa 1 700 Studien weltweit (USA vor Großbritannien und Deutschland, leichter Rückgang seit 2008), v.a. in der Pädiatrie
- *Therapieeffekt:* in europäischen Studien zumindest kurzfristiges Ansprechen bei > 90 % der Patienten, bei ca. 80 % mittlerweile länger als 5 Jahre anhaltend
- *therapieassoziierte Komplikationen:* schwere akute Immunreaktionen auf fremde Proteine, Entwicklung von (Prä-)Leukämien durch Insertionsmutagenese (meist Aktivierung von benachbarten Genen durch Vektorinsertion)
- *Verbesserung von Wirksamkeit/Sicherheit:* Produktreinheit, Transfektionseffizienz, Expressionshöhe und -dauer, Biodistribution (Tropismus: zielgerichtete

Gentransfer), Genotoxizität einschließlich Onkogenese (vektortragende Zweitneoplasien), Immuntoxizität, Dosisfindung, Interferenz mit anderen Therapien

Zielerkrankungen für Gentherapiestudien
- *onkologische Erkrankungen* (65 %)
- *kardiovaskuläre Erkrankungen* (9 %), z.B. geringere Amputationsrate bei paVK durch FGF-1-Expression
- *(monogene) Erbkrankheiten* (8 %), v.a. angeborene Immundefekte wie SCID-X1, ADA-SCID oder CGD, auch Stoffwechselstörungen wie ALD und hämatologische Erkrankungen wie Thalassämie, Sicherzellanämie oder Hämophilie (z.B. geringerer Faktor VIII-Bedarf bei Blutern durch i.m.-Gabe des fehlenden Gens auf AAV-Vektoren)
- *infektiöse/parasitäre Erkrankungen* (9 %), v.a. HIV
- *neurologische Erkrankungen* (2 %)
- *Augenerkrankungen* (1 %)
- *andere* (2 %), z.B. rheumatoide Arthritis

Strategien zur gentherapeutischen Behandlung von Tumorerkrankungen

- *Vakzinierung:* Induktion einer tumorspezifischen Immunantwort durch Transfer immunstimulierender Gene in Tumor-/Bystanderzellen (auto-/parakrine Sekretion von Zytokinen/Kostimulatoren, Expression allogener HLA1-Moleküle), APC (endogene Expression tumorassoziierter Antigene) oder Immuneffektorzellen (Expression chimärer T-Zell-Rezeptoren, Zytokinproduktion)

- *Gendefektkorrektur*
  Antiproliferation: Blockade durch Onkogeninaktivierung (Antisensestrategien) bzw. Insertion eines gesunden Genes (homologe Rekombination)
  Apoptoseinduktion: Tumorsuppressorgentransfer (z.B. Injektion p53-Wildtyp-tragender Vektoren)

- *Suizidgentherapie:* Suizidgen kodiert für Prodrug-aktivierendes Enzym (z.B. HSV-Thymidinkinase oder Cytosindeaminase), das ein nicht toxisches Prodrug (z.B. Ganciclovir oder 5-Fluorocytosin) in eine toxische Substanz (phosphoryliertes Ganciclovir bzw. 5-FU) metabolisiert, durch das das Enzym exprimierenden Tumorzellen selektiv abtötet werden

- *Kombination mit konventioneller Therapie*
  Resistenzgentransfer (MDR1, DHFR, MGMT) in hämatopoetische Stammzellen zur Steigerung der in-vivo-Resistenz gegenüber Zytostatika und Milderung der Hämatotoxizität nachfolgender Chemotherapie
  Genmarkierung hämatopoetischer Stammzellen als diagnostische Maßnahme/zum Verständnis der Stammzellphysiologie
  HSV-TK-Transfer in Donorlymphzyten zur GvHD-Reduktion nach allogener PBSZT durch Ganciclovirgabe

- *Systemische Produktion therapeutischer Proteine*

Lit:
1. Baum C, Modlich U, Göhring U, Schlegelberger B. Concise review: managing genotoxicity in the therapeutic modification of stem cells. Stem Cells 2011;29:1479–1484.
2. Botztug K, Schmidt M, Schwarzer A et al. Stem-cell gene therapy for the Wiskott-Aldrich syndrome. N Engl J Med 2010;363:1918–1927.
3. Kiem HP, Jerome KR, Deeks SG, McCune JM. Hematopoietic-stem-cell-based gene therapy for HIV disease. Cell Stem Cell 2012;10:137–147.
4. Kole R, Krainer AR, Altman S. RNA therapeutics: beyond RNA interference and antisense oligonucleotides. Nat Rev Drug Discov 2012;11:125–140.
5. Nienhuis AW. Development of gene therapy for blood 2013; 122:1556–1564.
6. Rivière I, Dunbar CE, Sadelain M. Hematopoietic stem cell engineering at a crossroads. Blood 2012;119:1107–1116.

7. Spitali P, Aartsma-Rus A. Splice modulating therapies for human disease. Cell 2012;148:1085–1088.
8. Tilemann L, Ishikawa K, Weber T, Haijar RJ. Gene therapy for heart failure. Circ Res 2012;110:777–793.

Web:
1. www.dg-gt.de — Dt Ges Gentherapy
2. www.esgt.eu — Eur Soc Gene Therapy
3. www.asgt.org — American Soc Gene Therapy

5.8 Angiogenesehemmung

D. Schnerch, A. Müller, R. Wäsch

Def: *Angiogenese:* Gefäßbildung
Hemmung der Angiogenese: Therapeutischer Ansatz bei angiogeneseabhängigen Erkrankungen durch Inhibition endogener angiogenetisch wirkender Faktoren oder Applikation physiologischer/pharmakologischer Angiogenesehemmer.

Phys: **Physiologische Angiogenese**

Reguläre Gefäßbildung beinhaltet im Wesentlichen drei Formen:
- *embryonale Vaskulogenese:* Differenzierung mesodermaler Angioblasten zu Endothelzellen, Bildung eines primitiven vaskulären Netzwerks durch Ausknospung und Verästelung, Attraktion von Perizyten, Makrophagen und glatten Muskelzellelementen, Migration und schließlich Formation und Stabilisierung der neuen vaskulären Strukturen
- *Arteriogenese:* Ausbildung von kleineren Arteriolen und Arterien, die sämtliche drei Wandschichten (Endothel, Tunica media, Tunica adventitia) besitzen
- *physiologische Angiogenese des Erwachsenen:* Bildung neuer Kapillaren aus präexistierenden Blutgefäßen im Rahmen von Gewebereparatur/Wundheilung, Körperwachstum, Reproduktion (Ovulation, Plazenta); unterliegt strenger positiv- und negativ regulierter Koordination und Homöostase. Typischerweise fokal lokalisiert und zeitlich limitiert (im Unterschied zur pathologischen Angiogenese, die über Jahre andauern kann)

Physiologische Angiogenese-Regulation

Endogene Angiogenese-Faktoren
- Angiopoietine (Ang1, Ang3, Ang4)
- Fibroblast Growth Factors (aFGF, bFGF), Hepatocyte Growth Factor (HGF)
- Platelet Derived Growth Factor (PDGF-BB)
- Transforming Growth Factors (TGFα, TGFβ), Tumor Necrosis Factor alpha (TNFα)
- Interleukin 8 (IL-8)
- Integrine $α_vβ_3$, $α_vβ_5$, $α_vβ_1$, Ephrine (Eph-A1, Eph-12, Eph-B2), VE-Cadherin
- Prostaglandine E1 (PgE1) und E2 (PgE2)
- Matrix-Metalloproteinasen (MMPs)
- Vascular Endothelial Growth Factors (VEGF-A, VEGF-B, VEGF-C, VEGF-D)

Endogene Angiogenese-Inhibitoren
- Angiostatin, Endostatin, Protamin, Vasostatin, Angiopoetin 2 (Ang2)
- Thrombospondin-1, Platelet factor 4 (PF4)
- Cartilage-derived Inhibitor
- Interferone (IFNα, IFNβ), Interleukine (IL-4, IL-10, IL-12, IL-18)
- Prolaktin-, SPARC-, Osteopontin- und Antithrombin III-Fragmente
- Tissue inhibitor of metalloproteinase (TIMP), MMP-Inhibitoren, MMP2-Fragment (PEX)
- Lösliche VEGF-Rezeptoren (sVEGF-R1, sNRP-1)

5.8 Angiogenesehemmung — Spezielle Therapien

Path: *Pathologische Angiogenese und angiogeneseabhängige Erkrankungen*

- *Gefäßsystem:* Diabetische Retinopathie, Makuladegeneration, Atherosklerose
- *Haut* Keloidbildung, Kaposi Sarkom, Psoriasis
- *Bewegungsapparat:* Rheumatoide Arthritis
- *Fortpflanzungsorgane:* Endometriose, Uterusfibroid, Prostatahypertrophie
- *innere Organe:* Morbus Crohn
- *solide Tumoren und maligne Systemerkrankungen*

Tumorangiogenese und „angiogenic switch" bei malignen Erkrankungen

Das Wachstum solider Tumoren über eine bestimmte Größe hinaus erfordert den Übergang von einem avaskulären „Ruhezustand" in einen vaskularisierten Zustand zur optimalen Tumoroxygenierung und Nährstoffversorgung (Folkmann, 1971). Dieser sogenannte *„angiogenic switch"* mit Ausbildung eines Tumorgefäßsystems ist unerlässlich für Proliferation und Metastasierung.

In ähnlicher Weise wurde bei proliferierenden hämatologischen Neoplasien eine erhöhte Kapillardichte („microvessel density") im Knochenmark beschrieben, insbesondere bei Patienten mit Leukämien (AML, ALL, CML) und Myelodysplasien.

Rolle der Angiogenese bei malignen Erkrankungen

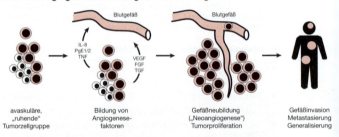

avaskuläre, „ruhende" Tumorzellgruppe → Bildung von Angiogenesefaktoren → Gefäßneubildung („Neoangiogenese") Tumorproliferation → Gefäßinvasion Metastasierung Generalisierung

Regulation der Tumor-Neoangiogenese
- wichtige Angiogenesestimulatoren: Familie der *Vascular Endothelial Growth Factors* (VEGF-A, -B, -C, -D, Placental Growth Factor PlGF, Orf Virus).
- Hauptmediator der Tumorangiogenese ist VEGF-A. VEGF-A wirkt hauptsächlich über VEGFR-2 (exprimiert auf endothelialen Zellen und zirkulierenden endothelialen Progenitorzellen)
- indirekte Angiogenesestimulation (via VEGF) durch Epidermal Growth Factor Receptor EGFR, Platelet Derived Growth Factor Receptor PDGFR, Hypoxia-inducible Factor HIF, Cyclooxygenase-2 (COX-2) Inhibitoren, IL-1β
- eine Vielzahl solider Tumoren exprimieren VEGF, z.T. aufgrund genetischer und/oder epigenetischer Faktoren. In Tumoren wird VEGF nicht von Endothelzellen, sondern von Tumor- oder Stromazellen produziert → parakriner Wirkmodus

VEGF und VEGF-Rezeptoren
Verschiedene Formen von VEGF und PIGF binden an unterschiedliche VEGF-Rezeptoren. Für die Rezeptortypen VEGF-R1, R2 und R3 sind verschiedene Wirkungen nachgewiesen.

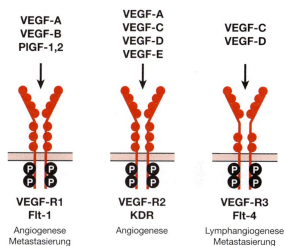

P Tyrosinkinase

Th: **Angiogeneseinhibitoren**

Angiogenesehemmung als wirksames Therapieprinzip wurde erstmals für den anti-VEGFR Antikörper Bevacizumab belegt (☞ Kap. 3.5). Die Neoangiogenese bietet aufgrund ihrer zentralen Rolle für Tumorwachstum und Metastasierung einen attraktiven Angriffspunkt zielgerichteter Krebstherapien.

Therapieansätze
- Hemmung von Angiogenesefaktoren, z.B. durch „small molecules" oder Antikörper gegen VEGF-Rezeptoren oder endotheliale Oberflächenmoleküle.
- Gabe von Verbindungen mit negativ-regulatorischem Effekt auf Angiogenese (z.B. Angiostatin, Endostatin, Fumagillin TNP-470, MMP Inhibitoren).
- Iterative, engmaschige niedrig-dosierte Applikation konventioneller Chemotherapeutika zur Hemmung der Neoangiogenese (sog. „metronomisches Dosierungsprinzip"), derzeit in klinischer Prüfung, insbesondere in Kombination mit anderen Therapiestrategien.

Limitationen der Therapie mit Angiogeneseinhibitoren
- Überlebensvorteil durch Angiogeneseinhibition moderat (Ausnahme: Nierenzellkarzinom).
- Therapien sind kostenintensiv und zeigen relevante Nebenwirkungen, z.B. erhöhtes Risiko von Thromboembolien (insbesondere in Kombination mit konventionellen Chemotherapeutika), Hypertension, Tumorblutung, Darmperforation, Wundheilungsstörungen, Herzinsuffizienz, endokrine Dysfunktion.

Klinisch eingesetzte Angiogenesehemmer (Beispiele)

Verbindung	Zielstruktur	Indikation
Aflibercept	VEGF	Kolorektales Karzinom
Axitinib	VEGF-R	RCC
Bevacizumab	VEGF	Kolorektales Karzinom, Mammakarzinom, RCC, Ovarialkarzinom, NSCLC
Regorafenib	VEGF-R, andere	Kolorektales Karzinom, GIST
Sorafenib	VEGF-R, andere	RCC, HCC
Sunitinib	VEGF-R, andere	GIST, RCC, neuroendokrine Pankreastumoren
Pazopanib	VEGF-R, andere	RCC, Weichteilsarkom
Thalidomid	unbekannt	Multiples Myelom
Lenalidomid	unbekannt	Multiples Myelom , MDS 5q-

GIST, Gastrointestinaler Stromatumor, HCC Leberzellkarzinom, NSCLC nicht-kleinzelliges Lungenkarzinom, RCC Nierenzellkarzinom

Angiogeneseinhibitoren in klinischer Entwicklung
Verschiedene Klassen von „Vascular Disrupting Agents" (VDA). Angriffspunkte basieren auf ultrastrukturellen bzw. biomolekularen Unterschieden zwischen Tumorgefäßen und normalen Blutgefäßen:
- Liganden-spezifische VDA: Immuntoxine
- Flavon-Essigsäure und Derivate: Freisetzung von TNF und NO aus aktivierten Makrophagen, z.B. 5,6-Dimethylxanthenon-4-acetat, DMXAA, ASA404
- Tubulin-bindende Substanzen: Combretastatin A4
- Integrin-Inhibitoren und Antagonisten: Cilengitide

Lit:
1. Cook KM, Figg WD. Angiogenesis inhibitors: current strategies and future prospects. CA Cancer J Clin 2010;60:222–243.
2. Garcia VM, Basu B, Molife R et al. Combining antiangiogenesis to overcome resistance: rationale and clinical experience. Clin Cancer Res 2012;18:3750–3761.
3. Gordon MS, Mendelson DS, Kato G. Tumor angiogenesis and novel antiangiogenic strategies. Int J Cancer 2010;126:1777–1787.
4. Potente M, Gerhardt H, Carmeliet P. Basic and therapeutic aspects of angiogenesis. Cell 2011;146:873–887.
5. Schmidt T, Carmeliet P. Angiogenesis: a target in solid tumors, also in leukemia? Am Soc Hematol Educ Program 2011;2011:1–8.
6. Siemann DW. The unique characteristics of tumor vasculature and preclinical evidence for its selective disruption by tumor-vascular disrupting agents. Cancer Treat Rev 2011;37:63–74.
7. Sitohy B, Nagy JA, Dvorak HF. Anti-VEGF/VEGFR therapy for cancer: reassessing the target. Cancer Res 2012;72:1909–1914.
8. Vecchiarelli-Federico LM, Cervi D, Haeri M et al. VEGF – a positive and negative regulator of tumor growth. Cancer Res 2010;70:863–867.
9. Weis SM, Cheresh DA. Tumor angiogenesis: molecular pathways and therapeutic targets. Nat Med 2011;17:1359–1370.

Web:
1. www.angio.org — Angiogenesis Foundation
2. www.cancer.gov/cancertopics/factsheet/Therapy/angiogenesis-inhibitors — NCI, Angiogenesis Tutorial
3. www.angioworld.com/angiogenesis.htm — Angioworld

5.9 Experimentelle Therapieansätze

U. Martens, D. P. Berger

Def: Therapieverfahren, welche im Rahmen klinischer Studien beim Menschen eingesetzt werden. Voraussetzung für die Anwendung einer experimentellen Behandlung beim Menschen ist das Vorliegen präklinischer Wirksamkeits- und Sicherheitsdaten. Es gelten die rechtlichen Grundlagen der Arzneimittel- und Therapieentwicklung (☞ Kap. 3.11).

Ziele experimenteller Therapieansätze
- Verbesserung der Wirksamkeit und/oder Sicherheit der Behandlung von Patienten mit definierten Krankheitsbildern
- Prüfung einer etablierten Therapie in einem neuen Indikationsgebiet und/oder in einer anderen Applikationsweise (z.B. metronomische Therapie, liposomale oder Nano-Partikel-Formulierung)
- erstmalige Prüfung der Wirksamkeit und/oder Sicherheit einer experimentellen Behandlungsform

Ind: *Indikation zum Einsatz experimenteller Therapien*
- Patienten nach Ausschöpfung aller evidenzbasierten Therapiemöglichkeiten
- Ansatzpunkte (auch theoretischer Art), die einen Vorteil für den Patienten durch die experimentelle Therapie erwarten lassen

CAVE: Evidenzbasierte, etablierte Therapieoptionen dürfen nicht zugunsten experimenteller Therapieansätze verlassen oder ausgespart werden.

Meth: Die zunehmende Aufklärung der molekularen Zusammenhänge bei der Entstehung und dem Fortschreiten maligner Erkrankungen hat zur Identifizierung molekularer Zielstrukturen als Grundlage für die Entwicklung neuer zielgerichteter pharmakologischer Ansätze geführt. In Folge soll eine Auswahl aktueller Therapieansätze dargestellt werden – diese Ansätze sind Gegenstand aktueller präklinischer und klinischer Forschung. Darüber hinaus werden durch empirische Verfahren (Screening) ermittelte neue Substanzen (z.B. pflanzlicher oder mariner Herkunft) zur Therapie maligner Erkrankungen erforscht.

„Personalized Medicine"
Der Begriff der personalisierten Medizin beschreibt einen Behandlungsansatz, in dem der individuelle Tumor des einzelnen Patienten auf molekulare Veränderungen hin analysiert wird, um eine gezielte Behandlung der individuellen Aberrationen und Komponenten der Tumorwachstumsregulation zu ermöglichen. Angewandt wird:
- spezifische Diagnostik genetischer/molekulargenetischer/proteinbiochemischer Veränderungen („Biomarker") am individuellen Patientenmaterial; aktuell auch zunehmend in Form von „molekularen Profilen" (z.B. Mammaprint®)
- Einsatz spezifischer Therapeutika entsprechend der Biomarker-Ergebnisse, Beispiele:
    - Stratifizierung nach Biomarkern in klinischen Studien
    - Anwendung von Inhibitoren entsprechend molekularer Alterationen
        - Crizotinib bei EML/ALK-Mutation
        - Trastuzumab bei Tumoren mit her2/neu-Expression (Mamma-Ca, Magen Ca)
        - Tyrosinkinaseinhibitor Vemurafenib bei BRAFV600E Mutation

5.9 Experimentelle Therapieansätze — Spezielle Therapien

Cancer Stem Cells (CSCs)
Tumorstammzellen stellen eine undifferenzierte Population von Tumorzellen dar, die zu unbegrenzter Proliferation in der Lage ist. „Ruhende" Tumorstammzellen entziehen sich den klassischen Behandlungsmethoden und sind weitestgehend therapierefraktär, können aber nach klinisch „erfolgreicher" Behandlung zum Rezidiv der Tumorerkrankung führen. Die Existenz von Tumorstammzellen wurde in experimentellen Modellen für eine Vielzahl solider Tumoren und hämatologischer Neoplasien belegt, unter anderem für:
- Leukämien
- Mammakarzinome
- Lungenkarzinome
- kolorektale Karzinome, Pankreaskarzinome, hepatozelluläre Karzinome
- Kopf-Hals-Tumoren
- Melanome
- Prostatakarzinome, Ovarialtumoren
- mesenchymale Tumoren

Tumorstammzellen zeichnen sich durch spezifische Oberflächenmoleküle und Signaltransduktionswege aus (notch, hedgehog, wnt/β-catenin). Spezifische Inhibitoren dieser Pathways befinden sich in präklinischer und klinischer Entwicklung.

RNA-Technologie: kleine RNAs
In den letzten Jahren hat die Mitgliederzahl der RNA-Familie zugenommen. Zusätzlich zu den messenger-RNAs (mRNAs), den transkriptionellen ribosomalen-RNAs (rRNAs) und transfer-RNAs (tRNAs) wurden sogenannte „kleine RNAs" identifiziert. Kleine RNAs kodieren nicht für Proteine, sondern kontrollieren die Transkription und Translation proteinkodierender RNAs.
Die Subfamilie der kleinen RNAs umfasst die siRNAs (small interfering RNAs), miRNAs (microRNAs), snoRNAs (small nucleolar RNAs) und die snRNAs (small nuclear RNAs). Insbesondere siRNAs und miRNAs gewinnen zunehmend an Bedeutung, da sie für verschiedene Erkrankungen ein diagnostisches und therapeutisches Potenzial aufweisen.

siRNAs sind 21–24 Nukleotide lang, doppelsträngig, und vermitteln das Phänomen der RNA-Interferenz (RNAi), wodurch das Transkript eines aktiven Gens inaktiviert wird. RNA-Interferenz wurde 1998 entdeckt und ist heute ein standardisiertes Laborverfahren zur Unterdrückung der Genexpression. Medikamentöse Therapien unter Einbeziehung von siRNAs sind derzeit in klinischer Prüfung zur Behandlung der altersbedingten Makuladegeneration und der Respiratory Syncytial Virus-Infektion (RSV).

miRNAs: 20–22 Nukleotide lange, nicht kodierende RNA-Moleküle, die negative Regulatoren der Genexpression in einer Reihe eukaryoter Organismen sind:
miRNAs sind an zahlreichen zellulären Prozessen beteiligt, z.B. Differenzierung, Proliferation, Apoptose und Stressreaktion. Über 500 miRNAs konnten bisher beim Menschen identifiziert werden. miRNA-Mutationen oder veränderte Genexpression korrelieren mit verschiedenen menschlichen Neoplasien und sind ein Hinweis darauf, dass miRNAs als Tumorsuppressor oder als Onkogene („oncomirs") wirken können. Etwa die Hälfte der bekannten menschlichen miRNAs sind in labilen Chromosomenregionen von Krebsgenen lokalisiert.
- Das Expressionsprofil von etwa 200 miRNAs hat sich als eine exakte Methode zur Klassifikation von Tumorsubtypen erwiesen.
- Antagomirs, eine neue Klasse von chemisch entwickelten Oliogonukleotiden, sind als spezifische und effektive Suppressoren der miRNA-Expression in der präklinischen und klinischen Entwicklung.

Telomerase
Bei den meisten somatischen Zellen gehen mit Zellteilungen und zunehmendem Alter die Telomersequenzen an den Chromosomenenden verloren, und es kommt zu replikativer Seneszenz und Apoptose. Im Gegensatz zu normalen Zellen weisen 80–90 % der malignen Zellen nachweisbare Telomerase-Aktivität auf. Telomerase ist ein Ribonukleoprotein-Enzym, welches de novo Telomersequenzen erzeugt. In menschlichen Zellen besteht Telomerase aus einem hochmolekularen Komplex mit einer Template-RNA-Untereinheit (hTR) und Proteinkomponenten einschließlich der katalytischen Untereinheit hTERT (humane Telomerase Reverse Transkriptase). Da die meisten Tumorzellen für ihr Überleben von Telomerase abhängig sind, stellt dieses Enzym einen attraktiven Angriffspunkt für die Entwicklung neuer Krebstherapeutika dar.

Strategien zur Beeinflussung von Telomeren bzw. Telomerase in Tumorzellen befinden sich in der präklinischen und klinischen Prüfung:
- Oligonukleotidantagonisten gegen hTR (Imetelstat) oder hTERT
- niedrigmolekulare Inhibitoren der katalytischen Untereinheit hTERT
- Hitze-Schock-Protein 90 (HSP90) Inhibitoren, welche die Telomeraseaktivität beeinträchtigen

„Targeted Therapies"
Neben den klinisch etablierten zielgerichteten Therapeutika (☞ Kap. 3.5, 3.6) sind weitere „targeted therapies" in klinischer Entwicklung. Neben Antikörpern kommen auch spezifische Tyrosinkinaseinhibitoren, Serin-Threonin-Kinase-Inhibitoren und verschiedene andere Wirkprinzipien zum Einsatz. Vielversprechende Targets sind unter anderem:
- Aurora-Kinasen A, B, C
- Hitze-Schock-Proteine, z.B. HSP90
- Komponenten der intrazellulären Signaltransduktion: MEK, PI3K, AKT, mTOR
- Komponenten der Apoptose-Steuerung: TRAIL, DR4, DR5
- Komponenten der Zellzyklussteuerung: Zyklinabhängige Kinasen (CDK)
- DNA-Methylierung, epigenetische Modifikation, Histondeacetylase (HDAC)
- DNA Reparaturmechanismen
- Wachstumsfaktoren und Rezeptoren: HGF/c-met, IGF-1, IGF-1R
- Isocitrat-Dehydrogenase (IDH) Mutationen
- Onkogene: ras, raf, src

Aufgrund der Vielzahl der verfolgten Ansätze ist eine detaillierte Darstellung an dieser Stelle nicht möglich.

Als Beispiel vielversprechender neuer „targeted therapies" in klinischer Entwicklung werden in der folgenden Tabelle Verbindungen aufgeführt, die seitens der FDA (USA) als „Breakthrough" klassifiziert worden sind.

Klinisch eingesetzte Angiogenesehemmer (Beispiele)

Verbindung	Zielstruktur	Indikation
Ibrutinib	BTK	CLL; Mantelzell-Lymphom, M. Waldenström
LDK378	ALK	Lungenkarzinom
Palbociclib	CDK4/6	Mammakarzinom
Lambrolizumab	PD-1	Melanom
Daratumumab	CD38	Multiples Myelom

5.9 Experimentelle Therapieansätze — Spezielle Therapien

Verbindung	Zielstruktur	Indikation
Obinutuzumab	CD20	CLL
Entinostat	HDAC	Mammakarzinom
Ofatumumab	CD20	CLL
Volasertib	PLK1	AML
Alectinib	ALK	Lungenkarzinom

CLL Chronische Lymphatische Leukämie

Immunologische Verfahren
Es werden vor allem Vakzine aus Tumormaterial (☞ Kap. 5.6) zur Therapie bzw. Rezidivprophylaxe untersucht, daneben auch immunmodulierende Substanzen (z. B. Ipilimumab).

Th: Der Einsatz experimenteller Therapien erfolgt im Rahmen klinischer Studien durch Ärzte, die ausreichend Erfahrung in der Anwendung neuer Therapieformen haben und die sich formell an der klinischen Prüfung beteiligen („Prüfärzte").

Informationen über experimentelle Therapieverfahren und klinische Studien sind im Rahmen verschiedener Angebote erhältlich, unter anderem:
- Europäische Datenbank klinischer Studien der EMA (www.ema.europa.eu)
- Globale Datenbank klinischer Studien (www.clinicaltrials.gov)

Lit:
1. Croce CM. Oncogenes and cancer. NEJM 2008;358:502–511.
2. Rufini A, Melino G. Cell death pathology: The war against cancer. Biochem Biophys Res Commun 2011; 414: 445–50
3. Gonzalez-Angulo AM, Hennessy BTJ, Mills GB. Future of personalized medicine in oncology: a systems biology approach. J Clin Oncol 2010;28:2777–2783.
4. Iorio MV, Croce CM. MicroRNAs in cancer: small molecules with huge impact. J Clin Oncol 2009;27:5848–5856.
5. O'Brien CA, Kreso A, Jamieson CHM. Cancer stem cells and self-renewal. Clin Cancer Res 2010;16:3113–3120.
6. Orloff J, Douglas F, Pinheiro J et al. The future of drug development: advancing clinical trial design. Nat Rev Drug Discov 2009;8:949–57.
7. Shay JW, Wright WE. Telomerase therapeutics for cancer: challenges and new directions. Nat Rev Drug Discov 2006;5:577–584.
8. Swanton C, Caldas C. Molecular classification of solid tumours: towards pathway-driven therapeutics. Br J Cancer 2009;100:1517–1522.
9. Kateb B, Chiu K, Black KL et al. Nanoplatforms for constructing new approaches to cancer treatment, imaging, and drug delivery: What should be the policy? Neuroimage 2011; 54: S106-S124

Web:
1. www.clinicaltrials.gov — US Clinical Trials Database
2. www.ema.europa.eu — EMA, European Medicines Agency
3. www.bfarm.de — BfArM, Bundesinstitut für Arzneimittel Medizinprodukte
4. www.fda.gov — FDA, Food and Drug Administration, USA
5. www.rnaiweb.com — THE RNAi WEB

5.10 Komplementäre bzw. Alternative Behandlungsansätze (KAM)

H. Henß, H. Bertz

Def: Methoden der Vorbeugung, Diagnostik und/oder Therapie maligner Erkrankungen, für die, trotz bisher fehlender Evidenz bezüglich Spezifität und therapeutischem Nutzen für definierte Krankheitsbilder, ein Effekt postuliert wird, oft im Rahmen eines philosophisch-ethischen Kontextes. Synonyme:
- biologische Therapie
- komplementäre Therapie
- ganzheitliche Therapie
- Erfahrungsmedizin
- unkonventionelle Methoden

Entscheidend für die Definition ist weniger die Art der Therapie, sondern der genannte Kontext, in dem ein Vorteil für Patienten mit Tumorerkrankungen ohne wissenschaftlichen Nachweis postuliert wird. Abzugrenzen ist daher die Anwendung von neuen Verfahren und Substanzen im Rahmen kontrollierter klinischer Studien (☞ Kap. 3.11), auch wenn in Studien Stoffe ohne erwiesene Wirksamkeit eingesetzt werden.

OPS: 8-975 (naturheilkundliche und anthroposophisch-medizinische Komplexbehandlung)

Ep: 50–70 % aller Patienten mit malignen Erkrankungen in Deutschland wenden KAM an oder sind daran interessiert.

Pg: *Ursachen für die Inanspruchnahme komplementärer Methoden*
- Wunsch, selbst aktiv zu werden
- Ergänzung/Optimierung der Tumortherapie
  - Stärkung der Abwehrkräfte
  - bessere Verträglichkeit
  - psychische Unterstützung
  - Nutzung aller möglicher Ressourcen *("nichts verpassen")*
- Misstrauen in die „Schulmedizin"
- Vermeiden einer nebenwirkungsreichen Therapie
- Versagen der bisherigen Behandlung

Klass: Eine definierte Einteilung der verschiedenen Methoden ist nur bedingt möglich; häufig kontroverse Einstufungen bzw. Überschneidungen der einzelnen Kategorien:
- klassisch erfahrungsmedizinische Maßnahmen (z.B. „Schröpfen")
- Ernährungsumstellung; Diäten, Vitamine
- homöopathische und anthroposophische Medizin (insbesondere Misteltherapie)
- außereuropäische Methoden (Traditionelle Chinesische Medizin, Ayurveda)
- apparative Methoden (Bioresonanz, Mehrschritt-Sauerstofftherapie, Zapper)
- pflanzliche Stoffe
- spirituelle Methoden („Geistheiler", Gebet, Handauflegen)
- fiverse Substanzen (Ukrain, Recancostat)

5.10 Komplementäre bzw. Alternative Behandlungsansätze (KAM) — Spezielle Therapien

Eine umfangreiche Beschreibung der angewandten Methoden findet sich in den Literaturhinweisen. Aufgrund des ständig wechselnden „Angebotes" ist eine komplette Darstellung nicht möglich.

Ind: Anwendung durch verschiedene Berufsgruppen: Ärzte, Psychologen, Heilpraktiker, Physiotherapeuten, „Heiler" ohne definierte Ausbildung

Erhoffte Wirkung von Seiten der Betroffenen:
- Heilung
- Verhinderung von Rezidiv bzw. Progression
- Minderung der Nebenwirkungen der Therapie
- Minderung tumorbedingter Symptome (Schmerzen etc.)

Dg: *Diagnostische Methoden bei KAM*
Als Grundlage für die Anwendung von KAM dienen neben der üblichen Labordiagnostik häufig diagnostische Methoden mit unklarer Signifikanz und Validierung:
- Dunkelfeldmikroskopie
- Irisdiagnostik
- Wünschelruten
- „Immunstatus"
- Spektralanalyse des Vollbluts
- Biotonometrie

Problematisch sind insbesondere Verfahren, die unbegründet eine „Krebsdisposition" bzw. „latenten Krebs" feststellen und dafür auch Behandlungen anbieten.

Th: *Therapeutische Grundsätze*

1. Eine komplementäre Therapie darf eine effektive Behandlung nicht gefährden.
2. Komplementäre Verfahren sind weit verbreitet; sie zu ignorieren wäre verkehrt.
3. Grundlage der Therapie bleibt die wissenschaftlich begründete Medizin.
4. Das Wissen um durchgeführte KAM ist für die Einschätzung von Nebenwirkungen/Wechselwirkungen wichtig.
5. Die unreflektierte Ablehnung von KAM kann das Arzt/Patienten-Vertrauensverhältnis deutlich stören.

Therapieempfehlung bei KAM

B. Evidenz spricht für Sicherheit, Wirksamkeit fraglich	A. Evidenz spricht für Sicherheit und Wirksamkeit
Therapieempfehlung: Behandlung tolerieren, Effekt genau beobachten	**Therapieempfehlung** Behandlung durchführen, Effekt beobachten
D. Evidenz spricht für erhebliche Risiken bez. Sicherheit und Wirksamkeit	C. Evidenz spricht für Wirksamkeit, Sicherheit fraglich
Therapieempfehlung: Von Behandlung dringend abraten	**Therapieempfehlung:** Behandlung mit Vorbehalt tolerieren, Nebenwirkungen genau beobachten

Horizontale Achse: Wirkung — Vertikale Achse: Sicherheit

Praktisches Vorgehen bei der Beratung von Patienten zu komplementären Verfahren
1. Akzeptanz und Wertschätzung der Meinung des Patienten
2. Diskussion realistischer Therapieergebnisse und möglicher Risiken
3. KAM, welche die individuellen Bedürfnisse des Patienten berücksichtigen und keine wesentliche Beeinträchtigung der evidenzbasierten Therapie darstellen, sollten toleriert werden

Ko: *Risiken der komplementären Therapien*
- Arzneimittelwechselwirkungen
- Nebenwirkungen der KAM
- nicht-standardisierter Wirkstoffgehalt

Wechselwirkungen
Mehrere, insbesondere pflanzliche Stoffe haben eine Wechselwirkung mit Zytostatika und anderen antineoplastischen Stoffen, sowie mit supportiv wirkenden Medikamenten (Analgetika, Antidepressiva). Bekannte Substanzen mit Risiko für Wechselwirkungen sind u.a. Johanniskrautextrakte, Grapefruitsaft und Echinacea.

NW: *Nebenwirkungen*
Auch wenn KAM im Allgemeinen als harmlos angesehen werden, können im Einzelfall unerwartete z.T. schwere Nebenwirkungen auftreten.
- Allergien
- Organtoxizität
- Funktionelle NW (z.B. Blutdruckschwankungen)

Beschriebene Nebenwirkungen komplementärer Therapien (Beispiele)

Stoffe, Verfahren	Nebenwirkungen
Carnivora	Endotoxin-Schock
Echinacea	Allergische Reaktionen bis zu anaphylaktischem Schock
Germanium	Nierenversagen
Ginseng	Blutdruckschwankungen (Hypertonie, Hypotonie), Tumorstimulation bei rezeptorpositivem Mamma- und Endometrium-Karzinom
Johanniskraut	Lichtsensibilisierung, Chemotherapie-Interaktionen
Kava-Kava Präparate	Lebertoxizität, Leberversagen
Laetrile	Cyanidvergiftung bei hohen Dosen
PC-Spes	Nebenwirkungen durch nicht deklarierte Inhaltsstoffe (Indomethacin, Kortison)
Nachtkerzenöl	Senkung Krampfschwelle, Interaktion mit Marcumar
Ozontherapie	Luftembolien mit tödlichen Ausgang
Vitamin E	Interferenz mit Strahlentherapie (Wirkungsminderung)

5.10 Komplementäre bzw. Alternative Behandlungsansätze (KAM) — Spezielle Therapien

Lit:
1. Heimpel H, Drings P, Gaedicke G et al. Krebsbehandlung 2008: wissenschaftlich begründete Verfahren und Methoden mit umstrittener Wirksamkeit. Onkologe 2009;15:85–94.
2. Hübner J. Komplementäre Onkologie. Schattauer Verlag GmbH, Stuttgart, 2. Auflage 2012.
3. Maggiore RJ, Gross CP, Togawa K et al. Use of complementary medications among older adults with cancer. Cancer 2012;118:4815–4823.
4. Münstedt K (Hrsg.). Ratgeber unkonventionelle Krebstherapien. ecomed Medizin, Landsberg/Lech, 2. Auflage, 2005.
5. Münstedt K, Brüggmann D, Jungi WF. Naturheilkunde und Komplementärmedizin in der Tumortherapie. Gefahren, Aufklärungsbedarf und Qualitätssicherung. Onkologe 2007;13: 528–533.
6. Olaku O, White JD. Herbal therapy use by cancer patients: a literature review on case reports Eur J Canc 2011;508–514.
7. Patisaul HB, Jefferson W. The pros and cons of phytoestrogens. Front Neuroendocrinol 2010;31:400–419.
8. Rostock M, Saller R. Komplementäre Therapieverfahren in der Onkologie – Homöopathie. Onkologe 2009;15:1243–1250.
9. Vickers AJ, Kuo J, Cassileth BR. Unconventional anticancer agents: a systematic review of clinical trials. J Clin Oncol 2006;24:136–140.

Web:
1. www.agbkt.de/index.html — Arbeitsgruppe Biologische Krebstherapie Nürnberg
2. www.quackwatch.org — Quackwatch[SM] Inc
3. www.tumorzentrum-freiburg.de/patientenportal/ganzheitliche-betreuung.html — Tumorzentrum Ludwig Heilmeyer – CCCF Patientenratgeber Komplementäre Verfahren
4. www.iscmr.org — Intl Soc for Complementary Medicine Research
5. www.integrativeonc.org — Society for Integrative Oncology (SIO)

6.1 Aplastische Anämien

H. Bertz, J. Finke

Def: Hämatopoetische Insuffizienz mit Panzytopenie (Bi- oder Trizytopenie) des peripheren Blutes. Kennzeichnend ist ein hypozelluläres Knochenmark mit Ersatz durch Fettmark; kein Knochenmarkstromadefekt; keine malignen Zellen.

ICD-10: D61

Ep: Inzidenz in Deutschland 3–6 Fälle pro 1 000 000 Einwohner/Jahr; in China, Fernost und Südostasien deutlich höher. Altersverteilung: zwei Häufigkeitsgipfel, um 20 Jahre und um 65 Jahre.

PPhys: *Pathophysiologisches Modell*
Von zentraler Bedeutung ist die Destruktion/Suppression hämatopoetischer Stammzellen bzw. Progenitorzellen durch verschiedene Faktoren:

- Aktivierung des Immunsystems mit primärer oder sekundärer, immunologisch induzierter Knochenmarkaplasie durch aktivierte, zytotoxische T-Zellen. Diese führen zur Destruktion von CD34-positiven Progenitorzellen durch
  - direkte, T-Zell-vermittelte Zytotoxizität
  - Produktion von IFNγ und TNFβ
  - Induktion von FAS-Rezeptor und -antigen ↑ → Apoptose
- Direkte DNA-Schädigung (z.B. Strahlung)
- Zellmembranschädigung und Eingriff in den zellulären Metabolismus (z.B. Virusinfekt)
- Medikamentös: direkte Toxizität oder haptenvermittelte Autoimmunreaktion
- Sekundäre klonale Expansion der Hämatopoese
- NK-Zellen ↓ (wie bei anderen Autoimmunerkrankungen)

Pg: *Genetische Faktoren*
- Fanconi-Anämie: Multiple Gendefekte (Fanconi-Anämie-Gene FANC A–L); charakteristisch sind progrediente Knochenmarkaplasie, erhöhte Malignominzidenz sowie Veränderungen von Haut, Muskulatur, Skelettsystem und Urogenitaltrakt. Manifestation in > 80 % der Fälle im Kindesalter
- erhöhte Inzidenz aplastischer Anämie bei Vorliegen von HLA A2, DR2, DR4, DPw3
- assoziiert mit PNH (☞ Kap. 6.4.3)
- Mutationen des TERT-Gens (Telomerase Reverse Transcriptase)

Medikamente (in 25 % der Fälle)
- Antibiotika (insbesondere Sulfonamide, Chloramphenicol), Malariamittel
- Thyreostatika, Antidiabetika
- Antirheumatika, nichtsteroidale Antiphlogistika (z.B. Phenylbutazon, Gold)
- Diuretika (Furosemid), Ticlopidin, Nifedipin
- Antiepileptika (z.B. Carbamazepin, Phenytoin)
- zytotoxische Verbindungen (z.B. Busulfan)

Chemische Agenzien
- aromatische Lösungsmittel (z.B. Benzol)
- Insektizide (Lindan, DDT etc.)

6.1 Aplastische Anämien — Hämatologie

Viren/postinfektiös (5 % der Fälle)
- Parvovirus B19 (klassisch als isolierte Aplasie der Erythropoese, „pure red cell aplasia")
- Hepatitis (non-A-B-C-G Hepatitis, ungünstige Prognose, meist junge Männer)
- EBV (infektiöse Mononukleose, selten), HIV
- CMV (auch Befall von Knochenmark-Stromazellen möglich)
- Flavivirus (Dengue-Fieber)

Strahlungseinwirkung
- ionisierende Strahlung
- Thorotrast

Sonstige Ursachen
- Autoimmunerkrankungen, Assoziation mit eosinophiler Fasziitis
- Schwangerschaft (östrogenvermittelt?)
- Paraneoplastische Syndrome (z.B. Thymom) (☞ Kap. 8.13)

Klass: *Einteilung nach Granulozyten-, Thrombozyten- und Retikulozytenzahl **

Typ	Abkürzung	Granulozyten	Thrombozyten	Retikulozyten
Aplastische Anämie	AA	< 1500/µl	< 50000/µl	< 20000/µl
Schwere AA	SAA	< 500/µl	< 20000/µl	< 20000/µl
Sehr schwere AA	VSAA	< 200/µl	< 20000/µl	< 20000/µl

* Mindestens 2 von 3 Kriterien zur Diagnose erforderlich, hypozelluläres Knochenmark

CAVE: Eine therapeutisch induzierte, reversible hämatopoetische Insuffizienz nach Chemo- oder Strahlentherapie wird nicht als aplastische Anämie bezeichnet.

Sy: *Symptomatik wird bestimmt durch die hämatopoetische Insuffizienz*
- Symptome der Anämie: Blässe, Müdigkeit, Leistungsminderung, Dyspnoe
- Symptome der Neutropenie: Mukositis, Gingivitis, selten schwere Infekte, Pneumonien
- thrombozytopenische Blutungen, Petechien (Haut, Schleimhäute), seltener Hämatome

Dg: *Anamnese, Klinik*
- Anamnese, einschließlich Medikamentenanamnese, Infekte
- klinische Untersuchung (Blutungen, Schleimhäute, Infektzeichen, Milzstatus etc.)

Labor
- Blutbild, Differenzialblutbild: Bi- oder Trizytopenie bei meist unauffälliger Morphologie, Tendenz zu vermehrter Granulation, Neutro-, Monozyto- und Eosinopenie. Retikulozyten ↓. Bei Thrombopenie kleine Thrombozyten
- Ferritin, Haptoglobin, Coombs-Test, Blutgruppe, Gerinnungsparameter
- BSG, Gesamteiweiß, Elektrophorese, Immunglobuline, Immunfixation, Kälteagglutinine, Rheumafaktoren, ANA
- PNH-Ausschluss: FACS-Analyse peripheres Blut (CD55, CD59), Häm-Test, Zuckerwassertest, GPI-linked proteins
- Vitamin B_{12}, Folsäure (Ausschluss megaloblastäre Anämie)
- Leberwerte (Ausschluss abgelaufenene Hepatitis)
- Virusdiagnostik (EBV, CMV, HAV, HBV, HCV, HIV, HSV, Parvovirus B19)

Knochenmark (Aspiration, Histologie, Immunhistochemie, Eisenfärbung, Kultur)
- hypozelluläres Mark (Zellularität < 25 %) mit Fetteinlagerung
- Lymphozyten, Makrophagen und Plasmazellen vorhanden
- CD34-positive Progenitorzellen ↓, in Knochenmarkkulturen Reduktion der Koloniebildung (CFU-GM, „colony forming units granulocytes/macrophages") und der LTCIC (long-term-culture initiating cells). In T-Zell-depletierten Kulturen findet sich dagegen ein ausreichendes Wachstum (→ T-Zell-vermittelte Reaktion?)

Weitere diagnostische Verfahren
- Röntgen Thorax, Sonografie Abdomen
- HLA-Typisierung (wegen möglicher Transplantation)
- Zytogenetik, Chromosomenanalyse (Ausschluss MDS, Fanconi Anämie)
- Anstieg der Serumspiegel hämatopoetischer Wachstumsfaktoren: G-CSF („granulocyte colony stimulating factor"), Thrombopoetin (TPO), M-CSF und Erythropoetin; Stammzellfaktor (SCF) ist nicht erhöht keine klinische Routinediagnostik.

DD:
- Myelodysplasie mit hypoplastischem Knochenmark (☞ Kap. 7.2)
- Primäre Myelofibrose (PMF ☞ Kap. 7.3.4)
- Vitamin B_{12}-Mangel, Folsäuremangel (☞ Kap. 6.4.2)
- Paroxysmale nächtliche Hämoglobinurie (PNH ☞ Kap. 6.4.3)
- Leukämie, Lymphom, solider Tumor mit Knochenmarkinfiltration

Ko:
- Entwicklung einer PNH in 7 % der Fälle (☞ Kap. 6.4.3)
- Transformation in MDS oder akute Leukämie in 5–12 % der Fälle (☞ Kap. 7.1, 7.2)

Th: *Therapieindikationen*
- Schwere aplastische Anämie (SAA oder VSAA)
- Gefährdung des Patienten durch Komplikationen der Zytopenie (rezidivierende Infekte, Blutungen, Hämosiderose)
- Vermeidung der Alloimmunisierung mit Transfusionsrefraktärität

Stadiengerechte Therapie der Aplastischen Anämie

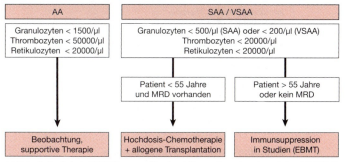

AA Aplastische Anämie, EBMT European Blood and Marrow Transplant Association, MRD/MUD matched related/unrelated donor (HLA-identischer, familiärer/fremd hämatopoetischer Stammzell-Spender), SAA schwere aplastische Anämie, VSAA sehr schwere aplastische Anämie

Therapierichtlinien

1. **CAVE:** Die Therapie der aplastischen Anämie sollte in jedem Fall an einem hämatologischen Zentrum erfolgen.
2. Patienten unter 55 Jahren mit HLA-identem Geschwister oder Familienmitglied sollten eine familiär-allogene Knochenmark- oder Blutstammzelltransplantation erhalten, ansonsten erfolgt eine immunsuppressive Therapie.

Therapieverfahren

Supportive Maßnahmen
- Infektprophylaxe, Antibiotika, Amphothericin B-Prophylaxe
- Mundpflege
- Hämosideroseprophylaxe/-therapie (Desferoxamin, Deferasirox)
- Granulozytentransfusionen (☞ Kap. 5.5)
- Wachstumsfaktoren: Granulocyte Colony Stimulating Factor (G-CSF)
- Menolyse, Vermeidung von Thrombozytenaggregationshemmern
- Blutprodukte (bei CMV-negativen Patienten nach Möglichkeit CMV-negative Konserven, bestrahlt). Indikation zur Erythrozytengabe nach Symptomatik, Thrombozytengabe bei Werten unter 5000–10000/µl

CAVE: Blutprodukte bis zur Entscheidung über Stammzelltransplantation wegen Gefahr der Alloimmunisierung so sparsam wie möglich einsetzen. Keine Blutprodukte von Verwandten.

Transplantationsverfahren (☞ Kap. 5.3, 5.4)
- Allogene hämatopoetische Stammzelltransplantation von HLA-identischem, familiären Spender bei Patienten unter 55 Jahren mit Fludarabin/Cyclophosphamid-haltigen Protokollen möglich.
- Matched Unrelated Donor (MUD): Die Transplantation ist nach Versagen der immunsuppressiven Therapie bei verbesserter HLA-Diagnostik eine gute Therapieoption. Die Konditionierung sollte intensiv lymphotoxisch sein (z.B. TBI, Cyclophosphamid, Fludarabin und/oder ATG enthalten); als Transplantat wird Knochenmark empfohlen, mit dem Vorteil einer geringeren GvHD-Inzidenz.

Immunsuppressive Therapie
Bei Patienten über 55 Jahren bzw. Fehlen eines passenden familiären Spenders. Wirksame Substanzen sind:
- Antithymozytenglobulin (ATG), ATG vom Pferd scheint Vorteile gegenüber ATG vom Kaninchen zu haben.
- Cyclosporin A (CyA)
- Additives G-CSF führt zur rascheren Neutrophilenerholung und weniger Infekten, ohne Auswirkung auf OS, EFS, Rezidivhäufigkeit und Mortalität. Es wird deshalb nicht generell empfohlen.

CAVE: Die immunsuppressive Therapie sollte möglichst im Rahmen von klinischen Studien erfolgen.

Innovative Verfahren und Rezidivtherapie

Einsatz bei Versagen der Standardtherapie
- Eltrombopag, ein Thrombopoetinanalogon, zeigt vielversprechende Therapieerfolge als orale Einzelsubstanz mit verbesserter Rekonstitution aller hämatologischen Zellreihen (bisher nicht für diese Indikation zugelassen).
- Fremdspender-Transplantation (MUD-Transplantation, „matched unrelated donor") bei Patienten im Alter von 15 bis 60 Jahren

- hämatopoetische Wachstumsfaktoren
- Patienten, wenn möglich, im Rahmen von klinischen Studien behandeln (z.B. EBMT-SHG Working Party)

Prg: *Verlauf*
Eine aplastische Anämie kann Vorläufer einer klonalen hämatologischen Erkrankung sein (z.B. PNH). Inzidenz in 10 Jahren für MDS 9 %, für Leukämien 7 %, nach immunsuppressiver Therapie höher als nach Transplantation

1-Jahres-Überlebensraten bei SAA
- ohne Therapie   20 %
- mit supportiver Therapie   50 %
- mit immunsuppressiver Therapie oder allogener Transplantation   80 %

Langzeitergebnisse unterschiedlicher Therapieverfahren
- Patienten < 25 Jahre   66–92 %
- Patienten von 25 bis 39 Jahren   69 %
- Patienten > 39 Jahre   38 %
- mit immunsuppressiver Therapie (CyA + ATG enthaltend)   80 %
- 5-Jahres-Überleben nach allogener familiärer Transplantation   60–90 %
- 5-Jahres-Überleben bei MUD-Transplantation   60 %
- Rezidiv im Beobachtungszeitraum von bis zu 14 Jahren   35 %

Rezidiv
- nach familiärer Transplantation   15–20 %
- nach immunsuppressiver Medikation (CyA + ATG enthaltend)   30–50 %

Ad: Derzeit keine Studien der EBMT (unter www.ebmt.org)

Lit:
1. Aljurf M, Al-Zahrani H, Van Lint MT et al. Standard treatment of acquired SAA in adult patients 18–40 years old with an Hz A-identical sibling doner. Bone Marrow Transplant 2013; 48:178–179.
2. Dufour C, Svahn J, Bacigolupo A et al. Front-line immunosuppressive treatment of acquired aplastic anemia. Bone Marrow Transplant 2013; 48:174–177.
3. Guinan EC. Diagnosis and mangement of aplastic anemia. Hematology Am Soc Hematol Educ Program 2011;2011:76–81.
4. Höchsmann. B, Moicean A, Rusitano A et al. Suppartive care in severe and very severe aplastic anemia. Bone Marrow transplant 2013; 48:168–173.
5. Marsh JCW, Ball SE, Cavenagh J et al. Guidelines for the diagnosis and management of aplastic anaemia. Br J Haematol 2009;147:43–70.
6. Olnes MJ, Scheinberg P, Calvo KR et al. Eltrombopag and improved hematopoiesis in refractory aplastic anemia. N Engl J Med 2012;367(1):11–19.

Web:
1. www.zkrd.de/de/   Dt Knochenmarkspender-Register
2. www.bcshguidelines.com   Leitlinien des Brit Committee for Standards in Hematology
3. www.aamds.org   AA and MDS Intl Foundation
4. www.fanconi.org   Fanconi Anemia Research Fund
5. www.aplastische-anaemie.de Aplastische Anämie e.V.

6.2 Neutropenie und Agranulozytose

H. Bertz, J. Finke

Def: *Neutropenie:* Neutrophile Granulozyten im peripheren Blut bei Erwachsenen $< 1{,}5 \times 10^9/l$. Grenzwert abhängig von Alter und Rasse: Neugeborene weisen höhere Werte auf, einige Völker in Afrika und dem Mittleren Osten haben physiologisch eine geringere Zahl an Neutrophilen im peripheren Blut.

Agranulozytose: Neutrophile Granulozyten im peripheren Blut $< 0{,}5 \times 10^9/l$. Meist symptomatische, erworbene Erkrankung mit Granulozytopenie, in schweren Fällen auch Lymphopenie und Monozytopenie. Bei Erwachsenen in der Regel iatrogen. Dauer nach Absetzen des auslösenden Agens 2–4 Wochen.

ICD-10: D70

Ep:
- *Neutropenie:* häufige Nebenwirkung antineoplastischer Radio-/Chemotherapie
- *Agranulozytose:* seltene Störung, Inzidenz 3 Fälle pro 1 000 000/Jahr. Insbesondere ältere Patienten betroffen, ♂:♀ = 1:2. Inzidenz einzelner Formen abhängig von auslösendem Agens und Pathomechanismus

Pg: *Pathogenetische Mechanismen*
- verminderte Produktion von Neutrophilen im Knochenmark
- Umverteilung aus zirkulierendem Pool in marginale Areale (Endothel, Gewebe)
- periphere Destruktion

Medikamentös induzierte Formen
- *Häufigste Form: medikamentös-toxische Suppression* der Granulopoese bzw. direkte Schädigung von Neutrophilen („delayed onset neutropenia", z.B. nach Radiatio oder Chemotherapie), in der Regel parallel Störungen der Thrombopoese (☞ Kap. 6.3).
- *Medikamentenallergische Reaktion* mit Destruktion von Neutrophilen; meist *rascher* Abfall der Granulozyten innerhalb einer Woche, bei Reexposition innerhalb weniger Stunden; Destruktion der reifen Granulozyten („abrupt onset neutropenia"), akuter Beginn mit Fieber und Schüttelfrost (DD Infekt). Auslösung z.B. durch Phenylbutazon
- *Seltener langsamer Abfall*, zwischen 1–12 Monaten nach Beginn einer Therapie, durch Destruktion hämatopoetischer Progenitorzellen; Auslösung z.B. durch Clozapin, insbesondere bei Patienten mit HLA-Phänotyp B38 in Kombination mit den Allelen DR4 und DQw3

Andere Formen
- *Autoimmunerkrankungen:* T-Zell-vermittelte Inhibition der Granulopoese (Felty-Syndrom, rheumatoide Arthritis) oder als Folge einer klonalen T-Zell-Expansion bei lymphoproliferativer T-γ-Erkrankung („T-γ-disease")
- *Komplementaktivierung (z.B. bei Hämodialyse, Sepsis):* Expression von Adhäsionsmolekülen an der Oberfläche der Neutrophilen → Neutrophilenaggregation, Okklusion kapillärer Stromgebiete (v.a. pulmonale Kapillaren)
- *Pseudoneutropenie („Shift-Neutropenie"):* Umverteilung der Neutrophilen aus dem peripheren Blut ins Gewebe, z.B. bei Infekten

Klass: Die Neutropenie wird klassifiziert als:
- mild   Neutrophile $1{,}0–1{,}5 \times 10^9/l$
- moderat   Neutrophile $0{,}5–1{,}0 \times 10^9/l$
- schwer   Neutrophile $0{,}1–0{,}5 \times 10^9/l$

Die Einteilung entspricht dem Risiko, an einer Infektion zu erkranken bzw. zu versterben.

Neutropenien durch kongenitale Störungen der Granulopoese
- Dysgenesis congenita mit familiärer Panzytopenie
- retikuläre Dysgenesie mit kongenitaler Aleukose: Agranulozytose + lymphoide Hypoplasie + Thymusaplasie; Ätiologie unklar
- zyklische Neutropenie: Defekt der Stammzellregulation. Neutropeniephasen alle 10–35 d, kompensatorische Monozytose. Autosomal dominant vererbt
- Kostmann-Syndrom: schwere infantile Agranulozytose (Differenzierungsstörung im Promyelozytenstadium), reversibel durch G-CSF-Gabe; Autosomal dominant oder rezessiv vererbt
  CAVE: erhöhtes Risiko für MDS/AML-Entstehung wird diskutiert.
- X-linked Agammaglobulinämie
- Schwachman-Diamond-Oski-Syndrom: Neutropenie + Pankreasinsuffizienz + metaphysäre Dysplasie; Ätiologie unklar, autosomal rezessiv vererbt
- Neutropenie mit bi-/tetraploiden Granulozyten: zusätzlich Anomalien von Phagozytose und Chemotaxis
- Chédiak-Higashi-Syndrom: Albinismus + neurologische Störungen + leukozytäre Granulationsanomalien; Ätiologie unklar
- Dyskeratosis congenita: Neutropenie, Hautanomalien; X-chromosomal vererbt
- „Lazy Leucocyte Syndrome": Chemotaxisdefekt (Aktindefekt); Ätiologie unklar

Neutropenien durch erworbene Störungen der Granulopoese
- Zytostatikatherapie, Immunsuppressiva, Azidothymidin (AZT), Benzol, ionisierende Strahlen
- Idiosynkratische Medikamentenreaktion (individuelle Sensitivität) in 66 % der Fälle: Antibiotika (Penizilline, Cephalosporine, Sulfonamide), Sulfasalazin, nicht-steroidale Antirheumatika (Ibuprofen, Indometacin, Phenylbutazon), Phenothiazine, Thyreostatika, Chinidin, Procainamid, Propafenon, Ticlopidin, Antihistaminika, Antikonvulsiva, Nifedipin, Levamisol, Tamoxifen, Allopurinol, Tranquilizer, Neuroleptika (Clozapin), Gold, Captopril, Interferon, ACE-Hemmer, Antiarrhythmika, Rituximab

Neutropenien durch vermehrte Destruktion
- Hypersplenismus
- Autoimmun-Neutropenien: postinfektiös (Mononukleose, Virusinfekte), AIDS, Felty-Syndrom (rheumatoide Arthritis + Splenomegalie + Neutropenie), systemischer Lupus erythematodes (SLE), Sjögren-Syndrom, maligne Lymphome
- Isoimmun-Neutropenie von Neugeborenen: transplazentarer Übertritt maternaler anti-neutrophiler Antikörper
- Komplementaktivierung: Hämodialyse, kardiopulmonaler Bypass, T-γ-disease

Infekte, gesteigerte Margination/Verbrauch (Pseudoneutropenien):
- Bakterien: Typhus, Paratyphus, Bruzellose, Tuberkulose, Tularämie
- Viren: Gelbfieber, „Sandfly fever", infektiöse Hepatitis, Masern, Influenza, Windpocken, Röteln, „Colorado tick fever", Dengue Fieber, HIV, EBV
- Rickettsien: „Rickettsial pox", „Rocky Mountain spotted fever"
- Protozoen: Malaria, Kala-Azar, Rückfallfieber
- Pilze: Histoplasmen

Sonstige Ursachen
- Knochenmarkinfiltration: Leukämien (speziell Haarzell-Leukämie), Lymphome, solide Tumoren
- Ernährungsstörungen: Vitamin B_{12}-/Folsäuremangel, Alkoholismus
- T-Zell-assoziierte Neutropenie („T-γ-disease"), Myelodysplasie (MDS)

- DIDMOAD Syndrom: Diabetes insipidus + Diabetes mellitus + Optikusatrophie + Taubheit
- metabolische Erkrankungen: Leberzirrhose, Ketoazidose, Morbus Gaucher
- Sepsis, Hypothermie, akute Anaphylaxie

Sy:
- initial in der Regel asymptomatisch
- Allgemeinsymptome: Müdigkeit, Leistungsminderung, Appetitlosigkeit

Dg: *Anamnese, Klinik*
- Anamnese: Medikamente, Familienanamnese, Infekte, zyklische Beschwerden
- Untersuchung: mit Lymphknotenstatus, Leber/Milz, Infektzeichen, Mukositis

Labor
- Blutbild, Differenzialblutbild, Retikulozyten
- Routinelabor, mit Vitamin B_{12}, Folsäure, Gesamteiweiß, Eiweißelektrophorese, Urineiweiß (Paraproteindiagnostik), Kupfer
- Immunologie: Immunglobuline quantitativ, Immunelektrophorese, Coombs-Test, ANA, anti-DNA, Rheumafaktoren, Granulozyten-Antikörper
- Differenzierung der Lymphozyten-Subpopulationen (FACS): T-Zell-Subpopulationen, NK-Zellen, Ausschluss einer Leukämie
- Infekt-Monitoring: Blut-/Stuhl-/Urinkultur, Rachenabstrich, Virusserologie (mit HIV)
- Zytogenetik
- Häm-Test, Zuckerwassertest (Ausschluss PNH)

Histologie
Knochenmarkpunktion mit Aspiration, Biopsie und Kultur

Bildgebung
Sonografie Abdomen (Milz), Röntgen Thorax (Infektausschluss)

DD:
- Leukämien (☞ Kap. 7.1.1 und 7.1.2)
- Myelodysplasie (☞ Kap. 7.2)
- Osteomyelofibrose (☞ Kap. 7.3.4)
- aplastische Anämie (☞ Kap. 6.1)

Ko:
- Infektneigung, Fieber (☞ Kap. 4.2)
- Mukositis, Gastroenteritis („neutropenische Enterokolitis")

Th: *Supportive Therapie*
- keimarme Räume, Hygiene, ggf. Isolationsbedingungen
- Mukositisprophylaxe
- orale Antimykose (z.B. Fluconazol 200 mg/d p.o.)
- bei längerer Neutropenie: antibiotische Prophylaxe mit Levofloxacin oder Ciprofloxacin
- bei Infektzeichen: Versuch der Erregersicherung und sofortige Einleitung einer empirischen antibiotischen Therapie (☞ Kap. 4.2)
- bei schweren Infekten: Granulozytentransfusionen (☞ Kap. 5.5)

Therapie bei akuter Agranulozytose
- Absetzen aller im Zeitraum von 4 Wochen vor Symptombeginn applizierten Medikamente
- G-CSF (Filgrastim) 5–10 µg/kg Körpergewicht/d s.c.; PEG-Filgrastim 150 µg/Woche

Therapie bei chronischer Neutropenie
Behandlung entsprechend der angenommenen Pathogenese, zum Beispiel:
- Einsatz von G-CSF bei Patienten mit klinisch relevanten rezidivierenden Infekten in der Langzeittherapie
- Einsatz anderer hämatopoetischer Wachstumsfaktoren, z.T. im Rahmen von Studien: GM-CSF, IL-3, Stem cell factor (SCF)
- bei Autoimmun-Neutropenie:
  - Prednison 2 mg/kg Körpergewicht/d p.o. (maximal für 4 Wochen)
  - Cyclosporin A nach Serumspiegel (Ziel: ~300 ng/ml). Initiale Therapie über mindestens 4 Wochen, bei Behandlungserfolg Fortführung für mindestens 3 Monate
  - Azathioprin 2–4 mg/kg Körpergewicht/d
- bei Hypersplenismus: Splenektomie erwägen (vorher Pneumokokken/Haemophilus/Meningokokken-Impfung)
- bei kongenitalen Neutropenien allogene Transplantation erwägen (☞ Kap. 5.4)

Px: bei Therapie mit Clozapin oder Thyreostatika regelmäßige Blutbildkontrollen (1 ×/ Woche)

Lit:
1. Andersohn F, Konzen C, Garbe E. Agranulocytosis induced by nonchemotherapy drugs. Ann Intern Med 2007;146:657–665.
2. Boxer LA, Newburger PE. A molecular classification of congenital neutropenia syndromes. Pediatr Blood Cancer 2007;49:609–614.
3. Dale DC Recent progress in understanding the congenital neutropenias. Curr Opin Hematol 2010;17:1–2.
4. Gafter-Gvili A, Fraser A, Paul M et al. Antibiotic prophylaxis for bacterial infections in afebrile neutropenic patients following chemotherapy. Cochrane Database Syst Rev 2012; 1:CD004386
5. Manu P, Sarpal D, Muir O et al. When can patients with potentially life-threatening adverse effects be rechallenged with clozapine? A systematic review of the published literature. Schizophr Res 2012;134:180–186.
6. Tesfa D, Keisu M, Palmblad J. Idiosyncratic drug-induced agranulocytosis: possible mechanisms and management. Am J Hematol 2009;84:428–434.
7. Von Vietinghoff S, Ley K. Homeostatic regulation of blood neutrophil counts. J Immunol 2008;181:5183–5188.

Web:
1. www.medizinfo.de/allergie/agranulozytose.htm   MedizInfo
2. www.rarediseases.org   Natl Organization Rare Disorders
3. www.neutropenia.ca   Neutropenia Support Assoc

6.3 Thrombozytopenie

A. Zerweck, A.K. Kaskel, J. Heinz

Def: Verminderung der Thrombozytenzahl

ICD-10: D69.6

Phys: *Thrombozytenkinetik*
- Thrombozytopoese: Megakaryoblasten → Megakaryozyten → Thrombozyten.

Regulation durch Thrombopoetin und andere Zytokine (z.B. IL-3, IL-6, IL-11).
- Direkt nach Freisetzung aus dem Knochenmark werden etwa ⅓ der Thrombozyten in der Milz reversibel gespeichert („Pool").
- ⅔ der Thrombozyten zirkulieren im Blut, Lebensdauer 7–10 Tage, biologische Halbwertszeit 3–4 Tage. Davon werden täglich 15 % zur Aufrechterhaltung der Hämostase verbraucht.

Die Thrombozytenzahl wird u.a. beeinflusst durch:
- Ernährungszustand: Folsäure-/Vitamin B_{12}-Mangel, Alkoholabusus, Eisenstatus
- Akut-Phase-Reaktionen (Infekte, Tumoren) → Thrombozytenzahl ↑
- Menstruationszyklus: Thrombozytenzahl ↑ kurz nach der Ovulation

Pg: *Störungen der Thrombozytopoese*
- Infekte (häufigste Ursache): bakterielle Infekte, Sepsis (Frühsymptom), CMV, EBV, HIV, Mykoplasmen, Tuberkulose, Parasiten (Malaria)
- Störung der normalen Hämatopoese: aplastische Anämie, Osteomyelofibrose
- Knochenmarkinfiltration: Leukämien, Lymphome, solide Tumoren
- megakaryozytäre Reifungsstörung: Myelodysplasie, Folsäure-/Vitamin B_{12}-Mangel
- medikamentös/toxisch induzierte Myelosuppression: Zytostatika, Thiazide, Alkohol, Östrogene, Thiamazol, Gold, Benzol, ionisierende Strahlung
- hereditäre Erkrankungen (selten):
  – Fanconi-Anämie
  – Wiskott-Aldrich-Syndrom (Thrombozytopenie, Ekzeme, Immundefizienz)
  – „Thrombocytopenia with absent radii syndrome" (Thrombozytopenie und fehlende Anlage des Radius)
  – Bernard-Soulier-Syndrom (funktionsgestörte Riesenthrombozyten)
  – Thrombopoetinmangel

Vermehrte Thrombozytensequestration in der Milz (Hypersplenismus)
- Splenomegalie (portale Hypertension, Milzinfiltration bei hämatologischen Neoplasien)

Beschleunigter peripherer Thrombozytenumsatz
- Herzklappen- und Gefäßprothesen
- extrakorporale Zirkulation (Oberflächenaktivierung)
- Immunthrombozytopenie (☞ Kap. 6.3.1)
- mikroangiopathische Störungen: hämolytisch-urämisches Syndrom (HUS), thrombotisch-thrombozytopenische Purpura (TTP ☞ Kap. 6.3.3)
- disseminierte intravasale Gerinnung (DIC ☞ Kap. 6.5.5)
- Störung der Interaktion von Thrombozyten und Gerinnungsfaktoren: von-Willebrand-Syndrom Typ IIb (☞ Kap. 6.5.4), heparininduzierte Thrombozytopenie (HIT ☞ Kap. 6.3.2)

Hämatologie   Thrombozytopenie 6.3

Sy: *Blutungen*
- Petechialer Blutungstyp mit punktförmigen Einblutungen in Haut/Schleimhäute, gelegentlich Epistaxis, Menorrhagien.
- Hämatome/diffuse Blutungen sind selten.

Dg: *Klinische Diagnostik*
- Anamnese (insbesondere Infekte, Medikamente, Blutungen)
- Befund: petechialer Blutungstyp (Haut, Schleimhäute), Lymphknoten, Milz

Labor
- Blutbild, Differenzialblutbild, Retikulozyten, Gerinnung (Quick, PTT, Fibrinogen), Hämolyseparameter (LDH, Haptoglobin), Leberfunktion, CRP
  CAVE: Bei normaler plasmatischer Gerinnung und normalen Gefäßen ist das Blutungsrisiko bei einer Thrombozytenzahl > 10 000–20 000/μl gering.
- Ausschluss Pseudothrombozytopenie durch Thrombozytenzählung im Zitratblut
- Virusserologie (mit HIV)
- bei Verdacht auf Vaskulitis/SLE → immunologische Abklärung: antinukleäre Antikörper (ANA), Rheumafaktoren
- bei Verdacht auf HUS/TTP: Nachweis von abnormen von-Willebrand-Faktor (vWF)-Multimeren oder vWF-Protease-Antikörpern, Fragmentozyten (☞ Kap. 6.3.3)
- Coombs-Test bei Verdacht auf Evans-Syndrom (autoimmunhämolytische Anämie und Immunthrombozytopenie)
- Blutgruppe, Blutungszeit ↑
- ggf. Nachweis thrombozytär fixierter Antikörper (→ Immunthrombozytopenie)

Histologie
Knochenmarkpunktion mit Aspiration und Biopsie: Megakaryozyten ↓ bei Thrombopoese-Störung, normal oder ↑ bei peripherem Thrombozytenverlust.
CAVE: Eine prophylaktische Thrombozytengabe ist vor Knochenmarkpunktion nicht indiziert, außer bei Vorliegen einer zusätzlichen Thrombozytenfunktionsstörung. Auf sorgfältige Kompression der Punktionsstelle ist zu achten.

Bildgebung
Röntgen Thorax (Lymphome, Infekt), Sonografie Abdomen (Lymphome, Milz)

DD: *„Pseudothrombozytopenie":* Bildung von Thrombozytenaggregaten in EDTA-Blut: 0,1–2 % aller Blutproben, Ursache: IgG-Antikörper mit autoagglutinierender Wirkung
→ Thrombozytenaggregation in vitro in Anwesenheit des Antikoagulans EDTA
→ falsch niedrige Zählung durch automatische Thrombozytencounter
→ erneute Thrombozytenzählung in Zitratblut oder Heparinblut notwendig

Th: *Therapie der Grunderkrankung*
- bei medikamenteninduzierter Thrombozytopenie: Vermeidung der Noxe
- Therapie maligner Neoplasien
- Therapie immunologischer Störungen
- ggf. Anwendung von Thrombopoetin-Mimetika (☞ Kap. 4.3)

Supportive Therapie
- keine Gabe von Thrombozytenaggregationshemmern (z.B. Acetylsalicylsäure)
- medikamentöse Prophylaxe von Menstruationsblutungen
- Therapieversuch mit Tranexamsäure: bei leichten Schleimhautblutungen, bei Menorrhagien oder bei Zahneingriffen kann häufig eine Blutstillung erreicht werden.

- bei Thrombozytopathie: Therapieversuch mit DDAVP (Desmopressin) 0,3 µg/kg Körpergewicht in 100 ml 0,9 % NaCl als Infusion über 30 Minuten alle 8–12 Stunden. Dauer maximal 2–3 Tage, dann bei nachlassender Wirkung mindestens 1 Tag Pause

Thrombozytensubstitution (☞ Kap. 4.9)
- *therapeutische Gabe:* indiziert bei Blutung oder manifesten Blutungszeichen (z.B. Petechien, Schleimhaut- oder Nasenbluten) bei nachgewiesener Thrombozytopenie oder Thrombozytendysfunktion
- Prophylaktische Gabe: Indiziert bei:
  - Thrombozyten < 10 000/µl und fehlenden Risikofaktoren.
  - Thrombozyten < 20 000/µl und Vorliegen von Begleiterkrankungen (z.B. Fieber, Sepsis, rascher Thrombozytenabfall).
  - bei invasiven Eingriffen (Katheteranlage, Punktionen etc.) muss die Thrombozytenzahl höher (in der Regel > 30 000/µl) gehalten werden.
  - Empfehlungen zur prophylaktischen Thrombozytentransfusion → Leitlinie der Thrombozyten-Arbeitsgruppe der DGTI, GTH und DGHO.

Relative Kontraindikationen der Thrombozytengabe (Einzelfall-Entscheidung)
- Allergie gegen humane Plasmaproteine
- posttransfusionelle Purpura (PTP)
- Immunthrombozytopenie (ITP ☞ Kap. 6.3.1)
- heparininduzierte Thrombozytopenie (HIT ☞ Kap. 6.3.2)
- thrombotisch-thrombozytopenische Purpura (TTP ☞ Kap. 6.3.3)

CAVE: Patienten vor allogener hämatopoetischer Stammzelltransplantation sollten zur Vermeidung einer Alloimmunisierung zurückhaltend transfundiert werden.

Lit:
1. Kiefel V, Greinacher A. Differentialdiagnose und Differentialtherapie der Thrombozytopenie. Internist 2010;51:1397–1410.
2. Konkle BA. Acquired disorders of platelet function. Hematology Am Soc Hematol Educ Program 2011; 2011:391–396.
3. Parker RI. Etiology and significance of thrombocytopenia in critically ill patients. Crit Care Clin 2012;28:399–411.
4. Quiroga T, Goycoola M, Matus V et al. Diagnosis of mild platelet function disorders. Reliability and usefulness of light transmission platelet aggregation and serotonion assays. Br J Haematol 2009;147:729–736.
5. Salles II, Feys HB, Iserbyt BF et al. Inherited traits affecting platelet function. Blood Rev 2008;22:155–172.
6. Slichter SJ, Kaufmann RM, Assmann SF et al. Dose of prophylactic platelet transfusions and prevention of hemorrhage. N Engl J Med 2010;362:600–613.

Web:
1. www.pdsa.org — Platelet Disorder Support Association
2. www.isth.org — ISTH, Intl Soc on Thrombosis & Haemostasis
3. marrowfailure.cancer.gov/AMEGA.html — NCI, Marrow Failure Disorders
4. www.thrombozytopenie.de — Thrombozytopenie-Forum
5. www.dgho-onkopedia.de/onkopedia/leitlinien — DGHO, Onkopedia

6.3.1 Immunthrombozytopenie (ITP)

A. Zerweck, A.K. Kaskel, J. Heinz

Def: Erworbene Thrombozytopenie durch antithrombozytäre Antikörper, Thrombozytenzahl < 100000/µl

ICD-10: D69.3

Ep: Inzidenz: 2–4 Fälle/100000 Einwohner/Jahr, Verteilung ♂:♀ = 1:2

PPhys: IgG-vermittelte Immunreaktion (selten IgM) gegen membranständige Thrombozytenantigene, v.a. GPIIb/GPIIIa (Fibrinogenrezeptor), GP Ib/IX (von-Willebrand-Rezeptor) und GPIa/IIa (Kollagenrezeptor):
- spezifische Thrombozyten-Antikörper in 50–70 % nachweisbar
- Bindung an Makrophagen über Rezeptoren Fcγ I, II und III (bei ITP-Patienten Rezeptorpolymorphismen mit veränderter Bindungsaffinität für IgG)
- Komplementaktivierung
- komplementvermittelte Lyse und Verstärkung der Phagozytose
  - Phagozytose IgG-beladener Thrombozyten im RES, v.a. in der Milz
  - biologische Halbwertszeit der Thrombozyten ↓↓ auf wenige Stunden (normal: 6–10 d)
- verminderte Thrombozytopoese (u.a. durch Antikörper gegen Megakaryozyten) und einen relativen Thrombopoetinmangel
- T-Zell-vermittelter Prozess (CD4$^+$ T-Zellen in vitro aktivierbar durch Thrombozyten)

Pg: *Ätiologie*
- „primäre ITP" ohne begleitende Grunderkrankung
- im Rahmen einer Grundkrankheit („sekundäre ITP"): bei lymphoproliferativen Erkrankungen, Autoimmunerkrankungen (systemischer Lupus Erythematodes etc.), viralen (HIV, HCV) und bakteriellen Infekten (insbesondere bei Kindern), nach Knochenmarktransplantation und durch Medikamente

Verlauf
- Kinder: in > 90 % der Fälle „akuter" Verlauf: ausgeprägte Thrombozytopenie, meist Spontanremission
- Erwachsene: in > 90 % der Fälle „chronischer" Verlauf: Dauer der Thrombozytopenie > 12 Monate → Risiko tödlicher Blutung (insbesondere intrakraniell) bis zu 5 %, spontane Remissionen selten (5 %), bei 35 % der Patienten Persistenz trotz adäquater Therapie

Path: *Blutbild:* Thrombozytopenie bei ansonsten normalem Blutbild

Knochenmark: erniedrigte, normale oder reaktiv gesteigerte Megakaryozytenzahl, vermehrt junge Megakaryozyten. Im Übrigen normaler Knochenmarkbefund, keine knochenmarkfremden Zellen

Klass: *Klassifikation der ITP nach Erkrankungsdauer:*
- neu diagnostizierte ITP   0–3 Monate nach Diagnosestellung
- persistente ITP   3–12 Monate
- chronische ITP   > 12 Monate

6.3.1 Immunthrombozytopenie (ITP) — Hämatologie

Sy: *Blutungen*
- bei Thrombozyten > 30 000/µl selten
- petechialer Blutungstyp (Haut, Schleimhäute), selten Hämatome/diffuse Blutungen
- Komplikation: intrazerebrale Blutung (bis zu 5 % der Fälle, vor allem ältere Patienten)

Dg: Die ITP ist eine Ausschlussdiagnose, entsprechend dient die Diagnostik der Suche nach möglichen Ursachen einer sekundären Thrombozytopenie.

Klinische Diagnostik
- Anamnese, mit Abklärung möglicher Grunderkrankungen, Medikamentenanamnese
- klinische Untersuchung (petechialer Blutungstyp)

Labor
- Blutbild und Differenzialblutbild
- Quick Wert, aPTT
- Virologie: HCV-, HIV-Serologie bei Patienten mit Risikofaktoren
- ANA, Anti-Cardiolipin-Antikörper, Lupus Antikoagulans
- TSH
- Elektrophorese, ggf. Immunfixation
- Nachweis von anti-thrombozytären Antikörpern (nur 50–70 % der Patientenseren positiv), Wertigkeit umstritten

Histologie: Knochenmarkpunktion mit Ausstrich und Biopsie
Indikationen zur Knochenmarkdiagnostik gemäß DGHO und ASH:
- Blutbildveränderungen (Neutropenie, Anämie)
- vor Splenektomie
- bei schlechtem Ansprechen auf die Primärtherapie
- Patienten > 60 Jahre

DD: Differenzialdiagnose Thrombozytopenie (☞ Kap. 6.3)

Immunthrombozytopenie (ITP)

Th: **Therapierichtlinien (Konsensus Guideline 2010)**

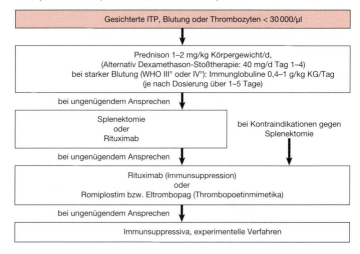

Die Indikation zur Therapie der ITP besteht bei akuter Blutung sowie bei erhöhtem Blutungsrisiko (z.B. auch perioperativ oder vor Entbindung) und individuell bei Patienten mit Thrombozytenwerten ≤ 30000/µl.

Die Lebenserwartung von Patienten mit Thrombozytenwerten > 30000/µl entspricht der Gesamtbevölkerung. Empfehlungen zu Zielwerten für Thrombozyten gemäß Richtlinien der DGTI, GTH und DGHO.

Knochenmarkpunktionen können prinzipiell unabhängig von der Thrombozytenzahl durchgeführt werden (ggf. erhöhter Blutstillungsbedarf).

Richtlinien zur stufenweisen Therapie der ITP

Primärtherapie
Die Indikation zur Erstlinientherapie orientiert sich primär an der Blutungsneigung.

Steroide
- Initial Prednison 1–2 mg/kg KG/d, Dauer je nach Ansprechen. Alternativ Dexamethason-Stoßtherapie: 40 mg/d Tag 1–4, ggf. Wiederholung nach 4 Wochen für 4–6 Zyklen.
- Die initial hohe Steroid-Dosis sollte nach 1–2 Wochen reduziert und dann ausgeschlichen werden, bei einer maximalen Therapiedauer von 2–3 Monaten.
- Wenn innerhalb von 2–4 Wochen kein Anstieg > 30000/µl oder erforderliche Steroiddosis deutlich oberhalb der Cushing-Schwellendosis → Therapieumstellung.

Notfalltherapie

Intravenöse Immunglobuline (i.v. IG)
- Standarddosen: 0,4 g/kg/d i.v. d 1–5 oder 1 g/kg/d i.v. d 1+2

6.3.1 Immunthrombozytopenie (ITP)

- Die Gabe von i.v. Immunglobulinen ist bei akuten Blutungen indiziert, unabhängig von der Thrombozytenzahl, und sollte mit einer Steroidtherapie kombiniert werden.
- Die Gabe von i.v. Immunglobulinen ist bei ITP-Patienten ohne klinische Blutungsneigung auch bei sehr niedrigen Thrombozytenzahlen nicht indiziert.
- Die Gabe von i.v. Immunglobulinen vor Operationen ist indiziert, wenn eine Steroidtherapie kontraindiziert oder nicht schnell genug wirksam ist.
- Ansprechen bei 75–80 % der Patienten, Normalisierung der Thrombozytenzahlen bei 50 % der Patienten, jedoch nur transient (bis 4 Wochen).
- Alternativ: anti-D IgG bei Rh-positiven Patienten, 50–75 µg/kg Körpergewicht i.v. über 1–3 d. Nachteile: in Deutschland nicht i.v. verfügbar, hohe Kosten.

Thrombozytenkonzentrate
- Bei schweren Blutungen (WHO Grad 3 und 4) kann mit Thrombozytenkonzentraten ein kurzfristiger Anstieg der Thrombozytenzahl und ein Sistieren der Blutung erreicht werden, es sollten parallel immer Steroide und Immunglobuline verabreicht werden. Eine Stimulation der Thrombozyten-Antikörper-Bildung wurde nicht beobachtet.
- Der erwartete Thrombozytenbedarf liegt aufgrund der kurzen Halbwertszeit etwa 2–3 × höher als bei anderen Formen der Thrombozytopenie.
- Eine Thrombozytensubstitution ist bei Patienten mit unkomplizierter ITP nicht indiziert.

CAVE: Bei schwerer oder lebensbedrohlicher Blutung: kombinierte Gabe von hochdosierter Steroidtherapie (z.B. 40 mg/d Tag 1–4) und Immunglobulinen 1 g/kg/d über 2–4 d und ggf. zusätzlich Thrombozytenkonzentraten.
Ferner Therapieversuch mit rekombinantem, aktivierten FVIIa (Novoseven®), Dosierung 60–90 µg/kg Körpergewicht möglich.

Sekundärtherapie

Eine Zweitlinientherapie ist indiziert, wenn der Patient auf die Erstlinientherapie nur partiell oder gar nicht anspricht und weiter blutet, oder wenn er nach initialem Therapieansprechen einen erneuten Thrombozytenabfall mit Blutungen entwickelt. Die Indikation zur Zweitlinientherapie orientiert sich allein an der Blutungsneigung und nicht an der Thrombozytenzahl.

Splenektomie
Nach Konsensus-Guideline empfohlen bei Erkrankungsdauer > 12 Monaten:
- Langzeit-Ansprechrate 60 %, kein prädiktiver Parameter bekannt
- perioperativ: Thrombozyten möglichst auf Werte > 50 000/µl anheben (i.v. IG)
- präoperativ: Impfung gegen Pneumokokken, Hämophilus influenzae, Meningokokken
- bei Nichtansprechen: Ausschluss Nebenmilz, ggf. erneuter Therapieversuch mit Prednison/Immunglobulinen sinnvoll
- Mortalität: 0,2 % bei laparoskopischer Splenektomie, 1 % bei Laparotomie

Rituximab (monoklonaler anti-CD20 Antikörper)
- Rituximab ist nicht zur Behandlung der ITP zugelassen, dennoch stellt es eine etablierte Therapie bei chronischer ITP dar.
- Erreicht bei etwa 30–50 % der Patienten eine langfristige Remission.
- Dosis 375 mg/m^2 pro Woche über 4 Wochen (niedrigere Dosen können ggf. wirksam sein).

Thrombopoetinmimetika
Thrombopoetin-Rezeptoragonisten (☞ Kap. 4.3):

Therapie primär nach Blutung(sneigung), nicht nach Thrombozytenzahl
- Eltrombopag, 25–75 mg/d p.o.
- Romiplostim, 1–10 µg/kg s.c. wöchentlich

Indiziert v.a. bei Versagen anderer medikamentöser Therapien und Splenektomie bei chronischer ITP oder bei Patienten, die aus medizinischen Gründen nicht splenektomiert werden können. Ansprechrate 80–90 % der bisher therapierefraktären Patienten.

Immunsuppressiva
Aus kleineren Studien liegen begrenzte Erfahrungen mit verschiedenen Immunsuppressiva vor. Die Therapie sollte daher nur im Rahmen klinischer Studien durchgeführt werden.

Px: Vermeidung von Blutungen/Traumata:
- keine intramuskulären oder intraartikulären Injektionen
- keine Massagen
- keine Gabe von Thrombozyten-Aggregationshemmern (Acetylsalicylsäure, Ticlopidin, Clopidogrel). Nach Einzelfallabwägung ggf. Gabe reduzierter Dosen
- keine Sportarten mit hohem Blutungsrisiko
- Notfallausweis

Lit:
1. Bussel JB, Cheng G, Saleh MN et al. Eltrombopag for the treatment of chronic idiopathic thrombocytopenic purpura. N Engl J Med 2007;357:2237–2247.
2. Keating GN. Romiplostim: a review of its use in immune thrombocytopenia. Drugs 2012;72:415–435.
3. Liebmann HA, Pullarkat V. Diagnosis and management of immune thrombocytopenia in the era of thrombopoietin mimetics. Hematology Am Soc Hematol Educ Program 2011; 2011:384–390.
4. Nugent D, McMillan R, Nichol JL et al. Pathogenesis of chronic immune thrombocytopenia: increased platelet destruction and/or decreased platelet production. Br J Haematol 2009;146:585–696.
5. Provan D, Stasi R, Newland AC et al. International consensus report on the investigation and management of primary immune thrombocytopenia. Blood 2010;115:168–186.
6. Rodeghiero F, Stasi R, Gernsheimer T et al. Standardization of terminology, definitions and outcome criteria in immune thrombocytopenic purpura of adults and children. Blood 2009;113:2386–2393.
7. Zaja F, Baccarani M Mazza P et al. Dexamethasone plus rituximab yields higher sustained response rates than dexamethasone monotherapy in adults with primary immune thrombocytopenia. Blood 2010;115:2755–2762.

Web:
1. www.itpsupport.org.uk — ITP Support Association
2. www.morbus-werlhof.de — Morbus-Werlhof Selbsthilfe
3. www.bcshguidelines.com — British Committee for Standards in Hematology (BCSH)
4. www.dgho-onkopedia.de/onkopedia/leitlinien — DGHO, Onkopedia

6.3.2 Heparininduzierte Thrombozytopenie (HIT)

A. Zerweck, A.K. Kaskel, J. Heinz

Def: Erworbene heparininduzierte Thrombozytopenie

ICD-10: D69.5

Ep: Inzidenz der HIT Typ II (☞ unten) bei Einsatz von unfraktioniertem Heparin (UFH) intravenös 2–5 %, bei Verwendung von niedermolekularem Heparin (LMWH) deutlich geringer (< 0,9 %)

Pg: *Heparininduzierte Thrombozytopenie (HIT) Typ I*
- dosisabhängige leichte Frühthrombozytopenie (Thrombozyten 100000–150000/µl) in den ersten 1–4 Tagen einer Therapie mit Heparin (UFH/LMWH)
- verursacht durch geringgradige heparininduzierte Thrombozytenaggregation, keine immunologische Genese
- in der Regel selbstlimitierend (nach 1–2 Tagen) unter Fortführung der Heparingabe
- Häufigkeit bis zu 30 % heparinbehandelter Patienten

Heparininduzierte Thrombozytopenie (HIT) Typ II
- dosisunabhängige Spätthrombozytopenie, 4–20 Tage nach Einleitung einer Therapie mit Heparin (UFH/LWMH), bei vorheriger (< 100 d) Heparinexposition ggf. innerhalb von Stunden, selten nach Absetzen von Heparin
- ausgeprägte Thrombozytopenie (< 100000/µl), mit Abfall der Thrombozyten um > 50 % des Ausgangswertes. Werte im Median um 60000/µl, selten < 15000/µl (5 % der Patienten). Bei Fortführung der Heparintherapie zunehmende Thrombozytopenie
- Auftreten thromboembolischer Komplikationen bis zu 40 d nach Heparingabe
- IgG-Antikörper meist gegen Plättchenfaktor 4 (PF4)-Heparin-Komplex
  → Immunkomplexbildung
  → Thrombozytenaktivierung über Bindung des Immunkomplexes an den Fc-Rezeptor (Fcγ RIIa), PF4-Ausschüttung
  → Thrombozytenaggregation, Endothelzellschädigung, Thrombinaktivierung
  → thromboembolische Komplikationen („white clot syndrome")

Sy: *Klinisch relevant ist die HIT Typ II:*
- Hauptsymptom ist die Thrombophilie (Blutungen sind selten). Warnzeichen: Exanthem oder Nekrose an der Heparin-Einstichstelle
- hohe Inzidenz (bis 53 %) von venösen und arteriellen Thrombosen (venös > arteriell), Nierenfunktionsstörungen, Lungenembolie, Infarkt (noch Wochen nach Heparingabe), akute systemische Reaktionen nach i.v. Bolus

Dg:
- Nachweis einer Thrombozytopenie oder eines Abfalls der Thrombozyten um > 50 % des Ausgangswertes
  CAVE: auch normale Thrombozytenwerte können mit einer HIT vereinbar sein.
- Ausschluss anderer Thrombozytopenieursachen (☞ Kap. 6.3)
- Nachweis von Antikörpern gegen den PF4-Heparin-Komplex (ELISA-Test)
- funktioneller Test (z.B. Nachweis heparininduzierter Plättchenaktivierung (HIPA) oder Serotoninausschüttung)
- *CAVE:* Bei klinischem Verdacht auf eine HIT II sofortiger Stopp der Heparingabe und Umstellung auf Alternativen auch ohne positiven Testnachweis. Die Diagnose einer HIT erfolgt klinisch, die Tests dienen zur Bestätigung.

Klinische Wahrscheinlichkeit einer HIT Typ II

Kriterium	2 Punkte	1 Punkt	0 Punkte
Thrombozytopenie	> 50 % Abfall oder Nadir 20 000–100 000/µl	30–50 % Abfall oder Nadir 10 000–19 000/µl	< 30 % Abfall oder Nadir < 10 000/µl
Zeitpunkt des Thrombozytenabfalls	d 5–10 oder d 1 bei Heparinexposition innerhalb der letzten 30 d	d 10 oder Zeitpunkt unklar (aber passt zu HIT) oder d 1 bei Heparinexposition innerhalb von 30–100 d zuvor	d 1 ohne vorherige Heparingabe
Thrombose oder andere Folgen	Thrombose, Hautnekrose oder akute systemische Reaktion nach i.v. Heparin-Bolus	progressive, wiederkehrende oder symptomlose Thrombose, erythematöse Hautläsion	keine
alternative Ursachen für Thrombozytopenie	keine evident	möglich	sicher

Klinische Wahrscheinlichkeit einer HIT: 0–3 Punkte = gering, 4–5 Punkte = mittel, > 6 Punkte = hoch

DD: Ausschluss anderer Thrombozytopenieursachen (☞ Kap. 6.3)

Th: *Therapeutische Intervention (bei HIT Typ II)*
- Bei isolierter Serokonversion (d.h. Nachweis von HIT Antikörpern ohne klinische Symptome oder Thrombozytenabfall): Fortführung der Heparintherapie möglich.
- *CAVE:* bei klinischem Verdacht auf eine HIT sofortiges Absetzen der Behandlung mit Heparin (UFH/LMWH) und sofortiger Beginn einer alternativen Antikoagulation. Laborergebnisse nicht abwarten. Auf „verstecktes" Heparin achten, z.B. in Gerinnungspräparaten, „Heparin-Block" von zentralen Kathetern.
- HIT ohne Thrombose:
  - Alternative, therapeutische Antikoagulation bis Thrombozyten im Normbereich für mindestens 2 Tage. Ausnahme: starke Blutungsgefahr und niedrige/mittlere HIT-Wahrscheinlichkeit.
- HIT mit Thrombose:
  - alternative Antikoagulation in therapeutischer Dosierung und anschließende mehrmonatige Therapie mit Phenprocoumon (Marcumar®)
  - Phenprocoumon erst nach Normalisierung der Thrombozytenwerte geben und einschleichend dosieren (Anfangsdosis 6 mg)
  - mindestens 5-tägige überlappende Gabe von Phenprocoumon und alternativer Antikoagulation
  - Absetzen der alternativen Antikoagulation nach Erreichen der therapeutischen INR
  - *CAVE:* die alleinige Gabe von Phenprocoumon ist kontraindiziert.

Alternative Antikoagulantien
- *Thrombininhibitoren:* Monitoring mittels PTT (☞ Kap. 6.5), kein Antidot verfügbar
  - Argatroban: t½ 40–50 min, hepatische Elimination
- Zunehmend wird auch Fondaparinux bei (Verdacht auf) HIT eingesetzt. *CAVE:* für diese Indikation nicht zugelassen

- Bezüglich Dosierungen der einzelnen Antikoagulantien wird auf die jeweilige Fachinformation verwiesen.
- Keine Gabe von anderen niedermolekularen Heparinpräparaten (wegen Kreuzreaktivität).

Prg: HIT Typ II zeigt unbehandelt hohe Morbidität und Mortalität. Bei adäquater Therapie: Mortalität 6–7 %, schwere Gefäßverschlüsse mit Amputationen in 5–6 % der Fälle

Lit:
1. Bambrah RK, Zaiden R, Vu H et al. Heparin-induced thrombocytopenia. Clin Adv Hematol Oncol 2011;9:594–599.
2. Cuker A, Cines DB. How I treat heparin-induced thrombocytopenia. Blood 2012;119:2209–2218.
3. Cuker A. Current and emerging therapeutics for heparin-induced thrombocytopenia. Semin Thromb Hemost 2012;38:31–37.
4. Greinacher A, Levy JH. HIT happens: diagnosing and evaluating the patient with heparin-induced thrombocytopenia. Anesth Analg 2008;107:356–358.
5. Kelton JG, Arnold DM, Bates SM. Nonheparin anticoagulants for heparin-induced thrombocytopenia. N Engl J Med 2013;368:737–744.
6. O'Donnell J. Anticoagulants: therapeutics, risks, and toxicity – special emphasis on heparin-Induced Thrombocytopenia J Pharmacy Pract 2012; 25:22–29.

Web:
1. www.isth.org — Intl Soc Thrombosis and Haemostasis
2. www.tigc.org — Thrombosis Interest Group Canada (TIGC)
3. www.dgho-onkopedia.de/onkopedia/leitlinien — DGHO, Onkopedia

6.3.3 Thrombotische Mikroangiopathien (TTP-HUS)

A. Zerweck, A.K. Kaskel, J. Heinz

Def: Thrombotische Mikroangiopathien mit hämolytischer Anämie (mikroangiopathische hämolytische Anämie, MAHA). Die Abgrenzung der unterschiedlichen Formen kann aufgrund überlappender klinischer Symptomatik mitunter schwierig sein.
- *Thrombotisch-thrombozytopene Purpura (TTP, M. Moschkowitz):* Im Vordergrund stehen mikroangiopathische hämolytische Anämie, Thrombozytopenie und neurologische Symptome. Häufig Nierenfunktionsstörungen (meist weniger ausgeprägt als bei HUS).
- *Hämolytisch-urämisches Syndrom (HUS, M. Gasser):* Im Vordergrund stehen akutes Nierenversagen (Mikroangiopathie der Nierengefäße, insbesondere Glomeruli) und hämolytische Anämie. Thrombozytopenie und neurologische Symptome sind weniger ausgeprägt als bei TTP.
- *Toxisch induzierte mikroangiopathische hämolytische Anämie (toxische MAHA):* nach Mitomycin-C-Therapie oder nach Hochdosis-Chemotherapie.

ICD-10: M31.1

Ep: *TTP:* Altersgipfel 30.–50. Lebensjahr, Verteilung ♂:♀ = 1:2
HUS: Inzidenz 3–5 Fälle/100 000 Kinder/Jahr, Altersgipfel 1. bis 5. Lebensjahr, Verteilung ♂:♀ = 1:1

Pg: *Thrombotisch-thrombozytopene Purpura (TTP)*
- Idiopathische TTP: meist assoziiert mit erworbenem (durch Autoantikörper) oder angeborenem Mangel der von-Willebrand-Faktor (vWF)-spaltenden Protease ADAMTS13 („a disintegrin and metalloprotease with thrombospondin type-1 repeats"), mit Auftreten großer vWF-Multimere („unusually large von Willebrand factor multimeres", UL-vWF-M); in > 80 % der Fälle Ansprechen auf Plasmapherese
- Sekundäre TTP: Assoziation mit Infekten (HIV), Schwangerschaft, Entbindung, Zustand nach allogener Knochenmarktransplantation, Medikamenten (Gemcitabin, Mitomycin C, Cyclosporin, Ticlopidin, Clopidogrel, Quinine), Autoimmunerkrankungen (SLE); Ansprechen auf Plasmapherese selten

Hämolytisch-urämisches Syndrom (HUS)
- Normale Aktivität der vWF-Protease
- Diarrhoe-assoziiert: Gastrointestinale Infektion durch Shiga-Toxin- oder Verotoxin-produzierende Escherichia coli (Serotypen OH, insbesondere O157:H7, O103:HU, O103:H2, O104:H4), seltener Shigellen (Shigella dysenteriae Serotyp I und II), → gute Prognose
- Atypisches HUS: komplementvermittelt. Mehrere prädisponierende Mutationen beschrieben, u.a. Faktor H, Faktor I, Membran-Kofaktor-Protein (MCP, CD46)

Path: Unter physiologischen Bedingungen werden große vWF-Multimere („unusually large von Willebrand factor multimeres") von Endothelzellen ins Plasma sezerniert und anschließend von der Protease ADAMTS13 in „normal" große vWF-Multimere gespalten. Diese vWF-Multimere sind unter normalen Bedingungen nicht reagibel und müssen zur Einleitung der Gerinnung zunächst aktiviert werden.
Bei ADAMTS13-Mangel (idiopathische TTP) sind im Plasma die großen (UL-vWF-M) vWF-Multimere erhöht. Diese sind besonders reagibel und können zu einer pathologischen Aktivierung der Thombozyten und damit der Gerinnung führen.

6.3.3 Thrombotische Mikroangiopathien (TTP-HUS) — Hämatologie

Beim atypischen HUS können Mutationen verschiedener Regulatoren des alternativen Komplementweges zu einer ungeregelten Komplementaktivierung und somit zum Membranschaden führen.

Bei thrombotischen Mikroangiopathien kommt es zur Bildung von Thrombozytenaggregaten bzw. Mikrothromben im Bereich von Kapillaren und kleinen Gefäßen mit der Ausbildung von Infarkten, insbesondere in ZNS und Nieren
- Thrombozytopenie durch peripheren Verbrauch
- Anämie durch mechanische Zerstörung von Erythrozyten im Bereich der teilthrombosierten kleinen Gefäße (Fragmentozyten, LDH ↑, Haptoglobin ↓↓)

Sy: Symptome abhängig von der Erkrankungsform (in absteigender Häufigkeit)
- *Mikroangiopathische hämolytische Anämie (MAHA):* Ikterus, akute Hämolysezeichen, Blässe, Leistungsminderung
- *Thrombozytopenie (eher bei TTP):* Blutungsneigung, petechialer Blutungstyp, Purpura
- *Neuropathie (eher bei TTP):* seltener geworden dank rechtzeitiger Plasmapherese, zentrale neurologische Störungen, Verwirrtheit, Krampfanfälle, Kopfschmerzen, Sehstörungen, zerebelläre Ataxie, Koma
- *Nephropathie (schwerer Nierenschaden eher bei HUS):* Hämaturie, Oligurie/Anurie, Nierenversagen
- Fieber
- *bei infektassoziierten Formen:* vorangehende wässrige/blutige Diarrhoe durch E. coli/Shigellen, mit abdominellen Schmerzen, Krämpfen
- *pulmonale Komplikationen* mit ARDS („acute respiratory distress syndrome")-artigem Bild

Dg: *Klinische Diagnostik*
- Anamnese (insbesondere Infekte)
- Untersuchungsbefund: Blutungstyp, Infektzeichen, Neuropathie, Nephropathie (Hämaturie, Oligurie, Anurie), pulmonale Symptomatik

Labor
- Anämie, Thrombozytopenie
- Differenzialblutbild/Ausstrich: Retikulozytose, Fragmentozyten, Anisozytose, Poikilozytose
- Nachweis intravasaler Hämolyse: LDH ↑, Haptoglobin ↓↓, Bilirubin ↑
- Coombs-Test negativ (nicht antikörpervermittelt)
- Nierenfunktionsstörung: Kreatinin ↑, Harnstoff ↑, Elektrolyte, Harnsäure ↑
- Urin: Proteinurie (1–2 g/24 h, bis zu 10 g/24 h), Hämaturie
- Blutungszeit ↑, Fibrinmonomere/Fibrinogenspaltprodukte ↑
- Bestimmung der vWF-Multimere (evtl. Verlust der großen Multimere und fehlende Triplettstruktur)
- ggf. ELISA zur Bestimmung von Shiga-Toxinen (EHEC)
- ggf. Bestimmung der Aktivität der vWF-Protease ADAMTS13
- Komplementfunktion; ggf. Mutationsanalyse bei familiärem HUS

DD:
- ITP → keine Hämolysekonstellation
- DIC/Sepsis → Gerinnungsfaktormangel
- Evans-Syndrom (Autoimmunhämolyse und ITP) → direkter Coombs-Test positiv
- Glomerulonephritis → Hypertonie, Urinbefund, Retentionswerte ↑, ggf. Nierenpunktion
- Infekte: Malaria, Leptospirose, Dengue-Fieber, Hantavirusinfekt

Ko:
- Kardiale Komplikationen: Ischämie, Infarkt, Arrhythmien
- Zerebrale Blutung (selten)

Hämatologie Thrombotische Mikroangiopathien (TTP-HUS) 6.3.3

Th: ***CAVE:*** Die thrombotische Mikroangiopathie stellt einen hämatologischen Notfall dar → die sofortige Einleitung einer spezifischen Therapie ist von vitaler Bedeutung. Ohne adäquate Therapie beträgt die Mortalität 90 %.
Die Unterscheidung der verschiedenen Formen der thrombothischen Mikroangiopathie kann schwierig sein. Daher sollte jeder Patient mit Coombs-negativer, mikroangiopathischer hämolytischer Anämie und Thrombozytopenie ohne zugrundeliegende Ursachen wie Tumorleiden, Sepsis, DIC, Organtransplantation, auslösende Medikamente oder vorangegangene blutige Diarrhoe empirisch mit Plasmapherese behandelt werden.

Plasmapherese
- Plasmaaustausch durch Pherese mit 40 ml/kg KG/d fresh frozen plasma (FFP)
- Ziel: Depletion der vWF-Multimere und möglicher Autoantikörper, Zufuhr der vWF-Protease (t½ > 24 h) im FFP oder Kryopräzipitat
- Erfolgsparameter: Normalisierung von LDH und Thrombozyten, Rückbildung der neurologischen Symptomatik. Bei Normalisierung der Laborparameter langsame Verlängerung der Phereseintervalle
- Bei Symptompersistenz: Pheresefrequenz auf 2 ×/d erhöhen oder Volumen auf 80 ml/kg Körpergewicht steigern (bis maximal 140 ml/kg Körpergewicht/d möglich), wobei zweimalige Pherese aus klinischer Sicht effektiver ist. Zusätzlicher Therapieversuch mit Prednison (1–2 mg/kg/d in mehreren Einzeldosen) oder Methylprednisolon (125 mg i.v. 2 ×/d), ggf. Vincristin oder Immunglobuline
- Pherese oft von moderater Zitrattoxizität begleitet (Muskelkrämpfe, Tetanie), korrigierbar durch Kalziumsubstitution
- Trotz suffizienter Therapie oft nur verzögerte Rekonstitution der Nierenfunktion

Weitere Therapiemaßnahmen
- bei Verdacht auf erworbene TTP: Prednison 3 × 50 mg/d i.v. oder p.o. über 1 Woche, anschließend Ausschleichen über mindestens 4 Wochen
- bei Patienten mit erworbener antikörpervermittelter TTP und unzureichendem Ansprechen auf Plasmapherese oder im Rezidiv: zusätzlich immunsuppressive Maßnahmen, z.B. Splenektomie, Immunadsorption über Protein A-Säule, ggf. Azathioprin oder andere Immunsuppressiva (z.B. anti-CD20/Rituximab ± Cyclophosphamid, Cyclosporin)
- Eculizumab, ein monoklonaler humanisierter Antikörper vom Typ $IgG_{2/4}$ gegen Protein C5a des Komplementsystems, ist zur Therapie des atypischen HUS zugelassen

CAVE: Thrombozytensubstitution nur unter strengster Indikationsstellung (z.B. lebensbedrohliche Blutung) wegen möglicher Verschlechterung der Symptomatik (Verstärkung der intravasalen Thrombenbildung).

Supportive Behandlung
- Flüssigkeitssubstitution/Bilanzierung bei Hypovolämie
- Antihypertensive Behandlung bei Hypertonie: bei akuter Problematik zunächst Nitrate/Betablocker, ideal sind längerfristig ACE-Hemmer
- Ggf. Dialyse
- Ggf. Erythrozytenkonzentrate bei schwerer Anämie

Prg: Bei adäquater Therapie (Plasmapherese, Dialyse, supportive Behandlung) günstig:
- Ansprechrate 80–90 %, Mortalität 5–20 %
- Rezidivrate 15–20 %
- in 15–20 % der Fälle chronische Erkrankungsfolgen: Nierenfunktionsstörung, residuale zerebrale Störungen
- ADAMTS13-Aktivität (TTP), genetische Mutationen (HUS) sind prognostisch signifikant

Lit:
1. Franchini M, Montagnana M, Targher G et al. Reduced von Willebrand factor-cleaving protease levels in secondary thrombotic microangiopathies and other diseases. Semin Thromb Hemost 2007;33:787–797.
2. Gruppo RA, Rother P. Eculizumab for congenital atypical hemolytic-uremic syndrome. N Engl J Med 2009;360:544–546.
3. Kavanagh D, Goodship T. Haemolytic uraemic syndrome. Nephron Clin Pract 2011;118:c37–c42.
4. Koyfman A, Brém E, Chiang VW. Thrombotic thrombocytopenic purpura. Pediatr Emerg Care 2011;27:1085–1091.
5. Kremer Hovinga JA, Vesely SK, Terrell DR et al. Survival and relapse in patients with thrombotic thrombocytopenic purpura. Blood 2010;115:1500–1511.
6. Loirat C, Frémeaux-Bacchi V. Atypical hemolytic uremic syndrome. Orphanet J Rare Dis 2011;6:60.
7. Sadler JE. Von Willebrand factor; ADAMTS13, and thrombotic thrombocytopenic purpura. Blood 2008;112:11–18.
8. Scully M, Hunt BJ, Benjamin S et al. Guidelines on the diagnosis and management of thrombotic thrombocytopenic purpura and other thrombotic microangiopathies. Br J Haematol 2012;158:323–335.
9. Zheng XL, Sadler JE. Pathogenesis of thrombotic microangiopathies. Annu Rev Pathol 2008;3:249–277.

Web:
1. www.ouhsc.edu/platelets/TTP/Current%20project.html — The Oklahoma TTP-HUS Registry
2. www.fh-hus.org — Interaktive HUS-Datenbank

6.4 Anämien

A.-K. Reuland, J. Heinz

Def: Verminderung der Hämoglobinkonzentration bzw. des Hämatokrits und/oder der Erythrozytenzahl unter den Normbereich

Phys: *Normalwerte des „Roten Blutbildes"*

Parameter		Normalwert
Hämoglobin	Hb	♂ 14–18 g/dl, ♀ 12–16 g/dl
Hämatokrit	Hkt	♂ 40–52 %, ♀ 37–48 %
Erythrozytenzahl	Ery	♂ 4,3–5,7 × 10^6/µl ♀ 3,9–5,3 × 10^6/µl
Mittleres Erythrozytenvolumen	MCV [1]	85–98 fl
Mittleres Erythrozytenhämoglobin	MCH [1], Hb_E	28–34 pg
Mittlere Hämoglobinkonzentration	MCHC [1]	32–37 g/dl
Erythrozytendurchmesser		6,8–7,3 µm
Retikulozytenzahl	Reti	0,3–1,5 %

[1] MCV mean corpuscular volume, MCH mean corpuscular hemoglobin, MCHC mean corpuscular hemoglobin concentration

Nomenklatur von Veränderungen des Roten Blutbildes

Größe (Parameter: Erythrozytendurchmesser, MCV)
- Makrozytose — großer Erythrozyt (> 10 µm), MCV ↑ (Retikulozyten sind immer makrozytär)
- Mikrozytose — abnorm kleiner Erythrozyt (< 6 µm; kleiner als ein Lymphozytenkern), MCV ↓
- Anisozytose — starke Größenschwankungen der Erythrozyten (≥ 3 % aller Erythrozyten)

Erythrozytenform (Parameter: mikroskopisch, Ausstrichpräparat)
- Akanthozyten — „Stechapfelform", stachelartige Ausziehungen
- Dakryozyten — tropfenartige Erythrozyten („teardrop"-Zellen)
- Drepanozyten — Sichelzellen, sichelförmige Erythrozyten
- Elliptozyten — ovale Erythrozyten
- Fragmentozyten — Synonym: Schistozyten. Fragmentierte Erythrozyten. Konvexseitig glatt begrenzt, konkavseitig unregelmäßige Begrenzung
- Sphärozyten — kugelförmige Erythrozyten, „Kugelzellen"
- Targetzellen — „Schießscheibenzellen"
- Poikilozytose — variable Erythrozytenformen (≥ 3 % aller Erythrozyten)

Farbstoffgehalt (Parameter: MCH)
- Hypochromie — Erythrozytenanfärbbarkeit ↓, MCH ↓
- Hyperchromie — Erythrozytenanfärbbarkeit ↑, MCH ↑
- Polychromasie — unterschiedliche Anfärbbarkeit durch Unreife. Erythrozyten z.T. rötlich-blau-grau tingiert

6.4 Anämien — Hämatologie

Zelleinschlüsse
- **Howell Jolly-Bodies**: bräunliche, kugelrunde, exzentrisch gelegene Einschlüsse (Kernreste). Vorkommen: Milzlosigkeit oder bei schwerer Störung der Erythropoese
- **basophile Tüpfelung**: multiple kleine basophile Einschlüsse (Ribosomen). Vorkommen: unspezifisch bei Retikulozytose, Thalassämie, Blei-Intoxikation, Perniziosa, MDS und anderen schweren Anämien
- **Heinz-Körper**: denaturiertes Hämoglobin (Supravitalfärbung). Vorkommen: angeborene hämolytische Anämien, medikamentös-toxische hämolytische Anämien, Glukose-6-Phosphatdehydrogenasemangel
- **Cabot-Ringe**: ring- oder achtförmiger, rot gefärbter, fadenartiger Einschluss (Kernreste). Vorkommen: Milzlosigkeit, schwere Störung der Erythropoese

PPhys: *Erythropoese und Klassifikation der Anämien*

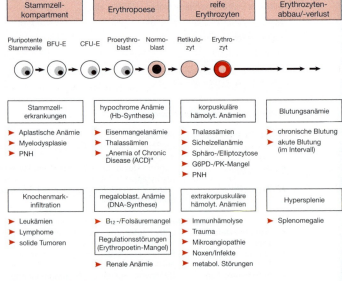

Sy: *Allgemeine Anämiesymptome*
- Blässe von Haut und Schleimhäuten, Nagelbett, Konjunktiven, Ikterus bei Hämolyse
- Schwäche, Müdigkeit, Leistungsminderung
- Konzentrationsstörungen, Kopfschmerzen, Schwindel
- Dyspnoe, Tachykardie, Palpitationen (insbesondere bei akuter Anämie)
- funktionelles Herzgeräusch (i.d.R. Systolikum)
- insbesondere bei älteren Patienten: Verwirrtheit oder auch Depression

Dg: **CAVE:** Anämie ist ein Symptom → die Abklärung der Ursache (Grunderkrankung, z.B. Blutungsquelle, Infekt, Tumor, Ernährungsstörung, Nieren-/Leber-/Knochenmark-Veränderung) ist immer erforderlich.

Hämatologie — Anämien 6.4

Anamnese, klinische Untersuchung
- Familienanamnese
- Risikofaktoren, insbesondere Infekte, Medikamente, Blutungen (Menstruationsanamnese, Hinweise für angeborene Blutungsneigung z.b. von-Willebrand-Syndrom), Ernährungsgewohnheiten, neurologische Symptome
- Untersuchungsbefund einschließlich Haut, Schleimhäuten, Lymphknotenstatus, Milz-/Leberbefund, Herz (Tachykardie, z.T. Systolikum), rektale Untersuchung mit Hämoccult®-Test, gynäkologische Untersuchung

Labor
- Hämatologie: Blutbild mit MCV, MCH, Retikulozyten, Differenzialblutbild, Blutausstrich
- klinische Chemie: Routinelabor mit Bilirubin, Nierenfunktionsparametern, Gesamteiweiß, Eiweißelektrophorese, Ferritin, Transferrin-Eisenbindungskapazität, löslichem Transferrinrezeptor), Transferrinsättigung, Hämolyseparameter (Bilirubin, LDH, Haptoglobin), CRP, Vitamin B_{12}/Folsäure
- ggf. Coombs-Test (bei Verdacht auf hämolytische Anämie)
- Virusserologie (mit Parvovirus B19)
- Blutgruppe, ggf. Erythropoetin-Spiegel

Histologie
ggf. Knochenmarkpunktion mit Aspiration/Biopsie und Eisenfärbung (selten notwendig)

DD: ***Differenzialdiagnose der Anämie nach Erythrozytenmorphologie***

Hypochrome Anämie i.d.R. mikrozytär	Normochrome Anämie i.d.R. normozytär	Hyperchrome Anämie i.d.R. makrozytär
MCH ↓, MCV ↓	MCH und MCV normal	MCH ↑, MCV ↑
Eisenmangel	Hämolyse	Megaloblastäre Anämie (Mangel an Vitamin B_{12} und/oder Folsäure oder medikamenten-induziert)
Tumor	Akute Blutverluste	
Entzündung, Infekt	Aplastische Anämie	
Thalassämie	Renale Anämie	Myelodysplastisches Syndrom
Sideroachrestische Anämie		Chronische Hämolysen
		Lebererkrankungen

CAVE: Bei gleichzeitig bestehendem Eisenmangel und Vitamin B_{12}/Folsäuremangel kann das MCV „normal" sein (gleichzeitige Mikrozytose und Makrozytose).

Mentzer-Index: MCV (fl) geteilt durch Erythrozytenzahl (T/l), Werte < 13 weisen auf eine Thalassämie hin, Werte > 13 dagegen eher auf einen Eisenmangel oder ACD

Th: *Supportive Therapie*
- Substitution von Erythrozytenkonzentraten: enge Indikationsstellung (☞ Kap. 4.9)
- Erythropoesestimulierende Faktoren (ESF): in der Onkologie enge Indikationsstellung (☞ Kap. 4.3)

Richtlinien zur Transfusionsindikation
- individuelle Prüfung der Transfusionsindikation
- bei akutem Blutverlust Transfusionsindikation bei Hb < 8,0 g/dl prüfen

- Bei chronischer Anämie werden zum Teil deutlich geringere Hämoglobinwerte (6–8 g/dl) ohne weitere Symptome toleriert. In diesen Fällen besteht keine Indikation zur Gabe von Erythrozytenkonzentraten.
- Bei Patienten mit koronarer Herzerkrankung oder Gefahr zerebraler Perfusionsstörungen kann die Transfusionsindikation ggf. schon früher gestellt werden.
- Bei Patientengruppen mit spezifischen Ausnahmesituationen (perioperativ, Thalassämia major etc.) können andere Vorgehensweisen erforderlich sein.

CAVE: Die Transfusionsindikation richtet sich nach der klinischen Symptomatik. Asymptomatische Blutverluste stellen in der Regel keine Transfusionsindikation dar (☞ Kap. 4.9).

Behandlung der Grunderkrankung nach Diagnosestellung, ☞ *Kap. 6.4.1–6.4.4*

Lit:
1. Bundesärztekammer (Hrsg). Querschnitts-Leitlinien zur Therapie mit Blutkomponenten und Plasmaderivaten. Deutscher Ärzte-Verlag, 4. Auflage, geändert Januar 2011. ISBN 978-3-7691-1269-6.
2. Gähler A, Korte W. Anämien – die ersten Schritte in der Differentialdiagnose. Ther Umschau 2010;67:213–218.
3. Grotto HZ. Anaemia of cancer: an overview of mechanisms involved in its pathogenesis. Med Oncol 2008;25:12–21.
4. Mickle J, Reinke D. A review of anemia management in the oncology setting: a focus on implementing standing orders. Clin J Oncol Nurs 2007;11:534–539.
5. Vlachos A, Ball S, Dahl N et al. Diagnosing and treating Diamond Blackfan anaemia: results of an international clinical consensus conference. Br J Haematol 2008;142:859–876.

Web:
1. www.bcshguidelines.com — BCSH
2. www.guideline.gov — Guideline Clearinghouse
3. www.nlm.nih.gov/medlineplus/ency/article/000560.htm — MedlinePlus
4. emedicine.medscape.com/article/198475-overview — e-medicine

6.4.1 Hypochrome Anämien

A.-K. Reuland, J. Heinz

Def: Anämien mit erniedrigtem korpuskulären Hämoglobin (MCH < 28 pg/Erythrozyt). Hypochrome Anämien sind in der Regel auch mikrozytär. Formen:
- Eisenmangelanämie (> 90% der hypochromen Anämien)
- „anemia of chronic disease" (ACD: Entzündungs-/Infekt-/Tumoranämie)
- Thalassämie, andere Hämoglobinopathien (☞ Kap. 6.4.3, Hämolytische Anämien)
- seltene Ursachen: Vitamin B_6-Mangel, Bleiintoxikation; sideroachrestische Anämien (Störung der Eisenverwertung infolge Defekt der Hämsynthese, Einbau von Eisen in Protoporphyrinring ↓)

DD: *Hypochrome Anämien*

Parameter	Eisenmangel-anämie	Entzündungs-/Tumoranämie[1]	Thalassämie
Serumeisen	↓	↓	normal/↑
Transferrin	↑	normal/↓	normal/↓
Serumferritin	↓	normal/↑	normal/↑
löslicher Transferrin-Rezeptor	↑	normal	normal

[1] anemia of chronic disease

Eisenmangelanämie

Ep: Häufigste Anämieform. Verhältnis ♂:♀ = 1:5. Etwa 10–20% der Frauen im gebärfähigen Alter zeigen latenten Eisenmangel (erhöhter Bedarf durch Menstruation, Schwangerschaft und Laktation). Bei 4–8% der Adoleszenten im Alter von 13–15 Jahren beobachtet man einen Speichereisenmangel ohne Eisenmangelanämie.

Phys: *Eisenstoffwechsel*

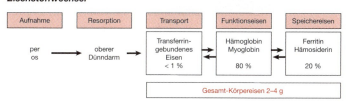

Täglicher Eisenbedarf: ♂ 1 mg, ♀ und Jugendliche 2–3 mg, Schwangere 3–4 mg. Etwa 60–70% des Gesamt-Eisenvorrats sind im Hämoglobin gebunden, weitere 10% in Myoglobin. 1 g Hämoglobin enthält 3,4 mg Eisen.
Bei Eisenmangel Eisenbedarf größer als verfügbares Eisenangebot → Störung der Hämoglobinsynthese → mikrozytäre, hypochrome Erythrozyten.

Eisenresorption
Aufnahme von ionisiertem und Häm-Eisen vorwiegend im Duodenum und zum kleineren Teil im Jejunum. Ionisiertes Eisen aus der Nahrung liegt überwiegend als Fe^{3+}

6.4.1 Hypochrome Anämien — Hämatologie

vor. Dreiwertiges Eisen bleibt bei einem pH < 3 überwiegend in Lösung → verbesserte Aufnahme in die Mukosazelle z.B durch Ascorbinsäure, Hemmung durch Antazida oder Tannine.

Regulation der Eisenaufnahme
Hepcidin (in der Leber gebildetes Peptidhormon, Akutphaseprotein) reduziert die Eisenaufnahme durch
- Downregulation des Eisentransporters DMT-1 (divalent metal transporter 1) → Eisenaufnahme in Enterozyten ↓
- Internalisierung und Abbau von Ferroportin 1 → Eisenfreisetzung ins Blut ↓

Messparameter
- Ferritin$_{Serum}$: korreliert mit Gesamt-Eisen (↓ bei Eisenmangel). Ferritin ist ein Akutphaseprotein → bei Entzündungsreaktion erhöht, Korrelation zu CRP notwendig. Bei CRP < 5 mg/l gilt ein Ferritin < 20 ng/ml bei ♂ und < 10 ng/ml bei ♀ als Beweis für einen Eisenmangel. Bei CRP > 5 mg/l gilt ein Ferritin < 100 ng/ml bei ♂ und < 20 ng/ml bei ♀ als Hinweis für eine Eisenmangelanämie.
- Transferrin$_{Serum}$: korreliert mit zirkulierendem Eisen bzw. Bedarf (↑ bei Eisenmangel)
- löslicher Transferrinrezeptor: bei Eisenmangel i.d.R. erhöht

Pg: *Wichtigste Ursache:* Eisenverlust durch chronische Blutung ☞ bei manifestem Eisenmangel immer Ursachenabklärung erforderlich.

Ursachen des Eisenmangels

- Mangelhafte Zufuhr: Säuglinge, Kleinkinder, Vegetarier, Alkoholiker, Ernährungsstörungen. Empfohlene tägliche Zufuhr von Eisen mit der Nahrung: ♂ 12 mg, ♀ 15 mg, Schwangerschaft 30 mg. Eisenreiche Ernährung ☞ Kap. 4.4
- Mangelhafte Resorption: postoperativ (Magenresektion), atrophische Gastritis, Helicobacter-Infektion, Sprue, chronisch-entzündliche Darmerkrankungen
- Gesteigerter Bedarf: Wachstum, Gravidität, Stillzeit, während der Behandlung eines Vitamin B$_{12}$-Mangels, Hochleistungssport, chronische intravasale Hämolyse (z.B. bei paroxysmaler nächtlicher Hämoglobinurie PNH)
- Blutverluste: urogenitale/gastrointestinale Blutungen, Blutungen aus dem Respirationstrakt, Angiodysplasie, Aderlasstherapie, Dialyse, Anaemia factitia
- Infekte/Parasiten (weltweit häufigste Ursache: Hakenwurminfektion)

Path: *peripheres Blut:* mikrozytäre, hypochrome Erythrozyten, Poikilozytose, Anisozytose, Anulozyten

Knochenmark: Eisenfärbung (Berliner-Blau-Reaktion): kein Nachweis von Speichereisen (Ferritin, Hämosiderin). Eine Knochenmarkpunktion ist zur Diagnose einer Eisenmangelanämie nicht notwendig.

Sy: *Anämiesymptome*
- Blässe von Haut und Schleimhäuten, Nagelbett, Konjunktiven
- Schwäche, Müdigkeit, Leistungsminderung
- Konzentrationsstörungen, Kopfschmerzen
- Belastungsdyspnoe, Tachykardie, Palpitationen (DD Herzinsuffizienz)

Eisenmangelsymptome
- Haut- und Nagelveränderungen: Hautatrophie, Koilonychie (Hohlnägel)

Hämatologie   Hypochrome Anämien 6.4.1

- Mundwinkelrhagaden, Schleimhautschädigung, in Extremfällen schmerzhafte Schleimhautatrophie von Zunge, Pharynx und Ösophagus mit Dysphagie („Plummer-Vinson-Syndrom")
- Schlafstörungen, „restless legs syndrom"

Dg: *Anamnese, Klinik*
- Anamnese: Infekte, Medikamente, Blutungen, Ernährungsgewohnheiten, Menstruation, Stuhlgang
- Befund: Haut, Schleimhäute, Lymphknotenstatus, Milz, Leber, Herz (Tachykardie, z.T. Systolikum), rektale Untersuchung, Hämoccult®-Test, Urin-Stix
- gynäkologische Untersuchung

Labor
- Hämatologie: Blutbild, MCV ↓, MCH ↓, Retikulozyten, reaktive Thrombozytose, Differenzialblutbild („Zigarrenformen")
- Klinische Chemie: Routinelabor mit Leber-/Nierenfunktionsparametern, Eisenstatus (Ferritin ↓, Transferrin-Eisenbindungskapazität ↑, löslicher Transferrinrezeptor normal, Zinkprotoporphyrin ↑, CRP)
- Transferrin-Rezeptor/Ferritin (TfR-F) Index: löslicher Transferrin-Rezeptor (mg/l) geteilt durch Log Serumferritin (µg/l) → dieser Index ist ein Marker, der vom Speichereisen, von der Verfügbarkeit des Eisens und von der Aktivität der Erythropoese abhängt; bei einer Speichereisenmangelanämie ist der Index erhöht; hierdurch ist auch bei chronisch kranken Patienten die Diagnose eines Eisenmangels möglich
- ggf. Blutgruppe (falls Erythrozytensubstitution erforderlich)
- FACS Analyse bei V.a. PNH (CD55, CD59) (☞ Kap. 6.4.2)

Bildgebung
- Endoskopie: Ösophago-Gastro-Duodenoskopie, Koloskopie, Rektoskopie
- Ggf. CT Thorax/Abdomen, Bronchoskopie
- Röntgendarstellung des Dünndarms (Sellink), selektive Angiographie der Aa. mesentericae
- ggf. nuklearmedizinische Untersuchungen (bei unauffälligen Untersuchungsbefunden, aber weiterhin bestehendem V.a. gastrointestinale Blutung)
- erweiterte Diagnostik: MRT-Sellink, Endoskopiekapsel, Helicobacter-Atemtest

Histologie (selten notwendig)
In unklaren Fällen Knochenmarkpunktion mit Aspiration/Biopsie/Eisenfärbung

DD:
- „Anemia of chronic disease" (Eisen ↓, Ferritin normal/↑, Transferrin-EBK ↓)
- Thalassämie (MCV ↓↓, Eisen, Ferritin und Transferrin-EBK normal)
- hämolytische Anämien (Bilirubin, LDH, Haptoglobin, Coombs-Test)

Th: *Bei Eisenmangelanämie immer kombiniertes Vorgehen:*
- Abklärung und Behandlung der Ursache des Eisenmangels (z.B. des chronischen Blutverlusts)
- Eisensubstitution

Orale Eisensubstitution
- Gabe von Eisen-II-Präparaten (zweiwertiges Eisen), z.B. Fe(II)-sulfat, -fumarat, -glukonat oder -sukzinat, 100–200 mg/d p.o., für 2–6 Monate
- orale Bioverfügbarkeit je nach Präparat 15–25 %, bessere Verfügbarkeit bei Nüchterneinnahme (30–60 min vor dem Essen); Einnahme kann auf 3 Gaben verteilt werden, ggf. Dosissteigerung und Kombination mit Ascorbinsäure
- NW: gastrointestinale Störungen (Übelkeit, Erbrechen, Obstipation, Durchfälle), Schwarzfärbung des Stuhls (DD: „Teerstuhl")

- Therapiekontrolle: nach 14 Tagen Retikulozyten ↑ und Hämoglobin ↑; das Hämoglobin sollte nach 4 Wochen um etwa 2 g/dl ansteigen; 4 Wochen nach letzter Eiseneinnahme Ferritinbestimmung
- Ursachen einer weiter bestehenden Eisenmangelanämie: mangelnde Compliance, kombinierte Anämien (z.B. gleichzeitiger Eisenmangel und Vitamin B_{12}-Mangel), weiterhin bestehende Blutung, gestörte Resorption (z.B. durch Antazida, zeitlichen Abstand zwischen Eisen- und Antazidaeinnahme beachten), falsche Diagnose

Parenterale Eisensubstitution
- parenterale Eisengabe nur bei Unverträglichkeit/Versagen von ≥ 2 oralen Therapien
- streng intravenöse Gabe von Fe(III)-Präparaten, ggf. Prämedikation mit Steroiden und Antihistaminika
- Glukonat-Komplex (Ferrlecit®): maximale Tagesdosis 62,5 mg; Eisencarboxymaltose (Ferinject®): maximale Tagesdosis 1 000 mg; Hydroxid-Saccharose-Komplex (Venofer®): maximale Tagesdosis 200 mg; Eisendextran (CosmoFer®)
- NW: Thrombophlebitis, Kopfschmerzen, Flush, Übelkeit, Erbrechen, Fieber, selten allergische Reaktionen bis zur Anaphylaxie; bei paravenöser Injektion lokale Schmerzen und sichtbare Eisenablagerungen im Gewebe

Erythrozytensubstitution
Die Gabe von Erythrozytenkonzentraten ist bei Eisenmangelanämie in der Regel nicht indiziert (Ausnahme: gleichzeitiger akuter Blutverlust mit klinischer Symptomatik).

Entzündungs-, Infekt- und Tumoranämie („anemia of chronic disease", ACD)

Ep: Zweithäufigste Anämieform (nach Eisenmangelanämien)

Pg: In der Regel multifaktorielle Anämie bei chronischer Grunderkrankung (Malignom, Entzündung, Infekt, rheumatoide Arthritis, Kollagenose, Diabetes mellitus, kardiale Erkrankung, schweres Trauma). Als Ursachen werden diskutiert:
- zytokinvermittelte Störungen: durch TNFα, Interleukin-1, Interleukin-6, Interferon γ → Destruktion erythroider Progenitorzellen, Erythropoetinrezeptoren ↓, Erythrozyten-Überlebenszeit ↓ (70–80 Tage), Eisenmobilisation ↓ aus retikuloendothelialen Eisenspeichern (Makrophagen), Eisenaufnahme/-verwertung ↓ in Normoblasten, Erythropoetinsekretion und -wirkung ↓, Hemmung erythroider Progenitorzellen etc.
- Hepcidin als Akutphase-Protein → verminderte Eisenresorption und verminderte Eisenfreigabe aus Makrophagen
- therapieassoziierte Störungen (durch Medikamente, Radiotherapie etc.)
- Störungen der Erythropoese im Rahmen der Grunderkrankung

Path: *Peripheres Blut:* normochrome, normozytäre oder hypochrome, mikrozytäre Erythrozyten, Poikilozytose, Anisozytose

Sy: *Anämiesymptome*
- Blässe von Haut und Schleimhäuten, Nagelbett, Konjunktiven
- Schwäche, Müdigkeit, Leistungsminderung, Belastungsdyspnoe
- Konzentrationsstörungen, Kopfschmerzen

Symptome der Grunderkrankung
- Müdigkeit, Schwäche, Leistungsminderung
- Fieber, Gewichtsverlust, Nachtschweiß, Appetitlosigkeit, Myalgien, Arthralgien etc.

Hämatologie	Hypochrome Anämien 6.4.1

Dg: *Anamnese, Klinik*
- Anamnese: Infekte, Medikamente, Schadstoffexposition, Blutungen
- Befund: Haut, Schleimhäute, Lymphknotenstatus, Milz, Leber, Herz (Tachykardie, z.T. Systolikum), rektale Untersuchung, Hämoccult®-Test

Labor
- Hämatologie: Blutbild, mit MCV (normal/↓), MCH (normal/↓), Retikulozyten, Differenzialblutbild
- klinische Chemie: Leber-/Nierenfunktionsparameter, Eisenstatus (Ferritin ↑, Transferrin-Eisenbindungskapazität ↓, löslicher Transferrinrezeptor normal, Transferrinsättigung, Zinkprotoporphyrin), BSG ↑, Fibrinogen ↑, CRP ↑, Haptoglobin ↑ (Akutphaseprotein), Erythropoetin-Spiegel, Vitamin B_{12}, Folsäure
- ggf. Blutgruppe (falls Erythrozytensubstitution erforderlich)
- Leberwerte (Leberzirrhose)
- endokrinologische Untersuchungen (Diabetes, Hyper-/Hypoparathyreoidismus, Nebenniereninsuffizienz, etc.)
- Serum- und Urinelektrophorese
- ggf. Serumspiegel von Schwermetallen (Blei, Arsen)

Histologie
In unklaren Fällen Knochenmarkpunktion mit Aspiration/Biopsie/Eisenfärbung

DD:
- Eisenmangelanämie (Eisen ↓, Ferritin ↓, Transferrin-Eisenbindungskapazität ↑)
- Thalassämie (MCV ↓↓, Eisen, Ferritin und Transferrin-EBK normal)
- megaloblastäre Anämien (Vitamin B_{12}/Folsäure ↓)
- hämolytische Anämien (Bilirubin, LDH, Haptoglobin, Coombs-Test)
- renale Anämie
- myelodysplastische Syndrome
- aplastische Anämie

Th:
- Behandlung der Grunderkrankung
- nach Ausschluss eines Eisenmangels: Erythropoesestimulation mit Darbepoetin α 2,25 µg/kg Körpergewicht s.c. 1 ×/Woche oder 6,75 µg/kg KG alle 3 Wochen. Erythropoetin 50–150 IU/kg Körpergewicht s.c. 3 ×/Woche; strenge Indikationsstellung bei hämatologisch-onkologischen Patienten (☞ Kap. 4.3)

Lit:
1. Auerbach M, Ballard H, Glaspy J. Clinical update: intravenous iron for anaemia. Lancet 2007;369:1502–1504.
2. Ganz T, Nemeth E. The hepcidin-ferroportin system as a therapeutic target in anemias and iron overload disorders. Hematology 2011:2011:538–542.
3. Goodnough LT, Nemeth E, Ganz T. Detection, evaluation, and management of iron-restricted erythropoiesis. Blood 2010;116:4754–4761.
4. Littlewood TJ, Alikhan R. The use of intravenous iron in patients with cancer related anaemia. Br J Haematol 2008;141:751–756.
5. Liu K, Kaffes AJ. Iron deficient anaemia: a review of diagnosis, investigation and management. Eur J Gastroenterol Hepatol 2012;24:109–116.
6. Thomas C, Thomas L. Anemia of chronic disease: pathophysiology and laboratory diagnosis. Lab Hematol 2005;11:14–23.
7. Weiss G, Goodnough LT. Anemia of chronic disease. N Engl J Med 2005;352:1011–1023.
8. Zimmermann MB, Hurrell RF. Nutritional iron deficiency. Lancet 2007;370:511–520.

Web:
1. www.dgho-onkopedia.de/onkopedia/leitlinien — Leitlinien DGHO
2. www.umm.edu/ency/article/000584.htm — University of Maryland
3. emedicine.medscape.com/article/202333-overview — e-medicine

6.4.2 Megaloblastäre Anämien

A.-K. Reuland, J. Heinz

Def: Anämien mit erhöhtem Erythrozytenvolumen (MCV > 98 fl), in der Regel durch Mangel an Vitamin B_{12} (Cobalamin) und/oder Folsäure

Vitamin B_{12}-Mangelanämie

Ep: Inzidenz 5–10 Fälle/100 000 Einwohner/Jahr, Verhältnis ♂:♀ = 3:2, Altersgipfel 60. Lebensjahr

Phys: *Vitamin B_{12}-Stoffwechsel*

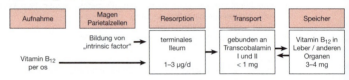

Täglicher Vitamin B_{12}-Bedarf 1 µg, maximale tägliche Resorption im terminalen Ileum 2–3 µg. „Intrinsic factor" (Glykoprotein) ist zur Resorption notwendig.

Funktion von Vitamin B_{12} (Cobalamin)
- Kofaktor für die Bildung von Succinyl-CoA, Methionin, Tetrahydrofolsäure
- bei Vitamin B_{12}-Mangel
  - Störung der DNA-Synthese und des Fettsäurestoffwechsels
  - verzögerte Reifung des Zellkerns, normale zytoplasmatische Entwicklung
  - ineffektive Myelopoese, große Zellen mit gestörter Kern/Plasma–Relation

Pg: *Ursachen des Vitamin B_{12}-Mangels*

- *Perniziöse Anämie (80 % der Fälle, wichtigste Ursache)*: Pathogenese
  - atrophische Autoimmun-Gastritis mit Antikörpern gegen Parietalzellen des Magens
    → verminderte Bildung von „intrinsic factor"
  - Antikörper gegen „intrinsic factor"
    → gestörte Bindung von B_{12} an „intrinsic factor" und/oder
    → gestörte Bindung des B_{12}-„intrinsic factor"-Komplexes an den Rezeptor im terminalen Ileum
- mangelnde Vitamin B_{12}-Aufnahme: strikte Vegetarier, Alkoholiker, Pankreasinsuffizienz, Zollinger-Ellison Syndrom
- postoperativ: Magen-/Ileumresektion, „Blind loop"-Syndrom
- Vitamin B_{12}-Malabsorption: selten (M. Crohn, Sklerodermie, Amyloidose)
- Infekte/Parasiten (Fischbandwurm, bakterielle gastrointestinale Infekte)
- Andere: Helicobacter-Infektion, langjährige Einnahme von Antazida

Path: *peripheres Blut:* makrozytäre, hyperchrome Erythrozyten, Poikilozytose, Anisozytose, hypersegmentierte Granulozyten (> 5 Segmente bei > 5 % der Segmentkernigen), in schweren Fällen zusätzlich Granulozytopenie und Thrombopenie

Knochenmark: megaloblastäre Veränderungen: ineffektive, linksverschobene Erythro-, Thrombo- und Granulopoese, betonte Erythropoese mit vermehrt unreifen Vorstufen (erythropoetische Hyperplasie mit megaloblastären Erythroblasten), Riesen-Stabkernige, vermehrt jugendliche Megakaryozyten

Sy: *Anämiesymptome*
- Blässe von Haut und Schleimhäuten, Ikterus (durch intramedulläre Hämolyse) → „strohgelbes Hautkolorit"
- Schwäche, Müdigkeit, Leistungsminderung, Belastungsdyspnoe
- Konzentrationsstörungen, Kopfschmerzen

Neurologische Symptome
In fortgeschrittenen Fällen *funikuläre Myelose:* Neuropathie durch symmetrische Schädigung von Hintersträngen, Pyramidenbahn und peripheren Nerven: beinbetonte motorische Störungen, Gangunsicherheit, Ataxie, spastische Paresen, Sehstörungen, psychische Veränderungen (Verwirrtheit, Demenz)

Gastrointestinale und sonstige Symptome
- Typ A Gastritis
- trophische Haut- und Schleimhautveränderungen: Hunter'sche Glossitis etc.
- reversible Sterilität (Gonadendysfunktion)
- Vitiligo bei perniziöser Anämie

Dg: *Anamnese, Klinik*
- Anamnese: Infekte, Medikamente (z.B. Aciclovir, Metformin), Blutungen, Ernährungsgewohnheiten
- Befund: Haut, Schleimhäute, Lymphknotenstatus, Milz, Leber, Herz (Tachykardie, z.T. Systolikum), rektale Untersuchung, Hämoccult®-Test, neurologische Untersuchung

Labor
- Hämatologie: Blutbild, mit MCV ↑, MCH ↑, Retikulozyten ↓, Differenzialblutbild
- klinische Chemie: Leber-/Nierenfunktionsparameter, Gesamteiweiß, Hämolyseparameter (Bilirubin ↑, LDH ↑, Haptoglobin ↓, durch intramedulläre Hämolyse)
- Vitamin B_{12}-Spiegel (Norm: 200–900 pg/ml), Folsäurespiegel
- bei unklarem Cobalaminspiegel: Bestimmung von Homocystein und Methylmalonsäure (beide bei Vitamin B_{12}-Mangel erhöht)
- Bestimmung von Anti-Intrinsic-Factor- und Anti-Parietalzell-Antikörpern
- bei unklaren Befunden: Vitamin B_{12}-Absorptionstest (Schilling-Test): Gabe von radioaktiv markiertem Vitamin B_{12} ± „intrinsic factor" p.o. → Messung der Vitamin B_{12}-Ausscheidung im Urin → Vergleich der Vitamin B_{12}-Resorption/-Ausscheidung mit und ohne „intrinsic factor"
- Blutgruppe (falls Erythrozytensubstitution erforderlich)

Histologie
- Gastroskopie: Nachweis einer chronisch-atrophischen Gastritis, Ausschluss eines Magenkarzinoms (Inzidenz bei chronisch-atrophischer Gastritis um Faktor 3 erhöht)
- Knochenmarkpunktion mit Aspiration/Biopsie zum Nachweis megaloblastärer Veränderungen

DD: *Andere Ursachen einer Makrozytose*
- Alkoholismus (häufigste Ursache makrozytärer Blutbildveränderungen)
- Lebererkrankungen, schwere Hypothyreose
- Retikulozytose, Myelodysplasie (☞ Kap. 7.2), Paraproteinämie
- Zytostatikatherapie (Antimetaboliten, Anthrazykline etc.)

6.4.2 Megaloblastäre Anämien — Hämatologie

- weitere Medikamente: z.B. Trimethoprim
- Schwangere, Neugeborene
- HIV-Infektion

Andere Anämieformen
- hypochrome Anämien (Eisenmangelanämie, „anemia of chronic disease" ☞ Kap. 6.4.1)
- hämolytische Anämien (Bilirubin, LDH, Haptoglobin, Coombs-Test ☞ Kap. 6.4.3)
- Parvovirus B19, renale Anämie

Th: *Vitamin B_{12}-Substitution*
- Hydroxycobalamin 1 mg i.m. oder s.c., initial 6 Injektionen innerhalb von 2–3 Wochen (Auffüllung der Vitamin B_{12}-Speicher), danach eine Injektion alle 2–3 Monate. Zusätzlich initial Folsäure- und Eisengabe.
- ***CAVE:*** Monitoring an den ersten Therapietagen: es kommt zum krisenhaften Anstieg von Retikulozyten sowie ggf. Thrombozyten → erhöhtes Thromboserisiko, ggf. Kalium- und Eisenmangel.
- Alternativ: orale Substitution in sehr hohen Dosen mit 2 mg/Tag über 4 Monate und Erhaltungstherapie von 1 mg/Tag (etwa 1–2 % des verabreichten Vitamin B_{12} werden unabhängig von intrinsic factor absorbiert). Auf Compliance ist zu achten.

Bei neurologischen Symptomen und Vorliegen einer Anämie sollte immer ein Therapieversuch mit Vitamin B_{12} durchgeführt werden, auch wenn die Laborparameter nicht eindeutig einen Mangel an Vitamin B_{12} belegen. Manche Patienten sprechen trotz normaler Serumspiegel auf die Vitamin B_{12}-Gabe an.

Regelmäßige Gastroskopie wegen erhöhter Magenkarzinom-Inzidenz bei chronisch-atrophischer Gastritis.

Folsäure-Mangelanämie

Ep: selten

Phys: *Folsäurestoffwechsel*

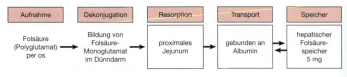

Täglicher Folsäurebedarf 100–200 µg, bei Schwangeren 400 µg

Funktion
- Folsäure ist als Kofaktor erforderlich für die Thymidylatsynthese (C1-Transfer), d.h. für die DNA-Synthese.
- Bei Folsäuremangel
  → Störung der DNA-Synthese
  → Verzögerte Reifung des Zellkerns bei normaler zytoplasmatischer Entwicklung
  → Ineffektive Myelopoese, große Zellen mit gestörter Kern/Plasma-Relation

Pg: Ursachen des Folsäure-Mangels

- Mangelnde Aufnahme: Ernährungsstörungen (insbesondere ältere Menschen), Alkoholiker, Anorexia nervosa
- Malabsorption: gluteninduzierte Enteropathie, tropische Sprue, M. Crohn, Sklerodermie, Amyloidose, postoperativ (Dünndarmresektion, Gastrektomie)
- Erhöhter Folsäurebedarf: Schwangerschaft, chronische hämolytische Anämie, chronische entzündliche oder maligne Erkrankungen, schnelles Wachstum, exfoliative Dermatitis, Hyperalimentation
- Folsäureverlust: Hämodialyse
- Medikamentös induziert (insbesondere durch Folsäureantagonisten): Methotrexat, Trimethoprim, Pyrimethamin, Phenytoin, Triamteren, Metformin, Valproinsäure

Path: *Peripheres Blut und Knochenmark:* ☞ Vitamin B_{12}-Mangelanämie

Sy: *Anämiesymptome*
- Blässe von Haut und Schleimhäuten, Ikterus (durch intramedulläre Hämolyse)
- Schwäche, Müdigkeit, Leistungsminderung, Belastungsdyspnoe
- Konzentrationsstörungen, Kopfschmerzen

Folsäure-Mangelsymptome
- erhöhte Inzidenz von Neuralrohrdefekten (Spina bifida, Anenzephalie) bei Folsäuremangel in der Schwangerschaft
- reversible Sterilität (Gonadendysfunktion)

Der Folsäuremangel führt beim Erwachsenen *nicht* zu neurologischen oder psychiatrischen Symptomen.

Dg: *Anamnese, Klinik*
- Anamnese: insbesondere Infekte, Medikamente, Blutungen
- Befund: Haut, Schleimhäute, Lymphknotenstatus, Milz, Leber, Herz (Tachykardie, z.T. Systolikum), rektale Untersuchung, Hämoccult®-Test

Labor
- hämatologie: Blutbild, mit MCV, MCH, Retikulozyten, Differenzialblutbild
- klinische Chemie: Leber-/Nierenfunktionsparameter, Gesamteiweiß, Hämolyseparameter (Bilirubin ↑, LDH ↑ ↑, Haptoglobin ↓, durch intramedulläre Hämolyse)
- Vitamin B_{12}-Spiegel, Folsäurespiegel (Norm: 6–20 ng/ml)
  CAVE: der Folatspiegel sollte im Krankenhaus vor der ersten Mahlzeit bestimmt werden, da schon eine einmalige folsäurehaltige Mahlzeit den Serumspiegel normalisieren kann.
- Homocysteinspiegel , Methylmalonsäure normal
- Blutgruppe (falls Erythrozytensubstitution erforderlich)

Histologie
- Ösophago-Gastro-Duodenoskopie: Ausschluss einer gluteninduzierten Enteropathie (Sprue)
- Knochenmarkpunktion mit Aspiration/Biopsie zum Nachweis megaloblastärer Veränderungen

DD: ☞ *Vitamin B_{12}-Mangelanämie*

Th: *Folsäure-Substitution*
Folsäure 5 mg täglich p.o. bis zur Normalisierung des Hämoglobinwertes. Bei Malabsorption 2 mg/d i.v.

Lit:
1. Aslinia F, Mazza JJ, Yale SH. Megaloblastic anemia and other causes of macrocytosis. Clin Med Res 2006;4:236–241.
2. Banka S, Ryan K, Thomson W et al. Pernicious anemia – genetic insights. Autoimmun Rev 2011;10:455–459.
3. Dharmarajan TS, Norkus EP. Approaches to vitamin B12 deficiency. Early treatment may prevent dev-astating complications. Postgrad Med 2001;110:99–105.
4. Kaferle J, Strzoda CE. Evaluation of macrocytosis. Am Fam Physician 2009;79:203–208.
5. Stabler SP. Vitamin B_{12} deficiency. N Engl J Med 2013; 368:149–160.

Web:
1. www.nlm.nih.gov/medlineplus/ency/article/000567.htm — Medline Plus
2. www.hematologyatlas.com — Atlas of Hematology
3. emedicine.medscape.com/article/204066-overview — e-medicine

6.4.3 Hämolytische Anämien

A.-K. Reuland, A. Röth, R. Engelhardt, J. Heinz

Def: Anämien durch Destruktion von Erythrozyten, charakterisiert durch verkürzte Erythrozyten-Überlebenszeit (< 120 Tage)

Phys: *Physiologischer Erythrozytenabbau*
Täglich Bildung von 2×10^{11} Erythrozyten im Knochenmark, mittlere Erythrozyten-Überlebenszeit 120 Tage. Abbau von Erythrozyten in Milz und Leber (retikuloendotheliales System, RES)

Hämoglobinabbau

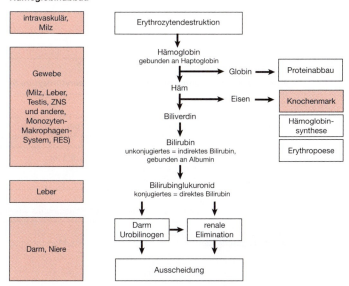

Path: *Peripheres Blutbild*
In der Regel normozytäre oder makrozytäre Anämien ohne Veränderungen von Leukozyten und Thrombozyten. Charakteristische Veränderungen bei hereditären Membrandefekten (Sphärozyten, Elliptozyten etc.). Anisozytose, Poikilozytose, z.T. Fragmentozyten entsprechend der jeweiligen Erkrankung

Knochenmark
Erythropoetische Hyperplasie, vermehrt Erythroblasten

6.4.3 Hämolytische Anämien — Hämatologie

Klass: *Korpuskuläre hämolytische Anämien (erythrozytäre Störungen)*

Hereditäre Membrandefekte
- Sphärozytose
- Elliptozytose
- Stomatozytose
- Akanthozytose

Hereditäre Enzymdefekte
- Glukose-6-Phosphat-Dehydrogenasemangel (G6PD-Mangel)
- Pyruvatkinase-Mangel (Pk-Mangel)

Stammzelldefekte
- paroxysmale nächtliche Hämoglobinurie (PNH)

Störungen der Hämoglobinsynthese
- Sichelzellkrankheit
- Thalassämien
- andere Hämoglobinopathien

Extrakorpuskuläre hämolytische Anämien (extraerythrozytäre Störungen)

Immunhämolytische Anämien
- Autoimmunhämolyse (AIHA) durch Wärmeantikörper
- Autoimmunhämolyse (AIHA) durch Kälteantikörper
- Isoimmunhämolyse: Transfusionszwischenfälle, Rhesus-Inkompatibilität

Mikroangiopathische hämolytische Anämie (☞ Kap. 6.3.3)
- thrombotisch-thrombozytopenische Purpura (TTP)
- hämolytisch-urämisches Syndrom (HUS)

Stoffwechselstörungen
- Zieve-Syndrom: Hämolyse + alkoholtoxische Hepatopathie + Hyperlipidämie

Hämolyse durch Erythrozytenschädigung
- traumatische Hämolyse (nach Herzklappenersatz, Marschhämoglobinurie)
- chemisch induzierte Hämolyse (Schlangengifte)
- thermische Hämolyse (Verbrennungen)
- infektassoziierte Hämolyse (Malaria)
- arzneimittelinduzierte Hämolyse

Sy: *Anämiesymptome*
- Blässe von Haut und Schleimhäuten, Ikterus (Hämolyse/Bilirubinfreisetzung)
- Schwäche, Müdigkeit, Leistungsminderung
- Konzentrationsstörungen, Kopfschmerzen
- Belastungsdyspnoe, Tachykardie, Palpitationen (v.a. bei akuter Hämolyse)

Chronische Hämolyse
Eine chronische Hämolyse ist in der Regel symptomarm, Patienten tolerieren Hämoglobinwerte bis zu 6–8 mg/dl oft ohne subjektive Einschränkungen.
- geringgradiger Ikterus
- Splenomegalie
- gehäuft Bilirubin-Gallensteine

Akute Hämolyse („Hämolytische Krise")
- Fieber, Schüttelfrost
- Kopfschmerzen, Rückenschmerzen, abdominelle Schmerzen
- Ikterus, Hämoglobinurie

Dg: *Anamnese, Klinik*
- Anamnese: insbesondere Infekte, Medikamente, Blutungen, Familienanamnese
- klinische Untersuchung: Haut, Schleimhäute, Lymphknotenstatus, Milz, Leber, Herz (Tachykardie, z.T. Systolikum)

Labor
- Hämatologie: Blutbild, MCV, MCH, Retikulozyten, Differenzialblutbild, Ausstrich
- klinische Chemie: Elektrolyte (K^+ ↑), Leber-/Nierenfunktionsparameter, Gesamteiweiß, Eiweißelektrophorese, Eisenstatus, Hämolyseparameter (indirektes Bilirubin ↑, LDH ↑, Haptoglobin ↓), CRP
- Coombs-Test: direkt (Nachweis erythrozytenadhärenter Antikörper) bzw. indirekt (Nachweis von Antikörpern im Serum)
- Virusserologie (mit Parvovirus B19), Mycoplasmen
- Blutgruppe

Hämolyseparameter

- LDH ↑, HBDH ↑, Eisen$_{Serum}$ ↑
- indirektes Bilirubin ↑, Urobilinogen$_{Urin}$ ↑
- Haptoglobin ↓
- Hämoglobin ↓, Hämatokrit ↓, Erythrozytenzahl ↓
- Retikulozyten ↑ (bei chronischer Hämolyse), Retikulozyten-Index
- Erythrozyten-Überlebenszeit ↓

Histologie
Ggf. Knochenmarkpunktion mit Aspiration/Biopsie, mit Eisenfärbung

Th: Die Therapie richtet sich nach der Anämieform. Komponenten der Behandlung:
- supportive Therapie: Erythrozytensubstitution (nur in Einzelfällen, bei symptomatischer Anämie, umstritten bei Autoimmunhämolyse)
- Therapie einer eventuellen Grunderkrankung
- Immunsuppression (bei autoimmunhämolytischer Anämie)
- Splenektomie → Entfernung des Sequestrationsfilters für vorgeschädigte Erythrozyten

Splenektomie
- Eine Splenektomie kann die Verkürzung der physiologischen Erythrozyten-Überlebenszeit korrigieren. Sie stellt jedoch keine kausale Therapie im Sinne einer Korrektur des auslösenden hämolytischen Defekts dar.
- Vor Splenektomie *zwingend* Impfungen gegen Streptococcus pneumoniae, Neisseria meningitidis und Haemophilus influenzae wegen der Gefahr einer Sepsis
- Nach Splenektomie Thromboseprophylaxe wegen erhöhter Thromboseneigung (Thrombozyten ↑)

Membrandefekte

Hereditäre Sphärozytose

Ep: Häufigste hereditäre hämolytische Erkrankung in Deutschland, Prävalenz 0,02 %. Meist autosomal-dominant vererbte Störung (70 %), rezessive Formen (15 %) oder Neumutationen sind seltener.

Pg: Genetische Veränderung von Bestandteilen der Erythrozytenmembran: Ankyrin (Chromosom 8p), β-Spektrin (Chromosom 14q, Bande 3), seltener α-Spektrin oder Protein 4.2R.
- → Verlust von Membranlipiden
- → Störung der Membranstabilität, osmotische Resistenz ↓, Na^+/H_2O-Einstrom ↑
- → Kugelform der Erythrozyten
- → Erythrozyten-Überlebenszeit ↓, Sequestration in der Milz ↑

Sy:
- Anämie, Ikterus bereits im Kindesalter
- rezidivierende hämolytische Krisen (insbesondere nach Infekten)
- Splenomegalie (50–95 %)
- Bilirubin-Gallensteine (20–60 %)
- aplastische Krise

Dg: *Anamnese, Klinik*
- positive Familienanamnese (Ikterus, Gallensteine, „Blutarmut")
- Anämiesymptome

Labor: Basisdiagnostik
- Erythrozyten: charakteristische Sphärozyten („Kugelzellen") im Blutausstrich, Durchmesser < 7 μm
- normochrome, mikrozytäre Anämie, MCV ↓, MCHC > 35 g/dl
- Hämolyseparameter (LDH ↑, Haptoglobin ↓, indirektes Bilirubin ↑)
- osmotische Resistenz ↓, Coombs-Test negativ (Ausschluss immunhämolytischer Anämien), Retikulozyten ↑

Labor: weiterführende Diagnostik
- AGLT-Test („Acidified Glycerol Lysis Time") und EMA-Test (Durchflusszytometrie)
- in Ausnahmefällen Ektazytometrie, Proteinanalyse, Genanalyse

Ko:
- Cholelithiasis → Folge der chronischen Hämolyse
- aplastische Krise → meist nach Erstinfektion mit Parvovirus-B19-Infektion
- hämolytische Krise → nach interkurrenten Infekten
- megaloblastäre Krise → bei Folsäuremangel

Th: *Bei starker Anämie/hämolytischen Krisen (10–15 % der Patienten):* Splenektomie (möglichst erst nach dem 5. Lebensjahr, zuvor Milzszintigrafie zum Ausschluss von Nebenmilzen). Ggf subtotale Splenektomie diskutieren. Präoperativ Impfungen gegen Streptococcus pneumoniae, Neisseria meningitidis und Haemophilus influenzae.

Empfehlung
- jährliche Kontrollen des Serumferritins → Ausschluss möglicher Eisenüberladung
- Kontrollen des Vitamin B_{12}- und Folsäurespiegels (erhöhter Bedarf)
- mindestens alle 3 Jahre sonographische Kontrolle von Gallenwegen und Milzgröße

Hereditäre Elliptozytose

Ep: In Deutschland selten, Vorkommen v.a. im Mittelmeerraum/Afrika (erhöhte Malariaresistenz der Elliptozyten)

Pg: Heterogene Erkrankungsgruppe mit > 25 % elliptischen Erythrozyten. Defekte von Proteinen des erythrozytären Zytoskeletts (α-Spectrin, Protein 4.1R)

Sy: Meist asymptomatisch. Nur 10–30 % der Patienten zeigen unterschiedlich ausgeprägte Anämie, Ikterus oder hämolytische Krisen.

Dg:
- positive Familienanamnese
- Elliptozytenanteil im Blutausstrich > 25 %

Th: Splenektomie bei symptomatischen Patienten

Paroxysmale nächtliche Hämoglobinurie (PNH, Strübing-Marchiafava-Micheli-Syndrom)

Def: Erworbene klonale Erkrankung der pluripotenten hämatopoetischen Stammzelle (d.h. alle drei Zellreihen betroffen) mit somatischer Mutation des Gens für Phosphatidyl-Inositol-Glycan A (PIG-A) → Störung des „Glucosyl-Phosphatidyl-Inositol-Ankers" (GPI-Anker). Einzige erworbene korpuskuläre hämolytische Anämie.
Es werden 3 Formen unterschieden:
- klassische hämolytische PNH (Hämolyse ohne Anhalt für Knochenmarkerkrankung)
- PNH im Rahmen einer primären Knochenmarkerkrankung (z.B. AA, MDS, MPS)
- subklinische PNH (PNH-sc, keine Hinweise auf Hämolyse, kleine PNH-Klone < 1 %)

Ep: Inzidenz < 1:100 000/Jahr, durch die Heterogenität der Erkrankung wahrscheinlich unterdiagnostiziert, Erkrankungsgipfel 25.–45. Lebensjahr, ♂:♀ = 1:1, keine familiäre Häufung

Pg: Der GPI-Anker dient der Fixierung verschiedener Proteine in der Zellmembran, wobei unter anderem zwei komplementregulierende Proteine betroffen sind: CD59 (MIRL = membrane inhibitor of reactive lysis), CD55 (DAF = decay accelerating factor).
- → bei Veränderungen des GPI-Ankers nimmt die Dichte der entsprechenden Proteine an der Membran ab.
- → verminderte Resistenz gegenüber aktivierten Komplementfaktoren
- → komplementvermittelte chronische Hämolyse
- → Ursache der Thromboseneigung nicht vollständig geklärt: am ehesten intravaskuläre Hämolyse, Hyperaktivität der PNH-Thrombozyten, NO-Verbrauch durch freies Hämoglobin

Sy:
- klassische klinische Trias aus Hämolyse, Zytopenie und Thrombosen mit insgesamt sehr variablen Erscheinungsformen
- chronische Hämolyse mit schubweisen Krisen (z.B. nach Infekten, Stress, Sport, Kontrastmittelgabe), selten auch mit „colafarbenem" Morgenurin
- Kopfschmerzen, Dysphagie, Ösophagusschmerzen, Thoraxschmerzen, Übelkeit, abdominelle Schmerzen, Rückenschmerzen, Muskelschmerzen, erektile Dysfunktion
- Schwäche, Fatigue und Belastungsdyspnoe, hierbei korreliert das Ausmaß der Fatigue nicht streng linear mit der Anämie, sondern mit der Größe des PNH-Klons

6.4.3 Hämolytische Anämien — Hämatologie

- Zytopenien unterschiedlicher Ausprägung, von isolierter Thrombozytopenie bis aplastischer Anämie
- rezidivierende Thrombosen als Hauptursache der Morbidität und Mortalität. Überwiegend venöses System betroffen, insbesondere Pfortader, Lebervenen (Budd-Chiari-Syndrom), zerebrale Gefäße, Milzvene, Hautvenen (Hautnekrosen)
- Eisenmangelanämie durch chronischen Eisenverlust (renal)
- Hepatosplenomegalie
- Nierenfunktionsstörung durch Hämosiderinablagerungen und durch mikrovaskuläre Thrombosen
- historisch mittlere Überlebenszeit: 10–15 Jahre, in 15 % spontane Remissionen

Dg: *Anamnese, Klinik*
- ausführliche Familien- und Eigenanamnese: intermittierendes Auftreten der Symptome
- körperliche Untersuchung: Anämiesymptome, Ikterus, Thrombosezeichen, Blutungszeichen, Hepatosplenomegalie, Urinverfärbung
- Sonographie des Oberbauchs einschließlich Doppler: Milz- und Lebergröße, Hinweis auf Leber-, Pfortader-, Nieren- oder Mesenterialvenenthrombosen; ggf. Farbdoppler und Angiographie anderer Stromgebiete (wie z.B. zerebraler Venen)

Labor
- Blutbild mit Differentialblutbild: normochrome normozytäre Anämie, Retikulozytose, z.T. Granulozytopenie, Thrombopenie, Erythrozytenmorphologie, Fragmentozyten zum Ausschluss mikroangiopathischer Hämolysen
- Hämolyseparameter: LDH ↑, Haptoglobin ↓, indirektes Bilirubin ↑, Hämoglobin- und Hämosiderinurie
- direkter Antiglobulin-Test (DAT), Blutgruppe
- Durchflusszytometrie (Goldstandard) zum Nachweis der Expression von GPI-verankerten Antigenen (z.B. CD16, 55, 58, 59) auf mindestens zwei Zellreihen (z.B. Erythrozyten, Granulozyten, Retikulozyten, Lymphozyten); Alternativ direkter Nachweis des GPI-Ankers (FLAER = fluorescent aerolysin); Typ-I-Zellen: normale Expression, Typ-II-Zellen: verminderte Expression, Typ-III-Zellen: fehlende Expression
- Säurehämolysetest (Ham-Test) und Zuckerwassertest (Sucrose-Test) pathologisch: komplementvermittelte Lyse nach Zugabe von Zuckerwasser oder Säure zur Blutprobe (sensitiv und wenig spezifisch)
- molekulargenetischer Nachweis des GPI-Defekts (im Rahmen von Studien)
- Knochenmarkdiagnostik mit Zytologie, Chromosomenanalyse und Histologie
- bei Nachweis signifikanter GPI-defizienter Populationen: klinische Chemie (einschließlich Kreatinin- und Kreatinin-Clearance), Eisenstatus, bei Ferritin-Werten > 1 000 ng/ml Abklärung von Organschäden durch Eisenüberladung (TSH und Schilddrüsenwerte, Blutzucker, Echokardiographie), Vitamin B_{12}, Folsäure; Ggf. HLA-Typisierung. Ggf. Thrombophilie-Screening

Ko: Selten Entwicklung von MDS oder AML

Th: *Supportiver Therapieansatz*
- Transfusion von Leukozyten-depletierten Erythrozytenkonzentraten
- Substitution von Folsäure, Eisen nach Ferritinwert (***CAVE:*** unter Eculizumab-Therapie Hämolyse effektiv gehemmt → bei unkontrollierter Eisensubstitution Gefahr der Eisenüberladung) und ggf. Vitamin B_{12}
- frühzeitige antibiotische Therapie von bakteriellen Infekten zur Vermeidung hämolytischer Krisen

- prophylaktische Antikoagulation mit Cumarinen empfohlen für Patienten nach tiefer Venenthrombose oder mit einem Anteil von ≥ 50 % GPI-defizienter Granulozyten. Auch Heparine können sicher eingesetzt werden
- bei hämolytischer Krise: Versuch mit niedrig dosierten Kortikosteroiden (z.B. Prednison bis zu 20 mg jeden 2. Tag), supportive Therapie
- Immunsuppression zur alleinigen Therapie der Hämolyse nicht empfohlen

Komplementinhibition durch Eculizumab
- Inhibition der terminalen Komplementstrecke durch Antikörper gegen C5 (Anti-C5 mAb, Eculizumab) → Reduktion der Hämolyse, Verringerung des Transfusionsbedarfs und Thromboserisikos
- Indikation nur bei symptomatischen Patienten: Transfusionsbedarf, Thrombosen, rezidivierende abdominelle Schmerzen, andere schwerwiegende PNH-Symptome
- Eculizumab: Dosis 600 mg i.v. wöchentlich für 4 Wochen, gefolgt von Erhaltungstherapie 900 mg alle 2 Wochen. Infusion über 30 Minuten, Nachbeobachtung über 60 Minuten
  CAVE: Meningokokken-Schutzimpfung mindestens 2 Wochen vor erstmaliger Gabe, wegen erhöhtem Risiko kapselbildender bakterieller Infekte.
- Stand-by-Prophylaxe mit Ciprofloxacin 750 mg/d p.o.

Kurativer Therapieansatz
Allogene Blutstammzelltransplantation (☞ Kap. 5.3): nur bei Patienten mit schwerem aplastischen Verlauf, schweren hämolytischen Krisen oder ausgeprägter Thromboseneigung

Enzymdefekte

Glukose-6-Phosphat-Dehydrogenasemangel (G6PD-Mangel, Favismus)

Def: Hereditäre Erkrankung, genetische Veränderung der Glukose-6-Phosphat-Dehydrogenase (weltweit > 300 Mutanten beschrieben)

Ep: Weltweit eine der häufigsten hereditären Erkrankungen, starke regionale Unterschiede. Prävalenz in Afrika, Asien und dem Mittelmeerraum 20–60 % (erhöhte Resistenz gegen Malariaplasmodien). X-chromosomal-rezessive Vererbung → vor allem Männer betroffen. Heterozygote Frauen haben zwei Erythrozytenpopulationen und zeigen weniger ausgeprägte Symptome.

Pg: *G6PD-Mangel*
→ Störung des erythrozytären Pentosephosphat-Zyklus → NADPH-Synthese ↓ → reduziertes Glutathion (GSH) ↓
→ Erythrozyten lysieren bei Oxidationsstress, hämolytische Krisen

Auslösende Faktoren
- Favabohnen („Saubohnen", Vica fava), Infekte
- Medikamente: Primaquin, Chloroquin, Sulfonamide, Acetylsalicylsäure, Isosorbiddinitrat, Anthrazykline etc.
- Chemikalien: Nitrate, Nitritverbindungen, Phenylhydrazin
- diabetische Ketoazidose

Klass: *Klassifikation nach G6PD-Expression*
- Klasse 1: ausgeprägte Defizienz von G6PD (< 10 % der Norm) → chronische Hämolysen und neonatale Hyperbilirubinämie
- Klasse 2: mediterrane G6PD-Defizienz mit intermittierenden akuten Hämolysen, insbesondere nach o.g. Auslösern

- Klasse 3: moderate Enzymdefizienz (10–60 % der Norm) mit intermittierenden akuten Hämolysen, insbesondere nach o.g. Auslösern
- Klasse 4: keine Enzymdefizienz und keine Hämolyse
- Klasse 5: erhöhte Enzymaktivität

Sy: *Hämolytische Krisen mit*
- Fieber, Schüttelfrost, Ikterus, Hämoglobinurie
- Kopfschmerzen, Rückenschmerzen, abdominellen Schmerzen
- Bei Patienten mit Klasse 3-Defizienz hält die Hämolyse nach einer auslösenden Medikamenteneinnahme für etwa 1 Woche an und ist vollständig reversibel. Patienten mit Klasse 2-Defizienz haben ausgeprägte, längere und anhaltende Hämolysen nach Absetzen des Auslösers.

Dg:
- Positive Familienanamnese
- Verminderte G6PD-Aktivität der Erythrozyten (Fluoreszenz Spot)
- Hämolyseparameter (Bilirubin ↑, LDH ↑, Haptoglobin ↓), im Blutausstrich „Heinz-Innenkörperchen" (denaturierte Oxidationsprodukte des Hämoglobins in der Brillantkresylblaufärbung)

Th: *Behandlungsprinzipien*
- *präventiv:* Meidung der auslösenden Noxen
- *medikamentös:* Folsäure-Substitution von 1 mg/d kann bei Patienten mit Klasse 1-Defizienz eine Exazerbation in manchen Fällen verhindern
- *kurativ:* allogene Stammzelltransplantation, nur in Einzelfällen bei schwerer G6PD-Defizienz indiziert
- *bei neonataler Hyperbilirubinämie:* Phototherapie oder Austauschtransfusion

Pyruvatkinase-Mangel (Pk-Mangel)

Def: Hereditäre Störung der Pyruvatkinase, d.h. der erythrozytären Glykolyse

Ep: Häufigster hereditärer Defekt der Glykolyse (Embden-Meyerhof-Zyklus), autosomal-rezessiv vererbt. Heterozygote Personen sind in der Regel asymptomatisch, bei Homozygotie (selten) kommt es zur hämolytischen Anämie.

Pg: Mangel an Pyruvatkinase führt zur Störung der Glykolyse.
→ ATP-Mangel → Störung der Na^+/K^+-ATPase der Erythrozytenmembran
→ Membraninstabilität, Hämolyse

Sy: In der Regel asymptomatisch; bei Homozygoten selten hämolytische Krisen

Dg:
- im Blutausstrich Akanthozyten, Anisozytose, Poikilozytose
- Hämolyseparameter, reduzierte erythrozytäre Pyruvatkinaseaktivität

Ko:
- Hepatomegalie, Gallensteine
- Verschlechterung der Hämolyse durch Infektionen, Schwangerschaft, Kontrazeptiva
- Hautulzera

Th: Bei symptomatischen Patienten Splenektomie. Bei Eisenüberladung Aderlässe und Gabe von Desferoxamin oder Deferasirox. Gabe von Folsäure. Bei neonataler Hyperbilirubinämie: Phototherapie oder Austauschtransfusion. Experimentell: Stammzelltransplantation.

Hämoglobinopathien

Sichelzellkrankheit

Def: Qualitative Hämoglobinveränderung (Hämoglobin S, HbS) mit autosomal-kodominanter Vererbung und Auftreten sichelförmiger Erythrozyten

Ep: Häufigste Hämoglobinopathie (HbS), Vorkommen insbesondere im Mittelmeerraum, Afrika, Asien und den USA (schwarze Bevölkerung), in Deutschland selten. HbS-Träger zeigen eine erhöhte Resistenz gegen Malariaplasmodien.

Pg: *Hämoglobin S (HbS):* Punktmutation im β-Globinlokus (Chromosom 11) des Hämoglobinmoleküls an Position 6: Glutaminsäure durch Valin ersetzt (β^6 Glu → Val)

HbS präzipitiert in deoxygeniertem Zustand (Risikofaktoren: Sauerstoffmangel, Exsikkose, Fieber, erhöhte Serumosmolalität, Stase)
→ Erythrozyten sichelförmig, mit reduzierter Elastizität
→ Hämolyse, Störung der Mikrozirkulation, Kapillarinfarkte

Der wichtigste genetisch bedingte prognostische Faktor ist der HbF-Spiegel: < 10 % führt zu einem erhöhten Risiko einen ZNS-Infarkt zu erleiden, > 20 % schützt vor häufigen Schmerzkrisen

Sy: Heterozygote Anlageträger (Hb AS) meist asymptomatisch. Bei Homozygotie (HbSS):
- Hämolytische Anämie, bis zur hämolytischen Krise
- „Vasookklusive Krisen": Organinfarkte (insbesondere Milz, Nieren, ZNS), Knocheninfarkte, pulmonale Hypertension
- Abdominelle Schmerzen, Knochenschmerzen, zerebrale Störungen, zum Teil mit Fieber, Tachykardie, Leukozytose
- Hepatosplenomegalie, rezidivierende Milzinfarkte → „Autosplenektomie", funktionelle Asplenie
- Vergrößerte Nieren, Ulzerationen an den Beinen, Retinopathie

Ko:
- akutes Thorax-Syndrom („acute chest syndrome", vasookklusive Genese) mit hoher Mortalität im Erwachsenenalter
- ZNS-Ereignisse (meist zerebrale Blutungen, seltener Infarkte)
- paralytischer Ileus durch Mesenterial-Infarkte (Girdle-Syndrom)
- Osteoporose, Wachstumsstörungen durch rezidivierende Knocheninfarkte
- chronische Glomerulonephritis/-sklerose
- proliferative Retinopathie → Sehstörungen
- „Pure red cell aplasia"/aplastische Krise bei Infekt durch Parvovirus B19
- Bilirubin-Gallensteine, evtl. Eisenüberladung
- Immundefizienz (durch rezidivierende Milzinfarkte) → Pneumokokken-Sepsis, Meningitis

Dg:
- Anamnese (Familienanamnese), Klinik (mindestens alle 6 Monate)
- *Labor:* normochrome Anämie, Retikulozyten, Kreatinin, Harnstoff, Leberwerte, Urinstatus
- Hämoglobin-Elektrophorese, molekulargenetischer Nachweis von HbS und Globinmutation (PCR)
- „Sichelzelltest": Sichelform der Erythrozyten nach Zugabe von Natriumsulfid
- *Bildgebung:* Ultraschall Abdomen, Röntgen der Hüftgelenke, ggf. MRT, Doppler-Echokardiographie
- Retina-Untersuchung

6.4.3 Hämolytische Anämien — Hämatologie

DD: Andere Hämoglobinopathien: Die häufigsten der etwa 450 bekannten Hämoglobinopathien sind Hb C, E und D.

Th: *Supportive/palliative Therapie*
- Flüssigkeitssubstitution, Gabe von mindestens 2000 ml/d
- Sauerstoffgabe (über Nasensonde, 3–4 l/min)
- Behandlung von Infekten (Antibiotikagabe)
- analgetische Behandlung
- ACE-Hemmer bei Proteinurie
- Erythrozytensubstitution, bei schweren Komplikationen Austauschtransfusion
- Chelattherapie bei Eisenüberladung
- bei Milzinfarkten/-einblutung/-ruptur: Splenektomie (prophylaktische Impfungen gegen Streptococcus pneumoniae, Neisseria meningitidis und Haemophilus influenzae)
- Hydroxyharnstoff, 15–30 mg/kg KG/d p.o., führt zu Erhöhung der HbF-Konzentration und Prävention vasookklusiver Ereignisse

Kausaler Therapieansatz
Allogene Stammzelltransplantation vom HLA-identischen Familienspender

Px: Vermeidung von Sauerstoffmangel, Exsikkose und Infekten

β-Thalassämie

Def: Quantitative Störung der Hämoglobinsynthese durch genetischen Defekt der Globinkettensynthese. Formen:
- β-Thalassämie   Störung der β-Ketten-Synthese
- α-Thalassämie   Störung der α-Ketten-Synthese (selten)

Ep: Inzidenz regional unterschiedlich: Vorkommen der β-Thalassämie im Mittelmeerraum, Afrika und Asien, α-Thalassämie in Südostasien und Afrika. In Deutschland sind Thalassämien selten.

Pg: Synthese der Hämoglobin β-Ketten gestört, d.h. Bildung des normalen HbA_1 ($αα/ββ$) des Erwachsenen nicht möglich
→ kompensatorisch Bildung von γ- oder δ-Ketten (HbF = $αα/γγ$, HbA_2 = $αα/δδ$)
→ ineffektive Erythropoese (freies α-Globin ist toxisch für Erythroblasten) mit intramedullärer Hämolyse
→ hypochrome mikrozytäre Anämie, Hämolysezeichen

Sy: *Heterozygote Patienten: Thalassaemia minor*
Klinisch meist asymptomatisch, zum Teil geringgradige chronische Hämolyse, Anämie und Splenomegalie

Homozygote Patienten: Thalassaemia major (Cooley-Anämie)
- chronische Hämolyse, Ikterus
- Hepatosplenomegalie
- Herzinsuffizienz
- Infektneigung
- Osteoporose mit Fehlbildungen
- endokrine und metabolische Störungen

Dg:
- mikrozytäre, hypochrome Anämie (Hb ↓, Hkt ↓, MCV ↓, MCH ↓)
- Eisen$_{Serum}$ ↑, Ferritin ↑, Transferrin-Eisenbindungskapazität ↓
- Blutausstrich: mikrozytäre, hypochrome Erythrozyten, Targetzellen, Polychromasie, einzelne Normoblasten

- chronische erythropoetische Hyperplasie des Knochenmarks → expandiertes Mark, nachweisbar in Knochenmarkszintigrafie oder Röntgen-Schädel ("Bürstenschädel")
- Hämoglobinelektrophorese: erhöhter Anteil von HbF ($\alpha\alpha/\gamma\gamma$) und HbA$_2$ ($\alpha\alpha/\delta\delta$)
- molekulargenetischer Nachweis des defekten Globingens (mittels PCR)

DD: Eisenmangelanämie (☞ Kap. 6.4.1)

Th: *Kurativer Therapieansatz*
Bei Homozygotie/schwerer Hämolyse: allogene Stammzelltransplantation im Kindesalter, vom HLA-identischen Familienspender

Supportiver Therapieansatz
- Gabe von Erythrozytenkonzentraten
- Behandlung der Hämosiderose: Deferoxamin, Deferasirox oder Deferipron
- Splenektomie
- Infektprophylaxe
- Substitution von Kalzium, Vitamin D, Zink, Folsäure
- Bisphosphonattherapie

Autoimmunhämolyse (AIHA) durch Wärmeantikörper

Def: Autoimmunhämolytische Anämie durch inkomplette Wärmeautoantikörper vom Typ IgG, selten auch IgM oder IgA ("inkomplette" Antikörper: Antigen-Antikörper-Bindung, jedoch keine Lyse oder Agglutination)

Ep: 75 % aller autoimmunhämolytischen Anämien

Pg: *Bildung von Wärme-Autoantikörpern vom Typ IgG*
- bei Non-Hodgkin-Lymphomen, insbesondere niedrig malignen NHL (CLL)
- bei Autoimmunerkrankungen, z.B. systemischem Lupus erythematodes (SLE), variablem Immundefekt Syndrom (CVID)
- nach Infekten (Virusinfekte, seltener bakterielle Infekte)
- medikamentös induzierte Hämolyse (unterschiedliche Mechanismen): Antibiotika, α-Methyldopa, L-Dopa, Chinin, Chinidin, Röntgenkontrastmittel, Procainamid, Diclofenac, CLL-Patienten unter Therapie mit Purinanaloga
- Evans-Syndrom (meist hämolytische Anämie und Thrombozytopenie)
- allogene Bluttransfusion, allogene hämatopoetische Stammzelltransplantation
- idiopathisch (50 % der Fälle)

Autoimmunhämolyse
- Bindung inkompletter Antikörper an Erythrozyten
- Destruktion antikörpergebundener Erythrozyten in Milz und Leber (extravaskuläre, nicht komplementvermittelte Lyse durch Zellen des retikuloendothelialen Systems)

Sy:
- Hämolyse, bis zur hämolytischen Krise, mit Ikterus, Hämoglobinurie, Fieber etc.
- Anämiesymptome (Müdigkeit, Schwäche, Leistungsminderung, Blässe etc.)

Dg: *Anamnese, Klinik*
- Anamnese einschließlich Medikamentenanamnese
- klinischer Befund einschließlich Anämiesymptomatik

Labor, Bildgebung
- Anämie (Hb ↓, Hkt ↓, Retikulozyten)
- Hämolysezeichen (LDH ↑, indirektes Bilirubin ↑, Haptoglobin ↓)

6.4.3 Hämolytische Anämien — Hämatologie

- Blutgruppe
- Ausschluss möglicher Grunderkrankungen
- ggf. CT, Sonografie Abdomen, Knochenmarkpunktion (Ausschluss Lymphom)

Coombs-Test: Nachweis inkompletter Antikörper
- „direkter Coombs-Test": Nachweis gebundener inkompletter Antikörper an Erythrozyten (IgG, C3)
- „Indirekter Coombs-Test": Nachweis freier inkompletter Antikörper im Serum
- bei Autoimmunhämolyse durch Wärmeautoantikörper: direkter Coombs-Test positiv, indirekter Coombs-Test positiv oder negativ

Ko: Entwicklung einer lymphoproliferativen Erkrankung, venöse Thromboembolismen

Th: *CAVE:* Die Autoimmunhämolyse zeigt unterschiedliche Schweregrade, von kompensierter chronischer Hämolyse bis zur akut lebensbedrohlichen hämolytischen Krise. Jede Autoimmunhämolyse ist zunächst wie ein hämatologischer Notfall zu behandeln.

Behandlungskonzept bei AIHA durch Wärmeantikörper

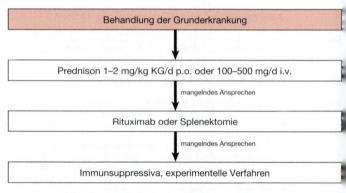

Kausale Therapie
Behandlung der Grunderkrankung bzw. Absetzen auslösender Medikamente

Symptomatische Therapie
- Kortikosteroide *(Standardtherapie)*: Prednison 1–2 mg/kg KG/d oder 100–500 mg/d i.v., Ansprechen bei 80 % der Patienten, nach Normalisierung der Hämolyseparameter langsame Dosisreduktion. Die Mehrzahl der Patienten benötigen niedrigdosierte Kortikosteroide als Dauertherapie
- Rituximab 375 mg/m²/d i.v. wöchentlich, bei Therapieresistenz auf Kortikosteroide
- Splenektomie: bei therapieresistenter chronischer Hämolyse oder als Notfall-Splenektomie bei akut nicht beherrschbarer Autoimmunhämolyse
- Immunsuppressiva: indiziert bei chronischer Hämolyse und Resistenz auf Kortikosteroide, Splenektomie und Rituximab. Eingesetzt werden z.B.
  - Azathioprin 100–150 mg/d
  - Cyclophosphamid 100 mg/d p.o oder 500–750 mg/m² i.v. alle 3 Wochen
  - Cyclosporin A 5–10 mg/kg KG/d verteilt auf zwei Gaben, Dosisanpassung nach Ansprechen und Nebenwirkungen

- Mycophenolat Mofetil 500–1 000 mg/d verteilt auf zwei Gaben, Erhöhung bis 1 000–2 000 mg/d
- Intravenöse Immunglobuline 1 000 mg/kg KG/d i.v. für 5 Tage, Ansprechrate 40 %, in der Regel nur transientes Ansprechen.
- Gabe von Erythrozytenkonzentraten nur bei symptomatischer Anämie (Gefahr kardio-pulmonaler Störungen, zerebrale Perfusionsstörungen etc.)

Autoimmunhämolyse (AIHA) durch Kälteagglutinine

Def: Autoimmunhämolytische Anämie durch komplette Kälteautoantikörper vom Typ IgM, in der Regel gegen das I-Antigen der Erythrozytenmembran („komplette" Antikörper: Fähigkeit zur Agglutination und Lyseinduktion bei Antigen-Antikörper-Bindung)

Ep: 15 % aller autoimmunhämolytischen Anämien

Pg: *Sekundäre Bildung polyklonaler Kälte-Autoantikörper („Kälteagglutininsyndrom")*
- bei niedrig malignen Non-Hodgkin-Lymphomen oder M. Hodgkin
- monoklonale IgM-Gammopathie, Patienten meist über 60 Jahre
- Adenokarzinome, Alter meist > 60 Jahre
- nach Infekten (Virusinfekte, Mononukleose/EBV-Infekt, Mykoplasmenpneumonie) Titer für Kälteagglutinine bis 1:1 000

Primäre Bildung monoklonaler Kälte-Autoantikörper („Kälteagglutininkrankheit")
Angeborene Erkrankung, selten, Titer für Kälteagglutinine bis 1:256 000

Autoimmunhämolyse
Bei Absinken der intravasalen Temperatur auf < 20–25 °C Antigen-Antikörper-Bindung, Agglutination und komplementvermittelte intravaskuläre Hämolyse

Sy:
- bei Kälteexposition Hämolyse, bis zur hämolytischen Krise (mit Ikterus, Hämoglobinurie, Fieber etc.)
- Anämiesymptome (Müdigkeit, Schwäche, Leistungsminderung, Blässe etc.)
- Akrozyanose: Schmerzen/Perfusionsstörung der Akren (Finger/Zehen/Nase), geringe bis keine reaktive Hyperämie
- Schmerzen oder Unverträglichkeit bei kalten Speisen oder Getränken
- Splenomegalie

Dg:
- Anamnese, Klinik
- *diagnostischer Hinweis:* Agglutination der Erythrozyten bei Blutentnahme und labortechnischen Analysen, Sturzsenkung → für weitere Analysen unmittelbare Konservierung der Probe nach Blutentnahme bei 37–40 °C notwendig
- Anämie (Hb ↓, Hkt ↓), Hämolysezeichen (LDH ↑, indirektes Bilirubin ↑, Haptoglobin ↓), Nachweis von Kälte-Autoantikörpern
- positiver Coombs-Test mit Anti-C3
- Ausschluss möglicher Grunderkrankungen (Immunelektrophorese, Immunglobuline, Mykoplasmentiter, EBV-Serologie)
- Blutgruppe

DD:
- paroxysmale Kälte-Hämoglobinurie: IgG-Antikörper normalerweise mit anti-P Spezifität
- Medikamenten-induzierte autoimmunhämolytische Anämie: Medikamentenanamnese, keine erhöhten Kälteagglutinine
- Kryoglobulinämie oder Raynaud-Phänomen

Th: *Kausale Therapie*
Behandlung der Grunderkrankung

Symptomatische Therapie
- Schutz vor Kälte
- bei schwerer *akuter Hämolyse:* Plasmapherese (Ziel: Entfernung der Autoantikörper), meist technisch schwierig (durch Agglutination im Plasmapheresesystem)
- bei *chronischer Hämolyse:* Rituximab (375 mg/m^2) ± Fludarabin. Alternativ Immunsuppressiva, z.B. Azathioprin, Cyclophosphamid (Dosen ☞ oben), oder Chlorambucil (0,4–0,8 mg/kg KG/d an d 1 mit Wiederholung d 15, oder 2–4 mg/d über mindestens 4 Wochen)
- intravenöse Immunglobuline bei mykoplasmeninduzierter Hämolyse
- bei symptomatischer Anämie (Gefahr kardiopulmonaler Störungen, zerebrale Perfusionsstörungen etc.) Gabe *gewaschener* Erythrozytenkonzentrate (*keine Komplementzufuhr bei komplementvermittelter Hämolyse*)
- Kortikosteroide und Splenektomie sind meist unwirksam

Autoimmunhämolyse (AIHA) durch Medikamente

Def: Autoimmunhämolytische Anämie ausgelöst durch bestimmte Medikamente

Pg: Es werden drei Pathomechanismen unterschieden:
1. Haptentyp (z.B. Penicilline, Tetrazykline, Cephalosporine)
2. Immunkomplextyp (z.B. Amphotericin B, Diclofenac, Tetrazykline)
3. Autoantikörpermechanismus (z.B. Fludarabin, Diclofenac)

Sy:
- Anämiesymptome (Müdigkeit, Schwäche, Leistungsminderung, Blässe etc.)
- Hämolyse, z.T. akut verlaufend, mit akutem Nierenversagen, disseminierter intravasaler Gerinnung (DIC) und Schock (bei Immunkomplextyp)

Dg:
- Anamnese Klinik
- bei jeder Hämolyse: exakte Medikamentenanamnese
- Serologie:
  - Haptentyp: positiver Coombs-Test mit IgG, indirekter Coombs-Test negativ (Ausnahme: Verwendung medikamentenbeladener Testerythrozyten)
  - Immunkomplextyp: positiver Coombs-Test für C3d, Gerinnung
  - Autoantikörpertyp: direkter Coombs-Test mit Anti-IgG positiv, indirekter Coombs-Test positiv

Th: *Kausale Therapie*
Absetzen des Medikaments und Vermeidung einer erneuten Exposition

Symptomatische Therapie
Beim Autoantikörpertyp: evtl. Gabe von Kortison
Bei Nierenversagen oder persistierender Hämolyse Plasmapherese oder Hämodialyse

Hämolytische Anämien 6.4.3

Lit:
1. Bartolucci P, Galacteros F. Clinical management of adult sickle-cell disease. Curr Opin Hematol 2012;19:149–155.
2. Crowther M, Chan YLT, Garbett IK et al. Evidence-based focused review of the treatment of idiopathic warm immune hemolytic anemia in adults. Blood 2011;118:4036–4040.
3. Higgs DR, Engel JD, Stamatoyannopoulos G. Thalassaemia. Lancet 2012; 379:373–383.
4. Kohne E. Hämoglobinopathien, Klinische Erscheinungsbilder, diagnostische und therapeutische Hinweise. Dtsch Ärztebl 2011;108:532–540.
5. Lechner K, Jäger U. How I treat autoimmune hemolytic anemias in adults. Blood 2010;116:1831–1838.
6. Luzzatto L, Gianfoldoni G, Notaro R. Management of Paroxysmal Nocturnal Haemogloinuria. Br J Haematol 2011;153:709–720.
7. Rachmilewitz EA, Giardina PJ. How I treat thalassemia. Blood 2011;118:3479–3488.
8. Ramos-Casals M, Stone JH, Cid MC et al. The cryoglobulinemias. Lancet 2012;379:348–360.
9. Ryan K, Bain BJ, Worthington D et al. Significant haemoglobinopathies: guidelines for screening and diagnosis. Br J Haematol 2010;149: 35–49.

Web:
1. www.awmf-online.de — AWMF, Leitlinien
2. www.dgho-onkopedia.de/onkopedia/leitlinien — DGHO Onkopedia, Leitlinien
3. www.g6pd.org — G6PD-Mangel
4. www.sicklecelldisease.org — Sickle Cell Disease Association
5. www.thalassemia.org — Thalassemia Foundation
6. www.thalassaemia.org.cy — Thalassemia Intl Federation

6.4.4 Normochrome Anämien

J. Heinz

Def: Anämien mit normalem korpuskulären Hämoglobin (MCH 27–34 pg/Erythrozyt) bzw. normaler korpuskulärer Hämoglobinkonzentration (MCHC 31–36 g/dl) bzw. normalem mittleren korpuskulären Volumen (MCV 85–98 fl)

DD:
- Anämie bei akuter Blutung
- hämolytische Anämien (☞ Kap. 6.4.3)
- aplastische Anämien (☞ Kap. 6.1)
- Anämie bei Nieren-, Leberleiden
- endokrine Störungen (z.B. Hypothyreose)
- Anämien bei Leukämien, Lymphomen, multiplem Myelom, maligner Knochenmarkinfiltration

Zur Differenzialdiagnose kann die Retikulozytenzahl herangezogen werden. Bei adäquaten Retikulozyten ist eine akute Blutung oder eine Hämolyse wahrscheinlich. Bei erniedrigten Retikulozyten sollte eine Knochenmarkpunktion durchgeführt werden. Bei unauffälligem Knochenmark kann es sich um eine Anämie bei endokrinen Störungen oder Anämie bei Einschränkungen der Nieren- oder Leberfunktion handeln. Bei hypoplastischem Knochenmark: aplastische Anämie. Bei Knochenmarkfibrose oder Infiltration: Leukämie, Multiples Myelom, Knochenmark-Karzinose, Myelofibrose.

Renale Anämie

Def: Normochrome, normozytäre, hyporegeneratorische Anämie bei chronischer Niereninsuffizienz

Ep: Inzidenz 50–60 Fälle/100 000 pro Jahr, ♂:♀ 4:3. Raten fortgeschrittener chronischer Nierenerkankungen bei ♂ > ♀. Chronische Nierenerkrankungen und Anämie in USA bei schwarzer Population um Faktor 4 erhöht.

Pg: *Anämie bei chronischer Niereninsuffizienz*
- renale Erythropoetinsynthese ↓, physiologisch produzieren die Nieren 90 % des Erythropoetins, die Ausprägung der Anämie korreliert mit dem Schweregrad der Grunderkrankung
- supprimierte Hämatopoese sowie intramedulläre Hämolyse durch Akkumulation von Urämietoxinen
- begleitend chronische Blutverluste (Eisenmangel) durch Hämodialyse

Sy: *Allgemeine Anämiesymptome*
- Blässe von Haut und Schleimhäuten, Nagelbett, Konjunktiven
- Schwäche, Müdigkeit, Leistungsminderung
- Konzentrationsstörungen, Kopfschmerzen, Schwindel
- Dyspnoe, Tachykardie, Palpitationen (insbesondere bei akuter Anämie), Synkopen
- funktionelles Herzgeräusch (i.d.R. Systolikum)
- insbesondere bei älteren Patienten: Verwirrtheit, Depression

Urämiesymptome
- urämischer Fötor, Pruritus
- „Café au lait"-Hautkolorit durch Urochromablagerung bei gleichzeitiger Anämie
- Schwäche, Kopfschmerzen

Hämatologie — Normochrome Anämien 6.4.4

Dg: *Anamnese, Klinik*
- Anamnese: Zeichen der chronischen Niereninsuffizienz
- Befund: Haut, Schleimhäute, Lymphknotenstatus, Milz, Leber, Herz (Tachykardie, Systolikum), rektale Untersuchung, Hämoccult®-Test

Labor
- Hämatologie: Blutbild, mit MCV (n), MCH (n), Retikulozyten (normal oder ↓), Differenzialblutbild
- klinische Chemie: Routinelabor mit Leber-/Nierenfunktionsparametern, Gesamteiweiß, Hämolyseparametern (Bilirubin, LDH, Haptoglobin normal, ggf. geringgradige Hämolyse durch Urämietoxine)
- Vitamin B_{12}-Spiegel, Folsäurespiegel
- Eisenstatus, mit Serumeisen, Ferritin, Transferrin, ggf. Eisenmangel bei chronischen Blutverlusten durch Hämodialyse
- Erythropoetinspiegel ↓/normal (d.h. nicht adäquat erhöht)
- ggf. Blutgruppe (falls Erythrozytensubstitution notwendig)

Th: *Symptomatische Therapie*
- Erythropoese-Stimulation durch Darbepoetin alfa, Dosierung 1,35 µg/kg Körpergewicht alle 3 Wochen s.c. oder i.v., Dosisanpassung nach Ansprechen
- alternativ rekombinantes Erythropoetin, Dosierung: initial 50 IE/kg Körpergewicht 3 × wöchentlich s.c. oder i.v., Dosisanpassung nach Ansprechen
- **CAVE: Blutdruckanstieg unter steigendem Hämatokrit möglich, insbesondere bei präexistenter Hypertonie.**
- Zielhämoglobin zwischen 11–12 g/dl; niedrigere Zielhämoglobinwerte werden aktuell diskutiert, ein Hb-Wert von 13 g/dl sollte nicht überschritten werden
- suffiziente Hämodialyse
- zusätzliche Eisensubstitution bei Zeichen des Eisenmangels (☞ Kap. 6.4.1)

Kausale Therapie
Nierentransplantation

Lit:
1. Carmel R. Nutritional anemias and the elderly. Semin Hematol 2008;45:225–234.
2. Foley RN. Treatment of anemia in chronic kidney disease: known, unknown and both. J Blood Med 2011;2:103–112.
3. Kalantar-Zadeh K, Aronoff GR. Hemoglobin variability in anemia of chronic kidney disease. J Am Soc Nephrol 2009;20:479–487.
4. Kazory A, Ross EA. Anemia: the point of convergence or divergence for kidney disease and heart failure? J Am Coll Cardiol 2009;53:639–647.
5. Unger EF, Thompson AM, Blank MJ et al. Erythropoiesis-stimulating agents – time for a reevaluation. N Engl J Med 2010;362:189–192.

Web:
1. kidney.niddk.nih.gov/kudiseases/pubs/anemia — NKUDIC, Renale Anämie
2. www.dgfn.eu — Gesellschaft für Nephrologie
3. emedicine.medscape.com/article/1389854-overview — e-medicine
4. www.onmeda.de/krankheiten/renale_anaemie.html — Onmeda

6.5 Hämorrhagische Diathesen

J. Heinz

Def: Erworbene oder angeborene pathologische Blutungsneigung, bei Störungen der
- Gefäßreaktion → Vaskulopathien
- Gerinnungsfaktoren → Koagulopathien
- Thrombozyten → thrombozytär bedingte Blutungsneigung

Phys: Die Gerinnungskaskade (zellbasiertes Model) läuft in vier Hauptphasen ab:
- Einleitung (Initiation)
- Verstärkung (Amplifikation)
- Fortsetzung (Propagation)
- Stabilisierung

Es handelt sich um ein komplexes Zusammenspiel von Endothel, Thrombozyten, von Willebrand-Faktor und plasmatischen Gerinnungsfaktoren. Die Endstrecke der Gerinnung ist die Bildung eines stabilen Fibringerinnsels, durch das die Integrität des Blutgefäßes bei einer Verletzung erreicht wird. Die Fibrinolyse verhindert eine überschießende Fibrinbildung im Gefäß, sodass es zu keinem vollständigen Verschluss kommt. Blutgerinnung und Fibrinolyse stehen in einem physiologischen Gleichgewicht und werden durch Aktivatoren und Inhibitoren reguliert.

Gerinnungskaskade

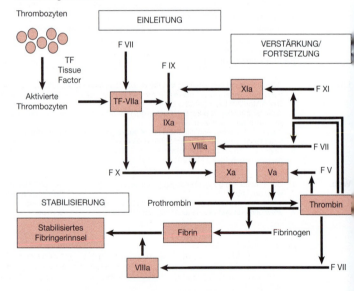

Die Unterteilung in ein exogenes („extrinsic") und ein endogenes („intrinsic") System hat für physiologische (in vivo) Reaktionen keine Bedeutung; ist jedoch für das Verständnis der in vitro-Phänomene und die Bedeutung der angewandten Gerinnungsuntersuchungen (z. B. Quick-Wert, PTT) hilfreich.

Faktoren des Gerinnungssystems

Faktor	Ursprüngliche Bezeichnung	Plasma-konzentration	t½
I	Fibrinogen	150–450 mg/dl	3–5 d
II	Prothrombin	100 µg/ml	2–3 d
V	Proakzelerin	10 µg/ml	15 h
VII	Prokonvertin	0,5 µg/ml	4–6 h
VIII	Antihämophiler Faktor	0,1 µg/ml	8–12 h
IX	Christmas-Faktor	5 µg/ml	12–24 h
X	Stuart-Prower-Faktor	10 µg/ml	50 h
XI	Rosenthal-Faktor	5 µg/ml	2–3 d
XII	Hagemann-Faktor	30 µg/ml	50 h
XIII	fibrinstabilisierender Faktor	30 µg/ml	50 h
von-Willebrand-Faktor	FVIII-assoziiertes Antigen	10 µg/ml	24 h
Gerinnungsinhibitoren			
Protein C	FVa- und FVIIIa-spaltende Protease	0,003	6 h
Protein S	Kofaktor des Protein C	0,025	40 h
AT	Antithrombin	0,1–0,2	2–4 d

a aktivierte Faktoren, t½ Halbwertszeit

Fibrinolysesystem und Fibrinolyse-Inhibitoren

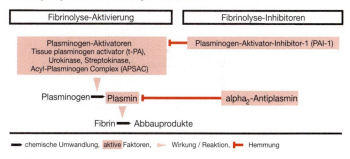

━ chemische Umwandlung, aktive Faktoren, ▸ Wirkung / Reaktion, ┝ Hemmung

Inhibitoren des Gerinnungssystems

Physiologische Inhibitoren
- *Antithrombin (AT):* Hemmung von Thrombin (IIa) und anderer Serinproteasen (Xa, XIIa, XIa, VIIa, Plasmin) durch Komplexbildung. Wichtiger physiologischer Gerinnungsinhibitor, bei AT-Mangel erhöhtes Thromboserisiko (Thrombophilie, ☞ Kap. 6.6)
- *Protein C:* Umwandlung zu aktiviertem Protein C (APC) durch Thrombin-Thrombomodulin-Komplex am Gefäßendothel. APC hemmt FVa und FVIIIa. Bei Protein-C-Mangel erhöhtes Thromboserisiko (☞ Kap. 6.6)
- *Protein S:* Kofaktor von Protein C

Medikamentöse Inibitoren (Auswahl)
- *Glykoantikoagulantien (unfraktioniertes Heparin, niedermolekulare Heparine, Danaparoid, Fondaparinux):* Bindung an Antithrombin → Konformationsänderung von AT → bessere Verfügbarkeit des aktiven Inhibitorenzentrums → beschleunigte Hemmung der Proteasen (Katalysatorwirkung). Wirkungsunterschied von unfraktioniertem Heparin (UFH) und niedermolekularem Heparin (NMH): NMH zeigen eine stärkere anti-Xa- als Antithrombinwirkung → Monitoring mittels anti-Xa-Spiegel
- *Rivaroxaban:* oraler Faktor-Xa-Inhibitor
- *Hirudin, Bivalirudin, Argatroban, Dabigatran (oral verfügbar):* direkte Inaktivierung von Thrombin
- *Cumarine:* Vitamin K-Antagonisten konkurrieren in der Leber mit Vitamin K um die Vitamin K1-Epoxidreduktase und Vitamin K-Reduktase → Bildung inkompletter Gerinnungsfaktoren („proteins induced by vitamine K absence", PIVKA), die unwirksam sind (Faktoren II, VII, IX und X sowie von Protein C, S und Z)

Thrombozytenaggregationshemmer (Auswahl)
- *Acetylsalicylsäure:* irreversible Inhibition der Cyclooxygenase
- *Tirofibanhydrochlorid:* GPIIb/IIIa Rezeptor-Antagonist
- *Dipyridamol:* Phosphodiesterasehemmer. In Kombination mit ASS in der Sekundärprophylaxe des Schlaganfalls eingesetzt
- *Clopidogrel, Ticlopidin, Prasugrel, Ticagrelor:* ADP-Rezeptor-Antagonisten. Hemmung der ADP-induzierten Plättchenaggregation. Gestörte Expression des Fibrinogenrezeptors

Klass: ***Einteilung erworbener und angeborener Koagulopathien***

Vitamin K-Mangel oder Störung der Synthese Vitamin K-abhängiger Gerinnungsfaktoren (☞ Kap. 6.5.1)
- schwere Leberschädigung
- Antibiotikatherapie, Malabsorptionssyndrom, gestörte Fettresorption, Alkoholismus

Verbrauchskoagulopathie
- Disseminierte intravasale Koagulopathie (DIC ☞ Kap. 6.5.5)

Immunkoagulopathien
- Antikörper gegen einzelne Gerinnungsfaktoren oder gegen Phospholipide z.B. bei Autoimmunerkrankungen (z.B. Lupus-Antikoagulans bei Systemischem Lupus erythematodes)

Mikroangiopathien
- thrombotisch-thrombozytopenische Purpura (TTP ☞ Kap. 6.3.3)
- hämolytisch-urämisches Syndrom (HUS ☞ Kap. 6.3.3)

Angeborene Koagulationsstörungen
- Faktor VIII-Mangel (Hämophilie A ☞ Kap. 6.5.2)
- Faktor IX-Mangel (Hämophilie B ☞ Kap. 6.5.3)
- von-Willebrand-Erkrankung (☞ Kap. 6.5.4)
- Mangel anderer Gerinnungsfaktoren

Hämatologie   Hämorrhagische Diathesen 6.5

Sy: Bei verschiedenen Gerinnungsstörungen unterschiedliche Blutungstypen:
- *thrombozytäre Störungen:* punktförmige Blutungen (typisch für Thrombozytopenien): Petechien, Purpura sowie Schleimhautblutungen und Hämatome (bei Thrombopathien)
- *vaskuläre Störungen:* Petechien, Purpura
- *Koagulopathien:* großflächige Blutungen, Hämatome, Gelenkblutungen

Dg: *Anamnese, Klinik*
- Anamnese (mit Familienanamnese, Blutungsneigung, Medikamente, bei Frauen: Menstruationsanamnese)
- Untersuchung: Blutungstyp

Labor
- Blutbild mit Thrombozytenzahl, Fibrinogen
- Funktion des „Intrinsic Pathway": PTT-Test (partielle Thromboplastinzeit)
- Funktion des „Extrinsic Pathway": Quick-Test (Prothrombinzeit)
- vaskuläre/thrombozytäre Störung: Thrombozytenzahl, Thrombozytenfunktionstests, Plättchenfunktionsanalyse (PFA® 100)
- Beurteilung der Gerinnungsaktivierung: Fibrinmonomere, Prothrombinfragmente 1 + 2
- Beurteilung der Stärke ablaufender Fibrinolysereaktionen: D-Dimere (Spaltprodukte von Fibrin, Zeichen aktiver Fibrinolyse)
- Spezialuntersuchungen: Einzelfaktoranalysen, FACS Analyse der Thrombozyten, Inhibitoren

Th: ☞ jeweilige Gerinnungsstörung (☞ Kap. 6.5.1–6.5.5)

Lit:
1. Camire RM. A new look at blood cogaluation factor V. Curr Opin Hematol 2011;18:338–342.
2. Chee YL, Crawford JC, Watson HG et al. Guidelines on the assessment of bleeding risk prior to surgery or invasive procedures. The British Committee for Standards in Haematology. Br J Haemotol 2008;140:496–504.
3. Garcia D, Libby E, Crowther MA. The new oral anticoagulants. Blood 2010;115:15–20.
4. Keeling D, Mackie I, Morre GW et al. Guidelines on the investigation and management of antiphospholipid syndrome Br J Haematol 2012;157:47–58.
5. Levine MN. New antithrombotic drugs: potential for use in Oncology. J Clin Oncol 2009;27:4912–4918.
6. Lipinski S, Bremer L, Lammers T et al. Coagulation and inflammation molecular insights and diagnostic implications. Hämastaseologie 2011;31:94–104.
7. Oldenburg J, Barthels M. Angeborene Koagulopathien am Beispiel der Hämophilie A und B, Hemmkörperhämophilie. Hämostaseologie 2008;28:335–347.
8. Preissner KT. New factors – new functions Blood coagulation, fibrinolysis and beyond Hämostaseologie 2011;31:153–154.
9. Riess H. Erworbene Koagulopathien. Hämostaseologie 2008;28:348–357.

Web:
1. www.gth-online.org — Ges für Thrombose- und Hämostaseforschung
2. www.isth.org — Intl Soc Thrombosis Haemostasis
3. www.allaboutbleeding.de — CSL Behring Patienteninformation
4. www.nhlbi.nih.gov/guidelines/vwd — National Heart Lung and Blood Institute

6.5.1 Erworbene Gerinnungsstörungen

J. Heinz

Def: Erworbene hämorrhagische Diathesen, die spontan oder im Rahmen einer Grunderkrankung auftreten können, die ursprünglich nicht das Koagulationssystem betrifft. In der Regel sind mehrere Komponenten des Hämostasesystems betroffen, unterschieden werden Synthesestörungen und Umsatzstörungen.

ICD-10: D68

Pg: *Ursachen erworbener Koagulationsstörungen (Auswahl)*

- Vitamin K-Mangel
- Lebererkrankungen
- Urämie, nephrotisches Syndrom
- Maligne Erkrankungen (Lymphome, Leukämien, myeloproliferative Syndrome, solide Tumoren)
- Amyloidose
- Kardiovaskuläre Störungen
- Autoimmunerkrankungen
- Medikamente (z.B. Asparaginase, Penicilline, Cephalosporine, Interferon α)
- Schwangerschaft, post partum

Vitamin K-Mangel

Ep: Eine der häufigsten Gerinnungsstörungen

Pg:
- Vitamin K-freie Ernährung (selten)
- Malabsorptionssyndrome, Cholestase, chronische Pankreatitis, Sprue
- iatrogen: Antibiotikatherapie (z.B. Cephalosporine), Cumarintherapie, parenterale Ernährung ohne Vitamin K-Substitution

PPhys: Vitamin K ist ein fettlösliches Vitamin und Kofaktor bei der funktionellen Modifikation der Gerinnungsfaktoren II, VII, IX, X sowie Protein C, S und Z, durch posttranslationale γ-Carboxylierung.
Vitamin K-Mangel → verminderte/fehlende Carboxylierung → Bildung inaktiver Gerinnungsfaktoren → Blutungsneigung

Sy: Auftreten von Hämatomen/Blutungen

Dg:
- Quick ↓, aPTT normal oder leicht verlängert
- eine Bestimmung der Einzelfaktoren ist in der Regel nicht notwendig

Th: *Exogener Vitamin K-Mangel/keine Blutung:*
- in der Regel einmalig Phytomenadion 10–20 mg p.o., bei Resorptionsstörungen i.v. Der Therapieeffekt unterliegt starken individuellen Schwankungen, ein Anstieg des Quickwertes ist frühestens 6–12 h nach i.v. Therapie zu erwarten, nach oraler Gabe nach 24 Stunden.

Vitamin K-Gabe bei Cumarintherapie
- *Keine Blutung und INR < 5:* Dosisreduktion von Cumarin oder Auslassen einer Gabe und Fortführung der Therapie mit geringerer Dosis. Bei nur leicht verlängerter INR, Fortführung der Cumarintherapie in unveränderter Dosierung.
- *Keine Blutung und INR > 5 bis 9:* Aussetzen der Cumarintherapie und engmaschige INR-Kontrolle, Fortsetzung der Therapie wenn INR im Zielbereich in niedriger Dosierung. Bei stark blutungsgefährdeten Patienten Gabe von Vitamin K 1–2,5 mg oral.
- *Keine Blutung und INR > 9:* Aussetzen der Cumarintherapie und Gabe von Vitamin K 2–5 mg oral. Engmaschige Kontrolle des INR.
  Ggf. Wiederholung der Vitamin K-Gabe. Wenn INR im Zielbereich, Fortführung der Cumarintherapie in angepasster Dosierung.
- *Blutung (Notfall) oder Notfalloperation, unabhängig von INR:* sofortige Beendigung der Cumarintherapie, Gabe von Vitamin K 10 mg i.v. (Wirkungseintritt nach etwa 12 h) und Gabe von PPSB 25–50 IE/kg Körpergewicht. Bei nicht beherrschbaren Blutungen Gabe von rekombinantem Faktor VIIa erwägen
- *Elektiver Eingriff:* Prüfen, ob Eingriff unter Cumarin durchgeführt werden kann oder eine kurzfristige Absenkung des INR unter den Zielbereich vertretbar ist. Ansonsten Pausierung der Cumarintherapie und Beginn einer Therapie mit NMH („Bridging"), sobald der INR unterhalb des Zielbereiches liegt. Bezüglich der Dosierung des NMH gibt es keine klaren Vorgaben, die Dosierungsempfehlungen schwanken zwischen einer „halbtherapeutischen" und „volltherapeutischen" Dosis des NMH. Die Dosierung sollte sich an der Indikation der Antikoagulation, dem Blutungsrisiko und dem Thrombembolierisiko orientieren.

Hämorrhagische Diathesen bei Lebererkrankungen

Pg: Die Leber spielt eine zentrale Rolle sowohl bei Synthese als auch Elimination von Gerinnungsfaktoren und -inhibitoren → Störungen der Leberfunktion gehen z.T. mit komplexen Hämostasestörungen einher, die sowohl zu einer Blutungsneigung als auch Thromboseneigung führen können.
- Synthesestörungen → Faktorenmangel (insbesondere FII, V, VII, IX, X, XIII, Fibrinogen, Plasminogen, $α_2$-Antiplasmin, Antithrombin, Protein C, Protein S, Protein Z)
- Eliminationsstörungen → Faktorenüberschuss (z.B. FVIII, von-Willebrand-Faktor)
- Störung der Thrombopoese/Thrombozytenfunktion (bei Hypersplenismus, Alkoholabusus mit Knochenmarkschädigung, Vitamin B_{12}-/Folsäuremangel, Thrombopoetinmangel, Proteolyse der Glykoproteinrezeptoren)
- Hyperfibrinolyse
- Bildung von Gerinnungsinhibitoren
- Verlustkoagulopathie (Verlust von Gerinnungsfaktoren im Aszites)
- Verbrauchskoagulopathie (☞ Kap. 6.5.5 DIC)

Sy:
- Zeichen der Leberinsuffizienz
- Hämatomneigung, Schleimhautblutungen, Epistaxis
- Blutungen aus Ösophagusvarizen (lebensbedrohlich)

Dg:
- Quick ↓: frühester pathologischer Test (erfasst FVII, der aufgrund seiner kurzen t½ von 4 h frühzeitig abfällt), guter Parameter zur Verlaufskontrolle von Leberschäden. Proportionaler Abfall von F V und VII spricht für Leberschaden, stärkerer Abfall von Faktor VII für Vitamin K-Mangel
- aPTT: kann bei fortgeschrittenen Lebererkrankungen verlängert sein
- Thrombozyten ↓, Fibrinogen ↓, Faktor V ↓, Protein C ↓, Protein S ↓, Antithrombin ↓ (bei Cholestase evtl. leicht erhöht), D-Dimere ↑
- eine Bestimmung der Einzelfaktoren ist in der Regel nicht notwendig

6.5.1 Erworbene Gerinnungsstörungen — Hämatologie

- eine Abschätzung des Blutungsrisikos ist aufgrund der Laborparameter nur bedingt möglich

Th: *Akute Blutung*
- initiale Therapie mit FFP 10–20 ml/kg Körpergewicht
- bei ungenügender Wirkung: Ausgleich eines Antithrombin-Mangels, Fibrinogensubstitution (bei Spiegel < 1,0 g/l → 3 g Fibrinogen), Gabe von PPSB. Der Bedarf richtet sich nach den gemessenen Ausgangswerten
- Gabe von Thrombozytenkonzentraten (*CAVE:* Thrombozytenüberlebenszeit stark verkürzt.) Auf Grund von in vitro-Daten mit adäquater Thrombingeneration bei Thrombozytenwerten von 50×10^9/l und optimaler Thrombingeneration bei 100×10^9/l Thrombozyten, werden für kleinere Eingriffe 50×10^9/l Thrombozyten und bei Eingriffen mit hohem Blutungsrisiko 100×10^9/l Thrombozyten gefordert. Die Gabe von Desmopressin (DDAVP) 0,3 µg/kg KG i.v., und eines Antifibrinolytikums (Cyklokapron in einer Dosierung von 10 mg/kg KG 3 mal/Tag) kann erwogen werden.
  CAVE: Verschlechterung einer DIC möglich
- bei Faktor XIII-Konzentration < 50 % und mangelnder Wirkung von FFP: Gabe von FXIII-Konzentrat (z.B. Fibrogammin® 1 250 IE)
- bei unbekannten Ausgangswerten/Notfallsituation: Therapieeinleitung mit Antithrombin 50 E/kg Körpergewicht, Fibrinogen 3 g, PPSB 50 E/kg KG. Bei nicht beherrschbarer Blutung: Therapieversuch mit aktiviertem Faktor VIIa (Novoseven®)

Blutungsprophylaxe
Gabe eines Antifibrinolytikums (z.B. Tranexamsäure 3 × 1 g), Vitamin K-Substitution. Eine prophylaktische Gabe von Plasma, Gerinnungsfaktoren und Thrombozyten ist nicht indiziert.

Hämorrhagische Diathesen bei Urämie

Pg: Akute oder chronische Niereninsuffizienz

PPhys:
- Thrombozytopathie durch gestörte Glykoproteinrezeptor-Liganden-Interaktion und verminderte ADP- und ATP-Konzentration in den Thrombozyten
- Fibrinpolymerisation ↓
- vWF (von-Willebrand-Faktor)-vermittelte Thrombozytenadhäsion ↓
- renale Anämie mit Störung der Strömungsverhältnisse

Sy:
- Zeichen der Niereninsuffizienz
- Schleimhautblutungen, Hämatombildung, gastrointestinale Blutungen

Dg:
- Kreatinin ↑, Harnstoff ↑, Kreatinin-Clearance ↓
- in vitro-Blutungszeit verlängert, gestörte Thrombozytenfunktion (Aggregation mit ADP und Kollagen gestört), z.T. Thrombozytopenie
- vWF-Kollagenbindungsfähigkeit ↓
- evtl. PTT verlängert aufgrund einer FVIII Erniedrigung

Th:
- Hämodialyse
- Gabe von Desmopressin (DDAVP) 0,3 µg/kg KG i.v., Tranexamsäure (z.B. 3 × 1 g/Tag)
  CAVE: Dosisanpassung bei Niereninsuffizienz
- bei ausbleibendem Erfolg: ggf. Thrombozytensubstitution, PPSB, Fibrinogen Substitution (bei Fibrinogen < 100 mg/dl), ggf. Faktor-VIII-VWF Konzentrate (bei erworbenem von-Willebrand-Syndrom)

Hämatologie — Erworbene Gerinnungsstörungen 6.5.1

Hämorrhagische Diathesen bei malignen Erkrankungen

Pg: Auftreten von Koagulationsstörungen insbesondere bei:
- akuten Leukämien
- malignen Lymphomen
- myeloproliferativen Syndromen
- multiplem Myelom, monoklonaler Gammapathie (MGUS)
- soliden Tumoren (v.a. Prostata-, Ovarial-, Kolonkarzinom)

PPhys:
- Thrombozytopenie durch Knochenmarkinfiltration
- Lebermetastasierung → Störung der Gerinnungsfaktorsynthese
- funktionelle Störung von Thrombozyten/Gerinnungsfaktoren
- Hyperfibrinolyse durch prokoagulatorische Aktivität (z.B. Überexpression von Plasminogenaktivatoren bei Monozytenleukämie)
- Paraproteine → Hyperviskosität, Thrombozytenfunktionsstörung, Inhibition von Gerinnungsfaktoren und Fibrinpolymerisation

Sy: Blutungen aller Schweregrade und Lokalisationen (Hämatomneigung, Schleimhautblutungen, Nachblutung nach Eingriffen)

Dg:
- Thrombozytenzahl
- Blutungszeit ↑, Plättchenfunktionsanalyse (PFA® 100) ↑
- Thrombozytenfunktion ↓ nach Stimulation mit Epinephrin und/oder ADP (v.a. bei MPS)
- Quick und aPTT in der Regel normal (Ausnahmen: Inhibitorenbildung, ausgeprägte Leberfunktionsstörung)
- D-Dimere ↑, Fibrinogen ↓ bei Hyperfibrinolyse

Th:
- Behandlung der Grundkrankheit
- bei Thrombopenie und Blutung: Gabe von Thrombozytenkonzentraten
- bei paraproteinassoziierter Blutung (Multiples Myelom/M. Waldenström): Desmopressin (DDAVP), bei ausgeprägter Hyperviskosität Apheresebehandlung
- bei Hyperfibrinolyse: Antifibrinolytika (z.B. Tranexamsäure)
- *CAVE:* iatrogene Effekte (therapieassoziierte Myelosuppression, Antikoagulation) ausschließen.

Erworbene Faktor VIII-Inhibitoren

Def: Erworbene Inhibitoren gegen Gerinnungsfaktoren: primär (spontan) oder sekundär (im Rahmen einer Grunderkrankung) auftretende Antikörper gegen Faktoren der Hämostase mit z.T. schweren Störungen der Gerinnung. Unterschieden werden:
- Autoantikörper
  - Inhibitoren einzelner Gerinnungsfaktoren (am häufigsten FVIII → „Hemmkörper-Hämophilie")
  - Antiphospholipid-Antikörper (☞ Kap. 6.6)
- Alloantikörper (Inhibitoren bei Substitutionstherapie einer Hämophilie A/B)

Ep: FVIII-Autoantikörper, Inzidenz 1:1 000 000, zwei Altersgipfel: 20.–30. Lebensjahr sowie > 60. Lebensjahr

Pg: FVIII-Autoantikörper: Auftreten in 50 % der Fälle spontan. Sekundär im Rahmen von:
- Autoimmunerkrankungen, SLE (systemischer Lupus erythematodes), Asthma
- Malignen Erkrankungen
- Medikamentenassoziiert: Penicillin, Ampicillin, Interferon α
- Sonstige Ursachen: post partum, Hauterkrankungen, Sarkoidose, Amyloidose, GvHD

6.5.1 Erworbene Gerinnungsstörungen — Hämatologie

Sy: Spontan auftretende Blutungen mit ausgedehnten Hämatomen; Schleimhautblutungen, vaginale Blutungen, gastrointestinale Blutungen, zerebrale Blutungen und z.T. unstillbare Blutungen nach Bagatellverletzungen. Mortalität bis 25 %

Dg:
- aPTT↑, Faktor VIII ↓
- Messung des Hemmkörper-Spiegels nach Bethesda-Methode (BE, Bethesda-Einheit)

Th: *Therapie der Grunderkrankung*
Bei sekundärem Auftreten von FVIII-Inhibitoren

Blutungstherapie
- Gabe von rekombinantem FVIIa (Novoseven®). Einzeldosis 90 µg/kg KG, ggf. alle 2–4 h wiederholen oder Einzeldosis von 270 µg/kg KG
- Bei Hemmkörper-Titern < 5 BE: Gabe von hochdosiertem FVIII-Konzentrat
- Gabe von aktivierten Prothrombinkomplexpräparaten. Dosis: 100 E/kg KG alle 8–12 Stunden, ggf. höhere Dosen notwendig
- Immunadsorptionstherapie (rasche Elimination des Hemmkörpers möglich)

Immuntoleranztherapie
- immunsuppressive Therapie: Kortikosteroide (z.B. Prednison 1 mg/kg/d für mindestens 4 Wochen), ggf. in Kombination mit Cyclophosphamid (2 mg/kg/d); bei Versagen Ciclosporin, Azathioprin oder Rituximab (Dosis 375 mg/m^2 wöchentlich)
  CAVE: Rituximab für diese Indikation nicht zugelassen
- bei Hemmkörper-Titern > 5 BE bzw. bedrohlichen Blutungen: Immunadsorption

CAVE: Patienten mit einer Hemmkörperhämophilie sollten unverzüglich in ein Gerinnungszentrum überwiesen werden.

Erworbenes von-Willebrand-Syndrom

Pg: Inhibition des von-Willebrand-Faktors (vWF) bei:
- malignen Erkrankungen: Lymphome, Leukämien, myeloproliferative Syndrome, soliden Tumoren
- MGUS (monoklonale Gammopathie unklarer Signifikanz), multiples Myelom
- kardiovaskulären Erkrankungen
- Sonstige Ursachen: Autoimmunerkrankungen, medikamentenassoziiert

PPhys:
- Autoantikörper gegen vWF
- Bindung des vWF an Oberflächen maligner Zellen
- Proteolyse des vWF (z.B. bei Promyelozytenleukämie, (☞ Kap. 7.1.2))
- starke intravasale Scherkräfte → Destruktion der vWF-Multimere (z.B. Aortenstenose, Herzunterstützungssysteme, β-Thalassämie)
- vWF-Synthesestörung (z.B. Hypothyreose)

Sy: Insbesondere Haut- und Schleimhautblutungen, postoperative Blutungen

Dg: Diagnostik entsprechend dem angeborenen von-Willebrand-Syndrom (☞ Kap. 6.5.4)

Th:
- Therapie der Grunderkrankung
- monoklonale Gammopathie unklarer Signifikanz (MGUS) vom IgG-Typ: Therapieversuch mit Desmopressin (0,3–0,4 µg/kg KG). Bei fehlendem Ansprechen: Immunglobuline 0,4 g/kg KG über 5 Tage oder 1 g/kg KG für 2 Tage

- MGUS IgM: bisher keine wirkungsvolle Therapieoption, Immunadsorption erwägen
- solide Tumoren: Desmopressin (DDAVP)
- myeloproliferative Syndrome (MPS): DDAVP oder Faktor-VIII-vWF-Konzentrate (rekombinante FVIII-Präparate enthalten kein vWF)
  CAVE: Gefahr der Thrombembolie nach Gabe von Faktor-VIII-vWF-Konzentraten
- kardiovaskuläre Erkrankungen: DDAVP oder Faktor-VIII-vWF-Konzentrate (Dosierung 30–50 E/kg KG)
- bei nicht beherrschbaren Blutungen: Gabe von rekombinantem FVIIa

Hämorrhagische Störungen bei Asparaginasetherapie

Pg: Asparaginasetherapie bei akuten Leukämien

PPhys:
- Synthesestörung von Gerinnungsfaktoren (insbesondere Fibrinogen, Antithrombin, Protein C, Protein S, FII, FIX, FXIII)
- mögliche Komplikation: DIC (disseminierte intravasale Gerinnung)
- unter Asparaginasetherapie können auch Thromboembolien auftreten

Sy: Blutungen aller Schweregrade und Lokalisationen (Hämatomneigung, Schleimhautblutungen, Nachblutung nach Eingriffen)

Dg: Bestimmung von Fibrinogen, Antithrombin, ggf. anderen Faktoren und D-Dimeren

Th:
- FFP 10 ml/kg KG (→ Anstieg der Gerinnungsfaktorkonzentration um 10–20 %)
- Antithrombin-Konzentrat 20 E/kg KG (→ Anstieg der Antithrombinkonzentration um 20–40 %)
- Fibrinogen 3 g (→ Anstieg der Fibrinogenkonzentration um 1 g/l)

Lit:
1. Ageno W, Gallus AS, Wittkovsky A. Oral anticoagulant therapy: antithrombotic therapy and prevention of thrombosis. American College of Chest Physicians Evidence-Based Clinical Practice Guidelines. Chest 2012;141;e44S-e88S.
2. Argo CK, Balgoun RA. Blood products, volume control, and renal support in the coagulopathy of liver disease. Clin Liver Dis 2009;13:73–85.
3. Collins P, Budde U, Rand JH et al. Epidemiology and general guidelines on the management of acquired haemophilia and von Willebrand syndrome. Haemophilia 2008;14:49–55.
4. Franchini M, Lippi. Acquired factor VIII inhibitors. Blood 2008;112:250–255.
5. Huth-Kuhne A, Baudo F, Collins P et al. International recommendations on the diagnosis and treatment of patients with acquired hemophilia A. Haematologica. 2009;94:566–575.
6. Molino D, De Lucia D, Groen H et al. Coagulation disorders in uremia. Semin Nephrol 2006:26:46–51.
7. Seeff LB, Everson GT, Morgan TR et al. Complication rate of percutaneous liver biopsies among persons with advanced chronic liver disease in the HALT-C-trial. Clin Gastroenterol Hepatol 2010;8:877–883.
8. Tiede A, Huth-Kühne A, Oldenburg J, et al. Immunosuppressive treatment for acquired haemophilia: current practice and future directions in Germany, Austria and Switzerland. Ann Hematol 2009;88:365–370.
9. Tripodi A, Mannuci PM. The coagulopathy of chronic liver disease. N Engl J Med 2011;365:147–156.

Web:
1. www.gth-online.org — Ges Thrombose- und Hämostaseforschung
2. www.isth.org — Intl Soc on Thrombosis and Haemostasis
3. www.ctds.info/vitamink.html — Vitamin K Deficiency
4. www.intreavws.com — Intl Registry on AVWS

6.5.2 Faktor VIII-Mangel (Hämophilie A, Bluterkrankheit)

J. Heinz

Def: Angeborene Störung der Blutgerinnung durch Mangel (90 % der Fälle) oder Inaktivität (10 %) von Gerinnungsfaktor VIII (FVIII)

ICD-10: D66

Ep: Häufigste hereditäre Koagulopathie mit schwerer Blutungsneigung, Inzidenz 1:5000 männliche Neugeborene/Jahr. Frauen sind Konduktorinnen (heterozygote Genträgerinnen können auch klinisch symptomatisch sein). Verhältnis Hämophilie A:B = 5:1

Pg:
- Gen für FVIII auf dem X-Chromosom → praktisch nur Männer betroffen, X-chromosomal rezessive Vererbung (70 % der Fälle) oder Spontanmutationen (30 %)
- Synthese in der Leber, 265 kDa Protein, nicht Vitamin-K-abhängig, t½ 8–12 h
- Faktor VIII zirkuliert im Plasma gebunden an von-Willebrand-Faktor (vWF) → Schutz vor proteolytischem Abbau

Klass: *Schweregrade des FVIII-Mangels entsprechend FVIII-Aktivität*

Schweregrad	FVIII-Aktivität	Symptome (Blutungen)
Subhämophilie	15–50 %	nach schwerem Trauma oder Operationen
mild	5–15 %	nach Trauma oder Operationen
mittelschwer	1–5 %	nach leichtem Trauma, aber auch spontan
schwer	< 1 %	Spontanblutungen, Gelenkblutungen, Hämaturie

Sy: *Erhöhte Blutungsneigung (Manifestation meist im Säuglings-/Kindesalter)*
- subgaleale Blutungen, Kephalhämatome nach Geburt
- großflächige Blutungen, Hämatome
- Weichteilblutungen, Gelenkblutungen (Hämarthros, häufigste Blutungslokalisation)
- gastrointestinale Blutungen, Hämaturie
- zerebrale Blutungen

Dg: *Anamnese, Klinik*
- Anamnese (mit Familienanamnese)
- klinischer Untersuchungsbefund: einschließlich Blutungstyp, Komplikationen

Labor
- Gerinnungsparameter: FVIII ↓↓, aPTT ↑, Quick-Wert normal (extrinsisches System), Blutungszeit normal (thrombozytär abgesichert)
- genetische Diagnostik: RFLP (Analyse des Restriktionsfragmentlängenpolymorphismus); häufigster Gendefekt: Intron-22-Inversion

DD:
- von-Willebrand-Jürgens-Erkrankung
- Blutungen durch Mangel anderer Gerinnungsfaktoren
- erworbene FVIII-Inhibitoren (☞ Kap. 6.5.1)

Ko:
- Arthropathie → Gelenkdestruktion, Arthrose, Versteifung
- retroperitoneale Blutungen, Psoaseinblutung, ZNS-Blutung

Hämatologie Faktor VIII-Mangel (Hämophilie A, Bluterkrankheit) 6.5.2

- Hepatitis-/HIV-Infekt durch Transfusionen und FVIII-Präparate (insbesondere vor 1984). HIV-Patienten unter Proteaseinhibitor-Therapie: Blutungsrisiko ↑
- Pseudotumorbildung/Liquefizierung von Hämatomen → chirurgische Resektion

Th: *Therapieempfehlungen entsprechend Leitlinien der Bundesärztekammer sowie der Gesellschaft für Thrombose- und Hämostaseforschung. Unterschieden werden:*
- Behandlung bei Bedarf (bei spontanen/traumatischen Blutungen)
- Blutungsvorbeugende Dauerbehandlung (v.a. bei Kindern/Jugendlichen). Die Prophylaxe beim erwachsenen Bluter wird kontrovers diskutiert, kann aber im begründeten Einzelfall sinnvoll sein, v.a. zur Vorbeugung bleibender Schäden.
- blutungsvorbeugende Behandlung (vor Eingriffen, körperlicher Belastung etc.)

CAVE: Die Therapie muss so früh wie möglich, in ausreichender Dosierung und über einen ausreichenden Zeitraum gegeben werden.

Bei leichten Blutungen und FVIII > 15–40 %
Vasopressinanalogon Desmopressin (DDAVP), Gabe als Nasenspray oder intravenös (0,3–0,4 µg/kg Körpergewicht in 100 ml NaCl über 30 min alle 12–24 h). Wirkungseintritt innerhalb 30–60 min: *transiente* Erhöhung von FVIII um Faktor 2–4 für < 3 d. Gabe auch vor kleineren Eingriffen (z.B. Zahnextraktion) möglich, ggf. Kombination mit Antifibrinolytika. Die Wirkung sollte labordiagnostisch überprüft werden. Kontraindikationen beachten.

Bei schwereren Blutungen und/oder Patienten mit FVIII < 15 %
Gabe von rekombinantem oder plasmatischem FVIII. Rekombinante Präparate wie auch die modernen plasmatischen Präparate schließen eine Kontamination durch Viren (HBV, HCV, HIV, HSV, EBV, CMV etc.) praktisch aus. Applikation langsam als i.v. Bolus

Bedarf:	Dosis (IE) = angestrebter FVIII-Anstieg (%) × 0,5 × kg Körpergewicht
Faustregel:	Gabe von FVIII 1 IE/kg KG → FVIII$_{Plasma}$ ↑ um 1–2 %

Dosierungsrichtlinien FVIII-Substitution

Blutungstyp	Ziel FVIII-Aktivität[1]
- intrakranielle Blutungen	100 %
- schwere Gelenk- und Muskelblutungen, gastrointestinale Blutungen, Mundboden- und Pharyngealblutungen	50–60 %
- mittelschwere Gelenk- und Muskelblutungen, Epistaxis	30–50 %
- leichte Blutungen	15–20 %
- kleine operative Eingriffe	25–50 %
- große Operation, Tonsillektomie	80–150 %

[1] etwa 30 min nach Gabe, Mindestwert

Kontrolle der Substitution
Die Kontrolle der aPTT ist *nicht* ausreichend, in der Regel sollte die gezielte Bestimmung des FVIII im Plasma erfolgen:
- Bestimmung FVIII 30–60 min nach Substitution (→ Bestätigung der „incremental recovery"), zum Zeitpunkt der biologischen Halbwertszeit und kurz vor der nächsten Gabe
- 15–35 % der Patienten (gehäuft in der 1. Lebensdekade bei Kleinkindern mit schwerer Hämophilie, sowie im Alter von 50–60 Jahren) entwickeln Alloantikör-

per (Hemmkörper) gegen infundierten FVIII, in der Regel während der ersten 50–100 Substitutionstage → Monitoring mittels FVIII-Inhibitor-Assay
- die Höhe der Hemmkörperkonzentration wird als Bethesda-Einheit (BE) angegeben; 1 BE hemmt die Faktoraktivität um 50 %.
- Patienten mit < 5 BE: low-responder
- Patienten mit > 5 BE: high-responder

Faktor VIII-Antikörper-Patienten
- *bei Blutung und niedrigem Antikörper-Titer (BE-Titer < 5):* Dosis/Frequenz der FVIII-Substitution erhöhen, engmaschige Kontrolle
- *bei Blutung und hohem Antikörper-Titer (Bethesda-Titer > 5):* Gabe von rekombinantem FVIIa (Novoseven®), 90 µg/kg Körpergewicht alle 2–4 h oder 270 µg/kg als Einzelgabe. Alternativ FEIBA® („Factor Eight Bypassing Activity") 50–100 IE/kg Körpergewicht alle 8–12 h. Maximale Tagesdosis: 200 IE/kg KG
- *Elimination des FVIII-Hemmkörpers:* Induktion einer Immuntoleranz durch Faktor-VIII-Präparate, Immunsuppressiva, Immunglobuline oder Immunabsorption. In Deutschland wird primär das Bonner-Protokoll angewandt (Gabe von 100–150 IE FVIII/kg KG alle 12 h, ggf. zusätzlich ggf. Gabe von FEIBA® oder Novoseven®)

Prg: Normale Lebenserwartung

Px: *Patientenaufklärung und -instruktion sind die beste und wichtigste Blutungsprophylaxe:*
- Früherkennung von Blutungsanzeichen
- kontrolliertes Bewegungs- und Sportprogramm zur Gelenkblutungsprophylaxe; Mobilitätserhaltung; Vermeidung von Gelenkschäden/-überlastung
- keine Thrombozytenaggregationshemmer (ASS etc.), keine i.m. Injektionen
- Kariesprophylaxe; sorgfältige lokale Blutstillung bei operativen Eingriffen; keine Operation ohne prophylaktische Gabe von FVIII
- Hepatitis A/B-Impfung empfohlen
- X-chromosomale Vererbung → Abklärung Gerinnungsstatus bei Eltern/Kindern/Geschwistern des Patienten
- Führung eines Substitutionskalenders durch den Patienten mit Dokumentation von Blutungen und der durchgeführten Substitution

Schwerpunktbetreuung bei Kleinkindern
Blutungsbedingte Arthropathie oft nicht bemerkt → enges Monitoring, Dauerbehandlung mit FVIII bei schwerer Hämophilie, 25–40 IU/kg 1–3 × pro Woche → signifikant geringere Komplikations- und Gelenkersatzrate

Lit:
1. Barnett B, Kruse-Jarres R, Leissinger CA. Current management of acquired factor VIII inhibitors. Curr Opin Hematol 2008;15:451–455.
2. Beck KH, Holzschuh J. Evidence of prophylaxis treatment in adult haemophiliacs. Need of this treatment strategy? Hämostaseologie 2011;31(Suppl 1): S34–S37.
3. Richards M, Williams M, Chalmers E et al. Guideline on the use of prophylactic factor VIII concentrate in children and adults with severe haemophilia A. Br J Haematol 2010;149:498–507.
4. Fischer K. Prophylaxis for adults with haemophilia: one size does not fit all. Blood Transfus 2012; 10:169–173.
5. Franchini M, Lippi G. Acquired factor VIII inhibitors. Blood 2008;112:250–255.
6. Kempton CL, White II GC. How we treat a hemophilia A patient with a factor VIII inhibitor. Blood 2009;113:11–17.
7. Lacroix-Desmazes S, Navarrete AM, André S et al. Dynamics of factor VIII interactions determine its immunologic fate in hemophilia A. Blood 2008;112:240–249.
8. Oldenburg J, Barthels M. Angeborene Koagulopathien am Beispiel der Hämophilie A und B, Hemmkörperhämophilie. Hämostaseologie 2008;28:335–347.

9. Todd T, Perry DJ. A review of long-term prophylaxis in the rare inherited coagulation factor deficiencies. Haemophilia 2010;16:569–583.

Web:
1. www.dhg.de — DHG, Dt. Hämophiliegesellschaft
2. www.shg.ch — Schweizerische Hämophilie-Gesellschaft
3. bluter.at/joomla/new_site — Österreichische Hämophilie-Gesellschaft
4. www.bluter-info.de — Hämophilie Information
5. www.hemophilia.org — Natl Hemophilia Foundation
6. www.haemophilia.org.uk — The Haemophilia Society, Schottland
7. www.wfh.org — World Federation of Hemophilia
8. hadb.org.uk — HAMSTer
9. www.europium.csc.mrc.ac.uk — Internationales Mutationsregister

6.5.3 Faktor IX-Mangel (Hämophilie B)

U. Geisen, J. Heinz

Def: Angeborene Störung der Blutgerinnung durch Mangel oder Inaktivität von Gerinnungsfaktor IX

ICD-10: D67

Ep: Seltene hereditäre Koagulopathie, Inzidenz 1:25 000 bis 1:30 000/männliche Neugeborene/Jahr. Frauen sind Konduktorinnen (heterozygote Genträgerinnen).

Pg:
- Gen für Faktor IX auf dem X-Chromosom → praktisch nur Männer betroffen, X-chromosomal rezessive Vererbung. Hereditäre Formen (80 % der Fälle) und Spontanmutationen (20 %). Konduktorinnen mit 1 % Restaktivität beschrieben, deshalb immer Restaktivität des FIX bei Konduktorinnen messen
- Hepatische Synthese, 55 kDa Protein, Vitamin-K-abhängig, t½ 24 h

Klass: *Schweregrade des FIX-Mangels entsprechend FIX-Aktivität*

Schweregrad	FIX-Aktivität	Symptome (Blutungen)
Subhämophilie	15–50 %	nach schwerem Trauma oder Operationen
mild	5–15 %	nach Trauma oder Operationen
mittelschwer	1–5 %	nach leichtem Trauma, aber auch spontan
schwer	< 1 %	Spontanblutungen, Gelenkblutungen, Hämaturie

Sy: *Erhöhte Blutungsneigung, klinisch nicht von Hämophilie A zu unterscheiden:*
- Hämatome, Weichteilblutungen, Gelenkblutungen (Hämarthros)
- Hämaturie, gastrointestinale Blutungen

Dg: *Anamnese, Klinik*
- Anamnese (mit Familienanamnese)
- klinischer Untersuchungsbefund: einschließlich Blutungstyp, Komplikationen

Labor
Faktor IX ↓↓, PTT↑, Quick normal (extrinsisches System), Blutungszeit normal (thrombozytär abgesichert)

DD: Blutungen bei Mangel anderer Gerinnungsfaktoren

Ko: Arthropathie, komplizierte Blutungen, Infekte (☞ Kap. 6.5.2)

Th: Therapieempfehlungen entsprechend Leitlinien der Bundesärztekammer sowie der Gesellschaft für Thrombose- und Hämostaseforschung

Blutungsmanagement
Gabe von Faktor-IX-Präparaten (t½ 12–24 h)

Bedarf:	Dosis (IE) = Faktorenanstieg (%) × kg Körpergewicht
Faustregel:	Gabe von FIX 1 IE/kg KG → FIX_{Plasma}↑ um 1–2 %

Dosierungsrichtlinien
- leichte Blutung: Faktor IX für 1–2 Tage auf 10–30 % der Norm anheben
- mittelschwere Blutung: Faktor IX für 5–7 Tage auf 30–50 % anheben

- schwere Blutung/geplante Operation: Faktor IX in Akutsituation auf > 70 % anheben, dann bis zum Abschluss der Wundheilung auf > 50 % halten

Kontrolle der Substitution
- PTT-Kontrolle ist *nicht* ausreichend, in der Regel sollte die gezielte Bestimmung des FIX im Plasma erfolgen (nach Substitution und vor nächster Gabe)
- 1–4 % der Patienten entwickeln Antikörper gegen infundierten FIX, z.T. mit Therapieresistenz → Monitoring mittels FIX-Inhibitor-Assay

Prg: Normale Lebenserwartung

Px: Patientenaufklärung und -instruktion (☞ Kap. 6.5.2)

Schwerpunktbetreuung bei Kleinkindern
Blutungsbedingte Arthropathie oft nicht bemerkt → enges Monitoring, Dauerbehandlung mit FIX bei schwerer Hämophilie, 25–40 IU/kg 2 × pro Woche → signifikant geringere Komplikations- und Gelenkersatzrate

Lit:
1. Gater A, Thomson TA, Strandberg-Larsen M. Haemophilia B: impact on patients and economic burden of disease. Thromb Haemost 2011;106:398–404.
2. Morfini M. Secondary prophylaxis with factor IX concentrates: continous infusion. Blood Transfusion 2008;(suppl 2):s21–25.
3. Oldenburg J., Barthels M. Angeborene Koagulopathien am Beispiel der Hämophilie A und B; Hemmkörperhämophilie. Hämostaseologie 2008;28:335–347.
4. Schaub RG. Recent advances in the development of coagulation facrors and procoagulants for the treatment of hemophilia Biochem Pharmacol 2011;82:91–98.
5. Vorstand der BÄK auf Empfehlung des Wissenschaftlichen Beirats. Querschnitts-Leitlinien (BÄK) zur Therapie mit Blutkomponenten und Plasmaderivaten. 4. Auflage. Dtsch Arztebl 2008;105:A 2121.
6. Wong T, Recht M. Current options and new developments in the treatment of haemophilia. Drugs 2011;71:305–320.

Web:
1. www.dhg.de — DHG, Dt. Hämophiliegesellschaft
2. www.shg.ch — Schweizerische Hämophilie-Gesellschaft
3. bluter.at/joomla/new_site — Österreichische Hämophilie-Gesellschaft
4. www.bluter-info.de — Hämophilie Information
5. www.hemophilia.org — Natl Hemophilia Foundation
6. www.haemophilia.org.uk — The Haemophilia Society, Schottland
7. www.wfh.org — World Federation of Hemophilia

6.5.4 Von-Willebrand-Syndrom (VWS)

U. Geisen, J. Heinz

Def: Angeborene Störung der Blutgerinnung durch qualitative und/oder quantitative Störung des von-Willebrand-Faktors (vWF)

ICD-10: D68.0

Ep: Häufigste hereditäre Koagulopathie, heterozygote Genträger 1:100 bis 1:1000. Symptomatische Erkrankung: 1:3000–1:10000 Fälle

Phys: vWF ist ein heterogenes, multimeres Plasmaglykoprotein (Konzentration im Plasma: 10 µg/ml). Der vWF-Precursor wird als Monomer in Endothel und Megakaryozyten synthetisiert, aktive Formen (vWF-Multimere) finden sich in Endothel (Weibel-Palade-Körperchen), Thrombozyten und Plasma. Nach der Sekretion wird die Größe des vWF (und damit seine biologische Aktivität) durch die vWF-spaltende Protease (Metalloprotease ADAMTS13) geregelt. Die wichtigsten Funktionen des vWF sind:
- Vermittlung der Thrombozytenadhäsion an der Gefäßwand (Kollagen) durch hochmolekulare vWF-Multimere und Bindung an Thrombozyten-Glykoprotein Ib (GPIb)
- Carrier von Faktor VIII im Plasma

Pg: Hereditäre Störung durch Mutation im vWF-Gen (Chromosom 12), autosomal-dominante (Subtypen 1 und 2) oder autosomal rezessive (Subtypen 2 und 3) Vererbung. Gute Phänotyp-Genotyp-Korrelation. Folgen:
- gestörte Thrombozytenadhäsion (Störung der primären Hämostase)
- reduzierte Aktivität von FVIII (Störung der sekundären Hämostase)

Selten: Erworbene Fälle (erworbenes von-Willebrand-Syndrom, ☞ Kap. 6.5.1) durch spezifische oder unspezifische vWF-Auto-Antikörper und/oder Absorption des vWF auf malignen Zellen und/oder Verlust der hochmolekularen vWF-Multimere. Ursachen: lymphoproliferative/myeloproliferative Erkrankungen (häufigste Ursache), solide Tumoren, Autoimmunerkrankungen, kardiovakuläre Erkrankungen, nach Polytransfusion, Medikamente u.a. Bei Hypothyreose verminderte vWF-Synthese und/oder Freisetzung. Pseudo-von-Willebrand-Erkrankung: Defekt des vWF-bindenden Glykoproteins GPIb auf den Thrombozyten

Klass: *Klassifikation der International Society on Thrombosis and Hemostasis (ISTH)*

Typ	Häufigkeit	Definition
1	60–70 %	partielle quantitative vWF-Defizienz, vWF$_{Plasma}$ 10–50 %
2	25–40 %	qualitative Defekte des vWF
2A	10–15 %	Fehlen großer vWF-Multimere
2B	5 %	erhöhte Affinität des vWF für thrombozytäres GPIb
2M	5–10 %	große vWF-Multimere normal, gestörte Interaktion mit Thrombozyten
2N	3 %	reduzierte FVIII-Bindungsfähigkeit
3	< 5 %	komplette vWF-Defizienz, vWF-Spiegel < 1 %

Hämatologie   Von-Willebrand-Syndrom (VWS) 6.5.4

Sy:
- Typ 1: Blutungszeit ↑, häufig nur diskrete Blutungsneigung: Epistaxis, Zahnfleischbluten, Schleimhautblutungen, verstärkte Menstruationsblutungen, Hämatomneigung. Nach Operationen kann es allerdings zu erheblichen Blutungen kommen.
- Typ 2: Unterschiedliche Ausprägung je nach Subtyp. Verstärkte Weichteilblutungen, Schleimhautblutungen, Magen-Darm-Blutungen, Hämaturie. Gelenkblutungen selten. Selten intrazerebrale Blutungen. Bei nicht adäquater präoperativer Therapie kann es zu starken Nachblutungen kommen.
- Typ 3: Schwerste Form mit deutlicher Blutungsneigung wie bei Hämophilie (Weichteilblutungen, Gelenkblutungen bei 50% der Patienten) sowie Hypermennorrhoe.
- *CAVE:* bei allen Typen sind lebensbedrohliche Blutungen bis 14 Tage nach operativen Eingriffen möglich.

Dg: *Anamnese, Klinik*
- Anamnese (mit Familienanamnese)
- Untersuchungsbefund einschließlich Blutungstyp

Labor
- vWF-Antigen, FVIII-Aktivität, vWF-Multimere
- Ristocetin-Kofaktor (RiCof), Ristocetin-induzierte Plättchenaggregation (RIPA), Kollagenbindungskapazität (CBA)
- Blutungszeit und Plättchenfunktionsanalyse (PFA® 100), aPTT
- Thrombozytenzahl
- Blutgruppe (Patienten mit Blutgruppe 0 zeigen 25% niedrigere vWF-Spiegel)
- molekulargenetische Untersuchungen
- Multimere in Thrombozyten

Differenzialdiagnose der Erkrankungstypen bei vWS

Parameter	Typ 1	Typ 2A	Typ 2B	Typ 2M	Typ 2N	Typ 3
Blutungszeit	n/↑	n/↑	n/↑	↑	n	↑↑
Thrombozytenzahl	n	n	↓	n	n	n
FVIII-Aktivität	n/↓	n/↓	↓/n	↓/n	↓↓	↓↓
vWF-Antigen	↓	↓	↓/n	↓	n/↓	UN
vWF-Multimere	n	pathologisch	pathologisch	n	n	nicht vorhanden
Ristocetin-Cofaktor	↓	↓	↓	↓/n	n/↓	UN
RIPA	n/↓	↓/n		n/↓	n	UN

n normal, UN unterhalb der Nachweisgrenze, RIPA Ristocetin-induzierte Plättchen-aggregation, ↑ erhöht, ↓ erniedrigt

CAVE: vWF ist ein Akutphaseprotein und zeigt hohe intraindividuelle Variabilität → häufig unklare Befunde. Die Diagnose eines vWS kann während Schwangerschaft/akuten Infekten/nach Operationen etc. nicht ausgeschlossen werden, da aufgrund der Akutphase die von-Willebrand-Parameter normal sein können. Teilweise sind mehrfache Untersuchungen zur Diagnosestellung notwendig.

Th: *Blutung bei Subtyp 1, 2A oder 2M*
- Bei leichteren Blutungen: Vasopressinanalogon Desmopressin (DDAVP), als Nasenspray oder i.v., z.B. 0,3 µg/kg Körpergewicht i.v. in 100 ml NaCl 0,9% alle 12–24 h über 30 min → Freisetzung von vWF aus Endothelzellen, Anstieg des

6.5.4 Von-Willebrand-Syndrom (VWS)

vWF-Spiegels im Plasma um Faktor 2–4. Ansprechen innerhalb von 30–60 min bei > 80 % der Patienten, Wirkungsdauer 8–10 h. Zur Prüfung der individuellen Wirksamkeit sollte initial ein Provokationstest (Therapieversuch mit anschließender Messung der von-Willebrand-Parameter) durchgeführt werden. Therapiepause nach 2–4 d wegen Entleerung der endothelialen Speicher. Bei leichten Blutungen zusätzliche oder alleinige Gabe von Tranexamsäure. Bei zahnärztlichen Eingriffen zusätzliche lokale Gabe von Tranexamsäure als Spüllösung.

- Bei Einsatz von DDAVP beim Typ 2 muss evtl. mit einem Versagen der Therapie gerechnet werden.
- Die Gabe von DDAVP galt beim Subtyp 2B lange Zeit als kontraindiziert, wegen der Gefahr einer sich entwickelnden Thrombozytopenie. Auf Grund von mehrfach erfolgreichen Einsätzen kann ein Therapieversuch erwogen werden.
- Bei Menstruation ist eine Einzelgabe von DDAVP vor Menstruationsbeginn meist ausreichend. Östrogene werden bei Subtyp 1 supportiv eingesetzt.
- Bei schwereren Blutungen: Vorgehen wie bei Typ 2B, 2N und 3.

Blutung bei Subtyp 2B, 2N und 3 oder fehlendem Ansprechen von DDAVP bei Typ 2A, M
- vWF-Konzentrate oder vWF-angereicherte Plasmapräparate (20–50 IE/kg Körpergewicht 1–2 × täglich in Abhängigkeit von der Art des Eingriffs und der Schwere der Blutung)
  CAVE: rekombinante FVIII-Präparate enthalten keinen vWF und sind bei von-Willebrand-Syndrom wirkungslos.
- *CAVE:* DDAVP ist bei Subtyp 3 wirkungslos.

Kontrolle der Substitution
Bestimmung vWF-Antigen, FVIII-Aktivität, Ristocetin-Kofaktor (RcoF) je nach Erkrankungstyp

Adjuvante Therapie/Operationsvorbereitung
- Bei Ansprechen auf DDAVP: Anwendung 30 min vor geplantem Eingriff
- Bei hohem Blutungsrisiko (z.B. Tonsillektomie): vWF-Antigen sowie Ristocetin-Kofaktor-Aktivität > 60 % prä- und postoperativ anstreben. Manche Autoren empfehlen die Kontrolle der FVIII-Aktivität. Ggf. Gabe von vWF-reichem FVIII-Konzentrat oder von vWF-Faktor-Konzentrat
  – bei großen Operationen: 50 IE/kg KG alle 12 h bis zur Wundheilung
  – bei kleineren Eingriffen: 30 IE/kg KG täglich oder jeden 2. Tag
  – bei Zahnextraktion: 20 IE/kg KG einmalig
  – bei spontanen oder posttraumatischen Blutungen: 20 IE/kg KG einmalig
- Intraoperativ Einsatz von Fibrinklebern und Fibrinolyseinhibitoren (z.B. Tranexamsäure als Tabletten, i.V. oder als Mundspülung bei Zahnextraktionen)
- Ggf. Durchführung einer Prophylaxe bei Typ 3

Vorgehen bei Schwangerschaft
- vWF und FVIII steigen hormonell bedingt während der Schwangerschaft an → bei Subtyp 1 oft keine Substitution notwendig
- Peripartal: vWF-Antigen sowie Ristocetin-Kofaktor-Aktivität über 50 % halten, bei Kaiserschnitt 100 % prä- und postoperativ anstreben

Lit:

1. Bolton-Maggs PHB, Lillicrap D, Goudemand J et al. Von Willebrand disease update: diagnostic and treatment dilemmas. Haemophilia 2008;14:56–61.
2. De Meyer SF, Deckmyn H, Vanhoorelbeke K. Von Willebrand factor to the rescue. Blood 2009;113:5049–5057.
3. Federici AB. Prophylaxis of bleeding episodes in patients with von Willebrand's disease. Blood Transfus 2008;6(suppl 2):s26–32.
4. Hubbard AR, Hamill M, Beeharry M et al. Value assignment of the WHO 6th International Standard for blood coagulation factor VIII and von Willebrand factor in plasma (07/316) J Thromb Haemost 2011;9:2100–2102.
5. James P, Lillicrap D. The role of melecular genetics in diagnosing von Willebrand disease. Semin Thromb Hemost 2008;34:502–508.
6. Nichols WL, Hultin MB, James AH et al. von Willebrand disease (VWD): evidence-based diagnosis and management guidelines, the National Heart, Lung, and Blood Institute (NHLBI) Expert Panel report (USA). Haemophilia 2008;14:171–232.
7. Nurden A, Nurden P. Advances in our understanding of the molecular basis of disorders of platelet function. J Thromb Haemost 2011;9(Suppl1):76–91.
8. Rodeghiero F, Castaman G, Tosetto A. How I treat von Willebrand disease. Blood 2009;114:1158–1165.
9. Totonchi A, Eshragi Y, Beck D et al. Von Willebrand disease: screening, diagnosis, and management. Aesthet Surg J 2008;28:189–194.

Web:

1. www.dhg.de — Dt Hämophiliegesellschaft
2. www.shef.ac.uk/vwf — ISTH SSC VWF Database
3. www.allaboutbleeding.com — VWD Resource
4. www.hemophilia.org/bdi/bdi_types3.htm — National Hemophilia Foundation
5. www.wfh.org — World Federation of Hemophilia
6. www.hemophilia.ca/en — Canadian Hemophilia Soc
7. www.intreavws.com — International registry on AVWS

6.5.5 Disseminierte intravasale Gerinnung (DIC)

J. Heinz

Def: Systemische Verbrauchskoagulopathie mit intravasaler Gerinnung im Bereich der Kapillarzirkulation, Mikrothrombenbildung und nachfolgender ischämischer Organschädigung (z.B. Niere, Leber, Lunge) bis hin zum Organversagen. Konsekutiv diffuse Blutungsneigung als Folge des Zusammenbruchs der Hämostase mit sekundärer Hyperfibrinolyse.
Bei akutem Verlauf schweres, potenziell lebensbedrohliches Krankheitsbild, bei malignen Erkrankungen sind jedoch auch chronische Formen möglich.

ICD-10: D65

Pg: Übermäßige Freisetzung von Aktivatoren der Gerinnungskaskade durch (Auswahl)
- *Infekte:* Sepsis (gramnegativ/-positiv), Malaria, Rickettsien, Chlamydien, Mykobakterien, Meningokokken (Waterhouse-Friderichsen-Syndrom: Verbrauchskoagulopathie mit NNR-Blutungen), Virusinfekte
- *solide Tumoren:* Karzinome von Lunge/Pankreas/Magen/Kolon/Prostata
- *vaskuläre Störungen:* Kasabach-Merritt-Syndrom, Gefäßaneurysmen
- *hämatologische Neoplasien:* akute Promyelozytenleukämie (FAB M3), MPS
- *geburtshilfliche Komplikationen:* Abruptio placentae, Fruchtwasserembolie, septischer Abort, Eklampsie, postpartales hämolytisch-urämisches Syndrom
- *Hypoxie, Schock:* traumatisch, hämorrhagisch, kardial, septisch
- *Hämolyse:* Fehltransfusionen, Toxine, paroxysmale nächtliche Hämoglobinurie
- *Operationen* an thrombokinasereichen Organen (Prostata, Pankreas, Lunge), extrakorporaler Kreislauf (Kontaktaktivierung des endogenen Gerinnungssystems)
- *Traumata:* Schädel-Hirn-Trauma, Weichteildefekte, Fettembolien, Verbrennungen
- *Sonstiges:* Schlangenbisse, Hitzschlag

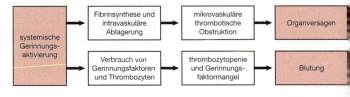

PPhys: Überschießende Thrombinsynthese führt zur Fibrinbildung und intravasalen Gerinnung mit Thrombozyten- und Gerinnungsfaktorenverbrauch. Inhibitorische Regelkreise (z.B. Hemmung von Thrombin durch Antithrombin, Hemmung von FVa und FVIIIa durch Thrombomodulin-aktiviertes Protein C) können die Thrombinbildung nicht mehr kompensieren. Klinisch kann eine akute von einer chronischen DIC unterschieden werden.

Sy: Die Symptomatik kann von asymptomatischen bis zu schwerstkranken Patienten reichen. Die häufigsten Symptome sind:
- *hämorrhagische Diathese mit ubiquitären Blutungen:* Haut-/Schleimhautblutungen, Hämatome, Nachblutung nach Venenpunktion und aus Stichkanälen

pulmonale und gastrointestinale Blutungen, Hämaturie durch Nierenblutung, Nebennierenblutung/-insuffizienz, intrazerebrale Blutungen
- *multiple Mikrothrombosen mit Störungen der Organfunktion:* Akutes Nierenversagen (ANV), Leberfunktionsstörungen, akute respiratorische Insuffizienz ("acute respiratory distress syndrome", ARDS), intradermale mikrovaskuläre Thrombosen → "Purpura fulminans" (Hautblutungen mit zentraler Nekrose), zerebrale Mikroperfusionsstörungen (Koma, epileptischer Anfall)
- *Schock:* Tachykardie, Blutdruckabfall, Ödeme, Organversagen
- *bei chronischem Verlauf:* Gerinnungsfaktorsynthese↑, Thrombosen↑ → Perfusionsstörungen größerer Gefäße (Embolien, zerebrale Ischämie etc.)

Das klinische Bild lässt sich in 3 Gruppen einteilen:
- Patienten mit Laborzeichen der DIC ohne Blutungszeichen oder Thrombosen
- Patienten mit Blutungen
- Patienten mit Thrombosen

Dg: *Anamnese, Klinik*
- Anamnese, einschließlich Risikofaktoren
- Untersuchungsbefund

Diagnostische Schlüsselparameter
- *Basisdiagnostik:* Thrombozyten (Thrombozytenabfall oft erstes Symptom), Antithrombin, D-Dimere, Fibrinogen, Quick, PTT
- *erweiterte Diagnostik:* Fibrinmonomere (lösliches Fibrin), Prothrombinfragmente F1 und F2, Thrombin-Antithrombin-Komplex (TAT), Plasmin-Plasmininhibitor-Komplex, Faktor V, Protein C, evtl. Protein S (bei Purpura fulminans)

Scoring-System ("overt DIC Score") der ISTH (International Society on Thrombosis and Haemostasis) zur Diagnosesicherung der DIC.
Voraussetzung: es muss eine Erkrankung vorliegen, die typischerweise mit DIC assoziiert ist.

Screening-Test	Score: Punktzahl		
	0	1	2
Thrombozyten	> 100/nl	50–100/nl	< 50/nl
Quick	INR < 1,4	INR 1,5–2,0	INR > 2,0
Fibrinogen	> 100 mg/dl	≤ 100 mg/dl	-
Fibrinmarker[1]	normal	-	-

[1] D-Dimere, Fibrinspaltprodukte, INR International Normalized Ratio (INR-Wert)

Ein Score ≥ 5 spricht für das Vorliegen einer DIC. Bei Score-Werten < 5 Diagnostik je nach klinischem Bild alle 12–24 h wiederholen.

Zusätzliche Parameter mit prognostischer Bedeutung
- Antithrombin
- Protein C
- **CAVE:** bei Tumor/Infekt/Schwangerschaft häufig Thrombozytenanstieg ("reaktive Thrombozytose") → normale Werte können bereits Zeichen der DIC sein.
- **CAVE:** Fibrinogen ist ein Akut-Phase-Protein → ein "normaler" Fibrinogenspiegel kann (z.B. bei Infekten, Schwangerschaft) bereits pathologisch erniedrigt sein.
- **CAVE:** wichtig ist bei DIC die kurzfristige Verlaufskontrolle der Parameter, um die Dynamik der Erkrankung sowie die Einzelfallsituation zuverlässig zu erfassen.

6.5.5 Disseminierte intravasale Gerinnung (DIC) — Hämatologie

DD: Primäre Hyperfibrinolyse (z.B. bei Prostatakarzinom), TTP-HUS, HIT, schwere Lebererkrankung

Th: Von entscheidender Bedeutung ist ein rasches, kombiniertes Vorgehen:
- rasche Diagnosestellung ist der erste Schritt zur korrekten Therapie
- Therapie der Grunderkrankung

Prinzipien der Behandlung der Gerinnungsstörung
- *Heparin:* kontrollierte Studien zum Einsatz von Heparin/niedermolekularem Heparin, die einen eindeutigen Benefit bei DIC zeigen, existieren nicht. Generelle Thromboembolieprophylaxe bei Intensivpatienten oder zur Therapie von Thrombosen oder bei chronischer DIC. Ggf. Anhebung des Antithrombinspiegels auf Werte zwischen 80 und 100 %.
- *Antithrombin:* die Substitution von Antithrombinkonzentraten wird ebenfalls kontrovers diskutiert. Der Einsatz von Antithrombin ist indiziert bei Patienten mit angeborenem Antithrombinmangel, Patienten mit Antithrombinmangel unter extrakorporalen Zirkulationsverfahren und bei Patienten mit Thrombosen und Antithrombinmangel unter Heparintherapie. Bei Patienten mit Sepsis eventuell Überlebensvorteil durch Anheben des Antithrombinspiegels auf 200–300 %.
- *FFP:* Gabe bei komplexer Koagulopathie mit Blutungen oder hohem Risiko für Blutungen. Dosierung: 10 bis 20 ml Plasma/kg KG. Die erforderliche Dosis kann wie folgt berechnet werden: 1 ml Plasma/kg KG erhöht die Spiegel der Gerinnungsfaktoren (oder Quickwert) um 1 bis 1,5 IE/dl bzw. 1 bis 1,5 % (Steady State) oder 0,5 bis 1,0 IE/dl bzw. 0,5 bis 1,0 % (bei Umsatzsteigerung).
- *Fibrinogen:* Substitution nur bei bedrohlichen Blutungen (Fibrinogen kann die intravasale Gerinnung bei DIC verstärken) und Spiegel < 50 mg/dl. Ziel: Fibrinogenlevel > 100 mg/dl.
- *PPSB:* bei lebensbedrohlichen Blutungen trotz FFP-Gabe.
  CAVE: vorherige Normalisierung des Antithrombin-Spiegels und gleichzeitige low-dose Heparinisierung. Keine Gabe bei HIT.
- *Thrombozytengabe:* bei Blutungen und Thrombozytenwerten < 50 000/µl oder bei Blutungen bei Thrombozytopathie durch Medikamente.
- *Epatcog alpha (aktiviertes FVIIa):* bei nicht beherrschbaren Blutungen, uneinheitliche Datenlage.
- *Fibrinolysehemmstoffe:* Gabe bei Hyperfibrinolyse als Ursache der Blutung.
- *Protein C:* Gabe bei Patienten mit sepsisinduzierter Purpura fulminans. Zielspiegel: 80–120 %. Gabe von 40–120 IE/kg KG alle 6 bis 8 h.

Monitoring unter Therapie
- Klinik: engmaschige intensivmedizinische Überwachung neurologischer, kardiovaskulärer, respiratorischer und nephrologischer Parameter
- Blutungsmonitoring: Tachykardie, Hämoglobinabfall, retroperitoneale Blutung (→ Sonografie), Neurologie
- Flüssigkeitsbilanzierung zur Vermeidung transfusionsassoziierter akuter Lungenschädigung („transfusion associated acute lung injury", TRALI)
- Labor: Gerinnungsparameter, Blutbild, Leber-/Nierenfunktion

Prg: Bei manifester schwerer DIC: Mortalität 50–80 %

Lit:
1. British Committee for Standards in Haematology. Guidelines for the diagnosis and management of disseminated intravascular coagulation. Br J Haematol 2009;145:24–33.
2. Dempfle CE. Disseminierte intravasale Gerinnung. In: Hämostaseologie für die Praxis. Bruhr HD, Hach-Wunderle V, Schambeck CM (Hrsg), Schattauer, 1. Auflage, 2007.

3. Franchini M, Manzato F, Salvagno GL et al. Potential role of recombinant activated factor VII for the treatment of severe bleeding associated with disseminated intravascular coagulation: a systematic review Blood coagulation and Fibrinolysis 2007;18:589–593.
4. Levi M, Schultz M. Coagulopathy and platelet disorders in critically ill patients. Minerva Anestesiol 2010;76:851–859.

Web:

1.	www.isth.org	Intl Soc Thrombosis Haemostasis
2.	www.gth-online.org	Ges Thrombose- und Hämostaseforschung
3.	www.bcshguidelines.com	BCSH Leitlinien
4.	www.emedicine.medscape.com/hematology	emedicine
5.	www.sepsis-gesellschaft.de	Dt Sepsis-Gesellschaft e.V.

6.6 Thromboembolien und Thrombophilie

J. Heinz

Def: *Thrombose:* lokalisierte intravasale Gerinnung von Blutbestandteilen mit konsekutivem Gefäßverschluss. Je nach beteiligtem Gefäß als venöse oder arterielle Thrombose, mit unterschiedlicher klinischer Symptomatik.

Embolie: Verschleppung korpuskulärer Elemente in der Blutbahn mit konsekutivem Gefäßverschluss. Auslösung durch thrombotisches Material, Tumorpartikel bzw. Leukämiezellthromben, Sklerosematerial, Fetttropfen, Fruchtwasser, Luft

Thrombophilie: Angeborene oder erworbene Störungen mit erhöhtem Risiko für thromboembolische Ereignisse.

ICD-10: I82.9

Ep: Thromboseinzidenz 1–3 Fälle/1 000 Einwohner/Jahr, Lokalisation zu > 90 % in V cava inferior oder Bein-/Beckenvenen. ♂:♀ = 1:1, insbesondere Patienten > 50. Lebensjahr (bei Patienten > 80. Lebensjahr 4–6 Fälle/1 000 Einwohner). Lungenembolien werden bei 1–2 % aller stationären Patienten beobachtet

Thromboembolische Ereignisse bei Patienten mit malignen Neoplasien

- 10–30 % aller Tumorpatienten machen im Verlauf eine Thrombose durch.
- Auftreten abhängig von Tumortyp und Lokalisation (gehäuft bei gastrointestinalen Adenokarzinomen, Lungen-, Pankreas- und Ovarialkarzinom).
- Bei klinisch „gesunden" Erwachsenen mit idiopathischer tiefer Venenthrombose oder Lungenembolie liegt in 6–35 % der Fälle eine maligne Grunderkrankung vor.
- Lungenembolien oder venöse Thrombosen werden autoptisch bei bis zu 50 % aller Patienten mit malignen Erkrankungen nachgewiesen.

Pg: ***Virchow Trias***

Wesentliche Pathomechanismen der Thromboseentstehung

• Endothelalterationen	Gefäßsklerose, Entzündung, Trauma etc.
• Zirkulationsstörungen	intravasale Strömungsverlangsamung, Wirbelbildung etc.
• Koagulationsstörungen	Thrombophilie, Thrombozytose etc.

Endothelalterationen (insbesondere bei arteriellen Thrombosen)
- Arteriosklerose
- Gefäßpunktion, Gefäßprothesen, Traumen
- Vaskulitiden (Panarteriitis nodosa, Thrombangitis obliterans etc.), Phlebitiden

Zirkulationsstörungen
- Immobilisation, Ruhigstellung
- intravasale Stase durch Gefäßabknickung oder -kompression: z.B. nach längerem Sitzen („economy-class-syndrome"), bei Varikosis, Adipositas, Schwangerschaft, soliden Tumoren oder Lymphomen
- Blutströmungsveränderung durch kardiale Störung („low output failure": Herzinsuffizienz, Infarkt, kardiogener Schock)

Koagulationsstörungen
Thrombozytose, z.B. myeloproliferative Neoplasien (☞ Kap. 7.3)

Thrombophilie

APC (aktiviertes Protein C-Resistenz)
- häufigste Ursache der Thrombophilie
- in 95 % der Fälle durch Faktor V-Mutation → Störung der Bindungsstelle für APC (meist Punktmutation im Faktor V-Gen, G1691A, „Faktor V-Leiden")
  → mangelnde Inaktivierung von FV durch APC
- Prävalenz: heterozygote Träger 3–10 % der Normalbevölkerung, 20–50 % der Thrombosepatienten; relatives Thromboserisiko bei Heterozygotie um Faktor 5–10, bei Homozygotie um Faktor 50–100 erhöht
- Ursachen für erworbene APC-Resistenz (< 5 %): Antiphospholipid-Antikörper, orale Kontrazeption, Schwangerschaft

Faktor-II-Mutation (Prothrombin-Mutation G20120A)
- Prävalenz: heterozygote Träger 2–4 % der Normalbevölkerung, 5–7 % der Thrombosepatienten
- relatives Thromboserisiko bei Heterozygoten um Faktor 2–4 erhöht; Homozygote Träger sind selten, relatives Thromboserisiko: 50–100-fach

Faktor VIII-Erhöhung
- 25 % der Thrombosepatienten zeigen persistierende FVIII-Erhöhung unklarer Ätiologie; insbesondere signifikantes Risiko für Rezidivthrombosen
- ***CAVE:*** FVIII-Messung in Akutsituation nicht verwertbar (Akut-Phase-Protein); Mehrfachbestimmungen sinnvoll; Ausschluss von Ursachen, die zu einer FVIII-Erhöhung führen; Grenzwert, ab dem FVIII als zu hoch gilt, noch unklar mögliche Werte: über der 90. Perzentile oder > 150 IU/dl in Abhängigkeit des Testverfahrens

Antithrombinmangel
- Häufigkeit: Heterozygote Träger 0,1 %, Homozygotie selten. Nachweis bei 1 % der Thrombosepatienten; Risiko für Thrombose: 5–50-fach erhöht
- 2 Typen: Typ 1 mit Verminderung von Aktivität und Antigen, Typ 2 a, b, c mit Verminderung der Aktivität bei normalen Antigenspiegeln
- erworbener Antithrombinmangel: z.B. Leberfunktionsstörung, Proteinverbrauch, Verlust (z.B. nephrotisches Syndrom), Vollheparinisierung)
- Bestimmungsmethoden: chromogener Test, immunologisch, ggf. molekulargenetische Untersuchung bei V.a. Typ 2. Zweimalige Testung sinnvoll

Protein C-/Protein S-Mangel:
- heterozygote Träger haben insgesamt ein geringes Thromboserisiko; Homozygote Träger können allerdings schon bei Geburt eine Purpura fulminans neonatorum zeigen
- erworbene Ursachen: z.B. Lebersynthesestörungen, DIC. Verminderung des Protein S u.a. auch in der Schwangerschaft, unter oraler Kontrazeption, Akut-Phase einer Thrombembolie, andere Akut-Phase-Reaktionen, langer Transport der Blutprobe und Phenprocoumon-Therapie (unter Phenprocoumon auch Protein C ↓)
- unter den vorgenannten Bedingungen ist eine Bestimmung von Protein S (und C) nicht sinnvoll; Abstand z.B. zum Ende einer Marcumartherapie: ≥ 4 Wochen; Bestätigung immer durch mindestens zweimalige Bestimmung

Hyperhomocysteinämie
- wird weiterhin kontrovers diskutiert bezüglich Risiko für venöse Thromboembolien; häufigster hereditärer Defekt: homozygote Mutation der Methylentetrahydrofolat Reduktase (MTHFR)
- vielfältige erworbene Ursachen einer Hyperhomocysteinämie (Auswahl): Mangel an Vitamin B_6, B_{12} oder Folsäure, Nikotinabsusus, Malignome, Niereninsuffizienz, Lebererkrankungen, Hypothyreose, Medikamente (z.B. Folsäure-, Vitamin B_6- und B_{12}-Antagonisten, Antiepileptika, orale Kontrazeptiva, Steroide, Cyclosporin A), höheres Alter u.a.
- *CAVE:* Blutabnahme nüchtern, rascher Transport (am besten auf Eis), mindestens zweimalige Bestimmung. Die Senkung des Homocysteinspiegels durch ein Kombinationspräparat aus Folsäure, Vitamin B_6 und B_{12} scheint das Risiko einer Thromboembolie allerdings nicht zu senken (VITRO Studie).

Antiphospholipid-Syndrom
- Auftreten primär oder sekundär (bei systemischem Lupus erythematodes SLE, Kollagenosen, Malignomen, medikamentenassoziiert, nach Infekten)
- typische Trias: Thrombose (venös oder arteriell) + rezidivierende Aborte + Thrombozytopenie

Weitere Ursachen für Thromboembolien (Auswahl)
- nicht (oder noch nicht) etablierte Risikofaktoren: FXII-Mangel, Plasminogenmangel, PAI-1-Mangel, Lipoprotein(α) ↑, TAFI ↑, hohe FIX- und FXI-Spiegel
- Dysfibrinogenämie (selten)
- höheres Alter, vorherige Thrombose, vorherige Operationen, Trauma, zentralvenöser Katheter, Adipositas, Rauchen (z.T. widersprüchliche Daten), Herzfehler, lange Flugreisen („economy class syndrome"), Heparingabe (☞ Kap. 6.3.2 „HIT")
- *Hyperviskositätssyndrom:* Hypergammaglobulinämie bei Plasmozytom oder M. Waldenström, Polyglobulie, Exsikkose, Leukämien
- myeloproliferative Neoplasien (insbesondere P. vera und essenzielle Thrombozythämie). Insbesondere bei Thrombosen der V. cava inf., bei Thrombosen der Portal- und/oder Lebervenen, Bestimmung der JAK2 Mutation
- PNH (☞ Kap. 6.4.3, Hämolytische Anämien)
- Östrogene: Schwangerschaft, postpartale Phase, *Ovulationshemmer*. Ovulationshemmer erhöhen das Thromboserisiko um den Faktor 5, gleichzeitiges Rauchen um den Faktor 20, Vorliegen einer heterozygoten FV-Mutation um das 30-fache
- molekulare Therapien, insbesondere EGFR Inhibitoren

Pathogenetische Faktoren der Thromboseentstehung bei Malignomen

- *Veränderungen der Gefäßwand:* Endothelalterationen durch intravasale Katheter/Zugänge, antineoplastische Therapie, direkten Einbruch von Tumorgewebe, Endothelaktivierung durch Zytokine → verstärkte Expression von Tissue Factor (TF)/Adhäsionsmolekülen/PAI, gleichzeitig Thrombomodulin-Expression am Endothel ↓ → thrombophile Oberfläche
- *Veränderungen der Blutströmung:* Immobilisation, tumorbedingte Gefäßkompression, Stase, Hyperviskosität
- *Veränderungen des Gerinnungssystems: Fibrinogen* ↑, Faktor V ↑, FVIII ↑, FXII ↑, Von-Willebrand-Faktor ↑, Thrombozyten, Antithrombin ↓

> - *Freisetzung prokoagulatorischer Substanzen* („cancer coagulants", z.B. Tissue Factor TF, FX-Aktivatoren) mit Aktivierung der Gerinnungskaskade über FVII oder direkte Aktivierung von FX; hohe Konzentrationen von TF finden sich in Promyelozyten der AML FAB M3; Muzin aus schleimbildenden Adenokarzinomen aktiviert FX
> - *Abfall von Gerinnungsinhibitoren (Antithrombin, Proteine C und S)* durch Chemotherapie, insbesondere Asparaginase

Path: *Thrombusformen*
- *Abscheidungs-/Plättchenthromben:* Thrombozytenaggregate bei Endotheldefekten, adhärent an Gefäßwand
- *Gerinnungsthromben:* intravasale Gerinnung bei Stase oder Strömungsverlangsamung, Aggregate aus Thrombozyten/Erythrozyten/Gerinnungsfaktoren, nur geringe Adhärenz an Gefäßwand, hohe Emboliegefahr
- *hyaline Thromben:* Kapillarthromben bei disseminierter intravasaler Gerinnung (DIC, ☞ Kap. 6.5.5), hoher Anteil von Gerinnungsfaktoren
- *Tumor-/Leukämiezellthromben:* Partikel solider Tumoren oder Aggregate maligner Zellen bei Leukämien (in der Regel bei Zellzahlen > 100 000/µl)

Lokalisationen
- arterielle Thromben: Aorta, Koronargefäße, Karotiden, zerebrale Arterien, Extremitäten
- venöse Thromben: am häufigsten Beteiligung der Beinvenen (50 %), Beckenvenen (30 %), V. cava inferior (10 %). Iatrogen Beteiligung der Vv. subclaviae bzw. Vv. iugulares (Katheter)

Embolien
- bei Verschleppung venöser Thromben resultieren in > 90 % Lungenembolien; paradoxe arterielle Embolie bei offenem Foramen ovale
- bei rezidivierenden Lungenembolien oder großen Lungenembolien → pulmonale Hypertonie
- bei Verschleppung von Thromben aus dem linken Herz → arterielle Embolien zerebraler Gefäße (60 %), Extremitätenarterien (30 %), Nierengefäße, Mesenterialarterien

Sy: *Tiefe Beinvenenthrombose (TBVT)*
Nur < 30 % der Patienten haben die klassischen klinischen Zeichen:
- Wadenschmerz bei Dorsalflexion im Sprunggelenk (Homann-Zeichen) oder bei Ballotement der Wade
- Fußsohlenschmerz bei plantarem Druck (Payr-Zeichen)
- Druckschmerz im Verlauf der tiefen Beinvenen
- Erweiterung epifaszialer Venen (Prattsche Warnvenen)
- lokale Schwellung, Überwärmung, Spannungsgefühl, ziehende Schmerzen, Fieber

Armvenenthrombose (Paget-von-Schroetter-Syndrom)
- Armschwellung, Überwärmung, livide Verfärbung, Spannungsgefühl
- ziehende Schmerzen in Unterarm, Oberarm und/oder Schulter, Fieber

Phlegmasia coerulea dolens (gleichzeitiger arterieller und venöser Verschluss)
- rasch zunehmende Schwellung des Beines
- Pulsverlust
- starke Schmerzen
- ***CAVE:*** akuter Notfall

6.6 Thromboembolien und Thrombophilie — Hämatologie

Lungenembolie
- Dyspnoe, Tachypnoe, Husten — 80 % der Patienten
- Thoraxschmerzen, infradiaphragmale Schmerzen — 80 %
- Tachykardie — 60–70 %
- Angst, Schweißausbruch, vegetative Symptomatik — 30–50 %
- Synkope, Schock — 10–20 %

Arterieller Verschluss: Ischämiesyndrom („6 × P")
- „Pain" (Schmerzen), „Pallor" (Blässe), Pulslosigkeit, Parästhesien, „Paralysis" (motorische Störungen), „Prostration" (Schock)

Dg: *Anamnese, Klinik*
- Anamnese einschließlich Risikofaktoren
- Untersuchungsbefund einschließlich Lokalbefund, kardiopulmonalem Befund, Kreislaufstatus
- Bestimmung der klinischen Wahrscheinlichkeit eines thromboembolischen Ereignisses (tiefe Venenthrombose TVT und/oder Lungenembolie): z.B. klinischer Score nach Wells für TVT und revidierter Geneva Score für Lungenembolie (☞ Tab.)

Bestimmung der klinischen Wahrscheinlichkeit einer tiefen (Bein-)Venenthrombose T(B)VT nach Wells

Klinische Charakteristik	Score
aktive Krebserkrankung	1
Lähmung oder kürzliche Immobilisation der Beine	1
Bettruhe (> 3 Tage), große Chirurgie (< 3 Monate)	1
Schmerzen und/oder Verhärtung entlang der tiefen Venen	1
Schwellung des gesamten Beins	1
Schwellung des Unterschenkels > 3 cm gegenüber dem kontralateralen Bein	1
eindrückbares Ödem am symptomatischen Bein	1
Kollateralvenen	1
frühere, dokumentierte T(B)VT	1
alternative Diagnose, mindestens ebenso wahrscheinlich wie T(B)VT	-2
Wahrscheinlichkeit für T(B)VT	
hoch	≥2
nicht hoch	<2

Revidierter Geneva-Score zur Bestimmung der klinischen Wahrscheinlichkeit einer Lungenembolie

Parameter		Score
Risikofaktoren	Alter > 65 Jahre	1
	frühere T(B)VT oder Lungenembolie	3
	chirurgische Eingriffe oder Fraktur (der unteren Extremität) innerhalb des letzten Monats	2
	aktive Krebserkrankung (auch innerhalb des letzten Jahres)	2
Symptome	einseitige Schmerzen der unteren Extremität	3
	Hämoptysen	2
Klinische Zeichen	Herzfrequenz 75–94/min	3
	Herzfrequenz ≥ 95/min	5
	Schmerzen bei Palpation des tiefen Beinvenensystems und einseitiges Ödem	4
Klinische Wahrscheinlichkeit		
	niedrig	0–3
	intermediär	4–10
	hoch	≥ 11

Labor
- Routinelabor mit Blutbild, Elektrolyten, Retentionswerten, LDH
- *D-Dimere:* Spaltprodukt des quervernetzten Fibrins, bei Thrombosen hohe Sensitivität (95–100 %), bei geringer Spezifität (D-Dimere erhöht bei Operationen, Trauma, Blutungen, Entzündungen, Malignomen, Schwangerschaft)
- *Bei Lungenembolie:* proBNP und Troponin (mögliche prognostische Faktoren)
- *Kapilläre/arterielle Blutgase:* $pO_2 \downarrow$, $pCO_2 \uparrow$ (Lungenembolie-Abklärung)
- *Thrombophiliediagnostik:*
  - Indikation: Patienten < 50 Jahre mit Thrombosen unklarer Ätiologie, familiärer Disposition, rezidivierenden Thrombosen oder Embolien, ungewöhnlicher Thromboselokalisation (z.B. Sinusvenen, Mesenterialvenen), thromboembolischen Ereignissen unter effektiver Antikoagulation, Neigung zu Fehlgeburten
  - Untersuchung von: Fibrinogen, Antithrombin, Protein C, Protein S, FVIII, APC-Resistenz, Faktor II-Mutation, Antiphospholipid-Antikörper (Lupusantikoagulans, Anti-Cardiolipin), Homocystein, MTHFR-Mutation
  - Erweiterte Diagnostik gemäß klinischer Symptomatik

Bildgebung bei Verdacht auf Thrombose
- Sonografie: CW-Doppler, B-Mode, Duplexverfahren
- nur bei unklaren Fällen: Phlebografie
- ggf. CT oder MRT, insbesondere im abdominellen und Beckenbereich

Bildgebung/apparative Untersuchungen bei Verdacht auf Embolie
- Spiral-CT
- Lungenperfusions- und -inhalationsszintigrafie
- Echokardiografie mit Zeichen der Rechtsherzbelastung
- Angiografie/Arteriografie

- EKG: bei Lungenembolie Hinweise: Sinustachykardie, $S_I Q_{III}$-Typ, inkompletter Rechtsschenkelblock, P pulmonale, neu aufgetretene Arrhythmien/Extrasystolie

Tumorsuche (individuell zu entscheiden):
- eingehende klinische Untersuchung (mit Lymphknotenstatus, rektaler Untersuchung, Haemoccult, ggf. gynäkologischer Untersuchung)
- Blutbild, LDH, PSA
- Röntgen-Thorax, Sonografie Abdomen, bei Verdacht ggf. CT Abdomen/Becken

Diagnoseablauf bei Verdacht auf Thrombose

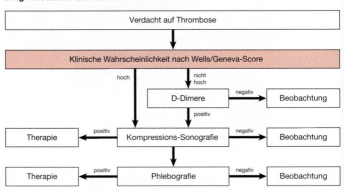

DD: *Differenzialdiagnose tiefer Beinvenenthrombosen (TBVT)*
- Gefäßkompression durch Tumor, Aneurysma, Hämatom, Baker-Zyste, retroperitoneale Fibrose, Kavakompression etc.
- Erysipel
- Ödem anderer Ätiologie (Lymphödem, kardiales Ödem)
- oberflächliche Thrombophlebitis

Ko: *Komplikationen bei Thrombosen*
- venöse Thromben → Lungenembolie (in > 95 % der Fälle durch Phlebothrombose verursacht, etwa 50 % der Patienten mit Phlebothrombose haben eine Lungenembolie)
- arterielle/kardiale Thromben → zerebrale Perfusionsstörung, Niereninfarkt, Extremitäten

Spätkomplikationen nach tiefer Beinvenenthrombose
- postthrombotisches Syndrom (nach 10–15 Jahren bei 40–60 % der konventionell behandelten Patienten)
- Ulcus cruris (bei 10 % der Patienten)

Th: **Antikoagulation, initiale Therapie: Heparin**

Niedermolekulare Heparine (NMH, Therapie der Wahl bei tiefer Venenthrombose TVT und hämodynamisch stabiler Lungenembolie)
- WM: insbesondere Hemmung von Faktor Xa, $t_{1/2}$ 100–180 min

Hämatologie | Thromboembolien und Thrombophilie 6.6

- Auswahl möglicher NMH: Enoxaparin 1 mg/kg KG 2 ×/d s.c., Nadroparin-Kalzium (0,1 ml/10 kg KG 2 ×/d s.c., Tinzaparin 175 IE/kg KG 1 ×/d oder Certoparin 2 ×/d s.c.
- Vorteile der Therapie mit NMH gegenüber unfraktionierten Heparinen (UFH)
  – rasches Erreichen des antikoagulatorischen Effektes, i.d.R. keine Laborkontrollen (Ausnahmen: Thrombozytenkontrollen in den ersten 3 Wochen, anti-FXa Spiegel bei Niereninsuffizienz, kachektischen oder adipösen Patienten)
  – kein i.v. Zugang notwendig, ambulante Therapie möglich
  – Nebenwirkungsprofil für NMH günstiger als für UFH, insbesondere treten Blutungskomplikationen, Osteoporose und heparinassoziierte Thrombopenie seltener auf
- Zielwert der Anti-FXa-Aktivität: bei Gabe 2 ×/Tag 0,5–1 IE/ml (3–4 h nach Injektion), bei Einmalgabe 1–2 IE/ml (3–4 h nach Injektion). Die Bestimmung sollte nach Erreichen eines steady-state erfolgen.
  CAVE: Bezüglich des Zielwertes der Anti-FXa-Aktivität gibt es z.T. unterschiedliche Empfehlungen.
- *CAVE:* Unterschiedliche Zulassungen der einzelnen NMH bezüglich verschiedener Indikationen sowie Dosierungen bei Niereninsuffizienz beachten ☞ Fachinformation.

Unfraktionierte Heparine
- WM: Hemmung von Thrombin, FXa, FIXa, $t_{1/2}$ 60 min.
- Bolus intravenös: 5 000 IE i.v. bei Patienten < 70 kg Körpergewicht, 10 000 IE Bolus bei > 70 kg, danach Dauertherapie intravenös: 30 000 IE/24 h, maximal 50 000 IE/24 h. Dosierung nach PTT: Ziel PTT > 60–90 Sekunden, erste PTT-Kontrolle nach 6 h, weitere Kontrollen alle 12 h. Bei stabilen PTT-Werten Kontrolle 1 ×/d.
- Alternativ subkutane Gabe: 3 × 7 500–10 000 IE s.c. täglich. In Studien konnte gezeigt werden, dass bei gleichen PTT-Werten die intravenöse Therapie und die subkutane Therapie äquivalent sind.
- Nebenwirkungen: Blutungen (bis zu 10 % der Patienten), Hypersensitivität (Urtikaria, Bronchospasmus, Fieber, bis hin zum Schock), Alopezie (selten), Vasospasmus (selten), Osteoporose (bei Langzeitanwendung), heparininduzierte Thrombozytopenie (2–10 % der Patienten, ☞ Kap. 6.3.2 „HIT").

Beendigung der Heparintherapie
- Bei Umstellung auf Cumarine: Absetzen der Heparintherapie nach Erreichen des Ziel-INR Wertes (i.d.R. nach 5 Tagen).
- Die initiale Therapie kann, bei fehlenden Kontraindikationen und vorhandener Compliance des Patienten, auch ambulant durchgeführt werden, unabhängig von der Morphologie des Thrombus (frei flottierend, wandhaftend, okkludierend).

Fondaparinux
Synthetisch hergestelltes Pentasaccharid. Spezifische Hemmung des FXa (Antithrombin-vermittelt). Elimination: hauptsächlich renal → Dosisanpassung bei Niereninsuffizienz (Fachinformation). Indikationen: TVT und stabile Lungenembolie. Dosierung: Körpergewicht < 50 kg: 5 mg 1 ×/d; Körpergewicht > 100 kg: 10 mg 1 ×/d; sonst 7,5 mg 1 ×/d.

Rivaroxaban

Rivaroxaban ist ein direkter Faktor-Xa-Inhibitor, der für die Therapie und die Sekundärprophylaxe von tiefen Beinvenenthrombosen und Lungenembolien zugelassen ist. Die Vorteile liegen u.a. in der oralen Verfügbarkeit, der vorhersagbaren Wirkung bei einheitlicher Dosierung, der geringeren Interaktion mit anderen Medikamenten oder Nahrungsmitteln, breiterem therapeutischen Fenster und dem Verzicht auf Laborkontrollen zur Überprüfung der Wirksamkeit. Mögliche Nachteile sind allerdings die noch nicht standardisierte Bestimmung der Wirksamkeit durch geeignete Laborverfahren (z.B. zur Therapieüberwachung bei Auftreten von Rezidiven unter Therapie oder Kontrolle vor Operationen), sowie das Fehlen eines Antidot.
Dosierung: Tag 1–21: Rivaroxaban 15 mg 2 × 1 Tabl./d, ab Tag 22 Rivaroxaban 20 mg einmal täglich (15 mg einmal täglich, bei eingeschränkter Nierenfunktion mit Kreatinin Clearance von 15–49 ml/min.)

Thrombolysetherapie (Fibrinolysetherapie)

Aufgrund der gehäuften Blutungskomplikationen (10–15 %) und erhöhten Mortalität (1–2 %) sowie der nicht nachgewiesenen Reduktion des postthrombotischen Syndroms spielt die systemische Fibrinolyse heute eine untergeordnete Rolle. Eine lokale Thrombolysetherapie wird bei jungen Patienten mit ausgedehnten frischen Thrombosen (< 7 Tage, ausgedehnte 4-Etagen-Thrombose) in Studien untersucht. Eine Lysetherapie sollte nur an Zentren durchgeführt werden, die diesbezüglich Erfahrung besitzen. Konventionelle Therapie: Bolus von 250 000 IE Streptokinase in 30 min, Dauerinfusion von etwa 100 000 I.E. Streptokinase oder Urokinase/h, parallel UFH i.v.

Chirurgische Therapie

Operative Thrombektomie
Die operative Thrombektomie führt zu einer umgehenden Gefäßeröffnung, allerdings kommt es durch Endothelverletzung und inkomplette Thrombusentfernung häufig zu einer raschen Rethrombosierung. Indikationen:
- Phlegmasia coerulea dolens
- frische isolierte deszendierende Beckenvenenthrombose (nicht älter als 1–2 Tage)
- akuter arterieller Gefäßverschluss

Cavaschirm
Indikationen:
- rezidivierende Lungenembolien trotz effektiver Antikoagulation
- Kontraindikation gegen Antikoagulation
- Überbrückung eines Zeitraumes bis zur Antikoagulation bei passager bestehender Kontraindikation gegen eine Antikoagulation

Sekundäre Prophylaxe: Cumarine (Phenprocoumon)

Wirkung: Vitamin-K-Antagonismus → Hemmung der hepatischen Synthese von FII, VII, IX, X (Prothrombinkomplex) sowie von Protein C, S und Z

Beginn: bei fehlenden Kontraindikationen sofortiger Beginn der oralen Antikoagulation

Kontraindikationen (absolut)
- hämorrhagische Diathese
- maligne Hypertonie
- Ulcera im Magen-Darm-Bereich
- frischer Apoplex
- ZNS-Operation innerhalb der letzten 3 Monate, Hirnblutungen, zerebrale Sklerose, Liquorpunktionen innerhalb der letzten 10 Tage
- Endokarditis lenta
- große offene Wunden
- kavernöse Lungentuberkulose
- arterielle Aneurysmen
- Schwangerschaft, insbesondere in den ersten drei Monaten
- Vorsicht bei Leber- und/oder Niereninsuffizienz, Thrombopenie

Dosierung von Cumarinen: nach INR-Wert („International Normalized Ratio")

$$INR = \left(\frac{\text{Gerinnungszeit Patientenplasma [Sekunden]}}{\text{Gerinnungszeit Normalplasma [Sekunden]}} \right)^{ISI}$$

ISI = International sensitivity index, spezifischer Wert für jedes Thromoplastin und Charge

Bei unkomplizierter tiefer Venenthrombose und/oder Lungenembolie wird eine INR von 2,0 bis 3,0 empfohlen. Höhere INR-Werte (3,0–4,5) sind bei rezidivierenden venösen Thrombosen trotz suffizienter Antikoagulation anzustreben.

Therapieeinleitung: Faustregel (bei 70 kg schwerem Patienten)
Aktueller Quick-Wert dividiert durch 10 ergibt die Zahl der Phenprocoumon-Tabletten in den ersten 4 Tagen, dabei sollten 3 Tabletten am ersten Tag gegeben werden, am 2. und 3. Tag je 1–2 Tabletten (einschleichender Beginn wegen Gefahr einer Cumarinnekrose). Die erste INR-Kontrolle sollte am Tag 4 erfolgen, danach Dosisanpassung unter engmaschiger Kontrolle. Die überlappende Heparintherapie kann nach Erreichen des INR-Zielwertes beendet werden (in der Regel nach 5–6 Tagen). Alternativ kann Rivaroxaban eingesetzt werden.

Empfohlene Therapiedauer
Zur Dauer der Sekundärprophylaxe existieren z.T. unterschiedliche Empfehlungen. Generell muss die Dauer der Antikoagulation für jeden einzelnen Patienten individuell bestimmt werden. Insbesondere die „lebenslange" Antikoagulation sollte jährlich anhand einer Nutzen-Risiko-Abwägung überprüft werden.
Inwieweit zusätzliche Parameter (z.B. Verlauf der D-Dimere nach Absetzen der Antikoagulation, duplexsonografischer Befund im Verlauf u.a.) die Dauer der Antikoagulation zukünftig mit beeinflussen, ist noch nicht abschließend belegt. Ebenfalls muss durch weitere Studien überprüft werden, ob eine Prophylaxe mit ASS nach Beendigung der oralen Antikoagulation die Rezidivrate von venösen Thrombosen tatsächlich senkt.

6.6 Thromboembolien und Thrombophilie — Hämatologie

Empfehlungen zur Dauer der Antikoagulation in der Sekundärprophylaxe (modifiziert nach der aktuellen S2 Leitlinie und den ACCP Guidelines)

Indikation	Dauer
Erstes Ereignis	
• bei *transientem* Risikofaktor (z.B. Operation)	3 Monate
• bei *idiopathischer* Genese – distal	3 Monate
• bei *idiopathischer* Genese – proximal	> 3 Monate
• bei geringem Blutungsrisiko und gutem Monitoring	zeitlich unbegrenzt[1]
• bei *aktiver Krebskrankheit*, NMH	zeitlich unbegrenzt[1]
Rezidiv bei idiopathischer Genese	
• bei geringem und moderatem Blutungsrisiko	zeitlich unbegrenzt[1]
• bei hohem Blutungsrisiko	3 Monate

[1] Risiko-Nutzen-Analyse bei zeitlich unbegrenzter Antikoagulation regelmäßig evaluieren, NMH Niedermolekulares Heparin

Alternative Sekundärprophylaxe
Bei Patienten mit Kontraindikationen gegen Phenprocoumon oder Rivaroxaban kann eine Sekundärprophylaxe mit niedermolekularen Heparinen durchgeführt werden. Eine einheitliche Dosisempfehlung existiert nicht, die Therapieempfehlungen reichen von halbtherapeutischer bis volltherapeutischer Dosierung. Eine mögliche Option stellt folgende Dosierempfehlung dar: bei INR von 2–3 Gabe eines NMH in halbtherapeutischer Dosierung, bei höheren INR-Werten Gabe des NMH in therapeutischer Dosierung. Insbesondere Malignompatienten profitieren von einer Therapie mit niedermolekularen Heparinen, bei diesen Patienten sollte auf alle Fälle die Sekundärprophylaxe mit einem NMH durchgeführt werden. Ein mögliches Therapieregime stellt eine 4-wöchige therapeutische NMH-Therapie dar, gefolgt von einer therapeutischen NMH-Antikoagulation mit ¾ der üblichen Dosis.

Supportive Maßnahmen

Immobilisierung: Der Wert der Immobilisierung zur Verhinderung von Lungenembolien konnte in Studien nicht belegt werden, so dass generell keine Immobilisierung – auch bei Beckenvenenthrombosen – notwendig ist → aktive Bewegungstherapie unter Kompression und adäquater Antikoagulation. Ausnahme: starke Schmerzen und massive Schwellung, Zustand nach Unfall, schwere allgemeine Erkrankung → Frühmobilisation im Bett.

Kompressionstherapie: Kompressionsverbände mit Binden oder auch Kompressionsstrümpfen. Kontraindiziert bei peripherer arterieller Verschlusskrankheit (pAVK) und Phlegmasia coerulea dolens. Die Kompressionsstrümpfe sollten für mindestens 2 Jahre getragen werden, in den meisten Situationen ist ein Wadenkompressionsstrumpf am betroffenen Bein ausreichend.

Px:
- Antikoagulanzien
- Thrombozytenaggregationshemmer, Acetylsalicylsäure 100 mg/d p.o. (insbesondere protektiv wirksam bei arteriellen Verschlüssen und koronarer Herzkrankheit
- Beseitigung von Risikofaktoren (☞ oben), insbesondere postoperative Mobilisierung, Krankengymnastik, Kompressionsstrümpfe

Lit:
1. Bauersachs R, Berkowitz SD, Brenner B et al. Oral rivaroxaban for symptomatic venous thromboembolism. N Engl J Med 2010;363:2499–2510.
2. Becattini C, Agnelli G, Schenone A et al. Aspirin for preventing the recurrence of venous thromboembolism. N Engl J Med 2012;366:1959–1967.
3. Büller HR, Prins MH, Lensin AW et al. Oral rivaroxaban for the treatment of symptomatic pulmonary embolism. N Engl J Med 2012;366:1287–1297.
4. Coleman R, MacCallum P. Treatment and secondary prevention of venous thromboembolism in cancer. Br J Cancer 2010;102:S17–23.
5. Hull RD. Treatment of pulmonary embolism: the use of low-molecular-weight heparin in the inpatient and outpatient settings. Thromb Haemost 2008;99:502–510.
6. Mandalà M, Falanga A, Roila F. Venous thromboembolism in cancer patients: ESMO Clinical Practice Guidelines for the management. Ann Oncol 2010;21(Suppl5):v274–v276.
7. Petrelli F, Cabiddu M, Borgonovo K et al. Risk of venous and arterial thromboembolic events associated with anti-EGFR agents: a meta-analysis of randomized clinical trials. Ann Oncol 2012;23:1672–1679.
8. Schulman S Crowther MA. How I treat with anticoagulants in 2012: new and old anticoagulants, and when and how to switch. Blood 2012;119:3016–3023.
9. Soff GA. A new generation of oral direct anticoagulants. Arterioscler Thromb Vasc Biol 2012;32:569–574.

Web:
1. dgho-onkopedia.de/de/onkopedia/leitlinien — Onkopedia Leitlinien
2. leitlinien.net — AWMF-Leitlinien
3. www.gth-online.org — Ges für Thrombose- und Hämostaseforschung
4. www.isth.org — Intl Society on Thrombosis and Haemostasis
5. www.tri-london.ac.uk — Thrombosis Research Institute

6.7 Hämophagozytisches Syndrom (HPS)

A.-K. Reuland, R. Wäsch

Def: Das Hämophagozytische Syndrom (HPS, Synonyme: Hämophagozytische Lympho-histiozytose HLH, Makrophagenaktivierungssyndrom) ist eine ineffektive Überstimulation des Immunsystems, mit einer Überaktivierung von benignen Zellen der histiozytären Zelllinie (Monozyten, Makrophagen) und von T-Lymphozyten durch Hypersekretion von Zytokinen. Ein zentrales Charakteristikum ist die Phagozytose von Erythrozyten durch überaktivierte Histiozyten (Hämophagozytose).

Es werden primäre und sekundäre Formen unterschieden

ICD-10: D76.1 bis D76.2

Ep: Die *Inzidenz* wird bei der *primären* Hämophagozytose mit 0,12/100 000 Kindern angegeben, aufgrund der Schwierigkeit der Diagnosestellung aber wahrscheinlich unterschätzt.
Zur *sekundären* Hämophagozytose sind keine epidemiologischen Daten vorhanden.

Pg: *Hypersekretion von inflammatorischen Zytokinen*
- IL-1, IL-6 → Fieber
- TNFα, INFγ → Panzytopenie
- TNFα hemmt die Lipoproteinlipase → Triglyzeridanstieg
- aktivierte Makrophagen sezernieren Ferritin und Plasminogenaktivatoren → Hyperfibrinolyse
- Organinfiltration durch aktivierte Lymphozyten und Makrophagen → klinische Symptome

Path: Hämophagozyten-Nachweis in Knochenmark, Leber, Lymphknoten oder Milz: Makrophagen mit Hämatophagozytose von Erythrozyten, Thrombozyten oder Neutrophilen, CD163 positiv

Klass: *Klassifikation*
- primäre Form: in der Regel aufgrund familärer Gendefekte
- sekundäre Form: ausgelöst durch Infekte, maligne Erkrankungen oder Erkrankungen des rheumatoiden Formenkreises

Risikofaktoren für sekundäres hämophagozytisches Syndrom
- Infekte: viral (EBV, CMV, Parvovirus B19, Adenovirus, HSV, Parainfluenzaviren), bakteriell, parasitär (Leishmaniose)
- Malignome: Leukämien, Lymphomen
- Autoimmunerkrankungen: Juvenile rheumatoide Arthritis, Lupus erythematodes, M. Still

Sy:
- Fieber (ohne Ansprechen auf Antibiotika), Abgeschlagenheit, abdominelle Beschwerden, Gelenkbeschwerden
- Blutungen, Koagulopathie
- Hautveränderungen, Ausschlag
- Lymphadenopathie
- Hepatosplenomegalie (Hepatitis)
- neurologische Symptome: Meningismus, Kopfschmerzen, Enzephalitis, Krampfanfälle
- ophtalmologische Symptome

- Lungenfunktionsstörung, Atemnot, ARDS („acute respiratory distress syndrome")
- Multiorganversagen

Dg: *Anamnese, Klinik*
- Anamnese, Anhalt für Infekte, Malignome, Autoimmunerkrankungen
- *körperliche Untersuchung:* Hepatosplenomegalie, Lymphadenopathie, Hautausschlag

Labor
- Blutbild, Differentialblutbild,
- Elektrolyte, Leberenzyme, Bilirubin, Kreatinin, Harnstoff, LDH, Ferritin, Fibrinogen, Triglyzeride, löslicher Interleukin-2-Rezeptor, Eiweiß, Albumin

Histologie
- Knochenmarkpunktion einschließlich Histologie
- ggf. Lymphknoten- und/oder Leberbiopsie

Bildgebung
- Abdomen-Sonografie
- ggf. Computertomographie Thorax/Abdomen, MRT Schädel

Diagnostische Kriterien des HPS

Primäres Hämophagozytisches Syndrom
- Molekulare Diagnose vereinbar mit primärem HPS/HLH: Mutation von PRF1, UNC13D, Munc18-2, Rab27a, STX11, SH2D1A, BIRC4

Sekundäres HPS: mindestens 5 der folgenden Kriterien erfüllt:
- Fieber > 38,5°C
- Splenomegalie
- Zytopenie (mindestens 2 der 3 Linien im peripheren Blut): Hämoglobin < 9 g/dl, Thrombozyten < 100.000/µl, Neutrophile < 1000/µl
- Hypertriglyzeridämie (nüchtern, > 265 mg/dl) und/oder Hypofibrinogenämie (< 150 mg/dl)
- Ferritin > 500 ng/ml
- löslicher Interleukin-2-Rezeptor (sCD25) erhöht
- niedrige oder fehlende Aktivität der natürlichen Killerzellen
- Hämophagozytose-Nachweis in Knochenmark, Milz, Lymphknoten oder Leber

DD: Infektiöses Fieber durch diverse Auslöser (viral, bakteriell, etc.), Hepatitis, Autoimmunerkrankung, Enzephalitis, ARDS, Multiorganversagen.
CAVE: Differenzialdiagnose durch variable klinische Präsentation des HPS erschwert.

Th: ***Therapeutische Grundsätze***
1. Unmittelbare Therapieeinleitung nach Diagnosestellung nach dem HLH-2004 Induktions-Protokoll (außer bei Assoziation des HPS mit Malignom- oder Autoimmunerkrankung): HLH-2004 Induktions-Protokoll: Dexamethason 10 mg/m^2/d in den ersten 2 Wochen, 5 mg/m^2/d die folgenden 2 Wochen, und weitere Reduktion alle 2 Wochen um die Hälfte der Dosis. Etoposid 150 mg/m^2/d zweimal pro Woche in den ersten 2 Wochen, dann wöchentlich für die 6 folgenden Wochen. Ggf. intrathekale Therapie.

2. Behandlung der Grunderkrankung bei sekundärer Hämophagozytose: Autoimmunerkrankungen, Malignomen; bei infektassoziierter Hämophagozytose antibiotische und/oder antivirale Therapie. Kontinuierliche Reevaluation der auslösenden Faktoren.
3. Rituximab bei EBV-assoziierter Hämophagozytose.
4. Intravenöse Immunglobulingabe
5. Infektprophylaxe mit Cotrimoxazol 3 ×/Woche. Zusätzlich Amphomoronal und regelmäßige Kontrolle der Pilzantigene.
6. Allogene Stammzelltransplantation bei primärer/familiärer Form

Prg: Lebensbedrohliche Erkrankung, unbehandelt mit einer Letalität von > 50%. Durch die allogene Stammzelltransplantation ist die Prognose der primären Hämophagozytose verbessert worden. Hohes Rezidivrisiko insbesondere im ersten Jahr nach Diagnose → engmaschige Kontrollen.

Lit:
1. Canna SW, Behrens EM. Making sense of the cytokine storm: a conceptual framework for understanding, diagnosing, and treating hemophagocytic syndromes. Pediatr Clin North Am 2012;59:329–344.
2. Filipovich AH. Hemophagocytic lymphohistiocytosis (HLH) and related disorders. Hematology Am Soc Hematol Educ Program 2009;127–131.
3. Henter JI, Horne A, Arico M, et al. HLH-2004: diagnostic and therapeutic guidelines for hemophagocytic lymphohistiocytosis. Pediatr Blood Cancer 2007;48:124–131.
4. Janka GE. Hemophagocytic syndromes. Blood 2007;21:245-253.
5. Janka GE. Familial and acquired hemophagocytic lymphohistiocytosis. Ann Rev Med 2012;63:233–246.
6. Jordan MB, Carl EA, et al. How I treat hemophagocytic lymphohistiocytosis. Blood 2011;118:4041–4052.

Web:
1. www.histiocytesociety.org   Histiocyte Society

7.1 Aplastische Anämien
7.1.1 Akute lymphatische Leukämie (ALL)
R. Wäsch, M. Lübbert

Def: hämatologische Neoplasie der lymphatischen Zellreihe mit Transformation einer lymphatischen Vorläuferzelle, Ausreifungsstörung und klonaler Expansion. Charakteristisch sind Verdrängung der normalen Hämatopoese, Übergreifen auf extramedulläre Organe und Ausschwemmung leukämischer Zellen in das periphere Blut.

ICD-10: C91.0

Ep:
- Akute Leukämien im Kindesalter sind in 80 % der Fälle ALL; Inzidenz: 5,3 Fälle/100 000/Jahr, Altersgipfel: 4. Lebensjahr. Altersabhängige Verteilung immunologischer Subtypen: pro-B-ALL und prä-B-ALL häufiger bei Kleinkindern, T-ALL häufiger bei älteren Kindern
- Im Erwachsenenalter sind 20 % der akuten Leukämien ALL; Inzidenz: 1,1 Fälle/100 000/Jahr, Verteilung ♂:♀ = 3:2. Der zweite Häufigkeitsgipfel liegt im Alter von über 80 Jahren (2,3/100 000/Jahr).

Pg:
Risikofaktoren
- Knochenmarkschädigung durch ionisierende Strahlen, Umweltkarzinogene (z.B. Benzol), Zytostatika
- medikamentöse Immunsuppression (z.B. nach Nierentransplantation)
- genetische Faktoren: erhöhtes Risiko bei Trisomie 21 (relatives Risiko 20), Neurofibromatose, Fanconi-Anämie, Ataxia teleangiectatica, Bloom-Syndrom, Li-Fraumeni-Syndrom; signifikante Zwillingskonkordanz (intrauterin paraplazentare „Übertragung" beschrieben)

Molekulargenetik
- Normale lymphatische Zellen zeichnen sich im Verlauf der Bildung immunkompetenter B- und T-Zellen durch Rearrangements von Immunglobulin- (Ig-) und T-Zell-Rezeptor-(TCR-)Genen aus.
- Zytogenetische und molekulargenetische Untersuchungen zeigen bei > 70 % der ALL-Patienten klonale numerische und strukturelle Chromosomenveränderungen in lymphatischen Blasten, meist unter Beteiligung von Ig- und TCR-Genen.
- Genetische Veränderungen im Rahmen pathologischer Chromosomen-Rearrangements (z.B. BCR-ABL, TEL-AML1, E2A-PBX) führen in lymphatischen Progenitoren bei ALL zu Differenzierungsarrest, Störungen der Proliferationsregulation und klonaler Expansion.
- Bei der Pathogenese der ALL spielt vermutlich auch die veränderte Expression von Zellzyklus- und Apoptosegenen (z.B. Rb, p53, p16, p15, p14, p57) durch genetische Aberrationen (Deletion, Amplifikation, Mutation) oder epigenetische Fehlregulation (z.B. veränderte Promotermethylierung) eine wichtige Rolle.
- Die molekulargenetische Identifikation von Chromosomenveränderungen (klonale Marker) findet Anwendung bei Diagnosebestätigung, Identifikation von Risikofaktoren und Messung der minimalen Resterkrankung sowie in Zukunft bei kausalen Therapieansätzen. Der Einsatz verbesserter zytogenetischer Methoden, wie Spektrale Karyotypisierung (SKY) und Multiplex-FISH (M-FISH) oder DNA-Microarrays (☞ Kap. 2.3), führt zu einer zunehmenden Identifizierung molekulargenetischer Veränderungen und prognostischer Subtypen.

Chromosomenaberrationen bei ALL

Chromosomale Aberration	Molekulare Veränderung	Häufigkeit % <18. LJ	≥18. LJ
B-Zell-Phänotyp			
• t(8;14)(q24;q32)	c-Myc-Dysregulation	2	5
• t(8;22)(q24;q11)			
• t(2;8)(p11;q24)			
Prä-B-Phänotyp			
• t(9;22)(q34;q11)	BCR-ABL	4	25–30
• t(1;19)(q23;p13)	E2A-PBX1	4	5
• t(12;21)(p12;q22)	TEL-AML1	25	3
• Hyperdiploidie	(> 50 Chromosomen)	30	9
• Hypodiploidie	(< 45 Chromosomen)	1	4
Pro-B-Phänotyp			
• t(4;11)(q21;q23)	MLL-AF4	4	5
T-Zell-Phänotyp			
• t(11;14)(p15;q11)	TCRα/δ-Ttg1	4	6
• t(10;14)(q24;q11)	TCRα/δ-Hox11	1	3
• t(7;19)(q35;p13)	TCRβ Lyl1	3	2
„Random"-Translokationen		28	41

Path: *Leukämische Blasten in Blut und Knochenmark*
- im peripheren Blut bei > 90 % der Patienten Nachweis leukämischer Blasten: unreife Zellen, rund, leicht basophiles Zytoplasma, dichte Kernstruktur, prominente Nukleoli; nur einzelne segmentkernige Granulozyten
- im Knochenmark: Verdrängung der normalen Hämatopoese durch uniforme Blastenpopulation; meist hyperzelluläres Mark, Blastenanteil bei Erstdiagnose meist > 50 % (M4-Mark)

Immunphänotypisierung

Die immunologische Untersuchung der leukämischen Blasten auf Oberflächenmarker-Expression erlaubt:
- Klassifikation von Subtypen der ALL
- Zuordnung der ALL-Zellen zur B- oder T-Zell-Reihe
- Charakterisierung des Differenzierungsgrades
- Identifikation morphologisch/zytochemisch undifferenzierter Blasten als ALL
- Nachweis aberranter myeloischer Antigenexpression

Immunphänotyp akuter lymphatischer Leukämien

Antigen	ALL-Subtyp							
	Pro-B	Common	Prä-B	B	Pro-T	Prä-T	Thymisch	T
CD79a[1]	+	+	+	+	-	-	-	-
CD22[1]	+	+	+	+	-	-	-	-
CD19[1]	+	+	+	+	-	-	-	-
CD10	-	+	+		-	-	-	-

Hämatologische Neoplasien   Akute lymphatische Leukämie (ALL) 7.1.1

Antigen	ALL-Subtyp							
	Pro-B	Common	Prä-B	B	Pro-T	Prä-T	Thymisch	T
c-IgM	-	-	+		-	-	-	-
s-IgM	-	-	-	+	-	-	-	-
TdT	+	+	+		+	+	+	+
c-CD3	-	-	-		+	+	+	+
s-CD3	-	-	-	-				+
CD7	-	-	-	-	+	+/-	+/-	+/-
CD2	-	-	-	-		$+^2$	+	+
CD5	-	-	-	-		$+^2$	+	+
CD8	-	-	-	-		$+^2$	+/-	+/-
CD1a	-	-	-	-			+	
Häufigkeit %	11	51	10	4	— 6 —		— 18 —	

c = zytoplasmatisch, s = oberflächenassoziiert (surface),
[1] mindestens 2 von 3 positiv,
[2] CD2+ und/oder CD5+ und/oder CD8+

Klass: *Morphologische Klassifikation entsprechend FAB (French-American-British Group)*

Typ	Charakteristika
L1	kleinzellige akute lymphatische Leukämie, kleine monomorphe Zellen mit kleinem Nukleolus
L2	polymorphzellige akute lymphatische Leukämie, größere polymorphe Zellen mit einem oder mehreren prominenten Nukleolen, geringes Kern-/Zytoplasma-Verhältnis
L3	Burkitt-Typ-akute lymphatische Leukämie, große Zellen mit großen grobstrukturierten Kernen und basophilem, häufig vakuolisiertem Zytoplasma

Die klinische Anwendung der FAB-Klassifikation ist bei ALL insgesamt limitiert (Ausnahme: Subtyp L3 häufiger bei B-ALL). Prognostisch und therapeutisch sind Immunphänotypisierung sowie Zyto-/Molekulargenetik von größerer Bedeutung.

Sy: *Unspezifische Allgemeinsymptome mit kurzer Anamnese*
- Leistungsminderung, Fieber, Nachtschweiß, Müdigkeit
- grippeähnliche Symptome, Appetitlosigkeit, Gewichtsverlust
- Knochenschmerzen

Verdrängung der normalen Hämatopoese
- Anämie → Abgeschlagenheit, Müdigkeit, Tachykardie, Blässe
- Thrombopenie → gesteigerte Blutungsneigung, meist in Form von Petechien und Ekchymosen, Hämatome, Epistaxis
- Granulozytopenie → Hautinfektionen, Pneumonie, Sepsis

7.1.1 Akute lymphatische Leukämie (ALL)

Leukämische Zellproliferation, Organinfiltration   *Häufigkeit*
- Hepato- und/oder Splenomegalie   70 %
- Lymphadenopathie   60 %
- ZNS-Befall/meningealer Befall („Meningeosis leucaemica")   < 10 %
  mit Kopfschmerzen, Übelkeit, Erbrechen, Sehstörungen,
  zentralnervösen Störungen
- mediastinaler Befall mit Lymphadenopathie   15 %
- Befall parenchymatöser Organe mit Verdrängungssymptomatik   < 10 %
  (Leber, Nieren, Gastrointestinaltrakt, Hoden etc.)
- bei T-ALL: Mediastinaltumor, gehäuft Hautinfiltration

Dg: *Anamnese, Klinik*
- Anamnese (Risikofaktoren, Exposition)
- Untersuchungsbefund: Haut, Schleimhäute, Lymphadenopathie, Hepatosplenomegalie, Hoden, ZNS, ggf. Meningismus und neurologische Störungen, Spiegelung des Augenhintergrundes zum Ausschluss leukämischer Infiltrate/Blutungen, Infekte
- Befragung nach Geschwistern, die potenziell als allogene Knochenmarkspender in Frage kommen. Sind Geschwister vorhanden, sollte eine HLA-Typisierung des Patienten und der Familienangehörigen zum frühestmöglichen Zeitpunkt erfolgen (HLA-A, -B, -C, -DR, -DQ; bei hoher Blastenzahl Typisierung des Patienten erst in der beginnenden Remission).

Labor
- Blutbild, Differenzialblutbild und Retikulozyten, Zytochemie, Immunphänotyp
- **CAVE:** Ein normales Blutbild und das Fehlen von leukämischen Blasten im peripheren Blut schließen eine akute Leukämie nicht aus. In 15 % der Fälle finden sich normale Leukozytenzahlen, in 25 % eine Leukopenie.
- Blutgruppe, Quick, PTT, TZ, Fibrinogen, ATIII, Fibrinogenspaltprodukte
- Routinelabor mit BSG, Kreatinin, Kreatinin-Clearance, Harnsäure, Na^+, K^+, SGOT, AP
- LDH, Bilirubin, Gesamteiweiß, Elektrophorese
- Bakteriologie: Kulturen von Rachenspülung, Stuhl, Urin, Anal-/Vaginalabstrich
- Serologie: Candida, Aspergillus, HSV, VZV, CMV, EBV, HBV, HIV, Toxoplasmose

Knochenmark- und Liquordiagnostik
- Knochenmarkausstrich und -histologie, Immunzytologie (CD20)
- Zytogenetik, z.B. t(9;22), t(4;11)
- molekulare Diagnostik: BCR-ABL-Translokation, MLL-AF4, TEL-AML1, Nachweis des Rearrangements der Gene für Leichtketten, Schwerketten und TCR
- Lumbalpunktion, Liquorzytologie, ggf. mit molekularer Diagnostik
- **CAVE:** Thrombopenie ☞ Kap. 10.5.

Sonstige Untersuchungen
- EKG, Echokardiografie bei Insuffizienzzeichen
- Sonografie Abdomen
- Röntgen Thorax, Nasennebenhöhlen, Zahnreihen, CT-Thorax bei T-ALL
- zahnärztliche und ggf. HNO-ärztliche Untersuchung zum Fokusausschluss

Prinzipien der Diagnostik akuter Leukämien

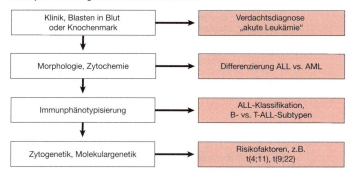

DD:
- „leukämoide Reaktion" bei Infekten oder Tumoren
- myelodysplastisches Syndrom
- myeloproliferatives Syndrom, CML im Blastenschub
- akute myeloische Leukämie (AML) oder undifferenzierte Leukämie (AUL)
- Lymphom mit Ausschwemmung, insbesondere hochmalignes Non-Hodgkin-Lymphom
- perniziöse Anämie, Vitamin-B_{12}-/Folsäuremangel
- EBV-Infekt (Mononukleose mit lymphozytären Reizformen)

CAVE: Zur Abgrenzung der ALL von lymphoblastischen Non-Hodgkin-Lymphomen hat sich das Ausmaß der Knochenmarkinfiltration als praktikabel erwiesen. Befunde mit > als 30 % Blasten im Knochenmark werden als ALL eingestuft.

Ko:
- Sepsis, andere infektiöse Komplikationen
- Gerinnungsstörungen, Blutungskomplikationen/Thrombosen, Sinusvenenthrombosen/Embolien
- Tumor-Lyse-Syndrom, Uratnephropathie (☞ Kap. 9.6)
- Leukostase (Lunge, zerebral)

Th: *Therapieprinzipien*

1. Die Behandlung der ALL erfolgt entsprechend dem Subtyp der Erkrankung (Immunphänotyp), den Risikofaktoren und dem Alter. Komponenten der Behandlung sind:
   - systemische Polychemotherapie mit wechselnden Protokollen
   - intrathekale Chemotherapie
   - prophylaktische/therapeutische ZNS-Bestrahlung
   - mediastinale Bestrahlung
   - allogene Stammzelltransplantation

2. Diagnostik, Therapie und Prognose der ALL konnten erst durch große, multizentrische Studien optimiert werden. Verbesserte Konzepte können weiterhin nur in Studien erarbeitet werden. Die Behandlung von Patienten mit ALL sollte deshalb immer im Rahmen von Studien an hämatologischen Zentren erfolgen.

3. Da die GMALL-Studien (German Multicenter Study Group for Adult ALL) derzeit abgeschlossen sind, sollten alle Patienten bis zur Neuauflage für das GMALL-Register gemeldet werden. Die Behandlung von Patienten zwischen 15–55

(biologisch jünger als 65) Jahren erfolgt mit geringfügigen Änderungen analog der „Multizentrischen Therapieoptimierungsstudie der akuten lymphatischen Leukämie des Erwachsenen oder Adoleszenten ab 15 Jahren, GMALL 07/2003", Studienleitung Dr. N. Gökbuget, Frankfurt.

CAVE: Die Behandlung sollte nach der aktuell gültigen Therapieempfehlung durchgeführt werden (☞ Adresse unten). Zur Behandlung des einzelnen Patienten und zur genaueren Information über die Therapiedurchführung (Einzelheiten zur Strahlentherapie, Dosismodifikation, Therapieintervalle bei Zytopenie etc.) ist in jedem Fall die aktuelle Protokollversion heranzuziehen. Bei Einschluss des Patienten: Kontaktaufnahme mit der Studienzentrale wegen eventueller Therapie- und Registeränderungen.

4. Ältere Patienten können analog der Studie für ältere ALL-Patienten behandelt werden.

5. Patienten mit reifer B-ALL und bestimmten hochmalignen B-NHL (Subtypen Burkitt-Lymphom, Burkitt-like-Lymphom, precursor B-lymphoblastic lymphoma, Large cell anaplastic lymphoma, Diffuse large B-cell lymphoma) werden analog dem B-ALL-/NHL-Protokoll 2002 behandelt.

Die Behandlung der ALL erfolgt phasenweise als Vorphase, Induktionstherapie, Konsolidierung bzw. Intensivierung, Reinduktion und Erhaltungstherapie mittels differenzierter Therapieprotokolle.

ALL Therapieempfehlung

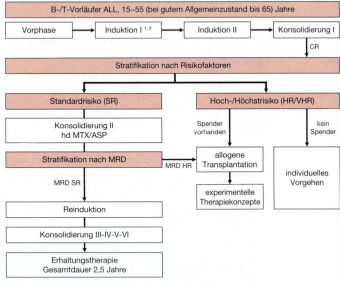

[1] wenn BCR-ABL positiv: Imatinib ab Induktion I zur allogenen Transplantation
[2] wenn BCR-ABL negativ und CD20+ > 20 %: Rituximab ab Induktion I bis Therapieende
ASP Asparaginase, CR komplette Remission, MRD Minimale Residualerkrankung,
hd MTX hochdosiertes Methotrexat

Vorphase
Ziel: Reduktion der Leukämiezellmasse
CAVE: Tumor-Lyse-Syndrom (☞ Kap. 9.5)

Induktionstherapie
- *Ziel:* Erreichen einer Vollremission, d.h. Reduktion der Leukämiezellpopulation bis unter die Nachweisgrenze und Regeneration der normalen Hämatopoese mit Normalisierung von Blutbild und Knochenmark
- Grundlage der Chemotherapie ist die Kombination von Dexamethason, Vincristin, Anthrazyklinen, Asparaginase, Cyclophosphamid und 6-Mercaptopurin in zwei Blöcken (Induktion I und II)

Konsolidierung I
Ziel: frühe intensive Konsolidierung zur Verbesserung der Remissionsqualität

Stratifikation I nach Risikofaktoren
Die ALL stellt keine einheitliche Erkrankung dar. Morphologische Untersuchungen, Immunphänotypisierung, Molekulargenetik sowie klinische Parameter bilden die Grundlage der Risikostratifikation.
- wichtiges prognostisches Kriterium für alle Subgruppen: Zeit bis zum Erreichen einer kompletten Remission
- Patienten mit einem Hochrisikomerkmal weisen eine niedrigere Remissionsrate (> 75 % vs. > 90 %) und ein deutlich schlechteres leukämiefreies Überleben auf.
- ungünstigster Prognosefaktor: Translokation t(9;22) bzw. Philadelphia-Chromosom, Ph+

Risikogruppen bei ALL

Risikogruppe	T-Zelltyp	B-Zelltyp
Standardrisiko (standard risk, SR)	Thymische T-ALL (CD1a positiv)	B-Vorläufer-ALL • CR an Tag 26 (nach Induktion I) *und* Leukozyten < 30 000/μl • *keine* pro-B- bzw. t(4;11)-positive ALL • *keine* t(9;22)/BCR-ABL-positive ALL
Hochrisiko (high risk, HR)	Early T-ALL oder Mature T-ALL (CD1a negativ)	B-Vorläufer-ALL • CR erst an Tag 46 (nach Induktion II) *oder* • Leukozyten > 30 000/μl *oder* • pro-B- bzw. t(4;11)-positive ALL • *keine* t(9;22)/BCR-ABL-positive ALL
Höchstrisiko (very high risk, VHR)		B-Vorläufer-ALL • t(9;22)/BCR-ABL-positive ALL, Philadelphia-Chromosom, Ph+

7.1.1 Akute lymphatische Leukämie (ALL)

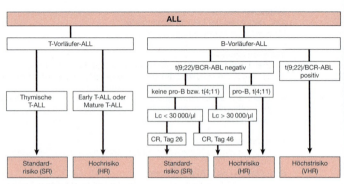

CR komplette Remission, Lc Leukozyten

Postremissionstherapie: Konsolidierung/Intensivierung
Ziel: weitere Reduktion der Leukämiezellpopulation nach Induktionstherapie und Konsolidierung I. Für Standardrisikopatienten: Konsolidierung auf der Basis von Hochdosis-Methotrexat und Asparaginase. Für Hoch- und Höchstrisikopatienten mit vorhandenem Familien-/Fremdspender erfolgt die allogene Stammzelltransplantation. Bei fehlendem Spender erfolgt eine individuelle Therapie.

Reinduktion und Erhaltungstherapie
Standardrisikopatienten erhalten (der Konsolidierung zwischengeschaltet) eine Reinduktionstherapie. Nach der Reinduktion zwischen den weiteren Konsolidationsblöcken folgt eine Erhaltungstherapie.

Stratifikation II nach „Minimal Residual Disease" (MRD)
Durch die Untersuchung molekulargenetischer Marker (z.B. BCR-ABL bei Philadelphia-Chromosom-positiver ALL, klonale Rearrangements von Ig- und TCR-Genen) werden Remissionsparameter definiert, die über die klassische Knochenmarkhistologie hinaus die Definition einer „molekularen CR" bzw. einer „Minimal Residual Disease" (MRD) erlauben.

- Hochrisiko, wenn MRD ab Tag 71 bis Woche 16 mindestens zwei Mal > 10^{-4} ist. Es erfolgt dann nach Konsolidierung I die Therapie nach HR/VHR-Protokoll (allogene Stammzelltransplantation).
- *MRD-Standardrisiko:* ab Tag 71 bis Woche 52 immer < 10^{-4} und negativ in Woche 52
- *MRD-Hochrisiko:* ab Woche 16–52 mindestens zwei Mal > 10^{-4}. Kein Abfall unter 10^{-4} an zwei aufeinanderfolgenden Zeitpunkten am Ende des ersten Therapiejahres
- *MRD-Intermediärrisiko:* Patienten, bei denen entweder keine eindeutige Zuordnung möglich ist oder eine MRD-Bestimmung nicht erfolgen kann.

MRD-abhängige Therapieentscheidung
- *MRD-Standardrisiko* ab Woche 52: Erhaltungstherapie
- *MRD-Hochrisiko* ab Woche 16 oder Woche 52: allogene Stammzelltransplantation. Experimentelle Therapie nach Studienprotokollen
- *MRD-Intermediärrisiko* ab Woche 52: Erhaltungstherapie
- Fortsetzung der MRD-Kontrollen alle 4 Monate

Spezielle Therapiemaßnahmen

Supportive Therapie
- keimarme Räume, Mundhygiene, pflegerische Maßnahmen (☞ Kap. 4.14)
- Prophylaxe eines Tumor-Lyse-Syndroms (☞ Kap. 9.5): Flüssigkeitssubstitution (Ziel: Harnmenge > 200 ml/h), Harn-Alkalisierung, Allopurinolgabe, Rasburicase bei Niereninsuffizienz und hoher Harnsäure. Wichtig insbesondere in der Vorphase und Induktion I
- Infektprophylaxe oder ggf. -therapie, bei Fieber frühzeitige Gabe von Antibiotika/Antimykotika (☞ Kap. 4.2)
- Substitution von Erythrozyten- und Thrombozytenkonzentraten (☞ Kap. 4.9)
- Substitution von Gerinnungsfaktoren/ggf. Therapie einer DIC
- Menolyse bei prämenopausalen Frauen (Gestagene p.o.)

Intrathekale Chemotherapie
- Eine Lumbalpunktion und prophylaktische intrathekale Zytostatikainstillation darf nur durchgeführt werden, wenn keine Blutungskomplikationen zu erwarten sind (☞ Kap. 10.5).
- intrathekale Prophylaxe mit Methotrexat 15 mg oder (ab Reinduktionstherapie) Kombination mit Methotrexat 15 mg, Cytosin-Arabinosid 40 mg und Dexamethason 4 mg
- bei Primärbefall des ZNS oder bei ZNS-Rezidiv: intrathekale Therapie mit der Kombination von Methotrexat 15 mg, Cytosin-Arabinosid 40 mg und Dexamethason 4 mg, 2–3 ×/Woche. Therapiedauer: 2 Wochen über die Normalisierung des Liquorbefundes hinaus, danach intrathekale Prophylaxe

Radiotherapie
- Prophylaktische ZNS-Bestrahlung (Gesamtdosis 24 Gy, 2 Gy/d an 5 Tagen pro Woche) führt in Kombination mit der intrathekalen Prophylaxe zu einer deutlichen Reduktion der Inzidenz von ZNS-Rezidiven (von > 30 % auf < 10 %).
- therapeutische ZNS-Bestrahlung bei ZNS-Befall
- lokale Radiatio bei mediastinalem Befall (in der Regel T-ALL), wenn bei residuellem Mediastinaltumor > 2 cm im PET noch aktives Tumorgewebe nachweisbar ist, oder bei Hodenbefall

Allogene Stammzelltransplantation (SZT ☞ Kap. 5.4)
- Allogene SZT von HLA-identischem Familienspender oder Fremdspender ist die Postremissionstherapie der Wahl mit *kurativer* Zielsetzung bei Hochrisiko-Patienten (insbesondere bei Ph+ t(9;22)/BCR-ABL, t(4;11), pro-T-ALL) sowie bei nicht zeitgerechtem Erreichen einer CR. Patienten > 55 Jahre oder mit Kontraindikation für die konventionelle Konditionierung erhalten eine Konditionierung mit reduzierter Intensität.
- Standardrisiko-Patienten erhalten ein Jahr Chemotherapie mit anschließender Erhaltungstherapie bzw. – abhängig von den MRD-Befunden bei Hochrisikoverlauf und vorhandenem Spender – ebenfalls eine allogene SZT.
- Patienten mit Rezidiv sollten möglichst rasch eine allogene SZT erhalten.

CAVE: bei geplanter Transplantation: keine Transfusion von Blutprodukten von Familienangehörigen wegen Gefahr der Alloimmunisierung

Neue Therapiekonzepte

Imatinib
Die BCR-ABL-positive ALL hat die ungünstigste Prognose mit einer 5-Jahres-Überlebensrate von 0–15 %. Tyrosinkinaseinhibitoren (z. B. Imatinib) führen in Kom-

binationstherapien zu hohen Ansprechraten (> 90 %) und deutlich verbesserten Langzeitüberlebensraten nach allogener SZT.

Anti-CD20-Antikörper Rituximab
Der Einsatz von Rituximab in Kombination mit einer Chemotherapie bei CD20-positiver B-ALL führt zu deutlich verbessertem Langzeitüberleben bei SR- und HR-Patienten.

Chemotherapieprotokolle: B- oder T-Vorläufer-ALL (Studie GMALL 07/2003)

CAVE: Die folgenden Chemotherapieprotokolle wurden ursprünglich im Rahmen der Studie GMALL 07/2003 etabliert, und werden aktuell im Rahmen der GMALL-Registerstudie eingesetzt. Patienten sollten in die Studie eingeschlossen werden (Studienzentrale ☞ Adresse unten). Die aktuellen Studienprotokolle/Therapieempfehlungen sind über das Leukämie-Studienregister unter www.kompetenznetz-leukaemie.de erhältlich.

Vorphase
Ziel: Therapieeinleitung unter Vermeidung eines Tumor-Lyse-Syndroms (☞ Kap. 9.5), insbesondere bei hoher Blastenzahl oder Organomegalie. Auf reichliche Flüssigkeitszufuhr, Alkalisierung sowie die Gabe von Allopurinol und ggf. Rasburicase ist zu achten.

„ALL-Vorphase" ☞ Protokoll 12.1.1			GMALL-Register
Dexamethason	10 mg/m²/d	p.o.	d 1–5
Cyclophosphamid	200 mg/m²/d	i.v.	d 3–5
Intrathekale Prophylaxe: Methotrexat 15 mg i.th. d 1. Bei initialer Granulozytopenie < 500/µl G-CSF ab d 1 ☞ Protokoll 13.19.3			

Induktionstherapie
- Chemotherapie mit wechselnden Zytostatika und intrathekaler MTX-Prophylaxe
- Beginn mit Induktion I unmittelbar nach Vorphase
- bei BCR-ABL-positiver ALL: Gabe von Imatinib 600 mg ab Induktion I bis 1 Woche vor Konditionierung zur allogenen SZT. Bei Gabe von Imatinib: kein Daunorubicin in Induktion I
- Bei B-ALL mit > 20 % CD20-Expression erfolgt die Gabe von Rituximab vor jedem Therapieblock.

„Induktion I" ☞ Protokoll 12.1.2			GMALL-Register
Daunorubicin	45 mg/m²/d	i.v.	d 6, 7, 13, 14
Vincristin	2 mg absolut	i.v.	d 6, 13, 20
Pegasparaginase	2 000 U/m²/d	i.v.	d 20
Dexamethason	10 mg/m²/d	p.o.	d 6 + 7, 13–16
G-CSF	5 µg/kg KG/d	s.c.	ab d 6–20
Bei Patienten > 55 Jahre: Daunorubicin 30 mg/m²/d, Pegasparaginase 1 000 U/m²/d			

„Induktion II" ☞ Protokoll 12.1.3			GMALL-Register
Cyclophosphamid	1 000 mg/m²/d	i.v.	d 26, 46
Cytarabin	75 g/m²/d	i.v.	d 28–31, 35–38, 42–45
6-Mercaptopurin	60 mg/m²/d	p.o.	d 33–53
G-CSF	5 µg/kg KG/d	s.c.	ab d 26–46
Intrathekale Prophylaxe: Methotrexat 15 mg i.th. d 28, 35, 42 + ZNS-Bestrahlung 24 Gy, d 26–46			

Hämatologische Neoplasien   Akute lymphatische Leukämie (ALL) 7.1.1

Konsolidierung
Polychemotherapie mit wechselnden Protokollen. Bis zur Konsolidierung I einheitliche Behandlung für alle Patienten, danach Stratifikation und Behandlung nach Risikoprofil

„Konsolidierung I" ☞ Protokoll 12.1.4 — GMALL-Register

Dexamethason	10 mg/m^2/d	p.o.	d 1–5
Vindesin	3 mg/m^2/d	i.v.	d 1
Methotrexat	1500 mg/m^2/d	i.v.	d 1, über 24 h
Etoposidphosphat	250 mg/m^2/d	i.v.	d 4 + 5
Cytosin-Arabinosid	2 × 2000 mg/m^2/d	i.v.	d 5, über 3 h, alle 12 h
G-CSF	5 µg/kg KG/d	s.c.	d 7–16 (bis Stammzellapherese)

Intrathekal: Cytarabin 40 mg, Methotrexat 15 mg, Dexamethason 4 mg, i.th., d 12.
Vindesin: max. 5 mg absolut. Bei Patienten > 55 Jahre: Methotrexat 1000 mg/m^2/d, Cytosin-Arabinosid 1000 mg/m^2/d.
Leukovorin-Rescue für HD MTX ALL ☞ 13.19.5

Standardrisiko-Patienten erhalten Konsolidierung II, Reinduktion I–II, Konsolidierung III–VI einschließlich Erhaltungstherapie.

„Konsolidierung II, III, VI" ☞ Protokoll 12.1.5 — GMALL-Register

6-Mercaptopurin	60 mg/m^2/d	p.o.	d 1–7, 15–21
Methotrexat	1500 mg/m^2/d	i.v.	d 1, 15 über 24 h
Pegasparaginase	2000 U/m^2/d	i.v.	d 2, 16

Bei Patienten > 55 Jahre: Methotrexat 1000 mg/m^2/d, Pegasparaginase 1000 U/m^2/d.
Leukovorin-Rescue für HD MTX ALL ☞ 13.19.5

„Konsolidierung IV" ☞ Protokoll 12.1.6 — GMALL-Register

Cytarabin	1000 mg/m^2/d	i.v.	d 1, 3, 5

Intrathekal: Cytarabin 40 mg, Methotrexat 15 mg, Dexamethason 4 mg, i.th., d 6

„Konsolidierung V" ☞ Protokoll 12.1.7 — GMALL-Register

Cyclophosphamid	1000 mg/m^2/d	i.v.	d 1, über 1 h
Cytosin-Arabinosid	500 mg/m^2/d	i.v.	d 1, über 24 h

Intrathekal: Cytarabin 40 mg, Methotrexat 15 mg, Dexamethason 4 mg, i.th., d 1

Reinduktion
Polychemotherapie mit wechselnden Zytostatika und intrathekaler Dreifach-Prophylaxe

„Reinduktion I" ☞ Protokoll 12.1.8 — GMALL-Register

Doxorubicin	50 mg/m^2/d	i.v.	d 1, 7
Vindesin[1]	3 mg/m^2/d	i.v.	d 1, 7
Prednisolon	3 × 20 mg/m^2/d	p.o.	d 1–14

Intrathekal: Cytosin-Arabinosid 40 mg, Methotrexat 15 mg, Dexamethason 4 mg i.th. d 1.
[1] Vindesin: max. 5 mg absolut

7.1.1 Akute lymphatische Leukämie (ALL)

„Reinduktion II" ☞ Protokoll 12.1.9 — GMALL-Register

Cyclophosphamid	1000 mg/m²/d	i.v.	d 1
Cytarabin	75 mg/m²/d	i.v.	d 3–6, 10–13
Thioguanin	60 mg/m²/d	p.o.	d 1–14

Intrathekal: Cytarabin 40 mg, Methotrexat 15 mg, Dexamethason 4 mg, i.th., d 1

Erhaltungstherapie
Nach Reinduktion zwischen den Konsolidierungsblöcken III–VI und nach Abschluss ist eine Erhaltungstherapie bis zur Gesamtdauer von 2,5 Jahren vorgesehen.

„Erhaltung" ☞ Protokoll 12.1.10 — GMALL-Register

6-Mercaptopurin	60 mg/m²/d	p.o.	d 1–8
Methotrexat	20 mg/m²/d	i.v.	d 1, 8, 15, 22 (an d 20 optional)

Chemotherapieprotokolle: B-ALL (Studie GMALL-B-ALL/NHL 2002, Stand 12/2008)

Vorphase
Ziel: Bei reifer B-ALL und Burkitt-Lymphomen kommt es, insbesondere bei hoher Blastenzahl, nach Standardchemotherapie häufig zu einem massiven Zellzerfall (Tumor-Lyse-Syndrom ☞ Kap. 9.5). Die Vorphase dient der Prävention eines Tumor-Lyse-Syndroms. Auf reichliche Flüssigkeitszufuhr, Alkalisierung des Urins sowie die Gabe von Allopurinol ist zu achten.

„B-ALL-Vorphase" ☞ Protokoll 12.1.11 — Studienprotokoll B-ALL/NHL 2002

Prednison	3 × 20 mg/m²/d	p.o.	d 1–5
Cyclophosphamid	200 mg/m²/d	i.v.	d 1–5

Therapieblöcke A, B und C
Polychemotherapie mit wechselnden Zytostatika und intrathekaler Dreifach-Prophylaxe. Insgesamt sechs Therapieblöcke, jeweils im Abstand von 21 Tagen

„Block A" ☞ Protokoll 12.1.12 — Studienprotokoll B-ALL/NHL 2002

Rituximab	375 mg/m²/d	i.v.	d 7
Vincristin	2 mg/d absolut	i.v.	d 1
Methotrexat	1500 mg/m²/d	i.v.	d 1, Infusion über 24 h
Ifosfamid	800 mg/m²/d	i.v.	d 1–5
Etoposidphosphat	100 mg/m²/d	i.v.	d 4 + 5
Cytarabin	2 × 150 mg/m²/d	i.v.	d 4 + 5, Infusion 1 h, alle 12 h
Dexamethason	10 mg/m²/d	p.o.	d 1–5
G-CSF	5 µg/kg KG/d	s.c.	ab d 7

Intrathekal: Cytarabin 40 mg, Methotrexat 15 mg, Dexamethason 4 mg, i.th., d 1 + 5.
Bei Patienten > 55 Jahre: Methotrexat 500 mg/m²/d, Ifosfamid 400 mg/m²/d, Cytarabin 2 × 60 mg/m²/d, Etoposid 60 mg/m²/d, kein Vincristin. Intrathekal: Methotrexat 12 mg nur an d 1.
Leukovorin-Rescue für HD MTX ALL ☞ 13.19.5

„Block B" ☞ Protokoll 12.1.13 — Studienprotokoll B-ALL/NHL 2002

Rituximab	375 mg/m²/d	i.v.	d 7
Vincristin	2 mg/d absolut	i.v.	d 1
Methotrexat	1 500 mg/m²/d	i.v.	d 1, Infusion über 24 h
Cyclophosphamid	200 mg/m²/d	i.v.	d 1–5
Doxorubicin	25 mg/m²/d	i.v.	d 4 + 5
Dexamethason	10 mg/m²/d	p.o.	d 1–5
G-CSF	5 µg/kg KG/d	s.c.	ab d 7

Intrathekal: Cytarabin 40 mg, Methotrexat 15 mg, Dexamethason 4 mg, i.th., d 1 + 5.
Bei Patienten > 55 Jahre: Methotrexat 500 mg/m²/d, Vincristin 1 mg absolut.
Intrathekal: Methotrexat 12 mg nur an d 1.
Leukovorin-Rescue für HD MTX ALL ☞ 13.19.5

„Block C" ☞ Protokoll 12.1.14 — Studienprotokoll B-ALL/NHL 2002

Rituximab	375 mg/m²/d	i.v.	d 7
Vindesin	3 mg/m²/d	i.v.	d 1
Methotrexat	1 500 mg/m²/d	i.v.	d 1, Infusion über 24 h
Cytarabin	2 × 2 000 mg/m²/d	i.v.	d 5, Infusion 3 h, alle 12 h
Etoposidphosphat	250 mg/m²/d	i.v.	d 4 + 5
Dexamethason	10 mg/m²/d	p.o.	d 1–5
G-CSF	5 µg/kg KG/d	s.c.	ab d 7

Bei Patienten > 55 Jahre: Methotrexat 500 mg/m²/d, Cytosin-Arabinosid 2 × 1 000 mg/m²/d.
Leukovorin-Rescue für HD MTX ALL ☞ 13.19.5

Patienten zwischen 18–55 Jahren
- Patienten im Stadium III–IV (Burkitt-Lymphom) sowie alle Patienten mit Mediastinaltumor oder extranodalem Befall erhalten sechs Blöcke (A1, B1, C1, A2, B2, C2).
- Bei Patienten im Stadium I–II (Burkitt-Lymphom) mit sicherer CR nach zwei Blöcken wird die Chemotherapie nach insgesamt vier Blöcken (A1, B1, C1, A2) beendet, wenn initial kein Mediastinaltumor oder extranodaler Befall vorlag.
- Bei Therapieversagen oder Progression nach 4 Blöcken endet die Studientherapie; die Patienten sollten eine Salvage-Therapie und Stammzelltransplantation erhalten.

Patienten > 55 Jahre
- Patienten > 55 Jahre mit gutem Allgemeinzustand und ohne Kontraindikationen („biologisch jünger") werden nach dem Protokoll für 15–55 Jahre behandelt, mit Dosisreduktionen für Methotrexat (von 1 500 mg/m² auf 500 mg/m²) und Cytosin-Arabinosid (von 2 000 mg/m² auf 1 000 mg/m²).
- Für alle anderen Patienten > 55 Jahre gelten folgende Modifikationen:
  - kein Block C, sondern alternierende Blöcke A und B (A1, B1, A2, B2, A3, B3)
  - Dosisreduktionen für Methotrexat (von 1 500 mg/m² auf 500 mg/m²), Ifosfamid (von 800 mg/m² auf 400 mg/m²), Vincristin (von 2 mg auf 1 mg absolut), Etoposid (von 100 mg/m² auf 60 mg/m²), Cytosin-Arabinosid (von 150 mg/m² auf 60 mg/m²)
  - intrathekale Prophylaxe nur mit MTX 12 mg statt Dreifach-Kombination

Rituximab
Bei sechs Blöcken werden noch zwei weitere Zyklen Rituximab im Abstand von 21 Tagen verabreicht. Bei vier Blöcken werden keine weiteren Zyklen Rituximab gegeben.

Klassifikation der Behandlungsergebnisse: Therapieansprechen

Komplette Remission (CR)
normozelluläres Knochenmark mit 0 % Blasten (M0-Mark) oder ≤ 5 % Blasten (M1-Mark), ≥ 15 % Erythropoese, ≥ 25 % Granulopoese und normaler Megakaryopoese. Keine Blasten im peripheren Blut, Organe leukämiezellfrei. Ausreichend regenerierte Hämatopoese mit Granulozyten ≥ 1 000/µl und Thrombozyten ≥ 100 000/µl im peripheren Blutbild

Partielle Remission (PR)
normozelluläres Knochenmark mit einem Blastenanteil von 6–25 % (M2-Mark), ≥ 10 % Erythropoese und 25 % Granulopoese. Im peripheren Blut keine Blasten

Therapieversagen, „Failure" (F)
eines der folgenden Kriterien erfüllt: 26–50 % (M3) oder > 50 % (M4) Blasten im Knochenmark, Blasten im peripheren Blut, extramedulläre Manifestation der Leukämie

Primär refraktäre ALL oder ALL im Rezidiv

Primär refraktäre ALL
kein Erreichen einer kompletten Remission innerhalb der Induktionstherapie oder Remissionsdauer < 6 Monate

Rezidiv
Wiederauftreten der Leukämie nach kompletter Remission (Remissionsdauer > 6 Monate). Das Rezidiv kann im Knochenmark und peripheren Blut oder extramedullär (ZNS, Hoden, Haut, Lymphknoten etc.) auftreten. Kriterien des Rezidivs:
- Blasten im peripheren Blut
- ≥ 5 % Blasten im Knochenmark
- Meningeosis leucaemica
- bioptisch oder zytologisch nachgewiesenes extramedulläres Rezidiv

Salvage-Therapie
- Für die Wahl der Therapiestrategie und für die Wahrscheinlichkeit einer erneuten Remission ist die initiale Remissionsdauer von entscheidender Bedeutung. Bei einer Remissionsdauer < 6 Monaten ist von einer Resistenz gegenüber den verwendeten Zytostatika auszugehen.
- Therapie der Wahl ist die myeloablative Behandlung mit allogener Stammzelltransplantation, durch die in 10–20 % der Fälle eine lang anhaltende Remission erzielt werden kann.
- Bei einem Spätrezidiv (mehr als 24 Monate nach kompletter Remission) ist mit dem initialen ALL-Standardprotokoll evtl. erneut eine Langzeitremission zu erzielen.
- Bei refraktären lymphatischen Leukämien oder Frührezidiv und gutem Allgemeinzustand des Patienten kann eine Therapie nach dem S-HAM-Protokoll (Ara-C 2 × 1 000 mg/m^2/d d 1, 2, 8, 9 und Mitoxantron 10 mg/m^2 d 3, 4, 10, 11) durchgeführt werden. Zudem können experimentelle Therapien mit Clofarabin (B-ALL) oder Nelarabin (T-ALL) -haltigen Protokollen angewendet werden. Im Rahmen von Studien steht der bispezifische (CD19/CD3) Antikörper Blinatumomab zur Verfügung.
- Bei Patienten > 60 Jahren und gutem Allgemeinzustand kann eine Therapie mit Etoposid und Cytosin-Arabinosid analog der konventionellen Konsolidierungstherapie durchgeführt werden.
- Bei älteren Patienten in schlechtem Allgemeinzustand ist eine Zytoreduktion mit Methotrexat und 6-Mercaptopurin möglich.

Akute lymphatische Leukämie (ALL) 7.1.1

Na: engmaschige Nachsorge während gesamter Dauer der Erhaltungstherapie in ein- bis maximal zweimonatigen Intervallen. Regelmäßig erfasst werden müssen:
- Anamnese, klinische Untersuchung
- Blutbild, Knochenmark- und MRD-Diagnostik („minimal residual disease")
- Anzeichen für Therapietoxizität (Kardiotoxizität, zentrale und periphere Neurotoxizität, Knochenmarkschädigung, Sekundärneoplasien etc.)

Prg: Prognose abhängig von ALL-Subtyp und Risikofaktoren (☞ Definition der Risikosituation)

Patientengruppe	Komplette Remission	5-Jahres-Überleben
alle Patienten	90 %	58 %
Standardrisiko	93 %	64 %
Hochrisiko	88 %	50 %
BCR-ABL-positive ALL	86 %	42 %
reifzellige B-ALL/Burkitt-NHL	90 %	75 %
reifzellige T-ALL	80 %	55 %

Ad: **GMALL-Studienleitung**: Dr. N. Gökbuget, Med. Klinik II, Klinikum der J.W.-Goethe-Universität, Theodor-Stern-Kai 7, 60596 Frankfurt ☎ 069-63016366, Fax 069-63017463

Lit:
1. Bassan R, Hoelzer D. Modern therapy of acute lymphoblastic leukemia. J Clin Oncol 2011;29:532–543.
2. Fielding AK. Current treatment of philadelphia chromosome-positive acute lymphoblastic leukemia. Hematol Am Soc Hematol Educ Programm 2011;2011:231–237.
3. Gökbuget N, Basara N, Baurmann H et al. High single-drug activity of nelarabine in relapsed T-lymphoblastic leukemia/lymphoma offers curative option with subsequent stem cell transplantation. Blood 2011;118:3504–3511.
4. Harrison CJ. Cytogenetics of paediatric and adolescent acute lymphoblastic leukemia. Br J Haematol 2008;144:147–156.
5. Inaba H, Greaves M, Mullighan CM. Acute lymphoblastic leukemia. Lancet 2013, 381:1943–1955.
6. Hoelzer D. Novel antibody-based therapies of acute lymphoblastic leukemia. Hematol Am Soc Hematol Educ Programm 2011;2011:243–249.
7. Khaled SK, Thomas SH, Forman SJ. Allogeneic hematopoietic cell transplantation for acute lymphoblastic leukemia in adults. Curr Opin Oncol 2012;24:182–190.
8. Pui CH, Pei D, Campana D et al. Improved prognosis for older adolescents with acute lymphoblastic leukemia. J Clin Oncol 2011;29:386–391.
9. Topp MS, Kufer P, Gökbuget N et al. Targeted therapy with the T-cell-engaging antibody blinatumomab of chemotherapy-refractory minimal residual disease in B-lineage acute lymphoblastic leukemia patients results in high response rate and prolonged leukemia-free survival. J Clin Oncol 2011;29:2493–2498.

Web:
1. www.kompetenznetz-leukaemie.de — Kompetenznetz Leukämie
2. www.leukemia-net.org — European Leukemia Net
3. l3.leukemia-lymphoma.org/all_page?item_id=7049 — Leukemia & Lymphoma Soc

7.1.2 Akute myeloische Leukämie (AML)

T. Jöckel, H. Becker, K. Heining-Mikesch, M. Lübbert

Def: Gruppe klonaler Erkrankungen mit Transformation einer frühen myeloischen Vorläuferzelle. Unterschiedliche Typen der AML entsprechen den Differenzierungsstufen myeloischer Progenitorzellen. Nach der WHO-2008-Klassifikation in der Regel ≥ 20 % Blasten im Knochenmark oder im peripheren Blut

ICD-10: C92–C95

Ep: Inzidenz: 3–4 Fälle/100 000/Jahr. Steigende Häufigkeit in höherem Lebensalter, Inzidenz ab 65 Jahren: 15 Fälle/100 000/Jahr. Häufigkeit insgesamt: 3 % aller malignen Erkrankungen, häufigste tödlich verlaufende Neoplasie zwischen 30. und 40. Lebensjahr

Pg: *Risikofaktoren*
- Knochenmarkschädigung durch Noxen: ionisierende Strahlen, alkylierende Substanzen, Topoisomerasehemmer, Benzol, Zigarettenrauch
- prädisponierende hämatologische Erkrankungen: myelodysplastische Syndrome, myeloproliferative Syndrome, aplastische Anämie, multiples Myelom, paroxysmale nächtliche Hämoglobinurie → „sekundäre" AML
- genetische Faktoren: erhöhtes Risiko bei Trisomie 21, Fanconi-Anämie, Bloom-Syndrom, Li-Fraumeni-Syndrom

Molekulare Pathomechanismen
- *zytogenetisch:*
  - Translokationen und Inversionen, z.B. t(8;21), inv(16)/t(16;16), t(11q23;n), t(15;17) (je 5–10 % der Patienten) oder selten t(3;3), t(6;9), t(8;16), t(9;22)
  - andere strukturelle Aberrationen, z.B. del(5q), del(7q), del(9q), del(20q)
  - numerische Aberrationen, z.B. -5, -7 oder +8, +13, +21
- *molekulargenetisch:* Mutationen in NPM1 (25–35 % der Patienten), FLT3 (Interne Tandemduplikation ITD, 20 %),Tyrosinkinase-Domäne-Mutation (TKD, 5–10 %) oder CEBPA (5–10 %). Darüber hinaus Mutationen in IDH1, IDH2, TET2, DNMT3A, RUNX1, ASXL1, WT1, MLL, NRAS, KRAS und KIT, sowie aberrante Expression von BAALC, ERG, MN1, EVI1 oder microRNAs
- *epigenetisch:* Hypermethylierung (z.B. p15, Östrogenrezeptor, E-Cadherin), Histon-Deacetylierung von Zielgenen chimärer Transkriptionsfaktoren (z.B. PML-RARA, AML1-ETO)

Path: *Knochenmark*
- je nach Subtyp der AML: Vermehrung myeloischer Vorläuferzellen verschiedener Reifungsstadien
- In der Regel findet sich eine monomorphe Population von „Blasten": unreife Zellen mit großem Kern, deutlich sichtbarem Nukleolus und schmalem basophilen Zytoplasmasaum ohne Granulation (undifferenzierte Blasten) oder z.T. mit granuliertem Zytoplasma (partielle Differenzierung).
- Verdrängung der normalen Hämatopoese

Peripheres Blut
- häufig Leukozytose mit Nachweis der Blastenpopulation wie im Knochenmark
  CAVE: Leukozytose im peripheren Blut ist nicht obligat („aleukämische" Präsentation mit Leukopenie in etwa 10 % der Fälle).
- Anämie und Thrombopenie bei Verdrängung der normalen Hämatopoese

Organe
extramedulläres, tumoröses Wachstum („Chlorom", z.B. bei AML FAB M2), als zusätzliche oder isolierte Manifestation (abdominell, zerebral, ossär, Weichteilbefall)

Klass: Die Klassifikation akuter myeloischer Leukämien erfolgte bisher entsprechend der 1985 von der „French-American-British Cooperative Group" erarbeiteten Einteilung, die insbesondere auf morphologischen und zytochemischen Charakteristika beruht („FAB-Klassifikation").

Neuere Klassifikationsmodelle beruhen auf Vorschlägen der WHO und berücksichtigen zusätzlich molekularbiologische und immunphänotypische Charakteristika. Bei Nachweis von t(15;17), t(8;21), inv(16) oder t(16;16) und in einigen Fällen der Erythroleukämie ist der Nachweis von ≥20% Blasten im Knochenmark oder peripheren Blut zur Diagnosesicherung nicht notwendig.

Eine Doppelklassifikation nach WHO und FAB sollte durchgeführt werden.

WHO-Klassifikation (2008)

1. *AML mit rekurrierenden genetischen Anomalien*
   - AML mit t(8;21)(q22;q22); *RUNX1-RUNX1T1* (assoziiert mit FAB M2)
   - AML mit inv(16)(p13.1;q22) oder t(16;16)(p13.1;q22); *CBFB-MYH11* (FAB M4eo)
   - Akute Promyelozytenleukämie mit t(15;17)(q22;q12); *PML-RARA* (FAB M3)
   - AML mit t(9;11)(p22;q23); *MLLT3-MLL*
   - AML mit t(6;9)(p23;q34); *DEK-NUP214*
   - AML mit inv(3)(q21;q26.2) oder t(3;3)(q21;q26.2); *RPN1-EVI1*
   - AML mit t(1;22)(p13;q13); *RBM15-MKL1*
   - AML mit mutiertem *NPM1* (vorläufige Entität)
   - AML mit mutiertem *CEBPA* (vorläufige Entität)

2. *AML mit Myelodysplasie-assoziierten Veränderungen*

3. *Therapiebedingte myeloische Neoplasien*

4. *Akute myeloische Leukämien (nicht weiter spezifiziert)*
   - AML mit minimaler Differenzierung (M0)
   - AML ohne Ausreifung (M1)
   - AML mit Ausreifung (M2)
   - Akute myelomonozytäre Leukämie (M4)
   - Akute Monoblasten- und Monozytenleukämie (M5)
   - Akute Erythroleukämie (M6)
   - Akute Megakaryoblastenleukämie (M7)
   - Akute Basophilenleukämie
   - Akute Panmyelose mit Myelofibrose

5. *Myelosarkom*

6. *Myeloische Proliferation bei Trisomie 21*
   - Transiente abnorme Myelopoese
   - Myeloische Leukämie bei Trisomie 21

7. *Blastäre Neoplasie plasmozytoider dendritischer Zellen*

7.1.2 Akute myeloische Leukämie (AML)

FAB-Klassifikation akuter myeloischer Leukämien (1985)

FAB	Morphologie und Charakteristika	Zytochemie MPO	Zytochemie EST	Zytochemie PAS	Immunphänotyp[1,2]	Häufigkeit
M0	„Akute undifferenzierte Leukämie" unreife Blasten, Immunzytologie entscheidend	< 3 %	–	–	Myeloisch	< 2 %
M1	„Akute unreife Myeloblastenleukämie" unreife Blasten, Immunzytologie entscheidend	3–10 %	–	–		20 %
M2	„Akute Myeloblastenleukämie mit Ausreifung" 3–20 % Promyelozytenanteil, oft Auerstäbchen Subtyp „M2Baso": mit Basophilie	> 30 %	–	–		30 %
						< 2 %
M3	„Akute Promyelozytenleukämie" APL > 30 % Promyelozytenanteil, Auerstäbchen in Bündeln Subtyp „M3v": mikrogranuläre Variante: gelappte oder nierenförmige Kerne, selten Auerstäbe, gelegentlich lokale azurophile Granula; morphologisch monozytoiden Blasten ähnlich. Zytogenetik und Molekulargenetik diagnoseweisend	+++ ++	– –	–/+ –/+	HLA-DR	10 %
M4	„Akute myelomonozytäre Leukämie" ähnlich M2, jedoch (Pro-) Monozytenanteil > 20 % Subtyp „M4Eo": ≤ 30 % abnorme Eosinophile (monozytäre Kerne, unreife eosinophile oder basophile Granula). Zyto-/Molekulargenetik notwendig	+ +	+ +	– +		30 %
M5	„Akute Monoblastenleukämie" ≥ 80 % aller nicht-erythrozytären Zellen im Knochenmark monozytär. Subtyp „M5a": unreife Monoblasten, „M5b" Monoblasten mit Ausreifung (zerebriformer Nukleus)	+/–	+	–/+		10 %
M6	„Akute Erythroleukämie" (Di Guglielmo) ≥ 50 % aller kernhaltigen Zellen im Knochenmark sind erythroid, ≥ 30 % der nicht-erythrozytären Zellen sind Blasten.	–	–	+/–	Glycophorin+	< 5 %
M7	„Akute Megakaryoblastenleukämie" heterogene Blastenpopulation, abnorme Megakaryozyten. Häufig „Punctio sicca", dann Immunzytologie entscheidend	–	–	+/–	CD61+/CD41+	< 5 %

[1] Für alle Formen der AML gilt: ≥ 2 der folgenden Marker sind positiv: Myeloperoxidase, CD13, CD33, CD65, CD117.
[2] Die Grundlage der FAB-Klassifikation bilden morphologische Kriterien und Zytochemie. Bis auf wenige Ausnahmen (M0, M7) besteht keine strenge Korrelation zwischen FAB-Klassifikation und Immunphänotyp. Die aufgeführten Konstellationen häufiger Konstellationen (Immunzytologie ☞ Kap. 2.5).
MPO Myeloperoxidase, EST unspezifische Esterase (Naphthylacetatesterase), PAS Perjodsäure-Schiff-Reaktion

Hämatologische Neoplasien Akute myeloische Leukämie (AML) 7.1.2

Sonderformen
- hypoplastische AML
- „smouldering leukemia"

Sy: *Unspezifische Allgemeinsymptome mit meist kurzer Anamnese*
- Leistungsminderung, Fieber, Nachtschweiß, Müdigkeit
- Appetitlosigkeit, Gewichtsverlust
- grippeähnliche Symptome, Knochenschmerzen

Verdrängung der normalen Hämatopoese
- Anämie: Abgeschlagenheit, Müdigkeit, Tachykardie, Blässe von Haut und Schleimhäuten
- Thrombopenie: gesteigerte Blutungsneigung, meist in Form von Petechien und Ekchymosen, Hämatome, Epistaxis
- Granulozytopenie: Hautinfektionen, Pneumonie, Sepsis

Leukämische Zellproliferation, Organinfiltration
- Hepatosplenomegalie
- Lymphome
- Chlorome (extramedulläre tumoröse Manifestationsformen)
- ZNS-Befall mit Kopfschmerzen, Übelkeit/Erbrechen, Sehstörungen, zentralnervösen Störungen, selten Polydipsie
- disseminierte intravasale Gerinnung (DIC ☞ Kap. 6.5.5, Verbrauchskoagulopathie), insbesondere AML Typ M3 (Promyelozytenleukämie), Hyperfibrinolyse
- insbesondere bei AML M4/M5: Hautinfiltrate, Gingivahyperplasie, ZNS-Befall
- Leukostase (häufig bei Leukozyten > 100000/µl): pulmonal (Dyspnoe, pneumonische Leukämieinfiltrate), zerebral (Ischämien, Hämorrhagien), arterielle Verschlüsse

Dg: *Anamnese, Klinik*
- Anamnese mit Risikofaktoren, Familienanamnese (Klärung möglicher familiärer Knochenmarkspender)
- Untersuchung: Haut, Schleimhäute (Gingivahyperplasie), Lunge (Infekte), Lymphknotenstatus, Abdomen (Hepato-/Splenomegalie), neurologischer Status

Labor
- Blutbild, Differenzialblutbild (Ausstrich)
- Routinelabor mit Retentionswerten, Leber- und Nierenfunktionsparametern (Harnsäure), Elektrolyten, LDH (erhöht bei vermehrtem Zellumsatz)
- Gerinnungsparameter (Ausschluss DIC, Hyperfibrinolyse)
- mikrobiologische Diagnostik zum Ausschluss von Infekten, Virusserologie
- HLA-Typisierung des Patienten und seiner Geschwister (Suche nach HLA-identischem familiären Spender für mögliche familiär-allogene Transplantation)

Histologie/Zytologie
- Knochenmarkausstrich (Morphologie, Zytochemie), Immunzytologie, Zytogenetik, molekulargenetischer Nachweis von Gen-Rearrangements und anderen Aberrationen
- Knochenmarkhistologie (Beckenkammbiopsie)
- ggf. Liquorzytologie

Bildgebung
- Röntgen Thorax, Sonografie Abdomen, EKG
- Echokardiografie vor Anthrazyklingabe (wegen möglicher Kardiotoxizität)

DD:
- „leukämoide Reaktion" bei Infekten
- myelodysplastische Syndrome
- myeloproliferative Syndrome, CML im Blastenschub
- lymphatische Leukämie oder Lymphom mit Ausschwemmung
- perniziöse Anämie, Vitamin-B_{12}-/Folsäuremangel
- aplastische Anämie
- EBV-Infekt (Mononukleose mit lymphozytären Reizformen)

Ko:
- Sepsis, andere infektiöse Komplikationen
- Gerinnungsstörungen, Blutungskomplikationen/Thrombosen/Embolien
- Tumor-Lyse-Syndrom, Uratnephropathie, Elektrolytentgleisungen
- Leukostase (Lunge, zerebral, oft mit Ischämie und/oder Hämorrhagien (≥ 20 % aller AML-Patienten mit Leukozyten > 50 000/µl)

Th: *Therapieprinzipien*

1. Die Behandlung der AML mit kurativer Intention besteht in einer systemischen Chemotherapie, die eine vorübergehende Knochenmarkaplasie erreicht. Bei einer Entscheidung gegen dieses Vorgehen (wegen Alter, reduziertem Allgemeinzustand, Komorbidität, Wunsch des Patienten etc.) sollten die Gründe bzw. Faktoren dokumentiert werden.

2. Antileukämisch wirksame Substanzen sind: Cytarabin (AraC), Anthrazykline (Daunorubicin, Idarubicin, Aclarubicin), Gemtuzumab Ozogamicin (in Deutschland nicht zugelassen), Anthracendione (Mitoxantron), Amsacrin, Hydroxyharnstoff, Etoposid, Topotecan, Cyclophosphamid, 6-Mercaptopurin, 6-Thioguanin.

Therapiephasen

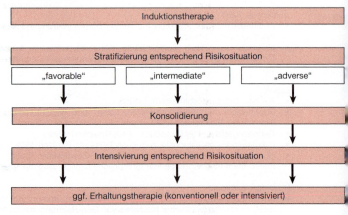

Induktionstherapie
Ziel: „Remissionsinduktion", Erreichen einer kompletten Remission (CR), d.h. Reduktion der Zahl leukämischer Zellen (initial ca 10^{11}–10^{12}) um mindestens 2–3 Zehnerpotenzen, Normalisierung der Blastenzahl im Knochenmark (< 5 %) und peripheren Blut (< 1 %) (entspricht einer Leukämiezellzahl von < 10^{10}) sowie normale Thrombozyten- und Granulozytenwerte im peripheren Blut. Bei Patienten ≤ 60 Jahre in der Regel als Doppelinduktion

Stratifizierung/Risikogruppen (European Leukemia Net ELN, 2010)
- „favorable": t(8;21)(q22;q22) (*RUNX1-RUNX1T1*); inv(16)(p13.1q22) oder t(16;16) (p13.1;q22) (*CBFB-MYH11*); mutiertes *NPM1* ohne *FLT3*-ITD (normaler Karyotyp); mutiertes *CEBPA* (normaler Karyotyp)
- „intermediate-I": mutiertes *NPM1* und *FLT3*-ITD (normaler Karyotyp); Wildtyp *NPM1* und *FLT3*-ITD (normaler Karyotyp); Wildtyp *NPM1* ohne *FLT3*-ITD (normaler Karyotyp). Beinhaltet alle AML mit normalem Karyotyp außer der als „favorable" klassifizierten.
- „intermediate-II": t(9;11)(p22;q23) (*MLLT3-MLL*); zytogenetische Anomalien nicht klassifiziert als „*favorable*" oder „*adverse*"
- „adverse": inv(3)(q21;q26.2) oder t(3;3)(q21;q26.2) (*RPN1-EVI1*); t(6;9)(p23;q34) (*DEK-NUP214*); t(v;11)(v;q23) (*MLL* rearranged); -5 oder del(5q); -7; abnl(17p); komplexer Karyotyp (≥ 3 Aberrationen)

Konsolidierung
weitere Reduktion des malignen Klons, meist durch zwei weitere Chemotherapiezyklen nach Erreichen der CR (Zahl der Zyklen abhängig von Alter und Allgemeinzustand des Patienten)

Intensivierung
Intensivierung entsprechend Risikosituation, meist mit familiär-allogener oder fremd-allogener Transplantation hämatopoetischer Stammzellen. Autologe Transplantation (ggf. mit aufgereinigtem Transplantat) oder Hochdosis-AraC bei fehlendem allogenen Spender im Rahmen klinischer Studien.
- allogene Transplantation in erster Remission (Verwandter oder Fremdspender): Patienten der „*adverse*", und ggf. der „*intermediate-I*" und „*intermediate-II*" ELN-Gruppen sowie bei Nichterreichen einer Knochenmarkaplasie (Induktionsversagen mit Blastenpersistenz). Zunehmende Indikationsstellung nach MRD-Befund („minimal residual disease", im Therapieverlauf)
- alle anderen Stadien: keine Remission, Rezidiv, zweite CR: allogene Transplantation vom Verwandten oder Fremdspender. Eine CR ist *keine* unbedingte Voraussetzung für die allogene Transplantation.

Erhaltungstherapie
weitere Chemotherapie oder Immuntherapie (z.B. niedrig dosiertes AraC, IL-2, Histamindihydrochlorid). Bei APL (FAB M3): ATRA, 6-Mercaptopurin, Methotrexat

Sonderfall: akute Promyelozytenleukämie (APL, nach FAB: AML Typ M3)
- in > 90 % der Fälle Nachweis der Chromosomenaberration t(15;17) mit Translokation des Gens für Retinolsäure-Rezeptor alpha (*RAR*α) und Bildung des Fusionsgens *PML/RAR*α
- Therapie: Differenzierungsinduktion durch Gabe von All-trans-Retinolsäure (ATRA) und Arsentrioxid (bisher einzige chemotherapiefreie Therapie einer akuten Leukämie)
- Behandlung durch ATRA + Chemotherapie (Anthrazyklin ± AraC), Langzeit-Überlebensraten bis zu 90 %

Supportive Therapie

- Prophylaxe eines Tumor-Lyse-Syndroms (☞ Kap. 9.5): Flüssigkeitssubstitution, Harn-Alkalisierung, Allopurinolgabe, Rasburicase
- Infekt-Behandlung (☞ Kap. 4.2)
- Substitution von Erythrozyten- und Thrombozytenkonzentraten (bei DIC und/oder AML M3 Thrombozyten > 50 000/µl halten)
- Substitution von Gerinnungsfaktoren, ggf. Therapie einer DIC (☞ Kap. 6.5.5)

7.1.2 Akute myeloische Leukämie (AML)

- bei Hyperleukozytose/Leukostase: sofortige Gabe von Hydroxyharnstoff (bis zu 6 g/d), Sauerstoffgabe, Bewässerung, restriktive Erythrozytensubstitution, ggf. Dexamethason i.v., wenn möglich Leukapherese
- Menolyse bei prämenopausalen Frauen (z.B. Lynestrenol)

Chemotherapie-Protokolle: Remissionsinduktion

Patienten zwischen 18–60 Jahren, de-novo-AML

„ICE" Induktion ☞ Protokoll 12.2.1			AMLSG 07-04
Idarubicin	12 mg/m²/d	i.v.	d 1, 3, 5 über 2 h
Etoposidphosphat	100 mg/m²/d	i.v.	d 1–3, über 1 h
Cytarabin	100 mg/m²/d	c.i.v.	d 1–7, 22-h-Infusion

Patienten über 60 Jahre: MICE (EORTC/GIMEMA)

„MICE" ☞ Protokoll 12.2.3			EORTC/GIMEMA
Mitoxantron	7 mg/m²/d	i.v.	d 1, 3, 5, 15-min-Infusion
Etoposidphosphat	100 mg/m²/d	i.v.	d 1–3, 30-min-Infusion
Cytarabin	100 mg/m²/d	i.v.	d 1–7, 22-h-Infusion

AML M3: Studie APL 0406

„AIDA" Protokoll ☞ Protokoll 12.2.2			Studienprotokoll APL 0406 (AIDA)
All-trans-Retinsäure (ATRA)	2 × 22,5 mg/m²/d	p.o.	d 1 bis maximal d 60, 2 Gaben/d
Idarubicin	12 mg/m²/d	i.v.	d 2, 4, 6, 8, Bolus 20 min

Chemotherapie-Protokolle: Konsolidierung

Patienten zwischen 18–60 Jahren

„HiDAC" ☞ Protokoll 12.2.4			AMLSG/CALGB
Cytarabin	2 × 3 g/m²	i.v.	d 1, 3, 5 über 3 h, alle 12 h

Patienten über 60 Jahre

„mini-ICE" ☞ Protokoll 12.2.5			EORTC/GIMEMA
Idarubicin	8 mg/m²/d	i.v.	d 1, 3, 5, 30-min-Infusion
Etoposidphosphat	100 mg/m²/d	i.v.	d 1–3, 30-min-Infusion
Cytarabin	100 mg/m²/d	i.v.	d 1–5, 22-h-Infusion

Chemotherapie-Protokolle: Rezidiv oder primär refraktäre AML

„S-HAM" ☞ Protokoll 12.2.6			AMLSG
Cytarabin	2 × 1 000 mg/m²/d	i.v.	d 1, 2, 8, 9 alle 12 h über 3 h
Mitoxantron	10 mg/m²/d	i.v.	d 3, 4, 10, 11
AraC bei Patienten > 60 Jahre 1 000 mg/m²/d			

Experimentelle Therapieansätze
- Gemtuzumab Ozogamicin (Mylotarg), z. B. bei NPM1-Mutation, CBF-AML
- demethylierende Substanzen: 5-Aza-2'-Deoxycytidin (Decitabin), 5-Azacitidin ☞ Kap. 7.2 MDS
- Tyrosinkinaseinhibitoren: Midostaurin, AC220 (Quizartinib), Sorafenib z. B. bei *FLT3*-ITD-positiver AML, Dasatinib bei Core-binding-factor-AML
- All-trans-Retinolsäure (ATRA), z.B. bei NPM1-Mutation (nicht FAB M3)
- Inhibitoren der Histon-Deacetylierung: Valproinsäure, Entinostat, Panobinostat, Depsipepsid, SAHA/Vorinostat
- Angiogenese-Inhibitoren
- Farnesyltransferase-Inhibitoren: z. B. Tipifarnib
- Polo-like Kinase (PLK)-Inhibitoren, z. B. Volasertib
- Vakzinierungsverfahren, z. B. mit WT1-Peptid oder -Protein

Palliative Therapie

Ziele
- Erhaltung der Lebensqualität des Patienten (nach Möglichkeit ambulante Therapie)
- Reduktion der Blastenzahl im peripheren Blut/Knochenmark
- Kontrolle von Allgemeinsymptomen

Therapiealternativen
- Hydroxyharnstoff 1000–6000 mg absolut, p.o., täglich
- 6-Mercaptopurin 50–100 mg absolut, p.o., täglich
- Decitabin 20 mg/m^2 iv, 5 Tage, Wiederholung Tag 29
- 5-Azacytidin 75 mg/m^2 sc, 7 Tage, Wiederholung Tag 29

Prg: *Prognosefaktoren*
- Alter (> 60 Jahre ungünstig), signifikante Komorbiditäten
- Karnofsky-Index
- Leukozytenzahl bei Erstdiagnose (> 100000/μl ungünstig)
- LDH bei Erstdiagnose (> 400 U/l ungünstig)
- Zytogenetik/Molekulargenetik (Risikogruppen ☞ European Leukemia NET, 2010)
- MDR1-Expression
- Leukämietyp: ungünstig: sekundäre AML nach vorangegangener Myelodysplasie oder trilineärer Dysplasie, nach Radio-/Chemotherapie

Prognoseparameter abhängig von Risikoprofil und Alter des Patienten
- Vollremission bei Patienten < 65 Jahren: 60–70 % der Fälle (in klinischen Studien: 25–90 %)
- mediane Remissionsdauer: 12–14 Monate
- Rezidivrisiko nach Abschluss des ersten Therapiezyklus: 40–90 %
- leukämiefreies Intervall nach Therapie: verkürzt sich mit jedem Rezidiv um etwa 50 %

7.1.2 Akute myeloische Leukämie (AML)

Medianes Gesamtüberleben

Risikogruppe	Alter ≤60 Jahre ohne alloSZT (Monate)	Alter ≤60 Jahre mit alloSZT (Monate)	Alter > 60 Jahre (Monate)
Favorable	64	NR	15
Intermediate-I	14	NR	10
Intermediate-II	19	109	9
Adverse	6	12	5

Abkürzungen: alloSZT = allogene Stammzelltransplantation, NR = nicht erreicht

Na: engmaschige Kontrolle mit Blutbilduntersuchungen. Vorstellungsintervalle initial monatlich, nach $1/4$ bis $1/2$ Jahr alle 2 Monate, nach 2 Jahren alle 3 Monate.
Bei primär refraktärer AML: symptomorientiertes Vorgehen, allogene Transplantation, Anwendung experimenteller Verfahren (z.B. Volasertib, Farnesyltransferase-Inhibitoren, Angiogenese-Hemmer)

Ad: **AML Intergroup.** Leitung: Prof. Dr. Th. Büchner, Universität Münster, Med. Universitätsklinik A, Albert-Schweitzer-Str. 33, 48129 Münster, ☎ 0251/834-7597, E-Mail: buechner@uni-muenster.de

Kooperative AML-Studiengruppe (AMLCG). Leitung: Prof. Dr. W. Hiddemann, Klinikum Großhadern, Marchioninistr. 15, 81377 München, ☎ 089/70952551, E-Mail: sekrmed3@med3.med.uni-muenchen.de

Studienallianz Leukämie (SAL). Leitung: Prof. Dr. Ehninger, vormals Süddeutsche Hämoblastosegruppe (SHG), Universitätsklinik Carl Gustav Carus, Med. Klinik 1, Fetscherstr. 74, 01307 Dresden, ☎ 0351/4584251, E-Mail: gerhard.ehninger@uniklinikum-dresden.de

Ostdeutsche Studiengruppe Hämatologie und Onkologie (OSHO). Leitung: Prof. Dr. D. Niederwieser, Universität Leipzig, Abt. Hämatologie-Onkologie, Johannisallee 32, 04103 Leipzig, ☎ 0341/9713050, E-Mail: Dietger.Niederwieser@medizin.uni-leipzig.de

AML-Studiengruppe (AMLSG). Leitung: Prof. Dr. H. Döhner, Universität Ulm, III. Med. Klinik, Robert-Koch-Str. 8, 89081 Ulm, ☎ 0731/5002440, Prof. Dr. A. Ganser, Medizinische Hochschule Hannover, Carl-Neuberg-Str. 1, 30625 Hannover, ☎ 0511/5323020, E-Mail: ganser.arnold@mh-hannover.de

Lit:
1. Castaigne S, Pautas C, Terré C et al. Effect of gemtuzumab ozogamicin on survival of adult patients with de novo acute myeloid leukaemia (ALFA-0701): a randomised, open-label, phase 3 study. Lancet 2012;379(9825):1508–1516.
2. Ding L, Ley TJ, Larson DE et al. Clonal evolution in relapsed acute myeloid leukaemia revealed by whole-genome sequencing. Nature 2012;481(7382):506–510.
3. Döhner H, Estey EE, Amadori S et al. Diagnosis and management of AML in adults: recommendations from an international expert panel, on behalf of the European LeukemiaNet. Blood 2010;115:453–474.
4. Ferrara F, Schiffer CA. Acute myeloid leukemia in adults. Lancet 2013;381:484–495.
5. Fey MF, Buske C. Acute myeloblastic leukemias in adult patients: ESMO Clinical Practice Guidelines for diagnosis, treatment and follow-up. Ann Oncol 2013;24(Suppl 6):vi138–vi143.
6. Kantarjian HM, Thomas XG, Dmoszynska A et al. Multicenter, randomized, open-label, phase III trial of decitabine versus patient choice, with physician advice, of either supportive care or

low-dose cytarabine for the treatment of older patients with newly diagnosed acute myeloid leukemia. J Clin Oncol. 2012;30(21):2670–2677.
7. Lo-Coco F, Avvisati G, Vignetti M et al. Retinoic acid and arsenic trioxide for acute promyelocytic leukemia. N Engl I Med. 2013;369(2):111–121.
8. Lübbert M, Rüter BH, Claus R et al. A multicenter phase II trial of decitabine as first-line treatment for older patients with acute myeloid leukemia judged unfit for induction chemotherapy. Haematologica 2012;97(3):393–401.
9. Röllig C, Bornhäuser M, Thiede C et al. Long-term prognosis of acute myeloid leukemia according to the new genetic risk classification of the European LeukemiaNet recommendations: evaluation of the proposed reporting system. J Clin Oncol 2011;29(20):2758–2765.
10. Sanz MA, Grimwade D, Tallman S et al. Management of acute promyelocytic leukemia: recommendations from an expert panel on behalf of the European LeukemiaNet. Blood 2009;113:1875–1891.
11. Vardiman JW, Thiele J, Arber DA et al. The 2008 revision of the WHO classification of myeloid neoplasms and acute leukemia: rationale and important changes. Blood 2009;114:937–951.

Web:

1. www.kompetenznetz-leukaemie.de — Kompetenznetz Leukämie
2. www.leukaemie-hilfe.de — Dt Leukämie- & Lymphom-Hilfe
3. www.krebsinformation.de/tumorarten/index.php — DKFZ, Krebsinformation
4. www.lls.org — Leukemia & Lymphoma Soc
5. www.marrow.org/Home.aspx — Natl Marrow Donor Programm
6. www.leukemia-net.org — ELN
7. www.nci.nih.gov — NCI PDQ, AML
8. www.emedicine.medscape.com/article/197802-overview — emedicine, AML

7.2 Myelodysplastische Syndrome (MDS)

H. Becker, B.H. Rüter, M. Lübbert

Def: klonale Erkrankungen mit Transformation einer frühen hämatopoetischen Vorläuferzelle (Stammzelle) und dadurch bedingter Störung von Proliferation, Differenzierung und Apoptose. Betroffen sind meist mehrere Zellreihen (Granulo-, Erythro-, Thrombopoese).

ICD-10: D46.-, C93.1 (CMML)

Ep: 3–5 Fälle/100 000/Jahr, Zunahme der Inzidenz, auch aufgrund verbesserter Diagnostik. MDS sind Erkrankungen des höheren Lebensalters (meist > 60. Lebensjahr, ab 70. Lebensjahr 20 Fälle/100 000/Jahr), im Kindesalter selten

Pg: *Primäres myelodysplastisches Syndrom*
Pathogenetisch sind genetische und epigenetische Aberrationen ohne bekannten Auslöser von Bedeutung. Bei einigen Formen von „lower-risk" MDS (v.a. hypoplastisches MDS) wird eine Autoimmungenese diskutiert (☞ aplastische Anämie, Kap. 6.1).

Sekundäres myelodysplastisches Syndrom
- nach Chemotherapie (insbesondere Behandlung mit Alkylanzien)
- ionisierende Strahlen (Radiotherapie, Strahlenexposition)
- Benzol, möglicherweise auch andere organische Lösungsmittel
- Insektizide

Genetische Veränderungen

Typ	Häufigkeit
Chromosomenaberrationen	
• numerische oder strukturelle Aberrationen, wie del(5q), -7, del(7q), +8, del(20q), -Y oder komplex (≥ 3 Aberrationen)	40–50 %
• „AML-typische" Translokationen bzw. Inversionen, wie t(1;3), t(6;9)	selten
Molekulargenetische Aberrationen	
• Mutationen in Genen des Spliceosoms, wie SF3B1, SRSF2, U2AF1 oder ZRSR2	30–40 % [1]
• Mutationen in TET2, ASXL1, DNMT3A, EZH2, RUNX1, TP53, NRAS/KRAS	je 5–20 %
• Promoter-Hypermethylierung (z.B. *P15*)	40–70 %

[1] 65–76 % der Patienten mit Ringsideroblasten haben eine Mutation in SF3B1.

Path: meist Knochenmarkhyperplasie mit variabler Blastenvermehrung, häufig Zytopenie im peripheren Blut; seltener Knochenmarkhypoplasie („hypoplastisches MDS")

Knochenmarkbefund
- Hyperzellularität oder normale Zellularität (70–90 % der Fälle), in 10 % hypozelluläres Mark („hypoplastisches MDS")
- Dysplastische Veränderungen mehrerer Zellreihen:
  - Dyserythropoese: Aniso-/Poikilozytose, makroblastäre Veränderungen, Kernanomalien

- dysgranulopoese: Granulationsanomalien, Kernanomalien („Pseudo-Pelger"-Morphologie)
- Dysmegakaryozytopoese: Mikromegakaryozyten, Kernanomalien, Riesenthrombozyten
- Vermehrung von Ringsideroblasten auf ≥15% der erythroiden Vorläuferzellen (nur durch Eisenfärbung des Knochenmarks nachweisbar) obligat bei RARS, fakultativ bei RCMD, RAEB-1, RAEB-2, CMML
- Blastenvermehrung bis maximal 19% im Knochenmark (RAEB-1, RAEB-2, CMML)
- Vermehrung monozytärer Vorläufer bei CMML

Peripheres Blut
- Anämie   80–90 % der Fälle
- Leukopenie   20–30 %
- Thrombopenie 30–40 %
- reifungsgestörte Granulopoese (Granulationsanomalien, Kernanomalien, Pseudo-Pelger-Formen) und Erythropoese (Anisozytose, Makrozytose)
- Leukozytose, ggf. Monozytose (CMML ☞ unten), Blastenausschwemmung

Klass: Die Einteilung eines MDS sollte entsprechend der WHO-Klassifikation erfolgen.

WHO-Klassifikation (World Health Organization, 2008)

Myelodysplastische Syndrome
- RCUD   Refraktäre Zytopenie mit unilineärer Dysplasie: refraktäre Anämie (RA), Neutropenie (RN) oder Thrombozytopenie (RT)
- RARS   Refraktäre Anämie mit Ringsideroblasten
- RCMD   Refraktäre Zytopenie mit multilineärer Dysplasie [1]
- RAEB-1   Refraktäre Anämie mit Blastenexzess-1 [2]
- RAEB-2   Refraktäre Anämie mit Blastenexzess-2 [3]
- MDS-U   Myelodysplastisches Syndrom – unklassifizierbar
- 5q-   Myelodysplastisches Syndrom mit isolierter del(5q)

Myelodysplastische/Myeloproliferative Erkrankungen
- CMML   Chronische myelomonozytäre Leukämie
- aCML   Atypische chronische myeloische Leukämie
- JMML   Juvenile myelomonozytäre Leukämie
- MDS/MPN-U Myelodysplastische/Myeloproliferative Neoplasie – unklassifizierbar
- RARS-T   Refraktäre Anämie mit Ringsideroblasten und Thrombozytose (*vorläufige Entität*)

[1] mit oder ohne Ringsideroblasten,
[2] 5–9 % Blasten im Knochenmark,
[3] 10–19 % Blasten im Knochenmark

FAB-Klassifikation (French-American-British Cooperative Group, 1982)

- RA   Refraktäre Anämie (in 50 % der Fälle Panzytopenie)
- RARS   Refraktäre Anämie mit Ringsideroblasten (RS)
- RAEB   Refraktäre Anämie mit Blastenexzess
- RAEB-T[1] RAEB in Transformation (zu AML)
- CMML   Chronische myelomonozytäre Leukämie

[1] nach WHO als AML klassifiziert

7.2 Myelodysplastische Syndrome (MDS) — Hämatologische Neoplasien

Sy: *initial symptomarm, meist Zufallsbefund. Im Verlauf Symptome der Zytopenie:*
- Anämie → Müdigkeit, Leistungsminderung, Tachykardie, Blässe
- Thrombopenie → Blutungsneigung, Hämatome, Epistaxis, Petechien
- Granulozytopenie → Pneumonie, Sepsis, rezidivierende Hautinfektionen
- Assoziation mit Autoimmunerkrankungen möglich (Hämolyse, Arthralgien, Serositis, Sweet-Syndrom)

Dg: *Anamnese, Klinik*
- Exposition gegenüber Noxen (sorgfältige Berufsanamnese), erstmalige Blutbild-Veränderungen (retrospektiv)
- Untersuchungsbefund: Zeichen der Anämie, Blutungszeichen, Infektzeichen

Labor
- Blutbild: Anämie, Retikulozyten ↓, Thrombopenie, Leukopenie
- Blutausstrich: normo- oder makrozytäre Anämie mit Aniso- und Poikilozytose, Neutropenie, Pseudo-Pelger-Zellen, gestörte Segmentierung, Granulationsdefekte, Myeloperoxidasedefekt, ggf. Blastenausschwemmung, Monozytose
- LDH, Folsäure/Vitamin B_{12}, Ferritin, Erythropoetin im Serum, Haptoglobin

Knochenmarkuntersuchung
mit Ausstrich (Morphologie, Differenzierung, Eisenfärbung), Zytogenetik (obligat), Molekulargenetik, Biopsie für Histologie (Zellularität), fakultativ Immunzytologie (Blastenvermehrung, Vermehrung monozytärer Vorläufer)

DD:
- aplastische Anämie (☞ Kap. 6.1)
- makrozytäre/megaloblastäre Anämie bei Folsäure-/Vitamin-B_{12}-Mangel (☞ Kap. 6.4.2)
- toxische Knochenmarkschädigung (Medikamente, Umweltnoxen)
- Übergang in akute myeloische Leukämie (AML ☞ Kap. 7.1.2)
- HIV-Infektion, Parvovirus B19, andere Virusinfekte
- myeloproliferative Neoplasie (v.a. CML, Myelofibrose ☞ Kap. 7.3)
- paroxysmale nächtliche Hämoglobinurie (Säurehämolysetest ☞ Kap. 6.4.3)

Ko:
- Blutungs- oder Infektkomplikationen
- Übergang in AML
- sekundäre Hämosiderose bei Polytransfusion

Th: ***Therapieprinzipien***

1. Die Therapieentscheidung erfolgt in Abhängigkeit von Alter, Allgemeinzustand und Komorbidität des Patienten, sowie nach Risikoscore (IPSS ☞ unten).

2. Kurative Therapieoptionen bestehen bei Patienten < 60 Jahre im Rahmen einer myeloablativen Therapie mit allogener Transplantation hämatopoetischer Stammzellen. Die allogene Transplantation mit „reduced intensity conditioning" ist eine Alternative für Patienten bis zum „biologischen Alter" von mindestens 70 Jahren; ihre Rolle wird derzeit in klinischen Studien untersucht.

3. Bei Patienten ab 60–70 Jahren ist ohne diese Option die Therapieintention palliativ. Es werden 5-Azacytidin oder symptomatische/supportive Behandlungsmaßnahmen eingesetzt oder innovative Therapieansätze in klinischen Studien geprüft.

4. Übergang in AML: bei jüngeren Patienten Induktionstherapie wie bei *de-novo*-AML (☞ Kap. 7.1.2), allogene Transplantation (mit myeloablativer oder nichtmyeloablativer Konditionierung). Geringere Remissionsrate und Remissions-

dauer als bei *de-novo*-AML. Hohe Komplikationsraten, teilweise lange Regenerationszeiten, insbesondere der Thrombopoese

Behandlungskonzept myelodysplastischer Syndrome

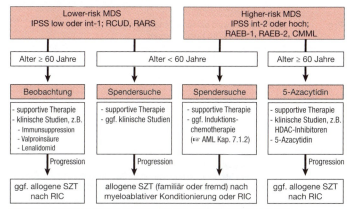

Abkürzungen: RIC: Reduced Intensity Conditioning; SZT: Stammzelltransplantation

Supportive Therapie

- Erythrozytensubstitution
- Behandlung von Infektkomplikationen (Antibiotika, Antimykotika etc.)
- bei sekundärer Hämosiderose: Deferoxamin, orale Chelatoren (z.B. Deferasirox)
- Thrombozytensubstitution bei manifester hämorrhagischer Diathese
- Die Gabe von Wachstumsfaktoren (G-CSF, Erythropoetin) hat fraglichen Einfluss auf die Überlebenszeit; ein palliativer Einsatz verbessert die Lebensqualität der Patienten.

Weitere Therapieoptionen (in klinischen Studien)

Lower-risk MDS
- immunsuppressive Therapie (Cyclosporin, Anti-Thymozytenglobulin [ATG]), insbesondere bei hypoplastischem MDS
- Histon-Deacetylase-Inhibitoren (Valproinsäure, Panobinostat)
- DNA-Methyltransferase-Inhibitoren (5-Azacitidin, Decitabine). 5-Azacitidin ist für die Behandlung des MDS mit IPSS mit intermediärem Risiko 2 oder hohem Risiko zugelassen.
- Lenalidomid (10 mg/Tag; hocheffektiv bei 5q-Syndrom)

Higher-risk MDS
- allogene Transplantation mit myeloablativer Therapie oder „reduced intensity conditioning" (abhängig von Spenderverfügbarkeit, Allgemeinzustand und Alter des Patienten)
- DNA-Methyltransferase-Inhibitoren (s.o.)
- Histon-Deacetylase-Inhibitoren (SAHA/Vorinostat)
- low-dose Melphalan

Therapieprotokolle

„5-Azacitidin" ☞ Protokoll 12.2.7			MDS/AML (≤ 30 % Blasten)
5-Azacitidin	50 mg/m²/d	s.c.	d 1–3

Prg: Die Prognose wird entscheidend beeinflusst von:
- Blastenanteil im Knochenmark
- Karyotyp des transformierten Zellklons (Zytogenetik obligat)
- Alter, Allgemeinzustand und Komorbidität des Patienten
- Auftreten von Komplikationen
- Erythrozyten-Transfusionsabhängigkeit

Häufigste Todesursachen
- Infekte, Blutungen
- Komplikationen nach Übergang in akute myeloische Leukämie (AML)

Prognosefaktoren
- Blastenanteil im Knochenmark
- Chromosomenaberrationen:
    - aufgeteilt in 3 Risikogruppen (IPSS, Greenberg et al., 1997):
        günstig: normaler Karyotyp, isolierte del(5q), del(20q) oder –Y
        ungünstig: –7, del(7q), komplexer Karyotyp (≥ 3 Aberrationen)
        intermediär: alle anderen Aberrationen
    - aufgeteilt in 5 Risikogruppen (IPSS-R, Schanz et al., 2012):
        sehr günstig: isolierte del(11q) oder –Y
        günstig: normaler Karyotyp, isolierte del(5q), del(12p) oder del(20q), del(5q) mit einer weiteren Aberration
        intermediär: isolierte del(7q), +8, i(17)(q10), +19 oder +21, andere isolierte Aberrationen, Vorhandensein von 2 Aberrationen ohne del(5q) oder –7/del(7q), Vorhandensein von ≥ 2 unabhängigen Klonen
        ungünstig: isolierte inv(3)/t(3q)/del(3q) oder –7, –7/del(7q) mit einer weiteren Aberration, Vorhandensein von 3 Aberrationen
        sehr ungünstig: > 3 Aberrationen
- Ausmaß der Zytopenie: Ungünstig sind Hämoglobin < 10 g/dl, Thrombozyten < 100 000/μl, Neutrophile < 1 500/μl.
- LDH: Ungünstig ist eine erhöhte LDH.

International Prognostic Scoring System (IPSS) für myelodysplastische Syndrome (derzeitiger Standard zur Prognoseevaluation eines MDS)

Prognosefaktor	Score				
	0	0,5	1,0	1,5	2,0
Blasten im Knochenmark	< 5 %	5–10 %	–	11–20 %	21–30 %
Karyotyp[1]	günstig	intermediär	ungünstig	–	–
betroffene Zellreihen[2]	0–1	2–3	–	–	–

[1] *günstig:* normaler Karyotyp, isolierte del(5q), del(20q) oder -Y.
ungünstig: Komplex (≥ 3 Aberrationen), Anomalien von Chromosom 7.
intermediär: alle anderen Aberrationen
[2] Anzahl der betroffenen Zellreihen (Hämoglobin < 10 g/dl, Thrombozyten < 100 000/ μl, Neutrophile < 1 800/ μl)

Risikogruppe	Score Summe	Maligne Transformation[1]	Mediane Überlebenszeit[2]
gering	0	9,4 Jahre	5,7 Jahre
intermediär 1 (int-1)	0,5–1,0	3,3 Jahre	3,5 Jahre
intermediär 2 (int-2)	1,5–2,0	1,1 Jahre	1,2 Jahre
hoch	≥2,5	0,2 Jahre	0,4 Jahre

[1] mediane Zeit, bis 25 % der Patienten eine AML entwickeln; [1,2] nach Greenberg et al., 1997

Revised International Prognostic Scoring System (IPSS-R) für myelodysplastische Syndrome

Prognosefaktor	0	0,5	1,0	1,5	2,0	3,0	4,0
Blasten[1]	≤2 %	–	>2 bis <5 %	–	5 bis 10 %	>10 %	–
Karyotyp[2]	sehr günstig	–	günstig	–	intermediär	ungünstig	sehr ungünstig
Hämoglobin [g/dl]	≥10	–	8 bis <10	<8	–	–	–
Thrombozyten [x10³/µl]	≥100	50 bis <100	<50	–	–	–	–
Neutrophile [/µl]	≥800	<800	–	–	–	–	–

[1] Blasten im Knochenmark
[2] *sehr günstig*: isolierte del(11q) oder –Y; *günstig*: normaler Karyotyp, isolierte del(5q), del(12p) oder del(20q), del(5q) mit einer weiteren Aberration; *intermediär*: isolierte del(7q), +8, i(17q), +19 oder +21, andere isolierte Aberrationen, Vorhandensein von 2 Aberrationen ohne del(5q) oder –7/del(7q), Vorhandensein von ≥2 unabhängigen Klonen; *ungünstig*: isolierte inv(3)/t(3q)/del(3q) oder –7, –7/del(7q) mit einer weiteren Aberration, Vorhandensein von 3 Aberrationen; *sehr ungünstig*: >3 Aberrationen

Risikogruppe	Score Summe	Maligne Transformation[1]	Mediane Überlebenszeit[2]
sehr niedrig	≤1,5	NE	8,8 Jahre
niedrig	2,0–3,0	10,8 Jahre	5,3 Jahre
intermediär	3,5–4,5	3,2 Jahre	3,0 Jahre
hoch	5,0–6,0	1,4 Jahre	1,6 Jahre
sehr hoch	≥6,5	0,7 Jahre	0,8 Jahre

[1] mediane Zeit, bis 25 % der Patienten eine AML entwickeln;
[1,2] nach Greenberg et al., 2012; NE = nicht erreicht

WHO Prognostic Scoring System (WPSS) für myelodysplastische Syndrome

Prognosefaktor	Score			
	0	1	2	3
WHO-Subtyp	RCUD, RARS, 5q-	RCMD	RAEB-1	RAEB-2
Karyotyp[1]	günstig	intermediär	ungünstig	–
schwere Anämie[2]	nicht vorhanden	vorhanden	–	–

[1] Karyotyp: *günstig*: normaler Karyotyp, isolierte del(5q), del(20q), oder –Y; *ungünstig*: komplex (≥3 Aberrationen), Anomalien von Chromosom 7; *intermediär*: alle anderen Aberrationen
[2] schwere Anämie: Hämoglobin < 9 g/dl bei Männern oder < 8 g/dl bei Frauen

Risikogruppe	Score Summe	Mediane Überlebenszeit[1]
sehr niedrig	0	11,6 Jahre
niedrig	1	9,3 Jahre
intermediär	2	5,6 Jahre
hoch	3–4	1,8 Jahre
sehr hoch	5–6	1,1 Jahre

[1] nach Malcovati et al., 2011

Na: symptomorientierte Betreuung bei langjährigem Verlauf der Erkrankung

Ad: **Deutsche MDS Studiengruppe/MDS-Register.** Wissenschaftliche Leitung: Prof. Dr. U. Germing, Heinrich-Heine-Universität Düsseldorf, Klinik für Hämatologie, Onkologie und Klinische Immunologie, Moorenstr. 5, 40225 Düsseldorf, ☎ 0211/8117780, E-Mail: germing@med.uni-duesseldorf.de; Prof. Dr. D. Haase, Georg-August-Universität Göttingen, Abteilung Hämatologie/Onkologie, Robert-Koch-Str. 40, 37075 Göttingen, ☎ 0551/398891, E-Mail: haase.onkologie@med.uni-goettingen.de

European Organisation for Research and Treatment of Cancer (EORTC)/MDS-Studiengruppe. EORTC-MDS. Ansprechpartner: Theo de Witte, University Hospital Sint Radboud, Dept. of Hematology, P.O. BOX 9101, 6500 HB Nijmegen, Niederlande, ☎ +31/243655730, E-Mail: T.deWitte@ncmls.ru.nl

Lit:
1. Bejar R, Levine R, Ebert BL. Unraveling the molecular pathophysiology of myelodysplastic syndromes. J Clin Oncol 2011;29:504–515.
2. Damm F, Kosmider O, Gelsi-Boyer V et al. Mutations affecting mRNA splicing define distinct clinical phenotypes and correlate with patient outcome in myelodysplastic syndromes. Blood 2012;119(14):3211–3218.
3. Fenaux P, Giagounidis A, Selleslag D et al. A randomized phase 3 study of lenalidomide versus placebo in RBC transfusion-dependent patients with Low-/Intermediate-1-risk myelodysplastic syndrome with del5q. Blood 2011;118(14):3765–3776.
4. Fey MF, Dreyling M. Acute myeloblastic leukemias and myelodysplastic syndromes in adult patients: ESMO Clinical Practice Guidelines for diagnosis, treatment and follow-up. Ann Oncol 2010;21(Suppl 5):v158–v161.
5. Loaiza-Bonilla A, Gore SD, Carraway HE. Novel approaches for MDS: beyond hypomethylating agents. Curr Opin Hematol 2010;17:104–109.
6. Lübbert M, Suciu S, Baila L et al. Low-dose decitabine versus best supportive care in elderly patients with intermediate- or high-risk myelodysplastic syndrome (MDS) ineligible for intensive chemotherapy: final results of the randomized phase III study of the European Organisation for Research and Treatment of Cancer Leukemia Group and the German MDS Study Group. J Clin Oncol 2011;29:1987–1996.
7. Papaemmanuil E, Cazzola M, Boultwood J et al. Somatic SF3B1 mutation in myelodysplasia with ring sideroblasts. N Engl J Med 2011;365(15):1384–1395.
8. Schanz J, Tüchler H, Solé F et al. New comprehensive cytogenetic scoring system for primary myelodysplastic syndromes (MDS) and oligoblastic acute myeloid leukemia after MDS derived from an international database merge. J Clin Oncol 2012;30:820–829.
9. Yoshida K, Sanada M, Shiraishi Y, et al. Frequent pathway mutations of splicing machinery in myelodysplasia. Nature 2011;478:64–69.

Web:
1. www.mds-register.de — MDS-Register
2. www.kompetenznetz-leukaemie.de — Kompetenznetz Leukämie
3. www.leukaemie-hilfe.de — Dt Leukämie- & Lymphom-Hilfe
4. www.mds-foundation.org — MDS Foundation
5. www.dgho-onkopedia.de/onkopedia/leitlinien/mds — DGHO-Onkopedia

7.3 Myeloproliferative Neoplasien (MPN)

C.F. Waller

Def: Gruppe klonaler hämatopoetischer Stammzellerkrankungen mit Veränderungen der myeloischen Zellreihe

Ep: Inzidenz 2–3 Fälle/100 000 Einwohner/Jahr, ♂:♀ = 1:1. Häufigste Form ist die chronische myeloische Leukämie.

Klass: *Myeloproliferative Neoplasien (WHO, 2008)*

Klassische Subtypen (Dameshek, 1951)
- CML   Chronische myeloische Leukämie (☞ Kap. 7.3.1)
- PV   Polycythämia vera (☞ Kap. 7.3.2)
- ET   Essenzielle Thrombozythämie (☞ Kap. 7.3.3)
- MF   Primäre Myelofibrose (☞ Kap. 7.3.4)

Seltene Subtypen
- CEL/HES   Chronische Eosinophilenleukämie/hypereosinophiles Syndrom
- CNL   Chronische Neutrophilenleukämie
- SMCD   Systemische Mastzell-Erkrankung (☞ Kap. 7.6)
- MPN-U   unklassifizierbare myeloproliferative Neoplasien

Übergänge zwischen den einzelnen Formen der myeloproliferativen Neoplasien (MPN) sowie den myelodysplastischen Syndromen (MDS) sind möglich. CML, Polycythämia vera und Essenzielle Thrombozythämie können nach längerem Verlauf in eine sekundäre Myelofibrose münden. Alle myeloproliferativen Neoplasien zeigen ein erhöhtes Risiko für die Entwicklung einer akuten myeloischen Leukämie (AML).

Klinischer Verlauf/Zwischenformen bei myeloproliferativen Neoplasien

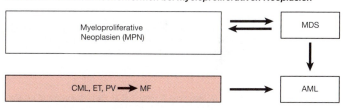

Pg: *Molekulargenetische Veränderungen* (☞ Kap. 7.3.1 bis 7.3.4)
- *CML:* Philadelphia-Chromosom t(9;22), BCR/ABL-Onkogen
- *PV, ET, MF:* Punktmutation (V617F) der Tyrosinkinase JAK-2 (Janus-Kinase 2) auf dem kurzen Arm von Chromosom 9 (9p), vorhanden bei Patienten mit PV (in 69–97 % der Fälle), ET (23–57 %) und PMF (43–57 %). In 10–60 % der Fälle nachweisbare Chromosomenaberrationen, unter anderem Deletionen 1q-, 5q-, 20q-, 13q-, 12p-, Trisomie 8, Trisomie 9
- *SMCD:* Rezeptor-Tyrosinkinase-Dysregulation: Mutationen in c-kit (V560G, F522C, D816V)
- *CNL:* BCR/ABL p230-Fusionsgen, 8p11

7.3 Myeloproliferative Neoplasien (MPN)

PPhys: Maligne Transformation hämatopoetischer Stammzellen führt zur Dysregulation der Myelopoese mit Hyperzellularität im Knochenmark. Klonale Proliferation mit Schwerpunkt im Bereich der Granulopoese (CML), Thrombopoese (Essenzielle Thrombozythämie) oder Erythropoese (Polycythämia vera). Es kann nur eine Zellreihe im Vordergrund stehen, meist sind jedoch mehrere Reihen betroffen.

Gemeinsame Charakteristika
- erhöhter Zellumsatz → Hyperurikämie
- Splenomegalie, oft Hepatomegalie
- zunehmende Myelofibrose, im Spätstadium extramedulläre Hämatopoese
- Risiko der Transformation zur Sekundärleukämie

Charakterisierung einzelner myeloproliferativer Syndrome

Typ	Hämatokrit	Leukozyten	Thrombozyten	Splenomegalie	ALP-Index[1]	Markfibrose	Ph1-Chrom.[2]	V617F-JAK2[3]
CML	n/↓	↑↑↑	↑/n/↓	+++	↓	n/+	+++	−
PV	↑↑	↑	↑	+	↑↑	+	−	+++
ET	n	n/↑	↑↑↑	+	n/↑	±	−	+
MF	↓	↑/n/↓	/n/↓	+++	↑	+++	−	+

[1] alkalische Leukozytenphosphatase
[2] Philadelphia-Chromosom, t(9;22)
[3] JAK2-Kinase Mutation V617F
n normal, ↑ erhöht, ↓ erniedrigt, − nicht nachweisbar, ±/+/++/+++ nachweisbar

Th: Myeloproliferative Syndrome sind Erkrankungen pluripotenter Stammzellen.
- *Kurative Behandlungsoptionen* bestehen bei Patienten bis zu einem Alter von 75 Jahren mit angepassten Konditionierungsprotokollen mit anschließender allogener Knochenmark- oder Blutstammzelltransplantation (in klinischen Studien).
- *Neue Therapieansätze* beinhalten gezielte molekulare Inhibitoren („targeted therapies"), wie z.B. Tyrosinkinasehemmer (Imatinib ☞ Kap. 7.3.1) oder JAK1/2-Inhibitoren (Ruxolitinib ☞ Kap. 7.3.4).
- *Palliative Therapiemaßnahmen* umfassen supportive Behandlung, konventionelle Chemotherapie (insbesondere Hydroxyharnstoff), Strahlentherapie und Einsatz von Zytokinen (z.B. Interferon α).

Zur Therapie der einzelnen myeloproliferativen Syndrome ☞ Kap. 7.3.1 bis 7.3.4

Lit:
1. Abdel-Wahab O, Manshouri T, Patel J et al. Genetic analysis of transforming events that convert chronic myeloproliferative neoplasms to leukemias. Cancer Res 2010;70:447–452.
2. Levine RL, Gilliland DG. Myeloproliferative disorders. Blood 2008;112:2190–2198.
3. Michiels JJ, De Raeve H, Hebeda K et al. WHO bone marrow features and ECMP criteria for the diagnosis of myeloproliferative disorders. Leuk Res 2007;31:1031–1038.
4. Quintas-Cardama A, Kantarjian H, Cortes J et al. Janus kinase inhibitors for the treatment of myeloproliferative neoplasias and beyond. Nature Rev Drug Discovery 2011;10:127–140.
5. Spivak JL, Silver RT. The revised WHO diagnostic criteria for polycythemia vera, essential thrombocytosis, and primary myelofibrosis: an alternative proposal. Blood 2008;112:231–239.
6. Tefferi A, Vainchenker W. Myeloproliferative neoplasms: molecular pathophysiology, essential clinical understanding, and treatment strategies. J Clin Oncol 2011;29:573–582.
7. Vainchenker W, Delhommeau F, Constantinescu S et al. New mutations and pathogenesis of myeloproliferative neoplasms. Blood 2011;118:1723–1735.
8. Vannucchi AM, Guglielmelli P, Tefferi A. Advances in understanding and management of myeloproliferative neoplasms. CA Cancer J Clin 2009;59:171–191.

Web:

1. www.kompetenznetz-leukaemie.de — Kompetenznetz Leukämie
2. www.mpd-netzwerk.de — MPD-Netzwerk
3. www.mpdinfo.org — MPN Education Foundation
4. www.mpnresearchfoundation.org — MPN Research Foundation
5. www.pathologyoutlines.com/myeloproliferative.html — Pathologie
6. emedicine.medscape.com/article/204714-overview — Emedicine

7.3.1 Chronische myeloische Leukämie (CML)

B. Hackanson, C.F. Waller

Def: klonale hämatopoetische Stammzellerkrankung; unkontrollierte Proliferation myeloischer Zellen mit erhaltener Differenzierungsfähigkeit

ICD-10: C92.1

Ep: Inzidenz: 1–2/100 000/Jahr, etwa 20 % aller Leukämien bei Erwachsenen. Alle Altersgruppen sind betroffen, Häufigkeitsgipfel im 5. und 6. Jahrzehnt, selten bei Patienten unter 20 Jahren. Verteilung ♂:♀ = 3:2

Pg: *Risikofaktoren*
- Strahlenexposition (Atombombenüberlebende, nach Radiotherapie)
- chemische Agenzien: Benzol, Chemotherapeutika, Immunsupressiva

Molekularbiologische Aspekte
Nachweis einer klassischen t(9;22)-Translokation bei etwa 90 % aller Patienten (verändertes Chromosom 22 = „Philadelphia-Chromosom"). Variante Translokationen bei etwa 5 %. Durch die Translokation entsteht das BCR/ABL-Fusionsgen, Translationsprodukt ist ein Protein von 210 kD mit erhöhter Tyrosinkinaseaktivität. P210$^{BCR/ABL}$ interagiert über GRB-2/SOS-Proteine mit P21^{ras} und MYC, sodass deren inhibitorische Funktionen bei der intrazellulären Signaltransduktion negativ beeinflusst werden.

Pathophysiologie
maligne Transformation einer pluripotenten hämatopoetischen Stammzelle, mit signifikanter Vermehrung der myeloischen, monozytären und thrombozytären Zellreihen im Knochenmark. Bei Erstdiagnose (nach unbekannter Vorlaufzeit) in der Regel Koexistenz normaler Stammzellen und maligner CML-Stammzellen im Knochenmark. Im Verlauf der Erkrankung zunehmende Verschiebung des Verhältnisses zugunsten der CML-Stammzelle mit Verdrängung der normalen Hämatopoese

Path: *Knochenmark*
- Hyperzellularität mit ausgeprägter Proliferation myeloischer Vorläuferzellen und Präsenz aller granulozytären unreifen und reifen Zellelemente
- häufig Vermehrung von Megakaryozyten, Eosinophilen und Basophilen
- in 10–15 % der Fälle bei Erstdiagnose leichte Knochenmarkfibrose nachweisbar

Peripheres Blut
- Blutbild: Leukozytose meist zwischen 100 000–300 000/μl, selten bis zu 1 000 000/μl, zusätzliche Thrombozytose bei bis zu 30 % der Patienten. Zum Teil geringgradige normochrome, normozytäre Anämie
- Differenzialblutbild: Nachweis sämtlicher Reifungsstufen der myeloischen Reihe mit Betonung von Myelozyten und Neutrophilen; häufig Eosinophilie und Basophilie

Klass: Klassische Einteilung in drei Stadien: *chronische Phase, akzelerierte Phase* und *Blastenkrise*

CML → chronische Phase (CP) → akzelerierte Phase (AP) → Blastenkrise (BC)

Chronische myeloische Leukämie (CML) 7.3.1

Chronische Phase
initiale Phase, über 3–5 Jahre (im Mittel 4,5 Jahre) klinisch stabil, keine wesentlichen Beschwerden. Klinische Hauptmanifestationen: Leukozytose und Splenomegalie. Erhaltene normale Hämatopoese, Blastenzahl im Knochenmark und peripheren Blut < 10 %

Akzeleration
Entwicklung aus chronischer Phase mit zunehmender Verdrängung der normalen Hämatopoese durch Blastenpopulation. Dauer: etwa 3–6 Monate. Klinisch verstärkte Krankheitssymptomatik, progrediente Splenomegalie, Entwicklung von Chloromen (leukämische Tumoren, selten) oder Myelofibrose

Blastenkrise
terminale Erkrankungsphase mit Therapieresistenz und klinischem Bild ähnlich akuter Leukämie. Nach Zelloberflächenmarker-Expression werden unterschieden:
- lymphatische Blastenkrise   Häufigkeit 20–30 %
- myeloische Blastenkrise   Häufigkeit 60–70 %
- andere oder gemischte Formen   Häufigkeit 10 %

WHO-Kriterien für akzelerierte Phase und Blastenkrise der CML (2002)

Akzelerierte Phase (AP-CML)[1]
- Blastenanteil 10–19 % der weißen Blutzellen im peripheren Blut (PB) oder Knochenmark (KM)
- Basophile > 20 % im PB
- persistierende Thrombopenie (< 100 000/µl), unabhängig von der Therapie, oder persistierende, therapierefraktäre Thrombozytose (> 1 000 000/µl)
- zunehmende Splenomegalie und Leukozytose trotz Therapie
- zusätzliche genetische Aberrationen, Zeichen der klonalen Evolution
- z.T. megakaryozytäre Proliferation, flächenhaft oder in Clustern, mit retikulärer oder Kollagenfibrose und/oder granulozytärer Dysplasie

Blastenkrise (BC-CML)[1]
- ≥ 20 % Blasten im PB oder KM
- extramedulläre Blastenproliferation
- große Foci oder Cluster von Blasten im KM

[1] Diagnosestellung, wenn mindestens ein Kriterium vorhanden

Sy: Nicht selten ist eine Zufallsdiagnose bei fehlender Symptomatik. Mit fortschreitender Erkrankung:
- Allgemeinsymptome (zunehmende Leistungsminderung, Schweißneigung, Gewichtsverlust, Fieber)
- abdominelle Beschwerden durch zunehmende Splenomegalie
- ggf. Verdrängungssymptome durch Chlorome

Dg: *Anamnese, Klinik*
- Anamnese, einschließlich Risikofaktoren
- körperliche Untersuchung: Splenomegalie, ggf. periphere Chlorome, ggf. periphere Lymphadenopathie

Bildgebung/apparative Diagnostik
Abdomen-Sonografie (in Einzelfällen CT Abdomen): Nachweis einer Splenomegalie und/oder Hepatomegalie, ggf. Nachweis von Chloromen

Labor
- Blutbild, Differenzialblutbild
- klassische Zytogenetik oder Fluoreszenz-in-situ-Hybridisierung (FISH ☞ Kap. 2.1) zum Nachweis des Philadelphia-Chromosoms bzw. der BCR/ABL-Translokation. Zusätzlich qualitative RT-PCR zum BCR/ABL-Nachweis. Verlaufskontrolle mittels quantitativer PCR
- alkalische Leukozytenphosphatase ALP ↓ (charakteristisch für CML: Index < 10, Norm: 10–100)
- Vitamin-B_{12}-Spiegel ↑, Transcobalamin III ↑
- LDH ↑, Harnsäure ↑ (erhöhter Zellumsatz)
- Pseudohyperkaliämie bei Patienten mit ausgeprägter Thrombozytose
- HLA-Typisierung des Patienten und von Geschwistern (in Abhängigkeit von Komorbidität und Alter); ggf. Fremdspendersuche

Histologie
Knochenmarkausstrich und -histologie sind nur von ergänzendem Wert. Die Diagnose kann am peripheren Blut gestellt werden.

DD:
- andere myeloproliferative Erkrankungen (→ Ausschluss durch fehlenden Nachweis des Philadelphia-Chromosoms)
- myelodysplastische Syndrome, insbesondere CMML (☞ Kap. 6.2)
- leukämoide Reaktion bei Infekten (reaktive Leukozytose, Linksverschiebung im Differenzialblutbild)

Ko:
- Thrombozytose/Thrombopathie → Thrombose, Blutung
- Leukozytose → leukämische Thromben (selten), Leukostase
- Hyperviskositätssyndrom, bei ausgeprägter Leukozytose → Sehstörungen, Priapismus, Verwirrtheit, respiratorische Störungen etc. → umgehende Therapieeinleitung, Leukapherese
- Milzinfarkt
- Infekte
- mit längerem Verlauf zunehmende Myelofibrose

Th: ***Grundlagen der CML-Therapie***

Die Behandlung der CML erfolgt abhängig von:
- Erkrankungsstadium und Symptomatik
- Risikosituation
- Spendersituation
- Alter und Allgemeinzustand des Patienten

Patienten mit Kinderwunsch sollten vor Beginn einer Chemotherapie oder molekularen Therapie über die Möglichkeit der Sperma- oder Oozytenkonservierung (☞ Kap. 4.11.1 und 4.11.2) informiert werden.
Die Behandlung von Patienten mit CML sollte nach Möglichkeit im Rahmen aktueller klinischer Studien erfolgen.

Erkrankungsstadien und Prinzipien der Therapie

Chronische Phase (CP)
- *Therapieziel:* Erreichen einer hämatologischen, zytogenetischen und molekularen Remission (Normalisierung von Blutbild, Milzgröße und CML-bedingten Symptomen)
- *Therapieeinleitung:* bei Symptomen oder Leukozytenzahlen über 200 000/µl sofortige Therapieeinleitung (Hydroxyharnstoff, Imatinib 400 mg/d). CML-spezifisches Überleben mit Imatinib: 88 % nach 6 Jahren

- Nilotinib (2 × 300 mg/d) und Dasatinib (1 × 100 mg/d) sind ebenfalls in der Erstlinientherapie zugelassen. Komplette zytogenetische Remissionen innerhalb der ersten 12 Monate sind häufiger als bei Imatinib (Dasatinib: 77 %, Nilotinib: 78 %, Imatinib: 65 %). Auch ein Progress zu Akzeleration und Blastenkrise ist bei Nilotinib und Dasatinib seltener.
- Bei Imatinib-Versagen erreicht Nilotinib komplette hämatologische Ansprechraten von 74 % und Dasatinib von 91 %.
- aktuell in klinischen Studien: Bosutinib, Ponatinib
- bei Resistenzentwicklung: frühzeitige allogene Stammzelltransplantation erwägen.

Akzelerierte Phase (AP)
- Individualisierung (Dosissteigerung, Umstellung) der Therapie entsprechend Symptomatik des einzelnen Patienten. Die Wirkung von Nilotinib und Dasatinib wurde in Studien belegt.
- Durch die Behandlung mit Imatinib 600 mg/d werden hämatologische Ansprechraten > 80 % und zytogenetisches Ansprechen in 25 % der Fälle erreicht (z.T. anhaltende Remissionen). Gesamtüberleben: 78 % nach 12 Monaten, 50 % nach 5 Jahren
- Bei Imatinib-Versagen erreicht Nilotinib hämatologische Ansprechraten von 47 % und Dasatinib von 84 %.
- Neue molekulare Wirkstoffe (Bosutinib, Ponatinib, INNO-406, m-TOR-Inhibitoren und Farnesyltransferaseinhibitoren) werden untersucht.
- frühzeitige allogene Transplantation erwägen

Blastenkrise (BC)
- Imatinib erreicht in Studien hämatologisches Ansprechen in 30 % (lymphatische BC) bis 50 % (myeloische BC der Fälle). Remissionsdauer bis zu 19 Monaten, medianes Überleben: 7 Monate
- Bei Imatinib-Versagen oder Unverträglichkeit erreicht Dasatinib in Phase-II-Studien hämatologische Ansprechraten von 31 % (lymphatische BC) und 34 % (myeloische BC).
- Neue molekulare Wirkstoffe (Bosutinib, Ponatinib, INNO-406, m-TOR-Inhibitoren, und Farnesyltransferaseinhibitoren) werden untersucht
- Therapieprotokolle wie bei akuter Leukämie. Je nach Phänotyp („lymphatische" oder „myeloische" BC) kommen Protokolle wie bei ALL/AML (☞ Kap. 7.1.1 und 7.1.2) zur Anwendung.
- allogene Transplantation erwägen

Risikosituation

Versuch der Einschätzung des weiteren Erkrankungsverlaufs mittels Prognoseindex („Hasford-Score") der CML-Prognostic-Factors-Project-Group. Bei Intermediär- oder Hochrisikosituation frühzeitige aggressive Therapie (allogene Transplantation) diskutieren
CAVE: Der Prognoseindex wurde für Patienten unter Interferon-Therapie entwickelt und ist für andere Therapiesituationen (z.B. Imatinib-Therapie) noch nicht validiert. Eine mögliche Alternative ist der neu entwickelte EUTOS-Score.

7.3.1 Chronische myeloische Leukämie (CML)

Hasford-Score

Hasford-Score = $0{,}6666 \times$ Alter (Jahre) $\times$ Multiplikator[1]
$+ 0{,}042 \times$ Milzgröße (cm)^2 $+ 0{,}0584 \times$ Blasten (%)^3
$+ 0{,}0413 \times$ Eosinophile (%)^3 $+ 0{,}2039 \times$ Basophile (%)^3
$+ 1{,}0956 \times$ Thrombozytenzahl^3 $\times$ Multiplikator[4]

[1] Multiplikator „0" bei Patienten < 50 Jahren, „1" bei > 50 Jahren
[2] Palpationsbefund, angegeben in „cm unter dem Rippenbogen"
[3] im Differenzialblutbild
[4] Multiplikator „0" bei Thrombozyten < 1 500 000/μl, sonst „1"
(Berechnung des Scores online unter www.pharmacoepi.de möglich)

Risikosituation (Hasford-Score)	Score	Mediane Überlebenszeit
Niedrigrisiko	≤ 780	98 Monate
Intermediärrisiko	781–1 480	65 Monate
Hochrisiko	> 1 480	42 Monate

EUTOS-Score

Risiko des Nicht-Erreichens einer kompletten autogenetischen Remission (CCR) nach 18 Monaten Imatinib-Therapie

EUTOS-Score = $7 \times$ Basophile[1] $+ 4 \times$ Milzgröße[2]

[1] % an Basophilen im Differentialblutbild
[2] Palpationsbefund, angegeben in „cm unter dem Rippenbogen"
Risikoeinschätzung:
> 87 → hohes Risiko
< 87 → niedriges Risiko
(Berechnung des Scores online unter www.eutos.org möglich)

Spendersituation

Einzige gesicherte kurative Therapiemöglichkeit ist die allogene Knochenmark-/ bzw. Blutstammzelltransplantation (beste Ergebnisse innerhalb eines Jahres nach Erstdiagnose). Transplantationen von einem Familienspender werden bei Patienten bis zu 70–75 Jahren durchgeführt (angepasste Konditionierungsprotokolle mit anschließender allogener Knochenmark- oder Blutstammzelltransplantation), Transplantationen von Fremdspendern bei Patienten bis 65 Jahre → frühzeitige Einleitung der Spendersuche. Die Beobachtungsdauer unter Therapie mit Thyrosinkinasehemmern erreicht mittlerweile bis zu 10 Jahre, wobei die Langzeit-Überlebensraten der allogenen Transplantation vergleichbar oder überlegen erscheinen.

Remissionskriterien

Hämatologische Remission
- qualitative und quantitative Normalisierung des peripheren Blutbildes
- Normalisierung von Milzgröße und klinischer Symptomatik

Zytogenetische Remission
Reduktion des Philadelphia-Chromosom-positiven (Ph+) Klons im Knochenmark
- „CCR": komplette zytogenetische Remission: Ph+-Metaphasen   0 %
- „PCR": partielle zytogenetische Remission: Ph+-Metaphasen   1–35 %
- „MCR": minimale zytogenetische Remission: Ph+-Metaphasen   36–95 %

Molekulare Remission (quantitative PCR, gPCR bzw. RT-PCR)
- „MMR": „major" Remission: BCR/ABL mRNA ↓ um ≥ 3 Zehnerpotenzen
- „CMR": komplette molekulare Remission: BCR/ABL mRNA mittels RT-PCR nicht nachweisbar

Behandlungskonzept bei CML

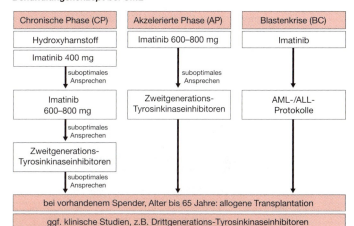

Primärtherapie: Imatinib (☞ Kap. 3.6)
- WM: Hemmung der Tyrosinkinase (TK)-Aktivität von BCR/ABL → Störung der Phosphorylierung des Tyrosinkinase-Substrats → Unterbrechung des CML-Signalwegs
- Dosis in chronischer Phase (CP-CML): 400 mg/d p.o., in akzelerierter Phase (AP-CML) oder Blastenkrise (BC-CML): 600–800 mg/d p.o.
- Therapieziel: hämatologische, zytogenetische und molekulare Remission
- Ansprechen bei CP-CML: hämatologische Remissionen in > 95 %, zytogenetische CR in 86 % der Fälle nach 54 Monaten; Gesamtüberleben nach 6 Jahren: 88 %
- bei inadäquatem Ansprechen: Dosissteigerung. Bei fehlendem Effekt: Mutationsanalyse und Umstellung auf Zweitgenerations-TK-Inhibitor (Dasatinib, Nilotinib); bei T315I Mutation Ponatinib
- Die Wirksamkeit der Zweitgenerations-TK-Inhibitoren Dasatinib und Nilotinib konnte in aktuellen Studien belegt werden.

Dasatinib (☞ Kap. 3.6; auch bei Imatinib-Versagen)
- WM: duale Blockierung der TK-Aktivität von BCR/ABL und src
- Wirksam bei 32 von 33 BCR/ABL-Mutationen (nicht bei T315I)
- Dosis bei CP-CML: 100 mg p.o., 1 × täglich; bei AP-CML: 140 mg p.o., 1 × tägl; bei BC-CML: 70 mg p.o., 2 × täglich
- Therapieziel: hämatologische, zytogenetische und molekulare Remission
- Ansprechen: nach 24 Monaten hämatologische Remission bei Imatinib-Resistenz in 91 % (CP), zytogenetische CR in 45 % der Fälle. Hämatologische Remission bei AP 84 % und bei BC 34 %
- progressionsfreies Überleben: in CP nach 2 Jahren 86 %, in AP nach 10 Monaten 76 % und in BC nach 5 Monaten 50 %

Nilotinib (☞ Kap. 3.6; auch bei Imatinib-Versagen)
- WM: Blockierung der Tyrosinkinase (TK)-Aktivität von BCR/ABL
- Wirksam bei 32 von 33 BCR/ABL-Mutationen (nicht bei T315I)
- Dosis bei CP-CML: 400 mg p.o., 2 × täglich
- Therapieziel: hämatologische, zytogenetische und molekulare Remission
- Ansprechen: hämatologische Remission bei Imatinib-Resistenz bzw. -Intoleranz in 77 % (CP), zytogenetische CR in 47 % der Fälle
- progressionsfreies Überleben: in CP nach 1,5 Jahren 64 %, in AP nach 12 Monaten 70 %

Kriterien für das Versagen einer Therapie mit Imatinib
- keine hämatologische Remission nach Therapiedauer von 3 Monaten
- keine zytogenetische Remission (mindestens MCR) nach Therapiedauer von 6 Monaten (bei Notwendigkeit zum Therapieabbruch wegen Zytopenie)
- keine zytogenetische Remission (mindestens MCR) nach Therapiedauer von 9–12 Monaten (bei Dosissteigerung auf 600 mg nach 3 bzw. 6 Monaten)
- keine komplette zytogenetische Remission (CCR) nach 18 Monaten
- Progression nach kompletter hämatologischer oder zytogenetischer Remission (z.B. Anstieg der BCR/ABL-Transkripte im peripheren Blut)
- bei Verlust einer hämatologischen, zytogenetischen oder molekularen Remission: BCR-ABL-Mutationsdiagnostik. Mittlerweile sind mehr als 40 Punktmutationen als wichtigster Resistenzmechanismus identifiziert.

Therapieziele der Initialtherapie in chronischer Phase

Ziel	Zeit nach Therapieeinleitung
komplette hämatologische Remission (CHR)	< 3 Monate
partielle zytogenetische Remission (MCR)	< 6 Monate
komplette zytogenetische Remission (CCR)	< 12 Monate
„major" molekulare Remission (MMR)	18 Monate

Monitoring entsprechend Remissionsstatus

Zeitpunkt	BB, Diff-BB	Zytogenetik	PCR
Erstdiagnose	wöchentlich	vor Therapie	vor Therapie
Erreichen einer CHR	alle 2–4 Wochen	alle 3–6 Monate	alle 3 Monate
Erreichen einer CCR	alle 4–6 Wochen	alle 12–18 Monate	alle 3 Monate
Erreichen einer CMR	alle 6 Wochen	alle 12–18 Monate	alle 3 Monate

BB Blutbild, Diff-BB Differenzialblutbild, Zytogenetik zytogenetische Untersuchung (Knochenmark), PCR quantitative PCR (peripheres Blut), CHR komplette hämatologische Remission, CCR komplette zytogenetische Remission, MMR „major" molekulare Remission, CMR komplette molekulare Remission

Remissionskontrolle bei Therapie mit Imatinib

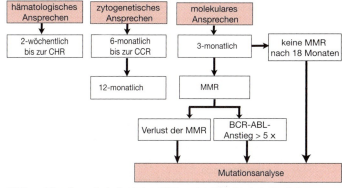

CCR komplette zytogenetische Remission, CHR komplette hämatologische Remission, MMR wesentliche molekulare Remission („major molecular remission")

Andere Therapieverfahren

Hydroxyharnstoff (☞ Kap. 3.2.1)
- Dosis: 20–40 mg/kg Körpergewicht/d, p.o., tägliche Gabe
- Therapieziel: Leukozyten 10 000–20 000/µl
- Ansprechen: hämatologische Remission bei > 80 % der Patienten. Keine zytogenetischen Remissionen

Interferon α (IFNα ☞ Kap. 3.4)
- Dosis: 5×10^6 IE/m²/d, s.c., tägliche Gabe
- Therapieziel: Leukozyten 2 000–5 000/µl
- Ansprechen: In > 50 % der Fälle kommt es zur hämatologischen Remission, in 10–15 % zur kompletten zytogenetischen Remission.
- Pegylierte Interferone zeigen in Studien eine gute Wirksamkeit.

Cytarabin (AraC ☞ Kap. 3.2.1)
- Dosis: (15–)20 mg/m², s.c., jeweils für 10 d/Monat, in Kombination mit IFNα
- Therapieziel: Leukozyten 2 000–5 000/µl
- Ansprechen: In > 60 % der Fälle kommt es zur hämatologischen Remission, in 40 % zur kompletten zytogenetischen Remission.

Neuere Therapien (in klinischen Studien)
Omaxetaxin, neue Substanzgruppe; Inhibition von „myeloid cell leukemia sequence 1" (MCL1) und „X-linked Inhibitor of Apoptosis Protein" (XIAP)

Supportive Therapie

Thrombozytose
- Bei Thrombozytenzahlen > 1 000 000/µl ist die Gabe von Thrombozytenaggregationshemmern (Acetylsalicylsäure: 100–500 mg/d, p.o.) möglich.
- alternativ: Gabe von Anagrelide möglich (Dipyridamol-Analogon mit thrombozytensenkender Wirkung)

7.3.1 Chronische myeloische Leukämie (CML) — Hämatologische Neoplasien

Splenomegalie
Bei ausgeprägten abdominellen Symptomen durch Splenomegalie kann eine Splenektomie indiziert sein.
CAVE: vorherige Pneumokokkenvakzinierung obligat

Sonstige Verfahren
- Infektbehandlung
- bei Hyperurikämie: Gabe von Allopurinol, Harn-Alkalisierung
- bei symptomatischer Anämie: Bluttransfusionen
  CAVE: zurückhaltende Gabe von Bluttransfusionen bis zur Entscheidung über allogene Transplantation (wegen möglicher Alloimmunisierung)

Prg: *Prognosefaktoren*
- Klassisch betrug das mittlere Überleben bei CML im Mittel 4–5 Jahre. Mit der Verfügbarkeit von Imatinib und anderen Tyrosinkinaseinhibitoren hat sich die Prognose deutlich verbessert.
- Unter Imatinib sind nach 6 Jahren 82 % der Patienten in kompletter zytogenetischer Remission.
- Prognoseindex („Hasford-Score") ☞ oben. Die Bedeutung unter Imatinib wird aktuell untersucht. Der neu entwickelte EUTOS-Score berücksichtigt die Imatinib-Therapie.
- 5 % der Patienten sind Philadelphia-Chromosom-negativ und zeigen molekulargenetisch keine BCR/ABL-Translokation → ungünstige Prognose
- weitere unabhängige Risikofaktoren (ungünstig): zusätzliche Chromosomenaberrationen, Thrombozyten < 100 000/µl, Hb < 7 g/dl, Basophile > 20 %

Überlebensraten in Abhängigkeit von der Primärtherapie

Therapieverfahren	3 Jahre[1]	5 Jahre[1]	7 Jahre[1]
• frühe allogene Transplantation	55–75 %	50–75 %	50–65 %
• Interferon α			
– Niedrigrisiko	95 %	75 %	40 %
– Intermediär-/Hochrisiko	75–80 %	50 %	20 %
• Imatinib	> 90 %	89 %	86 %

[1] Anteil überlebender Patienten

Konventionelle Therapie
- Eine Subpopulation von Patienten, die unter IFNα eine komplette zytogenetische Remission erzielen, hat eine mittlere Überlebenszeit > 9 Jahre.
- Imatinib, CP-CML: hämatologische CR bei nicht vorbehandelten Patienten > 95 %, nach 60 Monaten zytogenetische CR 87 %; Gesamtüberleben nach 6 Jahren: 88 %

Transplantationsverfahren
- nach familiär-allogener Transplantation in chronischer Phase: krankheitsfreies Überleben nach 5 Jahren bis zu 75 %. Die transplantationsbedingte Mortalität beträgt derzeit etwa 10–15 %, das Rezidivrisiko ebenfalls 10–15 %.
- nach Fremdspendertransplantation: geringeres krankheitsfreies Überleben im Vergleich zur familiär-allogenen Transplantation (transplantationsbedingte Mortalität bis 25 %). Optimierte HLA-Typisierung, Spenderauswahl und Supportiv-Therapie (einschließlich GvHD-Prophylaxe) führen zu besseren Ergebnissen.

- Von der European Group for Blood and Marrow Transplantation (EBMT) wurden Prognosefaktoren identifiziert, die vor geplanter Transplantation (Familien- bzw. Fremdspender) eine individualisierte Prognose erlauben:
  - Spendertyp: verwandt/unverwandt
  - Stadium der Erkrankung: chronische Phase/Akzeleration/Blastenkrise
  - Empfängeralter: < 20 Jahre/20 bis 40 Jahre/> 40 Jahre
  - Spender-/Empfängerkombination: weiblich/männlich ungünstig
  - Intervall von Diagnose zur Transplantation < 1 Jahr/> 1 Jahr

je nach Prognosefaktor-Konstellation → 5-Jahres-Überleben 18–72 %, transplantationsassoziierte Mortalität 20–73 %

Na: Zur Evaluierung des Therapieerfolges und der Toxizität der unterschiedlichen Therapiemodalitäten ist eine regelmäßige Nachsorge mit Überprüfung des Remissionsstatus (hämatologisch, zytogenetisch, molekular) erforderlich (☞ „Remissionskontrolle bei Therapie mit Imatinib"). Nach allogener Transplantation werden außerdem Chimärismusanalysen durchgeführt (Zytogenetik, FISH, PCR).

Ad: **Deutsche CML-Studiengruppe.** Leitung: Prof. Dr. R. Hehlmann, III. Med. Klinik, Universitätsmedizin Mannheim, Pettenkoferstr. 22, 68169 Mannheim, ☎ 0621-3836952, Fax: 0621-3836969, E-Mail: CML.Studie@urz.uni-heidelberg.de

EBMT/CML-Studiengruppe. Studienkoordination: Dr. Eduardo Olavarria, Department of Haematology, Hammersmith Hospital, Imperial College School of Medicine, Du Cane Road, London W12ONN, GB, ☎ +44-181-3831627, Fax: +44-181-3838575

Lit:
1. Baccarani M, Pileri S, Steegmann J et al. Chronic myeloid leukaemia: ESMO Clinical Practice Guidelines for diagnosis, treatment and follow-up. Ann Oncol 2012;23(Suppl 7):vii72–vii77.
2. Hasford J, Baccarani M, Hoffman V et al. Predicting complete cytogenetic response and subsequent progression-free survival in 2060 patients with CML on imatinib treatment: the EUTOS score Blood. 2011; 118: 696–92.
3. Jabbour E, Kantarijan H. Chronic myeloid leukemia: 2012 update on diagnosis, monitoring and management. Am J Hematol 2012;87:1038–1045.
4. Kantarjian HM, Cortes J, La Rosée P et al. Optimizing therapy for patients with CML in chronic phase. Cancer 2010;116:1419–1430.
5. O'Hare T, Zabriskie MS, Eiring AM et al. Pushing the limits of targeted therapy in chronic myeloid leukemia. Nat Rev Cancer 2012;12:513–526.

Web:
1. www.kompetenznetz-leukaemie.de — Kompetenznetz Leukämie
2. www.leukemia-lymphoma.org — The Leukemia & Lymphoma Soc
3. www.ma.uni-heidelberg.de/inst/med3/cmlstudi.html — CML-Studien, Universitätsklinik Mannheim
4. www.leukaemie-hilfe.de — Dt Leukämie- & Lymphom-Hilfe
5. www.eutos.org — EUTOS-Score

7.3.2 Polycythämia vera

B. Hackanson, C.F. Waller

Def: hämatopoetische Stammzellerkrankung, myeloproliferative Neoplasie (MPN), klonale Expansion mit Betonung der Erythropoese. Synonyme: Polycythämia rubra vera, Vasquez-Osler-Erkrankung

ICD-10: D45

Ep: seltene Erkrankung, Inzidenz: 8–10 Fälle/1 000 000/Jahr in Westeuropa und Nordamerika. Altersgipfel: 50.–70. Lebensjahr, ♂:♀ = 3:2. Fünf- bis siebenfach erhöhtes Risiko für die Entwicklung einer MPN bei Verwandten ersten Grades

Pg: *Molekulargenetische Veränderungen*
- Mutation der Tyrosinkinase JAK-2 (Janus-Kinase 2, V617F, auf Chromosom 9p24) bei > 90 % der Patienten. Bei Janus-Kinase-2-V617F-negativen Patienten in etwa 50 % der Fälle JAK-2-Exon-12-Mutation bzw. in 60 % der Fälle PRV-1-Überexpression → Erythopoetin-unabhängige klonale Proliferation der Erythropoese
- Chromosomenaberrationen (13–29 %), insbesondere 20q-, +8, +9, del5, del7
- Proliferationsstimulation durch Zytokine (IGF-1, IL-3, GM-CSF, SCF)

Proliferation erythropoetischer Progenitoren
→ Polyzythämie, Hämatokrit ↑↑, Thrombozyten ↑, Granulozyten ↑
→ Symptome durch erhöhtes Blutvolumen und Mikrozirkulationsstörungen (ab Hämatokrit > 55 %), thromboembolische Komplikationen durch erhöhte Blutviskosität und Thrombozytose, Blutungen durch Thrombozytenfunktionsstörungen

Path: *Knochenmark*
zunächst hyperzelluläres Mark mit ausgeprägter Proliferation und Linksverschiebung aller drei Zellreihen (trilineare Proliferation), mit Betonung von Erythropoese und Megakaryopoese. Bei Eisenfärbung meist kein Speichereisen nachweisbar. Initial bei 10 % der Patienten geringgradige retikuläre Fibrose. Im Verlauf Retikulin- und Kollagenfibrose

Peripheres Blut
normochrome, normozytäre Erythrozytose, Hämatokrit ↑↑. Thrombozytose in > 50 % der Fälle. Neutro- und Basophilie. Im Verlauf bei zunehmender Knochenmarkfibrose Zeichen der extramedullären Blutbildung

Sy: Die Klinik ist durch zwei Phasen gekennzeichnet:
- initial chronische proliferative Phase mit erhöhter Erythrozytenproduktion und Erythrozytenmasse; die initiale Phase kann bis zu 20 Jahren bestehen
- progrediente Spätphase mit zunehmender Zytopenie, sekundärer Myelofibrose, extramedullärer Blutbildung und Splenomegalie; Übergang in MDS oder AML bei etwa 10 % der Patienten

Symptome durch erhöhte Blutviskosität, Mikrozirkulationsstörungen, Hypertonie und maligne Grunderkrankung:
- Müdigkeit, Schwäche, Leistungsminderung 30–50 %
- Fieber, Nachtschweiß, Gewichtsverlust 20–30 %
- Schwindel, Kopfschmerzen, Tinnitus, Sehstörungen 20–50 %

- vaskuläre Symptome: transitorische ischämische Attacke (TIA), 30–50 %
  Claudicatio intermittens, Raynaud-Symptomatik
- Blutung aus Ulkus duodeni/ventriculi, Ösophagusvarizen, Epistaxis 30–40 %
- Splenomegalie, Hepatomegalie 30–80 %
- Hautrötung, vor allem im Gesicht (Plethora), ggf. Lippenzyanose 65–85 %
- Pruritus 15–40 %
- Erythromelalgie („Hand-Fuß-Syndrome") 5–10 %

Dg: *Anamnese, Klinik*
Untersuchung: Lymphknoten, Leber/Milz, Infekt-/Blutungszeichen, Thrombosezeichen, kardiopulmonaler Befund (Ausschluss sekundäre Polyglobulie)

Labor
- Blutbild, Differenzialblutbild. Hämatokrit ↑↑, Erythrozyten ↑↑, Thrombozyten ↑, Granulozyten ↑, Retikulozytenzahl
- Routinelabor mit Leber-/Nierenfunktionsparametern, Harnsäure ↑, LDH ↑, CRP, Vitamin B_{12} ↑ und Vitamin-B_{12}-Bindungskapazität ↑, Serumeisen ↓, Ferritin ↓
- Bestimmung des JAK2-Mutationsstatus (V617F)
- alkalische Leukozytenphosphatase ↑↑
- Erythropoetin-Spiegel ↓↓
- Erythrozytenmasse ↑

Histologie
- Knochenmarkaspiration und -biopsie, mit Eisen- und Faserfärbung
  CAVE: Knochenmarkanalyse zur Diagnosestellung nicht essentiell notwendig. Häufig Punctio sicca durch Markfibrose, dann lediglich Biopsie möglich
- Zytogenetik (Knochenmark): bei 30 % abnormer Karyotyp, am häufigsten del(20q) (kein Philadelphia-Chromosom → DD CML)

Bildgebung, weitere Untersuchungen
Sonografie Abdomen, EKG, Röntgen Thorax, Echokardiografie, Lungenfunktion, kapilläre Blutgase (Ausschluss sekundäre Polyglobulie), Augenhintergrund

WHO-Kriterien zur Diagnose der Polycythämia vera (2008)

Major-Kriterien
1. Hb-Wert > 18,5 g/dl bei Männern bzw > 16,5 g/dl bei Frauen oder Evidenz für erhöhte Erythrozytenmasse[1]
2. Nachweis von JAK2-V617-F oder einer anderen funktionell ähnlichen Mutation, wie z.B. JAK2-Exon-12-Mutation

Minor-Kriterien
1. Knochenmark-Biopsie mit Hyperzellularität und trilineärem Wachstum (Panmyelose) bei prominenter erythropoetischer, granulozytärer und megakaryozytärer Proliferation
2. Serum-Erythropoetin (EPO)-Spiegel unterhalb der Norm
3. endogenes Wachstum erythroider Zellkolonien in vitro

Diagnose einer Polycythämia vera bei Vorliegen von
- beiden Major-Kriterien
- oder des ersten Major-Kriteriums und zwei Minor-Kriterien

[1] Hb oder Hämatokrit > 99 %: Perzentile der methodenspezifischen Referenzspannweite von Alter, Geschlecht und Aufenthalt über dem Meeresspiegel; oder Hb > 17 g/dl bei Männern oder 15 g/dl bei Frauen, wenn dieser Wert mit einer dokumentierten und anhaltenden Erhöhung um mindestens 2 g/dl oberhalb des individuellen Basiswerts liegt und nicht mit der Korrektur eines Eisenmangels assoziiert ist; oder erhöhte Blutzellmasse > 25 % über dem durchschnittlichen Referenzwert

7.3.2 Polycythämia vera — Hämatologische Neoplasien

DD: *Polyglobulie*
Sekundäre Erythrozytenvermehrung und Hämatokriterhöhung bei:
- Dehydratation, pulmonale/kardiale Störungen
- Schlafapnoe-Syndrom, Rauchen
- Höhenadaptation (längerer Aufenthalt in Höhe > 2000 m)
- Hämoglobinopathien, chronische Methämoglobinämie

Erythropoetin ↑
Eryhropoetin: 34 kD Glykoprotein, Synthese renal (90 %) und hepatisch (10 %)
- Nierenerkrankungen
- paraneoplastische Syndrome (Nierenzellkarzinom, zerebelläres Hämangioblastom, Lungenkarzinome, Phäochromozytom etc. ☞ Kap. 8.13)

Ko:
- Hypertonie
- Hypervolämie mit Hyperviskosität und Mikrozirkulationsstörungen (pulmonal/zerebral/renal)
- thromboembolische Ereignisse/Blutungen (Thrombozytenfunktionsstörung → erworbenes von-Willebrand-Syndrom, insbesondere bei sehr hohen Thrombozytenzahlen). *Gesicherte Risikofaktoren* für vaskuläre Ereignisse: Alter > 60 Jahre, vorangegangene Thrombose/Embolie. *Potenzielle Risikofaktoren:* Leukozytose, Expressionslevel des mutierten JAK2-Allels. *Keine Risikofaktoren:* alleinige Thrombozytose, alleiniges Vorhandensein klassischer kardiovaskulärer Risiken
- Entwicklung einer primären Myelofibrose (PMF) (etwa 10 %)

Übergang in akute Leukämie
- bei Aderlasstherapie   1–2 %
- bei Behandlung mit Alkylanzien/^{32}P   5–15 %
- bei Therapie mit Hydroxyurea   5–6 %

Th: **Therapieziele**

Behandlung gemäß prognostischer Faktoren und Therapiezielen
- *Supportiver/palliativer Ansatz:* etablierte Standardbehandlung. Ziel ist die Vermeidung von Komplikationen der Polyzythämie und Thrombozytose, insbesondere von Blutungen bzw. thromboembolischen Ereignissen. Kontrolle krankheitsbedingter Symptome. Vermeidung einer Myelofibrose bzw. einer leukämischen Transformation
- *Kurativer Ansatz:* Elimination des malignen Stammzellklons durch allogene Knochenmark- oder Blutstammzelltransplantation nach angepassten Konditionierungsprotokollen, im Rahmen klinischer Studien bei Patienten < 70 Jahre (biologisches Alter) mit schwerem Verlauf der Polyzythämie (☞ Kap. 5.4).

Supportiver/palliativer Ansatz

Sekundärprophylaxe
Vermeidung bzw. Kontrolle von Risikofaktoren für thromboembolische Ereignisse (Rauchen, arterielle Hypertonie, Hypercholesterinämie, Übergewicht)

Intermittierender Aderlass
- *Ziel:* Hämatokrit unter 45 % bei Männern, unter 42 % bei Frauen, Prävention thrombotischer und hämorrhagischer Komplikationen
- **CAVE:** Im Rahmen der Polyzythämie und bei langfristiger Aderlasstherapie kommt es zur Ausbildung eines chronischen Eisenmangels, der keine (!) Indikation zur Eisensubstitution darstellt. Der Eisenmangel wirkt der pathologischen

Erythrozytenbildung entgegen, daher auch bei klinisch manifestem Eisenmangel (☞ Kap. 6.4) zurückhaltende Eisensubstitution.

Erythrozytapherese
großvolumige, isovolämische Erythrozytenentfernung mittels Zellseparation
- im Gegensatz zur Aderlasstherapie: Gewährleistung eines konstanten Plasmavolumens
- bessere Verträglichkeit, reduziertes Risiko von Thromboembolien

Chemotherapie
bei Unverträglichkeit der Aderlasstherapie, zunehmender Thrombozytose oder symptomatischer Splenomegalie
- Hydroxyharnstoff oder ggf. Alkylanzien (z.B. Busulfan); niedrig dosierte Dauertherapie unter Kontrolle der Polyzythämie
  CAVE: um Faktor 10–15 erhöhtes Risiko für Entstehung einer akuten Leukämie bei langfristiger Alkylanzientherapie
- Hydroxyharnstoff als Mittel der Wahl (geringere Inzidenz akuter Leukämien)

Interferon α (IFNα)
in verschiedenen Studien Normalisierung der Erythropoese durch Interferon α, $3–5 \times 10^6$ IU s.c., 3 ×/Woche: CR 50–70 %, PR 20–30 %. Einsatz bei Patienten < 40 Jahre sowie Schwangerschaft. Alternativ: pegyliertes Interferon: PegIntron® 50–150 µg/Woche, Pegasys® 135 µg/Woche

Radiophosphortherapie
- ^{32}P, 0,1 mCi/kg Körpergewicht, maximal 5 mCi absolut
- indiziert vor allem bei Patienten > 70 Jahre und bei Nebenwirkungen/Unwirksamkeit der Chemotherapie
  CAVE: Transformation → erhöhtes Risiko für Entstehung einer akuten Leukämie

Neue zielgerichtete Therapieansätze
molekulare Inhibitoren: JAK1/2-Inhibitoren (Ruxolitinib) oder andere Tyrosinkinase-Inhibitoren im Rahmen klinischer Studien

Symptomatische Therapie
- *bei Pruritus:* Antihistaminika, H2-Rezeptoren-Blocker, evtl. PUVA, Cholestyramin, Serotonin-Reuptake-Hemmer
- *bei Hyperurikämie:* Allopurinol 100–300 mg/d, p.o.
- *bei Thrombozytose:* Acetylsalicylsäure 100 mg/d, p.o.
- *bei Erythromelalgie:* Acetylsalicylsäure 100 mg/d, Reduktion der Thrombozytenzahl

Prg: *Risikofaktoren (Hochrisikosituation):* Alter > 60 Jahre, vorherige thromboembolische Ereignisse
10-Jahres-Überleben: 40–50 % der Patienten
10-Jahres-Risiko: für leukämische Transformation < 3 %, für Markfibrose 10 %
mediane Überlebenszeit: 9–12 Jahre

Ad: **Polycythaemia vera (PV), Studiengruppe.** Leitung: Prof. Dr. E. Lengfelder, III. Med. Klinik, Universitätsmedizin Mannheim, Theodor-Kutzer-Ufer 1–3, 68167 Mannheim, ☎ 0621-3834131, Fax: 0621-3832128, E-Mail: eva.lengfelder@umm.de

7.3.2 Polycythämia vera — Hämatologische Neoplasien

Lit:
1. Agrawal M, Garg RJ, Cortes J et al. Experimental therapeutics for patients with myeloproliferative neoplasias. Cancer 2011;117:662–676.
2. Barbui T. How to manage thrombosis in myeloproliferative neoplasms. Curr Opin Oncol 2011;23:654–658.
3. Finazzi G, Barbui T. How I treat patients with polycythemia vera. Blood 2007;109:5104–5111.
4. James C, Ugo V, Le Couedic JP et al. A unique clonal JAK2 mutation leading to constitutive signalling causes polycythemia vera. Nature 2005;434:1144–1448.
5. Lengfelder E. Diagnose und Therapie der Polycythaemia vera in der Ära von JAK2. Dtsch Med Wochenschr 2013;138:331–336.
6. Levine Rh, Pardanani A, Tefferi A et al. Role of JAK2 in the pathogenesis and therapy of myeloproliferative disorders. Nat Rev Cancer 2007;7:673–685.
7. Tefferi A. Polycythemia vera and essential thrombocythemia: 2013 update on diagnosis, risk stratification, and management. Am J Hematol 2013;88:508–516.
8. Vannucchi AM, Guglielmelli P. Advances in understanding and management of polycythemia vera. Curr Opin Oncol 2010;22:636–641.
9. Vardiman JW, Thiele J, Arber DA et al. The 2008 revision of the WHO classification of myeloid neoplasms and acute leukemia: rationale and important changes. Blood 2009;114:937–951.

Web:
1. www.kompetenznetz-leukaemie.de — Kompetenznetz Leukämie
2. www.mpd-netzwerk.de — MPD-Netzwerk
3. www.dgho-onkopedia.de/onkopedia/leitlinien — DGHO-Onkopedia
4. emedicine.medscape.com/article/205114-overview — emedicine
5. www.nlm.nih.gov/medlineplus/ency/article/000589.htm — Medline Plus
6. www.aafp.org/afp/20040501/2139.html — Am Family Physicians
7. www.mpdinfo.org — MPD-Information

7.3.3 Essenzielle Thrombozythämie (ET)

B. Hackanson, C.F. Waller

Def: hämatopoetische Stammzellerkrankung mit klonaler oder polyklonaler Expansion der Thrombozytopoese und Thrombozytose (> 450 000/µl)

ICD-10: D75.2

Ep: Inzidenz: 2,5 Fälle/100 000/Jahr. Medianes Alter bei Erstdiagnose: 50.–60. Lebensjahr, 20 % der Patienten sind < 40 Jahre. ♂:♀ = 3:4

Pg: *Molekulargenetische Veränderungen*
- bei familiärer Form (autosomal dominant): molekulare Veränderungen des Thrombopoetin (TPO)-Gens, TPO-Spiegel ↑↑. Bei sporadischer Form: TPO normal/↑
- Mutation der Tyrosinkinase JAK-2 (Janus-Kinase 2, V617F) bei etwa 50 % der Patienten. Bei 2–5 % der JAK-2^{V617F}-negativen Patienten Mutation im Thrombopoetin-Rezeptor (c-MPL^{W515X})

Klonale Proliferation mit Betonung der Thrombopoese
→ Thrombozytose, z.T. mit funktionsgestörten Thrombozyten
→ thromboembolische Komplikationen und Blutungen

Path: *Knochenmark*
ausgeprägte Proliferation großer, reifer Megakaryozyten. Vereinzelte Mikromegakaryozyten. Keine Kollagenfibrose, fehlende bis minimale Retikulinfibrose. Nachweisbares Eisenpigment. Fehlen leukoerythroblastischer Merkmale

Peripheres Blut
Thrombozytose > 450 000/µl, „Riesenplättchen", Thrombozytenaggregate. Kein signifikanter Anstieg oder Linksverschiebung der neutrophilen Granulopoese oder Erythropoese

Sy: Bei Erstdiagnose sind ein Drittel der Patienten asymptomatisch, häufig Zufallsbefund. Symptome aufgrund von Komplikationen der Thrombozytose:
- Gewichtsverlust, leichtes Fieber, Schwitzen, Pruritus 20–30 %
- zerebrale, kardiale oder periphere arterielle Embolien 15–20 %
- thromboembolische Ereignisse 25–40 %
  - Alter < 40 Jahre   1,7 %/Patientenjahr
  - Alter > 60 Jahre   15,1 %/Patientenjahr
  - vorherige Komplikationen 31,4 %/Patientenjahr
- Blutungen 25–30 %
- Splenomegalie 40–50 %
- neurologische Komplikationen 20–30 %
- Hautveränderungen: Erythromelalgie („Hand-Fuß-Syndrom"), 10 %
  ischämische Akrozyanose bis zur Gangrän

Dg: *Anamnese, Klinik*
Untersuchung: Lymphknotenstatus, Leber/Milz, Blutungs-/Thrombosezeichen

7.3.3 Essenzielle Thrombozythämie (ET)

Labor
- Blutbild, Differenzialblutbild, Retikulozyten. Thrombozytose > 450 000/µl
- Routinelabor mit Elektrolyten, Leber-/Nierenfunktionsparametern, Harnsäure ↑, LDH ↑, CRP. K⁺ im Serum häufig ↑↑ (Pseudohyperkaliämie durch K⁺-Freisetzung aus Thrombozyten), ggf. K⁺-Bestimmung im Plasma
- Bestimmung des JAK2-Mutationsstatus (V617F)
- ALP normal/↑ (DD CML), Serumeisen, Ferritin (Ausschluss Eisenmangel)
- Thrombozytenfunktionsuntersuchungen, Blutungszeit

Histologie
Knochenmarkaspiration und -biopsie, mit Zytogenetik und molekularer Diagnostik (*kein* Philadelphia-Chromosom oder BCR/ABL-Rearrangement, DD CML)

WHO-Kriterien (2008) zur Diagnose der Essenziellen Thrombozythämie (ET)

1. anhaltende Thrombozytenwerte $> 450 \times 10^9/l^{1,3}$
2. Knochenmark-Biopsie mit Proliferation vor allem der megakaryozytären Zellreihe mit erhöhter Anzahl vergrößerter reifer Megakaryozyten. Kein signifikanter Anstieg oder Linksverschiebung der neutrophilen Granulopoese oder Erythropoese
3. Fehlen der WHO-Kriterien für PV, PMF, CML, MDS oder andere myeloische Neoplasien[2]
4. Nachweis von JAK-2 V617F oder anderer klonaler Marker. Fehlen klonaler Marker. Kein Anhalt für reaktive Thrombozytose[3]

Diagnose einer ET erfordert das Vorhandensein aller 4 Kriterien

[1] während des Diagnostik-Zeitraums
[2] siehe jeweilige Kapitel
[3] Gründe für eine reaktive Thrombozytose: Eisenmangel, Splenektomie, OP, Infektion, Entzündung; Bindegewebserkrankung, metastasiertes Tumorleiden, lymphoproliferative Erkrankung. Bei Nachweis der Kriterien 1–3 schließt das Vorhandensein einer der genannten Gründe einer reaktiven Thrombozytose eine ET nicht aus.

DD:
- andere myeloproliferative Syndrome (CML, PMF, P. vera)
- myelodysplastische Syndrome (MDS)

Ko:
- Entwicklung einer sekundären Myelofibrose   < 4 % der Patienten
- Transformation in eine akute myeloische Leukämie < 2 % der Patienten

Th: *Behandlungskonzept der Essenziellen Thrombozythämie*

risikoadaptierte Behandlung gemäß prognostischer Faktoren. Therapieziele:
- *prophylaktisch:* Reduktion von Risikofaktoren für thromboembolische Ereignisse (Rauchen, arterielle Hypertonie, Hypercholesterinämie, Übergewicht)
- *supportiv:* Behandlung von Komplikationen der Thrombozytose
- *kurativ:* Elimination des malignen Stammzellklons. Wegen günstiger Prognose der ET werden Transplantationsansätze jedoch nur in Einzelfällen verfolgt.

Risikofaktoren bei ET:
- *gesichert:* Alter > 60 Jahre, Thrombozytenzahl > 1 500 000/µl, vorheriges thrombotisches Ereignis
- *möglich:* kardiovaskuläre Risikofaktoren, Rauchen, Diabetes mellitus, hereditäre Thrombophilie
- *noch unklar:* Nachweis der JAK-2^{V617F}-Mutation, Leukozytose

Risikogruppen bei Essenzieller Thrombozythämie (ET)

Niedrigrisiko	Alter < 60 Jahre + keine Vorgeschichte thromboembolischer Ereignisse + Thrombozytenzahl < 1 500 000/µl + keine hereditäre Thrombophilie + keine kardiovaskulären Risikofaktoren
Intermediäres Risiko	weder Niedrig- noch Hochrisikosituation
Hochrisiko	Alter ≥ 60 Jahre oder Vorgeschichte thromboembolischer oder hämorrhagischer Ereignisse oder Thrombozytenzahl > 1 500 000/µl oder kardiovaskuläre Risikofaktoren

Niedrigrisiko-Patienten
- Risiko thromboembolischer (1,2–1,5 % pro Jahr) und hämorrhagischer (1,1 %/Jahr) Komplikationen gering
- keine gesicherte Indikation für zytoreduktive Therapie → Beobachtung
- bei vasomotorischen Symptomen/Mikrozirkulationsstörungen/kardiovaskulären Risikofaktoren → Gabe von Acetylsalicylsäure (ASS): 100 mg/d, p.o. (bei fehlender gastrointestinaler Blutungsanamnese)

Intermediäres Risiko
- keine gesicherte Indikation für zytoreduktive Therapie → Beobachtung
- prophylaktische Gabe von Acetylsalicylsäure (ASS) – 100 mg/d, p.o. – nicht gesichert (bei fehlender gastrointestinaler Blutungsanamnese)
- im Rahmen klinischer Studien: bei Vorliegen zusätzlicher Risikofaktoren Zytoreduktion erwägen

Hochrisiko-Patienten
- Acetylsalicylsäure (ASS): 100 mg/d, p.o.
  CAVE: sehr hohe Thrombozytenzahlen mit erhöhtem Blutungsrisiko assoziiert (erworbenes von-Willebrand-Syndrom)
- zytoreduktive Therapie:
  - > 60 Jahre: Hydroxyharnstoff, initial 0,5–1,5 g/d, Dosisanpassung nach Thrombozytenzahl, Ziel: Thrombozytenzahl im Normbereich
  - < 60 Jahre: Hydroxyharnstoff oder alternativ: Anagrelide, Dipyridamolanalog, hemmt Phosphodiesterase und Phospholipase A2, spezifische Inhibition der Megakaryozytopoese und Thrombopoese (Wirkmechanismus nicht abschließend geklärt). Nebenwirkungen: Kopfschmerzen, Palpitationen, Tachykardie, Hypotonie, Flüssigkeitsretention, Diarrhoe, insbesondere während der ersten 3 Monate der Therapie bei bis zu 25 % der Patienten. Dosierung: initial 0,5–1 mg/d, Erhaltung 1–4 mg/d, Dosisanpassung nach Thrombozytenzahl, Ziel < 400 000/µl. Normalisierung der Thrombozyten bei 94 % der Patienten, jedoch erhöhte Inzidenz von Komplikationen (arterielle Thrombosen, Hämorrhagien, Entwicklung einer Myelofibrose möglich)
  - alternativ: Interferon-α, 3–5 × 10^6 IU, s.c., 3 ×/Woche bzw. pegyliertes Interferon, 50–135 µg/Woche
  - in Einzelfällen bei akuten Komplikationen: Thrombozytapherese

Essenzielle Thrombozythämie und Schwangerschaft
- Spontanabort im 1. Trimenon in 30 % der Fälle
- vereinzelt thromboembolische Komplikationen der Mutter (3–5 %)
- Unter Gabe von niedrig dosierter Therapie mit ASS (100 mg/d, p.o.) wurde eine höhere Rate erfolgreicher Schwangerschaften beschrieben.
- bei Notwendigkeit einer Zytoreduktion: Gabe von Interferon-α. Hydroxyharnstoff und Anagrelide wegen möglicher Teratogenität nur nach sorgfältiger Risikoabwägung

Prg: Patienten mit ET haben eine nahezu normale Lebenserwartung:
- 5-Jahres-Überlebensrate 74–93 %
- 10-Jahres-Überlebensrate 61–84 %

Ad: **Studiengruppe „Myeloproliferative Neoplasien".** Leitung: Prof. Dr. M. Grießhammer, Johannes-Wesling-Klinikum Minden, ☎ 0571-790-4201, E-Mail: martin.griesshammer@klinikum-minden.de

Lit:
1. Griesshammer M, Struve S, Barbui T. Management of Philadelphia negative chronic myeloproliferative disorders in pregnancy. Blood Rev 2008;22:235–245.
2. Barbui T. How to manage thrombosis in myeloproliferative neoplasms. Curr Opin Oncol 2011;23:654–658.
3. Harrison CN, Campbell PJ, Buck G et al. Hydroxyurea compared with anagrelide in high-risk essential thrombocythemia. N Engl J Med 2005;353:33–45.
4. Vianello F, Battisti A, Cella G et al. Defining the thrombotic risk in patients with myeloproliferative neoplasms. Scientific World Journal 2011;11:1131–1137.
5. Steurer M, Gastl G, Jedrzejczak WW et al. Anagrelide for thrombocytosis in myeloproliferative disorders. Cancer 2004;101:2239–2246.
6. Vardiman JW, Thiele J, Arber DA et al. The 2008 revision of the World Health Organization (WHO) classification of myeloid neoplasms and acute leukemia: rationale and important changes. Blood 2009;114:937–51.
7. Tefferi A. Polycythemia vera and essential thrombocythemia: 2012 update on diagnosis, risk stratification, and management. Am J Hematol 2013;88:508–516.

Web:
1. www.kompetenznetz-leukaemie.de — Kompetenznetz Leukämie
2. www.mpd-netzwerk.de/haufige-fragen/et.html — MPD-Netzwerk
3. emedicine.medscape.com/article/206697-overview — emedicine
4. www.fpnotebook.com/HEM203.htm — Family Practice Notebook

7.3.4 Primäre Myelofibrose (PMF)

B. Hackanson, C.F. Waller

Def: maligne Stammzellerkrankung mit Fibrose des Knochenmarkraumes und sukzessiver Verdrängung des hämatopoetisch aktiven Knochenmarks. Synonyme: Osteomyelofibrose (OMF), Osteomyelosklerose, myeloische Metaplasie mit Myelofibrose (MMM)

ICD-10: D47.1

Ep: Inzidenz: 3–15 Fälle/1 000 000/Jahr. Häufigkeitsgipfel: 50.–70. Lebensjahr (10 % < 45 Jahre, 20 % < 55 Jahre), ♂ > ♀

Pg: *Molekulargenetische Veränderungen hämatopoetischer Stammzellen*
- Mutation der Tyrosinkinase JAK-2 (Janus-Kinase 2, V617F) bei etwa 50 % der Patienten, bei 15 % der JAK-2^{V617F}-negativen Patienten Mutation im Thrombopoetin-Rezeptor (c-MPL^{W515X})
- Veränderungen von Transkriptionsfaktoren (TET2, ASXL1, EZH2) mit epigenetischer Dysregulation
- zytogenetische Veränderungen in 30 % (z.B. +8, -7/7q-, -5/5q-, 13q-, 20q-, 12p-, inv(3), i(17q), 11q23 rearrangement)
- Sekretion von Wachstumsfaktoren (PDGF, TGFβ, EGF, TNFα, IL-1, TPO, Calmodulin)

Klonale Myeloproliferation, atypische megakaryozytäre Hyperplasie
→ Stimulation normaler Fibroblasten, Kollagensynthese, Angiogenese
→ zunehmende reaktive Markfibrose (Übergang vom „präfibrotischen" zum „fibrotischen" Stadium)
→ Verdrängung der normalen Hämatopoese mit Anämie
→ extramedulläre Blutbildung in Milz, Leber und anderen Organen

Path: **WHO-Kriterien (2008) zur Diagnose der Primären Myelofibrose (PMF)**

Major-Kriterien
1. im Knochenmark megakaryozytäre Proliferation mit Atypien[1], begleitet von einer Retikulin- und/oder kollagenen Fibrose. Bei Abwesenheit einer signifikanten Retikulinfibrose müssen die Veränderungen der Megakaryozyten begleitet sein von einer erhöhten Zelldichte des Knochenmarks, charakterisiert durch granulozytäre Proliferation und oft verminderte Erythropoese (präfibrotische Krankheitsphase)
2. Fehlen der WHO-Kriterien für PV, ET, CML, MDS oder andere myeloische Neoplasien[2]

Nachweis von JAK2 V617F oder anderer klonaler Marker (z.B. MPL W515L/K). Bei Fehlen klonaler Marker kein Anhalt für eine Knochenmarkfibrose bedingt durch entzündliche oder neoplastische Erkrankungen[3]

Minor-Kriterien
1. Leukoerythroblastose
2. erhöhte LDH-Werte
3. Anämie
4. tastbare Milzvergrößerung

7.3.4 Primäre Myelofibrose (PMF)

> Die Diagnose einer PMF erfordert das Vorhandensein aller drei Major-Kriterien und von zwei Minor-Kriterien
>
> [1] kleine bis große Megakaryozyten mit aberranter Kern-/Zytoplasmarelation und hyperchromatischen, abnorm gelappten Kernen; Haufenbildung
> [2] ☞ jeweilige Kapitel
> [3] sekundär bei Infektionen, Auto-Immunerkrankungen oder anderen inflammatorischen Krankheitsbildern. Haarzell-Leukämie oder anderen lymphoproliferativen Erkrankungen, metastasierten Tumorleiden

Risikogruppen bei PMF

Prognose-Score „DIPPS plus" der IWG-MRT[1]

Risikofaktoren
- Alter > 65 Jahre
- konstitutionelle Symptome (Fieber, Nachtschweiß, Gewichtsverlust)
- Hämoglobin < 10 g/dl
- Erythrozyten-Transfusionsbedarf
- Leukozyten > 25.000/µl
- Thrombozytenzahl < 100×10^9/l
- Blasten im peripheren Blut ≥ 1 %
- Karyotyp ungünstig[2]

Risikogruppen	Anzahl Risikofaktoren	medianes Überleben
Niedrigrisiko	0	15,4 Jahre
Intermediärrisiko 1	1	6,5 Jahre
Intermediärrisiko 2	2–3	2,9 Jahre
Hochrisiko	≥ 4	1,3 Jahre

[1] DIPPS Dynamic International Prognostic Scoring System; IWG-MRT International Working Group for Myeloproliferative Neoplasms Research and Treatment
[2] ungünstiger Karyotyp: +8, -7, 7q-, i(17q), inv(3), -5, 5q-, 12p-, 11q23 rearrangement, komplexer Karyotyp

Sy: initial asymptomatisch, häufig Zufallsbefund. Bei zunehmender Markfibrose und Einschränkung der normalen Hämatopoese:
- Allgemeinsymptome (Leistungsminderung, Appetitlosigkeit, Knochenschmerzen, Pruritus, Gewichtsverlust, Fieber, Nachtschweiß möglich)
- Anämie, Schwäche, Müdigkeit, Leistungsminderung, Blässe
- Leukopenie, Infektneigung, Mukositis
- Thrombopenie, Blutungsneigung (gastrointestinale Blutungen), Petechien
- Splenomegalie, Hepatomegalie (extramedulläre Hämatopoese)

Dg: *Anamnese, Klinik*
Untersuchung: Lymphknotenstatus, Leber/Milz, Infektzeichen, Blutungszeichen

Labor
- Blutbild, Differenzialblutbild (Linksverschiebung, Normoblasten), Retikulozyten
- Routinelabor mit Leber-/Nierenfunktionsparametern, LDH ↑, CRP
- JAK-2-Mutationsstatus (V617F)
- alkalische Leukozytenphosphatase ↑ (DD CML)

Histologie
Knochenmarkausstrich/-biopsie, Zytogenetik (kein Philadelphia-Chromosom → DD CML)
CAVE: häufig Punctio sicca (Markfibrose), dann Histologie diagnoseweisend

Hämatologische Neoplasien Primäre Myelofibrose (PMF) 7.3.4

DD:
- akute Myelofibrose bei AML FAB Typ M7 (☞ Kap. 7.1.2)
- andere myeloproliferative Neoplasien (CML, P. vera, ET ☞ Kap. 7.3.1–7.3.3)
- myelodysplastische Syndrome (MDS ☞ Kap. 7.2)
- Haarzell-Leukämie (HCL ☞ Kap. 7.5.4)
- aplastische Anämie, Knochenmarkmetastasierung
- chronische Infekte (Miliartuberkulose, Histoplasmose)
- Mastzellerkrankungen, systemischer Lupus erythematodes (SLE)

Ko:
- Infekte (15 % der Patienten)
- thromboembolische Ereignisse, Blutungen (40–50 % der Patienten)
- hämolytische Anämie (intramedulläre Hämolyse, Hypersplenismus)
- portale Hypertension (Portalvenenthrombose, Hepatomegalie)
- Milzinfarkt
- Transformation in akute Leukämie bei 15–20 % der Patienten

Th: ***Behandlungskonzept der Primären Myelofibrose***

Therapieziele
- *supportiver/palliativer* Ansatz: Vermeidung von Komplikationen der Myelofibrose, palliative Verfahren zur Behandlung des malignen Stammzellklons
- *kurativer* Ansatz: Elimination des malignen Stammzellklons durch allogene Stammzelltransplantation (nur in Studien)

Risikoadaptierte Behandlung gemäß prognostischer Faktoren

Niedrigrisiko
- ausschließlich supportive Therapie erforderlich
- bei Thrombozytose: Acetylsalicylsäure/ASS, Anagrelide (☞ Kap. 7.3.3)

Intermediärrisiko 1
- bei Thrombozytose: Acetylsalicylsäure/ASS, Anagrelide (☞ Kap. 7.3.3)
- bei symptomatischer Anämie: Erythrozytensubstitution. Bei Eisenüberladung: Deferoxamin oder oraler Chelatbildner
- *Chemotherapie:* Hydroxyharnstoff ist Therapie der Wahl, 500 mg p.o. 2 ×/d. Alternativ: Chlorambucil, Busulfan oder Thioguanin
- *JAK1/2-Inhibitoren:* Ruxolitinib (Jakafi®) 15–20 mg, p.o., 2 ×/d → klinisch signifikante Reduktion der Milzgröße bei 40–65 % der Patienten, Verbesserung von Allgemeinsymptomen und Lebensqualität. Auswahl der Startdosis sowie weitere Dosismodifikation entsprechend Thrombozytenzahl und Therapieansprechen. NW: Thrombozytopenie, Anämie, Neutropenie, Kopfschmerzen, Verwirrtheit, erhöhtes Infektrisiko
CAVE: Dosismodifikation erforderlich bei Leber- und Nierenfunktionsstörungen sowie bei gleichzeitiger Gabe von CYP3A4-Inhibitoren
- *Androgene* (Danazol 600 mg/d, p.o., Metenolon 2–5 mg/kg/d) wirksam bei 40 % der Patienten
CAVE: regelmäßige Kontrolle der Leberfunktion, bei Männern vorher Ausschluss eines Prostatakarzinoms

Intermediärrisiko 2 und Hochrisiko
- bei Thrombozytose: Acetylsalicylsäure/ASS, Anagrelide (☞ Kap. 7.3.3)
- bei symptomatischer Thrombopenie: Thrombozytensubstitution
- bei symptomatischer Anämie: Erythrozytensubstitution. Bei Eisenüberladung: Deferoxamin oder oraler Chelatbildner
- *Chemotherapie:* Hydroxyharnstoff ist Therapie der Wahl, 500 mg, p.o., 2 ×/d. Alternativ: Chlorambucil, Busulfan oder Thioguanin.
- *JAK1/2-Inhibitoren:* Ruxolitinib (Jakafi®) 15–20 mg; p.o.; 2 ×/d, siehe oben

- *Milzbestrahlung:* 0,1–0,2 Gy Gesamtdosis
  CAVE: heute weitgehend obsolet wegen schwerer Zytopenien nach Bestrahlung
- *Splenektomie* nur als Ultima Ratio, insbesondere bei symptomatischer portaler Hypertension (Blutung aus Ösophagusvarizen, Aszites etc.). Therapiealternative TIPS (transjugulärer portosystemischer Shunt) überprüfen. Die Milz stellt das Hauptorgan der extramedullären Hämatopoese dar. Nach Splenektomie kommt es in 25–50 % der Fälle zur Hepatomegalie mit hepatischer Hämatopoese. Falls Splenektomie nicht möglich: bei portaler Hypertension evtl. Anlage eines Shunts/Stents

Kurative Therapie: Transplantationsoption (in Studien)
- myeloablative Therapie mit allogener Knochenmark- oder Stammzelltransplantation zur Elimination des malignen Klons und Rückbildung der Markfibrose
- indiziert insbesondere bei Patienten mit Intermediärrisiko 2 oder Hochrisiko-Situation, Alter < 45 Jahre. Bei Patienten von 45–65 Jahren ggf. als allogene Transplantation mit reduzierter Intensität der Konditionierungstherapie (RIC ☞ Kap. 5.4)

Neue Therapieverfahren
- weitere JAK1/2-Inhibitoren in klinischen Studien
- immunmodulierende Substanzen (IMiDs): Thalidomid 50 mg/d, Lenalidomid, Pomalidomid + niedrig dosiertes Prednison zeigen Wirksamkeit in klinischen Studien, insbesondere bei Vorliegen von 5q- Chromosomenaberration.

Prg: siehe Prognose-Score DIPPS (oben)

Ad: **Studiengruppe „Myeloproliferative Neoplasien".** Leitung: Prof. Dr. M. Grießhammer, Johannes-Wesling-Klinikum Minden, ☎ 0571-790-4201, E-Mail: martin.griesshammer@klinikum-minden.de

Lit:
1. Barbui T, Carobbio A, Cervantes F et al. Thrombosis in primary myelofibrosis: incidence and risk factors. Blood 2010;115:778–782.
2. Deeg HJ, Appelbaum FR. Indications for and current results with allogeneic hematopoietic cell transplantation in patients with myelofibrosis. Blood 2011;117:7185.
3. Harrison D, Kiladjian JJ, Al-Ali HK et al. JAK inhibition with ruxolitinib versus best available therapy for myelofibrosis. N Engl J Med 2012;366:787–798.
4. Passamonti F, Cervantes F, Vannucchi AM et al. A dynamic prognostic model to predict survival in primary myelofibrosis. Blood 2010;115:1703–1708.
5. Tefferi A. How I treat myelofibrosis. Blood 2011;117:3494–3504.

Web:
1. www.kompetenznetz-leukaemie.de — Kompetenznetz Leukämie
2. www.mpd-netzwerk.de — MPD-Netzwerk
3. alf3.urz.unibas.ch/hipaku-permalink/009.htm — Univ Basel, Pathologie
4. www.myelofibrosis.org — Myelofibrosis Working Group
5. www.dgho-onkopedia.de/onkopedia/leitlinien — DGHO-Onkopedia
6. www.mpdinfo.org — MPD-Information

7.4 Hodgkin-Lymphom (M. Hodgkin)

A. Weis, J. Heinz

Def: maligne lymphatische Systemerkrankung, die histologisch durch wenige Tumorzellen („Hodgkin"-Zellen und mehrkernige „Sternberg-Reed"-Riesenzellen) sowie Granulationsgewebe („Lymphogranulomatose") gekennzeichnet ist

ICD-10: C81

Ep: Inzidenz: 2–4 Fälle/100 000/Jahr. Verteilung ♂:♀ = 10:6. Zwei Häufigkeitsgipfel: 20.–30. (insbesondere nodulär-sklerosierende Form) und > 60. Lebensjahr

Pg: *Ätiologie*
Die Pathogenese der Hodgkin-Lymphome ist weiterhin weitgehend ungeklärt. Diskutiert werden:
- Infektion mit EBV (Epstein-Barr-Virus, Nachweis von monoklonalem EBV-Genom in Hodgkin-Zellen)
- gehäuftes Auftreten bei Patienten nach Organ- oder Knochenmarktransplantation, bei Autoimmunerkrankungen und unter Immunsuppression
- Die Expression unterschiedlicher Zytokine und Chemokine durch Hodgkin-Zellen und Sternberg-Reed-Zellen wird als Ausdruck einer abnormalen Immunreaktion aufgefasst. Zusätzliche Faktoren, die von reaktiven Zellen gebildet werden, führen zur Aufrechterhaltung eines inflammatorischen Milieus und bewirken evtl. die volle Entwicklung des malignen Phänotyps.

Path: *Histologische Subtypen der Hodgkin-Lymphome (WHO-Klassifikation)*

Klassisches Hodgkin-Lymphom • noduläre Sklerose • Mischtyp • lymphozytenarmer Typ • klassischer lymphozytenreicher Typ
Lymphozytenprädominanter M. Hodgkin (LPHD, Paragranulom)
Veränderungen des Subtyps nach Therapie oder bei längerer Erkrankungsdauer möglich

Lokalisation und Ausbreitung
- Primärlokalisation: Lymphknoten zervikal/supraklavikulär > mediastinal/hilär > retroperitoneal > axillär > inguinal
- Ausbreitung: initial lymphogen in lymphatische Organe oder per continuitatem (extranodale Manifestation), später hämatogen (Leber, Knochenmark)

Histologie
Hodgkin- und Sternberg-Reed-Zellen stellen die klonale neoplastische Zellpopulation dar, die sich zum größten Teil aus B-Zellen des Keimzentrums entwickelt. Charakteristika:
- *Hodgkin-Zellen:* mononukleäre, blastäre Zellen mit exzentrischem Kern und prominentem Nukleolus, *nicht pathognomonisch*
- *Sternberg-Reed-Zellen:* mehrkernige Riesenzellen mit mehreren großen, eosinophilen Nukleolen, entstehen aus Hodgkin-Zellen, *pathognomonisch*
- „bunte" Histologie, Vernarbungstendenz, Granulome

Immunhistologie
- klassischer M. Hodgkin: Expression von CD3, CD15, CD20 +/–, CD30, LMP-1 (Nachweis oder Ausschluss einer EBV-Infektion)
- LPHD: Expression von CD3, CD20, CD21, Oct2, Immunglobulin-J-Kette, negativ für CD15 und CD30

Molekulargenetische und immunologische Veränderungen
- chromosomale Aberrationen in 35–45 % der Fälle nachweisbar
- Rearrangements von Immunglobulin- bzw. T-Zell-Rezeptorgenen in 10–20 % der Fälle
- Translokation t(14;18) bei einem Teil der Hodgkin-Zellen nachweisbar
- Nachweis von monoklonalem EBV-Genom in 30–50 % der Fälle
- zelluläre Immunität ↓ (T-zelluläre Defizienz): Infektanfälligkeit ↑ (Virusinfekte, Pilzinfekte, Tbc), Impfreaktionen ↓, Tuberkulinreaktion negativ

Klass: ***Stadieneinteilung nach der Ann-Arbor-Klassifikation (1971), modifizierte Form der „Deutschen Hodgkin-Studiengruppe"***

Stadien	Definition
I	nodaler Befall einer einzelnen Lymphknotenregion (IN) oder Vorliegen eines einzelnen, lokalisierten extranodalen Herdes (IE)
II	nodaler Befall (IIN) und/oder lokalisierte extranodale Herde (IIE) in ≥ 2 Regionen auf einer Seite des Zwerchfells
III	nodaler Befall (IIIN) und/oder lokalisierte extranodale Herde (IIIE) auf beiden Seiten des Zwerchfells
IV	disseminierter Befall eines oder mehrerer extralymphatischer Organe mit oder ohne Lymphknotenbefall
A	keine Allgemeinsymptome
B	Allgemeinsymptome: Fieber > 38 °C, Nachtschweiß (Wechsel der Nachtwäsche), Gewichtsverlust ≥ 10 % in 6 Monaten

Zum lymphatischen Gewebe gehören: Lymphknoten, Milz, Thymus, Waldeyer'scher Rachenring.

Diagnosesicherheit und Befallsmuster

Symbol	Charakterisierung
CS/PS	*Diagnosesicherheit*
CS	klinische Stadieneinteilung (ohne Laparotomie)
PS	pathologische Stadieneinteilung nach invasiver Diagnostik
Organ	*Befallsmuster*
D	Haut
E	extranodaler Befall
H	Leber
L	Lunge
M	Knochenmark
N	Nodaler Befall (Lymphknoten)
O	Skelett
P	Pleura
S	Milz

Extranodaler Befall
umschriebene Beteiligung von extralymphatischem Gewebe (durch direktes Einwachsen aus einem beteiligten Lymphknoten oder mit engem anatomischen Bezug zu einem Lymphknoten), sofern eine strahlentherapeutische Behandlung im Prinzip

möglich ist. Auch ≥2 befallene extralymphatische Lokalisationen sind mit einem Stadium II oder III prinzipiell vereinbar. Gekennzeichnet durch Stadienangabe „E"

Bulky Disease
- massiver Befall eines Lymphknotens mit ≥5 cm Durchmesser oder Konglomerattumor mit ≥5 cm Ausdehnung in einer Achse
- Mediastinaltumor ≥5 cm Durchmesser

Lymphadenopathie
Leitsymptom: schmerzlose Lymphknotenschwellung (initial 80–90 % der Patienten)

Sy: *Allgemeinsymptome*
Die Stadien I bis IV erhalten den Zusatz „*B*", wenn eines oder mehrere der folgenden Allgemeinsymptome vorliegen:
- Fieber unklarer Genese über 38 °C (typisch, aber selten ist ein wellenförmiger Fieberverlauf: „Pel-Ebstein-Fieber")
- nicht anderweitig erklärbarer Nachtschweiß (mit Wechsel der Nachtwäsche)
- Gewichtsverlust unklarer Genese von ≥10 % des Körpergewichts in 6 Monaten

Weitere Symptome
- Hepato- und/oder Splenomegalie (20 % der Patienten)
- Leistungsschwäche, Müdigkeit, Appetitlosigkeit, Juckreiz
- „Alkoholschmerz" befallener Lymphknoten (in Literatur häufig angegeben, im klinischen Alltag jedoch selten)
- „Rückenschmerzen" bei Vergrößerung retroperitonealer Lymphknoten
- Verdrängungssymptome/Funktionsstörungen bei Organbefall (z.B. neurologische Störungen, pulmonaler Befall → respiratorische Insuffizienz, Befall des Urogenitaltrakts → Miktionsstörungen)

Dg: *Anamnese, Klinik*
- Anamnese (insbesondere B-Symptomatik)
- Untersuchung: Allgemeinzustand, Haut, Schleimhäute und Rachenring/Tonsillen, Lymphadenopathie (Lymphome ausmessen), Hepatosplenomegalie, Infekte

Labor
- Blutbild, Differenzialblutbild (Ausstrich), absolute Lymphozytopenie (<1 000/µl), Eosinophilie (in 30 % der Fälle), bei Knochenmarkbefall Anämie, Granulozytopenie, Thrombopenie möglich
- Routinelabor mit Elektrolyten, Retentionswerten, Leber- und Nierenfunktionsparametern, Gesamteiweiß und Eiweißelektrophorese, ggf. Immunglobuline
- BSG ↑, Harnsäure, LDH (erhöht bei vermehrtem Zellumsatz)
- Virusserologie (CMV, EBV, HIV1, HIV2, HBV, HCV)

Histologie
CAVE: Die histologische Diagnosesicherung ist unerlässlich. Möglichst zur Biopsie/Diagnostik keine inguinalen Lymphknoten verwenden (hohe Rate von Artefakten)
- Lymphknotenhistologie
- Knochenmarkausstrich und -histologie

Bildgebung
- Röntgen Thorax, Sonografie Abdomen
- CT Hals/Thorax/Abdomen (in Einzelfällen MRT Thorax und Abdomen)
- PET oder PET-CT: bei Restlymphomen nach Therapie zur Differenzierung von stoffwechselaktivem vs. -inaktivem Gewebe im Rahmen der aktuellen HD-Studien
- weitere Bildgebung zur Abklärung auffälliger Befunde

Weitere Diagnostik: Überwachung möglicher Nebenwirkungen der Therapie
- EKG, Echokardiografie (fakultativ weiterführende Diagnostik)
- Lungenfunktion mit Blutgasanalyse
- Hormonstatus (TSH, LH, FSH, Anti-Müller-Hormon, Inhibin B, Testosteron)

CAVE: Korrekte Diagnostik ist therapierelevant: Nach körperlicher Untersuchung und Röntgen-Thorax werden 90 % der Patienten als Fälle im Frühstadium (Stadium I–II) klassifiziert. Nach kompletter Diagnostik fallen über 50 % der Patienten in fortgeschrittene Stadien (Stadium III–IV).

DD: ***Lymphknotenschwellung anderer Genese***

- Non-Hodgkin-Lymphom
- Metastasen solider Tumoren (z.B. Lungenkarzinom, gastrointestinale Tumoren, Karzinome des Kopf-Hals-Bereichs)
- Infektionskrankheiten (z.B. Toxoplasmose, Tuberkulose, CMV, EBV, HIV)
- Sarkoidose (M. Boeck)
- systemischer Lupus erythematodes, rheumatoide Arthritis, Sjögren-Syndrom

Ko:
- Atemwegsobstruktion bei großem Mediastinaltumor, selten Vena-cava-superior-Syndrom
- neurologische Störungen bei ZNS-Befall (selten)
- Skelettbeteiligung mit pathologischen Frakturen

Th: ***Therapieprinzipien***

1. Das Hodgkin-Lymphom spricht auf unterschiedliche Behandlungsformen (Bestrahlung, Chemotherapie) gut an. Durch die Einführung der „BEACOPP eskaliert" (Chemotherapie), konnte auch in fortgeschrittenen Stadien die Ansprechrate auf etwa 90 % sowie das 5-Jahres-Gesamtüberleben auf 95 % verbessert werden.

2. Verbesserte Therapiekonzepte können nur in randomisierten Studien erarbeitet werden. Die Behandlung von Patienten mit Hodgkin-Lymphom sollte deshalb immer im Rahmen von Therapiestudien (z.B. Deutsche Hodgkin-Studiengruppe, DHSG, aktuelle Studien HD16, HD17 und HD18) erfolgen.

3. Standardverfahren für Patienten mit niedrigem oder intermediärem Risiko ist die Durchführung einer Chemotherapie mit Nachbestrahlung, wobei die Therapieintensität entsprechend Erkrankungsstadium, Risikofaktoren und Patientencharakteristika adaptiert wird. Auch in frühen Stadien sollte nur noch in Ausnahmefällen eine alleinige Strahlentherapie erfolgen. Fortgeschrittene Stadien werden primär systemisch (Chemotherapie) behandelt, ggf. mit anschließender Radiatio (in Abhängigkeit des PET-Befundes).

4. *Risikofaktoren (Deutsche Hodgkin-Studiengruppe, DHSG)*
   a) großer Mediastinaltumor ($\geq 1/3$ des maximalen Thoraxdurchmessers)
   b) extranodaler Befall
   c) BSG ≥ 50 mm/h (bei Fehlen von B-Symptomen) bzw. ≥ 30 mm/h (bei Vorliegen von B-Symptomen)
   d) ≥ 3 befallene Lymphknotenareale

5. Nach aggressiven, kombinierten Radio-Chemotherapieprotokollen ist mit erhöhter Toxizität sowie dem Auftreten von Zweitmalignomen zu rechnen. Ziel neuer Behandlungsansätze und der neuen Studiengeneration der DHSG ist deshalb die Reduktion der Akut- und Spättoxizität bei Erhalt der Wirksamkeit.

6. Vor Beginn der Radio- und/oder Chemotherapie ist eine Sperma- bzw. Oozytenkonservierung (☞ Kap. 4.11.1 und 4.11.2) zu diskutieren und bei Wunsch des Patienten zu veranlassen.

Behandlungskonzept M. Hodgkin

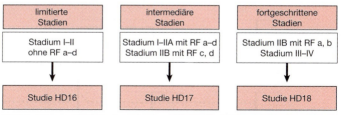

RF Risikofaktoren, a Mediastinaltumor, b extranodaler Befall, c BSG, d ≥3 LK-Areale

Aktuelle Studienprotokolle der Deutschen Hodgkin-Studiengruppe (DHSG)

Prinzipien der Strahlentherapie
Durchführung der Behandlung in Großfeldtechnik, ultraharte Photonen aus Linearbeschleunigern und Gammastrahlen von ^{60}Co (Megavoltgeräte). Techniken:
- *„involved node":* Bestrahlung befallener Lymphknoten, im Rahmen der HD17-Studie
- *„involved field":* Bestrahlung befallener Lymphknotenareale
- *„extended field":* Bestrahlung der befallenen Lymphknotenregion sowie aller anatomisch oder funktionell angrenzenden, klinisch nicht befallenen Regionen

Prinzipien der Chemotherapie
- Wirksame Verbindungen sind: Glukokortikoide, Cyclophosphamid, Anthrazykline (Doxorubicin), Bleomycin, Vinka-Alkaloide (Vincristin, Vinblastin), Etoposid und Procarbazin.
- In Hochdosis-Chemotherapieprotokollen sowie im Rezidiv werden zusätzlich Nitrosoharnstoffe, Cytosin-Arabinosid, Cisplatin und Melphalan eingesetzt.
- Die Chemotherapie erfolgt prinzipiell als Polychemotherapie mit kurativer Intention. Aktuelle Therapieprotokolle: ABVD (☞ Protokoll 12.3.1) und „BEACOPP eskaliert" (☞ Protokoll 12.3.2)

Günstige Prognosegruppe („limitierte" Stadien): Studie HD16

In der aktuellen Studie für limitierte Stadien (HD16) der Deutschen Hodgkin-Studiengruppe DHSG ist primäres Studienziel die Frage, ob eine PET-stratifizierte Therapie (d.h. Durchführung einer Strahlentherapie nach zwei Zyklen ABVD in Abhängigkeit des PET-Befundes) im Vergleich zur kombinierten Chemo- und Radiotherapie (aktuelle Standardtherapie) in Bezug auf das progressionsfreie Überleben (PFS) unterlegen ist. Des Weiteren soll untersucht werden, ob durch die PET-Untersuchung ein Risikokollektiv identifiziert werden kann.

7.4 Hodgkin-Lymphom (M. Hodgkin)

Studienprotokoll HD16 der DHSG

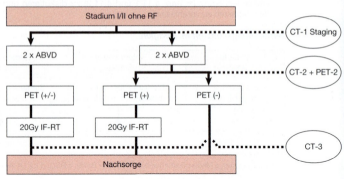

A Doxorubicin, B Bleomycin, V Vinblastin, D Dacarbazin, 2 × zwei Zyklen, IF involved field, PET Positronenemissionstomografie, RF Risikofaktoren, RT Radiotherapie, CT Computer-Tomografie

Intermediäre Prognosegruppe: Studie HD 17

In der aktuellen Studie für Patienten mit mittlerem Risiko wird nach Durchführung der Chemotherapie eine PET-Untersuchung zur weiteren Risikostratifizierung durchgeführt. Bei PET-Negativität erfolgt lediglich Beobachtung, bei PET-Positivität wird eine Involved-node-Radiotherapie (IN-RT), durchgeführt. Im Standardarm erfolgt nach Durchführung der Chemotherapie eine Bestrahlung mit Involved-field-Radiotherapie (IF-RT). Hauptziel ist die Verminderung der Toxizität ohne Verlust der Wirksamkeit.

Studienprotokoll HD17 der DHSG

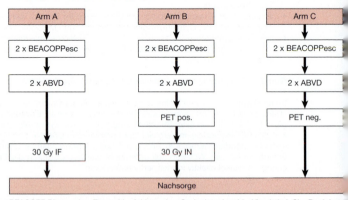

BEACOPP Bleomycin + Etoposid + Adriamycin + Cyclophosphamid + Vincristin (=O) + Prednison + Procarbazin; esc eskaliert; ABVD Adriamycin + Bleomycin + Vinblastin + Dacarbazin; PET Positronenemissionstomografie; F involved field; IN involved node

Fortgeschrittene Stadien: Studie HD18

Bei fortgeschrittener Erkrankung ist die intensive systemische Polychemotherapie mit Nachbestrahlung bei PET-positiven Restlymphomen die Behandlung der Wahl. Aggressive Therapieverfahren, insbesondere die Einführung des Chemotherapie-Protokolls „BEACOPP eskaliert", haben zu einer signifikanten Verbesserung des rezidivfreien Überlebens und des Gesamtüberlebens geführt.

Ziel der aktuellen HD18-Studie ist, durch eine frühe PET-Untersuchung (nach zwei Zyklen „BEACOPP eskaliert") eine Stratifizierung der weiteren Therapie zu erreichen. Patienten, die PET-negativ sind, werden entweder der Standardtherapie mit weiteren vier Zyklen „BEACOPP" zugeführt oder mit einer reduzierten Therapie mit nur zwei Zyklen „BEACOPP" therapiert. Ziel ist eine Reduktion der Toxizität bei Erhalt der Wirksamkeit. Zusätzlich wurde die Rolle von Rituximab bei PET-positiven Patienten geprüft; dieser Studienarm ist jedoch schon planmäßig geschlossen.

Studienprotokoll HD18 der DHSG

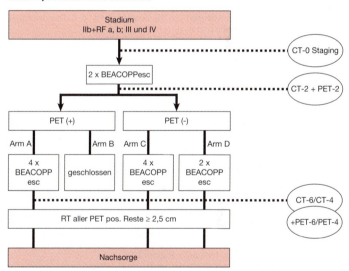

CT-0 Staging, CT-2 CT nach 2 Zyklen „BEACOPP esc", CT-4/6 Restaging nach Ende der Chemotherapie, PET-2 PET nach 2 Zyklen „BEACOPP esc", PET-4 PET nach 4 Zyklen „BEACOPP esc", PET-6 PET nach 6 Zyklen „BEACOPP esc".
BEACOPP Bleomycin + Etoposid + Doxorubicin + Cyclophosphamid + Vincristin + Procarbazin + Prednison, esc eskaliert, PET Positronenemissionstomografie, RF Risikofaktoren, RT Radiotherapie

Rezidivtherapie

Im Rezidiv ist von einer Unwirksamkeit der bereits verwendeten Therapieprotokolle auszugehen. Rezidive < 12 Monate nach Primärtherapie, die Stadien III/IV oder eine Anämie im Rezidiv sind prognostisch ungünstige Parameter. Zurzeit können bei Patienten, die innerhalb der deutschen Hodgkin-Studien behandelt wurden, folgende Empfehlungen ausgesprochen werden:

Rezidiv nach „limitiertem Stadium"
Im Progress oder Rezidiv ist in kurativer Absicht eine konventionelle Polychemotherapie (z.B. „BEACOPP eskaliert") oder eine Hochdosis-Chemotherapie mit autologer Stammzelltransplantation anzustreben. Im Einzelfall kann eine alleinige Bestrahlung erwogen werden. Hier ggf. Rücksprache mit der Studienzentrale!

Rezidiv nach „intermediärem Stadium" oder „fortgeschrittenem Stadium"
- Progress oder Frührezidiv (≤ 1 Jahr nach Therapieabschluss): Hochdosis-Chemotherapie mit autologer Stammzelltransplantation
- Spätrezidiv: Hochdosis-Chemotherapie mit autologer Stammzelltransplantation, in Einzelfällen auch konventionelle Therapie entsprechend dem Primärprotokoll. Nach Durchführung der Salvage-Therapie sollten bisher unbestrahlte Lymphknotenregionen nach Möglichkeit nachbestrahlt werden.
- Chemotherapie in palliativer/überbrückender Intention: Vinblastin mono, PVAG-Protokoll

Zweites oder späteres Rezidiv
- Therapie im Rahmen von Studienprotokollen (z.B. Rezidivprotokoll der DHSG, DHAP-Rezidivprotokoll)
- experimentelle Therapie: z.B. allogene Transplantation mit reduzierter Konditionierung („Mini-Transplantation"). Protokollvorschläge können über die Studienzentrale der Deutschen Hodgkin-Studiengruppe bezogen werden.

Stammzelltransplantation
Die Bedeutung der autologen und allogenen Stammzelltransplantation (SZT) ist nicht abschließend geklärt:
- Einige Studien belegen die Wirksamkeit einer Hochdosistherapie mit autologer SZT unabhängig vom Zeitpunkt der Therapie (d.h. auch bei Spätrezidiven).
- Studien zur allogenen SZT zeigen deutlich verringerte Rezidivraten, die Rolle eines möglichen „Graft-versus-Hodgkin"-Effekts ist nicht geklärt.

Neue Therapieverfahren/Substanzen
- Die Bedeutung neuerer Therapieverfahren (z.B. Doppeltransplantation, biklonale Antikörper, EBV-spezifische zytotoxische T-Zellen, Radioimmuntherapie) ist abzuwarten.
- Das Antikörper-Wirkstoff-Konjugat Brentuximab Vedotin (Adcetris®) ist für die Behandlung des CD30-positiven Hodgkin-Lymphoms im Rezidiv zugelassen. Standarddosierung: 1,8 mg/kg/d i.v. alle 3 Wochen. Ansprechen bei bis zu 75 % der Patienten, komplette Remission bis zu 35 %. Dauer des Ansprechens im Mittel: 20 Monate ☞ Kapitel 3.5.
- Weitere Rezidivtherapien werden in aktuellen Studien über die Deutsche Hodgkin-Studiengruppe angeboten.
- Histone-Deacetylase-Inhibitoren werden in klinischen Studien geprüft.

Chemotherapie-Protokolle

„ABVD" ☞ Protokoll 12.3.1			Wiederholung d 29
Doxorubicin	25 mg/m²/d	i.v.	d 1+15
Bleomycin	10 mg/m²/d	i.v.	d 1+15
Vinblastin	6 mg/m²/d	i.v.	d 1+15
Dacarbazin	375 mg/m²/d	i.v.	d 1+15

"BEACOPP eskaliert" ☞ Protokoll 12.3.2			Wiederholung d 22
Bleomycin	10 mg/m²/d	i.v.	d 8
Etoposidphosphat	200 mg/m²/d	i.v.	d 1–3
Doxorubicin	35 mg/m²/d	i.v.	d 1
Cyclophosphamid	1250 mg/m²/d	i.v.	d 1
Vincristin	1,4 mg/m²/d	i.v.	d 8, max. 2 mg/d absolut
Procarbazin	100 mg/m²/d	p.o.	d 1–7
Prednison	40 mg/m²/d	p.o.	d 1–14

"Vinblastin" ☞ Protokoll 12.3.3			Wiederholung d 56
Vinblastin	6 mg/m²/d	i.v.	d 1, 8, 15, 22, 29, 36

"PVAG" ☞ Protokoll 12.3.4			Wiederholung d 22
Prednison	40 mg/m²/d	p.o.	d 1–5
Doxorubicin	50 mg/m²	i.v.	d 1
Vinblastin	6 mg/m²/d	i.v.	d 1
Gemcitabin	800 mg/m²	i.v.	d 1

Prg: *Prognosefaktoren:* Ungünstige Prognose assoziiert mit folgenden Kriterien:
- großer Mediastinaltumor, „bulky disease" (Lymphome ≥ 5 cm Durchmesser)
- ≥ 3 befallene Lymphknotenareale, inguinaler Lymphknotenbefall
- extranodaler Befall
- Knochenmarkbeteiligung
- BSG ≥ 50 mm/h (bei Fehlen von B-Symptomen) bzw. ≥ 30 mm/h (bei Vorliegen von B-Symptomen), LDH ↑ (insbesondere im Rezidiv)
- Alter > 45 Jahre, Vorliegen von B-Symptomen
- Allgemeinzustand nach Karnofsky < 90 % (insbesondere im Rezidiv)
- bei fortgeschrittenem Hodgkin-Lymphom (Prognostic-Factor-Index): Albumin < 4 g/dl, Hb < 10,5 g/dl, männliches Geschlecht, Alter > 45 Jahre, Stadium IV, Leukozytose > 15 000/μl, Lymphopenie > 600/μl

5-Jahres-Überleben
- Stadium I und II (50 % der Patienten): Heilung in > 90 % der Fälle
- Stadium III und IV: Durch die Einführung der „BEACOPP eskaliert"-Chemotherapie der DHSG konnte auch in fortgeschrittenen Stadien die Ansprechrate auf etwa 90 % sowie das 5-Jahres-Gesamtüberleben auf 95 % verbessert werden.

Na: *Eine engmaschige Nachsorge ist obligat.* Intervalle: im 1. Jahr Kontrolle 3, 6 und 12 Monate nach Abschluss der Therapie, im 2. bis 4. Jahr alle 6 Monate, nach 5 Jahren einmal jährlich (jeweils mit klinischem Status, Labor, Röntgen Thorax, Sonografie Abdomen). Ziele der Nachsorge beinhalten die Rezidiverkennung sowie die Beurteilung der Therapietoxizität.

Rezidivdiagnose
Rezidive können erneut mit kurativer Intention behandelt werden; bei frühzeitiger Rezidivdiagnose ist die Prognose günstiger. Bei klinischem Rezidivverdacht eingehende Kontrolluntersuchung:
- Anamnese (B-Symptomatik)
- klinische Untersuchung (Lymphadenopathie, Hepatosplenomegalie)
- Labor (BSG, LDH, Blutbild, Leber-/Nierenfunktionsparameter)
- Bildgebung (Röntgen Thorax, Sonografie, CT Thorax/Abdomen, Szintigrafie)
- erneute Histologie anstreben (Knochenmarkbiopsie)

Beurteilung der Therapietoxizität
- Erfassung der Lebensqualität
- frühzeitige Erkennung von therapiebedingten Spätkomplikationen:
  - Herzinsuffizienz (LVEF ↓) nach Radiatio und Anthrazyklinen
  - Perikarditis/Perikarderguss nach mediastinaler Radiatio
  - Strahlenpneumonitis/-fibrose nach Radiatio (Mantelfeldbestrahlung) und Bleomycin
  - neurologische Komplikationen nach Radiatio und Vincristin
  - Funktionsstörung von Gonaden oder Schilddrüse (Hypothyreose) nach Radio- und/oder Chemotherapie
  - erhöhte Infektanfälligkeit
- frühzeitige Erkennung von Zweitmalignomen: in Abhängigkeit vom verwendeten Therapieprotokoll erhöhtes Risiko für Sekundärmalignome (insbesondere akute Leukämie, Lungenkarzinom, Mammakarzinom, Schilddrüsenkarzinom, Hauttumoren). Nach 10 Jahren Malignominzidenz bis zu > 10 % (bei früher verwendeter, mustargenhaltiger Radiochemotherapie), mit aktuellen Therapieprotokollen geringer

Ad: Studien der Deutschen Hodgkin-Studiengruppe (DHSG): Studien HD16, HD17, HD18. Studienzentrale, Med. Universitätsklinik I, Josef-Stelzmann-Str. 9, 50924 Köln, ☎ 0221-4786032

Lit:
1. Böll B, Borchmann P, Engert A. Experimentelle Therapie des Hodgkin-Lymphoms. Onkologe 2010;16:48–54.
2. Engert A. Aktuelle Therapiestrategien der Deutschen Hodgkin-Studiengruppe (DHSG). Onkologe 2010;16:28–34.
3. Eichenauer DA, Engert A, Dreyling M. Hodgkin's lymphoma: ESMO Clinical Practice Guidelines for diagnosis, treatment and follow-up. Ann Oncol 2011;22(Suppl 6):vi55–vi58.
4. Kreissl S, Borchmann. Therapie des fortgeschrittenen Hodgkin-Lymphoms. Dtsch Med Wochenschr 2013;138:1212–1214.
5. Küppers R. The biology of Hodgkin's lymphoma. Nat Rev Cancer 2009;9:15–27.
6. Mendler JH, Friedberg JW. Salvage therapy in Hodgkin's lymphoma. Oncologist 2009;14:425–432.
7. Townsend W, Linch D. Hodgkin's lymphoma in adults. Lancet 2012;380:836–847.
8. Younes A, Gopal AK, Smith SE et al. Results of a pivotal phase II study of brentuximab vedotin for patients with relapsed or refractory Hodgkin's lymphoma. J Clin Oncol 2012;30:2183–2189.

Web:
1. www.lymphome.de — Kompetenznetz „Maligne Lymphome"
2. www.morbus-hodgkin.de — Selbsthilfegruppe M. Hodgkin
3. www.ghsg.org — Deutsche Hodgkin-Studiengruppe
4. www.lymphomainfo.net/hodgkins — Lymphoma Info Network

7.5 Non-Hodgkin-Lymphome (NHL)

A. Baumgarten, R. Marks, H. Veelken, A. Spoo, J. Finke

Def: neoplastische Transformation primärer Effektorzellen des Immunsystems, ausgehend vom B-Zell-System (B-NHL) oder T-Zell-System (T-NHL). Nach klinischem Verlauf Unterscheidung in indolente, intermediär-maligne und hochmaligne Lymphome

ICD-10: C82–C88, C91.1

Ep: Inzidenz steigend, etwa 15–25 Neuerkrankungen/100 000 Einwohner/Jahr. Männer erkranken geringfügig häufiger als Frauen. Verhältnis niedrigmaligne zu hochmaligne NHL = 7:3. Die Erkrankung kann in jedem Alter auftreten, aber mit dem Alter steigt die Wahrscheinlichkeit, an einem NHL zu erkranken. Mittleres Alter bei Erstdiagnose knapp über 60 Jahre. Alters- und Geschlechtsverteilung sowie Inzidenz und Mortalität variieren nach individueller Erkrankungsentität (☞ Kap. 7.5.1–7.5.11).

Pg: *Ätiologische Faktoren*
- ionisierende Strahlung, mutagene Verbindungen, Umweltfaktoren
- Assoziation zu viralen/bakteriellen Infekten
  - *Epstein-Barr-Virus (EBV):* endemisches Burkitt-Lymphom in Afrika und Asien, hochmaligne Lymphome nach Immunsuppression, Transplantation und bei AIDS (insbesondere zerebrale Lymphome), Formen des M. Hodgkin
  - *HHV8:* Erguss-assoziierte Lymphome
  - *HTLV-1:* T-lymphoblastische Leukämien
  - *Helicobacter pylori:* MALT-Lymphome (☞ Kap. 7.5.9)
  - *Chlamydia psittaci:* MALT-Lymphome der okulären Adnexe (z. B. Konjunktiva, Tränendrüse und Orbita)
- Immundefektsyndrome
  - *angeboren:* Ataxia teleangiectatica, SCID-Syndrom („severe combined immuno-deficiency"), „X-linked proliferative syndrome"
  - *erworben:* Organ- und Knochenmarktransplantation, AIDS, Autoimmunerkrankungen, medikamentöse Immunsupression (CyA, Tacrolimus)
- hereditäre Faktoren
  - erhöhtes Risiko für DLBCL bei HLA-Klasse-I-Loci-Homozygotie

Molekulargenetische Aspekte
Mutationen (chromosomale Veränderungen) können den Verlust von Tumorsuppressorgenen und/oder Aktivierung von Onkogenen bewirken. Eine für NHL typische bedeutende chromosomale Aberration ist die Translokation des bcl-2-Gens t(14;18), die zur Genaktivierung und zu erhöhter Produktion des BCL-2-Proteins führt. Spezifische Veränderungen ☞ Kap. 7.5.1–7.5.10

Path: Charakteristisch ist die klonale Expansion in einem spezifischen Stadium der lymphatischen Differenzierung. Je früher im Rahmen der lymphatischen Entwicklung eine Zelle maligne transformiert, desto undifferenzierter der Phänotyp und desto aggressiver das Proliferationsverhalten. Die WHO-Klassifikation unterscheidet daher Vorläuferneoplasien von reifzelligen Lymphomen. Alle Zellen einer lymphatischen Neoplasie zeichnen sich durch ein identisches Rearrangement des Immunglobulin-Schwerkettenlokus (B-Zell-Lymphom) bzw. des T-Zell-Rezeptors (T-Zell-Lymphome) aus.

Pathophysiologischer Ablauf
- klonale Expansion lymphatischer Zellen
  → Lymphadenopathie/Vermehrung lymphatischen Gewebes, erhöhter Zellumsatz, Zytokinfreisetzung
  → Allgemeinsymptome (Fieber, Nachtschweiß, Gewichtsverlust)
- Organinfiltration → Funktionsverlust mit klinischer Symptomatik, z.B.
  - Knochenmarkinfiltration → Anämie, Thrombopenie, Granulozytopenie
  - Milzinfiltration → Splenomegalie
  - Hautinfiltration (insbesondere T-NHL)
  - Leber-/Niereninfiltration → Hepatomegalie, Leber-/Nierenfunktionsstörung
- bei Expansion differenzierter B-lymphozytärer Zellen: Immunglobulinsynthese
  → monoklonale Gammopathie

Klass: Die WHO-Klassifikation (World Health Organization, 2008) stellt den internationalen Standard der Lymphomklassifikation dar und hat frühere Ansätze (KIEL, REAL, Working Formulation) weitestgehend ersetzt. Die Einteilung nach WHO basiert auf klinischen, morphologischen, immunologischen und molekulargenetischen Kriterien. Wichtigstes Ziel der WHO-Klassifikation ist die Einordnung von Lymphomentitäten als Grundlage für standardisierte Therapieprotokolle.

Stadieneinteilung nach der Ann-Arbor-Klassifikation (1971)

Stadium	Definition
I	nodaler Befall einer einzelnen Lymphknotenregion (I) oder Vorliegen eines einzelnen, lokalisierten extranodalen Herdes (I_E)
II	nodaler Befall (II) und/oder lokalisierte extranodale Herde (II_E) in ≥ 2 Regionen auf einer Seite des Zwerchfells
III	nodaler Befall (III) und/oder lokalisierte extranodale Herde (III_E) auf beiden Seiten des Zwerchfells, ggf. mit Milzbefall (III_S oder III_{SE})
IV	niffuser oder disseminierter Befall eines oder mehrerer extralymphatischer Organe mit oder ohne Lymphknotenbefall
A	keine Allgemeinsymptome
B	Allgemeinsymptome (Fieber > 38 °C, Nachtschweiß, Gewichtsverlust ≥ 10 % des Ausgangsgewichts in 6 Monaten)

B-Zell-Non-Hodgkin-Lymphome: WHO-Klassifikation und Kiel Klassifikation

Kiel-Klassifikation	WHO-Klassifikation	Kapitel
	B-Zell-Vorläufer-Neoplasien	
Lymphoblastisches B-Zell-Lymphom	B-Zell-Vorläufer-lymphoblastisches Lymphom	
	Reife (periphere) B-Zell-Neoplasien	
B-Lymphozytisches Lymphom B-Zell chronisch lymphatische Leukämie B-Zell-Prolymphozytenleukämie	B-Zell chronisch lymphatische Leukämie	☞ Kap. 7.5.2, 7.5.3
Lymphoplasmozytoides Immunozytom	Kleinzelliges lymphozytisches Lymphom Lymphoplasmozytoides Lymphom	
Zentrozytisches Lymphom	Mantelzell-Lymphom	☞ Kap. 7.5.6
Zentroblastisch/Zentrozytisches Lymphom, follikulär	Follikuläres Lymphom Follikelzentrums-Lymphom, follikulär, Grad I und II Follikelzentrums-Lymphom Grad III	☞ Kap 7.5.5
Zentroblastisch/Zentrozytisches Lymphom	Follikelzentrumslymphom, diffus, kleinzellig	
Monozytoides Lymphom, einschl. Marginalzell-Lymphom	Extranodales Marginalzonen-B-Zell-Lymphom Nodales Marginalzonen-B-Zell-Lymphom Marginalzonen-Lymphom der Milz	
Haarzell-Leukämie	Haarzell-Leukämie	☞ Kap. 7.5.4
Plasmozytisches Lymphom	Plasmozytom/Plasmazell-Myelom	
Zentroblastisches Lymphom B-Immunoblastisches Lymphom B-großzellig-anaplastisches Lymphom (Ki1⁺)	Diffuses großzelliges B-Zell-Lymphom Varianten	☞ Kap. 7.5.1
	Primäres mediastinales großzelliges B-Zell-Lymphom	
Burkitt-Lymphom	Burkitt-Lymphom	
	Hochmalignes B-Zell-Lymphom, Burkitt-ähnlich	

T-/NK-Zell-Non-Hodgkin-Lymphome: WHO-Klassifikation und Kiel Klassifikation

Kiel-Klassifikation	WHO-Klassifikation	Kapitel
	T-Zell-Vorläufer-Neoplasien	
Lymphoblastisches T-Zell-Lymphom	T-Zell-Vorläufer-lymphoblastisches Lymphom	
	Reife (periphere) T-Zell-Neoplasien	
T-Zell chronisch lymphatische Leukämie, lymphozytäre Leukämie	T-Zell chronische lymphozytische Leukämie	
Lymphoplasmozytoides Immunozytom	Leukämie großer granulärer Lymphozyten-T-Zellen Aggressive NK-Zell-Leukämie	
Mycosis fungoides/Sezary-Syndrom	Mycosis fungoides/Sezary Syndrom	☞ Kap. 7.5.7
T-Zonen-Lymphom Lymphoepitheloides Lymphom Pleomorphes T-Zell-Lymphom (HTLV–) (beinhaltet klein-, mittelgroß- und großzellige Formen) T-immunoblastisches Lymphom	Peripheres T-Zell-Lymphom, nicht spezifiziert (gemischt, mittelgroß- und großzellig)	
Angioimmunoblastisches Lymphom	Angioimmunoblastisches Lymphom Angiozentrisches Lymphom Intestinales T-Zell-Lymphom	
Pleomorphes kleinzelliges T-Zell-Lymphom	Adultes T-Zell-Lymphom/Leukämie	
Pleomorphes mittelgroßzelliges und großzelliges T-Zell-Lymphom, zelliges T-Zell Lymphom (HTLV+)	Burkitt-Lymphom	
Anaplastisches T-Zell-Lymphom (Ki 1⁺)	Anaplastisches großzelliges Lymphom, T- und Null-Zell-Typen	

Hämatologische Neoplasien Non-Hodgkin-Lymphome (NHL) 7.5

Sy: *Leitsymptome (☞ auch Kap. 7.5.1–7.5.11)*
- Lymphadenopathie
- Splenomegalie, Hepatomegalie
- Allgemeinsymptome: Fieber, Nachtschweiß, Gewichtsverlust, Appetitlosigkeit
- Müdigkeit, Leistungsminderung, Blässe → bei Anämie
- Infektneigung → bei Granulozytopenie, Antikörpermangelsyndrom, Immundefizienz
- Blutungsneigung, Petechien → bei Thrombopenie
- Hautveränderungen (Erythem, plaqueartige Infiltrate), Pruritus
- Zeichen der Organinfiltration

DD: **Differenzialdiagnose Lymphadenopathie**

Infekte
- Streptokokken, Staphylokokken
- Toxoplasmose, Katzenkratzkrankheit
- Tuberkulose, atypische Mykobakteriosen
- EBV (infektiöse Mononukleose), HIV

Autoimmunerkrankungen
- rheumatoide Arthritis
- Systemischer Lupus erythematodes
- Sjögren-Syndrom

Arzneimittelreaktionen
- Antikonvulsiva (Phenytoin, Carbamazepin)
- Antibiotika (Penicilline, Erythromycin)
- Acetylsalicylsäure, Allopurinol

Andere nicht maligne Ursachen
- Sarkoidose
- Amyloidose
- Silikonimplantate
- Impfreaktionen
- Speicherkrankheiten (M. Gaucher)

Lymphoproliferative Erkrankungen
- gutartige lymphoproliferative Erkrankungen (M. Kikuchi, M. Rosai-Dorfman)
- polyklonale lymphoproliferative Erkrankungen (M. Castleman)
- monoklonale lymphoproliferative Erkrankungen (Lymphomatoide Granulomatose, Lymphomatoide Papulose)

Maligne Erkrankungen
- Lymphome (M. Hodgkin, NHL), Leukämien
- Metastasen solider Tumoren

Dg: *Prinzipien diagnostischer Verfahren (☞ auch Kap. 7.5.1–7.5.11)*
- Anamnese einschließlich B-Symptome, Dynamik der Lymphomprogression
- klinische Untersuchung mit Lymphknotenstatus und Milzuntersuchung
- Labor mit Blutbild, Differenzialblutbild (leukämischer Verlauf?), LDH, ggf. BSG, Eiweißelektrophorese und Immunologie (monoklonale Gammopathie?)
- Histologie-/Zytologiegewinnung aus Lymphknoten, Knochenmark oder befallenem Organ. Knochenmarkpunktion in der Regel beidseitig durchführen (erhöhte Sensitivität). Immunzytologie und -histologie an nicht fixiertem Material
- ***CAVE:*** keine Therapie ohne adäquate Histologie. Bei unklarem Befund: Einsendung an Referenzpathologen
- Bildgebung: Diagnostik des primären Lymphomherdes und Ausbreitungsdiagnostik, d.h. Röntgen, Sonografie Abdomen, CT Thorax/Abdomen, ggf. weitere Verfahren (z.B. PET)

- molekulare Diagnostik mit FISH-Analyse: z.B. BCL-2, BCL-6, MyC-Bruchpunkt, ggf. Klonalitätsanalyse
- MRD-Diagnostik (indolente Lymphome)
- Endoskopie bei Befall des Waldeyer-Rachenringes und extranodalen Marginalzonenlymphomen außerhalb des Magens

Th: *Therapieprinzipien (☞ auch Kap. 7.5.1–7.5.11)*
Die Behandlung erfolgt entsprechend dem Alter und Allgemeinzustand des Patienten sowie der Histologie und dem Stadium des Lymphoms. Von besonderer Bedeutung sind:

1. Differenzierung kurativer und palliativer Therapieansätze:
   - kurative Situation (immer bei hochmalignen NHL, z.T. bei niedrigmalignen Lymphomen im Stadium I und II): agressive Therapie bei Diagnosestellung
   - palliative Situation (überwiegend bei niedrigmalignen NHL): schonende, symptomorientierte Therapie bei Beschwerden

2. Differenzierung lokalisierter und generalisierter Erkrankungsstadien:
   - Stadium (Ann Arbor III–IV): systemische Therapie

3. nach Möglichkeit Behandlung im Rahmen von prospektiven Studien mit dem Ziel der weiteren Therapieoptimierung (entsprechende Studien ☞ jeweilige Erkrankungsentität)

Lit:
1. Cheson BD, Leonard JP. Monoclonal antibody therapy for B-cell NHL. N Engl J Med 2008;359:613–626.
2. Cheson BD, Pfister B, Juweid ME et al. Revised response criteria for malignant lymphoma. J Clin Oncol 2007;25:579–586.
3. Guerard EJ, Bishop MR. Overview of non-Hodgkin's lymphoma. Dis Mon 2012;58:208–218.
4. Nogai H, Dörken B, Lenz G. Pathogenesis of non-Hodgkin's lymphoma. J Clin Oncol 2011;29:1803–1811.
5. Quintás-Cardama A, Wierda W, O'Brien S. Investigational immunotherapeutics for B-cell malignancies. J Clin Oncol 2010;28:884–892.
6. Swerdlow SH, Campo E, Harris NL et al (eds). World Health Organization classification of tumours of haematopoietic and lymphoid tissues. IARC, Lyon, 2008.

Web:
1. www.lymphome.de — Kompetenznetz „Lymphome"
2. www.lymphomainfo.net — Lymphoma Info Network
3. www.lls.org — Leukemia Lymphoma Society
4. www.lymphoma.org — Lymphoma Res Foundation

7.5.1 Hochmaligne Non-Hodgkin-Lymphome

A. Baumgarten, R. Marks, U. Denz, J. Finke

Def: Neoplasien des lymphatischen Gewebes, ausgehend vom B-Zell- (B-NHL) oder T-Zell-System (T-NHL). Hochmaligne NHL sind charakterisiert durch
- raschen, ohne Therapie meist tödlichen Verlauf,
- potenziell kurative Therapieoptionen auch in fortgeschrittenen Stadien.

ICD-10: C82–C85

Ep: Inzidenz: 3–5 Fälle/100 000 Einwohner/Jahr, steigend. 3 % aller malignen Erkrankungen. Verhältnis ♂:♀ = 2:1. Häufigkeitsgipfel zwischen 40. und 80. Lebensjahr

Pg: *Ätiologische Faktoren*
- ionisierende Strahlung, mutagene Verbindungen (Zytostatika, Pestizide, Fungizide)
- Infekte: Viren (EBV, HTLV-1 ☞ Kap. 7.5), Helicobacter pylori (☞ Kap. 7.5.9, MALT-Lymphome)
- Immundefektsyndrome (☞ Kap. 7.5)

Molekulargenetische Veränderungen: Nachweis von Translokationen

Lymphomtyp	Translokation	Beteiligte Gene
B-Zell-Typ		
Burkitt-Lymphom	t(8;14), t(2;8), t(8;22)	myc, IgH, p53
diffus großzellig	t(14;18)	bcl-6, IgH, bcl-2, p53-mutation, myc
T-Zell-Typ		
anaplastisch großzellig	t(2;5), t(1;2)	npm, alk

Path: klonale Expansion in frühen Stadien der lymphatischen Differenzierung → undifferenzierter Phänotyp, aggressives Proliferationsverhalten

Lokalisation
- primär nodal, z.T. mit extralymphatischer Beteiligung   80 %
- primär extranodal   20 %

Stadium bei Erstdiagnose
- lokalisiert (Stadium I–II)   20 %
- fortgeschritten (Stadium III–IV)   80 %

Klass: Die Einteilung hochmaligner Lymphome erfolgt entsprechend der WHO-Klassifikation (☞ Kap. 7.5). Wichtig für die korrekte Einordnung sind Histologie, Immunhistologie, Zytologie und Immunzytologie sowie ggf. molekularbiologische Diagnostik.
Durch genomweite Genexpressionsanalysen auf Basis von cDNA-Chip-Arrays („Microarrays") konnte die biologische, klinische und prognostische Variabilität hochmaligner NHL näher definiert werden. Subgruppen diffus großzelliger B-NHL (DLBCL) konnten als prognostisch günstigere „Germinal-center B-cell like (GCB)"- und prognostisch ungünstigere „Activated B-cell like (ABC)"-Lymphome sowie primär mediastinale B-Zell-Lymphome (PMBL) unterschieden werden. Darüber hin-

aus gelang die molekulare Diskriminierung von hochmalignen NHL gegenüber Burkitt-Lymphomen.

Von therapeutischer Konsequenz ist insbesondere die Abgrenzung lymphoblastischer Lymphome vom Burkitt- und Nicht-Burkitt-Typ von anderen hochmalignen NHL. Neue Daten deuten zudem auf einen ungünstigen klinischen Verlauf bei Nachweis eines c-Myc-Bruchpunktes bei diffus großzelligen Lymphomen hin.

Hochmaligne B-Zell-Lymphome: Entitäten nach WHO (☞ Kap. 7.5)

Prä-B-Zell-Lymphome
- Prä-B-lymphoblastische Leukämie (B-ALL)
- Prä-B-lymphoblastisches Lymphom

Reife B-Zell-Lymphome
- Follikuläres Lymphom Grad III (FL III)
- Diffuses großzelliges B-Zell-Lymphom (DLBCL)
  - zentroblastisch (cb), immunoblastisch (ib), großzellig anaplastisch (ga)
  - Germinal-center B-cell (GCB), Activated B-cell (ABC)
- Mediastinales (thymisches) großzelliges Lymphom
- Intravaskuläres großzelliges Lymphom
- Primäres Ergusslymphom
- Mantelzell-Lymphom (MCL)
- Burkitt-Lymphom, Burkitt-Leukämie

Hochmaligne T-Zell-Lymphome: Entitäten nach WHO (☞ Kap. 7.5)

Prä-T-Zell-Lymphome
- Prä-T-lymphoblastische Leukämie
- Prä-T-lymphoblastisches Lymphom

Reife T-Zell-Lymphome
- Adultes T-Zell-Lymphom (-Leukämie)
- Extranodales NK-/T-Zell-Lymphom (nasaler Typ)
- Enteropathisches T-Zell-Lymphom
- Hepatosplenisches T-Zell-Lymphom
- Subkutanes T-Zell-Lymphom (pannikulitisartig)
- Peripheres T-Zell-Lymphom, nicht weiter spezifiziert
- Angioimmunoblastisches T-Zell-Lymphom
- Anaplastisches großzelliges Lymphom

Stadieneinteilung
- Es gilt die Stadieneinteilung nach Ann Arbor (☞ Kap. 7.5).
- Lymphatische Gewebe sind Lymphknoten, Milz, Thymus, Waldeyer'scher Rachenring.
- extranodaler Befall (E): definiert als umschriebene Beteiligung von extralymphatischem Gewebe (entweder durch direktes Einwachsen aus einem beteiligten Lymphknoten oder mit engem anatomischen Bezug)
- „bulky-disease": definiert als Lymphom mit Ausdehnung ≥ 7,5 cm

Sy: *Symptomatik meist mit kurzer Anamnese:*
- rasch aufschießende Lymphknoten-Schwellungen
- Splenomegalie
- Allgemeinsymptome: Müdigkeit, Leistungsminderung, Blässe, Infektneigung
- B-Symptome (Fieber, Nachtschweiß, Gewichtsverlust)
- Dyspnoe (durch Anämie, pulmonale Infiltration, Pleuraerguss etc.)

Hämatologische Neoplasien Hochmaligne Non-Hodgkin-Lymphome 7.5.1

- abdominelle Beschwerden durch Tumormassen und Organkomplikationen (Ileus, Harnaufstau)
- Hautinfiltration möglich
- neurologische Symptome → Verdacht auf Lymphombefall von ZNS/Liquorraum

Dg: *Anamnese, Klinik*
- Anamnese mit Symptombeginn, B-Symptomen, Allgemeinzustand
- Frage nach Familienangehörigen und Abklärung der Möglichkeit einer familiärallogenen Transplantation
- Untersuchung: Lymphknoten, Mundhöhle, Milz/Leber, Ikterus, Ödeme, Blutungszeichen, Infektzeichen

Labor
- Routinelabor mit Blutbild, Differenzialblutbild, β_2-Mikroglobulin, LDH, BSG, Elektrolyte, Ca^{2+}, Retentionswerten, Leberfunktionsparametern, Eiweiß-Elektrophorese (Gammopathie?), Gerinnungsstatus mit Fibrinogen
- Immunglobuline quantitativ, Immunelektrophorese
- Serologie: HIV, HBV, HCV, EBV, CMV, ggf. HTLV1

Histologie
- Lymphknotenhistologie
- Knochenmarkzytologie, Immunzytologie sowie Beckenkammhistologie
- bei Risikofaktoren für ein ZNS-Rezidiv (für Patienten > 60 Jahre: LDH > Norm, > 2 Extranodalbefälle, Karnofsky Index ≤ 70, oder jüngere Patienten mit altersadaptiertem prognostischen Index aaIPI von 2–3) oder bei Befall von entweder Hoden, Haut, Niere oder Knochenmark: zusätzlich diagnostische Lumbalpunktion
  CAVE: Gleichzeitige prophylaktische intrathekale Applikation von Methotrexat wird nicht mehr empfohlen. Bei Nachweis eines ZNS-Befalls Behandlung nach ZNS-Lymphom-Protokoll, ansonsten prophylaktische Gabe von hochdosiertem Methotrexat intravenös.
- bei Befall des Waldeyer'schen Rachenringes: Gastroskopie

Bildgebung
- Röntgen Thorax in zwei Ebenen, Sonografie Abdomen, EKG, CT Thorax/Abdomen
- fakultativ: Knochenmarkszintigrafie, Knochenszintigrafie, PET/MRT bei Lymphombulk vor/nach Therapie
- ggf. Therapiemonitoring mittels Früh-PET nach vier bis acht Zyklen Chemotherapie; Kriterien noch nicht konsensfähig

DD:
- bei limitiertem Stadium: Abgrenzung zur Toxoplasmose, EBV-Infekt, Bartonella haenselae („Katzenkratzkrankheit")
- bei fortgeschrittenen Stadien: Abgrenzung zur akuten Leukämie
- M. Hodgkin

Th: ***Therapeutische Grundsätze***

1. Hochmaligne Lymphome werden prinzipiell mit kurativem Anspruch behandelt.

2. Aufgrund der frühzeitigen Disseminierung müssen hochmaligne NHL bereits in den Stadien I/I_E und II/II_E als systemische Erkrankungen betrachtet werden. Damit besteht immer eine Indikation zur Chemotherapie, ggf. plus Strahlentherapie.

3. Standardverfahren ist die aggressive systemische Kombinationschemotherapie und Nachbestrahlung („involved field", 30–40 Gy, bei „bulky disease" oder Restlymphomen) sowie der Einsatz von Rituximab bei CD20+-Lymphomen. Die Wahl des Therapieverfahrens berücksichtigt prognostische Parameter („International Prognostic Index" [IPI], „altersadaptierter internationaler Prognose-Index" [aaIPI], siehe unten). Die Durchführung einer PET-CT-Untersuchung zur Risiko-Einschätzung nach Abschluss der systemischen Therapie wird diskutiert und ist Grundlage laufender Studien.

4. Entscheidend ist die protokollgerechte Dosierung der Zytostatika, insbesondere der Anthrazykline und Alkylanzien. Eine Vorphasetherapie mit Steroiden wird empfohlen. Der erste Therapiezyklus sollte unbedingt in voller Dosierung gegeben werden, sonst droht eine Einschränkung der Prognose. Sind Anthrazykline kontraindiziert, z.B. aufgrund kardialer Vorerkrankungen, sollten alternative Kombinationschemotherapien angewendet werden (z.B. CEPP oder CEOP +/- Rituximab bei CD20+-Erkankung).

5. Lymphoblastische Lymphome werden nach dem ALL-Protokoll behandelt (☞ Kap. 7.1.1, ALL).

6. **CAVE:** Bei allen hochmalignen NHL (insbesondere bei Burkitt-Lymphom) besteht bei Therapieeinleitung die Gefahr akuter Nebenwirkungen: Tumor-Lyse-Syndrom (☞ Kap. 9.5), gastrointestinale Perforation (bei Magen- oder Darm-Befall durch Lymphom) → Vorphasentherapie (☞ Kap. 7.1.1), Flüssigkeitsgabe, Harn-Alkalinisierung, Allopurinol

Behandlungskonzept hochmaligner Non-Hodgkin-Lymphome

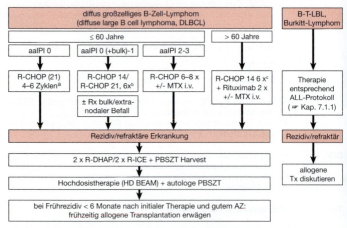

LBL Lymphoblastisches Lymphom, aaIPI altersadaptierter internationaler Prognose-Index, Rx Radiotherapie, PBSZ Periphere Blutstammzellen, PBSZT Stammzelltransplantation, HD Hochdosis, AZ Allgemeinzustand

[a] Studie „FLYER" der Deutschen Studiengruppe NHL (DSNHL): R-CHOP21 vier vs. sechs Zyklen
[b] Studie „UNFOLDER" der DSNHL: R-CHOP14 vs. R-CHOP21
[c] Studie „OPTIMAL"

Therapieverfahren

Standardtherapien
- Behandlungsstandard ist die Chemotherapie nach dem CHOP-Protokoll, mit Erreichen von Langzeitüberleben bei 40–45 % der Patienten.
- bei B-Zell-Lymphomen-Verbesserung des Überlebens durch Kombination von CHOP mit Rituximab („R-CHOP")
- Auch limitierte Stadien (Stadium I–II) sollten primär chemotherapeutisch behandelt werden; in Einzelfällen kann eine zusätzliche lokale Strahlentherapie von Vorteil sein.

Chemotherapie-Richtlinien
- Dosisreduktionen sind prinzipiell zu vermeiden. Bei Thrombozyten < 100 000/µl und Leukozyten < 2 500/µl zum Zeitpunkt des nächsten anthrazyklin- oder alkylanzienhaltigen Therapietages: Therapieverzögerung und Einsatz von G-CSF (bei CHOP-14: G-CSF ab Tag 4). Keine Therapieverzögerung oder Dosisreduktion der Behandlung mit Vincristin oder Bleomycin im Rahmen des VACOP-B-Protokolls
- bei Befall von Hoden, Niere, Haut oder Mamma oder aaIPI 2–3 bei Patienten < 60 Jahre, bzw. Befall von Hoden oder LDH > Norm und Karnofsky-Index ≤ 70 und > 1 Extranodalbefall bei Patienten ≥ 60 Jahre: Liquorpunktion, sowie systemisch Hochdosis-Methotrexat zur ZNS-Rezidiv-Prophylaxe. Die i.th. Chemotherapie wird nicht mehr empfohlen, da das Risiko eines ZNS-Rezidivs nicht verringert wird.
- Patienten mit initialem Liquor- bzw. ZNS-Befall: Gabe eines ZNS-Protokolls, ggf. Einschluss in Studie (☞ Kap 7.5.8)
- bei Hodenbefall: Bestrahlung des kontralateralen Hodens
- Ältere Patienten sollten primär mit CHOP-14-Chemotherapie (plus 8 × Rituximab bei CD20+) ohne Dosisreduktion behandelt werden. Um relative Dosisintensitäten einzuhalten, sollten Wachstumsfaktoren eingesetzt werden. Eine Intervallverlängerung auf 21 Tage kann bei Bedarf erwogen werden. Die Behandlung mit sechs Zyklen R-CHOP plus 2 × Rituximab erbrachte ebenso gute Überlebensdaten wie mit acht Zyklen.
- Eine Erhaltungstherapie mit Rituximab nach R-CHOP-Vorbehandlung bringt keine verbesserte Krankheitskontrolle.

Rezidivtherapie
- standardmäßige Behandlung mit Salvage-Chemotherapie-Protokollen (z.B. DHAP, ESHAP, ICE)
- Patienten mit chemosensitivem Rezidiv sollten mit Hochdosis-Chemotherapie und autologer Transplantation behandelt werden. Verbesserung des Überlebens von 10 % auf 50 % gegenüber konventioneller Rezidiv-Chemotherapie.
- Bei Patienten im guten Allgemeinzustand mit einem Frührezidiv nach rituximabhaltiger Polychemotherapie < 6 Monate nach kompletter Remission sollte aufgrund der schlechten Prognose eine allogene Transplantation erwogen werden (CORAL-Studie). Ggf. kann zuvor eine Remissionsinduktion durch eine vorherige autologe Transplantation erfolgen.
- Patienten mit refraktärem Rezidiv profitieren wahrscheinlich nicht von einer autologen Transplantation.
- Bei Patienten, die sich nicht für eine autologe Transplantation qualifizieren (reduzierter Allgemeinzustand durch Komorbidität): Therapie entsprechend konventioneller Rezidivprotokolle (DHAP, COP, Bendamustin, Steroide, Rituximab etc.) sowie Erwägung von Studien-Protokollen mit neuen Substanzklassen (Immunmodulatoren, Proteasominhibitoren, mTOR-Inhibitoren, monoklonale Antikörper) und lokaler Radiatio betroffener Areale

Risikoadaptierte Therapie

Risikofaktoren
- Entscheidend für die Prognose ist das Vorliegen von Risikofaktoren. Nach dem „International Prognostic Index" (IPI) bei Patienten bis 60 Jahren sind Stadien Ann Arbor III–IV, extranodaler Befall von ≥2 Regionen, LDH-Erhöhung und Karnofsky-Index ≤70 % als ungünstig zu werten.
- Ergebnisse klinischer Studien, die eine Hochdosis-Therapie mit Transplantation in der ersten Remission nach Induktions-Chemotherapie prüfen, sind kontrovers. Möglicherweise zeigt sich ein Überlebensvorteil gegenüber Fortführung einer Standard-Therapie für Patienten mit zwei bis drei Risikofaktoren nach dem altersadaptierten Prognose-Index (aaIPI) oder drei bis fünf Risikofaktoren nach IPI (Patienten > 60 Jahre).

Mediastinale Lymphome
- Insbesondere Patienten mit primär-mediastinalem B-Zell-Lymphom können unter Umständen von einem aggressiven Vorgehen profitieren. Bei Vorliegen residualer mediastinaler Lymphome nach Ende der Chemotherapie erhöhtes Rezidivrisiko
- Verbesserung der Prognose unter Umständen durch frühere Hochdosis-Chemotherapie mit autologer Transplantation und konsolidierender Bestrahlung möglich

Aggressive Chemotherapie bei T-zellulären Risikoentitäten
- intensive Therapie mit AraC- und Anthrazyklin-haltigen Protokollen mit konsolidierender autologer PBSZT

Retrospektive Analysen belegen eine schlechte Prognose für Patienten mit
- peripherem T-Zell-Lymphom
- angioimmunoblastischem T-Zell-Lymphom (AILD)
- enteropathischem T-Zell-Lymphom
- hepatosplenischem μ/δ-Lymphom
- subkutanem pannikulitischen T-NHL
- anaplastisch-großzelligem T-Zell-Lymphom

Hier lässt sich durch aggressivere Chemotherapie (ggf. mit autologer oder allogener Transplantation) möglicherweise die Prognose verbessern.
- Therapie mit CHOEP bei anaplastischer Lymphomkinase/(ALK)-positiven T-Zell-Lymphomen möglicherweise ausreichend

Therapieprotokolle

„VACOP-B" ☞ Protokoll 12.4.1			wöchentliche Therapie, 12 Wochen
Doxorubicin	50 mg/m²/d	i.v.	d 1, Woche 1, 3, 5, 7, 9, 11
Cyclophosphamid	350 mg/m²/d	i.v.	d 1, Woche 1, 5, 9
Vincristin	1,2 mg/m²/d	i.v.	d 1, Woche 2, 4, 6, 8, 10, 12, maximal 2 mg absolut
Bleomycin	10 mg/m²/d	i.v.	d 1, Woche 2, 4, 6, 8, 10, 12
Etoposidphosphat	50 mg/m²/d	i.v.	d 1, Woche 3, 7, 11
Etoposid	100 mg/m²/d	p.o.	d 2+3, Woche 3, 7, 11
Prednison	75–100 mg absolut	p.o.	d 1–7, Woche 1, d 1, 3, 5, 7, Woche 2–12

bei erhöhtem Risiko für ZNS-Befall: intrathekale Therapie: Cytarabin 40 mg absolut i.th., Dexamethason 4 mg absolut i.th., Methotrexat 15 mg absolut i.th. d 1, Woche 2, 6, 10

„(R)-CHOP" ☞ Protokoll 12.4.2 Wiederholung d 21

Rituximab	375 mg/m²/d	i.v.	d 0, 24–4 h vor CHOP
Cyclophosphamid	750 mg/m²/d	i.v.	d 1
Doxorubicin	50 mg/m²/d	i.v.	d 1
Vincristin	1,4 mg/m²/d	i.v.	d 1, maximal 2 mg absolut
Prednison	100 mg absolut	p.o.	d 1–5

„(R-)CHOP14 + G-CSF" ☞ Protokoll 12.4.3 Wiederholung d 15

Cyclophosphamid	750 mg/m²/d	i.v.	d 1
Doxorubicin	50 mg/m²/d	i.v.	d 1
Vincristin	1,4 mg/m²/d	i.v.	d 1, maximal 2 mg absolut
Prednison	100 mg absolut	p.o.	d 1–5
G-CSF	5 µg/kg KG/d	s.c.	ab d 5
± Rituximab	375 mg/m²/d	i.v.	d 0, 24–4 h von CHOP

„(R)-DHAP" ☞ Protokoll 12.4.4 Wiederholung d 22

Cisplatin	100 mg/m²/d	i.v.	d 1
Cytosin-Arabinosid	2 × 2 g/m²/d	i.v.	d 2, über 3 h, alle 12 h
Dexamethason	40 mg absolut	i.v.	d 1–4, alternativ: Gabe p.o.
± Rituximab	375 mg/m²/d	i.v.	d 0, 24–4 h vor DHAP

„(R)-Bendamustin" ☞ Protokoll 12.4.5 Wiederholung d 29

Bendamustin	100* mg/m²/d	i.v.	d 1+2, 4–6 Zyklen
± Rituximab	375 mg/m²/d	i.v.	d –6**, d 0, d 29***

* Bei Rituximab-Gabe: 90 mg/m²/d Bendamustin ** nur bei 1. Zyklus *** nach letztem Zyklus

Neue Therapieansätze (in klinischen Studien)
- BTK (Bruton's Tyrosinkinase)-Inhibitoren, z. B. Ibrutinib
- Antikörper-Konjugate, z. B. gegen CD19, CD22
- Histon-Deacetylase-Inhibitoren, z. B. Panobinostat
- Inhibitoren von PI3K, mTOR, Aurora-Kinase

Prg: *Risikofaktoren entsprechend „International Prognostic Index" (IPI)*
- Alter > 60 Jahre
- Performance Status ECOG 2–4 bzw. Karnofsky-Index ≤ 70 %
- Stadium III–IV
- erhöhte LDH
- extranodaler Befall in ≥ 2 Regionen

Risikofaktoren entsprechend „altersadaptiertem internationalem Prognose-Index" (aaIPI) für Patienten < 60 Jahre
- Karnofsky-Index ≤ 70 %
- Stadium III–IV
- erhöhte LDH

7.5.1 Hochmaligne Non-Hodgkin-Lymphome — Hämatologische Neoplasien

Prognose entsprechend IPI bei hochmalignen NHL

Risikogruppe	Zahl der Risikofaktoren	CR[1] %	5-Jahres-Überleben[2] nach Risikogruppe	
			rezidivfrei	gesamt
niedrig	0–1	87 %	61 %	73 %
niedrig-intermediär	2	67 %	34 %	51 %
hoch-intermediär	3	55 %	27 %	43 %
hoch	4–5	44 %	18 %	26 %

[1] Rate kompletter Remissionen [2] bezogen auf Gesamtpopulation

Prognose entsprechend modifiziertem IPI nach R-CHOP-Therapie: 4-Jahres-Überlebensraten für die Gruppen mit niedrigem Risiko (IPI-Score 0), niedrig-intermediärem Risiko (Score 1 oder 2) und hohem Risiko (Score ≥3) waren 94 %, 79 %, und 55 %.

Innerhalb der Gruppe der „hochmalignen" NHL haben Patienten mit immunoblastischem Lymphom sowie peripheren T-Zell-NHL die schlechteste Prognose.

Na: Verlaufskontrollen im 1. und 2. Jahr nach Therapie vierteljährlich, im 3. bis 5. Jahr halbjährlich, danach jährlich

Ad: **Deutsche Studiengruppe „hochmaligne Non-Hodgkin-Lymphome".** Therapieprotokolle „FLYER", „UNFOLDER", „OPTIMAL" und andere. Studienleitung: Prof. Dr. M. Pfreundschuh, NHL-Studiensekretariat, Innere Medizin I, Gebäude 40, 66421 Homburg/Saar, ☎ 06841-1623084, Fax: 06841-1623004, E-Mail: dshnhl@uniklinikum-saarland.de

Lit:
1. Armitage JO. The aggressive peripheral T-cell lymphomas: 2012 update on diagnosis, risk stratification, and management. Am J Hematol. 2012;87:511–519.
2. Lenz G, Staudt LM. Aggressive lymphoma. N Engl J Med 2010;362:1417–1429.
3. Mey U, Hitz F, Lohri A et al. Diagnosis and treatment of diffuse large B-cell lymphoma. Swiss Med Wkly 2012;142:w13511.
4. Molyneux E, Rochford R, Griffin B et al. Burkitt's lymphoma. Lancet 2012;379:1234–1244.
5. Morton LM, Turner JJ, Cerhan JR et al. Proposed classification of lymphoid neoplasms for epidemiologic research from the Pathology Working Group of the International Lymphoma Epidemiology Consortium (Interlymph). Blood 2007;110:695–708.
6. Sweetenham JW. Molecular signatures in the diagnosis and management of diffuse large B-cell lymphoma. Curr Opin Hematol 2011;18: 288–292.
7. Thieblemont C, Coiffier B. Lymphoma in older patients. J Clin Oncol 2007;25:1916–1923.
8. Tilly H, Dreyling M. Diffuse large B-cell non-Hodgkin's lymphoma: ESMO Clinical Practice Guidelines for diagnosis, treatment and follow-up. Ann Oncol 2010;21 (Suppl 5):v172–174.

Web:
1. www.lymphome.de — Kompetenznetz „Lymphome"
2. www.lymphomainfo.net/nhl/aggressive.html — Lymphoma Info Network
3. www.lymphomation.org — Lymphoma Info Portal

7.5.2 Chronische lymphatische Leukämie (CLL)

K. Zirlik, J. Finke

Def: indolentes (lymphozytisches) Lymphom, das durch einen leukämischen Verlauf mit klonaler Proliferation und Akkumulation morphologisch reif erscheinender, jedoch immunologisch inkompetenter Lymphozyten der B-Zell-Reihe charakterisiert ist. Die seltene T-CLL (< 5 %) wird nach der aktuellen WHO-Klassifikation als Prolymphozytenleukämie vom T-Zell-Typ (T-PLL) bezeichnet.

ICD-10: C91.1

Ep: Inzidenz: etwa 3 Fälle/100 000/Jahr. Häufigste Leukämie in der westlichen Welt. Medianes Alter bei Erstdiagnose: etwa 70 Jahre. Verteilung ♂:♀ = 1,7:1

Pg: *Risikofaktoren*
- erhöhtes CLL-Risiko (Faktor 2–7) bei Verwandten von Patienten mit CLL, anderen lymphoproliferativen Erkrankungen oder Autoimmunerkrankungen → genetische Prädisposition möglich
- zytogenetische Aberrationen bei bis zu 80 % der Patienten, vor allem del 13q14 (40–60 %, enthält die Micro-RNAs miR15a und miR16-1), del 11q (15–20 %, enthält das Gen ATM), Trisomie 12 (15–30 %), del 17p (10 %, betrifft das Gen TP53). Chromosomale Aberrationen sind insbesondere bei jungen Patienten in frühen Stadien (Rai 0–2) als Prognosefaktoren für eine risikoadaptierte Behandlung von Bedeutung.

Pathogenese
Die Lymphozyten-Akkumulation bei CLL-Patienten wird durch einen Apoptose-Defekt der CLL-Zellen, Interaktionen mit Stromazellen im Mikromilieu von Lymphknoten und Knochenmark, sowie Stimulation des B-Zell-Rezeptors durch bisher unbekannte Antigene begünstigt. Dies führt zu einer hohen Expression anti-apoptotischer Proteine, z.B. bcl-2. Der überwiegende Teil der CLL-Zellpopulation sind langlebige, mitotisch inaktive B-Zellen, die durch eine Subpopulation (generell < 5 %) von proliferierenden CLL-Zellen erhalten werden.

Normales Analog der B-CLL-Zellen: Subpopulation reifer, CD5-positiver B-Lymphozyten
- physiologisches Vorkommen in der Mantelzone von Lymphfollikeln, im peripheren Blut sowie in fetalen Lymphknoten und fetaler Milz
- vermehrt bei verschiedenen immunologischen Erkrankungen, z.B. rheumatoider Arthritis, systemischem Lupus erythematodes, Sjögren-Syndrom

Charakteristika neoplastischer CD5-positiver B-CLL-Zellen
- Expression von B-Zell-Antigenen: CD19, CD20, CD21, CD23, CD24
- Expression von CD5, negativ für FMC7
- schwache Expression membranständiger Immunglobuline (IgM ± IgD), Nachweis von zirkulierendem IgM in 5–50 % der Fälle
- molekulare Subklassifikation: naive B-Zellen *ohne* Mutation der variablen Region der Immunglobulin-Schwerketten (IgV_H) → schlechtere Prognose; „memory" B-Zellen *mit* IgV_H-Mutationen (60 % der Patienten) → günstigere Prognose
- Expression des Signaltransduktions-Moleküls ZAP-70 („zeta-assoziiertes Protein 70") ist mit ungünstiger Prognose assoziiert.

7.5.2 Chronische lymphatische Leukämie (CLL)

Path: *Blutausstrich*
- deutliche Lymphozytose (> 5 000 klonale B-Lymphozyten/µl) mit kleinen, reif erscheinenden Lymphozyten. Bei geringeren Lymphozytenzahlen kann die Diagnose Monoklonale B-Lymphozytose (ungewisser Signifikanz) („MBL") gestellt werden, wenn keine Krankheitszeichen (B-Symptome, Lymphadenopathie, Hepatomegalie, Splenomegalie, Zytopenie etc.) vorliegen.
- vereinzelt unreifere, aktiviert erscheinende Zellen mit Nukleolen („Prolymphozyten"; bei Prolymphozytenanteil > 55 %: Prolymphozytenleukämie ☞ Kap. 7.5.3)
- „Gumprecht'sche Kernschatten": ausstrichbedingte Zerstörung der Lymphozyten
- Störungen der roten Reihe mit Anisozytose, Poikilozytose, ggf. Hämolyse

Knochenmark
- Infiltration > 30 % durch reife Lymphozytenpopulation
- Wachstum: nodulär (günstige Prognose), interstitiell oder diffus (ungünstig)
- Bei weiterer Progredienz Verdrängung der normalen Hämatopoese

Klass: *WHO-Klassifikation:* reifzelliges B-NHL

Stadieneinteilung nach Rai (1975, 1987)

Risiko	Stadium	Definition	Überleben[1]
niedrig	0	Lymphozytose > 5 000/µl Knochenmark-Infiltration > 30 %	≥ 12,5 Jahre
mittel	I	Lymphozytose + Lymphadenopathie	8,5 Jahre
	II	Lymphozytose + Splenomegalie und/oder Hepatomegalie (mit oder ohne Lymphadenopathie)	6 Jahre
hoch	III	Lymphozytose + Anämie (Hämoglobin < 11 g/dl) (mit oder ohne Adenopathie/Organomegalie)	1,5 Jahre
	IV	Lymphozytose + Thrombozytopenie (Thrombozyten < 100 000/µl) (mit oder ohne Anämie/Adenopathie/Organomegalie)	1,5 Jahre

[1] medianes Überleben

Stadieneinteilung nach Binet (1981)

Risiko	Stadium	Lymph-adenopathie[2]	Hämo-globin (g/dl)	Thrombo-zyten (/µl)	Überleben[1]
niedrig	A	< 3	> 10	normal	> 10 Jahre
mittel	B	≥ 3	> 10	normal	7 Jahre
hoch	C	unabhängig	< 10	< 100 000	2 Jahre

[1] medianes Überleben [2] Anzahl befallener Lymphknotenregionen

Sy: bei 40–60 % der Patienten Zufallsbefund in asymptomatischem Zustand
- *Leitsymptom:* indolente Lymphadenopathie, insbesondere zervikal und supraklavikulär, aber auch Befall anderer Lymphknotenregionen möglich (> 50 % der Patienten)
- Müdigkeit, Abgeschlagenheit, Leistungsminderung
- Fieber, Nachtschweiß, Gewichtsverlust, Blässe, Blutungsneigung, Infekte
- Splenomegalie, in fortgeschrittenen Fällen mit abdominellen Beschwerden, Hepatomegalie
- Zeichen der Knochenmarkinfiltration mit Anämie, Thrombopenie und Neutropenie (trotz gleichzeitiger peripherer Leukozytose durch B-CLL-Zellen)
- Hautveränderungen (etwa 30 %): Pruritus, Ekzeme, Blutungen, Hautinfekte (Zoster, Mykosen), in fortgeschrittenen Fällen kutane CLL-Infiltrate
- Infektneigung, insbesondere Pneumonien (Streptokokkus pneumoniae, Hämophilus influenzae, Pneumocystis jiroveci, CMV), Mykosen (Candida, Aspergillus), Zoster (VZV), Herpes simplex (HSV), Staphylokokkeninfekte, Legionellose, Toxoplasmose

Dg: *Anamnese, Klinik*
Untersuchungsbefund einschließlich Lymphknotenstatus, Mundhöhle, Milz/Leber, Ikterus, Ödeme, Blutungszeichen (Petechien), Infektzeichen

Labor
- Blutbild, Differenzialblutbild (diagnostisch: Vermehrung reifer Lymphozyten, Gumprecht'sche Kernschatten), Retikulozyten
- Oberflächenmarker-Analyse (FACS ☞ Kap. 2.5): positiv für CD5, CD23, CD19 und 20, Nachweis einer Leichtkettenrestriktion (kappa oder lambda); schwach positiv für sIg (membranständiges Immunglobulin), CD22, CD79b; negativ für FMC7. Matutes Score: CD5, CD23, FMC7, sIg, CD22: CLL-Diagnose wenn mindestens 4 von 5 Markern positiv.
- Routinelabor mit Elektrolyten, Retentionswerten, Leberfunktionsparametern, LDH, Haptoglobin, Bilirubin, CRP, β_2-Mikroglobulin
- Immunologie: Immunglobuline quantitativ, Immunelektrophorese, Coombs-Test bei Anämie
- neuere, biologische Prognosefaktoren: Mutationsstatus der variablen Segmente der Immunglobulinschwerketten-Gene (IGHV), ZAP-70, CD38, Zytogenetik/FISH (u.a. del 13q14, del 17p, del 11q, Trisomie 12)

Histologie
- Knochenmarkaspiration und -biopsie in der Regel zur Diagnosestellung nicht erforderlich, kann aber im Krankheitsverlauf zur Beurteilung unklarer Zytopenien bzw. der Remissionsqualität angezeigt sein.
- Lymphknotenhistologie: nur bei fehlender leukämischer Ausschwemmung oder Verdacht auf Transformation in ein aggressives Lymphom (Richter Syndrom).

Bildgebung
Röntgen Thorax, Sonografie Abdomen

7.5.2 Chronische lymphatische Leukämie (CLL) — Hämatologische Neoplasien

Diagnosekriterien (National Cancer Institute Working Group, NCI WG, 1996)

- Lymphozytose > 5 000/µl
- Zellen mit κ- oder λ-Leichtkettenexpression, Nachweis von pan-B-Zell-Markern (CD19, CD20) zusammen mit CD5 und CD23
- morphologisch reif erscheinende Lymphozyten mit < 55 % atypischen oder unreifen lymphoiden Zellen
- Knochenmarkinfiltration > 30 %

DD:
- reaktive Lymphozytose bei Infekten: Hepatitiden, CMV, EBV, Brucellose, Tuberkulose, Typhus, Paratyphus, chronische Infekte
- Monoklonale B-Lymphozytose
- Lymphozytose bei Autoimmunerkrankungen oder allergischen Reaktionen
- Lymphadenopathie und Lymphozytose bei anderen lymphatischen Erkrankungen: Immunozytom, Prolymphozytenleukämie, Haarzell-Leukämie, Mantelzell-Lymphom

Ko:
- Infekte (> 80 % der CLL-Patienten erkranken an opportunistischen Infekten, bei 50 % sind akute Infekte die Todesursache.)
- Prolymphozytenleukämie (5–10 %): Therapieresistenz ↑, Überlebenszeit ↓
- „Richter-Syndrom" (3–10 %): Transformation in hochmalignes NHL
- Sekundärmalignome (8–10 %): M. Hodgkin, Melanome, ZNS-Tumoren
- Organinfiltrate bei fortgeschrittener Erkrankung: Leber, Nieren, pulmonale Infiltrate. Mikulicz-Syndrom: Parotisschwellung und Tränendrüsenbefall
- gehäuftes Auftreten von rheumatoider Arthritis, systemischem Lupus erythematodes, Sjögren-Syndrom, Thyreoiditis, Colitis ulcerosa, Vaskulitiden

Immunologische Störungen (10–75 % der Patienten) — *Häufigkeit*

positiver Coombs-Test	8–35 %
Autoimmunhämolytische Anämie (AIHA)	10–25 %
Autoimmunthrombopenie	2 %
Hypersplenismus	2 %
Hypogammaglobulinämie mit Infektneigung	20–60 %
multispezifische Aktivität gegen Autoantigene	20 %

Th: **Therapeutische Grundsätze**

1. Die CLL ist durch konventionelle Chemotherapie sowie durch antikörperbasierte Therapien nach derzeitigem Kenntnisstand nicht heilbar. Eine frühzeitige Behandlung hat keinen Einfluss auf das Überleben der Patienten → Behandlung so spät wie möglich und so schonend wie möglich

2. *Therapieindikationen*
   - fortgeschrittene Stadien Rai III–IV bzw. Binet C
   - symptomatische Splenomegalie oder Lymphadenopathie
   - autoimmunhämolytische Anämie, Thrombopenie
   - rezidivierende Infekte
   - rasche Erkrankungsprogredienz (Lymphozytenverdopplungszeit < 6 Monate), rasch progrediente Lymphadenopathie, Transformation
   - ausgeprägte B-Symptomatik (Fieber, Nachtschweiß, Gewichtsverlust)

3. Die CLL ist eine generalisierte Erkrankung → Chemotherapie als primäre, systemisch wirksame Behandlungsform. Lokal wirksame Verfahren (Radiatio, Operation) nur in Ausnahmefällen bei lokalen Problemen indiziert

4. *Autoimmunphänomene* bedürfen einer umgehenden immunsuppressiven Therapie (auch in frühen Stadien der CLL): Steroide (Prednison 60–100 mg/d p.o.), alternativ Cyclophosphamid 50–100 mg/d p.o., hochdosierte Immunglobuline, Rituximab, Mycophenolatmofetil. Bei Therapieresistenz, steroidrefraktärer Coombs-positiver hämolytischer Anämie (AIHA), Thrombopenie oder Hypersplenismus: Splenektomie erwägen
CAVE: Autoimmunhämolytische Anämie sowie Autoimmunthrombopenie stellen bei akutem Verlauf einen hämatologischen Notfall dar. Sofortige Steroidgabe. In steroidrefraktären Fällen umgehend Splenektomie einleiten

Behandlungskonzept der CLL

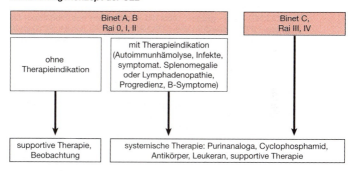

Supportive Therapie

zentrale Bedeutung für das Langzeitüberleben bei Patienten mit CLL:
- konsequente antibiotische/antimykotische Therapie bei Infektzeichen
- Immunglobuline bei rezidivierenden Infekten und Hypogammaglobulinämie

Chemotherapie, Immuntherapie

Das Spektrum der Therapiemöglichkeiten hat sich deutlich gewandelt. Insbesondere Bendamustin, Fludarabin, monoklonale Antikörper sowie Kombinationen („Chemo-Immuntherapie") ersetzen zunehmend Chlorambucil als Erstlinientherapie in der CLL. Dadurch ist eine individualisierte Therapie unter Berücksichtigung des Allgemeinzustands des Patienten und prognostischer Faktoren möglich.

Purinanaloga
Antimetaboliten mit selektiv lymphozytotoxischer Wirkung: Bendamustin, Fludarabin, Pentostatin (Deoxycoformicin, DCF) und Cladribin (2-CDA)
- Fludarabin und Bendamustin sind die wirksamsten Verbindungen in der Monotherapie der CLL: Ansprechraten (CR + PR) in der Primärtherapie 60–80 %, nach Vorbehandlung 30–70 %.
- Bendamustin zeigt neben der Wirkung als Purinanalogon auch alkylierende Eigenschaften.
- Die Bedeutung von Purinanaloga in der „first-" und „second-line"-Therapie der CLL kann als gesichert gelten, insbesondere bei jüngeren Patienten. Im Vergleich zu Chlorambucil werden höhere Ansprechraten und ein längeres krankheitsfreies Intervall erreicht.

Alkylanzien
- Chlorambucil und Cyclophosphamid sind für Patienten mit reduziertem Allgemeinzustand und/oder Komorbiditäten weiterhin wertvolle Therapieoptionen. Befundkontrolle und Therapieevaluation nach 2–3 Monaten. Therapiedauer bis zur „best response" oder bis zur erneuten Progredienz
- Alkylanzien + Prednison: Zusätzliche Gabe von Kortikosteroiden (z.B. als „Knospe"-Protokoll) ist nur bei Autoimmunphänomenen indiziert.

Polychemotherapie
Fludarabin in Kombination mit Cyclophosphamid und/oder Rituximab induziert höhere Ansprechraten und ein längeres rezidivfreies Intervall als Fludarabin-Monotherapie. Neuere Ergebnisse der CLL8-Studie der Deutschen CLL-Studiengruppe (DCLLSG) haben gezeigt, dass die Kombination aus Fludarabin und Cyclophosphamid (FC) sowie dem anti-CD20-Antikörper Rituximab (FCR) im Vergleich zu FC alleine doppelt so hohe Raten an kompletten Remissionen, ein längeres progressionsfreies Überleben und eine verlängerte Gesamtüberlebenszeit erzielt. Die DCLLSG empfiehlt daher seit 2009 als Standardtherapie für körperlich fitte CLL-Patienten (Cumulative Illness Rating Scale; CIRS < 6) die Kombination aus Fludarabin, Cyclophosphamid und Rituximab (FCR). Eine Alternative zu FCR ist die Kombination von Bendamustin mit Rituximab (BR), allerdings stehen Ergebnisse einer randomisierten Studie von BR vs. FCR (CLL 10-Studie) derzeit noch aus. Anthrazyklin-haltige Protokolle (z.B. CHOP) können aufgrund des raschen Ansprechens der Lymphome bei symptomatischer Lymphadenopathie vorteilhaft sein.

Antikörper (☞ Kap. 3.5)
- Rituximab (anti-CD20) zeigt auch im Rezidiv nach Vortherapie bei > 30 % der Patienten Wirksamkeit. Kaum Zytotoxizität auf normale hämatopoetische Zellen
- Ofatumumab ist ein humaner monoklonaler IgG1-Antikörper, welcher stabil an ein alternatives Epitop des CD20-Moleküls bindet.

Neue Substanzen (in klinischen Studien):
- Obinutuzumab, defucosylierter Antikörper gegen CD20. Verbesserte Wirksamkeit in einer randomisierten Phase III-Studie gegenüber Chlorambucil und Rituximab (Studie CLL 11 der DCLLSG).
- BTK (Bruton's Tyrosinkinase) z.B. Ibrutinib
- Inhibitoren anderer Tyrosinkinasen, z.B. PI3K (Idelalisib), CDK (Flavopiridol)
- Bcl2-Inhibitoren, z.B. ABT199, Navitoclax, Obatoclax.

Therapieprotokolle

„Chlorambucil Prednison (Knospe)" ☞ Protokoll 12.5.1			Wiederholung d 15
Chlorambucil	18 mg/m²/d	p.o.	d 1
Prednison	75 mg absolut	p.o.	d 1
	50 mg absolut	p.o.	d 2
	25 mg absolut	p.o.	d 3

Dosissteigerung von Chlorambucil um 5 mg/m²/d pro Zyklus – je nach Verträglichkeit – möglich

„R-Bendamustin" ☞ Protokoll 12.4.5			Wiederholung d 29
Rituximab	375 mg/m²/d	i.v.	d –6 (nur 1. Zyklus), d 0,
Bendamustin	90 mg/m²/d	i.v.	d 1–2

„Fludarabin" ☞ Protokoll 12.5.2 — Wiederholung d 29

| Fludarabin | 25 mg/m²/d | i.v. | d 1–5 |

„2-CDA mono" ☞ Protokoll 12.5.3 — Wiederholung d 22

| 2-CDA | 0,14 mg/kg/d | i.v./s.c. | d 1–5 |

„Fludarabin/Cyclophosphamid" ☞ Protokoll 12.5.4 — Wiederholung d 29

| Fludarabin | 25 mg/m²/d | i.v. | d 1–3 |
| Cyclophosphamid | 250 mg/m²/d | i.v. | d 1–3 |

„FCR" ☞ Protokoll 12.5.5 — Wiederholung d 28

Rituximab	375 mg/m²/d	i.v.	Zyklus 1: d 0
Rituximab	500 mg/m²/d	i.v.	ab Zyklus 2: d 0
Fludarabin	25 mg/m²/d	i.v.	d 1–3
Cyclophosphamid	250 mg/m²/d	i.v.	d 1–3

Weitere Therapieansätze

Transplantationsverfahren
Hochdosis-Chemotherapie und Knochenmark- bzw. Stammzelltransplantation (SZT) sind als potenziell kurative Therapieverfahren bei jüngeren Patienten zu betrachten.
- Bis zum Alter von 60–70 Jahren ist die *allogene* Transplantation bei Vorliegen eines HLA-kompatiblen Spenders als „Second-" oder „Third-line"-Therapie möglich.
- Ein wichtiger prognostischer Faktor für das Erreichen einer langfristigen Krankheitskontrolle ist das Vorhandensein einer Remission zum Zeitpunkt der allogenen Transplantation.
- Neue Therapieprotokolle im Rahmen der *allogenen* Transplantation beinhalten die Verwendung peripherer Blutstammzellen vom Spender mit T-Zell-Depletion zur Vermeidung schwerer GVHD-Reaktionen, sowie Fludarabin-haltige Konditionierungsprotokolle mit reduzierter Toxizität. Indikation zur allogenen SZT:
  - erneuter Progress/Rezidiv < 12 Monate nach Ansprechen auf Purinanaloga
  - Rezidiv < 24 Monate nach autologer SZT
  - p53-Mutation oder Deletion 17p und Therapiebedarf

Splenektomie
indiziert bei Hypersplenismus (Anämie, Thrombopenie) und autoimmunhämolytischer Anämie. Eine Fall-Kontrollstudie zeigt einen Überlebensvorteil für Stadium-Rai-IV-Patienten mit Thrombopenie nach Splenektomie (bei 7 % OP-Mortalität).

Prg: *Prognosefaktoren*
Ungünstige prognostische Parameter sind:
- Stadien Rai III/VI oder Binet B/C
- diffuser oder interstitieller Infiltrationstyp im Knochenmark
- initiale Lymphozytenzahl im Blut > 50 000/µl
- Anteil von Prolymphozyten (PL) > 10 % (sog. „CLL/PL")
- LDH > 240 U/l, β_2-Mikroglobulin > 3,5 mg/l, Thymidinkinase $_{Serum}$ > 7 U/l
- komplexe zytogenetische Aberrationen, TP53-Mutation, del 11q, del 17p
- Leukozytenverdopplungszeit < 1 Jahr
- Fehlen von IgV$_H$-Mutationen (naive B-Zellen)

- CD38-Expression > 30 %
- ZAP-70-Expression > 20 %

Prognostisch günstig sind:
- del 13q14 als alleinige zytogenetische Aberration

intermediärer Krankheitsverlauf:
- Trisomie 12 sowie normaler Karyotyp

Na: vierteljährliche Kontrollen von Blutbild und klinischem Verlauf, ggf. engmaschigere Kontrollen bei Komplikationen

Ad: **Deutsche CLL-Studiengruppe (DCLLSG).** Leitung: Prof. Dr. M. Hallek, Prof. Dr. B. Emmerich, Studienzentrale der DCLLSG, Klinik I für Innere Medizin, Universität Köln, 50924 Köln, ☎ 0221-4783988, Fax: 0221-47886886, E-Mail: cllstudie@uk-koeln.de

Lit:
1. Byrd JC, Furman RR, Coutre SE et al. Targeting BTK with ibrutinib in relapsed chronic lymphocytic leukemia. N Engl J Med 2013;369:32–42.
2. Eichhorst B, Dreyling M, Robak T et al. Chronic lymphocytic leukemia: ESMO Clinical Practice Guidelines for diagnosis, treatment and follow-up. Ann Oncol 2011;22 (Suppl 6):vi50–vi54.
3. Gribben JG. How I treat CLL up front. Blood 2010;115:187–197.
4. Hallek M, Pflug N. State of the art treatment of chronic lymphocytic leukaemia. Blood Rev 2011;25:1–9.
5. Landgren O, Albitar M, Ma W et al. B-cell clones as early markers for chronic lymphocytic leukemia. N Engl J Med 2009;360:659–667.
6. Martin-Subero JI, Lopez-Otin C, Campo E. Genetic and epigenetic basis of chronic lymphocytic leukemia. Curr Opin Hematol 2013;20:362–368.
7. Young RM, Staudt LM. Targeting pathological B cell receptor signalling in lymphoid malignancies. Nature Rev Drug Disc 2013;12:229–243.
8. Zenz T, Mertens D, Küppers R et al. From pathogenesis to treatment of chronic lymphocytic leukemia. Nat Rev Cancer 2010;10:37–50.

Web:
1. www.dcllsg.de — Dt CLL-Studiengruppe (DCLLSG)
2. www.lymphome.de — Kompetenznetz „Lymphome"
3. www.acor.org/leukemia/cll.html — CLL-Links und Informationen
4. cll.ucsd.edu — CLL-Research Consortium

7.5.3 Prolymphozytenleukämie (PLL)

K. Zirlik, J. Finke

Def: indolentes, leukämisch verlaufendes Lymphom mit klonaler Expansion lymphozytärer Zellen, aggressive Form der chronischen lymphatischen Leukämie. In 80 % B-zelluläre Prolymphozytenleukämie, in 20 % T-PLL

ICD-10: C91.3

Ep: Inzidenz in Deutschland: 2–3 Fälle/100 000/Jahr (2 % der CLL-Fälle). Erkrankungsalter meist > 70 Jahre, Verteilung ♂:♀ = 2:1.

Pg: *Charakteristika neoplastischer Prolymphozyten*
- B-lymphozytärer Typ (B-PLL) mit Expression von CD19, CD20, CD22, CD79b, FMC7, negativ für CD5, CD11c, CD23, CD103. Starke Expression von Oberflächen-Immunglobulin (IgM, zum Teil IgD)
- T-Prolymphozyten-Typ (T-PLL) mit Expression von CD2, CD3, CD5, CD7, CD52, negativ für CD1a, TdT. In 60 % der Fälle CD4+, in 20 % CD8+
- häufig Nachweis spezifischer Onkogene; bei T-PLL: TCL-1, MTCP-1, ATM; bei B-PLL: TP53, c-MYC

Zytogenetik/Molekulargenetik
Aberrationen des Karyotyps bei > 75 % der Patienten:
- del 11q23 (ATM), t(14;14) (TCL-1), t(11;14)(q13;q32) (bcl-1, Cyclin D), 14q+, inv(14)(q11;q32) v.a. bei T-PLL
- andere Aberrationen: Trisomie 12, del 6q-, t(6;12)(q15;p13), t(3;22)(q21;q11.2)

Path: *Blutausstrich*
- Lymphozytose mit unterschiedlichen lymphozytären Reifungsstufen
- Prolymphozytenanteil (unreif erscheinende Zellen mit prominenten Nukleolen) > 55 %, bis zu > 90 %

Knochenmark
- Infiltration > 30 % durch unreife Lymphozytenpopulation
- zunehmende Verdrängung der normalen Hämatopoese

Klass: *WHO-Klassifikation (2008):* malignes Non-Hodgkin-Lymphom, B-Zell- oder T-Zell-Form (B-PLL, T-PLL)

Sy: Nur geringe Lymphadenopathie, im Vordergrund stehen Zeichen der Splenomegalie und Knochenmarkinfiltration:
- Splenomegalie, abdominelle Beschwerden   75–95 %
- Anämie   50–70 %
- Thrombopenie   50–70 %
- Lymphozytose, häufig > 100 000/µl   65 %
- Blutungsneigung
- Müdigkeit, Leistungsminderung, Gewichtsverlust
- bei T-PLL: leukämische Hautinfiltrate, Ödeme (auch periorbital), Ergüsse, insbesondere der Pleura

Dg: *Anamnese, Klinik*
Untersuchung: Splenomegalie, Lymphknotenstatus, Blutungszeichen, Infektzeichen, Haut (Infiltrate)

7.5.3 Prolymphozytenleukämie (PLL)

Labor
- Blutbild, Differenzialblutbild, Retikulozyten, charakteristische Morphologie der Prolymphozyten im Blutausstrich. Anämie und Thrombopenie möglich
- Routinelabor mit Elektrolyten, Retentionswerten, Leberfunktion, LDH, CRP
- Immunologie: Immunglobuline quantitativ, Immunelektrophorese: Hypogammaglobulinämie, monoklonale Gammopathie
- empfohlen: Oberflächenmarker-Analyse: immunzytologische Untersuchung des Blutes durch FACS-Analyse: CD5 negativ (→ DD zur CLL)

Knochenmarkzytologie und -histologie
unreife Lymphozytenpopulation, Verdrängung der normalen Hämatopoese

Bildgebende Diagnostik
Röntgen Thorax, Sonografie Abdomen

DD:
- Splenomegalie bei anderen lymphatischen Erkrankungen, insbesondere CLL, Haarzell-Leukämie, Immunozytom, Mantelzell-Lymphom
- akute Leukämien

Ko: Leukostase bei Leukozytose > 200 000/µl → Leukozytenreduktion mittels Zytapherese empfohlen

Th: ***Therapeutische Grundsätze***

1. Die konventionelle Therapie der PLL ist nicht kurativ. Aufgrund der ungünstigeren Prognose ist im Vergleich zur CLL (☞ Kap. 7.5.2) ein aggressiveres Vorgehen gerechtfertigt. Alkylanzien mit/ohne Kortikosteroide führen lediglich zu Remissionsraten unter 20 %. Bereits in der Primärtherapie werden daher 2-Chlordeoxyadenosin (2-CDA), Pentostatin oder eine Chemo-Immuntherapie „FCR" (Fludarabin, Cyclophosphamid, Rituximab), „R-Bendamustin" oder „R-CHOP" eingesetzt.

2. Wirksamkeit von Alemtuzumab i. v. (monoklonaler Antikörper gegen CD52), v.a. bei T-PLL und B-PLL mit TP53-Deletion/-Mutation und von Rituximab (monoklonaler Antikörper gegen CD20), insbesondere bei der B-PLL

3. bei fitten Patienten nach Erreichen einer partiellen oder kompletten Remission bzw. allogene Transplantation erwägen

4. Bei symptomatischer Splenomegalie/Hypersplenismus: Splenektomie, ggf. Milzbestrahlung

5. ***CAVE:*** bei hoher Zellzahl unter Chemotherapie Entwicklung eines Tumor-Lyse-Syndroms (☞ Kap. 9.5) möglich → ausreichende Hydrierung, Alkalisierung, Gabe von Allopurinol

Behandlungskonzept bei Prolymphozytenleukämie

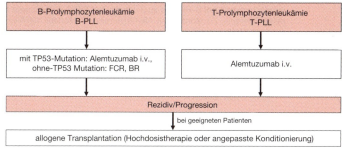

Therapieprotokolle

„2-CDA mono" ☞ Protokoll 12.5.3			Wiederholung d 22
2-CDA	0,14 mg/kg/d	i.v./s.c.	d 1–5

„Fludarabin/Cyclophosphamid" ☞ Protokoll 12.5.4			Wiederholung d 29
Fludarabin	25 mg/m²/d	i.v.	d 1–3
Cyclophosphamid	250 mg/m²/d	i.v.	d 1–3

„FCR" ☞ Protokoll 12.5.5			Wiederholung d 28
Rituximab	375 mg/m²/d	i.v.	Zyklus 1: d 0
Rituximab	500 mg/m²/d	i.v.	ab Zyklus 2: d 0
Fludarabin	25 mg/m²/d	i.v.	d 1–3
Cyclophosphamid	250 mg/m²/d	i.v.	d 1–3

„R-Bendamustin" ☞ Protokoll 12.4.5			Wiederholung d 29
Rituximab	375 mg/m²/d	i.v.	d −6 (nur 1. Zyklus), d 0
Bendamustin	90 mg/m²/d	i.v	d 1–2

„(R)-CHOP" ☞ Protokoll 12.4.2			Wiederholung d 22
Cyclophosphamid	750 mg/m²/d	i.v.	d 1
Doxorubicin	50 mg/m²/d	i.v.	d 1
Vincristin	1,4 mg/m²/d	i.v.	d 1, max. absolut 2 mg
Prednison	100 mg absolut	p.o.	d 1–5
± Rituximab	375 mg/m²/d	i.v.	d 0

„Alemtuzumab" ☞ Protokoll 12.5.6			Wiederholung d 28
Alemtuzumab	3 mg absolut	i.v.	d 1, Woche 1
Alemtuzumab	10 mg absolut	i.v.	d 2, Woche 1
Alemtuzumab	30 mg absolut	i.v.	d 3, Woche 1
Alemtuzumab	30 mg absolut	i.v.	d 1, 3, 5, Woche 2–13

Alemtuzumab-Zulassung vom Hersteller zurückgezogen, nur über Patientenprogramm erhältlich.

7.5.3 Prolymphozytenleukämie (PLL)

Prg: Insgesamt ungünstigere Prognose im Vergleich zur CLL. Die T-PLL ist durch einen aggressiveren Verlauf und ein kürzeres medianes Überleben gekennzeichnet (mittleres Überleben bei B-PLL bis zu 3 Jahren, bei T-PLL 6–8 Monate mit konventioneller Therapie, 20 Monate mit Alemtuzumab, 48 Monate mit Alemtuzumab und allogener Transplantation).

Prognosefaktoren
Ungünstige prognostische Faktoren sind
- bei der B-PLL: TP53-Deletion/-Mutation
- bei der T-PLL: hohe Leukozytenzahlen, kurze Lymphozytenverdoppelungszeit, hohe CD52- und TCL-1-Expression

Die neueren Prognosefaktoren bei CLL (Mutationsstatus IgV$_H$, CD38-Expression, ZAP70) zeigen bei PLL keinen Einfluss auf die Prognose.

Na: Blutbildkontrollen. Bei palliativer Therapiesituation symptomorientiertes Vorgehen

Lit:
1. Dearden C. How I treat prolymphocytic leukemia. Blood 2012; 120:538–551.
2. Dungarwalla M, Matutes E, Dearden CE. Prolymphocytic leukemia of B- and T-cell subtype: a state of the art paper. Eur J Haematol 2008;80:469–476.
3. Kalaycio ME, Kukreja M, Woolfrey AE et al. Allogeneic hematopoetic cell transplant for prolymphocytic leukemia. Biol Blood Marrow Transplant 2010;16:543–547.
4. Put N, Van Roosbroek K, Konings P et al. Chronic lymphocytic and prolymphocytic leukemia with MYC translocations: a subgroup with an aggressive disease course. Ann Hematol 2012;91:863–873.

Web:
1. www.lymphome.de — Kompetenznetz „Lymphome"
2. www.dcllsg.de — Dt CLL-Studiengruppe (DCLLSG)
3. www.leukemia.org — Leukemia Lymphoma Society

7.5.4 Haarzell-Leukämie (HCL)

K. Zirlik, J. Finke

Def: indolentes, leukämisch verlaufendes Lymphom mit klonaler Expansion atypischer B-Lymphozyten („Haarzellen"); T-Zell-Varianten in Einzelfällen beschrieben

ICD-10: C91.4

Ep: seltene Entität, etwa 2 % aller Leukämien. Inzidenz: 2–3 Fälle/1 000 000/Jahr, Alter der Patienten meist > 50 Jahre, Verteilung ♂:♀ = 4:1

Pg: *Charakteristika neoplastischer „Haarzellen"*
- Morphologie: lymphozytäre Zellen mit feinen zytoplasmatischen Ausläufern
- B-lymphozytärer Ursprung, Expression von CD19, CD20, CD22, FMC7
- Expression von PCA-1 (Plasmazell-Antigen), CD11c, CD25, CD103
- negativ für CD5, CD10, CD21, CD23
- Nachweis klonaler Immunglobulin-Rearrangements
- Expression von Zytokinen, z.B. TNF-α und bFGF, mit pathogenetischer Bedeutung für Knochenmarkfibrose
- Bei der klassischen Haarzell-Leukämie ist die Mutation BRAF V600E in 79 % der Patienten nachweisbar. Die biologische Bedeutung sowie die therapeutische Relevanz von BRAF-Inhibitoren sind noch nicht geklärt.

Path: *Blutausstrich*
relative Lymphozytose mit „Haarzellen"; mäßiggradige Panzytopenie

Knochenmark
initial hyperzelluläres, später hypozelluläres Mark. Fokale oder diffuse Infiltration > 30 % durch „haarzellige" Lymphozytenpopulation. Vermehrung argyrophiler Faserstrukturen, lokalisierte Markfibrose

Klass: *WHO-Klassifikation (2008):* reifzelliges B-NHL
Es werden zwei Formen unterschieden: die sog. klassische Haarzell-Leukämie und eine Variante (HCL-V).
Die Variante der Haarzell-Leukämie (HCL-V) unterscheidet sich sowohl klinisch als auch zytologisch, immunologisch und zytochemisch von der klassischen HCL. Morphologisch weisen die Zellen der HCL-V einen zentralen Nukleus mit dichtem Chromatin und einen prominenten Nukleolus auf, wobei die Erscheinungsform einer Mischung aus Haarzelle und Prolymphozyt entspricht. Immunphänotypisch sind die Zellen der HCL-V im Gegensatz zur klassischen HCL CD25-negativ, BRAF-Mutationen wurden nicht beschrieben.

7.5.4 Haarzell-Leukämie (HCL)

	Klassische Haarzell-Leukämie (HCL)	Haarzell-Leukämie-Variante (HCL-V)
Geschlechtsverteilung	4:1 (m:w)	1–2:1 (m:w)
Alter (Median, Jahre)	50–55	> 70
Leukozyten	häufig erniedrigt	erhöht, bis zu 400.000/µl
Lymphozytose	≤ 10 %	≥ 90 %
Monozyten	erniedrigt	normal
Hämoglobin	Anämie	oft normal
Thrombozyten	erniedrigt	häufig normal
Immunphänotyp	CD11c+, CD103+, CD25+	CD11c+, CD103+/–, CD25–

Sy: im asymptomatischen Stadium Zufallsbefund. Im Vordergrund der Symptomatik steht nicht die Lymphadenopathie, sondern eine ausgeprägte Splenomegalie:
- Splenomegalie, „Milztumor", abdominelle Beschwerden 75–95 %
- Hepatomegalie 40 %
- Lymphadenopathie 5 %
- Krankheitsgefühl, Müdigkeit, Leistungsminderung 80 %
- Infekte 30 %
- Monozytopenie 90 %
- Thrombopenie 80 %
- Neutropenie 66 %
- Panzytopenie 40 %
- Blutungskomplikationen, Ekchymosen 25 %

Dg: *Anamnese, Klinik*
Untersuchung: Hepato-/Splenomegalie, Lymphknoten, Blutungs-/Infektzeichen

Labor
- Blutbild, Differenzialblutbild, Retikulozyten: Panzytopenie möglich, charakteristische Leukopenie und Monozytopenie. Haarzellen-Morphologie diagnoseweisend
- Routinelabor mit Elektrolyten, Retentionswerten, Leberfunktion, LDH, CRP
- Nachweis von tartratresistenter saurer Phosphatase (TRAP): nur noch historische Bedeutung
- Oberflächenmarker-Analyse (FACS): immunzytologische Untersuchung auf Leitmarker der Haarzell-Leukämie: CD19, CD20, CD22, FMC7, PCA-1, CD11c, CD25, CD103

Knochenmarkzytologie und -histologie
- lymphozytäre Infiltration, „Haarzellen", Markfibrose
- **CAVE:** Knochenmarkaspiration oft nicht möglich (Punctio sicca bei Markfibrose), dann Biopsie diagnoseweisend

Bildgebende Diagnostik
Röntgen Thorax, Sonografie Abdomen

DD:
- Splenomegalie und Lymphadenopathie bei anderen lymphatischen Erkrankungen, insbesondere CLL, Immunozytom, Prolymphozytenleukämie, Mantelzell-Lymphom

- Panzytopenie bei Knochenmarkbefall durch andere Erkrankungen (akute Leukämien, Lymphome, myeloproliferative Syndrome, solide Tumoren), Vitamin-B_{12}- oder Folsäure-Mangel
- Myelodysplasie, aplastische Anämie, primäre Myelofibrose

Ko:
- Infekte (früher Haupttodesursache)
- Blutungskomplikationen
- Assoziation zu Periarteriitis nodosa, Vaskulitiden und rheumatoider Arthritis

Th: *Therapeutische Grundsätze*

1. Die Haarzell-Leukämie ist eine generalisierte, chronische Erkrankung. Bei adäquater Behandlung haben > 70 % der Patienten eine normale Lebenserwartung.

2. Die Einleitung der kausalen Therapie ist bei symptomatischer Erkrankung indiziert. Bei asymptomatischen Patienten sollte bei Progredienz der Zytopenie (neutrophile Granulozyten < 1 000/µl und/oder Thrombozyten < 100.000/µl und/oder Hämoglobin < 11 g/dl) eine Behandlung begonnen werden.

3. Im Gegensatz zur klassischen HCL, die einen chronisch-schleichenden Verlauf nimmt, zeigt die HCL-V einen aggressiven Verlauf mit kürzeren Überlebenszeiten und schlechterem Ansprechen auf herkömmliche Therapieformen. Ansprechrate auf Purinanaloga 50 %, schlechtes Ansprechen auf IFN α oder Zytostatika. Gute Erfolge mit Rituximab.

4. Die früher durchgeführte Splenektomie ist heute nur noch in Ausnahmefällen (schwerer Hypersplenismus, Milzruptur, therapierefraktäre Patienten etc.) indiziert. Therapieoption der HCL-V, bei Resitenz auf Purinanaloga oder bei einem Rezidiv kurz (< 6 Monate) nach Therapieende

Therapieverfahren

Die höchste Wirksamkeit haben Purinanaloga. Sowohl 2-Chlorodeoxyadenosin (2-CDA, Cladribin) als auch Deoxycoformicin (DCF, Pentostatin) sind wirksam. Eine prospektiv randomisierte Studie mit Vergleich der beiden Substanzen wurde bisher nicht durchgeführt. Interferon α wird in der Zweitlinientherapie eingesetzt.

2-Chlorodeoxyadenosin (2-CDA, Cladribin)
- Purinanalog, Antimetabolit mit selektiv lymphozytotoxischer Wirkung
- subkutane Injektion als Therapie der ersten Wahl bei Haarzell-Leukämie
- *Nebenwirkungen:* transiente Knochenmarksuppression, Übelkeit (selten Erbrechen, selten Kopfschmerzen, selten Müdigkeit). Schädigung normaler Lymphozyten mit Depletion von CD4+T-Zellen. Pneumocystis-jiroveci-Prophylaxe (Cotrimoxazol/Trimethoprim) empfohlen
- nach einem Therapiezyklus 80 % CR, nach zwei Therapiezyklen 95 % CR, mit lang anhaltender Remission. Gesamtüberleben nach 12 Jahren: 79 %. Auch als Therapie nach Versagen von Interferon α oder Deoxycoformicin (Pentostatin) geeignet (keine Kreuzresistenz bekannt)
- Eine minimal residuelle Erkrankung ist häufig detektierbar, allerdings gibt es keinen gesicherten Vorteil einer weiteren Behandlung mit 2-CDA in dieser Situation.

7.5.4 Haarzell-Leukämie (HCL)

Deoxycoformicin (DCF, Pentostatin)
- Purinanalog, Antimetabolit mit selektiv lymphozytotoxischer Wirkung
- alternativer Standard zu 2-CDA in der Erstlinientherapie der Haarzell-Leukämie
- *Nebenwirkungen:* transiente Knochenmarksuppression, geringe Depletion von CD4+-T-Zellen, reversibler Hautausschlag, Kopfschmerzen, Müdigkeit
- hohe Remissionsraten: CR 75–90 %
- Auch bei Pentostatin ist im Rezidiv eine erneute Behandlung nach lang anhaltender Remission (> 3 Jahre) möglich.

Interferon α
- in den 80er-Jahren einzig verfügbare Therapie, heute nur noch selten eingesetzt, v.a. bei ausgeprägter initialer Zytopenie oder bei Therapieversagen auf Purinanaloga
- effektive Therapie mit Ansprechraten von 75–80 %, wobei < 20 % der Patienten eine CR erreichen. Mittlere Remissionsdauer nur 25 Monate, daher Erhaltungstherapie sinnvoll. Rezidivrate liegt bei > 50 % innerhalb von 10 Jahren.
- *Nebenwirkungen:* grippeartiges Syndrom, gastrointestinale Beschwerden, zentralnervöse Störungen, periphere Neuropathie
- ggf. Paracetamol 500–1 000 mg als Begleitmedikation

Rezidivtherapie
- Bei Spätrezidiven nach 2-CDA-Behandlung werden bei erneuter 2-CDA-Gabe Remissionsraten von 40–60 % erreicht.
- Rituximab (anti-CD20): wirksam im Rezidiv, insbesondere in Kombination mit Purinanaloga. Die Kombination Fludarabin und Rituximab ergab im Rezidiv oder bei therapierefraktärer Haarzell-Leukämie ein progressionsfreies 5-Jahres-Überleben von 89 % und ein Gesamtüberleben von 83 %.
- Aktuelle Studien untersuchen den Nutzen von Cladribin plus Rituximab bei Rezidiven der Haarzell-Leukämie.

Therapieprotokolle

„2-CDA" ☞ Protokoll 12.5.3			Standard nur 1 Zyklus, ggf. Wdh. d 22
2-CDA	0,14 mg/kg/d	i.v./s.c.	d 1–5

„Pentostatin" ☞ Protokoll 12.5.7			Wiederholung d 15, 3–5 Zyklen
Pentostatin	4 mg/m²/d	i.v.	d 1

„Interferon α"			Therapiedauer 12–24 Monate
Interferon α	3×10^6 U/d	s.c.	3 ×/Woche

„FR"-Protokoll			Wiederholung d 28, 4 Zyklen
Rituximab	375 mg/m²/d	i.v.	d 1
Fludarabin	40 mg/m²/d	p.o.	d 1–5

Prg: 5-Jahres-Überlebensraten nach Therapie mit 2-CDA oder Pentostatin: 70–90 %

Na: initial engmaschige Befundkontrolle, später vierteljährliche Intervalle

Haarzell-Leukämie (HCL) 7.5.4

Lit:
1. Cannon T, Mobarek D, Wegge J et al. Hairy cell leukemia: current concepts. Cancer Invest 2008;26:860–865.
2. Cawley JC, Hawkins SF. The biology of hairy-cell leukaemia. Curr Opin Hematol 2010;17:341–349.
3. Else M, Dearden CE, Matutes E et al. Long-term follow-up of 233 patients with hairy cell leukaemia, treated initially with pentostatin or cladribine, at a median of 16 years from diagnosis. Br J Haematol 2009;145:733–740.
4. Forconi F. Hairy cell leukemia: biological and clinical overview from immunogenetic insights. Hematol Oncol 2011;29:55–66.
5. Gerrie AS, Zypchen LN, Connors JM. Fludarabine and rituximab for relapsed or refractory hairy cell leukemia. Blood 2012;119,1988–1991.
6. Golomb HM. Hairy cell leukemia: treatment successes in the past 25 years. J Clin Oncol 2008;26:2607–2609.
7. Grever MR. How I treat hairy cell leukemia. Blood 2010;115:21–28.
8. Robak T. Management of hairy cell leukemia variant. Leuk Lymphoma 2011;52(Suppl2) 53–56.
9. Tiacci E, Trifonov V, Schiavoni G et al. BRAF mutations in hairy-cell leukemia. N Engl J Med 2011;16;364:2305–2315.

Web:
1. www.haarzell-leukaemie.de — Selbsthilfegruppe HCL
2. www.lls.org — Leukemia Lymphoma Soc
3. www.hairycellleukemia.org — HCL Res Foundation
4. www.stil-info.de — StiL – Studiengruppe indolente Lymphome

7.5.5 Folliculäres Lymphom (FL)

A. Baumgarten, R. Marks, K. Heining-Mikesch, J. Finke

Def: niedrigmalignes Non-Hodgkin-Lymphom, ausgehend vom folliculären Zentrum lymphatischer Organe. Synonyme: „follicular center lymphoma" (FCL), „indolentes" Lymphom

ICD-10: C91

Ep: 15–20 % aller Non-Hodgkin-Lymphome, insbesondere in Westeuropa und Nordamerika (geringere Inzidenzraten in Asien). Mittleres Erkrankungsalter: 40.–60. Lebensjahr

Pg: *Pathogenese*
Entstehung im Keimzentrum des Lymphfollikels („Keimzentrums-Lymphom")

Molekulare Veränderungen
Translokation t(14;18)(q32;q21) in fast allen Fällen des Lymphoms nachweisbar
- → Translokation des bcl-2-Gens von Chromosom 18 auf 14 unter Kontrolle des Immunglobulin-Schwerkettenlokus (Nachweis mittels PCR)
- → bcl-2-Expression, Apoptose-Hemmung
- → Überlebensvorteil der FL-Zellen, Zytostatikaresistenz

Immunphänotypische Charakteristika der FL-Zellen
FACS-Analyse/Immunhistologie: negativ für CD5, positiv für CD19, CD20, bcl-2, z.T. CD10, bcl-6

Path: *Blutbild*
- bei leukämischen Verlaufsformen: Zentrozyten im Differenzialblutbild
- bei Knochenmarkbefall: Anämie, Thrombopenie, Granulozytopenie

Lymphknoten
- Lymphadenopathie
- charakteristische Lymphknotenhistologie

Knochenmark-/Organbefall
bei Diagnosestellung in 80 % der Fälle Knochenmark-, Leber- oder Milzbefall (Stadium IV)

Klass: *WHO-Klassifikation (2008):* follikuläres Lymphom (FL), reifzelliges B-NHL, Grad I–III

CAVE: Das FL Grad IIIB ist als hochmalignes Lymphom zu betrachten und zeigt in der Regel einen rascheren ungünstigeren Verlauf (☞ Kap. 7.5.1).

Stadieneinteilung
nach Ann Arbor (1971), Stadien I–IV, mit/ohne B-Symptome (☞ Kap. 7.5)

Sy: in lokalisierten Stadien in der Regel asymptomatisch (oft Zufallsbefund, „indolenter" Verlauf). Bei fortgeschrittener Erkrankung:
- Müdigkeit, Leistungsminderung, Blässe (Anämie)
- B-Symptome (Fieber, Nachtschweiß, Gewichtsverlust)
- indolente Lymphadenopathie
- Splenomegalie, Hepatomegalie, mit abdominellen Beschwerden

- Hautbefall, Organbefall (Lunge → respiratorische Störungen, ZNS → neurologische Störungen)
- opportunistische Infekte (Pneumonien, H. zoster), Antikörpermangel

Dg: *Anamnese, Klinik*
- Anamnese einschließlich zeitlichem Verlauf
- Untersuchungsbefund: Lymphknotenstatus, Milz/Leber, Haut, neurologischer Status, Infektzeichen, Blutungszeichen

Labor
- Blutbild (Anämie, Thrombopenie, Granulozytopenie), Differenzialblutbild (Zentrozyten), Retikulozyten
- Routinelabor mit Elektrolyten, Retentionswerten, Leberfunktionsparametern, LDH, CRP
- Immunologie: Immunglobuline quantitativ, Immunelektrophorese
- Oberflächenmarker-Expression: FACS-Analyse (CD5, CD10, CD19, CD20, CD22, CD23)

Bildgebung
- Röntgen Thorax, Sonografie Abdomen
- bei Verdacht auf lokalisierte Erkrankung (Stadium I/II): CT Thorax/Abdomen/Becken, ggf. MRT Schädel, zum Ausschluss eines höhergradigen Stadiums

Histologie: zur Diagnosestellung zwingend notwendig
- Lymphknotenbiopsie, mit Histologie/Immunhistologie
- Knochenmarkbiopsie (beidseitig) und -ausstrich

Histologische Klassifikation (Grading) follikulärer Lymphome

Grad	Zentroblasten pro HPF (High Power Field)
I	0–5 Zentroblasten
II	6–15 Zentroblasten
III	> 15 Zentroblasten
IIIA	> 15 Zentroblasten, Zentrozyten vorhanden
IIIB	> 15 Zentroblasten, in Feldern ohne Zentrozyten

DD: hochmaligne Lymphome, CLL, M. Hodgkin

Ko:
- Infekte
- bei längerer Erkrankungsdauer Gefahr der Transformation in ein hochmalignes Lymphom mit ungünstiger Prognose (Risiko nach 10 Jahren: 30 %)

Th: *Therapeutische Grundsätze*

1. Die Therapie erfolgt stadienadaptiert und nur bei bestehender Symptomatik oder drohenden Komplikationen.

2. In lokalisierten Stadien I–II (15–20 % der Patienten) werden in erster Linie lokal wirksame Therapieformen genutzt. Im Rahmen einer Extended-field-Bestrahlung mit 30–40 Gy besteht ein kurativer Therapieansatz.

3. In fortgeschrittenen Stadien III–IV (80–85 % der Patienten) sind systemische Behandlungsmodalitäten erforderlich. Ansprechraten und Remissionsdauer lassen sich durch die Kombination der systemischen Chemotherapie mit Rituximab (R) verbessern, insbesondere bei Patienten in gutem Allgemeinzustand

7.5.5 Follikuläres Lymphom (FL)

("fit"). Die konventionelle Chemotherapie ist palliativ. Antikörper-Monotherapie kann bei Patienten mit niedrigem Risikoprofil oder bei Kontraindikationen für intensivere Behandlungsverfahren (Patienten in eingeschränktem Allgemeinzustand oder mit Begleiterkrankungen, "nicht fit") eingesetzt werden. Nach Abschluss der kombinierten Immun-Chemotherapie folgt eine Erhaltungstherapie mit Rituximab über 2 Jahre.

4. Das FL zeigt häufig einen über Jahre hinweg stabilen, undulierenden, "indolenten" (30 % der Fälle) oder nur langsam progredienten Verlauf. In etwa 25 % der Fälle werden Spontanremissionen beobachtet.
   Indikationen zur Therapieeinleitung sind:
   - kurative Therapieoption in frühen Erkrankungsstadien durch Radiatio
   - symptomatische Lymphadenopathie oder Splenomegalie
   - deutliche B-Symptomatik
   - hämatopoetische Insuffizienz durch Knochenmarkinfiltration
   - Immundefizienz mit rezidivierenden Infekten

Behandlungskonzept des follikulären Lymphoms

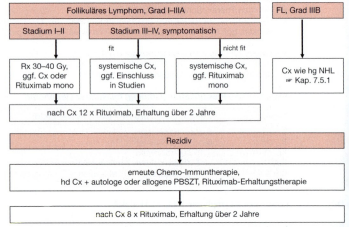

Cx Chemotherapie, fit guter Allgemeinzustand, hd Hochdosis, hg NHL hochmaligne Non-Hodgkin-Lymphome, PBSZT periphere Blutstammzelltransplantation, FL follikuläres Lymphom, R Rituximab, Rx Radiotherapie

Therapieverfahren

Ann-Arbor-Stadien I–II
- Extended-field-Strahlentherapie, Gesamtdosis 30–40 Gy. 5 Jahre rezidivfreies Überleben: 50–75 % (Spätrezidive sind möglich)
- alternativ bei hoher Tumorlast: kombinierte Chemo-Immuntherapie (3–4 Zyklen R-Bendamustin, R-CHOP) und Radiotherapie (involved field)
- Nach primärer Chemo-Immuntherapie folgt eine Erhaltungstherapie mit Rituximab über 2 Jahre in zweimonatigem Abstand (PRIMA-Studie). Im Rezidiv wird die Erhaltungstherapie nach erneuter kombinierter Immunchemotherapie in dreimonatigem Abstand durchgeführt.

- alternativ: Rituximab-Monotherapie
- Stadium I nach „diagnostischer R0-Resektion": „watch and wait" möglich

Ann-Arbor-Stadien III–IV
- Patienten ohne Risikofaktoren, „nicht fit" (bzw. höheres Alter)
  - bei Beschwerdefreiheit „watch and wait"
  - bei krankheitsassoziierten Beschwerden palliative Chemo-Immuntherapie (z. B. R-Bendamustin, R-CHOP, R-FC, gefolgt von einer Erhaltungstherapie mit Rituximab)
  - R-Bendamustin scheint gegenüber R-CHOP ein günstigeres Nebenwirkungsprofil aufzuweisen.
- Patienten medizinisch „fit":
  - bei Beschwerdefreiheit „watch and wait",
  - bei krankheitsbedingter Symptomatik kombinierte Chemo-Immuntherapie mit Anthrazyklin-haltigen Protokollen (z.B. R-CHOP, R-FCM) oder R-Bendamustin
- Patienten ≤60 Jahre mit Erkrankungsrezidiv: in der Regel erneute Chemo-Immuntherapie, ggf. gefolgt von Hochdosis-Chemotherapie und autologer PBSZT
- Die Radioimmuntherapie zur Konsolidierung nach Rituximab-haltiger Vortherapie zeigt keinen Einfluss auf das progressionsfreie Überleben.
- Eine Erhaltungstherapie mit Interferon α zeigt *keinen* Einfluss auf das Gesamtüberleben.
- *CAVE:* Das FL Grad IIIB wird entsprechend hochmalignen NHL behandelt (☞ Kap. 7.5.1).

Neue Therapieansätze
- Nach Versagen einer Chemotherapie kann der Einsatz von radiokonjugierten Antikörpern wirksam sein, z.B. ^{131}J-anti-CD20 (Tositumomab) oder ^{90}Y-anti-CD20 (Ibritumomab).
- Vakzinationsstrategien mit lymphomspezifischen Idiotyp-Immunglobulinen zeigten in Studien eine Verbesserung des progressionsfreien Überlebens (PFS).
- Neue B-Zell-Antikörper (z. B. Obinutuzumab, Ofatunumab) sowie Antikörperkonjugate (CD22, CD79) werden in Studien getestet.
- Immunmodulatoren, Proteasomeninhibitoren, mTOR-Inhibitoren, Tyrosinkinaseinhibitoren (PI3K), bcl2-Inhibitoren, in klinischen Studien.

Hochrisikosituation
bei Hochrisikosituation und ungünstiger Prognose (Rezidivpatienten) Hochdosistherapie und autologe Stammzelltransplantation (PBSZT) erwägen. Möglicher Stellenwert von allogenen Therapieprotokollen mit reduzierter Konditionierungsintensität (☞ Kap. 5.4) bei aggressivem Verlauf und Rezidiv nach autologer PBSZT

Therapieprotokolle

„(R)-CHOP" ☞ Protokoll 12.4.2			Wiederholung d 22
Rituximab	375 mg/m²/d	i.v.	d 0, 24 h–4 h vor CHOP
Cyclophosphamid	750 mg/m²/d	i.v.	d 1
Doxorubicin	50 mg/m²/d	i.v.	d 1
Vincristin	1,4 mg/m²/d	i.v.	d 1, max. 2 mg absolut
Prednison	100 mg absolut	p.o.	d 1–5

7.5.5 Folliculäres Lymphom (FL) — Hämatologische Neoplasien

„(R)-Bendamustin" ☞ Protokoll 12.4.5			Wiederholung d 29
Bendamustin	100* mg/m^2/d	i.v.	d 1 + 2, 4–6 Zyklen
± Rituximab	375 mg/m^2/d	i.v.	d –6**, d 0, d 29

* bei Rituximab-Gabe: 90 mg/m^2/d Bendamustin, **nur bei 1. Zyklus

„FCR" ☞ Protokoll 12.5.5			Wiederholung d 28
Rituximab	375 mg/m^2/d	i.v.	d 1, Zyklus 1
Rituximab	500 mg/m^2/d	i.v.	d 1, ab Zyklus 2
Fludarabin	25 mg/m^2/d	i.v.	d 1–3
Cyclophosphamid	250 mg/m^2/d	i.v.	d 1–3

„Rituximab mono" ☞ Protokoll 12.5.8			Wiederholung wöchentlich
Rituximab	375 mg/m^2/d	i.v.	d 1

Prg: *Überlebenszeiten*
Bei konventioneller Therapie (ohne Transplantationsverfahren) liegt das mittlere Überleben der Patienten bei 8–10 Jahren. Bei 5–60 % der Patienten: Übergang in ein hochmalignes Lymphom innerhalb von 10 Jahren

Risikofaktoren entsprechend „Follicular Lymphoma International Prognostic Index" (FL IPI):
- Alter > 60 Jahre
- Ann-Arbor-Stadium III–IV
- erhöhte LDH
- Hämoglobin < 12 g/dl
- Befall von > 4 Lymphknotenstationen

Prognose entsprechend FL IPI

Risikogruppe	Zahl der Risikofaktoren	Häufigkeit	Überlebensrate	
			5 Jahre	10 Jahre
niedrig	0–1	36 %	91 %	71 %
intermediär	2	37 %	78 %	51 %
hoch	≥ 3	27 %	53 %	36 %

Na:
- bei fortgeschrittener Erkrankung und palliativer Therapiesituation in der Regel symptomorientiertes Vorgehen
- bei frühen Erkrankungsstadien: Strahlentherapie mit kurativer Therapieoption

Ad: **Deutsche Studiengruppe „Niedrigmaligne Lymphome" (GLSG).** Leitung: Prof. Dr. W. Hiddemann, Studienzentrale der Med. Klinik III, Klinikum der LMU – Großhadern, Tegernseer Landstraße 243, München, ☎ 089-70954900, Fax: 089-70957900, E-Mail: studyce@med.uni-muenchen.de

Follikuläres Lymphom (FL) 7.5.5

Lit:
1. Al Khabori M, de Almeida J, Guyatt GH et al. Autologous stem cell tansplantation in follicular lymphoma: a systematic review and meta-analysis. J Natl Cancer Inst 2012;104:18–28.
2. Dreyling M, Ghielmini M, Marcus R et al. Newly diagnosed and relapsed follicular lymphoma: ESMO Clinical Practice Guidelines for diagnosis, treatment and follow up. Ann Oncol 2011;22 (Suppl6):vi59–vi63.
3. Jacobson CA, Freedman AS. Early stage follicular lymphoma, current management and controversies. Curr Opin Oncol 2012;24:475–479.
4. Schaaf M, Reiser M, Borchmann P et al. High-dose therapy with autologous stem cell transplantation versus chemotherapy or immune-chemotherapy for follicular cancer in adults. Cochrane Datbase Syst Rev 2012; CD 007678.
5. Sehn LH, Fenske TS, Laport GG. Follicular lymphoma: prognostic factors, conventional therapies, and hematopoietic cell transplantation. Biol Blood Marrow Transplant 2012;18 (1Suppl):S82–91.
6. Vidal L, Gafter-Gvili A, Salles G et al. Rituximab maintenance for the treatment of patients with follicular lymphoma: an updated systematic review and metaanalysis of randomized trials. J Natl Cancer Inst 2011;103:1799–1806.
7. Zinzani PL, Marchetti M, Billio A et al. SIE, SIES, GITMO revised guidelines for the management of follicular lymphoma. Am J Henatol 2013;88:185–192.

Web:
1. www.lymphome.de — Kompetenznetz „Lymphome"
2. www.lymphomainfo.net/nhl/follicular.html — Lymphoma Info Network
3. www.lymphomation.org/type-follicular.htm — Lymphoma Info Portal
4. www.lls.org — Leukemia Lymphoma Soc

7.5.6 Mantelzell-Lymphom (MCL)

A. Baumgarten, K. Heining-Mikesch, J. Finke, R. Marks

Def: B-zelluläres Non-Hodgkin-Lymphom, ausgehend von der inneren Mantelzone befallener Lymphknoten. Charakteristisch sind diffuse Infiltrate lymphozytärer Zellen, meist mit zentrozytärer Morphologie.

ICD-10: C91

Ep: 3–5 % aller Non-Hodgkin-Lymphome; mittleres Alter: 60–70 Jahre; Verteilung ♂:♀ = 4:1

Pg: *Pathogenese*
Entstehung in der inneren Mantelzone von lymphatischen Geweben („mantle cell lymphoma", MCL)

Molekulare Veränderungen
Translokation t(11;14)(q13;q32)
- → Translokation von CCND1 (Cyclin D) von Chromosom 11 auf 14 unter Kontrolle des Immunglobulinlokus
- → Überexpression von Cyclin D1, Phosphorylierung von Rb, Verlust der Zellzykluskontrolle, Proliferation

Immunphänotypische Charakteristika der MCL-Zellen
- FACS-Analyse: Zellen positiv für CD5 (selten negativ), CD19, CD20, CD22, negativ für CD10, CD23, bcl-2
- Immunhistologie: nukleäre Cyclin-D1-Expression (prognostisch relevant)

Path: *Blutbild*
bei Knochenmarkbefall: Anämie, Thrombopenie, Granulozytopenie

Lymphknoten
- Lymphadenopathie
- charakteristische Lymphknotenhistologie

Knochenmark-/Organbefall
bei Diagnosestellung in 90 % der Fälle Leber-, Milz- oder Knochenmarkbefall, z.T. mit leukämischem Verlauf; häufige extranodale Manifestationen im Gastrointestinaltrakt

Klass: *WHO-Klassifikation (2008):* Mantelzell-Lymphom, reifzelliges B-NHL. Subtypen:
- rundzellig-lymphozytäre Form (DD CLL)
- blastoide (pleomorphe) Form

CAVE: Das blastoide MCL ist als hochmalignes Lymphom zu betrachten und zeigt in der Regel einen rascheren ungünstigeren Verlauf (☞ Kap. 7.5.1).

Stadieneinteilung
nach Ann Arbor (1971), Stadien I–IV, mit/ohne B-Symptome (☞ Kap. 7.5)

Sy: frühe Dissemination und aggressiver Verlauf mit ausgeprägter B-Symptomatik. In lokalisierten Stadien z.T. asymptomatisch. Bei fortgeschrittener Erkrankung:
- Müdigkeit, Leistungsminderung, Blässe (Anämie)
- B-Symptome (Fieber, Nachtschweiß, Gewichtsverlust)

- Lymphadenopathie
- Splenomegalie, Hepatomegalie, mit abdominellen Beschwerden
- extralymphatischer Befall: Haut, Gastrointestinaltrakt, Leber, Lunge, ZNS
- Infekte (Pneumonien, Herpes zoster, Pneumocystis jiroveci), Antikörpermangel

Dg: *Anamnese, Klinik*
- Anamnese einschließlich zeitlichem Verlauf
- Untersuchungsbefund: Lymphknotenstatus, Milz/Leber, Haut, neurologischer Status, Infektzeichen, Blutungszeichen

Labor
- Blutbild (Anämie, Thrombopenie, Granulozytopenie), Differenzialblutbild, Retikulozyten, z.T. Zentrozytennachweis
- Routinelabor mit Elektrolyten, Retentionswerten, Leberfunktion, LDH, CRP
- Immunologie: Immunglobuline quantitativ, Immunelektrophorese
- FACS-Analyse: CD5, CD10, CD19, CD20, CD22, CD23, Cyclin D1 (nukleär)
- FISH: t(11;14)

Histologie: zur Diagnosestellung zwingend notwendig
- Lymphknotenbiopsie, mit Histologie/Immunhistologie und Bestimmung der möglichen Überexpression von SOX11 als spezifischer Marker
- Knochenmarkbiopsie und -ausstrich

Bildgebung
- Röntgen Thorax, Sonografie Abdomen
- bei Verdacht auf lokalisierte Erkrankung (Stadium I/II): CT Thorax/Abdomen, ggf. MRT Schädel, zum Ausschluss eines höhergradigen Stadiums
- ggf. Ösophago-Gastro-Duodenoskopie (Ausschluss einer Beteiligung des Gastrointestinaltrakts, „lymphomatöse Polypose")

DD: hochmaligne Lymphome, CLL, M. Hodgkin

Ko: Infekte

Th: **Therapeutische Grundsätze**

1. Die Therapie erfolgt stadienadaptiert.

2. In lokalisierten Stadien I–II (10 % der Patienten) werden in erster Linie lokal wirksame Therapieformen genutzt. Im Rahmen einer Involved-field-Bestrahlung mit 30–40 Gy besteht ein kurativer Therapieansatz.

3. In fortgeschrittenen Stadien III–IV (90 % der Patienten) sind systemische Behandlungsmodalitäten erforderlich, jedoch ist die konventionelle Chemo-Immuntherapie als palliativ zu betrachten. Bei symptomatischer Erkrankung sowie bei blastären Varianten ist eine Behandlung indiziert. Bei indolentem und asymptomatischem Verlauf ist „watch and wait" möglich.

4. Das MCL ist durch ungünstige Prognose, geringes Ansprechen auf die Therapie und raschen Verlauf gekennzeichnet → Therapieeinleitung bei Diagnosestellung, insbesondere in frühen Stadien. Durch den Einsatz monoklonaler Antikörper und intensiverer Behandlungsstrategien (mit Cytarabin in der Primärtherapie), sowie Hochdosischemotherapie und autologe sowie allogene Transplantationsverfahren hat sich die Prognose insbesondere für Patienten mit nicht-blastären MCL deutlich verbessert.

5. Eine Hochdosistherapie mit allogener Transplantation bietet möglicherweise kurative Therapieoptionen bei jüngeren Patienten und sollte im Erkrankungsrezidiv in Erwägung gezogen werden. Das Rezidivrisiko nach allogener SZT korreliert mit der Anzahl der Vortherapien.

Therapieverfahren

Ann-Arbor-Stadien I–II
- kombinierte Chemo-Immuntherapie (3–4 × R-CHOP) und Radiotherapie (involved field) analog der Behandlung hochmaligner Lymphome
- bei asymptomatischen Patienten und nicht-blastoider Variante „watch and wait" möglich

Ann-Arbor-Stadien III–IV
bei Patienten > 65 Jahre oder „nicht fit":
- palliative Chemotherapie mit R-CHOP, gefolgt von einer Rituximab-Erhaltungstherapie bis zum Progress, alternativ: R-Bendamustin
- Rituximab-Monotherapie bei Komorbidität

bei Patienten ≤ 65 Jahre und mit gutem Allgemeinzustand (Karnofsky ≥ 80 %, ☞ Kap. 1.8), „fit":
- Remissionsinduktion z.B. mit Anthrazyklin- und Cytarabin-haltiger Chemotherapie in Kombination mit Rituximab, gefolgt von Hochdosischemotherapie und autologer PBSZT in erster Remission: 3 × R-CHOP/R-DHAP im Wechsel → Konditionierung mit AraC/Melphalan/TBI oder BEAM → autologe PBSZT

Neue Therapieansätze
- Die Bedeutung einer Rituximab-Erhaltungstherapie ist für ältere Patienten (> 65 Jahre) nach alleiniger R-CHOP-Induktion gesichert.
- Neue Therapieprinzipien: Temsirolimus und Bortezomib, sind als Monotherapie in der Rezidivsituation zugelassen. Lenalidomid und Ibrutinib werden in der Rezidivsituation sowie in der Induktionstherapie in Studien untersucht.
- Der Stellenwert der Hochdosistherapie mit autologer Stammzelltransplantation (SZT) in erster Remission wurde in mehreren klinischen Studien belegt. Die Hochdosistherapie mit allogener Transplantation ist möglicherweise als kurativer Ansatz zu betrachten. Verschiedene Konditionierungsprotokolle werden in Studien geprüft.

Therapieprotokolle

„(R)-CHOP" ☞ Protokoll 12.4.2			Wiederholung d 22
Rituximab	375 mg/m²/d	i.v.	d 0, 24–4 h vor CHOP
Cyclophosphamid	750 mg/m²/d	i.v.	d 1
Doxorubicin	50 mg/m²/d	i.v.	d 1
Vincristin	1,4 mg/m²/d	i.v.	d 1, max. 2 mg absolut
Prednison	100 mg absolut	p.o.	d 1–5

„(R)-DHAP" ☞ Protokoll 12.4.4			Wiederholung d 22
Cisplatin	100 mg/m²/d	i.v.	d 1
Cytosin-Arabinosid	2 × 2 g/m²/d	i.v.	d 2, über 3 h, alle 12 h
Dexamethason	40 mg absolut	i.v.	d 1–4, alternativ: Gabe p.o.
± Rituximab	375 mg/m²/d	i.v.	d 0, 24–4 h vor DHAP

„(R)-Bendamustin" ☞ Protokoll 12.4.5			Wiederholung d 29
Bendamustin	100* mg/m²/d	i.v.	d 1 + 2, 4–6 Zyklen
± Rituximab	375 mg/m²/d	i.v.	d –6**, d 0, d 28***

* bei Rituximab-Gabe: 90 mg/m²/d Bendamustin, **nur bei 1. Zyklus, ***nach letztem Zyklus

„FCR" ☞ Protokoll 12.5.5			Wiederholung d 28
Rituximab	375 mg/m²/d	i.v.	d 0
Fludarabin	25 mg/m²/d	i.v.	d 1–3
Cyclophosphamid	250 mg/m²/d	i.v.	d 1–3

„Rituximab mono" ☞ Protokoll 12.5.8			Wiederholung wöchentlich
Rituximab	375 mg/m²/d	i.v.	d 1

Prg: *Prognosefaktoren: Ungünstige prognostische Parameter sind:*
- Ann-Arbor-Stadien III–IV
- Hepatosplenomegalie, extranodale Manifestation, B-Symptome
- Anämie, pathologische Leberwerte, erhöhtes β2-Mikroglobulin, Ki67 > 40–60 %
- Therapieresistenz: keine komplette Remission nach initialer Therapie
- ungünstiger „International Prognostic Index (IPI)" (☞ Kap. 7.5.1)
- MIPI (MCL International Prognostic Index) berücksichtigt: Alter, Karnofsky-Index, LDH, Leukozytenzahl; diese werden mit einem Faktor multipliziert
- Die prognostische Wertigkeit einer Überexpression von Sox11 ist nicht endgültig validiert.

Überlebenszeiten
Mittleres Überleben 4 Jahre, in fortgeschrittenen Stadien < 2 Jahre

Na: bei fortgeschrittener Erkrankung und palliativer Therapiesituation in der Regel symptomorientiertes Vorgehen

Ad: **Deutsche Studiengruppe „Niedrigmaligne Lymphome" (GLSG).** Leitung: Prof. Dr. W. Hiddemann, Studienzentrale der Med. Klinik III, Klinikum der LMU – Großhadern, Tegernseer Landstraße 243, München, ☎ 089-70954900, Fax: 089-70957900, E-Mail: studyce@med.uni-muenchen.de

European MCL Network (EMN). Koordination: Prof. Dr. M. Dreyling, Prof. Dr. W. Hiddemann. Med. Klinik III, Klinikum der LMU – Großhadern, Marchioninistraße 15, 81377 München, ☎ 089-70952202, Fax: 089-70952201

Lit:
1. Deng C, Lee S, O'Connor OA. New strategies in the treatment of Mantle cell lymphoma. Clin Cancer Res 2012;18:3499–3508.
2. Ghielmini M, Zucca E. How I treat mantle cell lymphoma. Blood 2009;114:1469–1476.
3. Herrmann A, Hoster E, Zwingers T et al. Improvement of overall survival in advanced stage mantle cell lymphoma. J Clin Oncol 2009;27:511–518.
4. Kluin-Nelemans HC, Hoster E, Hermine O et al. . Treatment of older patients with mantle cell lymphoma. N Engl J Med. 2012;367(6):520–31.
5. Rummel MJ, Niederle N, Maschmeyer G et al. Bendamustine plus Rituximab versus CHOP plus Rituximab as first-line treatment for patients with indolent and mantle-cell lymphomas: an open-label, multicentre, randomised, phase 3 non-inferiority trial. Lancet. 2013;381(9873):1203–1210.

6. Sander B. Mantle cell lymphoma: recent insights into pathogenesis, clinical variability, and new diagnostic markers. Semin Diagn Pathol 2011;28:245–255.
7. Vose JM. Mantle cell lymphoma: 2012 update on diagnosis, risk stratification, and clinical management. Am J Hematol 2012;87:605–609.

Web:

1. www.lymphome.de — Kompetenznetz „Lymphome"
2. alf3.urz.unibas.ch/pathopic/intro.htm — Pathologie-Datenbank
3. www.lymphomainfo.net/nhl/types/mantle.html — Lymphoma Info Network
4. www.dgho-onkopedia.de/de/onkopedia/leitlinien — DGHO-Leitlinien

7.5.7 Primär kutane T-Zell-Lymphome (CTCL)

A. Baumgarten, C. Marks, R. Marks, J. Finke

Def: Gruppe von T-Zell-Erkrankungen (T-Zell-Lymphome) mit primär kutanem Lokalisationsmuster. In Spätstadien zum Teil systemische Ausbreitung.

- *Mycosis fungoides (MF)*
  häufigstes Non-Hodgkin-Lymphom der T-Zell-Reihe, klonale Proliferation von CD4+-T-Lymphozyten. Stadienabhängig lokalisierte oder generalisierte kutane Manifestationen, später systemische Manifestationen
- *Sézary-Syndrom (SS)*
  leukämische Form der Mycosis fungoides mit generalisierter exfoliativer Erythrodermie, Organbefall, Nachweis zirkulierender Sézary-Zellen und ungünstiger Prognose
- *Lymphomatoide Papulose (LyP)*
  chronische, zum Teil selbstheilende Erkrankung mit papulonodulärem Muster und dem histologischen Bild eines T-Zell-Lymphoms. Die Erkrankung zeigt in der Regel einen chronischen, gutartigen Verlauf mit sehr variabler Krankheitsdauer.
- *Primär kutanes, anaplastisches großzelliges Lymphom*
  kutanes großzelliges CD30-positives-T-Zell-Lymphom mit guter Prognose. Klinische Präsentation mit teilweise gruppierten Knoten in einem Areal
- *Extranodales NK-/T-Zell-Lymphom, nasaler Typ*
  sehr aggressives Lymphom mit Plaques an Stamm oder Extremitäten, teilweise im nasofazialen Bereich. Histologisch zeigen sich atypische Lymphozyten in perivaskulärer Anordnung mit teilweise angioinvasivem Wachstum.
- *Subkutan pannikulitisartiges T-Zell-Lymphom*
  Infiltration der Subkutis durch CD8$^+$-Lymphomzellen mit Nachweis zytotoxischer Marker. Häufig begleitet von Hämophagozytose durch Histiozyten

ICD-10: C84

Ep: selten. Inzidenz der Mycosis fungoides: 3–4 Fälle/1 000 000/Jahr. Erkrankungsalter meist zwischen 30–70 Jahren, Verteilung ♂:♀ = 3:2. Sézary-Syndrom: 0,2 Fälle/1 000 000/Jahr
Bei kutanem Lymphombefall liegt in 70 % der Fälle ein T-Zell-Lymphom vor. 90 % der kutanen T-Zell-NHL sind T-Helferzell-Lymphome (CD4+).

Pg: *Risikofaktoren*
- über Jahre bestehende Dermatitiden
- keine klare Assoziation zu Viren, ionisierender Strahlung, Chemikalien oder Medikamenten
- Hypermethylierung in der Promotorregion von Tumorsuppressorgenen ist beschrieben

Pathogenese
Neuere Daten weisen auf eine unterschiedliche Pathogenese von Mycosis fungoides und Sézary-Syndrom hin.
- Mycosis fungoides: Entstehung aus Memory-T-Zellen der Haut, Expression von CCR4 und CLA
- Sézary-Syndrom: Entstehung aus zentralen Memory-T-Zellen, Expression von CCR7, CD27 und L-Selectin

7.5.7 Primär kutane T-Zell-Lymphome (CTCL) — Hämatologische Neoplasien

Path: *Verlauf*
protrahierter Verlauf über Jahre hinweg. Häufig bestehen bereits vor Diagnosestellung Hautinfiltrate, deren Dignität retrospektiv nicht geklärt werden kann.
- kutaner Befall: prämykotisch/ekzematös: plaqueartig, tumorartig
- systemischer Befall: Lymphknoten, Organe, Knochenmark

Mycosis fungoides
- Mycosis-Zellen („Lutzner-Zellen"): atypische T-Zellen mit irregulären, zerebriformen Nuclei. Phänotyp reifer T-Helferzellen, positiv für CD2, CD3, CD4, CD5, CD7, CD25 und CD45RO
- Nachweis klonaler T-Zell-Rezeptorgen-Rearrangements
- Zytogenetik: z.T. chromosomale Aberrationen von 1p, 10q, 17p, 19
- bandförmige Infiltration der Kutis-Epidermis-Grenze mit Invasion in das Epithel
- „Pautrier's Mikroabszesse": intraepidermale Ansammlungen von Mycosis-Zellen, interdigitierenden Retikulumzellen und Langerhans-Zellen

Sézary-Syndrom
- „Sézary-Zellen": zirkulierende Form der Mycosis-(Lutzner-)Zellen im peripheren Blut (> 1 000/mm^3) mit Nachweis einer monoklonalen T-Zell-Population (PCR), CD4/CD8-Ratio > 10
- Erythrodermie mit dichten Infiltraten von Mycosis-/Sézary-Zellen

Klass: *WHO-Klassifikation:* reifzelliges T-Zell-Lymphom, Mycosis fungoides/Sézary-Syndrom

WHO-/EORTC-Klassifikation für primär kutane T-/NK-Zell-Lymphome

Typ
- Mycosis fungoides

- Mycosis fungoides-Varianten
  – Follikulotrope Mycosis fungoides
  – Pagetoide Retikulose
  – „Granulomatous slack skin"

- Sézary-Syndrom

- Adulte T-Zell-Leukämie/Lymphom
  – Primär kutane CD30-positive Lymphoproliferationen
  – Primär kutanes, anaplastisch großzelliges Lymphom

- Lymphomatoide Papulose
- Subkutanes pannikulitisartiges T-Zell-Lymphom
- Extranodales NK-/T-Zell-Lymphom, nasaler Typ

- Primär kutanes, peripheres T-Zell-Lymphom, unspezifiziert
  – Primär kutanes, aggressives epidermotropes, CD8-positives T-Zell-Lymphom (provisorisch)
  – Kutanes γ/δ-T-Zell-Lymphom (provisorisch)

- Primär kutanes, CD4-positives pleomorphes T-Zell-Lymphom (provisorisch)

Mycosis fungoides/Sézary-Syndrom:
Stadieneinteilung nach ISCL und EORTC (2007)

Stadium	Definition
T	*Primäre Hautläsion*
T0	klinisch oder histologisch unverdächtige Läsionen
T1	lokal begrenzte Läsionen, Papeln oder Plaques auf < 10 % der Haut
T2	generalisierte Läsionen, Papeln oder Plaques auf ≥ 10 % der Haut
T3	ein oder mehrere kutane Tumoren, Tumoren ≥ 1 cm Durchmesser
T4	generalisierte Erythrodermie (> 80 % der Körperoberfläche)
N	*Beteiligung peripherer Lymphknoten*
N0	Lymphknoten klinisch und histologisch unauffällig (≤ 1,5 cm)
N1	Lymphknoten ≥ 1,5 cm, histologisch unauffällig[1]
N2	Lymphknoten ≥ 1,5 cm, histologisch beteiligt, LK-Architektur erhalten
N3	Lymphknoten ≥ 1,5 cm, histologisch beteiligt, LK-Architektur partiell oder komplett aufgehoben
M	*Organ-/Knochenmarkbefall*
M0	keine Organbeteiligung
M1	Organbefall und/oder Knochenmark-Infiltration > 40 %
B	*Leukämischer Verlauf (Sézary-Syndrom)*
B0	< 5 % der Lymphozyten sind atypische Zellen im peripheren Blut
B1	≥ 5 % der Lymphozyten sind atypische Zellen im peripheren Blut
B2	≥ 1 000 Sezary-Zellen/µl

[1] In histologisch unauffälligen, klinisch vergrößerten Lymphknoten kann bei Anwendung sensitiver Techniken (T-Zell-Rezeptor-Rearrangements) in der Regel ein Befall nachgewiesen werden.

Stadieneinteilung nach AJCC (Mycosis fungoides)

Stadium	ISCL-/EORTC-Klassifikation			mittleres Überleben
IA	T1	N0	M0	8–12 Jahre
IB	T2	N0	M0	
IIA	T1–2	N1	M0	4–8 Jahre
IIB	T3	N0–1	M0	
III	T4	N0–1	M0	3–4 Jahre
IVA	jedes T	N2–3	M0	2–3 Jahre
IVB	jedes T	jedes N	M1	< 1 Jahr

Sy: *Allgemeinsymptome*
- Müdigkeit, Leistungsminderung, Gewichtsverlust
- Lymphadenopathie, Leber-/Milzbefall mit Hepato-/Splenomegalie
- Organbefall mit Funktionsstörungen (Lunge, ZNS etc.)
- B-Symptome mit Fieber, Nachtschweiß, Gewichtsverlust

7.5.7 Primär kutane T-Zell-Lymphome (CTCL) — Hämatologische Neoplasien

Hautveränderungen (insbesondere Mycosis fungoides)
große Variabilität und fluktuierende Symptomatik:
- „prämykotisches Stadium": Pruritus, ekzematoide Hautveränderungen, lokalisiert bis generalisiert, Alopezie, Palmar-/Plantarkeratosen
- „Plaque-Stadium": derbe, plattenartige infiltrative Hautläsionen, „Facies leontina" bei Gesichtsbefall
- „Tumorstadium": Bildung leicht zerfallender ulzerierender Hauttumoren
- Erythrodermie, mit Exfoliation, Ödem, Lichenifizierung, Pruritus

Dg: *Anamnese, Klinik*
- Anamnese einschließlich Risikofaktoren, Hautveränderungen, Juckreiz
- Untersuchung: Haut, Lymphknoten, Milz/Leber, Blutungs-/Infektzeichen

Labor
- Blutbild, Differenzialblutbild (Sézary-Zellen), Retikulozyten
- Routinelabor mit Elektrolyten, Leber-/Nierenfunktion, LDH, CRP
- immunzytologische Untersuchung durch FACS-Analyse: CD4+-Zellen

Histologie
- Hautbiopsie mit Immunhistologie und Klonalitätsanalyse
- Knochenmarkbiopsie und Zytologie/Immunzytologie
- ggf. Lymphknotenbiopsie

Bildgebung
Röntgen Thorax, Sonografie Abdomen

Diagnosekriterien

Mycosis fungoides
Nach ISCL/EORTC liegt eine Mycosis fungoides vor, wenn vier Punkte durch Erfüllen folgender Kriterien erreicht werden:

1. *klinische Kriterien:* persistente ekzematoide Hautveränderungen und Lage in nicht sonnenexponierter Region, Größen-/Formvarianz der Läsionen, Poikilodermatose (1 Kriterium erfüllt: 1 Punkt, ≥2 Kriterien erfüllt: 2 Punkte)
2. *histologische Kriterien:* superfizielle lymphoide Infiltrate und Epidermotrophismus ohne Spongiose oder lymphatische Atypie (jeweils 1 Punkt)
3. *molekularbiologisches Kriterium:* klonales T-Zell-Rezeptor (TCR)-Rearrangement vorhanden: 1 Punkt
4. *immunpathologische Kriterien:* jeweils ein Punkt, wenn eines der folgenden Kriterien erfüllt ist: < 50 % der T-Zellen exprimieren CD2, CD3 oder CD5, < 10 % der Zellen exprimieren CD7

Sézary-Syndrom
Nach ISCL/EORTC liegt ein Sézary-Syndrom vor, wenn im Blut ein klonales T-Zell-Rezeptor Rearrangement nachgewiesen werden kann und eines der folgenden Kriterien vorliegt:

- ≥ 1 000 Sézary-Zellen/µl im peripheren Blut oder
- erhöhte CD4+ Zellzahl mit einer CD4/CD8-Ratio von ≥ 10
- erhöhte Frequenz von CD4+ T-Zellen mit abnormalem Phänotyp (wie z. B. CD4+/CD7- ≥ 40 %, CD4+/CD26- ≥ 30 %)
- Nachweis einer klonalen T-Zellpopulation mittels PCR
- Nachweis chromosomaler Aberrationen des T-Zell-Klons

Hämatologische Neoplasien — Primär kutane T-Zell-Lymphome (CTCL) 7.5.7

DD:
- ekzematöse Hauterkrankungen (Psoriasis, Dermatitiden), Kontaktekzeme, allergische Hauterkrankungen
- Hautinfiltration bei anderen hämatologischen Neoplasien: T-ALL, T-PLL, periphere T-Zell-Lymphome, B-Zell-Neoplasien
- primäre Hauttumoren

Ko:
- Infekte (häufige Todesursache bei kutanen T-Zell-Lymphomen)
- Zytopenien
- Sekundärmalignome

Th: *Behandlungskonzept kutaner T-Zell-Lymphome*

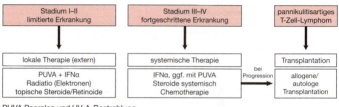

PUVA Psoralen und UV-A-Bestrahlung

Therapieverfahren

In limitierten Stadien (Stadien I–II): externe Therapie
- PUVA (Psoralen + UV-A-Bestrahlung) + Interferon α (9 MIU s.c., 3 × pro Woche), komplette Remissionen (CR) in 60–90 % der Fälle, mediane Zeit bis zur CR 18 Wochen, Langzeit-Remissionen in bis zu 25 %
- Bestrahlung (lokal oder Ganzhautbestrahlung) mit schnellen Elektronen, 40–80 % CR, Langzeit-Remissionen in 20–40 % der Fälle
- topische Anwendung von Kortikoiden, BCNU oder Retinoiden (Bexaroten, Acitretin)
- Eine frühe Kombinations-Chemotherapie verbessert das Überleben nicht.
- Die lymphomatoide Papulose weist eine gute Prognose mit teilweise spontanen Regressionen unter typischerweise auftretender Narbenbildung auf → ggf. „watch and wait".

In fortgeschrittenen Stadien (Stadien III–IV): systemische Therapie
- Interferon α, z.B. 12 Mio E/m^2/d, s.c., 3 × pro Woche, Dosiseskalation bei guter Verträglichkeit, auch wirksam nach PUVA-Resistenz, > 65 % Ansprechen
- Interferon α mit PUVA kombiniert, > 60 % komplette Remissionen (CR)
- systemische Applikation von Steroiden
- sytemische Chemotherapie: Purinanaloga (Fludarabin, 2-CDA, Pentostatin), Alkylanzien (Cyclophosphamid, Chlorambucil), Polychemotherapie-Protokolle (CHOP, FC), niedrig dosiertes Methotrexat (+ Folsäure)
- Ansprechen auf liposomales Doxorubicin (Myocet/Caelyx) oder Gemcitabin ist beschrieben.
- extrakorporale Photopherese (SS)

Neue Therapien
- DAB$_{389}$-IL-2 (Ontak®, Denileukin Diftitox, zugelassen in den USA): Fusionsprotein aus Interleukin-2 und Bestandteilen des Diphtherietoxins. Target ist der hochaffine IL-2-Rezeptor (CD25, exprimiert auf kutanen T-Zell-Lymphomen, Non-Hodgkin-Lymphomen und M. Hodgkin).

- Bortezomib zeigt in Phase-II-Studien Aktivität bei CTCL und wird derzeit in weiterführenden Studien geprüft.
- Anti-CD4-Antikörper (Zanolimumab)
- Histon-Deacetylase (HDAC)-Inhibitoren, z.B. Romidepsin, Vorinostat, Panobinostat
- Transplantationsverfahren (autolog, allogen): aufgrund der ungünstigen Prognose bei subkutanem pannikulitisartigen T-Zell-Lymphom, sowie bei anderen CTCL im Progress nach systemischer Kombinations-Chemotherapie gerechtfertigt. Konditionierung mit Fludarabin-haltigen Kombinationen. Gutes Ansprechen auf Hochdosistherapie und allogene Stammzelltransplantation berichtet, jedoch geringe Fallzahlen

Chemotherapie-Protokolle

„Fludarabin/Cyclophosphamid" ☞ Protokoll 12.5.2			Wiederholung d 29
Fludarabin	25 mg/m^2/d	i.v.	d 1–3
Cyclophosphamid	250 mg/m^2/d	i.v.	d 1–3

„2-CDA" ☞ Protokoll 12.5.3			Wiederholung d 22
2-CDA	0,14 mg/kg/d	i.v./s.c.	d 1–5

„CHOP" ☞ Protokoll 12.4.2			Wiederholung d 22
Cyclophosphamid	750 mg/m^2/d	i.v.	d 1
Doxorubicin	50 mg/m^2/d	i.v.	d 1
Vincristin	1,4 mg/m^2/d	i.v.	d 1, max. abs. 2 mg
Prednison	100 mg absolut	p.o.	d 1–5

Prg: *Mycosis fungoides*
gute Prognose, in der Regel langsamer Verlauf. Langzeitüberleben bis zu 20–30 Jahren möglich, mittlere Überlebenszeit nach Diagnosestellung 8–9 Jahre; jedoch großzellige Transformation in 8–39 % der Fälle mit ungünstiger Prognose.

CD30-positives primär kutanes T-Zell-Lymphom
bedarfsgerechte lokale Strahlentherapie. Nach 4 Jahren Überlebensrate 90 %

Lymphomatoide Papulosis (LyP): benigne Verläufe beachten. Lymphomentwicklung im Verlauf möglich

Sézary-Syndrom: ungünstige Prognose, rasche Progredienz. Klinisches Bild zum Teil ähnlich T-Zell-Leukämie. Mittlere Überlebenszeit < 18 Monate

Subkutanes pannikulitisartiges T-Zell-Lymphom: sehr ungünstige Prognose

Extranodales NK-/T-Zell-Lymphom, nasaler Typ: sehr ungünstige Prognose

Na: bei kurativer Therapieoption engmaschige Nachsorge. Bei palliativer Situtation symptomorientiertes Vorgehen

Lit:
1. Campbell JJ, Clark RA, Watanabe L et al. Sézary syndrome and mycosis fungoides arise from distinct T-cell subsets: a biologic rationale for their distinct clinical behaviors. Blood 2010;116:767–771.
2. Senff NJ, Noordijk EM, Kim YH et al. EORTC and International Society for Cutaneous Lymphoma consensus recommendations for the management of cutaneous B-cell lymphomas. Blood 2008;112:1600–1609.
3. Tse E, Kwong YL. How I treat NK/T-cell lymphomes. Blood 2013;121:4997–5005.
4. Willemze R, Hodak E, Zinzani PL et al. Primary cutaneous lymphomas: ESMO Clinical Practice Guidelines for diagnosis, treatment and follow-up. Ann Oncol 2013;24(Suppl 6): vi149–vi154.
5. Wilcox RA. Cutaneous T-cell lymphoma: 2011 update on diagnosis, risk-stratification, and management. Am J Hematol. 2011 Nov;86:928–948.
6. Zic JA. Photophoresis in the treatment of curaneous T-cell lymphoma: current status. Curr Opin Oncol 2012; 24(Suppl1): S1-S10.

Web:
1. www.lymphome.de — Kompetenznetz „Lymphome"
2. www.lymphomainfo.net/nhl/types/ctcl-mf.html — Lymphoma Info Network
3. www.clfoundation.org — Cutaneous Lymph Foundation

7.5.8 Primäre Lymphome des Zentralnervensystems

G. Illerhaus, K. Fritsch, J. Finke

Def: Non-Hodgkin-Lymphome mit primärer Lokalisation im Bereich des Zentralnervensystems (Gehirn, Meningen, Auge, Rückenmark). Unterschieden werden primäre ZNS-Lymphome bei Immunkompetenz und bei Immundefizienz.

ICD-10: C85.7

Ep: Inzidenz: 1–2 Fälle/1 000 000 Einwohner/Jahr, mit deutlicher Zunahme innerhalb der letzten Jahre. Häufigkeitsgipfel: 45.–70. Lebensjahr bei immunkompetenten Patienten, 30.–40. Lebensjahr bei Immundefizienz. Verteilung ♂:♀ = 3:2. Primär zerebrale NHL stellen 4–7 % aller ZNS-Malignome und 1–2 % aller NHL.

Pg: *Primäre ZNS-Lymphome bei Immunkompetenz*
- ätiologische Faktoren nicht geklärt; genetische Veränderungen, unter anderen für Interlekin4 (IL 4), werden diskutiert

Primäre ZNS-Lymphome bei Immundefizienz
- 50 % der Fälle
- kongenitale/erworbene Immundefizienz: angeborene Immundefektsyndrome, medikamentöse Immunsuppression, AIDS-Patienten (CD4+-T-Zellen < 50/μl), allogene Knochenmark-/Blutstammzelltransplantation mit T-Zell-Depletion
- Nachweis von EBV (Epstein-Barr-Virus) oder EBV-Genen bzw. -Proteinen (LMP 1, EBNA-2) in Lymphomzellen bei 95 % der immundefizienten Patienten mit ZNS-Lymphomen
- Störung der Apoptose (z.B. Transaktivierung von bcl-2 durch LMP-1)

Path:
- Befall der Meningen in 30–50 % der Fälle, autoptisch bis zu 90 %
- knotige Infiltration entlang der perivaskulären Räume
- überwiegend hochmaligne B-Zell-Lymphome, T-Zell-Formen sind selten (< 1 %)
- Lokalisation: supratentoriell 67–75 %, infratentoriell 25–33 %. Bei Erstdiagnose disseminiert in 20–30 % der Fälle, Augenbeteiligung in 10–15 %

Klass: *Histologische Klassifikation*

Typ	Häufigkeit
diffus großzellige NHL	95 %
immunoblastische, lymphoblastische, niedrigmaligne NHL	< 5 %
nicht klassifizierbare NHL	< 2 %
T-NHL	< 1 %

Sy:
- fokale neurologische Symptome — 50 %
- Hemiparese — 35 %
- Hirnnervenausfälle — 10 %
- Sehstörungen — 10 %
- Persönlichkeitsveränderungen — 36 %
- B-Symptome (Fieber, Nachtschweiß, Gewichtsverlust) — 12 %
- Hirndruckzeichen — 19 %
- Müdigkeit, Leistungsminderung, Gewichtsverlust — 45 %

Primäre Lymphome des Zentralnervensystems 7.5.8

Dg: *Anamnese, Klinik*
- Hinweise für Risikofaktoren: Immundefizienz, EBV-Infekt
- Untersuchung: neurologischer Status, Lymphknoten, Milz/Leber, ophthalmologische Untersuchung (Ausschluss okulärer Beteiligung), Untersuchung der Hoden (Sonografie, Befall als Risikofaktor für zerebrale Manifestation)

Labor
- Blutbild, Differenzialblutbild, Retikulozyten
- Routinelabor mit Elektrolyten, Leber-/Nierenfunktion, LDH, CRP
- Serologie: HIV
- Liquordiagnostik (mit Immunzytologie)
- microRNA zeigen in einzelnen Untersuchungen spezifisches Muster zur Abgrenzung gegenüber entzündlichen Veränderungen.

Histologie
- stereotaktische (ggf. offene) Biopsie der ZNS-Veränderungen
- Histologie, Immunhistologie, ggf. Zytologie, Oberflächenmarkeranalyse
- Knochenmarkbiopsie zum Ausschluss eines systemischen Befalls

Bildgebung
- MRT Schädel, ggf. PET Schädel
- CT Thorax/Abdomen/Becken, zum Ausschluss systemischer Manifestationen

CAVE: bei primär zerebralen Raumforderungen *immer* Histologiegewinnung. In 2–3 % der Fälle handelt es sich um primär zerebrale NHL mit kurativer Behandlungsoption. Vor Histologiegewinnung möglichst keine Gabe von Steroiden (andernfalls Lymphomdiagnose erschwert)

DD: systemische hämatologische Neoplasien mit sekundärer zerebraler Beteiligung (Lymphome, akute Leukämien etc.)

Th: **Therapeutische Grundsätze**

1. Wirksamste Substanz bei ZNS-Lymphomen ist hochdosiertes Methotrexat (> 1,5 g/m^2, HD-MTX) mit kurzer Applikationszeit (z.B. über 4 h). Die Kombination mit hochdosiertem Cytarabin (araC) ist der Monotherapie signifikant überlegen. Weitere wirksame liquorgängige Zytostatika: Carmustin, Lomustin, Procarbazin, Temozolomid, Thiotepa, hochdosiertes Busulfan, Ifosfamid

2. Die konsolidierende Ganzhirnbestrahlung zeigte nach HD-MTX-Monotherapie in der Primärtherapie keinen Überlebensvorteil. Die Wirksamkeit nach intensiverer Induktion wird derzeit in Studien untersucht.

3. Mit konventioneller Chemo- und Radiotherapie werden Ansprechraten (CR/PR) von 80–90 % mit einer mittleren Überlebenszeit von 32–60 Monaten und einem 5-Jahres-Überleben bis etwa 50 % erreicht.

4. Die Hochdosis-Chemotherapie mit autologer Blutstammzelltransplantation zeigte als Konsolidierung in Phase-II-Studien 5-Jahres-Überlebensraten von über 70 %. Aktuell laufen Studien zur Evaluation des Stellenwertes gegenüber der konsolidierenden Ganzhirnbestrahlung und der konventionellen Chemotherapie durchgeführt.

5. Hauptkomplikation kombinierter Therapieverfahren ist die Leukoenzephalopathie (30 % aller Patienten, 40–80 % bei Patienten > 60 Jahre). Risikofaktoren:
   a) Kombination von intrathekalem Methotrexat und Strahlentherapie
   b) Chemotherapie nach Strahlentherapie
   c) Alter > 60 Jahre

6. Der Stellenwert von Rituximab wird bei schlechter Liquorgängigkeit kontrovers diskutiert. Es gibt Hinweise, dass sich das Ansprechen aufgrund der initial offenen Blut-Hirn-Schranke analog systemischer NHL verbessern lässt.

7. aufgrund der Seltenheit der Erkrankung: Therapie möglichst im Rahmen klinischer Studien

Therapieprotokolle – Induktionstherapie

„(R)-MTX/AraC" ☞ Protokoll 12.6.1–2

Induktionstherapie (R-MTX), 4 Zyklen, Wiederholung d 22

Rituximab*	375 mg/m^2/d	i.v.	d –5 und 0
Methotrexat	3500 mg/m^2/d	i.v.	d 1, Infusion über 4 h, mit Leukovorin-Rescue
Cytarabin	2 × 2000 mg/m^2/d	i.v.	d 2–3

* Therapie mit Rituximab nur innerhalb klinischer Studien
Leukovorin-Rescue ☞ Protokoll 13.19.6

„Freiburger MATRix Studie" ☞ Studienprotokoll *

Induktionstherapie (R-MTX), 4 Zyklen, Wiederholung d 22

Rituximab (Vortherapie)	375 mg/m^2/d	i.v.	d –5 und 0
Methotrexat	3500 mg/m^2/d	i.v.	d 1, Infusion über 4 h, mit Leukovorin-Rescue
Cytarabin	2 × 2000 mg/m^2/d	i.v.	d 2–3
Thiotepa	30 mg/m^2/d	i.v.	d 4

Stammzellmobilisierung nach Zyklus 2 mit G-CSF (d 5–10), Leukapherese
Erfolgskontrolle nach Zyklus 2 und 4
PD/SD**: je nach Befund Ganzhirnbestrahlung oder Hochdosischemotherapie
PR/CR: Weiterführung mit 2. Zyklus MTX

* Anfragen zum Einschluss bitte direkt an den LKP Herrn Prof. Illerhaus richten, E-Mail: G.Illerhaus@klinikum-stuttgart.de
** Therapieweiterführung bei SD und eindeutiger Verbesserung der initialen neurologischen Symptomatik
Leukovorin-Rescue ☞ Protokoll 13.19.6

Therapieprotokoll – Hochdosischemotherapie

Hochdosistherapie (ab d 22 nach letzter Induktsions-Chemotherapie)

Rituximab	375 mg/m^2/d	i.v.	d –7
BCNU	400 mg/m^2/d	i.v.	d –6
Thiotepa	2 × 5 mg/kg KG/d	i.v.	d –5, –4
autologe SZT			d 0

Ganzhirnbestrahlung nur bei vitalem Restbefund (Bildgebung, insbesondere PET) nach Hochdosis-Chemotherapie (ab d 90)

Radiatio	45 Gy	1,8 Gy/d

Patienten < 65 Jahre, HD-MTX Hochdosis-Methotrexat, CR komplette Remission, PR partielle Remission, SD stabile Erkrankung, PD Progredienz, SZT Stammzelltransplantation, Leukovorinrescue 15 mg/m^2 (Einleitung 24 h nach Beginn von MTX, alle 6 h)

Therapieprotokoll – Ältere Patienten

„R-MP" ☞ Protokoll 12.6.3.1   *Wiederholung d 43*

Rituximab (Vortherapie)	375 mg/m^2	i.v.	d –7 (nur 1. Zyklus)
Rituximab	375 mg/m^2	i.v.	d 1, 15, 29
Methotrexat	3000 mg/m^2/d	i.v.	d 2, 16, 30, Infusion 4 h
Procarbazin	60 mg/m^2/d	p.o.	d 2–11

Patienten > 65 Jahre, Leukovorin-Rescue 15 mg/m^2 (Einleitung 24 h nach Beginn von MTX, alle 6 h) ☞ Protokoll 13.19.6

Prg: Ungünstige Prognosefaktoren sind:
- Alter > 60 Jahre
- Performance Status 2–4 bzw. Karnofsky-Index ≤ 70 %
- Serum-LDH ↑
- Liquorprotein ↑
- Befall „tieferer" Hirnstrukturen (Basalganglien, periventrikuläres Marklager, Cerebellum)
- AIDS-assoziierte Fälle (medianes Überleben: 3–6 Monate)

Therapieformen und Prognose bei ZNS-Lymphomen

Therapie	Medianes Überleben	5-Jahres-Überlebensrate
Operation	3–4 Monate	0 %
Radiotherapie	12–22 Monate	3–7 %
Chemotherapie	23–37 Monate	20–60 %
Radio-Chemotherapie	29–62 Monate	20–44 %
Hochdosis-Chemotherapie + Radiatio	> 10 Jahre	68–87 %

Na: Bei Therapie mit kurativer Intention: engmaschige Kontrolle (neurologischer Status, MRT Schädel). Bei palliativer Situation: symptomorientiertes Vorgehen.

Ad: **Kooperative Studiengruppe „ZNS-Lymphome Freiburg"** Leitung: Prof. Dr. G. Illerhaus, Studiensekretariat, Med. Klinik I, Universitätsklinik Freiburg, Hugstetter Str. 55, 79106 Freiburg. ☎ 0761-270-33210, Fax 0761-270-73570, www.uniklinik-freiburg.de/medizin1/live/forschung/klinisch/znslymphome.html

7.5.8 Primäre Lymphome des Zentralnervensystems

Deutsche Studiengruppe „Primäre ZNS-Lymphome" (G-PCNSL-SG). Leitung: PD Dr. A. Korfel, Studiensekretariat, Med. Klinik III, Charité Campus Benjamin Franklin, Hindenburgdamm 30, 12200 Berlin. ☎ 030-84454096, Fax: 030-84452896, E-Mail: djamila.grosse@charite.de

Bonn-Bochumer ZNS-Lymphom-Studiengruppe. Leitung: Prof. Dr. U. Schlegel: Studiensekretariat, Universitätsklinik für Neurologie, Knappschaftskrankenhaus Bochum-Langendreer, In der Schornau 23–25, 44892 Bochum. ☎/Fax: 0234-299-3703, E-Mail: annika.juergens@kk-bochum.de; www.bonner-protokoll.de

Lit:
1. Ferreri AJ, Reni M, Foppoli M et al. High-dose cytarabine plus high-dose methotrexate versus high-dose methotrexate alone in patients with primary CNS lymphoma: a randomised phase 2 trial. Lancet 2009;374:1512–1520.
2. Gerstner ER, Batchelor TT. Primary central nervous lymphoma. Arch Neurol 2010;67:291–297.
3. Illerhaus G, Marks R, Ihorst G et al. High-dose chemotherapy with autologous stem cell transplantation and hyperfractionated radiotherapy as first-line treatment of primary CNS lymphoma. J Clin Oncol 2006;24:3865–3870.
4. Kiefer T, Hirt C, Späth C et al. Long-term follow-up of high-dose chemotherapy with autologous stem-cell transplantation and response-adapted whole-brain radiotherapy for newly diagnosed primary CNS lymphoma. Ann Oncologx 2012;23:1809–1812.
5. Rubenstein JL, Gupta NK, Mannis GN et al. How I treat CNS lymphomas. Blood 2013;122:2318–2330.
6. Sierra del Rio M, Rousseau A, Soussain C et al. Primary CNS lymphoma in immunocompetent patients. Oncologist 2009;14:526–539.
7. Soussain C, Hoang-Xuan K, Taillandier L et al. Intensive chemotherapy followed by hematopoietic stem-cell rescue for refractory and recurrent primary CNS and intraocular lymphoma. J Clin Oncol 2008;26:2512–2518.
8. Thiel E, Korfel A, Martus P et al. High-dose methotrexate with or without whole brain radiotherapy for primary CNS lymphoma (G-PCNSL-SG-1): a phase 3, randomised, non-inferiority trial. Lancet Oncol 2010;11:1036–1047.

Web:
1. www.lymphome.de — Kompetenznetz „Lymphome"
2. www.uniklinik-freiburg.de/medizin1/live/forschung/klinisch/znslymphome.html — Koop Studiengruppe ZNS-Lymphome Freiburg
3. www.dgn.org/-leitlinien-online.html — Leitlinie Dt. Gesellschaft Neurologie
4. www.lymphomation.org/type-cns.htm — Lymphoma Info Portal

7.5.9 Marginalzonen-Lymphome (MZL)

R. Zeiser, A. Spyridonidis, J. Finke

Def: Gruppe von Lymphomerkrankungen, deren zellulärer Ursprung von B-Zellen der Marginalzone sekundärer Lymphfollikel ausgeht. Subtypen:
- MZL des mukosaassoziierten lymphatischen Gewebes (MALT, „mucosa-associated lymphoid tissue"), insbesondere MALT-Lymphom des Magens
- splenische MZL mit/ohne villöse Lymphozyten (SLVL)
- nodale MZL mit/ohne monozytoide B-Zellen

ICD-10: C85.0

Ep: häufigste Form primär extranodaler Non-Hodgkin-Lymphome, 2–3 % aller NHL. Häufigkeitsgipfel: 50.–70. Lebensjahr, ♂:♀ = 1:1

Pg: *Ätiologische Faktoren*
- chronisch-entzündliche Veränderungen (Antigenkontakt):
  - Helicobacter pylori (HP)-Infekt (insbesondere Virulenzfaktor CagA-positiver HP) → MALT-Lymphom des Magens
  - Borrelia burgdorferi (Lyme-Krankheit) → kutane Lymphome
  - Campylobacter jejuni → Dünndarm-Lymphom, Immunoproliferative Small Intestinal Disease, IPSID
  - Chlamydia psittaci → Augen-Lymphom
- Autoimmunerkrankungen: Hashimoto-Thyreoiditis, Sjögren-Syndrom
- molekulargenetische Veränderungen, z.B. Trisomie 3, t(11;18), t(1;14)

Pathogenetisches Modell von MALT-Lymphomen
- ausgehend von B-Zellen der extranodalen Marginalzone (EMZ) des MALT, z.B. von Peyerschen Plaques des terminalen Ileums
- Häufigste Lokalisation ist der Magen, der jedoch physiologisch kein organisiertes MALT besitzt. Polyklonales B-lymphoides Gewebe mit MALT-Charakteristika im Magen wird erst auf chronische Antigenstimulation (insbesondere H. pylori) hin gebildet → bei MALT-Lymphom des Magens in 90 % Nachweis von H. pylori.
- Klonale Expansion, genetische Alterationen und gleichzeitige T-Zell-Aktivierung führen zur Entwicklung einer monoklonalen lymphatischen B-Zellpopulation, die das Epithelium infiltriert („lymphoepitheliale Läsionen")
  - frühes MALT-Lymphom: mit antigenabhängiger Proliferation, Ansprechen auf Helicobacter-pylori-Eradikationstherapie
  - „transformiertes" MALT-Lymphom: Zusätzliche genetische Veränderungen (z.B. t(1;14) → Deregulation von BCL10, t(11;18) → AP12-MALT1-Fusiongen, t(14;18) → Deregulation von MALT1) führen zu NFκB-Aktivierung, antigenunabhängiger Proliferation und klinischem Verlauf ähnlich aggressiven Lymphomen.

Path: *Primäre Lokalisation*
- in 80 % der Fälle Gastrointestinaltrakt, insbesondere Magen
- in 20 % andere Primärlokalisation, z.B. Lunge („bronchus associated lymphoid tissue", BALT-Lymphom), Mamma, Blase, Speicheldrüsen, Schilddrüse, Nieren, Leber, Haut, Augen

7.5.9 Marginalzonen-Lymphome (MZL)

Ausbreitung
- initial organgebundene Proliferation, häufig multifokal
- in 30 % Ausbreitung in andere MALT-Organe (Tonsillen, Gastrointestinaltrakt)
- bei Progression: Lymphknotenbefall, Knochenmarkinfiltration

Immunphänotyp der malignen B-Zellen
positiv für B-Zell-Antigene und Oberflächen-Immunglobuline (meist IgM, seltener IgG oder IgA), negativ für CD5, CD10, bcl-1/Cyclin D1. Es finden sich auch reaktive CD3-positive-T-Zellen. Typischerweise infiltrieren die Lymphomzellen das Epithelium („lymphoepitheliale Läsionen", DD zu Gastritis).

Klass: *WHO-Klassifikation (2008):* extranodales Marginalzonen-Lymphom (EMZL) vom MALT-Typ, reifzelliges B-NHL

Stadieneinteilung der MALT-Lymphome des Magens

Stadium		Definition
I		Uni- oder multilokulärer Magenbefall ohne Lymphknotenbeteiligung
	I1	Beschränkung auf Mukosa und Submukosa
	I2	Befall der Muscularis propria, Subserosa und/oder Serosa
II		Magenbefall jeglicher Infiltrationstiefe mit Lymphknotenbeteiligung
	II1	Beteiligung regionaler Lymphknoten
	II2	Infradiaphragmatischer Lymphknotenbefall, der über die regionalen Lymphknoten hinausgeht
IIE		Magenbefall mit Befall von Nachbargeweben „per continuitatem"
	IIE1	Beteiligung regionaler Lymphknoten
	IIE2	Infradiaphragmatischer Lymphknotenbefall, der über die Lymphknoten hinausgeht
III		Befall des Magens und Lymphknoten-Befall ober- und unterhalb des Zwerchfells einschließlich eines weiteren lokalisierten Befalls eines Organs (IIIE) oder der Milz (IIIS) oder beider Lokalisationen (IIISE)
IV		Diskontinuierlicher/disseminierter Befall extragastraler Organe (einschließlich Befall supradiaphragmatischer Lymphknoten)
CS		Klinische Stadieneinteilung
PS		Pathologische Stadieneinteilung (nach Operation)

Bei Magenlymphomen wird Gewichtverlust nicht als B-Symptom bezeichnet.

Sy:
- Appetitlosigkeit, Übelkeit/Erbrechen, Gewichtsverlust
- abdominelle Schmerzen, Druckgefühl/Raumforderung im Oberbauch
- gastrointestinale Blutung

Dg: *Anamnese, Klinik*
- Anamnese, einschließlich Magen-/Darm-Befund
- Untersuchungsbefund: Lymphknotenstatus, Abdomenbefund (Milz, Leber, Raumforderung), Mund-/Rachen-Raum (HNO-ärztliche Untersuchung)

Labor
- Blutbild, Differenzialblutbild, Retikulozyten
- Routinelabor mit Elektrolyten, Leber-/Nierenfunktion, LDH, β2-Mikroglobulin, Gesamteiweiß, Eiweißelektrophorese, Albumin, CRP
- Immunelektrophorese, Immunglobuline quantitativ
- bei Anämie: Eisen, Ferritin, Vitamin B_{12}, Folsäure

Histologie

- endoskopische Histologiegewinnung (Ösophago-Gastro-Duodenoskopie), mit multiplen Biopsien aus befallenen und unauffälligen Arealen („mapping") mit Untersuchung auf H. pylori (Nachweis nur in intaktem Epithel möglich). „Gastric-mapping": jeweils eine Biopsie aus Antrum und Korpus für Urease-Schnelltest
  CAVE: kein Kontakt der Biopsie-Zange mit Formalin (zur Vermeidung falsch negativer Ergebnisse). 10 Biopsien aus makroskopisch auffälligen Arealen, je 4 Biopsien aus makroskopisch unauffälligen Arealen des Antrums und Korpus und 2 Biopsien aus dem Fundus
- Knochenmarkpunktion mit Ausstrich und Biopsie
- Lumbalpunktion bei aggressiven Lymphomen

Bildgebung

- Endoskopie und Endosonografie (Infiltrationstiefe, paragastrale Lymphome), ggf. Minisonden-Endosonografie
- Röntgen Thorax, Sonografie Abdomen/Hals
- CT Thorax/Abdomen/Becken
- in Einzelfällen: Koloskopie, Röntgen-Kontrastdarstellung
- Die diagnostische und prognostische Wertigkeit von PET wird im Rahmen von Studien geprüft. „Low-grade" MALT-Lymphome zeigen in der Regel keine ^{18}F-FDG-Aufnahme.

DD
- reaktive lymphatische Hyperplasie/chronisch-entzündliche Infiltrate (keine lymphoepithelialen Läsionen, polyklonale IgH-Genrearrangements)
- andere gastrointestinal auftretende Lymphome, z.B:
  - Mantelzell-Lymphom (im Gastrointestinaltrakt als lymphomatöse Polypose)
  - Burkitt-Lymphom und andere hochmaligne Lymphome
  - enteropathieassoziiertes T-Zell-Lymphom (EATL) bei Zöliakie (Sprue), häufigstes gastrointestinales T-Zell-Lymphom, aggressiver Verlauf

Th: **Therapeutische Grundsätze**

1. *Stadium I: MALT-Lymphom des Magens:* H. pylori-positive, frühe Lymphome sprechen oft auf Elimination des chronischen Antigenreizes („Helicobacter-Eradikation") an. Eradikationsprotokolle: Protonenpumpenhemmer 2 × Standarddosis p.o. + Clarithromycin 2 × 500 mg/d p.o. + Amoxicillin 2 × 1 g/d p.o. (oder Metronidazol 2 × 400 mg/d) für 7–14 Tage
Kontrolle des Eradikationserfolges mittels Atemtest 2 Monate und endoskopisch/histologisch 3 Monate nach Ende der Eradikationsbehandlung. Bei persistierendem HP-Nachweis ist ein erneuter Eradikationsversuch nach Resistenzbestimmung angezeigt.
Verlaufskontrolle: engmaschige endoskopische/endosonografische Überwachung in 3- bis 6-monatigen Abständen. Therapieerfolg wird klassifiziert nach makroskopischen, histologischen und ggf. auch molekularen (IgH PCR) Befunden (CR = Komplette Remission, pMRD = probable Minimal Residual Disease, rRD = residual Disease in Regression, NC = No Change). Versagen der HP-Eradikationstherapie definiert als Hinweis auf Lymphomprogression bei Kontrolluntersuchungen nach 3 und 12 Monaten
Helicobacter-Eradikation in > 90 %, komplette Remission des NHL in 80 %, meist nach 3 bis 12 Monaten. Rezidive nach Vollremission in < 10 % der Fälle
Bei Therapieversagen weitere Behandlung entsprechend Stadium II, ggf. Rituximab-Monotherapie.

7.5.9 Marginalzonen-Lymphome (MZL)

Stadium I, andere Lokalisationen: Therapieversuch mit Antibiose (bei Chlamydia sp. Doxycyclin, bei Campylobacter jejuni: Erythromycin); ansonsten lokale Strahlentherapie.

2. *Stadium II und III:* Standardtherapie ist die Bestrahlung (Operation nur in Notfällen). Alternativ (z.B. bei Kontraindikationen gegen Radiatio) erfolgt eine Chemotherapie. Radiatio: „involved field" (IF), 30 Gy in 4 Wochen, idealerweise individualisierte 3D-Radiotherapie-Planung
CAVE: Leber-/Nierenfunktionsstörung. Nebenwirkungen der Strahlentherapie: Appetitlosigkeit, Übelkeit/Erbrechen, Diarrhoe, Müdigkeit, Myelosuppression, Transaminasenerhöhung

Stadium IV: Bei fortgeschrittenen Lymphomen ist das therapeutische Vorgehen dem bei indolenten Lymphomen anzupassen. Die Therapie erfolgt interdisziplinär mittels Chemotherapie (z.B. Chlorambucil, Cyclophosphamid 50–100 mg p.o. ± Prednison, Purin-Analoga wie z.B. Cladribin +/- Rituximab) und Bestrahlung. Bei refraktären oder rezidivierenden MALT-Lymphomen wird im Rahmen von Studien Bortezomib eingesetzt.
CAVE: Behandlungskomplikationen durch eine effektive systemische Therapie sind möglich, insbesondere gastrointestinale Blutung oder Perforation.

3. Die Behandlung von diffus großzelligen B-NHL des Magens erfolgt in allen Stadien mit Chemotherapie (z.B. Stadium I–II: 4 × R-CHOP, ggf. gefolgt von 4 × Rituximab; Stadium III–IV: 6–8 × R-CHOP) mit kurativer Intention. Die nachfolgende Involved-Field-Bestrahlung wird kontrovers diskutiert. Bei aggressiven Magenlymphomen besteht in 33 % der Fälle eine indolente Komponente, welche eine zusätzliche Bestrahlung erfordert. Bei HP-positiven, aggressiven NHL sollte zusätzlich eine HP-Eradikation durchgeführt werden.

4. Eine Indikation zum operativen Vorgehen besteht nur in Notfällen (z.B. Perforation oder akute gastrointestinale Blutung).

Behandlungskonzept bei MALT-Lymphomen des Magens

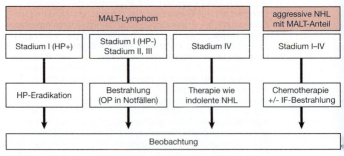

HP Helicobacter pylori, IF Involved Field, OP Operation

Therapieprotokolle

„Chlorambucil/Prednison" ☞ Protokoll 12.5.1			Wiederholung d 15
Chlorambucil	18 mg/m²/d	p.o.	d 1
Prednison	75 mg	p.o.	d 1
Prednison	50 mg	p.o.	d 2
Prednison	25 mg	p.o.	d 3

Chlorambucil-Dosissteigerung um 5 mg/m²/d pro Zyklus ist bei fehlender Neutropenie je nach Verträglichkeit möglich.

„Rituximab mono" ☞ Protokoll 12.5.8			Wiederholung Woche 9
Rituximab	375 mg/m²/d	i.v.	d 1, 8, 15, 22, dann Restaging

„(R)-CHOP" ☞ Protokoll 12.4.2			Wiederholung d 22
Rituximab	375 mg/m²/d	i.v.	d 0, 24–4 h vor CHOP
Cyclophosphamid	750 mg/m²/d	i.v.	d 1
Doxorubicin	50 mg/m²/d	i.v.	d 1
Vincristin	1,4 mg/m²/d	i.v.	d 1, max. 2 mg absolut
Prednison	100 mg absolut	p.o.	d 1–5

Prg:
- bei lokal begrenzter Erkrankung (Stadium I–II): 10-Jahres-Überleben 80–90 %
- Die Prognose hochmaligner Magenlymphome entspricht der von hochmalignen nodalen NHL anderer Lokalisationen (☞ Kap. 7.5.1).

Na: bei kurativem Therapieansatz engmaschige Kontrolle mit Endoskopie, Endosonografie und wiederholten Biopsien aus multiplen Arealen („mapping"). Kontrollen zunächst alle 3 Monate, in Vollremission alle 6–12 Monate. Bei palliativem Ansatz symptomorientiertes Vorgehen

Ad: **Deutsche Studiengruppe „Gastrointestinale Lymphome"** (Studienprotokoll DSGL 01/2003). Leitung: Prof. Dr. W.E. Berdel, Universitätsklinikum Münster, Ebene 15 A West, Albert-Schweitzer-Straße 33, 48149 Münster, ☎ 0251-8347593, Fax: 0251-8347592, E-Mail: lymphome-muenster@ukmuenster.de

International Extranodal Lymphoma Study Group (IELSG). Studienzentrale: Dr. E. Zucca, Oncology Institute of Southern Switzerland, Bellinzona, Switzerland, ☎ +41-91-8119040, Fax: +41-91-81191828.

Lit:
1. Bertoni F, Ciffier B, Salles G et al. MALT Lymphomas: pathogenesis can drive treatment. Oncol 2011;25:1134–1142.
2. Burke JS. Lymphoproliferative disorders of the gastrointestinal tract. Arch Pathol Lab Med 2011;135:1283–1297.
3. Dalle S, Thomas L, Balme B et al. Primary cutaneous marginal zone lymphoma. Crit Rev Oncol Hematol 2010;74:156–162.
4. Kang HJ, Kim WS, Kim SJ et al. Phase II trial of rituximab plus CVP combination chemotherapy for advanced stage marginal zone lymphoma as a first-line therapy: Consortium for Improving Survival of Lymphoma (CISL) study. Ann Hematol 2012;91:543–551.
5. Nakamura S, Sugiyama T, Matsumoto T et al. Long-term clinical outcome of gastric MALT lymphoma after eradication of Helicobacter pylori: a multicentre cohort follow-up study of 420 patients in Japan. Gut 2012;61:507–513.

6. Olszewski AJ, Castillo JJ. Survival of patients with marginal zone lymphoma. Cancer 2013;119:629–638.
7. Piris MA, Arribas A, Mollejo M. Marginal zone lymphoma. Semin Diagn Pathol 2011;28:135–145.
8. Zucca E, Dreyling M. Gastric marginal zone lymphoma of the MALT type: ESMO Clinical Practice Guidelines for diagnosis, treatment and follow-up. Ann Oncol 2010;21:v175–v176.

Web:
1. www.lymphome.de — Kompetenznetz „Lymphome"
2. www.ielsg.org — Intl Extranodal Lymphoma Study Group
3. www.lymphomainfo.net/nhl/types/malt.html — Lymphoma Info Network
4. www.lymphomation.org/type-extranodal.htm — Lymphoma Info Portal

7.5.10 Multiples Myelom

M. Engelhardt, R. Wäsch

Def: niedrigmalignes Non-Hodgkin-Lymphom mit klonaler Expansion terminal differenzierter B-Lymphozyten (Plasmazellen). Charakteristisch sind Bildung monoklonaler Immunglobuline („Paraprotein"), Anämie, Osteolysen, Nierenfunktionsstörung und Immundefizienz.

Der Begriff „Plasmozytom" wird für die solitäre Myelommanifestation verwendet.

ICD-10: C90.0

Ep: Inzidenz: 5, 6 Fälle/100 000/Jahr, nach 60. Lebensjahr 8 Fälle/100 000/Jahr. Medianes Erkrankungsalter: 70 Jahre; 37 % der Patienten sind < 65 Jahre, 26 % zwischen 65–74 Jahre, 37 % ≥ 75 Jahre; ♂:♀ = 3:2

Pg: *Risikofaktoren*
Pathogenetische Faktoren sind nicht abschließend geklärt. Diskutiert werden:
- chronische Antigenexposition, Viren (KSHV, Kaposi Sarcoma-associated Herpesvirus)
- Chemikalien: Schwermetalle, organische Lösungsmittel, Benzol
- ionisierende Strahlen
- familiäre Prädisposition

Molekulargenetische Veränderungen
- Chromosomale Aberrationen in > 50 % der Fälle: Chromosomen 13 (del 13q14), 14 (Immunglobulinlokus, t(11;14), t(4;14), t(14;16)), 11 (*bcl-1,* cyclin D) oder 8 (*c-myc*).
- Hochrisikosituation (25 % der Fälle): del 13, del 17p13, t(14;16), (t14;20), Aberrationen von Chromosom 1, Hypodiploidie
- Jede chromosomale Aberration ist (im Vergleich zum normalen Karyotyp) mit einer ungünstigeren Prognose assoziiert.

Path: *Charakteristika der Myelomzellen*
- Bildung monoklonaler Immunglobuline („Paraprotein"): IgG, IgA, IgD
- In 1–2 % der Fälle „nichtsekretorisches" Plasmozytom → keine Paraproteinbildung
- niedriger Proliferationsindex
- Expression von CD38, CD138, aberrant CD56, CD126, CD221, κ oder λ
- Expression von Interleukin 6 (IL-6) und IL-6-Rezeptor
- Bildung osteoklastenaktivierender Faktoren (IL-1β, TNFβ, IL-6) → Osteolysen

Blutbildung
- bei fortgeschrittener Erkrankung durch Verdrängung der normalen Hämatopoese im Knochenmark: Anämie, meist später → Thrombopenie, Granulozytopenie
- Immunglobulin-„coating" der Erythrozyten, Adhäsion → „Geldrollen-Phänomen"
- leukämische Ausschwemmung („Plasmazell-Leukämie") mit Nachweis maligner Plasmazellen im peripheren Blut (> 20 %) selten (< 5 % der Fälle)

Knochenmark
- klonale Expansion von Plasmazellen (exzentrischer Kern mit perinukleärer Aufhellung)
- diffuses oder herdförmig lokalisiertes Wachstum („Plasmazellnester")

7.5.10 Multiples Myelom

Klass: *Multiples Myelom (MM): Einteilung nach Paraproteinbildung*

Typ	Häufigkeit
IgG-MM	55 %
IgA-MM	25 %
IgD-, IgE-, IgM-MM	1 %
κ-/λ-Leichtketten-MM (Bence-Jones-MM)	20 %
nichtsekretorisches MM	1–2 %

Benigne und maligne Varianten

- monoklonale Gammopathie unklarer Signifikanz (MGUS)
- indolentes Myelom
- „Smoldering"-Myelom
- POEMS-Syndrom (*P*olyneuropathie, *O*rganomegalie, *E*ndokrinopathie, *M*onoklonales Protein, *S*kin changes)
- Plasmazell-Leukämie
- solitäres Plasmozytom, extramedulläres Plasmozytom

Stadieneinteilung und Prognose nach Durie & Salmon (1975)

Stadium	Definition	Medianes Überleben
I	• Hämoglobin > 10 g/dl • Ca^{2+} < 12 mg/dl (normal) • ≤ 1 Osteolyse oder solitäres Plasmozytom • geringe Paraproteinsynthese (M-Gradient): IgG < 5 g/dl, IgA < 3 g/dl oder Leichtketten • Bence-Jones-Protein im Urin < 4 g/24 h	> 5 Jahre
II	weder Stadium I noch III	2,5–4 Jahre
III	(ein Kriterium für Stadium III ausreichend:) • Hämoglobin < 8,5 g/dl • Ca^{2+} > 12 mg/dl • > 3 (fortgeschrittene) Osteolysen • hohe Paraproteinsynthese (M-Gradient): IgG > 7 g/dl, IgA > 5 g/dl, oder Leichtketten • Bence-Jones-Protein im Urin > 12 g/24 h	1–2 Jahre
A B	$Kreatinin_{Serum}$ < 2 mg/dl $Kreatinin_{Serum}$ ≥ 2 mg/dl	< 1 Jahr

Stadieneinteilung und Prognose nach „International Staging System"
(ISS, 2005)

Stadium	Definition	Medianes Überleben
I	β_2-MG < 3,5 mg/l, Albumin$_{Serum}$ ≥ 3,5 g/dl	5,2 Jahre
II	β_2-MG < 3,5 mg/l, Albumin$_{Serum}$ < 3,5 g/dl oder β_2-MG 3,5–5,5 mg/l	3,7 Jahre
III	β_2-MG > 5,5 mg/l	2,4 Jahre

β_2-MG = β_2-Mikroglobulin

Sy: in Frühstadien in der Regel asymptomatisch. Bei fortgeschrittener Erkrankung: Symptome durch Osteolysen, Paraproteinsynthese und Knochenmarkinfiltration:
- Knochen-/Rückenschmerzen, Spontanfrakturen — 70 % der Patienten
- Anämie, Blässe, Müdigkeit, Leistungsminderung — 40–60 %
- Nierenfunktionsstörungen, Oligurie, Anurie — 20–50 %
- Thrombopenie, Blutungen (petechialer Blutungstyp) — 15 %
- Granulozytopenie, Antikörpermangel, Infektneigung — 15 %
- Herzinsuffizienz (Amyloidose) — 10 %
- Sehstörungen, Krampfanfälle, periphere Neuropathie — 5–10 %
- Hyperviskositäts-Syndrom, Perfusionsstörungen — < 5 %

Dg: *Anamnese, Klinik*
- Anamnese: Körpergröße, Zeichen für Wirbelsinterung/Karpaltunnelsyndrom/ Amyloidose
- Untersuchung: Haut, Lymphknoten, Milz/Leber, Blutungs-/Infektzeichen

Labor
- Blutbild, Differenzialblutbild
- Routinelabor mit Elektrolyten, Ca^{2+}, Retentionswerten, Harnsäure, Albumin, LDH, CRP, BSG ↑ („Sturzsenkung"; wird meist nicht mehr durchgeführt), β_2-Mikroglobulin ↑
- Serum-Gesamteiweiß ↑, Serum-Eiweißelektrophorese, Immunfixation, Nachweis monoklonales Paraprotein („M-Gradient")
- Urineiweiß, Urin-Eiweißelektrophorese (M-Gradient), Immunfixation, Nachweis von Leichtketten (LK) im Urin („Bence-Jones-Proteinurie") und Serum (freie kappa- bzw. lambda-Leichtketten)
- Immunglobuline quantitativ, Immunelektrophorese, ggf. Serumviskosität

Histologie + Zytogenetik/FISH
- Knochenmarkzytologie und -histologie
- bei Verdacht auf Amyloidose: Schleimhautbiopsie (Rektum, Kolon, Magen/ Duodenum) bzw. „fat pad"-Biopsie, Echokardiografie
- FISH/Zytogenetik: del17p, t(4;14), t(14;16), t(14;20), Chromosom-1-Aberrationen, Hypo- vs. Hyperdiploidie

Bildgebung
- Nativ-Röntgen Schädel seitlich, Wirbelsäule seitlich, Humerus, Becken, Femur: Osteolysen oder diffuse Osteoporose des Achsenskeletts, Ausschluss frakturgefährdeter Osteolysen
- multiple Osteolysen der Schädelkalotte („Schrotschuss-Schädel")

7.5.10 Multiples Myelom — Hämatologische Neoplasien

- CT, NMR, PET: sensitiverer Nachweis von Knochendestruktion, Myelomkompression und solitären Plasmozytomherden; verbesserte Aussagekraft bei klinischer Symptomatik ohne Knochendestruktionsnachweis im Nativ-Röntgen
- Die Skelettszintigrafie ist bei MM/Osteolysen nicht diagnoseweisend.
- keine jodhaltigen Kontrastmittel wegen möglicher Nephrotoxizität

Monoklonale Gammopathie unklarer Signifikanz (MGUS): Diagnosekriterien

- im Knochenmark ≤ 10 % Plasmazellen
- monoklonales Paraprotein im Serum < 30 g/l
- keine myelomassoziierte Störung von Organfunktionen, keine Osteolysen
- kein Hinweis auf B-Zell-Proliferation oder Leichtketten-Erkrankung

„Smoldering" Multiples Myelom (SMM): Diagnosekriterien

- im Knochenmark > 10 % Plasmazellen
- monoklonales Paraprotein im Serum > 30 g/l
- schleichender, symptomarmer Krankheitsverlauf

Multiples Myelom (MM): Diagnosekriterien

- im Knochenmark > 10 % Plasmazellen
- monoklonales Paraprotein im Serum > 30 g/l, oder Nachweis im Urin
- Nachweis myelomassoziierter Osteolysen und Störung von Organfunktionen, insbesondere „CRAB"-Kriterien („Calcium, Renal insufficiency, Anemia, Bone lesions) ☞ unten

DD:
- CLL, B-NHL (einschließlich M. Waldenström)
- chronische entzündliche Erkrankungen
- andere Ursachen für Osteolysen, Osteoporose, Knochenmarkkarzinose

Ko:
- pathologische Frakturen
- Antikörpermangelsyndrom → rezidivierende Infekte
- Hyperviskositätssyndrom → Perfusionsstörungen von Lunge, ZNS, Niere
- Hyperkalzämie → Müdigkeit, Lethargie, Verwirrtheit, Übelkeit, Erbrechen, Polyurie, Polydipsie, Obstipation, Muskelschwäche, Arrhythmien
- Nierenfunktionsstörungen/akutes Nierenversagen. *Ursachen:* renale Paraproteinablagerung (insbesondere Leichtketten), Amyloidose, Hyperviskosität, Infekte, Hyperkalzämie, Hyperurikämie, renale Plasmozytominfiltration. Glomerulonephritis, nephrotisches Syndrom
- Polyneuropathie: IgM-Antikörper gegen „Myelin-Associated Glycoprotein" (MAG)
- Blutungen durch Autoantikörper gegen Gerinnungsfaktoren, Kälteagglutinine (IgM), Hämolysine

Amyloidose
lokalisierte oder generalisierte extrazelluläre Ablagerung abnormer fibrillärer Proteine (Amyloid). Störung von Organfunktionen durch Amyloidablagerung.
- generalisierte Amyloidose: Immunglobulin-assoziierte Amyloidosen (AL) bei Plasmazellerkrankungen, Amyloid A-Amyloidosen (AA, Akutphase-Protein) bei chronisch-entzündlichen Erkrankungen, verschiedene familiäre Amyloidosen (AF) und senile Amyloidose
- lokalisierte Amyloidose: bei M. Alzheimer, Diabetes mellitus Typ II, medullärem Schilddrüsenkarzinom
- *Therapieoptionen bei AL-Amyloidose:* Melphalan + Dexamethason (Palladini-Protokoll), Bortezomib-haltige Protokolle (z.B. VCD); Hochdosis-Melphalan

(HD-Mel) und autologe Stammzelltransplantation nach Risikostratifizierung der Organfunktionseinschränkung aufgrund der Amyloidose (HD-Mel: 100–200 mg/m^2)

Th: ***Behandlungskonzept des Multiplen Myeloms***

Therapeutische Grundsätze

1. Das MM ist mit konventionellen Therapieverfahren nicht heilbar. Die Behandlung erfolgt entsprechend Symptomatik, Alter und Komorbidität des Patienten. Bei symptomatischen Patienten mit Vorliegen von mindestens einem der sogenannten „CRAB"-Kriterien („Calcium, Renal Insufficiency, Anemia, Bone lesions") besteht eine Behandlungsindikation:
   - C Hyperkalzämie
   - R Niereninsuffizienz: Kreatinin$_{Serum}$ > 1,4 mg/dl
   - A Anämie: Hämoglobin < 10 g/dl oder 2 g/dl unterhalb des Normwertes
   - B Osteolyse(n) oder Osteoporose. Bei singulärer Osteolyse Myelomzellinfiltration ≥ 30 %, bei Osteoporose Kompressionsfraktur

2. Bei asymptomatischen Patienten und ohne Vorliegen der CRAB-Kriterien besteht im Normalfall keine Indikation zur systemischen Therapie.

3. Bei Patienten < 75 Jahre ist bei gutem Allgemeinzustand und erhaltener Organfunktion die Möglichkeit einer Hochdosistherapie mit autologer Stammzelltransplantation (mit dem Ziel der Verlängerung des therapiefreien Intervalls) zu prüfen.

Konventionelle Chemotherapie

Asymptomatische und MGUS-Patienten
keine Therapie (zu frühe Alkylanzien-Therapie erhöht das Risiko einer sekundären AML, späterer Therapiebeginn vermindert die therapeutischen Optionen nicht.)

Symptomatische Patienten bei Vorliegen von CRAB-Kriterien
- Gut wirksam sind die Alkylanzien Melphalan und Cyclophosphamid, jeweils in Kombination mit Prednison (z.B. MP). Melphalan ist stammzelltoxisch und sollte bei geplanter Hochdosis-Chemotherapie nicht bzw. mit wenigen (< 4) Zyklen vor Stammzellmobilisierung gegeben werden.
- Bei älteren Patienten sind MP-Thalidomid (MPT) oder MP-Bortezomib (MPV) zugelassene Therapiestandards, die gute Therapieoptionen darstellen. Gabe je nach Leukozytenregeneration alle 4–6 Wochen, Befundkontrolle nach 3 Zyklen, für 6–12 Zyklen. Ansprechen MP vs. MPT 40 vs. 82 %, Gesamtüberleben (OS) 32 vs. 54 Monate; MP vs. MPV: 5-Jahres-Gesamtüberleben (OS) 34 vs. 46 % bzw. OS-Vorteil von 13 Monaten
- Bei jüngeren (biologisches Alter ≤ 70 Jahre) Patienten ist eine Hochdosis (HD)-Therapie mit autologer Stammzelltransplantation anzustreben, wenn möglich im Rahmen multizentrischer Studien (z.B. DSMM oder GMMG-Studien, Adressen unten). Zur Induktion werden Cyclophosphamid, Dexamethason und Bortezomib, Thalidomid- oder Lenalidomid-haltige Protokolle für 2–4 Zyklen verwandt. Mobilisierung mit EVC, CE oder Cyclophosphamid; Konditionierung meist HD-Melphalan (200 mg/m^2)
- Günstige Rezidivprotokolle stellen – je nach Vortherapie des Patienten, Alter, Komorbidität bzw. Organfunktionsstörungen – Bortezomib/Dexamethason, ggf. mit Cyclophosphamid, Lenalidomid/Dexamethason, Cyclophosphamid/Dexamethason/Thalidomid, Bortezomib/Thalidomid-MP, Bortezomib/Liposomales Doxorubicin oder Bendamustin-Kombinationen dar.

- Therapien mit neuen Substanzen innerhalb von Studien, z.B. neue Proteasominhibitoren (z.B. Carfilzomib oder MLN9708), HDAC-Inhibitoren (Vorinostat, Panobinostat), Drittgenerations-IMIDs (Pomalidomid) oder Antikörper (Elotuzumab)

Therapieprotokolle

„MPT" ☞ Protokoll 12.7.1			6–9 Zyklen, Wiederholung d 43
Melphalan	0,25 mg/kg/d	p.o.	d 1–4
Prednison	2 mg/kg/d	p.o.	d 1–4, postprandial
Thalidomid	50 mg/d	p.o.	täglich, abends vor dem Schlafengehen

Dosissteigerung von Melphalan um 20 % pro Zyklus je nach Wirkung/Nebenwirkungen; Dosissteigerung von Thalidomid alle 2 Wochen um 50 mg bis 200 mg/d; Thrombosephrophylaxe (z.B. Enoxaparin)

„MPV" ☞ Protokoll 12.7.2			Wiederholung d 43, insgesamt 6–9 Zyklen
Melphalan	9 mg/m^2/d	p.o.	d 1–4
Prednison	60 mg/m^2/d	p.o.	d 1–4
Bortezomib	1,3 mg/m^2/d	i.v., s.c.	Zyklus 1–4: d 1, 4, 8, 11, 22, 25, 29, 32
Bortezomib	1,3 mg/m^2/d	i.v., s.c.	Zyklus 5–9: d 1, 8, 22, 29

„VCD" ☞ Protokoll 12.7.3			Wiederholung d 22
Bortezomib	1,3 mg/m^2/d	i.v.	d 1, 8, 15
Dexamethason	40 mg/d absolut	p.o.	d 1, 8, 15
Cyclophosphamid	50 mg/d absolut	p.o.	d 1–21

Dosisreduktion von Bortezomib bei Thrombopenie bzw. Neuropathie

„Lenalidomid/Dexamethason" ☞ Protokoll 12.7.4			Wiederholung d 29
Lenalidomid	25 mg absolut	p.o.	d 1–21
Dexamethason	40 mg absolut	p.o.	d 1–4, 9–12, 17–20

Dosisanpassung bei Nierenfunktionseinschränkungen

Therapieverfahren mit Bortezomib, Thalidomid und Lenalidomid

CAVE: keine Anwendung bei Schwangerschaft
- *Bortezomib:* Proteasominhibitor, Ansprechen (CR + PR) in Monotherapie 40 % der Patienten, in Kombination mit Dexamethason bis zu 85 %. Hauptnebenwirkungen sind Zytopenien und Polyneuropathie. Zugelassen als Rezidivtherapie und Erstlinientherapie
- *Thalidomid:* 50–200 mg/d p.o. wirkt antiproliferativ, antiangiogenetisch und inhibiert TNFα und IL-6. Zugelassen in Kombination mit Melphalen und Prednison (MPT). Ansprechrate in Monotherapie 30 %, in Kombination mit Dexamethason 60 %. Hauptnebenwirkungen sind Müdigkeit, Polyneuropathie, Obstipation, thromboembolische Ereignisse und Hautveränderungen.
- *Lenalidomid:* Thalidomid-Analog, Ansprechrate in Monotherapie 17 %, in Kombination mit Dexamethason 91 %. In Kombination mit Dexamethason als Zweitlinientherapie zugelassen.

Hochdosistherapie

Hochdosis-Chemotherapie mit autologer Stammzelltransplantation (SZT)
- Autologe SZT führt zu einer erhöhten Remissionsrate und Verlängerung des Gesamtüberlebens (5- bzw. 10-Jahres-Überleben 45–30 %), induziert eine rasche und oft anhaltende Remission und induziert ein verlängertes therapiefreies Intervall. Bei Patienten mit gutem Ansprechen (komplette Remission) wurden nach autologer SZT lang anhaltende (> 11 Jahre) Remissionen beschrieben.
- Der Stellenwert einer Doppel- oder Mehrfach-Hochdosistherapie mit wiederholter autologer SZT wird in Studien weiter geprüft.
- Als Induktionstherapie wird hochdosiertes Melphalan eingesetzt. Dosierung bei Patienten ≤ 70 Jahre 200 mg/m^2 i.v., bei Patienten > 70 Jahre (oder eingeschränkter Organfunktion) 140 mg/m^2 i.v.

Hochdosis-Chemotherapie mit allogenen Transplantationsverfahren
- Die allogene Transplantation (allogene PBSZT/KMT) stellt für etwa 20 % der Patienten (bis ≤ 70 Jahre) eine potenziell kurative Option dar.
- Die Wirkung eines Graft-versus-Myelom-Effektes konnte belegt werden. Relevant ist eine frühzeitige allogene Transplantation; bei längerer Erkrankungsdauer ist auch nach alloger Transplantation aufgrund von Resistenzentwicklungen mit einer höheren Rezidivrate zu rechnen. Allogene Konditionierungsprotokolle mit reduzierter Intensität (☞ Kap. 5.4) ermöglichen eine breitere und frühzeitige Anwendung der allogenen PBSZT mit deutlich reduzierter Toxizität. Neue Substanzen werden im Rahmen von Studien für die Induktion und Erhaltungstherapie verwandt.
- Bei Hochrisikopatienten wird im Rahmen von Studien der Stellenwert der allogenen Transplantation nach autologer Transplantation geprüft.

Strahlentherapie

Therapie des solitären ossären Plasmozytoms
Strahlentherapie ≤ 45 Gy. Nur bei Persistenz des Paraproteins oder Rezidiv zusätzliche Therapien. Medianes Überleben: 10 Jahre. Bei komplettem Verschwinden des Paraproteins (dauert bis zu mehreren Monaten) exzellente Prognose: medianes Überleben 20 Jahre, Rezidivfreiheit 75 %

Primär extraossäres Plasmozytom
- typische Lokalisationen: Nasopharynx, Nasennebenhöhlen, Lunge, Milz, Niere, Magen
- Strahlentherapie 35–45 Gy. 10-Jahres-Überleben > 70 %

Supportive Therapie

Durch frühzeitigen Einsatz supportiver Therapieverfahren kann die Komplikationsrate reduziert und die Lebensqualität der Patienten deutlich verbessert werden.
- *Schmerztherapie* bei Osteolysen/diffuser Osteoporose: medikamentöse Schmerztherapie (☞ Kap. 4.5), ggf. palliative Schmerzbestrahlung
- bei symptomatischen/frakturgefährdeten Osteolysen (bei Schmerzen oder Stabilitätsgefährdung): lokale Radiatio (20–35 Gy), orthopädische Therapie. Nach pathologischer Fraktur: operative Stabilisierung + Nachbestrahlung
- *Therapie der Hyperkalzämie* (☞ Kap. 9.5): NaCl 0,9 % 2 000–3 000 ml/d, Zoledronat 4 mg i.v., Prednisolon 100 mg i.v., ggf. Calcitonin, ggf. Dialyse, ggf. Furosemid
- *Infektbehandlung:* frühzeitiger Einsatz von Antibiotika/Antimykotika (☞ Kap. 4.2), ggf. Immunglobuline (10 g) bei rezidivierenden Infekten und Antikörpermangelsyndrom

7.5.10 Multiples Myelom

- Plasmapherese bei Hyperviskositätssyndrom, in Kombination mit systemischer Therapie
- *Bisphosphonate*, z.B. Zoledronat, Bondronat, Pamidronat: Osteoklastenhemmer (☞ Kap. 4.7), verlängern das progressionsfreie Intervall und reduzieren die Rate ossärer Komplikationen signifikant. Prophylaktische Gabe indiziert ab Diagnosestellung: z.B. Zoledronat 4 mg über 15 Minuten i.v., 1 × monatlich. Bei guter Myelomkontrolle wird zur effektiven Vermeidung von Kieferosteonekrosen der zurückhaltendere Bisphosphonateinsatz diskutiert, d.h. 1 ×/Monat im 1. Jahr, alle 3 Monate im 2. Jahr, Pause nach 2 Jahren, Wiederaufnahme bei Progredienz des Myeloms
- *Hyperurikämie:* Alkalisierung des Urins, Allopurinol, ggf. Rasburicase (☞ Kap. 9.6)
- **CAVE:** Potenziell nephrotoxische Medikamente (nicht-steroidale Antiphlogistika, Aminoglykoside, Röntgenkontrastmittel) sind relativ kontraindiziert.

Klassifikation des Therapieansprechens (EBMT-Kriterien)

- *Komplette Remission (CR):* M-Protein im Serum oder Urin ≥ 6 Wochen nicht nachweisbar (Immunfixation, Elektrophorese). Im Knochenmark < 5 % Plasmazellen
- *Partielle Remission (PR):* M-Protein im Serum > 50 % reduziert, Leichtketten im Urin > 90 % reduziert (oder < 200 mg/24 h), für ≥ 6 Wochen. Beim nichtsekretorischen Myelom > 50 % Reduktion der Plasmazellen im Knochenmark für ≥ 6 Wochen
- *Minimale Response (MR):* M-Protein im Serum 25–49 % reduziert, Leichtketten im Urin 50–89 % reduziert, für ≥ 6 Wochen. Beim nichtsekretorischen Myelom 25–49 % Reduktion der Plasmazellen im Knochenmark für ≥ 6 Wochen
- *No Change (NC):* Kriterien für PR oder MR sind nicht erfüllt. Veränderung von M-Protein und Leichtketten um < 25 % für mindestens 3 Monate
- *Progressive Disease (PD):* Anstieg von M-Protein im Serum bzw. Leichtketten im Urin um > 25 %. Zunahme der Plasmazellen im Knochenmark > 25 % (oder Knochenmark-Infiltration ≥ 10 % absolut). Neue Osteolysen oder definitive Größenzunahme. Neue Weichteilmanifestation oder definitive Größenzunahme
- *Die Klassifikation nach IMWG (International Myeloma Working Group)* definiert zudem sCR (stringente komplette Remission)- und vgPR (sehr gute partielle Remission)-Patienten u.a. mittels Detektion minimaler Resterkrankung in der Knochenmarkdiagnostik bzw. ≥ 90 % Serum M-Gradient-Rückgang.

Prg: *Prognosefaktoren:*
Ungünstige Prognose bei:
- β_2-Mikroglobulin ↑, Albumin ↓ (ISS III), LDH ↑
- zytogenetischen Aberrationen (FISH): del 17p13, t(14;16), t(4;20), Chromosom-1-Veränderungen; Gen-Expressions-/Gene-copy-number-alterations
- Alter des Patienten > 70 Jahre, Komorbidität, hohe Knochenmarkinfiltration, Thrombopenie, Anämie, Nierenfunktionsstörung, rasche Progredienz
- Plasmazell-Leukämie

Überlebenszeit
mittlere Überlebenszeit: 5–8 Jahre, 5-Jahres-Überlebensrate: 25–50 %. Aufgrund der auto-PBSZT-Therapie und neuer Medikamente hat sich die Prognose der Myelompatienten deutlich verbessert. Langzeitüberlebenszeiten > 10 Jahre werden von ca. 30 % der Patienten erreicht.

Hämatologische Neoplasien   Multiples Myelom 7.5.10

Na:
- MGUS- und MM-Patienten sollten – je nach Risikoprofil – vierteljährlich bezüglich Blutbild, Gesamteiweiß und Paraprotein kontrolliert werden. Etwa 25 % der Patienten mit MGUS entwickeln innerhalb von 15 Jahren ein multiples Myelom.
- bei palliativer Situation symptomorientiertes Vorgehen

Ad: **Deutsche Studiengruppe „Multiples Myelom" (DSMM).** Koordination: Prof. Dr. H. Einsele, Studiensekretariat, Julius-Maximilians-Universität, Med. Klinik und Poliklinik II, Klinikstr. 6–8, 97070 Würzburg, ☎ 0931-20170000, Fax: 0931-20170730

German Myeloma Multicenter Group (GMMG). Prof. Dr. H. Goldschmidt, Studiensekretariat, Med. Klinik und Poliklinik V, Ruprecht-Karls-Universität Heidelberg, Im Neuenheimer Feld 410, 69120 Heidelberg, ☎ 06221-568198, Fax: 06221-561957

Lit:
1. Dimopoulos M, Kyle R, Fermand JP et al. Consensus recommendations for standard investigative workup: report of the International Myeloma Workshop Consensus Panel 3. Blood 2011;117:4701-4705.
2. Kyle RA. Role of maintenance therapy after autologous stem cell transplant for multiple myeloma: lessons for cancer therapy. Mayo Clin Proc 2011;86:419-420.
3. Ludwig H, Durie BGM, McCarthy P et al. IMWG consensus on maintenance therapy in multiple myeloma. Blood 2012;119:3003-3015.
4. Martinez-Lopez J, Blade J, Mateos MV et al. Long-term prognostic significance of response in multiple myeloma after stem cell transplantation. Blood 2011;118:529-534.
5. Morgan GJ, Walker BA, Davies FE. The genetic architecture of multiple myeloma. Nature Rev Cancer 2012;12:335-348.
6. Munshi NC, Anderson KC, Bergsagel PL et al. Consensus recommendations for risk stratification in multiple myeloma: report of the International Myeloma Workshop Consensus Panel 2. Blood. 2011;117:4696-4700.
7. Palumbo A, Anderson K. Multiple myeloma. N Engl J Med. 2011;364:1046-1060.
8. Rajkumar SV. Multiple myeloma: 2013 update on diagnosis, risk-stratification and management. Am J Hematol 2013;88:226-235.
9. Roschewski M, Korde N, Wu SP et al. Pursuing the curative blueprint for early myeloma. Blood 2013;122:486-490.

Web:
1. www.myelom.net — Leukämie-Initiative Bonn
2. www.myeloma-euronet.org/de — Europä. Netzwerk für Myelom-Patienten
3. www.multiplmyeloma.org/ — Mult Myeloma Res Foundation
4. www.myeloma.org/ — Intl Myeloma Foundation

7.5.11 Immunozytom (IC, M. Waldenström)

M. Engelhardt, C. Müller-Schmah, R. Wäsch

Def: niedrigmalignes Non-Hodgkin-Lymphom mit klonaler Expansion terminal differenzierter B-Lymphozyten. Charakteristisch: Bildung von monoklonalem IgM-Immunglobulin („IgM-Paraprotein")

ICD-10: C83.0

Ep: Inzidenz: 5 Fälle/1 000 000/Jahr, 1–2 % aller hämatologischen Tumorerkrankungen. Medianes Erkrankungsalter: 63–68 Jahre. Die meisten Patienten (55–70 %) mit neu diagnostizierten Immunozytom sind Männer.

Pg: *Risikofaktoren*
Pathogenetische Faktoren sind nicht abschließend geklärt. Diskutiert werden:
- Lösungsmittelexposition
- familiäre Belastung (familiäre Häufung, Auftreten bei eineiigen Zwillingen)

Path: *Charakteristika der Immunozytomzellen*
- Bildung monoklonaler IgM-Immunglobuline („IgM-Paraprotein"), Nachweis von Oberflächen-IgM und zytoplasmatischem IgM
- selten Koexpression von IgD
- Oberflächenmarker: Expression von CD19, CD20, CD22, CD25, CD27, FMC7, negativ für CD5, CD10, CD23, CD103, CD183
- Zytogenetik: 6q Deletionen (6q21-q23) in 40–50 % der Fälle; Deletionen 13q14 und 17p13.1 in 15 % der Fälle bei Krankheitsprogress

Blutbild
- bei fortgeschrittener Erkrankung Panzytopenie möglich

Knochenmark
- diffuse Infiltration von kleinen, lympho-plasmozytoiden Zellen (basophiles Zytoplasma, lymphozytenähnlicher Kern) und Plasmazellen
- gelegentlich Mastzellen, „Dutcher-bodies" (PAS-positive intrazytoplasmatische und intranukleäre IgM-Einschlüsse)

Klass: *WHO-Klassifikation (2008):* reifzelliges B-NHL

Stadieneinteilung nach der „Southwest Oncology Group" (2001)

Stadium	Definition	5-Jahres-Überleben
A	β_2- Mikroglobulin < 3 mg/l, Hb ≥ 12 g/dl	87 %
B	β_2- Mikroglobulin < 3 mg/l, Hb < 12 g/dl	63 %
C	β_2- Mikroglobulin ≥ 3 mg/l, IgM ≥ 4,0 g/dl	53 %
D	β_2- Mikroglobulin ≥ 3 mg/l, IgM < 4,0 g/dl	21 %

Sonderformen
- IgM-MGUS (monoklonale Gammopathie unklarer Signifikanz): < 10 % lymphoplasmozytoide Infiltration im Knochenmark, IgM Paraprotein, Hämoglobin und Thrombozytenzahl normal
- „Smoldering"/asymptomatischer M. Waldenström

Hämatologische Neoplasien   Immunozytom (IC, M. Waldenström) 7.5.11

Sy: *Allgemeinsymptome/Zeichen der Lymphominfiltration*
- Anämie, Müdigkeit, Leistungsminderung, B-Symptomatik
- Lymphadenopathie, Hepatomegalie, Splenomegalie
- Organinfiltration (Gastrointestinaltrakt, Lunge, Niere, Meningen)

Symptome durch IgM-Paraprotein im Serum („Makroglobulin")
- Hyperviskositäts-Syndrom (durch erhöhtes IgM_{Serum}): Fatigue, Schleimhautblutungen, Sehstörungen, neurologische Störungen, kardiovaskuläre Störungen
- Kälteagglutinin-Krankheit (10 % der Fälle, IgM als kältereaktiver Antikörper reagiert mit Erythrozyten-Antigenen): Akrozyanose, Raynaud-Phänomen, rezidivierende oder chronische hämolytische Krisen
- Autoantikörper gegen Gerinnungsfaktoren: Blutungen

Symptome durch Organablagerungen des IgM-Paraproteins
- Polyneuropathie (Demyelinisierung, Kryoglobulinämie, Amyloidablagerungen)
- Nierenfunktionsstörungen durch Hyperkalzämie, Bence-Jones-Proteinurie (seltener als bei multiplem Myelom), immunvermittelte Glomerulonephritis
- Amyloidose von Herz, Niere, Leber, Lunge, Haut, Schleimhäuten. Hautablagerungen → hautfarbene Papeln, Urtikaria („Schnitzler-Syndrom"). Darmablagerungen → Diarrhoe, Malabsorption

Dg: *Anamnese, Klinik*
- Anamnese, mit Zeichen für Karpaltunnelsyndrom, Amyloidose
- Untersuchung, mit Haut, Lymphknoten, Milz/Leber, Blutungs-/Infektzeichen

Labor
- Blutbild, Differenzialblutbild
- Routinelabor mit Elektrolyten, Ca^{2+}, Retentionswerten, Harnsäure, Albumin, LDH, CRP, BSG ↑ („Sturzsenkung"), $β_2$-Mikroglobulin ↑
- Serum-Gesamteiweiß, Serum-Eiweißelektrophorese, Immunfixation, Nachweis des monoklonalen (IgM) Paraproteins (M-Gradient)
- Urineiweiß, Urin-Eiweißelektrophorese (M-Gradient), Immunfixation, Nachweis von Leichtketten im Urin („Bence-Jones-Proteinurie") in 60 % der Fälle
- Immunglobuline quantitativ, Immunelektrophorese, ggf. Serumviskosität

Histologie
- Knochenmarkzytologie und -histologie, ggf. Knochenmark-Szintigrafie
- bei Verdacht auf Amyloidose: Schleimhautbiopsie, Echokardiografie

Bildgebung
Röntgen Thorax und Sonografie Abdomen, ggf. CT-Diagnostik

DD: monoklonale Gammopathie unklarer Signifikanz (MGUS) vom IgM-Typ

Th: **Therapeutische Grundsätze**

1. bei asymptomatischer Erkrankung oder IgM-MGUS: Beobachtung

2. Indikationen zur Therapie: Anämie, B-Symptomatik (Fieber, Nachtschweiß, Gewichtsverlust), Hyperviskositäts-Symptomatik, signifikante Hepatosplenomegalie und/oder Lymphadenopathie, Komplikationen durch IgM-Paraprotein, periphere Polyneuropathie

3. bei reinen Blutbildveränderungen, geringen Allgemeinsymptomen, Neuropathie: Rituximab-Monotherapie

4. bei Lymphknotenvergrößerungen, deutlicher Zytopenie, eingeschränktem Allgemeinzustand/konstitutioneller Symptomatik: Chemotherapie, z.B. R-CHOP, R-FC, Purinanaloga; im Rezidiv Zweitlinien-Chemotherapie

5. bei Hyperviskosität: Plasmapherese

Therapiekonzept Immunozytom

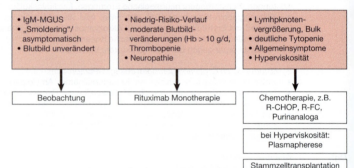

Konventionelle Chemotherapie

Primärtherapie
- Alkylanzien, z.B. Chlorambucil p.o. ± Kortikosteroide (☞ Protokoll 12.5.1, „Knospe"), Melphalan oder Cyclophosphamid werden inbesondere bei immunvermittelten Symptomen (immunhämolytische Anämie, Kälteagglutinin-Krankheit, Kryoglobulinämie) eingesetzt.
  CAVE: bei Langzeittherapie erhöhtes Risiko für MDS oder Sekundärleukämie
- Rituximab allein insbesondere bei Niedrig-Risiko-Situation (mäßiggradige Zytopenie, fehlende oder geringe Allgemeinsymptome, keine Lymphadenopathie) und bei IgM-bedingter Neuropathie
- Rituximab in Kombination mit Chemotherapie (R-CHOP, R-FC, Rituximab + Fludarabin) bei Hyperviskosität, Allgemeinsymptomen, Lymphadenopathie, deutlicher Zytopenie, oder rascher Progredienz
- Purinanaloga werden als Erst- oder Rezidiv-Therapie eingesetzt und bewirken eine rasche Zytoreduktion und Reduktion der Immunozytom-bedingten Symptomatik (Hyperviskosität, Panzytopenie, periphere Neuropathie). Eingesetzt werden 2-CDA/Cladribin (Ansprechrate 64–90 %), oder Fludarabin (Ansprechrate 40–86 %). Nebenwirkungen: Myelosuppression, Immunosuppression (CD4+ und CD8+ T-Zellen ↓, Monozyten ↓)

Sekundärtherapie
Nach Alkylanzienvorbehandlung: Fludarabin, Fludarabin + Cyclophosphamid, 2-CDA, CHOP, Doxorubicin, Chemotherapie häufig in Kombination mit Rituximab. Hochdosiertes Dexamethason. Neuere Studie zeigen auch den Erfolg von Bortezomib und Rituximab, und bei jüngeren und fitten Patienten die Möglichkeit der Stammzelltransplantation (in Studien)

Andere Therapieverfahren

- Plasmapherese: bei Hyperviskositätssyndrom, kein Effekt auf Tumorlast
- Splenektomie: bei Hypersplenismus, autoimmunvermittelter Zytopenie
- neuere Substanzen: Tyrosinkinase-Inhibitoren (PI3K), BTK-Inhibitoren (Ibrutinib), Antikörper-Konjugate, Proteasom-Inhibitoren (Carfilzomib)

Klassifikation des Therapieansprechens

- *komplette Remission (CR):* komplette Regredienz des Paraproteins in der Immunfixation, Normalisierung des Lymphknotenstatus und Milzgröße, Lymphozyten im Knochenmark < 20 %
- *partielle Remission (PR):* Reduktion des monoklonalen IgM um ≥ 50 % (für ≥ 2 Monate), Rückgang der Infiltrate aller befallenen Regionen um ≥ 50 %

Prg: *Prognosefaktoren* (International Prognostic Staging System for Waldenstrom's Macroglobulinemia; ISSWM, 2009).

Ungünstig sind:
- Alter > 65 Jahre
- Hämoglobin < 11,5 g/l
- Thrombozyten < 100 000/µl
- β_2-Mikroglobulin > 3 mg/l
- Serum-IgM > 7,0 g/dl

Mittlere Überlebenszeit: 5 Jahre, 10 % der Patienten überleben > 15 Jahre

Lit:
1. Ansell SM, Kyle RA, Reeder CB, et al. Diagnosis and management of Waldenström macroglobulinemia: Mayo stratification of macroglobulinemia and risk-adapted therapy (mSMART) guidelines. Mayo Clin Proc. 2010;85:824–833.
2. Dimopoulos MA, Gertz MA, Kastritis E et al. Update on treatment recommendations from the Fourth International Workshop on Waldenström's Macroglobulinemia. J Clin Oncol 2008;27:120–126.
3. Gertz MA. Waldenström Macroglobulinemia: 2012 update on diagnosis, risk stratification and management. Am J Hematol 2012;87:504–510.
4. Issa GC, Leblejian H, Roccaro AM et al. New insights into the pathogenesis and treatment of Waldenström macroglobulinemia. Curr Opin Hematol 2011;18:260–265.
5. Morel P, Duhamel A, Gobbi P et al. International prognostic scoring system for Waldenstrom macroglobulinemia. Blood 2009;113:4163–4170.
6. Treon SP. How I treat Waldenström macroglobulinemia. Blood 2009;114:2375–2385.

Web:
1. www.lymphome.de — Kompetenznetz Lymphome
2. www.cancer.gov/cancertopics/factsheet/Sites-Types/WM — National Cancer Institute
3. www.iwmf.com — Int. Waldenström Foundation
4. www.cancer.net/patient/Cancer+Types/Waldenstrom%27s+Macroglobulinemia — Cancer Net/ASCO

7.6 Mastozytosen

A. Spyridonidis, J. Finke

Def: heterogene Gruppe von Erkrankungen mit pathologischer Ansammlung von Mastzellen in der Haut (kutane Mastozytose) und/oder in verschiedenen Organen (systemische Mastozytose)
Synonyme: Urticaria pigmentosa, Mast Cell Activation Disease (MCAD)

ICD-10: Q82.2 (kutane Mastozytose), C96.2 (systemische Mastozytose)

Ep: Inzidenz: 2 Fälle/300 000/Jahr, bei dermatologischen Patienten 1:1 000 bis 1:8 000. Zwei Altersgipfel: 75 % der Fälle bei Kindern (vor allem 1.–2. Lebensjahr), 25 % bei Erwachsenen (30.–50. Lebensjahr)

Pg: *Mastzellen (MZ)*
- Entwicklung aus pluripotenten hämatopoetischen Stammzellen im Knochenmark, Ausreifung in peripheren Geweben. Vorkommen im Bindegewebe, insbesondere in Bereichen mit direktem Umweltkontakt.
- Charakteristisch sind metachromatische Granula, die Mediatoren und Zytokine enthalten (Histamin, Chymase, Tryptase, Heparin, Leukotriene, Prostaglandin D2, PAF, TNFα, Interleukine, GM-CSF, G-CSF) → Freisetzung nach Stimulation. Mastozyten aller Entwicklungsstufen exprimieren den SCF-Rezeptor (c-kit, CD117).
- Die physiologische Bedeutung der Mastzellen ist nicht abschließend geklärt, diskutiert wird eine Rolle im Rahmen von Infektabwehr. Effektorzellen der allergischen Typ-I-Reaktion

Mastozytose
- bei Kindern: meistens kutane Formen, 80 % der Fälle im 1.–2. Lebensjahr, 2 % im 3.–15. Lebensjahr, meist mit spontaner Rückbildung
- bei Erwachsenen: klonale Erkrankung, mit identischen KIT-Mutationen (am häufigsten KIT-D816V-Mutation) in Mastzellen des Knochenmarks und befallener Organe → Proliferationsstimulation und Apoptoseinhibition. Chronischer Verlauf, keine spontane Rückbildung. In der Regel als systemische Mastozytose (SM), rein kutane Formen sind selten

Path: *Zytologische Differenzierung von Mastzellen (MZ)*
- typische MZ: rund, zentral gelegener Kern, stark granuliertes Zytoplasma
- atypische MZ Typ I: spindelförmig, exzentrisch gelegener Kern, hypogranuliert
- atypische MZ Typ II: bi-/polylobulierter/blastärer Kern, stark hypogranuliert

Immunzytologie (FACS)
- normale MZ: positiv für CD117 (c-kit), CD45, CD33, FceRI, CD11c; negativ für CD2, CD25, CD34
- neoplastische MZ: häufig aberrante Expression von CD2 und/oder CD25. CD30-Expression in aggressiven systemischen Mastozytosen

Knochenmark
- MZ-Vermehrung im Knochenmark in > 90 % (indolente SM) bis 100 % (aggressive SM) der Fälle nachweisbar
- Knochenmark-Aspiration: bei aggressiver systemischer Mastozytose > 5 %, bei Mastzell-Leukämie > 20 %. Ansammlung von Mastzellen meist fokal, Nachweis von zelldichten Infiltraten (≥ 10–15 MZ) oder von Mastzellen mit zytologischen Atypien (> 25 % aller MZ) ist diagnoseweisend. Bei aggressiven systemi-

schen Mastozytosen häufig zusätzlich erhöhte Zellularität oder dysplastische Zeichen
CAVE: Diagnose einer systemischen Mastozytose am Knochenmarkausstrich erschwert durch Retikulinfibrose und fokales Infiltrationsmuster
- Knochenmark-Biopsie: Diagnoseweisend ist der Nachweis von zelldichten Infiltraten (≥10–15 MZ). MZ bei systemischer Mastozytose oft hypogranuliert → immunhistochemische Untersuchung auf Tryptase und/oder CD117

Molekulargenetische Veränderungen
Punktmutation des KIT (D816V-Mutation). Es können auch andere KIT-Punktmutationen oder Mutationen in Enzymen oder Rezeptoren vorkommen (JAK2, PDGFRα, RASGRP4, Histamin-H4-Rezeptor)

Organbefall
bei systemischer Mastozytose-Befall von Haut (in 50–90 % der Fälle), Milz (50–70 %), Lymphknoten (20–70 %), Leber und anderen Organen (ZNS, Lunge, Niere, Muskeln)

Klass: ***Klassifikation der Mastozytosen (Wiener Konsensus Meeting, 2000)***

Typ	Vorkommen
Kutane Mastozytose (CM)	
• Urticaria pigmentosa (UP)	Kinder, Erwachsene
• diffuse kutane („erythrodermische") Mastozytose	Kinder
• Mastozytom der Haut	Kinder
• Teleangiectasia macularis eruptiva perstans (TMEP)	Erwachsene
Systemische Mastozytose (SM)[1]	vor allem Erwachsene
• Indolente SM (Variante: „smoldering" Mastozytose)	80 % der Fälle
• SM mit assoziierter hämatologischer Neoplasie (AHN)[2]	
• aggressive SM	selten
• Mastzellenleukämie (MZL)	sehr selten
• Mastzellsarkom	selten

[1] myeloproliferative Erkrankung nach der WHO-Klassifikation
[2] häufiger CMML, MDS, AML; B-Zell-Neoplasien seltener (< 10 %); T-Zell-Neoplasien rar

Sy: Charakteristisch sind Flushanfälle, anaphylaktische Reaktionen, Pruritus, abdominelle Schmerzen, Übelkeit, Erbrechen, Diarrhoe, Dyspnoe; Dauer etwa 10–30 Minuten, mit anschließender Erschöpfung.

Auslösung von Anfällen durch unspezifische Mastzelldegranulation, z.B.:
- Temperaturwechsel (Bäder), körperliche Anstrengung, mechanische Reize (Massage)
- Nahrungsmittel, u.a. Garnelen, Käse, Schokolade; Alkohol; Insekten- und Schlangengifte
- Medikamente: Opiate, Salizylate, nicht-steroidale Antiphlogistika, Röntgenkontrastmittel, Dextrane
- Narkose

Pathogenese von Symptomen
- unkontrollierte Mastzellproliferation, direkte Infiltration von Haut oder extrakutanen Organen → Blutbildveränderungen, Malabsorption, Gewichtsverlust, Splenomegalie, Hypersplenismus, Hepatomegalie, Aszites, Osteolysen, ZNS-Veränderungen

7.6 Mastozytosen — Hämatologische Neoplasien

- Ausschüttung von Mastzellmediatoren → Pruritus, Flush, Diarrhoe, abdominelle Schmerzen, peptische Ulzera, Gewichtsverlust, rezidivierende Synkopen, Kopfschmerzen, Konzentrationsstörungen, Depression, Schock, Dyspnoe, Osteoporose, hämorrhagische Diathese
- assoziierte hämatologische Neoplasien → Symptome entsprechend Erkrankung.

Dg: *Anamnese, Klinik*
- Anamnese, insbesondere Flush, Synkope, gastrointestinale Symptome, Blutungen, Fieber/Nachtschweiß/Gewichtsverlust („B-Symptomatik"), anfallsartiger Charakter der Beschwerden. Symptomatik aufgrund der Organopathie („C-Befunde")
- Untersuchungsbefund einschließlich Haut (rötlich-braune Flecken/Papeln, Prädilektion am Stamm, „Darier-Zeichen": Rötung und Schwellung der Haut nach geringer mechanischer Irritation, z.B. durch Reiben mit einem Holzspatel), Lymphadenopathie, Hepatomegalie, Splenomegalie, Blutungszeichen

Labor
- Blutbild, Differenzialblutbild (häufig Eosinophilie), LDH, PTT (Ausschüttung von Heparin), Leber-/Nierenfunktionsparameter, Gesamteiweiß
- Tryptase$_{Serum}$: Normalwert 1–15 ng/ml, bei > 20 ng/ml dringender Verdacht auf systemische Mastozytose (bei Spiegeln von 20–75 ng/ml in 50 % der Fälle Mastzell-Infiltration des Knochenmarks, bei > 75 ng/ml in 100 % der Fälle). Bei rein kutaner Mastozytose ist die Serumtryptase in der Regel nicht erhöht.
CAVE: erhöhte Spiegel nach anaphylaktischen Ereignissen (Normalisierung innerhalb von 12–14 h) sowie bei hämatologischen Neoplasien (AML, MDS, MPS)

Zytologie, Histologie
- Knochenmark (Biopsie, Aspiration). Bei Kindern ist eine Knochenmarkbiopsie nicht erforderlich, bei Erwachsenen mit Urticaria pigmentosa obligat. Untersuchung auf *KIT*-D816V-Mutation
- bei Verdacht auf Organbefall: Biopsie aus befallenem Gewebe (Histologie, *KIT*-D816V-Mutation)

Molekulare Untersuchung
Molekulare Untersuchung (besser im KM oder Biopsie, im Blut evtl. falsch-negative Befunde) auf KIT-D816V-Mutation ist erforderlich. Es können auch andere KIT-Punktmutationen oder Mutationen in Enzymen oder Rezeptoren vorkommen (JAK2, PDGFRα, RASGRP4, Histamin-H4-Rezeptor)

Bildgebung, weitere Diagnostik
Sonografie Abdomen, Röntgen Thorax, Skelett, Knochenszintigrafie, MRT, CT, ggf. weitere Diagnostik
CAVE: keine Röntgenkontrastmittel

Diagnostische Kriterien der Systemischen Mastozytose (SM)

Major-Kriterium
multifokale, zelldichte Mastzell-Infiltrate (≥ 10–15 Mastzellen) in Knochenmark oder Organbiopsie

Minor-Kriterien
- zytologische Atypien in > 25 % aller Mastzellen
- *KIT*-D816V-Mutation (Knochenmark oder Organbiopsie)
- aberrante Expression von CD2 oder/und CD25 auf Mastzellen
- Tryptase$_{Serum}$ > 20 ng/ml (nicht gültig bei hämatologischen Neoplasien/SM-AHN)

Diagnoseweisend für SM ist das Vorliegen von einem Major- und einem Minor-Kriterium oder von drei Minor-Kriterien

Diagnoseparameter bei Subtypen der Systemischen Mastozytose (SM)

Typ	Haut (Befall)	Knochenmark (Mastzellen)	Blut	Organomegalie [1] (B-Befund)	Organopathie [2] (C-Befund)
Indolente SM (ISM)	> 90 %	1–5 % low grade[3]	normal	– (+)	+
Smoldering SM (SSM)	±	> 5 %	normal	+	–
SM mit AHN	±	variabel	pathologisch	±	±
Aggressive SM (ASM)	< 50 %	> 5 % intermediate/ high grade	normal/ pathologisch	+	+
Mastzell-Leukämie (MZL)	–	> 20 % high grade	> 10 % MZ	+	+

SM Systemische Mastozytose, AHN Assoziierte Hämatologische Neoplasie
[1] Organomegalie: Leber, Milz, Lymphknoten ohne eingeschränkte Organfunktion
[2] Organopathie: eingeschränkte Organfunktion aufgrund einer MZ-Infiltration: Knochenmark (Zytopenie), Leber (Aszites, portale Hypertension), gastrointestinal (Malabsorption, Hypoalbuminämie), Milz (Hypersplenismus)
[3] Knochenmark-Zytologie: Mastzellen Typ II: low grade (< 10 %), intermediate (10–20 %), high grade (> 20 %)
Der Subskript SY bezeichnet Symptome durch Ausschüttung von Mastzellmediatoren, z.B. ISM$_{SY}$

DD:
- *Erkrankungen mit ähnlichen Symptomen:* anaphylaktische Reaktion, Phäochromozytom, Karzinoid, VIPom, Osteoporose, Malabsorption, Zollinger-Ellison-Syndrom
- *Erkrankungen mit ähnlichen Befunden:* myeloproliferative Syndrome – MPS (chronische granulozytäre Leukämie, mit t8p11), akute Basophilenleukämie, hypereosinophiles Syndrom – NHL
- *reaktive Mastozytosen im Knochenmark:* parasitäre Infektionen, Neoplasien, aplastische Anämie, Lymphom (keine Mastzellaggregate, MZ mit typischer Morphologie, CD2- und CD25-negativ, Tryptase normal)

7.6 Mastozytosen — Hämatologische Neoplasien

Th: *Behandlungskonzept*
- Behandlungsprinzip: 1. Prophylaxe und Meiden von Auslösern, die zur Mediatorausschüttung führen, 2. Medikamente, die die Mediatorausschüttung verhindern/verringern und 3. zytoreduktive Therapie
- Eine kurative Therapie existiert nicht. Bei kutaner Mastozytose oder indolenter SM symptomatische Behandlung, bei aggressiven Formen ggf. antineoplastische Therapie. Bei Mastzell-Leukämie: Behandlung entsprechend AML-Protokollen. Erreichen von kompletten Remissionen möglich, allerdings in der Regel kurze Remissionsdauer
  CAVE: unter effektiver Therapie Gefahr der Mastzelldegranulation → Freisetzung von Mastzellmediatoren → Gefahr kardiovaskulärer Komplikationen bis hin zum Schock

Symptomatische Therapie
- Vermeidung unspezifischer Mastzelldegranulation
  CAVE: Notfallset (Epinephrin, Epipen Auto-Injector®)
- *Pruritus, Urtikaria, Flush:* H1-Rezeptorenblocker, Mastzellstabilisatoren (Ketotifen), ggf. topische Steroide oder Psoralen-UV-A (PUVA)-Therapie (Rezidive häufig). Bei Flush ggf. systemische Steroide, ASS 1 000–1 500 mg/d.
  CAVE: ASS kann Mastzelldegranulation hervorrufen.
- *Mastozytom:* chirurgische Entfernung
- *gastrointestinale Symptome, peptische Ulzera:* H2-Rezeptorenblocker
- *Diarrhoe, Malabsorption, Bauchkrämpfe:* Dinatrium Cromoglycinat, ggf. Steroide
- *Osteoporose:* Biphosphonate
- *bei lokaler Betäubung oder Narkose* können lebensbedrohliche Komplikationen auftreten. Präoperativ H1- und H2-Antihistaminika und Kortikosteroide, Atropin sollte gemieden werden. Muskelrelaxantien (kein Pancuronium, besser Atracurium oder Vecuronium) sollten nicht als Bolus verabreicht werden. Als Lokalanästhetika sollten eher Substanzen vom Amid- statt vom Ester-Typ eingesetzt werden.

Antineoplastische Therapie
ASM mit langsamer Progression:
- Interferon α (IFNα), Beginn mit 3 Mio IE/d, s.c., 3 ×/Woche und Eskalation bis 5 Mio IE/d täglich, ggf. mit Steroiden. Therapieeinleitung unter stationären Bedingungen empfohlen
- Second-Line mit 2-CDA (0.13 mg/kg/d i.v. über 5 Tage; 3–6 Zyklen)
- alternativ: Midostaurin (PKC412, *KIT*-D816V-Inhibitor, z.Zt. in klinischen Studien). Ggf. auch Dasatinib (BCR/ABL- und Src-Inhibitor, bisherige Studien eher enttäuschend) oder Masitinib (*KIT*-D816V-Inhibitor, in Studien). Diese Medikamente unterdrücken auch die Histamin-Sekretion.
- Imatinib sollte nicht bei Patienten mit *KIT* D816V gegeben werden (induziert Resistenz). Imatinib kann bei systemischer Mastozytose mit Wildtyp *KIT* oder anderen (nicht D816V) *KIT*-Punktmutationen wirksam sein. Imatinib ist bei SM mit chronischer eosinophilen Leukämie (SM-CEL) mit FIP1L1-PDGFRα wirksam.

ASM mit schneller Progression, SM-AHN oder Mastzell-Leukämie:
- 2-CDA nur limitiert wirksam (in der Regel kurze Remissionsdauer)
- Debulking mit Polychemotherapie entsprechend AML-Protokollen, oder auch Midostaurin oder Masitinib
- allogene Knochenmarktransplantation als einziger kurativer Ansatz

Prg:
- *pädiatrische Mastozytosen:* in der Regel spontane Regression
- *kutane Mastozytosen bei Erwachsenen:* chronischer Verlauf, spontane Rückbildung selten, Übergang in systemische Mastozytose möglich (5–10 %), Auftre-

ten assoziierter hämatologischer Neoplasien (AHN) selten. Normale Lebenserwartung
- *indolente systemische Mastozytose* (80 % der Fälle): in 30 % der Fälle nach Jahren Transformation zu aggressiver SM möglich, in 20–40 % Auftreten von AHN. Mittleres Überleben > 10 Jahre
- *aggressive systemische Mastozytose:* mittleres Überleben 1–2 Jahre
- *Mastzell-Leukämie:* mittleres Überleben < 9 Monate
- *negative Prognosefaktoren:* Alter, fehlender Hautbefall, erhöhte LDH, Osteolysen, erhöhte alkalische Phosphatase, Blutbildveränderungen, erhöhte Anzahl von atypischen MZ in der Knochenmark-Zytologie, SM-AHN, Gewichtsverlust, Hepatomegalie, Splenomegalie, β2-Mikroglobulin, CD30-Expression in MZ

Na: engmaschige Befundkontrollen wegen möglicher Progression in aggressivere Formen oder Entwicklung einer hämatologischen Neoplasie, mit klinischer Untersuchung, Blutbild, Differenzialblutbild, LDH, Tryptase$_{Serum}$. Während der Progression kann die *KIT*-D186V-Mutation nicht mehr nachweisbar sein (Auftreten von resistenten *KIT*-D186V-negativen Subklonen).
- kutane Mastozytose, indolente systemische Mastozytose: jährliche Kontrollen
- „Smoldering"/aggressive Formen: Kontrolle alle 3–6 Monate

Ad: **Erhebung von anamnestischen, klinischen, laborchemischen und genetischen Daten zur Einrichtung eines Registers von Patienten mit seltenen myeloproliferativen Neoplasien.** Studienleitung: Prof. Dr. Andreas Reiter, Prof. Dr. Georgia Metzgeroth, III. Medizinische Klinik, Universitätsmedizin Mannheim, Theodor-Kutzer-Ufer 1–3, 68167 Mannheim, E-Mail: andreas.reiter@umm.de; georgia.metzgeroth@umm.de

Lit:
1. Gotlib J, Pardanani A, Akin C et al. WG-MRT and ECNM consensus response criteria in advanced mastocytosis. J Clin Oncol 2013;121:2393–2401.
2. Pardarani A. Systemic mastocytosis in adults: 2013 update on diagnosis, risk stratification, and management. Am J Hematol 2013;88:613–624.
3. Torrelo A, Alvarez-Twose I, Escribano L. Childhood mastocytosis. Curr Opin Pediatr 2012;24:480–486.
4. Valent P, Akin C, Arock M et al. Definitions, criteria and global classification of mast cell disorders with special reference to mast cell activation syndromes: a consensus proposal. Int Arch Allergy Immunol 2012;157:215–225.
5. Valent P, Sperr WR, Akin C. How I treat patients with advanced systemic mastocytosis. Blood 2010;116(26):5812–5817.

Web:
1. ecnm.net/homepage/index.php — European Competence Network Mastocytosis
2. www.mastozytose.de — Selbsthilfeverein Mastozytose (Kinder)
3. www.mastozytose.com — Mastozytose-Initiative (Selbsthilfenetzwerk)
4. www.mastozytose.net — Kompetenznetzwerk Mastozytose

8 Solide Tumoren

H. Henß

Def: maligne Neoplasien, von definierten Organen ausgehend, initial lokalisiert

Ep: Solide Tumoren machen > 90 % der malignen Erkrankungen aus; bei Frauen stellen die drei häufigsten (Mammakarzinom, kolorektale Tumoren, Lungenkarzinom) 52 % aller malignen Erkrankungen, bei Männern 54 % (Prostatakarzinom, kolorektale Tumoren, Lungenkarzinom).

Klass:
Karzinome (☞ Kap. 8.1–8.8)
- Adenokarzinome
- Plattenepithelkarzinome
- undifferenzierte Karzinome
- neuroendokrine Tumoren
- Mischformen (Teratome, Karzinosarkome etc.)

Sarkome (☞ Kap. 8.9)
- Weichteilsarkome
- Osteosarkome
- Chondrosarkome
- Sonderfall Ewing-Sarkom
- Hirntumoren (☞ Kap. 8.10)
- andere (PECome, Retikulum-Zell-Tumoren), sehr selten

Karzinome (epitheliale Tumoren) und Sarkome (mesenchymale Tumoren) sind die wichtigsten histologischen Gruppen. Mischformen aus Karzinomen und Sarkomen kommen vor (Karzinosarkome), sind aber selten.
Diagnostik und Therapie der einzelnen Entitäten orientieren sich am betroffenen Organ sowie – bei molekular zielgerichteten Therapien – zunehmend an den ursächlichen genetischen Veränderungen einzelner Tumoren.

Pg: *Maligne Entartung bzw. Karzinogenese (☞ Kap. 1.2)*
- genetische Ursachen
- Schadstoffexposition
- in der Vielzahl von Fällen multikausal bzw. nicht eindeutig geklärt

PPhys: Die maligne Transformation führt initial zur Proliferation im betroffenen Organ, später typischerweise zum Befall der regionären Lymphknoten, danach oder parallel dazu Fernmetastasen (☞ Kap. 8.12).

Gemeinsame Charakteristika
- lokale Raumforderung
- Organfunktionseinschränkung

Th: Therapieprinzipien umfassen lokale und systemische Maßnahmen:
- Bei vielen soliden Tumoren ist die erfolgreiche Lokaltherapie (operative Entfernung oder lokale Strahlentherapie) die Voraussetzung für eine kurative Option.
- Durch zusätzliche („neoadjuvante") Chemotherapie vor der Operation kann oft ein (teilweiser) Organerhalt erfolgen, bzw. eine Operabilität erreicht werden.

- Eine adjuvante Chemotherapie nach Primärtherapie kann bei mehreren Tumoren die Prognose verbessern.
- Palliative Therapiemaßnahmen können das Leben bei akzeptabler Lebensqualität verlängern (☞ Kap. 4.0).

Zur Therapie der einzelnen Krankheitsbilder ☞ Kap. 8.1–8.13

Lit: ☞ einzelne Entitäten

Web:
1. www.krebsgesellschaft.de — Deutsche Krebsgesellschaft
2. www.dgho.de/gesellschaft — Deutsche Gesellschaft für Hämatologie und Onkologie
3. www.cancer.org — American Cancer Society

8.1 Tumoren des Kopf- und Halsbereichs

M. Daskalakis, K. Henne, H. Henß

Def: heterogene Gruppe bösartiger Tumoren im Bereich von Mund, Nase und oberem Respirationstrakt

ICD-10: C00-14, C30-32

Ep: Inzidenz: 30–50 Fälle/100 000 Einwohner/Jahr in Deutschland, ca. 6% aller malignen Neuerkrankungen. Geografische Unterschiede sind abhängig vom regionalen Alkohol- und Nikotinkonsum. Verteilung ♂ : ♀ = 4:1. Altersgipfel: 60.–65. Lebensjahr. Gesamt-Inzidenz in den letzten 20 Jahren: stabil bei Männern, bei Frauen leicht zunehmend, jedoch Zunahme der Oropharynx-Karzinome (v.a. Zungengrund- und Tonsillen-Karzinome) insbesondere bei Männern < 45 Jahre (durch zunehmende Prävalenz von HPV-Infekten [Human Papilloma Virus]).

Pg: *Risikofaktoren*
- Alkohol-/Nikotinabusus (insbesondere in Kombination, > 85 % der Patienten)
- Tabakkauen, Betelnusskauen, Genuss von salzgetrocknetem Fleisch und Fisch
- mangelnde Mundhygiene, chronische Entzündungsreaktionen
- Vitamin-A-Mangel, Eisenmangel (assoziiert bei Plummer-Vinson-Syndrom)
- chemische Noxen: Propylalkohol, Holzstaub (Adenokarzinome), als Berufskrankheit in der Textilindustrie, Asbest, Nickel, Chrom
- Strahlung: Radium (Uhrenindustrie), Vorbestrahlung (z.B. M. Hodgkin)
- Viren: bei Nasopharynx-Karzinomen Assoziation zu EBV (Epstein-Barr-Virus, endemisches Auftreten in Ostasien); bei Plattenepithelkarzinomen zu HPV (insbesondere HPV-16, -18 und -31). Eine HPV-Assoziation ist bei etwa 25 % aller Kopf-Hals-Tumoren bzw. 60–70 % aller Oropharynx-Karzinome (v.a. Zungengrund- und Tonsillen-Karzinome) nachweisbar.

Molekulargenetik: keine konsistenten Aberrationen
- gehäuft Veränderungen der Chromosomen 9, 11 (vor allem 9p21, 11q13)
- mutierte Tumorsuppressorgene CDKN2A (früher p16) (80 %), p53 (40–60 %), Protoonkogene Cyclin D1 (30–50 %), p63 (30 %)
- 95 % der Plattenepithelkarzinome zeigen EGFR-Überexpression.

Karzinogenese
- Sequenz: Karzinogenexposition → Epithelschädigung → konsekutive Epithelregeneration → Hyperregeneration/Hyperplasie → Metaplasie, Hyperkeratose/Leukoplakie → leichte Dysplasie → schwere Dysplasie/Karzinoma in situ → invasives Karzinom. Zur Entstehung einer Karzinomzelle aus einer Epithelzelle sind vermutlich 6–10 voneinander unabhängige genetische Ereignisse notwendig.
- HPV-Karzinogenese: Virale Onkoproteine E6 und E7 inaktivieren Tumorsuppressorgene, v.a. p53-Gen und Retinoblastomagen (rb).

Solide Tumoren · Tumoren des Kopf- und Halsbereichs 8.1

Path: *Histologie*

Typ	Häufigkeit
• Plattenepithelkarzinom (HPV-assoziiert: gering differenziert, basaloide Architektur)	> 90 %
• Adenokarzinome (v.a. Speicheldrüsen/Nasen-Rachen-Raum)	5 %
• andere: Sarkome, Lymphome, Plasmozytom, Melanom, Akustikusneurinom	selten
Sonderformen • Übergangsepithelkarzinome (Nasennebenhöhlen) • undifferenzierte Karzinome vom Nasopharynxtyp • lymphoepitheliale Tumoren des Nasen-Rachen-Raumes (Schmincke-Regaud) • mukoepidermoide Karzinome	

Lokalisationen
- Mundhöhle, Zunge
- Oropharynx, Nasopharynx (einschließlich Nasennebenhöhlen)
- Hypopharynx, Larynx
- Schilddrüse ☞ Kap. 8.7.1

Ausbreitungsmuster
- initial direkte Invasion in angrenzende Strukturen
- primär lymphogene Metastasierung in regionale Lymphknotenstationen
- Fernmetastasierung im Spätstadium

Klass: *Orientierende Stadieneinteilung nach dem TNM-System[1] (UICC, 2010)*

T	Primärtumor[1]
	Lippe, Mundhöhle, Speicheldrüsen, Pharynx, Nasennebenhöhlen
TX	Primärtumor nicht beurteilbar
T0	kein Primärtumor
Tis	Carcinoma in situ
T1	Tumorgröße < 2 cm
T2	Tumorgröße 2–4 cm
T3	Tumorgröße > 4 cm
T4a	Mundhöhle: Tumor infiltriert äußere Muskulatur der Zunge, Kieferhöhle oder Gesichtshaut.
T4b	Lippe und Mundhöhle: Tumor infiltriert Spatium masticatorium, Processus pterygoideus oder Schädelbasis oder umschließt die A. carotis interna.
	Abweichende Klassifikation für Hypopharynxkarzinome
T1	Tumor auf einen Unterbezirk beschränkt und/oder ≤ 2 cm in größter Ausdehnung
T2	Infiltration von > 1 Unterbezirk oder eines benachbarten Bezirks oder > 2 cm bis ≤ 4 cm in größter Ausdehnung, ohne Fixation des Hemilarynx
T3	Tumor > 4 cm in größter Ausdehnung oder Fixation des Hemilarynx
T4	Infiltration benachbarter Strukturen: Schild-/Ringknorpel, Zungenbein, Schilddrüse, Ösophagus, Halsweichteile[2]

8.1 Tumoren des Kopf- und Halsbereichs

N	Lymphknotenbefall
NX	regionäre Lymphknoten nicht beurteilbar
N0	Befall eines ipsilateralen Lymphknotens, Durchmesser < 3 cm
N1	erweiterter Lymphknotenbefall
N2	a Befall eines ipsilateralen Lymphknotens, Durchmesser 3–6 cm b Befall mehrerer ipsilateraler Lymphknoten, Durchmesser ≤ 6 cm c bilateraler/kontralateraler Lymphknotenbefall, Durchmesser ≤ 6 cm
N3	Befall von Lymphknoten mit Durchmesser > 6 cm
M	**Fernmetastasen**
M0	keine Fernmetastasen
M1	Fernmetastasen

[1] je nach Lokalisation unterschiedliche TNM-Klassifikation
[2] schließt gerade Halsmuskulatur und das subkutane Fett ein

Stadieneinteilung entsprechend UICC/AJCC (2010)

Stadium	TNM-System			5-Jahres-Überleben
0	Tis	N0	M0	95–100 %
I	T1	N0	M0	75–90 %
II	T2	N0	M0	50–70 %
III	T3	N0	M0	40–60 %
	T1–3	N1	M0	
IV	T4	N0–1	M0	10–30 %
	jedes T	N2–3	M0	
	jedes T	jedes N	M1	

Sy: Frühsymptome sind in der Regel gering. Wegen gleichzeitig bestehender Alkoholproblematik vieler Patienten oft erst Vorstellung in fortgeschrittenen Erkrankungsstadien:
- Allgemeinsymptome: Müdigkeit, Abgeschlagenheit, Gewichtsverlust
- Heiserkeit, Schluckstörungen, Globusgefühl
- Tumor und/oder Lymphknotenvergrößerung, einseitige Tonsillenvergrößerung
- Schleimhautulkus, Nekrose
- lokale Schmerzen, Kopfschmerzen, Zahnschmerzen
- Leukoplakie (in 5–10 % der Fälle mit Carcinoma in situ)

Dg: *Anamnese, Klinik*
- Anamnese, einschließlich Risikofaktoren (Alkohol-/Nikotinabusus, Beruf)
- klinische Untersuchung mit Lokalbefund (mit Spiegeluntersuchung)

Labor
- Routinelabor, mit Parametern von Leber-, Nieren- und Knochenmarkfunktion
- Tumormarker: SCC (geringe Sensitivität, nur im Verlauf beurteilbar)
- molekulare Marker: EBV-DNA, HPV-DNA, EGFR, ggf. CDKN2A, p53, Cyclin D1 p63

Histologie
- Panendoskopie (ab Zungengrund) unter Narkose mit histologischer Sicherung
- ggf. Feinnadel-Aspirationsbiopsie von zervikalen Lymphknoten-Metastasen bei Karzinom unklarer Primärlokalisation
- ggf. Bronchoskopie/Ösophagoskopie zum Ausschluss simultaner Zweittumoren

Bildgebung
- Sonografie Abdomen/Hals (mit Lymphknotendarstellung)
- CT/MRT Hals und Schädelbasis
- Röntgen Thorax, CT Thorax (Lungenmetastasen, Zweittumoren)
- ggf. Skelettszintigrafie/Lymphoszintigrafie, PET/PET-CT

CAVE: 10–15 % aller Patienten mit Kopf-Hals-Tumor weisen einen simultanen Zweittumor (Atemwege, oberer Gastrointestinaltrakt) auf. Häufigste Lokalisation: Ösophagus

Ko:
- Blutung, venöse/lymphatische Obstruktion, Einflussstauung
- Atemwegsverlegung
- Hörverlust, meist einseitig, durch Nervenschädigung/seröse Otitis
- Sehstörungen (Hirnnervenschädigung)

Th: *Therapeutische Optionen*
- Resektion
- Strahlentherapie
- medikamentöse Therapie

Behandlungskonzept von Kopf-Hals-Tumoren

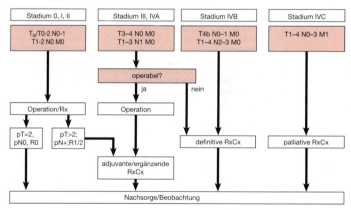

Cx Chemotherapie, Rx Radiotherapie, RxCx Radiochemotherapie

Chirurgische Therapiemaßnahmen

Indikationen
- Primäre Therapiemaßnahme ist die Operation.
- Stadien I und II (T1–3): Operation mit kurativer Intention

- fortgeschrittene Tumoren (T4): Operation bei symptomatischer Indikation (Schmerzen, Blutung, Dysphagie etc.)
- lokalrezidive/regionale Lymphknotenrezidive nach primärer Radiatio/Operation

Technik
- Entfernung mit tumorfreien Resektionsrändern (R0-Resektion) ist Voraussetzung für kurative Therapie. Eine organschonende Operation mit Erhalt physiologischer Funktionen sollte angestrebt werden.
- zunehmend Anwendung diskontinuierlicher Operationsverfahren bei enoralen oder transoralen Primärtumorresektionen (z.B. mit CO_2-Laser) oder z.b. durch Kehlkopf- und damit stimmerhaltende Teilresektionsverfahren
- ggf. plastische/rekonstruktive Operation im Intervall
- „En-bloc"-Resektion verdächtiger oder befallener Halslymphknoten im Sinne einer „Neck dissection". Standardverfahren ist die „modifiziert-radikale Neck dissection" (Entfernung der Lymphknoten einer Halsseite unter Schonung der Leitungsbahnen). Eine Alternative ist die „selektive Neck dissection", bei der nur Lymphknotenareale mit hohem Metastasierungsrisiko (abhängig von Primärtumor-Lokalisation) entfernt werden. Aufgrund der hohen Raten an okkulten Halslymphknoten-Metastasen sollte auch die klinisch negative Halsregion grundsätzlich elektiv behandelt werden.

Unerwünschte Operationsfolgen
- kosmetische und/oder funktionelle Beeinträchtigung
- Sprachverlust, Schluckstörungen, Aspirationspneumonie
- Plexusschädigung nach „Neck dissection"

Radiotherapie/Radiochemotherapie

Indikationen
- operable Tumoren: adjuvante (postoperative) Radiochemotherapie bei
  - histologisch nachgewiesener Lymphangiosis carcinomatosa,
  - resektablen Tumoren in Stadien III–IV (T1–3 N0–1 M0, T4 N0–3 M0)
- lokal inoperable Tumoren: „definitive Radiochemotherapie", mit kurativer Intention
- Larynxkarzinom T1–2 N0 M0 oder Zungenkarzinom T1–2 N0 M0 → im Vergleich zur Operation besserer Erhalt der physiologischen Organfunktion
- Schmincke-Regaud-Tumor und Karzinome des Nasen-Rachen-Raumes: primäre Radiotherapie/Radiochemotherapie wegen fehlender radikaler Resektabilität
- palliative Radiatio bei symptomatischer Indikation (tumorbedingte Komplikationen) bzw. im Rezidiv nach Operation

Richtlinien
- perkutane Radiatio des Tumors und des regionalen Lymphabflussgebietes mindestens 60 Gy (Ausnahme: N0-Tumor 50 Gy). Aufsättigung (Boost) im Bereich des Primärtumors 66–70 Gy (maximal 75 Gy). Boost-Applikation perkutan (kleines Feld) oder interstitiell mittels Brachytherapie („Afterloading"). Intensivierung der Behandlung durch hyperfraktionierte, akzelerierte Radiatio (Bestrahlung 2–3 × täglich im Abstand von mindestens 6 h)
- Kombinierte Radiochemotherapie-Verfahren sind der alleinigen Radiatio überlegen → Verkürzung der Behandlungsdauer, verbesserte Überlebenszeit, reduzierte Fernmetastasierung. Als Chemotherapie wird Cisplatin, Carboplatin oder eine Kombinationstherapie (Cisplatin + 5FU, Platinderivat + Taxan) eingesetzt, zum Teil in Kombination mit dem EGFR-Inhibitor Cetuximab. Alternativ hat eine Radio-Immuntherapie (Radiatio + Cetuximab) gute Wirksamkeit und Verbesserung des Langzeitüberlebens gezeigt.

- Voraussetzung: guter klinischer Allgemeinzustand
- intensitätsmodulierte Radiotherapie (IMRT): Modulation der Strahlendosis nicht nur an der Feldbegrenzung, sondern auch innerhalb der Feldfläche. Dadurch Senkung der Strahlendosis an den kritischen Normalgeweben (z.B. Sehnerv, Unterkieferknochen, Speicheldrüse, Innenohr) (☞ Kap. 5.8)

CAVE: Schleimhauttoxizität ↑↑ bei kombinierter Therapie → enterale/parenterale Ernährung erforderlich. Falls wegen Mukositis Strahlentherapiepausen notwendig werden, geht der mögliche Vorteil der kombinierten Behandlung unter Umständen verloren.

Unerwünschte Langzeitfolgen der Strahlentherapie
- Zahnschäden (z.T. irreversibel), Xerostomie, Schleimhautschäden
- Verlust der Geschmacksempfindung
- Hypothyreoidismus, Hypoparathyreoidismus
- Hautatrophie, subkutane Indurationen, Fibrose

Chemotherapie

Indikationen
- in Kombination mit Strahlentherapie (☞ oben)
- palliative Chemotherapie bei Rezidiven nach Operation und Radiatio

Richtlinien
- bei Rezidiven nach Operation und Bestrahlung strenge Indikationsstellung, palliative Intention. Berücksichtigung des oft deutlich eingeschränkten Allgemeinzustands und bestehender Zweiterkrankungen (Leberfunktionsstörungen etc.). Nach vorheriger Strahlentherapie häufig deutlich verstärkte Mukositis, deshalb in diesen Fällen Dosisreduktion im ersten Zyklus. Ansprechrate: 40–50 %
- Kombinationstherapien auf der Basis von Cisplatin, Methotrexat oder Taxanen zeigen eine bessere Wirksamkeit als Monotherapien. Die wirksamsten Substanzen in der Monotherapie sind Cisplatin, Carboplatin, Oxaliplatin, Methotrexat, 5-Fluorouracil, Epirubicin, Ifosfamid, Bleomycin, Paclitaxel, Docetaxel. Bei adenoidcystischen Karzinomen der Nasennebenhöhlen zeigen Kombinationen von Cisplatin und Anthrazyklinen eine gewisse Aktivität.
- in der Primärtherapie bei nicht vorbehandelten Tumoren oft gute Wirksamkeit (Ansprechrate 80–90 %), jedoch häufig Rezidive trotz kompletter Remission und nachfolgender Operation → keine Verbesserung des Gesamtüberlebens. Neoadjuvante Therapiekonzepte konnten sich trotz zahlreicher Studien deshalb bisher nicht durchsetzen. Nach neueren Ergebnissen kann bei Larynxkarzinomen u.U. eine alleinige Chemotherapie kurativ sein, wenn dadurch eine komplette Remission erreicht wird.
- Der Nutzen einer adjuvanten Chemotherapie (ohne gleichzeitige Bestrahlung) ist nicht bewiesen, Anwendung daher nur im Rahmen klinischer Studien.
- Cetuximab: EGFR-Inhibitor, monoklonaler Antikörper (☞ Kap. 3.5). Wirksam bei Kopf-/Halstumoren in der Monotherapie, in Kombination mit cisplatinhaltiger Chemotherapie sowie mit Radiochemotherapie bzw. Radiatio. Ansprechrate in Monotherapie: 13 % (metastasierte/rezidivierte Tumoren). In Kombination mit Cisplatin/5-FU Verbesserung des Gesamtüberlebens von 7 auf 10 Monate (metastasierte/rezidivierte Tumoren). Im Vergleich zur alleinigen Radiatio Verbesserung des mittleren Gesamtüberlebens von 29 auf 43 Monate (lokal-regi-onal fortgeschrittene Tumoren) bei Anwendung von Radiatio und Cetuximab

8.1 Tumoren des Kopf- und Halsbereichs — Solide Tumoren

Neue Substanzen/Therapieverfahren
- Pemetrexed (Antifolat-Analogon) zeigt als Monotherapie in Studien Ansprechraten von 20–30 %, derzeit Prüfung in Kombinationen.
- EGFR-Tyrosinkinase-Inhibitoren: Afatinib (BI2992) zeigt als Monotherapie Ansprechraten von progressionsfreiem Überleben von 16 Wochen. Daten aus Phase-III-Studien stehen aus.
- VEGF-Antikörper (Bevacizumab; AZD2171) und Aurora-Kinase-Inhibitoren werden derzeit in Phase-I- und -II-Studien geprüft.
- IGF-1-Antikörper und Histondeacetylase-Inhibitoren in präklinischen und frühen klinischen Studien
- neue strahlentherapeutische Verfahren (z.B. Partikeltherapie) in Studien

Therapieprotokolle – Kopf- und Halstumoren

„5-FU/Carboplatin" ☞ Protokoll 13.1.1			Wiederholung d 22–d 29
5-Fluorouracil	1 000 mg/m²/d	i.v.	d 1–5
Carboplatin	AUC = 6	i.v.	d 1

„Docetaxel/Cisplatin" ☞ Protokoll 13.1.2			Wiederholung d 22
Docetaxel	75 mg/m²/d	i.v.	d 1
Cisplatin	75 mg/m²/d	i.v.	d 1

„5-FU/Carboplatin/Cetuximab" ☞ Protokoll 13.1.3			Wiederholung d 22–d 29
Carboplatin	AUC = 5	i.v.	d 1
5-Fluorouracil	1 000 mg/m²/d	i.v.	d 1–4
Cetuximab	400 mg/m²	i.v.	d 1
Cetuximab	250 mg/m²	i.v.	d 1*, 8, 15 (* ab 2. Zyklus)

„Methotrexat"			Wiederholung wöchentlich
Methotrexat	40–60 mg/m²/d	p.o.	d 1, bei Schluckstörungen i.v.

Prg: *Prognosefaktoren*
- Tumorstadium (insbesondere Lymphknotenbeteiligung) und Histologie
- Lokalisation: Tonsillenkarzinom und Larynxkarzinom günstiger, Hypopharynkarzinom ungünstiger
- Fortführung der Zufuhr exogener Noxen (insbesondere Rauchen) → ungünstigere Prognose
- HPV-assoziierte Karzinome: Prognose günstiger

5-Jahres-Überlebensrate in Abhängigkeit vom Tumorstadium: siehe oben

Na:
- bei kurativer Intention: initial Kontrollen in dreimonatigen Abständen (Anamnese, klinische Untersuchung, Lokalbefund, Endoskopie, Sonografie, Röntgen Thorax). Wichtig ist die Erfassung möglicher Zweittumoren (Bronchoskopie, Ösophagoskopie).
- bei palliativer Therapiesituation: symptomorientiertes Vorgehen

Px: *Primärprävention*
- Meidung von Alkohol- und Nikotinabusus
- Ausschaltung chemischer Noxen (Arbeitsplatzsicherheit)

Sekundärprävention
Infolge präkanzeröser Veränderungen („field cancerization" durch Noxen) entwickeln 10–20 % aller Patienten mit Kopf-Hals-Tumoren innerhalb von 2–3 Jahren einen zweiten Primärtumor (Kopf-Hals-Bereich, Bronchialkarzinom, Ösophaguskarzinom). Die tägliche Gabe von Isotretinoin (13-cis-Retinolsäure), 1 mg/kg KG/d p.o., senkt das Zweittumorrisiko signifikant, ein Einfluss auf das Gesamtüberleben konnte bislang nicht nachgewiesen werden. Weitere potenziell chemopräventiv wirksame Verbindungen werden klinisch geprüft (Vitamin A, β-Carotin, Etretinat, Selen, Interferon-alpha).

Lit:
1. Bonner JA, Harari PM, Giralt J et al. Radiotherapy plus cetuximab for locoregionally advanced head and neck cancer: 5-year survival data from a phase 3 randomised trial. Lancet Oncol 2010;11:21–28.
2. Base P, Brockton NT, Dort JC. Head and neck cancer: from anatomy to biology. Int. J. Cancer 2013;133:2013–2023.
3. Chan ATC, Grégoire V, Lefebre JL et al. Nasopharyngeal cancer: EHNS-ESMO-ESTRO Clinical Practice Guidelines for diagnosis, treatment and follow-up. Ann Oncol 2012;23 (Suppl 7): vii83–vii85.
4. Dorsey K, Agulnik M. Promising new molecular targeted therapies in head and neck cancer. Drugs 2013;73:315–325.
5. Grégoire V, Lefebre JL, Licitra L et al. Squamous cell carcinoma of the head and neck: EHNS-ESMO-ESTRO Clinical Practice Guidelines for diagnosis, treatment and follow-up. Ann Oncol 2010;21(Suppl 5):v184–v186.
6. Laurie SA, Fury MG, Sherman E et al. Systemic therapy in the management of metastatic or locally recurrent adenoid cystic carcinoma of the salivary glands: a systematic review. Lancet Oncol 2011; 12:815–824.
7. Marur S, D'Souza G, Westra WH et al. HPV-associated head and neck cancer: a virus related cancer epidemic. Lancet Oncol 2010;11:781–89.
8. Specenier P, Vermorken JB. Advances in the systemic treatment of head and neck cancers. Curr Opin Oncol 2010;22:200–205.

Web:
1. www.ent.cochrane.org — Cochrane HNO
2. www.nccn.org/professionals/physician_gls/f_guidelines.asp — NCCN Guidelines

8.2 Lungenkarzinom

J. Rawluk, J. Hasskarl, C.F. Waller

Def: bösartiger Tumor der Lunge, ausgehend von:
- Reservezellen des Oberflächenepithels der Bronchien oder Bronchiolenwand → nicht-kleinzelliges Lungenkarzinom („non-small cell lung cancer", NSCLC)
- neuroektodermalen Zellen/APUD-System („amine precursor uptake and decarboxylation") → kleinzelliges Lungenkarzinom („small cell lung cancer", SCLC)

ICD-10: C34

Ep: weltweit 25 % aller Karzinome. Inzidenz in Deutschland 2008: ♂ 61 Fälle/100 000/Jahr, ♀ 24 Fälle/100 000/Jahr. Inzidenz korreliert mit Tabakkonsum. Häufigste krebsassoziierte Todesursache weltweit, mehr als 25 % aller tumorassoziierten Todesfälle sind durch Lungenkarzinome bedingt. Die Mortalität durch Lungenkarzinom bei Männern sinkt in Europa, dagegen steigt sie bei Frauen an.

Pg: *Rauchen*
Hauptrisikofaktor ist das Rauchen, andere Karzinogene sind von untergeordneter Bedeutung. Relatives Risiko von Rauchern im Vergleich zu Nichtrauchern bis zu 30-fach erhöht. Kokarzinogene potenzieren dieses Risiko. Keinen Einfluss haben sogenannte „Light"-Zigaretten, die lediglich das Risiko in Richtung Adenokarzinom verschieben, da die Inhalationstiefe steigt und mögliche Kokarzinogene aus den Filtern freigesetzt werden.
Nur 5–10 % aller Lungenkarzinompatienten (20–25 % aller Patientinnen) sind Nichtraucher. Relevante Faktoren sind:
- Menge und Dauer des Rauchens („pack-years" = gerauchte Packungen pro Tag × Dauer in Jahren)
- Alter bei Beginn des Rauchens
- Art des Rauchens (Inhalation)
- Kontakt zu Kokarzinogenen (Berufsstoffe, Asbest etc.)

Berufsstoffe
Arbeitsstoffe sind verantwortlich für < 8 % der Lungenkrebs-Todesfälle:
- Radionuklide: Uran, Radon (Bergwerksarbeiter), Radonfolgeprodukte (v.a. kleinzelliges Karzinom)
- Asbest, insbesondere bei gleichzeitigem Nikotinabusus. Asbestverbindungen sind z.B. Aktinolith, Amosit, Antophyllit, Chrysotil, Krokydolith und Tremolit.
- Arsenverbindungen: Arsentrioxid, Arsenpentoxid, Arsensäuren und Derivate
- Beryllium und Berylliumverbindungen
- Chromverbindungen: Chrom(VI)-Verbindungen, Kalzium-/Zinkchromat
- Nickel und Nickelverbindungen: Nickelsulfid/-oxid/-carbonat
- Polyzyklische aromatische Kohlenwasserstoffe (PAH): Benzopyren, Dibenzanthrazen, Benzofluoranthen, Indenopyren, Chrysen, PVC-Stäube
- Halogenäther: Dichlormethyläther, Dichlordiäthylsulfid (Lost, Senfgas), Acrylnitrit

Fibrose/Narben
- Narben („Narbenkarzinom"), Kavernen nach Tuberkulose („Kavernenkarzinom")
- Verwandte von Patienten mit Lungenkarzinom haben ein bis zu 4-fach höheres Risiko.

Sequenz: Epithelmetaplasie → Dysplasie → Carcinoma in situ → invasives Karzinom

Häufigkeit der wichtigsten genetischen Veränderungen

Genetische Veränderungen	Kleinzelliges Lungenkarzinom	Nicht-kleinzelliges Lungenkarzinom
Mikrosatelliten-Instabilität	35 %	ca. 22 %
Autokrine Regulation	GRP/GRP-Rezeptor SCF/KIT	TGF α/EGFR; Heregulin/HER2/neu HGF/MET
RAS-Punktmutation	< 1 %	15–20 %
EGFR-Mutation	< 1 %	< 10 % (Kaukasien); ca. 40 % (Asien)
MYC-Überexpression	15–30 %	5–10 %
P53-Mutation	90 %	50 %
Rb-Mutation	90 %	15–30 %
p16-Mutation	0–10 %	30–70 %
FHIT-Mutation	75 %	50–75 %
RASSF1A-Mutation	90 %	40 %
SEMA3B-Mutation	90 %	75 %
häufigste Allel-Verluste	3p, 4p, 4q, 5q, 8p, 10q, 13q, 17p, 22q	3p, 6q, 8p, 9p, 13p, 17p, 19q
Telomerasen-Aktivität	90–100 %	80–85 %
BCL2-Expression	75–95 %	10–35 %

Path: *Histopathologische Klassifikation (nach WHO, 2008)*

Typ	Häufigkeit
Kleinzelliges Lungenkarzinom	17 %
• Oat-Zell-Karzinom („Haferzell-Karzinom")	
• kleinzelliges Karzinom vom intermediärzelligen Typ	
• kombiniertes Oat-Zell- und Plattenepithelkarzinom	
• kombiniertes Oat-Zell- und Adenokarzinom	
Nicht-kleinzelliges Lungenkarzinom	78 %
Plattenepithelkarzinom (epidermoid)	35 %
Adenokarzinom	37 %
• papilläres Adenokarzinom	< 1 %
• bronchoalveoläres Karzinom	3 %
Großzelliges Lungenkarzinom	6 %
• großzelliges Karzinom mit Riesenzellen, „Spindelzelllkarzinom"	< 1 %
• adenosquamöses Karzinom	1 %

8.2 Lungenkarzinom

Typ	Häufigkeit
Sonstige	5 %
• adenoid-zystisches Karzinom	< 0,1 %
• mucoepidermoides Karzinom	< 1 %
• Karzinoid	< 1 %
• Sarkom	< 1 %
Nicht einzuordnen	2 %

Makroskopische Formen

Typ	Häufigkeit
• zentrales Lungenkarzinom: hilusnah, meist kleinzelliges oder Plattenepithelkarzinom	70 %, abnehmend
• peripheres Lungenkarzinom: hilusfern, in äußeren Lungenabschnitten, meist Rundherd, häufig großzelliges oder Adenokarzinom	25 %, zunehmend
• diffus wachsendes Lungenkarzinom: Alveolarzellkarzinom	3 %
• Pancoast-Tumor (Tumorlokalisation in der Lungenspitze)	2 %

Metastasierungsmuster in Abhängigkeit vom histologischen Typ

Lokalisation	Metastasierungshäufigkeit nach histologischem Typ			
	Plattenepithelkarzinom	großzelliges Karzinom	Adenokarzinom	kleinzelliges Karzinom
mediastinale Lymphknoten	30 %	40 %	40 %	95 %
Leber	30 %	30 %	45 %	50 %
Gehirn	20 %	30 %	30 %	40 %
Knochen	25 %	40 %	40 %	35 %
Knochenmark	5 %	–	–	30 %

Solide Tumoren Lungenkarzinom 8.2

Klass: *Stadieneinteilung nach dem TNM-System (UICC 2010)*

T	*Primärtumor*
T0	kein Tumornachweis
TX	Primärtumor nicht nachweisbar oder positive Zytologie
Tis	Carcinoma in situ
T1	Tumorgröße ≤ 3 cm ohne Beteiligung des Hauptbronchus
T1a	Tumor ≤ 2 cm
T1b	Tumor > 2 cm, aber ≤ 3 cm
T2	Tumorgröße > 3 cm, aber ≤ 7 cm mit wenigstens einem der folgenden: – Tumor > 3 cm – Tumor befällt Hauptbronchus, 2 cm oder weiter distal der Carina. – Tumor befällt viszerale Pleura. – assoziierte Atelektase oder obstruktive Entzündung bis zum Hilus, aber nicht der ganzen Lunge
T2a	Tumor > 3 cm, aber ≤ 5 cm
T2b	Tumor > 5 cm, aber ≤ 7 cm
T3	Tumor > 7 cm oder mit direkter Invasion von Brustwand (einschließlich sulcus superior-Tumoren), Zwerchfell, Nervus phrenicus, mediastinaler Pleura, parietalem Perikard oder Beteiligung des Hauptbronchus < 2 cm distal der Carina, aber Carina selbst nicht befallen, oder Tumor mit kompletter Atelektase oder obstruktiver Entzündung oder separate(r) Tumorknoten im selben Lappen wie Primärtumor
T4	Tumor jeder Größe mit Infiltration von: Mediastinum, Herz, großen Gefäßen, Trachea, Ösophagus, Wirbelkörper, Carina oder vom Tumor getrennte Tumorherde in einem Lappen derselben Seite
N	*Lymphknotenbefall*
N0	kein Lymphknotenbefall
NX	regionale Lymphknoten nicht beurteilbar
N1	Befall ipsilateraler peribronchialer und/oder hilärer Lymphknoten
N2	Befall ipsilateraler mediastinaler und/oder subcarinaler Lymphknoten
N3	Befall kontralateraler mediastinaler oder hilärer Lymphknoten bzw. Befall supraklavikulärer Lymphknoten
M	*Metastasierung*
M0	keine Fernmetastasen
M1a	getrennte Tumorherde in kontralateralem Lappen, pleurale Tumorknoten, maligner Pleura- oder Perikarderguss
M1b	Fernmetastasen

Stadieneinteilung nach UICC (2010)

Stadium	TNM-System		
0	Tis	N0	M0
IA	T1	N0	M0
IB	T2a	N0	M0
IIA	T2b	N0	M0
	T1–2a	N1	M0
IIB	T2b	N1	M0
	T3	N0	M0
IIIA	T1–2	N2	M0
	T3	N1–2	M0
	T4	N0–1	M0
IIIB	T4	N2	M0
	jedes T	N3	M0
IV	jedes T	jedes N	M1

Klassifikation des mediastinalen Lymphknotenbefalls nach Robinson (ACCP 2007)

- $IIIA_1$ mediastinale Lymphknoten (LK)-Metastasen bei postoperativer Aufarbeitung in einem LK-Level
- $IIIA_2$ intraoperative Feststellung des Befalls eines LK-Levels
- $IIIA_3$ Befall einer oder mehrerer Lymphknotenpositionen, präoperativ festgestellt durch Mediastinoskopie, Feinnadelaspiration oder PET
- $IIIA_4$ „bulky disease" (mediastinale LK > 2–3 cm mit extrakapsulärer Infiltration, Befall mehrerer N2-LK-Positionen; Gruppen multipler, positiver 1–2 cm großer LK) oder fixierte LK

Sy: Die Symptome sind primär abhängig von Tumorlokalisation, Ausdehnung und Metastasierung. Frühsymptome sind unspezifisch.

Frühsymptome
- Müdigkeit, Leistungsminderung, Appetitlosigkeit, Gewichtsverlust
- Husten, Hämoptysen, Stridor, Heiserkeit, Schluckbeschwerden, Dyspnoe
- chronische Pneumonie
- paraneoplastische Syndrome

Spätsymptome
- Rekurrensparese, Phrenikusparese
- Pleuraerguss
- Thoraxschmerz

Dg: *Anamnese, Klinik*
- Anamnese, einschließlich Raucheranamnese, Risikofaktoren
- klinische Untersuchung (Lungenbefund, Metastasierungszeichen, Neurologie etc.)

Lungenkarzinom 8.2

Labor
- Basislaboruntersuchungen: Blutbild, LDH, alkalische Phosphatase, Gesamteiweiß, Na$^+$, Ca^{2+}, Leber-/Nierenfunktion, Harnsäure, Entzündungsparameter
- Tumormarker: nicht-kleinzelliges Karzinom: NSE, CA 125, CYFRA 21-1, CEA; kleinzelliges Karzinom: NSE, CEA
  CAVE: nur zur Verlaufsbeobachtung geeignet

Histologie/Zytologie
- Bronchoskopie mit Zytologie, Lavage, Biopsie
- endobronchialer Ultraschall (EBUS, EUS)
- Mediastinoskopie
- zur Histologiegewinnung ggf. Thorakotomie
- molekulare Diagnostik bei NSCLC: EGFR-Expression, EGFR Gen Mutation, KRAS, EML4-ALK-Translokation

Weitere diagnostische Verfahren
präoperativ: Lungenfunktionsuntersuchung, Perfusionsszintigrafie, EKG

Zum Ausschluss von Fernmetastasen
- Positronenemissionstomografie mit Computertomografie (PET-CT) oder CT Thorax/Abdomen
- MRT Thorax (bei Pancoast-Tumoren, Verdacht auf Wirbelsäuleninfiltration)
- Skelettszintigrafie

DD: *Differenzialdiagnose intrapulmonaler Raumforderungen*

Maligne Tumoren
Lungenkarzinom	40–50% der Fälle
Metastasen	10% der Fälle, als Lymphangiosis carcinomatosa oder hämatogene Metastasierung (☞ Kap. 8.12.3)
Karzinoide	ausgehend vom APUD-System (☞ Kap. 8.7.3)
Zylindrom	adenoid-zystisches Karzinom, ungünstige Prognose

Benigne Tumoren
Lungenadenom	maligne Entartung möglich
Chondrom	gutartiges Hamartom
andere	Neurinom, Lipom, Fibrom, Osteom etc.

Andere
Infekte	Tuberkulose, Aspergillose, Aktinomykose, Pneumonien
Sarkoidose	

CAVE: Therapieresistente „Erkältungskrankheiten" oder pulmonale Rundherde sind zwingend abzuklären und bei Patienten über 40 Jahren dringend verdächtig auf ein Karzinom. Isolierte Lungenrundherde sind in 50% der Fälle maligne.

Ko: *Pancoast-Syndrom*
Lungenkarzinom der Lungenspitze/Pleurakuppel mit Infiltration in die Thoraxwand:
- Knochendestruktion der 1. Rippe und des 1. Brustwirbelkörpers
- Schädigung von zervikalen Nervenwurzeln, Halssympathikus und Plexus brachialis → Plexus-/Interkostalneuralgie, Horner-Syndrom (Miosis, Ptosis, Enophthalmus)
- Armschwellung (Lymphödem, venöse Abflussstörung)

Paraneoplastische Syndrome
vor allem bei kleinzelligem Karzinom, seltener bei nicht-kleinzelligen Lungenkarzinomen

Paraneoplastische Endokrinopathien
- SIADH-Syndrom (inadäquate ADH-Sekretion)
- Cushing-Syndrom (durch ektope ACTH-Produktion)
- Hyperkalzämie, durch Produktion von PTH-RP („Parathormone related Peptide") oder Zytokinen wie IL-1, IL-6, TNFα
- Gynäkomastie

Paraneoplastische Hyperkoagulabilität
- erhöhte Thromboseneigung

Paraneoplastische Osteopathien, Myopathien und Neuropathien
- hypertrophe Osteoarthropathie
- Marie-Bamberger-Syndrom (hypertrophe Osteoarthropathie + Trommelschlegelfinger)
- Lambert-Eaton-Syndrom (Schwäche der proximalen Extremitätenmuskulatur)
- Polymyositis, Dermatomyositis

Obere Einflussstauung (Vena-cava-superior-Syndrom)
☞ Kap. 9.2, Onkologische Notfälle

Th: **Festlegung des Therapiekonzeptes im Rahmen einer interdisziplinären Tumorkonferenz**
- Die Therapie der Lungenkarzinome erfolgt entsprechend der Histologie, der Tumorausbreitung sowie des Alters und Allgemeinzustandes des Patienten.
- Zur Therapie kleinzelliger Lungenkarzinome ☞ Kap. 8.2.1, nicht-kleinzelliger Lungenkarzinome ☞ Kap. 8.2.2

Palliative Therapieverfahren

In fortgeschrittenen Stadien des Lungenkarzinoms kann durch palliative Therapieverfahren eine Verbesserung der Lebensqualität des Patienten erreicht werden:
- Bronchoskopie mit Sekretabsaugung
- Drainage bei abszedierender postobstruktiver Pneumonie
- Laserkoagulation oder endobronchiale Blockade bei Blutung
- Lasertherapie, in der Regel als bronchoskopische endoluminale Behandlung, ggf. in Kombination mit Photosensitizern (sogenannte „photodynamische Therapie"). Alternativ: Einsatz von Kryosonden oder Hochfrequenzdiathermie
- endoluminale Hochdosis-Radiotherapie
- Einlage von Endoprothesen oder Stents bei Atemwegsverlegung, aerodigestiven Fisteln oder postobstruktiver Pneumonie
- Pleurodese bei rezidivierenden Pleuraergüssen
- Schmerztherapie: Analgetika: (☞ Kap. 4.5), Bisphosphonate bei Knochenmetastasierung (☞ Kap. 4.7)
- palliative Chemotherapie oder Radiotherapie

Prg: *Prognosefaktoren*
- Histologie, Tumorstadium (insbesondere Operabilität)
- Spezifische Mutationen bei NSCLC (EGFR, KRAS, p53, ERCC-1 etc.)
- Alter, Geschlecht und Allgemeinzustand des Patienten, prätherapeutischer Gewichtsverlust (≥ 5 %)
- Prognose bei kleinzelligem und nicht-kleinzelligem Lungenkarzinom ☞ Kap. 8.2.1, 8.2.2

Na:
- bei Therapie mit kurativer Intention: initial Befundkontrollen (Anamnese, klinische Untersuchung, Laborwerte, Röntgen Thorax, Sonografie Abdomen) alle 3

Monate. Nach 2 Jahren Verlängerung der Intervalle auf 6 Monate, nach 5 Jahren auf 12 Monate.
- bei palliativer Therapie: symptomorientiertes Vorgehen

Px: *Prophylaktische Maßnahmen*
- Verzicht auf Rauchen
- Asbestverbot, Arbeitsschutzmaßnahmen

Eine Senkung der Inzidenz ist durch Präventionsmaßnahmen und Screening mit Low-dose-CT in Risikopopulationen möglich.

Ad: **AIO-Arbeitsgruppe „Thorakale Onkologie":** Dr. med. Wilfried Eberhardt, Universitätsklinikum Essen, Innere Klinik und Poliklinik, Defreggerstraße 25, 45147 Essen, ☎ (0201) 7233131
E-Mail: wilfried.eberhardt@uni-essen.de

Lit:
1. Adamietz IA, Niederle N. Lungenkarzinom. Onkologe 2010; 16:511–524.
2. Goeckenjan G, Sitter H, Thomas M et al. Prävention, Diagnostik, Therapie und Nachsorge des Lungenkarzinoms. Pneumologie 2010; 64 Suppl 2: e1–164.
3. International association for the study of lung cancer/american thoracic society/european respiratory society international multidisciplinary classification of lung adenocarcinoma. J Thorac Oncol 2011;6(2):244–285.
4. Moolgarhar SH, Holford TR, Levy DT et al. Impact of reduced tobacco smoking on lung cancer mortality in the US during 1975–2000. J Natl Cancer Inst 2012;104:541–548.
5. Perlikos F, Harrington KJ, Synigos KN. Key molecular mechanisms in lung cancer invasion and metastasis. Crit Rev Oncol Hematol 2013;87:1–11.
6. Petersen I. Morphologische und molekulare Diagnostik des Lungenkarzinoms. Dtsch Arztebl Int 2011;108(31–32): 525–31.
7. Tammemägi MC, Hormuzd AK, Hocking WG et al. Selection criteria for lung cancer screening. N Engl J Med. 2013;368:728–736.

Web:
1. www.lungcanceronline.org — Lung Cancer Online
2. www.aio-portal.de/index.php/sprecherleitgruppe-198.html — AIO-Arbeitsgruppe Thorakale Onkologie
3. www.iaslc.org — International Association for the Study of Lung Cancer
4. www.nccn.org — National Comprehensive Cancer Network

8.2.1 Kleinzelliges Lungenkarzinom

J. Rawluk, J. Hasskarl, C.F. Waller

Def: bösartiger Tumor der Lunge, ausgehend von neuroektodermalen Zellen/APUD-System („amine precursor uptake and decarboxylation") → „small cell lung cancer" (SCLC)

ICD-10: C34

Ep: Die Häufigkeit liegt bei ca.17–20 % aller Lungenkarzinome. Die Inzidenz ist fallend in den letzten Jahren, beträgt ca. 9.000 Neuerkrankungen pro Jahr in Deutschland und korreliert mit Tabakkonsum. Verhältnis ♂:♀ = 5:1, Altersgipfel: 55.–65. Lebensjahr

Path: *Histopathologische Klassifikation (nach WHO, 2004)*

Kleinzelliges Lungenkarzinom
• Oat-Zell-Karzinom („Haferzell-Karzinom")
• kleinzelliges Karzinom vom intermediärzelligen Typ
• kombiniertes Oat-Zell- und Plattenepithelkarzinom
• kombiniertes Oat-Zell- und Adenokarzinom

Klass.: *Historische Stadieneinteilung des kleinzelligen Lungenkarzinoms nach dem Strahlenfeld (basiert auf „Veterans Administration Lung Cancer Study Group" VALG). Heute Stadieneinteilung nach TNM gebräuchlich (☞ Kap. 8.2)*

Stadium	Charakteristika
„limited disease" (LD)	*Primärtumor auf einen Hemithorax begrenzt*
	± ipsilaterale hiläre Lymphknoten
	± ipsilaterale supraklavikuläre Lymphknoten
	± ipsilaterale und/oder kontralaterale mediastinale Lymphknoten
	± ipsilaterale Atelektase
	± ipsilateraler kleiner Pleuraerguss ohne maligne Zellen
	± Rekurrens- und/oder Phrenikusparese
„extensive disease" (ED)	*jede Ausdehnung über die Definition von limited disease hinaus, zum Teil mit Unterscheidung von*
	• ED I: thorakale Ausbreitung (einschließlich Thoraxwand, supraklavikulär, Pleuraerguss, Mediastinalgefäße)
	• ED II: Metastasen in kontralateraler Lunge, sonstige hämatogene Metastasierung

Sy: Symptomatik ☞ Kap. 8.2

Dg: Diagnostik und Differenzialdiagnose ☞ Kap. 8.2

Th: Die Therapie der Lungenkarzinome erfolgt entsprechend der Tumorausbreitung sowie des Alters und Allgemeinzustandes des Patienten.

Therapierichtlinien

1. Die Kombinations-Chemotherapie ist das wichtigste Therapieprinzip des kleinzelligen Lungenkarzinoms; sie sollte sofort nach der Diagnosestellung eingeleitet werden. Das kleinzellige Lungenkarzinom zeichnet sich durch frühe hämatogene Metastasierung aus und ist bereits bei Diagnosestellung als systemische Erkrankung zu betrachten. Nur im Frühstadium (T1 N0 M0) ist eine Operation mit adjuvanter Chemotherapie zu diskutieren.
2. Kleinzellige Lungenkarzinome sind chemotherapiesensibel. Besonders bei „limited disease" kann eine Chemotherapie mit kurativer Intention durchgeführt werden. Remissionen sind jedoch häufig nur von kurzer Dauer, Langzeit-Überlebensraten betragen etwa 10 %. Bei „extensive disease" ist die Chemotherapie palliativ.
3. Kleinzellige Lungenkarzinome sind strahlensensibel. Bei Tumorstadien T3–4 N0-1 M0 und T1–4 N2–3 M0 („limited disease") ist eine frühzeitige Radiatio des Tumorgebietes und Mediastinum simultan zum 1. oder 2. Zyklus der Chemotherapie mit Cisplatin und Etoposid anzustreben.

Eine prophylaktische Ganzhirnbestrahlung führt bei Patienten in PR oder CR nach Abschluss der Chemoradiotherapie zu einer signifikanten Verbesserung des erkrankungsfreien und des Gesamtüberlebens. Eine prophylaktische Ganzhirnbestrahlung (Gesamtdosis von 30–40 Gy) verbessert auch bei Patienten mit „extensive disease" und gutem Ansprechen auf die Chemotherapie (CR oder PR) die Prognose.

4. Beim Spätrezidiv (später als 6 Monate nach Abschluss der Primärtherapie) ist die erneute Erstlinientherapie die Behandlung der ersten Wahl.
5. Hochdosis-Chemotherapien, alternierende Chemotherapie-Regimewechsel oder Erhaltungstherapien führen bei erhöhter Toxizität nicht zu einem Überlebensvorteil.

Behandlungskonzept bei kleinzelligem Lungenkarzinom

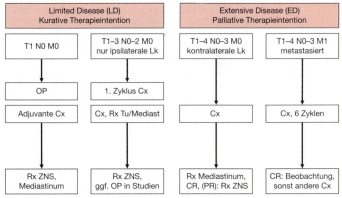

* 1. Zyklus Cx ohne Bestrahlung, OP Operation, Cx Chemotherapie, Rx Strahlentherapie, PR Partielle Remission, CR komplette Remission, Tu Tumor

8.2.1 Kleinzelliges Lungenkarzinom

Therapieprotokolle – kleinzelliges Lungenkarzinom

First-line-Therapie („limited disease"), auch adjuvant

„Cisplatin/Etoposid" ☞ Protokoll 13.2.1			Wiederholung d 22
Cisplatin	75 mg/m^2/d	i.v.	d 1
Etoposidphosphat	100 mg/m^2/d	i.v.	d 1–3

Palliative Chemotherapie („extensive disease")

„EpiCO" ☞ Protokoll 13.2.2			Wiederholung d 22
Epirubicin	70 mg/m^2/d	i.v.	d 1
Cyclophosphamid	1 000 mg/m^2/d	i.v.	d 1
Vincristin	1,4 mg/m^2	i.v.	d 1, max. 2 mg absolut

„Carboplatin/Etoposid" ☞ Protokoll 13.2.3			Wiederholung d 22
Carboplatin	AUC = 6	i.v.	d 1
Etoposidphosphat	120 mg/m^2/d	i.v.	d 1–3

Second-line-Therapien

„Topotecan" ☞ Protokoll 13.2.4			Wiederholung d 22
Topotecan	1,5 mg/m^2/d	i.v.	d 1–5
(oder Topotecan	2,3 mg/m^2/d	p.o.	d 1–5)

Weitere Therapieoptionen
- Paclitaxel wöchentlich
- Trofosfamid oral, Methotrexat und Lomustin oral, Etoposid oral
- neuere Substanzen: Temozolomid in Kombination mit Etoposid oral (bei zerebralen Metastasen) möglich

Prg: *Prognosefaktoren*
- Tumorstadium, LDH-Wert
- Alter, Geschlecht und Allgemeinzustand des Patienten, Gewichtsabnahme

ungünstige Gesamtprognose. Mittlere Überlebenszeit ohne Therapie 2–8 Wochen, mit Therapie 8–12 Monate. Langzeit-Überlebensrate 5–10 %, bei „extensive disease" < 1 %

Na: Die Rezidivrate ist hoch. Bei Therapie mit kurativer Intention: initial Befundkontrollen (Anamnese, klinische Untersuchung, Laborwerte, Röntgen Thorax, Sonografie Abdomen) alle 3 Monate. Nach 2 Jahren Verlängerung der Intervalle auf 6 Monate, nach 5 Jahren auf 12 Monate

bei palliativer Therapie symptomorientiertes Vorgehen

Ad ☞ Kap. 8.2

Lit:
1. Abidin AZ, Garassino MC, Califana R et al. Targeted therapies in small cell lung cancer: a review. Ther Adv Med Oncol 2010;2:25–37.
2. Kim YH, Mishima M. Second line chemotherapy for small cell lung cancer (SCLC). Cancer Treatm Rev 2011; 37:143–150.
3. Lopez-Chavez A, Sandler A. Systemic issues in small cell lung cancer. Curr Probl Cancer 2012;36:131–155.
4. Rossi A, Mortelli O, DiMaio M. Treatment of patients with small-cell lung cancer: from meta-analyses to clinical practice. Cancer Treatm Rev 2013;39:498–506.

Web: ☞ Kap. 8.2

8.2.2 Nicht-kleinzelliges Lungenkarzinom

J. Rawluk, J. Hasskarl, C.F. Waller

Def: bösartiger Tumor der Lunge, ausgehend von Reservezellen des Oberflächenepithels der Bronchien oder Bronchiolenwand → nicht-kleinzelliges Lungenkarzinom („non-small cell lung cancer", NSCLC)

ICD-10: C34

Ep: weltweit 20 % aller Karzinome. Inzidenz in Deutschland 2008: ♂ 49 Fälle/100 000/Jahr, ♀ 20 Fälle/100 000/Jahr. Inzidenz korreliert mit Tabakkonsum. Verhältnis ♂:♀ = 2,5:1. Das mittlere Erkrankungsalter liegt bei etwa 68 Jahren. Häufigste krebsassoziierte Todesursache weltweit; mehr als 20 % aller tumorassoziierten Todesfälle sind durch nicht-kleinzellige Lungenkarzinome bedingt. Die Mortalität bei Männer mit SCLC fällt in Europa, sie steigt dagegen bei Frauen.

Path: *Histopathologische Klassifikation (WHO, 2008)*

Typ	Häufigkeit
Plattenepithelkarzinom (epidermoid) • papillär • klarzellig • kleinzellig • basaloid	40 %
Adenokarzinom • azinär • papillär • bronchioloalveolär • solide Adenokarzinome mit Muzinbildung	52 %
Großzelliges Karzinom • großzellig-neuroendokrines Karzinom • basaloid • lymphoepitheliom-ähnliches Karzinom • klarzellig • Karzinom mit rhabdoidem Phänotyp	8 %
Adenosquamöses Karzinom	
Sarkomatoides Karzinom • pleomorphes Karzinom • spindelzelliges Karzinom • Riesenzellkarzinom • pulmonales Blastom • Karzinosarkom	
Karzinoid • typisch • atypisch	
Bronchialdrüsentumoren • mukoepidermoides Karzinom • adenoidzystisches Karzinom • epithelial-mesenchymales Karzinom	selten
Nicht klassifizierbare Tumoren	

Neue Klassifikation des Adenokarzinoms der Lunge zur besseren Prognoseabschätzung (IASLC, 2011)

Präinvasive Läsionen
- atypische adenomatöse Hyperplasie (AAH)
- Adenocarcinoma in situ (AIS) (Größe ≤ 3 cm)
  nicht-muzinös, muzinös, gemischt

Minimalinvasives Adenokarzinom (MIA)
- prädominant lepidisches (Größe ≤ 3 cm und Invasion ≤ 5 mm)
  nicht-muzinös, muzinös, gemischt

Invasives Adenokarzinom
- lepidisch prädominant (Invasion > 5 mm)
- azinär prädominant
- mikropapillär prädominant
- solid prädominant mit Schleimbildung

Varianten des invasiven Adenokarzinoms
- invasives muzinöses Adenokarzinom
- kolloidales Adenokarzinom
- fetales Adenokarzinom
- enterisches Adenokarzinom

Sy: Symptomatik ☞ Kap. 8.2

Dg: Diagnostik und Differenzialdiagnose ☞ Kap. 8.2

Th: *Festlegung des Therapiekonzeptes im Rahmen einer interdisziplinären Tumorkonferenz*

Die Therapie der Lungenkarzinome erfolgt entsprechend der Histologie, der Tumorausbreitung sowie des Alters und Allgemeinzustandes des Patienten.

Therapie-Leitlinien
1. Kurative Ergebnisse sind nur durch operative Ansätze zu erreichen. Standardverfahren sind Lobektomie, Bilobektomie, Pneumonektomie und Manschettenresektion, jeweils mit systematischer Lymphknotendissektion. Zum Zeitpunkt der Diagnosestellung können 25–30 % der Patienten (Stadien I und II) mit kurativer Intention operiert werden. In den Stadien IIA, IIB sowie im inzidentellen Stadium IIIA ist eine adjuvante Chemotherapie innerhalb von 6 Wochen indiziert.
2. Bei lokal fortgeschrittener, operabler Erkrankung (Stadium IIIA) ist eine neoadjuvante Behandlung anzustreben. Ziel ist das Erreichen der Resektabilität. Nach einer definitiven Resektion ist oft die konsolidierende Radiotherapie erforderlich.
3. Bei lokal fortgeschrittener, inoperabler Erkrankung (Stadium IIIB) ist eine Cisplatin-haltige kombinierte Radiochemotherapie indiziert.
4. Die Indikation zur primären Strahlentherapie besteht bei funktioneller Inoperabilität wegen Alters oder Begleiterkrankungen. Eine präoperative Bestrahlung wird bei Pancoast-Tumoren empfohlen. Bei Patienten mit mediastinaler Metastasierung (pN2) kann eine postoperative Bestrahlung vorgenommen werden. Die Radiatio erfolgt in Megavolttechnik mit einer Zieldosis von 60 Gy. Nebenwirkungen sind Ösophagitis, Pneumonitis und Lungenfibrose (< 5 % der Fälle), seltener kardiale Schädigungen.
5. Bei inoperabler Erkrankung (Stadium IV) liegt eine palliative Therapiesituation vor. Eine Polychemotherapie ist palliativ wirksam, Einleitung nach Diagnosestellung. Weitere supportive bzw. palliative Therapiemaßnahmen (Radiatio,

Lasertherapie, Stenteinlage, Schmerztherapie, hochkalorische Ernährung) können die Lebensqualität der Patienten erheblich verbessern.
6. als Standard in der Erstlinientherapie in Stadium IV: Platinhaltige Therapie; Dauer 4 bis maximal 6 Zyklen, je nach Ansprechen
7. bei Nachweis einer aktivierenden EGFR-Mutation in der Erstlinientherapie im Stadium IV: orale Therapie mit Tyrosinkinase-Inhibitoren (Erlotinib, Gefitinib, Afantinib).
8. EGFR-Antikörper (Cetuximab) scheinen mit Cisplatin-haltiger Kombinationschemotherapie das Gesamtüberleben zu verbessern, sind aber bisher nicht zugelassen. Angiogenese-Inhibition (Bevacizumab) kann zu einer Verbesserung des progressionsfreien Überlebens und des Gesamtüberlebens führen.
9. Bei Tumoren mit EML4-ALK-Translokation hat der Tyrosinkinasehemmer Crizotinib zu einer Verbesserung von Tumorkontrolle und Überleben geführt. Weitere EML4-ALK Tyrosinkinasehemmer in klinischer Prüfung.
10. Eine Erhaltungstherapie ist mit Erlotinib (bei EGFR-Mutation); Pemetrexed (bei Adenokarzinom) oder mit Docetaxel möglich, im Anschluss an eine Platinbasierte Erstlinien-Chemotherapie. Diese führt zur Verlängerung der progressionsfreien Überlebenszeit. Allerdings bleibt die Form der Erhaltungstherapie (Kontinuitätserhaltungstherapie oder Wechselerhaltungstherapie) noch weiter kontrovers.
11. immunologische Verfahren: evtl. Vakzinierung innerhalb von Studien
12. Neue Substanzen (z.B. Nintedanib) werden in klinischen Studien geprüft

Behandlungskonzept bei nicht-kleinzelligem Lungenkarzinom

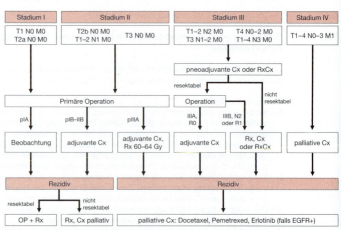

OP Operation, Cx Chemotherapie und ggf. molekulare Therapie (bei EGFR-Mutation, EML4-ALK Translokation), Rx Radiotherapie, RxCx kombinierte Radiochemotherapie, falls keine neoadjuvante Radiochemotherapie erfolgt ist. Stadium IV (operabel) mit singulärer resektabler Metastase: OP möglich

Neoadjuvantes Vorgehen im Stadium IIIA und IIIB

bei lokal fortgeschrittener Erkrankung: kombinierte Radiochemotherapie. Ziel ist das Erreichen einer operablen Situation. Anwendung insbesondere bei:
- gutem Allgemeinzustand (Karnofsky-Index > 70)
- biologischem Alter < 65 Jahre
- minimalem Gewichtsverlust (< 5 % des Ausgangsgewichts)

bei lokal fortgeschrittener Erkrankung ohne Operations- bzw. Resektionsmöglichkeit: Durchführung einer palliativen Chemo- und Strahlentherapie.

Therapieprotokolle – nicht-kleinzelliges Lungenkarzinom

Adjuvante Chemotherapie im Stadium IB–IIIA (4 Zyklen)

„Cisplatin/Vinorelbin" ☞ Protokoll 13.2.6			Wiederholung d 29
Cisplatin	50 mg/m^2/d	i.v	d 1, 8
Vinorelbin	25 mg/m^2/d	i.v.	d 1, 8, 15, 22

Palliative Chemotherapie (4–6 Zyklen)

„Gemcitabin/Cisplatin" ☞ Protokoll 13.2.7			Wiederholung d 22
Gemcitabin	1 000 mg/m^2/d	i.v.	d 1, 8
Cisplatin	70 mg/m^2/d	i.v.	d 1

„Pemetrexed/Cisplatin" ☞ Protokoll 13.3.2			Wiederholung d 22
Pemetrexed	500 mg/m^2/d	i.v.	d 1
Cisplatin	75 mg/m^2/d	i.v.	d 1

„Docetaxel/Cisplatin" ☞ Protokoll 13.1.2			Wiederholung d 22
Docetaxel	75 mg/m^2/d	i.v.	d 1
Cisplatin	75 mg/m^2/d	i.v.	d 1

„Paclitaxel/Carboplatin" ☞ Protokoll 13.2.5			Wiederholung d 22
Paclitaxel	200 mg/m^2/d	i.v.	d 1
Carboplatin	AUC = 6	i.v.	d 1

„Paclitaxel/Carboplatin/Bevacizumab" (Adenokarzinom ohne Gefäßinvasion)			Wiederholung d 22
Paclitaxel	200 mg/m^2/d	i.v.	d 1
Carboplatin	AUC = 6	i.v.	d 1
Bevacizumab	15 mg/m^2/d	i.v.	d 1

„Gemcitabin Carboplatin"			Wiederholung d 22
Gemcitabin	1 000 mg/m^2/d	i.v.	d 1, 8
Carboplatin	AUC = 5	i.v.	d 1

8.2.2 Nicht-kleinzelliges Lungenkarzinom

Therapie mit Tyrosinkinasehemmer bei Nachweis einer aktivierenden EGFR-Mutation. Erlotinib außerdem zur Erhaltungstherapie nach Stabilisierung der Erkrankung nach Platin-haltiger Chemotherapie sowie als Zweitlinien-Therapie zugelassen.

"Erlotinib"			kontinuierlich
Erlotinib	150 mg/d	p.o.	1-0-0 täglich

"Gefitinib"			kontinuerlich
Geftinib	250 mg/d	p.o.	1-0-0 täglich

Therapie mit Tyrosinkinasehemmer bei Nachweis einer EML4-ALK-Translokation

"Crizotinib"			kontinuierlich
Crizotinib	250 mg/d	p.o.	1-0-1 täglich

Monotherapien

"Docetaxel" ☞ Protokoll 13.2.8			Wiederholung d 22
Docetaxel	75 g/m^2/d	i.v.	d 1

"Pemetrexed" (nicht Plattenepithelkarzinom) ☞ Protokoll 13.2.9			Wiederholung d 22
Pemetrexed	500 mg/m^2/d	i.v.	d 1

Prg: *Prognosefaktoren*
- Histologie, Tumorstadium (insbesondere Operabilität)
- spezifische Mutationen (EGFR, KRAS, EML4-ALK, p53, ERCC-1 etc.)
- Alter, Geschlecht und Allgemeinzustand des Patienten, Gewichtsabnahme

Langzeiterfolge nur im Frühstadium (durch Operation) sowie bei lokal fortgeschrittener Erkrankung (durch multimodale Behandlung). Bei Diagnosestellung sind 50 % aller Patienten inoperabel, 25 % der mit kurativer Intention operierten Patienten sind langfristig erkrankungsfrei.

5-Jahres-Überleben bei nicht-kleinzelligem Lungenkarzinom
- Stadium I–IIA   55–67 %
- Stadium IIB   38–39 %
- Stadium IIIA   23–25 %
- Stadium IIIB   3–7 %
- Stadium IV   1 %

Na:
- bei Therapie mit kurativer Intention: initial Befundkontrollen (Anamnese, klinische Untersuchung, Laborwerte, Röntgen Thorax, Sonografie Abdomen) alle 3 Monate. Nach 2 Jahren Verlängerung der Intervalle auf 6 Monate, nach 5 Jahren auf 12 Monate
- bei palliativer Therapie: symptomorientiertes Vorgehen

Ad: ☞ Kap. 8.2

Lit:
1. Brahmer JR Harnessing the immune system for the treatment of non-small-cell lung cancer. J Clin Oncol 2013;31:1021–1028.
2. Lee CK, Brown C, Gralia R et al. Impact of EGFR inhibitor in non-small-cell lung cancer on progression-free and overall survival: a meta-analysis. J Natl Cancer Inst 2013;105:595–605.
3. Peters S, Adjei AA, Gridelli C et al. Metastatic no-small-cell lung cancer (NSCLC): ESMO Clinical Practice Guidelines for diagnosis, treatment and follow-up. Ann Oncol 2012;23 (Suppl 7):vii56–vii64.
4. Reck M, Heigener DF, Mok T et al. Management of non-small-cell lung cancer: recent developments. Lancet 2013;382:709–719.
5. Rossell R, Bivona TG, Karachaliou N. Genetics and biomarkers in personalization of lung cancer treatment. Lancet 2013;382:720–731.
6. Salama JK, Volkes EE. New radiotherapy and chemoradiotherapy approaches for non-small-cell lung cancer. J Clin Oncol 2013;31:1029–1038.
7. Shaw AT, Kim DW, Nakagawa K et al.Crizotinib vs chemotherapy in advanced ALK-positive lung cancer. N Engl J Med 2013;368:2385–2394.
8. Soria JC, Mauguen A, Reck M et al. Systematic review and meta-analysis of randomized phase II/III trials adding bevacizumab to platinum-based chemotherapy as first-line treatment in patients with advanced non-small-cell lung cancer. ann Oncol 2013;24:20–30.
9. Vansteenkiste J, De Ruysscher D, Eberhardt WEE et al. Early and locally advanced non-small-cell lung cancer (NSCLC): ESMO Clinicl Practice Guidelines for diagnosis, treatment and follow-up. ann Oncol 2013;24 (Suppl 6):vi89–vi98.

Web: ☞ Kap. 8.2.

8.2.3 Mesotheliome

J. Rawluk, H. Henß, C. F. Waller

Def: Tumoren mesenchymalen Ursprungs, die primär von der Pleura (Pleuramesotheliom), dem Peritoneum (Peritonealmesotheliom, selten) oder dem Perikard (Perikardmesotheliom, sehr selten) ausgehen können

ICD-10: C45.0

Ep: Inzidenz: 1 Fall/100 000 Einwohner/Jahr, 0,2 % aller malignen Tumoren. Der Höhepunkt der Inzidenz wird zwischen 2015 und 2020 erwartet. Verhältnis ♂:♀ = 4:1, Altersgipfel: 50.–60. Lebensjahr

Pg: *Ätiologische Faktoren*
- wichtigster ätiologischer Faktor: Asbest. Umweltkarzinogen, lange Latenz von Exposition bis Manifestation (bis > 20 Jahre). Regionale Häufung (Anatolien) durch vermehrte Verwendung bzw. Vorkommen asbestähnlicher Stoffe (Erionite)
- Eine Asbestexposition ist bei 70–80 % der Patienten nachweisbar. Das Pleuramesotheliom ist bei Arbeitern aus asbestverarbeitender Industrie als Berufskrankheit anerkannt (BK Nr. 4105).
- vorhergegangene Bestrahlung (z.B. bei M. Hodgkin)
- Genetische Faktoren werden diskutiert (selten familiäre Häufung).
- Rauchen (Einfluss wird kontrovers diskutiert).

Path: *Histologische Typen*
- epithelial (mesotheliales Mesotheliom): 50 %
- sarkomatoid: 35 %
- biphasisch (gemischt epithelial/sarkomatoid): 15 %

Befall/Ausbreitung
flächiger Befall der Pleura, ausgeprägte Schwartenbildung. Regelmäßig Lymphknotenbefall und Übergreifen auf das Mediastinum. Oft penetrierendes Wachstum, z.B. in Zwerchfell oder Thoraxwand. Fernmetastasen im Verlauf der Erkrankung bei 50 % der Patienten

Molekulare Diagnostik
im Tumorgewebe gehäuft Nachweis eines Verlusts von Chromosom 22 (del22) oder von strukturellen Rearrangements der Chromosomen 1p, 3p, 6q und 9p

Klass: *Stadieneinteilung nach dem TNM-System (UICC, 2010)*

T	Primärtumor
TX	Primärtumor nicht beurteilbar
T0	Primärtumor nicht nachweisbar
T1	Tumor begrenzt auf ipsilaterale parietale und/oder viszerale Pleura
T1a	Befall ipsilateraler Pleura
T1b	Befall ipsilateraler Pleura und fokaler Befall viszeraler Pleura
T2	Befall ipsilateraler Pleura und mindestens einer der folgenden Lokalisationen: viszerale Pleura (konfluierend), Zwerchfell, Lungenparenchym
T3	Befall von ipsilateraler Pleura und mindestens einer der folgenden Lokalisationen: endothorakale Faszie, mediastinales Fettgewebe, herdförmig Thoraxwand, Perikard (nicht transmural)
T4	Befall von ipsilateraler Pleura und mindestens einer der folgenden Lokalisationen: kontralaterale Pleura, Lunge, Peritoneum, mediastinale Organe, Wirbelsäule, innere Oberfläche des Perikards, Perikarderguss mit positiver Zytologie, Myokard, Plexus brachialis
N	**Lymphknotenbefall**
NX	regionale Lymphknoten nicht beurteilbar
N0	keine regionalen Lymphknoten befallen
N1	Befall ipsilateraler peribronchialer und/oder hilärer Lymphknoten
N2	Befall subkarinaler und/oder ipsilateraler Lymphknoten der A. mammaria interna oder mediastinaler Lymphknoten
N3	Befall kontralateraler Lymphknoten mediastinal, hilär oder entlang A. mammaria interna und/oder Befall ipsilateraler oder kontralateraler supraklavikulärer bzw. Skalenus-Lymphknoten
M	**Metastasierung**
M0	keine Fernmetastasen
M1	Fernmetastasen

Stadieneinteilung entsprechend UICC/AJCC (2010)

Stadium	TNM-System		
IA	T1a	N0	M0
IB	T1b	N0	M0
II	T2	N0	M0
III	T1–2	N1	M0
	T1–2	N2	M0
	T3	N0–2	M0
IV	T4	jedes N	M0
	jedes T	N3	M0
	jedes T	jedes N	M1

8.2.3 Mesotheliome

Sy: oft unspezifisch, langsam zunehmend:
- Atemnot (Pleuraerguss)
- Thoraxschmerzen
- Gewichtsverlust, Müdigkeit, Leistungsminderung

Dg: *Anamnese, Klinik*
- Anamnese, insbesondere Asbestexposition
- Gewichtsverlust
- Nachtschweiß
- klinische Untersuchung, einschließlich Lungenperkussion und -auskultation

Labor
- Blutbild, Leber-/Nierenfunktion, LDH
- Serummarker: SMRP („Serum mesothelin-related protein"), Osteopontin und MPF („Megakaryocyte Potentiating Factor") zur Verlaufsbeobachtung

Apparative Diagnostik
- Röntgen Thorax, CT Thorax, ggf. MRT Thorax
- Sonografie: Pleuraerguss
- Bronchoskopie/Bronchiallavage (Nachweis von Asbestpartikeln)
- Mediastinoskopie zur Evaluation der mediastinalen Lymphknoten
- Abdomensonografie, ggf. CT Abdomen
- ggf. PET-CT (zur Darstellung extrathorakelen oder mediastinalen Befalls)

Zytologie/Histologie
- Histologie durch Thorakoskopie (videoassistierte Thorakoskopie, VATS) bzw. Thorakotomie (Zytologie des Pleuraergusses oft schwierig zu interpretieren, häufig falsch negative Ergebnisse). Immunhistologischer Nachweis von Calretinin, WT1, Zytokeratin 5/6, Podoplanin
- Pleurapunktion, thorakoskopische Pleurabiopsie

DD:
- Pleurametastasen
- Pleurakarzinose
- peripheres Lungenkarzinom

Therapiekonzept – Pleuramesotheliom

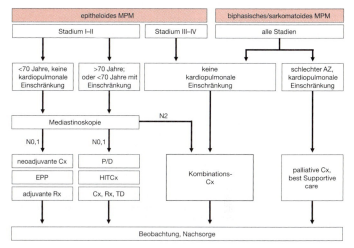

MPM malignes Pleuramesotheliom, P/D Pleurektomie/Dekortikation, EPP Extrapleurale Pleuropneumonektomie, TD Thoraxdrainage, Rx Radiotherapie, Cx Chemotherapie, HIT hypertherme intrathorakale Chemotherapie

Therapieoptionen

Supportive Behandlung
Schmerztherapie (evtl. Blockade/Ausschaltung von Interkostalnerven)

Operative Therapie
- videothorakoskopische Talkumpleurodese
- Pleurektomie und Dekortikation (P/D)
- extrapleurale Pleuroperikardektomie (EPP)
- Resektion mit intraoperativer photodynamischer Therapie (in Studien)

Primär ist die Operation anzustreben, allerdings ist diese nur selten kurativ. Falls möglich, wird eine Pleuropneumonektomie durchgeführt; neuerdings als radikaleres Verfahren eine extrapleurale Pleuropneumonektomie. Die gelegentlich durchgeführte einfache Pleurektomie ist als palliatives Verfahren einzuordnen. Eine konsequente Reduktion der Tumormasse („debulking") scheint die Prognose zu verbessern. Patienten mit biphasischem bzw. sarkomatoidem Pleuramesotheliom profitieren nicht von einer Operation.
Beim peritonealen Mesotheliom kann ggf. eine Peritonektomie in Kombination mit hyperthermer Zytostatika-Applikation (HIPEC) angestrebt werden; diese hat eine kurative Chance (5-Jahres-Überleben in ausgewählten Zentren 29–63 %).

Strahlentherapie
Die Rolle der Strahlentherapie beim Mesotheliom ist limitiert; ggf. adjuvante Strahlentherapie nach extrapleuraler Pleuropneumonektomie. Die Strahlentherapie ist als palliative Maßnahme zur Schmerzbehandlung indiziert. Zur Tumorkontrolle ist sie weniger geeignet, eine Verlängerung der Überlebenszeit durch Bestrahlung ist nicht bewiesen.

8.2.3 Mesotheliome

Prophylaktische Bestrahlung von Eingangsstellen nach Interventionen reduziert die Häufigkeit der Implantationsmetastasen.

Chemotherapie
Die Chemotherapie wird in neoadjuvanter bzw. palliativer Intention eingesetzt. Hierbei ist die Kombination von Cisplatin und Pemetrexed die Standardtherapie.
- andere wirksame Verbindungen: Carboplatin, Gemcitabin, Vinorelbin
- Monotherapie (mit begrenzter Aktivität): Doxorubicin, Ifosfamid, Cyclophosphamid, Mitomycin C, Methotrexat, Oxaliplatin, Paclitaxel und Vinorelbin
- ggf. Durchführung als hypertherme intrathorakale Chemotherapie (Cisplatin)
- neue Verbindungen mit möglicher Wirksamkeit in klinischer Prüfung: VEGF-Inhibitoren, Tyrosinkinaseinhibitoren, Pi3k/mTOR-Inhibitoren, Cediranib, Thalidomid, Mesothelin-Antikörper-Konjugate

Immuntherapie
In klinischen Studien begrenzte Aktivität von Interferon α, Interferon γ oder IL-2, bei intrapleuraler bzw. systemischer Gabe. Vakzine werden in Studien geprüft.

Multimodale Therapieverfahren
Die Kombination der Pleuropneumonektomie mit postoperativer Radiatio und Chemotherapie wird in klinischen Studien untersucht. Verlängerte mediane Überlebenszeiten und höhere 5-Jahres-Überlebensraten wurden beschrieben.

Monochemotherapie

„Vinorelbin" ☞ Protokoll 13.3.1			Wiederholung wöchentlich
Vinorelbin	30 mg/m²/d	i.v.	d 1

Polychemotherapie-Protokolle

„Pemetrexed/Cisplatin" ☞ Protokoll 13.3.2			Wiederholung d 22
Pemetrexed	500 mg/m²/d	i.v.	d 1
Cisplatin	75 mg/m²/d	i.v.	d 1

„Gemcitabin/Cisplatin" ☞ Protokoll 13.2.7			Wiederholung d 22
Gemcitabin	1 000 mg/m²/d	i.v.	d 1, 8
Cisplatin	70 mg/m²/d	i.v.	d 1

Prg: *Prognostische Faktoren*
- Tumorgröße/-stadium (regionaler Lymphknotenbefall → schlechtere Prognose)
- Histologie (epitheliale Histologie günstiger, sarkomatoide Histologie ungünstiger)
- Alter, Allgemeinzustand (höheres Alter bzw. reduzierter AZ ungünstiger)
- Gewicht (Gewichtsverlust ungünstig)
- Geschlecht (Männer ungünstigere Prognose)
- Ausmaß einer durchgeführten Resektion (Prognose bei kompletter Resektion oder minimaler Residualerkrankung besser)
- Leukozytose prognostisch ungünstig

Europäischer Prognose Score (EPS) für Pleuramesotheliom

Faktor	Punktwert
• Leukozyten > $8{,}3 \times 10^9$/l	0,55
• Allgemeinzustand ECOG – Score 1 oder 2	0,60
• Diagnosewahrscheinlichkeit Histologie	0,52
• sarkomatoider Subtyp	0,67
• Geschlecht männlich	0,60

hohes Risiko: EPS-Punktwert > 1,27
niedriges Risiko: EPS-Punktwert ≤ 1,27

Mediane Überlebenszeit
ohne Therapie 4–18 Monate; nach multimodaler Therapie mediane Überlebenszeiten bis 23 Monate beschrieben

Px: Verbot von Asbest bzw. von asbesthaltigen Berufsstoffen, Arbeitsschutzmaßnahmen

Lit:
1. Agarwal V, Lind MJ, Cawkwell L. Targeted epidermal growth factor receptor therapy in malignant pleural mesothelioma: where do we stand? Cancer Treatm Rev 2011;37:533–542.
2. Ceresoli GL, Zucali PA, Gianoncelli L et al. Second-line treatment for malignant pleural mesothelioma. Cancer Treatm Rev 2010;36:24–32.
3. Grosso F, Scagliotti GV. Systemic treatment of malignant pleural mesothelioma. Future Oncol 2012;8:293–305.
4. Mirarabshahii P, Pillai K, Chua TC et al. Diffuse malignant mesothelioma – an update on treatment. Cancer Treat Rev 2012;38:605–612.
5. Pinto C, Novello S, Torri V et al. Second Italian Consensus Conference on Malignant Pleural Mesothelioma: State of the art and recommendations. Cancer Treat Rev 2013;39:328–339.
6. Ploenes T, Osei-Agyemang T, Nestle U et al. Das maligne Mesotheliom der Pleura. Dtsch Med Wochenschr 2012;137:481–486.
7. Remon J, Lianes P, Martinez S et al. Malignant mesothelioma: new insights into a rare disease. Cancer Treat Rev 2013;39:584–591
8. Stahel RA, Weder W, Lievens Y et al. Malignant pleural masothelioma: ESMO Clinical Practice Guidelines for diagnosis, treatment and follow-up. Ann Oncol 2010;21(Suppl 5):v126–v128.
9. Surmont VF, van Thiel ERE, Vermaelen K et al. Investigational approaches for mesothelioma. Front Oncol 2011;1: doi: 10.3389/fonc.2011.000022
10. Zauderer MG, Krug LM. Novel therapies in Phase II and III trials for malignant pleural mesothelioma. JNCCN 2012;10:42–47.

Web:
1. www.mesotheliomregister.de — Dt Mesotheliomregister
2. www.cancer.gov/cancertopics/types/malignantmesothelioma — NCI, Cancer Topics
3. www.mesolink.org — Mesothelioma Info
4. www.imig.org — Mesothelioma Interest Group

8.2.4 Mediastinale Tumoren

J. Rawluk, J. Hasskarl, C.F. Waller

Def: maligne Neoplasien im Bereich des Mediastinums

ICD-10: C38

Path: Das Mediastinum liegt im Thorax zwischen Sternum und Wirbelsäule, oberer Thoraxapertur und Zwerchfell und wird klinisch in vier Kompartimente unterteilt. Wegen der Vielfalt der anatomischen Strukturen können ontogenetisch unterschiedliche Tumoren entstehen. Die häufigsten mediastinalen Malignome sind Thymome, Lymphome, Lymphknotenmetastasen und Karzinoide sowie mesenchymale und neurogene Tumoren.

Topografische Verteilung der häufigsten Mediastinaltumoren

Kompartiment	Tumorart
oberes	Schilddrüsentumoren, Lymphome, Keimzelltumoren, Teratome, Thymome
vorderes	Schilddrüsentumoren, Lymphome, Keimzelltumoren, Teratome, Thymome, pleuroperikardiale Zysten
mittleres	Lymphome, Thymome, bronchogene Zysten, Lipome, Pleuroperikardiale Zysten, Trachealtumoren, Ösophagusdivertikel, Gefäßveränderungen (Aortenaneurysma, -dissektion etc.)
hinteres	Paragangliome, neurogene Tumoren, gastroenterale Zysten

Thymom

Def: lymphoepitheliale Neoplasie, ausgehend von epithelialen Zellen des Thymus mit unterschiedlich großen Anteilen maligner lymphoider Zellen; häufig mit Autoimmunerkrankungen assoziiert

Ep: Inzidenz: 0,2–0,4 Fälle pro 100 000 Einwohner, ♂:♀ = 1:1, Häufigkeitsgipfel um das 50. Lebensjahr. Thymome sind mit 20–30 % die häufigsten Neoplasien im vorderen oberen Mediastinum und stellen 0,2–1,5 % aller malignen Tumoren. 5 % der Thymome entstehen ektop in Lunge, Trachea oder Hals. Anteil von Thymuskarzinomen unter 1 % der Thymusmalignome

Pg: Pathogenese nicht abschließend geklärt. In lymphoepithelialen Thymomen wurde DNA von Epstein-Barr-Viren (EBV) nachgewiesen.

Path: Unterscheidung gutartiger, allseits kapselbegrenzter Thymome von malignen Thymomen und Thymuskarzinomen. Die histologische Diagnosestellung von Thymustumoren mit Feststellung der Malignität kann schwierig sein, weil oft fliessende Übergänge zwischen Thymom und Thymuskarzinom bestehen.
Thymuskarzinome besitzen andere molekulare und klinische Eigenschaften als Thymome.

Onkogene/molekulare Abberationen	Thymom (%)	Thymuskarzinom (%)
EGFR:		
• Gen – Amplifikation (FISH)	20	25
• Überexpression (IHC)	23	67–100
HER2 – Überexpression (ICH)	6	53
c-KIT (CD117) – Überexpression (ICH)	< 5	73–86
BCL2 – Überexpression (ICH)	14	100
Tumorsupressor-Gene:		
• TP53		
• LOH	0	38
• Mutation	0	11–30
• Überexpression (ICH)	12–100	80–100
P16INK4A:		
• LOH	0	25
• Expressionverlust	40–50	70

FISH Fluoreszenz-in-Situ-Hybridisierung, ICH Immunhistochemie, LOH „loss of heterogeneity"

Klass: Die Stadieneinteilung nach TNM findet im klinischen Alltag keine Anwendung. Klinisch wird in der Regel die Klassifikation nach Masaoka und nach WHO eingesetzt.

Stadieneinteilung der Thymome nach Masaoka (1981)
(basiert auf der Beurteilung der Integrität der Kapsel und dem Nachweis von Infiltration der benachbarten Organen)

I	makroskopisch kapselbegrenzter Tumor, mikroskopisch keine Kapselinfiltration
II A	makroskopische Tumorinvasion in umliegendes Fettgewebe oder mediastinale Pleura
II B	mikroskopische Invasion der Tumorkapsel
III	makroskopische Infiltration in angrenzende Organe (Lunge, Perikard, große Gefäße)
IV A	pleurale und/oder perikardiale Tumordissemination
IV B	lymphogene und/oder hämatogene Tumorausbreitung

WHO-Klassifikation von Thymustumoren (2004)
(Beurteilung der thymischen Zellmorphologie, des Anteils der Lymphozyten und Nachweis von Atypien der Epithelzellen)

Typ	Definition
A	Tumor mit homogener neoplastischer Zellpopulation. Spindelzellige oder ovale Zellen ohne Kernatypien, umgeben von wenigen oder keinen einzelnen neoplastischen Lymphozyten (medulläres, spindelzelliges Thymom)
AB	Tumor mit Zellzentren mit Typ-A-Thymomzellen, gemischt mit lymphozytenreichen Zellnestern (gemischtes Thymom)
B1	Tumor mit Zellverbänden mit thymus-ähnlichem Aufbau (bevorzugt kortikales und lymphozytenreiches Thymom)
B2	Tumor mit Anordnung der Zellnester nicht ungleich dem normalen Kortex sowie mit medulläähnlichem Aufbau (kortikales Thymom)
B3	Tumor mit neoplastischen, epithelialen Zellkomponenten, als plumpe Zellhaufen zerstreut, mit vesikulären Kernen und ausgeprägten Nucleoli umgeben von zahlreichen Lymphozyten (epitheliales, plattenepithelartiges, atypisches Thymom, hochdifferenziertes Thymuskarzinom)
C	Thymuskarzinom

Sy: Symptome durch lokales Wachstum sowie Kompression und Infiltration angrenzender Strukturen. Frühsymptome sind unspezifisch.
- Husten, Heiserkeit, Stridor, Dyspnoe
- Schluckbeschwerden, Dysphagie
- Fieber, Nachtschweiß, Gewichtsverlust
- Müdigkeit, Leistungsminderung, Appetitlosigkeit
- paraneoplastische Symptome: Myasthenia gravis (40–50 %) und Zytopenie (☞ unten)

Dg: *Anamnese, Klinik*
- Anamnese, einschließlich Systemerkrankungen
- Untersuchungsbefund: obere Einflussstauung (Vena-cava-Kompression), Stridor (Tracheakompression), Muskelschwäche

Labor
- Basisuntersuchungen (Differenzial-Blutbild, klinische Chemie, LDH)
- 5-HIES im Urin, Vanillinmandelsäure im Urin, Katecholaminausscheidung (Ausschluss neurogene Tumoren, Phäochromozytom)
- AFP, β-HCG, CEA (Ausschluss von Keimzell- und anderen soliden Tumoren)
- Immunglobuline (Ausschluss Hypogammaglobulinämie)
- Mestinontest (Ausschluss Myasthenie)

Apparative Diagnostik
- Röntgen Thorax in zwei Ebenen, CT Thorax
- Angiografie, Mediastinoskopie, Bronchoskopie, Ösophagoskopie
- Octreotid-Szintigrafie
- zum Ausschluss von Fernmetastasen: Sonografie Abdomen oder CT Abdomen

DD:
- im Thymus lokalisierte Karzinome ohne thymusspezifische Differenzierung (Plattenepithelkarzinome, kleinzellige [Lungen-]Karzinome etc.)
- Metastasen anderer Primärtumoren

- Castleman-Syndrom: benigne, teilweise massive mediastinale Lymphknotenvergrößerungen, v.a. im oberen vorderen Mediastinum
- perikardiale/pleuroperikardiale/gastroenterale Zysten
- Thymushyperplasie, z.B. nach Chemotherapie bei Jugendlichen

Ko: Mehr als 70 % der Thymome sind mit einer Systemerkrankung assoziiert, vor allem immunologische Störungen sowie endokrine Erkrankungen:
- Myasthenia gravis   30–50 % der Fälle
- Hypogammaglobulinämie   5–10 % der Fälle
- Aplasie der Erythropoese   5 % der Fälle
- Autoimmunerkrankungen: systemischer Lupus erythematodes (SLE), Polymyositis, Thyreoiditis, rheumatoide Arthritis, Colitis ulcerosa
- endokrine Störungen: Hyperthyreoidismus, M. Addison, Panhypopituitarismus

Th: *Therapieprinzipien*

1. Die chirurgische Therapie ist Goldstandard bei der Behandlung der Thymome.
2. In den lokalisierten Stadien I und II nach Masaoka erzielt die radikale Resektion mit kurativer Intention die besten Ergebnisse bezüglich Rezidivfreiheit und Langzeitüberleben.
3. Bei lokal fortgeschrittenen Thymomen (Stadium III) wird die Indikation zu einer primären Operation von der Möglichkeit einer R0-Resektion abhängig gemacht. Ein Debulking ist von fraglichem Vorteil. Wenn keine R0-Resektion möglich erscheint, sollte eine neoadjuvante Chemotherapie (zwei bis vier Zyklen) durchgeführt werden.
4. Eine adjuvante Chemotherapie ist bei Thymomen nicht indiziert, allerdings kann sie bei der Therapie des Thymuskarzinoms angewandt werden.
5. Im metastasierten Stadium ist eine palliative Chemotherapie indiziert. Eine Strahlentherapie erfolgt entsprechend der lokalen tumorbedingten Symptomatik.

Behandlungskonzept des Thymoms

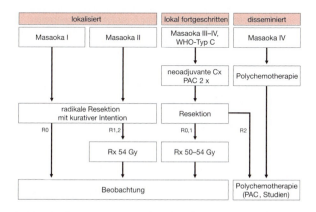

Rx Radiotherapie, PAC Cisplatin, Adriamycin, Cyclophosphamid

Therapieverfahren

Chemotherapie
- Alle histologischen Subtypen gelten als chemotherapiesensibel. Doxorubicin- bzw. Cisplatin-haltige Protokolle zeigen die höchsten Ansprechraten. Bei Inoperabilität oder inkompletter Resektion in den Stadien II und III ist eine Polychemotherapie mit kurativer Intention indiziert.
- In fortgeschrittenen Stadien III und IVA wird die Chemotherapie (z.B. PAC) als Teil eines multimodalen Therapiekonzeptes durchgeführt. Ziel ist das Erreichen einer langfristigen Remission.
- Zielgerichtete Therapieansätze, wie Multikinase-Inhibitoren, Histon-Deacetylase-Inhibitoren und monoklonale Antikörper (z.B. Sunitinib, Belinostat, Cixitumumab), werden aktuell im Rahmen von Studien untersucht.
- Beim Rezidiv oder Progress kann die Therapie nach initial angewandten Protokollen durchgeführt werden (***CAVE:** potenzielle Kardiotoxizität bei Doxorubicin*). Alternativ Einsatz von Paclitaxel oder Pemetrexed.
- Thymome zeigen Expression von Somatostatin-Rezeptoren (Octreoscan Positivität). Deswegen kann im Rezidiv eine Zweitlinietherapie mit Octreotid (Monotherapie) in Erwägung gezogen werden. Für Thymome, nicht aber für Thymuskarzinomen, wurde ein Ansprechen auf Octreotidgaben berichtet.

Strahlentherapie
- Thymome sind grundsätzlich strahlensensibel, wobei die lymphatischen Anteile eine besonders hohe Radiosensitivität aufweisen.
- Eine primäre, alleinige Radiatio ist nur indiziert, wenn Kontraindikationen gegen Operation oder Chemotherapie bestehen.
- Eine adjuvante Strahlentherapie ist in den Stadien II und III indiziert.

Na: engmaschige Nachsorge bei kurativer Therapieintention; Befundkontrollen in den ersten zwei Jahren alle 3 Monate, danach bis zum fünften Jahr alle 6 Monate

Prg: *Prognosefaktoren*
Alter, Stadium, chirurgische Resektabilität und Infiltration von Nachbarorganen. Die Überlebenswahrscheinlichkeit ist abhängig vom Stadium sowie der Möglichkeit einer R0-Resektion. Mittlere 5-Jahres-Überlebensraten:
- Stadium I   89–95 %
- Stadium II   71–85 %
- Stadium III   70–80 %
- Stadium IV   50–60 %

Thymuskarzinom

Path: epithelialer Tumor des Thymus mit aggressivem Verlauf und ausgeprägter lokaler Invasionsneigung. Metastasierung primär lymphogen in mediastinale, zervikale und axilläre Lymphknoten, später hämatogen in Knochen, Lunge und Leber

Th: *Multimodales Vorgehen* ist von entscheidender Bedeutung:
- Die erforderliche komplette Resektion ist wegen des frühzeitigen Befalls mediastinaler Strukturen häufig nicht möglich.
- Die systemische Therapie wird neoadjuvant oder palliativ eingesetzt.
- Die Chemotherapieprotokolle entsprechen denen der Therapie der Thymome
- Eine Platin-haltige Kombinations-Chemotherapie kann in seltenen Fällen eine komplette Remission ermöglichen. Bei ausgedehnten Tumoren ohne primäre Aussicht auf eine komplette Resektion sollte eine neoadjuvante Platin-haltige Polychemotherapie, z.B. nach dem VIP-E, PAC oder ADOC-Protokoll, angewandt werden.

- Aktuell gibt es kein Standardprotokoll für die Zweitlinientherapie.
- Die Strahlentherapie kann als adjuvante Therapie nach Resektion oder als definitive Therapie bei lokal fortgeschrittenem Tumor angewendet werden.

„PAC" ☞ Protokoll Nr. 13.4.1			Wiederholung d 22
Doxorubicin	50 mg/m²/d	i.v.	d 1
Cisplatin	50 mg/m²/d	i.v.	d 1
Cyclophosphamid	500 mg/m²/d	i.v.	d 1

Prg: ungünstig, 5-Jahres-Überlebensrate: 35 %

Lymphome (☞ Kap. 7.5)

Path: Es können grundsätzlich alle Typen maligner Lymphome im Bereich des Thymus oder benachbarter Lymphknoten auftreten. Die häufigsten mediastinalen Lymphome sind:
- M. Hodgkin (☞ Kap. 7.4)
- mediastinales B-Zell-Lymphom (primär großzellig sklerosierend)
- lymphoblastisches Lymphom vom T-Zell-Typ
- akute T-Zell-Leukämien

Th: Für Therapie und Prognose mediastinaler Lymphome gelten dieselben Kriterien wie für Lymphome anderer Lokalisationen (☞ Kap. 7.5).

Keimzelltumoren (☞ Kap. 8.5)

Ep: ektope mediastinale Lokalisation, Auftreten meist zwischen 20.–40. Lebensjahr

Sy: Symptome abhängig von Histologie, Ausdehnung und Proliferationsrate des Tumors:
- *reife Teratome:* häufig asymptomatisch
- *maligne Teratome:* Kompression und Invasion mediastinaler Strukturen → Husten, Heiserkeit, Dyspnoe, Stridor, Schluckbeschwerden etc.
- *Seminome:* erst in Spätstadien symptomatisch
- *nichtseminomatöse Keimzelltumoren:* in > 90 % der Fälle Beschwerden durch invasives Wachstum und Kompression mediastinaler Strukturen. Tumormarker: AFP ↑, β-HCG ↑. Erhöhte Inzidenz anderer Malignome, z.B. AML, MDS, essenzielle Thrombozytose, Karzinome, Sarkome

Th: Die Therapie entspricht den Prinzipien der Behandlung von Keimzelltumoren anderer Lokalisationen (☞ Kap. 8.5):
- *reife Teratome:* operative Resektion
- *maligne Teratome:* Resektion, Polychemotherapie (z.B. PEB-Protokoll)
- *Seminome:* Resektion, Strahlentherapie, ggf. Polychemotherapie
- *nichtseminomatöse Keimzelltumoren:* Resektion, Strahlentherapie, Chemotherapie

Thymuskarzinoid

Path: Seltener Tumor aus der Gruppe der APUDome (☞ Kap. 8.7.2). In 25 % der Fälle assoziiert mit multipler endokriner Neoplasie vom Typ I (MEN1 ☞ Kap. 8.7.2). Symptome durch lokale Invasion und Kompression mediastinaler Strukturen, gehäuft paraneoplastische Syndrome durch Sekretion von ACTH. Frühzeitige Metastasierung in Lymphknoten, Skelettsystem, Lunge, Leber (☞ Kap. 8.13)

Th: Resektion. Strahlentherapie und Chemotherapie sind ohne therapeutischen Effekt. Bei Bindung von Octreotid: Therapie mit radioaktivem bzw. nativem Octreotid

Mesenchymale Tumoren des Mediastinums

Path: *Thymuslipome*
histologisch: Anteile von reifen Fettzellen sowie Thymusgewebe. Im CT die für Fettgewebe typischen Dichtewerte. Therapie: operative Resektion

Mediastinale Lipome
Lipome treten im gesamten Mediastinum auf. Liposarkome sind selten und kommen insbesondere im hinteren Mediastinum vor. Therapie primär durch Resektion. Maligne Liposarkome werden entsprechend den Therapieprinzipien der Weichteilsarkome anderer Lokalisationen behandelt (☞ Kap. 8.9.1).

Vaskuläre Tumoren
Neoplasien des Gefäßsystems schließen Hämangiome, Hämangioendotheliome sowie Hämangioperizytome ein. Etwa 30% der Gefäßtumoren sind maligne. Behandlung durch Resektion oder Embolisation

Neurogene Tumoren
Neurogene Tumoren leiten sich von Anteilen des autonomen oder des peripheren Nervensystems ab und sind in der Regel gutartig und asymptomatisch. Neurofibrome können im Rahmen des M. Recklinghausen auftreten. Maligne Entartung und Koinzidenz mit anderen Malignomen möglich. Behandlung durch Resektion bei malignen neurogenen Tumoren ggf. neoadjuvante Chemotherapie diskutieren

Andere Weichteilsarkome
Im Mediastinum können unterschiedliche Formen von Weichteilsarkomen (z.B. Rhabdomyosarkome) auftreten. Die Therapie entspricht der von anderen Weichteilsarkomen (☞ Kap. 8.9.1).

Lit:
1. Falkson CB, Bezjak A, Darling G et al. The management of thymoma: a systematic review and practice guideline. J Thor Oncol 2009;4:911–919.
2. Gubens MA Treatment updates in advanced thymoma an thymic carcinoma. Curr Treat Options Oncol 2012;13:527–534.
3. Kelly R, Petrini I, Rajan A et al. Thymic malignancies: from clinical management to targeted therapies. J Clin Oncol 2011;29:4820–4827.
4. Kesler KA, Einhorn LH. Multimodality treatment of germ cell tumors of the mediastinum. Thorac Surg Clin 2009;19:63–69.
5. Koppitz H, Rockstroh J, Schüller H et al. State-of-the-art classification and multimodality treatment of malignant thymona. Cacer Treat Rev 2012;38:540–548.
6. Lamarca A, Moreno V, Felio J. Thymoma and thymic carcinoma in the target therapies era. Cancer Treat Rev 2013;39:413–420.
7. Spaggiari L, Casiraghi M, Guarize J. Multidisciplinary treatment of malignant thymoma. Curr Opin Oncol 2012; 24:117–22.
8. Pettit L, El-Modir A. The role of somatostatin analogues in the treatment of advanced malignant thymomas: case report and review of the literature Brit J Radiol 2011;84: e7–e10.
9. Stremmel C, Passlick B. Chirurgie der Mediastinaltumoren. Chirurg 2008;79:9–17.

Web:
1. www.krebsgesellschaft.de/thymom,30414.html — Krebsgesellschaft
2. www.thymoma.de — Selbsthilfe Thymome
3. www.acor.org — Assoc. of Cancer Online Resources
4. www.onkodin.de — Onkodin

8.3 Gastrointestinale Tumoren
8.3.1 Ösophaguskarzinom

F. Momm, F. Otto, G. Illerhaus

Def: bösartiger Tumor der Speiseröhre

ICD-10: C15

Ep: Inzidenz: 4, 5 Fälle/100000/Jahr in Europa, große geografische Unterschiede (Häufung in China, Iran, Südafrika). Verhältnis ♂:♀ = 6:1; Altersgipfel im 6. Lebensjahrzehnt. Deutliche Zunahme von Ösophaguskarzinomen seit 1980

Pg: *Risikofaktoren*
- Alkohol- (hochprozentig) und Nikotinabusus
- Nitrosamine
- Achalasie
- Vitamin- und Eisenmangel (Plummer-Vinson-Syndrom)
- Keratosis palmaris et plantaris
- Laugenverätzungen → Plattenepithelkarzinome
- Endobrachyösophagus (Barrett-Syndrom) nach Refluxösophagitis → Adenokarzinome
- Übergewicht → Adenokarzinome des unteren Ösophagusdrittels

Path: Im Verlauf der letzten 10 Jahre stetige Zunahme (etwa 10 % pro Jahr) von Adenokarzinomen des Ösophagus. Bei Männern unter 50 Jahren ist das Adenokarzinom inzwischen der häufigste Typ des Ösophaguskarzinoms.

Histologie

Typ, Lokalisation	Häufigkeit
• Plattenepithelkarzinome, überwiegend mittleres/oberes Ösophagusdrittel	< 50 %
• Adenokarzinome, meist unteres Ösophagusdrittel	30–50 %
• andere (anaplastische bzw. kleinzellige Karzinome, Zylindrome, Karzinoide, Leiomyosarkome)	< 5 %

Manifestationsformen   Häufigkeit
- polypöses Wachstum   60 %
- diffus infiltrierendes Wachstum   15 %
- ulzeröses Wachstum   25 %

Lokalisation   Häufigkeit
- oberes Ösophagusdrittel   15 %
- mittleres Ösophagusdrittel   45–50 %
- unteres Ösophagusdrittel   35–40 %

8.3.1 Ösophaguskarzinom

Klass: *Stadieneinteilung nach dem TNM-System (2010)*

	Primärtumor
TX	Primärtumor nicht beurteilbar
T0	kein Primärtumor
Tis	Carcinoma in situ
T1	Tumor begrenzt auf Lamina propria und Lamina submucosa
T1a	Tumor begrenzt auf Lamina propria oder Mucosa
T1b	Tumor infiltriert Submucosa.
T2	Tumor infiltriert Muscularis mucosa.
T3	Tumor infiltriert Adventitia.
T4	Tumor infiltriert Nachbarstrukturen.
T4a	Tumor infiltriert Pleura, Perikard oder Zwerchfell.
T4b	Tumor infiltriert Aorta, Wirbelkörper oder Trachea.
N	***Lymphknotenbefall***
NX	regionäre Lymphknoten nicht beurteilbar
N0	Lymphknoten tumorfrei
N1	Metastasen in 1–2 regionären Lymphknoten
N2	Metastasen in 3–6 regionären Lymphknoten
N3	Metastasen in ≥ 7 regionären Lymphknoten
M	***Fernmetastasen***
M0	keine Fernmetastasen
M1	Fernmetastasen

Stadieneinteilung entsprechend UICC (2010)

Stadium	TNM-System			5-Jahres-Überlebensrate
0	Tis	N0	M0	80 %
IA	T1	N0	M0	67 %
IB	T2	N0	M0	43 %
IIA	T3	N0	M0	26 %
IIB	T1–2	N1	M0	
IIIA	T4a	N0	M0	16 %
	T3	N1	M0	
	T1–2	N2	M0	
IIIB	T3	N2	M0	
IIIC	T4a	N1–2	M0	
	T4b	jedes N	M0	
	jedes T	N3	M0	
IV	jedes T	jedes N	M1	3 %

Sy: meist erst in fortgeschrittenem Stadium:
- Dysphagie, Regurgitation
- retrosternale Schmerzen
- Gewichtsverlust, Müdigkeit
- bei mediastinaler Infiltration: Heiserkeit
- bei tracheo- oder broncho-ösophagealer Fistelbildung: Husten, Dyspnoe

Dg: *Anamnese, Klinik*
- Anamnese, insbesondere Schluckstörungen, Risikofaktoren
- klinischer Untersuchungsbefund, einschließlich Körpergewicht

Ösophaguskarzinom 8.3.1

Labor
- Routinelabor, einschließlich Leber- und Nierenfunktionsparametern
- ggf. Tumormarker CEA, SCC

Bildgebung
- Röntgen Thorax
- Röntgenkontrastuntersuchung (Ösophagusbreischluck mit wasserlöslichem Kontrastmittel bei Aspirationsgefahr)
- Sonografie Abdomen, Endosonografie
- CT Thorax/Abdomen (zur Stadieneinteilung), ggf. PET bzw. PET/CT

Histologie und Endoskopie
- Ösophago-Gastro-Duodenoskopie (mit Biopsie)
- Laryngoskopie, Bronchoskopie, Koloskopie (Abklärung der Möglichkeit eines Koloninterponats).
  CAVE: häufig Zweittumoren im Bronchialraum oder HNO-Bereich.

CAVE: Schluckstörungen unklarer Genese frühzeitig abklären (Endoskopie, Histologie)

DD:
- Divertikel, Hiatushernie
- ösophageale Motilitätsstörungen (hyperkontraktiler Ösophagus etc.)

Ko:
- ösophagotracheale Fistelbildung mit Aspirationsgefahr
- ösophagomediastinale Fistelbildung mit Gefahr der Mediastinitis
- rezidivierende Blutungen

Th: *Therapeutische Grundsätze*

1. Multimodale Therapiekonzepte mit Operation, Chemotherapie und Radiotherapie sind einfachen Ansätzen wahrscheinlich überlegen. Die Behandlung erfolgt in Abhängigkeit von Tumorstadium und Allgemeinzustand des Patienten.
2. *CAVE:* vor Operation keine PEG-Sonde (Magenhochzug), vor Strahlentherapie keine Stentimplantation (Perforationsgefahr)
   wenn OP definitiv nicht in Frage kommt → frühzeitig PEG-Anlage.
3. Auch in palliativer Therapiesituation ist durch supportive Maßnahmen (Bougierung, Tubus- oder Stentimplantation, Anlage einer PEG-Sonde) eine deutliche Verbesserung der Lebensqualität zu erreichen.
4. Wenn möglich, ist eine Afterloading-Brachytherapie der Stenteinlage vorzuziehen.

8.3.1 Ösophaguskarzinom

Behandlungskonzept zur multimodalen Therapie des Ösophaguskarzinoms (Plattenepithelkarzinom und Adenokarzinom)

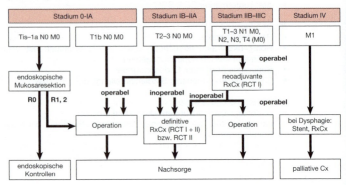

Cx Chemotherapie, RxCx Radiochemotherapie, R0 nach Resektion tumorfrei, R1, 2 Residualtumor

Operative Therapie
- In den Stadien I–III ist eine chirurgische R0-Resektion anzustreben. Bei ausschließlich operativem Vorgehen mit kurativer Intention liegt das mittlere Überleben jedoch nur bei 12–15 Monaten.
- Die operationsassoziierte Mortalität liegt in erfahrenen Zentren deutlich unter 5%.
- Bei Patienten mit Barrett-Ösophagus sollte bei einer Entartungsfrequenz von 50% frühzeitig an eine Resektion gedacht werden.

Strahlentherapie bzw. Radiochemotherapie
- Eine alleinige neoadjuvante (präoperative) Radiotherapie führt nicht zu einem statistisch signifikanten Überlebensvorteil.
- Eine neoadjuvante Radiochemotherapie ist einer alleinigen neoadjuvanten Chemotherapie überlegen; dies gilt auch für Adenokarzinome des ösophagogastralen Übergangs. Eine protrahierte 5-FU/Cisplatin-Kombinations-Chemotherapie mit gleichzeitiger Radiatio (50–60 Gy) verbesserte in Pilotstudien signifikant die Überlebenswahrscheinlichkeit; komplette histologische Remissionen wurden in 20–30% der Fälle erreicht. Ohne anschließendes operatives Vorgehen ist jedoch mit hohen Lokalrezidivraten zu rechnen. Bisher konnte in einer Phase-III-Studie ein Überlebensvorteil der multimodal neoadjuvant behandelten Patienten erst nach einer Beobachtungszeit von über 5 Jahren festgestellt werden. Ergebnisse größerer randomisierter Studien mit Analyse histologischer Subgruppen stehen noch aus.
- Eine alleinige postoperative Bestrahlung kann die Häufigkeit von Lokalrezidiven verringern, jedoch nicht die mittlere Überlebenszeit verbessern. In vergleichenden Studien (Radiotherapie vs. kombinierte Radiochemotherapie) wurde eine deutlich höhere Wirksamkeit für die Kombination gezeigt. Eine postoperative adjuvante Radiochemotherapie sollte nur innerhalb von Studien durchgeführt werden.
- Eine Radiochemotherapie ohne operatives Vorgehen sollte inoperablen Patienten mit T4-Tumoren bzw. mit deutlich erhöhtem Operationsrisiko vorbehalten bleiben. In vergleichenden Studien ist eine kombinierte Radiochemotherapie einer alleinigen Radiotherapie auch in diesen Fällen signifikant überlegen.

Chemotherapie

- Die wirksamsten Einzelsubstanzen zur Behandlung des Plattenepithelkarzinoms sind Cisplatin, 5-FU, Bleomycin, Paclitaxel, Mitomycin, Vinorelbin und Methotrexat.
- Im Stadium IV konnte die Indikation zur palliativen Chemotherapie gestellt werden. Die Prognose kann durch Kombinationstherapien nicht verbessert werden, daher sollte eine besser verträgliche Monotherapie bevorzugt werden.
- Bei Adenokarzinomen des (distalen) Ösophagus gelten die Behandlungsempfehlungen des Magenkarzinoms (☞ Kap. 8.3.2).
- Der Anti-EGFR-Antikörper Cetuximab wird in Studien geprüft.

Therapieprotokolle (für Plattenepithelkarzinome)

„Rx/5-FU/Cisplatin" (Naunheim, „RCT I") ☞ **Protokoll 13.5.1**

5-Fluorouracil	500 mg/m²/d	i.v.	d 1–5, 8–12, 15–19, 22–26, 29–33
Cisplatin	20 mg/m²/d	i.v.	d 1–5, 22–26
Radiatio	1,8 Gy/d		d 1–5, 8–12, 15–19, 22–26, 29–33 (Gesamtdosis RCT I: 45 Gy)

„RCT II", Radiochemotherapie II (nur für Patienten, die nach RCT I nicht operiert werden können, schließt sich direkt an RCT I an)

5-Fluorouracil	500 mg/m²/d	i.v.	d 37–41, 44–46
Cisplatin	20 mg/m²/d	i.v.	d 44–46 (14-tägige Pause nach RCT I)
Radiatio	1,8 Gy/d		d 37–41, 44–46
			Gesamtdosis RCT I (45 Gy) + RCT II (14,4 Gy) = 59,4 Gy

„5-FU/Carboplatin" ☞ **Protokoll 13.1.1** — Wiederholung d 22–29

5-Fluorouracil	1 000 mg/m²/d	i.v.	d 1–5
Carboplatin	AUC = 6	i.v.	d 1

„Paclitaxel/5-FU/Leucovorin" — Wiederholung d 29

Paclitaxel	175 mg/m²/d	i.v.	d 1
5-Fluorouracil	350 mg/m²/d	i.v.	d 1–3
Leucovorin	300 mg/m²d	i.v.	d 1–3

„Vinorelbin mono" ☞ **Protokoll 13.3.1** — Wiederholung wöchentlich

Vinorelbin	30 mg/m²	i.v.	d 1

„Docetaxel mono" ☞ **Protokoll 13.2.8** — Wiederholung d 22

Docetaxel	75 mg/m²	i.v.	d 1

8.3.1 Ösophaguskarzinom

Prg: insgesamt ungünstige Prognose:
- 5-Jahres-Überlebensrate insgesamt 5–10 %
- operative Resektion mit kurativer Intention nur in einem Drittel der Fälle möglich, dann 5-Jahres-Überlebensrate 10–25 %
- 5-Jahres-Überleben entsprechend UICC-Stadien (☞ oben)

Na: bei kurativer Therapieintention engmaschige Kontrolle (initial alle 3 Monate), bei palliativer Therapie symptomorientiertes Verfahren

Ad: AIO – Arbeitsgruppe „Ösophagus-/Magen-Karzinome". Sprecher: PD Dr. Salah-Eddin Al-Batran, ☎ 069/7601-4420, Fax: 069/7601-3655, E-Mail: albatran@aio-portal.de

Lit:
1. Bird-Lieberman EL, Fitzgerald RC. Early diagnosis of oesophageal cancer. Br J Cancer 2009;101:1–6.
2. Kranzfelder M, Schuster T, Geinitz H et al. Meta-analysis of neoadjuvant treatment modalities and definitive non-surgical therapy for esophageal squamous cell cancer Brit J Surg 2011; 98:768–83.
3. Lagergren J, Lagergren P. Recent developments of esophageal adenocarcinoma. CA Cancer J Clin 2013;63:232–248.
4. Lordick F, Lorenzen S. Systemtherapie des Ösophaguskarzinoms und Stellenwert zielgerichteter Substanzen. Onkologe 2010;16:515–520.
5. Pennathur a, Gibson Mk, Jobe BA et al. Oesophageal carcinoma. Lancet 2013;381:400–412.
6. Pöttgen C, Stuschke M. Multimodale Therapie beim Plattenepithelkarzinom des Ösophagus. Onkologe 2010;16:496–503.
7. Stahl M, Budach W, Meyer HJ et al. Esophageal cancer: Clinical Practice Guidelines for diagnosis, treatment and follow-up. Ann Oncol 2010;21(Suppl 5):v46–49.
8. Van Hagen P, Mulshof MCCM, Van Lanschot JJB et al. Preoperative chemoradiotherapy for esophageal or junctional cancer. N Engl J Med 2012;366:2074–2084.
9. Zehentmeyer F, Wolf M, Budach W et al. Definitive Radiotherapie und Radiochemotherapie des Ösophaguskarzinoms. Onkologe 2010;16:510–514.

Web:
1. www.nccn.org/professionals/physician_gls/f_guidelines.asp   NCCN Guidelines

8.3.2 Magenkarzinom

A.K. Kurz-zur Hausen, F. Otto, G. Illerhaus

Def: bösartiger Tumor des Magens

ICD-10: C16

Ep: Inzidenz: 20–25 Fälle/100 000/Jahr, in westlichen Industrienationen in den letzten Jahren kontinuierlich rückläufig. Deutliche regionale Unterschiede, hohe Inzidenz in Japan, Südostasien, Finnland, Chile. Verhältnis ♂:♀ = 3:2, Altersgipfel 55.–70. Lebensjahr

Pg: *Exogene Risikofaktoren*
- hoher Nitratgehalt in geräucherten/gesalzenen Speisen
- Alkoholabusus, Nikotinabusus
- Helicobacter-pylori-Infektion

Endogene Risikofaktoren
- chronisch-atrophische Gastritis Typ A, perniziöse Anämie, Achlorhydrie
- rezidivierende Ulcera ventriculi
- Blutgruppe A
- adenomatöse Magenpolypen (Karzinominzidenz bis zu 20%)
- Morbus Ménétrier (Karzinominzidenz bis zu 10%)
- Zustand nach Magenteilresektion (insbesondere nach Billroth II)

Path: *Histologie (nach WHO, 1977)*

Typ	Häufigkeit
Adenokarzinom • papillär • tubulär • muzinös • Siegelringzellkarzinom	95%
Adenosquamöses Karzinom	4%
Andere • Plattenepithelkarzinome • undifferenzierte Karzinome	selten

Histologische Klassifikation nach Lauren (1965)
- intestinaler Typ: polypöses Wachstum, klar abgegrenzt, günstigere Prognose
- diffuser Typ: infiltratives Wachstum, ungünstige Prognose
- Mischtyp: klinisches Verhalten entspricht Karzinomen vom diffusen Typ

Lokalisation   *Häufigkeit*
- Antrum und Pylorus   50–80%
- Fundus und Korpus   20–30%
- Kardia   10–20%
- solitäres Karzinom   80–90%
- multizentrisches Karzinom   10–20%

Wachstumsformen
- Typ I: polypöses Wachstum
- Typ II: schüsselförmig ulzeriertes Wachstum, scharf begrenzt

8.3.2 Magenkarzinom

- Typ III: ulzeriertes Karzinom, unscharf begrenzt
- Typ IV: diffus infiltrierendes Wachstum

Metastasierung
- regionäre Lymphknoten (d.h. perigastrische Lymphknoten, Lymphknoten entlang A. gastrica sinistra, A. hepatica communis, A. lienalis oder A. coeliaca)
- direkte Infiltration von Nachbarorganen, Peritonealkarzinose, Aszites
- Fernmetastasen: Leber → Lunge → Skelettsystem
- „Krukenberg-Tumoren": Metastasierung in Ovarien („Abtropfmetastasen")
- Befall distaler Lymphknotenstationen (z.B. paraaortale Lymphknoten) gilt als Fernmetastasierung (TNM-Klassifikation: M1)
- „Virchow-Lymphknoten": Befall des Lymphknotens an der Einmündung des Ductus thoracicus in den Venenwinkel (TNM-Klassifikation: M1)

Sonderfall: Magenfrühkarzinom
- definiert als „auf die Mukosa oder Submukosa beschränktes Magenkarzinom", d.h. Tumorstadium Tis oder T1
- echtes invasives Karzinom, Lymphknotenmetastasierung ist möglich
- chirurgische Behandlung wie bei anderen Magenkarzinomen, jedoch nach kurativer Operation günstigere Prognose (im Vergleich zu späteren Stadien)

Klass: *Stadieneinteilung nach dem TNM-System (UICC, 2010)*

T	Primärtumor
TX	Primärtumor nicht beurteilbar
T0	kein Anhalt für Primärtumor
Tis	Carcinoma in situ, intraepithelialer Tumor ohne Invasion der Lamina propria mucosae, hochgradige Dysplasie
T1	Tumor infiltriert Lamina propria mucosae und/oder Submukosa.
T1a	Tumor infiltriert Lamina propria oder Muscularis mucosae.
T1b	Tumor infiltriert Submukosa.
T2	Tumor infiltriert Muscularis propria.
T3	Tumor infiltriert Subserosa.
T4	Tumor perforiert Serosa (viszerales Peritoneum) oder infiltriert benachbarte Strukturen.
T4a	Tumor perforiert Serosa (viszerales Peritoneum).
T4b	Tumor infiltriert benachbarte Strukturen [1,2]

N	regionäre Lymphknoten[3]
NX	regionäre Lymphknoten nicht beurteilbar
N0	kein regionärer Lymphknotenbefall
N1	Metastasen in 1–2 regionären Lymphknoten
N2	Metastasen in 3–6 regionären Lymphknoten
N3	Metastasen in > 6 regionären Lymphknoten
N3a	Metastasen in 7–15 regionären Lymphknoten
N3b	Metastasen in > 15 regionären Lymphknoten

M	Fernmetastasen
M0	keine Fernmetastasen
M1	Fernmetastasen

[1] Befall von paraaortalen, retropankreatischen, hepatoduodenalen, mesenterialen oder extraabdominalen Lymphknoten gilt als M1.
[2] Colon transversum, Leber, Pankreas, Zwerchfell, Milz, Bauchwand, Niere, Nebenniere, Dünndarm, Retroperitoneum
[3] Regionäre Lymphknoten sind perigastrische und hepatoduodenale Lymphknoten sowie Lymphknoten entlang der A. gastrica sinistra, A. hepatica communis, A. lienalis und A. coeliaca. Für N0-Klassifizierung sollten > 15 Lymphknoten histologisch untersucht worden sein.

Stadieneinteilung (UICC, 2010)

Stadium	TNM-System			Häufigkeit	5-Jahres-Überlebensrate
0	Tis	N0	M0	5 %	90–100 %
IA	T1	N0	M0	5 %	80–85 %
IB	T2	N0	M0	5 %	75 %
	T1	N1	M0		
IIA	T3	N0	M0	5 %	60–70 %
	T2	N1	M0		
	T1	N2	M0		
IIB	T4a	N0	M0	10 %	40–60 %
	T3	N1	M0		
	T2	N2	M0		
	T1	N3	M0		
IIIA	T4a	N1	M0	10 %	20–40 %
	T3	N2	M0		
	T2	N3	M0		
IIIB	T4b	N0–1	M0	15 %	10–20 %
	T4a	N2	M0		
	T3	N3	M0		
IIIC	T4a	N3	M0	15 %	10 %
	T4b	N2–3	M0		
IV	jedes T	jedes N	M1	30 %	< 1 %

Sy: selten Frühsymptome. In fortgeschrittenem Stadium:
- Gewichtsverlust, Müdigkeit, Appetitlosigkeit, Leistungsminderung
- Dysphagie, Völlegefühl, Übelkeit, Abneigung gegen bestimmte Nahrungsmittel
- Foetor ex ore
- epigastrische Schmerzen
- Blutung, Hämatemesis, Teerstuhl

Dg: *Anamnese, Klinik*
- Anamnese, insbesondere Risikofaktoren
- klinische Untersuchung: palpabler Oberbauchtumor, vergrößerte Lymphknoten (insbesondere supraklavikulär links, „Virchow"-Lymphknoten)

Labor
- Routinelabor, LDH, Blutbild, Leber-/Nierenfunktionsparameter
- ggf. Tumormarker CEA, CA 72-4, CA 19-9, CA50 (nur als Verlaufskontrolle geeignet)

Bildgebung
- Sonografie Abdomen, Röntgen Thorax
- MDP (Magen-Darm-Passage) (Doppelkontrastverfahren mit wasserlöslichem Kontrastmittel)
- CT Abdomen
- ggf. Skelettszintigrafie bei Verdacht auf ossäre Metastasierung

Endoskopie/Histologie
- Endoskopie mit histologischer Sicherung → multiple Biopsien (> 5). In Immunhistochemie/FISH zusätzlich p21-Nachweis (Genprodukt des ras-Onkogens) sowie Test auf HER2-Expression
- Endosonografie mit Beurteilung von Invasionstiefe und regionalen Lymphknotenstationen
- Laparoskopie zum Ausschluss einer Peritonealkarzinose

DD:
- Ulkuskrankheit, Refluxkrankheit, M. Ménétrier
- Reizmagen-Syndrom (Ausschlussdiagnose)
- Erkrankungen von Leber, Gallenwegen oder Pankreas
- andere Raumforderungen des Magens: Non-Hodgkin-Lymphome, Sarkome, Karzinoide, Adenome, Polypen, Leiomyome, Metastasen anderer Primärtumoren

Ko:
- Anämie bei akuter oder chronischer Blutung
- Magenausgangsstenose
- gedeckte oder freie Perforation mit Peritonitis
- maligner Aszites bei Peritonealkarzinose
- Ikterus bei Gallenwegsverschluss
- paraneoplastische Syndrome (Acanthosis nigricans, Thromboseneigung, Myositiden)

Th: ***Therapeutische Grundsätze***

1. Die Therapie muss stadiengerecht erfolgen.
2. Im Stadium IA erscheint die Operation (ggf. subtotale Gastrektomie mit Lymphadenektomie) ausreichend. In den Stadien IB sowie II–IIIB können zusätzliche Therapiemaßnahmen notwendig sein, um die 5-Jahres-Überlebensrate zu verbessern. Multimodale Ansätze sind im Rahmen klinischer Studien, insbesondere bei inoperabler Situation ohne Fernmetastasierung, gerechtfertigt. Bei fortgeschrittenen Stadien sollte eine neoadjuvante Therapie in Betracht gezogen werden.
3. In palliativer Therapiesituation ist durch supportive Maßnahmen (Bougierung, Tubus- oder Stentimplantation, Anlage einer PEG-Sonde, parenterale Langzeiternährung) eine deutliche Verbesserung der Lebensqualität zu erreichen.
4. Bei HER2/neu-positivem Magenkarzinom (20 % der Fälle) kann die Wirksamkeit der Chemotherapie durch Gabe von Trastuzumab verbessert werden. Neue HER2-therapeutika (Pertuzumab, Trastuzumab Emtasin) in klinischen Studien.

Behandlungskonzept des Magenkarzinoms

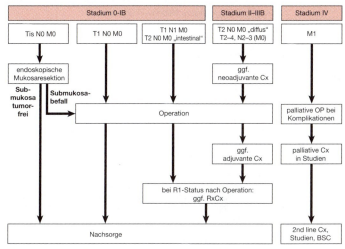

OP Operation, Rx Strahlentherapie, Cx Chemotherapie, BSC „best supportive care"

Operative Therapie

- Jeder resektable Tumor sollte operiert werden.
- Die Auswahl des Operationsverfahrens basiert auf Tumorlokalisation und Stadium, Lauren-Klassifikation und intraoperativer Schnellschnittuntersuchung. Entscheidung zur Gastrektomie nach individuellem Risikopotenzial. Ein Sicherheitsabstand von ≥ 5 cm beim intestinalen Typ bzw. ≥ 8 cm beim diffusen Typ ist einzuhalten.
- Standardverfahren mit kurativer Intention ist die Gastrektomie mit Omentektomie und Lymphadenektomie (Kompartment I und II); beim Kardiakarzinom zusätzlich distale Ösophagusresektion. Nur bei kleinem Tumor vom intestinalen Typ im distalen Magendrittel erfolgt die subtotale distale Magenresektion.
- Eine zusätzliche Splenektomie wird kontrovers diskutiert. Die totale Gastrektomie ist im Vergleich zur subtotalen Operation in Bezug auf das Gesamtüberleben nicht immer überlegen.
- Bei Zustand nach R1-Resektion ist der Versuch einer Nachresektion indiziert. Bei R0- oder R2-Resektion: Beobachtung
- palliative Resektion oder Umgehungsanastomose bei symptomatischer Indikation (Nekrose, Blutung oder Obstruktion)

Strahlentherapie

Die Möglichkeiten der Strahlentherapie sind beim Magenkarzinom limitiert durch:
- notwendige Strahlendosen von 60–70 Gy
- hohe Strahlensensibilität der umgebenden Gewebe (Darm, Leber, Lunge, Niere)
- geringe Fixation des Magens mit Lageänderung und wechselnder Topografie

8.3.2 Magenkarzinom

Bestrahlungsindikation besteht insbesondere im Rahmen von Studien zur
- intraoperativen Radiotherapie (IORT, Einzeldosis 25 Gy). Vorteile: gezielte Applikation, geringere Nebenwirkungsrate
- multimodalen Therapie

Palliative Strahlentherapie ist indiziert bei:
- Schmerzen, Passagestörung
- symptomatischer Metastasierung

Chemotherapie

- Magenkarzinome sind chemosensibel. Wirksam sind Taxane, 5-FU, Doxorubicin, Mitomycin C, Methotrexat, Cisplatin, Irinotecan und Nitrosoharnstoffe.
- Adjuvante Chemotherapie kann erwogen werden, wenn keine perioperative Therapie erfolgte und signifikante Rezidivrisiken bestehen, insbesondere ein positiver Nodalstatus.
- In der „MAGIC-Studie" erbrachte die perioperative Therapie von Patienten mit mindestens Stadium II mit ECF eine signifikante Verbesserung des 5-Jahres-Überlebens gegenüber der alleinigen Operation (36 % vs. 23 %). Die neoadjuvante Therapie sollte somit bei lokal fortgeschrittenen Stadien erwogen werden. .
- In fortgeschrittenen Stadien wurde in randomisierten Studien ein Überlebensvorteil der Chemotherapie im Vergleich zur „best-supportive-care" gezeigt. Für das EOX-Protokoll (Epirubicin, Oxaliplatin, 5-FU + Leukovorin) wurden Ansprechraten von 48 % und ein mittleres Überleben von 11 Monaten berichtet.
- DCF (Docetaxel, Cisplatin, 5-FU) konnte im randomisierten Vergleich gegenüber einer 5-FU-/Platin-Therapie ein signifikant besseres Überleben zeigen, allerdings war die Rate der Grad 3/4 Toxizitäten erhöht. DCF stellt daher eine Therapieoption vor allem für Patienten mit gutem bis sehr gutem Allgemeinzustand dar (toxisches Regime).
- FLOT (5-FU, Leukovorin, Oxaliplatin, Docetaxel) zeigte ebenfalls hohe Effektivität, das objektives Ansprechen lag bei 58 % der Patienten mit metastasiertem Magenkarzinom. FLOT, bei älteren Patienten auch als FLO, ist verträglicher als DCF.
- Bei Patienten mit HER2-Überexpression führt eine Kombination mit Trastuzumab zu besseren Therapieergebnissen. Neue HER2-Therapeutika in klinischen Studien (Pertuzumab, TDM1).

Therapieprotokolle

„ECF" ☞ Protokoll 13.6.1			Wiederholung d 22
Epirubicin	50 mg/m^2/d	i.v.	d 1
Cisplatin	60 mg/m^2/d	i.v.	d 1
5-Fluorouracil	200 mg/m^2/d	c.i.v.	d 1–21

„EOX" ☞ Protokoll 13.6.2			Wiederholung d 22
Epirubicin	50 mg/m^2/d	i.v.	d 1
Oxaliplatin	130 mg/m^2/d	i.v.	d 1
Capecitabin	1250 mg/m^2/d	p.o.	d 1–21

Magenkarzinom 8.3.2

"DCF"			Wiederholung d 22
Docetaxel	75 mg/m²/d	i.v.	d 1
Cisplatin	75 mg/m²/d	i.v.	d 1
5-Fluorouracil	2400 mg/m²	c.i.v. über 48 h	d 1–2

"FLOT" ☞ Protokoll 13.6.3			Wiederholung d 22
5-Fluorouracil	2600 mg/m²/d	c.i.v über 24 h	d 1
Leukovorin	200 mg/m²/d	i.v.	d 1
Oxaliplatin	85 mg/m²/d	i.v.	d 1
Docetaxel	50 mg/m²/d	i.v.	d 1

"Trastuzumab/Cisplatin/5-FU" ☞ Protokoll 13.6.4			Wiederholung d 22
Trastuzumab	6–8 mg/kg/d*	i.v.	d 1
Cisplatin	80 mg/m²/d	i.v.	d 1
5-Fluorouracil	800 mg/m²/d	c.i.v.	d 1–5

* ab 2. Zyklus: 6 mg/kg KG/d

Neue Therapieoptionen

Neue Behandlungsansätze:
- Bei HER2-positiven Tumoren: neue HER2-Therapeutika (Pertuzumab, Trastuzumab Emtansin)
- Antikörper: Ramucirumab
- Tyrosinkinaseinhibitoren: mTOR, PI3K
- bei met/HGF-Expression: met-Antikörper, met-Inhibitoren

Prg: *Prognosefaktoren*
- Stadium (insbesondere Tumorgröße und Lymphknotenbefall)
- Typ nach Lauren (diffuser Typ ungünstiger als intestinaler Typ)
- Art der initialen chirurgischen Behandlung

5-Jahres-Überlebensrate nach UICC-Stadien (☞ oben)
- Frühkarzinom (Tis/T1 N0 M0)   95 %
- fortgeschrittene Stadien (T2–4 N0–3 M0–1)   1–60 %

Na:
- Bei kurativer Therapieintention: initial engmaschige Kontrollen alle 3 Monate mit Anamnese, klinischer Untersuchung, Labor (z.B. BSG, Blutbild, LDH, GOT, GPT, alkalische Phosphatase, γGT, Eiweiß, Eisen), Tumormarkern, Röntgen Thorax und Sonografie Abdomen. Nach 2 Jahren Verlängerung der Nachsorgeintervalle auf 6 Monate, nach 5 Jahren auf 12 Monate
- nach Gastrektomie ggf. Substitution von Vitamin B_{12}, Eisen
- nach Lokaltherapie bei Magenfrühkarzinom Gastroskopie alle 6 Monate für 3 Jahre
- bei palliativer Therapie: symptomorientiertes Verfahren

Px: Effektive Behandlung chronischer *Helicobacter-pylori*-Infekte und Gabe von Antioxidantien (Ascorbinsäure, β-Carotin) scheinen bei Risikopopulationen die Magenkarzinominzidenz zu reduzieren.

8.3.2 Magenkarzinom

Lit:
1. Ajani JA, Bentrem DJ, Besh S et al. Gastric Cancer. J Natl Compr Cancer Netw 20B;11:531–546.
2. Boku N. HER2-positive gastric cancer. Gastric Cancer 2013;DOI 10.1007/s10120–013–0252–z.
3. De Vita F, Giuliani F, Silvestris N et al. Current status of targeted therapies in advanced gastric cancer. Expert Opin Ther Targets 2012;16(Suppl.2) :S29-S34.
4. GASTRIC, Paoletti X, Oba K, Burzykowski T et al. Benefit of adjuvant chemotherapy for resectable gastric cancer: a meta-analysis. JAMA 2010; 303:1729–1737.
5. Hartgrink HH, Jansen EPM, van Grieken NCT et al. Gastric Cancer. Lancet 2009;374:477–490.
6. Mahar AL, McLeod RS, Kiss A et al. A systematic review of the effect of institution and surgeon factors on surgical outcomes for gastric cancer. J Am Coll Surg 2012;214:860–8.e12.
7. Okines A, Cunningham D, Chau I Targeting the human EGFR family in esophagogastric cancer. Nat Rev Clin Oncol 2011;8:492–503.
8. Okines A, Verheij M, Allum W et al. Gastric cancer: ESMO Clinical Practice Guidelines for diagnosis, treatment and follow-up. Ann Oncol 2010;21(Suppl 5):v50–v54.
9. Vannella L, Lahner E, Annibale B. Risk for gastric neoplasia in patients with chronic atrophic gastritis: a critical reappraisal. World J Gastroenterol 2012;18:1279–1285.

Web:
1. www.krebsgesellschaft.de/db_magenkrebs,4243.html — Dt Krebsgesellschaft
2. www.dgvs.de — DGVS, Leitlinie Magenkarzinom

8.3.3 Dünndarmkarzinom

B. Deschler-Baier, F. Otto, G. Illerhaus

Def: bösartiger epithelialer Tumor des Dünndarms

ICD-10: C17

Ep: selten. Inzidenz: 1–3 Fälle/100 000 Einwohner/Jahr, 1 % der Tumoren des Gastrointestinaltrakts. Altersgipfel: 60.–70. Lebensjahr. Etwa 25 % der Patienten haben einen Zweittumor in Kolon, Endometrium, Mamma oder Prostata. Verhältnis ♂:♀ etwa 1:1

Pg: *Risikofaktoren*
- Ernährung: rotes Fleisch, gepökelte Speisen
- angeborene oder erworbene Immundefekte
- Krankheiten mit verminderter Dünndarm-Passagezeit
- M. Crohn (Dünndarmkarzinom, hier meist im Ileum)
- erbliche Tumorsyndrome: hereditäres kolorektales Karzinom ohne Polyposis (HNPCC), familiäre adenomatöse Polypose (FAP), Peutz-Jeghers-Syndrom
- einheimische Sprue (Zöliakie)

Path:

Histologie	Häufigkeit
Adenokarzinom	37 %
Karzinoid	37 %
Lymphom	17 %
Stromatumoren	8 %
andere (Sarkome, Melanome)	1 %

Lokalisation
- proximal: meist Adenokarzinom (65 % periampullär)
- distal: Karzinoid, Sarkom, Lymphom

Klass: *Tumorklassifikation nach dem TNM-System (UICC, 2010)*

T	Primärtumor
TX	Primärtumor nicht beurteilbar
T0	kein Anhalt für Primärtumor
Tis	Carcinoma in situ, keine Invasion der Lamina propria mucosae
T1	Infiltration der Lamina propria, Muscularis mucosae oder Submukosa
T1a	Infiltration der Lamina propria, Muscularis mucosae
T1b	Infiltration der Submukosa
T2	Infiltration der Muscularis propria
T3	Infiltration durch die Muscularis mucosae in die Subserosa oder in das nichtperitonealisierte perimuskuläre Gewebe (Mesenterium oder Retroperitoneum) in einer Ausdehnung ≤ 2 cm
T4	Perforation des viszeralen Peritoneums oder direkte Infiltration in andere Organe oder Strukturen; einschließlich Dünndarmschlingen, Mesenterium oder Retroperitoneum > 2 cm von der Darmwand entfernt, Bauchwand über Serosa; bei Duodenum auch Infiltration des Pankreas

8.3.3 Dünndarmkarzinom

N	Lymphknotenbefall
NX	regionäre Lymphknoten nicht beurteilbar
N0	regionäre Lymphknoten tumorfrei
N1	1–3 regionäre Lymphknotenmetastasen
N2	4 oder mehr regionäre Lymphknotenmetastasen
M	Fernmetastasen
M0	keine Fernmetastasen
M1	Fernmetastasen

Diese Klassifikation gilt nicht für Tumoren der Papilla vateri.

Stadieneinteilung (UICC, 2010)

Stadium	TNM-System		
0	Tis	N0	M0
I	T1–2	N0	M0
IIA	T3	N0	M0
IIB	T4	N0	M0
IIIA	jedes T	N1	M0
IIB	jedes T	N2	M0
IV	jedes T	jedes N	M1

Sy: Frühsymptome sind in der Regel gering. In fortgeschrittenen Stadien:
- abdominelle Schmerzen, Gewichtsverlust
- Dünndarmobstruktion/Ileus
- Blutungen
- Ikterus (bei periampullären Tumoren)

Dg: *Anamnese, Klinik*
- Anamnese, insbesondere Darmerkrankungen (M. Crohn)
- klinische Untersuchung

Labor
Routinelabor, mit Blutbild, Leber-/Nierenfunktionsparametern

Bildgebung
- Abdomen-Übersichtsaufname
- Kontrastdarstellung nach Sellingk
- CT Abdomen, ggf. mit Doppelkontrasttechnik
- MRT Abdomen, ggf. mit Doppelkontrasttechnik
- Sonografie Abdomen (Ausschluss Lebermetastasen)
- Röntgen Thorax (Ausschluss Lungenmetastasen)
- Endoskopie, Enteroskopie
- Kapselendoskopie
- Endosonografie

DD:
- Malignome: neuroendokrine Tumoren, Lymphome, Sarkome
- benigne Tumoren: Adenom, Leiomyom, Fibrom, Lipom
- Metastasen: Melanom, Mamma-/Lungen-/Nierenzellkarzinom

Ko:
- Dünndarmperforation, Peritonitis
- Ileus, Subileus

- Blutung, akut oder chronisch
- Ikterus bei Gallenwegsverschluss (periampulläre Tumoren)

Th: *Operative Therapie*
Die Therapie des Dünndarmkarzinoms erfolgt primär operativ. Verfahren:
- Dünndarm-Segmentresektion
- möglichst Resektion von ≥ 8 Lymphknoten (adäquates Staging)
- bei Duodenalkarzinom: Pankreatikoduodenektomie (oder ggf. konservativeres Vorgehen) mit Schnellschnittuntersuchung der Ränder des Operationspräparates
- palliatives chirurgisches Vorgehen bei inoperablem Befund und Komplikationen; Lebermetastasen sind ggf. operabel (☞ Kap. 8.12.4)

Therapie „Dünndarm-Lymphome" ☞ Kap. 7.5.9, Therapie „Karzinoid/neuroendokrine Tumoren" ☞ Kap. 8.7.3

Chemotherapie
Aufgrund der geringen Inzidenz von Dünndarmkarzinomen wurden nur wenige Therapiekonzepte in randomisierten Studien validiert:
- Eine neoadjuvante Radiochemotherapie ist beim Duodenalkarzinom von Nutzen und wird von manchen Studiengruppen bei lokal fortgeschrittener Erkrankung empfohlen.
- In Stadium III verbessert eine adjuvante Chemotherapie das progressionsfreie Überleben, ein Einfluss auf das Gesamtüberleben ist nicht gesichert. Vorgehen analog wie bei Kolonkarzinom
- Die palliative Chemotherapie sollte analog der Behandlung des Kolonkarzinoms erfolgen; die Kombination von Fluorpyrimidinen mit Platinderivaten (insbesondere Oxaliplatin) erscheint einer Monotherapie mit Fluoropyrimidinen überlegen

Therapieprotokolle

„FOLFIRI" ☞ Protokoll 13.7.2			Wiederholung d 29
Irinotecan	180 mg/m^2/d	i.v.	d 1, 15, über 90 min
Folinsäure	400 mg/m^2/d	i.v.	d 1, 15, über 30 min
5-Fluorouracil	400 mg/m^2/d	i.v.	d 1, 15, Bolusinjektion
5-Fluorouracil	2400 mg/m^2/d	c.i.v.	d 1 + 2, 15 + 16, Dauerinfusion

„FOLFOX6" ☞ Protokoll 13.7.4			Wiederholung d 29
Oxaliplatin	100 mg/m^2/d	i.v.	d 1, 15, über 2 h
Folinsäure	400 mg/m^2/d	i.v.	d 1, 15, über 30 min
5-Fluorouracil	400 mg/m^2/d	i.v.	d 1, 15, Bolusinjektion
5-Fluorouracil	2400 mg/m^2/d	c.i.v.	d 1 + 2, 15 + 16

Prg: in 75 % der Fälle Diagnosestellung in fortgeschrittenen Stadien (Stadium III und IV) → im Allgemeinen ungünstige Prognose. 5-Jahres-Überlebensraten (National Cancer Data Base, SEER):
- Stadium I   65–85 %
- Stadium II   48–69 %
- Stadium III   35–50 %
- Stadium IV   4 %

8.3.3 Dünndarmkarzinom

Na:
- bei kurativer Intention: initial Kontrollen in dreimonatigen Abständen (Anamnese, klinische Untersuchung, Endoskopie, Sonografie, Röntgen Thorax).
- bei palliativer Therapiesituation: symptomorientiertes Vorgehen

Lit:
1. Agrawal S, Mc Carron EC, Gibbs JF et al. Surgical management and outcome in primary adenocarcinoma of the small bowel. Ann Surg Oncol 2007;14: 2263–2269.
2. Bilimoria KY, Bentrem DJ, Ko CY et al. Small bowel cancer in the United States: changes in epidemiology, treatment and survival over the last 20 years. Ann Surg 2009;249:63–71.
3. Fishman PN, Pond GR, Moore MJ et al. Natural history and chemotherapy effectiveness for advanced adenocarcinoma of the small bowel; a retrospective study of 113 cases. Am J Clin Oncol 2006;29:225–231.
4. Overman MJ, Hu CY, Wolff RA. Prognostic value of lymph node evaluation in small bowel adenocarcinoma: analysis of the surveillance, epidemiology, and end results database. Cancer 2010;116:5374–5382.
5. Overman MJ, Kopetz S, Wen S et al. Chemotherapy with 5-fluorouracil and a platinum compound improves outcomes in metastatic small bowel adenocarcinoma. Cancer 2008;113:2038–2045.
6. Overman MJ, Kopetz S, Lin E et al. Is there a role for adjuvant therapy in resected adenocarcinoma of the small intestine. Acta Oncol 2010; 49:474–479.
7. Swartz MJ, Hughes MA, Frassica DA et al. Adjuvant chemoradiation for node-positive adenocarcinoma of the duodenum. Arch Surg 2007;142:285–288.

Web:
1. www.thedoctorsdoctor.com/diseases/small_bowel_adenocarcinoma.htm   Doctor's Doctor
2. www.mayoclinic.org/small-bowel-cancer/diagnosis.html   Mayo Clinic

8.3.4 Kolorektales Karzinom

A.K. Kurz-zur Hausen, B. Deschler-Baier, F. Otto, G. Illerhaus

Def: bösartiger epithelialer Tumor des Kolons und Rektums

ICD-10: C18–C20

Ep: Inzidenz: 30–40 Fälle/100 000 Einwohner/Jahr in Europa mit geografischen Unterschieden. Etwa 15 % aller soliden Tumoren. Verteilung ♂:♀ = 1:1. Altersgipfel 50.–70. Lebensjahr, selten Auftreten vor dem 40. Lebensjahr

Pg: *Risikofaktoren*
- kolorektales Karzinom in der Familienanamnese (v.a. Verwandte ersten Grades)
- Kolorektale Adenome (insbesondere villöses Adenom, Adenome > 20 mm)
- chronisch-entzündliche Darmerkrankungen (Colitis ulcerosa, M. Crohn)
- Ernährungsfaktoren: ballaststoffarme Kost, Fettkonsum
- Nitrosamine, Asbest
- langjähriger Nikotinabusus, Alkoholabusus
- Adipositas, Bewegungsmangel
- vorangegangene Karzinome (Ovarial-/Endometrium-/Mammakarzinom)

Familiäre Syndrome mit erhöhtem Risiko kolorektaler Karzinome
- hereditäres, nicht-polypöses kolorektales Karzinom-Syndrom („hereditary nonpolyposis colorectal cancer", HNPCC); 5–10 % aller kolorektalen Karzinome. *Lynch-Syndrom I:* multiple, v.a. proximal lokalisierte Kolonkarzinome, bereits bei jungen Patienten. *Lynch-Syndrom II* (familiäre Adenokarzinomatose): multiple Kolonkarzinome und Adenokarzinome anderer Organe (Ovarien, Pankreas, Mamma, Gallenwege, Magen etc.)
- familiäre adenomatöse Polyposis (FAP): Inzidenz 1:8 000 Einwohner, autosomal dominante Vererbung, Gen auf Chromosom 5q21, Polyposis des gesamten Kolons, Karzinomrisiko > 95 %. Seltene Varianten: Turcot-, Gardner-Syndrom
- Hamartöse Polyposis (familiäre juvenile Polyposis, Peutz-Jeghers-Syndrom)

Molekulargenetik
Mehrschritt-Karzinogenese (Vogelstein, 1988): Entstehung eines Karzinoms aus normaler Schleimhaut über Entwicklungsstufen der Dysplasie („Adenom-Karzinom-Sequenz"):
- Aktivierung von Onkogenen (K-ras)
- Inaktivierung/Deletion von Tumorsuppressorgenen: APC-Gen („adenomatous polyposis coli") bei familiärer adenomatöser Polyposis, DCC-Gen („deleted in colorectal carcinoma"), p53-Genmutationen etc.
- Keimbahnmutationen bei HNPCC in einem von sechs „DNA Mismatch Repair" (MMR)-Genen: hMSH2, hMLH1, hPMS1, hPMS2, hMSH6, hMLH3. Nachweis von Mikrosatelliten-Instabilität (MSI) → Hinweis für MMR-Defekt

Path:

Histologie	Häufigkeit
Adenokarzinom (in 2–5 % multipel)	90–95 %
Karzinoid	2–7 %
andere (Sarkome, hämatologische Neoplasien etc.)	selten

Lokalisation von Kolonkarzinomen	Häufigkeit
Coecum/Kolon ascendens	25 %
Kolon transversum/descendens	25 %
Sigma	50 %

8.3.4 Kolorektales Karzinom

Metastasierungsfolge des Kolonkarzinoms
regionale Lymphknoten → Leber → Lunge → andere Organe, ZNS

Lymphogene Metastasierung des Rektumkarzinoms
Ausbreitung in Abhängigkeit von der Lokalisation über drei Metastasierungswege:

Lokalisation	Distanz ab ano	Metastasierungswege
Tiefsitzend	0–4 cm	paraaortale und inguinale LK, Beckenwand
Mittlere Etage	4–8 cm	paraaortale Lymphknoten und Beckenwand
Hochsitzend	8–16 cm	paraaortale Lymphknoten

Klass: *Stadieneinteilung nach dem TNM-System (UICC, 2010)*

T	*Primärtumor*
TX	Primärtumor nicht beurteilbar
T0	kein Anhalt für Primärtumor
Tis	Carcinoma in situ
T1	Invasion der Submukosa
T2	Invasion der Muscularis propria
T3	Invasion der Subserosa oder des nicht-peritonealisierten perikolischen/perirektalen Gewebes
T4	Perforation des viszeralen Peritoneums oder Invasion in angrenzende Organe und andere Segmente des Kolorektums
T4a	Tumor perforiert viszerales Peritoneum.
T4b	Tumor infiltriert direkt in andere Organe oder Strukturen.
N	*Lymphknotenbefall*
NX	regionäre Lymphknoten nicht beurteilbar
N0	keine regionären Lymphknoten befallen
N1	Befall von 1–3 regionären Lymphknoten
N1a	Befall von 1 regionären Lymphknoten
N1b	Befall von 2–3 regionären Lymphknoten
N2	Befall von ≥4 regionären Lymphknoten
N2a	Befall von 4–7 regionären Lymphknoten
N2b	Befall von > 7 regionären Lymphknoten
M	*Fernmetastasen*
M0	keine Fernmetastasen
M1	Fernmetastasen
M1a	Metastasen auf ein Organ beschränkt (Leber, Lunge, Ovar, nicht regionäre Lymphknoten)
M1b	Metastasen in mehr als nur einem Organ oder im Peritoneum

Stadieneinteilung (UICC, 2010)

UICC	TNM-System		
0	Tis	N0	M0
1	T1–2	N0	M0
IIA	T3	N0	M0
IIB	T4a	N0	M0
IIC	T4b	N0	M0
IIIA	T1–2	N1	M0
	T1	N2a	M0
IIIB	T3–4a	N1	M0
	T2–3	N2a	M0
	T1–2	N2b	M0
IIIC	T4a	N2a	M0
	T4b	N1	M0
	T3–4b	N2b	M0
IVA	jedes T	jedes N	M1a
IVB	jedes T	jedes N	M1b

Sy: Frühsymptome sind in der Regel gering. In fortgeschrittenen Erkrankungsstadien:
- Allgemeinsymptome: Müdigkeit, Abgeschlagenheit, Gewichtsverlust
- Stuhlgangunregelmäßigkeiten: Obstipation, Diarrhoe, „paradoxe Diarrhoe" (Wechsel von Obstipation und Diarrhoe), Bleistiftstuhl
- Blutungen, Blutauflagerungen/-beimengungen im Stuhl, Schmerzen

Dg: *Anamnese, Klinik*
- Anamnese, insbesondere Familienanamnese, Risikofaktoren
- klinische Untersuchung, einschließlich rektaler Untersuchung

Labor
- Routinelabor
- Tumormarker: CEA, CA 19-9

Endoskopie/Histologie
Koloskopie mit histologischer Sicherung

Bildgebung
- CT Thorax (Lungenmetastasen?)
- CT bzw. MRT Abdomen
- Kontrasteinlauf mit wasserlöslichem Kontrastmittel (wegen Gefahr von Fisteln, Perforation oder Ileus) → Stuhlunregelmäßigkeiten frühzeitig abklären (Endoskopie, Histologie)

Ko:
- Blutung
- Darmverschluss, Subileus, Ileus
- Perforation, Fistel

Th: Behandlungskonzept des Kolonkarzinoms

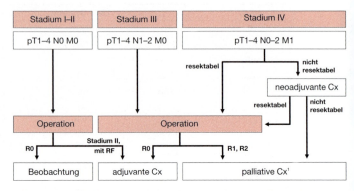

RF Risikofaktoren (T4 Tumor, Lymphangiosis, Perforation, Evidenzgrad III), Cx Chemotherapie
[1] ggf. palliative Operation

Operative Therapie des Kolonkarzinoms
Die Therapie des Kolonkarzinoms erfolgt primär operativ (90 % der Fälle).
Verfahren:
- kurative Intention: En-bloc-Resektion des tumortragenden Abschnittes mit Mesenterium und regionalen Lymphknoten (Heilung bei etwa 50 % der Patienten)
- Resektion von Leber- und Lungenmetastasen mit kurativer Intention möglich; keine Beschränkung auf ein Organsystem oder Metastasenanzahl, solange eine R0-Resektion möglich ist und das verbleibende Lungen- bzw. Lebervolumen ausreicht. 5-Jahres-Überlebensraten von 20–40 %
- neoadjuvante Chemotherapie zur Erlangung einer sekundären Resektabilität sinnvoll (Lebertoxizität beachten, Sicherheitsabstand zur OP bei Einsatz von Bevacizumab und anderen Angiogenese-Inhibitoren einhalten)
- palliative Operation des Primärtumors bei zu erwartenden Komplikationen
- bei inoperabler Lebermetastasierung: ggf. lokale Maßnahmen wie Radiofrequenz-Ablation (☞ Kap. 8.12.4)

Postoperatives Vorgehen und Chemotherapie beim Kolonkarzinom
In Abhängigkeit vom operativen Befund:
- *Stadium I:* Operation mit kurativer Intention, engmaschige Beobachtung, adjuvante Therapie nicht erforderlich
- *Stadium II:* Stellenwert der adjuvanten Chemotherapie noch unklar. In Studien vermindertes Rezidivrisiko, Überlebensvorteil in Metaanalysen jedoch nur marginal. Therapie in klinischen Studien
- *Stadium III:* postoperative, adjuvante Chemotherapie (5-FU + Leukovorin oder Capecitabin oder FOLFOX 4 für 6 Monate) zur Senkung der Rezidivrate und zur Verbesserung der Überlebensrate indiziert
- *Stadium IV:* Chemotherapie nur palliativ wirksam, verbessert jedoch Gesamtüberleben und Lebensqualität. Ausnahme: resektable Leber- oder Lungenmetastasen
- Effizienz adjuvanter Chemotherapien nach Metastasenresektion noch ungeklärt
- Kombinations-Chemotherapie mit 5-FU/Leukovorin und Irinotecan oder Oxaliplatin in der Palliativtherapie effektiver als 5-FU/Leukovorin allein

- Die Hinzunahme eines EGFR-Antikörpers (Cetuximab oder Panitumumab) zu einer Irinotecan-haltigen Therapie verlängerte in klinischen Studien das progressionsfreie Überleben (PFS) signifikant. Bei Irinotecan-refraktären Tumoren kann durch Kombination von Irinotecan und Cetuximab bei EGFR-positiven Tumoren z.T. ein erneutes Ansprechen erzielt werden.
- Bevacizumab zeigt ein verbessertes Tumoransprechen und eine Verbesserung des Langzeitüberlebens in der First-line-Therapie in Kombination mit FOLFiRi oder FOLFOX.
- Bei Versagen der Erstlinientherapie ist eine Zweitlinientherapie mit dem noch nicht verabreichten Regime empfohlen (FOLFOX → FOLFiRi, bzw. FOLFiRi → FOLFOX)
- Regorafenib, ein oraler Multikinase-Inhibitor, hat in der Drittlinientherapie ein verbessertes Überleben gezeigt und ist für diese Indikation zugelassen.
- Aflibercept (VEGF-Trap) ist ein Angiogenesehemmer mit Wirkung auf VEGF-A, VEGF-B und PlGF. Wirksamkeit in Kombination mit FOLFiRi, auch bei Bevacizumab-vorbehandelte Patienten.

Rektumkarzinom

Behandlungskonzept des Rektumkarzinoms

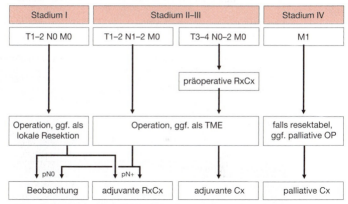

TME totale mesorektale Exzision, RxCx Radiochemotherapie, Cx Chemotherapie

Operative Therapie des Rektumkarzinoms
Die Therapie des Rektumkarzinoms erfolgt primär operativ. Verfahren:
- möglichst kontinenzerhaltende Resektionsverfahren, v.a. bei Tumoren im oberen und mittleren Drittel (85 %)
- nur bei Tumoren im unteren Drittel: abdominoperineale Rektumexstirpation mit Anlage eines endständigen Anus praeter (15 %)
- bei solitären Leber-/Lungenmetastasen: Resektion mit kurativer Intention
- bei Tumoren im Stadium T4 N1–2 M0 (R0-Resektion wahrscheinlich nicht erreichbar): neoadjuvante Radiochemotherapie mit Ziel der Operabilität. Bei tiefsitzenden T3–4-Tumoren neoadjuvante Radiochemotherapie mit Ziel einer kontinenzerhaltenden Operation. Auch bei primär resektablen Tumoren u.U. Überlebensvorteil durch neoadjuvanten Strahlentherapieansatz
- palliative Operation restriktiv einsetzen wegen Gefahr von Komplikationen

Postoperatives Vorgehen und Chemotherapie beim Rektumkarzinom in Abhängigkeit vom operativen Befund:
- *Stadium I:* Operation mit kurativer Intention, engmaschige Beobachtung. Adjuvante Therapie außerhalb von Studien nicht indiziert
- *Stadium II und III:* Neoadjuvante oder adjuvante Radiochemotherapie kann die Rezidivrate senken und zu einer Verbesserung der Überlebensrate beitragen (Standardtherapie: Radiatio + 5-FU-Dauerinfusion).
- *Stadium IV:* bei limitierter hepatischer Metastasierung operative Metastasenentfernung erwägen. In palliativer Situation Einsatz von Chemotherapieprotokollen wie bei metastasiertem Kolonkarzinom.

Chemotherapie-Protokolle für kolorektale Karzinome

Kolorektale Karzinome, adjuvante Therapie

„FOLFOX 4" ☞ Protokoll 13.7.1			Wiederholung d 15
Oxaliplatin	85 mg/m²/d	i.v.	d 1, über 2 h
Folsäure	200 mg/m²/d	i.v.	d 1 + 2, über 30 min
5-Fluorouracil	400 mg/m²/d	i.v.	d 1 + 2, Bolusinjektion
5-Fluorouracil	600 mg/m²/d	c.i.v.	d 1 + 2, über 22 h

Kolorektale Karzinome, palliative Therapie

„FOLFIRI" ☞ Protokoll 13.7.2			Wiederholung d 29
Irinotecan	180 mg/m²/d	i.v.	d 1, über 1 h 30 min
Folsäure	400 mg/m²/d	i.v.	d 1, über 30 min
5-Fluorouracil	400 mg/m²/d	i.v.	d 1, Bolusinjektion
5-Fluorouracil	2400 mg/m²	c.i.v.	d 1, Dauerinfusion 48 h

„Capecitabin" ☞ Protokoll 13.7.3			Wiederholung d 22
Capecitabin	2 × 1250 mg/m²/d	p.o.	d 1–14

„FOLFOX 6" ☞ Protokoll 13.7.4			Wiederholung d 15
Oxaliplatin	100 mg/m²/d	i.v.	d 1, über 2 h
Folinsäure	400 mg/m²/d	i.v.	d 1, über 30 min
5-Fluorouracil	400 mg/m²/d	i.v.	d 1, Bolusinjektion
5-Fluorouracil	2400 mg/m²	c.i.v.	d 1, Dauerinfusion 48 h

„Irinotecan/Cetuximab" ☞ Protokoll 13.7.5			Wiederholung d 15
Cetuximab	250 mg/m²/d	i.v	d 8 und alle folgenden Gaben (d 1, 8 in Folgezyklen)
Cetuximab	400 mg/m²/d	i.v.	d 1, „loading dose", 2 h nach Irinotecan, über 1 h
Irinotecan	180 mg/m²/d	i.v	d 1 über 1 h

„Panitumumab" ☞ Protokoll 13.7.6			Wiederholung d 29
Panitumumab	6 mg/kg/KG	i.v.	d 1, 15 über 1 h

„FOLFOXIRI" ☞ **Protokoll 13.7.7**			Wiederholung d 15
Irinotecan	165 mg/m²/d	i.v.	d 1, über 1 h
Oxaliplatin	85 mg/m²/d	i.v.	d 1, über 2 h
Folsäure	200 mg/m²/d	i.v.	d 1, über 2 h
5-Fluorouracil	3200 mg/m²	c.i.v.	d 1, Dauerinfusion 48 h

„FOLFIRI + Bevacizumab" ☞ **Protokoll 13.7.8**			Wiederholung d 15
Bevacizumab	5 mg/kg KG/d	i.v.	d 1, über 30 min
Irinotecan	180 mg/m²/d	i.v.	d 1, über 1 h 30 min
Folsäure	400 mg/m²/d	i.v.	d 1, über 30 min
5-Fluorouracil	400 mg/m²/d	i.v.	d 1, Bolusinjektion
5-Fluorouracil	2400 mg/m²	c.i.v.	d 1, Dauerinfusion 48 h

Rektumkarzinom, neoadjuvante Therapie

5-FU/Radiatio, neoadjuvant			
5-Fluorouracil	1000 mg/m²/d	i.v.	d 1–5, Woche 1 und 5
Radiatio	50 Gy		Woche 1–6

Rektumkarzinom, adjuvante Therapie

5-FU/Radiatio, adjuvant			
5-Fluorouracil	500 mg/m²/d	i.v.	d 1–3 (Woche 1, 5, 9)
Radiatio	45 Gy kleines Becken		d 1–5 (Woche 13, 17, 21)
	5,4 Gy Tumorbett/Lk		Woche 1–6

Neue Therapieverfahren

- Verschiedene monoklonale Antikörper und „targeted therapies" (☞ Kap. 3.5, 3.6) werden derzeit in klinischen Studien geprüft, z.B. Aflibercept und Ramucirumab.
- Die Selektive Interne Radiotherapie (SIRT) zeigt vielversprechende Ergebnisse bei nicht resektablen Lebermetastasen.
- Immunologische Verfahren, z.B. eine autologe ex vivo CD40L Vakcine, werden ebenfalls in Studien geprüft.

Prg: *Prognosefaktoren*
- Alter (unter 40 Jahren ungünstig)
- Geschlecht (günstigere Prognose für Frauen)
- Tumorlokalisation (schlechtere Prognose bei Tumor in Rektum oder Sigma)

5-Jahres-Überlebensrate in Abhängigkeit vom Tumorstadium
- Stadium I   90–95 %
- Stadium II   60–80 %
- Stadium III   30–50 %
- Stadium IV   < 10 %

8.3.4 Kolorektales Karzinom

Verlaufskontrollen
- Bei kurativer Intention: initial Kontrollen in dreimonatigen Abständen (Anamnese, klinische Untersuchung, Labor mit CEA, CA 19-9, Endoskopie, Sonografie, Röntgen Thorax)
- Bei palliativer Therapiesituation: symptomorientiertes Vorgehen

Vorsorge
Früherkennung ab dem 50. Lebensjahr, bei Risikogruppen früher:
- rektale Untersuchung
- Test auf okkultes Blut im Stuhl (Hämoccult®)
- Koloskopie alle 10 Jahre
- bei Risikogruppen: regelmäßige Koloskopie in Abständen von 1–3 Jahren

Px: Vermeidung von Risikofaktoren (Übergewicht, Nikotinabusus, mangelnde körperliche Aktivität)

Lit:
1. Cunningham D, Atkin W, Lenz HJ et al. Colorectal cancer. Lancet 2010;375:1030–1047.
2. De Roock W, De Vriendt V, Normanno N et al. KRAS, BRAF, PIK3CA, and PTEN mutations: implications for targeted therapies in metastatic colorectal cancer. Lancet Oncol 2011;12:594–603.
3. Glimelius B, Pahlman L, Cervantes A. Rectal cancer: ESMO Clinical Practice Guidelines for diagnosis, treatment and follow-up. Ann Oncol 2010;21(Suppl 5):v82–86.
4. Fitzgerald TL, Brinkley J, Zervos EE. Pushing the envelope beyond a centimeter in rectal cancer: oncologic implications of close but negative margins. J Am Coll Surg 2011;213:589–595.
5. Labianca R, Beretta GD, Kildani B et al. Colon cancer. Crit Rev Oncol Hematol 2010;74:106–133.
6. Labianca R, Nordlinger B, Beretta GD et al. Primary colon cancer: ESMO Clinical Practice Guidelines for diagnosis, adjuvant treatment and follow-up. Ann Oncol 2010;21(Suppl 5):v70–v77.
7. Troiani T, Martinelli E, Morgillo F et al. Targeted approach to metastatic colorectal cancer: what comes beyond epidermal growth factor receptor antibodies and bevacizumab? Ther Adv Med Oncol 2013;5:51–72.
8. Rödel C, Hofheinz R, Liersch T. Rectal cancer: state of the art in 2012. Curr Opin Oncol 2012;24:441–447.
9. Van Cutsem E, Nordlinger B, Cervantes A. Advanced colorectal cancer: ESMO Clinical Guidelines for treatment. Ann Oncol 2010;21(Suppl 5):v93–v97.

Web:
1. www.nccn.org/professionals/physician_gls/f_guidelines.asp — NCCN Guideline
2. www.dgho-onkopedia.de/de/onkopedia/leitlinien/kolonkarzinom — DGHO-Leitlinien

Rathaus Apotheke

Susanne Wild
Pforzheimer Straße 9
75239 Eisingen
Tel.: 07232-81484
Fax: 07232-80631
www.apotheke-eisingen.de
email: apotheke-eisi...

8.3.5 Analkarzinom

F. Otto, R. Engelhardt, G. Illerhaus

Def: bösartiger Tumor des Analkanals

ICD-10: C21

Ep: seltene Erkrankung, Inzidenz 0,3–1,0/100 000 Einwohner/Jahr, < 2 % der kolorektalen Tumoren. Verhältnis ♂:♀ = 1:2, Häufigkeitsgipfel: 50.–60. Lebensjahr

Pg: *Risikofaktoren*
- gehäuftes Auftreten bei homosexuellen Männern und HIV-Infizierten
- andere Virusinfekte, Condylomata accuminata (HPV, Herpesviren?)
- Vorbestrahlung (z.B. bei Zervixkarzinom), Rauchen

Path:
Histologie	Häufigkeit
Plattenepithelkarzinom	85–90 %
Adenokarzinom	5–7 %
andere (kleinzellige, muzinöse, undifferenzierte Karzinome)	5 %

Ausbreitung
- per continuitatem → Sphinkterapparat, Vagina, Blase, Urethra und Prostata
- lymphogen oberhalb Linea dentata → pararektale Lymphknoten → paravertebrale LK
- lymphogen unterhalb Linea dentata → inguinale Lymphknoten → iliakale LK
- hämatogen (v.a. bei Tumorlokalisation oberhalb der Linea dentata) → Leber, Lunge, Skelettsystem, insgesamt selten (bei Diagnosestellung < 20 % der Patienten)

Klass: *Stadieneinteilung für Karzinome des Analkanals (UICC, 2010)*

T	Primärtumor
TX	Primärtumor nicht beurteilbar
T0	kein Primärtumor nachweisbar
Tis	Carcinoma in situ
T1	Tumorgröße < 2 cm
T2	Tumorgröße 2–5 cm
T3	Tumorgröße > 5 cm
T4	Invasion angrenzender Organe (z.B. Vagina, Urethra, Blase)
N	Lymphknotenbefall
NX	regionäre Lymphknoten nicht beurteilbar
N0	Lymphknoten tumorfrei
N1	Befall perirektaler Lymphknoten
N2	unilateraler Befall inguinaler und/oder iliakaler Lymphknoten
N3	Befall perirektaler und inguinaler Lymphknoten und/oder bilateraler Befall inguinaler/iliakaler Lymphknoten
M	Metastasierung
M0	keine Fernmetastasen nachweisbar
M1	Fernmetastasen

Tumoren distal der Linea anocutanea (perianale Hautbeteiligung) werden wie Hauttumoren klassifiziert.

Stadieneinteilung entsprechend UICC (2010) für Analkarzinome

Stadium	TNM-System		
0	Tis	N0	M0
I	T1	N0	M0
II	T2–3	N0	M0
IIIA	T1–3	N1	M0
	T4	N0	M0
IIIB	T4	N1	M0
	jedes T	N2–3	M0
IV	jedes T	jedes N	M1

Stadieneinteilung nach Nigro (1987)

Stadium	Kriterium
0	tumorfrei nach lokaler Exzision
IA	Tumor < 2 cm, ohne Lymphknotenbefall
IB	Tumor < 2 cm, mit Lymphknotenbefall
IIA	Tumor 2–5 cm, ohne Lymphknotenbefall
IIB	Tumor 2–5 cm, mit Lymphknotenbefall
IIIA	Tumor > 5 cm, ohne Lymphknotenbefall
IIIB	Tumor > 5 cm, mit Lymphknotenbefall
IV	Fernmetastasen

Sy: Je nach Lokalisation ist eine Früherkennung beim Analkarzinom möglich. Symptome treten jedoch häufig erst in späteren Erkrankungsstadien auf:
- Juckreiz, Fremdkörpergefühl, Schmerzen
- Allgemeinsymptome: Müdigkeit, Abgeschlagenheit, Gewichtsverlust
- Stuhlgangunregelmäßigkeiten, Kontinenzstörungen
- peranale Blutungen, Blutauflagerungen auf dem Stuhl

Dg: *Anamnese, Klinik*
- Anamnese einschließlich Risikofaktoren
- klinische Untersuchung mit digitaler anorektaler Untersuchung, Lymphknotenstatus

Histologie
Rektoskopie mit histologischer Sicherung

Bildgebende Verfahren
- endorektale Sonografie (Tumorausdehnung)
- Kontrasteinlauf mit wasserlöslichem Kontrastmittel (wegen Gefahr von Fisteln oder Perforation)
- CT/MRT Abdomen und Becken (ggf. PET-CT)

Sonstige
gynäkologische Untersuchung (Infiltration?)

DD:
- gutartige Analerkrankungen (Hämorrhoiden, perianale Thrombose, Fisteln/Abszesse, hypertrophe Analpapille, M. Bowen)
- andere Malignome (Tumoren der perianalen Haut, Melanome, neuroendokrine Tumoren, Sarkome)

Th: *Therapeutische Grundsätze*

1. Eine rein operative, kontinenzerhaltende Therapie heilt etwa 50 % der Patienten (insbesondere in Frühstadien Tis/T1 N0 M0). Unerwünschte Folgen sind insbesondere Funktionsstörungen des Sphinkterapparats. Eine abdomino-perineale Rektumresektion wird nur nach Versagen multimodaler Therapieansätze durchgeführt.
2. Das Analkarzinom ist ein strahlensensibler Tumor, wobei Dosen ≥ 50 Gy notwendig sind. Als unerwünschte Folgen der Strahlentherapie werden Proktitis, Zystitis und Fibrosen beobachtet. Bei Dosen > 60 Gy: Gefahr des Sphinkterfunktionsverlust.
3. Multimodale Therapiekonzepte unter Einbeziehung von Operation, Chemotherapie und Radiotherapie sind einfachen Ansätzen klar überlegen. Es werden 5-Jahres-Überlebensraten von über 70 % erreicht. Die notwendigen Strahlendosen sind geringer, die Raten akuter und chronischer Nebenwirkungen reduziert. Die Strahlentherapie in Kombination mit 5-FU hat sich als effizient erwiesen (längeres kolostomiefreies und krankheitsfreies Überleben durch Zugabe von Mitomycin C).

Behandlungskonzept des Analkarzinoms

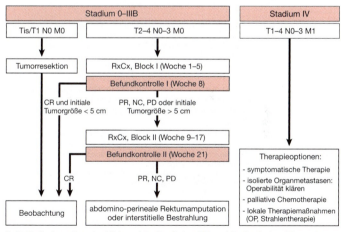

RxCx Radiochemotherapie, CR komplette Remission, PR partielle Remission, NC no change, PD Progression

Neue Therapieverfahren

Zielgerichtete Therapieansätze mit EGFR-Inhibition (Cetuximab) in Kombination mit Cisplatin und 5-FU sowie immuntherapeutische Ansätze bei HPV-positiven Karzinomen sind derzeit Gegenstand klinischer Studien.

Therapieprotokolle

„Radiochemotherapie, Block I" ☞ Protokoll 13.7.9

Mitomycin-C	15 mg/m²/d	i.v.	d 1	Woche 1
5-Fluorouracil	1000 mg/m²/d	i.v.	d 1–4	Woche 1 + 5
Radiatio	1,8–2 Gy/d		d 1–5	Woche 1–3

„Radiochemotherapie, Block II" ☞ Protokoll 13.7.9

5-Fluorouracil	1000 mg/m²/d	i.v.	d 1–4	Woche 10, 14, 18
Cisplatin	100 mg/m²/d	i.v.	d 1	Woche 10, 14, 18
Radiatio	2 Gy/d		d 1–5	Woche 10 + 11

Prg: Bei adäquater, multimodaler Therapie ist das Analkarzinom eine mit kurativer Intention behandelbare Erkrankung.

Prognosefaktoren
- Lokalisation (Analkanal vs. perianaler Bereich)
- Tumorgröße
- Differenzierungsgrad (hochdifferenzierte Tumoren günstiger)

5-Jahres-Überlebensrate
- Tumoren ohne Lymphknotenbefall (N0) und Fernmetastasen (M0) 60–80 %
- Analkarzinome, rein operative Therapie 50 %
- Analkarzinome, multimodale Therapie > 70 %

Na:
- bei kurativer Therapieintention: initial engmaschige Kontrolluntersuchungen alle 3 Monate (mit Rektoskopie, Endosonografie, Bildgebung, ggf. Tumormarker). Nach 2 Jahren Verlängerung der Intervalle auf 6 Monate, nach 5 Jahren auf 12 Monate
- bei palliativer Situation: symptomorientiertes Vorgehen

Px: Früherkennung durch Vorsorgeuntersuchungen. In Deutschland jährliche digitale anorektale Untersuchung ab dem 45. Lebensjahr. HPV-Impfung zur Verhinderung von Analkarzinom-Vorstufen (AIN) wirksam

Lit:
1. Glynne-Jones R, Northover JMA, Cervantes A. Anal cancer: ESMO Clinical Practice Guidelines for diagnosis, treatment and follow-up. Ann Oncol 2010;21(Suppl 5):v87–v92.
2. Lim F, Glynne-Jones R. Chemotherapy/chemoradiation in anal cancer: a systematic review. Canc Treatm Rev 2011;37:520–532.
3. Palefsky JM, Giuliano AR, Goldstone S et al. HPV vaccine against anal HPV infection and anal intraepithelian neoplasia. N Engl J Med 2011;365:1576–1585.
4. Simpson JAD, Scholefield JH. Diagnosis and management of anal intraepithelial neoplasia and anal cancer. BMJ 2011;343:d6818.
5. Uronis HE, Bendell JC. Anal Cancer: An overview. Oncologist 2007;12:524–534.

Web:
1. www.nccn.org/professionals/physician_gls/f_guidelines NCCN Guidelines
2. www.cancer.gov/cancertopics/types/anal NCI-Informationen
3. www.krebsgesellschaft.de/analkrebs_analkarzinom,25069.html Dt Krebsgesellschaft

8.3.6 Pankreaskarzinom

A.K. Kurz-zur Hausen, T. Keck, F. Otto, G. Illerhaus

Def: bösartiger Tumor der Bauchspeicheldrüse, in der Regel Adenokarzinom des Pankreasgangepithels (neuroendokrine Tumoren des Pankreas ☞ Kap. 8.7.3)

ICD-10: C25

Ep: Inzidenz: 7–10 Fälle/100 000 Einwohner/Jahr, insgesamt 3 % aller malignen Tumoren. Verhältnis ♂=♀, Häufigkeitsgipfel: 60.–80. Lebensjahr

Pg: *Risikofaktoren*
- Tabak, Alkohol, Diabetes mellitus, Übergewicht
- chemische Noxen: 2-Naphthylamin, Benzidin, DDT
- chronische Pankreatitis/Cholezystitis
- genetisch bedingte rezidivierende Pankreatitiden (selten)
- familiäre Häufung (z.B. Peutz-Jeghers-Syndrom)

Molekulargenetische Veränderungen
- Mutationen der Onkogene K-ras (100 %), p53, p16/CDKN2, BRCA1, BRCA2, PALB2, ATM, DPC4 und smad 4
- Hereditäre Syndrome: Peutz-Jeghers (STK 11), hereditäre Pankreatitis (PRSS1)

Path: *Histologie*

Typ	Häufigkeit
Tumoren des exokrinen Pankreas	95 %
• Adenokarzinome, ausgehend vom	
– Pankreasgang-Epithel → duktales Karzinom	80 %
– Azinusepithel → azinäres Karzinom	10 %
• papilläres Karzinom	< 5 %
• adenosquamöses Karzinom	< 5 %
• undifferenziertes Karzinom	< 5 %
• andere	selten
Tumoren des endokrinen Pankreas	5 %
• Insulinom	
• Glucagonom	
• Gastrinom	
• Karzinoid	
• VIPom	
Andere Lymphome, Sarkome etc.	selten

Lokalisation
- Pankreaskopf 70 %
- Pankreaskorpus 20 %
- Pankreasschwanz 10 %

Metastasierung
- frühzeitige lymphogene und hämatogene Ausbreitung (regionale Lymphknoten, Leber, Peritoneum, Lunge, Skelettsystem, ZNS)
- direkte Invasion angrenzender Strukturen

8.3.6 Pankreaskarzinom

Klass: *TNM-Klassifikation (UICC, 2010)*

T	*Primärtumor*
TX	Primärtumor nicht beurteilbar
T0	kein Primärtumor nachweisbar
Tis	Carcinoma in situ
T1	Tumor auf das Pankreas begrenzt ≤ 2 cm
T2	Tumor auf das Pankreas begrenzt > 2 cm
T3	Tumorausbreitung jenseits des Pankreas (peripankreatisch), ohne Infiltration von Truncus coeliacus oder A. mesenterica superior
T4	Infiltration des Truncus coeliacus oder der A. mesenterica superior
N	*Lymphknotenbefall*
NX	regionäre Lymphknoten nicht beurteilbar
N0	Lymphknoten tumorfrei
N1	Befall regionärer Lymphknoten
M	*Metastasierung*
M0	keine Fernmetastasen nachweisbar
M1	Fernmetastasen

Stadieneinteilung entsprechend UICC (2010)

Stadium	TNM-System		
0	Tis	N0	M0
IA	T1	N0	M0
IB	T2	N0	M0
IIA	T3	N0	M0
IIB	T1–3	N1	M0
III	T4	jedes N	M0
IV	jedes T	jedes N	M1

Sy: Im Frühstadium treten keine spezifischen Symptome auf.
Im Spätstadium treten auf:
- Allgemeinsymptome: Müdigkeit, Abgeschlagenheit, Appetitlosigkeit
- Gewichtsverlust (bei 80 % der Patienten)
- Schmerzen, meist gürtelförmig in Oberbauch und Rücken
- Ikterus (50 % der Patienten, insbesondere der schmerzlose Ikterus ist verdächtig auf eine maligne Obstruktion der Gallenwege)
- *„Courvoisier-Zeichen"*: Gallenblase bei tumorbedingtem Verschluss der ableitenden Gallenwege als prallelastische, schmerzlose Resistenz am Rippenbogen tastbar
- Aszites

Dg: *Anamnese, Klinik*
- Anamnese, einschließlich Schmerzanamnese (gürtelförmiger Oberbauchschmerz), Rauchen, Alkoholabusus, Familienanamnese
- Untersuchungsbefund: ggf. palpabler Oberbauchtumor, Ikterus, Aszites, Splenomegalie, Courvoisier-Zeichen

Labor
- Amylase, Lipase, Blutzucker, Ca^{2+}, alkalische Phosphatase, γGT, Bilirubin, LDH
- Tumormarker: CEA, CA 19-9, CA 125 (zur Verlaufsbeurteilung)

Histologie
- *histologische Sicherung* durch perkutane Punktion (gesteuert durch Sonografie oder CT) oder Laparoskopie (Biopsie aus Lebermetastasen, Lymphknotenmetastasen, Peritonealkarzinose) (Sensitivität 80–90%)
- endoskopische retrograde Cholangiopankreatikografie (ERCP) mit Zytologie aus dem Pankreassekret (gleichzeitig passagere Stenteinlage möglich)
- ***CAVE:*** Ist eine Laparotomie zur Tumorresektion oder Palliativoperation geplant, dann ist die präoperative histologische Sicherung entbehrlich und kann intraoperativ durchgeführt werden. Wird auf eine Laparotomie verzichtet (palliative Situation), muss die Sicherung der Diagnose vor Chemo- oder Strahlentherapie jedoch nach einer der genannten Methoden erfolgen.

Bildgebende Verfahren
- Sonografie, ggf. Endosonografie
- Röntgen Thorax
- Spiral-CT oder MRT Abdomen
- ggf. angiografische Verfahren: Zöliakografie, Spleno-Portografie
- ggf. PET zum Metastasenausschluss
- ggf. MDP/Gastroduodenoskopie bei Verdacht auf Infiltration von Magen/Duodenum
- ggf. Laparoskopie (Ausschluss Peritonealkarzinose)

DD: chronische Pankreatitis

Ko:
- Begleitpankreatitis
- Hyperkoagulabilität → Thrombosen, Thrombophlebitiden, Embolien
- Splenomegalie bei Verschluss der V. lienalis
- Pankreasinsuffizienz → Steatorrhoe, pathologische Glukosetoleranz/Diabetes mellitus
- Subileus/Ileus

Th: ***Therapierichtlinien***

1. Pankreaskarzinome sind in der Regel bereits zum Zeitpunkt der Diagnose fortgeschrittene Erkrankungen, Lymphknotenbefall (N+) in 90% der Fälle. Nur in Stadium I–II ist eine onkologische (d.h. radikale) Resektion sinnvoll. Deshalb sollten multimodale Therapiemaßnahmen unter Studienbedingungen geprüft werden.
2. Durch eine adjuvante Chemotherapie mit Gemcitabin nach R0-Resektion wurde in prospektiven randomisierten Studien krankheitsfreies und Gesamtüberleben signifikant verbessert.
3. Nach R1-Resektion sollte eine Radiochemotherapie, die in zwei Metaanalysen einen Vorteil gegenüber einer alleinigen Resektion gezeigt hat, im Rahmen von klinischen Studien durchgeführt werden. Wegen des geringeren Toxizitätsprofils wird oft eine alleinige additive Chemotherapie mit Gemcitabin bevorzugt.
4. Ein neoadjuvanter Ansatz ist bisher infolge fehlender kontrollierter, prospektiver Studien und hoher Toxizität der Radiochemotherapie nicht etabliert.
5. In metastasierter/inoperabler Situation ist eine palliative Chemotherapie (Protokolle mit Gemcitabin, Cupecitabin, Docetaxel, Oxaliplatin etc.) möglich.
6. Supportive Maßnahmen können auch in palliativer Situation die Lebensqualität des Patienten entscheidend verbessern.

8.3.6 Pankreaskarzinom

Behandlungskonzept des Pankreaskarzinoms

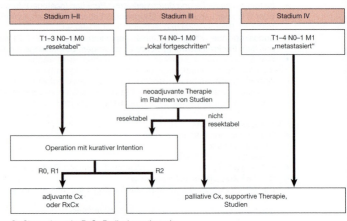

Cx Chemotherapie, RxCx Radiochemotherapie

Therapieverfahren

Operation
- im UICC-Stadium I–II indiziert; Ziel ist die Tumorentfernung im Gesunden einschließlich des regionalen Lymphabflussgebiets (R0-Resektion)
- Risiko und Erfolg der operativen Therapie sind in hohem Maß von der Erfahrung des Operateurs und der Institution abhängig, was die Behandlung in Zentren mit spezieller Erfahrung nahelegt.
- Insgesamt sind nur 10–25 % aller Pankreaskarzinome mit kurativer Intention operabel, die Operationsletalität liegt in spezialisierten Zentren unter 5 %.

Kontraindikationen der Operation
- Fernmetastasierung (einschließlich Befall nicht regionärer Lymphknoten)
- großflächige, tiefe retroperitoneale Infiltration
- ausgedehnte Infiltration der Mesenterialwurzel
- **CAVE:** Eine lokale Infiltration von V. portae, V. mesenterica superior, Magen, Milz oder Kolon ist keine Kontraindikation zur Operation.

Operationsverfahren
- Papillen-/Pankreaskopfkarzinom: partielle Duodenopankreatektomie mit ≥2 cm Sicherheitsabstand („Whipple Operation"). Papillenerhaltende Operation zeigt vergleichbare Langzeitprognose.
- Pankreaskopf- und -korpuskarzinom: subtotale/totale Duodenopankreatektomie
- Pankreasschwanzkarzinom: Hemipankreatektomie links
- Pankreasschwanz- und -korpuskarzinom: subtotale Pankreaslinksresektion
- bei ausgedehntem Befall: totale Pankreatektomie
- palliative Operation bei fehlender Resektabilität: biliodigestive Anastomose, evtl. antekolische Gastroenterostomie bei Duodenalstenose
- **CAVE:** Nach Pankreatektomie ist eine lebenslange Substitution von Insulin, Pankreasenzymen und fettlöslichen Vitaminen (Vitamine A, D, E, K) notwendig.

Strahlentherapie
- als palliative Therapiemaßnahme bei regional inoperablem Tumor möglich
- palliative Indikationen zur Radiatio: Schmerztherapie, symptomatisches Karzinom
- als Element einer kombinierten Radiochemotherapie oder in Form intraoperativer Radiotherapie (IORT) unter Studienbedingungen

Chemotherapie
- Pankreaskarzinome sind wenig chemotherapieempfindlich.
- Remissionsraten von 5–10 % werden mit dem Antimetaboliten Gemcitabin erreicht. Die Wirksamkeit von 5-Fluorouracil ist geringer (Ansprechraten < 5 %). Weitere Verbindungen mit möglicher Aktivität: Anthrazykline (Doxorubicin, Epirubicin), Paclitaxel, Nab-Paclitaxel, Docetaxel, Irinotecan, Oxaliplatin, Cytarabin
- Eine adjuvante Chemotherapie mit Gemcitabin verlängert das Überleben signifikant, im Median 5–6 Monate.
- FOLFiRiNOX verbessert die Remissionsrate (vs. Gemcitabin) von 9 % auf 32 % und das Gesamtüberleben von 7 auf 11 Monate, insbes. bei jüngeren Patienten in gutem Allgemeinzustand und ohne relevante Begleiterkrankungen.
- Bei Patienten mit fortgeschrittenem Pankreaskarzinom in gutem Allgemeinzustand (Karnofsky > 90 %) bewirkt eine Kombinationstherapie von Gemcitabin + Capecitabin oder Gemcitabin + Nab-Paclitaxel eine Verlängerung der Überlebenszeit.

Supportive/palliative Maßnahmen
- Schmerztherapie (☞ Kap. 4.5):
  - systemische Behandlung: WHO-Stufenschema
  - lokal invasive Maßnahmen: Ausschaltung des Ganglion coeliacum durch CT-gesteuerte Alkoholinstillation, Splanchnikektomie
- Ernährung enteral über Duodenalsonde oder PEG, alternativ parenterale Ernährung
- bei Ikterus: perkutane transhepatische Drainage (PTD), endoskopische Stenteinlage oder biliodigestive Anastomose

Multimodale Therapieansätze
Bei Pankreaskarzinomen im Stadium T1–3 N0–1 M0 bzw. T3–4 N1 M0 werden multimodale Therapieansätze in klinischen Studien geprüft. Eine abschließende Bewertung dieser Verfahren ist weiterhin nicht möglich. Eingesetzt werden unter anderem:
- neoadjuvante Radiochemotherapie + Operation
- Operation + intraoperative Strahlentherapie (IORT), Herddosis 20–30 Gy
- Operation + adjuvante Chemotherapie
- Operation + IORT + postoperative Radiochemotherapie mit perkutaner Aufsättigung der Strahlendosis (bis auf Gesamtdosis von 60 Gy) und simultaner Chemotherapie (z.B. 5-Fluorouracil + Cisplatin)

Neue Therapieverfahren
- Tyrosinkinasehemmer: Erlotinib (EGFR-Inhibitor), Hemmer von MEK, ERK, AKT
- PARP-Inhibitoren, insbes. bei Tumoren mit Veränderungen von BRCA2, PALB2, ATM

8.3.6 Pankreaskarzinom

Therapieprotokolle – Pankreaskarzinom

„FOLFIRINOX" ☞ Protokoll 13.8.1 — Wiederholung d 15

Oxaliplatin	85 mg/m²/d	i.v.	d 1
Irinotecan	180 mg/m²/d	i.v.	d 1
Calciumfolinat/Leucovorin	400 mg/m²/d	i.v.	d 1
5-Fluorouracil	400 mg/m²/d	i.v.	d 1
5-Fluorouracil	2400 mg/m²/d	c.i.v.	d 1 (46-h-Infusion)

„Gemcitabin" ☞ Protokoll 13.8.2 — Wiederholung wöchentlich

Gemcitabin	1000 mg/m²/d	i.v.	d 1

„Gemcitabin/Capecitabin" ☞ Protokoll 13.8.3 — Wiederholung d 22

Gemcitabin	1000 mg/m²/d	i.v.	d 1, 8
Capecitabin	2 × 650 mg/m²/d	p.o.	d 1–14

„Gemcitabin/Erlotinib" ☞ Protokoll 13.8.4 — Wiederholung d 29 ab Zyklus 2

Gemcitabin	1000 mg/m²/d	i.v.	d 1, 8, 15, 22, 29, 36, 43, eine Woche Pause
Erlotinib	100 mg/d	p.o.	kontinuierlich

„FOLFOX 6" ☞ Protokoll 13.7.4 — Wiederholung d 15

Oxaliplatin	100 mg/m²/d	i.v.	d 1, über 2 h
Folinsäure	400 mg/m²/d	i.v.	d 1, über 30 min
5-Fluorouracil	400 mg/m²/d	i.v.	d 1, Bolusinjektion
5-Fluorouracil	2400 mg/m²	c.i.v.	d 1, Dauerinfusion 48 h

Kombinierte Radiochemotherapie

Cisplatin	15 mg/m²/d	i.v.	d 1–5, 22–26
5-Fluorouracil	200 mg/m²/d	c.i.v	d 1–5, 8–12, 15–19, 22–26, 29–33
Radiotherapie	45 Gy		1,8 Gy/d

Prg:

Stadium	5-Jahres-Überlebensrate	Mittleres Überleben
• T1 N0 M0, OP (kurative Intention)	20–30 %	12–18 Monate
• T1–3 NX M0, nach Operation	5 %	4–6 Monate
• TX NX M1	< 1 %	3 Monate

Na: in der Regel symptomorientierte Betreuung. Bei kurativer Therapieintention: Sonografie vierteljährlich. Rezidive finden sich primär lokal und in Form von Lebermetastasen.

Pankreaskarzinom 8.3.6

Lit:
1. Bond-Smith G, Banga N, Hammond TM et al. Pancreatic adenocarcinoma. BMJ 2012; 344: e2476.
2. Conroy, T, Gavoille C, Denis A. Metastatic pancreatic cancer: old drugs, new paradigms. Curr Opin Oncol 2011;23:390–395.
3. Hidalgo M. Pancreatic cancer. N Engl J Med 2010;362:1605–1617.
4. Hoffmeister A, Moessner J. Palliative Therapie des fortgeschrittenen Pankreaskarzinoms. Onkologe 2010;16:500–505.
5. Nentwich MF, Bockhorn M, König A et al. Surgery for advanced and metastatic pancreatic cancer – current state and trends. Anticancer Res 2012;32:1999–2002.
6. Oettle H, Pelzer U, Stieler J et al. Adjuvante und palliative Therapie des Pankreaskarzinoms. Onkologe 2010;16:491–499.
7. Seufferlein T, Bachet JB, Van Cutzen E et al. Pancreatic adenocarcinoma: ESMO-ESDO Clinical Practice Guidelines for diagnosis, treatment and follow-up. Ann Oncol 2012;23(suppl 7):vii33–vii40.
8. Stathis A, Moore MJ. Advanced pancreatic carcinoma: current treatment and future challenges. Nat Rev Clin Oncol 2010;7:163–172.
9. Wolfgang CL, Herman JM, Lahene DA et al. Recent progress in pancreatic cancer. CA Cancer J Clin 2013;63:318–348.

Web:
1. www.pancreas.de   Univ Greifswald
2. pancreatica.org   Pancreatica

8.3.7 Hepatozelluläres Karzinom (HCC)

D. Galandi, F. Otto, H.-P. Allgaier

Def: primäres Leberzellkarzinom

ICD-10: C22

Ep: Inzidenz: 2–4 Fälle/100 000/Jahr in Europa, Verhältnis ♂:♀ = 3:1, Häufigkeitsgipfel zwischen 50. und 70. Lebensjahr. Große geografische Unterschiede, häufigstes Malignom in Südostasien und Teilen Afrikas (infolge Häufung chronischer HBV-Infekte). Zunahme der HCC-Inzidenz in den Industrienationen (HCV-assoziiert)

Pg: *Risikofaktoren*
- chronische Hepatitis B oder C, HCC-Risiko bei HBs-Antigen-Trägern um den Faktor 140 erhöht
- Leberzirrhose (äthyltoxisch oder andere Genese), in 80 % der Fälle
- Aflatoxine in Nahrungsmitteln (insbesondere Aflatoxin B1, Aspergillus flavus)
- Stoffwechselstörungen: Hämochromatose, Tyrosinämie, M. Wilson, α_1-Antitrypsinmangel
- nicht-alkoholische Fettlebererkrankung (NAFLD) und Diabetes mellitus
- Rauchen, Alkohol
- Toxine: Toluen, Dimethylnitrosamin, anabole Steroide
- Regelmäßiger Kaffeekonsum (mehr als 2 Tassen/d) ist eher ein protektiver Faktor und senkt das HCC-Risiko.

Molekulargenetische Veränderungen
- Mutationen des p53-Tumorsuppressorgens
- Veränderungen von CTNNB1 (β-catenin), CCND1 (cyclin D1), RAS, SOCS1, CDH1 (E-cadherin)
- Aktivierung von Signalwegen: EGFR, IGFR1, HGF/c-met, Wnt, VEGF, Angiopoetin-2, FGF
- bei HBV-Infekt: Regulation der p53-Expression sowie Inhibition der p53-Funktion durch virales Gen X

Entwicklung
adenomatöse Hyperplasie → atypische Hyperplasie → hepatozelluläres Karzinom

Path: *Histologie*
- ausgehend von Hepatozyten, Unterscheidung zwischen hoch, mäßig oder undifferenziertem HCC. In 5 % der Fälle Mischtumor mit Anteilen eines HCC und eines Cholangiokarzinoms (CCC)
- Sonderform: fibrolamelläres HCC bei jüngeren Patienten ohne zugrunde liegende Lebererkrankung mit günstiger Prognose

Manifestation/Ausbreitung
- meist multilokulärer Leberbefall/intrahepatische Metastasierung
- Invasion in V. portae (35 %), V. hepatica (15 %) oder Abdominalorgane (15 %)
- Extrahepatische Metastasierung ist bei Diagnosestellung selten, im weiteren Verlauf Befall regionaler Lymphknoten, Lungenmetastasen, ossäre Metastasen.

Klass: Neben der TNM-/AJCC-Einteilung (operable Patienten) kommen weitere Klassifikationen zur Anwendung, die funktionelle Charakteristika (Leberfunktion, Albumin, Bilirubin, Tumormarker) berücksichtigen.

Der CLIP („Cancer of the Liver Italian Program")-Score erlaubt eine Einschätzung der Prognose von HCC-Patienten, die nicht-operativ behandelt werden. Zusätzlich zu Informationen über die Leberfunktion (Child-Pugh-Stadium) werden Tumormorphologie (Zahl der Läsionen, Tumorvolumen), AFP-Serumspiegel und das Vorliegen einer malignen Pfortaderinfiltration aufgenommen. Sämtliche erforderlichen Daten werden bei der HCC-Basisdiagnostik erhoben. Aktuell orientiert sich das klinische Vorgehen insbesondere an der Einteilung der „Barcelona Clinic for Liver Cancer" (BCLC).

Stadieneinteilung nach dem TNM-System (UICC, 2010)

T	Primärtumor
T0	kein Primärtumor nachweisbar
TX	Primärtumor nicht beurteilbar
T2	solitärer Tumor mit Gefäßinvasion oder multiple Tumoren ≤ 5 cm
T3	a mehrere Tumoren, mindestens ein Tumor > 5 cm
	b Tumor mit Beteiligung eines Hauptastes der V. portae oder V. hepatica
T4	Tumor mit direkter Invasion angrenzender Organe (außer Gallenblase) oder Perforation des viszeralen Peritoneums
N	Lymphknotenbefall
N0	Lymphknoten tumorfrei
NX	regionäre Lymphknoten nicht beurteilbar
N1	Befall regionaler Lymphknoten
M	Fernmetastasen
M0	keine Fernmetastasen
M1	Fernmetastasen

Stadieneinteilung entsprechend AJCC

Stadium	TNM-System		
I	T1	N0	M0
II	T2	N0	M0
IIIA	T3a	N0	M0
IIIB	T3b	N0	M0
IIIC	T4	N0	M0
IVA	T4	N1	M0
IVB	jedes T	jedes N	M1

Stadieneinteilung nach Okuda

Kriterium	Positiv	Negativ
Tumorgröße	> 50 % der Leber	< 50 % der Leber
Aszites	vorhanden	fehlend
Bilirubin	≥ 51 µmol/l	< 51 µmol/l
Albumin	< 30 g/l	> 30 g/l
Stadium I		alle Kriterien negativ
Stadium II		1–2 Kriterien positiv
Stadium III		3–4 Kriterien positiv

8.3.7 Hepatozelluläres Karzinom (HCC)

Child-Pugh-Klassifikation von Lebererkrankungen

Kriterium	1 Punkt	2 Punkte	3 Punkte
Bilirubin (mg/dl)	≤2	2–3	>3
Albumin (g/dl)	>3,5	2,8–3,5	<2,8
Quick-Wert (%)	>70	40–70	<40
Enzephalopathie	keine	Grad 1–2	Grad 3–4
Aszites	kein	mild	moderat

Child-Pugh-Score (Gesamtpunkte)	Stadium	Bedeutung
5–6	A	kompensierte Erkrankung
7–9	B	Leberfunktion eingeschränkt
10–15	C	dekompensierte Erkrankung

Stadieneinteilung nach CLIP („Cancer of the Liver Italian Program")

Kriterium	0 Punkte	1 Punkt	2 Punkte
Child-Pugh-Stadium	A	B	C
Tumormorphologie	solitärer Tumor mit Ausdehnung ≤50 % der Leber	multilokulär mit Ausdehnung ≤50 % der Leber	infiltrativ oder Ausdehnung >50 % der Leber
AFP (ng/dl)	<400	≥400	(nicht definiert)
Pfortaderthrombose	nein	ja	(nicht definiert)

CLIP Score (Gesamtpunkte)	Mittlere ÜZ (Monate)	1-Jahres-ÜR (%)	2-Jahres-ÜR (%)
0	36	84	65
1	22	66	45
2	9	45	17
3	7	36	12
4–6	3	9	0

ÜZ Überlebenszeit, ÜR Überlebensrate

Stadieneinteilung nach BCLC

Stadium	AZ	Tumor	Okuda-Stadium	Leberfunktion
0	0	einzeln <2 cm	I	keine portale Hypertension, Bilirubin normal
A1	0	einzeln	I	keine portale Hypertension, Bilirubin normal
A2	0	einzeln	I	portale Hypertension, Bilirubin normal
A3	0	einzeln	I	portale Hypertension, Bilirubin abnormal
A4	0	3 Tumoren <3 cm	I–II	Child-Pugh A–B

Stadium	AZ	Tumor	Okuda-Stadium	Leberfunktion
B	0	groß, multinodal	I–II	Child-Pugh A–B
C	1–2	vaskuläre Invasion oder extrahepatisch	I–II	Child-Pugh A–B
D	3–4	alle	alle	Child-Pugh C

BCLC Barcelona Clinic Liver Cancer; AZ Allgemeinzustand nach ECOG-Score

Sy: *meist erst in fortgeschrittenem Stadium*
- abdominelle Beschwerden, Schmerzen im Oberbauch
- Schmerzen der rechten Schulter durch Zwerchfellirritation
- Gewichtsverlust, Müdigkeit, Leistungsminderung
- Ikterus, Hepatomegalie, Leberfunktionsstörung
- Aszites, intraabdominelle Blutung (Hämatoperitoneum als Erstmanifestation), gastrointestinale Blutung (Pfortaderthrombose)

Dg: *Anamnese, Klinik*
- Anamnese einschließlich Hepatitisanamnese, Leberzirrhose
- Untersuchungsbefund: Hepatomegalie, Aszites, tastbarer Tumor, Befunde einer Leberzirrhose (Leber verhärtet mit nodulärer Struktur.)

Labor
- Basislaboruntersuchungen: Blutbild, LDH, Gesamteiweiß, Elektrophorese, Gerinnung, Leber-/Nierenfunktionsparameter, Entzündungsparameter
- Tumormarker: α_1-Fetoprotein (AFP, in 50–80 % der Fälle erhöht), CEA, Des-γ-carboxyprothrombin (erhöhte Sensitivität in Kombination mit AFP)

Histologie
- perkutane Feinnadelpunktion (sonografisch oder CT-gesteuert)
- Leberblindpunktion bei diffusem Leberbefall
- selten laparoskopische Leberbiopsie

Bildgebung
- B-Bild-, Farbdoppler und zunehmend Kontrastmittel-Sonografie (Pfortaderinfiltration, -thrombose?)
- Mehrphasen-Spiral-CT (nativ, früharteriell und portal-venös)/MRT Abdomen
- Röntgen Thorax bzw. CT Thorax (Ausschluss Lungenmetastasen)
- Skelettszintigrafie (Metastasenausschluss)
- fakultativ Lipiodol-Angiografie (mit CT nach 10–14 Tagen) oder Angio-CT

DD: **Differenzialdiagnose intrahepatischer Raumforderungen**

Maligne Tumoren	Bemerkungen
• Metastasen	häufigste maligne Raumforderungen der Leber (90 %)
• hepatozelluläres Karzinom	„HCC"
• Cholangiokarzinom	„CCC"
• Angiosarkom	Noxen: Vinylchlorid, Arsen, ionisierende Strahlung
• Hepatoblastom	embryonaler Tumor; fast ausschließlich bei Kindern

8.3.7 Hepatozelluläres Karzinom (HCC) — Solide Tumoren

Benigne Tumoren
- Hämangiom — häufigste benigne Lebertumoren
- Leberzelladenom — ♀ > ♂, Risikofaktor Kontrazeptiva
- Gallenwegsadenom — selten
- fokale noduläre Hyperplasie — „FNH", meist ♀

Zystische Veränderungen
- solitäre Leberzyste — häufig
- dysontogenetische Zyste — selten, hereditär
- zystische Echinokokkose — durch Hundebandwurm (Echinococcus granulosus)
- alveoläre Echinokokkose — durch Fuchsbandwurm (Echinococcus multilocularis)
- Leberabszess — pyogen, Amöben

Ko: *Paraneoplastische Syndrome*
- Hypoglykämie, Hyperkalzämie
- Polycythämie
- Karzinoidsyndrom
- Polymyositis

Th: **Therapierichtlinien**

1. Die operative Resektion der befallenen Leberareale ist die Therapie der Wahl. Eine Tumorresektion mit kurativer Intention ist jedoch in < 20 % der Fälle möglich, aufgrund von Leberinsuffizienz (> 80 % der Patienten haben eine Leberzirrhose), Multizentrizität, Alter oder Begleiterkrankungen. In ausgewählten Fällen orthotope Lebertransplantation (OLTx) mit potenziell kurativem Ansatz
2. Bei inoperabler, lokal fortgeschrittener Erkrankung ohne Fernmetastasierung kommen lokal wirksame, palliative Therapieverfahren zum Einsatz:
   - thermoablative Koagulationsverfahren mit Radiofrequenz (RFA), Mikrowellen oder Laser
   - perkutane Ethanolinjektion (PEI)
   - transarterielle Chemoperfusion ohne (TAC) oder mit nachfolgender Embolisation der tumorversorgenden Gefäße (TACE)
3. Bei fortgeschrittenem HCC mit Kontraindikationen für lokale Therapien (z.B. Pfortaderthrombose, therapierefraktärer Aszites) oder Fernmetastasierung ist eine palliative systemische Therapie möglich.

Behandlungskonzept des hepatozellulären Karzinoms (HCC)

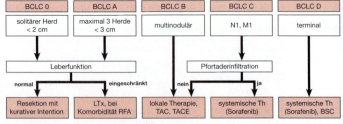

BCLC Barcelona Clinic Liver Cancer, BSC best supportive care, LTx Lebertransplantation, TAC transarterielle Chemoperfusion, TACE transarterielle Chemoperfusion mit Embolisation, Th Therapie, RFA Radiofrequenzablation

Therapieverfahren

Operation
Die Indikation zur Operation wird von vielen Chirurgen nur in lokalisierten Tumorstadien und bei guter hepatischer Funktionsreserve gestellt. Operationsverfahren:
- Lebersegmentresektion, bei guter Funktionsreserve bis zur Hemihepatektomie
- orthotope Lebertransplantation (OLTx): bei UICC-Stadien I–II des HCC, fibrolamellärem Karzinom, Hepatoblastom. Kontraindiziert bei fortgeschrittenen Tumoren (insbesondere mit Fernmetastasen) oder Komorbidität

Transarterielle Chemoperfusion (TAC)
Regionale Chemotherapie erfolgt über transfemoralen Zugang: direkte Infusion von Zytostatika (Doxorubicin, Cisplatin, Mitomycin C) in die A. hepatica. Die Trägersubstanz Lipiodol verlängert die Verweildauer durch selektive Speicherung im HCC → Ansprechraten bis 50 %, Überlebenszeitverlängerung ist nicht belegt.

TAC mit anschließender Embolisation (TACE)
TAC mit nachfolgender Gefäßembolisation durch Mikrosphären, Gelatineschaum, Lipiodol oder Stärkeverbindungen. Mögliche Nebenwirkungen: Übelkeit, Infekte, Ikterus, abdominelle Schmerzen, Enzephalopathie. Kontraindiziert bei Portalvenenthrombose
Studien zeigen einen signifikanten Überlebensvorteil der mit TACE behandelten Patienten. *Die transarterielle Radio-Embolisation* mit Y^{90}-Microsphären scheint einer TACE gleichwertig zu sein.

Radiofrequenzablation (RFA)
minimalinvasive, ultraschall- oder MRT-gesteuerte perkutane Punktion der Tumoren mit Spezialsonden. Vorteil gegenüber anderen Verfahren: höhere lokale Effektivität, geringe Lokalrezidivrate, meist nur eine Therapiesitzung erforderlich. Studien zeigen ein signifikant längeres rezidivfreies bzw. Gesamtüberleben von Patienten nach RFA- im Vergleich zu PEI-Behandlung.

Perkutane Ethanolinstillation (PEI)
bis zur Entwicklung der RFA häufigstes lokales nicht-operatives Therapieverfahren. Instillation von 96 %igem Alkohol oder Essigsäure. Limitierend sind Zahl der Läsionen (≤3) und Größe der Einzelläsion (≤5 cm). Nebenwirkungen: abdominelle Schmerzen, Blutungen, Infekte. Mehrfache Wiederholungen erforderlich → teilweise gute lokale Tumorkontrolle, Lokalrezidive bei Tumor > 3 cm häufig

Systemische Chemotherapie
palliativer Therapieansatz, Ansprechraten 15–20 %. Verwendete Zytostatika: Doxorubicin, Epirubicin, Mitoxantron, Mitomycin C. Eine Verlängerung der Überlebenszeit konnte bislang nicht belegt werden. Teilweise erhebliche Toxizität. Die systemische Therapie des fortgeschrittenen HCC ist primär mit Sorafenib und nicht mittels einer zytostatischen Therapie durchzuführen.
CAVE: Die systemische Chemotherapie ist häufig durch eingeschränkte Leberfunktion limitiert.

Molekulare Therapieansätze
Der Tyrosinkinasehemmer Sorafenib zeigte in einer randomisierten Phase-III-Studie mit 602 Patienten mit guter Leberfunktion (Child A) eine signifikante Lebensverlängerung (11 vs. 8 Monate) bei fortgeschrittenem HCC. Die Verträglichkeit der Therapie (Sorafenib 2 × 400 mg/d) war gut, die Nebenwirkungen beherrschbar. Die Ergebnisse dieser Studie (SHARP-Studie) wurden in einer weiteren Phase-III-Studie in Asien bestätigt. Daher wird Sorafenib derzeit als der Therapiestandard beim fortgeschrittenen HCC angesehen. Inwiefern diese Ergebnisse auch bei fortge-

schrittener Leberzirrhose (Child B) reproduzierbar sind, ist nicht in klinischen Studien geprüft.

Neue Therapieverfahren
- multimodale Therapieansätze (RFA + TACE, TACE + Sorafenib) werden in Studien geprüft, bislang ohne eindeutige Ergebnisse.
- Tyrosinkinasehemmer in klinischen Studien: Regorafenib, Pi3k-Inhibitoren, HGF/met-Inhibitoren, Erlotinib
- Angiogenesehemmer in klinischen Studien: Ramucirumab, Angiopoetin-Hemmer

Prg: insgesamt ungünstige Prognose; Mehrzahl der Patienten stirbt am progredienten Leberversagen ☞ auch Klass (CLIP-Score)

Mediane Überlebenszeiten
- ohne Therapie 2–6 Monate
- bei inoperabler Situation 6–10 Monate
- bei operativer Therapie im Stadium I 36 Monate
- bei operativer Therapie im Stadium II 20 Monate

Prognosefaktoren
- Tumorstadium nach CLIP, AJCC, Okuda oder BCLC (multilokuläre Tumoren, diffuses Wachstumsmuster, Gefäßinvasion, Lymphknotenbefall ungünstig)
- Leberfunktion (Child-Pugh-Klassifikation)

Na: symptomorientierte Nachsorge

Px: Prophylaktische Maßnahmen konzentrieren sich auf Risikogruppen (Patienten mit Leberzirrhose oder Virushepatitis) oder Risikopopulationen (Länder mit hoher Prävalenz von HBV-Infekten):
- HBV-Impfung
- Behandlung von chronischer Hepatitis C und B
- Kontrolle von AFP, Ultraschall Abdomen, ggf. CT Abdomen alle 6 Monate

Ad: **HeiLivCa** (prospektive, multizentrische Phase-III-Studie zur Untersuchung der Wirksamkeit von TACE plus Sorafenib versus TACE plus Placebo bei Patienten mit HCC vor Lebertransplantation). Kontakt: Prof. Dr. med. Peter Schemmer (Leiter Klinische Prüfung), Chirurgische Universitätsklinik Heidelberg, ☎ 06221/566205, Fax: 06221/564215, E-Mail: peter.schemmer@med.uni-heidelberg.de

Lit:
1. El-Serag HB. Hepatocellular carcinoma. N Engl J Med 2011;365:1118–1127.
2. Forner A, Llovet JM, Bruix J. Hepatocellular carcinoma. Lancet 2012;379:1245–1255.
3. Göbel T, Blandin D, Kollings F et al. Aktuelle Therapie des hepatocellulären Karzinoms unter besonderer Berücksichtigung neuer und multimodaler Therapiekonzepte. Dtsch Med Wochenschr 2013;138:1425–1430.
4. Huitzil-Melendez FD, Capanu M, O'Reilly EM et al. Advanced HCC: which staging system best predicts prognosis? J Clin Oncol 2010;28:2889–2895.
5. Lencioni R. Management of HCC with TACE in the era of systemic targeted therapy. Crit Rev Oncol Hematol 2012;83:216–224.
6. Maluccio M, Covey A. Recent progress in understanding, diagnosing and treating HCC. CA Cancer J Clin 2012;62:394–399.
7. van Malenstein H, van Pelt J, Verslype C. Molecular classification of hepatocellular carcinoma anno 2011. Eur J Cancer 2011;47: 1789–1797.
8. Verslype C, Rosmordic O, Rougier P et al. Hepatocellular carcinoma: ESMO-ESDO Clinical Practice Guidelines for diagnosis, treatment and follow-up. Ann Oncol 2012;23(Suppl 7): vii41–vii48.

Web:
1. www.krebsgesellschaft.de/db_leberkrebs,4196.html — Dt Krebsgesellschaft
2. www.wpahs.org/specialties/cancer-institute/liver-cancer — Liver Cancer Network
3. www.livertumor.org — Liver Tumor Portal

8.3.8 Tumoren von Gallenblase und Gallenwegen

J. Harder, F. Otto, G. Illerhaus

Def: bösartige epitheliale Neubildungen des biliären Systems

ICD-10: C23, C24

Ep: Inzidenz: 1–3 Fälle/100 000/Jahr. Verhältnis ♂:♀ = 1:3. Altersgipfel zwischen 60. und 80. Lebensjahr

Pg: *Risikofaktoren*
- primär sklerosierende Cholangitis (PSC), Colitis ulcerosa
- Gallenblasenpolypen > 1 cm, Gallengangsadenome
- „Porzellan-Gallenblase", Gallensteine, Hepatikolithiasis
- Cholestase und Cholangitis, Caroli-Krankheit
- chronische Ausscheider von Salmonella typhi
- Leberegel (Opisthorchis viverrini, Chlonorchis sinensis)
- Hepatitis C
- Leberzirrhose (unterschiedlicher Genese)
- Diabetes mellitus

Path: *Histologie*

Adenokarzinom • papilläres Adenokarzinom • Adenokarzinom vom intestinalen Typ • muzinöses Adenokarzinom	> 90 %
Andere • Plattenepithelkarzinom • kleinzelliges („oat cell") Karzinom • undifferenziertes Karzinom	< 10 %

Einteilung nach Lokalisation
- intrahepatische (periphere) Cholangiokarzinome (20–25 %), „mass forming type"
- perihiläre „Klatskin"-Tumoren (40–50 %)
- distales extrahepatisches Gallengangskarzinom, „intraductal growth type"
- Gallenblasenkarzinom
- periampulläres Karzinom oder Papillenkarzinom

Metastasierung
hiläre Lymphknoten → retroportale/intraaortocavale Lymphknoten, Peritonealkarzinose

Klass: *TNM-Klassifikation der Gallenblasenkarzinome (2010)*

T	*Primärtumor*
TX	Primärtumor nicht beurteilbar
T0	kein Anhalt für Primärtumor
Tis	Carcinoma in situ
T1	Tumor infiltriert Mucosa (T1a) oder Muscularis (T1b).
T2	Tumor infiltriert perimuskuläres Bindegewebe, aber keine Ausbreitung jenseits der Serosa oder in die Leber.
T3	Tumor perforiert Serosa (viszerales Peritoneum) und/oder infiltriert direkt in die Leber und/oder ein(e) Nachbarorgan/-struktur, z.B. Magen, Duodenum
T4	Tumor infiltriert Stamm der V. portae oder A. hepatica oder infiltriert zwei oder mehr Nachbarorgane/-strukturen.
N	*Lymphknotenbefall*
NX	regionäre Lymphknoten nicht beurteilbar
N0	keine regionären Lymphknotenmetastasen
N1	regionäre Lymphknotenmetastasen am Ductus cysticus, Ductus choledochus, entlang der A. hepatica und der V. portae
N2	regionäre Lymphknotenmetastasen in paraaortalen, paracavalen, zöliakalen Lymphknoten und denen der A. mesenterica superior
M	*Fernmetastasen*
M0	keine Fernmetastasen
M1	Fernmetastasen

Stadieneinteilung der Gallenblasenkarzinome nach UICC (2010)

Stadium	TNM-System		
0	Tis	N0	M0
I	T1	N0	M0
II	T2	N0	M0
IIIA	T3	N0	M0
IIIB	T1–3	N1	M0
IVA	T4	N0–1	M0
IVB	jedes T	N2	M0
	jedes T	jedes N	M1

Stadieneinteilung der perihilären (Klatskin-)Tumoren nach Bismuth

Stadium	Charakterisierung
I	Hilusnaher Tumor erreicht die Hepatikusgabel nicht.
II	Hilusnaher Tumor reicht an die Hepatikusgabel heran.
IIIa	Hilusnaher Tumor infiltriert den rechten Hepatikusast.
IIIb	Hilusnaher Tumor infiltriert den linken Hepatikusast.
IV	Hilusnaher Tumor infiltriert beide Hepatikusäste.

TNM-Klassifikation der extrahepatischen Gallengangtumoren (2010)

T	Primärtumor
TX	Primärtumor nicht beurteilbar
T0	kein Anhalt für Primärtumor
Tis	Carcinoma in situ
T1	Tumor auf Gallengang beschränkt, mit Ausdehnung bis in die Muscularis propria oder die fibromuskuläre Schicht
T2a	Tumor infiltriert jenseits des Gallengangs in das benachbarte Weichteilgewebe.
T2b	Tumor infiltriert die Leber.
T3	Tumor infiltriert unilaterale Äste der V. portae oder A. hepatica.
T4	Tumor infiltriert den Hauptast der V. portae oder bilaterale Äste; oder die Äste 2. Ordnung bilateral; oder unilaterale Äste 2. Ordnung des Gallengangs mit Infiltration von kontralateralen Ästen der V. portae oder A. hepatica.
N	Lymphknotenbefall
NX	regionäre Lymphknoten nicht beurteilbar
N0	keine regionären Lymphknotenmetastasen
N1	regionäre Lymphknotenmetastasen am Ductus cysticus, entlang des Ductus choledochus, entlang der A. hepatica oder der V. portae
N2	regionäre Lymphknotenmetastasen der paraaortalen, paracavalen, zöliakalen Lymphknoten und denen der A. mesenterica superior
M	Fernmetastasen
M0	keine Fernmetastasen
M1	Fernmetastasen

Stadieneinteilung der extrahepatischen Gallengangtumoren nach UICC (2010)

Stadium	TNM-System		
0	Tis	N0	M0
IA	T1	N0	M0
IB	T2	N0	M0
IIA	T3	N0	M0
IIB	T1–3	N1	M0
III	T4	jedes N	M0
IV	jedes T	jedes N	M1

Stadieneinteilung der intrahepatischen (peripheren) Cholangiokarzinome
☞ hepatozelluläre Karzinome (Kap. 8.3.7)

Sy: *Leitsymptome:* Ikterus, Oberbauchschmerzen

Dg: *Anamnese, Klinik*
- Anamnese einschließlich Risikofaktoren
- klinische Untersuchung mit Oberbauchpalpation

Labor
- Routinelabor, einschließlich Leberfunktionsparameter
- Tumormarker: CA 19-9, CEA

Bildgebung
- Sonografie, Endosonografie (bei papillennahen Tumoren)
- endoskopisch-retrograde Cholangiografie (ERC) mit Stentanlage bei Ikterus
- perkutane transhepatische Cholangiografie und Drainage (PTCD) bei erfolgloser ERC und bei zentral (perihilär) gelegenen Tumoren
- MRT oder MRCP (Magnetresonanz-Cholangio-Pankreatikografie)
- PET-CT bei primär sklerosierender Cholangitis (PSC)
- Laparoskopie bei prinzipiell operablem Befund

Histologie
- Histologiegewinnung ggf. im Rahmen der ERC möglich
- z.T. als Zufallsbefund bei Cholecystektomie → Diagnosestellung am Operationspräparat

DD:
- intrahepatische Raumforderungen
- Cholecystitis, Cholangitis, Choledocholithiasis

Ko: Obstruktion des Ductus choledochus, Cholangitis/Cholangiosepsis, Peritonealkarzinose

Th: *Therapieprinzipien*

1. Die Behandlung des Gallenblasen-/Cholangiokarzinoms ist primär operativ (in 30–40 % der Fälle möglich).
2. Palliative Therapieverfahren (Galledrainage, photodynamische Therapie) können bei inoperablem Befund zu einer Verbesserung der Lebensqualität des Patienten führen.
3. Eine palliative Chemotherapie nach suffizienter Cholangiodrainage bringt einen signifikanten Überlebensvorteil.
4. bei Zufallsbefund (Cholezystektomiepräparat) häufig Frühstadien → eingehende Diagnostik (Metastasenausschluss) und Nachresektion bei pT1b
5. Radiochemotherapie nach R1-Resektion von perihilären Tumoren und Gallenblasenkarzinomen

Operative Therapie

Gallenblasenkarzinom
- Carcinoma in situ, Mukosakarzinom, T1b-Tumor: Cholezystektomie. Resektion des Gallenblasenbettes (Resektionsrand ≥ 3 cm), ggf. Lebersegmentresektion
- T2-Tumor: Leberteilresektion (Segmente IVb und V) mit Lymphadenektomie entlang des Ligamentum hepatoduodenale
- T3-Tumor: zusätzlich Resektion des Ductus choledochus, selten Hemihepatektomie

Intrahepatische/perihiläre Cholangiokarzinome
- Lebersegmentresektion oder Hemihepatektomie (je nach Lokalisation)
- Lebertransplantation kann bei Irresektabilität, negativen Lymphknoten (Laparotomie) und Tumor < 3 cm ohne Fernmetastasen erwogen werden.

Endoskopische interventionelle Therapie

- bei nicht resezierbarem Tumor mit Gallengangsverschluss oder Cholangitis: endoskopische/perkutane Endoprothesen oder Stent-Implantation → Drainage, verbesserte Lebensqualität, verbessertes Gesamtüberleben
- photodynamische Therapie bei „intraductal growth type"-Tumoren

8.3.8 Tumoren von Gallenblase und Gallenwegen

Chemotherapie

bei inoperabler Erkrankung und nach Therapie einer Cholestase/Cholangitis (Bilirubin < 3 mg/dl):
- Kombinationstherapie wirksamer als Monotherapie: Gemcitabin/Cisplatin oder Gemcitabin/Oxaliplatin
- Monotherapie mit Gemcitabin oder 5-FU/Capecitabin bei schlechterem Allgemeinzustand
- DEB-TACE (transarterielle Chemoembolisation mit zytostatikahaltigen Partikeln mit Irinotecan) als experimentelles Verfahren bei peripheren Tumoren in Einzelfällen erfolgreich

„Gemcitabin" ☞ Protokoll 13.8.2			Wiederholung d 29
Gemcitabin	1 000 mg/m^2/d	i.v.	d 1, 8, 15

„Gem/Ox3" ☞ Protokoll 13.9.1			Wiederholung d 29
Gemcitabin	1 000 mg/m^2/d	i.v.	d 1, 8, 15
Oxaliplatin	100 mg/m^2/d	i.v.	d 1, 15

„Gem/Cis" ☞ Protokoll 13.9.2			Wiederholung d 22
Gemcitabin	1 000 mg/m^2/d	i.v.	d 1, 8
Cisplatin	25 mg/m^2/d	i.v.	d 1, 8

Prg: *Prognosefaktoren*
Tumorstadium, CA 19-9 bei Erstdiagnose > 300 U/l

5-Jahres-Überlebensraten bei resektablen Tumoren
- Gallenblasenkarzinom   2–10 %
- Tumor am distalen Choledochus   30 %
- Tumor der Hepatikusgabel   10–20 %

durchschnittliche Lebenserwartung bei irresektablen Tumoren: 7–8 Monate

Na: symptomorientierte Nachsorge

Lit:
1. Aljiffry M, Abdulelah A, Walsh M et al. Evidence-based approaches to cholangiocarcinoma: a systematic review of the current literature. J Am Coll Surg 2009;208:134–147.
2. Eckel F, Brunner T, Jelic S. Biliary cancer: ESMO Clinical Practice Guidelines for diagnosis, treatment and follow-up. Ann Oncol 2011;22(Suppl 6):vii40–vii44.
3. Lutz MP, Matzdorff A. Systemtherapie von Gallengangskarzinomen. Onkologe 2010;16: 898–900.
4. Marino D, Leone F, Cavalloni G et al. Biliary tract carcinomas: from chemotherapy to targeted therapy. Crit Rev Oncol Hematol 2013;85:136–148.
5. Valle J, Wasan H, Palmer DH et al. Cisplatin plus gemcitabine versus gemcitabine for biliary tract cancer. N Engl J Med 2010;362:1273–1281.

Web:
1. www.cancer.gov/cancertopics/types/gallbladder — NCI Cancer Topics
2. www.nlm.nih.gov/medlineplus/ency/article/000291.htm — MedlinePlus
3. www.nccn.org/clinical.asp — NCCN Guideline

8.3.9 Pseudomyxoma peritonei

D. Tittelbach-Helmrich, F. Otto, T. Keck

Def: muzinöser Tumor, überwiegend von perforierter Mukozele der Appendix ausgehend; gekennzeichnet durch Ansammlung muzinösen Sekretes in der Bauchhöhle sowie Befall des Peritoneums

Ep: Inzidenz: 0,1–0,2 Fälle/100 000/Jahr

PPhys: Mukozele der Appendix mit Lumenobstruktion, konsekutiver Druckerhöhung und Perforation mit peritonealer Aussaat; in Ausnahmefällen vom Ovar oder muzinösen Kolontumoren ausgehend

Path: histologische Einteilung in eher benigne (disseminierte peritoneale Adenomuzinosis; DPAM) und maligne (muzinöses Adenokarzinom, peritoneale muzinöse Carcinomatose; PMCA) histologische Formen sowie einen Intermediärtyp (PMCA-I). Immunhistochemische Marker: positiv für Cytokeratin CK 20, CDX-2, MUC-2

Sy:
- zunehmender Bauchumfang („jelly belly")
- intestinale Passagestörung
- „Appendizitis", symptomatische (Nabel-)Hernien
- in etwa 10 % Zufallsbefund

Dg: *Anamnese, Klinik*
- Anamnese (zunehmender Bauchumfang)
- klinischer Untersuchungsbefund

Labor
Tumormarker: CEA (Sensitivität 73 %), CA 125 (Sensitivität 59 %), CA 19-9 (Sensitivität 58 %), CA 15.3 (Sensitivität 36 %). Erhöhtes initiales CA 19-9 korreliert mit schlechterem Überleben, normales initiales CA 125 assoziiert mit höherer Wahrscheinlichkeit für vollständige Resektabilität.

Bildgebung
- CT: Schleim mit höherer Dichte im Gegensatz zu Aszites, Weichgewebe mit fleckigen Verdichtungen, Randverkalkungen, Septen, Omentumverdickung („Omental cake")
- Stellenwert von MRT und FDG-PET noch in Diskussion

Invasive Diagnostik
- Gastroskopie/Koloskopie: Ausschluss GI-Tumor als Ursache für Peritonealkarzinose

Operativ
- Laparoskopie und Biopsieentnahme, ggf. Appendektomie zur Diagnosesicherung
- bei intraoperativem Zufallsbefund: histologische Sicherung, Minimalintervention und Überweisung an ein Zentrum

DD:
- Ovarial- oder Kolonkarzinom mit peritonealer Aussaat
- Mesotheliom des Peritoneums
- Aszites

8.3.9 Pseudomyxoma peritonei

Ko:
- Subileus
- Kachexie
- restriktive Ventilationsstörung

Th: Kombination von aggressiver zytoreduktiver Chirurgie, einschließlich peritonealer Peritonektomie, und Resektion befallener Organabschnitte mit hyperthermer intraperitonealer Chemotherapie (HIPEC);
Therapieverfahren mit bis zu 5 % Mortalität und hoher Morbidität, auch an spezialisierten Zentren

Schritte der multimodalen Therapie
- operative Exploration mit systematischer Erfassung des abdominellen Befalls („peritoneal cancer index" = PCI). Entscheidung zur multimodalen Therapie nur, falls vollständige Zytoreduktion erreichbar erscheint (CC-0 oder CC-1)
- Hemikolektomie rechts sowie Entfernung aller makroskopisch befallenen Bereiche: z.B. Omentektomie, Splenektomie, Resektion des Peritonealüberzugs des rechten und linken Hemidiaphragma, Cholezystektomie, Magenresektion, Resektion des Peritonealüberzugs des Beckens mit Rektosigmoidresektion und Entfernung der weiblichen inneren Genitalorgane. Zusätzlich Entfernung muzinöser Tumorimplantate am viszeralen Peritoneum von Magen, Kolon und Dünndarm („Sugarbaker-Operation")

Erfassung der Vollständigkeit der Zytoreduktion nach dem „CC-Score"

- CC–0 En-bloc-Resektion der Tumormasse mit tumorfreien Rändern
- CC–1 residuelle Tumorimplantate mit größtem Durchmesser < 2,5 mm
- CC–2 residuelle Tumorimplantate mit größtem Durchmesser 2,5–25 mm
- CC–3 residuelle Tumorimplantate mit größtem Durchmesser > 25 mm

- HIPEC: Zirkulieren vorgewärmter Chemotherapie-Lösung (41 °C) im geschlossenen Kreislauf; Verwendung von Mitomycin C
- keine gesicherte Datenlage zu adjuvanten Therapiekonzepten

Prg:
- abhängig vom histologischen Typ und Resektionsstatus (5-Jahres-Überleben bei DPAM 75–100 %, bei PMCA 0–50 %)
- erkrankungsfreies Überleben („disease-free survival") geringer, wiederholte zytoreduktive Chirurgie möglich

Na:
- klinische Untersuchung, CT, Tumormarker
- Intervalle: 3 Monate postoperativ, danach 2 × halbjährlich, später jährlich

Lit:
1. Smeenk RM, Briun SC, van Velthuysen ML et al. Pseudomyxoma peritonei. Curr Probl Surg 2008;45:527–575.
2. Smeenk, RM, Verwaal VJ, Zoetmulder FAN. Pseudomyxoma peritonei. Cancer Treatm Rev 2007;33:138–145.

Web:
1. www.surgicaloncology.com — Pseudomyxoma
2. www.hipec.de — Intraperitoneale Therapie

8.4 Gynäkologische Tumoren
8.4.1 Mammakarzinom
F. Otto, E. Stickeler, C.F. Waller

Def: bösartiger Tumor der Brustdrüse

ICD-10: C50

Ep: Inzidenz in Deutschland: 110 Fälle/100 000 Frauen/Jahr, Mortalitätsrate 30 Fälle/100 000 Frauen/Jahr. Mittleres Erkrankungsalter bei Frauen: 65 Jahre. Häufigster maligner Tumor der Frau (25 %). Das kumulative Risiko einer Frau, Brustkrebs zu entwickeln, beträgt 12 %, daran zu sterben 4 %. Bei Männern: Inzidenz 1 Fall/100 000 Männer/Jahr, Mortalitätsrate 0,4 Fälle/100 000 Männer/Jahr.

Pg: *Risikofaktoren*
70–80 % der Fälle treten bei Patientinnen ohne Risikofaktor auf. Bei Vorerkrankung mit Mammakarzinom beträgt das Risiko eines 2. Primärtumors 1 % pro Jahr.

Risikofaktoren	Relatives Risiko (RR)
Verwandte 1. Grades erkrankt	2–3[1]
frühe Menarche, späte Menopause, Nullipara	erhöht[1]
Alter bei 1. Schwangerschaft > 24 Jahre	2[2]
Alter bei 1. Schwangerschaft > 30 Jahre	4[2]
Nullipara	2[1]
Alter > 50 Jahre	2[1]

[1] im Vergleich zur Gesamtbevölkerung,
[2] im Vergleich zu Alter bei 1. ausgetragener Schwangerschaft 18 Jahre

Östrogenexposition
- *endogen:* frühe Menarche, späte Menopause, späte Erstgeburt, Kinderlosigkeit, postmenopausale Adipositas (Aromatase-Aktivität im Fettgewebe)
- *exogen:* langjährige Hormonersatztherapie, langjährige orale Kontrazeption.

Genetische Prädisposition
Keimbahnmutationen in verschiedenen Genen können das Brustkrebsrisiko erhöhen. Manifestation häufig in frühem Lebensalter

Mutationen mit erhöhtem Risiko für Mammakarzinom

Gen	Primärtumoren in anderen Organen außer Mamma
BRCA1	Ovarien, Tuben, Pankreas, Prostata (?)
BRCA2	Ovarien, Tuben, Pankreas, Prostata
p53	Sarkom, Leukämie, Gehirn, Nebennierenrinde
PTEN	Uterus, Schilddrüse, Hamartome
CDH	Magen
STK11	Dünndarm, Colorectum, Magen, Pankreas, Lunge, Uterus, Ovarien

Histopathologie präkanzeröser Veränderungen und assoziierte Risiken

Lobuläre Neoplasie (LIN):	atypische lobuläre Neoplasie (ALH)	RR 4–5
	lobuläres Carcinoma in situ (LCIS)	RR 8–10
	LCIS vom pleomorphen Subtyp	
Intraduktal proliferative Läsionen:	intraduktale Hyperplasie	RR 1–2
	atypische duktale Hyperplasie (ADH)	RR 4–5
	duktales Carcinoma in situ (DCIS)	RR 8–11

RR relatives Risiko eines invasiven Karzinoms im Vergleich zur weiblichen Normalbevölkerung

Im Gegensatz zum DCIS stellt eine lobuläre Neoplasie keine Vorläuferläsion eines invasiven Karzinoms dar, sondern zeigt lediglich ein erhöhtes Risiko für ein invasives Mammakarzinom (ipsi- und kontralateral) an.

Strahlenexposition
Mediastinalbestrahlung, v.a. bei Kindern und jungen Erwachsenen (z.B. wegen eines Lymphoms) erhöht das Lebenszeitrisiko für ein Mammakarzinom auf bis zu 30 %!

Andere Risikofaktoren
- Alkoholkonsum
- Rauchen
- hohe Dichte des Brustgewebes in der Mammografie
- benigne Brusterkrankung

Path: *Histopathologische Klassifikation*

Typ	Häufigkeit
Carcinoma in situ[1]	*15–20 %*
• duktaler Typ (DCIS)	14–19 %
• lobulärer Typ (LCIS)	1 %
Invasive Karzinome	*80–85 %*
• invasiv duktales Karzinom (typisch: Lymphknotenmetastasen)	> 70 %
• invasiv lobuläres Karzinom (typisch: multifokal, bilateral, submuköse Metastasen)	10 %
• medulläres Karzinom (häufig bei BRCA1-Mutationsträgerinnen)	5 %
Verschiedene	*< 5 %*
• tubuläres Karzinom	
• muzinöses Karzinom	
• papilläres Karzinom	
• kribriformes Karzinom	
• Paget-Karzinom	
• Komedo-Karzinom	
• undifferenziertes Karzinom	
• inflammatorisches Karzinom (klinische Diagnose)	

[1] Basalmembran nicht überschreitend, keine Stromainvasion. Mit Einsatz der Mammografie ist der Anteil der *In-situ*-Karzinome von 1 % (vor 30 Jahren) auf 15–20 % gestiegen.

Lokalisation des Primärtumors

• Mamille	14 %
• oberer äußerer Quadrant	50 %
• oberer innerer Quadrant	15 %
• unterer äußerer Quadrant	12 %
• unterer innerer Quadrant	6 %
• multizentrisch	3 %

Metastasierungsmuster

• Skelettsystem (Rippen, Becken, Wirbelsäule)	25 %
• Lunge	15 %
• Pleura	12 %
• supraklavikuläre Lymphknoten (Stadium N3c)	10 %
• Leber	8 %
• ZNS	5 %
• Ovarien	3 %

Typisierung nach Genexpressionsprofil

Aufgrund des Expressionsmusters einer großen Zahl von Genen in den Tumorzellen wurde eine Klassifikation der Subtypen des Mammakarzinoms festgelegt. Für praktische Zwecke wurde im „St. Gallen International Expert Consensus 2011" eine approximative Zuordnung mittels immunhistochemischer Marker für Östrogen- und Progesteronrezeptor (HR), HER2 und Proliferationsfraktion empfohlen (☞ unten).

Prognose nach Expressionsmuster

Bezeichnung	HR	HER2	Proliferation	Häufigkeit	Prognose
luminal A	positiv	negativ	< 14 %	40 %	gut
luminal B (HER2 negativ)	positiv	negativ	≥ 15 %	10 %	mäßig
luminal B (HER2 positiv)	positiv	positiv	beliebig	10 %	mäßig
HER2-positiv (non-luminal)	negativ	positiv	hoch	10–15 %	mäßig
triple-negativ (duktal)	negativ	negativ	hoch	15–20 %	schlecht

HR Hormonrezeptorexpression,
HER2 Expression von Human Epidermal Growth Factor Receptor 2

8.4.1 Mammakarzinom

Klass: *Stadieneinteilung nach dem TNM-System (UICC, 2010)*

T	*Primärtumor*
T0	kein Anhalt für Primärtumor
TX	Primärtumor nicht beurteilbar
Tis	Carcinoma in situ (DCIS, LCIS oder M. Paget der Brustwarze)
T1	Tumor ≤ 2 cm
	mi Tumor ≤ 0,1 cm
	a Tumor ≤ 0,5 cm
	b Tumor > 0,5–1 cm
	c Tumor > 1–2 cm
T2	Tumor > 2 cm und ≤ 5 cm
T3	Tumor > 5 cm
T4	Infiltration von Haut oder Brustwand
	a Infiltration der Brustwand (Rippen, interkostal, M. serratus anterior)
	b Hautbefall (Ödem, Peau d'Orange, Ulzeration, Satellitenmetastasen)
	c Brustwandinfiltration *und* Hautbefall
	d inflammatorisches Karzinom (diffuse Hautrötung und Ödem > die Hälfte der Haut der Brust)
N	*Klinischer Lymphknotenbefall*
N0	Lymphknoten tumorfrei
NX	Lymphknoten nicht beurteilbar
N1	ipsilaterale axilläre Lymphknoten, beweglich (Level I, II)
N2	a ipsilaterale axilläre Lymphknoten, fixiert (Level I, II)
	b Lymphknoten entlang A. mammaria interna, klinisch erkennbar[1]
N3	a Lymphknoten infraklavikulär (Level III)
	b LK axillär *und* entlang A. mammaria interna, klinisch erkennbar[1]
	c supraklavikulär
pN	*Pathologischer (histologisch gesicherter) Lymphknotenbefall*
pN0	keine Lymphknotenmetastasen
pN0 (i+)	maligne Zellen in regionärem Lymphknoten (< 0,2 mm)
pN0 (mol+)	positiver molekularer Befund (RT-PCR) ohne histologischen Nachweis von Tumorzellen
pNX	Lymphknotenbefall nicht beurteilbar
	mi Mikrometastasen (> 0,2 mm und ≤ 2 mm)
pN1	a 1–3 axilläre Lymphknoten, davon mindestens 1 Metastase > 2 mm
	b LK entlang A. mammaria interna, klinisch nicht erkennbar[2]
	c LK axillär *und* entlang A. mammaria interna, klinisch nicht erkennbar[2]
pN2	a 4–9 axilläre Lymphknoten, davon mindestens 1 Metastase > 2 mm
	b LK entlang A. mammaria interna, klinisch erkennbar[1]
pN3	a ≥ 10 axilläre Lk (mindestens 1 Lk > 2 mm) oder infraklavikuläre LK
	b LK axillär *und* entlang A. mammaria interna, klinisch erkennbar[1]
	c supraklavikuläre Lymphknoten

Level[3]	Regionärer axillärer Lymphknotenbefall	
I	lateral des M. pectoralis minor	
II	auf Höhe des M. pectoralis minor	
III	medial des M. pectoralis minor, einschließlich infra-/subklavikulärer LK	
M	Metastasierung	
M0	keine Fernmetastasen	
cM0 (i+)	Tumorzellen in peripherem Blut oder Knochenmark	
M1	Fernmetastasen	

[1] klinische Untersuchung oder bildgebende Verfahren (außer Lymphknotenszintigrafie)
[2] „Sentinel Lymph Node Dissection" (Untersuchung des „Wächter-Lymphknotens")
[3] Lokalisation der entnommenen Lymphknoten (außerhalb des TNM-Systems)

Stadieneinteilung entsprechend AJCC

Stadium	TNM-System		
0	Tis	N0	M0
IA	T1	N0	M0
IB	T0–1	N1mi	M0
IIA	T0–1	N1	M0
	T2	N0	M0
IIB	T2	N1	M0
	T3	N0	M0
IIIA	T0–2	N2	M0
	T3	N1–2	M0
IIIB	T4	jedes N	M0
IIIC	jedes T	N3	M0
IV	jedes T	jedes N	M1

Sy: *Leitsymptome*
- harter, indolenter Knoten in der Brust oder Axilla (in 70 % der Fälle)
- einseitige blutig-seröse Mamillensekretion
- einseitige ekzematische Mamillenveränderungen

Lokal fortgeschrittene Tumoren
- hochstehende oder eingezogene Mamille
- Ulkus

Dg: Mehr als 80 % der Mammakarzinome werden aufgrund eines verdächtigen Tastbefundes diagnostiziert (Wert der Selbstuntersuchung).
Der Anteil der Erstdiagnosen durch Vorsorgemammografie bei asymptomatischen Patientinnen steigt (Mortalitätssenkung durch Einsatz der Mammografie bei Krebsfrüherkennung in Studien belegt). Sekretion ist meistens Folge einer benignen Läsion, muss jedoch zwingend weiter abgeklärt werden. Bei blutiger Sekretion liegt in rund 10 % eine maligne Läsion vor.

Anamnese, Klinik
- Anamnese, einschließlich Familienanamnese, Risikofaktoren
- Brustuntersuchung (Inspektion, Palpation), einschließlich kontralateraler Brust
- Lymphknotenstatus, einschließlich Axilla beidseits

8.4.1 Mammakarzinom

Labor
- Routinelabor mit Blutbild, Leber-/Nierenfunktion, alkalische Phosphatase
- *Tumormarker:* CEA, CA 15-3, nur als Ausgangsbefund und zur Verlaufskontrolle (nicht zur Diagnosestellung geeignet). Geringe Sensitivität zur Erkennung des lokalisierten Mammakarzinoms

Histologische Sicherung
- Minimalinvasive Eingriffe (Hochgeschwindigkeitsstanzbiopsie, stereotaktische Biopsie) werden zur präoperativen Diagnostik eingesetzt.

Bildgebung
- Mammasonografie
- bilaterale Mammografie (präoperativ) zur Detektion synchroner Tumoren
- MRT (insbesondere bei mammografisch dichten Brüsten, bei lobulärer Histologie und bei Silikonprothesen)
- Röntgen Thorax, Sonografie Abdomen, Knochenszintigrafie

Prognosefaktoren/Biomarker
Wichtig für die Therapieplanung ist die Analyse verschiedener etablierter Prognoseparameter, die routinemäßig zu bestimmen sind.
- Tumorgröße, Histologie, Grading und Stadium
- Lymphknotenstatus:
  - Anzahl der befallenen axillären Lymphknoten (Eine pathologische Klassifikation erfordert die Entnahme von > 10 Lymphknoten.)
  - Lokalisation der befallenen Lymphknoten (Level I, II oder III)
  - histologische Beurteilung von: Lymphangiosis carcinomatosa, Fixierung an anderen Strukturen, Überschreitung der Lymphknotenkapsel
- Rezeptorstatus: Östrogen- und Progesteronrezeptoren, immunhistochemische Analyse am Tumormaterial
- Nachweis einer HER2-Überexpression bzw. -Genamplifikation mittels Immunhistochemie (IHC) bzw. Fluoreszenz-in-situ-Hybridisierung (ISH). Tumore werden dann als HER2-positiv bezeichnet, wenn sie einen IHC-Score von 3+ aufweisen oder einen ISH-Amplifikationsfaktor von > 2,2. Bei einem IHC-Score von 2+ wird eine ISH empfohlen.
- Proliferationsfraktion: Ki-67
- Multigen-Signatur: 21-Gen-Signatur (Oncotype DX)
- Ansprechen auf eine neoadjuvante Chemotherapie

Weitere Prognoseindizes/Biomarker
Die prognostische Bedeutung der folgenden Parameter ist nicht abschließend validiert:
- Nachweis epithelialer Tumorzellen im Knochenmark (M0(i+))
- Ploidie (Euploidie prognostisch günstiger)
- Onkogene: p53, Kathepsin D
- tumorassoziierte Proteolysefaktoren: Plasminogenaktivator vom Urokinasetyp (uPA), Plasminogenaktivator-Inhibitor Typ 1 (PAI-1)

DD: ***Differenzialdiagnose – Raumforderung der Mamma***

- Mammakarzinom
- Lymphom
- Mastopathie
- gutartiger Tumor (Fibroadenom, Fibrom, Lipom etc.)
- Abszess, Mastitis
- Zyste

Th: ***Carcinoma in situ (CIS)***

Therapierichtlinien

1. Therapieziel: kurativ
2. Die Therapieplanung ist abhängig vom histologischen Typ des CIS.
3. Die Diagnosehäufigkeit der In-situ-Karzinome und ihr Anteil an neu diagnostizierten Mammakarzinomen steigt durch das flächendeckende Mammografie-Screening an.

Duktales Carcinoma in situ (DCIS)

- oft Mikrokalzifikationen, einseitig, erhöhtes Risiko eines invasiven Tumors ipsilateral. High-grade-Tumoren mit schlechterer Prognose
- *Therapie:* komplette Tumorexstirpation ± Radiatio oder Ablatio simplex. Eine Axilladissektion wird nicht empfohlen, da das Risiko eines axillären Befalls niedrig ist (0,5 %).
- Bei ausgedehntem DCIS (> 4 cm) wird eine „sentinel node"-Biopsie empfohlen.
- Bei Rezeptor-positivem DCIS wird die adjuvante Gabe von Tamoxifen empfohlen.

Lobuläres Carcinoma in situ (LIN 2–3)

- oft Zufallsbefund, prämenopausal, beidseits
- erhöhtes Risiko (25 %) eines invasiven, meist duktalen Tumors ipsi- oder kontralateral, unabhängig von der initialen Ausdehnung des Befundes
- differenziertes chirurgisches Vorgehen:
  - wenn Befund in stereotaktischer Biopsie: Resektion (Ausnahme LIN1, wenn Mammografie unauffällig)
  - wenn Befund in offener Biopsie: keine Resektion (Ausnahme: LIN3, pleomorphes LIN)
- engmaschige Kontrollen wie bei Hochrisikopatientinnen

Invasives Karzinom, kurative Therapieintention (Stadium I–III)

Therapierichtlinien

1. *Therapieziel: Heilung.* Die kurative Therapieintention rechtfertigt kombinierte, intensive Behandlungsverfahren.
2. Grundlage für die Wahl der geeigneten Therapieverfahren bildet die Risikoeinstufung aufgrund Tumorgröße, lokaler vaskulärer und lymphatischer Tumorausbreitung, axillärem Lymphknotenstatus, Grading, Hormonrezeptorstatus, HER2-Status, Proliferationsindex und Alter der Patientin
3. Nach Möglichkeit sollte die Behandlung im Rahmen klinischer Studien erfolgen → beste Möglichkeit zur weiteren Therapieoptimierung.

Die Behandlung erfolgt interdisziplinär unter Einschluss von Operation, Chemotherapie, Bestrahlung und endokriner Therapie. Allgemeine Therapieempfehlungen werden im Rahmen einer alle 2 Jahre stattfindenden Internationalen Konsensuskonferenz erarbeitet (St. Gallen).

Für Deutschland werden von der Arbeitsgemeinschaft „Gynäkologische Onkologie" (AGO) jährlich evidenzbasierte Leitlinien erstellt.

Operative Therapie

Standard ist die komplette Entfernung des Tumors durch brusterhaltende Tumorexstirpation und nachfolgende Bestrahlung. Bei großer Tumorausdehnung oder Kontraindikationen für Strahlentherapie wird die modifizierte radikale Mastektomie empfohlen.

Kontraindikationen der brusterhaltenden Operation (BEO)
- inkomplette Tumorentfernung (trotz Nachresektion)
- multizentrisches Mammakarzinom
- inflammatorisches Karzinom

Axilläres Lymphknotenstaging
- Die Entfernung der ersten drainierenden Lymphknoten („sentinel nodes") ist als Standardverfahren etabliert (Ausnahme: klinische oder histologisch nachgewiesene Lymphknotenmetastasierung).
- Bei Tumor-befallenem „sentinel node" sollte in der Regel eine Axilladissektion erfolgen.
- im Falle der Axilladissektion: obligate Dissektion von Level I und II (Entnahme von > 10 Lymphknoten) zur Abschätzung der Prognose und Festlegung der weiteren Therapie, ferner zur Reduktion der Lokalrezidivrate

Adjuvante Systemtherapie

- zur Verfügung stehende Therapiemodalitäten und -indikationen gemäß St.-Gallen-Konsensusempfehlung
- antihormonelle Therapie: indiziert bei allen Tumoren mit nachweisbarem Östrogenrezeptor (ER)
- Anti-HER2-Therapie: indiziert bei allen HER2-positiven Tumoren, wobei bisher nur Evidenz in Kombination mit einer adjuvanten Chemotherapie vorliegt
- Chemotherapie:
  - bei HER2-positiver Erkrankung
  - bei „tripel-negativen" Tumoren mit Ausnahme von solchen mit medullärer, apokriner oder adenoidzystischer Histologie
  - bei ER-positiver, HER2-negativer Erkrankung in Abhängigkeit von weiteren Risikofaktoren (☞ unten)
  - Generell ist bei kleinen Tumoren (< 1 cm) ohne Lymphknotenbefall und ohne weitere Risikofaktoren eine adjuvante Chemotherapie zumeist nicht indiziert.

Chemoendokrine Therapie bei Patientinnen mit ER-positiver, HER2-negativer Erkrankung (Therapieempfehlung, St. Gallen, 2009)

	Indikation für chemoendokrine Therapie	Kein Einfluss auf Entscheidung	Indikation für alleinige endokrine Therapie
ER und PR	niedrige Expression	–	hohe Expression
Grading	G3	G2	G1
Proliferation (Ki-67)	über 30 %	16–30 %	bis 15 %
Lymphknotenbefall	4 und mehr	1 bis 3	0

	Indikation für chemoendokrine Therapie	Kein Einfluss auf Entscheidung	Indikation für alleinige endokrine Therapie
peritumorale Gefässinfiltration	ausgeprägt		nicht ausgeprägt
Tumorgröße	T3–4	T2	T1
Patientinnenpräferenz	hoher Sicherheitswunsch	–	Vermeidung von Chemotherapie-Nebenwirkungen
Gensignatur	hoher Score	mittlerer Score	niedriger Score

Adjuvante Chemotherapie

- Der Wert der adjuvanten Chemotherapie ist klar belegt, es kommt zu einer Verlängerung des progressionsfreien Überlebens und des Gesamtüberlebens.
- Anthrazyklin-haltige Protokolle in Dreifachkombination (z.B. FEC, 6 Zyklen) gelten als Standard bei nodal-negativen Patientinnen.
- Der Stellenwert der Taxane in der adjuvanten Situation ist bei nodal-positiver Situation etabliert und wird aktuell in Studien weiter überprüft.

Adjuvante anti-HER2-Therapie

- Der Einsatz von Trastuzumab bei HER2-Überexpression verlängert das progressionsfreie Überleben sowie das Gesamtüberleben. Der Einsatz erfolgt direkt im Anschluss an eine Anthrazyklin-haltige Therapie bzw. parallel zur Taxan-Therapie.
- Weitere HER2-Therapeutika (Pertumab, T-DM1) befinden sich in klinischer Prüfung.

Postoperative Strahlentherapie

- Obligat nach brusterhaltender Operation (BEO), Dosis etwa 50 Gy; in der Regel lokale Dosisaufsättigung des Tumorbettes (Boost) mit 10–16 Gy.
- nach Mastektomie empfohlen bei hohem Risiko eines Lokalrezidivs: Tumor pT3 oder pT4, R1-Situation, Befall von ≥3 Lymphknoten
- Bei Vorliegen anderer ungünstiger Prognosefaktoren (Alter < 35 Jahre, Befall der Pektoralisfaszie, Grading G3, Rezeptornegativität, Multizentrizität, peritumorale Gefäßinvasion) kann eine Radiotherapie erwogen werden.
- Die Bestrahlung wird nach Abschluss der Chemotherapie empfohlen.

Adjuvante endokrine Therapie (☞ Kap. 3.3)

- In der adjuvanten Situation bei prämenopausalen Patientinnen ist die Therapie mit Tamoxifen 20 mg/d über 5 Jahre Standard. Die Überlegenheit der Kombination von GnRH-Analoga und Tamoxifen gegenüber Tamoxifen ist nur für prämenopausale Patientinnen im Alter < 40 Jahre belegt.
- Bei postmenopausalem Hormonrezeptor-positivem Status ist die Überlegenheit der Aromatasehemmer gegenüber Tamoxifen sowohl beim primären Einsatz (5 Jahre), bei der „Switch-Therapie" (Wechsel von Tamoxifen auf Aromatasehemmer nach 2 Jahren) als auch bei der erweiterten Therapie nachgewiesen. Der

primäre Einsatz von Aromataseinhibitoren wird vor allem in der Hochrisikosituation empfohlen, d.h. bei hormonrezeptorpositiven Tumoren mit HER2-Überexpression und Lymphknotenbefall sowie bei Kontraindikation für Tamoxifen.
- Die endokrine Therapie wird nach Abschluss der Chemotherapie begonnen, da die sequenzielle Gabe einer simultanen Gabe überlegen ist.

Sonderfälle

Inflammatorisches Mammakarzinom
ungünstige Prognose → aggressives, multimodales Vorgehen:
- präoperative Chemotherapie (Anthrazyklin- oder Taxan-haltiges Regime, z.B. FEC- oder TAC-Protokoll)
- Ablatio und Axilladissektion
- Strahlentherapie der Thoraxwand
- ggf. adjuvante Chemotherapie

Neoadjuvantes Therapiekonzept
Allgemein akzeptierte Indikationen für eine primäre Chemotherapie sind lokal fortgeschrittene, primär inoperable oder inflammatorische Tumoren. Weiterhin ist die primäre systemische Chemotherapie eine Therapiealternative für Patientinnen mit Indikation zur Mastektomie, die eine brusterhaltende Therapie wünschen. Neben der Verbesserung der Operabilität besteht die Möglichkeit, „in vivo" das Therapieansprechen zu evaluieren. Alle adjuvant zugelassenen Medikamentenkombinationen können eingesetzt werden.

„Hochrisikosituation"
Für Patientinnen mit hohem Rezidivrisiko (> 10 befallene Lymphknoten, prämenopausal, Hormonrezeptor-negativ, < 50 Jahre, Grading G3) wird der Stellenwert aggressiverer Therapieformen im Rahmen prospektiver Studien überprüft. Diese schließen dosiseskalierte oder dosisdichte konventionelle Chemotherapieverfahren unter Verwendung von Taxanen ein.

Metastasierte Situation (Stadium IV)

Therapierichtlinien

1. *Therapieziel: Palliation.* Intention ist die Lebensverlängerung und Erhaltung der Lebensqualität, sodass insgesamt weniger aggressive Behandlungsverfahren zum Einsatz kommen.
2. Das metastasierte Mammakarzinom ist eine systemische Erkrankung. Die Behandlung ist deshalb in der Regel primär systemisch.
3. Der wichtigste, die Therapie bestimmende Einzelfaktor ist die Dynamik der Erkrankung. Darüber hinaus orientiert sich die Behandlung an der individuellen Situation und bezieht lokale Therapiekonzepte mit ein.

Behandlungskonzept des metastasierten Mammakarzinoms

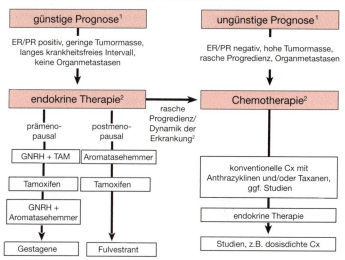

[1] ER Östrogenrezeptor, PR Progesteronrezeptor, Cx Chemotherapie, GNRH Gonadotropin Releasing Hormon-Analoga, siehe auch Prognosekriterien

[2] bei HER2-positiven Patienten: Kombination mit HER2-Therapeutika (Trastuzumab, Pertuzomab, T-DM1)

Endokrine Therapie

Die endokrine Therapie ist besser verträglich als die Chemotherapie und wird deshalb in der Regel bei Patientinnen mit günstigen Prognosekriterien zuerst eingesetzt.
Voraussetzungen:
- positiver Östrogen- und/oder Progesteron-ezeptor
- langes krankheitsfreies Intervall (> 2 Jahre)
- geringe Tumormasse, Metastasen auf Lymphknoten, Knochen und Weichteile beschränkt
- vorheriges Ansprechen auf endokrine Therapie

70 % der ER-positiven und PR-positiven Tumoren sowie 40 % der ER-positiven und PR-negativen Tumoren sprechen auf eine antihormonelle Therapie an (Zeit bis zum Ansprechen 6–8 Wochen). Die erste Remission dauert in der Regel 9–18 Monate, weitere Remissionen sind meist kürzer. Grundsätzlich ist auch bei Hormonrezeptor-negativem Tumor in etwa 10 % der Fälle ein Ansprechen möglich. In etwa 20 % der Fälle kommt es im Verlauf der Erkrankung zu einem Wechsel des Rezeptorstatus. Frauen, welche von einer endokrinen Therapie profitiert haben, sprechen nach Progress oft auf eine zweite endokrine Behandlung an (objektive Ansprechrate bei positivem Rezeptorstatus: 10–20 %).

8.4.1 Mammakarzinom

Prämenopausal
ablative endokrine Therapie: Gegenüber der chirurgischen Ovarektomie wird die Therapie mit einem GnRH-Analogon bevorzugt. Eine kombinierte ablative endokrine Therapie zusammen mit Tamoxifen scheint von Vorteil zu sein.

Postmenopausal
Substanz der ersten Wahl ist ein Aromatasehemmer.

Endokrine Therapieoptionen

Therapie	Verbindungen	Dosis
1. Ablativ	GnRH-Analoga, prämenopausal	je nach Präparat (☞ Kap. 3.3.1)
2. Antiöstrogene[1]	Tamoxifen[2]	20 mg p.o. täglich
	Fulvestrant[5]	500 mg i.m. 1 ×/Monat
3. Aromatasehemmer	Anastrozol	1 mg p.o. täglich
	Exemestan[3]	25 mg p.o. täglich
	Letrozol	2,5 mg p.o. täglich
4. Gestagene	Medroxyprogesteronacetat[4]	300–500 mg p.o. täglich
	Megestrolacetat[4]	160 mg p.o. täglich

[1] Aromatasehemmer sind postmenopausal die Therapie der Wahl, bei Kontraindikationen Tamoxifen.
[2] selten Übelkeit, Thromboseneigung ↑, Risiko ↑ (relatives Risiko 2,0) für Endometriumkarzinome; bei ausgeprägter Flushsymptomatik hat sich Clonidin als wirksam erwiesen.
[3] irreversible Aromataseinaktivierung (steroidaler Inhibitor)
[4] Gewichtszunahme, Thromboseneigung
[5] reiner Antagonist, Zulassung für postmenopausale metastasierte Patientinnen mit hormonrezeptorpositivem Tumor; gleichwertige Wirksamkeit gegenüber Anastrozol belegt

Chemotherapie

Aus der Vielzahl der Mono- und Kombinationstherapien sind hier nur diejenigen aufgeführt, mit denen am Universitätsklinikum Freiburg Erfahrungen gesammelt wurden.

Auswahl des Therapieprotokolls
- Die Intensität der Chemotherapie richtet sich nach der Dynamik der Erkrankung, erkennbar am Größenverlauf der Manifestationen, Laborparametern (BSG, LDH, Hämoglobin), Gewichtsabnahme oder dem klinischen Gesamteindruck (Karnofsky-Index).
- Ein Ansprechen kann nach 1–3 Monaten erwartet werden. Die Ansprechrate (CR + PR) liegt bei 50–80 %. Bei Patientinnen, die adjuvant vortherapiert wurden, ist die Wahrscheinlichkeit eines Ansprechens ähnlich wie bei nicht vorbehandelten Patientinnen, wenn zwischen Therapieende und Rezidiv mehr als 12 Monate lagen. Bei kürzerem Intervall muss mit einem geringeren Ansprechen gerechnet werden.
- Die konventionelle Chemotherapie sollte bei Ansprechen für 6–12 Monate durchgeführt werden. Eine Kombinations-Chemotherapie geht in der Regel mit einer höheren Toxizität einher als beispielsweise eine sequenzielle Mono-

therapie, wobei die Effizienz vergleichbar sein kann. Die maximale Dauer der Therapie richtet sich nach dem klinischen Verlauf, meist terminiert sie sich durch Versagen.

Molekulare Therapien („targeted therapies", ☞ *Kap. 3.5 und 3.6)*
Verschiedene molekulare Therapieansätze haben sich beim metastasierten Mammakarzinom als wirksam erwiesen:
- Trastuzumab: humanisierter monoklonaler Antikörper gegen die extrazelluläre Domäne des EGF-Rezeptors Typ 2 („Human Epidermal Growth Factor Receptor 2", HER2), der auf 20–30 % aller Mammakarzinome überexprimiert wird. Wirksamkeit als Monotherapie bei Tumoren mit hoher HER2-Expression, oder in Kombination mit Taxanen oder Doxorubicin (Ansprechrate bis zu 40 %)
- Pertuzumab ist in Kombination mit Trastuzumab und Docetaxel zugelassen zur Behandlung von metastasierendem HER2-positivem oder lokal rezidivierendem, inoperablem Brustkrebs bei Patientinnen, die zuvor keine Anti-HER2-Therapie oder Chemotherapie erhalten hatten.
- Trastuzumab Emtansin (T-DM1): Antikörper-Konjugat, zugelassen zur Behandlung von HER2-positivem, metastasierten Mammakarzinom nach Trastuzumab und To-xanen. Signifikante Verlängerung des Gesamtüberlebens
- Bevacizumab: rekombinanter, monoklonaler, humanisierter IgG1-Antikörper (Maus/Mensch) gegen VEGF („Vascular Endothelial Growth Factor"). Hemmung der Tumorangiogenese. Zugelassen beim metastasierten Mammakarzinom in Kombination mit Chemotherapie
- Lapatinib: Hemmung der HER2-vermittelten Wachstumsregulation durch Tyrosinkinaseinhibition, oral verfügbar
- Everolimus (mTor-Inhibitor): zugelassen in Kombination mit Exemestan zur Therapie des Hormonrezeptor-positiven, HER2/neu-negativen, fortgeschrittenen Mammakarzinoms bei postmenopausalen Frauen ohne symptomatische viszerale Metastasierung, bei Rezidiv oder Progression unter einem nicht-steroidalen Aromataseinhibitor

Therapieprotokolle – Mammakarzinom

Monotherapie: empfohlene Verbindungen
- Doxorubicin, Epirubicin, liposomales Doxorubicin
- Docetaxel, Paclitaxel wöchentlich
- Vinorelbin
- Nab-Paclitaxel
- Eribulin

Polychemotherapie: empfohlene Protokolle
- Doxorubicin + Docetaxel
- Capecitabin + Paclitaxel
- Gemcitabin + Paclitaxel nach adjuvanter Gabe von Anthrazyklinen
- Docetaxel + Capecitabin nach adjuvanter Gabe von Anthrazyklinen
- 5-FU + Doxorubicin + Cyclophosphamid

„CMF" ☞ Protokoll 13.10.1			Wiederholung d 22
Cyclophosphamid	100 mg/m^2/d	p.o.	d 1–14
bei oraler Unverträglichkeit	600 mg/m^2/d	i.v.	d 1
Methotrexat	40 mg/m^2/d	i.v.	d 1
5-Fluorouracil	600 mg/m^2/d	i.v.	d 1

8.4.1 Mammakarzinom

„FAC" (FEC) ☞ **Protokoll 13.10.2**			*Wiederholung d 22*
5-Fluorouracil	500 mg/m²/d	i.v.	d 1
Doxorubicin (Epirubicin)	50 (100) mg/m²/d	i.v.	d 1
Cyclophosphamid	500 mg/m²/d	i.v.	d 1

„AC" (EC) ☞ **Protokoll 13.10.3.1–3.2**			*Wiederholung d 22*
Doxorubicin (Epirubicin)	60 (90) mg/m²/d	i.v.	d 1
Cyclophosphamid	600 mg/m²/d	p.o.	d 1

„Docetaxel" ☞ **Protokoll 13.10.4**			*Wiederholung d 22*
Docetaxel	100 mg/m²/d	i.v.	d 1

„Epirubicin" ☞ **Protokoll 13.10.5**			*Wiederholung wöchentlich*
Epirubicin	20 mg/m²/d	i.v.	d 1

„Paclitaxel/Trastuzumab" ☞ **Protokoll 13.10.6**			*Wiederholung d 22*
Paclitaxel	175 mg/m²/d	i.v.	d 2*
Trastuzumab**	2–4 mg/kg KG/d	i.v.	d 1, 8, 15

* ab 2. Zyklus: Paclitaxel d 1, Trastuzumab**: Erstgabe 4 mg/kg KG/d, danach 2 mg/kg KG/d

„Vinorelbin" ☞ **Protokoll 13.3.1**			*Wiederholung wöchentlich*
Vinorelbin	30 mg/m²/d	i.v.	d 1

„Paclitaxel wöchentlich" ☞ **Protokoll 13.10.7**			*Wiederholung wöchentlich*
Paclitaxel	80 mg/m²/d	i.v.	d 1 über 3 h

„Paclitaxel albumingebunden" ☞ **Protokoll 13.10.8**			*Wiederholung d 22*
Paclitaxel, albumingebunden	260 mg/m²/d	i.v.	d 1 über 30 min

„EC/Paclitaxel" ☞ **Protokoll 13.10.9**			*Wiederholung d 22*
Cyclophosphamid	600 mg/m²/d	i.v.	d 1
Epirubicin	90 mg/m²/d	i.v.	d 1
Paclitaxel	175 mg/m²/d	i.v.	d 1, über 3 h

„Paclitaxel/Bevacizumab"			*Wiederholung d 22*
Paclitaxel	90 mg/m²/d	i.v.	d 1, 8, 15
Bevacizumab	10 mg/kg/d	i.v.	d 1, 15

"Bevacizumab/Capecitabin" ☞ Protokoll 13.10.10			Wiederholung d 22
Bevacizumab	15 mg/kg/d	i.v.	d 1
Capecitabin	2 × 1250 mg/m²/d	p.o.	d 1–14

"Gemcitabin/Carboplatin" ☞ Protokoll 13.10.11			Wiederholung d 22
Gemcitabin	1000 mg/kg/d	i.v.	d 1, 8
Carboplatin	AUC = 4	i.v.	d 1

"Eribulin"			Wiederholung D 22
Eribulin	1,4 mg/m²/d	i.v.	d 1, 8

Spezielle Situationen

ZNS-Metastasierung
Bestrahlung ist Therapie der Wahl mit hoher Ansprechrate und oft anhaltendem Effekt. Bei solitärer Metastase neurochirurgische Intervention diskutieren. Bei HER2-positiven Tumoren und geringer Symptomatik ist eine Therapie mit HER2-Therapeutika (Herceptin, Lapatinib, Pertuzumab, T-DM1) zu erwägen.

Pleuraergüsse
sind nicht unbedingt Ausdruck einer systemischen Progredienz. Lokale Therapie ☞ Kap. 4.10 und 10.1

Knochenmetastasen (☞ Kap. 8.12.5)
- bei lokalisiertem symptomatischen Knochenbefall oder Frakturgefahr: Strahlentherapie (Grundsatz: *lokale Therapie für lokales Problem*)
- Bisphosphonate: Schmerzreduktion (Mechanismus ungeklärt) und Verringerung der Frakturgefahr. Ein möglicher antitumoraler Effekt wird diskutiert. Gabe von z.B. Zoledronat 4 mg alle 3–4 Wochen, Pamidronat 60–90 mg über 2–3 Stunden, i.v., alle 3–4 Wochen oder Clodronat p.o. (☞ Kap. 4.7). Studienergebnisse mit dem anti-RANKL-Antikörper Denosumab sind vielversprechend.
- bei multipler Metastasierung, besonders mit Knochenschmerzen → Einleitung einer *Chemotherapie*. Bei ungenügender Schmerzkontrolle ggf. zusätzlich Strahlentherapie

Mammakarzinom des Mannes
selten (< 1 % aller Mammakarzinome). Risikofaktoren: BRCA2-Mutation, Klinefelter-Syndrom, vermindertes Testosteron-Östrogen-Verhältnis (z.B. nach Orchidektomie, exogene Östrogene). Die diagnostischen und therapeutischen Konzepte orientieren sich an der Behandlung des weiblichen Mammakarzinoms. Da die männlichen Mammatumoren Östrogenrezeptoren (über 80 % der Fälle) und Progesteronrezeptoren (74 %) exprimieren, kommt der endokrinen Therapie eine besondere Bedeutung zu. Standard ist die adjuvante Gabe von Tamoxifen (20 mg/d über 5 Jahre). Die Verträglichkeit von Tamoxifen bei Männern scheint schlechter als bei Frauen zu sein. Indikation zur Strahlentherapie bzw. Chemotherapie sowie Auswahl der Substanzen entspricht der bei Frauen.

8.4.1 Mammakarzinom

Prg: 5- bzw. 10-Jahres-Überlebensraten bei Stadieneinteilung entsprechend AJCC

Stadium	5 Jahre	10 Jahre
Stadium I	98 %	93 %
Stadium IIA	94 %	85 %
Stadium IIB	82 %	70 %
Stadium III	64 %	48 %
Stadium IV	24 %	14 %

Die Therapiestrategie für Brustkrebs von Patientinnen mit nachgewiesener genetischer Belastung (BRCA-1-Mutation) unterscheidet sich nicht von der für sporadische Erkrankungen. Erste Untersuchungen weisen darauf hin, dass die Prognose sich in diesen Gruppen nicht unterscheidet.

Px: *Vorsorge*
- monatliche Selbstuntersuchung (es ist allerdings nicht belegt, dass die Brustkrebssterblichkeit durch die Tastuntersuchung gesenkt werden kann.)
- Die klinische Brustuntersuchung mit Palpation, Inspektion und Beurteilung des Lymphabflusses sollte Frauen im Rahmen der gesetzlichen Früherkennungsuntersuchungen jährlich angeboten werden.
- Ab dem 40. Lebensjahr sind mammografische Kontrollen alle 2 Jahre sinnvoll. Flächendeckendes Mammografie-Screening in Deutschland zwischen dem 50. und 69. Lebensjahr
- Bei hoher mammografischer Brustdichte (ACR 3 und 4) sollte zusätzlich eine Sonografie durchgeführt werden.
- bei Hochrisikosituation (Frauen mit erkrankten Verwandten ersten Grades): jährliches Mammogramm. Für eine ausführliche Beratung wurden im Rahmen eines Forschungsprojekts der Deutschen Krebshilfe elf Beratungsstellen eingerichtet, die eine spezialisierte, interdisziplinäre Tumorrisiko-Sprechstunde anbieten (☞ Kap. 11.4).

Primäre Prävention
- bei Hochrisikofrauen (z.B. BRCA-Mutation): Prävention durch bilaterale prophylaktische Mastektomie bzw. zusätzliche Salpingo-Oophorektomie möglich → signifikante Senkung des Mammakarzinom-Risikos
- primäre (Chemo-)Prävention mittels Tamoxifen oder Aromatasehemmer bei Frauen mit erhöhtem Mammakarzinomrisiko wirksam. Bei Tamoxifen ist das erhöhte Risiko eines Endometriumkarzinoms zu beachten.

Na:
- bei kurativer Intention: engmaschige Nachsorge, z.B. entsprechend den Empfehlungen des Krebsverbandes Baden-Württemberg. Begründung durch die Tatsache, dass Lokalrezidive und Zweittumoren in der kontralateralen Brust kurativ behandelt werden können, wenn sie rechtzeitig festgestellt werden.
- Eine jährliche Mammografie ist aufgrund des erhöhten Risikos für ein zweites Mammakarzinom (etwa 1 % pro Jahr) indiziert.
- Zur Nachsorge gehören die regelmäßige Selbstuntersuchung und die klinische Untersuchung durch den betreuenden Arzt. Die Labor- und die apparative Diagnostik werden symptomabhängig eingesetzt.

Ad: **German Breast Group (GBG).** Verschiedene Studienprotokolle. Kontakt: GBG ForschungsGmbH, Martin-Behaim-Str. 12, 63263 Neu-Isenburg, ☎ 06102/7480-0, Fax: 06102/7480-440, E-Mail: info@germanbreastgroup.de

Lit:
1. Aebi S, Davidson T, Gruber G et al. Primary breast cancer: ESMO Clinical Practice Guidelines for diagnosis, treatment and follow-up. Ann Oncol 2011;22(Suppl 6):vi12–vi24.
2. Bleyer A, Welch HG. Effect of three decades of screening mammography on breast cancer incidence. N Engl J Med 2012;367:1998–2005.
3. Cancer Genome Atlas Network. Comprehensive molecular portraits of human breast tumours. Nature 2012;490:61–70.
4. Cardoso F, Harbeck N, Fallowfield L et al. Locally recurrent or metastatic breast cancer: ESMO Clinical Practice Guidelines for diagnosis, treatment and follow-up. Ann Oncol 2012;23(Suppl 7):vii11–vii19.
5. Dawson SJ, Tsui DWY, Murtaza M et al. Analysis of circulating tumor DNA to monitor metastatic breast cancer. N Engl J Med 2013;368:1199-1209.
6. Harbeck N, Wuerstlein R. Optimal sequencing of anti-HER2 therapy throughout the continuum of HER2-positive breast cancer. Evidence and clinical considerations. Drugs 2013;73:1665–1680.
7. Khatheressican JL, Hurley P, Bantug E et al. Breast cancer follow-up and management after primary treatment: ASCO Clinical Practice Guideline Update. J Clin Oncol 2012;31:961-965.
8. Sainsbury R. The development of endocrine therapy for women with breast cancer. Cancer Treatm Rev 2013;39:507–517.
9. Von Minckwitz G, Blohmer JU, Costa SD et al. Response-guided neoadjuvant chemotherapy for breast cancer. J Clin Oncol 2013;31:3623–3630.

Web:
1. www.deutsche.krebsgesellschaft.de — DKG Leitlinien
2. www.ago-online.de — AG Gyn Onkologie
3. www.nlm.nih.gov/medlineplus/breastcancer.html — MedlinePlus
4. www.germanbreastgroup.de — GBG ForschungsGmbH, Studien
5. www.nccn.org/professionals/physician_gls/f_guidelines — NCCN Guidelines

8.4.2 Maligne Ovarialtumoren

K. Zirlik, E. Stickeler, C.F. Waller

Def: maligne Neubildungen des Ovars. Etwa 90 % aller malignen Ovarialtumoren sind echte Karzinome, d.h. epithelialen Ursprungs. Die übrigen Ovarialneoplasien sind maligne Keimzell-, Stroma- oder Borderline-Tumoren (☞ Kap. 8.4.3 bis 8.4.5).

ICD-10: C56

Ep: Inzidenz: 11,5 Fälle/100 000/Jahr. Regionale Unterschiede, in Industrienationen häufiger vorkommend. Auftreten ab 40 Jahren, Altersgipfel: 70.–85. Lebensjahr

Pg: *Risikofaktoren*
- sporadisches Ovarialkarzinom: Alter, Adipositas, polyzystisches Ovar
- Faktoren, die eine verlängerte und kontinuierliche Ovulation fördern, erhöhen das Risiko: frühe Menarche, späte Menopause, keine Geburten.
- Faktoren, welche die Ovulation unterdrücken, verringern das Risiko: Geburten, Stillen, orale Kontrazeption. Postmenopausale Östrogensubstitution scheint das Risiko demgegenüber nicht zu beeinflussen.
- *familiäre Belastung:* erhöhtes Risiko bei Mutter oder Schwester mit Ovarialkarzinom (relatives Risiko 2,0)
- *genetische Faktoren:* hereditäres Mamma- und Ovarialkarzinom-Syndrom (BRCA1, BRCA2), Lynch-II-Syndrom („hereditary nonpolyposis colorectal cancer syndrome", HNPCC), Li-Fraumeni-Syndrom (p53), jeweils autosomal dominant vererbt
- *regionale Unterschiede:* erhöhtes Risiko in Industrienationen
- ionisierende Strahlung

Molekulargenetik
- *Onkogenexpression:* bei bis zu 25 % der Patientinnen Veränderungen der Onkogene HER2/neu, c-myc, ras
- *Verlust/Alteration von Tumorsuppressorgenen:* p53, BRCA1, BRCA2, PTEN, DNA-Mismatch-Repairgene MLH1 und MSH2

Path: *Histologie nach WHO*

Typ	Häufigkeit
Maligne epitheliale Tumoren	*90 %*
• serös	40–53 %
• muzinös	7–15 %
• endometrioid	15–22 %
• mesonephroid (klarzellig)	4–10 %
• Brenner-Tumor	selten
• Mischtypen	selten
• undifferenziert, unklassifiziert	4 %
Stromatumoren	*7 %*
• Granulosazelltumor	3–5 %
• Sertoli-Leydig-Zell-Tumor	2 %
• Thekazelltumor	selten
• Androblastom	selten
• unklassifiziert	selten

Solide Tumoren   Maligne Ovarialtumoren 8.4.2

Typ	Häufigkeit
Keimzelltumoren	12%
• Dysgerminom	1%
• Teratom	3%
• endodermaler Sinus-Tumor („yolk sac tumor")	1%
• embryonales Karzinom	selten
• Chorionkarzinom	selten
• Polyembryom	selten
• gemischter Keimzelltumor	selten
Borderline-Tumoren	6%
• „tumors of low malignant potential", keine Invasion	
Andere	10%
• Lipidzelltumor	
• Gonadoblastom	
• mesenchymale Tumoren (Sarkome, Fibrome etc.)	
• Lymphome	
• Metastasen	

„Borderline-Tumoren" (BOT)
- Inzidenz: 1,9 Fälle/100 000 Einwohner/Jahr. Altersgipfel: 45–59 Jahre
- Tumoren mit erhöhter Proliferationsrate, vermehrten Mitosen, Zell-/Kernatypien, jedoch ohne destruierendes invasives Wachstum. In Einzelfällen primär multifokales Auftreten. Histologisch: 50% serös, 36% muzinös
- wichtigster Prognosefaktor: Nachweis invasiver intraperitonealer Implantate
- operative Therapie mit guter Prognose: 5-Jahres-Überleben im Stadium I 90–97%, im Stadium II–III 77%, Rezidivrate 7–10%

Metastasierung/Ausbreitung
- lokale Ausbreitung: per continuitatem
- Peritonealkarzinose: intraperitoneale Aussaat nach Durchbruch der ovariellen Kapsel
- lymphogene Metastasierung: paraaortale Lymphknoten, seltener retrograder Befall inguinaler/femoraler Lymphknoten
- hämatogene Metastasierung: in Leber, Lunge, ZNS, selten ossärer Befall

Klass: *Klassifikation nach dem TNM-System (UICC, 2010)*

TNM	Charakterisierung
T	Primärtumor
TX	Primärtumor kann nicht beurteilt werden
T0	kein Anhalt für Primärtumor
T1	Tumor begrenzt auf Ovarien
	a ein Ovar betroffen, Kapsel intakt
	b beide Ovarien betroffen, Kapsel intakt
	c Kapselruptur, Tumorzellen an der Oberfläche des Ovars
T2	Tumorausbreitung im Becken
	a Befall von Uterus und/oder Tuben
	b Befall anderer Beckenorgane
	c Tumorzellen in Aszites/Peritoneallavage
T3	Tumorausbreitung über das Becken hinaus, peritonealer Befall
	a mikroskopischer Nachweis
	b Tumorgröße ≤2 cm
	c Tumorgröße > 2 cm und/oder regionale LK-Metastasen

8.4.2 Maligne Ovarialtumoren

TNM	Charakterisierung
N	*Lymphknotenbefall*
NX	regionäre Lymphknoten nicht beurteilbar
N0	keine regionären Lymphknotenmetastasen
N1	regionäre Lymphknotenmetastasen
M	*Fernmetastasen*
M0	keine Fernmetastasen
M1	Fernmetastasen (außer Peritonealmetastasen)
G	*Differenzierung*
GX	Differenzierung nicht beurteilbar
GB	Borderline-Tumor
G1	gut differenziert
G2	mäßig differenziert
G3	gering differenziert
G4	undifferenziert

Tumorstadien nach FIGO

FIGO (Stadium)	T	TNM (N)	M	Häufigkeit (%)	Überleben (5 Jahre)
IA–C	T1 a–c	N0	M0	15 %	80 %
IIA–C	T2 a–c	N0	M0	15 %	60 %
IIIA–C	T3 a–c	N0	M0	65 %	25 %
IV	jedes T	jedes N	M1	5 %	5–10 %

Sy: Ovarialkarzinome sind lange asymptomatisch und werden deshalb meist spät entdeckt (bei Erstdiagnose 70 % FIGO-Stadien IIB-IV). In fortgeschrittenen Stadien Symptome der lokal und/oder systemisch fortgeschrittenen Erkrankung:
- abdominelle Schmerzen, Druckgefühl
- Gewichtsverlust, Appetitlosigkeit, Leistungsminderung
- Aszites, Pleuraerguss, Dyspnoe
- genitale Blutungen (25 %), bei prämenopausalen Frauen Störungen der Regelblutung
- Subileus, Ileus, Stuhlveränderungen, Meteorismus, Miktionsstörungen, Pollakisurie

Dg: *Anamnese, Klinik*
- Anamnese, einschließlich Risikofaktoren (☞ oben)
- klinische und gynäkologische Untersuchung, obligat: Palpation des Abdomens, rektale und vaginale Untersuchung, Beurteilung des Douglas-Raums

Labor
- Routinelabor mit Blutbild, LDH, Leber-/Nierenfunktion
- Tumormarker: bei epithelialen Tumoren CA-125 (Sensitivität 50–90 %), bei Keimzelltumoren β-HCG, AFP, CA 19-9. Geeignet zur Verlaufskontrolle, nicht geeignet zur Diagnosestellung oder zum Screening (☞ Kap. 2.4)

Histologiegewinnung
- Punktion von Aszites oder Pleuraerguss (Sensitivität 50 %)
  CAVE: Bauchwandmetastasen. Eine gezielte Feinnadelpunktion eines Ovarialtumors ist wegen der Gefahr der Tumorzellaussaat kontraindiziert.
- Laparotomie, Laparoskopie: nur bei geringem Malignitätsverdacht

Bildgebung

Zum jetzigen Zeitpunkt existiert keine apparative diagnostische Maßnahme, die ein operatives Staging beim Ovarialkarzinom ersetzen und die Operabilität verlässlich einschätzen kann.

- Die transvaginale Sonografie (TVS) hat unter den bildgebenden Verfahren den höchsten Stellenwert zur Diagnostik des Ovarialkarzinoms.
- Sonografie Abdomen
- Röntgen Thorax, intravenöse Urografie, CT/MRT Abdomen
- präoperativ: Zystoskopie, Rektoskopie

DD: ***Differenzialdiagnose und Abklärung ovarieller Raumforderungen***

• benigne Zysten	meist ≤ 5 cm, zyklusabhängig, ggf. Punktion, Sonografie
• Endometriose	zyklische Blutungen und Schmerzen
• Extrauteringravidität	meist 5.–8. Woche nach letzter Regelblutung, βHCG ↑, Sonografie, ggf. Laparoskopie
• Entzündungen	Adnexitis, Pyosalpinx, tuboovarieller Abszess, Divertikulitis (CRP ↑, BSG ↑, Leukozytose, Fieber)
• benigne Tumoren	z.B. Zystadenome (Abklärung durch Histologie)
• uterine Tumoren	z.B. Leiomyom (Bildgebung)
• Ovarialtumoren	z.B. Karzinom, Stromazelltumoren, Keimzelltumoren
• Metastasen	z.B. Karzinome von Mamma, Magen, Endometrium, Kolon, Rektum, Blase
• Artefakte	volle Blase, Skybala (Kotballen)

Ko:
- *Stieldrehung:* heftiger, meist einseitiger Schmerz, Peritonismus, Schock
- *Ruptur zystischer Tumoren:* leichter diffuser Peritonismus, normale Temperatur, gynäkologischer Tastbefund meist unauffällig (Tumor kollabiert). Konsekutive Tumoraussaat im Peritoneum. *Besonderheit:* Ruptur eines benignen muzinösen Kystoms kann zur Implantation der schleimproduzierenden Zellen im gesamten Bauchraum führen → „Gallertbauch", Pseudomyxoma peritonei (☞ Kap. 8.3.9)
- *Blutung*
- *Meigs-Syndrom:* Aszites + Pleuraerguss (einseitig oder bilateral)

Paraneoplastische Syndrome (☞ *Kap. 8.13*)
- Hirsutismus/Virilisierung bei androgenproduzierenden Tumoren (Androblastom), Blutungsanomalien bei östrogenproduzierenden Tumoren
- Cushing-Syndrom
- Hyperkalzämie („parathyroid hormone related protein", PTH-RP)
- neurologische Störungen: Polyneuropathie, Demenz, zerebelläre Ataxie

Th: ***Therapieprinzipien des Ovarialkarzinoms***

1. Die Therapie des Ovarialkarzinoms erfolgt multimodal mittels Operation und Chemotherapie in einem spezialisierten Zentrum. Standard ist die primäre Operation mit dem Ziel der maximalen Tumorreduktion, gefolgt von einer Chemotherapie.
2. Die Operation hat in der Regel therapeutischen (Tumorentfernung) und diagnostischen (operatives Staging) Charakter und ist entsprechend Qualitätskriterien (FIGO-Standard) durchzuführen. In Frühstadien (FIGO I–IIA) ist die vollständige Entfernung aller makroskopisch erkennbaren Tumormanifestationen mit einem längeren Überleben und einer höheren Heilungsrate assoziiert.

8.4.2 Maligne Ovarialtumoren

3. Die wichtigsten chemotherapeutisch wirksamen Verbindungen sind Platinderivate (Cisplatin, Carboplatin) und Taxane (Paclitaxel).
4. zur Therapie anderer maligner Ovarialtumoren ☞ Keimzelltumoren (☞ Kap. 8.4.3), Stromazelltumoren (☞ Kap. 8.4.4 und 8.4.5), Trophoblastzelltumoren (☞ Kap. 8.4.6)

Behandlungskonzept epithelialer Ovarialtumoren

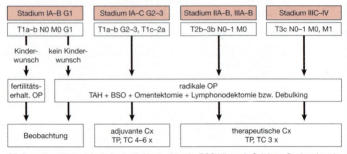

OP Operation, TAH totale abdominelle Hysterektomie, BSO bilaterale Salpingo-Oophorektomie, Cx Chemotherapie, TP Paclitaxel + Cisplatin, TC Paclitaxel + Carboplatin

Operative Therapie

- *Standardverfahren: radikale Operation/Stagingoperation nach FIGO (Längsschnitt-Laparotomie):* totale abdominelle Hysterektomie (TAH), bilaterale Salpingo-Oophorektomie (BSO), Appendektomie, pelvine und paraoortale Lymphonodektomie, Omentektomie, Peritonealbiopsien oder -resektion, Peritoneallavage bzw. Aszitesgewinnung, Abstrich Zwerchfellkuppeln. Ggf. retroperitoneale Lymphadenektomie, Resektion befallener Darmanteile
- *Stadium IA:* Belassen eines Ovars und des Uterus bei prämenopausalen Frauen mit Kinderwunsch möglich („fertilitätserhaltende Operation")
- *Stadium III und IV:* falls komplette Tumorentfernung nicht möglich, chirurgische Tumorverkleinerung nach Möglichkeit auf Restherde von < 1 cm Durchmesser (signifikanter Überlebensvorteil gegenüber Patientinnen mit Resttumor > 1 cm, der Gewinn ist aber gering im Vergleich zur Komplettresektion). Falls die Erstoperation mit maximaler Sorgfalt („state-of-the-art") durchgeführt wurde, ist durch weitere Operationen („Second-look") *keine* Verbesserung der Prognose zu erzielen.
- *Rezidiv:* Eine erneute Operation sollte lediglich bei einem Spätrezidiv durchgeführt werden (rezidivfreies Intervall nach Beendigung der Primärtherapie > 12 Monate) und wenn Chancen auf makroskopische Tumorfreiheit bestehen. Ein positiver AGO-Score (Komplettresektion bei Primär-OP, guter Allgemeinzustand [ECOG 0], Aszites < 500 ml) kann helfen, geeignete Patientinnen für eine erfolgreiche Rezidivoperation bei platinsensiblem Erstrezidiv auszuwählen.

Chemotherapie epithelialer Tumoren

Initiale Chemotherapie („first line")
- Platin- und Taxan-haltige Protokolle sind allen anderen Verfahren überlegen.
- *„adjuvante"* Chemotherapie: postoperativ indiziert in Frühstadien FIGO I–IIA, (außer Stadium IA, Grad 1). Chemotherapie sollte Platin-haltig sein und 6 Zyklen beinhalten (Verbesserung des rezidivfreien und Gesamtüberlebens).
- *„neoadjuvante"* Chemotherapie: nicht etabliert, nur im Rahmen klinischer Studien
- *„therapeutische"* Chemotherapie: Nach operativer Tumorreduktion im Stadium IIB–IV, Standardvorgehen: Carboplatin AUC 5 und Paclitaxel 175 mg/m^2 für 6 Zyklen alle 3 Wochen. Es gibt keine Daten für eine Therapieverlängerung über 6 Zyklen, für Dosiseskalationen oder für die Addition weiterer Medikamente außerhalb klinischer Studien.

Salvage-Therapie: Platin-sensibles Rezidiv („second line")
bei rezidivfreiem Intervall > 6 Monate nach platinhaltiger Erstlinientherapie ggf. Reoperation (☞ oben, Operation) zur möglichst kompletten Tumorentfernung vor erneuter Chemotherapie.
Die Platin-haltige Kombinationstherapie ist der Platin-Monotherapie überlegen.
Eine Effektivität ist nachgewiesen für die Kombinationen:
- Carboplatin/pegyliertes liposomales Doxorubicin
- Carboplatin/Paclitaxel
- Carboplataín/Gemcitabin
- Carboplatin/Paclitaxel/Bevacizumab

Wenn eine Platin-haltige Therapie bei einem rezidivfreien Intervall von 6–12 Monaten nicht geeignet erscheint, ist pegyliertes liposomales Doxorubicin (PLD) in Kombination mit Trabectedin effektiv.

Platin-resistentes Rezidiv
Platin-resistentes Rezidiv (< 6 Monate nach platinhaltiger Erstlinientherapie) oder refraktäre Situation nach Platin-haltiger Salvage-Therapie. Die Erhaltung der Lebensqualität sollte gegenüber anderen Therapiezielen im Vordergrund stehen.
Eine Kombinationstherapie bietet bisher keinen Vorteil gegenüber einer Monotherapie. Endokrine Therapien sind einer Monochemotherapie unterlegen.
Folgende Zytostatika zeigen vergleichbare Effektivität:
- pegyliertes liposomales Doxorubicin
- Topotecan
- Gemcitabin
- Paclitaxel wöchentlich

Intraperitoneale Chemotherapie
intraperitoneale Instillation von Zytostatika bei malignem Aszites/Peritonealkarzinose in palliativer Situation kann für die klinische Routine geeignetes Standardprotokoll etabliert werden. Intraperitoneale Therapien wurden bislang nicht mit dem aktuellen Behandlungsstandard (intravenöse Therapie mit Carboplatin und Puolitaxel) verglichen. Einsatz nur im Rahmen klinischer Studien.

Antikörpertherapie
Seit Dezember 2011 ist Bevacizumab (Angiogenesehemmer) in Kombination mit Carboplatin und Paclitaxel zur Primärbehandlung bei fortgeschrittenem epithelialem Ovarialkarzinom (FIGO-Stadium IIIB–IV) zugelassen (Verlängerung des mittleren progressionsfreien Überlebens von 10 auf 14 Monate).

8.4.2 Maligne Ovarialtumoren

Therapieprotokolle

„Paclitaxel/Carboplatin" ☞ Protokoll 13.11.1			Wiederholung d 22
Paclitaxel	175 mg/m^2/d	i.v.	d 1, über 3 h
Carboplatin	AUC 5	i.v.	d 1

Topotecan/Bevacizumab"			Wiederholung d 22
Topotecan	4 mg/m^2/d	i.v.	d 1, 8, 15
Bevacizumab	10 mg/kg KG/d	i.v.	d 1, 15

„Paclitaxel wöchentlich" ☞ Protokoll 13.10.7			Wiederholung wöchentlich
Paclitaxel	80 mg/m^2/d	i.v.	d 1, über 3 h

„Topotecan" ☞ Protokoll 13.2.4			Wiederholung d 22
Topotecan	1,5 mg/m^2/d	i.v.	d 1–5

„Liposomales Doxorubicin"			Wiederholung d 29
Liposomales Doxorubicin	40 mg/m^2/d	i.v.	d 1

„Treosulfan"			Wiederholung d 29
Treosulfan	5000 mg/m^2/d	i.v.	d 1

„PEB" ☞ Protokoll 13.11.2			Wiederholung d 22
Cisplatin	20 mg/m^2/d	i.v.	d 1–5
Etoposidphosphat	100 mg/m^2/d	i.v.	d 1–5
Bleomycin	30 mg/d	i.v.	d 1, 8, 15

Experimentelle Therapieverfahren

Aktuelle Therapiestudien schließen neue Zytostatika (u.a. Gimatecan), molekulare Therapien („targeted therapies") sowie immunologische oder gentherapeutische Therapiekonzepte ein (☞ unter www.ago-ovar.de und www.noggo.de für Deutschland). Ansätze:
- EGFR (Epidermal Growth Factor Receptor) Inhibitoren (Gefitinib, Erlotinib), VEGF (Vascular Endothelial Growth Factor) Inhibitoren, Angiopectin-Inhibitoren (Trebananid), PDGF (Platelet-Derived Growth Factor) Inhibitor, Hedgehog-Inhibitoren, PI3k/mTOR-Inhibitoren, Aurora-Kinase-Inhibitoren, Multityrosinkinase-Inhibitor: Sunitinib
- HER2/neu-Antikörper, bispezifische monoklonale Antikörper oder Antikörperkonjugate mit Toxinen, Zytostatika oder Radioisotopen, Anti-Idiotyp-CA125-Antikörper
- PARP-Inhibitoren (Olaparib), insb. bei Tumoren mit BRCA1-/BRCA2-Mutationen

Prg:	*Etablierte Prognosefaktoren*
• Tumorstadium, Alter, Allgemeinzustand und postoperativer Tumorrest sind unabhängige signifikante prognostische Parameter für das Überleben
• Histologie, Grading
• Tumormarkerverlauf postoperativ
• maligner Aszites oder Tumorzellen in Peritoneallavage
• Proliferationsindizes (S-Phasen-Anteil), Ploidie

5-Jahres-Überleben epithelialer Ovarialkarzinome nach FIGO-Stadien siehe oben, Keimzelltumoren (☞ Kap. 8.4.3), Stromazelltumoren (☞ Kap. 8.4.4 und 8.4.5). |
| **Na:** | • bei kurativer Intention: engmaschige Kontrollen, im 1.–3. Jahr alle 3 Monate, ab 4. Jahr alle 6 Monate, ab 6. Jahr jährliche Vorsorge
• *Ziele:* Behandlung therapieassoziierter Nebenwirkungen, Rezidiverkennung, Erhaltung der Lebensqualität, psychosoziale Betreuung
• *Verfahren:* Anamnese, klinische und gynäkologische Untersuchung, transvaginale Sonografie (TVS). Tumormarker CA-125 oder aufwendige apparative Untersuchungen (CT, MRT) nur bei klinischem Verdacht auf Rezidiv
• Eine Hormonersatztherapie (HRT) mit Östrogenen kann nach Ovarialkarzinom durchgeführt werden, wenn sie zu einer Verbesserung der Lebensqualität führt. *Kein* erhöhtes Rezidivrisiko durch HRT (☞ Kap. 3.3)
• Sonderfall: nach fertilitätserhaltender Operation im Frühstadium: gynäkologische Untersuchung mit TVS und CA-125 in 2-monatigen Intervallen. Nach Abschluss der Familienplanung Komplettierung der operativen Therapie |
| **Px:** | Ein allgemeines Ovarialkarzinom-Screening ist nicht sinnvoll. Auch die Bestimmung von Proteinmustern im Serum oder Genexpressionsprofilen kann zum jetzigen Zeitpunkt nicht zur Früherkennung genutzt werden. Bei Frauen mit familiären bzw. genetischen Risikofaktoren:
• Vorsorgeuntersuchung alle 6 Monate: rektovaginale Untersuchung, transvaginale Sonografie, CA-125
• großzügige Indikationsstellung zur diagnostischen Laparaskopie

Primär präventive Maßnahmen: Orale Kontrazeptiva reduzieren das Ovarialkarzinom-Risiko nach 5 Jahren Einnahme um 50 %, Tubenligatur reduziert das Risiko um 67 %, Hysterektomie um 37 %. Die prophylaktische beidseitige Adnexektomie (Salpingo-Oophorektomie) reduziert das Ovarialkarzinom-Risiko bei BRCA1/2-Mutationsträgerinnen um 96 % und das Mammakarzinom-Risiko um 50 %. |
| **Ad:** | **AGO-Studiengruppe „Ovarialkarzinom".** Studiensekretariat: Herr Widzgowski, Frau Krüger, Klinik für Gynäkologie und Geburtshilfe, Christian-Albrechts-Universität Kiel, Michaelisstr. 16, 24105 Kiel, ☎ 0431-5974089, Fax: 0431-5974090. E-Mail: ago-ovar@email.uni-kiel.de |
| **Lit:** | 1. Banerjee S, Kaye SB, New strategies in the treatment of ovarian cancer: current clinical perspectives and future potential. Clin Cancer Res 2013;19:961–168
2. Bast RC, Hennessy B, Mills GB. The biology of ovarian cancer: new opportunities for translation. Nat Rev Cancer 2009;9:415–428.
3. Burges A, Schmalfeldt B. Ovarialkarzinom: Diagnostik und Therapie. Dtsch Ärztebl 2011,108: 635–641.
4. Colombo N, Peiretti M, Parma G et al. Newly diagnosed and relapsed epithelial ovarian carcinoma: ESMO Clinical Practice Guidelines for diagnosis, treatment and follow-up. Ann Oncol 2010;21(Suppl 5):v23–v30.
5. Hall M, Gourley C, McNeish I et al. Targeted anti-vascular therapies for ovarian cancer: current evidence. Dr J Cancer 2013;108:250–258 |

6. Rustin GJ, Van den Burg ME, Griffin CL et al. Early versus delayed treatment of relapsed ovarian cancer (MRC OV05/EORTC55955): a randomised trial. Lancet 2010;376:1155–1163.
7. Tropé CG, Elstrand MB, Sandstad B et al. Neoadjuvant chemotherapy, interval debulking surgery or primary surgery in ovarian cancer FIGO stage IV? Eur J Cancer 2012;48:2146–2154.
8. Vaughan S, Coward JI, Bast RC et al. Rethinking ovarian cancer: recommendations for improving outcomes. Nat Rev Cancer 2011;11:719–725.

Web:

1. www.ago-ovar.de — AG Gyn Onkol
2. www.nccn.org/professionals/physician_gls/PDF/ovarian.pdf — NCCN Guideline

8.4.3 Maligne Keimzelltumoren der Frau

K. Zirlik, E. Stickeler, C.F. Waller

Def: bösartige Neubildungen der Ovarien, die sich aus den Primordialzellen des Ovars ableiten (primitive omnipotente Keimzellen). Unterschieden werden Dysgerminome, Chorionkarzinome (nicht gestationsbedingt) und Teratome.

ICD-10:
- C56 Dysgerminom
- C58 Chorionkarzinom
- C80 malignes Teratom
- C36.9 benignes Teratom

Ep: 20–25 % aller Ovarialneoplasien sind Keimzelltumoren, davon sind etwa 3–5 % maligne. Medianes Alter bei Erstdiagnose 16.–20. Lebensjahr, ovarielle Keimzelltumoren machen in der Altersgruppe zwischen 10. und 30. Lebensjahr 70 % aller Ovarialtumoren aus.

Pg: erhöhtes Risiko bei Frauen mit vorhandenem Y-Chromosom:
- Klinefelter-Syndrom (Karyotyp 47, XXY oder Varianten)
- Vorliegen einer reinen (46, XY) oder gemischten Gonadendysgenesie
- komplette Androgen-Insensitivität (testikuläre Feminisierung, 46, XY)

Path: *Pathologische Klassifikation maligner Keimzelltumoren der Frau*

Typ	Häufigkeit
Primitive Keimzelltumoren	*50–70 %*
• Dysgerminome	30–50 %
• endodermale Sinustumoren (Dottersacktumor, Yolk-Sac-Tumor)	10 %
• embryonale Karzinome	2 %
• Polyembryome	selten
• Chorionkarzinome (nicht gestationsbedingt)	1 %
• Mischformen	6 %
Teratome	*30–40 %*
• unreifes solides Teratom	selten
• unreifes zystisches Teratom	30–35 %
• unreifes gemischtes Teratom (solide/zystische Anteile)	selten
• reifes solides Teratom	selten
• reifes zystisches Teratom (Dermoidzyste) mit/ohne Transformation	selten
Monodermale Tumoren	*selten*
• Struma ovarii (benigne/maligne)	
• Karzinoid	
Keimzell-Keimstrang-Stromatumor	*selten*
• Gonadoblastom	
• gemischter Keimzell-Keimstrang-Stromatumor	

Tumortypen
- *Dysgerminome* sind morphologisch mit den Seminomen des Mannes vergleichbar. Bei Vorhandensein von synzytiotrophoblastischen Riesenzellen β-HCG ↑, PLAP ↑ (plazentare alkalische Phosphatase)

8.4.3 Maligne Keimzelltumoren der Frau — Solide Tumoren

- *endodermaler Sinustumor (Dottersacktumor):* meist bei jungen Mädchen und Frauen. Medianes Alter: 18 Jahre. 30 % treten vor der Menarche auf. Schnelles, aggressives Wachstum. Der Tumor produziert regelmäßig α-Fetoprotein.
- *Embryonale Karzinome* entsprechen histologisch denen des männlichen Hodens.
- *Chorionkarzinome* entstehen aus extraembryonalen Trophoblast-Strukturen und enthalten neben chorialen Zellen häufig andere maligne Keimzellelemente. Zwei Gruppen werden unterschieden: schwangerschaftsassoziierte Chorionkarzinome (☞ Trophoblastzelltumoren, Kap. 8.4.6) und und nichtgestationsbedingte Chorionkarzinome (werden als Keimzelltumoren klassifiziert). Chorionkarzinome metastasieren häufig und früh hämatogen.
- *Teratome* enthalten unreife bis hochdifferenzierte Gewebe, die an untypischen Lokalisationen auftreten. Unreife („immature") Teratome setzen sich aus ektodermalen, mesodermalen und endodermalen Bestandteilen zusammen; Klassifikation und Grading erfolgen abhängig von der Differenzierung sowie vom Anteil neuraler und embryonaler Elemente. Reife („mature") Teratome sind in 95 % der Fälle zystisch, mit Anteilen reifer Gewebe ekto-, meso- oder endodermalen Ursprungs. Monodermale Tumoren sind selten.
- *Gemischte Keimzelltumoren* beinhalten mindestens zwei verschiedene ovarielle Keimzellneoplasien. Am häufigsten sind Mischtumoren aus Dysgerminomen und endodermalen Sinustumoren. Teratokarzinome enthalten Gewebe aller drei Keimblätter, zusammen mit embryonalen Karzinomanteilen.

Metastasierungsmuster
im Vergleich zum epithelialen Ovarialkarzinom häufigere Metastasierung:
- Dysgerminom: in 10–15 % der Fälle bei Erstdiagnose bilateral
- *regional:* lokale Infiltration (z.B. Polyembryom), Aussaat in Peritonealraum
- *lymphogen:* paraaortale Lymphknoten, retroperitoneale LK (Dysgerminom)
- *hämatogen:* Plazenta, Lunge, Gehirn, Leber, Knochen

Klass: Stadieneinteilung entspricht der klinischen Klassifikation maligner epithelialer Tumoren des Ovars (☞ Kap. 8.4.2, Ovarialkarzinom).

Sy: bei Erstdiagnose häufig Stadium I, d.h. Tumor auf Ovar beschränkt. Die Symptomatik ist oft durch schnelles Wachstum gekennzeichnet, insbesondere beim embryonalen Karzinom, Polyembryom, Dysgerminom und endodermalen Sinustumor. Etwa 15–20 % der Dysgerminome werden in der Schwangerschaft oder postpartal diagnostiziert.
- Umfangszunahme des Abdomens, Aszites, abdominelle Schmerzen, Völlegefühl, Dysurie. Bei Torsion oder Ruptur des Adnextumors kann ein akutes Abdomen auftreten.
- Östrogen-/Androgensekretion → Pubertas praecox (z.B. embryonales Karzinom), Oligomenorrhoe, Amenorrhoe
- schwangerschaftsähnliche Symptome
- uterine Blutungen (z.B. Chorionkarzinom)

Dg: *Anamnese, Klinik*
- Anamnese, mit Familienanamnese
- klinische Untersuchung. Gynäkologische Untersuchung wegen des häufig jungen Alters der Patientinnen nur eingeschränkt möglich. Rektale Untersuchung zur Beurteilung des Douglas-Raums und des inneren Genitale

Labor
- Routinelabor, mit Blutbild, LDH, Leber-/Nierenfunktion
- ggf. Chromosomenanalyse (v.a. bei jungen Patientinnen vor der Menarche)

- Tumormarker (☞ auch Kap. 2.4): β-HCG, AFP, plazentare alkalische Phosphatase (PLAP). CA-125 kann ebenfalls „unspezifisch" erhöht sein und spricht dann für eine Mitbeteiligung des Peritoneums und Vorliegen von Aszites.

Tumormarker bei malignen Keimzelltumoren der Frau

Tumortyp	β-HCG	AFP	LDH
Dysgerminom	+/−	−	++
embryonales Karzinom	++	+/−	+
endodermaler Sinustumor	−	++	+
unreifes Teratom	−	+/−	+/−
gemischter Keimzelltumor	+/−	+/−	+/−
Polyembryom	+	+/−	−
Chorionkarzinom	+	−	+/−

AFP α$_1$-Fetoprotein (Dottersackanteile), β-HCG humanes Choriongonadotropin β (Chorionanteile), LDH Laktatdehydrogenase, − negativ, + erhöht, ++ stark erhöht

Bildgebung
- Sonografie (transvaginal, abdominal), Röntgen Thorax
- MRT Abdomen/Becken mit Kontrastmittel, ggf. CT Abdomen/Becken

Histologiegewinnung
- Punktion von Aszites oder Pleuraerguss
- Laparotomie, Laparoskopie (nur bei geringem Malignitätsverdacht)

DD: *Extraovarielle Raumforderungen*
- ektope Schwangerschaft, Hydrosalpinx
- tubo-ovarieller Abszess, Abszess bei Divertikulitis oder Appendizitis

Ovarielle Raumforderungen
- benigne Zyste (zyklusabhängig), Korpus-luteum-Zyste, Endometriose
- benigne/maligne Tumoren, Metastase solider Tumoren

Ko: Stieldrehung, Ruptur mit Hämoperitoneum, Blutung

Th: Die Behandlung erfolgt meist als Kombination aus Operation und Chemotherapie, in Anlehnung an die Therapie des epithelialen Ovarialkarzinoms (☞ Kap. 8.4.2). Mit Ausnahme von frühen Dysgerminomen (Stadium IA) sowie frühen malignen Teratomen (Stadium IA, hochdifferenziert) ist eine postoperative Chemotherapie indiziert. Zur Therapie der Chorionkarzinome ☞ Kap. 8.4.6 (Trophoblastzelltumoren)

Operative Therapie
- Staging-Laparotomie vom Längsschnitt, sorgfältige Exploration des Abdomens, Ovarektomie, ggf. kontralaterale Ovarbiopsie, multiple peritoneale Biopsien, infrakolische Omentektomie, pelvine und paraaortale Lymphonodektomie
- Nach sorgfältigem chirurgischen Staging ist im Stadium I die einseitige Adnexektomie (mit Schonung der kontralateralen Adnexe) möglich.
- bei metastatischem Befall: Entfernung des sichtbaren und tastbaren Tumors
- Die Mehrzahl der Patientinnen kann fertilitätserhaltend operiert werden.
- ggf. operative Resektion residualer Tumoren nach Chemotherapie

Strahlentherapie
- Nur Dysgerminome gelten als strahlensensibel, für andere maligne Keimzelltumoren hat die Strahlentherapie keine Bedeutung.

8.4.3 Maligne Keimzelltumoren der Frau — Solide Tumoren

- Dysgerminom, Stadium IA: engmaschige Nachbeobachtung (Rezidivrate 15–25 %). Die adjuvante Radiatio wurde aufgrund der hohen Rate an kontralateralen Dysgerminomen sowie dem häufigen Verlust der Fertilität verlassen. In höheren Stadien kommt eine adjuvante Platin-haltige Chemotherapie zum Einsatz.
- Bei inkomplett reseziertem Dysgerminom wird der Einsatz einer lokalen Strahlentherapie in Dosierungen von 25–30 Gy diskutiert, es besteht allerdings eine Lokalrezidivrate von 40 %. Auch hier vermehrt Einsatz der Polychemotherapie

Chemotherapie
- *adjuvante Situation:* Alle Patientinnen mit Dysgerminomen (Ausnahme: Stadium IA), endodermalen Sinustumoren und Chorionkarzinomen sollten eine adjuvante Platin-haltige Chemotherapie erhalten. Standard: PEB (Cisplatin + Etoposid + Bleomycin), 3–4 Zyklen, bei fortgeschrittener Erkrankung werden bis zu 6 Zyklen empfohlen, alternativ PEI oder VAC. Die Rolle der adjuvanten Chemotherapie bei unreifen Teratomen ist unklar, in den Stadien IB–III wird dennoch eine adjuvante Chemotherapie empfohlen.
- *fortgeschrittene Stadien:* Patientinnen mit inkompletter Resektion oder im Rezidiv sollten mindestens 3–4 Zyklen eine Cisplatin-haltigen Chemotherapie erhalten (PEB-Protokoll). Alternativ: Ersatz von Cisplatin durch Carboplatin (z.B. bei Nierenfunktionsstörungen). Bei Progression oder frühem Rezidiv unter Cisplatin-haltiger Therapie → Einsatz des VAC-Protokolls (Ansprechrate > 30 %), ggf. Hochdosis-Chemotherapie im Rahmen klinischer Studien

Chemotherapieprotokolle – Keimzelltumoren

„PEB" ☞ Protokoll 13.11.2			Wiederholung d 22
Cisplatin	20 mg/m^2/d	i.v.	d 1–5
Etoposidphosphat	100 mg/m^2/d	i.v.	d 1–5
Bleomycin	30 mg/d	i.v.	d 1, 8, 15

„PEI" ☞ Protokoll 13.11.4			Wiederholung d 22
Cisplatin	20 mg/m^2/d	i.v.	d 1–5
Etoposidphosphat	100 mg/m^2/d	i.v.	d 1–5
Ifosfamid	1 200 mg/m^2/d	i.v.	d 1–5

„VAC"			Wiederholung d 22
Vincristin	1,5 mg/m^2/d	i.v.	d 1
Actinomycin-D	350 µg/m^2/d	i.v.	d 1–5
Cyclophosphamid	150 mg/m^2/d	i.v.	d 1–5

Pg: Die Gesamtprognose von Patientinnen mit malignen Keimzelltumoren des Ovars hat sich (wie bei den testikulären Keimzelltumoren) mit der Einführung Cisplatin-haltiger Polychemotherapieprotokolle deutlich verbessert → kuratives Therapieziel auch bei fortgeschrittenen Tumoren. 5-Jahres-Überlebensrate > 90 % (auch nach fertilitätserhaltender Operation)
- Ungünstige Prognosefaktoren sind Tumorgröße, Fernmetastasierung, jugendliches Alter bei Erstdiagnose und hohe Mitoserate im Histologiebefund, hohes präoperatives α-Fetoprotein und β-HCG sowie hohe präoperative Aszitesmengen.

Maligne Keimzelltumoren der Frau 8.4.3

Lit:
1. Colombo N, Peiretti M, Garbi A et al. Non-epithelial ovarian cancer: ESMO Clinical Practice Guidelines for diagnosis, treatment and follow-up. Ann Oncol 2012;23(Suppl 7):vii20–vii26.
2. Vozquez I, Rustin GJS. Current controverses in the management of germ cell ovarian tumours. Curr Opin Oral 2013;25:539–545.

Web:
1. www.nccn.org/professionals/physician_gls/f_guidelines — NCCN Practice Guidelines
2. www.ago-online.de — Arbeitsgemeinschaft „Gynäkologische Onkologie"

8.4.4 Granulosazelltumoren des Ovars

K. Zirlik, E. Stickeler, C.F. Waller

Def: maligne Stromazelltumoren des Ovars, die sich aus gonadenspezifischem Stromagewebe oder aus undifferenziertem Mesenchym entwickeln:
- „weibliche" Differenzierung: Granulosazelltumoren
- „männliche" Differenzierung: Sertoli-Leydig-Zelltumoren
- Vorliegen beider Differenzierungsformen: Gynandroblastome

ICD-10: C56

Ep: Inzidenz: 1 Fall/100 000 Frauen/Jahr. Altersgipfel: 50.–54. Lebensjahr. Häufigster maligner Stromazelltumor, < 5 % der malignen Ovarialtumoren. Ca. 80 % der Tumoren sind endokrin aktiv und können ovarielle Steroidhormone wie Östron, Östradiol, Progesteron, Hydroxyprogesteron, Androstendion und Testosteron, aber auch atypische Metaboliten synthetisieren. 95 % im Erwachsenenalter diagnostiziert (adulter Typ), 5 % im Kindes- und Jugendalter (juveniler Typ, < 20 Jahre), dann bei 80 % der Patientinnen Pseudopubertas praecox

Pg: Pathogenese ist nicht abschließend geklärt. Bei > 95 % der Fälle Vorliegen von Mutationen des Transkriptionsfaktors FOXL2 (C134W)

Path: makroskopisch meist große Tumoren, mit Zysten und Einblutungen. Granulosazelltumoren entwickeln sich meist unilateral (Bilateralität: < 5 %), ohne Metastasierung. Diagnosestellung häufig (etwa 97 %) in Stadium I. Fernmetastasen sind selten (Leber, Lunge, Skelett).

Histologie
- Bei Granulosazelltumoren werden mehrere Subtypen unterschieden: mikrofollikulär mit Call-Exner-Körper, makrofollikulär, trabekulär, insulär, sarkomatoid.
- Immunhistochemische Marker sind Inhibin, CD99, Zytokeratine (CK), EMA, Calretinin und CD56.

Klass: *WHO-Klassifikation der Keimstrang-Stroma-Tumoren des Ovars*

1. Granulosa-Stromazell-Tumoren
- *Granulosazelltumor*
  - adulter Typ
  - juveniler Typ
- *Tumor der Thekom-Fibrom-Gruppe*
  - Thekom
  - Fibrom
  - Fibrosarkom

2. Sertoli-Stromazell-Tumoren
- *Sertolizell-Tumor*
- *Leydigzell-Tumor*
- *Sertoli-Leydigzell-Tumor*

3. Gynandroblastom
- *Steroidzelltumor*

Die klinische Stadieneinteilung entspricht der Klassifikation der Ovarialkarzinome nach FIGO (☞ Kap. 8.4.2).

Granulosazelltumoren des Ovars 8.4.4

Sy:
- abdominale Schmerzen
- uterine Blutungen, z.T. als Postmenopausenblutung, vaginale Blutung im Senium
- Fertilitätsstörungen, Pseudopubertas praecox (bei östrogenproduzierendem Tumor im Jugendalter), selten Virilisierung
- im Spätstadium Aszites
- in 10 % der Fälle Tumorruptur, Hämoperitoneum, evtl. akutes Abdomen

Dg:
Anamnese, Klinik
- Anamnese: Hinweise auf östrogenproduzierenden Tumor
- klinische Untersuchung: tastbarer Beckentumor, prallelastisch, glatt

Labor
- Routinelabor, Leber-/Nierenfunktion, Tumormarker Inhibin (bei postmenopausalen Frauen)
- Hormonstatus: Östradiol ↑ , ggf. DHEA-S, Testosteron, Gonadotropin (FSH, LH)

Bildgebung
- Sonografie (transvaginal und abdominal)
- ggf. MRT Becken und Abdomen (Nebennieren?)

Ko:
- Tumorruptur, Hämatoperitoneum, akutes Abdomen
- bei chronischer Östrogenproduktion des Tumors → Pseudopubertas praecox, uterine Blutungsstörungen, Infertilität, Endometriumhyperplasie (50 %), Endometriumkarzinom (5–10 %)

Th: primär operative Tumorentfernung. Eine Indikation zur Chemotherapie besteht in fortgeschrittenen Stadien (FIGO II–IV), im Rezidiv oder adjuvant nach R1-/R2-Resektion. Bei jungen Frauen fertilitätserhaltende Operation, bei älteren Patientinnen wegen des häufig simultan auftretenden Endometriumkarzinoms Hysterektomie

Operative Therapie
- *komplette Tumorentfernung mit gleichzeitig operativem Staging:* Ovarektomie enbloc (Komplikation: Tumorruptur), Schnellschnittuntersuchung, Exploration des Abdomens, Zytologieentnahme intraperitoneal. Falls *Malignität* im Schnellschnitt → multiple Peritoneumbiopsien, infrakolische Omentektomie, Hysterektomie, kontralaterale Adnexektomie, pelvine und paraaortale Lymphonodektomie
- bei *FIGO IA–IC und Kinderwunsch:* Erhalt von Uterus und kontralateralen Adnexen möglich. Bei Tumoren mit hohem malignen Potenzial: spätere Komplettierung der OP ratsam. Bei Belassen des Uterus: Hysteroskopie (HSK) und Abrasio zum Ausschluss von Endometriumhyperplasie und Endometriumkarzinom
- bei *Rezidiv* nach Intervall > 12 Monate → erneute operative Entfernung (ggf. mehrfach)

Strahlentherapie
Die Bedeutung der Strahlentherapie für Keimstrang-Stroma-Tumoren ist gering.

Chemotherapie
aufgrund der Seltenheit des Tumors keine zuverlässigen Daten zum Gesamtüberleben. Indikationsstellung und Durchführung der Chemotherapie erfolgen generell in Anlehnung an das Vorgehen beim Ovarialkarzinom. Cisplatin-haltige Therapieprotokolle sind wirksam, meist Gabe von 6–8 Zyklen.

8.4.4 Granulosazelltumoren des Ovars

- *Stadium IA–IB:* Nutzen einer adjuvanten Chemotherapie nach Operation ist nicht belegt. Bei großem Tumor, hohem Mitoseindex oder Tumorruptur wird eine Chemotherapie empfohlen.
- *Stadium IC–IV, Rezidiv, R1-/R2-Resektion:* Chemotherapie ist indiziert, in der Regel Cisplatin-haltige Therapieprotokolle (PEB).
- *Inoperabilität:* Indikation zur primär systemischen Therapie, ggf. mit Radiatio

Hormontherapie
Aromatase-Inhibitoren (z.B. Letrozol) wurden teilweise mit Erfolg bei Granulosazelltumoren eingesetzt, größere Studien dazu fehlen.

Therapieprotokolle

„PEB" ☞ Protokoll 13.11.2			Wiederholung d 22
Cisplatin	20 mg/m^2/d	i.v.	d 1–5
Etoposidphosphat	100 mg/m^2/d	i.v.	d 1–5
Bleomycin	30 mg/d	i.v.	d 1, 8, 15

„PVB"			Wiederholung d 22
Cisplatin	20 mg/m^2/d	i.v.	d 1–5, 1 h Infusion
Vinblastin	0,15 mg/kg KG/d	i.v.	d 1+2, Bolus
Bleomycin	30 mg/d	i.v.	d 2, 9, 16

„PAC" ☞ Protokoll 13.4.1			Wiederholung d 22
Doxorubicin	50 mg/m^2/d	i.v.	d 1
Cisplatin	50 mg/m^2/d	i.v.	d 1
Cyclophosphamid	500 mg/m^2/d	i.v.	d 1

Prg: aufgrund früher Diagnosestellung (bei Erstdiagnose meist Stadium I) insgesamt hohe Heilungsraten. 5-/10-Jahres-Überleben: Stadium I: 94 %/82 %
- *juveniler Typ:* selten Rezidive (Auftreten i.d.R. innerhalb von 3 Jahren nach erfolgter Primärdiagnose), dann rascher, ungünstiger Verlauf
- *adulter Typ:* Auftreten von Rezidiven erst nach 4–6 Jahren mit langsamer Progression (medianes Überleben nach Rezidiv: 5 Jahre). Dennoch sterben ca. 80 % der Patientinnen nach Rezidiv an der Erkrankung.

Prognostisch relevant sind:
- Tumorstadium, Tumorgröße > 15 cm, Lymphknotenstatus
- Differenzierungsgrad, Mitosefrequenz
- Tumorruptur ungünstig
- Alter über 40 Jahre ungünstig

Nachsorge
Inhibin B (physiologischerweise von Granulosazellen produziert) wird derzeit die größte Bedeutung in der Nachsorge von Granulosazelltumoren zugeschrieben. Weitere Marker in der Tumornachsorge sind Müllerian Inhibiting Substance (MIS) und Activin B.

Lit:
1. Busquets M, Gonzalez-Bosquet E, Muchart J et al. Granulosa cell tumor and endometrial cancer: a case report and review of the literature. Eur J Gynaecol Oncol 2010;5: 575–578.
2. Jamieson S, Fuller PJ. Molecular pathogenesis of granulosa cell tumors of the ovary. Endocrin Rev 2012;33:109–144.
3. Jamieson S, Fuller PJ. Management of granulosa cell tumor of the ovary. Curr Opin Oncol 2008;20:560–564.
4. Shah SP, Knöbel M, Senz J et al. Mutation of FOXL2 in granulosa-cell tumors of the ovary. N Engl J Med 2009;360:2719–2729.

Web: www.eierstockkrebsforum.de/html/granulosazelltumore.php   Kompetenzzentrum Eierstockkrebs

8.4.5 Sertoli-Leydig-Zelltumoren des Ovars

K. Zirlik, E. Stickeler, C.F. Waller

Def: maligne Stromazelltumoren des Ovars, die sich aus gonadenspezifischem Stromagewebe entwickeln und sowohl Sertoli- wie auch Leydig-Zellanteile enthalten. Charakteristisch ist die Produktion androgener Hormone.

ICD-10: C56

Ep: seltene Erkrankungen, 0,2 % der Ovarialkarzinome. 97 % der Tumoren werden in Frühstadien diagnostiziert, Alter bei Erstdiagnose: 20–30 Jahre. Etwa 20 % dieser Tumoren zeigen ein malignes Verhalten.

Path: makroskopisch meist Tumoren mit 5–15 cm Durchmesser, in der Regel solides Wachstum. Kennzeichen klinisch maligner Sertoli-Leydig-Zelltumoren sind:
- meist einseitig, abgekapselt
- große Tumoren (> 15 cm), hoher Mitoseindex, Tumorruptur
- histologische Entdifferenzierung
- extraovarielle Ausbreitung (intraperitoneale Aussaat, retroperitonealer Lymphknoten-Befall)

Histologie
- hochdifferenzierte Tumoren mit tubulärem Muster
- mittelhoch oder niedrig differenzierte Tumoren mit unterschiedlichen Zelltypen (retiforme/zystische/glanduläre/mesenchymale Komponenten)

Immunhistochemie
positiv für Testosteron, AFP (vorwiegend Leydig-Zellen)

Klass: Stadieneinteilung entspricht epithelialem Ovarialkarzinom (☞ Kap. 8.4.2).

Sy:
- Menstruationsstörungen
- Virilisierung, androgenetischer Symptomkomplex: Amenorrhöe, tiefe Stimme, Hirsutismus, Atrophie der Mammae, Klitorimegalie, Verlust der weiblichen Kontur, temporaler Haarverlust
- unspezifische Zeichen des Unterbauchtumors: Schmerzen, Unwohlsein, abdominale Distension, akutes Abdomen

Dg: *Anamnese, Klinik*
Anamnese, Befund: typischerweise gesund erscheinende junge Frauen

Labor
Bei 60 % der Patientinnen ist Androgenüberschuss nachweisbar: erhöhte Testosteronspiegel, gelegentlich erhöhtes Androstendion, häufig Östrogen. Nachweis von α-Fetoprotein und/oder Inhibin. Die 17-Ketosteroide im Harn inklusive des DHEA sind normal.

Bildgebung
- Sonografie transvaginal und abdominal
- Röntgen Thorax, ggf. CT/MRT von Thorax/Abdomen/Becken

Ko: Metastasierung selten (2–3 %). Metastasierungsmuster intraperitoneal, retroperitoneale Lymphknoten, Lunge, Leber, Skelett

Th: Standard ist die operative Tumorentfernung. Fertilitätserhaltendes Vorgehen ist im Stadium I möglich. Bei höheren Stadien oder Rezidiv individuelle Therapieentscheidung

Operative Therapie
- Standard: Ovarektomie (Komplikation: Tumorruptur), Schnellschnittuntersuchung, Exploration des Abdomens, Zytologieentnahme intraperitoneal. Falls Malignität im Schnellschnitt → multiple Peritoneumbiopsien, infrakolische Omentektomie, Hysterektomie, kontralaterale Adnexektomie, pelvine und paraaortale Lymphonodektomie
- bei FIGO IA und Kinderwunsch: Erhalt von Uterus und kontralateralen Adnexen möglich. Bei Tumoren mit hohem malignen Potenzial (G3, heterogene Zusammensetzung) Komplettierung der OP nach Abschluss der Familienplanung
- bei Rezidiv nach Intervall > 12 Monate → erneute operative Entfernung

Strahlentherapie
Ein Nutzen der Strahlentherapie ist nicht eindeutig belegt.

Chemotherapie
- Bei undifferenzierten Tumoren (G2–3), R1-/R2-Resektion, Metastasen oder bei Rezidiven ist eine Chemotherapie sinnvoll. Bei Inoperabilität (z.B. wegen schlechtem Allgemeinzustand) besteht die Indikation zur Chemotherapie.
- Bei hoch- und mittelhoch differenzierten Tumoren ist nach kompletter Resektion eine adjuvante Chemotherapie nicht erforderlich (Rezidivrate ohne Chemotherapie: 20 %).

Chemotherapieprotokolle

„PEB" ☞ Protokoll 13.11.2			Wiederholung d 22
Cisplatin	20 mg/m²/d	i.v.	d 1–5
Etoposidphosphat	100 mg/m²/d	i.v.	d 1–5
Bleomycin	30 mg/d	i.v.	d 1, 8, 15

„PVB"			Wiederholung d 22
Cisplatin	20 mg/m²/d	i.v.	d 1–5, 1-h-Infusion
Vinblastin	0,2 mg/kg KG/d	i.v.	d 1+2, Bolus
Bleomycin	30 mg/d	i.v.	d 1, 8, 15

„PAC" ☞ Protokoll 13.4.1			Wiederholung d 22
Doxorubicin	50 mg/m²/d	i.v.	d 1
Cisplatin	50 mg/m²/d	i.v.	d 1
Cyclophosphamid	500 mg/m²/d	i.v.	d 1

Prg: nach operativer Tumorentfernung: Symptome des androgenproduzierenden Tumors rückläufig, Wiedereinsetzen der Menstruation nach 3 Monaten, Fertilität nicht vermindert. Zeichen der Androgenisierung verschwinden nur bei 50 % der Patientinnen vollständig. Rezidiv typischerweise früh auftretend (6 % nach 5 Jahren). 5-Jahres-Überleben: 70–90 %

8.4.5 Sertoli-Leydig-Zelltumoren des Ovars — Solide Tumoren

Lit:
1. Colombo N, Parma G, Zanagnolo V et al. Management of ovarian stromal cell tumors. J Clin Oncol 2007;25: 2944–2951.
2. Sigismondi C, Gadducci A, Lorusso D et al. Ovarian Sertoli-Leydig cell tumors. Gynecol Oncol 2012;125:673–676
3. Thrall MM, Paley P, Pizer E et al. Patterns of spread and recurrence of sex-cord-stromal tumors of the ovary Gynecologic Oncology 2011; 242–245.

Web: www.nccn.org/professionals/physician_gls/f_guidelines NCCN Guidelines

8.4.6 Maligne Trophoblastzelltumoren

K. Zirlik, E. Stickeler, C.F. Waller

Def: heterogene Gruppe von malignen Neubildungen, die aus dem Trophoblastgewebe der Plazenta entstehen

Histologische Typen der gestationsbedingten Trophoblasterkrankungen

Typ	Inzidenz
nicht-invasive hydatiforme Blasenmole (komplett/partiell)	1 Fall/2 000 Schwangerschaften
invasive (destruierende) Blasenmole	1 Fall/15 000 Schwangerschaften
Chorionkarzinom (früher: Chorionepitheliom)	1–2 /40 000 Schwangerschaften
Trophoblastzelltumoren der Plazenta	sehr selten

ICD-10: D39.2 Blasenmole
C58 Chorionkarzinom

Ep: seltene Erkrankungen. Inzidenz der hydatiformen Blasenmole: 1 Fall/2 000 Schwangerschaften/Jahr in Deutschland. Frauen mit einer kompletten Blasenmole entwickeln in 15 % eine invasive Blasenmole, in 5 % ein Chorionkarzinom. Maligne Trophoblastzelltumoren sind nach einer partiellen Mole äußerst selten.

Pg: *Risikofaktoren*
- Nulliparität
- junges (< 20 Jahre) bzw. höheres Alter der Schwangeren (> 35 Jahre)
- Vorhandensein vergrößerter Theka-Luteinzysten
- abnorm erhöhte β-HCG-Serumkonzentration während der Schwangerschaft
- frühere maligne Trophoblastzelltumoren
- Nikotinabusus > 15 Zigaretten/Tag
- bestimmte maternale Blutgruppen (AB oder B)

Path: *Komplette* und *partielle* hydatiforme Mole unterscheiden sich durch Morphologie, Histologie, Karyotyp und klinische Zeichen. Partielle Molen enthalten embryonales Gewebe, komplette Molen nicht.

Charakteristikum	Komplette Mole (~10 %)	Partielle Mole (~ 90 %)
Karyotyp	normal	triploid
embryonales Gewebe	–	+
Trophoblastenproliferation	zirkumferentiell, betont	fokal, wenig
Atypien der Trophoblasten	+	–
Immunzytochemie	β-HCG, selten PLAP	PLAP, selten β-HCG

β-HCG beta Human Chorion Gonadotropin, PLAP plazentare alkalische Phosphatase

Das *Chorionkarzinom* stellt eine hochmaligne Variante der Trophoblastenhyperplasie mit fehlenden Chorionvilli und Invasion in das Myometrium dar.
Trophoblastzelltumoren der Plazenta bestehen überwiegend aus Zytotrophoblastzellen ohne Chorionzotten.

8.4.6 Maligne Trophoblastzelltumoren

Hämatogene Metastasierung
- invasive Blasenmole: Lunge, Vagina
- Chorionkarzinom: Lunge, Gehirn, Leber, Becken, Vagina, Milz, Darm, Nieren

Klass: *TNM-Klassifikation und FIGO-Stadieneinteilung der Trophoblastzelltumoren*

TNM-Klassifikation		FIGO	
Tx	M0		Primärtumor kann nicht beurteilt werden.
T0	M0		kein Anhalt für einen Primärtumor
T1	M0	I	Tumor auf den Uterus beschränkt
T2	M0	II	vaginale und/oder pelvine Ausbreitung
jedes T	M1a	III	Lungenmetastasen +/- Nachweis einer genitalen Lokalisation
jedes T	M1b	IV	alle anderen Fernmetastasen (z.B. Hirn) +/- Lungenmetastasen

Risiko-Score zur Prognoseabschätzung für Trophoblastzelltumoren (FIGO/WHO)

Prognosefaktoren	Punktwerte			
	0	1	2	4
Alter (Jahre)	< 40	≥ 40	-	-
vorherige Schwangerschaft	Mole	Abort	normal	-
Intervall [1] (Monate)	< 4	4–6	7–12	> 12
β-HCG vor Therapie (IU/ml)	$< 10^3$	$\geq 10^3$	$\geq 10^4$	$\geq 10^5$
größte Tumorausdehnung	< 3 cm	3–5 cm	> 5 cm	
Metastasen: Lokalisation	Lunge	Milz, Niere	GI-Trakt	ZNS, Leber
Metastasen: Anzahl	-	1–4	5–8	> 8
vorangegangene Chemotherapien	-	-	1	2

[1] Intervall zwischen Ende der Schwangerschaft und Beginn der Chemotherapie

Der Prognose-Score wird aus der Gesamtsumme der individuellen Punktwerte für jeden Prognosefaktor gebildet:
- Gesamtsumme ≤ 6: Niedrigrisiko-Situation
- Gesamtsumme ≥ 7: Hochrisiko-Situation

Sy: Aufgrund regelmäßiger Ultraschalluntersuchungen und β-HCG-Serumkontrollen werden Trophoblastzelltumoren heute früher erkannt, Symptome einer Molen-Schwangerschaft jedoch oft erst spät.
- vaginale Blutung, z.T. mit Abgang „wasserheller" Bläschen vor der 20. SSW
- Diskrepanz zwischen Uterusgröße und Gestationsalter
- Hyperemesis gravidarum, Anämie, Hyperthyreose
- früh auftretende Präeklampsie auch vor der 20. Schwangerschaftswoche

Dg: *Anamnese, Klinik*
- Anamnese
- klinische Untersuchung, mit gynäkologischer und rektaler Untersuchung, Beurteilung des Douglas-Raums

Labor
- Routinelabor mit LDH, Blutbild, Leber-/Nierenfunktion, Schilddrüsenwerten
- Tumormarker β-HCG (erhöhte Werte, Persistenz über die 14. Schwangerschaftswoche hinaus), PLAP (plazentare alkalische Phosphatase) im Serum

Bildgebung
- Sonografie (transvaginal und abdominal)
- Röntgen Thorax, CT Thorax, ggf. CT Abdomen
- MRT Abdomen und Becken, MRT Schädel (bei Chorionkarzinom bzw. pulmonaler oder vaginaler Metastasierung)

Histologie
- Punktion von Aszites oder Pleuraerguss
- Saugkürettage, Hysterektomie (☞ operative Therapie)

Th: Die hohe Heilungsrate der potenziell lebensbedrohlichen Erkrankung begründet eine frühzeitige Therapieeinleitung. Die Therapie maligner Trophoblastzelltumoren erfolgt multimodal und risikoadaptiert.

Operative Therapie
Die operative Entfernung ist Grundlage der Therapie lokalisierter Tumoren:
- *hydatiforme Mole:* Saugkürettage zur Uterusentleerung; bei abgeschlossener Familienplanung in Ausnahmefällen Hysterektomie, anschließend sequentielle β-HCG-Kontrolle, bei persistierenden β-HCG-Werten: Re-Kürettage
- bei *malignen Trophoblastzelltumoren* oder persistierender uteriner Blutung: Hysterektomie, ggf. adjuvante Chemotherapie
- bei Chemoresistenz isolierter *pulmonaler Metastasen:* Resektion (Thorakotomie)

Strahlentherapie
Bei Hirnmetastasen ist eine ZNS-Bestrahlung indiziert (30 Gy), evtl. in Kombination mit Chemotherapie.

Chemotherapie
Bei der Behandlung der persistierenden hydatiformen Blasenmole, der invasiven Blasenmole und des Chorionkarzinoms steht die Chemotherapie im Vordergrund:
- *adjuvante Situation:* postoperative Chemotherapie indiziert bei β-HCG-Persistenz > 12 Wochen nach hydatiformer Mole, bei invasiver Blasenmole und bei nicht metastasierten malignen Trophoblastzelltumoren. Am häufigsten verwendete Substanzen sind Methotrexat (MTX, mit Leukovorinrescue) sowie Actinomycin-D (Dactinomycin).
- *fortgeschrittene Stadien:* Bei Hochrisiko-Situation oder Rezidiv führt eine Polychemotherapie mit MAC oder EMA/CO in der Regel zur Heilung. Bei Versagen von EMA/CO sollten Platin-haltige Protokolle (PEP) Anwendung finden. Beendigung der Chemotherapie bei negativem β-HCG-Nachweis, zusätzlich Durchführung von zwei bis drei konsolidierenden Chemotherapiezyklen

Chemotherapieprotokolle

Niedrigrisiko-Situation

„Methotrexat"			Wiederholung d 12–14
Methotrexat	0,4–0,6 mg/kg/d	i.m./i.v.	d 1–5, Bolus

„Methotrexat plus Leukovorin"			Wiederholung d 12–14
Methotrexat	1,0 mg/kg/d	i.m.	d 1, 3, 5, 7, Bolus
Leukovorin	0,1 mg/kg/d	p.o.	jeweils 24 h nach MTX

„Actinomycin-D"			Wiederholung d 15
Actinomycin-D	1,25 mg/m^2/d	i.v.	d 1–5, Bolus

Hochrisiko-Situation bzw. refraktäre Erkrankung: Polychemotherapie

„EMA/CO"			Wiederholung d 15
Etoposidphosphat	100 mg/m^2/d	i.v.	d 1+2, 1-h-Infusion
Methotrexat	300 mg/m^2/d	i.v.	d 1, 12-h-Infusion
Actinomycin-D	0,5 mg/d	i.v.	d 1+2, Bolus
Leukovorin	15 mg/d	p.o.	d 2+3, 2 ×/d
Cyclophosphamid	600 mg/m^2/d	i.v.	d 8, Infusion
Vincristin	1,4 mg/m^2/d (max. 2 mg)	i.v.	d 8, Bolus

bei Hochrisiko-Patienten in der Regel 4 Zyklen

„EMA"			Wiederholung d 15
Etoposidphosphat	100 mg/m^2/d	i.v.	d 1+2, 1-h-Infusion
Methotrexat	300 mg/m^2/d	i.v.	d 1, 12-h-Infusion
Actinomycin-D	0,5 mg/d	i.v.	d 1+2, Bolus

„MAC"			Wiederholung d 22
Methotrexat	0,3 mg/kg/d	i.v./i.m.	d 1–5, Bolus
Actinomycin-D	8–10 µg/kg/d	i.v.	d 1–5, Bolus
Cyclophosphamid	3 mg/kg/d	i.v.	d 1–5, Bolus
oder Chlorambucil	0,2 mg/kg/d	p.o.	

„PEB" ☞ Protokoll 13.11.2			Wiederholung d 22
Cisplatin	20 mg/m^2/d	i.v.	d 1–5
Etoposidphosphat	100 mg/m^2/d	i.v.	d 1–5
Bleomycin	30 mg/d	i.v.	d 1, 8, 15

Pg: Die Gesamtprognose von Patienten mit malignen Trophoblastzelltumoren ist gut, auch bei fortgeschrittener Erkrankung kann in 85–100 % der Fälle eine Heilung erzielt werden.

Lit:
1. Aydiner A, Keskin S, Berkman S et al. The role of surgery and EMA/CO chemotherapy regimen in primary refractory and non-refractory gestational trophoblastic neoplasia. J Cancer Res Clin Oncol 2012;138:971–977.
2. Berkowitz RS, Goldstein DP. Clinical practice. Molar pregnancy. N Engl J Med 2009;360: 1639–1645.
3. Deng L, Yan X, Zhang J et al. Combination chemotherapy for high-risk gestational trophoblastic tumor. Cochrane Database Syst Rev 2009;(2):CD 005196.
4. Goldstein DP, Berkowitz RS. Current mangement of gestational trophoblastic neoplasia. Hematol Oncol Clin North Am 2012; 26:111–131.
5. Lumsden-Sita A, Short D, Lindsay I et al. Treatment outcomes for 618 women with gestational trophoblastic tumours following a molar pregnancy at the Charing Cross Hospital, 2000–2009. Br J Cancer 2012;107:1810–1814.
6. Schmid P, Nagai Y, Agarwal R et al. Prognostic markers and long-term outcome of placental-site trophoblastic tumours: a retrospective observational study. Lancet 2009;374:48–55.

Web:
1. www.nlm.nih.gov/medlineplus/ency/article/001496.htm   MedlinePlus
2. www.ago-online.de/de/fuer-mediziner/leitlinien   AGO-Leitlinien

8.4.7 Zervixkarzinom

K. Zirlik, E. Stickeler, C.F. Waller

Def: maligner Tumor der Zervix uteri

ICD-10: C53

Ep: in Deutschland: 12–15 Fälle/100000 Frauen/Jahr, zwei Altersgipfel zwischen 35–40 und ab 60 Jahren. Durchschnittsalter: 50. Lebensjahr, für Carcinoma in situ (CIS) 35. Lebensjahr. 25% der erkrankten Frauen sind jünger als 43 Jahre. 5% aller Karzinome bei Frauen. Starke Abhängigkeit von soziökonomischen Faktoren und vom Kulturkreis (Inzidenz weltweit: 2–90 Neuerkrankungen/100000 Frauen/Jahr)

Seit Einführung des Zervixzytologie-Screenings im Rahmen der gynäkologischen Vorsorgeuntersuchung hat die Inzidenz des Zervixkarzinoms in Deutschland stetig abgenommen. Die Häufigkeit präinvasiver Läsionen der Zervix ist aufgrund verbesserter Screening-Programme stetig angestiegen → in Deutschland etwa 300000 zervikale intraepitheliale Neoplasien (CIN) pro Jahr (Inzidenz: 1%).

Pg: Bei nahezu 100% der Zervixkarzinome ist DNA humaner Papillomaviren (insbesondere HPV 16, 18, 31, 33, 45, 51, 52, 56) nachweisbar.
- → Interaktion viraler Onkoproteine E6 und E7 mit Tumorsuppressorproteinen p53 und pRb
- → Verlust der Zellzykluskontrolle, Modulation von Zytokinen, Cyclin E, Cyclin A, c-fos, c-jun
- → Apoptosestörung, Immortalisierung

Risikofaktoren
- HPV-Infektion (durch Sexualkontakt)
- häufiger Partnerwechsel, früher erster sexueller Kontakt (Kohabitarche < 15 Jahre)
- mangelnde Sexualhygiene (Beschneidung des Mannes als protektiver Faktor)
- Immundefekte, Immunsuppression, HIV
- Rauchen, Multiparität
- Langzeiteinnahme von oralen Kontrazeptiva

Path: *Zervikale Intraepitheliale Neoplasie (CIN)*
Prädilektionsstelle der Zervixdysplasie ist die Übergangszone Plattenepithel – Zylinderepithel (Transformationszone).

- CIN I   geringgradige Dysplasie
- CIN II   mäßiggradige Dysplasie
- CIN III hochgradige Dysplasie und Carcinoma in situ

Wachstumsmuster
- CIN → Oberflächenkarzinom der Zervix → invasives Karzinom
- Wachstum des invasiven Karzinoms als oberflächliches Ulkus der Ektozervix, exophytischer Tumor oder endozervikaler Tumor
- lokale Tumorausdehnung in Vaginalhöhle/paravaginales Gewebe/Parametrium
- Infiltration von Blase und/oder Rektum möglich

Metastasierungsmuster
- lymphogen: pelvine → paraaortale → supraklavikuläre Lymphknoten
- hämatogen: Leber, Lunge, Knochen

Histologie des invasiven Karzinoms der Zervix uteri

Typ	Häufigkeit
Plattenepithelkarzinom • verhornend/nicht verhornend • großzellig/kleinzellig • verrukös/kondylomatös/papillär/lymphoepitheliomatös	60–80%
Adenokarzinom • muzinös • endozervikaler/intestinaler/Siegelringzell-Typ • Endometrioid ± Plattenepithelmetaplasie (Adenoakanthom) • klarzelliger/seröser Typ • mesonephrisches Karzinom • hochdifferenziertes villös-glanduläres Adenokarzinom	10–15%
Andere epitheliale Tumoren • adenosquamöses/adenoid-zystisches/adenoid-basales Karzinom • mukoepidermoides Karzinom • „Glassy Cell"-Karzinom • karzinoidartiger Tumor • neuroendokrines Karzinom • kleinzelliges/undifferenziertes Karzinom	selten

Klass: *FIGO-/TNM-Klassifikation des Zervixkarzinoms (2011)*

TNM	FIGO	Beschreibung
Primärtumor		
TX		Primärtumor kann nicht beurteilt werden.
T0		kein Anhalt für Primärtumor
Tis		Carcinoma in situ (präinvasives Karzinom)
T1	I	Karzinom ist auf die Cervix uteri begrenzt.
T1a	IA	Invasionstiefe ≤ 5 mm, maximale Oberflächenausdehnung ≤ 7 mm
T1a1	IA1	Invasionstiefe ≤ 3 mm, maximale horizontale Ausdehnung 7 mm
T1a2	IA2	Invasionstiefe 3–5 mm, maximale horizontale Ausdehung 7 mm
T1b	IB	klinisch (makroskopisch) erkennbare Läsionen, begrenzt auf Cervix uteri oder mikroskopische Läsion > T1a2/IA2
T1b1	IB1	klinisch erkennbare Läsionen ≤ 4 cm
T1b2	IB2	klinisch erkennbare Läsionen > 4 cm
T2	II	Zervixkarzinom infiltriert jenseits des Uterus (aber nicht bis zur Beckenwand und nicht bis zum unteren Drittel der Vagina).
T2a	IIA	ohne Infiltration des Parametriums. Infiltration der oberen 2/3 der Vagina
T2a1	IIA1	klinisch sichtbare Läsion von ≤ 4 cm in größter Ausdehnung
T2a2	IIA2	klinisch sichtbare Läsion von > 4 cm in größter Ausdehnung
T2b	IIB	mit Infiltration des Parametriums, aber keine Ausbreitung zur Beckenwand
T3	III	Tumorausbreitung bis zur unteren Vagina/Beckenwand/Ureter
T3a	IIIA	Tumor befällt unteres Drittel der Vagina, keine Ausbreitung zur Beckenwand
T3b	IIIB	Tumor breitet sich bis zur Beckenwand aus oder verursacht Hydronephrose oder stumme Niere.
T4	IVA	Infiltration Blase oder Rektum oder Grenzüberschreitung in kleines Becken

8.4.7 Zervixkarzinom

TNM	Beschreibung
Regionäre Lymphknoten	
NX	Regionäre Lymphknoten können nicht beurteilt werden.
N0	keine regionären Lymphknoten
N1	regionäre Lymphknotenmetastasen
Fernmetastasen	
M0	keine Fernmetastasen
M1	Fernmetastasen

Nach FIGO-Richtlinien erfolgt die Stadieneinteilung im Stadium IA bioptisch, ab Stadium IB rein klinisch:
- Spekulumuntersuchung, bimanuelle rektovaginale Palpation (evtl. in Narkose)
- Zystoskopie, Rektoskopie
- Röntgen Thorax, Lymphknotenstatus

Sy: *Frühsymptome*
- blutig-tingierter vaginaler Fluor
- Metrorrhagie, Kontaktblutung

Spätsymptome
- Müdigkeit, Leistungsminderung, Gewichtsverlust
- Hydronephrose, Flankenschmerzen
- Beinödem, Beckenvenenthrombose
- Schmerzen (mit Ausstrahlung in die Oberschenkel-Innenseite)

Dg: *Anamnese, Klinik*
- Anamnese mit Risikofaktoren
- klinische Untersuchung mit Spekulumuntersuchung und bimanueller rektovaginaler Palpation

Labor
- Blutbild, Elektrolyte, Gerinnungsstatus (präoperativ), Nieren-/Leberfunktion
- Tumormarker: SCC (Plattenepithelkarzinom), CEA, CA-125 (Adenokarzinom), bei neuroendokrinen Karzinomen NSE als Verlaufsparameter

Bildgebung
- Röntgen Thorax
- Sonografie
- Zystoskopie/Rektoskopie, ggf. Kolonkontrasteinlauf bei Stadien IIB–IVA
- ab Stadium IB2: MRT Becken/CT Abdomen
- weitere Untersuchungen (fakultativ): Röntgen Thorax, transvaginaler Ultraschall, Sonografie Nieren/Leber, Rektoskopie, Cystoskopie

Zytologie/Histologie
- Zervixzytologie-Screening: Abstrichentnahme von der Transformationszone, Färbung und zytologische Klassifikation nach Papanicolaou („PAP I–V"). Dünnschichtmethode („Thin Prep") ist in Deutschland nicht Standard, Sensitivität vergleichbar.
- Der HPV-Nachweis aus dem Zervikalabstrich in Kombination mit der Zytologie kann die Sensitivität erhöhen. Bei negativem HPV-Befund: geringes Zervixkarzinomrisiko
- Kolposkopie: nativ, Essigprobe (Essigsäure 3%), Jodprobe (Lugol'sche Lösung)

- kolposkopisch-gezielte Biopsieentnahmen (Knipsbiopsien) bzw. Konisation mit endozervikaler Kürettage
- bei endozervikalem Prozess: Kürettage der Zervix, evtl. mit Hysteroskopie

DD:
- Zervixpolyp, Portioerosion, Hyperkeratose
- Metastasen extragenitaler Tumoren

Th: *Therapierichtlinien*

1. Die Behandlung des Zervixkarzinoms erfolgt stadienadaptiert.
2. *Lokalisierte Stadien (CIN III, IA bis IIA):* Standard ist die operative Therapie. Die alleinige Radiatio ist gleichwertig mit der Operation, eine Kombination beider Verfahren ist in der Regel jedoch nicht sinnvoll (Erhöhung der Nebenwirkungsrate ohne Verbesserung des therapeutischen Nutzens). Der Nutzen einer adjuvanten, einfachen Hysterektomie bei Stadium IB2 ist nicht bewiesen. Patientinnen mit Kontraindikationen für eine Operation werden primär strahlentherapeutisch behandelt, meist mittels intrakavitärer Kontaktbestrahlung (Brachytherapie) und externer Radiatio.
3. *regional fortgeschrittene Stadien (IIB, III und IVA):* kombinierte Radiochemotherapie (mit „Radiosensitizer" Cisplatin). Im Stadium IIIA kann in Einzelfällen eine chirurgische Primärtherapie erwogen werden.
4. *Fernmetastasierung (Stadium IVB):* palliative Chemotherapie möglich, wirksame Verbindungen sind Cisplatin, Carboplatin, Alkylantien (Ifosfamid, Cyclophosphamid), Anthrazykline (Doxorubicin, Epirubicin), Irinotecan, Topotecan und Paclitaxel. Individuelle Therapieentscheidung.
   Bei vaginaler Blutung, Schmerzen im kleinen Becken bzw. Harnstau durch Tumor- oder Lymphknoten-Kompression: lokale palliative Strahlentherapie
5. Der Wert einer primären (neoadjuvanten) oder adjuvanten Chemotherapie ist umstritten.
6. Die Radiochemotherapie ist in allen Krankheitsstadien effektiver als die alleinige Bestrahlung. Patienten in frühen Stadien haben einen größeren Gewinn als Patienten in fortgeschrittenen Stadien. Die Wirkung der Radiochemotherapie kann durch Kombinations-Chemotherapie gesteigert werden (z.B. Cisplatin und Gemcitabin).

Behandlungskonzept des Zervixkarzinoms

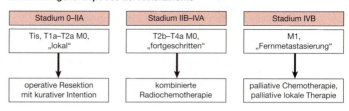

Präinvasive Läsionen der Zervix und Carcinoma in situ

Lokale operative Behandlung bei CIN III und persistierendem CIN II
- Messer-Konisation
- LEEP („loop electrosurgical excision procedure")
- LLETZ („large loop excision of the transformation zone")

8.4.7 Zervixkarzinom

Invasives Karzinom

Stadium IA1 (ohne Lymphgefäßeinbruch)
- Bei bestehendem Kinderwunsch kann (nach ausführlichem Aufklärungsgespräch) eine Konisation mit Zervixkürettage in sano vertreten werden.
- bei abgeschlossener Familienplanung: Empfehlung einer einfachen Hysterektomie (Piver-Rutledge I)
- Prospektive Untersuchungen zeigten vergleichbare Resultate für operative vs. strahlentherapeutische Primärtherapie im Stadium I.

Stadium IA1 (mit Lymphgefäßeinbruch), IA2, IB1, IIA, frühes Stadium IIB
- Studien zeigen bei Patientinnen mit Zervixkarzinom Stadium IA2 (Diagnose am Konisationspräparat, in sano exzidiert) ein geringes Risiko der Lymphknotenmetastasierung und eine 5-Jahres-Überlebensrate von > 90 %. Die Anzahl von Lymphgefäßeinbrüchen korreliert signifikant mit dem Vorliegen pelviner und paraaortaler Lymphknotenmetastasen.
- Operativ erfolgt zunächst die pelvine und untere paraaortale Lymphadenektomie mit intraoperativer Gefrierschnittuntersuchung (Lymphknotenentfernung vor Hysterektomie). Weiteres Vorgehen entsprechend Ergebnis der Gefrierschnittuntersuchung
- bei *tumorfreien pelvinen und paraaortalen Lymphknoten:* Radikaloperation nach Wertheim (Piver-Rutledge II–III). Die postoperative adjuvante Strahlentherapie oder Chemotherapie ist aufgrund erhöhter Morbidität nicht zu empfehlen. Ebenso hat die präoperative Strahlentherapie zu keiner verbesserten Heilungsrate geführt, jedoch zu gehäuften therapiebedingten (intraoperativen) Komplikationen.
- bei *Befall pelviner und/oder paraaortaler Lymphknoten:* keine Hysterektomie, sondern Bestrahlung des Primärtumors. Je nach histologischem Lymphknoten-Befallsmuster wird das Bestrahlungsfeld nach paraaortal erweitert. Das initiale „Debulking" vergrößerter pelviner und/oder paraaortaler Lymphknoten erleichtert die strahlentherapeutische Sanierung des Beckenwandbereiches. Die perkutane Strahlentherapiedosis beträgt 45–55 Gy. Simultane Chemotherapie (Cisplatin als „Radiosensitizer"). In der Endphase der perkutanen Bestrahlung zusätzlich Brachytherapie im Afterloadingverfahren mit Radium oder Iridium. Im zentralen Tumorbereich beträgt die Gesamtdosis 85–100 Gy.

Stadium IIB (bei gesichertem Befall), III, IVA
simultane Radiochemotherapie mit „Radiosensitizer" Cisplatin

Stadium IVB (Fernmetastasierung)
- Bei Patientinnen mit primärer Fernmetastasierung (Stadium IVB) ist die Chemotherapie mit palliativem Therapieansatz indiziert. Ihre Ansprechwahrscheinlichkeit liegt bei etwa 40 %, die Ansprechdauer bei 3–4 Monaten.
- Cisplatin in Kombination mit anderen chemotherapeutischen Substanzen lässt, verglichen mit Cisplatin-Monochemotherapie, keine Erhöhung des Gesamtüberlebens erkennen. Der Einsatz der Kombinations-Chemotherapie sollte nur im Rahmen von klinischen Studien erfolgen.

Rezidivbehandlung

Die Behandlung lokaler oder regionaler Rezidive des Zervixkarzinoms erfolgt primär operativ, ggf. in Kombination mit Strahlentherapie. Therapieoptionen sind abhängig von der Tumorlokalisation:
- lokales Rezidiv nach (ausschließlich) operativer Behandlung → kombinierte Radiochemotherapie (Heilungsrate 40 %)

- tiefsitzendes Scheidenrezidiv nach Strahlentherapie → Kolpektomie oder zweites Strahlenfeld kaudal (Brachytherapie)
- zentrales Rezidiv (beschränkt auf das kleine Becken, ohne Kontakt zur Beckenwand) → radikale Operation in sano, in der Regel Exenteration erforderlich (Heilungsrate 30–60 %)
- Beckenwandrezidive im vorbestrahlten Gebiet → Operation, ggf. in Kombination mit interstitieller Strahlentherapie. Operative Entfernung in Kombination mit intraoperativer Strahlentherapie (IORT) des Tumorbetts in Studien
- paraaortale Metastasen → selektive operative Entfernung (Heilungsrate 20–30 %). Die Diagnose hoch sitzender Lymphknotenrezidive ist am besten mittels MRT und PET sowie evtl. CT und Sonografie der ableitenden Harnwege möglich.
- falls Operation oder Strahlentherapie des Rezidivs nicht möglich (oder bei Fernmetastasen): palliative Chemotherapie bei Beschwerden. Die besten Ergebnisse mit Verbesserung des progressionsfreien und Gesamtüberlebens werden durch eine Kombination von Cisplatin und Toptecan mit einer Cisplatin-Monotherapie erzielt.

Chemotherapieprotokolle

„Cisplatin" (Radiochemotherapie)			Wiederholung d 8
Cisplatin	40 mg/m^2/d	i.v.	d 1, max. 6 Wochen

„Cisplatin"			Wiederholung d 22
Cisplatin	50–75 mg/m^2/d	i.v.	d 1

„Topotecan/Cisplatin"			Wiederholung d 22
Topotecan	0,75 mg/m^2/d	i.v.	d 1–3
Cisplatin	50 mg/m^2/d	i.v.	d 1

„BIP" (Buxton)			Wiederholung d 22
Bleomycin	30 mg/d	i.v.	d 1
Ifosfamid	5 g/m^2/d	c.i.v.	d 1
Cisplatin	50 mg/m^2/d	i.v.	d 1

„Carboplatin/Ifosfamid"			Wiederholung d 29
Carboplatin	300 mg/m^2/d	i.v.	d 1
Ifosfamid	5 g/m^2/d	c.i.v.	d 1

„Paclitaxel/Cisplatin"			Wiederholung d 22
Paclitaxel	135–170 mg/m^2/d	i.v.	d 1
Cisplatin	75 mg/m^2/d	i.v.	d 1

Neue Therapieverfahren
- Angiogenese-Inhibitoren in klinischen Studien
- EGFR-Inhibitoren (Erlotinib, Gefinib, Cetuximab)

8.4.7 Zervixkarzinom

Prg: *Prognosefaktoren*
- Stadium, Histologie (ungünstig: Adenokarzinom, kleinzelliges Karzinom), Gefäßinvasion
- Lymphgefäßinvasion im Tumorbereich, retroperitoneale Lymphknotenmetastasen
- lymphozytäre Stromareaktion
- Expression von CD44, VEGF, Faktor VIII
- Infektionen: HIV-Infektion
- prätherapeutischer Hämglobin-Wert bzw. therapierefraktäre Anämie bei Patientinnen unter primärer Radiotherapie/Radiochemotherapie

Px: *Präventionsmaßnahmen*
- Zwei Impfstoffe (Cervarix® und Gardasil®) sind zugelassen. Diese schützen gegen HPV 16+18, bei Gardasil® darüber hinaus Schutz gegen HPV 6+11 (Genitalwarzen). Offiziell empfohlen seit 2007 für Mädchen zwischen 12 und 17 Jahren. Die HPV-Impfung kann mindestens 70 % der Zervixkarzinome verhindern. Da nicht alle HPV-Typen durch die Impfstoffe erfasst werden, ist die Teilnahme an den regelmäßigen Krebsfrüherkennungsuntersuchungen weiterhin erforderlich.
- *Aufklärung* insbesondere junger Mädchen/Frauen über humane Papillomviren (HPV), Entstehung eines Zervixkarzinoms sowie Risikofaktoren zur Aquisition einer HPV-Infektion
- *Primärprävention:* Schutz vor HPV-Infekt (Kondombenutzung, Hygiene)
- *Sekundärprävention:* HPV-Diagnostik zum Nachweis von HPV-Infekten, Definition von Risikogruppen, Kontrolle auf Präkanzerosen

Lit:
1. Altgassen C, Hertel H, Brandstädt A et al. Multicenter validation study of the sentinel lymph node concept in cervical cancer: AGO Study Group. J Clin Oncol 2008;26:2943–2951.
2. Anttila A, von Karsa L, Aasmaa A et al. Cervical cancer screening policies and coverage in Europe. Eur J Cancer 2009;45:2649–2658.
3. Colombo P, Carinelli S, Colombo A et al. Cervical cancer: ESMO Clinical Practice Guideline for diagnosis, treatment and follow-up. Am Oncol 2012;23(Supp 7):vii27–vii32
4. Crosbie EJ, Einstein MH, Franceschi S et al. Human papillomavirus and cervical cancer. Lancet 2013;382:889–899.
5. Paavonen J, Naud P, Salmeron J et al. Efficacy of human papillomavirus (HPV)-16/18 AS04-adjuvanted vaccine against cervical infection and precancer caused by oncogenic HPV types (PATRICIA). Lancet 2009;374:301–314.
6. Scarinci IC, Garcia FAR, Kobetz E et al. Cervical cancer prevention. Cancer 2010;116:2531–2542.
7. Wörmann B. Systemische Therapie in einem kurativen multimodalen Konzept. Onkologe 2012;18:56–60.
8. Wright AA, Howitt BE, Myers AP et al. Oncogenic mutations in cervical cancer. Cancer 2013;119:3776–3783.

Web:
1. www.ago-online.de/de/fuer-mediziner/leitlinien/uterus — AG Gyn Onkol (AGO)
2. www.nlm.nih.gov/medlineplus/cervicalcancer.html — MedlinePlus

8.4.8 Endometriumkarzinom

K. Zirlik, E. Stickeler, C.F. Waller

Def: maligner Tumor der Schleimhaut des Corpus uteri (Korpuskarzinom)

ICD-10: C54

Ep: häufigster Tumor des weiblichen Genitaltrakts. Inzidenz: 15/100 000 Frauen/Jahr, Altersgipfel 65.–85. Lebensjahr. Zunehmende Inzidenz bei geringer Mortalität, etwa 2 800 Todesfälle pro Jahr in Deutschland

Pg: *Risikofaktoren (inbesondere des Typ-I-Endometriumkarzinoms)*
- Adipositas, häufig assoziiert mit Diabetes mellitus, arteriellem Hypertonus
- frühe Menarche, späte Menopause, Nulliparität
- Syndrom der polyzystischen Ovarien (PCO)
- atypische adenomatöse Endometriumhyperplasie
- östrogensezernierende Tumoren
- Östrogentherapie („unopposed", d.h. ohne Progesteronkombination)
- Tamoxifentherapie, Bestrahlung im Beckenbereich

Genetische Faktoren
- familiäre Prädisposition: HNPCC („Hereditary non-polyposis colorectal cancer"; Lynch-II-Syndrom): hohes Risiko extraintestinaler Tumoren, Endometriumkarzinom bei 43 % der betroffenen Frauen
- andere Aberrationen: Mutationen von KRAS- und PTEN, seltener p53

Path: *Histologische Klassifikation der Endometriumkarzinome*

Es werden 2 Typen unterschieden:
- Typ 1: weitgehend hormon-sensibel (75–80 % aller Endometriumkarzinome, Auftreten bei klassischen Risikofaktoren ☞ oben), niedriger Malignitätsgrad, Entstehung auf dem Hintergrund einer Endometriumhyperplasie, histologisch meist endometrioide Adenokarzinome
- Typ 2 (10–15 %): nicht hormon-sensibel, keine klassischen Risikofaktoren, meist bei älteren Patientinnen, häufig seröse oder klarzellige Karzinome, höherer Malignitätsgrad, schlechte Prognose

Histologie	Häufigkeit
Karzinome	*95 %*
• endometrioides Adenokarzinom	80 %
• klarzelliges Karzinom	5–10 %
• serös-papilläres Karzinom (schlechtere Prognose)	1–5 %
• Varianten mit squamöser Differenzierung	5 %
Seltene Formen	*5 %*
• Plattenepithelkarzinom	
• gemischte Formen (Adenoakanthom, adenosquamöses Karzinom)	
• undifferenziertes Karzinom	
• muzinöses Adenokarzinom	

8.4.8 Endometriumkarzinom

Endometriumhyperplasie
- einfache Hyperplasie: glandulär-zystisch, keine Atypien, zukünftiges Karzinomrisiko < 1 %
- komplexe Hyperplasie: adenomatöse Hyperplasie Grad I und II, gering bis mittelgradige Hyperplasie ohne Atypien, Karzinomrisiko etwa 2 %
- einfache *atypische* Hyperplasie: präkanzeröse Läsion, Karzinomrisiko 5–10 %
- komplexe *atypische* Hyperplasie: präkanzeröse Läsion, Karzinomrisiko 30 %

Metastasierungsmuster des Endometriumkarzinoms
- lokal: Peritonealraum
- lymphogen: pelvine und paraaortale Lymphknoten
- hämatogen: Lunge, Leber, Knochen

Klass: ***TNM-, FIGO-Klassifikation des Endometriumkarzinoms (2011)[1]***

TNM	FIGO	Definition
T		*Primärtumor*
TX		Primärtumor nicht beurteilbar
T0		kein Anhalt für Primärtumor
Tis		Carcinoma in situ
T1	I	Tumor auf Corpus uteri beschränkt
T1a	IA	keine Invasion oder Invasion < 50 % des Myometriums
T1b	IB	Invasion > 50 % der Myometriumdicke
T2	II	Invasion Zervixstroma, keine Ausbreitung jenseits des Uterus
T3	III	lokale und/oder regionäre Ausbreitung (wie nachfolgend beschrieben)
T3a	IIIA	Tumor infiltriert Serosa und/oder Adnexe.
T3b	IIIB	Beteiligung der Vagina und/oder Parametrien, direkt oder metastatisch
T3c	IIIC	Metastasen in Becken- und/oder paraaortalen Lymphknoten
T3c1	IIIC1	Metastasen in Beckenlymphknoten
T3c2	IIIC2	Metastasen in paraaortalen Lymphknoten mit/ohne Metastasen in Beckenlymphknoten
T4	IV	Tumor infiltriert Blase und/oder Darm.
N		*Lymphknotenbefall*
NX		regionäre Lymphknoten nicht beurteilbar
N0		keine regionären Lymphknotenmetastasen
N1	III	regionäre Lymphknotenmetastasen
M		*Fernmetastasen*
M0		keine Fernmetastasen
M1	IV	Fernmetastasen (außer Vagina, Beckenserosa, Adnexe) inklusive intra-abdominale Lymphknoten, außer paraaortale und/oder Becken-Lymphknoten

[1] operatives Staging mit Hysterektomie und Salpingo-Oophorektomie erforderlich

Sy: Frühsymptome sind Menorrhagie, Metrorrhagie, postmenopausale Blutung.
Bei fortgeschrittenem Karzinom: Aszitesbildung, Blutungssymptomatik, Anämie, abdominelle Beschwerden, Obstipation bis Ileus

Dg: *Anamnese, Klinik*
- Anamnese einschließlich Risikofaktoren
- klinische Untersuchung mit gynäkologischem Befund inklusive PAP-Abstrich, Lymphknotenstatus

Labor
- Blutbild, BSG, Elektrolyte, Leber-/Nierenfunktion, Gerinnung, Urinstatus
- Tumormarker CA-125 und CEA (nur zur Verlaufskontrolle bei Adenokarzinom)
- Serum Amyoid A (wurde kürzlich als neuer Biomarker identifiziert; noch nicht in der klinischen Routine etabliert

Histologie
- histologische Diagnosesicherung durch Endometriumbiopsie (gilt besonders bei prämenopausalen Frauen als nicht ausreichend zuverlässig), Hysteroskopie und fraktionierte Abrasio (Goldstandard)

Bildgebung
- Sonografie (transvaginal und abdominell), Röntgen Thorax
- MRT Abdomen mit Kontrastmittel, ggf. CT Abdomen
- Zystoskopie, Rektoskopie (bei Verdacht auf Tumorinfiltration)
- i.v.-Pyelogramm (bei Verdacht auf Tumorausbreitung im Parametrium)

DD:
- glandulär-zystische Endometriumhyperplasie, Endometriumpolyp
- dysfunktionelle uterine Blutungen hormoneller Genese
- Uterus myomatosus, Endometriose, Adenomyosis uteri interna

Th: *Therapieprinzipien*

1. Die Therapie des Endometriumkarzinoms ist für alle Stadien primär operativ.
2. Die operative Therapie in den Stadien I–III erfolgt in kurativer Absicht.
3. In den Stadien IIIB mit Vaginalbefall und IVA ist die Operation allein meistens nicht kurativ → zusätzlich Strahlentherapie, ggf. Chemotherapie.
4. Die Chemotherapie ist palliativ wirksam und wird insbesondere im metastasierten Stadium IVB eingesetzt.

Operative Therapie

Ein systematisches operatives Staging, bestehend aus Hysterektomie mit Adnexexstirpation sowie pelviner und paraaortaler Lymphonodektomie, ist für die meisten Frauen mit Endometriumkarzinom die entscheidende Basistherapie und ermöglicht den stadiengerechten Einsatz zusätzlicher adjuvanter Maßnahmen.

Lymphadenektomie (pelvine und paraaortale Lymphknoten)
Durchführung der Lymphadenektomie bei Vorliegen folgender Risikofaktoren: G2–3, Tumorgröße > 2 cm, klarzellige und seröse Adenokarzinome (zusätzlich sollte eine Omentektomie sowie die Entnahme mehrerer Peritonealbiopsien erfolgen), Adenokarzinome mit plattenepithelialer Differenzierung, Müller'sche Mischtumoren. In den Stadien pT1a bzw. pT1b und bei G1–2 fakultativ

Stadienadaptiertes operatives Vorgehen
- *Stadium I:* abdominale Hysterektomie, Adnexektomie beidseits, Lymphadenektomie (pelvin, paraaortal) nach Risikofaktoren
- *Stadium II:* erweiterte radikale Hysterektomie (Wertheim), Adnexektomie beidseits, Lymphadenektomie (pelvin, paraaortal)
- *Stadium III:* Hysterektomie, Adnexektomie beidseits, Lymphadenektomie (pelvin, paraaortal), Omentektomie, Kolpektomie (partiell oder komplett)
- *Stadium IVA:* vordere und/oder hintere Exenteration. Alternativ (bei Vorliegen von Operationsrisiken): perkutane Bestrahlung des kleinen Beckens

8.4.8 Endometriumkarzinom

- *Stadium IVB:* multimodale Therapie, Kombination von Hysterektomie, operativer Tumorreduktion und Strahlentherapie sowie systemischer Therapie (Optimales Debulking kann die Prognose deutlich verbessern und bringt einen Überlebensvorteil.)

Strahlentherapie

Primäre Strahlentherapie
Eine primäre Strahlentherapie des Endometriumkarzinoms ist indiziert, wenn in Folge von Begleiterkrankungen keine Operabilität gegeben ist.

Adjuvante Strahlentherapie
Eine adjuvante Strahlentherapie im Stadium I und II hat keinen Effekt auf das Gesamtüberleben. Bei Patientinnen mit hohem Lokalrezidivrisiko wird die adjuvante Strahlentherapie empfohlen, um das lokoregionäre Rezidivrisiko zu senken.

Intravaginale Brachytherapie
Postoperative Brachytherapie verlängert das rezidivfreie Intervall (Inzidenz von Lokalrezidiven im Stadium I von 7 % auf 2 % reduziert), nicht jedoch das Gesamtüberleben.

Stadienadaptierte Radiotherapie
- *Stadium IA–B:* Strahlentherapie nur bei ungünstigen Prognosefaktoren (G2, G3, Histologie, wie bei Entscheidung für Lymphadenektomie)
- *Stadium IC:* Brachytherapie, z.T. in Kombination mit perkutaner Bestrahlung, falls Lymphknoten nicht vollständig entfernt. Bei Lymphknotenbefall ggf. Entscheidung zur adjuvanten Nachbestrahlung. Nach vollständiger Lymphadenektomie ist ein Benefit durch perkutane Strahlentherapie nicht abschließend belegt. Risiko für Darm-Komplikationen und Lymphödem
- *Stadien IIA–B, III:* adjuvante Bestrahlung in Abhängigkeit von Operationsradikalität und Ausmaß des Tumorbefalls
- *Stadium IVA:* Brachytherapie nach Resektion in sano, sonst kombinierte Brachytherapie und Perkutanbestrahlung

Systemische Therapie

Endokrine Therapie
- Eine adjuvante endokrine Therapie mit Gestagenen hat keinen therapeutischen Effekt.
- Bei metastasiertem Endometriumkarzinom mit Progesteronrezeptorexpression ist die endokrine Therapie mit Medroxyprogesteronacetat (MPA) die Behandlung der Wahl (nach operativer Sanierung des Primärherdes). Ansprechrate 90 %, Möglichkeit der Langzeitremission. Bei rezeptor-negativen Metastasen Ansprechrate 5–10 %. Dosis: Medroxyprogesteronacetat (MPA) 100–300 mg/d p.o.
- bei Endometriumhyperplasie (ohne Atypien) oder einfacher atypischer Hyperplasie ebenfalls Behandlung mit Gestagenen (MPA), nach drei Monaten Kontrolle mit Abrasio und Hysteroskopie

Chemotherapie
- adjuvante Chemotherapie: beim klarzelligen und serös-papillären Endometriumkarzinom indiziert (Cisplatin, Paclitaxel oder PAC-Protokoll)
- palliative Chemotherapie: bei metastasiertem Endometriumkarzinom ohne Progesteronrezeptorexpression. Nach initial gutem Ansprechen rasche Resistenzentwicklung

- Im Stadium III oder IV bei Tumorresektion auf Tumorreste < 2 cm ist die Chemotherapie mit Adriamycin und Cisplatin der perkutanen Bestrahlung überlegen.

Molekulare oder biologische Therapien

- Zum gegenwärtigen Zeitpunkt haben molekulare oder biologische Therapien außerhalb von Studien noch keinen Stellenwert in der Behandlung des rezidivierten oder metastasierten Endometriumkarzinoms.
- Derzeit werden mTOR-Inhibitoren, PI3k-Inhibitoren und antiangiogenetische Therapien in Studien geprüft.

Rezidiv

- Auftreten in 70–80 % der Fälle in den ersten 2–3 Jahren
- bei Früherkennung, insbesondere der Scheidenrezidive, erneute Operation kombiniert mit Strahlentherapie (falls keine Vorbestrahlung)
- bei Inoperabilität: Strahlentherapie (falls keine Vorbestrahlung)
- Chemotherapie, wenn das Rezidiv nicht operativ und/oder strahlentherapeutisch behandelt werden kann
- ggf. endokrine Therapie, Ansprechen auf Gestagentherapie abhängig vom Rezeptorstatus (z.B. 200 mg Medroxyprogesteronazetat/d, ***CAVE:*** thromboembolische Komplikationen)

Chemotherapieprotokolle

Postoperativ

„PAC" ☞ Protokoll 13.4.1			Wiederholung d 22
Cisplatin	50 mg/m^2/d	i.v.	d 1
Doxorubicin	50 mg/m^2/d	i.v.	d 1
Cyclophosphamid	500 mg/m^2/d	i.v.	d 1

Palliativ

„AC" ☞ Protokoll 13.10.3.1			Wiederholung d 22
Doxorubicin	60 mg/m^2/d	i.v.	d 1
Cyclophosphamid	600 mg/m^2/d	i.v.	d 1

„Doxorubicin"			Wiederholung d 22
Doxorubicin	50 mg/m^2/d	i.v.	d 1

„Doxorubicin + Cisplatin"			Wiederholung d 22
Doxorubicin	60 mg/m^2/d	i.v.	d 1
Cisplatin	50 mg/m^2/d	i.v.	d 1

Pg: *Prognosefaktoren*
- Stadium, Histologie, Grading, Invasionstiefe in das Myometrium
- Lymphangiosis carcinomatosa
- Lymphknotenmetastasen, extrauterine Manifestation
- Hormonrezeptorstatus, p53-Mutationen, HER2/neu (c-erbB2)-Expression

8.4.8 Endometriumkarzinom

Die 5-Jahresüberlebensrate (alle Stadien) wird zwischen 75 und 83 % angegeben.

Lit:
1. Cancer Genome Atlas Research Network. Integrated genomic characterization of endometrial carcinoma. Nature 2013;497:67–73.
2. Colombo N, Preti E, Landoni F et al. Endometrial cancer: ESMO Clinical Practice Guidelines for diagnosis, treatment and follow-up. Ann Oncol 2011;22(Suppl 6):vi32–vi39
3. Denschlag D, Ulrich U, Emons G. Diagnostik und Therapie des Endometriumkarzinoms; Fortschritt und Kontroversen. Dtsch Ärztebl 2011;108: 571–577.
4. Horn LC, Schierle K, Schmidt D et al. Aktuelle TNM/FIGO-Stadieneinteilung für das Zervix- und Endometriumcarcinom sowie maligne Müller-Mischtumoren. Pathologe 2011;32:239–243.
5. Marnitz S, Köhler C. Current therapy of patients with endometrial carcinoma. A critcal review. Strahlenther Onkol 2012;188:12–20.
6. Tsoref D, Oza AM. Recent advances in systemic therapy for advanced endometrial cancer. Current Opinion in Oncology 2011;23:494–500.
7. Uccela S, Dowdy SC, Mariani A. Erkrankungsorientierte individuelle postoperative Therapie für Patientinnen mit Endometriumkarzinom. Onkologe 2009;15:877–884.
8. Weigelt B, Banerjee S. Molecular targets and targeted therapeutics in endometrial cancer. Curr Opin Oncol 2012; 24:554–563

Web:
1. www.ago-online.de/de/fuer-mediziner/leitlinien/uterus — AGO-Leitlinien
2. www.dggg.de/leitlinien/aktuelle-leitlinien — DGGG-Leitlinien
3. www.nlm.nih.gov/medlineplus/uterinecancer.html — MedlinePlus

8.4.9 Uterussarkom

K. Zirlik, E. Stickeler, C.F. Waller

Def: maligner mesenchymaler Tumor des Uterus (insbesondere Corpus uteri)

ICD-10: C55

Ep: selten, Inzidenz: 1–2 Fälle/100 000 Frauen/Jahr, Altersgipfel 55.–60. Lebensjahr; hohe Mortalitätsrate aufgrund aggressiven Wachstums und rascher Metastasierung

Pg: nicht abschließend geklärt. Vorangegangene pelvine Radiatio ist ein Risikofaktor. Maligne Entartung von Leiomyomen ist selten (0,1–0,5 %).

Path: *Histopathologische Klassifikation mesenchymaler Tumoren des Uterus*
- gemischte epitheliale Stromazellsarkome (Adenosarkom, Karzinosarkom, maligner Müller'scher Mischtumor MMT), 50 % der Fälle
- Leiomyosarkom (LMS, abgeleitet von Uterusmuskulatur), 35 % der Fälle
- endometriales Stromazellsarkom (ESS), 10 % der Fälle

Klass: Zur Stadieneinteilung ist ein chirurgisches Staging erforderlich. Die Klassifikation erfolgt entsprechend den FIGO-Stadien des Endometriumkarzinoms (☞ Kap. 8.4.8).

Stadieneinteilung nach FIGO (2011)

Stadium	Charakterisierung
I	Tumor auf den Corpus uteri beschränkt
II	Zervixinfiltration
III	lokale und/oder regionäre Ausbreitung
IV	Tumor infiltriert Blasen- und/oder Darmschleimhaut.

Metastasierungsmuster
- lokal: peritoneale Metastasierung
- lymphogen: pelvine → paraaortale → mediastinale Lymphknoten
- hämatogen: Lunge, Leber, Knochen, ZNS

Sy:
- Frühsymptome: Menorrhagie, Metrorrhagie, postmenopausale Blutungen
- Schmerzen, vaginaler Ausfluss, Druckgefühl im Becken

Dg: *Anamnese, Klinik*
klinische Untersuchung mit gynäkologischem Befund, Lymphknotenstatus

Labor
- Blutbild, Elektrolyte, Leber-/Nierenfunktionsparameter, Gerinnungsstatus, Urinstatus
- Tumormarker: CA-125 erhöht bei malignem Müller'schen Mischtumor

Histologie
Die Diagnosesicherung mit fraktionierter Abrasio gelingt nur bei Karzinosarkomen, rein mesenchymale Tumoren (Leiomyosarkome) sind in Frühstadien meist Zufallsbefunde nach Hysterektomie.

8.4.9 Uterussarkom

Bildgebung
- Sonografie transvaginal und abdominell
- Röntgen Thorax, CT Thorax, MRT Abdomen
- Zystoskopie, Proktosigmoidoskopie (bei Verdacht auf Tumorinfiltration)
- i.v.-Pyelogramm (Harnaufstau, Anatomie der Nieren und Harnwege)

Th: Aufgrund der geringen Inzidenz sind keine einheitlichen Strategien für eine systemische Therapie etabliert. Standardtherapie ist die Operation.

Operative Therapie
- *Ziele:* komplette Tumorentfernung, operatives Staging
- *Verfahren:* Hysterektomie und bilaterale Adnexexstirpation, pelvine und paraaortale Lymphadenektomie (bei extrauteriner Tumormanifestation: Lymphadenektomie der auffälligen Lymphknoten). Die Lymphadenektomie ist mit einem verbesserten Gesamtüberleben assoziiert für Patientinnen im Stadium I–III.

Strahlentherapie
nur palliative Indikation. Durchführung als pelvine Radiatio, 50–60 Gy. Die Wirksamkeit einer adjuvanten Radiatio ist bislang nicht eindeutig nachgewiesen (Senkung der pelvinen Rezidivrate, jedoch keine Verbesserung des progressionsfreien Überlebens oder des Gesamtüberlebens).

Chemotherapie
palliative Indikation zur Behandlung des Rezidivs oder im Stadium IV. Der Nutzen einer adjuvanten Chemotherapie konnte bisher nicht belegt werden.
- *Karzinosarkome:* Kombinations-Chemotherapie mit Ifosfamid, Cisplatin und Doxorubicin oder Kombinations-Chemotherapie mit Paclitaxel und Ifosfamid
- *Leiomyosarkom:* geringes Ansprechen auf Cisplatin, palliative Therapie mit Doxorubicin + Ifosfamid (Ansprechraten 30%) oder als Kombination aus Gemcitabin + Docetaxel (Ansprechrate etwa 50%, Therapiestandard). Derzeit wird beim fortgeschrittenen Uterussarkom der Nutzen von Bevacizumab zusätzlich zum Therapiestandard Docetaxel und Gemcitabin untersucht.
- Sorafenib als mögliche experimentelle Therapie (bisher nicht für diese Indikation zugelassen). Nach Versagen einer Anthrazyklintherapie: Behandlungsversuch mit Trabectedin
- bei endometrialem Stromazellsarkom (ESS), vor allem bei Hormonrezeptornachweis; Hormontherapie mit GnRH-Analoga, Aromatase-Inhibitoren und/oder Gestagenen möglich

Rezidive
Die Rezidivwahrscheinlichkeit beträgt bei den uterinen Leiomyosarkomen 70%, bei den Mischtumoren 50%. Vorwiegend als Lokalrezidive, gefolgt von Lungenmetastasierung und abdomineller Manifestation. Bei Lokalrezidiv ggf. erneute OP und/oder Bestrahlung bzw. palliative Chemotherapie. Bei MMT und ESS Ifosfamid-Monotherapie (oder Kombination Ifosfamid + Carboplatin). Ein Überlebensvorteil der Kombinationstherapie konnte nicht gezeigt werden.

Chemotherapieprotokolle

„Cisplatin/Ifosfamid"			Wiederholung d 22–29
Cisplatin	20 mg/m²/d	i.v.	d 1–5
Ifosfamid	1500 mg/m²/d	i.v.	d 1–5

„CAV"			*Wiederholung d 29*
Cisplatin	50 mg/m²/d	i.v.	d 1
Doxorubicin	50 mg/m²/d	i.v.	d 1
Etoposidphosphat	100 mg/m²/d	i.v.	d 1+2

„Gemcitabin + Docetaxel"			*Wiederholung d 22*
Gemcitabin	900 mg/m²/d	i.v.	d 1+8
Docetaxel	100 mg/m²/d	i.v.	d 8

„Doxorubicin"			*Wiederholung d 22*
Doxorubicin	50 mg/m²/d	i.v.	d 1

„Ifosfamid"			*Wiederholung d 29*
Ifosfamid	1 500 mg/m²/d	i.v.	d 1–5

„Paclitaxel"			*Wiederholung d 22*
Paclitaxel	175 mg/m²/d	i.v.	d 1

„Trabectedin"			*Wiederholung d 22*
Trabectedin	1,5 mg/m²/d	i.v.	d 1

Pg: Prognose insgesamt günstig, abhängig u.a. von der Art des Sarkomanteils und dem Tumorstadium. Die 5-Jahres-Überlebensrate beträgt im Stadium I ca. 50 % und in fortgeschrittenen Stadien ca. 10–25 %.

Prognosefaktoren:
Stadium, Alter, Histologie, Nekroseanteil, Grading, Mitoserate (Leiomyosarkome), p53-Status, Ki-67-Index, Vorhandensein pelviner Lymphknotenmetastasen

5-Jahres-Überlebensraten
- Leiomyosarkom   15–25 %
- endometriales Stromazellsarkom (hochmaligne)   0–50 %
- endometriales Stromazellsarkom (niedrigmaligne)   98 %
- Adenosarkom   25 %
- maligner Müller'scher Mischtumor   40–50 %

8.4.9 Uterussarkom

Lit:
1. Arend R, Doneza JA, Wright JD. Uterine carcinosarcoma. Curr Opin Oncol 2011,23:531–536.
2. Casali PG, Sanfilippo R. Uterine sarcomas: a multidisciplinary challenge. Eur J Cancer 2011; 47(Suppl3):S326–327.
3. Gurumurthy M, Somove G, Cairns M et al. An update on the management of uterine carcinosarcoma. Obstet Gynecol Surv 2011;66:710–716.
4. Günthert AR. Mesenchymale Tumoren des Uterus. Ther Umsch 2011;68:559–564.
5. Köhler G. Klinik der uterinen Sarkome. Pathologe 2009;30:304–312.
6. Novetzky AP, Powell MA. Management of sarcomas of the uterus. Curr Opin Oncol 2013;25:546–552
7. Shah SH, Jagannathan JP, Krajewski K et al. Uterine sarcomas: then and now. Am J Radiol 2012;199:213–223.
8. Sofoudis C, Kalampokas T, Grigoriadis C et al. Endometrial stromal sarcoma in a 29-year-old patient. Case report and review of the literature. Eur J Gynaecol Oncol 2012;33:328–230.
9. Zagouri F, Dimopoulos AM, Fotiou S et al. Treatment of early uterine sarcomas: disentangling adjuvant modalities. World J Surg Oncol 2009;7:38–47.

Web:
1. www.nccn.org — NCCN Guidelines
2. www.cancer.org/docroot/cri/cri_2_3x.asp?dt=63 — Am Cancer Soc
3. www.cancer.gov/cancertopics/types/uterinesarcoma — NCI Cancer Topics

8.4.10 Vaginalkarzinom

K. Zirlik, E. Stickeler, K. Henne, C.F. Waller

Def: bösartige Tumoren der Vagina, in der Regel Plattenepithelkarzinome

ICD-10: C52

Ep: Inzidenz: 4 Fälle/1 000 000 Frauen/Jahr, rückläufig. Mittleres Alter bei Diagnosestellung: 60–65 Jahre. Inzidenz von VAIN (vaginale intraepitheliale Neoplasie): 2 Fälle/100 000 Frauen/Jahr

Pg: *Risikofaktoren*
- vaginale intraepitheliale Neoplasie (VAIN): Inzidenz deutlich ansteigend bei Absinken des mittleren Erkrankungsalters. Maligne Potenz gering, Übergang in invasives Vaginalkarzinom selten (< 5 %)
- zervikale Neoplasien in der Vorgeschichte (30 % der Fälle), häufig Zustand nach Radiotherapie. Assoziation mit HPV16/18-Infektionen wurde nachgewiesen.
- niedriger sozioökonomischer Status
- langjährige mechanische Irritation, z.B. durch vaginales Pessar
- Zigarettenrauchen
- Promiskuität
- *Sonderfall:* hellzelliges Adenokarzinom der Vagina: junge Frauen, 15–25 Jahre, in 60 % strenge Assoziation mit Diethylstilböstrol-(DES)-Belastung im ersten Schwangerschafts-Trimenon der Mutter (DES: künstliches Östrogen, bis 1971 zur Abort-Verhinderung angewandt)

Path: *Histologie invasiver primärer Vaginalkarzinome*

Typ	Häufigkeit
• Plattenepithelkarzinome	> 80 %
• Adenokarzinome	10 %
• Melanome	3 %
• Sarkome	3 %

Lokalisation
Plattenepithelkarzinome vorwiegend im oberen Vaginaldrittel (52 %) und an der Scheidenhinterwand (58 %), als ulzerierende endo- oder exophytische Tumoren wachsend

Ausbreitung/Metastasierung
- Plattenepithelkarzinome: Ausbreitung per continuitatem, lymphogen oder hämatogen
- regionale Lymphknotenbeteiligung: obere Vaginalabschitte: Lnn. obturatorii und iliaci interni (ähnlich dem Befallsmuster beim Zervixkarzinom), untere Vaginalabschnitte: Lnn. inguinales und iliaci externi (Befallsmuster entsprechend Vulvakarzinom)
- häufig metastatischer Tumorbefall der Vagina bei Zervix- oder Vulvakarzinom, Endometriumkarzinom, Ovarialkarzinom oder Infiltration per continuitatem aus Rektum oder Blase. In diesen Fällen wird der Tumor definitionsgemäß *nicht* als Vaginalkarzinom klassifiziert.
- bei Adenokarzinomen häufiger Metastasierung in pelvine und supraclaviculäre Lymphknoten
- hämatogene Metastasierung: Lunge, Leber, Skelett

8.4.10 Vaginalkarzinom

Klass: *TNM- und FIGO-Klassifikation des Vaginalkarzinoms (UICC 2010, FIGO)*

TNM	FIGO	
T		*Primärtumor*
TX		Primärtumor nicht beurteilbar
T0		kein Anhalt für Primärtumor
Tis	0	Carcinoma in situ, intraepitheliale Neoplasie (VAIN Grad I–III)
T1	I	Tumor auf Vaginalwand beschränkt
T2	II	Infiltration von Submukosa und Parametrium
T3	III	Infiltration der Beckenwand und/oder Lymphknotenmetastasen
T4	IVA	Infiltration von Blase und Rektum, Ausbreitung über das Becken hinaus
N		*Lymphknotenbefall*
NX		regionäre Lymphknoten nicht beurteilbar
N0		Lymphknoten tumorfrei
N1		Beckenlymphknotenmetastasen (obere zwei Drittel) oder unilaterale inguinale Lymphknotenmetastasen
N2		bilaterale inguinale Lymphknotenmetastasen
M		*Fernmetastasen*
M0		keine Fernmetastasen
M1	IVB	Fernmetastasen in Lunge, Leber, Knochen oder anderen Organen

Sy: Invasives Karzinom ist in 10–20 % der Fälle asymptomatisch. Typische Symptome:
- irreguläre vaginale Blutungen (50–60 %), oft postkoital
- Schmerzen im Bereich von Perineum, Blase oder Rektum
- vaginaler Fluor, palpabler Tumor

Dg: *Anamnese, Klinik*
- Anamnese einschließlich Sozialanamnese
- klinische Untersuchung: mit Lokalbefund (Vulva, Urethra, Introitus, Vagina, Portio, Damm, Anus), rektale Untersuchung, Leistenlymphknotenstatus

Labor
- Routinelabor, einschließlich LDH, Urinstatus
- Tumormarker: SCC, geeignet zur Verlaufskontrolle

Bildgebung
- Sonografie Becken/Abdomen, Röntgen Thorax
- optional: CT oder MRT Abdomen/Becken, ggf. Vaginal-/Rektalsonografie
- bei Knochenschmerzen: Skelettszintigramm, konventionelles Skelettröntgen

Endoskopische Diagnostik
- Zysto-/Urethroskopie, Rektoskopie
- Kolposkopie (mit 3 % Essigsäure oder 1 % Toluidinblaulösung)
- Zervixzytologie, endozervikale Kürretage

Histologie
immer *bioptische* Histologiegewinnung (Invasionstiefe als wichtiges Diagnosekriterium), möglichst als Stanzbiopsie (insbesondere bei Verdacht auf M. Paget)

Th: Abhängig von Stadium und Ausbreitungsgrad des Tumors erfolgt die Therapie meist operativ oder durch Bestrahlung.

Vaginale intraepitheliale Neoplasie (VAIN)

Therapieoptionen
- *operativ:* lokale Exzision, partielle/totale Kolpektomie, CO_2-Laserablation
- topische Applikation von 5-FU
- intrakavitäre Bestrahlung

Bei der Auswahl des Therapieverfahrens müssen ggf. vorherige Behandlungsversuche, multifokale Ausbreitung, Allgemeinzustand, Narkoserisiko und Vita sexualis berücksichtigt werden. Rezidivrisiko: unabhängig vom angewandten Verfahren 20 %

Invasives Vaginalkarzinom

Therapieentscheidung
Standardtherapie ist die Operation, in fortgeschrittenen Stadien mit Radiochemotherapie. Strahlendosen > 60 Gy müssen trotz hoher lokaler Komplikationsraten (v.a. Hautulzerationen) erreicht werden. Therapiepläne sollten individualisiert werden in Abhängigkeit von Tumorlokalisation, Größe und klinischem Stadium:
- Beteiligung von Blase, Urethra und Rektum
- anatomische Verhältnisse, die eine Resektion weit im Gesunden unter Umständen nur durch eine Exenteration erlauben
- psychosexuelle Faktoren

Stadium I
- obere Scheide, Tumorgröße < 2 cm: radikale Hysterektomie mit partieller Resektion der Vagina und bilateraler pelviner Lymphadenektomie. Alternativ: intrakavitäre Strahlentherapie
- Bereich der mittleren/unteren Scheide: Strahlentherapie

Stadium I (Durchmesser > 2 cm) und Stadien II–IV
- externe Strahlentherapie mit/ohne intravaginale bzw. interstitielle Strahlentherapie mit/ohne Chemotherapie (5-FU + Cisplatin) als Radiosensitizer
- Alternativ kann im Stadium II bei geeigneten Patientinnen eine radikale Kolpektomie bzw. pelvine Exenteration in Kombination mit Strahlentherapie durchgeführt werden.
- In Stadium II konnten mit einer neoadjuvanten Chemotherapie (3 Zyklen Paclitaxel 175 mg/m^2 und Cisplatin 75 mg/m^2, Wiederholung am Tag 21), gefolgt von einer radikalen Hysterektomie und Vaginektomie, gute Langzeitergebnisse erzielt werden.

Prg: Wichtigste Variable ist das Tumorstadium (Größe, Invasionstiefe, Lymphknotenbefall) bei Erstdiagnose. Überlebensraten in Abhängigkeit von einzelnen FIGO-Stadien (☞ oben). HPV-Impfung für Risikogruppen wird diskutiert.

Px: *Früherkennung/Screening/Prävention*
- gynäkologische Vorsorge mit klinischer Untersuchung ab 30. Lebensjahr
- Weitere Screeningmethoden sind nur bei Risikogruppen (☞ oben) indiziert: Früherkennung mit Inspektion, Vulvo-/Vaginoskopie, Zytologie, zur Diagnosesicherung Stanzbiopsie bzw. Probeexzision bei Risikogruppen.
- Die HPV-Impfung ist auch als primäre Präventionsmaßnahme gegen das Vaginalkarzinom zu sehen.

8.4.10 Vaginalkarzinom

Lit:
1. Di Donato V, Bellati F, Fischetti M et al. Vaginal cancer. Crit Rev Oncol Hematol 2012; 286–295.
2. Dimopoulos JCA, Schmid MP, Fidarova E et al. Treatment of locally advanced vaginal cancer with radiochemotherapy and magnetic resonance image-guide adaptive brachytherapy: dose-volume parameters and first clinical results. Int J Radiat Oncol Biol Phys 2012; 82:1880–1888.
3. Gray HJ. Advances in vulvar and vaginal cancer treatment. Gynecol Oncol 2010;118:3–5.
4. Hantschmann P. Therapie des Rezidivs beim Vulva- und Vaginalkarzinom. Onkologe 2009;15:76–81.
5. Panici B, Bellati F, Plotti F et al. Neoadjuvant chemotherapy followed by radical surgery in patients affected by vaginal carcinoma. Gynecol Oncol 2008;111:307–311.
6. Shah CA, Goff B, Lowe K et al. Factors affecting risk of mortality in women with vaginal cancer. Obstet Gynecol 2009;113:1038–1045.
7. Thill M, Bohlmann MK, Dittmer L et al. Diagnostik und operative Therapie des Vulva- und Vaginalkarzinoms. Onkologe 2009;5:28–39.

Web:
1. www.krebsgesellschaft.de/download/leitlinien_vaginalkarzinom.pdf — Dt Krebsges, Leitlinie
2. www.nlm.nih.gov/medlineplus/vaginalcancer.html — MedlinePlus

8.4.11 Vulvakarzinom

K. Zirlik, E. Stickeler, C.F. Waller

Def: bösartige Tumoren der Vulva, in der Regel Plattenepithelkarzinome

ICD-10: C51

Ep: Inzidenz: 1–2 Fälle/100 000 Frauen/Jahr. Mittleres Alter bei Diagnosestellung: 60–80 Jahre (Median 65 Jahre, Tendenz fallend). Inzidenz von VIN (vulväre intraepitheliale Neoplasie): 7 Fälle/100 000 Frauen/Jahr

Pg: *Risikofaktoren*
- HPV („Human Papilloma Virus")-Infekte, in der Regel HPV-16, HPV-18
- chronische Infektionen, Lichen sclerosus
- Immundefekte, Immunsuppression, HIV-Infektion
- genetische Defekte, z.B. p53-Mutationen
- Zigarettenrauchen

Vulväre intraepitheliale Neoplasie (VIN)
Präkanzerose der Vulva mit intraepithelialen neoplastischen Veränderungen, am häufigsten im Bereich der Labia minora lokalisiert. In der Regel jüngere prämenopausale Patientinnen, mit deutlich steigender Inzidenz. Nachweis humaner Papillomaviren (HPV) in 80–90 % der Fälle. Einteilung nach Ausmaß der Dysplasie

VIN Grad	Dysplasie
I	geringgradige Dysplasie
II	mäßiggradige Dysplasie
III	hochgradige Dysplasie, Carcinoma in situ (CIS), vollständiger Ersatz des Plattenepithels durch atypische Zellen, häufig multifokal

Vulvakarzinome und HPV-Infektion
- Vulvakarzinome mit Nachweis von HPV: 35.–55. Lebensjahr, häufig multifokale Tumoren, Nachweis von VIN. Risikofaktoren ähnlich Zervixkarzinom (Nikotinabusus, Promiskuität, frühes Alter beim ersten Geschlechtsverkehr, niedriger sozioökonomischer Status), Assoziation zu Karzinomen von Zervix und Anus
- HPV-negative Vulvakarzinome: mittleres Alter 65–85 Jahre, in der Regel unifokal. Assoziiert mit Vulvainfektionen, Lichen sclerosus

Path: *Histologie invasiver Vulvatumoren*

Typ	Häufigkeit
Verhornende Plattenepithelkarzinome	> 90 %
• hochdifferenziert	70 %
• mittelgradig differenziert	20 %
• anaplastisch	10 %
Andere	< 10 %
• maligne Melanome	5 %
• verruköse Karzinome	selten
• Basalzellkarzinome, Übergangszellkarzinome	selten
• Sarkome	selten

8.4.11 Vulvakarzinom

Ausbreitung/Metastasierung
- oft multizentrisch, polypös oder ulzerierend wachsend
- häufigste Lokalisation: Labia majora > Labia minora
- lokale Tumorausbreitung mit Invasion angrenzender Organe
- vorwiegend lymphogene Metastasierung in oberflächliche inguinale, tief inguinale, femorale und pelvine Lymphknoten. Laterale Läsionen metastasieren ipsilateral, zentrale ipsi- bzw. kontralateral.
- hämatogene Metastasierung: Lunge, Leber, Skelett

Klass: *Staging entsprechend der FIGO- und TNM-Klassifikation*

FIGO	TNM	Tumorausbreitung
0	Tis	Carcinoma in situ
I	T1	Tumor beschränkt auf die Vulva oder Vulva und den Damm, größter Durchmesser < 2 cm; ohne Lymphknotenmetastasen (T1 N0)
IA	T1a	Stromainvasion ≤ 1,0 mm
IB	T1b	Invasionstiefe > 1,0 mm
II	T2	Tumor beschränkt auf die Vulva oder Vulva und den Damm; > 2 cm ohne Lymphknotenmetastase (T2 N0)
III	T3 T3 N0 T1–3 N1	Tumor jeglicher Größe mit Ausdehnung auf Urethra, Vagina, Anus oder mit unilateralen Leistenlymphknotenmetastasen
IV	T4	mit Infiltration der proximalen Urethra, der Blasen- oder Rektummucosa, des Beckenknochens
IVA	T4 N0–2 M0 T1–3 N2 M0	lokale Ausbreitung oder bilaterale Lymphknotenmetastasen
IVB	T1–4 N0–2 M1	Fernmetastasen, eingeschlossen pelvine Lymphknotenmetastasen
	N0	Lymphknoten nicht befallen (mind. 6 freie Lymphknoten pro Leiste) (wurden < 6 entfernt und sind alle frei, ist ebenfalls pN0 anzugeben)
	N1	Leistenlymphknoten einseitig befallen
	N2	beidseitiger Befall der Leistenlymphknoten
	M1	Fernmetastasen

Sy: Invasives Karzinom ist in 50 % der Fälle asymptomatisch. Typische Symptome:
- vulvärer Pruritus oder Brennen
- sichtbare Läsion im Bereich der Vulva
- bei fortgeschrittenen Stadien: Blutung, palpabler Tumor, Fötor, Fluor, Dysurie

Dg: *Anamnese, Klinik*
- Anamnese einschließlich Sozialanamnese
- klinische Untersuchung: mit Lokalbefund (Vulva, Urethra, Introitus, Vagina, Portio, Damm, Anus), rektaler Untersuchung, Leisten, Lymphknotenstatus

Labor
- Routinelabor, einschließlich LDH, Urinstatus
- Tumormarker: SCC, geeignet zur Verlaufskontrolle

Bildgebung
- Sonografie Becken/Abdomen, Röntgen Thorax
- optional: CT oder MRT Abdomen/Becken, ggf. Vaginal-/Rektalsonografie
- bei Knochenschmerzen: Skelettszintigramm, konventionelles Skelettröntgen

Endoskopische Diagnostik
- Zysto-/Urethroskopie, Rektoskopie
- Vulvoskopie, Kolposkopie mit 3 % Essigsäure, (1 % Toluidinblaulösung hat aufgrund der hohen Falschnegativrate keinen Stellenwert mehr.)
- Zervixzytologie, endozervikale Kürettage

Histologie
immer *bioptische* Histologiegewinnung (Invasionstiefe als wichtiges Diagnosekriterium); Stanzbiopsie besser als Knipsbiopsie, insbesondere bei M. Paget wegen häufig okkultem Adenokarzinom

Th: **Vulväre intraepitheliale Neoplasie (VIN)**

Therapieoptionen
- lokale Exzision
- „Skinning"-Vulvektomie bei multifokalen oder großen konfluierenden Läsionen
- Laserablation, insbesondere bei VIN I–II (geringe Morbidität, ambulanter Eingriff, ästhetisch gutes Ergebnis)
- topische Applikation von 5-FU (> 50 % Therapieversagen, Therapieversuch indiziert bei Patientinnen mit Immundefekt)
- topische Applikation von Imiquimod 5 % (Creme), immunmodulatorisch, Ansprechen bei 80 % der Patientinnen mit VIN
  CAVE: kein Standard, „off-label use", da nicht für VIN-Therapie zugelassen
- bei M. Paget weite Exzision oder einfache Vulvektomie (Ausschluss eines invasiven Adenokarzinoms durch Operation und histologische Aufarbeitung)

Invasives Vulvakarzinom

Standardtherapie ist die Operation, in fortgeschrittenen Stadien mit Radiochemotherapie. Strahlendosen > 60 Gy müssen trotz hoher lokaler Komplikationsraten (v.a. Hautulzerationen) erreicht werden. Der Stellenwert der inguinalen Sentinellymphknotentechnik wird aktuell auf seine Wertigkeit untersucht.

FIGO-Stadium IA (≤ 1 mm Invasionstiefe)
- Standard: radikale lokale Exzision („wide excision", 1–2 cm im Gesunden)
- geringes Risiko lymphogener Metastasierung (< 1 %) → keine Lymphadenektomie

FIGO-Stadium IB (> 1 mm Invasionstiefe)
- Standard: radikale lokale Exzision („wide excision") oder radikale Vulvektomie
- bilaterale femorale und inguinale Lymphadenektomie (Risiko inguinaler Lymphknotenmetastasierung ≥ 8 %) bei superfizieller zentraler Läsion
- ipsilaterale Lymphadenektomie bei lateraler Läsion (> 2 cm von Klitoris, Urethra oder hinterer Kommissur). Bei Nachweis eines befallenen Lymphknotens → Lymphadenektomie auf der Gegenseite. Falls ≥ 2 LK positiv → pelvine Lymphadenektomie

8.4.11 Vulvakarzinom

FIGO-Stadium II
- modifizierte radikale Vulvektomie mit bilateraler femoraler und inguinaler Lymphadenektomie („triple-incision-Technik")
- adjuvante Strahlentherapie bei Nachweis positiver inguinaler Lymphknoten (mikroskopisch > 2 befallene LK oder klinisch > 1 befallener LK), Kapseldurchbruch, Metastase > 10 mm, R1- bzw. R2-Resektion oder knappe R0-Resektion, wenn keine Nachresektion möglich ist

FIGO-Stadium III–IV
- radikale Vulvektomie mit bilateraler femoraler und inguinaler Lymphadenektomie, ggf. mit Resektion beteiligter benachbarter Organe bzw. mit Exenteration
- Wegen der hohen Morbidität gewinnt die neoadjuvante kombinierte Radiochemotherapie (unter Einsatz von 5-FU, Cisplatin, Methotrexat oder Mitomycin C) vor einer eventuellen operativen Therapie an Bedeutung.

Rezidiv
- Die Inzidenz von Lokalrezidiven ist hoch und liegt bei über 30 %.
- lokales Rezidiv: erneute chirurgische Resektion, ggf. mit Strahlentherapie
- regionales oder systemisches Rezidiv: Strahlentherapie, Chemotherapie alleine oder in Kombination. Die Datenlage zur Chemotherapie in der Rezidivsituation ist begrenzt.
- Die Remissionsdauer beträgt nur wenige Monate, zum Einsatz kommen Cisplatin oder Taxane. Die Polychemotherapie nach dem BMC Protokoll (Bleomycin, Methotrexat, CCNU) zeigte bei Patientinnen mit lokal fortgeschrittenem oder rezidiviertem Plattenepithelkarzinom der Vulva eine Ansprechrate von 56 %, das 1-Jahres Gesamtüberleben lag bei 32 %.

Prg: Wichtigste Variablen sind das klinische Tumorstadium (Größe, Invasionstiefe, Lymphknotenbefall) bei Erstdiagnose, sowie die Ploidie des Tumors.

Px: *Früherkennung/Screening*
- gynäkologische Vorsorge mit klinischer Untersuchung ab 30. Lebensjahr
- Weitere Screeningmethoden sind nur bei Risikogruppen (☞ oben) indiziert: Früherkennung mit Inspektion, Vulvo-/Vaginoskopie, Zytologie, zur Diagnosesicherung Stanzbiopsie bzw. Probeexzision bei Risikogruppen
- Der potenzielle Stellenwert der HPV-Schutzimpfung zur primären Prävention ist noch nicht geklärt.

Na: 1.–3. Jahr: alle 3 Monate, 4.–5. Jahr: alle 6 Monate, ≥ 6. Jahr: alle 12 Monate (☞ AGO-Leitlinie, unten)

Lit:
1. Deppe G, Mert I, Belotte J et al. Chemotherapy of vulvar cancer: a review. Wien Klin Wochenschr 2013;125:119–128.
2. Hampl M, Bauerschmitz G, Janni W. Vulväre Präkanzerosen, Diagnostik und Therapie. Gynäkologe 2011;44:291–302.
3. Hampl M, Bauerschmitz G, Janni W. Vulvakarzinom – bei weitem kein ungefährliches Alterskarzinom. Gynäkologe 2011;44:684–693.
4. Schnürch HG. Diagnostik und operative Therapie des Vulva- und Vaginalkarzinoms. Onkologe 2009;15:40–47.
5. Woelber L, Kock L, Gieseking F. Clinical management of primary vulvar cancer. Eur J Cancer 2011;47:2315–2321

Web:
1. www.dggg.de/leitlinien/pdf/2-2-5.pdf — DGGG-Leitlinie
2. www.ago-online.de/de/fuer-mediziner/leitlinien/vulva-vagina — Arbeitsgemeinschaft „Gynäkologische Onkologie"

8.5 Tumoren der männlichen Geschlechtsorgane
8.5.1 Hodentumoren

K. Mikesch, B. Deschler-Baier, C.F. Waller

Def: Neubildungen des Hodens

ICD-10: C62

Ep: Inzidenz: 7 Fälle/100 000 Männer/Jahr, in den letzten Jahren steigend, Ursache nicht geklärt. 1 % aller Krebserkrankungen bei Männern. Häufigster maligner Tumor bei Männern von 20–40 Jahren. Altersgipfel vom 20.–25. und 55.–65. Lebensjahr. In etwa 2 % der Fälle primär beidseitig

Pg: *Risikofaktoren*
- Mal-/Nondeszensus des Hodens, oft beidseitig (Risiko 40-fach erhöht)
  CAVE: bei einseitigem Maldeszensus auch erhöhtes Risiko für Tumorentstehung im *anderen, normal deszendierten Hoden*
- Kryptorchismus (Risiko um 10–40 % erhöht, in 60 % der Fälle Seminome)
- Orchitis, Trauma, ionisierende Strahlung
- familiäre Häufung (4- bis 10-fach erhöhtes Risiko bei betroffenem Vater bzw. Bruder)
- Zustand nach kontralateralem Hodentumor

Genetische Defekte
- *strukturelle Aberrationen:* Inversionen, Duplikationen, Deletionen. Inv(12p) bei > 80 % der Tumoren, dupl(12p) bei 20 %. Selten: del(12q12-24), del(6q14-q25), del(7q11-q36)
- *numerische Aberrationen:* Mono- und Trisomien, insbesondere der Chromosomen 4, 5, 8, 9, 11, 13, 18, 21

Path: *Histologie*
- Hodentumoren gehen in der Mehrzahl der Fälle von testikulären Zellpopulationen aus (seminomatös, nicht-seminomatös, andere). Seminomatöse Tumoren insbesondere bei Patienten über 30 Jahren
- Andere Tumortypen (Lymphome, Metastasen etc.) werden vor allem bei älteren Patienten (> 60 Jahre) beobachtet.

Histologische Klassifikation primärer Hodentumoren

Typ	Häufigkeit
Seminomatöse Keimzelltumoren	*40–50 %*
• reines bzw. typisches Seminom	35–40 %
• anaplastisches Seminom	3–5 %
• spermatozytisches Seminom	3–5 %
• Seminom mit Riesenzellen	< 1 %
Nicht-seminomatöse Keimzelltumoren (NSGCT)	*50–60 %*
• intermediäres malignes Teratom	20–25 %
• embryonales Karzinom	15–20 %
• andere gemischte Tumoren (z.T. mit Seminomanteilen)	8 %
• differenziertes Teratom	3 %
• Chorionkarzinom	3 %
• Dottersacktumor (endodermaler Sinustumor)	3 %

8.5.1 Hodentumoren

Typ	Häufigkeit
Andere primäre Hodentumoren • Sertoli-Zell-Tumor, Leydig-Zell-Tumor • malignes Mesotheliom der Tunica vaginalis	selten

Metastasierung
- Regionale Lymphknoten liegen abdominal, paraaortal, parakaval und parapelvin. Nach skrotaler oder inguinaler Operation können auch die inguinalen Lymphknoten befallen sein.
- Ausbreitung über retroperitoneale Lymphknoten → in hiläre Lymphknoten
- in 10 % der Fälle hämatogene Metastasierung: Lunge, Leber, Skelett, ZNS

Klass: ***Stadieneinteilung nach dem TNM-System (UICC, AJCC, 2010)***

T	*Primärtumor*
pTX	Primärtumor nicht beurteilbar (oder keine Orchiektomie durchgeführt)
pT0	kein Anhalt für Primärtumor (oder histologisch Narbe)
pTis	intratubulärer Tumor, präinvasiver Tumor (Carcinoma in situ)
pT1	Tumor auf Hoden einschließlich Rete testis begrenzt. Keine vaskuläre oder lymphatische Tumorinvasion
pT2	Tumor auf Hoden begrenzt, mit vaskulärer oder lymphatischer Tumorinvasion, oder Infiltration jenseits Tunica albuginea oder in Nebenhoden
pT3	Infiltration des Samenstrangs
pT4	Infiltration des Skrotums
N	*Klinischer Lymphknotenbefall*
NX	regionäre Lymphknoten nicht beurteilbar
N0	keine regionären Lymphknotenmetastasen
N1	Lymphknotenmetastasen solitär oder multipel, Durchmesser ≤ 2 cm
N2	eine oder mehrere LK-Metastasen, Durchmesser > 2 cm bis ≤ 5 cm
N3	eine oder mehrere Lymphknotenmetastasen, Durchmesser > 5 cm
pN	*Pathologischer Lymphknotenbefall*
pNX	regionäre Lymphknoten nicht beurteilbar
pN0	kein Anhalt für Tumorbeteiligung in Lymphknoten
pN1	Befall von 1–5 Lymphknoten und LK ≤ 2 cm im größten Durchmesser
pN2	Befall von > 5 Lymphknoten und/oder LK 2–5 cm im größten Durchmesser oder Überschreiten der Lymphknotengrenze
pN3	Lymphknoten mit Durchmesser > 5 cm
M	*Fernmetastasen*
M0	keine Fernmetastasen
M1	Fernmetastasen a nicht-regionäre Lymphknoten- oder pulmonale Fernmetastasen b nicht-pulmonale Fernmetastasen
S	*Tumormarker im Serum*
SX	Tumormarker nicht bestimmt
S0	Tumormarker im Normalbereich
S1	LDH ≤ 1,5 × Norm und β-HCG < 5000 mIU/ml und AFP < 1000 ng/ml
S2	LDH 1,5–10 × Norm oder β-HCG 5000–50000 mIU/ml oder AFP 1000–10000 ng/ml
S3	LDH > 10 × Norm oder β-HCG > 50000 mIU/ml oder AFP > 10000 ng/ml

Stadieneinteilung entsprechend AJCC (2010)

Stadium	TNM-System			
0	pTis	N0	M0	S0, SX
I	pT1–4	N0	M0	SX
IA	pT1	N0	M0	S0
IB	pT2–4	N0	M0	S0
IS	jedes T	N0	M0	S1–3
II	jedes pT/T	N1–3	M0	SX
IIA	jedes pT/T	N1	M0	S0–1
IIB	jedes pT/T	N2	M0	S0–1
IIC	jedes pT/T	N3	M0	S0–1
III	jedes pT/T	jedes N	M1	SX
IIIA	jedes pT/T	jedes N	M1a	S0–1
IIIB	jedes pT/T	N1–3	M0–1a	S2
IIIC	jedes pT/T	N1–3	M0–1a	S3
	jedes pT/T	jedes N	M1b	jedes S

Risikokategorien bei metastasierten Keimzelltumoren (International Germ Cell Cancer Collaborative Group, IGCCCG, 1997)

Prognosegruppe	Häufigkeit/Charakterisierung	Prognose/Marker
„good risk" NSGCT	56 % der NSGCT-Patienten • testikulärer/retroperitonealer Primärtumor • keine extrapulmonale viszerale Metastasierung	5 Jahre PFS 98 %, OS 92 % AFP < 1 000 ng/ml HCG < 5 000 m IU/ml LDH < 1,5 × normal
„good risk" Seminom	90 % der Seminom-Patienten • jede Primärlokalisation • keine extrapulmonale viszerale Metastasierung	5 Jahre PFS 82 %, OS 86 % AFP normal jedes HCG jede LDH
„intermediate" NSGCT	28 % der NSGCT-Patienten • testikulärer/retroperitonealer Primärtumor • keine extrapulmonale viszerale Metastasierung	5 Jahre PFS 75 %, OS 80 % AFP 1 000–10 000 ng/ml HCG 5 000–50 000 mIU/ml LDH 1,5–10 × normal
„intermediate" Seminom	10 % der Seminom-Patienten • jede Primärlokalisation • extrapulmonale viszerale Metastasierung	5 Jahre PFS 67 %, OS 72 % AFP normal jedes HCG jede LDH
„high risk" NSGCT	16 % der NSGCT-Patienten • mediastinaler Primärtumor • extrapulmonale viszerale Metastasierung	5 Jahre PFS 41 %, OS 48 % AFP > 10 000 ng/ml HCG > 50 000 ml U/ml LDH > 10 × normal

NSGCT nicht-seminomatöse Keimzelltumoren (non-seminomatous germ-cell tumors), PFS progressionsfreies Überleben, OS Gesamtüberleben

Prognosefaktoren für rezidivierte bzw. refraktäre Keimzelltumoren (2008)

Prognosefaktor	günstig	ungünstig
Histologie	Seminom	Nicht-Seminom
Lokalisation Primärtumor	gonadal	extragonadal
Ansprechen auf Erstlinientherapie	CR oder Marker-negative PR	Marker-positive PR, SD oder PD
progressionsfreies Intervall	> 6 Monate seit letzter Behandlung	< 6 Monate seit letzter Behandlung
Metastasierungsmuster vor „Salvage-Therapie"	nur nodal oder pulmonal; keine extrapulmonalen Organmetastasen	extrapulmonale Metastasen
Serum-Marker vor „Salvage-Therapie"	niedrig (z.B. AFP < 1 000 ng/ml) (z.B. HCG < 1 000 U/l)	hoch (z.B. AFP ≥ 1 000 ng/ml) (z.B. HCG ≥ 1 000 U/l)

CR komplette Remission, PR partielle Remission, SD stable disease, PD progressive disease

Sy: *Beschwerden durch Lokalbefund, Hormonsekretion und Metastasierung*
- schmerzlose Schwellung eines Hodens (90 % der Patienten)
- Schmerzen in Skrotum, Inguinalregion oder Unterbauch (30–50 %)
- Infertilität (3 %)
- Schweregefühl oder Konsistenzzunahme des Hodens
- Gynäkomastie (10 %)
- Rückenschmerzen, gastrointestinale Beschwerden (durch Metastasierung)

Dg: *Anamnese, Klinik*
- Anamnese einschließlich Familienanamnese, Maldescensus testis
- klinische Untersuchung: Lokalbefund, Lymphadenopathie, Gynäkomastie

Labor
- Routinelabor, LDH, HBDH, alkalische Phosphatase, Nierenfunktion, Urinstatus
- Testosteron, LH, FSH
- ggf. Spermiogramm/Spermakryokonservierung (☞ Kap. 4.11)

Bildgebung
- obligat: Sonografie der Hoden beidseits, Abdomen Sonografie, Röntgen Thorax, CT Abdomen/Becken/Thorax; ggf. MRT Abdomen/Becken
- optional: MRT Schädel bei fortgeschrittenem Stadium oder Verdacht auf ZNS-Befall, Skelettszintigrafie (bei klinischem Verdacht auf Metastasierung)
- Verlaufskontrolle: PET (bei Seminom, ≥ 4 Wochen nach Chemotherapie bei residualen Tumormassen)

Histologie
- bioptische oder chirurgische Histologiegewinnung aus befallenem Hoden
- kontralaterale Hodenbiopsie zum Nachweis/Ausschluss einer kontralateralen testikulären intraepithelialen Neoplasie (TIN) oder eines Carcinoma in situ (CIS)

Tumormarker
AFP (α₁-Fetoprotein), HCG (humanes Choriongonadotropin β), LDH. Bei Seminom fakultativ PLAP (plazentare alkalische Phosphatase). Bestimmung:
- präoperativ   1 ×
- nach Operation   d 1, 5, 22
- während Chemotherapie   vor jedem Chemotherapiezyklus
- Chemotherapieabschluss   3–4 Wochen nach dem letzten Zyklus
- Nachsorge   bei jedem Nachsorgetermin

Tumortyp	AFP	HCG	LDH
Seminom	-	±	+
Teratom	+	±	+
embryonales Karzinom	+	±	+
Chorionkarzinom	-	++	+
Dottersacktumor	++	-	+

AFP α₁-Fetoprotein, produziert von Dottersackanteilen, Serumspiegel normal < 15 ng/ml (1 200 U = 1 ng),
HCG humanes Choriongonadotropin β, produziert von Chorionanteilen, Serumspiegel normal bei Männern < 5 U/l,
LDH Laktatdehydrogenase – negativ, ± z.T. nachweisbar, + erhöht, ++ stark erhöht

Tumormarker können während der ersten 7–10 Tage nach Chemotherapie ansteigen, fallen dann aber exponentiell ab. Halbwertszeit für β-HCG 18–24 h, für AFP 3 bis 6 Tage

DD:
- Hydrozele, Varikozele, Spermatozele, Epididymitis, Orchitis
- Inguinalhernie, Hämatom, akute Schwellung bei Hodentorsion

Ko: Blutung, Infarzierung, Torsion

Th: *Therapieprinzipien*

1. Die Therapie maligner Hodentumoren erfolgt entsprechend Tumortyp (Seminome vs. nicht-seminomatöse Tumoren), Stadium, Risikogruppe (IGCCCG-Klassifikation) und Allgemeinzustand des Patienten.
   Wirksame Therapieverfahren sind Operation, Chemotherapie (in der Regel Platinhaltig) und Bestrahlung.
2. Spermakonservierung: bei bestehendem Kinderwunsch Kryokonservierung vor Therapiebeginn anbieten. Aufklärung des Patienten über bestehende Möglichkeiten und Risiken (Verzögerung der Therapie) (☞ Kap. 4.11)

Testikuläre intraepitheliale Neoplasie (TIN)

- Auftreten bei etwa 9 % der Patienten. Bei Alter < 40 Jahre und Hodenvolumen < 12 ml: Risiko > 34 % für kontralaterale TIN. Bei extragonadalen Keimzelltumoren: Risiko etwa 33 %
- bei TIN erhöhtes Risiko für Entwicklung eines Hodentumors (70 % der Fälle innerhalb von 7 Jahren)

Richtlinien zur Behandlung der TIN
- bei TIN in einzelnem Hoden (z.B. nach Orchiektomie des anderen Hodens wegen Hodentumor): bei Kinderwunsch, ausreichender Restspermiogenese und guter Compliance abwartendes Vorgehen gerechtfertigt. Falls bei metastasierter Erkrankung eine Chemotherapie vorgesehen ist, zunächst keine Strah-

lentherapie der TIN (erhöhte Toxizität für Leydigzellen). 6 Monate nach Ende der Chemotherapie Rebiopsie des betroffenen Hodens → bei Persistenz der TIN sekundäre Bestrahlung (20 Gy)
- bei gesundem zweiten Hoden: operative Entfernung des befallenen Hodens.

Seminomatöse Keimzelltumoren

Risikoadaptierte Therapie
- *Stadium I:* sehr hohe Heilungsraten. Bei Tumoren > 4 cm bzw. Invasion der Rete testis Rezidivrisiko etwa 32 %, ohne Risikofaktoren Rezidivwahrscheinlichkeit 12–16 %. Drei Strategien möglich: adjuvante Therapie mit Carboplatin (AUC 7) oder Radiatio der paraaortalen und parakavalen LK; hierdurch Senkung des Rezidivrisikos auf etwa 4 %. Alternativ: aktive Surveillance; erfordert eine hohe Compliance der Patienten und Erfahrung des betreuenden Arztes
- *Stadium IIA:* Standardtherapie Radiatio mit Gesamtdosis von 30 Gy oder Poly-Chemotherapie nach PEB-Protokoll. hierdurch rezidivfreies Überleben von 95 %
- *Stadium IIB:* hohe Heilungsraten durch Chemotherapie (3 × PEB-Poly-Chemotherapie) bzw. Strahlentherapie (36 Gy Gesamtdosis). Spättoxizität der Chemotherapie ist geringer als bei Radiatio.
- Stadium IIC–III: Bei ausgeprägtem abdominalen Lymphknotenbefall (> 5 cm), mediastinalem Befall oder viszeralen Fernmetastasen ist eine primäre Cisplatin-haltige Chemotherapie (PEB) erforderlich. Bei niedrigem Risiko drei Zyklen, bei intermediärem Risiko vier Zyklen
- Patienten mit erhöhtem AFP werden wie Patienten mit nicht-seminomatösen Hodentumoren behandelt. Bei HCG- oder LDH-Erhöhung erfolgt die Therapie entsprechend den unten angegebenen Richtlinien.
- bei Resttumor: PET nach 4 Wochen. Bei negativer PET-CT: Kontrolle nach 6–8 Wochen, bei Zeichen für proliferierendes Gewebe: Biopsie, ggf. Operation. Bei Nachweis vitaler Tumorzellen: Salvage-Chemotherapie

Behandlungskonzept seminomatöser Keimzelltumoren

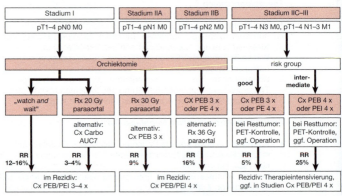

Cx Chemotherapie, Rx Radiotherapie, RR Rezidivrisiko, PEB Cisplatin + Etoposid + Bleomycin, PEI Cisplatin + Etoposid + Ifosfamid, PE Cisplatin + Etoposid, PET Positronenemissionstomografie

Nicht-seminomatöse Keimzelltumoren

Behandlungskonzept nicht-seminomatöser Keimzelltumoren

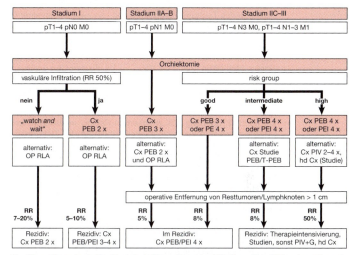

Cx Chemotherapie, hdCx Hochdosis-Chemotherapie, OP Operation, RLA retroperitoneale Lymphadenektomie, Rx Radiotherapie, RR Rezidivrisiko, PIV Hochdosis Carboplatin + Ifosfamid + Etoposid, PBSZT Periphere Blutstammzell-Transplantation, PEB Cisplatin + Etoposid + Bleomycin, PEI Cisplatin + Etoposid + Ifosfamid, PIV Cisplatin + Ifosfamid + Etoposid

Bei intermediärem Risiko besteht geringfügig verlängertes progressionsfreies Überleben durch Hinzunahme von Paclitaxel zu PEB.

Verlaufskontrolle
- therapeutisches Ansprechen mit Bildgebung und Tumormarkern dokumentieren. Selten Abfall der Tumormarker ohne Tumorregression in der Bildgebung („Growing teratoma syndrome"). Hier frühzeitige operative Resektion anstreben
- bei steigenden Tumormarkern nach zwei Zyklen Chemotherapie: Salvage-Therapie bzw. Hochdosis-Chemotherapie einleiten (nur an spezialisierten Zentren)
- wirksame Substanzen bei refraktären Keimzelltumoren: Paclitaxel, Gemcitabin, Oxaliplatin, auch als Kombinationstherapie; ggf orales Etoposid.

Indikationen zur Hochdosis-Chemotherapie
- im Rahmen der Primärtherapie bei Patienten mit nicht-seminomatösen Hodenkarzinomen mit schlechter Prognose innerhalb klinischer Studien
- in der first-line-Salvage-Therapie: innerhalb klinischer Studien bei Patienten mit Rezidiv nach gutem Ansprechen auf die initiale Cisplatin-haltige Therapie oder inkomplettem Ansprechen im Rahmen der Primärtherapie (Wiederanstieg der Tumormarker)
- bei Cisplatin-refraktären Tumoren ggf. Einsatz neuer Substanzen (Studien)

Sekundäre operative Behandlung: Resektion von Residualtumoren
- *negative Tumormarker nach Chemotherapie:* komplette chirurgische Resektion aller residuellen Tumormanifestationen (einschließlich aller Lymphknoten mit einem Durchmesser ≥ 1 cm) anstreben. Bei residuellem viablen Tumor (Ausnahme: reifes Teratom) zusätzlich Gabe von zwei Zyklen einer Cisplatin-haltigen Chemotherapie (*CAVE:* Bleomycin-Summendosis beachten). Bei grenzwertigem Befund: Reevaluierung nach 6–8 Wochen mit CT und PET
- *positive Tumormarker nach Chemotherapie:* Patienten mit persistierenden Tumormarkern nach Cisplatin-haltiger Chemotherapie können von einer chirurgischen Resektion profitieren. Diese sollte durchgeführt werden, wenn ≥ 2 verschiedene Cisplatin-haltige Protokolle angewandt worden sind. Beste Prognosen haben Patienten ohne β-HCG-Erhöhung und mit nur einer Tumorlokalisation.

Resektion von Rezidivtumoren
- bei durch Bildgebung dokumentiertem Rezidiv im Bereich vorher befallener Lymphknoten und nur geringfügiger Erhöhung der Tumormarker: Operation anstreben, da es sich häufig um ein reifes Teratom handelt
- bei > 10 % viablen undifferenzierten Tumorzellen konsolidierend zwei Zyklen einer Cisplatin-haltigen Chemotherapie (Standardprotokoll)
- bei Rezidiv nach Chemotherapie: GOP-Protokoll (Gemcitabin, Oxaliplatin, Paclitaxel)

Therapie bei ZNS-Metastasen
- bei 10 % der Patienten im fortgeschrittenem Stadium, d.h. 1–2 % aller Patienten mit Hodentumoren, ZNS-Metastasen treten auf
- Langzeitüberleben in etwa 35 % der Fälle möglich (bei primären Hirnmetastasen 30–40 %, bei Hirnmetastasen unter Therapie oder im Rezidiv 2–5 %)
- häufige Todesursachen: systemische Tumorprogredienz (20–25 % der Fälle) oder intrazerebrale Metastasierung (40–45 %)
- günstige Prognose bei unilokulärem Befund, der bei Primärdiagnose entdeckt wird
- bei kurativem Ansatz: Kombination von Chemotherapie (vier Zyklen einer Platinhaltigen Chemotherapie) und Hirnbestrahlung (36 Gy, Aufsättigung der Metastasenregion bis 45 Gy). Bei unilokulärem Befall: operative Entfernung in Abhängigkeit vom Ausmaß der systemischen Erkrankung

Therapie primär mediastinaler nicht-seminomatöser Keimzelltumoren
☞ Kap. 8.5.2, extragonadale Keimzelltumoren

Therapieprotokolle – Hodentumoren

„PEB" ☞ Protokoll 13.11.2			Wiederholung d 22
Cisplatin	20 mg/m^2/d	i.v.	d 1–5
Etoposidphosphat	100 mg/m^2/d	i.v.	d 1–5
Bleomycin	30 mg/d	i.v.	d 1, 8, 15

„PE" ☞ Protokoll 13.11.4			Wiederholung d 22
Cisplatin	20 mg/m^2/d	i.v.	d 1–5
Etoposidphosphat	100 mg/m^2/d	i.v.	d 1–5

"PEI" ☞ Protokoll 13.11.3			Wiederholung d 22
Cisplatin	20 mg/m²/d	i.v.	d 1–5
Etoposidphosphat	100 mg/m²/d	i.v.	d 1–5
Ifosfamid	1 200 mg/m²/d	i.v	d 1–5

"PIV + G-CSF" ☞ Protokoll 13.11.5			Wiederholung d 29
Cisplatin	25 mg/m²/d	i.v.	d 1–5
Ifosfamid	1 200 mg/m²/d	i.v.	d 1–5
Etoposidphosphat	150 mg/m²/d	i.v	d 1–5
PEG-CSF	6 mg	s.c.	d 6

"VIC Hochdosis" ☞ Protokoll 14.2.4			
Etoposidphosphat	500 mg/m²/d	i.v.	d –4 bis d –2
Ifosfamid	4 000 mg/m²/d	i.v.	d –4 bis d –2
Carboplatin	AUC 6	i.v	d –4 bis d –2
G-CSF	300–480 µg	s.c.	d +7 bis hämatol. Rekonstitution

"Gemcitabin/Oxaliplatin/Paclitaxel" ☞ Protokoll 13.11.6			Wiederholung d 22
Gemcitabin	800 mg/m²/d	i.v.	d 1, 8
Oxaliplatin	130 mg/m²/d	i.v.	d 1
Paclitaxel	80 mg/m²/d	i.v	d 1

Na: *Bei kurativer Therapieintention*
- Nachsorge entsprechend Konsensusempfehlungen. Nach Therapieabschluss in der Regel zunächst Wiedervorstellung alle 3 Monate, ab 4. Jahr alle 6 Monate, ab 5. Jahr einmal jährlich. Bei Patienten in Hochrisikosituation sind die Nachsorgeintervalle ggf. zu verkürzen.
- Nachsorge beinhaltet klinische Untersuchung, Tumormarker und bildgebende Diagnostik. Fakultativ Testosteron und FSH. Sonografie des kontralateralen Hodens
- In der Nachsorge sollte auf Langzeiteffekte der Therapie von Keimzelltumoren geachtet werden: kardiovaskuläre Erkrankungen, metabolisches Syndrom, Nephrotoxizität, Ototoxizität, Neurotoxizität (PNP), Raynaud-Syndrom, Hypogonadismus.

Bei palliativer Situation
symptomorientiertes Vorgehen

Px: regelmäßige Selbstuntersuchung des Hodens beim Mann. Jede Schwellung eines Hodens ist verdächtig und muss abgeklärt werden.

Lit:
1. Beyer J, Albers P, Altena R et al. Highlights from the third European consensus conference on diagnosis and treatment of germ-cell cancer. Ann Oncol 2013;24:878-888.
2. Cathomas R, Hartmann M, Krege S et al. Interdisciplinary evidence-based recommendations for the follow-up of testicular germ cell cancer patients. Onkologie 2011;34:59–64.
3. Gilbert D, Rapley E, Shipley J. Testicular germ cell tumours: predisposition genes and the male germ cell niche. Nat Rev Cancer 2011;11:278–288.
4. Gilligan TD, Seidenfeld J, Basch EM et al. ASCO Clinical Practice Guideline on uses of serum tumor markers in adult males with germ cell tumors. J Clin Oncol 2010;28:3388–3404.

5. Mannuel HD, Mitikiri N, Khan M et al. Testicular germ celltumors: biology and clinical update. Curr Opin Oncol 2012;24:266–271.
6. Schmoll HJ, Jordan K, Huddart R et al. Testicular seminoma: ESMO Clinical Practice Guidelines for diagnosis, treatment and follow-up. Ann Oncol 2010;21(Suppl 5):v140–146.
7. Schmoll HJ, Jordan K, Huddart R et al. Testicular non-seminoma: ESMO Clinical Practice Guidelines for diagnosis, treatment and follow-up. Ann Oncol 2010;21(Suppl 5):v147–154.
8. Simonelli M, Rosti G, Banna GL et al. Intensified chemotherapy with stem-cell rescue in germ-cell tumours. Ann Oncol 2012;23:815–822.

Web:

1. www.uroweb.org/guidelines/online-guidelines — Guideline Eur Assoc Urology
2. www.dgu.de — Deutsche Gesellschaft für Urologie
3. www.auo-online.de/index_ie.asp — AG „Urologische Onkologie"
4. www.nccn.org/professionals/physician_gls/PDF/testicular.pdf — NCCN Guideline

8.5.2 Extragonadale Keimzelltumoren

B. Deschler-Baier, A. Spyridonidis, C.F. Waller

Def: von Keimzellen abgeleitete Tumoren außerhalb der Gonaden (Hoden, Ovarien). Lokalisation häufig in Mediastinum, Retroperitoneum, Pinealis- oder Steißbeinregion, seltener in Prostata, Leber, Ösophagus, Magen

ICD-10: nach Lokalisation

Ep: Keimzelltumoren treten im Erwachsenenalter in 2–5 % und bei Kindern in 82 % der Fälle primär extragonadal auf. Altersgipfel 20.–40. Lebensjahr, ♂:♀ = 12:1 (Ausnahme: benigne Teratome, ♂:♀ = 1:1)

Pg: *Pathogenese*
Mögliche pathogenetische Faktoren extragonadaler Keimzelltumoren:
- pränatale Migration primordialer Keimzellen vom Dottersack in Mittellinien-Strukturen (Steißbeinregion, Retroperitoneum, Mediastinum, Kopf)
- Dislokation totipotenter Zellen während des blastulären oder morulären Stadiums
- retroperitoneale Keimzelltumoren: Metastasen eines regredienten testikulären Tumors (Primärtumor nicht mehr nachweisbar)

Genetische Faktoren
- gehäuft Nachweis von Isochromosom 12p
- nicht-seminomatöse mediastinale Keimzelltumoren gehäuft bei Klinefelter-Syndrom (47, XXY) (20 % der Fälle)
- Prädisposition (20 % der Fälle) zur Entwicklung einer hämatologischen Neoplasie, z.B. akute Leukämien (AML FAB M7), myelodysplastisches Syndrom, maligne Histiozytose. Isochromosom 12p in leukämischen Blasten nachweisbar
- retroperitoneale Keimzelltumoren: 40 % erhöhtes Risiko für Carcinoma in situ (CIS) des Hodens

Path: *Histologie*
Bei extragonadalen Keimzelltumoren treten die gleichen histologischen Entitäten wie bei gonadalen Keimzelltumoren auf. Unterscheidung zwischen reinen Seminomen und nicht-seminomatösen Tumoren hat therapeutische und prognostische Bedeutung. Etwa 20 % der Keimzelltumoren sind gemischtzellig.

Histologische Typen extragonadaler Keimzelltumoren

Benigne Keimzelltumoren
reife Teratome (reife Teratome mit > 50 % unreifen Anteilen werden als potenziell maligne betrachtet)

Maligne Keimzelltumoren
- Seminom (intrakranielle Seminome = „Germinome"), 20–24 %
- nicht-seminomatöse Keimzelltumoren (unreifes Teratom, embryonales Karzinom, Teratokarzinom, Chorionkarzinom, Dottersacktumor)
- gemischtzellige Tumoren (einschließlich Tumoren mit Seminomanteilen)

8.5.2 Extragonadale Keimzelltumoren — Solide Tumoren

Lokalisation im Kindesalter (≤ 15 Jahre)	Häufigkeit
• Steißbeinregion	27 %
• intrakraniell	15 %
• Retroperitoneum	4 %
• Mediastinum	3 %

Teratome häufig bereits bei Geburt nachweisbar. Altersgipfel hochmaligner nichtseminomatöser Tumoren 1.– 5. Lebensjahr, Seminome nach dem 7. Lebensjahr

Lokalisation im Erwachsenenalter (> 15 Jahre)	Häufigkeit
• Mediastinum	50–70 %
• Retroperitoneum	20–30 %
• intrakraniell	2–10 %
• Steißbeinregion	selten

Mediastinale und retroperitonale maligne Keimzelltumoren sind meist nicht-seminomatös (76 %). Intrakraniell treten insbesondere Seminome (65 %, „Germinome") auf. Altersgipfel: 20–30 Jahre

Sy: Die Klinik ist von der Tumorlokalisation abhängig.
- *mediastinale Keimzelltumoren:* häufig erst in Spätstadien symptomatisch: Husten, Thoraxschmerzen, Dyspnoe, obere Einflussstauung. 50 % der mediastinalen Tumoren sind Zufallsbefunde.
- *retroperitoneale Keimzelltumoren:* häufig erst in Spätstadien symptomatisch: abdominelles Druckgefühl, Flanken-/Rückenschmerzen, Verdrängungserscheinungen (Obstipation, Miktionsbeschwerden, Zunahme des Bauchumfanges), oft Zufallsbefund
- *Pinealistumoren:* Hirndruckzeichen, Kopfschmerzen, Gesichtsfeldeinschränkung, Ataxie, Lethargie, Nausea, Parinaud-Syndrom (vertikale Blickparese, Nystagmus), Diplopie. Hypophyseninsuffizienzzeichen (z.B. Diabetes insipidus) bei infiltrativem Wachstum oder suprasellärer Lokalisation
- *Steißbeinregion:* Schmerzen, Ischialgie, rektale Kompression, Harnblasenkompression, Miktions- und Defäkationsstörungen
- Allgemeinsymptome (Fieber, Nachtschweiß, Gewichtsverlust, Appetitlosigkeit, Leistungsminderung) bei malignen Tumoren und rascher Progredienz, Gynäkomastie bei erhöhten β-HCG-Spiegeln

Dg: *Anamnese, Klinik*
- Anamnese, einschließlich Krankheitsverlauf, Dynamik
- klinische Untersuchung, insbesondere neurologischer Status, Hodenpalpation

Labor
- Routinelabor, mit Blutbild, Differenzialblutbild, Leber-/Nierenfunktion, LDH
- Tumormarker im Serum: α_1-Fetoprotein (AFP), β-humanes Choriongonadotropin (β-HCG). Bei Seminom ggf. humane plazentare alkalische Phosphatase (PLAP) (falsch positiv bei Rauchern) und NSE
  CAVE: Reine Seminome sezernieren nie AFP → bei AFP-Erhöhung liegt ein nicht-seminomatöser Tumor oder eine Mischform vor. Mischtumoren werden wie nicht-seminomatöse Tumoren behandelt.
- Hypophysenhormone bei intrakraniellen Keimzelltumoren und entsprechendem klinischen Verdacht

Bildgebung
- Sonografie Abdomen und Hoden (obligat, v.a. bei retroperitonealen Tumoren)
- Röntgen Thorax, CT Thorax/Abdomen
- MRT Schädel und Spinalkanal (obligat bei intrakraniellen Tumoren)
- Skelettszintigrafie bei klinischem Verdacht auf Knochenmetastasen

Histologie
Histologische Sicherung ist obligat. Zugangsweg je nach Lokalisation. Feinnadelpunktion möglich. Einige Zentren bevorzugen die offene Biopsie, um „sampling errors" bei heterogenen Tumoren zu vermeiden.
- *mediastinale Tumoren:* Mediastinoskopie
- *intrakranielle Tumoren:* Moderne stereotaktische Verfahren haben die Mortalität des Eingriffs sowie die Häufigkeit von Abtropfmetastasen minimiert. Liquor-Diagnostik (Liquor-Zytologie, Bestimmung von AFP und β-HCG) obligat
- 30 % der Patienten mit extragonadalen Keimzelltumoren haben ein uni- oder bilaterales testikuläres Carcinoma in situ (CIS, synonym: TIN, testikuläre intraepitheliale Neoplasie). Da Patienten mit extragonadalen Keimzelltumoren eine Cisplatin-haltige Therapie erhalten, die kurativ auf die TIN wirkt, ist eine Hodenbiopsie bei klinisch und sonografisch unauffälligen Hoden nicht notwendig.

DD:
- *vorderes Mediastinum:* Thymom, Lymphome, mesenchymale Tumoren, endokrine Tumoren, Zysten
- *Retroperitoneum:* Nebennierentumoren, mesenchymale Tumoren, Lymphome, Lymphknotenmetastasen. Primäre retroperitoneale Keimzelltumoren zeigen Tumormassen meist in der Mittellinie. Überwiegend links- oder rechtsseitig ausgebildete Lymphknotenmetastasierung weist dagegen auf einen okkulten, ipsilateralen Primärtumor hin.
- *Pinealisregion:* Gliom, Pineoblastom, Pineozytom, Zysten

Th: Die Behandlung extragonadaler Keimzelltumoren erfolgt interdisziplinär.

Mediastinale/retroperitoneale Keimzelltumoren

Seminomatöse extragonadale Keimzelltumoren
Retroperitoneale Tumoren < 5 cm werden primär bestrahlt. In allen anderen Fällen primäre Cisplatin-haltige Chemotherapie (z.B. 3 – 4 × PEB oder PEI), anschließend (☞ Kap. 8.5.1) Operation der Tumorresiduen

Nicht-seminomatöse extragonadale Keimzelltumoren
- Primärtherapie wie bei testikulären Tumoren mit hohem Risiko (☞ Kap. 8.5.1): frühe Therapieintensivierung mit Hochdosis-Chemotherapie und Resektion des Resttumors (v.a. bei mediastinalen Tumoren) → 5-Jahres-Überleben 75 %.
- im Rezidiv ungünstige Prognose: 3-Jahres-Überleben nach Salvage-Hochdosistherapie bei retroperitonealem Tumor 48 %, bei mediastinalem Tumor 14 %

Teratome
- primäre Operation
- bei großen Tumoren: Versuch einer neoadjuvanten Chemotherapie mit dem Ziel einer Tumorverkleinerung und anschließenden Resektion mit kurativer Intention
- benigne Teratome: Tumorresektion, keine Indikation für Chemo-/Strahlentherapie

Intrakranielle Keimzelltumoren

- Therapie analog zu pädiatrischen Protokollen (z.B. SIOP CNS GCT 96)
- *Germinom* (intrakranielles Seminom): Radiatio 24 Gy kraniospinal + 16 Gy Tumorbett oder 2 × PEI + 40 Gy fokale Radiatio
- *Nicht-Germinome* (Dottersacktumor, Chorionkarzinom, embryonales Karzinom): 4 × PEI, ggf. Resektion von Tumorresiduen, anschließend Bestrahlung
- *Teratome:* primäre Operation. Bei großen Tumoren: Versuch einer neoadjuvanten Chemotherapie mit anschließender Operation

Chemotherapieprotokolle

„PEB" ☞ Protokoll 13.11.2			Wiederholung d 22
Cisplatin	20 mg/m^2/d	i.v.	d 1–5
Etoposidphosphat	100 mg/m^2/d	i.v.	d 1–5
Bleomycin	30 mg/d	i.v.	d 1, 8, 15

„PEI" ☞ Protokoll 13.11.3			Wiederholung d 22
Cisplatin	20 mg/m^2/d	i.v.	d 1–5
Etoposidphosphat	100 mg/m^2/d	i.v.	d 1–5
Ifosfamid	1200 mg/m^2/d	i.v.	d 1–5

Prg: Die prognoseorientierten Klassifikationen der testikulären Keimzelltumoren können bei extragonadalen Tumoren nicht angewendet werden. Prinzipiell gilt:
- Extragonadale *seminomatöse* Tumoren haben die gleiche günstige Prognose wie testikuläre Seminome.
- Extragonadale *nicht-seminomatöse* Keimzelltumoren haben eine ungünstigere Prognose als testikuläre nicht-seminomatöse Tumoren. Es wird der prognostische Score nach Hartmann angewandt.

Prognose-Score für extragonadale nicht-seminomatöse Tumoren (Hartmann, 2002):

Prognosefaktoren	Score	Prognose (Score-Summe)	5-Jahres-Überlebensrate
mediastinaler Tumor	2	intermediate low (0–1)	52 %
β-HCG	1		
Lungenmetastasen	1	intermediate high (2–3)	47 %
Lebermetastasen	1		
ZNS-Metastasen	2	poor (> 3)	11 %

Na:
- bei Therapie mit kurativer Intention: engmaschige Verlaufskontrolle, mit klinischer Untersuchung, Tumormarker-Bestimmung und Bildgebung
- bei palliativer Situation: symptomorientiertes Vorgehen

Solide Tumoren — Extragonadale Keimzelltumoren 8.5.2

Lit:
1. Hartmann JT, Nichols CR, Droz JP et al. Prognostic variables for response and outcome in patients with extragonadal germ-cell tumors. Ann Oncol 2002;13:1017–1028.
2. Mc Kenney JK, Heerema-McKenney A, Rouse RV. Extragonadal germ cell tumors: a review with emphasis on pathologic features, clinical prognostic variables, and differential diagnostic considerations. Adv Anat Pathol 2007;14:69–92.
3. Shinagare AB, Jagannathan JP, Ramaiya NH et al. Adult Extragonadal Germ Cell Tumors. AJR 2010;195:W274-W280.
4. Trama A, Mallone S, Nicolai N et al. Burden of testicular, paratesticular and extragonadal germ cell tumors in Europe. Eur J Cancer 2012;48:159–169.

Web:
1. www.krebsgesellschaft.de — Dt Krebsgesellschaft
2. tcrc.acor.org/egc.html — Testicular Ca Res Ctr
3. www.cancer.gov/cancertopics/types/extragonadal-germ-cell.extragonadal-germ-cell — NCI Cancer Topics

8.5.3 Prostatakarzinom

K. Mikesch, W. Schultze-Seemann, K. Henne, B. Deschler-Baier, C.F. Waller

Def: bösartige Neubildung der Prostata, in der Regel initial hormonabhängig

ICD-10: C61

Ep: Inzidenz: 60 Fälle/100 000/Jahr in Europa, 25 % aller Karzinome des Mannes, damit häufigstes Malignom. In Deutschland 50 000 Neuerkrankungen/Jahr. Medianes Erkrankungsalter: 67–69 Jahre. Inzidenz steigt mit zunehmendem Alter von 0,02 % (50 Jahre) auf 1,5 % (80 Jahre). Latentes Prostatakarzinom bei Autopsien im 50. Lebensjahr 10 %, im 70. Lebensjahr 30 %

Pg: *Risikofaktoren*
- Alter, fettreiche Ernährung, Übergewicht
- geografische Unterschiede: Risiko in USA, Kanada und Schweden am höchsten, am niedrigsten in Asien, in Deutschland mittleres Risiko
- erhöhtes Risiko für Angehörige von Patienten mit Prostatakarzinom
- Berufsgruppen mit erhöhtem Risiko: Chemieindustrie (Kadmium)

Molekulargenetische Mechanismen
keine charakteristischen Veränderungen bekannt. Beschrieben sind Mutationen des RNAse-L-Gens (HPC1-Lokus, Chromosom 1), Veränderungen der Tumorsuppressorgene PTEN und p53, sowie „Suszeptibilitätsloci" für das Prostatakarzinom auf Chromosom 1, 8, 17, 20, und X. Eine potenzielle Rolle retroviraler Infekte sowie von Polymorphismen des Androgen- und Vitamin-D-Rezeptors wird diskutiert.

Path: *Histologie*

Typ	Häufigkeit
Adenokarzinome	> 95 %
Andere • Sarkome, kleinzellige Karzinome, Plattenepithelkarzinome • Metastasen (Blasenkarzinom, Melanome etc.)	< 5 %

Lokalisation
Entstehung meist in peripherer Zone der Prostata. Primär multifokal in 35 % der Fälle

Manifestation/Ausbreitung
- Low-grade-Prostatakarzinome: langsames lokales Wachstum, z.T. über Jahre ohne Metastasierung
- Ausbreitung per continuitatem entlang Gefäßnervenstrang
- direkte Invasion in angrenzende Strukturen: Rektum, Blase etc.
- lymphogene Metastasierung in regionale Lymphknoten (Obturatoriusgruppe, Iliaca externa/interna, präsakral)
- hämatogen: Häufigster Metastasierungsort ist ein Skelettsystem, meist osteoplastische Metastasen, selten osteolytische Läsionen. Über periprostatische Venen Befall von unterer LWS und Becken → LWS-Beschwerden häufig als erstes Symptom bei Prostatakarzinom. Lebermetastasen selten, Befall von ZNS, Lunge und Weichteilen nur in Einzelfällen

Formen
- *latentes Karzinom:* zufälliger Nachweis bei Autopsie
- *inzidentelles Karzinom:* zufälliger Nachweis bei histologischer Untersuchung von Material einer transurethralen Resektion oder Adenomentfernung wegen benigner Prostataveränderungen
- *okkultes Karzinom:* metastasiertes Prostatakarzinom ohne klinische Symptomatik
- *klinisches Karzinom:* alle anderen Fälle

Klass: *Stadieneinteilung nach dem TNM-System (UICC, 2010)*

T	Primärtumor
TX	Primärtumor nicht beurteilbar
T0	kein Primärtumor nachweisbar
T1	Tumor ist klinisch inapparent, nicht darstellbar in bildgebenden Verfahren a histologischer Zufallsbefund mit Befall ≤ 5 % des Resektats b histologischer Zufallsbefund mit Befall > 5 % des Resektats c Tumor durch Feinnadelpunktion identifiziert (z.B. bei PSA)
T2	Tumor auf Prostata (einschließlich Apex und Kapsel) beschränkt a Tumor betrifft maximal die Hälfte eines Lappens. b Tumor betrifft mehr als die Hälfte eines Lappens. c Tumor in beiden Lappen
T3	Tumor überschreitet die Prostatakapsel. a uni- oder bilaterales Wachstum einschließlich mikroskopisch nachweisbarer Infiltration des Blasenhalses b Befall der Samenblase(n)
T4	Tumor ist fixiert oder infiltriert benachbarte Strukturen (außer Samenblasen): Blasenhals, Sphincter externus, Levator-Muskulatur, Beckenwand.
N	Lymphknotenbefall
NX	regionäre Lymphknoten nicht beurteilbar
N0	keine regionären Lymphknotenmetastasen
N1	regionäre Lymphknotenmetastasen
M	Fernmetastasen
M0	keine Fernmetastasen
M1	Fernmetastasen a Lymphknotenbefall über regionäre Lymphknoten hinaus b Knochenmetastasen c andere Fernmetastasen

Differenzierungsgrad und Gleason Score (nach UICC)

Grad	Gleason[1]	Differenzierung
GX		Differenzierungsgrad kann nicht beurteilt werden.
G1	2–4	gut differenziert, leichte Anaplasie
G2	5–7a	mäßig differenziert, mäßige Anaplasie
G3–4	7b–10	gering differenziert/undifferenziert, ausgeprägte Anaplasie

[1] Gleason Score → Analyse der Tumorhistologie: Summe der Bewertungen, die aufgrund der zwei prädominanten histologischen Befallsmuster gebildet wird. Diese werden unabhängig voneinander bewertet und addiert. Grad 1: hoch differenziert, Grad 5: undifferenziert

8.5.3 Prostatakarzinom

Stadieneinteilung nach UICC (2010)

Stadium	TNM-System			Differenzierung
I	T1a	N0	M0	G1
II	T1a	N0	M0	G2–4
	T1b–c	N0	M0	jedes G
	T2	N0	M0	jedes G
III	T3	N0	M0	jedes G
IV	T4	N0	M0	jedes G
	jedes T	N1	M0	jedes G
	jedes T	jedes N	M1	jedes G

Sy: Symptome sind identisch mit Befunden der benignen Prostatahyperplasie (BPH). Frühstadien sind in der Regel asymptomatisch. Später:
- Pollakisurie, imperativer Harndrang, Nykturie, Harntröpfeln, Dysurie, Hämaturie. Plötzlicher Beginn und rasches Fortschreiten der Symptomatik bei Männern ab 50 Jahre sind dringend verdächtig auf Vorliegen eines Prostatakarzinoms.
- Knochenschmerzen bei Fernmetastasen (LWS-Syndrom häufig erstes Symptom)
- in fortgeschrittenen Tumorstadien: Lymphödem der unteren Extremität, venöse Abflussbehinderung durch pelvine Lymphome. Paraplegie, Inkontinenz bei BWS-/LWS-Metastasierung

Dg: *Anamnese, Klinik*
- Anamnese, einschließlich Familienanamnese und Miktionsstörungen
- klinischer Befund: digitale rektale Untersuchung als wichtigstes und einfachstes Diagnoseverfahren → steinharte, unregelmäßig begrenzte Knoten sind typisch für Prostatakarzinom. Sensitivität 50 %, bei Tumoren < 1,5 cm schlechter. Lymphknotenstatus (inguinale Lymphknoten)

Labor
Blutbild, Leber-/Nierenfunktion, alkalische Phosphatase, Ca^{2+}, Phosphat, Urinstatus

Tumormarker: prostataspezifisches Antigen (PSA)
- gewebespezifischer Marker für Prostataveränderungen. Jede PSA-Erhöhung ist abklärungspflichtig. Sensitivität 75 %. In Verbindung mit rektaler Untersuchung und rektalem Ultraschall beste Screeningmethode für Prostatakarzinom
- Normalwerte für PSA steigen mit zunehmendem Alter an. Verantwortlich sind – neben dem Anstieg des Prostatavolumens – insbesondere entzündliche und ischämische Veränderungen. Oberer PSA-Normalwert bei Männern bis 49 Jahre: 2,5 ng/ml, 50–59 Jahre: 3,5 ng/ml, 60–69 Jahre: 4,5 ng/ml, 70–79 Jahre: 6,5 ng/ml
- Um die Unterscheidung zwischen benigner Prostatahyperplasie (BPH) und Karzinom zu verbessern, können die PSA-Dichte, die „PSA-Velocity", und die altersspezifischen Referenzwerte herangezogen werden. Die PSA-Dichte wird durch den Quotienten zwischen PSA und dem transrektal sonografisch ermittelten Prostatavolumen angegeben.
- Sequenzielle Bestimmungen des PSA erhöhen die Spezifität auf 90 % und die Sensitivität auf 70 %. Ein Anstieg um mehr als 0,5 ng/ml pro Jahr ist prädiktiv für ein Karzinom, wenn der Ausgangswert unter 4 ng/ml lag. Die „PSA-Velocity" (oder „PSA-Doubling Time", PSADT) ist eine erfolgversprechende Methode für die Frühdetektion lokoregionaler Tumoren.
- Bei bekanntem Prostatakarzinom eignet sich das PSA als Verlaufsparameter, es steigt oft Jahre vor klinisch relevantem Rezidiv an.

PSA-Diagnostik beim Prostatakarzinom*

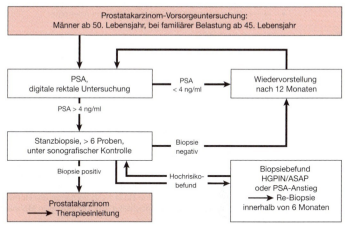

* In Deutschland wird die PSA-Bestimmung im Rahmen der Früherkennungsuntersuchung bisher nicht von der GKV übernommen.

HGPIN hochmaligne prostatische intraepitheliale Neoplasie, ASAP atypical small acinar proliferation, PSA prostataspezifisches Antigen

Der Nutzen der Früherkennungsuntersuchung (inkl. PSA) noch kontrovers diskutiert (☞ Kap. 1.4). Ein Nutzen scheint vor allem belegt für:
- Patienten in gutem Allgemeinzustand, < 85 Jahre
- Lebenserwartung ≥ 10 Jahre
- bei Diagnose eines aggressiven Karzinoms (Gleason Score > 4)

Histologische Sicherung
- Feinnadelpunktion oder Biopsie (TRU-Cut 18 G), transrektal. Indikation bei Miktionsstörungen unklarer Genese, erhöhten PSA-Werten, Skelettmetastasierung unklarer Genese. Standardverfahren zur Diagnose des Prostatakarzinoms. Sensitivität hoch, jedoch abhängig von Erfahrung des Durchführenden
- transurethrale Resektion (TUR-P): Standardverfahren zur Behandlung der benignen Prostatahyperplasie, als Zufallsbefund gelegentlich Prostatakarzinomdiagnose

Bildgebung
- transrektale Sonografie (TRUS): Sensitivität 80–85 %, Spezifität 85 %. Obligat: Biopsie/Feinnadelpunktion unter Ultraschallkontrolle. Als Screeningverfahren wegen geringer Spezifität ungeeignet
- Sonografie Abdomen, MRT/Becken und Abdomen, Röntgen Thorax
- Skelettszintigrafie, mit Röntgen-Kontrolle suspekter Läsionen
- experimentell: ^{11}Cholin-PET (insbesondere bei PSA-Anstieg nach Prostatektomie) bzw. PET-CT werden auf ihre Wertigkeit untersucht.

DD:
- benigne Prostatahyperplasie (BPH): häufigste Differenzialdiagnose, Vorkommen ab 30. Lebensjahr, im 80. Lebensjahr Prävalenz 80 %. Tastbare Knoten sind häufig nicht vom Prostatakarzinom zu unterscheiden.

8.5.3 Prostatakarzinom

- chronische bzw. granulomatöse Prostatitis durch Bakterien (Tuberkulose), Pilze oder Protozoen
- selten: Prostatasteine, Amyloidose, benigne Adenome.

Ko:
- Makrohämaturie
- Anurie, Hydronephrose, Niereninsuffizienz
- Gerinnungsstörungen (disseminierte intravasale Gerinnung [DIC], Hyperfibrinolyse)
- paraneoplastische neuromuskuläre Störungen
- Knochenmarkinfiltration mit Anämie, Thrombopenie, Leukopenie

Th: *Therapierichtlinien*

1. Die Behandlung des Prostatakarzinoms erfolgt primär operativ.
2. Bei inoperablen Patienten (reduzierter Allgemeinzustand, hohes Alter) werden durch Strahlentherapie oder nuklearmedizinische Behandlung gute Erfolge erzielt.
3. Eine Hormontherapie kommt bei der Mehrzahl der Patienten zum Einsatz, in adjuvanter oder palliativer Therapiesituation.
4. Der Chemotherapie kommt eine Rolle nach Versagen der Hormontherapie zu, wobei in der Regel einzelne Zytostatika (z.B. Docetaxel) in Monotherapie verabreicht werden.
5. Überlebenszeiten > 15 Jahre sind auch bei unbehandeltem Prostatakarzinom keine Seltenheit. Klinische Studien und etablierte Therapiemodalitäten unterscheiden sich z.T. deutlich in der Aggressivität des Vorgehens. Eine individuelle Risiko-Nutzen-Abwägung unter Berücksichtigung von Alter und Allgemeinzustand des Patienten sowie Radikalität des Eingriffs ist für jeden Patienten vorzunehmen.

Behandlungskonzept des Prostatakarzinoms

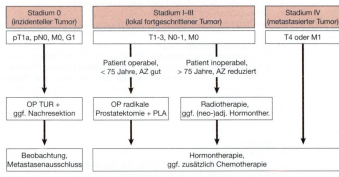

TUR transurethrale Resektion, PLA pelvine Lymphadenektomie

Operative Therapie

Indikationen
- Alter ≤ 75 Jahre, guter Allgemeinzustand
- Primärtumor und Lymphknoten radikal resezierbar, d.h. Stadium I–III
- Stadium IV, T4 N0 M0, intrapelviner Lymphknotenbefall mit erhaltener Operabilität

Kontraindikationen
Alter > 75 Jahre, Lebenserwartung < 10 Jahre

Verfahren: radikale Prostatovesikulektomie
Das exakte pathologische Staging erfordert vor Prostatektomie ggf. eine pelvine Lymphadenektomie (nicht bei PSA < 10 ng/ml bzw. Gleason Score < 7).

Komplikationen
- radikale Prostatovesikulektomie: Inkontinenz Grad III < 1 %, Stressinkontinenz 3–10 %. Potenzstörungen je nach Erfahrung des Chirurgen bei ≥ 40 % der Patienten (bei T2-Tumor 50 %, bei T3-Tumor 80–100 %)
- Lymphadenektomie: Lymphozele, Lymphödem
- Lungenembolie, Wundinfektion

Strahlentherapie

Ind:
- Stadium I–III: bei lokal begrenzter Tumorausdehnung und Kontraindikationen für eine operative Therapie
- ab Gleason 7 in Kombination mit neoadjuvanter ± adjuvanter Hormontherapie
- Stadium IV, T4 N0 M0 sowie bei intrapelvinem Lymphknotenbefall und Kontraindikationen für eine operative Therapie
- palliative Radiatio: bei Schmerzen, Knochenmetastasen, Obstruktion etc.

Th: *Verfahren*
- perkutane Bestrahlung unter Einschluss des Lymphabflussgebietes 50 Gy, Herddosis (Boost) bis auf Gesamtdosis > 70 Gy (Dauer etwa 7 Wochen)
- Anwendung als dreidimensionale konformale Hochdosis-Strahlentherapie, evtl. intensitätsmodulierte Strahlentherapie (IMRT) im Rahmen von Studien
- kombinierte interstitielle/perkutane Strahlentherapie
- lokale Therapie als Alternative zur perkutanen Strahlentherapie im Stadium I–III: interstitielle Strahlentherapie (Brachytherapie) mit J^{125} oder Pd^{103}-Seeds (permanent/passager) mit/ohne perkutane Radiatio. Afterloading mit Ir^{192} in Kombination mit perkutaner Bestrahlung

Ko:
- Potenzstörungen in 30–70 % der Fälle, andere Komplikationen sind selten: Zystitis, Proktitis, Dysurie, Fistelbildung
- In 10–30 % persistiert der Tumor bei unklarer klinischer Relevanz. Eine persistierende Prostatavergößerung (Fibrose) wird bei 80 % der Patienten beobachtet.

Nuklearmedizinische Therapie: systemischer Einsatz von Radioisotopen

Ind: Knochenschmerzen infolge fortgeschrittener Skelettmetastasierung

Th: *Verfahren*
- bei starken Knochenschmerzen: palliative intravenöse Behandlung mit ^{89}Sr, ^{153}Sm oder ^{186}Re. Eine individuelle Dosisanpassung bei Blutbildveränderungen, diffuser Metastasierung oder Applikation anderer myelosuppressiver Therapien (Chemotherapie) ist möglich.
- Eine erneute Therapie mit ^{89}Sr sollte frühestens nach 12 Wochen, mit ^{153}Sm oder ^{186}Re frühestens nach 4–6 Wochen erfolgen.
- Alpharadin (^{223}Ra) ist ein neu entwickeltes Radionuklid (Alphastrahler), das für die Behandlung der assär metastasierten Prostatakarzinom zugelassen ist. Alpharadin wird bevorzugt im Bereiche mit erhöhtem Knochenstoffwechsel eingelagert, d. h. in osteoplastischen Metastasen. Im Rahmen einer Phase-III-Studie, in der Patienten mit symptomatischen Knochenmetastasen behandelt

8.5.3 Prostatakarzinom

wurden, wurde für Alpharadin eine signifikante Verzögerung bis zum Auftreten von skelettalen Ereignissen, sowie eine Verbesserung des Gesamtüberlebens nachgewiesen.

Ko:
- Lokaltherapie: Impotenz, Zystitis, Proktitis, Dysurie, Fistelbildung
- systemische Applikation von Radioisotopen: Blutbildveränderungen (Zytopenie)

Hormontherapie (☞ Kap. 3.3)

Ind:
- Die Hormontherapie im Stadium IV ist als palliatives Verfahren zu betrachten. Eine Wirkung auf das Langzeit-Überleben ist nicht abschließend belegt.
- Stadium IV mit fortgeschrittenem Primärtumor, Lymphknotenbefall oder Fernmetastasen, inoperable Situation
- Therapieeinleitung spätestens bei nachgewiesener Metastasierung, optimal bei Wiederanstieg des PSA und einer weiteren Manifestation (LK, Metastasen) nach operativer oder radiotherapeutischer kompletter Remission

Androgen-Signalweg und Hormontherapie des Prostatakarzinoms

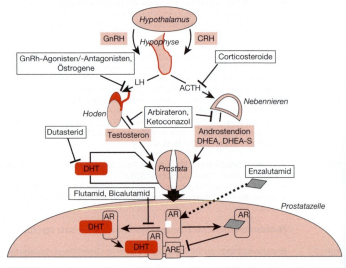

ACTH Adrenocorticotropes Hormon, AR Androgen-Rezeptor, ARE androgen receptor response element, CRH Corticotropin-releasing hormon, DHT Dihydrotestosteron, DHEA Dihydroepiandrosteron, DHEA-S Dihydroepiandrosteron-Sulfat, GnRH Gonadotropin-releasing hormon, LH luteinisierendes Hormon

Th:
- Standard ist die kombinierte Therapie mit Antiandrogenen und LHRH-Agonisten bzw. -Antagonisten → komplette Androgenblockade (hormonelle Kastration) bei minimaler Resterkrankung mit Überlebensvorteil. Die intermittierende Hormontherapie ist dabei mit geringen Nebenwirkungen assoziiert. Die kombinierte Therapie zeigt eine geringe, aber signifikante Verlängerung des Überlebens gegenüber dem alleinigen Einsatz von LHRH-Agonisten. Beginn der The-

rapie mit einer Antiandrogen-Monotherapie für 7–10 d zur Unterdrückung des „Flare"-Phänomens
- *Präparate:* Goserelin- oder Leuprorelin-Implantate für monatliche oder dreimonatliche Applikation. Antiandrogene: Flutamid 3 × 250 mg/d, Bicalutamid 1 × 50 mg/d
- LHRH-Antagonisten (z.B. Abarelix, Degarelix) zur medikamentösen Kastration durch Hemmung der Wirkung von luteinisierendem Hormon (LH) und follikelstimulierendem Hormon (FSH)
- alternativ: Orchiektomie (chirurgische Kastration, kostengünstigstes Verfahren)
- Ansprechen mit symptomatischer Besserung bei allen Verfahren etwa 80 %
- Wirkphase von 15–18 Monaten, danach in der Regel Resistenz des Tumors

Therapie bei Tumorprogression unter Hormontherapie
- nach Orchiektomie oder Monotherapie mit LHRH-Agonisten: Zugabe eines Antiandrogens (inbesondere bei messbarem Rest-Testosteronspiegel)
- nach kombinierter Androgenblockade: Absetzen des Antiandrogens (mögliche *„Antiandrogen withdrawal response",* Häufigkeit bis 25 %). Wegen nicht regelhafter Kreuzresistenz von Antiandrogenen danach ggf. Umstellung auf alternatives Antiandrogen, z.B. von Flutamid auf Bicalutamid
- ggf. Therapieversuch mit Ketoconazol 3 × 200 mg (Blockade der testikulären und Nebennieren-Androgensynthese) + Hydrocortison (5–10 % des zirkulierenden Androgens stammen aus der Nebenniere)

Neue endokrin aktive Substanzen
- *Abirateronacetat:* antihormonelle Substanz. Irreversible Inhibition von CYP17A1, Blockade der Androgenbiosynthese. Nach Docetaxel-Versagen und bei chemotherapie-naiven Patienten zeigt 1000 mg Abirateron + Prednison gegenüber Placebo + Prednison einen signifikanten Überlebensvortel (15 vs. 11 Monate) bzw. eine deutliche Verbesserung des progressionsfreien Überlebens. Gute Verträglichkeit.
- *Enzalutamid* (MDV3100): antihormonelle Substanz mit verschiedenen Wirkungen am Androgenrezeptor (AR): Blockade der Bindung des Androgens an den AR, Inhibition der Translokation des AR sowie von dessen Assoziation an DNA. Die Wirksamkeit wurde bei Patienten vor und nach Chemotherapie nachgewiesen. In einer großen Phase-III-Studie (AFFIRM) wurde im Vergleich zum Placebo eine deutliche Verbesserung des Gesamtüberlebens gezeigt.

Nebenwirkungen der Hormontherapie
negative Auswirkungen auf Knochenstoffwechsel und kognitive Fähigkeiten; begünstigt metabolisches Syndrom, Anämie, Herzrhythmusstörungen sowie Myokardinfarkt

Chemotherapie

Ind: nach Versagen einer Hormontherapie

Vorgehen
- Wirksame Substanzen in der Erstlinientherapie (Ansprechraten bis 20 %) sind Docetaxel, Paclitaxel, Estramustinphosphat, Mitoxantron; zum Einsatz kommen außerdem Cyclophosphamid, 5-Fluorouracil, Anthrazykline, Dacarbazin, Cisplatin, Hydroxyharnstoff und Melphalan.
- Die Polychemotherapie ist einer Monotherapie nach vorliegenden Daten nicht überlegen. Standard-Chemotherapie ist die Kombination von Docetaxel und Prednison mit nachgewiesenem Überlebensvorteil gegenüber Mitoxantron und Prednison.

- Second-line-Chemotherapie beim metastasierenden Prostatakarzinom nach Docetaxel-Versagen: Cabazitaxel + Prednison zeigt signifikanten Überlebensvorteil in Phase-III-Studie gegenüber Mitoxantron + Prednison.
- Der Einsatz einer adjuvanten bzw. neoadjuvanten Chemotherapie wird weiterhin in Studien evaluiert.
- in 70 % der Fälle symptomatische Besserung der Beschwerden nach Versagen der hormonellen Therapie, bei 20–30 % der Patienten objektive Remissionen. Ansprechdauer etwa 10–12 Monate
- *Sonderfall:* Estramustinphosphat: Kombinationsmolekül aus 17-β-Estradiol und alkylierendem Anteil → antigonadotroper und zytotoxischer Effekt. Dosierung: initial 3 × 280 mg/d p.o., Dauertherapie 2 × 280 mg/d p.o.

Therapieprotokolle

„Docetaxel/Prednison" ☞ Protokoll 13.12.1			Wiederholung d 22
Docetaxel	75 mg/m²/d	i.v.	d 1
Prednison	10 mg/d	oral	d 3–21, Dexamethaston an d 1 und d 2

„Docetaxel/Estramustin"			Wiederholung d 22
Docetaxel	70 mg/m²/d	i.v.	d 2
Estramustin	2 × 280 mg/d	i.v.	d 1–5 und d 7–11

„Mitoxantron/Prednison"			Wiederholung d 22
Mitoxantron	12 mg/m²/d	i.v.	d 1
Prednison	10 mg/d	p.o.	d 1–21

„Cabazitaxel/Prednison" ☞ Protokoll 13.12.2			Wiederholung d 22
Cabazitaxel	25 mg/m²/d	i.v.	d 1
Prednison	10 mg/d	p.o.	d 1–21

Experimentelle Verfahren

- Hyperthermie/Thermotherapie: Die hochintensivierte fokussierte Ultraschalltherapie (HIFU) wird in Studien geprüft.
- „molekulare Therapien" („targeted therapies"): Auf ihre Wertigkeit werden u.a. Thalidomid, Bevacizumab, Sunitinib, Vandetanib, Cabozantinib und HSP90-Inhibitoren untersucht.
- Sipuleucel-T: autologe zelluläre Immuntherapie, Verlängerung des mittleren Überlebens bei Patienten mit hormonrefraktärem Prostatakarzinom (hohe Therapiekosten, in Deutschland bisher nicht zugelassen)

Supportive Therapie
- zur Prävention bzw. Therapie von Knochenmetastasen → Einsatz von Bisphosphonaten (Zoledronat, Pamidronat, Etidronat, Bondronat u.a.) oder Denosumab (humaner monoklonaler IgG2-anti-RANKL-Antikörper; in Studien weniger und spätere skelettale Ereignisse als unter Bisphosphonat-Therapie)
- adäquate Schmerztherapie unter Einsatz von zentral und peripher wirkenden Analgetika

Prg: *Prognosefaktoren*
- Tumorstadium
- Differenzierung: 5-Jahres-Überleben bei G1 60 %, G2 35 %, G3 15 %, G4 5 %

10-Jahres-Überlebensraten entsprechend AJCC-Stadien
- Stadium I   > 90 %
- Stadium II   72–78 %
- Stadium III   55–60 %
- Stadium IV   30 %

Na:
- bei kurativer Therapieintention: engmaschige Kontrolle mit PSA-Bestimmung. Vorstellungsintervalle initial alle 3 Monate, nach 2 Jahren alle 6 Monate, nach 5 Jahren jährlich
- Bei palliativer Situation: symptomorientiertes Vorgehen

Px: regelmäßige rektale Untersuchung ab dem 50. Lebensjahr zur Früherkennung (bei familiärer Belastung ab 45. Lebensjahr)

Lit:
1. Cannata DH, Kirschenbaum A, Levine AC. Androgen deprivation therapy as primary treatment for prostate cancer J Clin Endocrinol Metab 2012;97:360–365.
2. DeBono JS, Logothetis CJ, Molina A et al. Abiraterone and increased survival in metastatic prostate cancer. N Engl J Med 2011;364:1995–2005.
3. Horwich A, Hugosson J, De Reijke T et al. Prostate cancer: ESMO Consensus Conference Guidelines 2012. Ann Oncol 2013;24:1141–1162.
4. Lorch A. Metastasiertes Prostatakarzinom. Neue Erkenntnisse und Entwicklungen. Dtsch Med Wochenschr 2013;138:703–706.
5. Oudard S. Progress in emerging therapies for advanced prostate cancer. Cancer Treatm Rev 2013;39:275–289.
6. Parker C, Nilsson S, Heinrich D et al. Alpha emitter radium-223 and survival in metastatic prostate cancer. N Engl J Med 2013;369:213–223.
7. Resnick MJ, Koyama T, Fan KH et al. Long-term functional outcomes after treatment for localized prostate cancer. N Engl J Med 2013;368:436–445.
8. Shepard DR, Raghavan D. Innovations in the systemic therapy of prostate cancer. Nat Rev Clin Oncol 2010;7:13–21.
9. Wolf AM, Wender RC, Etzioni RB et al. American Cancer Society Guideline for the early detection of prostate cancer: Update 2010. CA Cancer J Clin 2010;60:70–98.

Web:
1. www.nccn.org/professionals/physician_gls/PDF/prostate.pdf — NCCN Guideline
2. www.uroweb.org — European Association Urology

8.5.4 Peniskarzinom

C.F. Waller, K. Henne, W. Schultze-Seemann

Def: bösartige Neubildung des Penis

ICD-10: C60.9

Ep: Inzidenz: 1–2 Erkrankungen/100 000 Männer/Jahr, ab 50. Lebensjahr Anstieg auf bis zu 9 Fälle/100 000/Jahr. Durchschnittsalter 50–70 Jahre. Insgesamt < 1 % der Krebserkrankungen der männlichen Bevölkerung in Europa und den USA, höhere Inzidenz in Teilen Afrikas und Südamerikas (bis 10 % der männlichen Tumorerkrankungen)

Pg: *Risikofaktoren*
- Alter, Nikotinabusus
- chronische Irritation (z.B. bei Phimose), mangelnde Hygiene, Smegmaretention
- sexuelle Promiskuität, rezidivierende Balanoposthitis
- HPV-Infektion: insbesondere Genotypen 16, 18 (seltener 31, 35, 39), bei 27–71 % der Patienten mit Peniskarzinom nachweisbar (☞ Kap. 8.4.7)
- PUVA-Therapie
- Beruf: Schornsteinfeger

Präkanzerosen des Penis
Eine Reihe von Läsionen werden als Präkanzerosen betrachtet, die exakte Bedeutung für die Entstehung des Peniskarzinoms ist jedoch unklar. Hierzu gehören:
- Balanitis xerotica obliterans, Balanitis plasmacellularis Zoon
- Erythroplasia Queyrat, Leukoplakie
- M. Bowen
- Buschke-Löwenstein Riesenkondylome (verruköses Karzinom)

Path: *Histologie*

Typ	Häufigkeit
• Plattenepithelkarzinome	> 93 %
• Basalzellkarzinom	4 %
• Carcinoma in situ	1 %
• Melanom	1 %
• Sarkom	1 %
• malignes Hämangioendotheliom	
• Kaposi-Sarkom (insbesondere bei HIV-Patienten)	
• Metastasen	

Ausbreitung/Metastasierung
- Befall in der Regel an Glans penis. Häufig verzögerte Diagnosestellung (variables klinisches Bild, z.T. mit begleitender Phimose, späte Vorstellung der betroffenen Männer zur Befundabklärung)
- lymphogene Metastasierung: primär über oberflächliche und tiefe inguinale Lymphknoten → iliakale Lymphknoten → Beckenlymphknoten
- hämatogene Metastasierung: selten. Betroffene Organe sind Lunge, Leber, Knochen und Gehirn.

Solide Tumoren   Peniskarzinom 8.5.4

Klass: *Stadieneinteilung des Peniskarzinoms nach dem TNM-System (UICC, 2010)*

T	Primärtumor
TX	Primärtumor nicht beurteilbar
T0	kein Anhalt für Primärtumor
Tis	Carcinoma in situ
Ta	nicht-invasives verruköses Karzinom

T1	Tumor infiltriert subepitheliales Bindegewebe.
	  a keine lymphovaskuläre Infiltration
	  b mit lymphovaskulärer Infiltration oder gering differenziert/ undifferenziert

	Tumor infiltriert Corpus spongiosum oder cavernosum.
T2	Tumor infiltriert Urethra oder Prostata.
T3	Tumor infiltriert andere benachbarte Strukturen.
T4	
N	*Regionale Lymphknoten*
NX	regionale Lymphknoten nicht beurteilbar
N0	keine regionalen Lymphknotenmetastasen
N1	Metastase(n) in tastbaren beweglichen unilateralen Leistenlymphknoten
N2	Metastase(n) in tastbaren beweglichen multiplen oder bilateralen Leistenlymphknoten
N3	Metastase(n) in fixierten Leisten- oder Beckenlymphknoten (uni- oder bilateral)
M	*Fernmetastasen*
M0	keine Fernmetastasen
M1	Fernmetastasen

Stadiengruppierung bei Peniskarzinom (AJCC, 2010)

Stadium 0	Tis-a	N0	M0
Stadium I	T1a	N0	M0
Stadium II	T1b	N1	M0
	T2	N0–1	M0
	T3	N0	M0
Stadium IIIA	T1–3	N1	M0
Stadium IIIB	T1–3	N2	M0
Stadium IV	T4	jedes N	M0
	jedes T	N3	M0
	jedes T	jedes N	M1

Stadieneinteilung nach Jackson

Stadium I (A)	Tumor auf Glans und/oder Vorhaut beschränkt
Stadium II (B)	Tumor greift auf Penisschaft über.
Stadium III (C)	Tumor mit operablen inguinalen Lymphknoten
Stadium IV (D)	Tumor mit Infiltration benachbarter Strukturen, inoperablen inguinalen Lymphknoten oder Fernmetastasen

Sy:
- Raumforderung, Knoten am Penis (47 % der Patienten)
- Schmerzen, Ulkus (35 %)
- entzündliche Veränderung am Penis (17 %)
- Brennen und Stechen unter Präputium

8.5.4 Peniskarzinom

- inguinale Lymphknotenschwellung (20–60 % der Männer haben palpable Lymphknoten, davon sind 50 % LK-Metastasen, die anderen 50 % infektiöser Ursache).
- Spätsymptome: Blutung, urethrale Fistel, Obstruktion, Gewichtsverlust, Abgeschlagenheit

Dg: *Anamnese, Klinik*
- Anamnese, einschließlich Sozialanamnese
- klinische Untersuchung: mit Genitalbereich, Lymphknotenstatus

Labor
Routinelabor (einschließlich LDH), Urinstatus

Bildgebung
- Sonografie Becken einschließlich Inguinalregion/Abdomen, Röntgen Thorax. MRT Becken, CT Abdomen/Becken
- bei Knochenschmerzen: Skelettszintigramm, konventionelles Skelettröntgen

Endoskopische Diagnostik
ggf. Zysto-/Urethroskopie

Histologie
obligat: bioptische Histologiegewinnung

Th: ***Präkanzerosen – Carcinoma in situ***

Therapieverfahren beinhalten die lokale chirurgische Exzision, Laserverfahren, topisches 5-FU oder Imiquimod, Kryotherapie sowie den Einsatz der Strahlentherapie.

Invasives Peniskarzinom

Chirurgische Therapie
- *Standard:* radikale chirurgische Resektion. Das Ausmaß der Resektion ist abhängig vom lokalen Tumorstadium und dem Befall regionärer Lymphknoten.
- *Stadium T1 (lokalisiert):* weite Exzision oder Penisteilresektion mit proximal freiem Rand von 2 cm (bei kleineren Abständen: Lokalrezidivraten bis 32 %)
- *Stadium T2–3:* totale Penektomie
- *Stadium T4:* weite En-bloc-Resektion von Primärläsion und beteiligter Bauchwand, mit bilateraler inguinaler Lymphadenektomie („Emaskulation")

Inguinale Lymphknoten
- *inguinale bilaterale Lymphadenektomie:* Sollte bei Patienten durchgeführt werden, deren Lymphadenopathie nach 4–6 Wochen adäquater antibiotischer Therapie nicht verschwunden ist.
- Bei niedrigen Stadien (T1–2) ohne palpable Lymphknoten ist eine abwartende Haltung vertretbar. Bei lokal fortgeschrittenen Stadien (T3–4) wird das Gesamtüberleben durch eine „prophylaktische" bilaterale Lymphknoten-Dissektion wahrscheinlich verbessert.
- Bei der Entscheidung für eine prophylaktische Lymphadenektomie muss abgewogen werden, dass nur etwa 20 % der Männer okkulte Lymphknoten-Metastasen haben (von diesen werden 88 % durch die Lymphadenektomie geheilt). 80 % der Männer sind tumorfrei und haben durch die Prozedur keinen Vorteil. Die Operation ist assoziiert mit einer Mortalität < 1 % sowie mit Komplikationen wie Lymphödem, Lungenembolie, Infektionen.

- Die modifizierte inguinale Lymphadenektomie und die selektive Lymphadenektomie werden bei ausgewählten Patienten eingesetzt. Die Wertigkeit der Dissektion des „Sentinel"-Lymphknotens ist bisher ungeklärt.

Strahlentherapie
Radiatio kann organerhaltend in frühen Tumorstadien eingesetzt werden, hat aber eine Lokalrezidivrate von etwa 10–20 %. Falls eine Lymphadenektomie nicht durchgeführt werden kann, ist wie bei lokal inoperablen Tumoren oder Rezidiven eine palliative perkutane Bestrahlung zu erwägen.

Adjuvante Therapie
Die Rolle einer adjuvanten Strahlen- oder Chemotherapie nach chirurgischer Resektion ist bisher nicht abschließend geklärt.

Therapie des Rezidivs und fortgeschrittener Stadien
- Lokalrezidive treten nach penisschonender Therapie gehäuft auf. Die Salvage-Therapie beinhaltet primär die komplette Penektomie und u.U. die totale anteriore Exenteration. Eine prophylaktische bzw. therapeutische bilaterale inguinale Lymphadenektomie sollte erwogen werden.
- Bei der konservativen (nicht chirurgischen) Therapie lokal fortgeschrittener Stadien kommt eine neoadjuvante Chemotherapie, Radiochemotherapie oder intraarterielle Chemotherapie zum Einsatz.
- Die Therapie des fernmetastasierten Peniskarzinoms erfordert eine lokale Therapie sowie eine systemische Chemotherapie. Es kommen Zytostatika wie Bleomycin, Methotrexat, 5-Fluorouracil, Cisplatin und Cyclophosphamid als Monotherapie oder in Kombination zum Einsatz. Neue Substanzen, wie Ifosfamid, Docetaxel, Paclitaxel, Gemcitabin oder Vinorelbin, die bei Plattenepithelkarzinomen der Zervix und im Kopf-Hals-Bereich erfolgreich im Rahmen von Studien eingesetzt wurden, werden zunehmend (auch wegen günstigerer Toxizitätsprofile) eingesetzt, insbesondere Taxan-basierte Protokolle.

Neuere Ansätze und experimentelle Verfahren
- VEGF-Inhibitoren (z.B. Bevacizumab) in Studien
- In Fallberichten wird eine Aktivität von EGFR-Antikörpern (z.B. Panitumumab) berichtet.
- neoadjuvante Therapieverfahren, insbesondere bei N3-Situation

Px: *Primärprävention*
durch Zirkumzision im neonatalen Alter-Reduktion des Risikos einer penilen HPV-Infektion und Prävention des Peniskarzinoms. Gleichzeitig Prävention des Zervixkarzinoms bei Geschlechtspartnern

Prg: Wichtigste Variable ist das klinische Tumorstadium (Tumorgröße, Infiltrationstiefe, Befall der regionären Lymphknoten) bei Erstdiagnose. Deutlich schlechteres 5-Jahres-Überleben bei Lymphknotenbefall (27 %) als bei tumorfreien Lymphknoten (66 %)

Lit:
1. Gerber M, Zwergel U, Stöckle M. Partielle und totale Penektomie. Aktuelle Urologie 2011;42:383–392.
2. Hakenberg OW, Protzel C. Chemotherapy in penile cancer. Ther Adv Urol 2012;4:133–138.
3. Protzel C, Kakies C, Schwarzenbeck S et al. Das Peniskarzinom. Onkologe 2013;19:149–162.
4. Rossari JR, Vora T, Gil T. Advances in penile cancer management. Curr Opin Oncol 2010;22:226–235.
5. Sonpavde G, Pagliaro LC, Buonerba C et al. Penile Cancer: current therapy and future directions. Ann Oncol 2013;24:1179–1189.

6. Van Poppel H, Watkin NA, Osanto S et al. Penile cancer: ESMO Clinical Practice Guidelines for diagnosis, treatment and follow-up. Ann Oncol 2013;24(Suppl 6):vi115–vi124.

Web:
1. www.uro.at — AUO, Leitlinie Peniskarzinom
2. www.krebsgesellschaft.de/peniskrebs,29623.html — Dt Krebsgesellschaft
3. www.nci.nih.gov/cancertopics/pdq/treatment/penile/HealthProfessional — NCI Cancer Topics
4. www.urologie.uni-rostock.de/peniskarzinom/peniskarzinom.htm — Peniskarzinomregister UK Rostock

8.6 Tumoren der Harnwege
8.6.1 Nierenzellkarzinom

K. Mikesch, B. Deschler-Baier, C.F. Waller

Def: bösartige Neubildung der Niere, ausgehend vom Epithel der Nierentubuli. Synonym: Hypernephrom

ICD-10: C64

Ep: Inzidenz: 15–22 Fälle/100 000/Jahr, 2 % aller malignen Tumoren. Verhältnis ♂:♀ = 2:1. Altersverteilung mit Häufigkeitsgipfel zwischen 50.–70. Lebensjahr

Pg: *Risikofaktoren*
- Nikotinabusus, Übergewicht, Hypertonie
- chronische Dialyse
- ionisierende Strahlung, Kadmiumexposition, Trichlorethylen
- Analgetikabusus

Hereditäre Formen
- Von-Hippel-Lindau-Syndrom: in 35 % Nierenzellkarzinome, multifokal, bilateral
- hereditäres klarzelliges/papilläres/chromophiles Nierenzellkarzinom
- tuberöse Sklerose
- Nierenkarzinom bei hereditären Zystennieren

Molekulargenetische Veränderungen
- Chromosomenaberrationen: Deletion 3p- (VHL-Gen), Translokationen t(3;8) (FHIT-Gen) und t(3;11), Trisomie 7, t(X;1)(p11;q21) (TFE3 und PRCC-Gene), verschiedene Monosomien und Trisomien
- Veränderungen des VHL-Gens (Chromosom 3p25) bei 80 % der sporadischen Nierenzellkarzinome. VHL-Mutationen → Deregulierung von HIFs („Hypoxia-inducible Factors") → Überexpression von VEGF („Vascular Endothelial Growth Factor") bei > 70 % der Nierenzellkarzinome → Angiogenese, Tumorvaskularisierung ↑, Metastasierung ↑
- Veränderungen von Onkogenen: c-myc, c-fms, c-erbB, c-met

Path: *Histologie*
- Adenokarzinome (> 95 %), ausgehend von Tubulusepithelien
- Andere histologische Typen sind im Erwachsenenalter selten.

Histologische Typen

Histologie	Häufigkeit	Genetische Aberrationen
Adenokarzinome	95 %	
• klarzelliges Karzinom	70–75 %	3p-, +7, +5, +10
• chromophiles (papilläres) Karzinom	12 %	+7, +17, -4, t(X;1), -Y
• chromophobes Karzinom	5 %	-1, -2, -6, -10, -13, -17, -21
• Sammelgangkarzinom (Duct-Bellini)	1 %	
• spindelzelliges Karzinom	1 %	
• nicht klassifizierbares Karzinom	3–5 %	
Andere	selten	
• Nephroblastome, Sarkome, Lymphome		
• Hämangioperizytome, Angiomyolipome		

8.6.1 Nierenzellkarzinom

Metastasierung
- in 30 % der Fälle bereits bei Erstdiagnose Fernmetastasen
- Tumoren < 3 cm Durchmesser sind nur selten metastasiert.
- Metastasierung hämatogen (Lunge/Leber/Knochen/ZNS) > lymphogen (pelvin/paraaortal) > lokal
- Regionäre Lymphknoten liegen paraaortal, paracaval sowie am Nierenhilus

Metastasierungsmuster
- Lunge und Mediastinum 55 %
- regionäre Lymphknoten 34 %
- Leber 33 %
- Skelettsystem 32 %
- Nebennieren 19 %
- Niere (kontralateral) 11 %
- ZNS 6 %

Klass: *Stadieneinteilung nach dem TNM-System (2010)*

T	*Primärtumor*
TX	Primärtumor nicht beurteilbar
T0	kein Primärtumor nachweisbar
T1	Tumorgröße ≤ 7 cm, auf die Niere begrenzt
a	Tumor ≤ 4 cm im größten Durchmesser; auf Niere beschränkt
b	Tumor 4–7 cm im größten Durchmesser; auf Niere begrenzt
T2	Tumorgröße > 7 cm; auf die Niere begrenzt
a	Tumorgröße 7 bis ≤ 10 cm
b	Tumorgröße > 10 cm (auf Niere beschränkt)
T3	Befall größerer Venen, der Nebenniere oder des perirenalen Gewebes
a	Invasion Nebenniere oder perirenales Gewebe
b	Ausbreitung in Vv. renales oder V. cava infradiaphragmal
c	Ausbreitung in V. cava supradiaphragmal, Infiltration der Cava-Wand
T4	Invasion über die Gerota-Faszie hinaus, Infiltration benachbarter Organe
N	*Lymphknotenbefall*
NX	regionäre Lymphknoten nicht beurteilbar
N0	keine regionären Lymphknotenmetastasen
N1	Metastasen in solitärem regionären Lymphknoten
N2	Metastasen in mehr als einem regionären Lymphknoten
M	*Fernmetastasen*
M0	keine Fernmetastasen
M1	Fernmetastasen

Stadieneinteilung entsprechend AJCC (2010)

Stadium	TNM-System			Häufigkeit
I	T1	N0	M0	40–45 %
II	T2	N0	M0	10–20 %
III	T1–2	N1	M0	20 %
	T3	N0–1	M0	
IV	T4	jedes N	M0	20–30 %
	jedes T	N2	M0	
	jedes T	jedes N	M1	

Solide Tumoren   Nierenzellkarzinom 8.6.1

Sy: *keine Frühsymptome. In späteren Stadien:*
- Hämaturie   60 %
- Flankenschmerz   40 %
- tastbarer abdomineller Tumor   45 %
- Trias (Hämaturie + Flankenschmerz + Tumor)   10 %
- Gewichtsverlust   35 %
- Anämie   20 %

CAVE: 60 % der Nierenzellkarzinome werden anhand sonografisch erhobener Zufallsbefunde diagnostiziert.

Dg: *Anamnese, Klinik*
- Anamnese einschließlich Familienanamnese, Risikofaktorexposition
- klinischer Befund: abdomineller Tumor, abdominelles Strömungsgeräusch

Labor
- Routinelabor, mit Blutbild, Leber-/Nierenfunktion, LDH, alkalischer Phosphatase, BSG, Urinuntersuchung (Hämaturie, z.T. Proteinurie)
- zur Verlaufskontrolle in fortgeschrittenen Stadien: ggf. Bestimmung des Pyruvatkinase-Isoenzyms TUM2 im Serum

Bildgebung
- Sonografie Abdomen, CT/MRT Abdomen
- i.v. Pyelogramm, ggf. Isotopennephrogramm bei reduzierter Nierenfunktion der betroffenen bzw. kontralateralen Niere
- Röntgen Thorax, ggf. CT Thorax
- MRT Schädel (bei Verdacht auf ZNS-Befall)
- ggf. Skelettszintigrafie (bei klinischem Verdacht auf Metastasierung)
- ggf. Duplexsonografie/Echokardiografie zum Nachweis intravaskulärer Thromben oder Tumorzapfen
- zur Operationsplanung: ggf. Angiografie

Histologie
- Die Diagnosesicherheit durch Bildgebung ist hoch. Histologische Sicherung in der Regel durch Operation mit kurativer Intention. Feinnadelbiopsie (Steuerung durch Sonografie oder CT) wegen Gefahr der Tumorzellstreuung nur in Ausnahmefällen anstreben:
  – bei Patienten, die nicht primär operativ behandelt werden können
  – bei Patienten mit metastasiertem Tumor, bei denen eine histologische Diagnosestellung zur Therapieeinleitung notwendig ist (ggf. Biopsie einer Metastase erwägen)

DD: *Differenzialdiagnose von Raumforderungen im Nierenbereich*
- Nierenzyste, Echinokokkose der Niere, Niereninfarkt
- benignes Nierenrindenadenom, Angiomyolipom (benigne)
- Nephroblastom (Wilms-Tumor, im Kindesalter), Nierensarkom

Ko: *Folgen der Gefäßinfiltration*
Varikozele, Beinödeme (durch Infiltration der V. renalis oder der V. cava inferior)

Paraneoplastische Syndrome durch tumorassoziierte Zytokin- oder Hormonproduktion (☞ Kap. 8.13)
- Fieber, Thrombozytose, BSG ↑ (Interleukine, besonders IL-6)
- Hypertonie (Renin), Polyglobulie (Erythropoetin)
- Hyperkalzämie (Parathormon-related protein, PTH-RP)

8.6.1 Nierenzellkarzinom

- Amyloidose
- Stauffer-Syndrom (fokale Lebernekrosen, Enzymerhöhung, Fieber, Gewicht ↓)

Th: ***Therapieprinzipien***

1. Die Therapie des Nierenzellkarzinoms erfolgt primär operativ. Die Resektion erfolgt mit kurativer Intention, bei inoperablen Patienten oder metastasierter Situation ist die Behandlung in der Regel palliativ.

2. Eine prä- oder postoperative Strahlentherapie des Nierenlagers ist nicht indiziert. Als palliative Maßnahme (Schmerzbestrahlung, Knochenmetastasen) ist eine Radiatio in Einzelfällen sinnvoll.

3. Die klassische Zytostatikatherapie spielt aufgrund der geringen Wirksamkeit beim Nierenzellkarzinom keine Rolle mehr (Ansprechraten < 10–15 %).

4. Metastasierte Nierenzellkarzinome sprechen in 10–20 % der Fälle auf biomodulatorische Therapien mit Zytokinen an (Interferon α, Interleukin-2 etc.), wahrscheinlich im Rahmen einer T-Zell-vermittelten Immunantwort (zytotoxische T-Zellen – CTL) gegen Tumorantigene (z.B. RAGE, mutierte HLA-A2-Formen). Ein Überlebensvorteil durch Immuntherapie mit Interferon nach Tumornephrektomie bei fortgeschrittenem metastasierten (v.a. Lunge) Nierenzellkarzinom wurde beschrieben. Infolge der Entwicklung zahlreicher zielgerichteter Therapien hat die Immuntherapie beim fortgeschrittenen Nierenzellkarzinom allerdings stark an Bedeutung verloren.

5. Die palliative Therapie hat sich in den letzten Jahren durch Einführung von zielgerichteten Behandlungsstrategien („targeted therapies" Tyrosinkinase-Inhibitoren, Angiogenese-Inhibitoren, mTOR-Inhibitoren) grundlegend gewandelt. Die Wahl des geeigneten Therapieplans ist abhängig vom Zustand des Patienten, von Vorbehandlungen, Risikoprofil und Therapieziel. Klinischer Nutzen und Risiken müssen unter Berücksichtigung der Möglichkeiten, Grenzen und Nebenwirkungen der neuen Substanzen abgewogen werden.

6. Auch in der metastasierten Situation verbessert eine Resektion des Primärtumors die Prognose der Patienten. Dies wurde insbesondere für die Interferonbehandlung gezeigt. Ob dies auch beim Einsatz zielgerichteter Therapien gilt, ist unklar.

Behandlungskonzept des Nierenzellkarzinoms

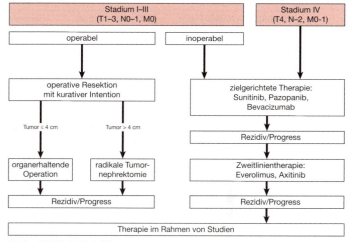

Stadium I–III (T1–3, N0–1, M0): operative Resektion mit kurativer Intention

Operative Therapie des Nierenzellkarzinoms

Verfahren

- Standard: bei lokalisierter Erkrankung radikale Tumornephrektomie (En-bloc-Resektion von Tumor, befallener Niere, Fettgewebe, Gerota-Faszie, ggf. Ausräumung venöser Tumorzapfen, ggf. ipsilaterale Adrenalektomie)
- Bei metastasierter Erkrankung ist die Primärtumorentfernung kein Standardverfahren → Einzelfallabwägung.
- In lokal fortgeschrittenen Stadien wird die Lymphadenektomie regionärer Lymphknoten empfohlen. Bei ausgedehnt metastasierten Karzinomen bietet die radikale Lymphadenektomie jedoch keinen Vorteil.
- organerhaltende Operationen bei Einzelniere, Funktionsstörung der zweiten Niere, bilateralen Tumoren, kleinen Tumoren (T1a, < 4 cm, meist sonografische Zufallsbefunde)
- Solitäre Weichteil- oder Organmetastasen können mit kurativer Intention operativ entfernt werden. Bei multiplen Metastasen oder Inoperabilität besteht eine palliative Situation.
- Neue therapeutische Ansätze (z.B. laparoskopische Kryotherapie, Radiofrequenzablation) werden aktuell untersucht.
- Eine prä- oder postoperative Strahlentherapie des Nierenlagers ist nicht indiziert. Neoadjuvante oder adjuvante Therapien können die Prognose derzeit nicht verbessern → Anwendung nur in klinischen Studien.

Inoperables oder metastasiertes Nierenzellkarzinom (Stadium IV)

Innerhalb der letzten Jahre haben sich die verfügbaren Therapieoptionen beim metastasierten Nierenzellkarzinom deutlich erweitert. Hier kommen insbesondere zielgerichtete Therapeutika zum Einsatz.

8.6.1 Nierenzellkarzinom

Therapiealgorithmus bei metastasiertem Nierenzellkarzinom
(modifiziert nach Heng und Chouiri, 2012, Erst- und Zweitlinientherapie)

Setting	Risikogruppe (nach MSKCC[1])	Therapieoption	Alternative
Erstlinientherapie	Niedrig- oder Intermediär-Risiko	Sunitinib Pazopanib Bevacizumab + IFN α	HD-IL2 (selektierte Pat.) Sorafenib klinische Studie
	Hochrisiko	Temsirolimus	Sunitinib
Zweitlinientherapie	nach Zytokin-Therapie	Sorafenib Axitinib Pazopanib	Sunitinib klinische Studie
	nach VEGF-Inhibitor-Therapie	Everolimus Axitinib	klinische Studie andere zielgerichtete Therapie
	nach mTOR-Inhibitor-Therapie	klinische Studie	klinische Studie

HD Hochdosis, IFN Interferon,

[1] MSKCC Memorial Sloan-Kettering Cancer Center, siehe unten

Immuntherapie
- hochdosiertes Interleukin-2 + IFN α i.v. (deutliche Nebenwirkungen)
- niedrig dosiertes IL-2 s.c. + IFN α s.c.
- kombinierte Immuntherapie nach Negrier: Interleukin-2 (18 MIE/m^2/d d 1–5 und d 12–16 c.i.v.) + Interferon α (6 MIE s.c. 3 × pro Woche, Wiederholung nach 21 d), anschließend IL-2 (18 MIE/m2/d d 1–5 c.i.v., alle 21 d, 4 Zyklen)
- in Entwicklung: Studien zur Vakzinierung

CAVE: Immuntherapie nur in ausgewählten Fällen (z. B. bei Unverträglichkeit molekularer Therapien)

Sunitinib (☞ Kap. 3.6)
- Sunitinib 50 mg p.o./d, über 4 Wochen, 2 Wochen Pause
- zugelassen als Erstlinientherapie; orale Verfügbarkeit, hohe Ansprechrate, Verbesserung des progressionsfreien Überlebens, positiver Einfluss auf Gesamtüberleben und Lebensqualität, auch bei Hirnmetastasen wirksam
- Nebenwirkungen: Blutbildveränderungen (60–78 % der Patienten), Diarrhoe (53 %), Fatigue (51 %), Übelkeit (44 %), Hypertonus (24 %), Hypothyreose (34–84 %), Hypophosphatämie (36 %)
- Kontrollen: RR, EKG, Blutbild, TSH, Elektrolyte

Sorafenib (☞ Kap. 3.6)
- Sorafenib 800 mg/d p.o., kontinuierlich
- Zulassung nach Versagen oder bei Kontraindikation einer Immuntherapie; Zulassung als Zweitlinientherapie
- Nebenwirkungen: Diarrhoe (43 %), Exanthem (49 %), Fatigue (37 %), Hand-Fuß-Syndrom (30 %), Hypophosphatämie (30 %), Übelkeit (23 %), Hypertonus (17 %), Hypothyreose (18 %)
- Kontrollen: RR, EKG, Blutbild, TSH, Elektrolyte

Bevacizumab (☞ Kap. 3.5)
- Bevacizumab (10 mg/kg i.v., alle 2 Wochen) + IFN α (9 Mio IE 3 ×/Woche)

- Zulassung als Erstlinientherapie in Kombination mit Interferon α. VEGF-Spiegel nicht prädiktiv für Wirksamkeit. Gute Verträglichkeit auch bei Niereninsuffizienz
- Nebenwirkungen: Fieber (45 %), Fatigue (33 %), Blutungen (33 %), Hypertonie (26 %), Anorexie (36 %), Proteinurie (18 %)
- Kontrollen: RR, Blutbild, Blutungszeichen

Temsirolimus (☞ Kap. 3.6)
- Temsirolimus 25 mg i.v., wöchentlich
- Zulassung für Patienten mit Nierenzellkarzinom und Hochrisikosituation (MRC-CPS-Score)
- Nebenwirkungen: Ausschlag (76 %), Mukositis (70 %), Übelkeit (43 %), Akne (35 %), metabolisches Syndrom (~ 30 %), Thrombozytopenie (25 %)
- Kontrollen: Blutbild, metabolische Störungen

Everolimus (☞ Kap. 3.6)
- oraler mTOR-Inhibitor, Serin-Treoninkinase-Inhibitor
- zugelassen zur Zweitlinientherapie des Nierenzellkarzinoms
- 10 mg täglich p.o.
- Nebenwirkungen: metabolische Störungen, Pneumonitis

Pazopanib (☞ Kap. 3.6)
- oraler Multikinaseinhibitor (VEGFR, PDGFR. c-kit)
- zugelassen für die Erstlinientherapie und nach Versagen einer Zytokintherapie
- 800 mg 1 × täglich p.o.
- Nebenwirkungen: Durchfälle, Bauchschmerzen, Fatigue, Übelkeit, Erbrechen, Mukositis

Axitinib (☞ Kap. 3.6)
- zugelassen für die Zweitlinientherapie mach Sunitinib oder einem Zytokin
- inhibiert alle bekannten VEGF-Rezeptoren, PDGF und c-kit
- Dosierung: täglich 2×5 mg p.o.

Weitere Substanzen in klinischer Testung
- Tivozanib: inhibiert VEGFR-1, -2 und -3
- Cabozantinib: inhibiert MET und VEGFR-2
- Anti-PD-1-Antikörper, anti-PD-L1-Antikörper

CAVE: Die einfache Applikation und die geringe Rate an schwerwiegenden Komplikationen darf über das breite Nebenwirkungsspektrum der neuen Substanzen und den prinzipiell palliativen Therapieansatz nicht hinwegtäuschen.

Prg: *Spontanverlauf in metastasiertem Stadium*
- Spontanremissionen   0,3 %
- 1-Jahres-Überlebensrate   25 %
- 3-Jahres-Überlebensrate   4 %
- 5-Jahres-Überlebensrate   2 %

Der Verlauf unter Standardtherapie ist für klassische Therapieverfahren (Operation, Chemotherapie, Immuntherapie) dokumentiert, validierte Langzeitdaten für die neuen Therapieverfahren sind noch nicht verfügbar.

Verlauf unter Standardtherapie:	5-Jahres-Überleben	10-Jahres-Überleben
T1, T2	80 %	45 %
T3a	60 %	25 %

- T3b–c   50 %   15 %
- T4   10 %*   3 %*

* Validierte Daten unter neueren (molekularen) Therapien stehen noch aus.

Prognose – Scores beim metastasierten Nierenzellkarzinom

Memorial Sloan-Kettering Cancer Center (MSKCC, 1999)

Kriterium	Punkte
Operation: keine Nephrektomie	1
Allgemeinzustand: Karnofsky < 80 %	1
Anämie: Hb < 13 g/dl (♂), < 11,5 g/dl (♀)	1
LDH > 300 U/l	1
Ca^{2+} (korrigiert) > 10 mg/dL	1

Scoresumme	Risikogruppe
0	niedrig
1–2	mittel
3–5	hoch

Metastatic Renal Carcinoma Comprehensive Prognostic System (MRCCPS, 2003)

Kriterium	Punkte
krankheitsfreies Intervall < 3 Jahre	1
> 3 Metastasen	1
Knochenmetastasen	1
LDH > 220 U/l	1
CRP > 11 mg/l	2
Neutrophilenzahl (ANC) > 6500 × 10^9/l	

Scoresumme	Risikogruppe
0–1	niedrig
2–3	mittel
≥ 4	hoch

Glasgow Prognostic Score

Kriterium	Punkte
CRP > 10 mg/l	1
Albumin < 35 g/l	1

Scoresumme	Risikogruppe
0	niedrig
1	mittel
2	hoch

Na:
- bei kurativer Therapieintention: engmaschige Kontrolle mit Sonografie Abdomen, Röntgen Thorax und ggf. Schnittbildverfahren. Vorstellungsintervalle initial alle 3 Monate, nach 2 Jahren alle 6 Monate, nach 5 Jahren jährlich.
- bei palliativer Situation: symptomorientiertes Vorgehen

Solide Tumoren   Nierenzellkarzinom 8.6.1

Lit:
1. Escudier B, Eisen T, Parta C et al. Renol cell carcinoma: ESMO Clinical Practice Guidelines for diagnosis, treatment and follow-up. Ann Oncol 2012;23 (Suppl 7):vii65–vii71.
2. Escudier B, Szczylik C, Porta C, Gore M. Treatment selection in metastatic renal cell carcinoma: expert consensus. Nat Rev Clin Oncol 2012;9,327–337.
3. Furge KA, MacKeigan JP, Teh BT. Kinase targets in renal cell carcinomas: reassessing the old and discovering the new. Lancet Oncol 2010;11:571–578.
4. Heng DYC, Choueiri TK. The evolving landscape of metastatic renal cell carcinoma. 299–303, Educational Book ASCO 2012.
5. Moch H. Neue Aspekte der Pathologie des Nierenzellkarzinoms. Onkologe 2010;16:131–139.
6. Molina AM, Motzer RJ. Clinical Practice Guidelines for the treatment of metastatic renal cell carcinoma: today and tomorrow. Oncologist 2011;16(suppl2)45–50.
7. Rini BI, Campbell SC, Escudier B. Renal cell carcinoma. Lancet 2009;373:1119–1132.
8. Schenck M, Muegge LO. „Targeted therapy" bei metastasiertem Nierenzellkarzinom. Onkologe 2010;16:157–167.
9. Singer EA, Gupta GN, Srinivasan R. Targeted therapeutic strategies for the management of renal cell carcinoma. Curr Opin Oncol 2012;24:284–290.

Web:
1. www.nccn.org NCCN Guideline
2. www.dgho.onkopedia.de DGHO-Leitlinie, 2013

8.6.2 Tumoren von Nierenbecken, Ureter und Harnblase

K. Mikesch. W. Schultze-Seemann, C.F. Waller

Def: bösartige Neubildungen der ableitenden Harnwege, in der Regel Transitionalzellkarzinome (Urothelkarzinome)

ICD-10: C67

Ep:
- *Harnblasenkarzinom:* Inzidenz: 25 Fälle/100 000/Jahr in Europa, ♂:♀ = 3:1, 3 % aller malignen soliden Tumoren. Altersmaximum im 60.–70. Lebensjahr
- *Nierenbecken-/Ureterkarzinom:* Inzidenz: 0,7 Fälle/100 000/Jahr, ♂:♀ = 2:1. Altersmaximum: 50.–70. Lebensjahr

Pg: *Risikofaktoren*
- Rauchen (relatives Risiko 2 bis 10fach erhöht)
- aromatische Amine: 2-Naphthylamin, Benzidin, 4-Aminobiphenyl, Orthotolidin
- Medikamente: Alkylantien (Cyclophosphamid), Analgetika (Phenacetin)
- chronische Harnwegsinfekte, Bilharziose (40 % Plattenepithelkarzinom)
- ionisierende Strahlung, Strahlentherapie
- Risiko ↑ für Angehörige von Blasenkarzinompatienten (relatives Risiko: 1,4)

Berufsgruppen mit erhöhtem Risiko
- Farbenindustrie, Gummiverarbeitung, Kohleindustrie, Aluminiumindustrie
- Textilverarbeitung/-färbung, Druckindustrie

Molekulargenetische Veränderungen
keine charakteristische Veränderung bekannt. Gehäuft finden sich Deletionen von 3p/8p/9p21/11p/17p, Mutationen der Tumorsuppressorgene Rb und p53 sowie Veränderungen der Onkogene H-ras, c-myc und HER2-neu

Path: *Histologie*

Typ	Häufigkeit
Transitionalzellkarzinom (Übergangsepithel)	90 %
Plattenepithelkarzinom	6–8 %
Adenokarzinome	1–3 %
Sarkome, Karzinoide, Lymphome, kleinzelliges Karzinom	< 1 %

„Field Cancerization"
Harnblasen-, Nierenbecken- und Ureterkarzinom sind häufig eine „panurotheliale" Erkrankung. Durch gemeinsame karzinogenetische Mechanismen („Polychronotropismus") entstehen multiple präneoplastische Veränderungen, es kommt in 30–50 % der Fälle zu primär multilokulären Karzinomen mit gleichzeitig bestehenden intraurothelialen Veränderungen (Carcinoma in situ, CIS). Bis zu 50 % der Patienten mit unbehandeltem CIS entwickeln innerhalb von 5 Jahren ein invasives Karzinom.

Manifestation/Ausbreitung
- bei Erstdiagnose 80 % oberflächliche Karzinome, 20 % invasive Tumoren
- regionale lymphogene Metastasierung (Lymphknoten des kleinen Beckens) bzw. retroperitoneale Lymphknoten (bei Ureter- oder Nierenbeckenkarzinom)
- hämatogene Metastasierung: Lunge, Leber, Skelettsystem, ZNS
- direkte Invasion in angrenzende Strukturen: Rektum, Prostata etc.

WHO-Klassifikation urothelialer Harnblasentumoren (WHO, 2004)

Nicht invasive Urothelneoplasien	Invasive Karzinome
Flache Urothelläsionen	*Invasive Urothelkarzinome*
• Hyperplasie • reaktive Atypie • Dysplasie (intraurotheliale Low-grade-Neoplasie) • Carcinoma in situ (intraurotheliale High-grade-Neoplasie), häufige Beteiligung von Ureteren und Urethra; Übergang in ein invasives Karzinom in bis 80 %	• mit plattenepithelialer Komponente • mit glandulärer Differenzierung • lymphom-ähnlich • lymphoepitheliom-ähnlich • plasmozytoide Variante • mikropapilläre Variante
Papilläre Neoplasien	*Andere Karzinome der Harnblase*
• Papillom (1–4 %) • invertiertes Papillom • papilläre urotheliale Neoplasie mit niedrigem Potenzial (PUNLMP); 1–2 % der nicht invasiven Tumoren, etwa 35 % Rezidive • pTa-Low-Grade (60 % Rezidive) • pTa-High-Grade (70 % Rezidive, 25 % Progression)	• Plattenepithelkarzinom • Adenokarzinom • kleinzelliges Karzinom

Klass: *Stadieneinteilung urothelialer Tumoren von Nierenbecken/Ureter; TNM-System (UICC, 2010)*

T	*Primärtumor*
TX	Primärtumor nicht beurteilbar
T0	kein Primärtumor nachweisbar
Ta	nicht invasives papilläres Karzinom
Tis	Carcinoma in situ
T1	Invasion des subepithelialen Bindegewebes (Lamina propria)
T2	Tumor infiltriert Muskulatur (a: oberflächlich, b: tief).
T3	Tumor infiltriert jenseits der Muskulatur in das Fettgewebe. *Nierenbecken:* Infiltration von peripelvinem Fettgewebe/Nierenparenchym *Ureter:* Infiltration von periureterem Fettgewebe
T4	Tumor infiltriert benachbarte Organe.
N	*Lymphknotenbefall*
NX	regionäre Lymphknoten nicht beurteilbar
N0	keine regionären Lymphknotenmetastasen
N1	solitäre Lymphknotenmetastase < 2 cm
N2	Lymphknotenmetastase 2–5 cm
N3	Lymphknotenmetastase > 5 cm
M	*Fernmetastasen*
M0	keine Fernmetastasen
M1	Fernmetastasen

8.6.2 Tumoren von Nierenbecken, Ureter und Harnblase — Solide Tumoren

Stadieneinteilung des Urothelkarzinoms der Harnblase nach dem TNM-System (UICC, 2010)

T	Primärtumor
TX	Primärtumor nicht beurteilbar
T0	kein Primärtumor nachweisbar
Ta	nicht invasives papilläres Karzinom
Tis	Carcinoma in situ
T1	Invasion des subepithelialen Bindegewebes (Lamina propria)
T2	Tumor infiltriert Muskulatur (a: oberflächlich = innere Hälfte, b: tief = äußere Hälfte).
T3	Tumor infiltriert perivesikales Fettgewebe (a: mikroskopisch, b: makroskopisch)
T4	Tumor infiltriert benachbarte Organe (a: Prostata/Uterus/Vagina, b: Becken-/Bauchwand).
N	Lymphknotenbefall
NX	regionäre Lymphknoten nicht beurteilbar
N0	keine regionären Lymphknotenmetastasen
N1	solitäre Lymphknotenmetastase im kleinen Becken< 2 cm
N2	multiple Lymphknoten des kleinen Beckens befallen
N3	lymphknotenmetastase(n) an Aa.iliacae communes
M	Fernmetastasen
M0	keine Fernmetastasen
M1	Fernmetastasen

Differenzierungsgrad (nach WHO) und Infiltration/Metastasierung

Grad	Differenzierung	Häufigkeit	Infiltration	Metastasierung
G1	hoch differenziert	25 %	19 %	< 10 %
G2	mäßig differenziert	50 %	40–60 %	30 %
G3	gering differenziert	25 %	80–90 %	80 %

Stadieneinteilung des Harnblasenkarzinoms entsprechend AJCC (2010) und Jewett-Marshall

AJCC	Jewett-Marshall	TNM-System		
0is	Cis	Tis	N0	M0
0a	0	Ta	N0	M0
I	A	T1	N0	M0
II	B1	T2a	N0	M0
	B2	T2b	N0	M0
III	C	T3	N0	M0
	D1	T4a	N0	M0
IV	D2–3	T4b	N0	M0
		jedes T	N1–3	M0
		jedes T	jedes N	M1

Sy:
- schmerzlose Hämaturie, mikroskopisch oder makroskopisch, bei 75–90 % der Patienten, teilweise bereits als Frühsymptom
- Dysurie, Pollakisurie, 25 % der Fälle
- bei Tumoren der Blase: Schmerzen im Becken-/Nierenbereich
- bei Karzinomen von Nierenbecken oder Ureter: Flankenschmerz

Solide Tumoren Tumoren von Nierenbecken, Ureter und Harnblase 8.6.2

Dg: *Anamnese, Klinik*
- Anamnese, einschließlich Familienanamnese, Berufsanamnese, Risikofaktoren
- Untersuchungsbefund inklusive rektaler und vaginaler Untersuchung

Labor
- Routinelabor, mit Leber-/Nierenfunktion, LDH, alkalischer Phosphatase
- nukleäres Matrixprotein 22 (NMP22) im Urin

Histologische Sicherung
- Urinanalyse mit Urinzytologie, Spülzytologie
- Zystoskopie mit mehrfachen Biopsien
- photodynamische Diagnostik
- transurethrale Tumorresektion (TUR-B)

Bildgebung
- Sonografie Abdomen/Becken, Röntgen Thorax
- Uretero-Renoskopie, ggf. i.v. Pyelogramm
- MRT/CT Abdomen und Becken, CT Thorax
- Skelettszintigrafie bei invasivem Karzinom oder Knochenschmerzen

DD:
- interstitielle Zystitis (Zystoskopie und Histologie, Nachsorge)
- benigne Raumforderung der Harnblase bzw. des Nierenbeckens
- Endometriose, Blasensteine (Histologie, Zystoskopie)
- Nierenzellkarzinom, Metastase eines anderen Tumors, Lymphknoten

Ko:
- Makrohämaturie, Hydronephrose, Niereninsuffizienz, Fisteln
- Gerinnungsstörungen (disseminierte intravasale Gerinnung [DIC], Hyperfibrinolyse)
- paraneoplastische neuromuskuläre Syndrome

Th: *Therapie des Harnblasenkarzinoms*

Behandlungskonzept bei Harnblasenkarzinom

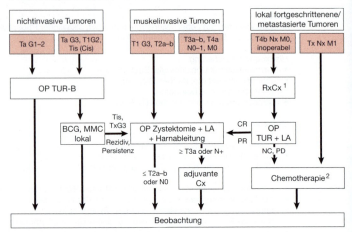

TUR transurethrale Resektion (B Blase), OP Operation, LA Lymphadenektomie, Cx Chemotherapie, RxCx kombinierte Radiochemotherapie, BCG Bacillus Calmette-Guerin, MMC Mitomycin C, CR komplette Remission, PR partielle Remission, NC no change, PD Progression

[1] Cisplatin + 5-FU + Strahlentherapie
[2] systemische Chemotherapie (z.B. Gemcitabin + Cisplatin, MVAC)

Nicht invasive Tumoren (Ta/T1 N0 M0, Tis)

- transurethrale Resektion (TUR-B) mit kurativer Intention, immer mit Nachresektion; alternativ; Lasertherapie
- adjuvante intravesikale Therapie, insbesondere bei Vorliegen von Risikofaktoren (multilokulärer Tumor, geringe Differenzierung, rezidivierender Tumor)
- keine adjuvante Therapie bei Ta-G1-Tumoren oder isolierten kleinen Ta-Tumoren
- experimentell: photodynamische Therapie
- Die elektromotive Installation von Mitomycin C (EMDA) vor transurethraler Resektion vermindert in einer Studie die Rezidivrate.
- bei Rezidiv/Persistenz nach intravesikaler Therapie/Risikosituation: radikale Zystektomie + Lymphadenektomie erwägen, bei Multilokularität ggf. auch Ureterektomie/Urethrektomie

Sonderfall: T1-G3-Tumor
wegen Risikosituation Behandlungsalternativen:
- in der Regel radikale Zystektomie + Lymphadenektomie + Harnableitung
- TUR + Nachresektion + adjuvante intravesikale Therapie, nach 6 Wochen Kontrolle mit Histologie (bei unifokalen Tumoren, ohne Carcinoma in situ)

Invasive Tumoren/Metastasierung

Invasive operable Tumoren (cT2–3b N0 M0)
- radikale Zystektomie + Lymphadenektomie + Harnableitung
- evtl. intraoperative Bestrahlung (IORT, experimentell)

- bei Hochrisikosituation (T3b, Lymphknotenbefall, geringe Differenzierung): adjuvante Chemotherapie nach dem GC- oder MVAC-Protokoll

Invasive inoperable Tumoren/lymphogene Metastasen (cT4 Nx M0, cTx N1–3 M0)
bei Lymphknotenbefall oder T4-Tumoren ohne Fernmetastasen ggf. neoadjuvante Radiochemotherapie mit Ziel einer sekundären Operabilität

Fernmetastasierung (cT1–4 N1–3 M1): palliative Therapiesituation
Chemotherapie nach dem GC- oder MVAC-Protokoll (6 Zyklen). Beide Protokolle sind gleich effizient, mit Ansprechraten von 45–50 %. GC weniger toxisch. Zweitlinientherapie mit Vinflunin

Therapieverfahren

Transurethrale Resektion (TUR-B)
- diagnostische TUR-B bei Erstdiagnose und zur Stadieneinteilung obligat
- therapeutische TUR-B bei lokalisierter Erkrankung (Ta N0 M0, T1 N0 M0) mit kurativer Intention, immer mit Nachresektion nach 10 Tagen

Intravesikale Therapie
- intravesikale Gabe von „biological response modifiers": BCG (Bacillus Calmette-Guerin, abgeschwächter Stamm von Mykobakterium bovis) oder intravesikale Chemotherapie (Monotherapie mit Epirubicin, Doxorubicin, oder Mitomycin C)
- Gabe jeweils über 6–8 Wochen, dann Probeexzision zur Befundkontrolle; engmaschige zytologische Kontrollen

Radikale Zystektomie und Lymphadenektomie
- bei ♂: Entfernung von Harnblase, Prostata und Samenblasen
- bei ♀: Entfernung von Harnblase, Uterus (bei T2a/b nicht obligat)
- Harnableitung
  - *inkontinent:* Ureterhautfistel, Conduit (Ileum- oder Kolon-Conduit)
  - *kontinent:* Ileum-Neoblase, katheterisierbare Pouches, Ureterosigmoideostomie (Lebensqualität bei kontinenter Ileum-Neoblase vergleichbar Gesunden)
- Komplikationen: Mortalität 1 %, Impotenz (♂), Infekte, Fisteln, Inkontinenz (♀), Hyperkontinenz (Selbstkatheterismus) vor allem bei ♀

Strahlentherapie
- lokale Strahlentherapie unter Einschluss regionaler Lymphknotenstationen bei Inoperabilität bzw. älteren Patienten (Stadien T2–T4). Gesamtdosis: 50–60 Gy. 5-Jahres-Überlebensrate deutlich geringer als nach radikaler Zystektomie (20–40 %). Spätfolgen: funktionslose Schrumpfblase, hämorrhagische Zystitis, Proktitis
- palliative Radiatio bei lokalen Problemen (Skelettmetastasen, Ureterobstruktion)
- kombinierte Radiochemotherapie (z.B. 5-FU/Cisplatin) bei Inoperabilität bzw. älteren Patienten (Stadien T2–T4). 5-Jahres-Überlebensrate besser als nach alleiniger Radiatio (45–55 %)

Chemotherapie
- adjuvante und neoadjuvante Chemotherapie im Rahmen klinischer Studien
- palliative Chemotherapie in metastasierter Situation möglich. Optimaler Zeitpunkt der Therapieeinleitung ist nicht abschließend geklärt. Chemotherapie nach dem GC- oder MVAC-Protokoll

8.6.2 Tumoren von Nierenbecken, Ureter und Harnblase — Solide Tumoren

- zugelassene Zweitlinientherapie bei metastasierter Erkrankung: Vinflunin; Taxane in der Zweitlinientherapie ebenfalls wirksam
- Neue Substanzen, wie z.B. Pemetrexed, werden auf ihre Wertigkeit untersucht.
- Pazopanib ist effektiv bei Patienten mit rezidiviertem und/oder refraktärem Urothelkarzinom; weitere molekulare Therapien werden in klinischen Studien geprüft.

Chemotherapieprotokolle

„Gemcitabin/Cisplatin" ☞ Protokoll 13.2.7			Wiederholung d 22
Cisplatin[1]	70 mg/m^2/d	i.v.	d 1
Gemcitabin	1 000 mg/m^2/d	i.v.	d 1, 8

[1] alternativ bei älteren Patienten/grenzwertiger Nierenfunktion: Cisplatin 35 mg/m^2/d i.v. d 1 + 2

„M-VAC" ☞ Protokoll 13.13.1			Wiederholung d 29
Methotrexat	30 mg/m^2/d	i.v.	d 1, 15, 22
Vinblastin	3 mg/m^2/d	i.v.	d 2, 15, 22
Doxorubicin	30 mg/m^2/d	i.v.	d 2
Cisplatin	70 mg/m^2/d	i.v.	d 2

„DC Salvage"			Wiederholung d 22
Docetaxel	75 mg/m^2/d	i.v.	d 1
Cisplatin	75 mg/m^2/d	i.v.	d 1

„Kombinierte Radiochemotherapie"			Wiederholung d 22
Cisplatin	15 mg/m^2/d	i.v.	d 1–5, Woche 1 und 4
5-Fluorouracil	350 mg/m^2/d	i.v.	d 1–5, Woche 1 bis 5
Radiatio[2]	1,8 Gy/d		d 1–5, Woche 1 bis 6

[1] Gesamtprotokoll: Chemotherapie „GC" 2 ×, dann kombinierte Radiochemotherapie
[2] Gesamtdosis: 54 Gy

„Vinflunin" ☞ Protokoll 13.13.2			Wiederholung d 22
Vinflunin	320 mg/m^2/d	i.v.	d 1

Therapie des Nierenbecken- und Ureterkarzinoms

Lokalisierte Erkrankung

Standardverfahren: Operation
Die komplette chirurgische Entfernung ist der einzige kurative Eingriff bei Urothelkarzinomen des Nierenbeckens und des Ureters. Methoden:
- *Radikaloperation (Nephroureterektomie)* mit Exzision eines Blasenanteils mit Mukosa und regionaler Lymphadenektomie. Komplette Entfernung des Ureters wird wegen hoher Inzidenz ipsilateraler Ureterläsionen sowie hoher Rezidivrate im Ureterstumpf (20 %) empfohlen.
- alternativ: *organerhaltende Operation* (z.B. bei Einzelniere, eingeschränkter Nierenfunktion oder bilateralen Tumoren): lokale Exzision einer Nierenbeckenläsion, je nach Befund mit Nephrektomie, partieller Nephrektomie, Ureterexzision oder Ureterektomie mit Ileum-Ersatz

- *endoskopische/perkutane Ansätze:* insbesondere bei Patienten mit Low-grade-Tumoren im Frühstadium zu erwägen. Abschließende Beurteilung steht aus.

Adjuvante Therapie
- Der Stellenwert einer adjuvanten Therapie konnte bislang nicht in Studien belegt werden (niedrige Tumorinzidenz).
- Strahlentherapie zur Vermeidung von Lokalrezidiven bei Hochrisikosituation (undifferenzierter Tumor, Stadien III–IV, Lymphknotenbefall) erwägen
- Die Rolle einer adjuvanten Chemotherapie ist bei Nierenbecken- und Ureterkarzinomen nicht abschließend geklärt. In Analogie zum Harnblasenkarzinom ist ein therapeutischer Nutzen wahrscheinlich.

Fortgeschrittene Stadien

palliative Chemotherapie z.B. nach Gemcitabin/Cisplatin- oder MVAC-Protokoll; ggf. Ersatz von Cisplatin durch Carboplatin bei Kontraindikationen. Zweitlinientherapie mit Vinflunin oder mit Taxan. Bei Knochenmetastasen supportive Therapie mit Bisphophonaten oder Denosumab

Prg: *Prognosefaktoren*
- Stadium, Grading (hohes Rezidivrisiko bei gering differenzierten Tumoren)
- multizentrischer Tumor
- Gefäßinvasion
- Vorliegen von p53-Veränderungen
- Anämie mit Hb < 10 g/dl
- Lebermetastasen
- Karnofsky-Index < 80 % bzw. ECOG > 1
- Komorbiditäten

Nierenbecken- und Ureterkarzinom: Nach Resektion beträgt das 5-Jahres-Überleben etwa 40 % (gut differenzierte Tumoren etwa 56 %, gering differenzierte 16 %).

Prognose: 5-Jahres-Überleben

Stadium	Harnblasenkarzinom	Nierenbecken-/Ureterkarzinom
0	50–90 %	> 95 %
I	50–90 %	> 95 %
II	40–80 %	90–95 %
III	2–40 %	40–70 %
IV	< 10 %	0–40 %

Na:
- bei kurativer Therapieintention: engmaschige Kontrolle mit (Uretero-)Zystoskopie und Histologiegewinnung (alternativ: Urinzytologie), Sonografie Abdomen, Röntgen Thorax. Vorstellungsintervalle initial alle 3 Monate, nach 2 Jahren alle 6 Monate, nach 5 Jahren jährlich. MR Abdomen/Becken (CT) initial alle 6 Monate, ab 3. Jahr alle 12 Monate
- bei palliativer Situation: symptomorientiertes Vorgehen

Px: Arbeitsplatzsicherheit: Verringerung der Exposition gegenüber aromatischen Aminen. Nikotinkonsum vermeiden

8.6.2 Tumoren von Nierenbecken, Ureter und Harnblase — Solide Tumoren

Lit:
1. Bellmunt J, Orsola A, Wiegel T et al. Bladder cancer: ESMO Clinical Practice Guidelines for diagnosis, treatment and follow-up. Ann Oncol 2011;22(Suppl 6):v145–v149.
2. Castellano D, Carlos J, Estebon E et al. Recommendations for the optimal management of early and advanced urothelial carcinoma. Cancer Treatm Rev 2013;38:431–441.
3. Di Stasi SM, Verri C, Liberati E et al. Electromotive instillation of mitomycin immediately before transurethral resection for patients with primary urothelial non-muscle invasive bladder cancer: a randomised controlled trial. Lancet Oncol 2011;12:871–879.
4. Jacobs BL, Lee CT, Montie JE. Bladder cancer in 2010: how far have we come? CA Cancer J Clin 2010;60:244–272.
5. Kaufman DS, Shipley WU, Feldman AS. Bladder cancer. Lancet 2009;374:239–249.
6. Morgan TM, Clark PE. Bladder cancer. Curr Opin Oncol 2010;22:242–249.
7. Ristau BJ, Tomaszweski JJ, Ost MC. Upper tract urothelial carcinoma: current treatment and outcomes. Urology 2012;79:749–756.
8. Roy S, Parwani AV. Adenocarcinoma of the urinary bladder. Arch Pathol Lab Med 2011;135:1601–1605.
9. Shelley MD, Mason MD, Kynaston H. Intravesical therapy for superficial bladder cancer: a systematic review of randomized trials and meta-analysis. Cancer Treatm Rev 2010;36:195–205.

Web:
1. www.uroweb.org — European Association Urology, Guidelines
2. www.nccn.org — NCCN Guideline

8.7 Endokrine Tumoren
8.7.1 Schilddrüsenkarzinom

G. Wieser, B. Deschler-Baier, W.A. Weber

Def: maligne Tumoren der Schilddrüse, ausgehend von Thyreozyten oder C-Zellen

ICD-10: C73

Ep: Inzidenz: 3–6 Fälle/100 000 Einwohner/Jahr, häufigster maligner endokriner Tumor, ♂:♀=1:2, steigende Inzidenz aus ungeklärter Ursache, Altersgipfel: 60–70 Jahre

Pg: *Risikofaktoren*
Strahlenexposition der Schilddrüse, positive Familienanamnese

Hereditäre Tumorsyndrome
- multiple endokrine Neoplasie Typ 2 (MEN 2): Mutationen des RET-Protoonkogens → medulläres Schilddrüsenkarzinom, andere endokrine Neoplasien (☞ Kap. 8.7.2)
- Daneben treten Schilddrüsenkarzinome vermehrt bei verschiedenen anderen hereditären Tumorsyndromen auf: familiäre adenomatöse Polyposis (FAP), Peutz-Jeghers-Syndrom, M. Cowden (Mutation des PTEN-Tumorsuppressorgens).

Path: *Histologische Typen*

Tumortyp	Häufigkeit
Differenzierte Karzinome	80–90 %
• papilläres Karzinom	50–80 %
• follikuläres Karzinom	20–40 %
Undifferenzierte/anaplastische Karzinome	2–5 %
Medulläres Karzinom (C-Zell-Karzinom)	5–10 %
Andere	
• Sarkome, Lymphome, Teratome etc.	5 %
• Metastasen extrathyreoidaler Tumoren	selten

Papilläres Karzinom
- vorwiegend lokoregionäre und lymphogene Ausbreitung, günstige Prognose insbesondere bei Patienten < 40 Jahre
- oft multifokal
- Teilnahme am Jodstoffwechsel, Thyreoglobulinsynthese (Tumormarker)

Follikuläres Karzinom
- vorwiegend hämatogene Metastasierung (Lunge, Skelett)
- Teilnahme am Jodstoffwechsel, Thyreoglobulinsynthese (Tumormarker)
- Sonderform: „Hürthle-Zell-Karzinom" (etwa 3 %): aggressivere Variante, häufig keine Jodspeicherung

Anaplastisches/Undifferenziertes Karzinom
- in der Regel ältere Patienten, Altersgipfel: 60.–70. Lebensjahr
- aggressiver Tumor mit frühzeitiger hämatogener/lymphogener Metastasierung
- keine Teilnahme am Jodstoffwechsel, keine Thyreoglobulinsynthese
- hohe Mortalität; mittlere Überlebensrate < 6 Monate

8.7.1 Schilddrüsenkarzinom

Gering differenzierte Karzinome
- morphologisch und biologisch zwischen differenzierten und anaplastischen Karzinomen
- hohe Mortalität, 5- bzw. 10-Jahres Überlebensrate: 50 % bzw. 25–35 %

Medulläres Karzinom
- Karzinom der C-Zellen der Schilddrüse, sporadisch oder familiär (20–25 % der Fälle, im Rahmen der MEN-2-Syndrome oder als FMTC [familiäres medulläres Karzinom], dann häufig bilateral und multifokal)
- häufig bereits initial lymphogene Metastasierung, später auch hämatogene Metastasierung
- keine Teilnahme am Jodstoffwechsel
- Tumormarker Kalzitonin, ggf. CEA

MEN-2-Syndrom (☞ Kap. 8.7.2)

Klass: ***TNM-Klassifikation (2009) der Schilddrüsenmalignome***

T	Primärtumor
TX	Primärtumor kann nicht beurteilt werden
T0	kein Anhalt für Primärtumor
T1	Tumorgröße ≤ 2 cm, begrenzt auf Schilddrüse
T1a	Tumor ≤ 1 cm, begrenzt auf Schilddrüse
T1b	Tumor > 1 cm bis ≤ 2 cm, begrenzt auf Schilddrüse
T2	Tumorgröße > 2 bis ≤ 4 cm, begrenzt auf Schilddrüse
T3	Tumorgröße > 4 cm, begrenzt auf Schilddrüse, oder Tumor mit minimaler extrathyreoidaler Ausbreitung (d.h. in den M. sternothyroideus oder perithyreoidales Weichteilgewebe)
T4a	Tumor mit Ausbreitung jenseits der Schilddrüsenkapsel und Invasion einer oder mehrerer der folgenden Strukturen: subkutanes Weichgewebe, Larynx, Trachea, Ösophagus, N. recurrens
T4b	Tumor infiltriert prävertebrale Faszie, mediastinale Gefäße oder umschließt die A. carotis.
m	Multifokale Tumoren, gleich welcher Histologie, sollen mit (m) gekennzeichnet werden, wobei die höchste T-Kategorie die Klassifikation bestimmt.
	Alle anaplastischen Karzinome werden als T4 klassifiziert. Dabei gilt: T4a: Tumor (unabhängig von der Größe) auf die Schilddrüse beschränkt T4b: Tumor (unabhängig von der Größe) mit Ausbreitung jenseits der Schilddrüsenkapsel
N	Lymphknotenbefall
NX	Regionäre Lymphknoten können nicht beurteilt werden.
N0	kein Anhalt für regionäre Lymphknotenmetastasen
N1	regionäre Lymphknotenmetastasen
N1a	Metastasen in Lymphknoten des Level IV (prätracheal und paratracheal, eingeschlossen prälaryngeale Lymphknoten)
N1b	Metastasen in anderen unilateralen, bilateralen oder kontralateralen zervikalen oder oberen mediastinalen Lymphknoten
M	Fernmetastasen
M0	keine Fernmetastasen
M1	Fernmetastasen vorhanden

Stadieneinteilung des Schilddrüsenkarzinoms

Tumortyp	Stadium	T	N	M	Bemerkungen
papillär, follikulär (< 45 J.)	I	jedes T	jedes N	M0	< 45 Jahre
	II	jedes T	jedes N	M0	
papillär, follikuär (> 45 J.)	I	T1	N0	M0	> 45 Jahre
	II	T2	N0	M0	
	III	T3	N0	M0	
		T1–3	N1a	M0	
	IVA	T1–3	N1b	M0	
		T4a	N0, N1a	M0	
	IVB	T4b	jedes N	M0	
	IVC	jedes T	jedes N	M1	
medullär	I	T1a–b	N0	M0	jedes Alter
	II	T2–3	N0	M0	
	III	T1–3	N1a	M0	
	IVA	T1–3	N1b	M0	
		T4a	jedes N	M0	
	IVB	T4b	jedes N	M0	
	IVC	jedes T	jedes N	M1	
anaplastisch	I–III		nicht definiert		alle Fälle Stadium IV
	IVA	T4a	jedes N	M0	
	IVB	T4b	jedes N	M0	
	IVC	jedes T	jedes N	M1	

Sy:
- oft keine eindeutigen klinischen Symptome
- oft Zufallsbefund
- ggf. tastbarer, schmerzloser Knoten im Schilddrüsenbereich (derb, hart, z.T. fixiert)
- Heiserkeit (Recurrensparese)
- bei fortgeschrittenem Tumor ggf. Schmerzen: Schluckbeschwerden, Stridor, obere Einflussstauung

Dg: *Anamnese, Klinik*
- Anamnese, einschließlich Risikofaktoren und Familienanamnese
- klinische Untersuchung, HNO-ärztliche Untersuchung, einschließlich Prüfung der Stimmbandbeweglichkeit

Labor
- Tumormarker: Thyreoglobulin (TG), initial bei Diagnosestellung und insbesondere zur Verlaufskontrolle nach operativer Therapie (differenzierte Karzinome), Kalzitonin/CEA (medulläre Karzinome)
  CAVE: Als präoperatives Screening (bei vorhandener Schilddrüse) ist die Thyreoglobulin-Bestimmung oft nicht informativ, da hohe Werte (bis zu 300–500 ng/ml) auch bei Strumapatienten mit gutartigen kalten Knoten beobachtet werden.
- Schilddrüsenfunktionsparameter: TSH, fT3, fT4, Antithyreoglobulin-Antikörper (wenn positiv: möglicherweise Störung des Thyreoglobulin-Assays mit konsekutiv eingeschränkter Beurteilbarkeit des Thyreoglobulins)
- Pentagastrintest: Kalzitoninbestimmung nach Pentagastrinstimulation bei Verdacht auf medulläres Karzinom

8.7.1 Schilddrüsenkarzinom — Solide Tumoren

- bei medullärem Schilddrüsenkarzinom: Untersuchung auf Mutationen des RET-Protoonkogens, ggf. Familienuntersuchung bei Nachweis einer Keimbahnmutation

Bildgebung
- Sonografie Schilddrüse/Hals
- Schilddrüsenszintigrafie zur Differenzierung zu autonomen Adenomen
- Röntgen Thorax, ggf. CT Thorax bei gesichertem Schilddrüsenkarzinom und höheren Tumorstadien
- ggf. CT/MRT Hals, Ösophagus-Breischluck, Trachea-Zielaufnahmen (bei Verdacht auf organübergreifendes Wachstum)
  CAVE: keine Gabe von jodhaltigem Kontrastmittel (Beeinträchtigung der Wirkung einer geplanten Radiojodtherapie)
- bei medullärem und undifferenziertem Schilddrüsenkarzinom: weitere Diagnostik zum Ausschluss von Fernmetastasen/Phäochromozytomen (MEN-2-Syndrome, MIBG-Szintigrafie, FDOPA-PET)

Histologie
- Feinnadelpunktion (FNP): als präoperative Untersuchung indiziert (DD: benigne Strumaknoten)
  CAVE: Ein negativer Befund schließt ein Karzinom nicht aus (das gilt insbesondere für follikuläre Karzinome). Bei den in Deutschland aufgrund von Jodmangel häufigen multinodösen Strumen ist die Bedeutung der FNP geringer als in Ländern mit guter Jodversorgung und solitären Schilddrüsenknoten.
- bei vergrößerten Lymphknoten zervikal und unklarem Schilddrüsenbefund ggf. auch FNP von Lymphknoten

DD: Knotenstruma, Schilddrüsenadenome, Thyreoiditis

Th: ***Therapieprinzipien***

1. Die Therapie der differenzierten Schilddrüsenkarzinome erfolgt stets multimodal (Operation, Radiojodtherapie, suppressive Hormonbehandlung).
2. Die primäre Therapie des medullären Karzinoms, auch bei Lokalrezidiv, ist die Resektion. Andere therapeutische Modalitäten sind palliativ und von sekundärer Bedeutung; die Qualität der chirurgischen Maßnahme ist wichtig (Operation in Zentren).
3. Die Radiojodtherapie ist eine wichtige Therapiesäule bei differenzierten Schilddrüsenkarzinomen (follikuläre und papilläre Karzinome) und kann hier selbst bei Fernmetastasierung noch kurativen Erfolg bringen.
   CAVE: keine Substitutionsbehandlung (L-Thyroxin) 4 Wochen vor Radiojodtherapie!
   Bei undifferenzierten Tumoren und medullären Karzinomen ist eine Radiojodtherapie nicht indiziert (ggf. palliative perkutane Strahlentherapie).
4. Die primäre Therapie der anaplastischen Schilddrüsenkarzinome ist in der Regel die perkutane Bestrahlung (da initial bereits fast immer organüberschreitendes Wachstum).
5. Die Chemotherapie erfolgt bei systemischer Ausbreitung in palliativer Situation. Neue Therapieansätze schließen „targeted therapies" mit ein.

Operative Therapie

Verfahren
Regeleingriff ist die totale Thyreoidektomie mit zentraler Lymphknotendissektion (d.h. Entfernung perithyreoidaler, prälaryngealer und prätrachealer Lymphknoten).

Indikationen
- papilläres Karzinom > 1 cm (ab T1b) oder multifokales papilläres Karzinom jeder Größe
- follikuläres Karzinom
- medulläres Karzinom
- anaplastisches/undifferenziertes Karzinom (bei Begrenzung auf die Schilddrüse)

Operationsverfahren ohne Lymphknotendissektion nur in Ausnahmefällen:
- Hemithyreoidektomie bei solitärem papillären Mikrokarzinom ≤ 1 cm (pT1a)
- Zufallsbefund eines solitären papillären Schilddrüsenkarzinoms ≤ 1 cm (pT1a) bei beidseitiger subtotaler Schilddrüsenresektion → Bei R0-Resektion ohne Hinweis auf Lymphknotenbeteiligung ist eine Nachoperation nicht erforderlich.

Erweiterte Operationstechniken sind in definierten Situationen notwendig:
- lateraler Halslymphknotenbefall → laterale Lymphknotendissektion
- sporadisches medulläres Karzinom → einseitige laterale Lymphknotendissektion
- familiäres medulläres Karzinom → beidseitige laterale Lymphknotendissektion
- mediastinaler Lymphknotenbefall → mediastinale Lymphknotendissektion
- Invasion von Nachbarstrukturen → multiviszerale Eingriffe

Spezielle Operationsrisiken
- Hypoparathyreoidismus (1–30 % der Fälle)
- einseitige Rekurrensparese (1–10 % der Fälle)

Radiojodtherapie

Verfahren
- orale Gabe des β-Strahlers ^{131}J. Das radioaktive Jodisotop wird von Schilddrüsenzellen und differenzierten Tumorzellen angereichert. Die β-Strahlung hat eine mittlere Reichweite von weniger als 1 mm und führt zu einer hohen Strahlendosis im Tumorgewebe mit nur minimaler Belastung der umgebenden Strukturen.
- Ziele: Ablation von eventuell noch vorhandenem restlichen Schilddrüsengewebe, Ausschluss/Nachweis/Behandlung von jodspeichernden Metastasen
- erfolgt in Hypothyreose (Absetzen von T3-Präparaten für 2 Wochen vorher und von T4-Präparaten für 4 Wochen vorher) oder nach Stimulation durch rekombinantes TSH (rTSH)

Indikationen
- alle papillären und follikulären Schilddrüsenkarzinome nach Thyreoidektomie mit/ohne laterale Lymphknotendissektion
- *nicht indiziert* bei papillärem Schilddrüsenkarzinom pT1a nach eingeschränkter radikaler Operation (z.B. lediglich Hemithyreoidektomie), medullärem Karzinom und anaplastischem Karzinom

Perkutane Strahlentherapie

Verfahren
Referenzdosis von 50–60 Gy im Bereich der regionalen Lymphabflusswege und 60–70 Gy im primären Tumorausbreitungsgebiet („Schilddrüsenbett")

Indikationen
- anaplastische Karzinome: alleinige Bestrahlung oder bei operablem Tumor postoperative Radiatio (unmittelbar nach der postoperativen Erholung beginnen, etwa 10. postoperativer Tag)

8.7.1 Schilddrüsenkarzinom

- medulläre Karzinome: Einzelfallentscheidung, z.b. bei T4-Tumoren, R1- oder R2-Resektion oder ausgedehntem Lymphknotenbefall zur Reduzierung des Risikos eines Lokalrezidivs
- differenzierte Karzinome: Einzelfallentscheidung, z.b. adjuvante Radiatio bei
  - ungünstigen Prognoseparametern oder hohem Risiko für ein Lokalrezidiv (großer Primärtumor, extrakapsuläre Tumorausbreitung, ungünstige Histologie, multiple und große Halslymphknotenmetastasen, höheres Lebensalter)
  - großem Tumorrest oder inoperablem Primärtumor bzw. Lokalrezidiv, fehlender/nicht mehr ausreichender Jodspeicherung (z.b. nach mehrfachen Radiojodtherapien)
- palliative Bestrahlung, z.b. bei schmerzenden Knochenmetastasen

Chemotherapie und neue medikamentöse Therapieansätze

Die zytotoxische Chemotherapie beim fortgeschrittenen Schilddrüsenkarzinom ist nur palliativ und von nur begrenzter Effektivität. Es ist zu erwarten, dass durch den Einsatz von Multikinase-Inhibitoren die therapeutischen Möglichkeiten deutlich erweitert werden.

Multi-Tyrosinkinasehemmer
- Cabozantinib: Hemmung von RET, MET, VEGFR. Positive Phase-3-Studie bei medullärem Schilddrüsenkarzinom. Dosis 140 mg p.o. täglich, in USA zugelassen
- Vandetanib: Hemmung von Tyrasinkinasen RET, EGF2, VEGFR. Dosis 300 mg p.o. täglich. Zugelassen für medulläres Schilddrüsenkarzinom mit aggressivem Verlauf
- Sorafenib: Multikinase-Inhibitor, in Phase-3-Studie verbessertes progressionsfreies Überleben (11 vs. 6 Monate) bei Patienten mit differenziertem Schilddrüsenkarzinom

Bisher sind diese Substanzen erst in den USA zugelassen. In Deutschland sind sie noch nicht für die Therapie von Schilddrüsenkarzinomen zugelassen, Therapie noch als „Off-label-Behandlung"!

Indikationen zytotoxischer Chemotherapie
fortgeschrittene Schilddrüsenkarzinome in palliativer Situation, insbesondere bei diffuser Metastasierung und rascher Progredienz, nach Ausschöpfung aller chirurgischen, nuklearmedizinischen und medikamentösen Therapiemöglichkeiten

Zytotoxische Chemotherapieprotokolle

"Epirubicin"			Wiederholung wöchentlich
Epirubicin	30 mg/m²/d	i.v.	d 1

"Cisplatin/Doxorubicin"			Wiederholung d 22
Doxorubicin	50 mg/m²/d	i.v.	d 1
Cisplatin	40 mg/m²/d	i.v.	d 1

Prg: Überlebensraten

Tumortyp	10-Jahres-Überleben
• papilläres Karzinom	93 %
• follikuläres Karzinom	85 %
• gering differenzierte Karzinome	25–35 %
• medulläres Karzinom	75 %
• anaplastisches Karzinom	ÜL meist ≤ 12 Monate

Na: Die Nachsorge bei Schilddrüsenkarzinomen schließt ein:
- *differenzierte Karzinome:* Verlaufskontrolle mit Anamnese, Klinik, Sonografie Hals, Thyreoglobulin-Bestimmung. Untersuchungsintervalle initial alle 3–6 Monate, bei unauffälligem Befund und je nach Risikoprofil spätestens ab dem 5. Jahr alle 12 Monate. Einmalig nach Radiojodtherapie sowie bei Verdacht auf Tumorrezidiv: Bestimmung des TSH-stimulierten Thyreoglobulins sowie Ganzkörper-Radiojodszintigrafie. Lebenslange Gabe von L-Thyroxin zur Substitution und Rezidivprophylaxe
- *medulläre Karzinome:* Verlaufskontrolle mit Anamnese, Klinik, Sonografie Hals/Leber, Kalzitonin-/CEA-Bestimmung, ggf Pentagastrintest, Untersuchungsintervalle alle 6 Monate, ggf. weitere Diagnostik wie CT, MR, ¹⁸F-DOPA PET/CT etc. Lebenslange Gabe von L-Thyroxin zur Substitution. Ausschluss einer hereditären Form (MEN 2)
- *anaplastische Karzinome:* engmaschige interdisziplinäre Nachsorge (individuell)
- ggf. Kontrolle des Kalziumstoffwechsels (bei postoperativem Hypoparathyreoidismus)

Px: *medulläres Schilddrüsenkarzinom:* bei Nachweis des MEN-2-Syndroms prophylaktische Thyreoidektomie bei Genträgern

Lit:
1. Dietlein M, Luster M, Reiners C. Nuklearmedizinische Therapie und Nachsorge des differenzierten Schilddrüsenkarzinoms. Onkologe 2010;16:678–689.
2. Lerch C, Richter B. Pharmacotherapy options for advanced thyroid cancer. Drugs 2012;72:67–85.
3. Licitra L, Locati LD, Greco A et al. Multikinase inhibitors in thyroid cancer. Eur J Cancer 2010;46(6):1012–1018.
4. Pacini F, Castagna MG, Brilli L et al. Thyroid cancer: ESMO Clinical Practice Guidelines for diagnosis, treatment and follow-up. Ann Oncol 2012;23(Suppl 7):vii110–vii111.
5. Puxxedu E, Romagnoli S, Dottorini ME. Targeted therapies for advanced thyroid cancer. Curr Opin Oncol 2011;23:13–21.
6. Schmid K. Pathogenese, Klassifikation und Histologie von Schilddrüsenkarzinomen. Onkologe 2010;16:644–656.
7. Smallridge RC, Copland JA. Anaplastic thyroid carcinoma: pathogenesis and emerging therapies. Clin Oncol 2010;22(6):486–497.
8. Willhauck MJ, Schott M, Kreissl Mc et at. Neue Therapieoptionen bei fortgeschrittenen Schilddrüsenkarzinomen. Dtsch Med Wochenschr 2011;136:1165–1168.
9. Xing M, Haugan BR, Schlumberger M. Progress in molecular-based mangement of differentiated thyroid cancer. Lancet 2013;381:1058–1069.

8.7.1 Schilddrüsenkarzinom

Web:
1. www.nccn.org/professionals/physician_gls/f_guidelines.asp — NCCN Guidelines
2. www.endokrinologie.net — Deutsche Gesellschaft für Endokrinologie
3. www.schilddruesenliga.de — Schilddrüsenliga Deutschland e.V.
4. www.endocrineweb.com/thyroidca.html — Endocrine Web

8.7.2 Phäochromozytom und Phäochromozytom-assoziierte Syndrome (MEN)

H.P.H. Neumann, Z. Erlic, C. Pawlu, M. Engelhardt

Def:	*Phäochromozytom:* überwiegend gutartiger, katecholaminproduzierender Tumor des Nebennierenmarks einschließlich der retroperitonealen und thorakalen Paraganglien
ICD-10:	C74.1 Phäochromozytom (benigne und maligne) C85.8 multiple endokrine Neoplasie Typ 2 – MEN 2 Q85.8 Von-Hippel-Lindau-Erkrankung, VHL D44.7 Paragangliom
Ep:	seltene Erkrankung, 2–8 Fälle/1 000 000/Jahr. Kein Prädilektionsalter, beide Geschlechter sind gleichmäßig betroffen. Ursächlich für 0,1 % der Fälle von arterieller Hypertonie
Pg:	Pathogenetische Ursachen des *Phäochromozytoms* sind in etwa 30 % der Patienten konstitutionelle Mutationen der Gene RET, VHL, SDHB, SDHC, SDHD oder NF1 im Rahmen endokriner neoplastischer Syndrome: • Von-Hippel-Lindau (VHL)-Syndrom • multiple endokrine Neoplasie Typ 2 (MEN 2) • Neurofibromatose Typ 1 (NF1) • Phäochromozytom-Paragangliom-Syndrom (PGL 1, PGL 2, PGL 3, PGL 4) • neue Suszeptibilitätsgene und entsprechende Syndrome (TMEM127, MAX) *Multiple endokrine Neoplasien* sind hereditäre (autosomal dominant vererbte) Erkrankungen mit neoplastischer Veränderung eines oder mehrerer endokriner Organe. Es werden primär zwei Formen unterschieden: MEN 1, hierbei sind Phäochromozytome extreme Raritäten, und MEN 2, wobei etwa 50 % der Patienten Phäochromozytome entwickeln. Folgende Organe sind bei der MEN 2 betroffen: 1. Schilddrüse mit medullärem Schilddrüsenkarzinom (C-Zell-Karzinom), 2. Paraganglien, d.h. Phäochromozytom mit nahezu ausschließlicher Lokalisation in den Nebennieren, und 3. Nebenschilddrüse mit Adenomen (primärer Hyperparathyreoidismus). Pathogenetisch sind Mutationen von Tumorsuppressorgenen oder Protoonkogenen von Bedeutung (☞ Tabelle).
Path:	Die Mehrzahl der Phäochromozytome sind gutartig, nur etwa 5 % sind maligne. Bei Phäochromozytom-assoziierten Tumorsyndromen kommen maligne Phäochromozytome häufig beim Paragangliom-Syndrom Typ 4 (mit SDHB-Mutationen), bisweilen auch beim VHL-Syndrom, vor. Bei den anderen Phäochromozytom-assoziierten Syndromen sind maligne Phäochromozytome sehr selten. *Malignitätskriterien* • anerkanntes Malignitätskriterium: Fernmetastasierung (Leber, Lunge, Skelett, Lymphknoten) • Hoher Mitoseindex, Gefäßeinbruch, Infiltration des retroperitonealen Fettgewebes oder Tumornachweis in lokoregionären Lymphknoten sind suspekt, werden aber nicht als Malignitätskriterien anerkannt.

8.7.2 Phäochromozytom und Phäochromozytom-assoziierte Syndrome (MEN) Solide Tumoren

Sy: Symptome durch Hormonwirkung (Adrenalin/Noradrenalin):
- Palpitationen   > 80 % der Fälle
- Kopfschmerz   > 80 %
- Schweißattacken   > 80 %
- Vielzahl weiterer Symptome durch Alteration des autonomen Nervensystems
- bei malignem Phäochromozytom auch Symptome durch Tumorinfiltration und Fernmetastasierung

Dg: *Anamnese, Klinik*
- Anamnese mit Familienanamnese (Verdacht auf hereditäres Tumorsyndrom?)
- Untersuchungsbefund: Hypertonie (oft intermittierend), 24-h-Blutdruckmessung

Labor
- Diagnoseweisend ist die Ausscheidung von Katecholaminen oder Metanephrinen im 24-h-Sammelurin sowie die Erhöhung der Plasmakonzentration von Katecholaminen oder Metanephrinen. Als Katecholamine werden Noradrenalin (NA) und Adrenalin (A), als Metanephrine Normetanephrin und Metanephrin zusammengefasst. Als sensitivste Nachweismethoden gelten derzeit die Bestimmung der freien Plasma-Metanephrine, speziell von Normetanephrin, und die Bestimmung von fraktionierten Metanephrinen im 24-h-Sammelurin.
- molekulargenetischer Nachweis bzw. Ausschluss hereditärer Tumorsyndrome: Untersuchung der Gene RET (Exons 10, 11, 13–16), VHL, SDHB, SDHC, SDHD

Bildgebung
- klassische Schnittbildverfahren: CT oder MRT Abdomen (insbesondere T2-Gewichtung)
- nuklearmedizinische Darstellung: ^{123}Jod-Metaiodobenzylguanidin-Szintigrafie. MIBG ist der klassische Radiotracer zum Nachweis von Phäochromozytomen mit fast 100 %iger Spezifität. Vor MIBG-Applikation müssen Reserpin, trizyklische Antidepressiva, Labetalol, Kalziumkanalblocker, Sympathomimetika, Kokain und Phenothiazin abgesetzt werden. Des Weiteren ist am Tag vor Applikation eine Schilddrüsenblockade mit Irenat zwingend erforderlich, die über 14 Tage fortzuführen ist.
- PET zeigt ein deutlich höheres Auflösungsvermögen und eine bessere Sensitivität als die konventionelle Szintigrafie → Nachweis kleinerer Herde durch ^{18}F-DOPA-PET.
- Die Mehrzahl der Phäochromozytome weist Somatostatinrezeptoren auf, die mittels ^{111}Indium-Octreotid-Szintigrafie oder ^{68}Gallium-DOTATOC-PET dargestellt werden können.
- Die szintigrafischen Darstellungsverfahren erlauben, CT- oder MRT-Befunde spezifischer einzuordnen. Des Weiteren sollten Patienten mit Prädisposition für multiple Phäochromozytome (Träger von Mutationen der Gene RET, VHL, SDHB, SDHC, SDHD, NF1) szintigrafisch untersucht werden.

Das Phäochromozytom ist sowohl eine Endokrinopathie als auch ein Tumor. Zur Diagnose des Phäochromozytoms ist somit die Bestimmung biochemischer Parameter als auch der Nachweis der Raumforderung notwendig.

Solide Tumoren   Phäochromozytom und Phäochromozytom-assoziierte Syndrome (MEN)   8.7.2

Th: *Therapierichtlinien*

1. Jedes lokal umschriebene Phäochromozytom muss exstirpiert werden und sollte bevorzugt und unabhängig von der Tumorgröße endoskopisch entfernt werden, weil eine Beziehung zwischen Größe und Dignität fehlt. Multiple Phäochromozytome, d.h. Tumoren beider Nebennieren oder adrenale und extraadrenale oder nur extraadrenal gelegene multiple Phäochromozytome, sollten ebenfalls endoskopisch entfernt werden. Diese operative Therapie sollte in spezialisierten Zentren erfolgen.

2. Bei malignen Phäochromozytomen gilt als erste Therapieoption die Entfernung von Primärtumor und Metastasen, soweit möglich.

3. Bei fehlender Operabilität kommen in Betracht: MIBG-Therapie, bei Nachweis von ausreichendem Besatz mit Somatostatinrezeptoren Radionuklidtherapie mit ^{90}Y-DOTATOC, Chemotherapie und symptomatische Therapie durch Alphablocker und Betablocker.

4. Symptome, Diagnostik und Therapie der malignen und benignen Phäochromozytome sind bis auf postoperative Therapieoptionen identisch.

Therapieverfahren

Rezeptorenblockade
Blockade der Katecholamin-Alpha- und -Betarezeptoren. Indikationen:
- präoperativ (Vermeidung intraoperativer Komplikationen durch Katecholaminfreisetzung)
- palliativ bei inoperablem Befund

Chirurgie
operative Entfernung; bei benignen Phäochromozytomen als endoskopische, möglichst organerhaltende Resektion

Radionuklidtherapien
therapeutische Gabe von ^{131}J-Metaiodobenzylguanidin (MIBG), sofern ausreichende Speicherung im Rahmen der diagnostischen MIBG-Szintigrafie gesichert wurde. Die applizierte Aktivität liegt üblicherweise zwischen 3,7–7,4 GBq pro Therapiezyklus und wird ggf. bis zu viermal im Abstand von 2–3 Monaten wiederholt. Die Arbeitsgruppe um Fitzgerald berichtet über verbesserte Ergebnisse (Gesamtüberleben) bei höher dosierten Therapien (bis 29,6 GBq Einzeldosis). Begleiteffekte sind akut schwere Neutropenie und Thrombozytopenie, weshalb zwingend vor Hochdosis-MIBG-Therapie eine Stammzellgewinnung durchgeführt werden muss.

Somatostatinrezeptor-positive maligne Phäochromozytome
Bei Nachweis von ausreichendem Besatz mit Somatostatinrezeptoren ist eine Therapie mit ^{90}Yttrium- oder ^{177}Lutetium-markierten Somatostatinanloga (DOTATOC, DOTANOC, DOTA-TATE) durchführbar.
In der Regel werden für jeden Zyklus etwa 50 MBq des jeweiligen Tracers pro kg KG verabreicht. Üblich sind 4 Zyklen in 2–3-monatigem Abstand. Kritisches Organ ist aufgrund der parenchymalen Speicherung die Niere, weshalb dem Schutz des Organs durch Aminosäureinfusionen hohe Bedeutung zukommt. Größere Tumoren sollten mit ^{90}Y-markierten Tracern behandelt werden. Bei leichter Funktionseinschränkung der Nieren oder nur geringer Tumormasse ist ^{177}Lutetium zu bevorzugen.

Chemotherapie
- konventionelle Chemotherapie mit Cyclophosphamid, Vincristin und Dacarbacin („CVD", Averbuch-Protokoll), je nach Ansprechen etwa 3–6 Zyklen. Andere Chemotherapien, meist nach CVD durchgeführt, schließen Vindesin/DTIC, Cytosin-Arabinosid, CVD mit Antrazyklinen, Kombinationen von Etopasid, Carboplatin, Vincristin, Cyclophosphamid, Adriamycin oder Temozolomid plus Thalidomid ein. Therapiealgorithmen, die das langsame, moderate vs. rasche Tumorwachstum, Ergebnis der MIBG-Szintigrafie, Operabilität, Komorbidität und Wunsch des Patienten berücksichtigen, scheinen für die risikoadaptierte und patientenzentrierte Therapie zukünftig attraktiv.
- Experimentelle Therapieverfahren werden in Studien aktuell geprüft, z. B.:
  - neue Somatostatinanaloga
  - molekulare Therapien: Multikinase-Inhibitoren, Angiogenesehemmer, PI3K/mTor-Inhibitoren, HSP90 oder hTERT-Inhibitoren

Therapieprotokoll – malignes Phäochromozytom

„CVD" ☞ Protokoll 13.14.1			Wiederholung d 22
Cyclophosphamid	750 mg/m^2/d	i.v.	d 1
Vincristin	1,4 mg/m^2/d	i.v.	d 1, max. 2 mg absolut
Dacarbacin	600 mg/m^2/d	i.v.	d 1–2

Prg: *Gutartiges Phäochromozytom*
5-Jahres-Überlebensrate: 95 %

Malignes Phäochromozytom (mPCT)
Aufgrund der geringen Inzidenz sind größere Serien nicht bekannt. Sehr unterschiedliche Verläufe. Langsames Tumorwachstum, auch Wachstumsstillstand nicht selten. Das 5-Jahres-Gesamtüberleben beim metastasierten mPCT liegt bei 50 % mit großer Variation zwischen < 2 und > 20 Jahren. Unter Therapie nach dem Averbuch-Protokoll: Rückgang der Katecholamine in 79 %, PR in 29 %, CR in 14 % der Fälle. Prognostische Faktoren sind die Tumorgröße, die lokale Tumorinvasion, die DNA ploidy pattern und andere, die Gegenstand laufender Untersuchungen sind.

Tab. 1: *Phäochromozytom-assoziierte Syndrome*

Hereditäres Syndrom	Gen	Manifestationen	Basisdiagnostik	Therapieprinzipien
Multiple endokrine Neoplasie 1 (MEN1)	MEN1 (11q13)	primärer Hyperparathyreoidismus (90%), endokrine Pankreastumoren (Insulinom) (60%), Hypophysentumoren (5%)	Parathormon, Gastrin, Prolaktin, Molekulargenetik	Teilresektion der Nebenschilddrüsen bei HPT
Multiple endokrine Neoplasie 2 (MEN2)	c-RET (10q11.2)	medulläres Schilddrüsenkarzinom (95%), Phäochromozytom (50%), primärer Hyperparathyreoidismus (10%)	Calcitonin, Pentagastrintest, Molekulargenetik	Thyreoidektomie (auch Prophylaxe), Teilresektion der Nebenschilddrüsen bei HPT
Von-Hippel-Lindau (VHL)-Syndrom	VHL (3p25–26)	Angiomatosis retinae (55%), Hämangioblastom des ZNS (55%), Phäochromozytom (30%), Nierenzysten (75%), Nierenkarzinom (25%), Pankreaszysten (15%), Inselzelltumor (3%)	Augenhintergrund, MRT ZNS, MRT Abdomen, Katecholamine im Urin, Ultraschall Nebenhoden, Molekulargenetik	Laser-/Kältebehandlung der Retina, Nebennierenresektion, Tumorresektion bei ZNS-Tumoren/Phäochromozytom/Nierenzellkarzinom
Neurofibromatose Typ 1 (NF1)	NF1 (17q11.2)	Café-au-lait-Flecken der Haut (70–100%), axilläre oder inguinale Sprenkelung, Neurofibrome (≥2 oder 1 plexiformes) (30%), Lisch-Knötchen (≥2) (33–95%), Optikusgliom (15%), Skelettanomalien, Phäochromozytom, Gefäßanomalien	Haut, Augen, MRT Schädel, MRT Abdomen, Katecholamine im Urin	laserchirurgische Entfernung von Café-au-lait-Flecken, Resektion von Neurofibromen/Optikusgliomen
Phäochromozytom-Paragangliom Typ 1 (PGL1)	SDHD (11q23)	Phäochromozytom, Paragangliome	MRT Hals/Thorax/Abomen, Katecholamine im Urin, Molekulargenetik	Tumorresektion
Phäochromozytom-Paragangliom Typ 2 (SDHAF2)	11q13	Phäochromozytom, Paragangliome	MRT Hals/Thorax/Abomen, Katecholamine im Urin, Molekulargenetik	Tumorresektion
Phäochromozytom-Paragangliom Typ 3 (PGL3)	SDHC (1q21)	Phäochromozytom, Paragangliome	MRT Hals/Thorax/Abomen, Katecholamine im Urin, Molekulargenetik	Tumorresektion
Phäochromozytom-Paragangliom Typ 4 (PGL4)	SDHB (1p36)	Phäochromozytom, Paragangliome	MRT Hals/Thorax/Abomen, Katecholamine im Urin, Molekulargenetik	Tumorresektion

SDHD Succinatdehydrogenase

8.7.2 Phäochromozytom und Phäochromozytom-assoziierte Syndrome (MEN)   Solide Tumoren

Lit:
1. Andersen KF, Altaf R, Krarup-Hansden A et al. Malignant pheochromocytomas and paragangliomas – The importance of a multidisciplinary approach. Cancer Treatm Rev 2011; 37: 111–119.
2. Fishbein L, Nathanson KL. Pheochromocytoma and paraganglioma: understanding the complexities of the genetic background. Cancer Genetics 2012; 205:1–11.
3. Jochmanova I, Yang C, Zhuang Z et al. Hypoxia-inducible factor signaling in pheochromocytoma. Turning the rodder in the right direction. J Natl Cancer Inst 2013;105:1270–1283.
4. Kaelin WG. The von Hippel-Lindau tumor suppressor protein: O_2-sensing and cancer. Nat Rev Cancer 2008;8:865–873.
5. Neumann HPH, Bausch B, McWhinney SR et al. Germline mutations in nonsyndromic pheochromocytoma. N Engl J Med 2002;346:1459–1466.
6. Reisch N, Walz MK, Erlic Z et al. Das Phäochromozytom – noch immer eine Herausforderung. Internist 2009;50:27–35.

Web:
1. www.nebenniere.de/infoarzt-phaeochromozytom.htm — Phäochromozytom
2. www.hippel-lindau.de — VHL-Verein
3. www.uniklinik-freiburg.de/nephrologie/live/Sektionpraeventivemedizin/Beratung.html — Uni Freiburg

8.7.3 Neuroendokrine Neoplasien (NEN)

M. Schnitzler, F. Otto, C.F. Waller

Def: maligne Tumoren neuroendokrinen Ursprungs. Charakteristisch ist die Sekretion von Serotonin und anderen Hormonen. Synonyme: neuroendokrine Tumoren (NET), Karzinoide

ICD-10: C17, C34

Ep: seltene Tumoren (0,5–2 % aller Neoplasien; 0,4–1 % aller gastrointestinalen Tumoren). Inzidenz: 1–2 Fälle/100 000 Einwohner, ♂:♀ = 2:3. Gleichmäßige Altersverteilung

Pg: Die Pathogenese der sporadisch auftretenden Karzinoide ist ungeklärt. Familiäre Formen treten im Rahmen genetischer Syndrome auf (☞ Kap. 8.7.2):
- multiple endokrine Neoplasie Typ 1 (MEN1)
- Neurofibromatosis Recklinghausen Typ 1 (NF1)
- Von-Hippel-Lindau-Syndrom (VHL)

Path: *Histologie*
Der Nachweis einer Expression der neuroendokrinen Marker Synaptophysin und Chromogranin A ist entscheidend für die Diagnose neuroendokriner Neoplasien. Die histologischen Angaben sollten die Differenzierung, das Grading und die Mitoserate bzw. den Ki67-Index beinhalten.

Metastasierung
- in lokoregionäre Lymphknoten
- in Leber (80 %), Peritoneum (20 %), Knochen und Lunge (10 %)

Klass: Die Klassifikation nach Williams und Sandler (1969) unterteilt neuroendokrine Tumoren nach Lokalisation und embryogenetischen Gesichtspunkten:
- Ursprung im „Foregut": Thymus, Lunge, Pankreas, Magen, Duodenum, oberes Jejunum
- Ursprung im „Midgut": unteres Jejunum, Ileum, Appendix, Zoekum
- Ursprung im „Hindgut": Kolon, Rektum

Klinisch hat sich die WHO-Klassifikation der neuroendokrinen Neoplasien (2010) durchgesetzt.

WHO-Klassifikation der neuroendokrinen Neoplasien (2010)

Histologische Differenzierung	Grading	Mitoserate (/10 HPF*)	Ki67-Index (%)	WHO 2010
gut	G1	< 2	≤ 2	neuroendokriner Tumor
gut	G2	2–20	3–20	neuroendokriner Tumor
gut	G3	> 20	> 20	neuroendokriner Tumor
schlecht	G3	> 20	> 20	kleinzelliges neuroendokrines Karzinom
schlecht	G3	> 20	> 20	großzelliges neuroendokrines Karzinom

*HPF high power fields

WHO-Klassifikationen im Vergleich

WHO 1980	WHO 2000	WHO 2010
Karzinoid	hoch differenzierter endokriner Tumor	neuroendokriner Tumor G1
	hoch differenziertes endokrines Karzinom	neuroendokriner Tumor G2
	schlecht differenziertes endokrines Karzinom	neuroendokrines Karzinom G3

TNM-Stadieneinteilung nach ENETS (European Neuroendocrine Tumor Society), 2006/2007) und AJCC (2010)

T für alle Lokalisationen

Tx	Tumor kann nicht beurteilt werden.
T0	kein Nachweis eines Primärtumors
(m)	für multiple Tumoren

Magen

Tis	In-situ-Tumor (< 0,5 mm)
T1	Tumor infiltriert die Lamina propria oder Submukosa und ist ≤ 1 cm.
T2	Tumor infiltriert die Muscularis propria or Subserosa oder ist > 1 cm.
T3	Tumor infiltriert Serosa.
T4	Tumor infiltriert benachbarte Strukturen.

Pankreas

Klassifikation nach ENETS:

T1	Tumor begrenzt auf Pankreas und < 2 cm
T2	Tumor begrenzt auf Pankreas und 2–4 cm
T3	Tumor begrenzt auf Pankreas und > 4 cm oder Infiltration von Duodenum oder Ductus hepaticus communis
T4	Infiltration von Nachbarorganen oder Truncus coeliacus oder Arteria mesenterica superior

Nach AJCC (wie exokrine Pankreaskarzinome):

T1	Tumor begrenzt auf Pankreas und ≤ 2 cm
T2	Tumor begrenzt auf Pankreas und > 2 cm
T3	Tumorausbreitung jenseits des Pankreas, jedoch keine Infiltration von Truncus coeliacus oder Arteria mesenterica superior
T4	Infiltration von Truncus coeliacus oder Arteria mesenterica superior

Duodenum, Ampulla vateri und oberes Jejunum

T1	Tumor begrenzt auf Submukosa und < 1 cm
T2	Tumor infiltriert Muscularis propria oder > 1 cm.
T3	Infiltration von Pankreas oder Retroperitoneum
T4	Infiltration von Peritoneum oder Nachbarorganen

Unteres Jejunum und Ileum

T1	Tumor begrenzt auf die Submukosa und < 1 cm
T2	Tumor infiltriert Muscularis propria oder > 1 cm.
T3	Infiltration der Subserosa
T4	Infiltration von Peritoneum oder Nachbarorganen

Appendix

Klassifikation nach ENETS:

T1 Tumor infiltriert die Submukosa oder Mukosa und ist ≤1 cm.
T2 Tumor infiltriert die Submukosa, Muscularis propria und/oder minimale Invasion (< 3 mm) der Subserosa/Mesoappendix und ≤2 cm.
T3 Tumor infiltriert die Subserosa tief (> 3 mm) oder > 2 cm.
T4 Tumor infiltriert Serosa oder benachbarte Organe/Strukturen.

Nach AJCC:

T1 Tumor ≤2 cm
T2 Tumor 2–4 cm oder Ausbreitung in das Zoekum
T3 Tumor > 4 cm oder Ausbreitung in das Ileum
T4 Tumor infiltriert Nachbarorgane oder Strukturen, z.B. Bauchwand und Skelettmuskulatur.

Kolon und Rektum

T1a Tumor infiltriert die Submukosa oder Mukosa und ist < 1 cm.
T1b Tumor infiltriert die Submukosa oder Mukosa und ist 1–2 cm.
T2   Tumor infiltriert die Muscularis propria oder ist > 2 cm.
T3   Tumor infiltriert die Submukosa oder perikolisches/perirektales Fettgewebe.
T4   Tumor infiltriert andere Organe/Strukturen oder durchbricht das viszerale Peritoneum.

N für alle Lokalisationen

N0 kein Lymphknotenbefall
N1 lokoregionärer Lymphknotenbefall

M für alle Lokalisationen

M0 keine Metastasen
M1 Fernmetastasen einschließlich nicht lokoregionärer Lymphknoten

Wegen den Unterschieden in der ENETS- und UICC-Klassifikation von Pankreas und Appendix wurden für diese Lokalisationen beide Klassifikationen angegeben. Zusätzlich ist zu beachten, dass schlecht differenzierte Karzinome nach ENETS analog den gut differenzierten neuroendokrinen Tumoren und nach AJCC/UICC analog Adenokarzinomen eingeteilt werden.

Stadieneinteilung (nach ENETS, 2006/2007 und AJCC, 2010)

Stadium	T	N	M	
I	T1	N0	M0	Alle Lokalisationen
IIA	T2	N0	M0	
IIB	T3	N0	M0	
IIIA	T4	N0	M0	
IIIB	jedes T	N1	M0	
IV	jedes T	jedes N	M1	
IA	T1	N0	M0	pankreatische NET nach AJCC*
IB	T2	N0	M0	(analog Pankreaskarzinomen)
IIA	T3	N0	M0	
IIB	T1–3	N1	M0	
III	T4	jedes N	M0	
IV	jedes T	jedes N	M1	

8.7.3 Neuroendokrine Neoplasien (NEN)

I	T1	N0	M0	NET der Appendix nach AJCC*
II	T2–3	N0	M0	(analog Appendixkarzinomen)
III	T4	N0	M0	
	jedes T	N1	M0	
IV	jedes T	jedes N	M1	

* Nach AJCC 2010 liegen für NET des Pankreas und der Appendix eigene Stadieneinteilungen vor.

Sy: *Unspezifische Symptome*
abdominelle Beschwerden, Dünn- oder Dickdarmileus, Anämie

Spezifische Syndrome bei hormoneller Aktivität
- Charakteristisch für NEN ist die Sekretion von hormonell aktiven Proteinen/Polypeptiden, die mit einer charakteristischen Symptomatik (siehe unten) einhergeht.
- Als funktionell aktiv werden diejenigen NEN bezeichnet, die ein klinisches Syndrom verursachen (etwa 40–50 %).
- Von den funktionell aktiven pankreatischen neuroendokrinen Tumoren sind etwa 70 % Insulinome, 15 % Glukagonome und 5–10 % Gastrinome und Somatostatinome.

Karzinoid-Syndrom
- Unabhängig von der Ausscheidung von 5-Hydroxyindolessigsäure (5-HIES) können NEN von einem „Karzinoid-Syndrom" begleitet sein. Symptome: Flush-Attacken, intestinale Hypermotilität und Hypersekretion mit Diarrhoe, Bronchospasmus, Endokardfibrose, Hypotonie, Arthropathie, Glukoseintoleranz
- Etwa 40 % der NEN mit Ursprung im „Midgut" verursachen ein Karzinoid-Syndrom.
- Auftreten oft erst bei Lebermetastasierung (hepatischer Abbau der Polypeptide ↓)

Neuroendokrine Neoplasien (NEN) – Charakteristika

Lokalisation/Typ	Ursprung/Histologie	Klinik	Auftreten	5-Jahres-Überleben
Lungen und Bronchien				
gut differenzierte NEN (typisches Karzinoid nach WHO 2004, meist perihilär)	epitheliale endokrine Zelle, wenige Atypien und Mitosen	normalerweise indolent, evtl. Sekretion von Corticotropin oder Serotonin	40.–50. Lebensjahr	> 90 %
gut differenzierte NEN (atypisches Karzinoid nach WHO 2004, meist peripher)	epitheliale endokrine Zelle, zelluläre Atypien, mehr Mitosen, Nekrosezonen	normalerweise aggressiv wachsend, hohe Inzidenz von Metastasen (30–50 %)	50.–60. Lebensjahr	40–60 %
Magen				
NEN assoziiert mit chronisch atrophischer Gastritis	enterochromaffinartige Zelle, gut differenziert, nicht-invasiv wachsend	indolent, oft multilokulär, kein Karzinoid-Syndrom, 75 % der Magenkarzinoide, ♂ > ♀, oft < 1 cm Durchmesser	60.–70. Lebensjahr	51–91 %
NEN mit Zollinger-Ellison-Syndrom oder MEN-1	enterochromaffinartige Zelle, gut differenziert, nicht-invasiv wachsend	indolent, z.T. multilokulär, kein Karzinoid-Syndrom, 5–10 % der Magenkarzinoide, in der Regel bei Patienten mit MEN-1		
sporadische NEN	enterochromaffinartige Zelle, gut differenziert, oft invasiv wachsend	aggressives Wachstum, meist metastasiert, mit Karzinoid-Syndrom (Flush), 15–25 % der Magenkarzinoide, ♂ > ♀		
Dünndarm				
distales Ileum, oft multizentrisch	epitheliale endokrine Zelle, gut differenziert, Nachweis von Serotonin und Substanz P	oft multipel auftretend, häufig im Ileum, 5–7 % assoziiert mit Karzinoid-Syndrom	60.–70. Lebensjahr	36 % (metastasiert) bis 65 % (lokalisiert)
Appendix				
75 % distales Drittel, 20 % mittleres Drittel, < 10 % basisnah	subepitheliale endokrine Zelle, gut differenziert, Nachweis von Serotonin und Substanz P	in der Regel indolent, ♂ > ♀, in > 95 % der Fälle Durchmesser < 2 cm	40.–50. Lebensjahr	34 % (metastasiert) bis 94 % (lokalisiert)
Kolon				
etwa 65 % im rechtsseitigen Kolon, v.a. Coecum	epitheliale endokrine Zelle, gut differenziert, Nachweis von Serotonin und Substanz P	oft rechtsseitig, bei Diagnose fortgeschritten mit Tumorgröße > 5 cm, < 5 % mit Karzinoid-Syndrom	60.–70. Lebensjahr	20 % (metastasiert) bis 70 % (lokalisiert)
Rektum	epitheliale endokrine Zelle, gut differenziert, Nachweis von Serotonin und Substanz P	selten assoziiert mit Karzinoid-Syndrom, in > 60 % der Fälle Durchmesser < 1 cm, bei größeren Tumoren zunehmend metastasiert	50.–60. Lebensjahr	18 % (metastasiert) bis 81 % (lokalisiert)

Hormonsekretionssyndrome neuroendokriner Neoplasien

Tumor/Syndrom (sezerniertes Hormon)	Lokalisation	Leitsymptome	Diagnostik
Karzinoid-Syndrom (Serotonin)	Dünndarm (⅔), Lunge (⅓)	Flush, Diarrhoe, Bronchospasmus, Endokardfibrose	5-HIES im angesäuerten 24-h-Urin
atypisches Karzinoid-Syndrom (Histamin)	Magen	Flush, Bronchospasmus	Methylimidazolessigsäure im 24-h-Urin
Gastrinom/Zollinger-Ellison-Syndrom (Gastrin)	Dünndarm, Pankreas	therapierefraktäre Ulzera, Diarrhoe	Gastrin im Serum, Sekretintest, Magen-pH
Insulinom (Insulin)	Pankreas (> 90 %)	Nüchternhypoglykämie	72-h-Fastentest, Insulin, C-Peptid
Glukagonom (Glukagon)	Pankreas (> 90 %)	Diabetes mellitus, Erythema necrolyticum migrans	Glukagon im Serum, Glucose im Serum
VIPom/Verner-Morrison-Syndrom (VIP)	Pankreas (> 90 %)	wässrige Diarrhoe, Hypokaliämie, Achlorhydrie	VIP im Serum
Somatostatinom (Somatostatin)	Pankreas (50 %), Duodenum (50 %)	Diabetes mellitus, Cholelithiasis, Steatorrhoe, Diarrhoe	Somatostatin im Serum
PPom (Pankreatisches Polypeptid)	Pankreas (90 %)	Hepatomegalie, abdominelle Schmerzen	PP im Serum
ACTHom (ACTH)	Lunge Pankreas	Cushing-Syndrom	ACTH im Serum, Kortisol im 24-h-Urin, Dexamethason-Hemmtest

ACTH Adrenocorticotrophes Hormon, PP Pankreatisches Polypeptid, VIP vasoactive intestinal peptide

Dg: *Anamnese, Klinik*
- Anamnese, einschließlich Symptomen der Polypeptidsekretion
- klinische Untersuchung mit abdomineller Untersuchung

Labor
- Blutbild, Leber- und Nierenfunktionsparameter
- Tumormarker: Chromogranin A, 5-HIES, Hormonspiegel (bei funktionell aktiven Tumoren)

Histologie
- Die Diagnose eines neuroendokrinen Tumors wird anhand der Expression der neuroendokrinen Marker Synaptophysin und Chromogranin A gestellt. Immunperoxidasefärbung (Polypeptidhormone, ACTH, Parathormon, Gastrin, VIP etc.)

Bildgebung
- Sonografie Abdomen, Röntgen Thorax, CT Thorax/Abdomen
- Somatostatin-Rezeptor-Szintigrafie (Über 90 % der gut differenzierten NEN exprimieren Somatostatin-Rezeptoren in hoher Konzentration.)
- ^{68}Gallium-DOTATATE-PET/CT (bei gut differenzierten NEN höhere Sensitivität als Somatostatin-Rezeptor-Szintigrafie; geringe Sensitivität bei neuroendokrinen Karzinomen)
- ^{18}F-FDG-PET (hohe Sensitivität bei schlecht differenzierten neuroendokrinen Karzinomen)
- Gastroskopie, Rektosigmoidoskopie, Koloskopie, Kapselendoskopie, Endosonografie
- präoperativ: Angiografie, MRT
- Skelettszintigrafie

Ko: *Komplikationen in Abhängigkeit von der Lokalisation und Sekretion*
- Dünn- oder Dickdarmileus, Blutung
- Die Karzinoid-Krise stellt eine potenziell lebensbedrohliche Komplikation dar, gekennzeichnet durch Blutdruckabfall, Kreislaufinsuffizienz, Ödembildung, Luftnot. Sie wird verursacht durch massive Ausschüttung von Botenstoffen aus dem Tumor, z.B. durch Druck oder im Rahmen von Narkosen (Octreotid-Prophylaxe erforderlich).
- Karzinoid-Herz-Syndrom (rechtskardiale Endokardfibrose) als Spätfolge des Karzinoid-Syndroms

Th: **Therapieprinzipien**

Die Mehrzahl der NEN sind bei Diagnosestellung durch chirurgische Therapiemaßnahmen alleine nicht heilbar. Die Behandlung erfordert daher einen multimodalen Ansatz.

Therapieverfahren

Operative Therapie
- Die chirurgische Resektion stellt wegen des langsamen Wachstums von NEN das zentrale Therapieverfahren dar.
- Bei *kurativem Behandlungsansatz* sollte die *radikale Entfernung* des Primärtumors (auch bei multilokulärem Befall) inklusive aller erreichbaren Lymphknotenstationen im Abflussgebiet des Tumors erfolgen.
- Bei *palliativer Situation*, d.h. bei lokal nicht kurativ zu behandelnder Erkrankung, stellt ein *Tumordebulking* (insbesondere bei Lebermetastasen, manifestem Karzinoid-Syndrom und lokaler Obstruktion) das Therapieziel dar.

Strahlentherapie/Nuklearmedizinische Verfahren
- Therapie mit Radioliganden ^{90}Y-DOTA-Octreotid (^{90}Y-DOTA-TOC) bzw. ^{177}Lu-DOTA-Octreotid (^{177}Lu-DOTA-TATE). Bei neuroendokrinen Tumoren pankreatischen, intestinalen und anderen Ursprungs wurden Ansprechraten um 45 % sowie eine hohe Rate von Tumorstabilisierungen beschrieben.
- konventionelle Strahlentherapie nur bei Hirnmetastasen oder zur Schmerzbehandlung indiziert

Somatostatin-Analoga
symptomatische Therapie durch Blockade von Somatostatin-Rezeptoren. Zusätzlich wurde ein tumorstabilisierender Effekt bei NEN mit Ursprung im „Midgut" nachgewiesen.

- *Octreotid:* Dosierung: 2 × 50 µg/d bis 3 × 500 µg/d als s.c. Injektion mindestens über 6 Wochen; bei Ansprechen als Dauertherapie. Alternativ: Octreotid-LAR 10–30 mg alle 4 Wochen
- *Lanreotid-Autogel:* Dosierung: 60–120 mg alle 4 Wochen, tief s.c.

Interferon-α (IFNα)
- Dosierung: 3–9 Mio. Einheiten als s.c.-Injektion, 3–7 × pro Woche. Antiproliferativer Effekt durch Induktion nukleärer Enzyme. Symptomkontrolle (60 %), Tumorregression (15 %), Stabilisierung (40 %) und biochemisches Ansprechen (50 %) wurden beschrieben. Mediane Dauer des Ansprechens: 32 Monate. Im Gegensatz zur Behandlung mit Somatostatin-Analoga liegen keine Daten aus randomisierten Studien vor.

Tyrosinkinase- und mTOR-Inhibitoren
- *Sunitinib:* Dosierung: 37,5 mg/d. Zur Behandlung nicht resezierbarer oder metastasierter, gut differenzierter neuroendokriner Tumoren des Pankreas mit Krankheitsprogression zugelassen. Es wurde eine Verbesserung des progressionsfreien Überlebens (PFS) von 5 auf 11 Monate gegenüber Placebo nachgewiesen.
- *Everolimus:* Dosierung: 10 mg/d. In Deutschland zur Behandlung von inoperablen oder metastasierten, gut oder mäßig differenzierten neuroendokrinen Tumoren des Pankreas mit Krankheitsprogression zugelassen. Es wurde eine Verbesserung des PFS von 5 auf 11 Monate gegenüber Placebo nachgewiesen.

Chemotherapie
- Bei gut differenzierten neuroendokrinen Tumoren ist die Chemotherapie wegen der geringen Wirksamkeit nur nach Versagen von biologischen Therapien indiziert. Bei niedrigmalignen NEN des Vorderdarmes konnten mit Streptozocin-basierten Therapien Ansprechraten bis 69 % (Doxorubicin + Streptozocin) erzielt werden. Für die Kombination von Temozolomid und Capecitabin bei NEN des Pankreas wurde in einer retrospektiven Fallserie eine Ansprechrate von 70 % berichtet. Für NEN mit Ursprung im „Midgut" wurden deutlich schlechtere Ansprechraten berichtet, daher werden Kombinations-Chemotherapien für diese Primärlokalisationen üblicherweise nicht eingesetzt.
- bei schlecht differenzierten neuroendokrinen Karzinomen: Kombination von Cisplatin und Etoposid (☞ Protokoll 13.2.1)

„Cisplatin/Etoposid" ☞ Protokoll 13.2.1			Wiederholung d 22
Cisplatin	75 mg/m²/d	i.v.	d 1
Etoposidphosphat	100 mg/m²/d	i.v.	d 1–3

Prg: Die Prognose ist primär abhängig vom Tumorstadium, von der histologischen Differenzierung, dem Grading und der Primärlokalisation (☞ Tab. unter Charakteristika).

Lit:
1. Gustafsson BI, Kidd M, Modlin IM. Neuroendocrine tumors of the diffuse neuroendocrine system. Curr Opin Oncol 2008;20:1–12.
2. Oberg K. Neuroendocrine tumors of the digestive tract: impact of new classifications and new agents on therapeutic approaches. Curr Opin Oncol 2012;24:433–440.
3. Öberg K, Knigge U, Kwekkeboom D et al. Neuroendocrine gastroenteropancreatic tumours: ESMO Clinical Practice Guidelines for diagnosis, treatment and follow-up. Ann Oncol 2012;23(Suppl 7):vii124–vii130.
4. Öberg K, Castellano D. Current knowledge on diagnosis and staging of neuroendocrine tumors. Cancer Metastasis Rev 2011;30(Suppl 1):3–7.

5. Öberg K, Hellmann P, Kwekkeboom D et al. Neuroendocrine bronchial and thymic tumours: ESMO Clinical Practice Guidelines for diagnosis, treatment and follow-up. Ann Oncol 2010;21(Suppl 5):v220–v220.
6. Pavel ME, Hainsworth JD, Baudin E et al. Everolimus plus octreotide long-acting repeatable for the treatment of advanced neuroendocrine tumors associated with carcinoid syndrome (RADIANT-2): a randomised, placebo-controlled, phase 3 study. Lancet 2011;378:2005–2012.
7. Rindi G, Wiedenmann B. Neuroendocrine neoplasms of the gut and pancreas: new insights. Nat Rev Endocrinol 2011;8:54–64.
8. Spigel DR, Hainsworth JD, Greco FA. Neuroendocrine carcinoma of unknown primary site. Semin Oncol 2009;36:52–59.

Web:

1. enets.org/guidelines_tnm_classifications.html&OPEN=menu,14 — ENETS Guidelines
2. www.nccn.org — NCCN Guideline
3. www.carcinoid.org — Carcinoid Foundation
4. www.glandula-net-online.de/cms/front_content.php — Netzwerk „Neuroendokrine Tumoren"
5. www.net-register.org — Deutsches Register „Neuroendokrine Gastrointestinale Tumoren"

8.7.4 Nebennierenrinden (NNR)-Tumoren

K. Laubner, F. Flohr, J. Seufert

Def: überwiegend gutartige Tumoren der Nebennierenrinde, Karzinome sind selten

ICD-10:
- D44 endokriner Tumor unsicheren Verhaltens
- C74 Nebennierenkarzinom
- D35.0 gutartiger Nebennierentumor

Ep: Prävalenz in der Normalbevölkerung 4 %, ab > 50. Lebensjahr 3–7 %. Inzidenz des Nebennierenkarzinoms: 0,7–2,0 Fälle/1 000 000/Jahr, ♂:♀ = 1:5. Zwei Altersgipfel, vor 5. Lebensjahr und 4.–7. Dekade. Durch verbesserte Bildgebung (Sonografie, CT) seit 20 Jahren starke Zunahme von „Inzidentalomen" (asymptomatischer Nebennierentumor als Zufallsbefund)

Pg: *NNR-Adenome*
klonale Expansion; somatische Mutationen (β-catenin, Steroidogenic factor 1)

NNR-Karzinome
- klonale Expansion nach somatischer onkogener Mutation (IGF II, p53, β-catenin, Steroidogenic factor 1), hohe genetische Instabilität, „loss of heterozygosity" (z.B. ACTH-Rezeptor)
- Im Rahmen von familiären Tumorsyndromen ist „Mehrschritt"-Tumorgenese („multistep carcinogenesis) bekannt (Li-Fraumeni, Beckwith-Wiedemann-Syndrom etc.
- Risikofaktoren: Rauchen, Kontrazeptiva

Path: *Histologie (Karzinome)*
adrenokortikale Zellen mit großem Kern, multiplen Nukleoli, hoher Mitoserate. Malignität bei kleinen Tumoren histologisch schwierig zu beurteilen, zusätzliche makroskopische Hinweise: Tumorgewicht > 500 g, lobulierte Oberfläche, Nekrosen, Kalzifikationen, Hämorrhagien, Ki67-Index > 5 %. Wahrscheinlichkeit eines Karzinoms abhängig von der Tumorgröße: < 4 cm: 3 %; 4–6 cm: 6 %; > 6 cm: 25 %

Lokalisation
keine Seitendominanz, in 2–10 % der Fälle bilateral

Klass: *Stadieneinteilung des Nebennierenkarzinoms*

ENSAT-Stadium	TNM (2010), Beschreibung
I	T1 N0 M0: Tumor < 5 cm, auf Nebenniere begrenzt
II	T2 N0 M0: Tumor > 5 cm, auf Nebenniere begrenzt
III	T1–2 N1 M0: Tumor begrenzt auf Nebenniere und lokale Lymphknotenstationen, oder T3 N0 M0: Tumor überschreitet Nebenniere, keine Organinvasion
IV	T3-T4 N1 M0: Tumor überschreitet Nebenniere, mit Organinvasion und lokaler Lymphknotenbeteiligung, oder T1–4 N0–1 M1: Tumor jeglicher Größe, mit Fernmetastasierung

*ENSAT European Network for the Study of Adrenal Tumors

Karzinome sind durch Metastasierung charakterisiert: intrakraniell, zervikal, Lunge, Knochen, Leber.

Sy: *Adenome (gutartige Tumoren)*
- in 80 % der Fälle asymptomatisch (→ „Inzidentalom")
- in 20 % hormonelle Aktivität: (subklinisches) Cushing-Syndrom (11 %), Conn-Syndrom (2 %), selten Virilisierung oder Feminisierung

Nebennierenrindenkarzinom (bösartige Tumoren)
- Allgemeinsymptome: Gewichtsverlust, Appetitlosigkeit, Schwäche
- raumfordernde Wirkung: Völlegefühl, abdominelle Schmerzen, untere Einflussstauung
- Symptome durch Metastasen (Leber, Lunge, Knochen)
- in 45–62 % hormonelle Aktivität (rasch einsetzend):
  - Cushing-Syndrom (Hyperkortisolismus, 30–40 %): Striae, Stammfettsucht, Muskelatrophie, Hypokaliämie, Hypertonie, Diabetes mellitus, Depression
  - Virilisierung (Hyperandrogenämie, 20–30 %): Akne, männliches Behaarungsmuster
  - Hyperaldosteronismus (selten): arterielle Hypertonie, Hypokaliämie

Dg: *Anamnese, Klinik*
- Anamese, mit Familienanamnese
- körperliche Untersuchung mit Haut, Abdomen, Lymphknotenstatus

Labor
- Routinelabor mit Blutbild, Leber- und Nierenwerten; richtungsweisend: Hypokaliämie, Anämie
- Kortisolübersekretion: 24-h-Sammelurin, Kortisolexkretion ↑. Fehlende Suppression von Serumkortisol durch Dexamethason (1 mg). Supprimiertes ACTH
- Conn-Syndrom: Aldosteron/Renin-Quotient, Aldosteronmetaboliten im Urin (Aldosteron-18-Glukuronid, Tetrahydroaldosteron-THA)
- Androgen- bzw. Östradiolübersekretion, ggf. Testosteron, DHEA-S bzw. Östradiol, Pregnenolon, 17-OH-Progesteron, Androstendion im Serum

Bildgebung (Staging)
- Sonografie Abdomen (Dünnschicht), CT Abdomen (nativ und mit Kontrastmittel)
- Differentialdiagnose benigne vs. maligne NNR-Veränderungen:
  - lipidreiche Adenome (benigne, etwa 80 %): im CT < 10 HU (Hounsfield Units)
  - lipidarme Adenome vs. Karzinome: Kontrast CT (washout, late enhancement), MR mit chemical shift imaging (98 % Sensitivität, 99 % Spezifität)
- ggf. FDG-PET
- derzeit in Entwicklung: ^{123}J-Metomidat-Nebennieren-Szintigrafie

Histologie
operative Entfernung, histologische Aufarbeitung (Weiss-Score), prognostisch wichtig Resektionsstatus (R)
CAVE: keine Punktion bei Verdacht auf Nebennierenkarzinom (Gefahr der Streuung)

DD:
- Metastasierung bei extraadrenalem Primärtumor (25–75 % der Fälle)
- Infektionen: Granulome (tuberkulös, fungal), Echinokokkus
- tumorumgebende Organe: Nierenzellkarzinom, Lipom etc.

8.7.4 Nebennierenrinden (NNR)-Tumoren

Ko:
- Adenom und Karzinom: Folgen der Hormonübersekretion (Cushing-, Conn-Syndrom)
- Karzinom: lokale Invasion (Niere, V. cava), Metastasierung (lymphogen in retroperitoneale Lymphknoten, hämatogen in Lunge, Leber, Knochen)

Th: *Tumoren mit Hormonsekretion*
- operative Entfernung, Ziel: R0
- frühzeitig Rücksprache mit Endokrinologen an einem Zentrum mit Erfahrung
  CAVE: Postoperative Nebennierenrindeninsuffizienz ist auch bei asymptomatischen Patienten möglich (z.B. bei subklinischem Cushing-Syndrom). Hydrocortisonsubstitution ist lebensnotwendig.

Tumoren ohne hormonelle Aktivität
- wenn CT und/oder MR-Kriterien für Malignität vorliegen (☞ oben): operative Entfernung, Ziel: R0
- bei bildmorphologisch benignen Tumoren:
  - Tumorgröße < 4 cm: Beobachtung, Bildgebung in Abständen von 6–12 Monaten
  - Tumorgröße 4–6 cm: Dünnschicht-CT, bei Vorliegen von Malignitätskriterien → operative Entfernung
  - Tumorgröße > 6 cm: operative Entfernung
- Operation in erfahrenem Zentrum, nach Möglichkeit laparoskopisch, Nebennierenerhaltende Resektion (bei Adenomen)

Nebennierenkarzinom
- Stadium I–II: primär operative Therapie, „En-bloc-Resektion" mit kurativer Intention. Trotz R0-Resektion häufig Lokalrezidiv oder Metastasierung → adjuvante Chemotherapie (Mitotane) erwägen
  CAVE: Nebennierenrindeninsuffizienz. Adjuvante Strahlentherapie im Rahmen klinischer Studien
- Stadium III–IV: Standardverfahren ist die primäre Operation. Im Stadium IV ist die adrenolytische Substanz Mitotane Bestandteil der Erstlinientherapie, muss aber oft mit zytostatischer Therapie kombiniert werden. Der Nutzen einer adjuvanten Chemotherapie ist nicht belegt. Bei Metastasierung ggf. operative Entfernung des Primärtumors; eine Polychemotherapie mit Etoposid, Doxorubicin und Cisplatin (EDP) plus Mitotane (Ansprechen etwa 23 %) ist einer Therapie mit Streptozotocin plus Mitotane überlegen (FIRM-ACT-Studie).

Prg: Nebennierenadenome: 100 % Heilung durch Operation

Nebennierenkarzinom: ungünstige Prognose
- Stadium I–II: mittleres Überleben: 1 bis 3 Jahre
- Stadium III–IV: mittleres Überleben unter Chemotherapie: 6–10 Monate

Na:
- bei Hormonübersekretion: Normalisierung der endokrinologischen Funktion als „Tumormarker" einsetzbar (Verlaufskontrolle)
- bei postoperativer NNR-Insuffizienz (Cushing-Syndrom): Schulung über Kortisonsubstitutionstherapie (Diarrhoe, Operation etc.)
- Notfallausweis
- bei Karzinomen: Nachsorge mit CT-Kontrolle und Hormondiagnostik, initial in 3-monatigen Abständen

Lit:
1. Berrutti A, Baudin E, Gelterblom H et al. Adrenal Cancer: ESMO Clinical Practice Guidelines for diagnosis, treatment and follow-up. Ann Oncol 2012;23(suppl 7):vii131–vii138.
2. Fassnacht M, Libé R, Kroiss M et al. Adrenocortical carcinoma: a clinician's update. Nat Rev Endocrinol 2011;7, 323–335.
3. Fassnacht M, Terzolo M, Allolio B et al. Combination chemotherapy in advanced adrenocortical carcinoma. N Engl J Med 2012;366:2189–2197.
4. Johanssen S, Hahner S, Saeger W et al. Deficits in the mangement of patients with adrenocortical carcinoma in Germany. Dtsch Ärztebl Int 2010;107:885–891.
5. Patalano A, Brancato V, Mantero F. Adrenocortical cancer treatment. Horm Res 2009;71:99–104.
6. Sahdev A, Willatt J, Francis IR et al. The indeterminate adrenal lesion. Cancer Imaging 2010;10:102–113.
7. Terzolo M, Angeli A, Fassnacht M et al. Adjuvant mitotane treatment for adrenocortical carcinoma. N Engl J Med 2007;356:2372–2380.
8. Veytsman I, Nieman L, Fojo T. Management of endocrine manifestations and the use of mitotane as a chemotherapeutic agent for adrenocortical carcinoma. J Clin Oncol 2009;27:4619–4629.

Web:
1. www.endotext.org/adrenal/adrenal20/adrenalframe20.htm — Endotext
2. www.endotext.org/adrenal/adrenal22/adrenalframe22.htm — Endotext
3. www.nebenniere.de/infoarzt-adrenocortikales-karzinom.htm — Nebenniere.de
4. www.ensat-cancer.eu — ENSAT

8.7.5 Hypophysentumoren

K. Laubner, F. Flohr, J. Seufert

Def: Tumoren der Hirnanhangsdrüse, überwiegend gutartige Adenome, selten Hypophysenkarzinome (< 0,5 %)

ICD-10:
- D44.3 Hypophysentumor
- D35.2 benigner Hypophysentumor
- C75.1 Hypophysenkarzinom

Ep: Inzidenz symptomatischer Hypophysentumoren: 0,4–7,4 Fälle/100 000/Jahr, ♂:♀ = 1:1. 10–25 % aller intrakraniellen Tumoren. Asymptomatische Mikroadenome (≤ 10 mm) in 12–25 % aller Autopsien, Zunahme mit Lebensalter und durch vermehrte Bildgebung. „Inzidentalome" (CT, MRT)

Pg: *Hypophysenadenome*
- klonale Expansion. Vermutet: „pituitary tumor transforming gene" (PTTG), Onkogen in gutartigen und malignen Hypophysentumoren, Protein Kinase A (PKA)
- familiär: multiple endokrine Neoplasie (MEN ☞ Kap. 8.7.2) mit Mutation des „Menin"-Suppressorgens (1 % der Hypophysentumoren)

Path: *Funktionelle histologische Einteilung*

Typ	Häufigkeit
Hypophysenadenome	
• laktotrophe Adenome (Prolaktinom)	55 %
• somatotrophe Adenome (Akromegalie)	10 %
• kortikotrophe Adenome (M. Cushing)	5 %
• thyreotrope Adenome (Hyperthyreose)	1 %
• gonadotrophe Adenome (Amenorrhoe)	< 1 %
• hormoninaktive Tumoren (Nullzelladenome)	30 %
Hypophysenkarzinome	
• unspezifische Histologie, metastasierend	0,1–0,2 %

Karzinome sind durch Metastasen gekennzeichnet: intrakraniell, zervikal, Lunge, Knochen, Leber.
CAVE: Alleinige Invasivität ist kein Malignitätskriterium.

Klass: *Klassifikation der Hypophysentumoren (Wilson)*

I	normale/herdförmig vergrößerte Sella, Tumor < 10 mm (Mikroadenom)
II	Sella vergrößert, Tumor ≥ 10 mm (Makroadenom)
III	umschriebener Durchbruch durch den Sellaboden
IV	diffuse Destruktion des Sellabodens
V	Ausbreitung im Sellaraum oder hämatogen

Tumorausdehnung außerhalb der Sella

0	keine
A	Einwachsen in basale Zisternen
B	Verschluss der Rezessus des 3. Ventrikels
C	Verlagerung des 3. Ventrikels
D	paraselläre Ausdehnung
E	extradurale Ausdehnung in oder neben den Sinus cavernosus

Sy: *Symptome bei zunehmender Raumforderung*
- Kopfschmerzen, akut einsetzend: Hypophysenapoplexie
- Sehstörungen (Leitsymptom bei 40 % der Hypophysenadenome), Gesichtsfeldausfälle (bitemporal), Augenmuskellähmungen (M. ocumolotorius, M. abducens)
- periorbitale Schmerzen bei Sinus-cavernosus-Infiltration
- "verstopfte Nase"; Hydrocephalus, Rhinoliquorrhoe (große, invasive Tumoren)
- Meningismus bei Durchbruch durch die Schädelbasis

Hypophyseninsuffizienz (insbesondere bei größeren Adenomen)
- sekundärer Hypogonadismus: Amenorrhoe, Libidoverlust, Sekundärbehaarung ↓
- sekundäre Hypothyreose: Kälteintoleranz, kühle Haut, psychische Indifferenz, langsamer Puls
- sekundäre Nebenniereninsuffizienz: wachsartige Hautfarbe, Leistungsabnahme, Müdigkeit, Hypotonie, Hypoglykämie, Übelkeit, Adynamie, Apathie, Koma
- Wachstumshormonmangel: Schwäche, erhöhte Fettmasse, Kleinwuchs bei Kindern
- ADH-Mangel: Diabetes insipidus, Polyurie, Polydipsie

Hormonübersekretion
- Akromegalie: Wachstum der Akren, Vergröberung der Gesichtszüge, Schwitzen, Karpaltunnelsyndrom, Diabetes mellitus, Viszeromegalie mit Herzinsuffizienz
- Prolaktinom: Galaktorrhoe, Zyklusstörungen, Libido ↓, Amenorrhoe, Sterilität, Hypogonadismus
- Cushing-Syndrom: Hautsymptome (Akne, Hirsutismus, Striae, Ekchymosen), Gewichtszunahme, Muskelatrophie, Diabetes mellitus, Hypertonie, Osteoporose
- TSH- oder Gonadotropin-sezernierende Tumoren sind sehr selten: Hyperthyreose, Amenorrhoe

Dg: *Anamnese, Klinik*
- Anamnese, mit Medikamentenanamnese
- körperliche Untersuchung mit Neurologie

Labor
- Routinelabor, mit Blutbild, Elektrolyten
- Prolaktin, TSH, fT3, fT4, FSH, LH, IGF-1, Cortisol, ACTH, Testosteron/Östradiol, Wachstumshormon (Interpretation durch Endokrinologen)
- HVL-Insuffizienz: Hyponatriämie, Anämie, pathologischer ACTH-Stimulationstest, Hormone basal erniedrigt
- Suchtest bei Verdacht auf Cushing-Syndrom: 24-h-Sammelurin: Kortisolexkretion ↑. Fehlende Suppression von Serumkortisol (8:00 Uhr morgens) durch synthetisches Glukokortikoid (Dexamethason 1 mg, 23:00 Uhr am Vorabend). Aufgehobene Tagesrhythmik

- Wachstumshormonübersekretion: IGF-1 ↑, Wachstumshormon („growth hormone", GH) nicht durch Glukosebelastung supprimierbar (oraler Glukose-Toleranz-Test mit GH-Bestimmung)
- Verdacht auf Diabetes insipidus: Durstversuch mit Osmolalität in Serum/Urin

Bildgebung (Staging)
MRT Schädel (1. Wahl): möglichst inklusive dynamischer Sequenzen nach Gadolinium DTPA. CT nur präoperativ, zur Beurteilung der Knochendestruktion

Sonstige Verfahren
- Ophthalmologie: Perimetrie, Augenhintergrund, Hirnnerven: III, IV, V–1,VI
- stereotaktische Punktion: bei Malignom oder Kraniopharyngeom
- selektiver Sinus-petrosus-inferior-Katheter: bei Verdacht auf zentrales Cushing-Syndrom

DD:
- Entzündung: Tuberkulose, Sarkoidose, lymphozytäre Hypophysitis
- Meningeome (15 % aller intrakraniellen Tumoren, 10 % im Bereich der Sella)
- Kraniopharyngeom, Astrozytom, Hypothalamustumor
- Metastasen: selten klinisch auffällig, in Autopsien von Tumorpatienten 27 %
- zystische Tumoren (Rathkesche Tasche)

Ko:
- dauerhafte Minderung der Sehfähigkeit (häufig Normalisierung nach Operation)
- Hypophyseninsuffizienz: meist Vorderlappen, selten Hinterlappen
- Hypothalamusstörungen (bei großen Tumoren): vermehrter Appetit, orthostatische Hypotonie, Gewichtszunahme

Th: *Standardverfahren: Operation*
- *Indikation:* Makroadenome mit raumfordernder Wirkung, Ausfall von Hormonachsen oder Hypersekretion (Ausnahme Prolaktinome: hier nur medikamentöse Therapie)
- *Technik:* transsphenoidale Operation in 90 % der Fälle möglich (Komplikationen: Liquorfistel, Meningitis < 1 %). Transkranielles Vorgehen nur noch selten erforderlich, bei großen Tumoren (Komplikationsrate 3–5 %)

Radiotherapie (< 45 Gy)
- *Indikationen:* invasive Adenome/Rezidive nach chirurgischer und medikamentöser Therapie, Hypophysenkarzinom, nicht kontrollierbare Hormonsekretion
- *Komplikationen:* Hypophysenvorderlappeninsuffizienz, Opticusatrophie

Medikamentöse Therapie
- Dopaminagonisten bei Prolaktinomen: Therapie der 1. Wahl
- Somatostatin-Analoga (Octreotid, Lanreotid) und GH-Antagonisten (Pegvisomant) bei GH-produzierenden Tumoren (wenn nicht vollständig resezierbar). Pasireotid bei operativ nicht saniertem M. Cushing
- bei HVL-Insuffizienz: Substitution von Hydrokortison, L-Thyroxin, Wachstumshormon, Östrogenen/Gestagenen, Testosteron, Desmopressin
- Neuere Publikationen zeigen einen Nutzen von Temozolomid bei aggressiven Adenomen und Karzinomen.

Hypophysenkarzinome
- einzelne Fälle beschrieben: operative Tumorentfernung, ggf. mit Radiotherapie
- medikamentöse Behandlung: Octreotid, Dopaminagonisten und Tamoxifen können Hormon-Hypersekretion reduzieren.
- in palliativer Situation: ggf. Chemotherapie mit Lomustin + 5-Fluorouracil, Temozolomid oder Platin-basierte Chemotherapie

Solide Tumoren   Hypophysentumoren 8.7.5

Prg:
- Rezidivhäufigkeit 15 % in den ersten 10 Jahren nach Operation
- Karzinome zeigen eine mehrjährige Latenz (7,7 Jahre) zwischen der Erstdiagnose eines Hypophysentumors und dem Auftreten von Metastasen.
- in metastasiertem Stadium: mittlere Überlebenszeit 12 Monate

Na: endokrinologische Kontrolle: 0, 3, 12 Monate postoperativ, danach wenigstens jährlich (gilt für alle Hypophysentumoren). Bei Hormon-Hypersekretion: Hormonspiegel als „Tumormarker" einsetzbar

Lit:
1. Bradshaw C, Kakar SS. Pituitary tumor transforming gene: an important gene in normal cellular functions and tumorigenesis. Histol Histopathol 2007;22:219–226.
2. Colao A, Petersenn S, Newell-Price J et al. A 12-month phase 3 study of pasireotide in Cushing's disease. N Engl J Med 2012;366:914–924.
3. Heany AP. Pituitary carcinoma: difficult diagnosis and treatment. J Clin Endocrinol Metab 2011;96:3649–3660.
4. Lleva RR, Inzucchi SE. Diagnosis and mangement of pituitary adenomas. Curr Opin Oncol 2011;23:53–60.
5. Ortiz LD, Syro LV, Scheithauer BW et al. Temozolomide in aggressive pituitary adenomas and carcinomas. Clinics 2012;67:119–123.
6. Rostad S. Pituitary adenoma pathogenesis: an update. Curr Opin Endocrinol Diabetes Obes 2012;19:322–327.

Web:
1. www.krebsgesellschaft.de — Dt Krebsgesellschaft
2. www.glandula-online.de — Netzwerk Hypophysen und Nebennierenerkrankungen e.V., Hannover
3. www.glandula-stuttgart.de — Netzwerk Hypophysen und Nebennierenerkrankungen e.V., Stuttgart

8.8 Hauttumoren
8.8.1 Melanom

F. Meiß, M. Schwabe, H. Veelken, R. Zeiser

Def: bösartiger Tumor des melanozytären Systems

ICD-10: C43 kutanes Melanom
C69 okuläres Melanom

Ep: Inzidenz: 15 Fälle/100 000/Jahr in Deutschland, USA 25 Fälle/100 000/Jahr, 50–60 Fälle/100 000/Jahr in Australien. 3–4 % aller malignen Tumoren in Deutschland. Inzidenz abhängig von Hauttyp/Hautfarbe und geografischen Faktoren. Zunahme der Inzidenz um 3–7 % pro Jahr. Verhältnis ♂:♀ = 1:1, Altersgipfel 40.–60. Lebensjahr. 90 % der Mortalität an Hautkrebs sind durch maligne Melanome bedingt.

Pg: *Endogene Risikofaktoren*
- melanozytäre Nävi (Anzahl > 50), dysplastische Nävi, kongenitale melanozytäre Nävi (> 5 cm Durchmesser)
- lichtsensitive, helle Haut mit roten oder blonden Haaren, blaue oder grau-grüne Augenfarbe, Tendenz zum Sonnenbrand (Hauttypen I–II)
- familiäres dysplastisches Nävuszellsyndrom („familial atypical multiple mole and melanoma", FAMMM-Syndrom)
- Xeroderma pigmentosum
- genetische Veränderungen: Veränderungen auf Chromosom 9 („Melanomlokus" 9p21 mit den Tumorsuppressor-Genen INK4a und b → normale Proteinprodukte p16^{INK4a} und p15^{INK4b} üben Tumorsuppressoraktivität via Rb und p53 aus), 1p, 6q22–27 und 10q24–26
- positive Familienanamnese: Kinder, deren Eltern an Melanom erkrankt sind, tragen ein bis zu 8-fach höheres Melanomrisiko.
- positive Eigenanamnese: 5–10 % aller Melanompatienten entwickeln innerhalb des Nachsorgeintervalls von 10 Jahren weitere primäre Melanome.

Exogene Risikofaktoren
- Hohe UV-Exposition (UV-A > UV-B) ist nur für bestimmte Melanomsubtypen von Bedeutung und spielt keine Rolle für Augen- und Schleimhautmelanome.
- Immunsuppression (z.B. nach Organtransplantation)

Somatische Mutationen
Punktmutationen, Deletionen, Insertionen u.a. Veränderungen wurden für verschiedene Signaltransduktionsproteine beschrieben. Die betroffenen Kinasen und Transkriptionsfaktoren sind BRAF (V600E, V600K u.a.), KRAS/NRAS, KIT, MITF (microphthalmia-associated transcription factor) und GNAQ (Uvea-Melanom).

Path: Melanozytäre Vorläufer (Melanoblasten) aus der Neuralleiste (Neuroektoderm) besiedeln ihre physiologischen Zielorgane (Auge und Haut) und differenzieren dort zu Melanozyten. Aufgrund dieser embryonalen Migration können Melanozyten in jedem Organsystem auftreten („versprengte Zellen") und Melanome können in jedem Organ entstehen.
Augenmelanome werden nur nach anatomischer Lokalisation (Choroidea, Ziliarkörper, Konjunktiva etc.) klassifiziert, kutane Melanome mit einer dermatopathologischen, deskriptiven Klassifikation anhand des Wachstumsmusters. Diese besitzt, im Gegensatz zur TNM-Klassifikation, weder prognostische noch therapeutische Relevanz.

Kutane Manifestationsformen

	Abkürzung	Häufigkeit
• superfiziell spreitendes Melanom	SSM	50–70 %
• noduläres Melanom	NM	10–30 %
• akrolentiginöses Melanom	ALM	5 %
• Lentigo-maligna-Melanom	LMM	< 5 %
• amelanotisches Melanom	AMM	< 5 %

Neben der klassischen klinisch-dermatopathologischen Klassifizierung zeigten icroarray-Analysen für nicht-okuläre Melanome eine Unterteilung in vier Gruppen: CSD („chronic sun-induced damage"), non-CSD, akrale und mukosale Melanome. Hierbei korrelieren charakteristische Genexpressionsmuster mit der Lokalisation des Primärtumors (akral, mukosal), der Häufigkeit distinkter somatischer Mutationen (BRAF, KIT), und mit chronischem UV-Schaden der Dermis (CSD: histologisch als solare Elastose – Verklumpung von Kollagenfibrillen – erkennbar). Die distinkten Genexpressionsmuster dienen mittlerweile als Grundlage für die zielgerichteten Therapien bei Melanompatienten.

Einteilung nicht-okulärer Melanome nach Genexpressionsmustern

Typ	Anatomische Lokalisation	Exposition gegenüber UV-Licht	BRAF-Mutationen (%)	KIT-Mutationen (%)
CSD	Gesicht	häufig	6	28
Non-CSD	Stamm, Extremitäten	gelegentlich	56	0
Akral	Finger-, Zehenkuppen, Nagelbett, Fußsohle	selten	21	36
Mukosal	nasopharyngeal, anorektal, vulvovaginal, konjunktival	nie	3	39

Immunhistologie
Melanome variieren bezüglich der Antigenexpression von S100, gp100 (HMB45) und Melan A, des Transkriptionsfaktors MITF, sowie des Intermediärfilaments Vimentin. Mittels dieser Marker können sie in > 90 % aller Fälle histologisch eindeutig diagnostiziert werden. Der Melaningehalt kann stark schwanken und hat keine prognostische Relevanz.

Sonderformen
- desmoplastisches Melanom: meist S100-positiv und negativ für andere Melanommarker, deutliche Bindegewebsreaktion, ungünstige Prognose, da meist nicht pigmentiert und bei Diagnosestellung oft schon fortgeschritten invasiv oder metastasiert

Lokalisation
- Haut (> 90 %), Auge (5 %, häufigster intraokulärer Tumor)
- Schleimhäute (Gastrointestinaltrakt, Urogenitalsystem, Respirationstrakt), Meningen

Metastasierung
- bei Erstdiagnose in 80 % Primärtumor *ohne* Metastasierung
- „Satelliten-Metastasen": Hautmetastasen ≤ 2 cm vom Primärtumor entfernt

- „In-transit-Metastasen": Hautmetastasen > 2 cm vom Primärtumor entfernt, aber noch vor den regionalen Lymphknoten (Hautmetastasen jenseits der regionalen Lymphknoten gelten als Fernmetastasen).
- regionäre Lymphknotenmetastasen
- Fernmetastasen, v.a. Haut, subkutanes Gewebe, Lymphknoten, ZNS, viszerale Organe, Knochen, Knochenmark

Klass: Die TNM-Klassifikation nach AJCC (2009) vereinheitlicht die früheren Ansätze zur Stadieneinteilung und ist Standard zur Tumorklassifikation für das maligne Melanom. Klassifikationsprinzipien:
- Die Invasionstiefe nach Clark ist lediglich für das Carcinoma in situ (Tis, entspricht Clark-Level I) und T1-Tumoren (nur bei fehlender Angabe zu Mitoserate und/oder Ulzeration) relevant.
- Die wichtigsten prognostischen Kriterien des Primärtumors sind vertikale Tumordicke (nach Breslow, 1970) und Ulzerationsstatus.
- Lymphknotenmetastasen werden entsprechend ihrer Größe (Mikro- bzw. Makrometastasen) subklassifiziert.
- Fernmetastasen werden entsprechend ihrer Lokalisation unterschieden.

Invasionstiefe (Clark, Level, 1969)

Level	Invasionstiefe
I	rein intraepidermaler Tumor
II	Durchbrechen der Basalmembran, Eindringen in das Stratum papillare
III	Tumor füllt das Stratum papillare.
IV	Eindringen in das Stratum reticulare
V	Eindringen in das subkutane Fettgewebe

Stadieneinteilung nach dem TNM-System (AJCC, 2009)

T	Primärtumor	
TX	Primärtumor nicht beurteilbar	
T0	kein Primärtumor nachweisbar	
Tis	Melanoma in situ, Clark Level I	
T1	Tumordicke (TD) ≤ 1,0 mm	
	a ohne Ulzeration *und* Mitosen < 1 /mm^2	
	b mit Ulzeration *oder* Mitosen ≥ 1 /mm^2	
T2	TD 1,01–2,0 mm	(a: ohne Ulzeration, b: mit Ulzeration)
T3	TD 2,01–4,0 mm	(a: ohne Ulzeration, b: mit Ulzeration)
T4	TD > 4,0 mm	(a: ohne Ulzeration, b: mit Ulzeration)
N	Lymphknoten (LK)	
NX	Lymphknoten nicht beurteilbar	
N0	kein Lymphknotenbefall nachweisbar	
N1	1 LK befallen (a: Mikrometastase *, b: Makrometastase)**	
N2	2–3 LK befallen (a: Mikrometastasen *, b: Makrometastasen**, c: In-transit-Metastasen oder Satellitenmetastasen ohne LK-Befall)	
N3	≥ 4 LK befallen oder verbackene LK oder In-transit-Metastasen oder Satellitenmetastasen mit LK-Befall	

M	Fernmetastasen
M0	keine Fernmetastasen nachweisbar
M1	Fernmetastasen
	a kutan, subkutan, nichtregionale Lymphknoten, LDH normal
	b pulmonal, LDH normal
	c alle anderen viszeralen Metastasen mit normaler LDH oder jegliche Fernmetastasen mit erhöhter LDH

TD Tumordicke (nach Breslow, 1970)
* auch das Auffinden einer einzelnen Zelle, die immunhistochemisch positiv reagiert; Nachweis in Sentinel-Lymphknotenbiopsie (SNLB) oder elektiver Lymphadenektomie
** Makrometastasen: tastbare Lymphknoten, deren Befall histologisch verifiziert wurde, oder histologischer Nachweis eines Lymphknotenbefalls mit groben Kapselbrüchen

Stadieneinteilung nach AJCC (2009)

Stadium	Primärtumor (pT)	Regionäre Lymphknotenmetastasen (N)	Fernmetastasen (M)
0	In-situ-Tumoren	keine	keine
IA	≤1,0 mm, keine Ulzeration	keine	keine
IB	≤1,0 mm mit Ulzeration oder Mitoserate/mm² ≥1	keine	keine
	1,01–2,0 mm, keine Ulzeration	keine	keine
IIA	1,01–2,0 mm mit Ulzeration	keine	keine
	2,01–4,0 mm, keine Ulzeration	keine	keine
IIB	2,01–4,0 mm mit Ulzeration	keine	keine
	>4,0 mm, keine Ulzeration	keine	keine
IIC	>4,0 mm mit Ulzeration	keine	keine
IIIA	jede Tumordicke, keine Ulzeration	Mikrometastasen in bis zu drei Lymphknoten	keine
IIIB	jede Tumordicke mit Ulzeration	Mikrometastasen in bis zu drei Lymphknoten	keine
	jede Tumordicke, keine Ulzeration	bis zu drei Makrometastasen	keine
	jede Tumordicke, keine Ulzeration	keine, aber Satelliten- und/oder In-transit-Metastasen	
IIIC	jede Tumordicke mit Ulzeration	bis zu drei Makrometastasen oder Satelliten-/In-transit-Metastasen *ohne* Lymphknotenbefall	keine
	jede Tumordicke ± Ulzeration	vier oder mehr Makrometastasen oder verbackene Lymphknoten oder Satelliten- und/oder In-transit-Metastasen *mit* Lymphknotenbefall	keine
IV			Fernmetastasen

8.8.1 Melanom — Solide Tumoren

Sy:
- asymmetrische, unscharf begrenzte Macula, Plaque, Papel oder Knoten, hellbraune bis schwarze Pigmentierung (Ausnahme: amelanotisches Melanom, ohne Pigmentbildung)
- gelegentlich ulzerierend, blutend oder juckend
- auch an besonderen Lokalisationen wie Auge, Fußsohle, subungual, Mund-, Nasen- und Rachenschleimhaut, Rektum, Vulva, Vagina, Penis oder Hirnhäuten
- Symptome bei Metastasierung abhängig vom Befallsmuster

Dg: *Anamnese, Klinik*
- Anamnese, mit Familienanamnese, UV-Exposition, Hautveränderungen
- körperliche Untersuchung mit Lokalbefund, auflichtmikroskopischer Untersuchung, Lymphknotenstatus

Klinische „ABCD-Regel" für die Verdachtsdiagnose „kutanes Melanom"

A	Asymmetry	Asymmetrie
B	Border	Begrenzung unregelmäßig
C	Color	Farbe inhomogen, hell bis schwarz, z.T. gefleckt
D	Diameter	Durchmesser > 5 mm

Auflichtmikroskopische „ABCD-Regel" für die Verdachtsdiagnose „kutanes Melanom"

A	Asymmetrie	Bewertung von zwei Symmetrieachsen
B	Begrenzungsabbruch	abrupter Abbruch des Pigmentnetzes
C	Colorit-Vielfalt	unterschiedliche Farben
D	Differenzialstrukturen	Netzwerk, strukturlose Areale, Punkte, Schollen, Streifen

Labor
- Blutbild, Leber- und Nierenfunktionsparameter, LDH
- Serum-Tumormarker S100, ggf. MIA

Bildgebung (Staging)
- Haut- und Lymphknotensonografie
- Sonografie (Abdomen), Röntgen Thorax
- CT Thorax/Abdomen, MRT Schädel
- FDG-PET bzw. FDG-PET/CT (PET ist in Bezug auf Sensitivität dem CT überlegen.)

Histologie
- **CAVE:** Es sollte zur histologischen Diagnosesicherung, wenn immer möglich, eine Exzisionsbiopsie (Exzision des Pigmentmals/Melanoms in toto) angestrebt werden.
- Immunhistochemie: Untersuchung u.a. auf immunhistochemische Marker Melan A, HMB-45, Tyrosinase, gp100, MITF, S-100

Sentinel-Lymphknotenbiopsie (SLNB, „Wächter-Lymphknoten"-Biopsie)
intraoperative Identifikation des ersten drainierenden Lymphknotens („Sentinel") durch Lymphabstromszintigrafie (^{99m}Technetium markiertes – Nanokolloid) und/oder peritumorale Injektion eines Vitalfarbstoffes. Schnellschnitt → bei Befall regionale Lymphadenektomie

DD:
- melanozytäre Nävi, insbesondere dysplastische melanozytäre Naevi
- epitheliale Tumoren (z.B. pigmentiertes Basaliom)
- vaskuläre Tumoren (z.B. Granuloma pyogenicum)

Solide Tumoren   Melanom 8.8.1

Th: *Therapierichtlinien*

1. Die Initialtherapie des Melanoms erfolgt prinzipiell mit kurativer Intention. In Frühstadien (Stadium I) werden Heilungsraten > 90 % erreicht.

2. Die Operation ist Therapie der Wahl für Primärtumor, Lymphknotenmetastasen und solitäre Organ-/Fernmetastasen.

3. Die bisher einzige in Deutschland zugelassene Substanz zur adjuvanten Therapie des malignen Melanoms ist Interferon alpha (Interferon α 2a/2b).

4. Zur systemischen Therapie im fernmetastasierten Stadium bzw. inoperablen Stadium III stehen mittlerweile neben den klassischen Chemo- und Chemoimmuntherapiekonzepten Substanzen zur zielgerichteten Tumortherapie (BRAF-Inhibitoren, MEK-Inhibitoren) und Immuntherapie (CTLA-4 Antikörper) zur Verfügung, die das Spektrum der Therapiemöglichkeiten deutlich erweitert haben.

5. *Die Strahlentherapie* ist indiziert bei Hirnmetastasen, lokalisierten ossären Metastasen sowie in adjuvanter Situation nach sphinktererhaltenden Operationen von perianalen, rektalen oder vaginalen Melanomen. Die Bedeutung einer adjuvanten Strahlentherapie regionaler Lymphknotenstationen nach Lymphadenektomie bei Lymphknotenmetastasen ist bisher nicht durch prospektive Studien belegt. Eine adjuvante Radiatio sollte bei Vorliegen folgender Kriterien erwogen werden: drei befallene Lymphknoten, Kapseldurchbruch, Lymphknotenmetastase > 3 cm, lymphogenes Rezidiv.

Behandlungskonzept des Melanoms Stadium I–III

Prinzip: Behandlung entsprechend Metastasierungspotenzial
- bei niedrigem/intermediärem Metastasierungsrisiko (z.B. Melanoma in situ, Primärmelanome mit TD < 2 mm, SLNB mit tumorfreiem „Wächter"-Lymphknoten): Operation → Nachsorge/Beobachtung
- bei hoher Metastasierungstendenz (z.B. Primärtumore TD > 2 mm, Mikrometastasen im „sentinel lymph node", Lymphknotenmakrometastasen): Operation → Nachsorge/Indikation zur adjuvanten Therapie

Lokalisierte Stadien mit niedrigem/intermediärem Lokalrezidiv- bzw. Metastasierungsrisiko (Stadium IA–IIA)
- chirurgische Exzision des Primärtumors mit Tumordicke adaptiertem Sicherheitsabstand
- SNLB bei Tumordicke ≥ 1 mm (elektive Lymphadenektomie nur in Sonderlokalisationen)
- adjuvante Immuntherapie mit Interferon alpha ab Tumordicke ≥ 2 mm anbieten
- Die Bedeutung molekularer Therapieansätze in der adjuvanten Situation ist noch nicht geklärt.

Lokalisierte Stadien mit hohem Lokalrezidiv- bzw. Metastasierungsrisiko (Stadium IIB–III)
- chirurgische Exzision des Primärtumors mit Sicherheitsabstand
- SNLB (elektive Lymphadenektomie nur in Sonderlokalisationen), radikale Lymphadenektomie (bei positivem „Wächter"-Lymphknoten in der SLNB bzw. Lymphknoten-Makrometastasierung)
- adjuvante mit Interferon alpha indiziert
- neoadjuvante Therapie in klinischer Prüfung (natürliches Interferon alpha/ Chemo-/Biochemotherapie)

- Im Stadium III mit N3-Metastasen (verbackene Lymphknoten, Einbruch in Nerven- und Gefäßscheiden) ist teilweise keine R0-Resektion mehr möglich → Behandlung wie in Stadium IV.

Empfehlungen zu Sicherheitsabständen (Evidenzlevel II)

Tumordicke nach Breslow	Sicherheitsabstand
in situ	0,5 cm
bis 2 mm	1 cm
> 2 mm	2 cm

Eine Wächterlymphknotenbiopsie sollte ab einer Tumordicke von 1,0 mm nach Breslow durchgeführt werden. Beim Vorliegen weiterer ungünstiger Prognoseparameter (Mitoserate/mm^2 ≥ 1; Ulzeration des Primärtumors, Regression des Primärtumors und inkomplette Exzision) kann auch bei geringeren Tumordicken eine Wächterlymphknotenbiopsie erwogen werden.

Adjuvante Therapieoptionen

Die bisher einzige in Europa zugelassene Substanz zur adjuvanten Therapie des malignen Melanoms ist Interferon alpha (Interferon α 2a/2b). Eine aktuelle Metaanalyse aus 14 Studien zur adjuvanten Interferon-alpha-Therapie konnte unabhängig von der eingesetzten Dosis oder Therapiedauer eine statistisch signifikante Verbesserung des rezidivfreien Überlebens (Verringerung des relativen Risikos um 18 %) und des Gesamtüberlebens (Verringerung des relativen Risikos um 11 %) nachweisen. Wegen der verhältnismäßig hohen Toxizität der Hochdosis-Interferontherapie und der vergleichbaren Wirksamkeit unterschiedlicher Interferon α-Dosierungen werden zunehmend niedrig dosierte Protokolle eingesetzt. Die Bedeutung neuer molekularer Therapieansätze in der adjuvanten Situation ist noch nicht geklärt.

Adjuvante Behandlung mit Interferon α beim malignen Melanom

Schema	Dosis	Frequenz	Dauer	Indikation
Niedrigdosis	3 Mio. IU s.c.	Tag 1, 3, 5 jeder Woche	18–24 Monate	Stad. II–III
Hochdosis				
Initiierung	20 Mio. IU/m^2 i.v. als Kurzinfusion	Tag 1–5 jeder Woche	4 Wochen	Stad. III
Erhaltung	10 Mio. IU/m^2 s.c.	Tag 1, 3, 5 jeder Woche	11 Monate	Stad. III
Pegyliertes IFN α 2b* – Initiierung	6 µg/kg/Woche s.c.	Tag 1 jeder Woche	8 Wochen	Stad. III
Erhaltung	3 µg/kg/Woche s.c.	Tag 1 jeder Woche	bis zum Ende von 5 Jahren	Stad. III

* Pegyliertes Interferon α 2b ist in Deutschland nicht für die Therapie des malignen Melanoms zugelassen.

Metastasierte Situation (Stadium IV)

- Bei inoperablen Rezidivtumoren, inoperablen regionären Metastasen (Stadium III) und Fernmetastasen (Stadium IV) besteht die prinzipielle Indikation zur systemischen zielgerichteten (molekularen) Therapie, Chemotherapie oder Chemoimmuntherapie.
- Solitäre Organmetastasen sollten nach Möglichkeit operativ entfernt werden.

Chemotherapie/Biochemotherapie
- Chemotherapie (Monotherapie oder Polychemotherapie) zeigt insgesamt geringe Ansprechraten (< 10–15 %), jedoch keine Verlängerung des Gesamtüberlebens. In palliativer Situation werden Dacarbazin, Fotemustin, oder Temozolomid eingesetzt. Eine reine Polychemotherapie (z.B. „Dartmouth-Protokoll", Dacarbazin, Cisplatin, CCNU, Tamoxifen) ist der Monochemotherapie mit Dacarbazin nicht überlegen.
- Chemo-Immuntherapien (Chemotherapie + Zytokine), zeigen in Metaanalysen zwar einen Trend zu höheren Ansprechraten, jedoch ebenfalls keine Verbesserung des Gesamtüberlebens. Die Toxizität der kombinierten Chemo-Immuntherapien ist im Vergleich zur Monotherapie signifikant erhöht. In Einzelfällen kann ein palliativer Einsatz gerechtfertigt sein. Das Protokoll nach Legha (Cisplatin + Vinblastin + Dacarbazin + IFNα_{2b} + IL-2) erzielt Ansprechraten bis zu > 50 %, komplette Remissionen in 10–20 % der Fälle, jedoch keine Verlängerung des Gesamtüberlebens. Der Austausch von Dacarbazin durch Temozolomid zeigt eine geringere ZNS-Rezidivrate. Patienten über 60 Jahre oder mit schlechtem Performance-Status (Karnofsky-Index ≤ 70 %) scheiden für das Legha-Protokoll aus.

Zielgerichtete molekulare Therapien und Immuntherapie
Das Verständnis pathogenetischer Mechanismen der Melanomentstehung hat zur Entwicklung molekularer und immunologischer zielgerichteter Therapien geführt, die gegenüber klassischen Therapieverfahren ein wesentlich verbessertes Nutzen-Risiko-Profil zeigen.
- *BRAF-Inhibitoren:* molekulare Inhibitoren der mutierten BRAF-Kinase (V600E). Vemurafenib 960 mg zweimal täglich p.o., Dabrafenib 150 mg zweimal täglich p.o. Anwendung nur bei Patienten mit Nachweis von Melanom mit BRAF V600E Mutation. Ansprechrate 50–80 %, Verlängerung des Gesamtüberlebens.
- *MEK-Inhibitoren:* verbesserte Wirksamkeit in Kombination mit BRAF-Inhibitoren bei Melanom mit BRAF-Mutation. Dabrafenib + Trametinib, Vemurafenib + Cobimetinib. In klinischer Entwicklung.
- *KIT-Inhibitoren:* Imatinib, 400 mg/d p.o., Einsatz bei Patienten mit Melanom und Nachweis einer c-KIT Mutation. Ansprechrate 50 %.
- *Ipilimumab:* immunologischer Checkpoint-Inhibitor, Antikörper gegen CTLA-4. Ansprechrate 15–30 % bei fortgeschrittenem malignem Melanom, verlängertes Gesamtüberleben. Die Kombination mit einem PD1-Antikörper zeigte in klinischen Studien vielversprechende Ergebnisse.

Metastasiertes Melanom mit Hirnmetastasen (M1c)
- *solitäre Hirnmetastasen:* stereotaktische Verfahren (LINAC), ggf. operative Entfernung
- *multiple Hirnmetastasen:* Ganzhirnbestrahlung, ggf. unter begleitender Chemotherapie mit Temozolomid
- **CAVE:** bei symptomatischen Hirnmetastasen keine Biochemotherapie nach Legha (Risiko letaler Nebenwirkungen durch Verstärkung des perifokalen Hirnödems durch IFN α und IL-2) oder Fotemustin (Risiko der Hirnblutung)

- Chemotherapeutische Alternativen für Patienten mit symptomatischen Hirnmetastasen oder schlechtem Performance-Status (Karnofsky-Index ≤70%) sind Temozolomid oder Trofosfamid („metronomische Therapie").

Melanom unbekannter Primärlokalisation (MUP)
Melanome bzw. Melanommetastasen viszeraler Organe, insbesondere der Lunge, die so gut wie immer erst postoperativ diagnostiziert werden, haben eine bessere Prognose als kutane Melanome mit vergleichbarer Organmetastasierung. Häufig handelt es sich bei MUPs um einen solitären Herd. Postoperativ nach Metastasektomie entsteht somit eine adjuvante Therapiesituation. Für eine adjuvante systemische Therapie nach erfolgreicher R0-Resektion von Metastasen bei unbekanntem Primarius liegen keine Daten vor.

Experimentelle Therapieformen
- *adoptive Immuntherapie:* adoptiver Transfer tumorantigen-spezifischer T-Zellen, ggf. mit nicht-myeloablativer Konditionierungstherapie
- *regionale Therapieverfahren:* hypertherme Extremitätenperfusion mit Melphalan und TNFα (an erfahrenen Zentren). Lebermetastasen bei Aderhautmelanom: Fotemustin 100 mg/m^2 intraarteriell (A.-hepatica-Katheter).
- Weitere molekulare Therapieansätze in klinischer Entwicklung (Inhibitoren von RAS, RAF, MEK, ERK, PI3K/mTOR)
- „Immune Checkpoint"-Inhibitoren, Antikörper gegen PD-1, PD-L1

Therapieprotokolle – Melanom-Stadium IV

„Dacarbazin mono" ☞ Protokoll 13.15.1			Wiederholung d 22
Dacarbazin	1000 mg/m^2/d	i.v.	d 1

„Temozolomid" ☞ Protokoll 13.17.1			Wiederholung d 29
Temozolomid*	150 mg/m^2/d	p.o.	d 1–5

*In Deutschland nicht zur Therapie des malignen Melanoms zugelassen.

„Fotemustin" ☞ Protokoll 13.15.2			Nach Induktion Erhaltungstherapie alle 21 Tage
Fotemustin*	100 mg/m^2/d	i.v.	d 1, 8, 15, lichtgeschützt über 1 h

*In Deutschland nicht zur Therapie des malignen Melanoms zugelassen

„CVD" ☞ Protokoll 13.15.3			Wiederholung d 22
Dacarbazin	800 mg/m^2/d	i.v.	d 1
Vinblastin	2,0 mg/m^2/d	i.v.	d 1–4
Cisplatin	20 mg/m^2/d	i.v.	d 1–4

„Carboplatin/Paclitaxel" ☞ Protokoll 13.15.4			Wiederholung d 22
Carboplatin	AUC 6 (Reduktion AUC 5 ab 5. Zyklus)	i.v.	d 1
Paclitaxel	225 mg/m^2 (Reduktion auf 175 mg/m^2 ab 5. Zyklus)	i.v.	d 1

"CVD/IL-2/IFN α" ☞ Protokoll 13.15.5			Wiederholung d 43
Dacarbazin	800 mg/m²/d	i.v.	d 1, 22
Vinblastin	1,5 mg/m²/d	i.v.	d 1–4, 22–25
Cisplatin	20 mg/m²/d	i.v.	d 1–4, 22–25
Interleukin-2	9 Mio./m²/d	i.v.	d 5–8, 17–20, 26–29
Interferon α$_{2b}$	5 Mio./m²/d	s.c.	d 5–9, 17–21, 26–30

Ipilimumab ☞ Protokoll 13.15.6			Wiederholung d 22
Ipilimumab	3 mg/kg KG	i.v.	d 1

Prg: Neben dem TNM-Stadium existieren weitere unabhängige prognostische Parameter:
- Tumordicke und Ulzeration des Primärtumors
- Tumormasse der regionalen Lymphknoten (Anzahl der befallenen Lymphknoten, Mikro- vs. Makrometastasen)
- Anzahl und Lokalisation der Fernmetastasen; prognostisch ungünstig sind viszerale Metastasen (Lunge, Gastrointestinaltrakt, ZNS)
- LDH und S100: Prognostisch ungünstig sind erhöhte LDH und/oder erhöhtes S100.
- Performance-Status: ECOG ≥ 1 und Karnofsky < 70 % ungünstig
- Geschlecht: Frauen haben eine günstigere Prognose.

Px:
- Aufklärung
- regelmäßige Inspektion der Haut (ABCD-Regel)
- Sonnenschutz, Vermeidung von Sonnenbrand (insbesondere im Kindesalter)

Na: Bei kurativer Therapieoption engmaschige Kontrolle:
- Im ersten bis dritten Jahr: klinische Untersuchung, Lymphknotensonografie, Labor mit S100 alle 3 Monate. Bildgebung alle 6 Monate
- Ab 4. Jahr: Untersuchungsintervalle alle 6 Monate, ab 6. Jahr alle 12 Monate

In palliativer Situation symptomorientiertes Vorgehen

8.8.1 Melanom

Lit:
1. Ascierto PA, Gogas JH, Grob JJ et al. Adjuvant interferon alfa in malignant melanoma. An interdisciplinary and multinational expert review. Crit Rev Oncol Hematol 2013;85:149–161.
2. Dummer R, Hauschild A, Guggenheim M et al. Cutaneous melanoma: ESMO Clinical Practice Guidelines for diagnosis, treatment and follow-up. Ann Oncol 2012;23(Suppl 7):vii86–vii91.
3. Flaherty KT, Infante JR, Daud A et al. Combined BRAF and MEK inhibition in melano-ma with BRAF V600 mutations. N Engl J Med 2012;367:1694–1703.
4. Garbe C, Peris K, Hauschild A et al. Diagnosis and treatment of melanoma: European con-sensus-based interdisciplinary guideline. Eur J Cancer 2010;46:270–283.
5. Guo J, Si L, Kong Y et al. Phase II, open-label, single-arm trial of imatinib mesylate in patients with metastatic melanoma harboring c-Kit mutation or amplification. J Clin On-col 2011;29: 2904–2909.
6. Lemech J, Infante J, Arkenau HT. Combination molecularly targeted drug therapy in metasta-tic melanoma: progress to date. Drugs 2013;73:767–777.
7. McArthur GA, Ribas A. Targeting oncogenic drivers and the immune system in mela-noma. J Clin Oncol 2013;31:499–506.
8. Schmidt-Wendtner M, Wendtner CM. Malignes Melanom. Dtsch Med Wochenschr 2012;137: 2548–2550.
9. Wolchuck JD, Kluger H, Callahan MK et al. Nivolumab plus ipilimumab in advanced melanoma. N Engl J Med 2013; DOI:10.1056/NEJMoa1302369.

Web:
1. www.ado-homepage.de — AG Dermatologische Onkologie
2. www.krebsgesellschaft.de — Dt Krebsgesellschaft
3. www.dgho.de — DGHO
4. www.awmf.org/leitlinien.html — AWMF-Leitlinie
5. www.cancer.gov/cancertopics/types/melanoma — NCI Cancer Topics

8.8.2 Basalzellkarzinom

F. Meiß, M. Schwabe, H. Veelken, R. Zeiser

Def: bösartige epitheliale Neoplasie der Haut, die von den Zellen der Basalzellschicht der Epidermis und/oder der äußeren Haarwurzelscheide ausgeht und diesen histogenetisch ähnlich ist. Synonym: Basaliom

ICD-10: C44

Ep: Häufigster maligner Tumor der Haut (75–80 % aller Hauttumoren) und häufigster maligner Tumor der kaukasischen Bevölkerung (Europa, USA, Australien) überhaupt. Für Kaukasier besteht ein 30-%-Risiko, während ihres Lebens ein Basalzellkarzinom zu entwickeln. Inzidenz: > 100 Fälle/100000/Jahr, Tendenz steigend. Verhältnis ♂:♀ = 1:1. Medianes Alter 60 Jahre, in seltenen Fällen auch jüngere Erwachsene und Kinder

Pg: *Risikofaktoren*
Die wichtigsten sind genetische Prädisposition und kumulative UV-B-Exposition:

• konstitutiv	heller Teint (helle Haut, blonde oder rote Haare, blaue oder grüne Augen, entspricht Hauttyp I nach Fitzpatrick)
• Umweltnoxen	UVB, ionisierende Strahlen, Arsen, Rauchen, Kohlestaub
• Genodermatosen	Albinismus, Xeroderma pigmentosum, Gorlin-Goltz-Syndrom (Basalzellnaevus-Syndrom)
• Immunsuppression	Organtransplantation
• prädisponierende Hauterkrankungen	straffe Narben, Naevus sebaceus

Molekulare Pathogenese
Bei einer Vielzahl von sporadischen Fällen und beim Basalzellnaevus-Syndrom (Gorlin-Goltz-Syndrom) wurden Mutationen beschrieben, die zu einer Aktivierung des Sonic-Hedgehog-Signaltransduktionsweges führen. Darüber hinaus finden sich in bis zu 50 % aller Fälle Mutationen des Tumorsuppressors p53.

Path: *Histologische Typen*
Rein deskriptiv sind eine Vielzahl von histologischen Typen beschrieben. Verbreitet ist die histologische Klassifikation in multilokulär-superfizielle, infiltrative, solidzystische und metatypische Basaliome.

Lokalisation
80 % im Kopf-/Halsbereich, meist Gesicht, am häufigsten Lidregion. Typisch für Basalzellkarzinome ist ein langsames Wachstum über Monate und Jahre. Basalzellkarzinome gelten als semimaligne, da sie zwar lokal infiltrierend und destruierend wachsen (Invasion von Knorpel/Knochen möglich), aber nur selten metastasieren (< 1:1 000).

Dg: *Anamnese, Klinik*
- Anamnese mit Abklärung von Risikofaktoren
- Hautinspektion mit klinischem Befund (superfizielles Basalzellkarzinom: erythemato-squamöse Plaque; sklerodermiformes Basalzellkarzinom: narbenähnliche Plaque; solides (knotiges) Basalzellkarzinom: hautfarbene bis rötliche Papel mit perlschnurartigem Randwall und randständigen Teleangiektasien)

8.8.2 Basalzellkarzinom

Histologie
Exzision und histologische Aufarbeitung (Subtyp, Infiltrationstiefe, Resektionsstatus)

Bildgebung
nur bei destruierenden Basalzellkarzinomen (Ulcus rodens, Ulcus terebrans) und/oder klinischem Anhalt für Infiltration in tiefe Strukturen (ggf. MRT der betroffenen Region)

DD:
- andere maligne Hauttumoren: Plattenepithelkarzinom, aktinische Keratosen, Morbus Bowen, Merkelzellkarzinom, (amelanotisches) Melanom
- Tumoren mit Hautbefall: Lymphome, kutane Metastasen etc.

Th: Die Wahl des Therapieverfahrens ist vom Sitz des Tumors, seiner Ausdehnung und vom Allgemeinzustand des Patienten abhängig. Folgende Prognosefaktoren beeinflussen das Rezidivrisiko:

• Tumorgröße	je größer der Tumor, desto größer das Rezidivrisiko
• Sitz des Tumors	Rezidivrisiko am größten bei Tumoren des Gesichtes
• histologischer Typ	perineurales oder perivaskuläres Wachstumsmuster ungünstig
• Therapieversagen	Mit jedem Therapieversagen steigt das Rezidivrisiko.
• Immunsuppression	erhöhtes Rezidivrisiko

Operative Therapie
Therapie der ersten Wahl: Exzision mit histologischer Kontrolle des Resektionsstatus; hierzu stehen verschiedene operative Vorgehensweisen zur Verfügung:
- *mikroskopisch kontrollierte Chirurgie* (Exzision des Tumors mit geringem Sicherheitsabstand, topografische Markierung, lückenlose histologische Aufarbeitung, ggf. Nachexzision). Indikation: Lokalisation im Gesicht in Verbindung mit Größe und histologischem Subtyp sowie bei Rezidivtumor
- *operative Therapie mit tumoradaptierten Sicherheitsabständen und konventioneller histologischer Aufarbeitung.* Indikation: kleine Tumoren in jeder Lokalisation, größere Tumoren an Stamm und Extremitäten
- *Horizontalexzision (Shave Excision) mit konventioneller histologischer Aufarbeitung.* Indikation: superfizielle Basalzellkarzinome mit Lokalisation an Stamm und Extremitäten

Strahlentherapie
- bei primärer Inoperabilität sowie nach R1- und R2-Resektion (50–70) Gy
- ähnlich gute Heilungsrate wie bei operativer Therapie
- kontraindiziert bei Gorlin-Goltz-Syndrom

Andere Therapieverfahren
- *topische Therapie:* indiziert bei superfiziellem Basalzellkarzinom, multiplen Rumpfhaut-Basalzellkarzinomen und Gorlin-Goltz-Syndrom:
  – Imiquimod 5 % Creme einmal täglich an 5 Tagen pro Woche für 6 Wochen
  – 5-Fluorouracil 5 % Creme zweimal täglich für 4–6 Wochen
- *Kryotherapie* mit flüssigem Stickstoff (-196 °C) nach dem Spray- oder Kontaktverfahren
- *photodynamische Therapie (PDT):* indiziert bei superfiziellen Basalzellkarzinomen. Auftragen eines Photosensitizers in Cremeform (delta-Aminolaevulinsäure und seine Ester) und anschließende Bestrahlung mit intensiver Licht-

quelle (Wellenlänge entsprechend Absorptionsmaximum des Photosensitizers), zwei Behandlungen pro Therapiezyklus

Systemische Therapie
- Bei metastasiertem/lokal fortgeschrittenem Basalzellkarzinom konnte die Wirksamkeit von oral verfügbaren Hedgehog-Inhibitoren bzw. SMO-Inhibitoren in klinischen Studien (Ansprechrate ca. 50–60 %) nachgewiesen werden. Vismodegib, 150mg/d p.o., zugelassen für inoperable und metastasierte Basalzellkarzinome.
- Die systemische Chemotherapie hat bei der Behandlung des Basalzellkarzinoms keine Bedeutung.

Prg: Heilungsrate bis zu 99 % bei operablen Ersttumoren, bis zu 94 % bei operablen Rezidiven

Px: *Prophylaxe*
- Vermeidung intensiver Sonnenbestrahlung
- Verwendung von Sonnenschutzcremes mit hohem Lichtschutzfaktor (> 50)
- *Krebsfrüherkennung:* ab dem 35. Lebensjahr zweijährliche Untersuchung der gesamten Haut auf kutane Neoplasien und Präkanzerosen (gesetzliches Hautkrebsscreening). Bei Patienten mit erhöhtem Basalzellkarzinom-Risiko (Immunsuppression, genetische Prädisposition) sind frühere und häufigere Vorsorgeuntersuchungen notwendig.

Na: Befundkontrolle in den ersten zwei Jahren mindestens einmal jährlich, bei Lokalrezidiv oder Zustand nach R1-/R2-Resektion und bei Patienten mit erhöhtem Basalzellkarzinom-Risiko ggf. engmaschiger und länger

Lit:
1. Madan V et al. Non melanoma skin cancer. Lancet 2010;375:673–685.
2. Sekulic A, Midgen MR, Oro AE et al. Efficacy and safety of vismodegib in advanced basal-cell carcinoma. N Engl J Med 2012;366:2171–2179.
3. Sellheyer K. Basal cell carcinoma: cell of origin, cancer stem cell hypothesis and stem cell markers. Br J Dermatol 2011;164:696–711.
4. Tang JY, Mackay-Wiggan JM, Aszterbaum M et al. Inhibiting the hedgehog pathway in patients with the basal-cell nevus syndrome. N Engl J Med 2012;366:2180–2188.
5. Von Hoff DD et al. Inhibition of the hedgehog pathway in advanced basal-cell carcinoma. N Engl J Med 2009;361:1164–1172.

Web:
1. www.awmf.org/leitlinien.html — AWMF-Leitlinie
2. www.ado-homepage.de — Arbeitsgemeinschaft „Dermatologische Onkologie"
3. www.skincancer.org/skin-cancer-information/basal-cell-carcinoma — Skin Cancer Foundation

8.8.3 Plattenepithelkarzinom der Haut

F. Meiß, M. Schwabe, H. Veelken, R. Zeiser

Def: bösartiger Hauttumor, ausgehend von den Keratinozyten des Stratum spinosum der Epidermis. Synonyme: Spinaliom, Stachelzellkarzinom

Ep: Inzidenz: 6–18 Fälle/100 000/Jahr (in Europa), ♂ > ♀, medianes Alter: 70 Jahre

ICD-10: C44

Pg: *Risikofaktoren*
- *chronisch vorgeschädigte Haut:* chronische UV-Exposition (UV-B > UV-A), chronische entzündliche Dermatosen (Lupus vulgaris/erythematodes), chronische Ulzera/Wunden, Radioderm, Verbrennungs-/straffe Narben, Virusinfektionen (z.B. Condylomata acuminata durch humane Papillomviren [HPVT] Typ 6, 11, 16, 18)
- *Präkanzerosen:* solare/aktinische Keratose, Leukoplakie, M. Bowen, Erythroplasie Queyrat
- Immunsuppression (z.B. nach Organtransplantation, Malignomen, HIV-Infektion)
- chemische/physikalische Kanzerogene (z.B. Arsen, Teer, Paraffin, ionisierende Strahlen)
- Medikamente: BRAF-Inhibitoren
- Genodermatosen: Albinismus, Xeroderma pigmentosum, Epidermolysis bullosa hereditaria, Muir-Torre-Syndrom u.a.

Path: *Histologie der Plattenepithelkarzinome der Haut*

Typ	Charakteristika
• spindelzellig • desmoplastisch • akantholytisch/adenoid • verhornend	aggressives Verhalten
• lymphoepitheliomartig • verrukös	gutartiges Verhalten, keine Metastasierung

Lokalisation
90 % im Gesicht („Sonnenterrassen"), in 10 % andere Lokalisation (z.B. Hände). Typisch ist ein infiltrierendes und lokal destruierendes Wachstumsmuster. Bei Erstdiagnose in 5 % der Fälle metastasiert (regionärer Lymphknotenbefall)

Klass: *Klassifikation nach dem TNM-System (UICC, 2009)*

T	Primärtumor
Tx	Primärtumor nicht beurteilbar
T0	kein Anhalt für Primärtumor
Tis	Carcinoma in situ (Metastasierung ist ausgeschlossen)
T1	Tumorgröße ≤ 2 cm in größter horizontaler Ausdehnung
T2	Tumorgröße > 2 cm in größter horizontaler Ausdehnung
T3	Tumor infiltriert extradermale Strukturen (Muskel, Knorpel, Knochen, Orbita, Kiefer).
T4	Tumor infiltriert Schädelknochen oder Achsenskelett.

N	Lymphknotenbefall
NX	regionäre Lymphknoten nicht beurteilbar
N0	kein regionärer Lymphknotenbefall
N1	regionäre Lymphknotenmetastase in einem Lymphknoten, < 3 cm in größter Ausdehnung
N2	Metastase in einem Lymphknoten, ≥ 3 cm bis ≤ 6 cm in größter Ausdehnung, oder multiple Lymphknotenmetastasen, alle ≤ 6 cm in größter Ausdehnung
N3	Metastasen in einem Lymphknoten, > 6 cm in größter Ausdehnung
M	Fernmetastasen
M0	keine Fernmetastasen
M1	Fernmetastasen

Klinische Stadieneinteilung (UICC, 2009)

Stadium	TNM-Klassifikation		
0	Tis	N0	M0
I	T1	N0	M0
II	T2	N0	M0
III	T3	N0	M0
	T1–3	N1	M0
IV	T1–3	N2, N3	M0
	T4	jedes N	M0
	jedes T	jedes N	M1

Dg: *Anamnese, Klinik*
- Anamnese, einschließlich Abklärung von Risikofaktoren
- klinische Untersuchung. Hautinspektion: exophytisch wachsender, teils ulzerierter Knoten mit Randwall, hyperkeratotische Papel, meist auf chronisch UV-geschädigter Haut (Gesicht). Lymphknotenstatus

Histologie
Exzision mit histologischer Aufarbeitung (Subtyp, Infiltrationstiefe, R-Status)

Staging
- bei Tumordicke > 2 mm: Lymphknotensonografie und ggf. Sentinel-Lymphknotenbiopsie bei zusätzlichen Risikofaktoren
- bei nachgewiesenen Lymphknotenmetastasen: Röntgen Thorax, Sonografie Abdomen
- ggf. CT Thorax/Abdomen, MRT

DD:
- andere maligne Hauttumoren: Basaliom, Merkelzellkarzinom, (amelanotisches) Melanom, (hypertrophe) aktinische/solare Keratose
- Tumoren mit Hautbefall: Morbus Paget, Lymphome, kutane Metastasen etc.

Th: Therapieeinleitung bei Diagnosestellung

Operative Therapie
Standardtherapie ist die operative Therapie mit Tumorexzision mit mikroskopisch kontrollierter Chirurgie im Gesunden. Lokale Heilungsrate nach adäquat durchgeführter Operation: 88–98 %
- bei Lokalisation im Gesicht, beim infiltrativen desmoplastischen Typ und bei Rezidivtumoren: mikroskopisch kontrollierte Chirurgie (topografische Markierung, lückenlose histologische Aufarbeitung, ggf. Nachexzision; Ziel ist die

8.8.3 Plattenepithelkarzinom der Haut

R0-Resektion). Stets Nachexzision mit 5 mm Sicherheitsabstand beim desmoplastischen Typ
- bei superfiziellen Plattenepithelkarzinomen: ggf. „Shave-Excision" (Horizontalexzision) mit konventioneller histologischer Aufarbeitung
- ggf. konventionelle Chirurgie mit adaptierten Sicherheitsabständen mit stichprobenartiger histologischer Kontrolle (höheres Rezidivrisiko)
- ggf. Sentinel-Lymphknotenbiopsie bei hohem Metastasierungsrisiko
- Lokalisation an Ohr/Nasenspitze: primäre Chirurgie mit plastischer Deckung
- bei Befall regionärer Lymphknoten: radikale Lymphadenektomie

Kryotherapie/Kürretage/Photodynamische Therapie/Lasertherapie
nur in Einzelfällen bei kleinen, oberflächlichen Tumoren bei Patienten höheren Alters und Feldkanzerisierung (keine histologische Beurteilung möglich)

Strahlentherapie
- Indikationen: primäre Inoperabilität, Karzinome der Hautanhangsgebilde, nach R1- und R2-Resektion, bei regionären Lymphknotenmetastasen, Gesamtdosis 50–74 Gy
- ähnlich gute Heilungsrate wie bei operativer Therapie, insbesondere bei kleinen Tumoren
- Der Nutzen einer adjuvanten Strahlentherapie nach R0-Resektion ist unklar.

Chemotherapie
- Palliative Chemotherapie ist indiziert in Stadium III (inoperabel) und Stadium IV und bei gutem Allgemeinzustand (Karnofsky-Index > 70 %). Es besteht jedoch keine ausreichende Evidenz für die systemischen Therapien des metastasierten Plattenepithelkarzinoms.
- Standard: Cisplatin + 5-Fluorouracil (Ansprechrate 80 %); bei Patienten mit eingeschränktem Allgemeinzustand: Monochemotherapie mit 5-Fluorouracil erwägen (Ansprechrate 60 %)
- bei symptomatischer Metastasierung (z.B. Schmerzen): ggf. Polychemotherapie erwägen, z.B. Cisplatin + 5-Fluorouracil + Bleomycin (Ansprechrate bis 90 %)
- Hinsichtlich der Überlebenszeit scheint die Polychemotherapie gegenüber der Monotherapie jedoch keine Vorteile zu bieten.

Monoklonale Antikörper
Für den „Epidermal Growth Factor Receptor" (EGFR)-Antikörper Cetuximab liegt neben Fallberichten und retrospektiven Studien für die Therapie des Plattenepithelkarzinoms der Haut eine kleine prospektive Studie vor (n = 36; 3 % CR, 22 % PR, 42 % SD). Bei Nichtansprechen der Chemotherapie kann eine Therapie mit dem EGFR-Antikörper erwogen werden.

Multimodale Therapieansätze
ggf. bei inoperablem Primärtumor und inoperabler Lymphknotenmetastasierung kombinierte Radiochemotherapie analog der Therapie von Kopf-Hals-Tumoren (Cisplatin/5-Fluorouracil/Radiatio)

Prg: Tumoren der Haut mit Durchmesser < 2 cm: Heilungsrate 97 %. Die 5-Jahres-Rezidivrate bei primären Hauttumoren ist 8 % bei einer 5-Jahres-Metastasierungsrate von 5 %.

Vertikale Tumoreindringtiefe und Metastasierungsrate

Vertikale Tumoreindringtiefe	Metastasierungsrate
TD ≤ 2 mm	0 %
TD > 2 bis ≤ 6 mm	4 %
TD > 6 mm	16 %
TD Tumordicke	

Na: *Risikoadaptierte Nachsorge*
- niedriges Metastasierungs-/Rezidivrisiko (isolierte Plattenepithelkarzinome der Haut, ≤ 6 mm Tumordicke, ≤ 2 cm horizontale Ausdehnung): halbjährliche Nachsorgeuntersuchungen über mindestens 5 Jahre
- hohes Metastasierungs-/Rezidivrisiko (Tumordicke > 6 mm, > 2 cm horizontale Tumorausdehnung, metastasiert, R1-/2-Resektion, lokal rezidivierend, hohes Risiko für Zweittumoren): Nachsorgeuntersuchungen über 5 Jahre alle 3 Monate, anschließend über die Dauer von 5 Jahren alle 6–12 Monate

Lit:
1. Brantsch KD, Mesina C, Schönfisch B et al. Analysis of risk factors determining prognosis of cutaneous squamous-cell carcinoma: a prospective study. Lancet Oncol 2008;9:713–720.
2. Cranmer LD, Engelhardt C, Morgan SS. Treatment of unresectable and metastatic cutaneous squamous cell carcinoma. Oncologist 2010;15:1320–1328.
3. Lane JE, Kent DE. Surgical margins in the treatment of nonmelanoma skin cancer and Mohs' micrographic surgery. Curr Surg 2005;62:518–526.
4. Madan V, Lear JT, Szeimies RM. Non melanoma skin cancer. Lancet 2010;375:673–685.
5. Maubec C, Petrow P, Scheer-Senyarich I et al. Phase II study of cetuximab as first-line single-drug therapy in patients with unresectable squamous cell carcinoma of the skin. J Clin Oncol 2011;29:3419–3426.
6. Su F, Viros A, Milagre C et al. RAS mutations in cutaneous squamous-cell carcinomas in patients treated with BRAF inhibitors. N Engl J Med 2012;366:207–215.

Web:
1. www.awmf.org/leitlinien.html — AWMF-Leitlinie
2. www.ado-homepage.de — Arbeitsgemeinschaft „Dermatologische Onkologie"
3. www.skincancer.org/squamous/index.php — Skin Cancer Foundation

8.8.4 Merkelzellkarzinom

F. Meiß, M. Schwabe, H. Veelken, R. Zeiser

Def: bösartige kutane Neoplasie, deren Zellen aufgrund der neuroendokrinen Differenzierung den Merkelzellen der Epidermis gleichen (Synonyme: trabekuläres Karzinom, kutanes neuroendokrines Karzinom). Funktionell sind Merkelzellen Mechanorezeptoren, die Gewebedichte ist an unbehaarten Hautarealen (Finger, Zehen, Lippen etc.) am größten.

ICD-10: C44

Ep: Inzidenz: 0,4 Fälle/100000/Jahr in Europa. Verhältnis ♂:♀ = 1:1. Altersgipfel: 70 Jahre. Inzidenz weltweit um etwa 8 % pro Jahr zunehmend

Pg: *Risikofaktoren*
- chronische UV-Exposition (UV-B, UV-A)
- Immunsuppression (HIV-Infektion, immunsuppressive Therapie, Organtransplantation)
- Arsen, Zytostatika
- genetische Veränderungen: heterozygoter Verlust von Chromosom 1(1p) und 10(10q), p53-Mutationen, Bcl-2- und Survivin-Überexpression
- Merkelzell-Polyomavirus (MCPyV)-Nachweis in 80 % der Fälle in Europa und den USA

Path: Merkelzellen wurden bisher der Neuralleiste und wurden dem neuroendokrinen System („APUD-System") zugerechnet und somit als neuroendokrine Tumoren klassifiziert. Neuere Untersuchungen konnten jedoch zeigen, dass Merkelzellen aus pluripotenten Stammzellen der Haut entstehen.
- *makroskopisch:* Das Erscheinungsbild ist vielfältig und uncharakteristisch und macht die alleinige klinische Diagnosestellung schwierig (derb-elastischer Knoten/Tumor von rötlicher bis livider Farbe; halbkugeliges, kalottenförmiges Wachstumsmuster mit glatter, glänzender Oberfläche, Ulzeration sehr selten; plaqueartige Varianten selten und dann insbesondere am Stamm lokalisiert).
- *Histologie:* dermal gelegene Zellproliferate kleiner bis mittelgroßer, monomorpher Zellen mit hyperlobulierten Nuklei und minimalem Zytoplasmasaum, Anordnung der Tumorzellen je nach Subtyp in unterschiedlich großen Strängen/soliden Zellkomplexen (trabekuläres Muster)
- *Immunhistochemie:* positiv für CK 20 (Zytokeratin 20), Neural Cell Adhesion Molecule (NCAM; CD 56), NSE (Neuronen-spezifische Enolase), Chromogranin A (CgA) und Huntingtin-interacting protein 1 (HIP 1) negativ für S100, Leukocyte Common Antigen (LCA), Thyroidea Transcription Factor-1 (TTF-1) und Vimentin

Histopathologische Klassifikation der Merkelzellkarzinome

Subtyp*	Häufigkeit
trabekulär	10 %
intermediär	80 %
kleinzellig	10 %

*häufig paralleles Vorkommen der Subtypen

80–90 % aller Merkelzellkarzinome entstehen auf chronisch lichtgeschädigter Haut. Typisch sind aggressives und rasches Wachstum, hohe Rezidivrate und Metastasierungsneigung.

Lokalisation   *Häufigkeit*
- Kopf-/Halsbereich   60–70 %
- Extremitäten   20–30 %

Dg: Die Diagnosesicherung ist nur histologisch möglich. Aufgrund des hohen Anteils lymphogener Metastasierung sollte eine pathologische Stadieneinteilung mittels Sentinel-Lymphknotenbiopsie immer angestrebt werden. Eine retrospektive Analyse ergab für Patienten im klinischen Stadium I–II (N-Stadium histologisch nicht gesichert) eine 5-Jahres-Überlebensrate von 75 %, während Patienten mit pathologisch gesichertem Stadium I–II (N0 histologisch gesichert) eine 5-Jahres-Überlebensrate von 97 % aufwiesen. 70 % aller Patienten werden im Stadium I und II diagnostiziert, 25 % haben palpable Lymphknoten (Stadium III) und 5 % präsentieren sich bei Diagnosestellung mit Fernmetastasen.

Staging
- Sentinel-Lymphknotenbiopsie (SNLB)
- Lymphknotensonografie, Sonografie Abdomen und Röntgen Thorax, bei Fernmetastasenverdacht zusätzlich CT Thorax/Abdomen und MRT Schädel, ggf. FDG-PET/CT oder DOTATOC-PET/CT

DD:
- andere maligne Hauttumoren: Basaliom, Plattenepithelkarzinom, Melanom, kutane Lymphome, Sarkome
- Tumoren mit Hautbefall: Lymphome, kutane Metastasen etc.

Klass: ***TNM-Klassifikation und Stadieneinteilung der Merkelzellkarzinome (AJCC, 2010)***

T	*Primärtumor*
Tx	Primärtumor nicht beurteilbar
T0	kein Primärtumor
Tis	In-situ-Primärtumor
T1	Primärtumor < 2 cm
T2	Primärtumor > 2 cm und ≤ 5 cm
T3	Primärtumor > 5 cm
T4	Primärtumor infiltriert extradermale Strukturen (Knochen, Knorpel, Muskel etc.)
N	*Lymphknoten*
Nx	regionale Lymphknoten nicht beurteilbar
N0	regionale Lymphknoten tumorfrei
N1a	Mikrometastasen (im Sentinel-Lymphknoten oder bei elektiver Lymphadenektomie)
N1b	Makrometastasen
N2	In-transit-Metastasen
M	*Fernmetastasen*
M0	keine Fernmetastasen
M1	Fernmetastasen
M1a	Haut, Weichteile, nicht regionale Lymphknoten
M1b	Lunge
M1c	alle anderen Organmetastasen

8.8.4 Merkelzellkarzinom

Stadium	TNM-Kriterium	
I	T1	N0 M0
IA	T1	pN0 M0
IB	T1	cN0 M0
IIA	T2/3	pN0 M0
IIB	T2/3	cN0 M0
IIC	T4	N0 M0
IIIA	jedes T N1a	M0
IIIB	jedes T N1b/N2	M0
IV	jedes T jedes N	M1

pN0 = mikroskopisch bestätigt; cN0 = klinisch unauffällig, keine mikroskopische Bestätigung/Untersuchung erfolgt

Th: **Therapieprinzipien**

1. Die Behandlung des Merkelzellkarzinoms erfolgt stadiengerecht.
2. Die Therapie der ersten Wahl in den Stadien I–III ist die Operation mit kurativer Intention.
3. (Mikro-)Metastasen der lokoregionären Lymphknoten sind häufig und können nur durch SNLB oder elektive Lymphadenektomie mit histologischer und immunhistologischer Beurteilung der Lymphknoten erfasst werden (pathologisches N-Staging obligatorisch).
4. Für Patienten in den Stadien I–III wird in der Regel eine adjuvante Strahlentherapie (Primärtumorregion ± lokoregionäre Lymphknotenstation) empfohlen, obwohl diese Therapieempfehlung vornehmlich durch retrospektive Studien gestützt wird.
5. Ob bei negativem Sentinel-Lymphknoten auf eine Radiatio der lokoregionären Lymphknotenstation verzichtet werden kann, ist nicht abschließend geklärt.
6. Weder monozentrische, retrospektive Analysen noch kleine Fallstudien konnten einen Stellenwert für eine adjuvante Chemotherapie in den Stadien I–III belegen.
7. Merkelzellkarzinome sind prinzipiell chemo- und strahlensensitiv, worauf die Behandlungsmodalitäten fortgeschrittener Stadien (inoperables Stadien III und Stadium IV) basieren.
8. Beim fortgeschrittenen Stadium IV wird eine Polychemotherapie analog der Behandlung des kleinzelligen Lungenkarzinoms empfohlen. Eine Alternative können Monochemotherapien z.B. mit Etoposid oder Doxorubicin darstellen.

Behandlungskonzept des Merkelzellkarzinoms

Stadium I und II

- Tumorexzision mit 2 cm Sicherheitsabstand, ggf. mikroskopisch kontrollierte Chirurgie mit kleinerem Sicherheitsabstand in besonderen anatomischen Lokalisationen (z.B. im Gesichtsbereich)
- adjuvante Strahlentherapie der Primärtumorregion bei R0-Resektion mit ≥ 50 Gy (bzw. R1-Resektion 60–66 Gy, R2-Resektion bis 70 Gy) und der Lymphabflussregion mit 50 Gy
- bei Inoperabilität des Primärtumors: lokale Strahlentherapie mit bis zu 70 Gy

Stadium III
- Tumorexzision mit 2 cm Sicherheitsabstand und radikale Lymphadenektomie
- adjuvante Strahlentherapie der Primärtumorregion bei R0-Resektion mit ≥ 50 Gy (bzw. R1-Resektion 60–66 Gy, R2-Resektion bis 70 Gy) und des regionalen Lymphabflussgebietes mit 50 Gy

Stadium IV
- palliative Chemotherapie: Es gibt kein Standard-Chemotherapie-Vorgehen. Aufgrund der morphologischen Ähnlichkeiten wurden häufig Therapieprotokolle entsprechend der Behandlung des kleinzelligen Lungenkarzinoms angewendet, z.B. Carboplatin/Etoposid (☞ Kap. 8.2.1). Auch wenn die initiale Ansprechrate hoch ist (bis zu 70 %), ist die Ansprechdauer kurz und die Überlebenszeit wird nicht wesentlich verlängert. Alternativ: Monochemotherapie mit z.B. Etoposid oder Doxorubicin
- ggf. palliative Chirurgie (Exzision, Metastasektomie)
- multimodale Therapiekonzepte: systemische Chemotherapie ± Strahlentherapie ± Exzision bzw. Metastasektomie

Therapieprotokoll

„Carboplatin/Etoposid" ☞ Protokoll 13.2.3			Wiederholung d 29
Carboplatin	AUC = 6	i.v.	d 1
Etoposidphosphat	120 mg/m²/d	i.v.	d 1–3

Prg: *Tumorstadium und Langzeitüberleben*

Tumorstadium	5-Jahres-Überlebensrate
IA	79 %
IB	60 %
IIA	58 %
IIB	49 %
IIC	47 %
IIIA	42 %
IIIB	26 %
IV	18 %

Na:
- bei adjuvanter Therapiesituation: initiale Kontrollen alle 6 Wochen (Anamnese, Klinik), nach einem Jahr 3-monatlich, nach 2 Jahren 6-monatlich (mit Lymphknotenpalpation/Sonografie, einmal jährlich Oberbauchsonografie, Röntgen Thorax). Der Nachsorgezeitraum sollte mindestens 5 Jahre umfassen.
- bei palliativer Therapiesituation: symptomorientiertes Vorgehen

8.8.4 Merkelzellkarzinom

Lit:
1. Feng H et al. Clonal integration of a polyomavirus in human Merkel cell carcinoma. Science 2008;319:1096–1100.
2. Ghadjar P et al. The essential role of radiotherapy in the treatment of Merkel cell carcinoma: a study from the Rare Cancer Network. Int J Radiat Oncol Biol Phys 2011;81:e583–91.
3. Lemos BD et al. Pathologic nodal evaluation improves prognostic accuracy in Merkel cell carcinoma: analysis of 5823 cases as the basis of the first consensus staging system. J Am Acad Dermatol 2010;63:751–761.
4. Prieto Muñoz I, Parda Masferrer J, Olivera Vegas J et al. Merkel cell carcinoma from 2008 to 2012: reaching a new level of understanding. Cancer Treatm Rev 2013;39:422–429.
5. Schrama D et al. Merkel cell cancer: recent insights and new treatment options. Curr Opin Oncol 2012;24:141–149.

Web:
1. www.awmf.org/leitlinien.html — AWMF-Leitlinie
2. www.ado-homepage.de — AG „Dermatologische Onkologie"
3. www.cancer.gov/cancertopics/pdq/treatment/merkelcell/HealthProfessional — NCI Cancer Topics
4. www.merkelcell.org — Seattle Cancer Care

8.9 Sarkome
8.9.1 Weichteilsarkome

U. Kontny, R. Marks, J. Heinz,

Def: heterogene Gruppe mesenchymaler Tumoren mit Lokalisation und Histogenese im Weichteilsystem von Extremitäten, Stamm, Retroperitoneum oder Kopf-Hals-Bereich

ICD-10: C48, C49

Ep: Prädilektionsalter: < 5. Lebensjahr und > 45. Lebensjahr. Altersstandardisierte Inzidenz: 2–4 pro 100 000 im Alter von 0–5 Jahren, kontinuierlicher Anstieg von 2 bis auf 14 pro 100 000 ab dem 45. Lebensjahr bis zum 80. Lebensjahr. Häufigster Sarkomtyp. Bei Erwachsenen etwa 1 % der Malignome

Pg: *Ätiologie*
- genetische Prädisposition: Neurofibromatose, Li-Fraumeni-Syndrom, Retinoblastom, Gardner-Syndrom
- ionisierende Strahlung: Thorotrast, Strahlentherapie
- Noxen: Dioxin, Arsen, Holzschutzmittel, Herbizide, Vinylchlorid (Angiosarkome der Leber)
- Immunsuppression bei AIDS/Organtransplantation, Herpesvirus HHV-8 → Kaposi-Sarkom
- chronisches Lymphödem (Stewart-Treves-Syndrom) → Lymphangiosarkome

Molekulare Veränderungen
Chromosomale/molekulargenetische Veränderungen sind in > 50 % der Fälle nachweisbar (z.B. Mutationen von p53 bei Rhabdomyosarkomen, NF1 bei malignen peripheren Nervenscheidentumoren [MPNST]).

Path: *Pathomorphologie und Histogenese von Weichteilsarkomen*

Die WHO-Klassifikation unterscheidet insgesamt 172 Weichgewebstumoren, davon: 93 benigne Typen, 61 maligne Typen und 18 intermediäre Typen.

Normales Gewebe	Sarkomtypen (Häufigkeit in %)
Bindegewebe	undifferenziertes pleomorphes Sarkom (frühere Bezeichnung malignes fibröses Histiozytom MFH, 11 %), Fibrosarkom (18 %)
Fettgewebe	Liposarkom (19 %)
glattes Muskelgewebe	Leiomyosarkom (7 %)
quergestreifte Muskulatur	Rhabdomyosarkom
Gefäßsystem	Angiosarkom, Hämangioperizytom
synoviales Gewebe	synoviales Sarkom, malignes Synovialom
peripheres Nervengewebe	MPNST, neurogenes Sarkom
paraganglionäre Strukturen	malignes Chemodektom
Mischgewebe	malignes Mesenchymom

Bezüglich Therapie und Prognose eines Weichteilsarkoms sind außer Pathomorphologie und Histogenese insbesondere Grading (Nekroseanteil, Differenzierung, Mitose-Index, Zellularität), Tumorstadium und Größe des Primärtumors im unfixier-

8.9.1 Weichteilsarkome

ten Präparat (< oder > 5 cm) von Bedeutung. Die Beurteilung durch einen erfahrenen Pathologen mit obligater Angabe des Malignitätsgrades ist daher von entscheidender Bedeutung:
- Hochmaligne Tumoren zeigen eine frühe Metastasierung und rasche Progredienz.
- Praktisch alle Rhabdomyosarkome und synovialen Sarkome sind hochmaligne.

Lokalisation von Weichteilsarkomen bei Erwachsenen
Extremitäten (46 %), Körperstamm (11 %), viszeral (16 %), retroperitoneal/intraabdominal (15 %), andere Lokalisationen (12 %)

Ausbreitung
frühe Metastasierung vor allem in Lunge (85 %), Leber (25 %) und Skelett (15 %). Lymphknotenmetastasen sind selten, außer bei Rhabdomyosarkom und synovialem Sarkom. Etwa 10 % der Patienten haben bei Diagnosestellung Metastasen.

Klass: *Stadieneinteilung, Differenzierungsgrad und Resektionsergebnis (UICC, 2010)*

T	Primärtumor
TX	Primärtumor nicht beurteilbar
T0	kein Primärtumor
T1	Primärtumor < 5 cm
	a oberflächlicher Tumor (oberhalb Faszie, ohne Infiltration)
	b tiefer [1] Tumor (unterhalb Faszie oder mit Infiltration)
T2	Primärtumor > 5 cm
	a oberflächlicher Tumor (oberhalb Faszie, ohne Infiltration)
	b tiefer [1] Tumor (unterhalb Faszie oder mit Infiltration)
N	Lymphknotenbefall [2]
NX	regionäre Lymphknoten nicht beurteilbar
N0	Lymphknoten tumorfrei
N1	regionärer Lymphknotenbefall
M	Fernmetastasen
M0	keine Fernmetastasen
M1	Fernmetastasen (auch Befall kontralateraler oder entfernter Lymphknoten)

[1] retroperitoneale, mediastinale und Beckenweichteilsarkome
[2] Regionäre Lymphknoten sind die LK-Stationen, die dem Tumor zunächst gelegen sind.

Resektionsergebnis

RX	Resektionsstadium nicht beurteilbar
R0	bei Resektion tumorfrei
R1	mikroskopischer Residualtumor
R2	makroskopischer Residualtumor

Histopathologischer Differenzierungsgrad nach Sarcoma Group (FNCLCC*) und UICC

Differenzierung	FNCLCC	UICC
Differenzierungsgrad nicht bestimmbar	GX	GX
low grade/niedrigmaligne	G1	G1
	–	G2
high grade/hochmaligne	G2	G3
(je nach Histologie, Mitose-Index, Nekrosegrad)	G3	G4

* FNCLCC La Fédération Nationale de Centres de Lutte Contre le Cancer

Solide Tumoren   Weichteilsarkome 8.9.1

Sy:
- lokale Schwellung (Wachstumsrate entsprechend Grading), Induration, meist schmerzlos
- Verdrängungssymptomatik, Funktionseinschränkung, Gewichtsverlust
- bei retroperitonealen Sarkomen oft erst spätes Auftreten der Symptomatik trotz großer Tumorausdehnung

Dg: *Anamnese, Klinik*
- Anamnese mit Risikofaktoren
- klinische Untersuchung, einschließlich Skelettbefund

Labor
Blutbild, Differenzialblutbild, Leber-/Nierenfunktion, alkalische Phosphatase, LDH

Histologie
- Operative Biopsiegewinnung (Inzisionsbiopsie) wird empfohlen; Feinnadelbiopsien sind in der Regel unzureichend.
- Untersuchungsmaterial für Morphologie, Immunhistochemie (Vimentin, Zytokeratin, EMA, Desmin, Actin, Proliferationsantigen Ki-67), Elektronenmikroskopie und ggf. molekulargenetische Untersuchungen

Bildgebung
- MRT des Tumors (lokale Ausbreitungsdiagnostik vor Histologiegewinnung)
- CT Thorax
- Sonografie Abdomen, ggf. MRT/CT Abdomen und Becken
- ggf. MRT/CT Schädel, ggf. PET
- selten: selektive Arteriografie, ggf. Phlebografie, Knochenszintigrafie

Th: ***Therapieprinzipien***

1. Die Therapie von Weichteilsarkomen erfolgt entsprechend Tumorstadium, Lokalisation, Differenzierungsgrad, Alter und Allgemeinzustand des Patienten.

2. Die Behandlung von Weichteilsarkomen bei Erwachsenen ist noch nicht standardisiert. Interdisziplinäre multimodale Therapieverfahren unter Einschluss von Operation, Radiotherapie und/oder Chemotherapie (neoadjuvant, adjuvant, intraarteriell) scheinen in bestimmten klinischen Situationen rein operativen Ansätzen überlegen. Eine adjuvante postoperative Chemotherapie ist bisher bei Weichteilsarkomen nicht etabliert, möglicherweise aber vorteilhaft (Ausnahmen: Rhabdomyosarkome, klein-, rund- und blauzellige Sarkome sowie Ewing-Sarkome; diese erhalten grundsätzlich eine kombinierte Behandlung aus Lokal- und Chemotherapie

3. Die Entscheidung für eine neoadjuvante und/oder adjuvante Chemotherapie muss für jeden Patienten individuell entschieden werden.

4. Die Behandlung sollte nach Möglichkeit im Rahmen von Studien erfolgen (z.B. EORTC Soft Tissue, CWS-Register, Ewing 2008, Euro-BoSS).

5. nach Bestätigung der Diagnose möglichst Überweisung der Patienten an ein Zentrum mit Erfahrung in der Behandlung von Weichteilsarkomen

Therapieverfahren (außer Rhabdomyosarkom, extraossäres Ewing-Sarkom)

Lokalisierter Tumor < 5 cm, ohne Metastasen, primär operabel
- operative Sanierung (Ziel: R0-Resektion) durch extremitätenerhaltende Verfahren (Kompartmentresektion, weite Resektion)

8.9.1 Weichteilsarkome

- Nachbestrahlung mit Gesamtdosis von 50–60 Gy. Ausnahme: Stadium IA mit weiter Resektion und nach radikaler Tumorresektion (Amputation bzw. Kompartmentresektion), hier keine Nachbestrahlung notwendig
- bei Restbefund nach Operation (R1- oder R2-Resektion) Nachresektion mit R0-Status anstreben, dann adjuvante Bestrahlung
- nur im Einzellfall: Durchführung einer alleinigen Strahlentherapie mit kurativer Intention, falls Patient eine Operation ablehnt oder aus medizinischer Sicht Kontraindikationen für eine Operation bestehen
- Prüfung einer IORT

Lokalisierter Tumor > 5 cm, ohne Metastasen, primär operabel (R0 möglich)
- weite Resektion
- adjuvante/ggf. neoadjuvante Strahlentherapie
- bei Hochrisikopatienten (junge Patienten, high-grade-Sarkome, tiefe Lokalisation): eventuell zusätzliche adjuvante Chemotherapie (Stellenwert wird weiter kontrovers diskutiert).
- Möglichkeit der IORT prüfen

Lokalisierter Tumor ohne Metastasen, primär nicht operabel oder nur Amputation möglich
- neoadjuvante Therapie mit dem Ziel der Tumorverkleinerung, Erreichen der Operabilität. Optionen: Chemotherapie mit/ohne Bestrahlung, Chemotherapie mit Hyperthermie, Extremitätenperfusion mit TNFα und Melphalan (gute Ergebnisse an wenigen spezialisierten Zentren)
- anschließend, falls Operabilität gegeben: Operative Sanierung mit dem Ziel der R0-Resektion. Bei retroperitonealen Sarkomen intraoperative Radiotherapie (IORT) erwägen
- adjuvante Bestrahlung, ggf. zusätzliche adjuvante Chemotherapie

Metastasierter Tumor
- Grundsätzlich sollte auch bei metastasierten Sarkomen ein kurativer Therapieansatz überprüft werden.
- bei isolierten Metastasen: Versuch einer Resektion des Tumors und der Metastasen; ggf. nachfolgende Bestrahlung und/oder systemische Chemotherapie (v.a. bei High-grade-Sarkomen)
- bei Patienten mit diffuser Metastasierung (80–90 % der Fälle): palliative Chemotherapie und/oder lokale Therapie v.a. bei Beschwerden (ggf. Operation, Bestrahlung, Extremitätenperfusion, Interferon β intraläsional). Die Chemotherapie sollte in Abhängigkeit von Alter und Gesamtzustand des Patienten ausgewählt werden. Bei jüngeren Patienten eher aggressive Polychemotherapie, bei älteren Patienten Monotherapie. Bei langsam wachsenden Tumoren Low-grade-Sarkomen, palliativem Therapieansatz und fehlender Symptomatik kann auch eine abwartende Haltung eingenommen werden → Therapieeinleitung erst bei Symptomen.
- Die wirksamsten Zytostatika bei Weichteilsarkomen des Erwachsenen sind: Doxorubicin, liposomales Doxorubicin, Epirubicin und Ifosfamid, mit Ansprechraten (CR + PR) von 20–40 %. Andere wirksame Verbindungen (Ansprechraten < 20 %): Actinomycin-D, Dacarbazin, Methotrexat, Cisplatin, Paclitaxel, Trabectedin (Zulassung nach Anthrazyklin-Versagen, insbesondere bei myxoiden Liposarkomen und Leiomyosarkomen wirksam), orales Trofosafamid
- *Polychemotherapien:* Die Ansprechraten von Kombinationstherapien liegen mit bis zu 50 % sowie 10 % kompletten Remissionen höher als die einer Monotherapie, mit allerdings deutlicher Zunahme von Nebenwirkungen (insbesondere Hämatotoxizität). Da einzelne Autoren von z.T. lang andauernden Remissionen nach Erreichen einer kompletten Remission berichten, sollte, insbesondere bei jüngeren Patienten mit gutem Allgemeinzustand, ein aggressiver Ansatz als

First-line-Therapie gewählt werden. Als Standardtherapie hat sich eine Kombination aus einem Anthrazyklin mit hochdosiertem Ifosfamid etabliert. Vielversprechend scheint auch eine Kombination von Paclitaxel, Cisplatin, Ifosfamid und Doxorubicin (v.a. bei Angiosarkomen) zu sein.

Therapiemöglichkeiten bei bestimmten Subgruppen
- *Angiosarkome:* Therapie mit Paclitaxel mono (wöchentliche Applikation) oder liposomalem Doxorubicin ist insbesondere bei älteren Patienten mit schlechtem Allgemeinzustand zu erwägen. Eine weitere Alternative stellt Gemcitabin mono dar. Bei jüngeren Patienten und gutem Allgemeinzustand: Kombinationstherapie aus Paclitaxel, Cisplatin, Ifosfamid und Doxorubicin. Als molekulare Therapieoption wird Sorafenib derzeit in Studien geprüft. Weiterhin gibt es Hinweise auf eine Wirksamkeit von Bevacizumab sowie Kasuistiken zu Thalidomid.
- *Leiomyosarkome des Uterus:* Therapiekombination aus Gemcitabin und Docetaxel als mögliche neue Standardtherapie, ansonsten Therapie mit Anthrazyklin und/oder Ifosfamid. Sorafenib als mögliche experimentelle Therapie. Nach Versagen einer Anthrazyklin-Therapie: Behandlungsversuch mit Trabectedin
- *Dermatofibrosarcoma protuberans:* 90 % der Tumoren zeigen eine t(17,22) Translokation, mit gutem Ansprechen auf Imatinib. Mögliche Indikationen: keine chirurgische Intervention möglich oder nur verstümmelnde Operation, Auftreten von Metastasen

Rezidivbehandlung
- Möglichkeit einer erneuten operativen Therapie mit dem Ziel einer kompletten Resektion des Rezidivs prüfen (Resektion oder Amputation). Ggf. neoadjuvante Chemotherapie, Extremitätenperfusion oder Hyperthermie prüfen
- bei nicht bestrahlten Patienten: prä- oder postoperative Bestrahlung, ggf. adjuvante Chemotherapie
- bei Lungenmetastasen: pulmonale Metastasektomie. Voraussetzung: Primärtumor kurativ behandelt (oder behandelbar), kein Vorliegen anderer nicht behandelbarer Metastasen, Metastasen müssen komplett resektabel sein, vertretbares Operationsrisiko. Nach Resektion pulmonaler Metastasen wurden Fälle mit Langzeitüberleben beschrieben. Bei High-grade-Sarkomen neoadjuvante/adjuvante Chemotherapie prüfen. Ein kurativer Therapieansatz besteht bei 20 % der Patienten.
- isolierte Lebermetastasen: Möglichkeit der Resektion prüfen

Chemotherapieprotokolle

„Doxorubicin/Ifosfamid" ☞ Protokoll 13.16.1			*Wiederholung d 22*
Doxorubicin	50 mg/m^2/d	i.v.	d 1
Ifosfamid	5000 mg/m^2/d	i.v.	d 1

„Doxorubicin mono"			*Wiederholung d 22*
Doxorubicin	75 mg/m^2/d	i.v.	d 1

„Gemcitabin/Docetaxel"			*Wiederholung d 22*
Gemcitabin	900 mg/m^2/d	i.v.	d 1, 8
Docetaxel	100 mg/m^2/d	i.v.	d 8

8.9.1 Weichteilsarkome

„Dacarbazin" ☞ *Protokoll 13.15.1*			Wiederholung d 22
Dacarbazin (DTIC)	1 000 mg/m²/d	i.v.	d 1

„Paclitaxel mono" (Angiosarkom)			Wiederholung d 22
Paclitaxel	175 mg/m²/d	i.v.	d 1

„Cisplatin/Doxorubicin/Ifosfamid/Paclitaxel"			Wiederholung d 22
Cisplatin	35 mg/m²/d	i.v.	d 1, 2
Doxorubicin	40 mg/m²/d	i.v.	d 1
Ifosfamid	3 000 mg/m²/d	i.v.	d 1, 2
Paclitaxel	175 mg/m²/d	i.v.	d 3

„Trabectedin" ☞ *Protokoll 13.16.2*			Wiederholung d 22
Trabectedin	1,5 mg/m²/d	i.v.	d 1

Neue Therapieansätze
- regionale Hyperthermie und isolierte Extremitätenperfusion
- Kinaseinhibitoren, z.B. Sorafenib bei Angiosarkomen. Pazopanib ist aufgrund der Ergebnisse der PALETTE-Studie zugelassen (Verlängerung des progressionsfreien Überlebens PFS von 1,5 auf 4,6 Monate), allerdings ohne signifikante Verlängerung des Gesamtüberlebens. Indikation: fortgeschrittene ausgewählte Weichteilsarkome nach Versagen einer Chemotherapie
- mTOR-Inhibitoren (z.B. Ridaforolimus)
- Brostallicin
- ALK-Inhibitoren

Prg: *Prognosefaktoren:* Günstig sind:
- Alter des Patienten < 60 Jahre
- Tumorgröße < 5 cm, hoher Differenzierungsgrad
- lokalisiertes Stadium, Extremitätenlokalisation
- hoher Nekroseanteil im Resektionspräparat nach erfolgter Chemotherapie

5-Jahres-Überleben in Abhängigkeit von
- Differenzierungsgrad: G1: 76 %, G2: 56 %, G3: 26 %
- Tumorstadium: Stadium I: > 90 %, II: 70 %, III: 20–50 %, IV < 20 %

Na:
- bei kurativer Therapieintention: initial engmaschige Kontrollen (vierteljährlich) mit Bildgebung (je nach Tumorlokalisation Sonografie/Röntgen/CT/MRT) in den ersten 2 Jahren. Bei frühzeitiger Diagnosestellung und adäquater Therapie haben Patienten mit lokalem Rezidiv die gleiche Lebenserwartung wie Patienten ohne Rezidiv.
- bei palliativer Situation: symptomorientiertes Vorgehen

Ad: **Weichteilsarkome: CWS-Studienzentrale.** Leitung: Prof. Dr. med. Ewa Koscielniak, Prof. Dr. med. Thomas Klingebiel; Klinikum Stuttgart, Olgahospital-Zentrum für Kinder- und Jugendmedizin, Bismarckstr. 8, 70176 Stuttgart, ☎ 0711-2787-3812, Fax: 0711-2787-2749, E-Mail: cws@olgahospital-stuttgart.de

Lit:
1. Canter RJ, Qin LX, Downey RJ et al. Perioperative chemotherapy in patients undergoing pulmonary resection for metastatic soft-tissue sarcoma of the extremity: a retrospective analysis. Cancer 2007;110:2050–2060.
2. Do K, Doroshow JH, Kummar S. Antiangiogenic approaches for the treatment of advanced synovial carcinomas. Curr Opin Oncol 2012;24:425–430.
3. ESMO/ESN Working Group. Soft tissue and visceral sarcomas: ESMO Clinical Practisce Guidelines for diagnostics, treatment and follow-up. Ann Oncol 2012;23(Suppl 7):vii92–vii99.
4. Issels RD, Lindner LH, Verweij J, et al. Neo-adjuvant chemotherapy alone or with regional hyperthermia for localised high-risk soft-tissue sarcoma: a randomised phase 3 multicentre study. Lancet Oncol 2010 Jun;11:561–570.
5. Lindner LH, Issels RD. Weichteilsarkome: neue Erkenntnisse und Entwicklungen. Dtsch Med Wochenschr 2012;137:1556–1559.
6. Penel N, Van Glabbeke M, Ouali M et al. Testing new regimens in patients with advanced soft tissue sarcoma: analysis of publications from the last 10 years. Ann Oncol 2011;22:1266–1272.
7. Taylor BS, Barretina J, Maki RG et al. Advances in sarcoma genomics and new therapeutic targets. Nat Rev Cancer 2011;11(8):541–557.
8. Verweij J, Baker LH. Future treatment of soft tissue sarcomas will be driven by histological subtype and molecular aberrations. Eur J Cancer 2010;46:863–868.

Web:
1. www.dgho.de — DGHO-Leitlinie
2. www.nccn.org — NCCN Guideline
3. www.cws.olgahospital-stuttgart.de — CWS-Register

8.9.2 Gastrointestinaler Stromatumor (GIST)

K. Mikesch, J. Heinz

Def: mesenchymaler Tumor des Gastrointestinaltrakts. Charakteristisch ist die Expression von c-KIT.

ICD-10: C26.9

Ep: 10–20 Fälle/1 000 000 Einwohner pro Jahr, ♂:♀ = 1:1, medianes Alter: 55–65 Jahre. Häufigste mesenchymale Tumoren des Gastrointestinaltraktes, 5 % aller Sarkome meist sporadisch, nur selten hereditär bei entsprechenden Keimbahnmutationen des kit- oder PDGFR-alpha-Gens

Pg:
- GIST gehen von interstitiellen Cajal-Zellen (Schrittmacherzelle des Plexus myentericus) aus, die CD117 (c-kit, Rezeptor für „Stem Cell Factor" [SCF]) exprimieren. Kit ist an der Regulation von Zellwachstum, Differenzierung und Apoptose beteiligt.
- 95 % der GIST exprimieren kit, in 85 % aller GIST ist c-kit mutiert → ligandenunabhängige Aktivierung der kit-Proteinkinase → Proliferationsstimulation, Apoptoseinhibition.
- Exon-11-Mutation in etwa 70 %, Exon-9-Mutation in etwa 15 % der Fälle
- Etwa 5 % der GIST zeigen Mutation des PDGF-Rezeptor-alpha.

Path:
- *Histologie:* spindelzellig (70 %), epitheloid (20 %), gemischtzellig (10 %)
- *Immunhistochemie:* GIST-Zellen exprimieren CD117 (regelmäßig), CD34 (60–80 %), SMA (30–40 %), Desmin (< 2 %), S100 (0–15 %).
- *Lokalisation:* Magen (50–60 %), Dünndarm (20–30 %), Kolon/Rektum (10 %), Omentum/Mesenterium (5 %), Ösophagus (5 %)

Klass: *Kriterien zur Beurteilung der Aggressivität und Prognose von GIST, AFIP-Klassifikation*
Bei der Risiko- und Prognoseeinschätzung spielen Tumorgröße, -lokalisation und Mitosezahl eine Rolle.

Risiko	Größe	Mitosen
sehr niedriges Risiko	< 2 cm	< 5 per 50 HPF
niedriges Risiko	2–5 cm	< 5 per 50 HPF
mittleres Risiko	< 5 cm	6–10 per 50 HPF
	5–10 cm	< 5 per 50 HPF
hohes Risiko	> 5 cm	> 5 per 50 HPF
	> 10 cm	jede Mitoserate
	jede Größe	> 10 per HPF

HPF hochvergrößerndes Blickfeld (> 1 000 x)

Sy:
- schmerzlose Raumforderung, z.T. Zufallsbefund bei Laparoskopie/Laparotomie
- tastbarer Abdominaltumor, in fortgeschrittenen Fällen abdominelle Schmerzen
- ggastrointestinale Blutung (bei 10–25 %), Ulzerationen, Anämie

Dg: *Anamnese, Klinik*
Anamnese, Befund, einschließlich rektaler Untersuchung, Hämoccult®

Labor
Blutbild, klinische Chemie

Bildgebung, Histologie
- Endoskopie mit Histologiegewinnung (CD117-Expression)
- Sonografie, CT/MRT Abdomen (Ausschluss hepatische und intraabdominelle Metastasierung)
- FDG-PET

DD: andere solide Tumoren (Karzinome/Sarkome/benigne Tumoren) des Gastrointestinaltrakts

Ko: Blutung, Tumorruptur, Verdrängung

Th: **Behandlungskonzept**
1. *Operative Therapie:* komplette Resektion des Tumors im Gesunden mit kurativer Intention. Eine Lymphadenektomie ist nicht erforderlich, da nur selten eine lymphogene Metastasierung beobachtet wird. Bei Erstdiagnose sind 50% der GIST lokalisiert, bei 60–70% dieser Patienten gelingt eine R0-Resektion. Bei großen und schwer operablen Tumoren kann eine neoadjuvante Behandlung mit Imatinib sinnvoll sein. Bei hohem Rezidivrisiko nach R0-Resektion sollte eine adjuvante Behandlung mit Imatinib erfolgen.
2. *Systemische Therapie:* indiziert insbesondere bei fortgeschrittenen, inoperablen GIST (15–50% bei Erstdiagnose). Therapie der Wahl ist der Proteinkinasehemmer Imatinib:
   - Imatinib (400–800 mg/d p.o.) inhibiert selektiv die c-kit-Proteinkinase → Proliferationshemmung, Apoptoseinduktion
   - Ansprechen in der Regel nach 3–4 Monaten, komplette Remissionen (CR) <5%, partielle Remissionen (PR) 60–80%. Progressionsfreies Überleben nach 18 Monaten: 66%. Im Verlauf der Behandlung bei 20% der Patienten Resistenzentwicklung
   - bei Exon-9-Mutation: Dosissteigerung auf 800 mg/d, da deutlich bessere Ansprechrate
   - Eine adjuvante Therapie ist indiziert bei GIST mit mittlerem und hohem Rezidivrisiko entsprechend der AFIP-Klassifikation. ACOSOG-Z9001-Studie: Eine adjuvante Imatinib-Therapie verbessert das 2-Jahres-PFS auf 91% mit Imatinib gegenüber 76% ohne Imatinib. SSG-AIO-Studie zeigt weitere Verbesserung von PFS und OS nach 5 Jahren bei Verlängerung der adjuvanten Therapie auf 3 Jahre.
   - *Zweitlinientherapie:* Sunitinib 50 mg d 1–28 gefolgt von 14-tägiger Therapiepause, oder Dauertherapie mit 37,5 mg/d
   - *Drittlinientherapie:* Regorafenib 160 mg/d p.o., Verbesserung des progressionsfreien Überlebens von 1 auf 5 Monate
   - Eine konventionelle Chemotherapie ist nicht wirksam.
3. *Experimentelle Therapie*
   - weitere Tyrosinkinaseinhibitoren in klinischer Prüfung: Masatinib, Dasatinib, Nilotinib, Cediranib
   - andere zielgerichtete Verbindungen in klinischer Entwicklung: Everolimus (mTOR-Inhibitor), Panobinostat (HDAC-Imhibitor)
   - Einsatz in klinischen Studien nach Imatinib- und Sunitinib-Versagen
4. *Strahlentherapie:* GIST sind weitestgehend strahlenresistent.

8.9.2 Gastrointestinaler Stromatumor (GIST)

Prg: *Prognosefaktoren*
- wichtigster prognostischer Faktor: Erreichen einer R0-Resektion (5-Jahres-Überlebensrate nach R0-Resektion: 50 %). R1- oder R2-Resektion ist ungünstig.
- Tumorgröße > 5 cm und hohe Mitoserate ungünstig
- Lokalisation: Dünndarmtumoren mit ungünstiger Prognose
- intraoperative Tumorruptur mit abdomineller Tumorzellaussaat ungünstig
- c-kit-Mutationstyp: Exon-11-Mutationen günstig (Ansprechen auf Imatinib: 78 %), Exon-9-Mutationen ungünstig (Ansprechen auf Imatinib: 9 %)

Na:
- bei kurativer Therapieintention: engmaschige Kontrollen, initial in dreimonatigen Abständen (CT, MRT, Sonografie Abdomen, Röntgen Thorax, FDG-PET).
- bei palliativer Intention: symptomorientiertes Vorgehen

Lit:
1. DeMatteo RP, Blattmann KV, Antonescu CR et al. Adjuvant imatinib mesylate after resection of localised, primary gastrointestinal stromal tumour: a randomised, double-blind, placebo-controlled trial. Lancet 2009;373:1097–1104.
2. ESMO/ESN Working Group. Gastrointestinal stromal tumor: ESMO Clinical Practice Guidelines for diagnostics, treatment and follow-up. Ann Oncol 2012;23 (Suppl 7):vii49–vii55.
3. Gervaz P, Huber O, Morel P. Surgical management of gastrointestinal stromal tumours. Br J Surg 2009;96:567–578.
4. Joensuu H, Eriksson M, Sundby K et al. One vs three years of adjuvant imatinib for operable gastrointestinal stromal tumor. A randomized trial. JAMA 2012;307:1265–1272.
5. Joensuu H, Hohenberger P, Careless CL. Gastrointestinal stromal tumour. Lancet 2013; 382:973–983.
6. Pantaleo MA, Nannini M, Di Battista M et al. Combined treatment strategies in gastrointestinal stromal tumors (GISTs) after imatinib and sunitinib therapy. Cancer Treat Rev 2010;36:63–68.
7. Reichardt P. Optimal use of targeted agents for advanced gastrointestinal stromal tumours. Oncology 2010;78:130–140.

Web:
1. www.sarkome.de/stand_gastrointestinaler_stromatumoren.htm Sarkome.de
2. www.cancer.org/docroot/CRI/CRI_2_3x.asp?dt=81 Am Cancer Soc
3. www.nccn.org/professionals/physician_gls/PDF/sarcoma.pdf NCCN Guideline

8.9.3 Ewing-Sarkome

J. Heinz, U. Kontny

Def: maligne Tumoren, die in der Regel vom Knochen ausgehen, selten nur im Weichteilgewebe wachsen und die in der Histologie als kleine, blaue rundzellige Tumoren imponieren. Definiert durch eine charakteristische Translokation zwischen dem *EWS*-Gen und einem Mitglied der *ETS*-Familie von Transkriptionsfaktoren. Zu den Ewing-Sarkomen gehören: das klassische Ewing-Sarkom, das atypische Ewing-Sarkom, der Askin-Tumor sowie die malignen peripheren neuroektodermalen Tumoren (PNET). Sie stellen, trotz unterschiedlicher immunhistochemischer Charakteristika, lediglich unterschiedliche Differenzierungsmerkmale derselben Tumorentität dar.

ICD-10: C40, C41

Ep: Inzidenz: 1–3 Fälle/1 000 000 Einwohner/Jahr. Verteilung ♂:♀ = 1,5:1. Prädilektionsalter: 10–20 Jahre (Median: 15 Jahre). Ewing-Sarkome stellen bei Kindern und Jugendlichen die zweithäufigsten malignen Knochentumoren dar.

Pg: *Pathogenese*
Charakteristisch sind Translokationen, die das EWS-Gen auf Chromosom 22 involvieren:
- t(11;22)(q24;q12) → Fusionsgen EWS/FLI1 in 90–95 % der Fälle
- t(21;22)(q22;q12) → Fusionsgen EWS/ERG in 5–10 % der Fälle sowie
- t(7;22)(p22;q12)

Differenzierung
Ewing-Sarkome und PNET weisen gleichermaßen das Genprodukt MIC-2 (CD99) auf. Unterscheidungskriterium ist die Expression neuronaler Marker (z.B. NSE, Leu7, PGP9.5, S100):
- Ewing-Sarkom: Expression von maximal einem neuronalen Marker
- PNET: Expression von > 2 neuronalen Markern oder Nachweis von Homer-Wright-Rosetten (Pseudorosetten)
- Unterscheidung zu Leukämien und Lymphomen: Fehlen von CD53
- Weiter müssen Rhabdomyosarkome, kleinzellige Osteosarkome, Neuroblastome durch Immunhistochemie und Molekularpathologie unterschieden werden.

Path: *Histologie*
- zellreiches Gewebe mit Nekrosen, zum Teil ist nur um die kleinen Gefäße herum noch Tumorgewebe erhalten („Pseudorosetten"). Die Tumorzellen sind klein, lymphozytenähnlich (DD: Osteomyelitis), mit rundlichem Kern, grobem Chromatin-Schatten und intrazytoplasmatischer Glykogenablagerung (Nachweis durch PAS-Reaktion).
- Immunhistochemie: mesenchymale Marker positiv (Vimentin), zum Teil neuronale Marker positiv (z.B. NSE, Leu7, PGP9.5, S100)
- Nachweis des MIC-2-Genprodukts (CD99)
- Alle Ewing-Sarkome sind als hochmaligne (G3) klassifiziert.

Lokalisation und Ausbreitung
- primäre Lokalisation: alle Skelettabschnitte mit Bevorzugung des Beckens und des Thorax sowie den Diaphysen von Femur, Tibia und Humerus. Selten: reiner Weichteiltumor

8.9.3 Ewing-Sarkome

- frühe hämatogene Metastasierung in Lunge, Skelettsystem und Knochenmark. Lymphknotenbefall ist selten.

Klass: Einteilung bei Erstdiagnose in:
- lokalisiertes Ewing-Sarkom   70–80 % der Fälle
- metastasiertes Ewing-Sarkom   20–30 % der Fälle

Es muss allerdings schon bei Diagnosestellung von einer okkulten Metastasierung ausgegangen werden, sodass das Ewing-Sarkom als primär systemische Erkrankung angesehen werden muss.

Sy:
- lokale Schmerzen, Schwellung, Induration, Überwärmung
- Verdrängungssymptomatik, Funktionseinschränkung

Dg: *Anamnese, Klinik*
klinische Untersuchung mit Skelettbefund

Labor
- Routinelabor mit Blutbild, LDH ↑, NSE (neuronspezifische Enolase, als neuronaler Marker z.T. erhöht), BSG
- vor geplanter Chemotherapie: Leber- und Nierenfunktionsparameter, Virologie (CMV, EBV, VZV, HSV, HAV, HBV, HCV, HIV)

Bildgebung
- Röntgenaufnahme („Zwiebelschalen"-Wachstum, „Mottenfraß"-Nekrosen) des betroffenen Abschnitts, CT/MRT (Messung des Tumorvolumens)
- Röntgen-Thorax in 2 Ebenen, CT Thorax, Sonografie Abdomen
- Skelettszintigrafie, MRT von suspekten Abschnitten, ggf. Angiografie
- PET oder PET-CT (sehr sensitive Methode)

Histologie
offene Biopsieentnahme (mit Versand an Referenzpathologen im Rahmen der Studie, siehe unten). Sowohl der Biopsiekanal als auch die Biopsienarbe müssen als kontaminiert angesehen werden, so dass diese bei der späteren Lokaltherapie mit entfernt oder bestrahlt werden müssen. Immunhistochemie sowie Nachweis einer Translokation im EWS-Gen („break-apart FISH"; Molekulargenetik)

Weitere Untersuchungen
- beidseitige Knochenmarkzytologie und -biopsie (Ausschluss Infiltration), mit molekularer Diagnostik zum Nachweis eines Rearrangements auf Chromosom 22
- vor Chemotherapie: kardiale Funktion (EKG, Echokardiografie), Lungenfunktion

DD:
- Osteomyelitis (klinisch und histologisch zum Teil schwierig abzugrenzen)
- Rhabdomyosarkome, kleinzellige Osteosarkome, Neuroblastome u.a.
- Lymphome, Skelettmetastasen

Th: ***Therapieprinzipien***

1. Das Ewing-Sarkom ist bereits bei Diagnosestellung als systemische Erkrankung zu betrachten; > 90 % der Patienten mit klinisch lokalisierter Erkrankung weisen eine okkulte Mikrometastasierung auf.
2. Die Behandlung ist grundsätzlich interdisziplinär und besteht aus einer Kombination von systemischer Chemotherapie und lokal wirksamer Operation und/ oder Radiatio. Sie ist abhängig von der Lokalisation des Tumors, Grad des Ansprechens nach Chemotherapie und Tumorvolumen bei Diagnosestellung.

3. Wichtigste Zytostatika sind Doxorubicin, Cyclophosphamid, Ifosfamid, Vincristin, Actinomycin-D, Etoposid. Immer Kombinationstherapie. Hochdosistherapie mit autologer Stammzelltransplantation ist im Rahmen von Studien oder bei primär oder sekundär metastasierten Patienten erwägen.
4. Operationsverfahren der Wahl: extremitätenerhaltende Techniken in Kombination mit Radiatio/Chemotherapie. Amputation möglichst vermeiden
5. Radiotherapie: präoperativ, postoperativ oder als alleinige lokale Therapie in Kombination mit einer Chemotherapie. Strahlendosen: zwischen 45 und 60 Gy, abhängig vom Zeitpunkt (prä- oder postoperativ), ob als alleinige Lokaltherapie und vom histologischen Ansprechen
6. Die Behandlung sollte nach Möglichkeit im Rahmen von Studien erfolgen. Die aktuelle Therapiestudie „EURO-E.W.I.N.G 2008" der „European Ewing Tumor Working Initiative of National Groups" stellt derzeit den europäischen Behandlungsstandard dar.

Studie „EWING 2008"

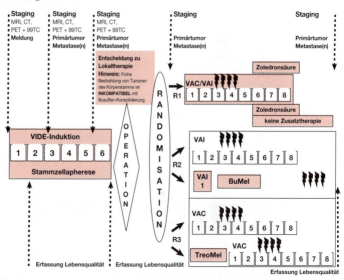

⚡ Radiatio (Strahlentherapie), VIDE Vincristin + Ifosfamid + Doxorubicin + Etoposid, VAI Vincristin + Actinomycin-D + Ifosfamid, VAC Vincristin + Actinomycin-D + Cyclophosphamid, BuMel Busulfan + Melphalan, TreoMel Treosulfan + Melphalan,

Prinzipien der Studie „EWING 2008"
- *Grundkonzept:* Abfolge von neoadjuvanter Chemotherapie → Lokaltherapie → adjuvanter Chemotherapie. Die adjuvante Therapie erfolgt risikoadaptiert entsprechend dem Anteil vitaler Tumorzellen im Operationspräparat.
- *Fragestellungen:* Einfluss einer Erhaltungstherapie mit Zoledronsäure für Patienten der R1-Gruppe auf das ereignisfreie Überleben EFS. Vergleich einer adjuvanten konventionellen Chemotherapie mit einer Hochdosistherapie bei Patienten mit schlechtem histologischen Ansprechen auf Induktionschemotherapie oder bei Patienten mit Lungenmetastasen (R2-Gruppe). Einfluss einer

8.9.3 Ewing-Sarkome

zusätzlichen Hochdosistherapie mit Treosulfan vor einer adjuvanten Therapie mit VAC bei Patienten der R3-Gruppe
- *Patientenauswahl (Einschlusskriterien):* Patienten mit histologisch nachgewiesenem primären oder metastasierten Ewing-Sarkom, atypischem Ewing-Sarkom, Askin-Tumor oder peripherem neuroektodermalen Tumor (PNET)
- *Therapieplan:* Induktionschemotherapie mit 6 × VIDE, Stammzellharvest zwischen dem 2. und 4. Zyklus. Operation bei resektablen Tumoren, anschließend Chemotherapie nach dem VAI-Protokoll (1 ×). Randomisierte Konsolidierungstherapie, unter Berücksichtigung von Tumorbefall, Tumoransprechen und -volumen (siehe Abbildung)
- Bezüglich weiterer Informationen und Einzelheiten wird auf die Studienzentrale verwiesen: *ewing@uni-muenster.de*.

Rezidiv
Auch im Rezidiv sollte die Behandlung mit kurativer Intention durchgeführt werden. Die beste Prognose haben Spätrezidive. Nach Rücksprache mit Studienzentrale eventuell Einschluss in Phase-II-Studien. Indikation zur myeloablativen Hochdosistherapie mit autologer/allogener Transplantation abklären

Chemotherapieprotokolle

„VIDE" ☞ *Protokoll 13.16.3*			*Wiederholung nach Studienprotokoll*
Vincristin	$1{,}5\,mg/m^2/d$	i.v.	d 1, max. Einzeldosis 2 mg
Ifosfamid	$3000\,mg/m^2/d$	i.v.	d 1–3, über 1–3 h
Doxorubicin	$20\,mg/m^2/d$	i.v.	d 1–3, über 4 h
Etoposidphosphat	$150\,mg/m^2/d$	i.v.	d 1–3, über 1 h

„VAI" ☞ *Protokoll 13.16.4*			*Wiederholung nach Studienprotokoll*
Vincristin	$1{,}5\,mg/m^2/d$	i.v.	d 1, max. Einzeldosis 2 mg
Actinomycin D	$0{,}75\,mg/m^2/d$	i.v.	d 1 + 2, max. Einzeldosis 1,5 mg
Ifosfamid	$3000\,mg/m^2/d$	i.v.	d 1 + 2

„VAC" ☞ *Protokoll 13.16.5*			*Wiederholung nach Studienprotokoll*
Vincristin	$1{,}5\,mg/m^2/d$	i.v.	d 1, max. Einzeldosis 2 mg
Actinomycin-D	$0{,}75\,mg/m^2/d$	i.v.	d 1 + 2, max. Einzeldosis 1,5 mg
Cyclophosphamid	$1500\,mg/m^2/d$	i.v.	d 1

„Busulfan-Melphalan" ☞ *Protokoll 14.2.5*			
Busulfan	$3{,}2\,mg/kg\,KG/d$	i.v.	d −5 bis d −3
Melphalan	$140\,mg/m^2/d$	i.v.	d −2

Stammzellreinfusion d 0, $\geq 3 \times 10^6$ CD34-positive Zellen pro kg Körpergewicht

„Treosulfan-Melphalan"			
Treosulfan	$12\,g/m^2/d$	i.v.	d −5 bis d −3
Melphalan	$140\,mg/m^2/d$	i.v.	d −2

Stammzellreinfusion d 0, $\geq 3 \times 10^6$ CD34-positive Zellen pro kg Körpergewicht

Prg: *Prognosefaktoren*
Die Prognose ist abhängig von der Ausbreitung des Tumors bei Diagnosestellung (Volumen, Dissemination) und insbesondere vom Ansprechen auf die Chemotherapie.

5-Jahres-Überleben
- lokalisiertes Ewing-Sarkom, reine Strahlentherapie/Operation   < 10 %
- lokalisiertes Ewing-Sarkom, multimodale Therapie   60–75 %
- pulmonal metastasiertes Ewing-Sarkom, multimodale Therapie   30–40 %
- ossär metastasiertes Ewing-Sarkom, multimodale Therapie   < 20 %

Experimentelle Therapieformen
- aktuelle Phase I/II der Ewing-Sarkom-Studiengruppe (Einzelheiten unter *www.klinikum.uni-muenster.de*)
- Der Einsatz von IGF-Rezeptor-Antikörpern, antiangiogenetischen Substanzen (z.B. Bevacizumab), mTOR-Antagonisten (z.b. Rapamycin), PARP-Inhibitoren, Bisphosphonaten werden in aktuellen Studien geprüft und sollten außerhalb von Studien nicht erfolgen.

Na:
- bei kurativer Therapieintention: initial engmaschige Kontrolle mit Bildgebung, insbesondere in den ersten 3 Jahren sowie Kontrolle der Organfunktion.
- bei palliativer Situation: symptomorientiertes Vorgehen

Ad: **Studie EWING 2008:** Studienleitung: Prof. Dr. Uta Dirksen/Prof. Dr. H. Jürgens, Zentrum für Kinderheilkunde, Klinik für Pädiatrische Hämatologie/Onkologie, Albert-Schweitzer-Str. 33, 48129 Münster, ☎ 0251-8357749/-47742, Fax: 0251-8347828, E-Mail: ewing@uni-muenster.de

Referenzpathologie: Gerhard-Domagk, Institut für Pathologie, Münster, ☎ 0251/83-57550, E-Mail: pathologie@ukmuenster.de; Pathologie der Universität Basel, ☎ +41 613287867; Institut für Pathologie, Prof. Leuschner, Kiel, ☎ 0431597-3401, E-Mail: patho.kiel@sh-uk.de

Lit:
1. DuBois SG, Marina N, Glade-Bender J. Angiogenesis and vascular targeting in Ewing sarcoma: a review of preclinical and clinical data. Cancer 2010;116:749–757.
2. Haeusler J, Ranft A, Boelling T et al. The value of local treatment in patients with primary, disseminated, multifocal Ewing sarcoma (PDMES). Cancer 2010;11:443–450.
3. Le Deley MC, Delattre O, Schäfer KL et al. Impact of EWS-ETS fusion type on disease progression in Ewing's sarcoma/peripheral primitive neuroectodermal tumor: prospective results from the cooperative Euro-E.W.I.N.G.99 trial. J Clin Oncol 2010;28:1982–1988.
4. Potratz J, Dirksen U, Jürgens H, Craft A. Ewing sarcoma: clinical state-of-the-art. Pediatr Hematol Oncol 2012;29:1–11.
5. Ros KA, Smyth NA, Murawski CD, Kennedy JG. The Biology of Ewing Sarcoma. ISRN Oncology 2013; doi: 10.1155/2013/759725.

Web:
1. www.kinderkrebsinfo.de   Ewing-2008-Studie
2. www.cancer.gov/cancertopics/types/ewing   NCI Cancer Topics

8.9.4 Osteosarkome

U. Kontny, J. Heinz

Def: maligne Knochentumoren mesenchymalen Ursprungs, welche Osteoid bilden

ICD-10: C40, C41

Ep: Häufigkeit: 0,1 % aller Krebserkrankungen. Inzidenz: 2 Fälle/1 000 000 Einwohner/Jahr. Verteilung ♂:♀ = 3:2. Altersverteilung mit Häufigkeitsgipfeln zwischen 10.–20. Lebensjahr (90 % der Fälle) und 50.–70. Lebensjahr (10 %)

Pg: *Risikofaktoren*
- genetische Prädisposition bei hereditärem Retinoblastom, Li-Fraumeni-Syndrom
- sekundäre Osteosarkome nach vorausgegangener Strahlentherapie oder Ostitis deformans (M. Paget); selten: nach Alkylantien, fibröse Dysplasie, Enchondromatose, Osteochondrom

Genetische Veränderungen
- Inaktivierung von Tumorsuppressorgenen wie RB und p53
- Amplifikation von Chromosom 6p21 (~ 16 %), 8q24 (~ 16 %, inkl. MYC), 12q14 (~ 11 %, inkl. CDK4), Heterozygotie 10q21.1 (~ 44 %)
- Expression des c-sis-Protoonkogens mit entsprechender Synthese des „Platelet Derived Growth Factor" (PDGF, stimuliert Proliferation mesenchymaler Zellen)
- Nachweis von Onkogenen (ras, raf, mos, myc, fos) oder Oncornaviren

Path: *Einteilungen*
- *Histologie:* osteoblastische/chondroblastische/fibroblastische/teleangiektatische/kleinzellige Osteosarkome. Selten sind niedrigmaligne („low grade") Formen.
- *Wachstumsmuster:* zentrales (klassisch intraossäres), periostales, paraossales (juxtakortikales), kraniofaziales oder extraskelettales Wachstum

Lokalisation und Ausbreitung
- in 80 % der Fälle lokalisiert in den Metaphysen langer Röhrenknochen, v.a. im Kniegelenksbereich (60 %), Humerus (15 %); selten: Schädel- und Kieferknochen
- bei Diagnosestellung: klinisch nachweisbare Metastasen bei 10–20 % der Patienten, okkulte Metastasen bei 80–90 %, v.a. in Lunge und Skelettsystem

Klass: *Stadieneinteilung nach dem TNM-System (2010)*

T	Primärtumor
TX	Primärtumor nicht beurteilbar
T0	kein Primärtumor
T1	Primärtumor ≤ 8 cm
T2	Primärtumor > 8 cm
T3	diskontinuierliche Ausbreitung in primär befallenen Knochen

N	*Lymphknotenbefall*
NX	regionäre Lymphknoten nicht beurteilbar
N0	Lymphknoten tumorfrei
N1	regionärer Lymphknotenbefall
M	*Fernmetastasen*
M0	keine Fernmetastasen
M1	Fernmetastasen (auch nicht regionäre Lymphknoten)

Die Stadieneinteilung nach AJCC bzw. UICC ist für die Klinik wenig relevant.

Sy:
- lokale Schwellung, Induration, Überwärmung, Schmerzen
- Verdrängungssymptomatik, Funktionseinschränkung

Dg: *Anamnese, Klinik*
- Anamnese einschließlich Risikofaktoren (vorangegangene Bestrahlung?)
- klinische Untersuchung mit Skelettbefund, Lymphknotenstatus

Labor
Routinelabor mit Blutbild, Leber- und Nierenfunktionsparametern, Gerinnungsstatus, alkalischer Phosphatase (in 60–80 % ↑)

Bildgebung
- konventionelle Röntgenaufnahme in zwei Ebenen und MRT des betroffenen Abschnitts, inkl. proximales und distales Gelenk bei Extremitätentumoren, ggf. CT
- Röntgen Thorax in zwei Ebenen, CT Thorax, Sonografie Abdomen
- Skelettszintigrafie in digitaler Drei-Phasen-Technik, selten Angiografie
- ggf. PET zur Beurteilung der Vitalität von Tumorresten nach Therapie

Histologie
operative Biopsieentnahme

Weitere Untersuchungen
vor Chemotherapie: kardiale Funktion (EKG, Echokardiografie), Audiometrie

Th: **Therapieprinzipien**

1. Das Osteosarkom ist bereits bei Diagnosestellung als systemische Erkrankung zu betrachten (diffuse Mikrometastasierung bei 80–90 % der Patienten).

2. Die Therapie ist interdisziplinär, mit kurativer Intention. Grundkonzept: Biopsie → präoperative Chemotherapie → Operation → post-operative Chemotherapie. *Ausnahme:* low-grade-Osteosarkome werden in der Regel nur operiert.

3. Wichtigste Chemotherapeutika sind Doxorubicin, Cisplatin, Methotrexat, Ifosfamid, (Ansprechraten in der Monotherapie 20–40 %), wobei eine Kombinations-Chemotherapie der Monotherapie überlegen ist.

4. Operationsverfahren: Amputation, Umkehrplastik, extremitätenerhaltende Operationstechniken. Wahl des Verfahrens abhängig von Alter, Tumorlokalisation und Ansprechen auf die präoperative Chemotherapie. Resektion von Lungenmetastasen

5. Osteosarkome sind weitestgehend strahlenresistent → Strahlentherapie nur bei ausgewählter palliativer Indikation oder als Bestandteil multimodaler Therapieansätze im Rahmen von Studien.

8.9.4 Osteosarkome

6. Behandlung nach Möglichkeit im Rahmen von Studien. Aktuell: EURO-B.O.S.S. („EUROpean Bone Over 40 Sarcoma Study") für Erwachsene > 40 Jahre, in Analogie an Standardarm der EURAMOS1-Studie für Kinder und Erwachsene bis zum 40. Lebensjahr (geschlossen)

EURO-B.O.S.S.-Studie („EUROpean Bone Over 40 Sarcoma Study")

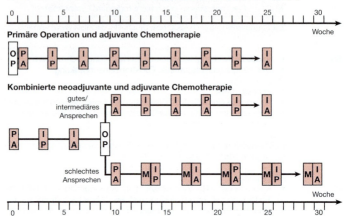

OP Operation, P Cisplatin, A Doxorubicin, I Ifosfamid, M Methotrexat mit Leukovorinrescue; „gutes/intermediäres Ansprechen": < 50 % vitale Tumorzellen im Operationspräparat; „schlechtes Ansprechen": > 50 % vitale Tumorzellen im Operationspräparat

Prinzipien der EURO-B.O.S.S.-Studie
- *Grundkonzept:* Abfolge von neoadjuvanter Chemotherapie → Operation → adjuvanter Chemotherapie
- *Fragestellung:* Überprüfung der Ansprechrate und Etablierung einer intensivierten Chemotherapie bei Knochensarkompatienten im Alter von 41–65 Jahren.
- *Patientenauswahl (Einschlusskriterien):* Patienten im Alter von 41–65 Jahren mit histologisch gesichertem Knochensarkom (Osteosarkom, malignes fibröses Histiozytom, Leiomyosarkom, entdifferenziertes Chondrosarkom, Angiosarkom)
- *Ausschlusskriterien:* Knochenmarkbeteiligung, hepatische/kardiale/renale Funktionseinschränkung, Kontraindikation gegen Chemotherapie
- *Therapieablauf:* (1) adjuvanter Therapiearm bei primär operierten Patienten; (2) kombinierter Therapiearm mit neoadjuvanter und adjuvanter Chemotherapie bei bislang nicht operierten Patienten. Anteil vitaler Tumorzellen im Operationspräparat definiert Risikogruppen und die Intensität der adjuvanten Chemotherapie.
- Alle Patienten sollten der Studienzentrale gemeldet werden. Bei bestehenden Kontraindikationen oder Ausschlusskriterien können die Patienten außerhalb der Studie als „Beobachtungspatienten" geführt werden.
- Einzelheiten zur Studie sind in der COSS-Studienzentrale (☞ Ad:) zu erfahren.

Prinzipien der EURAMOS-1-Studie (Studie ist inzwischen geschlossen.)
- *Grundkonzept:* Abfolge von neoadjuvanter Chemotherapie → Operation → adjuvanter Chemotherapie
- *Fragestellung:* nach neoadjuvanter Chemotherapie und Operation: Bedeutung einer postoperativen Erhaltungstherapie (Interferon α bei Patienten mit gutem

Tumoransprechen) bzw. Intensivierungstherapie (bei Patienten mit schlechtem Tumoransprechen)
- Einzelheiten zur Studie sind unter *www.euramos.org* oder in der COSS-Studienzentrale (☞ Ad:) zu erfahren.

Vorgehen bei Rezidiven
- abhängig von Vortherapie, Sitz und der Anzahl der Metastasen
- nach Möglichkeit erneute R0-Resektion anstreben
- bei Inoperabilität: Überprüfung der Indikation zur Strahlentherapie und/oder erneuten Chemotherapie. In Einzelfällen ist Hochdosis-Chemotherapie oder nuklearmedizinische Therapie mit Samarium[153] mit autologem Stammzellsupport erwägen.
- evtl. Einschluss in laufende Studien (Rücksprache mit Studienzentrale)

Prg: *Prognosefaktoren*
- Tumorstadium (Tumorvolumen, Metastasierung) und Lokalisation (ungünstig: axial, obere Extremität)
- komplette operative Tumorentfernung
- histologisches Ansprechen auf Chemotherapie

5-Jahres-Überleben
- bei rein operativer Therapie   15 %
- bei kombinierter Therapie (OP + Chemotherapie)   > 50–70 %

Na:
- bei kurativer Therapieintention: initial engmaschige Kontrolle mit Bildgebung. Kontrollintervalle über 3 Jahre vierteljährlich, dann weitere 5 Jahre in halbjährlichen Abständen
- bei palliativer Situation: symptomorientiertes Vorgehen

Ad: **COSS (Cooperative Osteosarcoma Study Group):** EURO-B.O.S.S., EURAMOS1. Studienzentrale: Prof. Dr. S. Bielack, COSS, Pädiatrisches Zentrum der Landeshauptstadt, Klinik für Kinder- und Jugendmedizin, Pädiatrie 5 (Onkologie, Hämatologie, Immunologie), Bismarckstr. 8, 70176 Stuttgart, ☎ 0711-278 73881/-73877, Fax: 0711-278 73882, E-Mail: coss@olgaspital-stuttgart.de

Lit:
1. Anninga JK, Gelderblom H, Fiocco M et al. Chemotherapeutic adjuvant treatment for osteosarcoma: where do we stand? Eur J Cancer 2011;47:2431–2445.
2. Andreou D, Bielack SS, Carrle D et al. The influence of tumor- and treatment-related factors on the development of local recurrence in osteosarcoma after adequate surgery. An analysis of 1355 patients treated on neoadjuvant Cooperative Osteosarcoma Study Group protocols. Ann Oncol 2011;22:1228–1235.
3. Coleman RE, Guise TA, Lipton A et al. Advancing treatment for metastatic bone cancer: consensus recommendations from the second Cambridge Conference. Clin Cancer Res 2008;14:6387–6395.
4. ESMO/ESN Working Group. Bone sarcomas: ESMO Clinical Practice Guidelines for diagnosis, treatment and follow-up. Ann Oncol 2012;23(Suppl 7):vii100–vii109.
5. Gill J, Ahluwalia M, Geller D et al. New targets and approaches in osteosarcoma. Pharmacology Therapeutics 2013;137:89–99.
6. Gösling T, Probst C, Länger F et al. Diagnostik und Therapie primärer Knochentumoren. Onkologe 2010;16:909–932.
7. Hattinger CM, Pasello M, Ferrari S, Picci P, Serra M. Emerging drugs for high-grade osteosarcoma. Expert Opin Emerg Drugs 2010;15(4):615–634.
8. Smida J, Baumhoer D, Rosemann M et al. Genomic alterations and allelic imbalances are strong prognostic predictors in osteosarcoma. Clin Cancer Res 2010;16:4256–4267.

Web:
1. www.olgahospital-stuttgart.de   COSS-Studien
2. www.gpoh.de   Ges Päd Hämatol Onkol
3. www.ctu.mrc.ac.uk/euramos/   Eur Am Osteosarc Grp

8.10 ZNS-Tumoren

A.L. Grosu, H. Henß, G. Illerhaus

Def: bösartige Tumoren mit Lokalisation primär zerebral, spinal, im Bereich des Hirnstamms oder der Hirnnerven

ICD-10: C70–C72

Ep: Inzidenz in Deutschland: etwa 6 Fälle/100 000 Einwohner/Jahr. Häufigkeitsgipfel zwischen 5. und 10. Lebensjahr (kindliche Tumoren) sowie zwischen 50 und 55 Jahren

Pg: *Ätiologie*
- genetische Faktoren: selten (Li-Fraumeni-Syndrom, NF1, NF2, tuberöse Sklerose)
- chemische Noxen: bekannte Assoziation mit Vinylchlorid-Exposition, fraglicher Zusammenhang mit Pestiziden, Herbiziden, petrochemischen Produkten
- ionisierende Strahlung
- elektromagnetische Strahlung (Hochspannungsmasten, Funktelefone etc.): ätiologische Bedeutung wird in aktuellen Studien untersucht, eine abschließende Bewertung ist derzeit nicht möglich. Bisher gibt es keine Bestätigung erhöhter Risiken durch Funk- bzw. Mobiltelefone.

Molekulargenetische Aspekte
häufig Amplifikation von Genen, die für Wachstumsfaktoren oder -rezeptoren kodieren (TGFα, EGFR, PDGFR, βFGF). Weiterhin finden sich gehäuft Deletionen in negativ-regulatorischen Elementen (p53, CDKN2, MTS2), vor allem im Bereich von Chromosom 9p21. Bei Oligodendrogliomen oft del(1p) oder del(19q).
Bei Astrozytomen und Oligodendrogliomen finden sich Mutationen der Isocitrat-Dehydrogenase-Enzyme IDH1 und IDH2.

Pathomorphologie und Histogenese von Hirntumoren

Normales Gewebe	Tumor (Auswahl)
Astrozyt	Astrozytom, anaplastisches Astrozytom, Glioblastoma multiforme
Ependymozyt	Ependymom, anaplastisches Ependymom
Oligodendrozyt	Oligodendrogliom, anaplastisches Oligodendrogliom, Mischgliome (Oligoastrozytom)
arachnoidaler Fibroblast	Meningeom
Nervenzelle, Neuroblast	Ganglioneurom, Neuroblastom, Retinoblastom
Neuroektoderm, Neuroblast	Medulloblastom
Schwannsche Zelle	Schwannom (Neurinom)
Melanozyt	malignes Melanom
chorioidale Epithelzelle	Papillome/Karzinome des Plexus chorioideus
Hypophyse	Adenom (Karzinom)
Endothelzelle	Hämangioblastom
primitive Keimzellen	Germinom, Pinealom, Teratom, Cholesteatom
pineales Parenchym	Pineozytom
Chordarest	Chordom

Primär intrakranielle Tumoren des Erwachsenen

Typ	Häufigkeit
Glioblastoma multiforme	30 %
Astrozytome (Grad I–II)	20 %
andere Gliome	7 %
Meningeome	18 %
Neurinome, Schwannome	9 %
Hypophysentumoren	5 %
Ependymome	5 %
Plexuspapillome	2 %
sonstige primäre Hirntumoren (Medulloblastome[1] etc.)	4 %
ZNS-Lymphome	4 %
andere (u. a. Keimzelltumoren)	selten

[1] 25 % der intrakraniellen Tumoren im Kindesalter

Path: *Maligne Gliome: Klassifikation*

Astrozytäre Tumoren (40–50 % aller Hirntumoren)
- nicht infiltrativ: juveniles pilozytäres Astrozytom, subependymales Astrozytom
- Grad I–II: gut/mäßig differenziertes Astrozytom
- Grad III: anaplastisches Astrozytom
- Grad IV: Glioblastoma multiforme[1] (maligne, 50 % der Astrozytome)

Ependymale Tumoren
- myxopapilläres und hochdifferenziertes Ependymom
- anaplastisches Ependymom
- Ependymoblastom

Oligodendrogliome
hochdifferenziertes/anaplastisches Oligodendrogliom

Gemischte Gliome
hochdifferenziertes/anaplastisches Oligooastrozytom

Medulloblastome

[1] genaue Zuordnung unklar

Lokalisation maligner Gliome
- Großhirnhemisphären   90 %
- Hirnstamm und N. opticus   10 %
- multilokulär   < 5 %
- extrakranielle Manifestationen/Metastasierung   < 1 %

Sy: meist uncharakteristische Symptomatik mit Kopfschmerzen, Sehstörungen, Hirndruckzeichen, Herdsymptomen, psychischen Störungen, progredienter Wesensveränderung. Darüber hinaus ist die Klinik abhängig von Tumorlokalisation.

Infratentorielle Tumoren
häufiger bei Kindern, DD: Medulloblastom, Astrozytom Grad I, Ependymom;
Trias: Sehstörungen + Kopfschmerz + Erbrechen

8.10 ZNS-Tumoren

Supratentorielle Tumoren
häufiger bei Erwachsenen, DD: Glioblastom, Astrozytom, Oligodendrogliom
- Herdsymptome (Hemiparese, Aphasie, einseitige Hörstörung, homonyme Hemianopsie)
- zerebrale Krampfanfälle (generalisiert oder Jackson-Anfälle), in 25% der Fälle erstes Symptom
- Hirndruckzeichen (Stauungspapille, Kopfschmerz, Erbrechen, Somnolenz)

Tumoren der hinteren Schädelgrube
Ataxie (Kleinhirn)

Hypophysentumoren
hormonelle Störungen, bitemporale Hemianopsie

Dg: *Anamnese, Klinik*
- Anamnese, einschließlich Risikofaktoren
- klinische Untersuchung, insbesondere neurologischer Status (mit EEG)

Histologie/Zytologie
- histologische Diagnose und Grading durch (stereotaktische) Biopsie
- Liquordiagnostik

CAVE: Bei infratentoriellen Raumforderungen ist die Liquorpunktion häufig kontraindiziert.

Bildgebung
- CT, besser MRT; bei speziellen Fragestellungen Aminosäure-PET
- ggf. angiografische Untersuchungen

DD:
- intrakranielle Blutungen, insbesondere subdurales Hämatom
- entzündliche Veränderungen (Hirnabszess)
- Liquorabflussbehinderungen (Aquäduktstenose, Arachnopathie)

Th: ***Therapie maligner Gliome***

Behandlung orientiert sich an histologischem Typ und Grading des Glioms.

Supportive Therapie
- Hirnödem-Therapie: Dexamethason 40 mg Bolus, dann 3 × 4 mg/d (bis 6 × 8 mg/d)
- evtl. zusätzlich osmotisch aktive Verbindungen (z.B. Osmofundin®)
- antiepileptische Therapie bei generalisiertem Krampfleiden

Operative Therapie
Die operative Behandlung ist – falls möglich – immer Therapie der Wahl, alternativ als konventionelle Operation oder mittels stereotaktischer Verfahren. Ausnahme: ZNS-Lymphome ☞ Kap. 7.5.8. Ziel ist die möglichst weitgehende Entfernung des Tumorgewebes. Auch bei Rezidiv ist eine erneute Resektion in Erwägung zu ziehen. Die Prävention neurologischer Defizite hat allerdings höhere Priorität als die Radikalität der Operation.

Strahlentherapie
- als Ergänzung zur Operation oder als primäre Behandlung (bei nicht operablen Patienten)
- bei palliativer Indikation evtl. als alleiniges Verfahren, ansonsten bei Glioblastomen regelhaft in Kombination mit Chemotherapie

- Technik: dreidimensionale, konformale Strahlentherapie oder intensitätsmodulierte Strahlentherapie (IMRT). Bei kritischer Tumorlokalisation oder guter Prognose (oligodendrogliale Komponente, Grad III, junge Patienten) stereotaktische Fixation und/oder bildgeführte Strahlentherapie („image guided radiotherapy", IGRT) empfohlen
- Zielvolumendefinition und Strahlendosis: Zielvolumendefinition nach CT-/MRT-Bildfusion, in speziellen Fällen in Kombination mit Aminosäure-PET. Das Planungszielvolumen (PTV) erfasst die Tumorregion (bei primärer Strahlentherapie) oder die Primärtumorregion (bei postoperativer Strahlentherapie) plus etwa 2 cm Sicherheitssaum. Gesamtdosis 60 Gy, Einzeldosis 1,8–2 Gy, 5 ×/Woche. Alternativ: Tumor/Primärtumorregion und Ödemzone 50 Gy, Tumorregion/Primärtumorregion 60 Gy

Chemotherapie
- Bei Glioblastompatienten ist eine kombinierte Radiochemotherapie (Bestrahlung + Temozolomid) der reinen Radiatio überlegen.
- Bei anaplastischen Oligodendrogliomen kann alternativ zur Strahlentherapie eine primäre Chemotherapie mit PCV oder Temozolomid diskutiert werden. Bei Progression wird die Strahlentherapie empfohlen.
- Die Bedeutung einer reinen Chemotherapie beim Rezidiv eines malignen Glioms ist nicht gesichert. Trotz Tumorremissionen konnte eine signifikante Verlängerung des Überlebens nur in Metaanalysen demonstriert werden.

Eingesetzte Zytostatika
- Nitrosoharnstoffe (CNU 70–100 mg/m^2 oral) alle 4–6 Wochen
- Procarbazin: 150 mg/m^2/d, d 1–28, oral
- Cytosin-Arabinosid (nur bei Dauerinfusion > 2 h liquorgängig)
- Epipodophyllotoxine (Etoposid): nur bei hochdosierter Gabe
- Temozolomid: orales Dacarbazinderivat

Chemotherapieprotokolle

„Temozolomid mono" ☞ Protokoll 13.17.1			Wiederholung d 29
Temozolomid	150–200 mg/m^2/d	p.o.	d 1–5

„PCV" ☞ Protokoll 13.17.2			Wiederholung nach 6–8 Wochen
Procarbazin	60 mg/m^2/d	p.o.	d 8–21
Lomustin (CCNU)	110 mg/m^2/d	p.o.	d 1
Vincristin	1,4 mg/m^2/d	i.v.	d 8, 29, max. Einzeldosis 2 mg

Neue Substanzen/Therapieverfahren
- gentherapeutische Ansätze
- „targeted therapies": Angiogenese-Inhibitoren, EGFR-Inhibitoren werden in Studien geprüft.
- Substanzen zur Aufhebung der Blut-Hirn-Schranke in Kombination mit Chemotherapie
- Bevacizumab zeigt in Studien deutliche Aktivität, ist aber bisher für diese Indikation noch nicht zugelassen.
- neue Zytostatika, z.B. Cilengitide
- Identifizierung prädiktiver Marker (z.B. Methylguanin-DNA-Methyltransferase; MGMT-Methylierungsstatus)

- neue Bestrahlungstechniken: Zielvolumendefinition nach Aminosäure-PET-/CT-/MRT-Bildfusion, „dose painting" mit IMRT, stereotaktische Strahlentherapie und bildgeführte Strahlentherapie, Dosiseskalationsstudien
- APG101, ein lösliches humanes CD95-Fc-Fusionsprotein, ergab in Kombination mit Strahlentherapie bessere Überlebenszeiten.

Therapie anderer Hirntumoren

Maligne Ependymome, Plexuspapillome, Gangliogliome
Therapie wie bei Gliomen

Meningeome
bei kleinen Tumoren ggf. Beobachtung, ansonsten Operation, Radiochirurgie oder stereotaktische fraktionierte Strahlentherapie. Antiangiogenetische Therapie wird in Studien geprüft.

Primär zerebrale Lymphome
☞ maligne Lymphome (Kap. 7.5.8)

Medulloblastom, periphere neuroektodermale Tumoren (PNET)
Tumoren des Kindesalters, selten bei jungen Erwachsenen. Oft chemotherapiesensibel. Es wird die Therapie entsprechend den pädiatrischen Protokollen empfohlen; diese sehen in der Regel die Kombination von Operation, Strahlentherapie und Chemotherapie vor.

Prg: *Prognose maligner Gliome abhängig von prognostischen Kriterien*
- histologischer Typ: insbesondere Oligodendrogliom günstig
- Grading: Grad III deutlich besser als Grad IV
- Alter: < 40–50 Jahre günstiger
- Performance-Status
- Ausmaß einer möglichen Resektion

Prognose anderer Hirntumoren
- Für *maligne Ependymome, Plexuspapillome, Gangliogliome* gelten die für maligne Gliome dargelegten Grundsätze.
- primär zerebrale Lymphome (☞ Kap. 7.5.8)
- Meningeome, WHO I–II: lokale Tumorkontrolle nach 5–10 Jahren (90–95 %)

Na:
- bei Therapie mit kurativer Intention: engmaschige Verlaufskontrolle mit klinischer Untersuchung, CT/MRT Schädel
- bei palliativer Situation: symptomorientiertes Vorgehen

Ad: **Studien der Neuroonkologischen Arbeitsgemeinschaft (NOA) der Deutschen Krebsgesellschaft.** Kontakt: Prof. Goldbrunner, Neurochirurgie Universität Köln, E-Mail: roland.goldbrunner@uk-koeln.de, www.neuroonkologie.de

Lit:
1. Chamberlain MC. The role of chemotherapy and targeted therapy in the treatment of intracranial meningioma. Curr Opin Oncol 2012;24:666–671.
2. Huse JT, Holland EC. Targeting brain cancer: advances in the molecular pathology of malignant glioma and medulloblastoma. Nat Rev Cancer 2010;10:319–331.
3. Kieran MW, Walker D, Frappaz D et al. Brain tumors: from childhood through adolescence into adulthood. J Clin Oncol 2010;32: 4783–4789.
4. Ricard D, Idbaih A, Ducray F et al. Primary brain tumors in adults. Lancet 2012;379:1984–1996.
5. Stupp R, Mason WP, Van den Bent MJ et al. Radiotherapy plus concomitant and adjuvant temozolomide for glioblastoma. N Engl J Med 2005;352:987–996.

6. Stupp R, Tonn JC, Brada M et al. High-grade malignant glioma: ESMO Clinical Practice Guidelines for diagnosis, treatment and follow-up. Ann Oncol 2010;21(Suppl 5):v190–v193.
7. Sturm D, Witt H, Hovestadt V et al. Hotspot mutations in H3F3A and IDH1 define distinct epigenetic and biological subgroups of glioblastoma. Cancer Cell 2012; 22: 425–437.
8. Wick W, Winkler F, Platten M. Chemotherapie bei Gliomen. Onkologe 2011;17:44–54.

Web:
1. www.neuroonkologie.de — Neuroonkologische Arbeitsgruppe (NOA)
2. www.hirntumorhilfe.de — Selbsthilfegruppe „Hirntumorhilfe"
3. www.gliomnetzwerk.de — German Glioma Network
4. www.cbtrus.org — Brain Tumor Registry
5. www.tbts.org — Brain Tumor Society
6. www.abta.org — Brain Tumor Assoc

8.11 Tumoren unklarer Primärlokalisation (TUP)

R. Marks, H. Henß

Def: histologisch bestätigter maligner Prozess, der sich mit einem Primärtumor am entsprechenden Manifestationsort nicht vereinbaren lässt und dessen Ursprung trotz eingehender Diagnostik nicht geklärt werden kann. Synonyme: „carcinoma of unknown primary" (CUP), Metastasen bei unbekanntem Primärtumor (MUP)

ICD-10: C76, C80

Ep: Inzidenz: 7–4 Fälle/100 000/Jahr, 3–5 % aller soliden Tumoren (5–10 % an spezialisierten Zentren); Verhältnis ♂:♀ = 1:1,2; Altersgipfel: 50.–70. Lebensjahr

Pg: *Erklärungsmodelle bei TUP*
- kleiner Primärtumor (< 1 cm) mit starker Metastasierungstendenz, der trotz eingehender Diagnostik (CT, MRT, invasive Verfahren) nicht nachweisbar ist
- vorausgehende Entfernung eines nicht erkannten Primärtumors bei subklinischer Metastasierung (z. B. maligne Hauttumoren)
- hämorrhagische Infarzierung, Nekrose, Vernarbung oder spontane Regression des Primärtumors (z. B. bei Hodentumoren, Chorionkarzinom, malignem Melanom)
- Primärtumor bei ausgedehnter Metastasierung oder rascher Tumorprogredienz nicht lokalisierbar (in 15–33 % auch bei Autopsie kein Primärtumor identifizierbar)
- embryologische Migration und Entartung aberranten Gewebes (z. B. Gewebe der Milchleiste)
- erhöhtes Risiko bei familiärer Karzinom-Anamnese

Path: *Histologische Klassifikation von Tumoren unklarer Primärlokalisation*

Adenokarzinome	50–60 %
undifferenzierte Karzinome	25–40 %
Plattenepithelkarzinome	10–15 %
neuroendokrine Karzinome	3–5 %
maligne Melanome	2–5 %
Neuroblastome	1 %
andere	< 1 %

Die histopathologische Untersuchung spielt eine entscheidende Rolle bei Diagnostik und Therapie von TUP. Nur die richtige histologische Diagnose ermöglicht eine tumorspezifische Therapie. Dies erfordert das gesamte Spektrum der pathomorphologischen Diagnostik (einschließlich Immunhistologie, Molekularbiologie) sowie detaillierte klinische Angaben.
- *häufigste Tumortypen* bei TUP: Pankreaskarzinome (bis 25 % der Fälle), Lungenkarzinome (15–20 %), kolorektale Tumoren (4–10 %), Magenkarzinome (3–8 %), Nierentumoren (4–6 %)
- *Plattenepithelkarzinome:* Primärtumor häufig im Bereich von Kopf, Hals, Lunge oder Cervix uteri. Seltenere Lokalisationen sind Ösophagus, Rektum, Anus, Penis oder Haut.
- *Adenokarzinome:* gehen häufig von Mammae, Ovarien, Lunge, Gastrointestinaltrakt, Schilddrüse oder Prostata aus. In 75 % der Fälle: Ursprung unterhalb des Zwerchfells

- *Undifferenzierte Tumoren* sind am häufigsten Melanome, Rhabdomyoblastome, Myelome, kleinzellige Lungenkarzinome, Lymphome, Hodentumoren, Ewing-Sarkome oder Neuroblastome.
- 3–4 % aller Tumoren unklarer Primärlokalisation sind *Prostatakarzinome*, die durch PSA-Messung im Serum oder Immunhistochemie identifiziert werden können.
- Durch verfeinerte Diagnostik (RT-PCR, Microarrays) ist die Bestimmung des Ausgangsgewebes zunehmend möglich; es ist allerdings unklar, ob dies in allen Fällen therapeutisch relevant ist (unterschiedliches Ansprechen bei TUP und bekannten Primärtumoren).

Metastasierungsmuster und mögliche Primärtumorlokalisation

Metastasen	%	Typ	Primärtumorlokalisationen
Abdomen	10–40 %	Leber	Pankreas, Magen, Kolon, Lunge, Mamma
		Aszites	Ovarien, Pankreas, Magen, Kolon, Lymphome
Lunge	20–30 %	pulmonal	Lunge, Mamma, GI, RCC, Ovar, Hoden, Sarkome
		pleural	Lunge, Mamma, Ovar, Lymphome, GI
		perikardial	Lunge, Mamma, Lymphome, Melanom
Lymphknoten	40 %	zervikal	HNO, Lunge, Mamma, GI, Prostata, Hoden, Schilddrüse
		axillär	Mamma, Melanom, Lunge, obere Extremität, Magen
		inguinal	Prostata, Rektum, Vulva, Melanom, Blase, Hoden
Skelett	20–25 %	osteolytisch	NSCLC, RCC, Mamma, Schilddrüse, Plasmozytom
		osteoblastisch	Prostata, Mamma, Schilddrüse, GI, Karzinoid, M. Hodgkin, Sarkome, NSCLC, Harnblase
		Mischtyp	Mamma, SCLC, Prostata, Schilddrüse
ZNS	5–10 %	Gehirn	Lunge, Mamma, Melanom, RCC, HNO, Schilddrüse
		Spinal	Mamma, Lunge, Lymphome, Prostata
Haut	4 %	Haut	Lunge, Mamma, Niere, Ovarien, Melanom

HNO Kopf- und Halsbereich, GI Gastrointestinaltrakt, NSCLC nicht-kleinzelliges Lungenkarzinom, RCC Nierenzellkarzinom, SCLC kleinzelliges Lungenkarzinom

Sy: *Symptome durch fortgeschrittene Tumorerkrankung* Häufigkeit
- Schmerzen, je nach Lokalisation der Metastasierung 75 %
- Abgeschlagenheit, Müdigkeit, Leistungsverlust 60 %
- Hepatomegalie, abdominelle Beschwerden 40 %
- Lymphadenopathie 20 %
- respiratorische Störungen 15 %
- Appetitlosigkeit, Gewichtsverlust 15 %
- neurologische Symptomatik bei ZNS-Metastasierung 5 %

8.11 Tumoren unklarer Primärlokalisation (TUP)

Dg: *Richtlinien zur Diagnostik*

> Bei in der Regel fortgeschrittener, diffus metastasierter Erkrankung muss die Diagnostik auf den individuellen Patienten abgestimmt werden. Die eindeutige Lokalisation des Primärtumors ist nur dann sinnvoll, wenn sich therapeutische Konsequenzen ergeben. Ziele der Diagnostik:
> - Identifikation von Patienten, die mit kurativer Intention behandelt werden können (10–15 % bei Tumoren unklarer Primärlokalisation), bzw. von günstigen Subgruppen
> - Identifikation von Patienten, die rein palliativ behandelt werden sollten
> - Erkennung drohender Komplikationen, die eine palliative Therapie erfordern
> - Reduktion der Diagnostik auf notwendige, adäquate Maßnahmen, um den Patienten nicht unnötig zu belasten. Invasive Verfahren zuletzt durchführen

Diagnostische Verfahren

Anamnese, Klinik
- Anamnese, mit Risikofaktoren häufiger Tumortypen, Dynamik der Erkrankung, Familienanamnese
- körperliche Untersuchung, insbesondere Lymphknotenstatus, Haut, Schilddrüse, Brust, Prostata, Rektum, Hoden
- ggf. konsiliarische Untersuchungen (HNO, Gynäkologie, Urologie)

Labor
- Routinelabor mit Blutbild, Elektrolyten, Leber-/Nierenfunktion, LDH
- Hämoccult-Test, Urin-Status
- Tumormarker: AFP, CEA, PSA, β-HCG (bei Männern), CA125 (bei Frauen). Als echter Screening-Test ist lediglich PSA (prostataspezifisches Antigen) geeignet. Andere Tumormarker sind nicht zur Diagnosestellung, sondern insbesondere zur Verlaufskontrolle einzusetzen (☞ Kap. 2.4). Ggf. bei gezieltem Verdacht weitere Tumormarker

Histologie
- Histologiegewinnung mit suffizientem Biopsiematerial, ggf. in Verbindung mit zytoreduktiver Chirurgie
- Lichtmikroskopie und Standardfärbungen
- ergänzende Untersuchungen: Spezialfärbungen, Immunhistochemie (EMA, PSA, Östrogenrezeptoren, Zytokeratin, Vimentin, PLAP, Leukozytenantigene, S100-Protein etc.), molekularbiologische Untersuchungen, Zytogenetik, Elektronenmikroskopie
- ggf. Zytogenetik, Molekulargenetik (z.B. Isochromosom 12 bei Keimzell-Tumoren, Translokation t(11;22) bei Ewing-Sarkom)
- Die Anwendung genetischer Signaturen zur Identifizierung des Primärtumors (z.B. CUP-Print®) ist möglich, entsprechende Studien zur Klärung des Nutzens laufen aber noch.

Bildgebung
- Röntgen Thorax, Sonografie Abdomen, CT/MRT
- CT/MRT von Becken und Abdomen führen in 35 % der Fälle zur Identifikation des Primärtumors.
- endoskopische Verfahren: Ösophago-Gastro-Duodenoskopie, Rektoskopie, Koloskopie
- weitere Verfahren: Mammografie, Röntgen-Kontrastverfahren
- PET, vor allem wenn sonst keine Tumor-Manifestationen nachweisbar sind

CAVE: Tumortherapie ohne histologische Diagnose ist zu vermeiden. Ausnahmen sind Einzelfälle, bei denen die klinische Symptomatik keine Zweifel an der Malignität zulässt und die Situation des Patienten eine umgehende Therapie erfordert (z.B. Radiatio bei schmerzhaftem, lokal begrenztem Tumor).

Wahrscheinlichkeit der Diagnosestellung
- Diagnosestellung bei eingehender erneuter Re-Diagnostik   15 %
- Diagnosestellung bei Obduktion   70–85 %

Bis zu 25 % der gestellten Diagnosen müssen bei Obduktion revidiert werden.

Th: *Therapeutische Grundsätze*

Das therapeutische Vorgehen bei TUP richtet sich nach der Histologie, dem vermuteten Primärtumor und dem Ausmaß der Metastasierung.

Kurative Therapie
10–15 % der Patienten mit TUP können mit kurativer Intention behandelt werden:
- lokalisierte Tumorstadien → Operation, Radiatio, multimodale Therapiekonzepte
- Nachweis eines Primärtumors, der auch im fortgeschrittenen Stadium effektiv behandelt werden kann (Hoden-/Keimzelltumoren, Lymphome, Leukämien, kleinzellige Lungenkarzinome) → Chemotherapie, multimodale Therapiekonzepte

Therapieindikationen bei palliativer Situation
- Verbesserung der Lebensqualität des Patienten
- Schmerzen (☞ Kap. 4.5)
- lokale Komplikationen, z.B. maligne Ergüsse (☞ Kap. 4.8), Vena-Cava-Syndrom (☞ Kap. 9.2), Rückenmarkkompression (☞ Kap. 9.3)
- metabolische Komplikationen, z.B. Hyperkalzämie (☞ Kap. 9.4), Hyperurikämie (☞ Kap. 9.5)

Wenn die Differenzialdiagnose bei TUP kurativ behandelbare Entitäten einschließt, sollte die Behandlung so erfolgen, dass insbesondere die kurativen Therapieoptionen genutzt werden.

8.11 Tumoren unklarer Primärlokalisation (TUP) — Solide Tumoren

Diagnostisch-therapeutischer Algorithmus bei TUP

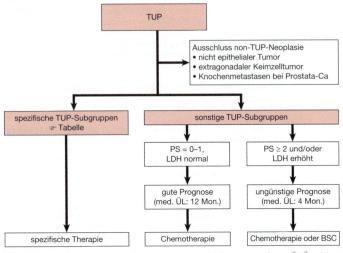

BSC best supportive care, med. medianes, Mon. Monate, PS Performance Score, ÜL Überleben

Prognostisch günstige Subgruppen bei TUP

Subgruppe (Merkmal)	Tumormarker	Therapie
zervikale Lymphknoten-Metastasen eines undifferenzierten oder Plattenepithelkarzinoms	CK 5/6	wie bei nodal-positiven Kopf-Hals-Tumoren ☞ Kap. 8.1
solitäre Organmetastase oder Befall nur einer Lymphknoten-Region	-	radikale lokale Therapie: Operation oder Radiotherapie, ggf. adjuvante Chemotherapie
Hinweise für extragonadalen Keimzelltumor („midline structures" bei jungen Männern)	AFP und/oder β-HCG	wie bei metastasiertem nichtseminomatösen Hodenkarzinom ☞ Kap. 8.5.1
axilläre Lymphknoten-Metastasen eines Adenokarzinoms bei Frauen	CA-15.3	wie bei nodal-positivem Mammakarzinom (Ablatio mammae nicht erforderlich) ☞ Kap. 8.4.1
Peritonealkarzinose bei serös papillärem Adenokarzinom bei Frauen	CA 125	wie bei fortgeschrittenem Ovarialkarzinom ☞ Kap. 8.4.3
neuroendokrine, wenig differenzierte Karzinome	NSE	wie bei kleinzelligem Lungenkarzinom ☞ Kap. 8.2.1.1
neuroendokrine, gut differenzierte Karzinome	NSE	wie bei neuroendokrinem Karzinom ☞ Kap. 8.7.3
Metastasen eines kolontypischen Karzinoms	CK 7, CK 20 +, CDX-2+	wie bei metastasiertem kolorektalen Karzinom ☞ Kap. 8.3.4

Chemotherapieprotokoll

„PCE" ☞ Protokoll 13.18.1			Wiederholung d 22
Paclitaxel	200 mg/m²/d	i.v	d 1
Carboplatin	AUC 6	i.v	d 1
Etoposid	50 mg absolut	p.o.	d 1, 3, 5, 7, 9
	100 mg absolut	p.o.	d 2, 4, 6, 8, 10

Prg: insgesamt ungünstige Prognose
mediane Überlebenszeit: 9 Monate
1-Jahres-Überlebensrate: 25 %
5-Jahres-Überlebensrate: < 5 %

Ad: Open labeled, randomized multi-center phase II study evaluating the efficacy and safety of Paclitaxel/Carboplatin with and without Cetuximab as first-line treatment of adeno- and undifferentiated CUP (PACET-CUP). Prof. Alwin Krämer, Universitätsklinik Heidelberg, ☎ 06221-42-1440, Fax: 06221-42-1444

Lit:
1. Fizazi K, Greco FA, Pavlidis N et al. Cancers of unknown primary site: ESMO Clinical Practice Guidelines for diagnosis, treatment and follow-up. Ann Oncol 2011;22(Suppl 6):vi64–68.
2. Greco FA, Lennington WJ, Spiegel DR et al. Molecular profiling diagnosis in unknown primary cancer: accuray and ability to complement standard pathology. J Natl Cancer Inst 2013;105:782–790.
3. Hainsworth JD, Fizazi K. Treatment for patients with unknown primary cancer and favorable prognostic factors. Semin Oncol 2009;36:44–51.
4. Hemminki K, Ji J, Sundquist J et al. Familial risks in cancer of unkown primary: tracking the primary sites. J Clin Oncol 2011;29:435–440.
5. Massard C, Loriot Y, Fizazi K. Carcinomas of an unkown primary origin – diagnosis and treatment. Nat Rev Clin Oncol 2011;701–711.
6. Morris GJ, Greco FA, Hainswarth JD et al. Cancer of unknown primary site. Semin Oncol 2010;37:71–79.
7. Ono M, Ando M, Yonemori K et al. Second-line chemotherapy in patients with primary unknown cancer. J Cancer Res Clin Oncol 2011;137:1185–1191.
8. Pavlidis N, Pentheroudakis G. Cancer of unknown primary site. Lancet 2012;379:1428–1435.

Web:
1. www.krebsgesellschaft.de/cup_syndrom,25088.html — Dt Krebsgesellschaft
2. www.onkodin.de/zms/content/e2/e30015/e30016/index_ger.html — Onkodin
3. www.esmo.org/education-research/esmo-clinical-practice-guidelines.html — ESMO Guidelines
4. www.cancer.gov/cancertopics/types/unknownprimary — NCI Cancer Topics

8.12 Metastasen

R. Engelhardt, F. Otto

Def: Absiedlung von Zellen eines malignen Primärtumors an anderer Stelle im gleichen Organ oder in anderen Organen

Begriffe
- *Mikrometastasen:* nur histologisch nachweisbare Metastasierung
- *Makrometastasen:* in bildgebenden Verfahren nachweisbar
- *Solitärmetastase:* einzelne Metastase im gesamten Organismus
- *singuläre Metastase:* einzelne Metastase in einem Organ
- *anachrone Metastasierung:* Auftreten einer Metastase *vor* dem Primärtumor
- *synchrone Metastasierung: gleichzeitige* Diagnose von Metastase und Primärtumor
- *metachrone Metastasierung:* Auftreten von Metastasen *nach* dem Primärtumor

Ep: *Frequenz verschiedener Primärtumoren bei bestimmten Metastasen-Lokalisationen*
- *Hirnmetastasen* treten insbesondere beim Lungenkarzinom (48 %), Mammakarzinom (15 %), malignen Melanom (9 %), Kolonkarzinom (5 %), Nierenzellkarzinom (5 %) und bei Tumoren unbekannter Primärlokalisation (11 %) auf.
- *Lungenmetastasen* gehen von Lungenkarzinomen (28 %), Mammakarzinomen (14 %), kolorektalen Karzinomen (10 %), Nierenzellkarzinomen (10 %), Magenkarzinomen (8 %), Gallenwegskarzinomen (7 %), Keimzelltumoren und anderen Tumoren aus.
- *Lebermetastasen* sind am häufigsten Absiedlungen von Tumoren des Pfortaderdrainagegebietes (48 %). Die häufigsten extraportalen Tumoren sind Lungenkarzinom und Mammakarzinom.
- *Knochenmetastasen* kommen v.a. bei Prostata-, Mamma-, Lungen-, Schilddrüsen-, Magen- sowie Nierenzellkarzinomen vor.

PPhys: Entstehung von Organmetastasen durch hämatogene oder lymphogene Streuung von Tumorzellen sowie durch Ausbreitung per continuitatem. Steuerung bzw. Beeinflussung u.a. durch Zytokine und genetische Determinanten. Metastasierung ist eine Eigenschaft, die erst im Verlauf der neoplastischen Proliferation auftritt.

Hämatogene Ausbreitung
erfolgt in der Regel zunächst in primäre „Kreislaufzielorgane"
- kolorektale Karzinome: Lebermetastasen (Portalkreislauf)
- Lungenkarzinom: Gehirn (hoher Blutdurchfluss im großen Kreislauf)
- Nierenzellkarzinom, Keimzelltumoren: Lunge

Klass: Nach der *TNM-Klassifikation* wird die Diagnose von Organmetastasen als Tumorstadium M1 bezeichnet (☞ Kap. 1.6). Die nähere Bezeichnung der Metastasen-Lokalisation wird durch Indizes angegeben:

ADR	Nebenniere	MAR	Knochenmark	PUL	Lunge
BRA	Gehirn	OSS	Knochen	SKI	Haut
HEP	Leber	PER	Peritoneum	OTH	andere
LYM	Lymphknoten	PLE	Pleura		

Dg: *Vorgehen beim Auftreten von Metastasen ohne vorherige Diagnose eines Primärtumors (☞ Kap. 8.11):*
- Gewinnung von Gewebsmaterial zur histologischen Untersuchung
- Primärtumorsuche (diagnostische Methodik abhängig von Histologie und ggf. Immunhistochemie)

- Staging der Tumorerkrankung
- Behandlungsplanung in Abhängigkeit von Tumorart, Staging und klinischem Bild

Labor
Hinweise auf das Auftreten von Organmetastasen nach Entfernung des Primärtumors geben die folgenden Laborwerte:
- Entzündungsmarker: BSG, CRP, Fibrinogen, α_2-Globulin, Ferritin
- Zellzerfall: LDH
- alkalische Phosphatase bei Leber- und Knochenmetastasen
- Tumormarker (je nach Tumorart ☞ Kap. 2.4)

CAVE: Eine „typische" Anamnese, Klinik oder Bildgebung reichen zur Diagnose einer Metastasierung nicht aus. In der Regel ist zumindest an einer Lokalisation die zytologische oder histologische Bestätigung notwendig.

DD:
- Primärtumor
- benigner Tumor (z.B. Gliom)
- Missbildung (z.B. Hämangiom, Zyste)
- entzündlicher Prozess (z.B. Abszess, Granulom)
- Traumafolge (z.B. Hämatom, Fraktur)

Th: Die Therapie einer Metastasierung erfolgt im Rahmen eines Gesamtkonzeptes zur Therapie der Grunderkrankung. Bei kurativer Intention in der Regel aggressives Vorgehen, z.B. bei:
- Primärtumor in Remission,
- langem erkrankungsfreien Intervall (DFI),
- Solitärmetastase,
- hoher Chemotherapie- und/oder Strahlentherapie-Empfindlichkeit (z.B. Keimzelltumoren).

bei palliativer Situation: symptomorientiertes Vorgehen

Prg: Die Prognose eines Tumorpatienten wird durch das Auftreten von Organmetastasen in der Regel ungünstig verändert. Ein „disease-free interval" (DFI, Zeit zwischen Auftreten/Sanierung des Primärtumors und Auftreten von Metastasen) von über 12 Monaten gilt als prognostisch eher günstig.

Lit:
1. Mina LA, Sledge JW. Rethinking the metastatic cascade as a therapeutic target. Nat Rev Clin Oncol 2011;8:325–332.
2. Sethi N, Kan Y. Unravelling the complexity of metastasis – molecular understanding and targeted therapies. Nat Rev Cancer, 2011;735–748.
3. Sleeman JP, Steeg P. Cancer metastasis as a therapeutic target. Eur J Cancer 2010;46:1177–1180.

Web:
1. www.molbio1.princeton.edu/kang/ — Universitiy Princeton, Metastasis Research
2. www.metastasis-research.org — The Metastasis Research Society

8.12.1 Hirnmetastasen

R. Engelhardt, F. Otto

Def: Tumorabsiedlung im Zentralnervensystem

Ep: 20–40 % aller Tumorpatienten entwickeln Hirnmetastasen, meist metachron (> 80 %), in 25 % singulär. 60 % der Patienten mit Hirnmetastasen weisen gleichzeitig einen pulmonalen Befund (Primärtumor, Metastasen) auf. Mit zunehmender Wirksamkeit systemischer Therapien, welche die Blut-Hirn-Schranke nicht passieren können, erlangen Hirnmetastasen größere klinische Bedeutung.

Pg: *Primärtumoren*
- Lungenkarzinom   48 %
- Mammakarzinom (v.a. HER2-positiv)   15 %
- malignes Melanom   9 %
- Kolonkarzinom   5 %
- Nierenzellkarzinom   5 %
- Tumoren unbekannter Primärlokalisation 13 %

Lokalisation der Hirnmetastasen
- Großhirnhemisphären   80 %
- Kleinhirn   15 %
- Hirnstamm   5 %

Sy:
- Kopfschmerzen   42 %
- fokale neurologische Defizite   31 %
- kognitive Dysfunktion   27 %
- epileptische Anfälle   20 %
- Ataxie   17 %

Dg: *Anamnese, Klinik*
Anamnese, klinischer Befund mit neurologischer Untersuchung

Bildgebung
- MRT
- *Primärtumorsuche:* Röntgen Thorax, ggf. CT Thorax, ggf. CT Abdomen, Sonografie Abdomen

Histologie
insbesondere bei Solitärprozess: stereotaktische Biopsie zur Diagnosesicherung

DD:
- primärer Hirntumor, primäres ZNS-Lymphom
- Streuherde bei Infektion, Hirnabszess
- zerebrale Ischämie, Hirnblutung
- demyelinisierende Erkrankung

Th: **Hirnödemtherapie**

- Dexamethason p.o. oder i.v., initial bis zu 6 × 8 mg/d
- Esomeprazol 40 mg 1 ×/d (abends, Magenschutz)
- Trimethoprim-Sulfmethoxazol (TMP-SMZ), p.o., morgens (zur Prophylaxe einer Pneumocystis-jiroveci-Pneumonie, insbesondere bei Patienten > 50 Jahre und Applikationsdauer > 2 Wochen)
- Nebenwirkungen: Steroiddiabetes (regelmäßige Blutzuckerkontrollen), Steroidpsychose; alternativ: Mannitol bis 3 ×/d intravenös über ZVK

Anfallsrezidivprophylaxe/Primärprophylaxe
z.B. mit Phenytoin. Einsatz von Antikonvulsiva vor allem zur Rezidivprophylaxe nach Krampfanfall („sekundäre Prophylaxe"). Primär prophylaktische Therapie (*vor* erstem Krampfanfall) ist indiziert bei:
- kortikalen Metastasen
- Krampfpotenzialen im EEG
- erhöhter Frakturgefahr bei eventuellem Sturz (Osteoporose, Knochenmetastasen)

CAVE: *Initiale Therapie mit Steroiden kann allergische Reaktionen auf Phenytoin überdecken.*

Chirurgische Therapie
Die Therapie von Hirnmetastasen ist in der Regel auf die Palliation neurologischer Ausfälle ausgerichtet, nur selten besteht die Indikation zur Operation mit kurativer Intention:
- singuläre/Solitärmetastase
- langes erkrankungsfreies Intervall („disease-free interval", DFI > 1 Jahr)
- erfolgreiche Kontrolle des extrakraniellen Tumorwachstums
- guter Allgemeinzustand (Karnofsky-Score > 70)

Strahlentherapie
als konventionelle Radiotherapie (Ganzhirnbestrahlung) oder als hochdosierte, lokal begrenzte Bestrahlung einzelner Metastasen oder Hirnareale („Radiochirurgie", „gamma knife"). Ganzhirnbestrahlung ist indiziert bei:
- multiplen Metastasen, kurzem DFI (< 1 Jahr) oder inoperablem Befund
- postoperativ nach Metastasenresektion

Chemotherapie
Wirksamkeit abhängig von Chemosensitivität des Primärtumors sowie Durchlässigkeit der Blut-Hirn-Schranke für Zytostatika. Indiziert bei:
- kleinzelligen Lungenkarzinomen (SCLC) mit synchronen asymptomatischen Hirnmetastasen
- Keimzelltumoren mit synchronen asymptomatischen Hirnmetastasen
- Mammakarzinom mit inoperablen asymptomatischen Hirnmetastasen ohne intensive zytostatische Vorbehandlung bzw. konsolidierend nach Operation

„Targeted Therapies"
„Small molecules" können z.T. die Blut-Hirn-Schranke überwinden. Die Wirksamkeit dieser Substanzen bei Hirnmetastasen wird derzeit in Studien überprüft.

8.12.1 Hirnmetastasen — Solide Tumoren

Prg:

Stadium	Mediane Überlebenszeit
Solitärmetastase	10–18 Monate
multiple Metastasen, Therapie	6–9 Monate
multiple Metastasen, keine Therapie	1–2 Monate

Lit:
1. Kalkanis SN, Kondziolka D, Gaspar LE. The role of surgical resection in the management of newly diagnosed brain metastases: a systematic review and evidence-based clinical practice guideline. J Neurooncol 2010; 96: 33–43
2. Mehta MP, Paleologos NA, Mikkelsen T et al. The role of chemotherapy in the management of newly diagnosed brain metastases: a systematich review and evidence-based clinical practice guideline. J Neurooncol 2010; 96: 71–83
3. Mügge LO, Schüler A., Hochhaus A. Therapie von Hirnmetastasen und Meningeosis neoplastica. Onkologe 2011;17:292–307.
4. Nieder C, Mehta MP. Prognostic indices for brain metastases – usefulness and challenges. Radiat Oncol 2009;4:10–21
5. Suh JH. Stereotactic radiosurgery for the management of brain metastases. N Engl J Med 2010;362:1119–1127.
6. Jenkinson MD, Haylock B, Shenoy A et al. Management of cerebral metastasis: Evidence based approach for surgery, stereotactic radiosurgery and radiotherapy. Eur J Cancer 2011; 47: 649–655.

Web:
1. www.neuroonkologie.de — Neuroonkologische Arbeitsgemeinschaft der DKG
2. www.emedicine.com/RADIO/topic101.htm — Emedicine

8.12.2 Meningeosis neoplastica

F. Müller, M. Trepel

Def: metastatischer Tumorbefall der Leptomeningen (weiche Hirn- und Rückenmarkshäute). Untergliederung in Meningeosis (M.) leukaemica und M. carcinomatosa

ICD-10: C79.3

Ep:
- symptomatische leptomeningeale Metastasen (LM) bei bis zu 5% aller Patienten mit metastasierten soliden Tumoren, asymptomatische LM bei bis zu 20%. Häufigste Tumoren: Mammakarzinom (12–34%), Lungenkarzinom (10–26%), Melanom (17–25%), gastrointestinale Tumoren (4–14%) und Karzinome mit unbekanntem Primärtumor (CUP) (1–7%)
- M. leukaemica bei Lymphomen: 7–15%; bei ALL: initial 10%, bis 30% im Rezidiv; bei AML: seit Einführung von hochdosiertem Cytarabin (liquorgängig) < 5%

PPhys: Ausbreitung maligner Tumorzellen im Subarachnoidalraum, durch Liquorzirkulation meist diffus. Wege:
- hämatogene Ausbreitung über arachnoidale Blutgefäße
- direkte Ausbreitung (Hirnmetastasen, primäre Hirntumoren, Wirbelkörper- oder Schädelmetastasen)
- Metastasen des liquorbildenden Plexus chorioideus
- retrograde Ausbreitung entlang peripherer oder Hirnnerven

Sy:
- Kopfschmerzen und Meningismus (50% aller Patienten)
- Übelkeit, Erbrechen, Schwindel
- Hydrocephalus und erhöhter intrakranieller Druck
- Hirnnervenausfälle (Doppelbilder, „Numb Chin Syndrome"), Spinalnervenausfälle (Cauda-Symptomatik), typischerweise multifokal
- fokal neurologische Defizite und epileptische Anfälle
- Hypophyseninsuffizienz (durch Infiltration v.a. bei ALL)

Dg:
- Anamnese und neurologischer Befund
- MRT Schädel/Spinalkanal (stets *vor* Lumbalpunktion): Nachweis von meningealem Enhancement (sensitiver, aber weniger spezifisch als Liquor-Laborbefunde)
- Lumbalpunktion oder Ventrikelpunktion mit Gewinnung von mindestens 15 ml Liquor. In > 80% der Fälle: Zellzahl ↑, Protein ↑, in 30% der Fälle: Glukose ↓. Zytologisch und immunzytologisch in 80–90% der Fälle: Nachweis von Tumorzellen. Häufig begleitende lymphozytäre Pleozytose, erhöhter Liquoröffnungsdruck
- Tumormarker im Liquor, insbesondere bei negativer Zytologie (Liquorkonzentrationen > 3% der Serumwerte suggerieren leptomeningeale Metastasierung, Konzentrationen > 80% der Serumwerte sind nahezu beweisend.)
- in Ausnahmefällen (negative Zytologie, kein Hinweis auf disseminierte Tumorerkrankung) offene leptomeningeale Biopsie erwägen

DD:
- Hirnmetastasen mit fokal neurologischen Defiziten
- Meningitis
- Wirbelsäulen- oder Schädelmetastasen mit Nervenwurzelkompression
- Spätfolgen einer Schädelbestrahlung

8.12.2 Meningeosis neoplastica — Solide Tumoren

Th: **Therapieprinzipien**

- Bei Lymphomen und Leukämien ist Therapie mit kurativer Intention möglich.
- Die Behandlung der leptomeningealen Metastasierung bei soliden Tumoren ist palliativ. Ziel ist die Symptomlinderung.
- Ausmaß des meningealen und des systemischen Tumorbefalls in Therapieentscheidung mit einbeziehen
- Bei bildgebend überwiegend soliden leptomeningealen Herden ist wahrscheinlich Bestrahlung oder systemische Chemotherapie, bei diffusem Befall eher intrathekale Chemotherapie zu bevorzugen.

Supportivtherapie
- analgetische Medikation
- insbesondere bei erhöhtem intrakraniellen Druck: Therapieversuch mit Dexamethason 2 × 8 mg täglich
- Antikonvulsiva *nur* bei Patienten mit Anfällen

Ergänzende Strategien für Niedrigrisiko-Patienten mit günstiger Prognose
- ggf. ventrikuloperitonealer Shunt bei erhöhtem intrakraniellen Druck und Stereoidresistenz. Komplikationen: Infektion, Shunt-Obstruktion, peritoneale Tumoraussaat
  CAVE: Bei bestehendem ventrikuloperitonealem Shunt ist die intrathekale Chemotherapie kontraindiziert.
- im Idealfall vor intrathekaler Chemotherapie (ITC) Radionuklid-Cisternogramm, bei gestörtem Liquorfluss Einschränkung der homogenen Verteilung einer ITC (bis zu 60 % der Patienten). Radiotherapie kann den Liquorfluss normalisieren und die Effektivität der ITC verbessern.

Therapieverfahren

Radiotherapie (RT)
- wirksamstes Verfahren zur Symptomkontrolle (insbesondere Schmerzkontrolle)
- insbesondere bei nachweisbaren leptomeningealen Tumorknoten erwägen
- Gesamtdosis 30–36 Gy in täglichen 3-Gy-Fraktionen
- RT der gesamten Neuroachse möglich; häufig Myelosuppression, v.a bei begleitender systemischer Chemotherapie

Intrathekale Chemotherapie (ITC)
- ITC ist die Standardbehandlung für Meningeosis neoplastica (Überlegenheit gegenüber systemischer Chemotherapie ist allerdings nicht durch randomisierte Studien gesichert).
- Applikation entweder intraventrikulär durch subkutanes Reservoir (z.B. Ommaya-Reservoir) oder in Subarachnoidalraum durch Lumbalpunktion
- einsetzbare Medikamente: Methotrexat, Cytarabin (liposomal), Thiotepa und Dexamethason; monoklonale Antikörper (Rituximab, Trastuzumab) bei gezielter Indikation
- ITC bei meningealen Tumorknoten > 1 mm oder leptomeningealer Metastasierung entlang der Nervenwurzeln oder LM in den Virchow-Robin-Räumen oft nicht ausreichend wirksam
- Komplikationen: Kopfschmerzen, Übelkeit, Erbrechen, Einklemmung, insbesondere bei vorbestehendem erhöhten intrakraniellen Druck durch eingeschränkten Liquorfluss. Daher vor Applikation der ITC äquivalente Liquorvolumina entnehmen

Intraventrikuläre versus lumbale subarachnoidale ITC-Applikation

Intraventrikuläre Applikation via Reservoir	Subarachnoidale Applikation via Lumbalpunktion
• vorteilhaft bei häufigen Injektionen	• kein operativer Eingriff erforderlich
• geringeres Risiko von Medikamentendepots im Epi- oder Subduralraum	• weniger infektiöse Komplikationen
• höhere und gleichmäßigere Medikamentenkonzentrationen im Liquor innerhalb des Ventrikelsystems und im Subarachnoidalraum des Gehirns	• gleichzeitige kranielle Strahlentherapie sollte erwogen werden

Intrathekales Methotrexat (MTX)
- häufigstes Medikament für ITC bei leptomeningealer Metastasierung. Aktiv bei Mammakarzinom und hämatologischen Neoplasien, weniger aktiv gegen andere solide Tumoren; appliziert in Dosen von 10–15 mg i.th. 2 × pro Woche, Ansprechrate etwa 20–60 %
- optimale Therapiedauer bei Patienten mit Tumoransprechen unklar (4–6 Monate)
- Leukovorin bei Risiko-Patienten (☞ Protokoll 13.19.5)
- neurologische Komplikationen: chemische (aseptische) Meningitis, akute Encephalopathie, Querschnitts-Myelopathie, als Spätfolge progressive multifokale Leukenzephalopathie (PML)
- keine Kombination mit Schädelbestrahlung wegen stark erhöhtem Risiko für PML

Intrathekales Cytarabin (AraC)
- für ITC verfügbar in konventioneller und liposomaler Formulierung
- liposomales Cytarabin insbesondere bei LM von soliden Tumoren (Ansprechrate etwa 30–70 %). Konventionelles Cytarabin vor allem bei Meningeose von Leukämien und Lymphomen
- konventionelles AraC: 40 mg 2 × pro Woche, liposomales AraC: 50 mg alle 2–4 Wochen (intraventrikuläres Reservoir nicht notwendig). Besseres progressionsfreies und Gesamtüberleben bei liposomalem AraC im Vergleich zu MTX.
- Für liposomales AraC ist – im Gegensatz zu konventionellem AraC und MTX – die Administration über Lumbalpunktion äquieffektiv zu der Verabreichung über Ventrikelreservoir. Die Applikation über Lumbalpunktion ist somit wegen geringerer Komplikationen zu bevorzugen.

Intrathekales Thiotepa
- kurze Halbwertszeit im Liquor (< 1 h); Dosierung: 10 mg, 2 × pro Woche
- geringe Evidenz für Wirksamkeit, einsetzbar bei Patienten nach MTX- und AraC-Versagen oder bei begleitender Strahlentherapie

Systemische Chemotherapie
- zur simultanen systemischen als auch leptomeningealen Tumorkontrolle (bei kurativer Intention häufig systemische und intrathekale Therapie erforderlich)
- *Vorteile:* kein ventrikulärer Katheter erforderlich, Aktivität unabhängig von Liquorfluss, größere Breite verfügbarer Medikamente, besseres Ansprechen bei soliden Tumorknoten > 1 mm
- *Nachteile:* systemische Toxizität, u.U. Hospitalisierung erforderlich
- Hochdosiertes MTX (3000–8000 mg/m^2) mit Leukovorinrescue wird am häufigsten eingesetzt für die systemische Therapie von LM bei soliden Tumoren und Lymphomen.

8.12.2 Meningeosis neoplastica — Solide Tumoren

- hochdosiertes AraC (3 000 mg/m² 2 ×/d): keine erwiesene Wirksamkeit bei LM von soliden Tumoren, kann jedoch bei der leptomeningealen Beteiligung von hämatologischen Neoplasien wirksam sein
- orales Capecitabin bei ausgewählten Patienten mit LM von soliden Tumoren (z.B. Mammakarzinom) wirksam
- EGFR-Thyrosinkinase-Inhibitoren (Erlotinib) bei LM von NSCLC mit EGFR-Mutation

Evaluation des Ansprechens
- Liquorzellzahl, Liquorzytologie und Immunzytologie (Evaluation innerhalb von 4–8 Wochen nach Beginn der Behandlung)
- kranielles/spinales MRT nur zum Monitoring von soliden meningealen Tumorknoten, nicht für diffuse leptomeningeale Metastasierung geeignet (Meningeales Enhancement persistiert lange nach Eradikation der Tumorzellen und wird durch wiederholte Lumbalpunktionen und/oder ITC evoziert.)

Therapieprotokolle

„Intrathekale Dreifachkombination" ☞ Protokoll 13.19.2

Cytarabin	40 mg/d	i.th.	d 1
Dexamethason	4 mg/d	i.th.	d 1
Methotrexat	15 mg/d	i.th.	d 1

„Intrathekales MTX" ☞ Protokoll 13.19.3

Methotrexat	15 mg/d	i.th	d 1

„Intrathekal liposomales AraC"

liposomales Cytarabin	50 mg/d	i.th.	d 1, 15, Woche 1–4 danach alle 3–4 Wochen
Dexamethason	2 × 4 mg/d	p.o.	d 15 (bei jeder i.th.-Gabe)

Pg:
- Isolierte meningale Beteiligung bei hämatologischen Neoplasien ist potenziell kurativ behandelbar (im systemischen Rezidiv mit gleichzeitigem leptomeningealen Befall allerdings medianes Überleben von nur 3–4 Monaten).
- LM von soliden Tumoren haben eine ungünstige Prognose. Medianes Überleben bei unbehandelten Patienten 6–8 Wochen. Wird durch ITC eine klinische Verbesserung erreicht, ist das progressionsfreie Überleben in der Regel auf 2–3 Monate beschränkt. Medianes Überleben bei aggressiv behandelten Patienten 3–4 Monate (6–7 Monate bei Mammakarzinom, 2–3 Monate bei High-grade-Gliomen). Patienten mit leptomeningealer Metastasierung bei NSCLC mit EGFR-Mutation erreichen unter Erlotinib-Therapie ein medianes Überleben > 6 Monate.

Prognostische Einschätzung
- *ungünstige Prognose:* Karnofsky-Index < 60 %, multiple neurologische Defizite und extensive systemische Tumorlast, hoher Liquoröffnungsdruck (> 30 cm H_2O), solide Tumoren
- *günstigere Prognose:* Karnofsky-Index ≥ 60 %, wenige/keine neurologischen Defizite, geringe Tumorlast bzw. Chemotherapie-empfindliche Tumoren oder hämatologische Neoplasien. Kurative Therapieoption

Solide Tumoren | Meningeosis neoplastica 8.12.2

Lit:
1. Beauchesne P. Intrathecal chemotherapy for treatment of leptomeningeal dissemination of metastatic tumours. Lancet Oncol 2010; 11: 871–879.
2. Bruna J, Gonzalez L, Miró J et al. Leptomeningeal carcinomatosis. Cancer 2009;115:381–389.
3. Canova F, Marino D, Trentin C et al. Intrathecal chemotherapy in lymphomatous meningitis. Crit Rev Onc Hem 2011;79:127–134.
4. Chamberlain MC. Neoplastic meningitis. Oncologist 2008;13:967–977.
5. Chamberlain MC. Leptomeningeal metastasis. Curr Opin Oncol 2010;22:627–635.
6. Glantz MJ, Horn A, Fisher R et al. Route of intracerebrospinal fluid chemotherapy administration and efficacy of therapy in neoplastic meningitis. Cancer; 2010 116: 1947–1952.
7. Lee SH, Kong DS, Seol JH et al. Ventriculoperitoneal shunt for hydrocephalus caused by central nervous system metastasis. J. Neuro-Oncol 2011;104.545–551.
8. Thiel E, Gleissner B. Meningeosis neoplastica. Dtsch Ärztebl 2006;103:A2559–2565.
9. Yi HG, Kim HJ, Kim YJ et al. Epidermal growth factor receptor (EGFR) tyrosine kinase inhibitors (TKIs) are effective for leptomeningeal metastasis from non-small cell lung cancer patients with sensitive EGFR mutation or other predictive factors of good response for EGFR TKI. Lung Cancer 2009;65:80–84.

Web:
1. www.eano.eu/documents/guidelines/leitmeni.pdf — AIO, Leitlinie
2. www.awmf.org/Leitlinien/detail/II/030-060.html — AWMF, Leitlinie
3. www.dgn.org/images/stories/dgn/Leitlinien/LL2008/II08kap_083.pdf — DGN. Leitlinie
4. www.emedicine.medscape.com/article/1156338-overview — Emedicine

8.12.3 Lungenmetastasen

R. Engelhardt, F. Otto

Def: Tumorabsiedlungen in der Lunge

Ep: 20–40 % aller Tumorpatienten entwickeln Lungenmetastasen.

Pg: *Primärtumoren*
- Lungenkarzinome   28 %
- Mammakarzinome   14 %
- kolorektale Karzinome   10 %
- Nierenzellkarzinome   10 %
- Magenkarzinome   8 %
- Gallenwegskarzinome   7 %

Pathologisch wird die hämatogene Metastasierung von der lymphogenen Metastasierung (Lymphangiosis carcinomatosa) unterschieden.

Sy:
- Husten, Hämoptysen, Dyspnoe
- thorakaler Schmerz (Hinweis auf Pleurainvasion)
- Schwäche, Gewichtsverlust

Dg: *Anamnese, Klinik*
- Anamnese, einschließlich Raucheranamnese, Risikofaktoren
- klinische Untersuchung (Lungenbefund, Metastasierungszeichen, Neurologie etc.)

Bildgebung
Röntgen Thorax, CT Thorax, ggf. FDG-PET

Histologie
- Feinnadelpunktion, ggf. CT-gesteuert;
  CAVE: in 4 % Thoraxdrainage notwendig
- Videothorakoskopie
- offene Thorakotomie

DD: *Differenzialdiagnose intrapulmonaler Raumforderungen*

Maligne Tumoren	
Lungenkarzinom	40–50 % der Fälle (☞ Kap. 8.2.1)
Metastasen	10 % der Fälle
Karzinoide	ausgehend vom APUD-System (☞ Kap. 8.7.2)
Zylindrom	adenoid-zystisches Karzinom, ungünstige Prognose
Benigne Tumoren	
Bronchialadenom	maligne Entartung möglich
Chondrom	gutartiges Hamartom
andere	Neurinom, Lipom, Fibrom, Osteom etc.
Andere	
Infekte	Tuberkulose, Aktinomykose, Pneumonien
Sarkoidose	Stadium II oder III

Th: *Chirurgische Therapie*
Indikation zur Operation von Lungenmetastasen bei bestimmten Tumortypen:
- Osteosarkome, Weichteilsarkome
- kolorektale Karzinome, Nierenzellkarzinom, Mammakarzinom
- Keimzelltumoren: nach Chemotherapie zur weiteren Zytoreduktion sowie zur histologischen Evaluation (Detektion vitaler Tumorzellen) → Festlegung der weiteren systemischen Therapie
- Melanom: bei Patienten mit Solitärmetastase und langem erkrankungsfreien Intervall nach Primärtherapie

Eine Metastasektomie ist auch bei multiplen Metastasen möglich. Voraussetzungen:
- lokale Primärtumorkontrolle
- keine (irresektablen) extrathorakalen Metastasen
- chirurgische Zugänglichkeit/Resektabilität

Radiofrequenzablation
Als Alternative zur chirurgischen Resektion kann in geeigneten Fällen die Radiofrequenzablation (☞ Kap. 8.3.7) benutzt werden. Voraussetzungen:
- Metastasen, peripher liegend < 3,5 cm Durchmesser
- kein Kontakt mit größeren Blutgefäßen

Zytokintherapie
bei pulmonalen Metastasen effektiver als bei anderer Metastasenlokalisation; indiziert z.B. bei malignem Melanom (Interferon α), Nierenzellkarzinom (Interleukin-2)

Prg: Die Prognose wird von der Histologie beeinflusst und ist günstiger bei langem erkrankungsfreien Intervall („disease-free interval", DFI) und geringerer Metastasenzahl.

Lit:
1. Barlow AD, Nakas A, Pattenden C et al. Surgical treatment of combined hepatic and pulmonary colorectal cancer metastases. Eur J Surg Oncol 2009;35:307–312.
2. Ludwig C, Cerinza J, Passlick B et al. Comparison of the number of pre-, intra- and postoperative lung metastases. Eur J Card Thorac Surg 2008;33:470–472.
3. Pennathur A, Abbas G, Qureshi I et al. Radiofrequency ablation for the treatment of pulmonary metastases. Ann Thorac Surg 2009;87:1030–1039.
4. Pfannschmidt J, Egerer G, Bischof M et al. Lungenmetastasen – Möglichkeiten chirurgischer Intervention. Dt Ärztebl 2012;109:645–651.
5. Rolle A. Chirurgie von pulmonalen Metastasen. Pneumologe 2010;7:265–271.
6. Van Schil PE, Hendriks JM, van Putte BP et al. Isolated lung perfusion and related techniques for the treatment of pulmonary metastases. Eur J Card Thorac Surg 2008;33:486–495.
7. Vogl TJ, Naguib NNN, Gruber-Rouh T et al. Microwave ablation therapy: clinical utility in treatment of pulmonary metastases. Radiology 2011;261:643–651.

Web:
1. www.mevis.de/~hhj/Lunge/RH.html   Lunge, Infoportal
2. www.awmf.org/leitlinien   AWMF, Leitlinien
3. www.emedicine.com/med/topic2987.htm   Emedicine
4. www.ctsnet.org/doc/7451   CTS Net

8.12.4 Lebermetastasen

R. Engelhardt, F. Otto

Def: Tumorabsiedlungen in der Leber

Ep: 10–25 % der Patienten, die an kolorektalen Karzinomen operiert werden, haben synchrone resezierbare Lebermetastasen.

Pg:
- in der Regel Absiedlung von Tumoren des Pfortaderdrainagegebietes (48 %)
- Eine rein hepatische Metastasierung (ohne extrahepatische Herde) findet sich praktisch ausschließlich bei kolorektalen Karzinomen sowie bei Tumoren des hepatobiliären Systems (hepatozelluläres Karzinom [HCC] Cholangiokarzinom). Die lokale Therapie von Lebermetastasen ist daher nur bei diesen Tumoren relevant.
- häufigste extraportale Primärtumoren bei hepatischer Metastasierung: Lungenkarzinom, Mammakarzinom

Sy: Fieber, Appetitverlust, Abgeschlagenheit, Gewichtsverlust, Völlegefühl

Dg: *Anamnese, Klinik*
- Anamnese mit Hinweisen auf kolorektale Tumoren (Stuhlunregelmäßigkeiten, Obstipation, Diarrhoe, peranale Blutung etc.)
- klinische Untersuchung mit Leberpalpation und rektaler Untersuchung

Labor
Leberfunktionsparameter, Gerinnung, Tumormarker (abhängig vom Primärtumor)

Bildgebung
- Sonografie Abdomen, intraoperative Sonografie
- CT/MRT Abdomen
- präoperative CT-Volumetrie
- ggf. PET-CT zum Ausschluss extrahepatischer Metastasen (vor Metastasenresektion)

Histologie
- Nadelbiopsie (Menghini) oder Feinnadelpunktion
- ggf. Laparoskopie bei fraglicher Operationsindikation

DD: ***Differenzialdiagnose intrahepatischer Raumforderungen***

Maligne Tumoren	
• Metastasen	häufigste maligne Lebertumoren (90 %)
• hepatozelluläres Karzinom	„HCC"
• Cholangiokarzinom	„CCC"
• Angiosarkom	Vinylchlorid, Arsen, ionisierende Strahlung
• Hepatoblastom	embryonaler Tumor, bei Kindern
Benigne Tumoren	
• Hämangiom	häufigster benigner Lebertumor
• Leberzelladenom	♀ > ♂, Risikofaktor Kontrazeptiva
• Gallenwegsadenom	selten
• fokale noduläre Hyperplasie	„FNH", meist ♀

Zystische Veränderungen	
• solitäre Leberzyste	häufig
• dysontogenetische Zysten	selten, hereditär
• zystische Echinokokkose	durch Hundebandwurm (E. granulosus)
• alveoläre Echinokokkose	durch Fuchsbandwurm (E. multilocularis)
• Leberabszess	Pyogen, Amöben

Th: *Chirurgische Therapie*
Die Metastasenchirurgie stellt die einzige potenziell kurative Therapieform bei hepatisch metastasiertem kolorektalen Karzinom dar. Die Operationsindikation hat sich in den letzten Jahren erweitert und ist im Fluss. Derzeit wird die Indikation zur Metastasenresektion in der Regel dann gestellt, wenn alle Lebermetastasen reseziert werden können und eine funktionell adäquate Restleber verbleibt. Eventuell kann in bestimmten Fällen Resektabilität durch eine neoadjuvante Chemotherapie erreicht werden. Die Operationsmortalität an erfahrenen Zentren beträgt 1–2 %.

Systemische Chemotherapie
entsprechend Grunderkrankung, z.B. kolorektales Karzinom (☞ Kap. 8.3.4)

Lokale Chemotherapie
Die Rationale der lokalen Chemotherapie ist eine höhere intratumorale Konzentration des Chemotherapeutikums bei geringerer systemischer Toxizität (v.a. bei hohem „first-pass"-Effekt). Das Chemotherapeutikum wird hierbei durch einen Portkatheter über die A. hepatica der Leber zugeführt. In den bisher publizierten Studien ergaben sich signifikant bessere Tumoransprechraten im Vergleich zu systemischer Chemotherapie, d.h. eine bessere lokale Tumorkontrolle, allerdings ohne signifikante Verlängerung der Überlebenszeit.
Alternativ stehen die Chemoembolisation, die selektive interne Radiotherapie (SIRT) oder eine perkutane Tumordestruktion (Radiofrequenzablation, Laser, Alkoholinjektion, Kryotherapie etc.) zur Verfügung (☞ Kap. 8.3.7).

Prg: 5-Jahres-Überlebensrate bei hepatisch metastasierten kolorektalen Karzinomen:
- nach Operation   30 %
- ohne operative Therapie < 2 %

Lit:
1. Alberts SR. Update on the optimal management of patients with colorectal liver metastases. Crit Rev Oncol Hematol 2012;doi:10.1016/j.critrevonc.20R.02.007
2. Lazaridis G, Pentheroudakis G, Fountzilas G et al. Liver metastases from cancer of unknown primary (CUPL): a retrospective analysis of presentation, management and prognosis in 49 patients and systematic review of the literature. Cancer Treatm Rev 2008;34:693–700.
3. Nordlinger B, Van Cutsem E, Gruenberger T et al. Combination of surgery and chemotherapy and the role of targeted agents in the treatment of patients with colorectal liver metastases: recommendations from an expert panel. Ann Oncol 2009;20:985–992.
4. Pozzo C, Barone C, Kenney NE. Advances in neoadjuvant therapy for colorectal cancer with liver metastases. Cancer Treatm Rev 2008;293–301.
5. Primrose JN. Surgery for colorectal liver metastases. Br J Cancer 2010;102:1313–1318.
6. Wong S, Mangu PB, Choti MA. American Society of Clinical Oncology 2009. Clinical evidence review on radiofrequency ablation of hepatic metastases from colorectal cancer. J Clin Oncol 2009;28:493–508.

Web:
1. www.nlm.nih.gov/medlineplus/ency/article/000277.htm   Medline Plus
2. www.emedicine.com/RADIO/topic394.htm   Emedicine

8.12.5 Knochenmetastasen

R. Engelhardt, F. Otto

Def: Tumorabsiedlungen im Skelettsystem

Ep: Knochenmetastasen, in der Regel als multiple Metastasen, kommen insbesondere bei Prostata-, Mamma-, Lungen-, Schilddrüsen- sowie Nierenzellkarzinomen vor. *Solitäre* Knochenmetastasen sind selten (Auftreten insbesondere bei Schilddrüsenkarzinom und Nierenzellkarzinom, DD: solitäres Plasmozytom).

PPhys: *Metastasierungsart (radiologische Diagnose)*
- *osteolytische Metastasen:* Aktivierung von Osteoklasten durch Tumorzellen → sekundäre Tumorzellinfiltration
- *osteoplastische* Metastasen: Osteoblastenaktivierung
- Gemischte Metastasen: Aktivierung von Osteoblasten und Osteoklasten → *osteolytisch-osteoplastische* Metastasen

Vorkommen bestimmter Metastasentypen
- osteolytisch: Lungenkarzinom, Nierenzellkarzinom, hepatozelluläres Karzinom, Ovarialkarzinom, Pankreaskarzinom, Magenkarzinom, Mammakarzinom, Melanom
- osteoplastisch: Prostatakarzinom, Pankreaskarzinom, Magenkarzinom, Mammakarzinom, neuroendokrine Tumoren
- gemischt: Kolonkarzinom, Mammakarzinom

Sy:
- Schmerzen, Bewegungseinschränkung
- Müdigkeit, Abgeschlagenheit, Leistungsminderung, Gewichtsverlust

Dg: *Anamnese, Klinik*
- Anamnese einschließlich Schmerzanamnese, Bewegungseinschränkung
- klinischer Untersuchungsbefund

Labor
- Ca^{2+} im Serum
- alkalische Phosphatase (AP) im Serum, knochenspezifische AP zur Differenzierung gegenüber der hepatischen AP, Hydroxyprolin-Ausscheidung (Urin) → Aktivitätsmarker einer Skelettmetastasierung

Bildgebung
- Röntgen
- CT, insbesondere zur Beurteilung von Becken, Schultergürtel, Wirbelsäule
- MRT, insbesondere zur Beurteilung von Wirbelsäule und Spinalkanal
- Szintigrafie mit ^{99}Tc-diphosphonat; zur Verlaufskontrolle nur eingeschränkt geeignet („Flare"-Effekt bei Therapieansprechen)
  CAVE: Falsch negative Ergebnisse bei schnell wachsenden osteolytischen Metastasen (Lungenkarzinom, Melanom) sind möglich.
- FDG-PET

Histologie
- CT-gesteuerte Feinnadelpunktion, v.a. bei osteolytischen Läsionen
- offene Biopsie, v.a. bei osteoplastischen Metastasen

DD:
- Multiples Myelom, Non-Hodgkin-Lymphom
- traumatische/osteoporotische Fraktur, Osteomyelitis, Knochenzysten
- primäre benigne oder maligne Knochentumoren

Ko:
- Knocheninstabilität → Fraktur
- Hyperkalzämie
- Schmerzen
- bei Mitbefall des hämatopoetischen Knochenmarks: Zytopenie

Zeichen der Frakturgefahr

bewegungsabhängige Schmerzen
schmerzhafte kortikale Läsion > 2,5 cm Länge
schmerzhafte kortikale osteolytische Läsion > Knochendurchmesser
schmerzhafte medulläre Läsion > 50 % des Knochendurchmessers

Th: *Supportive Therapie*

Schmerztherapie
- nicht-steroidale Antiphlogistika besonders wirksam, z.B. Metamizol
- Bisphosphonate, z.B. Zoledronat 4 mg über 15 min i.v. alle 3–4 Wochen. Bisphosphonate haben sich auch in der Prävention von Frakturen als wirksam erwiesen (Mammakarzinom, Plasmozytom).
- Osteoklasten-Inhibition durch den monoklonalen anti-RANKL-Antikörper Denusomab (120 mg s.c. alle 4 Wochen) bei Mamma- und Prostatakarzinom eher wirksamer als Bisphosphonate. Geringeres Risiko einer Nierenschädigung

Therapie der Hyperkalzämie ☞ *Kap. 9.4*

Kausale Therapie

Chirurgische Intervention: Indikationen
- bei Solitärmetastasen und langem erkrankungsfreien Intervall evtl. Metastasenresektion
- Radiofrequenzablation schmerzhafter Knochenmetastasen zeigt gute Ergebnisse.
- Kompression des Spinalkanals → Laminektomie
- Fraktur bzw. Frakturgefahr → „fixateur interne", Knochenzement
- Wirbelkörpermetastasen mit stabiler Hinterkante → Vertebroplastie

Perkutane Strahlentherapie: Indikationen
- Nachbestrahlung nach Operation
- Prävention von Frakturen
- Schmerztherapie (fast immer effektiv, unabhängig vom histologischen Befund)

CAVE: Außer bei Tumoren von hoher Chemosensitivität (Lymphome, Keimzelltumoren) oder bei potenziell kurativ operablen Tumoren sollte die perkutane Bestrahlung initial immer als Therapieoption erwogen werden. Die durch Strahlentherapie bedingte Myelosuppression sollte jedoch insbesondere bei nachfolgend geplanter Chemotherapie im Entwurf eines Therapieplans berücksichtigt werden.

8.12.5 Knochenmetastasen

Systemische Radionuklide
- ^{131}J (Radiojod) bei hochdifferenziertem Schilddrüsenkarzinom
- ^{89}Sr (Strontium): Anreicherung analog zu Kalzium in Bereichen des Knochenumbaus
- ^{153}Sm (Samarium)-Lexidronam: Anreicherung analog zu Phosphat in Bereichen des Knochenumbaus

CAVE: wegen myelosuppressiver Effekte: Zeitabstand zur Chemotherapie einhalten

Lit:
1. Clines G, Guise T. Molecular mechanisms and treatment of bone metastasis. Exp Rev Mol Medicine 2008; 10: e7 doi:10.1017/S142399408000616.
2. Coleman RE. Management of bone metastases. Oncologist 2000;5:463–470.
3. Dupuy DE, Liu D, Hartfeil D et al. Percutaneous Radiofrequency Ablation of Painful Osseous Metastases. Cancer 2010 doi: 10.1002/cncr.24837.
4. Henry DH, Costa L, Goldwasser F et al. Randomized, double-blind study of denosumab versus zoledronic acid in the treatment of bone metastases in patients with advanced cancer (excluding breast and prostate cancer) or multiple myeloma. J Clin Oncol 2011;29:1125–1132.
5. Michaelson MD, Smith MR. Bisphosphonates for treatment and prevention of bone metastases. J Clin Oncol 2005;23:8219–8224.
6. Rades D, Schild SE, Abrahm JL. Treatment of painful bone metastases. Nat Rev Clin Oncol 2010;7:220–229.
7. Roodman GD. Mechanisms of bone metastasis. N Engl J Med 2004;350:1655–1664.
8. Sethi N, Kang Y. Notchsignalling in cancer progression and bone metastasis. Brit J Cancer 2011; 105:1805–10.
9. Utzschneider S, Weber P, Fottner A et al. Prognoseadaptierte operative Behandlung von Knochenmetastasen. Orthopäde 2009;38:308–315.
10. Van Poznack C, Nadal C. Bone integrity and bone metastases in breast cancer. Curr Oncol Rep 2006;8:22–28.

Web:
1. www.onkodin.de/zms/content/e6/e38842/e39757/e39795/index_ger.html — Onkodin
2. emedicine.medscape.com/article/387840-overview — Emedicine

8.13 Paraneoplastische Syndrome

B. Deschler-Baier, H. Henß

Def: nicht-maligne Krankheitsbilder, die durch maligne Erkrankungen verursacht werden bzw. mit Malignomen assoziiert sind. Symptome verlaufen in der Regel synchron zur malignen Erkrankung, können ihr aber auch vorausgehen bzw. nach Remission persistieren.

Ep: Bis zu 20 % aller Patienten mit malignen Erkrankungen entwickeln Paraneoplasien.

Pg: häufig ungeklärt. Mögliche Faktoren sind:
- ektope Produktion von Hormonen oder hormonell aktiven Substanzen
- Bildung von hämatologischen Wachstumsfaktoren, Zytokinen oder Inhibitoren
- Bildung von Autoantikörpern oder Inhibitoren der Hämostase

Klass: *Paraneoplastische Syndrome*

Endokrine paraneoplastische Syndrome (☞ Tab. 1)
ektope Bildung von Hormonen, bzw. Hormonanaloga mit entsprechender klinischer Symptomatik
- hypothalamische „Releasing Hormones": CRH, GnRH, TRH, GHRH
- neurohypophysäre Hormone: Neurophysin, Oxytocin, Vasopressin, ADH
- hypophysenvorderlappenhormone: ACTH, MSH, Prolaktin, TSH, GH
- gastrotestinale Hormone: gastrin-releasing Hormon (GRP); Gastrin, Glucagon, (☞ Kap. 8.7.3)
- Sonstige: Androgene, ANF, Kalzitonin, hCG, IGF (Somatomedine), Östrogene, Gestagene, Renin, TNF
- paraneoplastische Hyperkalzämie (☞ Kap. 9.4)

Neurologische paraneoplastische Syndrome (☞ Tab. 2)
Neurologische Komplikationen bei Tumorerkrankungen sind oft immunologisch bedingt.
Die Möglichkeit einer paraneoplastischen Ätiologie sollte bei fast jeder neurologischen Differenzialdiagnose beachtet werden. Paraneoplastische Syndrome können fluktuieren, benigne verlaufen und psychiatrische und untypische Symptome zeigen. Insbesondere sollte daran gedacht werden, wenn die Beschwerden nicht anderweitig ätiologisch zugeordnet werden können: Depression, Gedächtnisstörung, Fieber unklarer Ätiologie, paralytischer Ileus, Schwäche und Mundtrockenheit.
- zerebrale Syndrome (subakute zerebelläre Degeneration, Demenz, limbische Enzephalitis, Optikusneuritis, Tumor-assoziierte Retinopathie, Opsoklonus-Myoklonus)
- spinale Syndrome (nekrotisierende Myelopathie, Vorderhorndegeneration, Polyneuropathie)
- Syndrome des peripheren Nervensystems (subakute sensible Neuropathie, chron. gastrointestinale Pseudoobstruktion)
- neuromuskuläre Paraneoplasien (Dermatomyositis, Polymyositis, Myasthenia gravis, Pseudomyasthenie Lambert-Eaton)

Hämatologische paraneoplastische Syndrome (☞ Tab. 3)
hämatologische Krankheitsbilder bei malignen Erkrankungen. Differenzialdiagnostisch ist die Abgrenzung direkter Einflüsse der Tumorerkrankung auf die Hämatopoese von paraneoplastischen Syndromen schwierig.

8.13 Paraneoplastische Syndrome — Solide Tumoren

Dermatologische paraneoplastische Syndrome (☞ Tab. 4)
Malignome können mit vielfältigen Hautveränderungen einhergehen. Differenzialdiagnostisch muss an einen direkten Befall der Haut durch maligne Zellen gedacht werden (z.B. Paget-Erkrankung der Brust, Metastasen, Leukaemia cutis, Kaposi-Sarkom, kutanes T-Zell-Lymphom).

Andere organbezogene paraneoplastische Syndrome
- Niere: Nephritiden, nephrotisches Syndrom
- Darm: Malabsorption, Diarrhoe
- Skelett: hypertrophe Osteoarthopathie (Pierre-Marie-Bamberger-Syndrom)

Andere systemische paraneoplastische Syndrome
- Fieber
- Kachexie

Sy: variabel, in Abhängigkeit vom jeweiligen Syndrom

Dg: Die Anamnese ist Grundstein der Diagnostik. Symptome sind häufig wegweisender Ausdruck einer Tumorfernwirkung vor anderen Manifestationen.
Weitere Untersuchung erfolgt nach klinischem Bild.
„Klassische" Antikörperreaktionen (Anti-Hu, Yo, Ri, Ma, Ta, CV2, Ampiphysin); ggf. nach Rücksprache mit Neurologie (☞ Leitlinien)
Antikörper-Spezifität hilft bei gezielter Tumorsuche; breite Tumorsuche sollte FDG-PET beinhalten.

Th: rasche Tumordiagnose, Behandlung der Grunderkrankung essentiell, zusätzlich symptomatische Therapie in Abhängigkeit des Syndroms sowie ggf. immunmodulatorische Therapie
CAVE: *Der natürliche Verlauf kann fluktuieren oder indolent verlaufen.*

Lit:
1. Ehst BD, Minzer-Conzetti K, Swerdlin A, Devere TS. Cutaneous manifestations of internal malignancy. Curr Probl Surg 2010;47(5):384–445.
2. Graus F, Dalmau J. Paraneoplastic neurological syndromes. Curr Opin Neurol 2012;25:795–801.
3. Giometto B, Grisold W, Vitaliani R et al. Paraneoplastic neurologic syndrome in the PNS Euronetwork database: a European study from 20 centers. Arch Neurol 2010; 67:330–335.
4. Pelosof LC, Gerber DE. Paraneoplastic syndromes: an approach to diagnosis and treatment. Mayo Clin Proc 2010;85(9):838–854.
5. Rugiené R, Dadionené J, Aleknavicius E et al. Prevalence of paraneoplastic rheumatic syndromes and their antibody profile among patients with solid tumors. Clin Rheumatol 2011;30:373–380.
6. Shah KR, Boland CR, Patel M et al. Cutaneous manifestations of gastrointestinal disease: part I. J Am Acad Dermatol 2013;68:189.e1–21
7. Stone RL, Nick AM, Mc Neish IA et al. Paraneoplastic thrombocytosis in ovarian cancer. N Engl J Med 2012;366:610–618.
8. Titulaer MJ, Soffietti R, Dalmau J et al. Screening for tumors in paraneoplastic syndromes: report of an EFNS task force. Eur J Neurol 2011;18:19–27.

Web:
1. www.awmf.org/leitlinien/detail/ll/030–064.html — AWMF-Leitlinie
2. www.dgn.org/leitlinien.html — Deutsche Gesellschaft für Neurologie
3. www.pnseuronet.org — Europ. Org. NeuroOnkologie

Tab. 1: Endokrine paraneoplastische Syndrome im Zusammenhang mit soliden Tumoren

Syndrom/Tumor	Sezernierte Homone	Symptome	Häufig assoziierte Tumoren
SIADH	Vasopressin	Hyponatriämie, Hypervolämie	SCLC, NSCLC, Kopf/Hals-Tumoren
Cushing-Syndrom	ACTH	Hypokaliämie, Alkalose, Hypertonie, Hyperglykämie, Schwäche	SCLC, Karzinoide, Thymome
Akromegalie	GHRH	Habitus, Diabetes mellitus, Amenorrhoe, Impotenz	Karzinoide, SCLC, Pankreas-Malignome, Ovarial-Karzinom
Gynäkomastie	β-HCG	Habitus, Oligomenorrhoe, Hyperthyreose	Keimzell-, neuroendokrine Tumoren
Hyperkalzämie	PTHrP, IL–1, IL–6, TGF, TNF, Prostaglandine	Polyurie, Polydipsie, Exsikkose, Emesis	Multiples Myelom, NSCLC, Mamma-, Nierenkarzinom
Hyperthyreose	TRH, TSH	Hyperthyreose	Chorionkarzinom, Blasenmole
Androblastom	Testosteron, DHEAS	Virilisierung, Hirsutismus, Akne, Amenorrhoe	Ovarial-, Nebennierenrindentumoren
neuroendokriner Tumor	Serotonin, Tachykinine, Bradykinine, Prostaglandine	Diarrhoe, Flush, Asthma, Endokardfibrose	neuroendokrine Tumoren
Insulinom	Insulin	Hypoglykämie	
Gastrinom (Zollinger-Ellison-Syndrom)	Gastrin	peptische Ulzera, Diarrhoe	
Glukagonom	Glucagon	Diabetes mellitus	
VIPom (Verner-Morrison-Syndrom)	vasoaktives intestinales Peptid	Diarrhoe, Hypokaliämie, Achlorhydrie	
Somatostatinom	Somatostatin	Diarrhoe, Steatorrhoe, Diabetes mellitus	

SIADH Syndrom der inadäquaten ADH-Sekretion, SCLC kleinzelliges Lungenkarzinom, NSCLC nicht-kleinzelliges Lungenkarzinom, ACTH Adrenocorticotropes Hormon, GHRH Growth Hormone Releasing Hormone, hCG Humanes Choriongonadotropin, PTH-P Parathormon Related Protein, IL Interleukin, TGF Transforming Growth Factor, TNF Tumor Nekrose Faktor, TRH Thyrotropin Releasing Hormone, TSH Thyroid Stimulating Hormone, DHEAS Dihydroepiandrosteron

Tab. 2: Klassische paraneoplastische neurologische Syndrome

Syndrom	Häufig nachgewiesene Antikörper*	Differenzialdiagnosen	Symptomatische Therapieansätze	Häufig assoziierte Malignome
A. Syndrome des zentralen Nervensystems				
limbische Enzephalitis	Anti-Hu, Anti-CV2, Anti-Ma2, Anti-Ta	infektiös (v.a. Herpes), autoimmunologisch, Demenz	Antiepileptika, Antidepressiva	SCLC, Prostata-Ca, Neuroblastom
subakute Kleinhirndegeneration	Anti-Hu, Anti-CV2, Anti-Ma2, ANNA-3, PCA-2	genetisch, infektiös (EBV), ätyltoxisch		SCLC, Prostata-Ca, Neuroblastom, Seminom, Thymom
Opsoklonus-Myoklonus	Anti-Hu, Anti-Yo, Anti-Ta, Anti-Ma, Anti-Ri, ANNA3		Clonazepam, Propranolol	SCLC, Prostata-Ca, Neuroblastom, Ovarial-Ca, Seminom, Thymom
Tumor-assoziierte Retinopathie	Anti-Recoverin; Anti-Hu	vaskulär, Neuritis N. optici		SCLC, Prostata-Ca, Neuroblastom
Stiff-person-Syndrom	Anti-Amphiphysin	Myotonie	Diazepam	Mamma-Ca, SCLC
B. Syndrome des peripheren Nervensystems				
subakute sensorische Neuropathie	Anti-Hu, Anti-CV2, ANNA-3, Anti-Amphiphysin	chronisch-inflammatorisch demyelinisierende Polyneuropathie (CIDP), MGUS	Gabapentin, Prägabalin, Amitriptylin	SCLC, Prostata-Ca, Neuroblastom, Thymom
Motoneuronerkrankungen	Anti-Hu	ALS, multifokale motorische Neuropathie		
autonome Neuropathie	Anti-Hu	Diabetes mellitus, Guillain-Barré-Syndrom		
C. Syndrome der neuromuskulären Synapse und des Muskels				
Dermatomyositis	nicht bekannt	Myopathie (z.B. durch Steroide)	ggf. Immuntherapien (Rücksprache Neurologie)	Ovarial-Ca, gastrointestinale Tumoren, NHL
Lambert-Eaton-Myasthenie-Syndrom	Anti-Titin	autoimmun, medikamenteninduziert, kongenital	Pyridostigmin, ggf. Immuntherapien (nicht ohne Rücksprache Neurologie)	Thymom

SCLC kleinzelliges Lungenkarzinom, Ca Karzinom, EBV Epstein-Barr-Virus, MGUS monoklonale Gammopathie unklarer Signifikanz, NHL Non-Hodgkin-Lymphom, ALS amyotrophe Lateralsklerose
* Die optimale diagnostische Spezifität und Sensitivität der Antikörperdiagnostik ist noch nicht erreicht, dennoch genügt Nachweis der „klassischen" Antikörperreaktion (Anti-HU, Yo, Ri, Ma, Ta, CV2, Amphiphysin) zur Diagnose eines definitiven paraneoplastischen Syndroms.

Tab. 3: Hämatologische paraneoplastische Syndrome

Syndrom	Beispiel/Symptome	Besonderheit
Polyglobulie	aberrante Sekretion von Erythropoietin oder ähnlichen Faktoren	häufig Nieren-, selten Leberkarzinome, zerebelläre Tumoren
Anämien (aplastisch, hämolytisch, mikroangiopathisch)	paraneoplastische Erythroblastopenie („pure red cell aplasia")	V.a. Thymome, Adenokarzinome
Hämolyse	mikroangiopathische hämolytische Anämie	V.a. muzinproduzierende Adenokarzinome, Coombs-Test negativ – häufig mit DIC einhergehend
Hämolyse	autoimmunhämolytische Anämien (AIH) vom Wärme- oder Kälteantikörpertyp	bei 10–20 % aller B-Zell lymphoproliferativen Erkrankungen
Leukozytose (Eosinophilie, Basophilie)		V.a. gastrointestinale Tumoren, SCLC, Melanom, M. Hodgkin
Leukopenie		sehr selten, Ausschluss therapiebedingter Leukopenie
Thrombozytose	aberrante Produktion von Zytokinen (Thrombopoietin, IL-6)	
Thrombozytopenie	„ITP-artiges Syndrom"	antikörpervermittelt
Evans-Syndrom	AIH+ITP	selten
Hämophagozytose	Phagozytose ganzer Erythrozyten durch Makrophagen oder Malignomzellen	DD: EBV-assoziierte Hämophagozytose; meist bei Leukämien, Lymphomen
Hyperkoagulopathien (gesteigerte Thrombin-Produktion durch Tumorzellen, „tissue factor-like procoagulant", „cancer procoagulant"; weitere prokoagulatorische Reaktionen als physiologische Reaktion auf Tumorzellen, Interaktion mit äußeren Faktoren etc.)	• migratorische superfizielle Thrombophlebitis (Trousseau Syndrom) • Venenthrombose • abakterielle thrombotische Endokarditis • Disseminated Intravascular Coagulation (DIC) • thrombotische Mikroangiopathie (z.B. hämolytisch-urämisches Syndrom) • arterielle Thrombose	11 % aller Malignompatienten erleiden eine Thrombose/Embolie (häufig: NSCLC, Kolonkarzinom, Prostatakarzinom).

DIC disseminierte intravaskuläre Koagulation, SCLC kleinzelliges Lungenkarzinom, IL Interleukin, ITP Immunthrombozytopenie, AiH Autoimmunhämolyse, EBV Epstein-Barr-Virus, NSCLC nicht-kleinzelliges Lungenkarzinom

Tab. 4: Dermatologische paraneoplastische Syndrome

	Syndrom/Symptom	Besonderheit
Hautveränderungen durch Stoffwechselprodukte	Hyperpigmentierung bei ektoper ACTH-Sekretion (Cushing)	Hyperpigmentierung, Schwäche
	Erythema necrolyticum migrans	„Glukagonom-Syndrom": erythromatosquamöse und erosive Läsionen
	pankreatische Pannikulitis	pannikuläre Fettnekrosen bei chronischer Pankreatitis, Pankreas-Malignomen
	Amyloidose	extrazelluläre Ablagerung von Amyloid
	generalisierte dermale Melanose	selten, beim malignen Melanom
Störung der Keratinisierung	Acanthosis nigricans maligna	Hyperpigmentierung an Nacken und Akren
	erworbene Ichthyosis	gelegentlich bei M. Hodgkin
	palmare Hyperkeratose	gelegentlich bei M. Hodgkin, Leukämie, Mammakarzinom
	Akrokeratose Bazex	Hyperkeratosen an Ohrhelices, psoriasiforme Paronychien, Nageldystrophien
Erythrodermie	= exfoliative Erythrodermie	häufiger bei vorbestehender Hauterkrankung (z.B. Psoriasis), gelegentlich bei Lymphomen, akuten Leukämien, selten bei soliden Tumoren
Vaskulitiden	z.B. leukozytoklastische Vaskulitis	selten, vermutlich Immunkomplexbildung durch Kryoglobuline oder Tumorantigene, gelegentlich bei akuten Leukämien
Paraneoplastischer Pemphigus	hämorrhagische Cheilitis und Stomatitis	bei Lymphomen, Leukämien
Sonstiges	Pruritus	DD: Eisenmangel, Hypothyreose, Leber-, Niereninsuffizienz, häufig bei NHL, Leukämien
	Erythema gyratum repens	wandernde konzentrische Ringe, gelegentlich Juckreiz, häufiger bei Lungen-, Ösophagus-, Mammakarzinom
	Sweet Syndrom (akute febrile neutrophile Dermatose)	Myalgien, Arthralgien; in 10–20 % mit Leukämien, MDS assoziiert
	Xanthome	rötlich-gelbe Papeln an Kopf und Nacken, bei hämatologischen Neoplasien, insbesondere multiplen Myelomen
	Skleromyxödem und Sklerodemie	selten, bei Paraproteinämien
	Hypertrichosis lanuginosa	faziale lanugoartige Behaarung – meist Lungen-, Kolonkarzinome

9 Onkologische Notfälle

H. Henß

Def: akute schwere bis lebensbedrohliche Ereignisse bei hämatologisch-onkologischen Patienten, die als Folge der malignen Erkrankung oder deren Therapie auftreten können und umgehendes Handeln erfordern

Ep: Es liegen keine verlässlichen Zahlen vor. Nach Schätzungen treten bei bis zu 30 % der Patienten mit Malignomen im Verlaufe der Erkrankung bzw. Therapie Notfälle auf. Bei bestimmten Erkrankungen bzw. Tumorstadien ist das Risiko onkologischer Notfälle besonders erhöht.

Pg: *Pathogenetische Ursachen onkologischer Notfälle*
- Raumforderung mit tumorbedingter Kompression/Organschädigung, z.B. gastrointestinale Notfälle (Ileus), Leberfunktionsstörungen, pulmonale Störungen, zentralnervöse Komplikationen, Blutungen, thromboembolische Ereignisse
- tumorassoziierte metabolische Entgleisungen, z.B. Elektrolyt-/Hormonhaushalt, kardiale Komplikationen, Gerinnungsstörungen, thromboembolische Ereignisse
- therapieassoziierte Nebenwirkungen, nach Operation, Strahlentherapie, medikamentöser Therapie

Gemeinsame Charakteristika
- akutes Auftreten
- schwere bis lebensbedrohliche Symptomatik
- schnelles Handeln erforderlich

Klass: *Ausgewählte onkologische Notfälle*

> *Tumorbedingt*
> - Notfälle durch Raumforderungen, z.B. obere Einflussstauung/Vena-Cava-Superior-Syndrom (☞ Kap. 9.2), Rückenmarkskompression (☞ Kap. 9.3)
> - metabolische Notfälle, z.B. Hyperkalzämie (☞ Kap. 9.4), paraneoplastische Hypoglykämie (☞ Kap. 8.13)
> - Gerinnungs-/Blutungskomplikationen, z.B. DIC (☞ Kap. 6.5), Blutung (☞ Kap. 9.6)
>
> *Therapiebedingt*
> - Zytopenie, Sepsis (☞ Kap. 4.2, 9.1)
> - Tumor-Lyse-Syndrom (☞ Kap. 9.5)
> - Transfusionsreaktionen (☞ Kap. 9.7)
> - Zytostatika-Paravasate (☞ Kap. 9.8)

Th: *Therapieprinzipien*
- Lokal begrenzte Probleme (z.B. Raumforderungen, Blutungen) erfordern in der Regel lokale Therapiemaßnahmen (Operation, Strahlentherapie); generalisierte Notfälle werden systemisch (Transfusionen, medikamentöse Therapie) behandelt.
- Notfälle bei hämatologisch-onkologischen Patienten erfordern regelhaft die Einschätzung der Therapieintention (kurativ/palliativ/supportiv). Bei lebensbedrohlichen Notfällen ist der Patient nach Möglichkeit in die Therapieentscheidung einzubeziehen, und Patientenverfügungen sind zu beachten.

Zur Therapie einzelner Notfallsituationen ☞ Kap. 9.1 bis 9.8

9 Onkologische Notfälle — Notfälle

Lit:
1. Lewis MA, Hendrickson AW, Moynihan TJ. Oncologic emergencies: pathophysiology, presentation, diagnosis, and treatment. CA Cancer J Clin 2011;61:287–314.
2. Schultheis B, Adamietz IA, Strumberg D. Onkologische Notfälle. Onkologe 2010;16:809–816.

Web:
1. www.dgho-onkopedia.de/onkopedia/leitlinien — Leitlinien DGHO
2. www.esmo.org/education-research/handbooks.html — ESMO Handbook Oncological Emergencies

9.1 Neutropene Sepsis

H. Bertz

Def: systemische Reaktion auf eine Infektion in der Neutropenie (insbesondere nach Chemotherapie oder Radiotherapie)
- *schwere Sepsis:* Temperatur > 38,0 °C oder < 36 °C; Herzfrequenz > 90/min; Atemfrequenz > 20/min oder $PaCO_2$ < 32 mmHg
- *septischer Schock:* Hypotonie mit RR < 90 mmHg systolisch bzw. RR-Abfall um 40 mmHg mit beginnendem Organversagen: Laktatazidose, Oligurie, Multi-Organ-Versagen („multi organ failure", MOF)

ICD-10: A 41

Ep: Fieber in der Neutropenie (FN, ☞ Kap. 4.2) tritt als häufige Nebenwirkung bei Patienten nach myelosuppressiver Chemotherapie und Radiotherapie auf, die Inzidenz korreliert direkt mit Dauer und Ausprägung der Neutropenie. Patienten mit FN erleiden in bis zu 15 % der Fälle eine schwere Sepsis bzw. einen septischen Schock.

Pg: prädisponierende Faktoren → Neutropenie → febrile Neutropenie → Sepsis

Sepsisrisiko bei Granulozytopenie
- *Niedrigrisiko:* Granulozyten 0,5–1 × 10^9/l für 2–7 d → bei Sepsis Letalität 14 %
- *Hochrisiko:* Granulozyten < 0,1 × 10^9/l für ≥ 7–10 d → bei Sepsis Letalität 47 %

Im Sepsisverlauf sind proinflammatorische (TNFα, IL-6, IL-8) und antiinflammatorische (IL-1RA, IL-10) Zytokine von zentraler Bedeutung.

Sy:
- Fieber, Allgemeinsymptome, Schwäche, Leistungsminderung
- lokale Entzündungszeichen: Katheterinfekt, Hautinfekte, Mukositis, Gingivitis, akrale Entzündungsherde, Abszesse
- Sinusitis, pulmonale Infektzeichen
- gastrointestinale Symptome, Schmerzen, Diarrhoe
- Meningismus, Kopfschmerzen, Verwirrtheit
- *Sepsis:* Blutdruckabfall, Tachykardie, Hypothermie

Dg: *Anamnese, Klinik*
- Anamnese (Fieber, Diarrhoe, Dysurie etc.)
- körperliche Untersuchung: Einstichstellen intravenöser Zugänge, Katheterpforten, Haut, Mundschleimhaut, Perianalregion, pulmonale Auskultation und Perkussion, abdomineller Druckschmerz, Klopf-/Druckschmerz der Nasennebenhöhlen, Lymphadenopathie, Atemfrequenz, Blutdruck- und Pulskontrolle, Meningismus

Labor
Routinelabor, Entzündungsparameter, plasmatische Gerinnung, Antithrombin (AT), Procalcitonin, pH mit Blutgasen, Lactat

Mikrobiologie
- Blutkulturen peripher, aus intravenösen Zugängen und Kathetern (☞ Kap 10.7). Aerobe und anaerobe Blutkulturen, Isolatorröhrchen. Ggf. Katheter entfernen, Katheterspitze mikrobiologisch aufarbeiten
- Urinkultur, Sputumkultur, Abstriche, Lumbal-/Pleura-/Aszitespunktion mit Kultur

9.1 Neutropene Sepsis — Notfälle

- pulmonale Infiltrate: bronchoalveoläre Lavage (BAL)
- Diarrhoe: Stuhlkulturen, Clostridium difficile-Enterotoxin, Gruber-Widal-Reaktion

Bildgebung
- „High resolution"-Computertomografie (hrCT) des Thorax, bei entsprechender Klinik auch hrCT der Nasennebenhöhlen (NNH) oder des Abdomens
- konventionelles Röntgen (Thorax, NNH), wenn hrCT nicht möglich
- ggf. Abdomensonografie

Th: *Vorgehen in der Akutsituation*

> **CAVE:** Die rasche Therapieeinleitung ist bei V.a. neutropene Sepsis entscheidend.
>
> 1. mikrobiologische Diagnostik
> 2. Sofortige Einleitung einer empirischen Antibiotikatherapie: Breitspektrumantibiotikum mit gesicherter Wirksamkeit gegen Pseudomonas spp., ggf. zusätzlich ein Aminoglykosid und ein Glykopeptid (bei V.a. Kathetersepsis). Ferner hat sich die rasche Eskalation mit einem Antimykotikum bewährt (Amphotericin B und andere).
> 3. Optimierung der Gewebeoxygenierung. Sauerstoffgabe über Nasensonde oder Maske, 2 l/min bis zu 12 l/min. ggf. künstliche Beatmung (nicht invasiv: CPAP „continuous positive airway pressure"; invasiv: Intubation)
> 4. frühzeitige und großzügige Volumensubstitution mit Kolloidlösungen, ggf. Katecholamingabe; **CAVE:** *unter HAES vermehrt Niereninsuffizienz*
> 5. frühzeitig intensivmedizinische Betreuung einleiten

Weitere Maßnahmen
- weitere Diagnostik: Bildgebung, Sonografie, bronchoalveoläre Lavage (BAL), Abszesspunktion etc.
- bei Nierenfunktionsstörung ggf. Dialyse
- bei erwarteter weiterer Neutropenie: G-CSF zur Unterstützung der Knochenmarkrekonstitution. Granulozytentransfusion (☞ Kap. 5.4) erwägen

Px:
- Maßnahmen der Krankenhaushygiene, sterile Durchführung invasiver Eingriffe
- Hygiene des Patienten, insbesondere Hautpflege, Zahnpflege, Mukositisprophylaxe, Meidung potenziell keimbelasteter Lebensmittel
- konsequente Behandlung von Fieber in der Neutropenie (☞ Kap. 4.2)
- Gabe von hämatopoetischen Wachstumsfaktoren (G-CSF, Filgrastim, Pegfilgrastim) entsprechend aktuellen Leitlinien (ASCO/ESMO Guidelines ☞ Kap. 4.3)

Lit:
1. Freifeld AG, Bow EJ, Sepkowitz KA et al. Clinical practice guideline for the use of antimicrobial agents in neutropenic patients with cancer: 2010 update by the Infectious Diseases Society of America. Clin Infect Dis 2011;52:e56–e93.
2. Kouroukis CT, Chia S, Verma S et al. Canadian supportive care recommendations for the management of neutropenia in patients with cancer. Curr Oncol 2008;15:9–23.
3. Penack O, Buchheidt D, Christopeit M et al. Management of sepsis in neutropenic patients: Guidelines from the infectious diseases working party of the German Society of Hematology and Oncology. Ann Oncol 2011;22:1019–1029.
4. Phillips R, Hancock B, Graham J et al. Prevention and management of neutropenic sepsis in patients with cancer: Summary of NICE guidance. BMJ 2012;345:e5368.
5. Weissinger F, Auner HW, Bertz H et al. Antimicrobial therapy of febrile complications after high-dose chemo-/radiotherapy and autologous hematopoietic stem cell transplantation: Guidelines of the AGIHO/DGHO. Ann Hematol 2012;91:1161–1174.

Web:
1. www.dgho-infektionen.de/agiho/content — DGHO, AG „Infekt"
2. www.onkosupport.de/asors/content/index_ger.html — AK „Supportive Onkologie"
3. www.awmf.org/leitlinien/aktuelle-leitlinien.html — AWMF – Leitlinie
4. www.nccn.org/index.asp — NCCN

9.2 Vena-cava-superior-Syndrom/Obere Einflussstauung

H. Henß

Def: Obstruktion der V. cava superior („Vena-cava-superior-Syndrom", VCSS) durch Tumorkompression, tumorbedingte Thrombose oder andere Ursachen. Klinisches Bild der „oberen Einflussstauung". In 85 % Folge einer malignen Erkrankung

Ep: Auftreten bei etwa 5 % der Patienten mit Lungenkarzinom (insbesondere kleinzelliges Lungenkarzinom, SCLC ☞ Kap. 8.2.1) und bei etwa 2 % der Patienten mit hochmalignen Non-Hodgkin-Lymphomen (NHL ☞ Kap. 7.5). Selten bei niedrigmalignen Non-Hodgkin-Lymphomen oder M. Hodgkin

Pg: Obstruktion und Kollaps der V. cava superior durch Kompression
- sekundäre Thrombosierung durch venöse Stase
- Schwellung der distalen venösen Abflussgebiete
- bei langsamer Entwicklung: Kollateralenbildung möglich

Sy: In der Regel nur kurze Anamnese (bis zu 6 Wochen): *Häufigkeit*
- obere Einflussstauung mit Gesichtsödem, Ödem der Arme, 80 %
  vermehrter Venenzeichnung der Thoraxwand
- Kopfschmerz, Sehstörungen, zentralnervöse Störungen 60 %
- Dyspnoe, Tachypnoe, Zyanose, gelegentlich Husten 60 %
- Dysphagie 5 %
- Horner-Syndrom (Miosis, Ptosis, Enophthalmus) 3 %

Dg: *Anamnese, Klinik*
- Anamnese (Tumorerkrankung, andere Risikofaktoren)
- Untersuchung: venöse Stauung, neurologische Störungen, Lymphknoten, Milz

Histologiegewinnung: Alternativen
- Sputumzytologie, Ergusszytologie (Pleuraerguss), Immunzytologie (☞ Kap. 2.5)
- Knochenmarkuntersuchung (Ausschluss Tumorinfiltration, Lymphom)
- Bronchoskopie mit Biopsie oder Brush-Zytologie
- Lymphknotenbiopsie (bei peripherer Lymphadenopathie)
- CT-gesteuerte Feinnadelbiopsie
- Mini-Thorakotomie (geringe Komplikationsrate)
- Mediastinoskopie
  CAVE: hohe Komplikationsrate; Blutung, Ödem, Wundheilungsstörungen, Infekt. Durchführung nur, wenn andere Verfahren nicht diagnoseweisend waren

Bildgebung
- Röntgen Thorax (mediastinale oder hiläre Raumforderung in 80 % der Fälle, Pleuraerguss, pulmonale Infiltrate)
- ggf. CT/MRT Thorax

Ko: *Komplikationen mediastinaler Raumforderungen*
- Ösophagusinfiltration → Dysphagie
- tracheale Infiltration/Kompression → Dyspnoe
- Perikardinfiltration → Perikardtamponade

Vena-cava-superior-Syndrom/Obere Einflussstauung 9.2

DD: *Differenzialdiagnose „Obere Einflussstauung"*

Diagnose	Häufigkeit
Maligne Tumoren	*85 %*
Lungenkarzinom (insbesondere kleinzelliges Karzinom)	72 %
Lymphome (insbesondere hochmaligne NHL)	12 %
Metastasen (insbesondere Mammakarzinom, Seminom, Sarkome)	9 %
Benigne Raumforderungen Teratom, Thymom, Struma, Aortenaneurysma, Sarkoidose	*12 %*
Mediastinale Fibrose entzündlich (Histoplasmose, Aktinomykose, Tuberkulose) Thyreoiditis, retroperitoneale Fibrose, nach Radiotherapie	*1 %*
Thrombose der V. cava superior M. Behçet, Myeloproliferative Neoplasien (P. vera) fremdkörpervermittelt (Schrittmacher, zentralvenöse Katheter)	*2 %*

Th: *Indikationen zur sofortigen Therapieeinleitung (Akutsituation)*
zerebrale Störungen, Atemwegsobstruktion, kardiale Störungen (diastolische Füllungsstörung, LVEF ↓)

Vorgehen in der Akutsituation

1. Bettruhe mit Oberkörperhochlagerung, Prophylaxe einer Aspiration
2. Sauerstoffgabe, über Nasensonde oder Maske, 2 l/min bis zu 12 l/min
3. Steroide (Effekt umstritten), z.B. Prednisolon 100 mg i.v.
4. Antikoagulation, Heparin 10 000–15 000 IE/d
5. lokale Thrombolyse über Katheter erwägen, ggf. auch Stent-Einlage

Weiteres Management
- histologische Abklärung (☞ oben)
  CAVE: Voraussetzung einer effizienten antineoplastischen Therapie ist die histologische Diagnosestellung.
- Therapie der Grunderkrankung
  – Radiotherapie: als Notfallbestrahlung nur in Einzelfällen indiziert. Gesamtdosis 30–50 Gy, Ansprechen frühestens nach 3–7 d. Ansprechrate bei Lymphomen 75 %, bei Lungenkarzinomen 25 %
  – Chemotherapie: indiziert bei Lungenkarzinomen und Lymphomen
  – Operation mit venösem Bypass nur in Einzelfällen
- Stent-Einlage in V. cava superior zur Dekompression in Einzelfällen möglich

Prg: Prognose entsprechend der Grunderkrankung. Das VCSS ist per se kein unabhängiger prognostischer Faktor.

Lit:
1. Cheng S. Superior vena cava syndrome: a contemporary review of a historic disease. Cardiol Rev 2009;17:16–23.
2. Dienemann H, Schneider T. Intrathorakale Onkologische Notfälle. Onkologe 2010;16:383–389.
3. Lauten A, Strauch J, Jung C et al. Endovascular treatment of superior vena cava syndrome by percutaneous venoplasty. Heart Lung Circ 2010;19:681–683.
4. Lepper PM, Ott SR, Hoppe H et al. Superior vena cava syndrome in thoracic malignancies. Respir Care 2011;56:653–666.
5. Shaheen K, Alraies MC. Superior vena cava syndrome. Cleve Clin J Med. 2012;79:410–412.

9.2 Vena-cava-superior-Syndrom/Obere Einflussstauung — Notfälle

Web:
1. www.awmf.org — AWMF-Leitlinie
2. emedicine.medscape.com/article/760301-overview — Emedicine
3. www.cancer.gov/cancertopics/pdq/supportivecare/cardiopulmonary/HealthProfessional — NCI Cancer Topics

9.3 Rückenmarkkompression/Cauda-Syndrom

H. Henß

Def: Rückenmarkkompression durch maligne Erkrankung mit neurologischen Ausfällen

Ep: Bei 15 % aller soliden Tumoren treten zerebrale Metastasen auf, 5 % aller Tumorpatienten entwickeln im Verlauf ihrer Erkrankung Anzeichen einer spinalen Kompression. Bei 23 % der Betroffenen ist bis dahin keine Tumordiagnose bekannt.

Pg: *Ätiologie*
Auftreten bei unterschiedlichen soliden Tumoren und hämatologischen Neoplasien, z.B. Lungen-/Mamma-/Prostatakarzinom, Melanom, Lymphome, Plasmozytom

Mechanismen der spinalen Schädigung durch maligne Neoplasien
Meist extradurale Kompression von Rückenmark oder Cauda equina:
- Infiltration des Tumors vom Wirbelkörper in den Epiduralraum → spinale Kompression (häufig bei Lungenkarzinomen, Mammakarzinom, Prostatakarzinom)
- Einwachsen des Malignoms durch Foramina intervertebralia → spinale Kompression oder Wurzelkompression (häufig bei Lymphomen)
- direkte Metastasierung eines Tumors im Spinalkanal (selten)
- tumorbedingte vaskuläre Schädigung → Minderperfusion, Rückenmarkschädigung durch Infarzierung
- paraneoplastische Schädigung (Mechanismen ungeklärt, ☞ Kap. 8.13)

Path: *Lokalisation spinaler Kompression*
- zervikal 10 %
- thorakal 70 %
- lumbosakral 20 %
- multifokal 25 %

Sy: meist schleichende Entwicklung über längere Zeit, unter Umständen aber auch Auftreten innerhalb weniger Stunden möglich (v.a. bei rasch proliferierenden Tumoren wie Lungenkarzinomen, Nierenzellkarzinomen, Melanomen oder Lymphomen):
- *häufigstes Symptom:* Schmerzen (bei > 90 % der Patienten), als „Rückenschmerzen", „LWS-Syndrom" etc.
- *radikuläre Störungen:* dermatomspezifische sensorische und motorische Ausfälle, bandförmige Schmerzsymptomatik, z.T. einseitig
- *segmentale Myelopathie:* motorische Defizite, segmentale sensorische Ausfälle
- *generalisierte Myelopathie:* bilaterale motorische Störungen, Paresen, sensible Ausfälle. Bei Kompression auf Höhe der Cauda equina: „Reithosen-Anästhesie", Blasen-/Mastdarmlähmung, Analsphinktertonus ↓, Sehnenreflexe ↑, Babinski positiv

Dg: *Anamnese, Klinik*
- Anamnese (Tumorerkrankung, Risikofaktoren)
- Untersuchungsbefund: neurologische Untersuchung

Bildgebung
- MRT der Spinalachse, ergänzend Nativ-Röntgen
- ggf. CT oder Skelettszintigrafie bei unklaren Befunden

9.3 Rückenmarkkompression/Cauda-Syndrom — Notfälle

Histologiegewinnung
- Lumbalpunktion bei Verdacht auf meningeale Beteiligung
- ggf. Nadelbiopsie (wenn Operation nicht indiziert oder möglich)

DD:
- benigne Tumoren: Meningeom
- epidurale Raumforderungen: Hämatom, Abszess
- Diskusprolaps, Spondylolisthesis, osteoporotische Wirbelkörperfraktur
- Guillain-Barré-Syndrom, Plexusläsionen (angeboren/erworben)
- Infekte (z.B. Tuberkulose)

Th: ***Vorgehen in der Akutsituation***

1. Steroide, z.B. Dexamethason 16 mg i.v., dann 4–8 mg alle 6 h
2. Umgehend neurochirurgische Interventionsmöglichkeiten abklären. Operation innerhalb von 6–24 h anstreben. Bei über 24 h bestehender Symptomatik ist mit irreversiblen Schäden zu rechnen.
3. Strahlentherapie in der Akutsituation bei Inoperabilität bzw. als Ergänzung zur Operation abklären, insbesondere bei strahlensensitiven Malignomen

Weiteres Management
- histologische Abklärung
- Therapie der Grunderkrankung unter Berücksichtigung der Entwicklungsgeschwindigkeit und Schwere der neurologischen Ausfälle. Therapiebeginn möglichst innerhalb von 24 h nach Erstsymptomatik
  - neurochirurgische Therapie: Laminektomie oder posteriore Dekompression
  - Radiatio, als Monotherapie oder adjuvant nach operativer Dekompression, v.a. bei strahlensensiblen Tumoren (Mammakarzinom, Lymphome, Plasmozytom). Gesamtdosis: Ziel 30–40 Gy über 2–4 Wochen; bei schlechter Prognose bezüglich Grunderkrankung: 8 Gy
  - kombinierte Radiochemotherapie
  - alleinige Chemotherapie nur bei geringen Ausfällen, langsamer Progredienz und chemotherapie-sensiblem Tumor

Therapieziele
- Besserung bzw. Normalisierung der neurologischen Ausfälle
- Erhaltung der Mobilität und Stabilität der Wirbelsäule
- Schmerzfreiheit

Prg: insgesamt ungünstig, mediane Überlebenszeit bei Diagnosestellung < 6 Monate

Prognosefaktoren:
- Zeit bis zur Diagnosestellung und Therapieeinleitung
- Ausmaß der neurologischen Ausfälle vor Therapiebeginn
- Art des Primärtumors

Lit:
1. Hammack JE. Spinal cord disease in patients with cancer. Continuum (Minneap Minn) 2012;18:312–327.
2. Kim JM, Losina E, Bono CM et al. Clinical outcome of metastatic spinal cord compression treated with surgical excision ± radiation versus radiation therapy alone: a systematic review of literature. Spine 2012;37:78–84.
3. Loblaw DA, Mitera G, Ford et al. A 2011 updated systematic review and clinical practice guideline for the management of malignant extradural spinal cord compression. Int J Radiat Oncol Biol Phys 2012;84:312–317.

Web:
1. www.spinalcord.org — Spinal Cord Portal
2. www.nice.org.uk/CG75 — Guideline NICE, UK
3. www.medscape.com/viewarticle/442735 — Medscape

9.4 Maligne Hyperkalzämie

H. Henß

Def: tumorassoziierte Erhöhung des Serumkalziums, in der Regel paraneoplastisch bedingt, mit Osteoklastenaktivierung. Formen:
- humorale Hyperkalzämie („humoral hypercalcemia of malignancy", HHM): Hyperkalzämie ohne nachweisbare Osteolysen, z.B. bei Plasmozytom, Pankreaskarzinom, Lungenkarzinom
- Hyperkalzämie bei fortgeschrittener osteolytischer Metastasierung („tumorinduced osteolysis", TIO). Nachweisbare Osteolysen, z.B. bei Mammakarzinom

Ep: Auftreten bei 10–20 % aller Patienten mit malignen Erkrankungen. Eine ausgeprägte, therapiebedürftige Hyperkalzämie wird jedoch nur in 1–3 % der Fälle beobachtet.

Pg: *Tumorentitäten mit assoziierter Hyperkalzämie*
Mammakarzinom, Lungenkarzinom, Nierenzellkarzinom, Multiples Myelom

PPhys: *Sekretion osteoklastenaktivierender Faktoren durch maligne Zellen*
- „Parathyroid hormone-related protein" (PTH-RP) und seltener 1,25-Dihydroxyvitamin D: nachweisbar bei 75–90 % der Patienten mit tumorassoziierter Hyperkalzämie, sowohl in Fällen mit humoraler Hyperkalzämie als auch bei ossärer Metastasierung. In Einzelfällen auch ektope PTH-Produktion
- Interleukin 1, Interleukin-6 (insbesondere bei Multiplem Myelom)
- „Transforming Growth Factor alpha" (TGFα)

Folgen
- Osteoklastenaktivierung und -proliferation → erhöhte Knochenresorption, Kalziumfreisetzung
- Hemmung der Osteoblastenaktivität → reduzierte Knochenneubildung
- glomeruläre Filtrationsrate ↓, tubuläre Kalziumreabsorption ↑

Sy: Die Mehrzahl der Patienten mit mäßiggradiger Hyperkalzämie ist asymptomatisch. Symptome bei ausgeprägter Hyperkalzämie (> 2,7 mmol/l) oder hyperkalzämischer Krise (> 3,5 mmol/l):
- *Niere:* Polyurie, Polydipsie, Dehydratation → später Anurie, akute Nierenschädigung, Nephrokalzinose, Nephrolithiasis
- *Gastrointestinaltrakt:* Übelkeit, Erbrechen, Gewichtsabnahme, Anorexie, selten gastroduodenale Ulzera oder Pankreatitis
- *Muskulatur:* Muskelschwäche, Obstipation bis zum Ileus
- *kardial:* Bradykardie, Vorhof- und Kammerarrhythmien
- *ZNS:* Müdigkeit, Lethargie, Sehstörungen, Psychose, Somnolenz, Koma

Dg:
- Labor: Routinelabor, einschließlich Ca^{2+}, Phosphat, K^+, Na^+, Cl^-, Retentionswerte, alkalische Phosphatase, Albumin
- Bestimmung von intaktem PTH_{Serum}, ggf. Bestimmung von PTH-RP
- EKG: QT-Zeit ↓, PQ-Zeit ↓, T-Welle verbreitert, Bradykardie, Arrhythmien
- Bildgebung: Ausschluss von Osteolysen (Schädel, Wirbelsäule, Becken, Humerus, Femur). Beim Plasmozytom Nativ-Röntgen nach „Pariser Schema"

9.4 Maligne Hyperkalzämie

DD: *Differenzialdiagnose „Hyperkalzämie"*

Diagnose	Häufigkeit
• tumorassoziierte Hyperkalzämie	60 %
• primärer Hyperparathyreoidismus	20 %
• Hyperthyreose, Nebennierenrinden-Insuffizienz	selten
• medikamentös: Vit. D, Vit. A, Tamoxifen, Thiazide, Lithium	10 %
• Sarkoidose, Tuberkulose	< 5 %
• Immobilisation	< 5 %

Ko: Nephrolithiasis, Ulcus ventriculi/duodeni, Pankreatitis (selten)

Th: *Vorgehen in der Akutsituation*

1. Hydratation, NaCl 0,9 %, mindestens 2 000–3 000 ml/d, mit Monitoring von Elektrolyten und Retentionswerten, ggf. Substitution von K$^+$, Mg^{2+}
   WM: Steigerung der Nierenfunktion, Kalziumausscheidung ↑
2. Furosemid bei inadäquater Diurese
   WM: Steigerung der Nierenfunktion, Kalziumausscheidung ↑
3. Bisphosphonate: z.B. Zoledronat oder Pamidronat i.v. (als Infusion, 1 mg/min)
   WM: Hemmung der Osteoklastenaktivität
   NW: Fieber und/oder grippeartige Symptomatik, Hypokalzämie
4. Kortikosteroide, z.B. Prednisolon 1 mg/kg Körpergewicht i.v., in der Regel 40–100 mg, v.a. bei hämatologischen Erkrankungen (Multiples Myelom)
   WM: Zytokinfreisetzung (IL-1, IL-6) ↓, intestinale Kalziumresorption ↓
5. bei ungenügender Kalziumsenkung: Kalzitonin 4–6 × 100 IU/d s.c.
   WM: Osteoklasteninhibition, kalziuretischer Effekt
6. Dialyse bei ausgeprägter Niereninsuffizienz
   WM: Kalziumentfernung durch kalziumfreies Dialysat

Weiteres Management und neue Entwicklungen
- Histologiegewinnung bei unklarer maligner Erkrankung
- Therapie der Grunderkrankung
- Einsatz von Denosumab (RANK-L-Inhibitor) in klinischen Studien

Prg: Überlebenszeit ohne Therapie: < 4 Wochen. Nach Korrektur der Elektrolytstörung und erfolgreicher antineoplastischer Therapie stellt die Hyperkalzämie per se keinen unabhängigen prognostischen Faktor dar.

Lit:
1. Clines GA. Mechanisms and treatment of hypercalcemia of malignancy. Curr Opin Endocrinol Diabetes Obes 2011;18:339–346.
2. Legrand SB. Modern management of malignant hypercalcemia. Am J Hosp Palliat Care 2011;28:515–517.
3. Siddiqui F, Weissmann DE. Hypercalcemia of malignancy. J Palliat Med 2010;13:77–78.

Web:
1. www.meb.uni-bonn.de/cancer.gov/CDR0000062737.html — Universität Bonn
2. www.bccancer.bc.ca/HPI/CancerManagementGuidelines — BC Cancer Agency Guidelines
3. www.onkodin.de/zms/content/e6/e38842/e39757/e39758/index_ger.html — Onkodin

9.5 Tumor-Lyse-Syndrom

H. Henß

Def: Krankheitsbild bei rascher Destruktion/Zerfall großer Tumormassen mit Freisetzung intrazellulärer Bestandteile. Von pathogenetischer Bedeutung ist insbesondere die Freisetzung von K^+, Phosphat und Harnsäure.

Ep: Auftreten nach initialer, effektiver Therapie akuter Leukämien, hochmaligner Non-Hodgkin-Lymphome (insbesondere Burkitt-Lymphom) und myeloproliferativer Neoplasien in bis zu 10 % der Fälle. Durch eine effektive Prophylaxe (☞ unten) kann das Risiko eines Tumor-Lyse-Syndroms auf < 1 % gesenkt werden.

Pg: Wirksame antineoplastische Therapie bei Patienten mit großer Tumorlast und/oder rasch proliferierenden Malignomen:
- Leukämien, v.a. ALL
- hochmaligne Non-Hodgkin-Lymphome (insbesondere Burkitt-Lymphom)
- myeloproliferative Neoplasien (insbesondere chronische myeloische Leukämie)
- selten solide Tumoren (Keimzelltumoren, kleinzelliges Lungenkarzinom)

Risikofaktoren
- Niereninsuffizienz, Nierenschädigung, Dehydratation
- große retroperitoneale oder mediastinale Tumormassen, LDH ↑

PPhys:
- Hyperurikämie → akute Uratnephropathie
- Hyperkaliämie → kardiale Störungen
- Hyperphosphatämie → Hyperphosphaturie
- Bildung/Ausfällung von Kalziumphosphat in Glomeruli und Tubuli → zusätzliche Nierenschädigung, Hypokalzämie

Sy: akutes Auftreten in der Regel 12–24 h nach Einleitung einer Chemotherapie
- Allgemeinsymptome: Übelkeit, Erbrechen, Unwohlsein
- Hyperkaliämie: Arrhythmien, Herzstillstand, Parästhesien, Lähmungen
- Hyperphosphatämie: Nierenschädigung durch Kalziumphosphatpräzipitation
- Hyperurikämie: Uratnephropathie, Nierenversagen, Lethargie, Übelkeit/Erbrechen
- Hypokalzämie: Muskelkrämpfe, Tetanie, Parästhesien, Arrhythmien, Diarrhoe

Dg:
- *Anamnese:* Chemotherapie, maligne Erkrankung
- *Untersuchung:* Herz-/Kreislauffunktion, Nierenfunktion, Neurologie
- *Labor:* Elektrolyte mit K^+, Ca^{2+}, Phosphat, Retentionswerten, Harnsäure, LDH; **CAVE:** Pathologische Laborwerte belegen ein hohes Risiko für ein Tumor-Lyse-Syndrom, auch bei fehlender klinischer Symptomatik.
- *EKG:* Zeichen der *Hyperkaliämie* (PQ-Verlängerung, P-Amplitude ↓, QRS-Komplex schenkelblockartig verbreitert, QT-Intervall ↓, zeltförmiges T, terminaler Übergang in Sinuswellen) und *Hypokalzämie* (Arrhythmien, Leitungsstörungen, QT ↑)

DD:
- *akute Gewebsdestruktion:* Myolyse, Verbrennungen, Trauma, hämolytische Krise
- *Hyperurikämie:* metabolisches Syndrom
- *Elektrolytstörungen:* Niereninsuffizienz, Hypoparathyreoidismus, Pankreatitis, Sepsis, Azidose, paraneoplastische Syndrome, kaliumsparende Diuretika

9.5 Tumor-Lyse-Syndrom — Notfälle

Th: *Vorgehen in der Akutsituation*

1. EKG-Kontrollen, ggf. Monitorüberwachung
2. Hydratation, NaCl 0,9 %, mindestens 2 000–3 000 ml/d
3. Bei Hyperkaliämie (> 5 mg/dl):
   - Resonium A 15–20 g p.o. oder als Klysma alle 6 Stunden
   - Glukose plus Insulin (1 E auf 2 g Glukose)
     CAVE: Rebound-Effekt nach Absetzen, da K$^+$ nicht endgültig eliminiert, sondern lediglich intrazellulär gebunden wird
   - frühzeitig Dialyseeinleitung zur Kaliumelimination erwägen
4. Bei Hypokalzämie (< 2 mmol/l bzw. < 8 mg/dl):
   - Kalziumglukonat 10 % i.v. 10–40 mg, ggf. alle 12 h wiederholen
   - in leichteren Fällen: Kalzium 500–1 000 mg p.o.
5. Bei Hyperurikämie:
   - Rasburicase 0,2 mg/kg Körpergewicht, über 5–7 d
     CAVE: Zur Harnsäurebestimmung unter Rasburicase-Therapie Serum kühlen, sonst falsch niedrige Werte
6. Bei Nierenfunktionsstörung/akuter Oligurie und/oder Lungenödem:
   - Dopamin 100–200 mg/24 h (Perfusor, Wirksamkeit umstritten)
   - Dialyseeinleitung, vorher Ausschluss einer Harnwegsobstruktion

Weiteres Management
engmaschiges Monitoring mit EKG-Überwachung, ZVD-Überwachung (Ziel: ZVD > 5), Laborüberwachung (Elektrolyte, Retentionswerte, Harnsäure)

Px: Wichtigste Maßnahme ist die Erkennung von Risikofaktoren und entsprechende Prophylaxe vor Behandlung eines therapiesensiblen Malignoms:
- Identifikation von Risikopatienten (insbesondere Patienten mit akuter Leukämie, Burkitt-Lymphom, hochmalignen Non-Hodgkin-Lymphomen, hoher Tumorlast, vorbestehender Nierenfunktionseinschränkung)
- Flüssigkeitssubstitution (Ziel: Urinvolumen > 2,5 l/d) unter ZVD-Kontrolle
- Alkalisierung (Ziel: Urin-pH > 7) mit NaHCO$_3$ p.o., ggf. auch Bikarbonat i.v.
- Xanthinoxidasehemmer (Allopurinol 300 mg/d), Benzbromaron (Urikosurikum) bei Allopurinolunverträglichkeit
  CAVE: Allopurinol hemmt den Abbau von 6-Mercaptopurin, Azathioprin, Theophyllin und Phenprocoumon. Bei gleichzeitiger Gabe von Allopurinol ist eine Reduktion der Dosis von 6-Mercaptopurin auf 25 % notwendig.

Lit:
1. Cairo MS, Ciffier B, Reiter A et al. Recommendations for the evaluation of risk and prophylaxis of tumour lysis syndrome (TLS) in adults and children with malignant diseases: an expert TLS panel consensus. Br J Haematol 2010;149:578–586.
2. Howard SC, Jones DP, Pui CH. The tumor lysis syndrome. N Engl J Med 2011;364:1844–1854.
3. Mayne N, Keady S, Thacker M. Rasburicase in the prevention and treatment of tumour lysis syndrome. Intens Crit Care Nurs 2008;24:59–62.
4. Mughal TI, Ejaz AA, Foringer JR et al. An integrated clinical approach for the identification, prevention and treatment of tumor lysis syndrome. Cancer Treatm Rev 2010;36:164–176.
5. Tosi P, Barosi G, Lazzarao C et al. Consensus conference on the management of tumor lysis syndrome. Haematologica 2008;93:1877–1885.

Web:
1. emedicine.medscape.com/article/282171-overview — Emedicine
2. www.cancernetwork.com/display/article/10165/1838347 — Cancer Network

9.6 Blutungskomplikationen

H. Henß

Def: Blutungskomplikationen bei malignen Erkrankungen

Ep: Bei 10 % der Patienten mit soliden Tumoren führen Blutungskomplikationen aufgrund Gefäßinfiltration/-arrosion oder durch ischämischem Tumorzerfall zum Tod.

Pg: Häufig Kombination mehrerer pathogenetischer Faktoren:
- Thrombozytopenie (tumorbedingt oder therapiebedingt), Thrombopathie (z.B. bei myeloproliferativen Neoplasien, ☞ Kap. 7.3–7.3.4)
- Verbrauchskoagulopathie, Hyperfibrinolyse, Auftreten von Hemmkörpern
- Verminderung plasmatischer Gerinnungsfaktoren/Leberfunktionsstörung
- tumorinduzierte Blutung aus arrodierten Tumorgefäßen (gastrointestinale Tumoren, Lungenkarzinom) oder durch maligne Gefäßarrosion (Kopf-Hals-Tumoren)
- Blutung als Therapiefolge (hämorrhagische Zystitis, Mukositis, Asparaginasetherapie, Myelosuppression) oder nach Eingriffen (Biopsie, Punktion, Bougierung usw.)
- Therapie mit Angiogenese-Inhibitoren (z.B. Bevacizumab) ist mit signifikant erhöhtem Blutungsrisiko assoziiert.

Sy:
- sichtbare Blutung (akut), z.B. Hämatemesis, Hämoptoe, Teerstuhl, Hämaturie
- Anämie (bei chronischer Blutung)
- Schocksymptomatik (Tachykardie, Hypotonie)
- Lokalisation der Blutung: lokal/punktuell, diffus/generalisiert

Th: *Vorgehen in der Akutsituation*

1. Bettruhe mit Flachlagerung
2. Volumensubstitution
3. Sauerstoffgabe, über Nasensonde oder Maske, 3 l/min bis zu 12 l/min
4. Blutgruppenbestimmung, Blut bestellen

Weiteres Management
- ggf. Transfusion, bei Thrombopenie Substitution (☞ Kap. 6.3)
- spezifische Behandlung bei plasmatischer Gerinnungsstörung (☞ Kap. 6.5.1 bis 6.5.4)
- bei DIC: Therapie entsprechend Befund (☞ Kap. 6.5.5)
- gezielte Blutstillung als lokales Vorgehen: Endoskopie mit lokaler Verödung, ggf. operative Intervention (Gefäßunterbindung, Tumorexstirpation als Notfallmaßnahme), ggf. transarterielle Embolisation (Angiografie und nachfolgende Embolisation)
- bei gleichzeitiger Infektionsgefahr (z.B. gastrointestinale Perforation): frühzeitige antibiotische Therapie
- antineoplastische Therapie der Grunderkrankung (Strahlentherapie, Chemotherapie); kann bei chronischer Blutung die wichtigste Maßnahme zur palliativen Blutstillung darstellen

Maßnahmen bei spezifischen Blutungsformen

Schwere Hämoptoe

Def: massives Abhusten von Blut (hellrot und schaumig = arteriell, dunkel = venös), in der Regel bei Gefäßarrosion durch malignen Tumor

Th: Notfallbronchoskopie, Versuch der lokalen Koagulation, ggf. Blockade/Tamponade durch Tubus

Schwere Hämatemesis

Def: schwallartiges Bluterbrechen, durch blutendes Malignom, hämorrhagische Gastritis/Mukositis, Gefäßarrosion

Th: Endoskopie, Versuch der lokalen Koagulation bzw. Kompression, ggf. Notfalloperation

Melaena (Teerstuhl)/Hämatochezie (peranale Blutung)

Def: Blutung aus oberem Gastrointestinaltrakt (als „Teerstuhl") oder unterem Gastrointestinaltrakt (als „Blut im Stuhl")

Pg:
- *Melaena:* Auftreten bei Blutungen > 100–200 ml aus oberem GI-Trakt und mit langsamer Darmpassage (> 8 h). Bakterieller Abbau des Blutes im Darm
- *Hämatochezie:* in der Regel kolorektale Blutung, selten massive obere GI-Trakt-Blutung mit rascher Darmpassage

Sy:
- *Melaena:* schwarze, teerartige Verfärbung des Stuhls
- *Hämatochezie:* Symptomatik nach Stärke und Lokalisation der Blutung. Bei Blutungsquelle im Rektum: Blutauflagerungen auf Stuhl, bei Kolonblutung: blutige Durchfälle oder sichtbare Blutbeimengung zum Stuhl

Dg:
- ggf. Hämoccult®-Test zum eindeutigen Blutungsnachweis
- Ursachenabklärung: Ösophago-Gastro-Duodenoskopie, Rektoskopie, Koloskopie, ggf. Radionuklid-Szintigrafie (^{99}Tc-markierte Erythrozyten) oder selektive Arteriografie
- Überwachung von Blutungsstärke und Kreislaufparametern, Nierenfunktion, Gerinnung

Th: gezielte Blutstillung (endoskopisch, ggf. operativ)

Hämorrhagische Zystitis

Def: akute oder schleichende Entzündung der Blasenschleimhaut mit Hämorrhagie, in der Regel therapiebedingt (Cyclophosphamid, Ifosfamid, Radiatio)

Sy: Hämaturie, Pollakisurie, Schmerzen

Th: *Bei leichter Blutung:* Spülung, oft spontanes Sistieren

Bei schwererer Blutung:
- Spülung durch großlumigen Blasenkatheter
- Entfernen vorhandener Gerinnsel, evtl. zystoskopisch

- intravesikale Therapie, z.B. mit Alaun-Lösung (1 %) oder Prostaglandin E2 und F2
- zystokopischer Verödungsversuch der Blutungsquelle bei umschriebener Blutung

Px: Prophylaxe der hämorrhagischen Zystitis nach Cyclophosphamid-/Ifosfamid-Therapie durch vorbeugende Gabe von Mesna. Bei schwerer Blutung kann eine chirurgische Intervention notwendig sein.

Lit:
1. Bader FG, Schlöricke E, Holtschmidt J et al. Gastrointestinaler Notfall in der Onkologie: Perforation und Blutung. Onkologe 2010;16:390–401.
2. Cihoric N, Crowe S, Eychmüller S et al. Clinically significant bleeding in incurable cancer patients: effectiveness of hemostatic radiotherapy. Radiat Oncol 2012;7:132–141.
3. DeLoughery TG. Management of acquired bleeding problems in cancer patients. Emerg Med Clin North Am 2009;27:423–444.
4. Escobar MA. Bleeding in the patient with a malignancy. Cancer 2012;118:312–320.
5. Hang XF, Xu WS, Wang JX. Risk of high-grade bleeding in patients with cancer treated with bevacizumab: a meta-analysis of randomized controlled trials. Eur J Clin Pharmacol 2011;67:613–623.
6. Lee HJ, Shin JH, Yoon HK et al. Transcatheter arterial embolization in gastric cancer patients with acute bleeding. Eur Radiol 2009;19:960–965.

Web:
1. www.awmf.org — AWMF-Leitlinien
2. www.bcshguidelines.com — BCSH Guidelines

9.7 Transfusionsreaktionen

R. Wäsch, H. Bertz

Def: Komplikationen bei der Substitution von Blutbestandteilen, z.B. zellulären Blutprodukten (Erythrozyten-/Thrombozytenkonzentrate), Gefrierfrischplasma GFP, Gerinnungsfaktoren, Immunglobulinen oder Humanalbumin. Einteilung nach Pathogenese, verwendetem Blutprodukt, Verlauf und klinischem Bild

Meldepflicht
Die Behandlung und Meldung von Nebenwirkungen bei Verabreichung von Blutprodukten ist durch das Transfusionsgesetz (§ 16) verbindlich geregelt. Bei Verdacht auf unerwünschte Wirkungen ist der Hersteller (die Blutbank) zu informieren, bei schwerwiegenden Nebenwirkungen auch das Paul-Ehrlich-Institut als Bundesoberbehörde.

Akute Transfusionsreaktionen

Ep: Inzidenz: etwa 1–10 % aller Transfusionen

Path: *Akute hämolytische Transfusionsreaktion (AHTR)*
- gefährlichste Form der akuten Transfusionsreaktionen, Inzidenz: 1:6000 bis 1:25000 Transfusionen, 0,75 Todesfälle pro 100000 Transfusionen
- AB0-Fehltransfusion mit Majorinkompatibilität → schwere intravaskuläre hämolytische Akutreaktion mit Komplementaktivierung und Zytokinfreisetzung
- selten Vorliegen irregulärer, präformierter antierythrozytärer Allo- oder Autoantikörper beim Empfänger (Kell-System, Kidd-System, Duffy-System etc.)

Febrile, nicht hämolytische Transfusionsreaktion (FNHTR)
- häufigste Transfusionsreaktion, Auftreten bei bis zu 5 % aller Transfusionen
- Temperaturanstieg ≥ 1 °C post transfusionem ohne Zeichen der Hämolyse oder anderer transfusionsbedingter Reaktionen
- Ursachen: Antikörper gegen Thrombozyten oder Leukozyten, aktive Mediatorfreisetzung aus viablen Leukozyten in den Blutkonserven (z.B. Zytokine), selten bakterielle Kontamination

Urtikarielle Reaktion
- lokal oder generalisiert, allergische Reaktion gegen Plasmaeiweiße
- Bei *lokaler urtikarieller Reaktion* ist die Fortsetzung der Transfusion nach Unterbrechung und Antihistaminikagabe zulässig (in allen anderen Fällen von Transfusionsreaktionen: Transfusionsstopp, Konserve zurück an Blutbank, ☞ unten).

Anaphylaxie bei Gabe von Plasmapräparaten (Thrombozytenkonzentrate, GFP)
bei Patienten mit angeborenem IgA-Mangel (Inzidenz: 1:700) und Vorliegen von IgA-Antikörpern. In der Mehrzahl der Fälle Pathogenese unklar

Transfusionsinduzierte akute Lungeninsuffizienz („transfusion-related acute lung injury", TRALI)
- Granulozyten- oder monozytenspezifische Antikörper (HLA-Klasse I oder II) im Spenderplasma reagieren mit Leukozytenantigenen des Empfängers (selten auch umgekehrte Antikörperkonstellation) → Agglutination und Aktivierung von Granulozyten und Monozyten, insbesondere in der Lungenstrombahn.
- seltenes, zum Teil fulminant verlaufendes Krankheitsbild mit ARDS-ähnlichem Bild 1–6 h nach Transfusion, in 15 % letal verlaufend

Notfälle　　　　　　　　　　　　　　　　　　　　　　　　　　　　　　Transfusionsreaktionen 9.7

Nichtimmunologische Nebenwirkungen (insbesondere bei Massivtransfusion)
- Zitratintoxikation (Thrombozytenkonzentrat, GFP) und Alkalose
- Hypothermie, Hypervolämie
- Hyperkaliämie (insbesondere Frühgeborene, anurische Patienten), Hypokalzämie
- Embolie (selten), bakterielle Kontamination (selten)

Sy: Rasches Auftreten nach Beginn der Transfusion:
- Frösteln, Fieber, Schweißausbruch, Übelkeit, Erbrechen
- Hautreaktionen, Urtikaria, Flush, Pruritus (v.a. bei allergischen Reaktionen)
- Unruhe, Blutdruckabfall, Tachykardie, Dyspnoe, Tachypnoe
- Kopfschmerzen, Rückenschmerzen
- bei hämolytischen Transfusionsreaktionen: Urin rötlich-braun (Hämoglobinurie), im weiteren Verlauf Ikterus
- *CAVE:* Beim narkotisierten Patienten ist eine Verschleierung der Symptome möglich.

Dg: *Anamnese, Klinik*
- Anamnese (einschließlich Transfusionsablauf, Risikofaktoren)
- Untersuchungsbefund: mit Blutdruck, Puls, Atemfrequenz, kardiopulmonaler Auskultation; engmaschiges Monitoring erforderlich

Labor
- kleines Blutbild, Hämolyseparameter (Haptoglobin, Bilirubin, LDH, freies Plasmahämoglobin) möglichst im Vergleich zu prätransfusioneller Probe
- Urinprobe (Hämoglobinurie)
- Blutkulturentnahme aus Blutkonserve (zum Ausschluss bakterieller Kontamination)

Meldung an Blutbank (Arzneimittelnebenwirkung)
- Konserve sicherstellen (aus forensischen Gründen)
- Konserve mit neuer Blutprobe des Patienten nach Vorfall an Blutbank zurücksenden → Wiederholung serologischer Verträglichkeitstests (vor/nach Reaktion), Prüfung der AB0-Identität von Konserve und Patient, direkter Antiglobulintest, Prüfung auf irreguläre Antikörper, bakteriologische Untersuchung der Konserve

Ko:
- *AHTR:* Schock, disseminierte intravasale Gerinnung (DIC), Nierenversagen
- *FNHTR, Urtikaria:* meist selbstlimitierend, ohne ernsthafte Komplikationen
- *TRALI:* akute respiratorische Insuffizienz, kardiopulmonales Versagen. Zwingende Indikation zur intensivmedizinischen Überwachung/Therapie
- *Anaphylaxie:* Schock

Th: **Vorgehen in der Akutsituation**

1. sofortiger Transfusionsstop (wichtigste Maßnahme)
2. Belassen/Erhalten des venösen Zugangs, ggf. neuen Zugang legen
3. konsequente Diagnostik (☞ oben), engmaschiges Monitoring (Blutdruck, Puls, Atemfrequenz, Urinausscheidung, klinische Untersuchung)
4. *Supportive Therapie* (je nach Schweregrad/Ursache der Reaktion): ggf. Sauerstoffgabe, Blutdruck-Stabilisierung, Diureseerhalt durch intensive Flüssigkeitsgabe, bei TRALI ggf. frühzeitig mechanische Ventilation
5. Prednison 100 mg i.v. oder Dexamethason 8 mg i.v.
6. ggf. additiv Antihistaminika bei allergischer Genese

Weiteres Management: Erfassung und Behandlung von Komplikationen
- Volumensubstitution, Alkalisierung, Monitoring der Urinausscheidung zur Prophylaxe eines akuten Nierenversagens. Bei drohendem akuten Nierenversagen: frühzeitige Hämodialyse
- **CAVE:** Hyperkaliämie durch Kaliumfreisetzung aus Erythrozyten
- Fortsetzung der antiallergischen Therapie: Steroide, Antihistaminika
- engmaschige Gerinnungskontrolle, Ausschluss DIC (☞ Kap. 6.5.5)

CAVE: Die Dynamik eines akuten Transfusionszwischenfalls darf nicht unterschätzt werden. Ggf. frühzeitige intensivmedizinische Betreuung des Patienten

Mittelfristige Transfusionsreaktionen

Path: *Posttransfusionelle Purpura (nach Erythrozyten-/Thrombozytenkonzentraten)*
- Entwicklung thrombozytenspezifischer Alloantikörper → schwere Thrombozytopenie etwa 5–9 d nach Transfusion, mit Verbrauch der patienteneigenen Thrombozyten („innocent bystander"). Auftreten in der Regel bei Frauen zwischen 50.–70. Lebensjahr
- *Therapie:* intravenöse Gabe von IgG, Thrombozytentransfusionen vermeiden

Verzögerte hämolytische Transfusionsreaktion („delayed hemolytic transfusion reaction", DHTR)
- Primärimmunisierung oder Boosterung von Alloantikörpern → verzögerte Hämolyse, klinisch meist symptomarm
- *Diagnostik:* immunhämatologische Untersuchungen, Hämolyseparameter

Transfusionsassoziierte Graft-versus-Host-Reaktion (tGvHR)
Reaktion von proliferationsfähigen T-Lymphozyten des Spenders gegen den Empfänger, z.B. bei Immunsuppression des Empfängers oder bei Transfusion zwischen Blutsverwandten („One-way-HLA-match")
- initiales „Engraftment" der Zellen
- im weiteren Verlauf Graft-versus-Host-Disease (GvHD ☞ Kap. 5.3)
- nach Latenz von 20–60 d: auftretende Hautsymptome (Dermatitis), intestinale Symptome (Gastroenteritis), Hepatitis. Wegen Latenz oft nicht mit Transfusion in Verbindung gebracht, Mortalität bis zu 90 %
- *Diagnostik:* Nachweis von Spenderlymphozyten, DNA-Fingerprinting, Hautbiopsien
- *Prophylaxe:* Bestrahlung der Konserven (Indikationen ☞ Kap. 4.9)

Hämosiderose

Path: Eisenablagerung im Gewebe bei Überschreitung des Körper-Eisengehalts um Faktor 5 (normaler Eisenbestand: Mann 50 mg/kg KG, Frau 35 mg/kg KG)

Faustregel: Bei chronisch Transfundierten besteht nach Gabe von ≥ 100 Erythrozyten-Konzentraten Gefahr der Hämosiderose (Zufuhr von 250 mg Eisen pro EK).

Sy: Symptome entsprechend organspezifischer Eiseneinlagerung:
- Leberfunktionsstörungen, Diabetes mellitus, endokrine Störungen
- dunkle Hautpigmentierung („Bronzediabetes")
- Kardiomyopathie, Arrhythmien

Dg: *Anamnese, Klinik*
- Anamnese
- Untersuchungsbefund: Hautpigmentierung, kardiopulmonaler Befund

Labor
Serumeisen ↑, Ferritin ↑, Transferrinsättigung ↓

Histologie
Eisennachweis im Knochenmark (Knochenmarkbiopsie/-ausstrich) bzw. in der Leber (sonografisch gesteuerte Leberpunktion)

DD: primäre Eisenspeicherkrankheit: Hämochromatose

Th: *Chelatverbindungen*
- Parenteral: z.B. Deferoxamin 2000 E/d s.c. über Pumpe als Dauertherapie oder als Bolus s.c. wöchentlich
- oral: Deferasirox, Initialdosis: 20 mg/kg, Dosissteigerung möglich

Infektiöse Komplikationen

Path: *Humanes Immundefizienz-Virus (HIV)*
Risiko bei zellulären Produkten < 1:1000000. Weitere Risikominimierung ab 1.5.2004 durch verbindliche Einführung des HIV-Genomnachweises beim Spender mittels Nukleinsäureamplifikationstechnik. Risiko zellfreier Blutprodukte (GFP, Immunglobuline, Gerinnungsfaktorpräparate) geringer durch Quarantäneeinlagerung und Virusinaktivierung

Hepatitis-B-Virus (HBV)
Risiko bei zellulären Produkten 1:50000 bis 1:200000. Risiko bei zellfreien Blutprodukten geringer (durch Quarantänelagerung und Virusinaktivierung)

Hepatitis-C-Virus (HCV)
Risiko bei zellulären Produkten < 1:500000. Risikominimierung durch gesetzlich vorgeschriebene Testung mittels Nukleinsäureamplifikationstechnik (HCV-NAT) für zelluläre Blutprodukte seit dem 1.4.1999. Risiko bei zellfreien Blutprodukten geringer (durch Quarantänelagerung und Virusinaktivierung)

Zytomegalie-Virus (CMV)
- Leukozytendepletierte zelluläre Blutprodukte sind der Gabe anti-CMV-negativer Blutprodukte gleichwertig (laut Richtlinien). Für Risikogruppen (z.b. anti-CMV-negative Empfänger bei geplanter allogener hämatopoetischer Stammzelltransplantation, Empfänger intrauteriner Transfusionen) wird jedoch die strikte Gabe anti-CMV-negativer Blutprodukte empfohlen.
- CMV-Reaktivierungen/CMV-Koinfektionen bei anti-CMV-positiven immunsupprimierten Empfängern durch die Gabe von Blutprodukten sind unwahrscheinlich (durch generelle Leukozytendepletion).

Weitere transfusionsrelevante Viren
- Parvovirus B19 (PV-B19): Gabe von Konserven PV-B19-IgG-positiver Spender bei chronisch substitutionsbedürftigen Patienten empfohlen
- HTLV I/II: Risikobefragung und konsekutive Testung der Spender auf HTLV I/II seit 11/1998 empfohlen
- EBV (Epstein-Barr-Virus), HHV-6, HAV (Hepatitis-A-Virus)
- HGV (Hepatitis G-Virus): Bedeutung als transfusionsrelevanter Erreger offen
- TTV („transfusion transmitted virus"): 1998 isoliert, Bedeutung ungeklärt
- West-Nil-Virus: Test bei Spendern aus Risikogebieten (Afrika, Nordamerika)

Weitere transfusionsrelevante Erreger
- *Bakterien:* Kontamination bei sterilem Vorgehen und Verwendung von Einmalmaterial selten
- *Parasitosen:* selten Malaria, Babesiose, Chagas-Erkrankung etc. Prophylaxe durch temporären Ausschluss von Fernreisenden
- *Creutzfeld-Jakob-Erkrankung (CJD)/new variant-CJD (vCJD):* bislang keine Berichte zur Übertragung durch Blutprodukte, Infektionsweg über Blutprodukte ist jedoch nicht mit Sicherheit auszuschließen. Spender mit anamnestisch erhöhtem CJD-Risiko (Behandlung mit humanem Wachstumshormon aus Leichenhypophysen, Aufenthalt > 6 Monate in Großbritannien zwischen 1980 und 1996) sind von der Spende ausgeschlossen.

Lit:
1. Dodd RY. Emerging pathogens and their implications for the blood supply and transfusion transmitted infections. Br J Haematol 2012;159:135–142.
2. Geisen C, Schmidt M, Klarmann D et al. Rationeller Einsatz von Blutprodukten: Blut – eine besondere Ressource. Anästhesiol Intensivmed Notfallmed Schmerzther 2012;47:398–408.
3. Goldberg AD, Kor DJ. State of the art management of transfusion-related acute lung injury (TRALI). Curr Pharm Des 2012;18:3273–3284.
4. Hirayama F. Current understanding of allergic transfusion reactions: incidence, pathogenesis, laboratory tests, prevention and treatment. Br J Haematol 2013;160:434–444.
5. Morrell CN. Immunomodulatory mediators in platelet transfusion reactions. ASH Education Book 2011, Hematol;2011(1):470–474.
6. Sayah DM, Looney MR, Toy P. Transfusion reactions: newer concepts on the pathophysiology, incidence, treatment, and prevention of transfusion-related acute lung injury. Crit Care Clin 2012;28:363–372.
7. Shaz BH, Stowell SR, Hillyer CD. Transfusion-related acute lung injury: from bedside to bench and back. Blood 2011;117:1463–1471.
8. Squires JE. Risks of transfusion. South Med J 2011;104:762–769.

Web:
1. www.swissmedic.ch — SwissMedic
2. www.bundesaerztekammer.de — BÄK- Leitlinien
3. www.bcshguidelines.com — BCSH Guidelines

9.8 Zytostatika-Paravasate

B. Lubrich, H. Henß

Def: unbeabsichtigter Austritt von Zytostatika bzw. lokal toxischen Verbindungen ins extravasale/paravasale Gewebe (beim Versuch der intravenösen Applikation)

Ep: nach Literaturangaben: 0,1–5 % aller intravenösen Zytostatikagaben

Pg: *Risikofaktoren*
- ungeeigneter Injektionsort (Vene von Handrücken, Ellenbeuge)
- mangelhafte Punktionstechnik (Zeitmangel, Übermüdung)
- ungenügende Kooperation der Patienten

PPhys: ***Klassifikation von Zytostatika nach lokaler Toxizität***

Stark nekrotisierend wirkende Verbindungen:

Amsacrin	Mitomycin C
Cisplatin	Nab-Paclitaxel
(> 0,4 mg/ml bzw. > 20 ml Extravasat)	Paclitaxel
Dactinomycin	Trabectedin (selten)
Daunorubicin	Vinblastin
Docetaxel (selten)	Vincristin
Doxorubicin	Vindesin
Epirubicin	Vinflunin
Idarubicin	Vinorelbin

Mäßig toxische Verbindungen:

Arsentrioxid	Etoposid
Bendamustin	Fluorouracil (≥ 50 mg/ml)
Bortezomib	Gemcitabin
Cabazitaxel	Melphalan
Carboplatin (ab 10 mg/ml)	Mitoxantron
Carmustin	Oxaliplatin
Cisplatin (< 0,4 mg/ml)	Temozolomid
Dacarbacin	Teniposid
Daunorubicin liposomal	Trabectedin
Docetaxel	Treosulfan
Doxorubicin liposomal	

Geringe lokale Toxizität:

Asparaginase	Fluorouracil (< 50 mg/ml)
Azacitidin	Ifosfamid
Bleomycin	Interleukine
Carboplatin (0,3–9 mg/ml)	Irinotecan
Cladribin	Methotrexat
Clofarabin	Nelarabin
Cyclophosphamid	Nimustin
Cytarabin	Pegaspargase
Decitabin	Pemetrexed
Eribulin	Pentostatin
Estramustin	Raltitrexed
Etoposidphosphat	Thiotepa
Fludarabin	Topotecan

9.8 Zytostatika-Paravasate

Antikörper/„targeted therapies"
Gewebsschäden nach Paravasaten durch Antikörper (z.B. Cetuximab) sind in der Regel nicht zu erwarten. Die Mehrzahl molekularer Therapien („targeted therapies") wird oral angewandt, sodass Paravasate in der Regel nicht vorkommen.

Sy: *Akut*
- Ödem, Rötung, Schmerzen, Überwärmung
- systemische Reaktionen möglich: vasovagale Reaktion, Übelkeit, Erbrechen

Im weiteren Verlauf
- bei lokal stark toxischen Verbindungen: Gewebsnekrose/Ulzeration ab Tag 7
- bei langsamer Abheilung: Superinfektion

DD: lokale allergische Reaktionen (topische Anwendung von Kortikoiden sinnvoll)

Th: **Vorgehen in der Akutsituation**

> **CAVE: Überall, wo Zytostatika angewandt werden, sollte ein Paravasat-Notfallset verfügbar sein.** Bei paravasaler Applikation oder Verdacht auf Paravasat: Puls, Lokalbefund und Vitalzeichen alle 30 min kontrollieren. Rasche Einleitung einer Therapie – auch bei Fehlen von Symptomen
>
> 1. *Basismaßnahmen*
>   - Infusion sofort stoppen, i.v.-Zugang belassen, System erneuern
>   - 5-ml-Spritze auf den i.v.-Zugang aufsetzen und, wenn möglich, Paravasat aspirieren, danach Zugang entfernen.
>   - bei Blasen oder großem Paravasat: transkutan mit Spritze absaugen
>   - Ruhigstellen der Extremität
>   - Paravasat dokumentieren
>   - regelmäßige Kontrollen, Nachsorge
>
> 2. *Substanzspezifische Maßnahmen*
>   - bei Anthrazyklinen (Doxorubicin, Daunorubicin, Epirubicin, Idarubicin), Anthracendionen (Mitoxantron), Platinverbindungen (Cisplatin, Carboplatin) und Mitomycin C: DMSO 99 % alle 3–4 h für mindestens 3 d (bis zu 14 d) auf gesamtes Paravasatgebiet auftragen und trocknen lassen
>   - Bei schwerwiegenden Anthrazyklinparavasaten steht mit Dexrazoxan eine weitere Therapieoption zur Verfügung. Die dreimalige Infusionsgabe erfolgt im Abstand von 6, 24 und 48 h nach Auftreten des Paravasats.
>   - bei Vinca-Alkaloiden (Vinblastin, Vincristin, Vindesin, Vinorelbin) das Paravasatgebiet mit bis zu 1 500 IE Hyaluronidase periläsional umspritzen
>
> 3. *Zusätzliche Maßnahmen*
>   - Extremität in den ersten 24–48 h hochlagern
>   - lokale Kühlung bei Bedarf (schmerzlindernd)
>   - Ausnahme: bei Etoposid, Vinblastin, Vincristin und Vindesin: milde trockene Wärme (Paravasatstelle mit Decke warmhalten);
>   **CAVE:** bei Oxaliplatin keine Kälteanwendung, keine Spülung mit NaCl.
>   - Vermeidung Lichtexposition (insbesondere bei Dacarbazin)
>
> 4. *Chirurgische Maßnahmen*
>   bei progredienter Gewebsnekrose/Ulzeration frühzeitig Vorstellung beim Chirurgen. Ggf. Debridement/Nekrosenentfernung/plastische Deckung
>
> 5. *Dokumentation*
>   Paravasate, Vorgehensweisen und Maßnahmen genau dokumentieren
>
> 6. *Beobachtung des Patienten über mindestens 6 Wochen*
>   Nekrotisierende Veränderungen treten z.T. erst nach Wochen oder Monaten auf.

Weiteres Management (optional, Verfahren in Diskussion)
Eine Reihe von Therapiemaßnahmen wurde in Einzelfällen für verschiedene Zytostatika als wirksam beschrieben. In der Regel handelt es sich um Kasuistiken oder kleine Patientenserien, sodass eine abschließende Beurteilung der Verfahren derzeit nicht möglich ist. Eine wissenschaftliche Basis besteht nicht, z.T. sind zusätzliche toxische Wirkungen nicht auszuschließen. Im Einzelnen werden diskutiert:
- lokale Applikation von Kortikosteroiden, topisch oder subkutan (umstritten, u.U. vermehrte Hauttoxizität); keine Notfallmaßnahme, sondern erst beim Auftreten von Hautreaktionen
- lokale Infiltration von $NaHCO_3$ 8,4 %, Natriumthiosulfat oder Heparin (insbesondere bei Vinca-Alkaloiden)
- lokale Verdünnung mit NaCl 0,9 % oder Glukose 5 % subkutan

Na: engmaschige Befundkontrolle über 6 Monate

Px: *Prophylaxe von Paravasaten durch korrekte Applikation von Zytostatika*
- Zytostatika nach Möglichkeit über zentralen Zugang verabreichen
- für peripheren Zugang nur Venen auf der Streckseite des Unterarms benutzen, auf guten Rückfluss achten, nur Venenverweilkanüle verwenden
- nach Ablatio mammae nur Arm der Gegenseite benutzen (wegen Lymphabflussstörung und venöser Abflussstörung nach Axilladissektion)
- korrekte Lage des venösen Zugangs überprüfen (Rötung, Schwellung, Induration, lokale Schmerzreaktion); im Zweifelsfall immer neuen Zugang legen
- sichere Fixierung der Extremität, Applikationsstelle sichtbar lassen
- nach Fehlpunktion einer Vene keine erneute Punktion distal des ersten Punktionsortes
- Über peripheren Zugang darf die Gabe von Zytostatika mit starker lokaler Toxizität nur als Bolus und nur durch einen erfahrenen Arzt erfolgen (keine Delegation).

Lit:
1. De Wit M. Zytostatikainduzierte Paravasate. Med Klin 2010;105:812–826.
2. Drake D, Ismail H. Emergency management of anthracycline extravasation. Emerg Med J 2012;29:777–779.
3. Kane RC, McGuinn D, Dagher R et al. Dexrazoxane: FDA review and approval for the treatment of accidental extravasation following intravenous anthracycline chemotherapy. 2008;13:445–450.
4. Napoli P, Corradino B, Badalamenti G et al. Surgical treatment of extravasation injuries. J Surg Oncol 2005;91:264–268.
5. Perez Fidalgo JA, Garcia Fabregat L, Cervantes A et al. Management of chemotherapy extravasation: ESMO-EONS Clinical Practice Guidelines. Ann Oncol 2012;23(Suppl 7):vii167–vii173.
6. Schulmeister L. Extravasation management: clinical update. Semin Oncol Nurs 2011;27:82–90.

Web:
1. www.paravasate.at — Kompendium
2. www.onkosupport.de — Expert Opinion ASORS
3. www.onkodin.de — Onkodin

10.1 Pleurapunktion (Thorakozentese) und Pleurodese Standardisierte Vorgehensweise (SOP)

R. Marks, R. Engelhardt[†]

Pleurapunktion

Def: Punktion des Pleuraraumes bei Pleuraerguss

Ind:
- *Diagnostische Pleurapunktion:* bei Pleuraerguss unklarer Ätiologie
- *Therapeutische Pleurapunktion:* symptomatischer Pleuraerguss (Dyspnoe, Schmerzen, Reizhusten), Entlastung des Patienten vor Therapie der Grunderkrankung

KI: *Relative Kontraindikationen:* hämorrhagische Diathese, therapeutische Antikoagulation

Meth: *Pleurapunktionsset*

Artikel	Typ	Menge
Hautdesinfektionsmittel	Braunoderm®, Kodan®	1
Kugeltupfer, Kompressen	steril (Kompressen 7,5 × 7,5 cm)	je 3 Packungen
Tuchset (Lochtuch)	steril	1
Handschuhe, steril	Größe nach Bedarf	2 Paar
Bettschutzunterlage	Moltex	1
Lokalanästhesie	z.B. Scandicain Ampullen 1 %	2
Kanülen	22G, 0,7 mm, schwarz	2
	20G, 0,9 mm × 40 mm, gelb	2
	20G, 0,9 mm × 70 mm, gelb	2
Venenverweilkanülen*	18G, 1,3 mm, grün	2
	16G, 1,7 mm, grau	2
Einmalspritzen	2 ml, 5 ml, 50 ml	je 2
Dreiwegehahn*	steril	
Verbindungsschläuche*	steril, Luer-Lock-System	2
Auffangbeutel*	1 000 ml	1
Probenröhrchen	steril	5
Verbandmaterial	Cutiplast, Leucosilk (5 cm)	2

* alternativ: Pleurapunktions-Set: (geschlossenes System mit Kanüle bzw. Pleurakatheter, Schläuchen und Auffangbeutel)

Technik der Pleurapunktion

Vorbereitung
- *Position des Patienten:* sitzend, z.B. mit Unterstützung am Bettrand
- *Punktion unter sterilen Bedingungen:* Hautdesinfektion (2 ×), sterile Abdeckung

Punktionsort
- posterior (z.B. hintere Axillarlinie), am Oberrand der Rippe;
  CAVE: am Unterrand der Rippen Verlauf von Gefäßen/Interkostalnerven. Sonografische Lokalisation des Ergusses, alternativ Punktion im Interkostalraum unterhalb der Dämpfungsgrenze.
- **CAVE:** nicht tiefer als 6.–7. Interkostalraum (Gefahr der Leber-/Milzverletzung)

Standardisierte Vorgehensweise   Pleurapunktion (Thorakozentese) und Pleurodese 10.1

Lokalanästhesie von Haut und parietaler Pleura
- Nadel: 22G oder 20G. Stichrichtung senkrecht auf Oberrand der Rippe zu, bei knöchernem Widerstand wenig nach oben korrigieren (Haut mit Kanüle nach oben schieben)
- Lokalanästhetikum (z.B. Scandicain 1%) subkutan und am Rippenoberrand infiltrieren, Vorschieben der Nadel unter ständiger Aspiration. Tiefer liegendes Gewebe bis zur Pleura parietalis infiltrieren. Bei Aspiration von Pleuraflüssigkeit: Nadel zurückziehen
- ***CAVE:*** Pneumothoraxgefahr

Punktion des Pleuraraums
- Vorgehen wie bei Lokalanästhesie, jedoch mit spezieller Pleurapunktionsnadel oder stärkerer Venenverweilkanüle (16G- bis 18G-Kunststoffkanüle mit Stahlmandrin). Alternativ: Benutzung eines fertigen Pleurapunktionssets
- bei Aspiration von Pleuraflüssigkeit: Mandrin zurückziehen, Kunststoffkanüle noch wenige Millimeter vorschieben

Aspiration von Pleuraflüssigkeit
- bei diagnostischer Punktion: 50–100 ml
- bei therapeutischer Punktion: bis zu 1000 ml, unter Kreislaufkontrolle
- Hustenreiz/Schmerzen zeigen Kontakt von viszeraler und parietaler Pleura an → vollständige Drainage, Entfernung der Nadel unter Valsalva-Manöver (Erhöhung des intrathorakalen Drucks)
- ***CAVE:*** Dekompressions-Lungenödem bei Punktion großer Ergussmengen (> 1) möglich

Nach Abschluss der Punktion
im Intervall (d.h. nach 30–60 min): Röntgenkontrolle zum Ausschluss Pneumothorax

Pleuraerguss-Diagnostik (Probenverteilung)

Klinische Chemie
- 5 ml, in Serumröhrchen (Gesamteiweiß, LDH, evtl. Glukose, Amylase, Cholesterin, Triglyzeride, Tumormarker)
- 5 ml, in Blutgasröhrchen (pH-Wert)
- 5 ml, in EDTA-Röhrchen (Zellzahl, ggf. Differenzialblutbild, Hämatokrit)

Pathologie
- 25–50 ml, mit Heparinzusatz (Ergusszytologie)
- ggf. Immunzytologie

Mikrobiologie
- 10 ml, steril oder in Blutkulturflasche (aerobe und anaerobe Kulturen)
- 5 ml, steril (Tuberkulose- und Pilzdiagnostik)

Ko:
- Pneumothorax (5–10%, daher Röntgen-Thorax nach Punktion obligat)
- Dekompressions-Lungenödem (bei Aspiration von > 1000–1500 ml Erguss)
- Hämatothorax, Weichteilverletzung, Infektion
- vasovagale Reaktion
- Ergusskammerung bei wiederholter Punktion

Pleurodese

Def: Verödung des Pleuraraumes durch Obliteration der Pleurablätter; in der Regel als Palliativmaßnahme

10.1 Pleurapunktion (Thorakozentese) und Pleurodese — Standardisierte Vorgehensweise

Ind: Mittel der Wahl zur palliativen Therapie eines symptomatischen, rezidivierenden malignen Pleuraergusses, bei dem andere Behandlungsmöglichkeiten nicht möglich bzw. ausgeschöpft sind.

Wirksames *Prinzip* ist die intrapleurale Applikation von Substanzen mit chemischer, physikalischer oder biologischer Wirkung → Auslösung einer lokalen Entzündungsreaktion (Pleuritis) mit Verklebung der Pleurablätter.

Voraussetzungen
1. Die Symptomatik (Dyspnoe) bessert sich nach Aspiration von Pleuraflüssigkeit.
2. Die Lunge entfaltet sich vollständig nach Pleuradrainage (Röntgenkontrolle).
3. Es erfolgt ein enger Kontakt der Pleurablätter nach Punktion.

KI: *Relative Kontraindikationen:* hämorrhagische Diathese, therapeutische Antikoagulation

Meth: ***Technik der Pleurodese***

Vorbereitung
- Bildgebung (Röntgen Thorax, Sonografie) → Ausschluss von Ergusskammern
- *Position des Patienten:* sitzend, z.B. mit Unterstützung am Bettrand
- *sterile Bedingungen:* Hautdesinfektion, sterile Abdeckung

Anlage einer Dauerdrainage (Bülau- oder Matthysdrainage)
- Punktionsort: posterior (z.B. hintere Axillarlinie), am Oberrand der Rippe (am Unterrand verlaufen Gefäße/Interkostalnerven). Sonografische Lokalisation der Ergussgrenzen, sonst Punktion im Interkostalraum unterhalb der Dämpfungsgrenze
- Hautdesinfektion, sterile Abdeckung
- Lokalanästhesie von Haut, Periost und parietaler Pleura
- Punktionstechnik ☞ Pleurapunktion

Ergussdrainage
- Einlegen der Thoraxdrainage in den dorsalen Recessus costophrenicus
- Anschluss an eine Saugpumpe (15–20 cm H_2O Unterdruck)
- Drainage der Pleuraflüssigkeit, bis die Lunge vollständig entfaltet ist (Röntgenkontrolle), letzte Ergussförderung über Saugung möglichst < 200 ml/24 h

Sklerosierung
- Schmerzmittelgabe vor Sklerosierung: systemische Analgesie (z.B. Temgesic® sublingual oder Dolantin® s.c.), intrapleurale Injektion eines Lokalanästhetikums (z.B. 10 ml Xylocain 2%)
- Injektion des sklerosierenden Agens, mit 20–50 ml NaCl nachspülen
- Patient 2 h lang bei abgeklemmter Drainage viertelstündlich umlagern
- erneute Drainage der Pleuraflüssigkeit über Saugpumpe für 1–3 d, bis die Drainageflüssigkeit < 150 ml/24 h beträgt. Hierbei wird die Gefahr eines Dekompressions-Lungenödems durch graduelle Steigerung des Saugdruckes vermindert (z.B. Anlegen der Saugpumpe ohne Unterdruck für 3 h, mit 2–5 cm H_2O Unterdruck für weitere 3 h, dann Verdopplung des Unterdruckes alle 3 h [bis maximal 20 cm H_2O Unterdruck].

Wahl des sklerosierenden Agens
- *Talkum:* Applikation meist als Insufflation (2,5–6 g, Thorakoskopie notwendig), alternativ als Suspension (z.B. 2 g in 50 ml NaCl 0,9%, über Thoraxdrainage möglich). Effektivstes Agens, Erfolgsrate 90–95%. *Vorteil:* preisgünstig, hoch wirksam, bewährtes Verfahren. *Nebenwirkungen:* starke Schmerzen. Applikation im Rahmen einer Kurznarkose bei Thorakoskopie wird empfohlen.

Standardisierte Vorgehensweise Pleurapunktion (Thorakozentese) und Pleurodese 10.1

CAVE: ARDS („Acute Respiratory Distress Syndrome") als seltene, schwere Komplikation
- *Tetrazykline:* Supramycin 1 g absolut (oder 20 mg/kg) in 30–50 ml NaCl 0,9 %, Effektivität 70–75 %. Alternativ: Doxyzyklin 1 g absolut (oder 10 mg/kg), häufig wiederholte Applikation notwendig. *Nebenwirkungen:* Fieber, Schmerzen (10 % der Fälle). *Vorteil:* preisgünstig und effektiv, einfache Anwendung
- *Bleomycin:* Applikation von z.b. 60 mg absolut, Effektivität 70 %. *Nachteil:* höherer Preis
- *Fibrinkleber:* Effektivität 80 %. *Nachteil:* hoher Preis

Kontrolle
- Entfernen der Thoraxdrainage, erneute Röntgenkontrolle
- Verlaufskontrolle mittels Sonografie/Röntgen-Thorax in den folgenden Wochen

Alternativen bei erfolgloser Pleurodese
- *Pleuroperitonealer Shunt:* subkutan implantierte Pumpe, die durch manuelle Bedienung über zwei Katheter die Pleuraflüssigkeit in den Peritonealraum drainiert. *Indikation:* fehlende Expansion der Lunge nach Drainage, erfolglose Pleurodese. *Nachteile:* Intubationsnarkose erforderlich; gelegentlich Shuntverschluss
- *Pleurektomie:* Entfernung der Pleura parietalis → effektive Methode zur Kontrolle eines Pleuraergusses. Aufwändiger Eingriff, daher bei Gesamtsituation der Patienten nur selten indiziert
- *Langzeit-Pleuradrainage:* über getunnelten Katheter (z.B. Denver-Pleurx)

Ko:
- Pneumothorax (5–10 %, daher Röntgen-Thorax nach Punktion obligat)
- Dekompressions-Lungenödem (bei Aspiration von > 1 000–1 500 ml Erguss)
- ARDS: beschrieben in wenigen Fällen nach Talkum-Pleurodese
- Hämatothorax, Weichteilverletzung, Infektion
- vasovagale Reaktion (Therapie z.B. 1 mg Atropin s.c.)

Lit:
1. Chee A, Tremblay A. The use of tunneled pleural catheters in the treatment of pleural effusions. Curr Opin Pulm Med 2011;17:237–241.
2. Haas AR, Streman DH. Novel intrapleural therapies for malignant diseases. Respiration 2012;83:277–292.
3. Kaifi JT, Toth JW, Gusani NJ et al. Multidisciplinary management of malignant pleural effusion. J Surg Oncol 2012;105:731–738.
4. Rodriguez-Panadero F, Montes-Worboys A. Mechanisms of pleurodesis. Respiration 2012;83:91–98.
5. Tassi GF, Cardillo G, Marchetti GP et al. Diagnostic and therapeutic management of malignant pleural effusion. Ann Oncol 2006;17(Suppl 2):ii11–12.

Web:
1. www.note3.blogspot.com/2004/02/thoracentesis-procedure-guide.html Clinical Notes
2. www.emedicine.medscape.com/article/299959-overview Emedicine

10.2 Aszitespunktion (Parazentese)
Standardisierte Vorgehensweise (SOP)

R. Marks, R. Engelhardt[†]

Def: Punktion der Peritonealhöhle und Drainage intraperitonealer Flüssigkeitsansammlungen

Ind:
- *Diagnostische Punktion:* Diagnosesicherung, Ausschluss infektiöser Ursachen
- *Therapeutische Punktion:* Mittel der Wahl bei symptomatischem malignen Aszites, nach Ausschöpfung konservativer Behandlungsmöglichkeiten

KI: *Relative Kontraindikationen*
hämorrhagische Diathese, therapeutische Antikoagulation

Meth: *Aszitespunktionsset*

Artikel	Typ	Menge
Hautdesinfektionsmittel	Braunoderm®, Kodan®	1
Kugeltupfer	steril	3 Packungen
Kompressen	steril, 7,5 × 7,5 cm	3 Packungen
Tuchset (Lochtuch)	steril	1
Handschuhe, steril	Größe nach Bedarf	2 Paar
Bettschutzunterlage	Moltex	1
Lokalanästhesie	z.B. Scandicain-Ampullen 1 %	2
Kanülen	22G, 0,7 mm, schwarz	2
	20G, 0,9 mm × 40 mm, gelb	2
	20G, 0,9 mm × 70 mm, gelb	2
Venenverweilkanülen	18G, 1,3 mm, grün	2
	16G, 1,7 mm, grau	2
Einmalspritzen	2 ml, 5 ml, 50 ml	je 2
Dreiwegehahn	steril	2
Verbindungsschläuche	steril, Luer-Lock-System	2
Auffangbeutel	1000 ml	3
Probenröhrchen	steril	5
Verbandmaterial	Cutiplast, Leucosilk (5 cm)	2

Technik der Aszitespunktion

Vorbereitung
- Voraussetzungen: intravenöser Zugang vorhanden, leere Harnblase
- Position des Patienten: Rücken- oder Halbseitenlage

Punktionsort
- Übergang zwischen äußerem und mittlerem Drittel der Verbindungslinie zwischen Spina iliaca anterior superior und Nabel
- alternativ: unter sonografischer Kontrolle

Standardisierte Vorgehensweise Aszitespunktion (Parazentese) 10.2

Punktion unter sterilen Bedingungen mit dünner Nadel
- Hautdesinfektion, sterile Abdeckung
- *ggf. Lokalanästhesie der Haut:* Nadel: 22G oder 20G, Scandicain 1 %, Depot subkutan setzen. Vorschieben der Nadel unter ständiger Aspiration, tieferliegendes Gewebe bis zum Peritoneum infiltrieren. Bei Aspiration von Aszites Nadel zurückziehen;
  CAVE: Darmperforation
- *Punktion des Peritonealraums:* Vorgehen wie bei Lokalanästhesie, jedoch mit spezieller Punktionsnadel (z.B. Verres-Nadel) oder stärkerer Venenverweilkanüle (16G bis 18G, Kunststoffkanüle mit Stahlmandrin). Bei Aspiration von Aszites Mandrin zurückziehen, Kunststoffkanüle noch wenige Millimeter vorschieben.

Aspiration von Aszites
- bei diagnostischer Punktion: 50–100 ml
- bei therapeutischer Punktion: bis zur Entlastung des Patienten
- *CAVE:* bei Aspiration von > 1 000 ml Aszites oder bei wiederholter Punktion: Substitution von NaCl 0,9 %, Ausgleich des Eiweißverlustes durch Gabe von Humanalbumin 25 %, 50 ml pro 1 000 ml Aszites

Aszitesdiagnostik (Probenverteilung)

Klinische Chemie
- 5 ml, in Serumröhrchen (Gesamteiweiß, Albumin, Amylase, Cholesterin, ggf. Fibronectin, Tumormarker)
- 5 ml, in EDTA-Röhrchen (Zellzahl, ggf. Differenzialblutbild, Hämatokrit)

Pathologie
- 25–50 ml, mit Heparinzusatz (Ergusszytologie)
- ggf. Immunzytologie

Mikrobiologie
- 10 ml, steril oder in Blutkulturflasche (aerobe und anaerobe Kulturen)
- 5 ml, steril (Kultur bei Verdacht auf Tuberkulose)

Ko: Komplikationen insgesamt selten:
- Bauchdeckenhämatome, intraabdominelle Blutung
- Darmperforation (v.a. bei therapeutischer Parazentese)
- akutes Nierenversagen

Lit:
1. Adam RA, Adam YG. Malignant ascites. J Am Coll Surg 2004;198:999–1011.
2. Covey AM. Management of malignant pleural effusions and ascites. J Support Oncol 2005;3:169–173.
3. Gerbes AL, Gülberg V, Sauerbruch T et al. S3-Leitlinie Aszites, spontan bakterielle Peritonitis, hepatorenales Syndrom. Z Gastroenterol 2011;49:749–779.
4. Möller S, Henriksen JH, Bendtsen F. Ascites: pathogenesis and therapeutic principles. Scand J Gastronterol 2009;44:902–911.

Web: www.emedicine.medscape.com/article/80944-overview   Emedicine

10.3 Knochenmarkpunktion/-biopsie
Standardisierte Vorgehensweise (SOP)

A. Engelhardt, D.P. Berger, R. Engelhardt

Def: Gewinnung von Material aus dem Knochenmarkraum zur zytologischen, histologischen und weitergehenden Diagnostik. Unterschieden werden Knochenmarkaspiration (zellreiche Markanteile) und Knochenmark-Stanze (Biopsie im Gewebeverbund), mit unterschiedlicher diagnostischer Bedeutung:
- *Aspirat:* für Zytologie, Immunzytologie, Zytogenetik, FISH, molekulare Diagnostik, Virologie, Bakteriologie
- *Stanze:* für Histologie, Immunhistologie

Ind:
- Erstdiagnose und Verlaufskontrolle hämatologischer Erkrankungen
- Nachweis von Knochenmarkinfiltration durch solide Tumoren, Infekte (z.B. miliare Tuberkulose, CMV), Speicherkrankheiten (z.B. M. Gaucher, Amyloidose)
- Veränderungen des Knochenmarkstromas oder der Knochenmatrix
- Knochenmarkspende

KI: *Kontraindikationen*
- relative Kontraindikation: hämorrhagische Diathese, therapeutische Antikoagulation (einschließlich Acetylsalicylsäure, ASS)
- Infektion im Punktionsbereich

Meth: *Inhalt des Knochenmarkpunktionssets*

Artikel	Typ	Menge
Standard		
Hautdesinfektionsmittel	z.B. Kodan®, Softasept® N	1
Tupfer, Kompressen	Packungen	3–6
Lochtuch	steril	1
Handschuhe	steril, Größe nach Bedarf	1–2
Bettschutzunterlage	Moltex	1
Skalpell (oder Lanzette)	Nr. 11	1
Knochenmark-Punktionsnadel	Yamshidi, G11 × 4	2
Scandicain®	Ampullen 2%, 5 ml	2
Kanülen, venöser Zugang	21G, 23G, lang, kurz	je 4–6
Einmalspritzen	5 ml, 10 ml, 20 ml	je 4
EDTA-Na-Lösung	0,25%, Ampulle	
Heparin	Ampullen, 25 000 IE oder 5 000 IE	1–2
Fixationsgefäß	mit Fixierlösung[1]	
Verbandmaterial	Cutiplast®	2
Uhrglasschälchen		1
Objektträger		8–12
Sandsack zur Kompression		
Bei Bedarf		
Sternalpunktionsnadel	in Ausnahmefällen	1
NaCl 0,9%	250 ml	1
Dormicum®	Ampullen, 5 mg	2
Anexate®	Ampullen, 0,5 mg, 1,0 mg	1

[1] z.B. Formalin 1% + Kalziumacetat 0,16% + Glutardialdehyd 0,5% in Aqua dest.

Technik der Knochenmarkpunktion

Abklärung vor Punktion (Checkliste)
- Aufklärung und Einverständnis des Patienten
- Blutungs- und Medikamentenanamnese
- *Labor:* Blutbild (Thrombozytenzahl), Gerinnung (PTT, ggf. Blutungszeit, INR). Bei Thrombopenie ggf. Substitution (☞ Kap. 4.9, 6.3)
- Diagnostik und Versand des Punktionsmaterials festlegen

Prämedikation
- *Analgesie:* großzügig nutzen; Sedierung nur unter geeigneten Bedingungen (☞ unten). Bevorzugt peripher wirksame Analgetika einsetzen, z.B. Paracetamol p.o. oder i.v., Metamizol-Tropfen p.o.
- bei starker Schmerzempfindlichkeit/Wiederholungspunktion: ggf. zentral wirksame Analgetika, z.B. Morphinhemisulfat, 5–10 mg p.o., 15–30 min vor Punktion
  CAVE: Vorsicht bei älteren Patienten, pulmonaler oder kardialer Vorerkrankung, Überhang nach Punktion möglich. *Antidot:* Naloxon
- bei Bedarf zur Sedierung: Midazolam langsam i.v.
  CAVE: nur unter Reanimationsbereitschaft und anschließender Überwachungsmöglichkeit. Vorsicht bei Patienten > 60 Jahre, reduziertem Allgemeinzustand, Myasthenie, chronischer Nieren-, Leber-, Herz- oder Ateminsuffizienz. *Kontraindikationen:* Überempfindlichkeit, akutes Engwinkelglaukom, Alkohol- oder Medikamentenintoxikation. *Antidot:* Flumazenil
- in Einzelfällen und bei Knochenmarkspende: Punktion in Vollnarkose

Punktionsort
- Spina iliaca posterior superior. Beidseitige Punktion empfohlen bei hochmalignen NHL, in Einzelfällen auch bei soliden Tumoren
- Position des Patienten: bequeme, stabile Seitenlage (alternativ Bauchlage)
- Sternalpunktion nur bei zwingender Indikation, z.B. nach Bestrahlung des Beckens. *Nachteil:* nur Aspirat möglich; Risiko für Perforation des Mediastinums

Hautanästhesie und Punktion
- Palpation der Spina iliaca posterior superior, evtl. Markierung
- Desinfektion der Haut, sterile Abdeckung, erneute Desinfektion, weiteres Vorgehen mit sterilen Handschuhen
- Infiltrationsanästhesie z.B. mit Scandicain® 2% 5–10 ml: Haut, Subkutangewebe, Stichkanal, Periost; 5 min wirken lassen
- Spritzen vorbereiten: 20-ml-Spritzen mit 2 ml EDTA, für Ausstrichpräparate, Immunzytologie (Zellmarker), ggf. Virologie. 20-ml-Spritze mit Heparin (etwa 10 000 IE), für Zytogenetik, molekulare Diagnostik
- Stichinzision der Haut. Einführen der Punktionsnadel unter rotierenden Bewegungen durch die Corticalis in die Spongiosa (abnehmender Widerstand bei Erreichen der Spongiosa)

Knochenmarkaspiration
- Mandrin aus der Punktionsnadel herausziehen, EDTA-Spritze aufsetzen, rasch und kräftig Knochenmark aspirieren (maximal 4–6 ml)
  CAVE: Aspiration ist schmerzhaft, Patienten vorwarnen
- bei geplanter zytogenetischer Analyse: Wiederholung mit heparingefüllter Spritze
- Knochenmarkaspirat gut mischen. Aspirat auf Markbröckel prüfen, Ausstriche anfertigen
- bei erfolgloser Aspiration („Punctio sicca"): ggf. Knochenmarkzylinder auf Objektträger „abrollen"

10.3 Knochenmarkpunktion/-biopsie — Standardisierte Vorgehensweise

Knochenmarkbiopsie (Stanzbiopsie aus Spina iliaca posterior superior)
- Yamshidinadel nach Mandrinentfernung unter drehenden Bewegungen (180°) mindestens 20 mm in Richtung Spina iliaca anterior superior vorschieben
- bei genügend langer Stanze (evtl. Kontrolle durch vorsichtiges Sondieren mit Mandrin, Stanze soll mindestens 5 mm lang sein) Nadel unter abscherenden Bewegungen mehrmals um 360° drehen, bis sich der Stanzzylinder an der Spitze im Beckenknochen löst
- vorsichtiges Entfernen der Nadel unter weiteren Drehbewegungen, Stanze bergen
- Punktionsstelle komprimieren, Pflasterverband, 30 min Bettruhe in Rückenlage auf Sandsack. Bei Blutungsneigung: 1–2 h Lagerung

Verarbeitung des gewonnenen Materials

Aspirat
- hämatologisches Labor (5 ml Knochenmark, mit EDTA): Ausstrichpräparat, Ergebnis am gleichen Tag möglich
- Immunzytologie (5 ml Knochenmark, mit EDTA): Ergebnis am gleichen Tag möglich (☞ Kap. 2.5)
- Zytogenetik und FISH (5 ml Knochenmark, 10 000 IE Heparin): z.B. bei CML, ALL, AML, MDS, multiplen Myelom, Befund nach mehreren Tagen (☞ Kap. 2.1)
- Molekulargenetik (5 ml Knochenmark, Heparin oder EDTA): AML, ALL, CML, myeloproliferative Neoplasien (MPN), Befund nach mehreren Tagen
- Sonstiges: mikrobiologische Untersuchung (Knochenmark steril oder in Isolator-Flasche), Gramfärbung, anaerobe und aerobe Kulturen, Ziehl-Neelsen-Färbung (Tuberkulose), virologische Untersuchung in EDTA (z.B. CMV-PCR nach Knochenmarktransplantation)

Knochenmarkstanze
Histologie: Ergebnis nach etwa 7 Tagen

Ko:
- Nachblutung (besonders bei Thrombopathie, myeloproliferativen Erkrankungen, Thrombopenie)
- Nervenläsion, Infektion, Nadelbruch (selten)
- Perforation des Os ilium, Psoasblutung (Fehlpunktion insbesondere bei Osteolysen, Beckendeformität, Osteoporose, Adipositas)

Lit:
1. Eikelboom JW. Bone marrow biopsy in thrombocytopenic or anticoagulated patients. Br J Haematol 2005;129:562–563.
2. Malempati S, Joshi S, Lai S et al. Bone marrow aspiration and biopsy. N Engl J Med 2009;361:e28.
3. Talamo G, Liao J, Bayerl MG et al. Oral administration of analgesia and anxiolysis for pain associated with bone marrow biopsy. Support Care Cancer 2010;18:301–305.
4. Wang J, Weiss LM, Chang KL et al. Diagnostic utility of bilateral bone marrow examination. Cancer 2002;94:1522–1531.
5. Wilkins BS. Pitfalls in bone marrow pathology: avoiding errors in bone marrow trephine biopsy diagnosis. J Clin Pathol 2011;64:380–386.

Web: www.emedicine.medscape.com/article/207575-overview   Emedicine

10.4 Hämatologische Ausstrichdiagnostik
Standardisierte Vorgehensweise (SOP)

F. Gärtner, R. Engelhardt

Def: quantitative, qualitative und morphologische Charakterisierung der Komponenten der Hämatopoese im peripheren Blut und im Knochenmark

Meth: *Probengewinnung*
- Venöses oder kapilläres, durch Zusatz von EDTA (Ethylendiamintetraacetat) antikoaguliertes Blut eignet sich für die meisten hämatologischen Untersuchungen.
- Blut für morphologische Beurteilung (z.B. Differenzialblutbild) möglichst rasch (in < 3 h) weiterverarbeiten

Peripherer Blutausstrich: Technik
- Blutstropfen auf einen sauberen und fettfreien Objektträger geben
- zweiten Objektträger in einem Winkel von 30° bis 45° so aufsetzen, dass der Blutstropfen im spitzen Winkel zwischen beiden Objektträgern anhaftet
- oberen Objektträger zügig und gleichmäßig mit dem Blutstropfen an der Rückseite entlang dem unteren Objektträger ausstreichen → gleichmäßige, dünne Verteilung des Blutstropfens auf dem unteren Objektträger
- Beschriftung und Lufttrocknung des Ausstriches

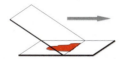

Differenzialblutbild: Färbetechnik

Panoptische Färbung nach Pappenheim
- May-Grünwald-Lösung (Eosin-Methylenblau-Lösung in Methanol): Färbung über 3–5 min, Abspülen mit Aqua dest.
- Giemsa-Lösung (Azur-Eosin-Methylenblau-Lösung in Aqua dest.): Färbung über 15 min, Abspülen mit Aqua dest.
- Lufttrocknung, anschließend Methanolfixation

→ Der saure Farbstoff Eosin färbt basische (= eosinophile) Zellbestandteile.
→ Der basische Farbstoff Methylenblau färbt saure (= basophile) Zellbestandteile.

Automatisierte Hämatologie-Analyzer (AHA)
automatisierte Auswertungsgeräte für hämatologische Parameter. Vorteile sind hohe Präzision, Reproduzierbarkeit und Analysekapazität (rasche Durchführung einer hohen Zahl von Analysen). Messprinzipien:
- *Impedanzmethode:* Den Messbereich passierende Einzelzellen führen zu einer charakteristischen Widerstandsveränderung in einem elektrischen Stromkreis.
- *Streulichtmethode:* Einen Laserstrahl passierende Einzelzellen führen zu einer charakteristischen Streulichtemission.
- automatisierte *zytochemische Färbemethoden*, optische Detektion

10.4 Hämatologische Ausstrichdiagnostik — Standardisierte Vorgehensweise

Erythrozyten: Diagnostik

Erythrozytenzahl („red blood cell count", RBC)

Def: Erythrozytenkonzentration im Vollblut (Angabe in $10^6/\mu l$ bzw. $10^{12}/l$); Normwerte: ♂ $4{,}3{-}5{,}7 \times 10^6/\mu l$, ♀ $3{,}9{-}5{,}3 \times 10^6/\mu l$

Meth:
- *Zählkammer-Verfahren:* Verdünnung des Blutes in einer Erythrozyten-Mischpipette mit Hayem'scher Lösung (1:100 bis 1:200). Mikroskopische Zählung der Erythrozyten in einem definierten Volumen (0,02 µl) in einer Zählkammer
- *Automatisierte Verfahren (AHA):* Partikelzählung unter Anwendung der Impedanz- oder der Streulichtmethode (☞ oben)

Path: ↓ z.B. bei Anämie (☞ Kap. 6.4), Hämodilution
↑ z.B. bei Polyglobulie (☞ Kap. 7.3.2), Exsikkose

Hämatokrit („Hkt", Hematocrit „HCT", „Packed Cell Volume", PCV)

Def: Volumenanteil der Erythrozyten am Volumen des Vollblutes; Normwerte: ♂ 40–52%, ♀ 37–48%

Meth:
- *Mikrohämatokrit-Methode:* Zentrifugation des Blutes in einer Glaskapillare, Bestimmung des Quotienten aus Länge der roten Blutzellsäule und Gesamtlänge der Blutsäule (Erythrozyten, Plasma mit Thrombozyten, Leukozyten)
- *Automatisierte Verfahren (AHA):* RBC und MCV werden direkt gemessen. Berechnung des Hkt nach der Formel: Hkt (%) = RBC ($10^6/\mu l$) × MCV (fl)/10

Path: ↓ z.B. bei Anämie (☞ Kap. 6.4), Hämodilution
↑ z.B. bei Polyglobulie (☞ Kap. 7.3.2), Exsikkose

Hämoglobin („Hb", „HGB")

Def: Hämoglobinkonzentration im Vollblut; Normwerte: ♂ 14–18 g/dl, ♀ 12–16 g/dl

Meth:
- *Cyanhämiglobin-Methode:* Stabilisierung der Hämoglobinderivate des Vollblutes (z.B. Oxy-/Desoxy-/Carboxyhämoglobin, Methämoglobin, Hämiglobin) durch Drabkin'sche Lösung (Oxidation von Fe^{2+} zu Fe^{3+} durch Kaliumferricyanid, Komplexierung des entstandenen Hämiglobins durch Cyanidionen) und photometrische Konzentrationsbestimmung des Cyanhämiglobins bei 540 oder 546 nm
- *Automatisierte Verfahren (AHA):* Anwendung der Cyanhämiglobin-Methode

Path: ↓ z.B. bei Anämie (☞ Kap. 6.4), Hämodilution
↑ z.B. bei Polyglobulie (☞ Kap. 7.3.2), Exsikkose

Erythrozytenindizes („MCV", „MCH", „MCHC", „RDW")

Def:
- *MCV:* „mean corpuscular volume", mittleres Erythrozytenvolumen. Normwert: 85–98 fl
- *MCH:* „mean corpuscular hemoglobin", mittleres Erythrozytenhämoglobin, entspricht Hb_E (Hämoglobin pro Einzelerythrozyt). Normwert: 28–34 pg
- *MCHC:* „mean corpuscular hemoglobin concentration", mittlere Hämoglobinkonzentration pro Erythrozyt. Normwert: 32–37 g/dl
- *RDW:* „red cell distribution width", Streubreite der mittleren Erythrozytenvolumina. Normwert: 11,5–14,5 %

Standardisierte Vorgehensweise   Hämatologische Ausstrichdiagnostik 10.4

Meth: *Berechnungsmethoden*
- MCV (fl) = Hkt (%) × 10/RBC (10^6/μl)
- MCH (pg) = Hb (g/dl) × 10/RBC (10^6/μl)
- MCHC (g/dl) = Hb (g/dl) × 100/Hkt (%)
- RDW (%) = Standardabweichung des MCV/MCV × 100

Path:
- MCV: normozytär (normal), makrozytär (↑), mikrozytär (↓)
- MCH: normochrom (normal), hyperchrom (↑), hypochrom (↓)
- RDW: isozytär (normal), anisozytär

CAVE: Die Erythrozytenindizes sind Durchschnittswerte. Bei Vorliegen unterschiedlicher Erythrozytenpopulationen kann ein Index im Ergebnis normal sein. Hilfreich ist in diesem Fall die Berücksichtigung der RDW.

Erythrozytenmorphologie

Def: Beurteilung von Größe, Form, Färbung und Zelleinschlüssen der Erythrozyten

Meth: mikroskopische Beurteilung der Erythrozyten im peripheren Blutausstrich

Path: *Größe (normaler Erythrozytendurchmesser 6–8,5 μm)*
- *Makrozytose:* Erythrozytendurchmesser > 8,5 μm, z.B. bei perniziöser Anämie
- *Mikrozytose:* Erythrozytendurchmesser < 6 μm, z.B. bei Eisenmangel
- *Anisozytose:* variable Erythrozytendurchmesser, z.B. bei Eisenmangel

Form
- *Poikilozytose:* variable Erythrozytenform, z.B. bei Eisenmangelanämie
- *Elliptozyten:* ovale Erythrozyten, z.B. bei hereditärer Elliptozytose
- *Sphärozyten („Kugelzellen"):* kugelförmige Erythrozyten, bei hereditärer Sphärozytose
- *Targetzellen („Schießscheibenzellen"):* Erythrozyten mit starker Anfärbbarkeit zentral und ringförmig peripher, z.B. bei Thalassämie, nach Splenektomie
- *Akanthozyten („Stechapfelformen"):* Erythrozyten mit stachelartigen Ausziehungen, z.B. bei Urämie
- *Schistozyten:* Fragmentozyten, Erythrozytenfragmente, z.B. bei Mikroangiopathien (DIC, TTP), Herzklappenersatz, Verbrennungen
- *Dakryozyten („Tränentropfenzellen"):* tropfenförmige Erythrozyten, z.B. Myelofibrose
- *Drepanozyten* („Sichelzellen"): sichelförmige Erythrozyten, z.B. bei Sichelzellenanämie

Färbung
- *Hypochromie:* Erythrozytenanfärbbarkeit ↓, z.B. bei Eisenmangelanämie
- *Hyperchromie:* Erythrozytenanfärbbarkeit ↑, z.B. bei perniziöser Anämie
- *Polychromasie:* rötlich-grau-blaue Erythrozyten, z.B. bei Retikulozytose

Zelleinschlüsse
- *Howell-Jolly-Körperchen:* basophile Einschlüsse (Kernreste), z.B. Splenektomie
- *basophile Tüpfelung:* basophile Einschlüsse (Ribosomen), z.B. Bleivergiftung
- *Heinzkörper:* denaturiertes Hämoglobin (Spezialfärbung), z.B. bei Hämoglobinopathien
- *Cabot-Ringe:* basophile Ringe (Kernreste), z.B. nach Splenektomie
- *Normoblasten:* kernhaltige Erythrozytenvorstufen, z.B. bei extramedullärer Blutbildung
- *Plasmodien:* bei Malaria

10.4 Hämatologische Ausstrichdiagnostik — Standardisierte Vorgehensweise

Retikulozyten

Def: Anteil junger Erythrozyten im peripheren Blut, die noch Hämoglobin an Polyribosomen synthetisieren. Normwert: 0,8–2,2 % der Erythrozytenpopulation

Bei Anämie eignet sich der Retikulozyten-Produktions-Index (RPI; korrigiert hinsichtlich Hkt und Retikulozyten-Reifungszeit) besser als die Retikulozytenzahl, um eine adäquate Regeneration der Erythropoese zu beurteilen.
Berechnung:
RPI = Retikulozyten (%) × (Hkt [%]/45)/K,
wobei K den Korrekturfaktor für die Retikulozyten-Reifungszeit angibt
(Hkt 45 % → K = 1, Hkt 35 % → K = 1,5, Hkt 25 % → K = 2, Hkt 15 % → K = 2,5).

Meth: Färbung von Vollblut mit Supravitalfarbstoff (z.B. Brillantkresylblau) → intraretikulozytäre Präzipitation der RNA als Substantia reticulo-filamentosa → Anfärbung von Retikulozyten

Path:
- Reti: normoregenerativ (normal), hyperregenerativ (↑), hyporegenerativ (↓)
- RPI bei Anämie: > 2 → adäquate Regeneration, < 2 → inadäquate Regeneration

Leukozyten: Diagnostik

Leukozytenzahl („white blood cell count", WBC)

Def: Leukozytenkonzentration im Vollblut (Angabe in $10^3/\mu l$ bzw. $10^9/l$);
Normwerte: $4{-}10 \times 10^3/\mu l$ bzw. $10^9/l$

Meth:
- *Zählkammer-Verfahren:* Verdünnung des Blutes und Lyse von Erythrozyten und Leukozyten mit Türk'scher Lösung (1:10 bis 1:20). Mikroskopische Zählung der Leukozytenkerne in einem definierten Volumen (0,4 µl) in einer Zählkammer
- *Automatisierte Verfahren (AHA):* Partikelzählung unter Anwendung der Impedanz- oder Streulichtmethode (☞ oben) nach Lyse der Erythrozyten

Path: ↓ Leukopenie (☞ Kap. 6.2)
↑ Leukozytose, z.B. bei Infekten, Leukämien, Lymphomen (☞ Kap. 7.1, 7.3, 7.5)

Differenzialblutbild

Def: quantitative Bestimmung der Leukozytentypen im peripheren Blut

Normwerte

Zelltyp		Häufigkeit
• stabkernige (neutrophile Granulozyten)	STAB	3–5 %
• segmentkernige (neutrophile Granulozyten)	SEGM	40–75 %
• eosinophile (Granulozyten)	EOS	2–4 %
• basophile (Granulozyten)	BASO	0–1 %
• Lymphozyten	LYMPH	25–40 %
• Monozyten	MONO	2–8 %

Meth:
- *Manuell:* Auszählung und Identifikation von 100 konsekutiven, kernhaltigen Zellen im nach Pappenheim gefärbten, peripheren Blutausstrich (☞ oben)
- *Automatisierte Verfahren:* Partikelzählung und Identifikation der Leukozyten unter Anwendung der Streulichtmethode und von zytochemischen Verfahren nach vorangegangener Lyse der Erythrozyten

Standardisierte Vorgehensweise   Hämatologische Ausstrichdiagnostik 10.4

Spezialfärbungen/Zytochemie
- *Myeloperoxidase (MPO, POX):* Anfärbung von Zellen der Granulozytopoese, Differenzierung AML vs. ALL
- *alkalische Leukozytenphosphatase (ALP-Index):* Differenzierung CML (ALP ↓) vs. andere myeloproliferative Syndrome (ALP ↑) (☞ Kap. 7.3)
- *Eisenfärbung:* Identifikation von Sideroblasten bei myelodysplastischen Syndromen (☞ Kap. 7.2)

Path: charakteristische Befunde, z.b. bei Infekten (Leukozytose mit reaktiver Linksverschiebung), bei hämato-onkologischen Erkrankungen (z.b. Blasten bei akuter Leukämie, Leukozytose mit pathologischer Linksverschiebung bei CML) oder bei allergischen/parasitären Erkrankungen (Eosinophilie)

Thrombozyten: Diagnostik

Thrombozytenzahl („platelets", PLT)

Def: Thrombozytenkonzentration im Vollblut (Angabe in $10^3/\mu l$ bzw. $10^9/l$). Normwert: 140–400 × $10^3/\mu l$ bzw. $10^9/l$

Meth:
- *Zählkammer-Verfahren:* Verdünnung des Blutes und Lyse der Erythrozyten in einer Erythrozyten-Mischpipette mit „Thrombo-Count"-Reagenz (1:100). Mikroskopische Zählung der Thrombozyten in einem definierten Volumen (0,02 µl) in einer Zählkammer
- *Automatisierte Verfahren:* Partikelzählung unter Anwendung der Impedanz- oder der Streulichtmethode (☞ oben)

Path:
↓ Thrombozytopenie (☞ Kap. 6.3)
↑ Thrombozytose, z.B. bei Infekten, Eisenmangel, MPS (☞ Kap. 7.3)

Knochenmarkuntersuchung

Def: quantitative, qualitative und morphologische Beurteilung von Knochenmarkpräparaten bezüglich
- Zellen der Hämatopoese (Erythro-/Leuko-/Thrombozytopoese),
- Knochenmarkstroma,
- knochenmarkfremden Zellen

Meth: Gewinnung von Knochenmark (Aspiration und Biopsie, ☞ Kap. 10.3)

Knochenmarkausstrich
- Ausstreichen von Knochenmarkbröckeln auf einem Objektträger, Lufttrocknung
- panoptische Färbung nach Pappenheim
- ggf. Spezialfärbungen/Zytochemie (☞ oben)

Knochenmarkbiopsie
- Fixation, Entkalkung und Paraffineinbettung, alternativ: Methylmetacrylateinbettung
- verschiedene Färbemethoden, Analyse in der Regel durch einen Pathologen

Path:
- Nachweis von qualitativen und quantitativen Störungen der Erythrozytopoese (z.B. MDS, aplastische Anämie, Polycythämia vera), der Leukozytopoese (z.B. Agranulozytose, AML) oder der Thrombozytopoese (z.B. essenzielle Thrombozytose)

10.4 Hämatologische Ausstrichdiagnostik — Standardisierte Vorgehensweise

- Diagnose pathologischer Veränderungen des Knochenmarkstromas
- Nachweis knochenmarkfremder Zellen (z.B. Infiltration durch Karzinom)

Phys: *Normalwerte der Knochenmarkzytologie/Myelogramm*

Zelltyp	Anteil (%)	95 % CI[1]
Neutrophile Reihe	*53,6*	*(33,6–73,6)*
• Myeloblasten	0,9	(0,1–1,7)
• Promyelozyten	3,3	(1,9–4,7)
• Myelozyten	12,7	(8,5–16,9)
• Metamyelozyten	15,9	(7,4–24,7)
• stabkernige	12,4	(9,4–15,4)
• segmentkernige	7,4	(3,8–11,0)
Eosinophile Reihe	*3,1*	*(1,1–5,2)*
Basophile und Mastzellen	*0,1*	
Rote Reihe	*25,6*	*(15,0–36,2)*
• Pronormoblasten	0,6	(0,1–1,1)
• basophile Normoblasten	1,4	(0,4–2,4)
• polychromatische Normoblasten	21,6	(13,1–30,1)
• orthochromatische Normoblasten	2,0	(0,3–3,7)
Lymphozyten	*16,2*	*(8,6–23,8)*
Plasmazellen	*1,3*	*(0,0–3,5)*
Monozyten	*0,3*	*(0,0–0,6)*
Megakaryozyten	*0,1*	
Retikulumzellen	*0,3*	*(0,0–0,8)*
Verhältnis Erythropoese:Granulopoese	2,3:1	(1,1–3,5)

[1] 95-%-Konfidenzintervall

Lit:
1. Bain BJ. Diagnosis from the blood smear. N Engl J Med 2005;353:498–507.
2. Gulati GL, Hyun BH. Blood smear examination. Hematol Oncol Clin North Am 1994;8:631–650.
3. Löffler H, Rastetter J, Haferlach T. Atlas der klinischen Hämatologie. 6. Auflage. Springer, Berlin, 2004.
4. Riley RS, Hogan TF, Pavot DR et al. Performing a bone marrow examination. J Clin Lab Anal 2004;18:70–90.
5. Thomas L. Labor und Diagnose. 7. Auflage. Th-Books, Frankfurt/Main, 2008.

Web:
1. www.hematologyatlas.com — Hämatologischer Atlas
2. www.image.bloodline.net — Bloodline

10.5 Liquorpunktion und intrathekale Zytostatikainstillation
Standardisierte Vorgehensweise (SOP)

H. Henß, R. Engelhardt†

Def: Punktion des Liquorraums aus diagnostischer und therapeutischer Indikation. Gabe von antineoplastisch wirksamen Verbindungen in den Liquorraum.

Ind: Nachweis oder Ausschluss von
- zerebralem/meningealem/spinalem Befall bei hämatologischen Erkrankungen
- Meningeosis carcinomatosa oder sarcomatosa
- entzündlichen oder demyelinisierenden Erkrankungen des ZNS
- subarachnoidalen Blutungen

KI:
- erhöhtes Blutungsrisiko: Thrombozytopenie < 30 000/µl, therapeutische Antikoagulation (Quick < 60 %, Thrombozytenaggregationshemmer, z.B. ASS), Thrombopathie
- erhöhter intrakranieller Druck

CAVE: Vor jeder Liquorpunktion ist der Ausschluss eines erhöhten Hirndrucks obligat → Augenspiegelung (Stauungspapille?), bei gezielter Fragestellung Schädel-CT.

Meth: in der Regel Durchführung als Lumbalpunktion (Zwischenwirbelraum L3/L4 oder L4/L5). Nur in Ausnahmefällen und nur durch sehr erfahrene Untersucher: Durchführung als Subokzipitalpunktion (deutlich erhöhtes Risiko)

Material

- Sprotte-Standardnadel 22 G × 3 1/2, mit Introducer-Kanüle
- NaCl 0,9 %, Anästhesie, z.B. Scandicain® 0,5 %
- sterile Handschuhe, Lochtuch, sterile Tupfer, Kompressen
- Röhrchen für Diagnostik
- Verbandsmaterial (z. B. Cutiplast®)

Technik der Lumbalpunktion

Position des Patienten
- Seitenlage, mit gebeugtem Rücken, angezogenen Knien und gebeugtem Nacken
- Kopf niveaugleich mit der Punktionsstelle lagern
- Schultern senkrecht zur Wirbelsäule, Wirbelsäule torsionsfrei lagern
- alternativ: sitzende Position mit gebeugtem Rücken und angezogenen Beinen (sitzend an der Bettkante, Füße auf Stuhl stellen)

Punktion
- *Punktionsort:* Zwischenwirbelraum L3/L4 oder L4/L5. Orientierung: Die Verbindungslinie zwischen den Darmbeinkämmen markiert meist den Dornfortsatz L4.
- Hautdesinfektion und sterile Abdeckung
- *CAVE:* streng aseptisches Vorgehen
- Lokalanästhesie der Haut (nicht des Subkutangewebes oder des Stichkanals)

10.5 Liquorpunktion und intrathekale Zytostatikainstillation Standardisierte Vorgehensweise

- Einstich mit Liquorpunktionsnadel und Mandrin (ggf. mit Introducer-Kanüle), streng median und etwa 30° nach kranial gerichtet
- Derber Widerstand ist Ligamentum interspinale.
- bei knöchernem Widerstand: Nadel zurückziehen und Stichrichtung ändern
- Weicher Widerstand ist Ligamentum flavum → nur noch wenig vorschieben.
- Mandrin entfernen → Liquor tropft ab

Diagnostische Liquorentnahme
- Liquorentnahme entsprechend Diagnostik (☞ unten)
- falls *keine* Zytostatikainstillation erfolgt: entnommene Liquormenge durch gleiche Menge an sterilem NaCl 0,9 % ersetzen (langsame Instillation)

Intrathekale Zytostatikainstillation
- langsame Injektion in folgender Reihenfolge:
  1. (liposomales) Cytarabin, 2. Dexamethason, 3. Methotrexat; andere Substanzen (z.B. monoklonale Antikörper bei gezielter Indikation)
- Entfernung der Nadel unter Injektion von NaCl 0,9 %
- sofort flach lagern für mindestens 1 h, wenn möglich in Bauchlage, anschließend nach Möglichkeit Bettruhe für weitere 8 h

Verarbeitung des gewonnenen Liquors

Routinelabor
- Liquorfarbe, Trübung/Blut
- Zellzahl (Norm: < 4/µl)
- Zelldifferenzierung (Norm: 60–70 % Lymphozyten, 30 % Monozyten)
- Gesamteiweiß (Norm: 200–500 mg/l), Albuminquotient (Norm: < $7,5 \times 10^{-3}$)
- intrathekale Synthese von IgG, IgM, IgA (Norm: keine Synthese); oligoklonale IgG-Banden
- Glukosequotient (Glukose$_{Liquor}$/Glukose$_{Serum}$, Norm: > 0,5)

Untersuchungen auf hämatologische Erkrankungen
Oberflächenmarker (FACS-Analyse)

Pathologie
Liquorzytologie

Mikrobiologie
Gramfärbung, anaerobe und aerobe Kulturen, Ziehl-Neelsen-Färbung, Mykobakterien, virologische Untersuchung

Ko:
- postpunktioneller Kopfschmerz (durch Liquorverlust, „Liquorunterdruck-Syndrom")
- Übelkeit, Erbrechen, Doppelbilder, Tinnitus, Hörverlust
- transtentorielle oder transforaminelle Herniation bei Hirndruck
- klinische Progredienz eines Querschnittsyndroms
- subdurales Hämatom und Hygrom
- Blutung in den Epidural- oder Subarachnoidalraum (Blutungsfrequenz < 0,1 %)
- Infekt (Meningitis, Empyem)
- *CAVE:* Methotrexat: Konzentration zur intrathekalen Gabe < 5 mg/ml

Lit:
1. Cooper N. Lumbar puncture. Acute Med 2011;10:188–193.
2. Gabay MP, Thakkar JP, Stachnik JM et al. Intra-CSF administration of chemotherapy medications. Cancer Chemother Pharmacol 2012;70:1–15.
3. Gröschel K, Schaudigl S, Pilgram SM et al. Die diagnostische Lumbalpunktion. Dtsch Med Wochenschr 2008;133:39–41.

Web: www.emedicine.medscape.com/article/80773-overview Emedicine

10.6 Anlage eines zentralvenösen Katheters (ZVK) Standardisierte Vorgehensweise (SOP)

A. Zerweck, R. Engelhardt[†]

Def: Einbringen eines Venenverweilkatheters in ein zentralvenöses Gefäß. Venen der Wahl sind Vena jugularis interna oder Vena subclavia.

Ind:
- intravenöse Verabreichung von hochmolekularen Ernährungslösungen, Medikamenten, Zytostatika, Transfusionen
- Messung des zentralvenösen Drucks (ZVD)
- bei nicht möglichem peripheren Zugang

KI: *Relative Kontraindikationen*
- Thrombozytopenie < 20 000/µl, Antikoagulation, Gerinnungsstörung
- Karotisstenose
- kontralateraler Pneumothorax
- große Struma, zervikale Raumforderungen, Verdacht auf Halswirbelfraktur
- Entzündungen im Punktionsbereich

Meth: Für den zentralen Venenkatheter (ZVK) kommen verschiedene Punktionsstellen in Frage, wobei sich insbesondere die Punktion der V. jugularis interna bewährt hat (einfache sonografische Darstellbarkeit, reduzierte Häufigkeit von Pneumothoraces im Vergleich zum Subclavia-Katheter). Alternativ ist die Punktion der V. subclavia möglich, dem etwas höheren Interventionsrisiko stehen geringere Infektkomplikationen gegenüber. Im Notfall kann ein ZVK auch über die V. femoralis eingebracht werden, allerdings ist hier die Infektions- und Thrombosegefahr am größten.

Technik der ZVK-Anlage (exemplarisch Punktion der V. jugularis interna)

Vorbereitung
- Aufklärung und Einverständniserklärung
- Gerinnungslabor beachten
- bei volumendepletierten Patienten nach Möglichkeit periphervenöse Volumensubstitution → erleichterte Venenpunktion
  CAVE: kardiale Belastung beachten
- Kopf des Patienten zur Gegenseite drehen lassen, möglichst Kopftieflage zur Dilatation der Halsvenen und Luftemboliprophylaxe
  CAVE: keine Kopftieflage bei Hirndruck, respiratorischer Insuffizienz oder extremer Rechtsherzinsuffizienz
- sonografische Darstellung der V. jugularis interna
  CAVE: bei nicht komprimierbarer Halsvene oder hyperdensen Strukturen im Gefäß an Halsvenenthrombose denken und Punktion auf dieser Seite vermeiden
- *aseptische Bedingungen:* steriler Kittel, sterile Handschuhe, Haube, Mundschutz, chirurgische Hautdesinfektion, steriles Abdecken der gewählten Halsseite vom Mastoid bis zur suprasternalen Grube. Zwei 10-ml-Spritzen mit NaCl 0,9 % und eine 5-ml-Spritze mit Scandicain 0,5–2 % füllen. Alle Schenkel des ZVK steril mit Kochsalzlösung anspülen, dabei Katheter auf Durchgängigkeit und Dichtigkeit prüfen
  CAVE: Ein beschädigter ZVK kann zu einem Paravasat im Halsbereich führen.

10.6 Anlage eines zentralvenösen Katheters (ZVK) — Standardisierte Vorgehensweise

Punktion der V. jugularis interna in „Seldinger-Technik" (über Führungsdraht)
- Palpation der A. carotis medial der Vene, Hautinfiltration mit Lokalanästhetikum
- Die Wahl des posterioren Zugangs zur V. jugularis interna am Hinterrand des M. sternocleidomastoideus (am Übergang vom mittleren zum unteren Drittel), inferior und medial zur Kreuzung mit V. jugularis externa ermöglicht einen größtmöglichen Abstand zur Lungenspitze. Probepunktion der Vene unter ständiger Aspiration mit Stichrichtung Jugulum
- erneute Punktion mit Punktionskanüle und aufgesetzter 10-ml-Spritze mit NaCl 0,9 %, unter stetiger Aspiration auf möglichst direktem Weg. Sobald venöses Blut erscheint, wird unter Aspiration der Winkel der Nadel abgeflacht, um das Vorschieben des Drahtes zu erleichtern. Nach Entfernen der Spritze wird der Seldinger-Draht rasch bis zur zweiten bis dritten Markierung (20–30 cm) vorgeschoben und die Führungskanüle entfernt.
   CAVE: Luftaspiration/Luftembolie bei niedrigem ZVD möglich
- Dilatator auf Seldinger-Draht aufsetzen, ggf. mit Skalpell kleinen Hautschnitt setzen. Dilatator unter drehenden Bewegungen rasch bis etwa zur Mitte einführen, anschließend entfernen
   CAVE: Der Draht darf bei dem gesamten Vorgang niemals losgelassen werden.
- abschließend gespülten Katheter über den liegenden Seldinger-Draht einführen. Faustregel für die Einführungstiefe *rechtsseitig:* Körpergröße (cm)/10, *linksseitig:* Körpergröße (cm)/10 plus 2 cm
- Seldinger-Draht entfernen. Alle Schenkel des ZVK probeweise aspirieren, mit 0,9 % NaCl blocken und Katheter annähen

Lagekontrolle
- Röntgen Thorax (in Exspiration): Überprüfung der korrekten Position und Ausschluss eines Pneumothorax. Bei optimaler Lage projiziert sich die Katheterspitze kurz oberhalb des rechten Vorhofs bzw. auf Höhe der Carina tracheae.
- Blutgasanalyse
- ggf. Lagekorrektur, wobei der Katheter nur zurückgezogen und nicht tiefer eingeführt werden darf

Allgemeine Maßnahmen im Umgang mit dem ZVK
- Aspiration vor jeder intravenösen Gabe, anschließend spülen, mit 0,9 % NaCl um Durchgängigkeit zu kontrollieren. Rückfluss des Blutes in das System vermeiden
- *sorgfältige ZVK-Pflege:* bei immunsupprimierten Patienten Verbandswechsel alle 48 h (bzw. alle 72 h bei isolierten Patienten) und Kontrolle des ZVK-Eintritts
- *bei Unterbrechung/Diskonnektion:* Durchspülen mit 0,9 % NaCl, anschließend Blockade mit 100 IE Heparin auf 2,5 ml NaCl 0,9 % je Schenkel, vor dem Wiederanschließen Blut aspirieren
   CAVE: Luftaspiration/Luftembolie bei niedrigem ZVD möglich
- bei immunsupprimierten Patienten: Wechsel des Infusionssystems alle 48 h
- neues Infusionsbesteck nach Transfusionen, lipidreichen Lösungen, Zytostatika

Ko: *Akute Komplikationen bei ZVK-Anlage*
- *Fehlpunktion der A. carotis (3 %):* mindestens 10 min komprimieren, ggf. Thrombozytensubstitution bei bestehender Thrombozytopenie
- Blutungen und Hämatome
- *Pneumothorax:* nach erfolgloser Erstpunktion: erneute, kontralaterale Punktion nur nach Ausschluss eines Pneumothorax
- *Luftaspiration:* nach Möglichkeit in Kopftieflage punktieren

- *Verletzung* des *Plexus brachialis*, des *Halssympathikus* mit Horner-Symptomatik, der *Trachea* oder auch sehr selten (bei extrem dorsaler Stichrichtung) der *A. vertebralis*
- *Rhythmusstörungen:* Irritation des Erregungsleitungssystems durch Katheterspitze

Komplikationen bei liegendem Katheter
- Thrombose, Thrombophlebitis
- ZVK-Infekt, Sepsis

Lit:
1. Boersma RS, Jie KSG, Verbon A et al. Thrombotic and infectious complications of central venous catheters in patients with hematological malignancies. Ann Oncol 2008;19:433–442.
2. Chopra V, Anand S, Hickner A et al. Risk of venous thromboembolism associated with peripherally inserted central catheters: a systematic review and metaanalysis. Lancet 2013;382:311–325
3. Gallieni M, Pittiruti M, Biffi R. Vascular access in oncology patients. CA Cancer J Clin 2008;58:323–346.
4. Higgs ZCJ, Macafee DAL, Braithwaite BD et al. The Seldinger technique: 50 years on. Lancet 2005;366:1407–1409.
5. Kuter DJ. Thrombotic complications of central venous catheters in patients. Oncologist 2004;9:207–216.
6. Lee AY, Levine MN, Butler G et al. Incidence, risk factors, and outcomes of catheter-related thrombosis in adult patients with cancer. J Clin Oncol 2006;24:1404–1408.
7. Lubelchek RJ, Weinstein RA. Strategies for preventing catheter-related bloodstream infections: the role of new technologies. Crit Care Med 2006;34:905–907.
8. Schiffer CA, Mangu PB, Wade JC et al. Central venous catheter care for the patient with cancer: ASCO Clinical Practice Guideline. J Clin Oncol 2013;31:1357–1370.
9. Vescia S, Baumgärtner AK, Jacobs VR et al. Management of venous port systems in oncology: a review of current evidence. Ann Oncol 2008;19:9–15.

Web:
1. www.onkodin.de/zms/content/e6/e38842/e40188/e40208/index_ger.html — Onkodin
2. www.dgho-onkopedia.de/onkopedia-p/leitlinien/zentrale-venenkatheter — DGHO, ZVK-Leitlinie
3. www.dgho-onkopedia.de/onkopedia/leitlinien/zvk-infektionen — DGHO, ZVK-Infekt

10.7 Blutkulturen
Standardisierte Vorgehensweise (SOP)

H. Bertz, U. Frank

Def: mikrobiologische Kultivierung von Blutproben bei Verdacht auf Bakteriämie, Infekt oder Sepsis

Ind: Nachweis oder Ausschluss von Bakteriämie, Fungämie, Infekt oder Sepsis, d.h. bei:
- klinischen Infektzeichen
- Fieber unklarer Genese („fever of unknown origin", FUO) > 38 °C, rektal oder oral gemessen
- erhöhten Entzündungsparametern (BSG, CRP, Akutphase-Reaktionen)
- Sepsiszeichen (Fieber oder Hypothermie, Blutdruckabfall, Tachykardie, Schocksymptomatik)

CAVE: Zwingende Indikation zur Blutkultur-Entnahme, Infektdiagnostik und umgehenden Therapieeinleitung besteht bei Fieber in der Neutropenie (☞ Kap. 4.2).

Meth: *Blutentnahmetechnik*
Die Abnahmetechnik unterscheidet sich für qualitative (BacT/Alert-FAN-Kulturflaschen) und quantitative (Isolatorröhrchen) Nachweismethoden. Die strikte Einhaltung der Abnahmevorschriften ist entscheidend für die Qualität der Ergebnisse. Grundsätzlich gilt:
- gründliche Händedesinfektion, Handschuhe verwenden
- Venenpunktion nur nach gründlicher Hautdesinfektion. Einwirkzeit des Desinfektionsmittels beachten (in der Regel eine Minute); danach keine erneute Hautberührung
- Abnahme von mindestens 35–42 ml Blut (8–12 ml für jedes Kulturgefäß, je nach Erkrankungssituation mindestens 3–6 Kulturgefäße, ☞ unten)
- sterile Vorgehensweise bei Einbringen der Blutprobe in das Kulturgefäß
- Blutkulturflaschen gut beschriften (Entnahme aus zentralem oder peripherem Blutgefäß, Datum, Station, bei Isolatorröhrchen Uhrzeit nicht vergessen)
- Punktionsstelle angeben (z.B. „rechte Kubitalvene", „ZVK")

BacT/Alert-FAN-Blutkulturflaschen
- Blutentnahme wie oben angegeben
- Desinfektion des Durchstichstopfens (mit Alkoholtupfer abwischen), anschließend Blut in die Flaschen spritzen (kein Nadelwechsel). Keine Belüftung, sofort in den Brutschrank
- Kulturflasche sollte mindestens Raumtemperatur, besser Körpertemperatur haben.

Isolatorröhrchen (bei Verdacht auf Kathetersepsis, Portinfektion usw.)
- gute Desinfektion der Katheteröffnung; zentrale Katheter nur mit gut desinfizierten Händen und Handschuhen behandeln
- Desinfektion des Durchstichstopfens (mit Alkoholtupfer abwischen)
- Abnahme von mindestens 8–10 ml Blut aus jedem Katheterschenkel, zusätzlich ein Isolator aus peripherer Vene
- Isolatorröhrchen nicht belüften, nicht in den Brutschrank, bei Zimmertemperatur aufbewahren
- umgehende Einsendung an das mikrobiologische Labor; Weiterverarbeitung innerhalb von 8 h zwingend, sonst keine quantitative Aussage möglich

Anzahl der Blutkulturen in Abhängigkeit von der vorliegenden Erkrankung

Prinzip „single sampling strategy", d.h. Entnahme einer ausreichend großen Blutvolumenmenge von mehreren Stellen zu einem einzigen Zeitpunkt

Verdacht auf systemische und/oder lokale Infektion (Sepsis, Meningitis, Osteomyelitis, Arthritis, Pneumonie, Pyelonephritis) oder Fieber unklarer Genese
Vor Antibiose Blutentnahmen aus zwei unterschiedlichen peripheren Venen:
- zwei aerobe Blutkulturen und eine anaerobe Blutkultur aus erster Vene
- zwei aerobe Blutkulturen aus einer zweiten Vene

Verdacht auf Anaerobierinfektion
Vor Antibiose Blutentnahmen aus zwei unterschiedlichen peripheren Venen:
- zwei aerobe und zwei anaerobe Blutkulturen aus erster Vene
- eine aerobe Blutkultur aus einer zweiten Vene

Verdacht auf Venenkatheterinfektion
Vor Antibiose zwei getrennte Blutentnahmen aus dem Katheter und einer peripheren Vene:
- zwei aerobe Blutkulturen aus jedem Schenkel des Venenkatheters
- zwei aerobe Blutkulturen aus peripherer Vene
- genaue Dokumentation der Abnahmezeit, um Zeit bis zur Positivität („Time to Positivity") berechnen zu können → Differenzierung von systemischer Infektion vs. Katheterinfektion

Verdacht auf infektiöse Endokarditis
Vor Antibiose sechs Blutentnahmen aus drei unterschiedlichen peripheren Venen:
- zwei aerobe Blutkulturen aus erster Vene
- eine aerobe und eine anaerobe Blutkultur aus einer zweiten Vene
- eine aerobe und eine anaerobe Blutkultur aus einer dritten Vene

Patienten mit Verdacht auf Infektionen unter Antibiotikatherapie
Sechs Blutentnahmen aus drei unterschiedlichen peripheren Venen jeweils unmittelbar vor der nächsten Antibiotikagabe:
- zwei aerobe Blutkulturen aus erster Vene
- eine aerobe und eine anaerobe Blutkultur aus einer zweiten Vene
- eine aerobe und eine anaerobe Blutkultur aus einer dritten Vene

Lit:
1. Borde JP, Klein R, Halley F et al. Abnahme von Blutkulturen. Dtsch Med Wochenschr 2010;135:355–358.
2. Coburn B, Morris AM, Tomlinson G, Detsky AS. Does this adult patient with suspected bacteremia require blood cultures? JAMA 2012;308:502–511.
3. Hsiue HC, Huang YT, Kuo YL et al. Rapid identification of fungal pathogens in positive blood cultures using oligonucleotide array hybridization. Clin Microbiol Infect 2010;16:493–500.
4. Towns ML, Jarvis WR, Hsueh PR. Guideline on blood cultures. J Microbiol Immunol Infect 2010;43:347–349.
5. Willems E, Smismans A, Cartuyvels R et al. The preanalytical optimization of blood cultures: a review and the clinical importance of benchmarking in 5 Belgian hospitals. Diagn Microbiol Infect Dis 2012;73:1–8.

Web:
1. www.infektionsnetz.at/TextExtBlutkultur.phtml   Infektionsnetz
2. www.infekt.ch/updown/vortrag/BK_Bo.pdf   Infektportal

11.1 Tumorzentren – Onkologische Spitzenzentren

Onkologische Spitzenzentren, gefördert durch das Schwerpunktprogramm der Deutschen Krebshilfe

Berlin
Charité Comprehensive Cancer Center (CCCC)
Universitätszentrum für Tumorerkrankungen
Charité – Universitätsmedizin Berlin
Invalidenstrasse 80, 10115 Berlin
Prof. Dr. med. U. Keilholz
☎: 030/45056-4622, Fax: 030/45056-4960
E-Mail: comprehensive-cancer-center@charite.de
Internet: cccc.charite.de

Bonn
Zentrum für Integrierte Onkologie Köln Bonn
Standort Bonn
Universitätsklinikum Bonn
Sigmund-Freud-Straße 25, 53105 Bonn
Prof. Dr. med. I. Schmidt-Wolf
☎: 0228/287-17000, Fax: 0228/287-9080055
E-Mail: cio@ukb.uni-bonn.de
Internet: www.cio-koeln-bonn.de

Dresden
Universitäts KrebsCentrum Dresden
Fetscherstr. 74, 01307 Dresden
Prof. Dr. med. G. Ehninger
☎: 0351/4584500
E-Mail: info@krebscentrum.de
Internet: www.krebscentrum.de

Düsseldorf
Universitätstumorzentrum UTZ Düsseldorf
Universitätsklinikum Düsseldorf
MNR-Klinik (10. Etage)
Moorenstr. 5, 40225 Düsseldorf
Prof. Dr. med. R.Haas
☎: 0211/81-08200, Fax: 0211/81-19640
E-Mail: UTA@med.uni-duesseldorf.de
Internet: www.uniklinik-duesseldorf.de/UTZ

Erlangen
Comprehensive Cancer Center Erlangen –
EMN (Europäische Metropolregion Nürnberg)
Universitätsklinikum Erlangen
Östl. Stadtmauerstr. 30, 91054 Erlangen
Prof. Dr. med. M.W. Beckmann
☎: 09131/853-6396, Fax: 09131/853-6393
E-Mail: ccc-direktion@uk-erlangen.de
Internet: www.ccc.uk-erlangen.de

Essen
Westdeutsches Tumorzentrum (WTZ)
Universitätsklinikum Essen
Hufelandstr. 55, 45122 Essen
Prof. Dr. med. D. Schadendorf
☎: 0201/723-1614, Fax: 0201/723-5070
E-Mail: wtz@uk-essen.de
Internet: www.wtz-essen.de

Frankfurt am Main
Universitäres Centrum für Tumorerkrankungen (UCT) Frankfurt
University Cancer Center Frankfurt
Klinikum der J.W. Goethe-Universität Frankfurt Haus 33A, Theodor-Stern-Kai 7
60590 Frankfurt am Main
Dr. med. C. Brandts
Patienten-Hotline: ☎: 069/6301-87333
Fax: 069/6301-6101
E-Mail: info-uct@kgu.de
Internet: www.uct-frankfurt.de

Freiburg
Tumorzentrum Freiburg – CCCF
Universitätsklinikum Freiburg
Hugstetter Str. 55, 79106 Freiburg
Prof. Dr. Ch. Peters
☎: 0761/270-71510
E-Mail: tumorzentrum@uniklinik-freiburg.de
Internet: www.tumorzentrum-freiburg.de

Hamburg
Hubertus Wald Tumorzentrum
Universitäres Cancer Center Hamburg (UCCH)
Universitätsklinikum Hamburg-Eppendorf
Haus O24, 1. Obergeschoss (OG), Raum 147
Martinistrasse 52, 20246 Hamburg
Prof. Dr. med. M. Trepel
☎: 040/7410-55692, Fax: 040/7410-56744
E-Mail: ucch@uke.de
Internet: www.uke.de/zentren/cancer-center

Das rote Buch Tumorzentren – Onkologische Spitzenzentren 11.1

Heidelberg
Nationales Centrum für Tumorerkrankungen (NCT)
Heidelberg
Im Neuenheimer Feld 460, 69120 Heidelberg
Prof. Dr. med. Ch. v. Kalle
Patientenanmeldung: ☎: 06221/56-4801
E-Mail: tagesklinik_nct@med.uni-heidelberg.de
Internet: www.nct-heidelberg.de

Köln
Zentrum für Integrierte Onkologie Köln Bonn
Standort Köln
Universitätsklinikum Köln
Kerpener Str. 62, 50937 Köln
Prof. Dr. med. J. Wolf
☎: 0221/478-87660
E-Mail: cio@uk-koeln.de

Tübingen
Südwestdeutsches Tumorzentrum
Comprehensive Cancer Center Tübingen
Herrenberger Str. 23, 72070 Tübingen
Prof. Dr. med. D. Wallwiener
☎: 07071/29-85235, Fax: 07071/29-52 25
E-Mail: tumorzentrum@med.uni-tuebingen.de
Internet: www.tumorzentrum-tuebingen.de

Würzburg
Comprehensive Cancer Center Mainfranken
Universitätsklinikum Würzburg
Josef Schneider Str. 6, Haus C16
97080 Würzburg
Prof. Dr. Ralf C. Bargou
☎: 0931/201-35150, Fax: 0931/201-35952
E-Mail: anmeldung_ccc@klinik.uni-wuerzburg.de
Internet: www.ccc.uk-wuerzburg.de

Ad: Die Daten weiterer Tumorzentren, insbesondere der in der Arbeitsgemeinschaft Deutscher Tumorzentren zusammengeschlossenen Zentren, sind einsehbar unter www.tumorzentren.de.

Web:
1. www.tumorzentren.de   AG Dt Tumorzentren
2. www.ccc-netzwerk.de   Onkologische Spitzenzentren

11.2 Humangenetische Beratungsstellen

Ind: Eine humangenetische Beratung ist insbesondere angezeigt bei Verdacht auf eine angeborene Tumordisposition, z.B. Mutation von BRCA1/2, VHL, MEN1, MEN2 (☞ Kap 1.2.1). Diese Beratung umfasst nicht nur den genetischen Aspekt, sondern auch psychologische und ggf. soziale Unterstützung.

Ad: In Deutschland existieren zahlreiche humangenetische Beratungsstellen, mit oft wechselnden Kontaktdaten. Informationen über eine geeignete Beratungsstelle sind über die lokalen Tumorzentren (☞ Kap 11.1) oder über den Berufsverband Deutscher Humangenetiker bzw. der Deutschen Gesellschaft für Humangenetik erhältlich. Auf deren Internet-Präsentation sind auch alle entsprechenden Beratungsstellen aufgelistet.

Berufsverband Deutscher Humangenetiker e.V. , Geschäftsstelle, Leitung: Birgit Benzko, Linienstr. 127, 10115 Berlin, ☎: 030/5595-4411, Fax 030/5595-4414, E-mail: info@bvdh.de

Web:
1. www.bvdh.de — Berufsverband Deutscher Humangenetiker
2. www.gfhev.de — Deutsche Gesellschaft für Humangenetik

11.3 Psychosoziale Krebsberatungsstellen

Aufgeführt sind psychosoziale Krebsberatungsstellen, die im Rahmen des Förderschwerpunktes „Psychosoziale Krebsberatungsstellen" der Deutschen Krebshilfe eingerichtet und finanziell gefördert werden.

Barnstorf
Psychosoziale Krebsberatungsstelle Igel e. V.
(Interessengemeinschaft Gesundes Leben e. V.)
Dr. Rudolf Dunger Straße 1
49406 Barnstorf (Niedersachsen)
A. Wilkening-Scheck, B. Meyer, B. Wilkening
☎: 05442/8029747, Fax: 05442/991984
E-Mail: krebsberatung@igel-barnstorf.de
Internet: www.igel-barnstorf.de

Berlin
Psychosoziale Beratungsstelle
der Berliner Krebsgesellschaft e.V.
Robert-Koch-Platz 7, 10115 Berlin
☎: 030/2832400, Fax: 030/2824136
E-mail: info@berliner-krebsgesellschaft.de

Brake
Psychosoziale Krebsberatungsstelle Caritasverband Wesermarsch e.V.
Georgstr. 3, 26919 Brake
S. Rohlfs, D. Forest-Poelman, A. Gerdes
☎: 04401/8544511
E-Mail: rohlfs@caritas-wesermarsch.de
Internet: www.caritas-wesermarsch.de

Dresden
Psychosoziale Beratungsstelle der Sächsischen Krebsgesellschaft e. V.
Dr.-Friedrich-Wolf-Str. 2, 01097 Dresden
A. Weißwange, C. Richter, A. Rothe, K. Benke
☎: 0351/279597-01 oder -02, Fax: 0351/279597-04
E-Mail: info@skg-ev.de
Internet: www.skg-ev.de

Freiburg
Psychosoziale Krebsberatungsstelle Tumorzentrum – Comprehensive Cancer Center Freiburg (CCCF)
Universitätsklinikum Freiburg und Klinik für Tumorbiologie Freiburg
Hauptstraße 5a, 79104 Freiburg
T. Gilbrich
☎: 0761/270-77500, Fax: 0761/270-77530
E-Mail: krebsberatungsstelle@uniklinik-freiburg.de
Internet: www.krebsberatungsstelle-freiburg.de

Fulda
Psychosoziale Krebsberatungsstelle Fulda der Hessischen Krebsgesellschaft e. V.
Leipziger Str. 6, 36037 Fulda
E. Werthmüller
☎: 0661/833986-44, Fax: 0661/833986-45
E-Mail: fulda@krebsberatung-hessen.de

Gera
Psychosoziale Beratungsstelle für Krebskranke und Angehörige
SRH Wald-Klinikum Gera GmbH
Straße des Friedens 122, 07548 Gera
C. Bierbaum, C. Linares, A. Walter
☎: 0365/828-7962
E-Mail: psychosozialeberatung@wkg.srh.de

Hannover
Beratungsstelle für Krebskranke und Angehörige
Caritasverband Hannover e. V.
Grupenstr. 8, 30159 Hannover
H. Dröge, S. Malinka
☎: 0511/270739-60 oder -61
E-Mail: krebsberatung@caritas-hannover.de
Internet: www.krebsberatung-hannover.de

Hof
Psychosoziale Krebsberatungsstelle Hof der Bayerischen Krebsgesellschaft e.V.
Altstadt 2–4, 95028 Hof
Dr. C. Benner, C. Stöhr, S. Guballa
☎: 09281/54009-0
E-Mail: kbs-hof@bayerische-krebsgesellschaft.de
Internet: www.bayerische-krebsgesellschaft.de

Ingolstadt
Psychosoziale Krebsberatungsstelle der Bayerischen Krebsgesellschaft e. V.
Levelingstr. 102/3. OG, 85049 Ingolstadt
U. Adlkofer, K. Barth, C. Reuthlinger,
S. Melzer-Meinelt
☎: 0841/22050760, Fax: 0841/220507620
E-Mail: kbs-ingolstadt@bayerische-krebsgesellschaft.de
Internet: www.bayerische-krebsgesellschaft.de

11.3 Psychosoziale Krebsberatungsstellen

Kaiserslautern
Beratungsstelle der Krebsgesellschaft Rheinland-
Pfalz e. V. Kaiserslautern im Westpfalz-Klinikum
Hellmut-Hartert-Str. 1, Haus 19, Ebene 10
67655 Kaiserslautern
E. Estornell-Borrull
☎: 0631/311083-0
E-Mail: estornell@krebsgesellschaft-rlp.de
Internet: www.krebsgesellschaft-rlp.de

Karlsruhe
Psychosoziale Beratungsstelle für Krebskranke und
Angehörige
Arbeiterwohlfahrt Karlsruhe e. V.
Kronenstr. 15, 76133 Karlsruhe
E. Rottenberg-Enghofer, P. Stecker
☎: 0721/35007-128 oder -129
E-Mail: e.rottenberg@awo-karlsruhe.de oder
p.stecker@awo-karlsruhe.de

Kempten
Psychosoziale Krebsberatungsstelle der Bayerischen
Krebsgesellschaft e. V.
Kronenstr. 36 / 2. OG, 87435 Kempten
Dr. M. Pindl
E-Mail: kbs-kempten@bayerische-
krebsgesellschaft.de
Internet: www.bayerische-krebsgesellschaft.de

Koblenz
Beratungsstelle Koblenz der Krebsgesellschaft
Rheinland-Pfalz e. V.
Löhrstr. 119, 56068 Koblenz
W. Ackermann
☎: 0261/98865-0
E-Mail: wackermann@krebsgesellschaft-rlp.de
Internet: www.krebsgesellschaft-rlp.de

Leipzig
Psychosoziale Beratungsstelle für Tumorpatienten
und Angehörige
Abt. Medizinische Psychologie und Medizinische
Soziologie
Universität Leipzig
Philipp-Rosenthal-Straße 55, 04103 Leipzig
A. Lehmann, K. Schröter
☎: 0341/9715407
E-Mail: krebsberatung@medizin.uni-leipzig.de
Internet: www.medpsy.uniklinikum-leipzig.de

Lübeck
Psychosoziale Krebsberatung Caritasverband
Lübeck e.V.
Fegefeuer 2, 23552 Lübeck
B. Dierks
☎: 0451/79946-118
E-Mail: krebsberatung@caritas-luebeck.de
Internet: www.krebsberatung-luebeck.de

Magdeburg
Psychosoziale Krebsberatungsstelle
Universitätsklinikum Magdeburg, Haus 14
Leipziger Straße 44, 39120 Magdeburg
N. Braumann, J. Uiffinger, J. Giera
☎: 0391/6721241
E-Mail: krebsberatung@med.ovgu.de
Internet: www.med.uni-magdeburg.de/
Psychosomatik.html

Mainz
Psychosoziale Beratungsstelle des Tumorzentrums
Rheinland Pfalz
Am Pulverturm 13, 55131 Mainz
Frau Behlendorf
☎: 06131/174601 (Anmeldung)
E-Mail: psotuz@uni-mainz.de

Marburg
Psychosoziale Krebsberatungsstelle Marburg der
Hessischen Krebsgesellschaft e. V.
Leopold-Lucas-Str. 8, 35037 Marburg
A. Menges-Beutel
☎: 06421/166464-0
E-Mail: marburg@krebsberatung-hessen.de

Münster
Krebsberatungsstelle des Tumor-Netzwerks im
Münsterland e. V.
im Gesundheitshaus
Gasselstiege 13, 48159 Münster
G. Bruns
☎: 0251/62562010
E-Mail: info@krebsberatung-muenster.de
Internet: www.krebsberatung-muenster.de

Osnabrück
Psychosoziale Krebsberatungsstelle der Osnabrücker
Krebsstiftung
Heger Str. 7–9, 49074 Osnabrück
A. Finke, V. Meinert
☎: 0541/6004450
E-Mail: info@krebsstiftung.de
Internet: www.krebsstiftung.de

Psychosoziale Krebsberatungsstellen 11.3

Siegen
Psychosoziale Krebsberatungsstelle Caritasverband
Siegen-Wittgenstein e. V.
Friedrichstr. 122, 57072 Siegen
Dr. C. Gudelius, P. Söhler
☎: 0271/2346661
E-Mail: Psychosoziale-Krebsberatungsstelle@
caritas-siegen.de
Internet: www.caritas-siegen.de

Siegburg
Krebsberatungsstelle im Caritasverband
Rhein-Sieg e.V.
Wilhelmstr. 155-157, 53721 Siegburg
M. von Wrede, B. Staskiewicz-Halas
☎: 02241/1209-0 (Zentrale)
E-Mail: krebsberatung@caritas-rheinsieg.de
Internet: www.caritas-rheinsieg.de

Tübingen
Psychosoziale Krebsberatungsstelle des
Südwestdeutschen Tumorzentrums –
Comprehensive Cancer Center Tübingen
Herrenberger Str. 23, 72070 Tübingen
M. Wickert, H. Sütterlin, C. Bayer
☎: 07071/2987033 (Sekretariat)
E-Mail: krebsberatung@med.uni-tuebingen.de
Internet: www.kbs.tumorzentrum-tuebingen.de

Stuttgart
Krebsberatungsstelle Stuttgart
Psychosoziale Beratungsstelle des Krebsverbandes
Baden-Württemberg e.V.
Wilhelmsplatz 11, 70182 Stuttgart
S. Wörner-Fischer
☎: 0711/518-87276, Fax: 0711/518-96864
E-Mail: info@kbs-stuttgart.de
Internet: www.kbs-stuttgart.de

Wiesbaden
Psychosoziale Krebsberatungsstelle Wiesbaden der
Hessischen Krebsgesellschaft e.V.
Friedrichstraße 12, 65185 Wiesbaden
B. Gembruch, N. Grintschuk
☎: 0611/6966769
E-Mail: wiesbaden@krebsberatung-hessen.de

Zwickau
Psychosoziale Krebsberatungsstelle der Sächsischen
Krebsgesellschaft e.V.
Schlobigplatz 23, 08056 Zwickau
C. Ramig, P. Knoll, M. Fuchs, C. Rummer, C. Stuhr
☎: 0375/281403 oder -05
E-Mail: info@skg-ev.de
Internet: www.skg-ev.de

Weitere Möglichkeiten der psychosozialen Krebsberatung bieten unter anderem die Krankenkassen, die Verbände der Arbeiterwohlfahrt, die Deutsche Arbeitsgemeinschaft für Psychosoziale Onkologie (DAPO) und ggf. Kommunen bzw. Gesundheitsämter an.

Ad: Deutsche Arbeitsgemeinschaft für Psychoonkologie, dapo – Geschäftsstelle, Ludwigstraße 65, 67059 Ludwigshafen. ☎: 0700/20006666, E-Mail: info@dapo-ev.de

Deutsche Arbeiterwohlfahrt, AWO Bundesverband e.V., Heinrich-Albertz-Haus, Blücherstr. 62/63, 10961 Berlin. ☎: 030/26309-0, E-Mail: info@awo.org

Web: 1. www.dapo-ev.de   Dt. AG Psychoonkologie
2. www.awo.org   Bundesverband Arbeiterwohlfahrt

11.4 Transplantationszentren

Aufgeführt sind Zentren, die autologe und allogene Blutstammzell-Transplantationen durchführen.

Aachen
Universitätsklinikum Aachen
Abt. Onkologie, Hämatologie und SZT
Medizinische Klinik IV
Pauwelsstr. 30, 52074 Aachen
Prof. Dr. med. T Brümmendorf
☎: 0241/808-9805, Fax: 0241/808-2449

Augsburg
Zentralklinikum Augsburg
II. Med. Klinik, Hämatologie/Onkologie
Stenglinstr. 2, 86156 Augsburg
Prof. Dr. med. G. Schlimok
☎: 0821/400-2711, Fax: 0821/400-3344

Berlin
Charité, Universitätsmedizin Berlin
Campus Virchow-Klinikum
Med. Klinik, Hämatologie/Onkologie
Augustenburger Platz 1, 13353 Berlin
Prof. Dr. med. B. Dörken
☎: 030/450553-643, Fax: 030/450553-925

Berlin
Charité, Universitätsmedizin Berlin
Campus Virchow-Klinikum
Klinik für Pädiatrie, Onkologie/Hämatologie
Augustenburger Platz 1, 13353 Berlin
PD Dr. med. W. Ebell
☎: 030/450566-014, Fax: 030/450566-919

Berlin
Charité, Campus Benjamin Franklin
Medizinische Klinik mit Schwerpunkt
Hämatologie, Onkologie, Tumorimmunologie
Hindenburgdamm 30, 12200 Berlin
Prof. Dr. med. E. Thiel
☎: 030/8445-4413, Fax: 030/8445-4021

Bremen
Klinikum Bremen Mitte gGmbH
Klinik für Innere Medizin I
St. Jürgen-Str.1, 28177 Bremen
Prof. Dr. med. B. Hertenstein
☎: 0421/497-5237, Fax: 0421/497-3308

Chemnitz
Klinikum Chemnitz gGmbH
Klinik f. Innere Medizin III
Bürgerstr 2, 09113 Chemnitz
PD Dr. med. Matthias Hänel
☎: 0371/334-3073, Fax: 0371/334-2687

Dresden
Universitätsklinikum Carl Gustav Carus
Med. Klinik und Poliklinik I, Haus 66
Fetscherstr. 74, 01307 Dresden
Prof. Dr. med. G. Ehninger
☎: 0351/458-2869, Fax: 0351/456-5362

Dresden
Universitätsklinikum Carl Gustav Carus
Klinik für Kinder und Jugendmedizin
Hämatologie und Onkologie, Haus 65
Fetscherstr. 74, 01307 Dresden
Prof. Dr. med. M. Gahr
☎: 0351/458-5035, Fax: 0351/458-5864

Düsseldorf
Universitätsklinikum Düsseldorf
Klinik für Kinder-Onkologie, -Hämatologie und Immunologie
Prof. Dr. med. A. Borkhardt
Moorenstr. 5, 40225 Düsseldorf
☎: 0211/811-6783, Fax: 0211/811-6090

Düsseldorf
Universitätsklinikum Düsseldorf
Klinik für Hämatologie, Onkologie und Immunologie
Moorenstr. 5, 40225 Düsseldorf
Prof. Dr. med. R. Haas
☎: 0211/811-7714, Fax: 0211/811-8853

Erlangen
Universitätsklinikum Erlangen
Kinder- und Jugendklinik
Loschgestr. 15, 91054 Erlangen
Prof. Dr. med. W. Rascher
☎: 09131/854-5215, Fax: 09131/853-5742

Transplantationszentren 11.4

Erlangen
Universitätsklinikum Erlangen
Med. Klinik 5
Hämatologie und Internistische Onkologie
Ulmenweg 18, 91054 Erlangen
Prof. Dr. med. A. Mackensen
☎: 09131/854-5131, Fax: 09131/853-5984

Essen
Universitätsklinikum Essen
KMT Klinik, Hämatologie/Onkologie
Hufelandstr. 55, 45147 Essen
Prof. Dr. med. D. W. Beelen
☎: 0201/723-4341, Fax: 0201/723-5961

Essen
Universitätsklinikum Essen
Zentrum für Kinderheilkunde
Hämatologie/Onkologie/Endokrinologie
Hufelandstr. 55, 45147 Essen
Prof. Dr. med. B. Kremens
☎: 0201/723-5147, Fax: 0201/723-5942

Essen
Ev. Krankenhaus Essen-Werden
Zentrum für Innere Medizin
Hämatologie/Onkologie
Pattbergstr. 1–3, 45239 Essen
PD Dr. med. P. Reimer
☎: 0201/4089-2233, Fax: 0201/4089-2297

Frankfurt am Main
Klinikum der J.W. Goethe Universität
Medizinische Klinik II, KMT-Einheit
Theodor-Stern-Kai 7, 60590 Frankfurt (Main)
Prof. Dr. med. H. Serve
☎: 069/6301-1369, Fax: 069/6301-3875

Frankfurt am Main
Klinikum der J.W. Goethe Universität
Klinik für Kinderheilkunde III
Hämatologie /Onkologie
Theodor-Stern-Kai 7, 60596 Frankfurt (Main)
Prof. Dr. med. T. Klingebiel
☎: 069/6301-83643, Fax: 069/6301-4202

Frankfurt an der Oder
Klinikum Frankfurt (Oder) GmbH
Abt. für Innere Medizin
Müllroser Chaussee 7, 15236 Frankfurt (Oder)
Prof. Dr. med. M. Kiehl
☎: 0335/548-2383, Fax: 0335/548 4602

Freiburg
Universitätsklinikum Freiburg
Zentrum Kinderheilkunde und Jugendmedizin
Klinik IV, Päd. Hämatologie/Onkologie
Mathildenstr. 1, 79106 Freiburg
Prof. Dr. med. C. Niemeyer
☎: 0761/270-46210, Fax: 0761/270-45180

Freiburg
Universitätsklinikum Freiburg
Medizinische Klinik I, Hämatologie/Onkologie
Hugstetter Str. 55, 79106 Freiburg
Prof. Dr. J. Duyster, Prof. Dr. J. Finke
☎: 0761/270-33200, Fax: 0761-270-36580

Gießen
Universitätsklinikum Gießen
Zentrum Kinderheilkunde und Jugendmedizin
Hämatologie/Onkologie
Feulgenstr. 12, 35385 Gießen
Prof. Dr. med. A. Reiter
☎: 0641/9943-400, Fax: 0641/9943-409

Göttingen
Universitätsklinik Göttingen
Innere Medizin, Hämatologie/Onkologie
Prof. Dr. med. L. Trümper
Robert-Koch-Str. 40, 37075 Göttingen
☎: 0551/39-9515, Fax: 0551/39-2914

Greifswald
Universitätsklinikum Greifswald
Klinik und Poliklinik für Innere Medizin
Hämatologie/Onkologie/SZT
Sauerbruchstraße, 17475 Greifswald
Prof. Dr. med. G. Dölken
☎: 03834/86-22029, Fax: 03834/86-6713

Greifswald
Universitätsklinikum Greifswald
Klinik für Kinder und Jugendmedizin
Päd. Onkologie und Hämatologie
Sauerbruchstr., 17475 Greifswald
Prof. Dr. med. H. Lode
☎: 03834/86-6325, Fax: 03834/86-6323

Halle (Saale)
Universitätsklinikum Halle (Saale)
Universitätsklinik und Poliklinik für Kinder- und Jugendmedizin
Prof. Dr. med. D. Körholz
Ernst-Grube-Str. 40, 06120 Halle (Saale)
☎: 0345/557-5213, Fax: 0345/557-2389

11.4 Transplantationszentren

Halle (Saale)
Universitätsklinikum Halle (Saale)
Klinik für Innere Medizin IV
Onkologie/Hämatologie
Ernst-Grube Str. 40, 06120 Halle (Saale)
Prof. Dr. med. H.J. Schmoll
☎: 0345/557-7250, Fax: 0345/557-7143

Hamburg
Asklepios-Klinik St. Georg
Hämatologie
Lohmühlenstr. 5, 20099 Hamburg
Prof. Dr. med. N. Schmitz
☎: 040/181885-2040, Fax: 040/181885-4226

Hamburg
Universitätsklinikum Hamburg-Eppendorf
nterdisziplinäre Klinik und Poliklinik für
Stammzelltransplantation
Martinistr. 52, 20251 Hamburg
Prof. Dr. med. N. Kröger
☎: 040/7410-54851, Fax: 040/7410-53795

Hamburg
Universitätsklinikum Hamburg-Eppendorf
Klinik und Poliklinik für Pädiatrische Hämatologie und
Onkologie
Martinistr. 52, 20246 Hamburg
Prof. Dr. med. R. Schneppenheim
☎: 040/7410-52108, Fax: 040/7410-54601

Hameln
Sana Klinikum Hameln-Pyrmont
Innere Medizin, Hämatologie /Onkologie
Saint-Maur-Platz 1, 31785 Hameln
Dr. med. F. Krebbel
☎: 05151/97-2399, Fax: 05151/97-2145

Hannover
Medizinische Hochschule Hannover
Klinik für Hämatologie, Hämostaseologie, Onkologie
und Stammzelltransplantation
Carl-Neuberg-Str.1, 30623 Hannover
Prof. Dr. med. A. Ganser
☎: 0511/532-5115, Fax: 0511/532-8041

Hannover
Medizinische Hochschule Hannover
Pädiatrische Hämatologie/Onkologie
Kinderheilkunde IV
Carl Neuberg-Str.1, 30625 Hannover
Prof. Dr. med. Ch. Kratz
☎: 0511/532-7883, Fax: 0511/532-9120

Heidelberg
Universitätsklinikum Heidelberg
Medizinische Klinik, Innere Medizin V
Prof. Dr. med. A. D. Ho
Im Neuenheimer Feld 410, 69120 Heidelberg
☎: 06221/56-7805, Fax: 06221/56-5813

Heidelberg
Angelika-Lautenschläger-Klinik
Zentrum für Kinder- und Jugendmedizin
Klinik Kinderheilkunde III
Im Neuenheimer Feld 430, 69115 Heidelberg
Prof. Dr. med. A. Kulozik
☎: 06221/56-38355, Fax: 06221 56-4559

Homburg
Universitätsklinikum des Saarlandes
Med. Klinik und Poliklinik
Innere Medizin I, Gebäude 40
66421 Homburg/Saar
Prof. Dr. med. M. Pfreundschuh
☎: 06841/162-3108, Fax: 06841/162-3033

Jena
Universitätsklinikum Jena
Klinik für Kinder und Jugendmedizin
Kochstr. 2, 07740 Jena
Prof. Dr. med. J. Beck
☎: 03641/938-443, Fax: 03641/938-306

Jena
Universitätsklinikum Jena
Klinik für Innere Medizin II
Mildred-Scheel-Station für KMT
Erlanger Allee 101, 07747 Jena
Prof. Dr. med. A. Hochhaus
☎: 03641/932-6898, Fax: 03641/932-4237

Karlsruhe
Städt. Klinikum Karlsruhe
Med. Klinik III
Hämatologie/Onkologie/Infektionskrankheiten
Moltkestr. 90, 76133 Karlsruhe
Prof. Dr. med. M. Bentz
☎: 0721/974-3064, Fax: 0721/974-3009

Kiel
Universitätsklinikum Schleswig-Holstein,
Campus Kiel
II. Med. Klinik, Stammzell-/Immuntherapie
Schittenhelmstr.12, 24105 Kiel
Prof. Dr. med. M. Gramatzki
☎: 0431/597-5810, Fax: 0431/597-5803

Kiel
Universitätsklinikum Schleswig-Holstein,
Campus Kiel
Klinik für Allgemeine Pädiatrie
Pädiatrische Hämatologie/Onkologie/KMT
Schwanenweg 20, 24105 Kiel
Prof. Dr. med. M. Schrappe
☎: 0431/597-5810, Fax: 0431/597-2025

Köln
Klinikum der Universität zu Köln
Klinik I für Innere Medizin
Hämatologie/Onkologie
Josef Stelzmann-Str. 9, 50924 Köln
Prof. Dr. med. M. Hallek
☎: 0221/478-4004, Fax: 0221/478-5455

Leipzig
Universitätsklinikum Leipzig
Zentrum für Innere Medizin
Abt. Hämatologie/Onkologie
Professor Dr. med. Dr. h.c. D. Niederwieser
Johannisallee 32A, 04103 Leipzig
☎: 0341/971-3134, Fax: 0341/971-3059

Lübeck
Universitätsklinikum Schleswig-Holstein,
Campus Lübeck
Hämatologie/Onkologie
Ratzeburger Allee 160, 23538 Lübeck
Prof. Dr. med. M. Kneba
☎: 0451/500-3605, Fax: 0451/500-4739

Magdeburg
Universitätsklinikum Magdeburg
Zentrum für Innere Medizin
Klinik für Hämatologie / Onkologie
Leipziger Str. 44, 39120 Magdeburg
Prof. Dr. med. T. Fischer
☎: 0391/67-13911, Fax: 0391/67-13267

Mainz
Uniklinik Mainz
III. Medizinische Klinik und Poliklinik
KMT/Hämatologie
Prof. Dr. med. M. Theobald
Langenbeckstr. 1, 55131 Mainz
☎: 06131/17-6321, Fax: 06131/17-5631

Mannheim
Universitätsmedizin Mannheim
III. Medizinische Klinik
Theodor-Kutzer-Ufer 1–4, 68167 Mannheim
Prof. Dr. med. W.-K. Hofmann
☎: 0621/383-6954, Fax: 0621/383–4201

Marburg
Uniklinikum Marburg
ZIM, SP Hämatologie
Baldingerstr., 35043 Marburg
Prof. Dr. med. A. Neubauer
☎: 06421/586-3781, Fax: 06421/586-6358

München
Klinikum der Universität München-Großhadern
Medizinische Klinik III; Häm. Transplantation
Marchioninistr. 15, 81377 München
Prof. Dr. med. W. Hiddemann
☎: 089/7095-4244, Fax: 089/7095-4242

München
Klinikum Innenstadt der LMU
Dr. von Haunersches Kinderspital
Lindwurmstr. 4, 80337 München
PD Dr. med. I. Schmid
☎: 089/5160-2811, Fax: 089/5160-4719

München
Kinderklinik der TU München
Krankenhaus München Schwabing
Kölner Platz 1, 80804 München
Prof. Dr. med. S. Burdach
☎: 089/3068-5616, Fax: 089/3068-3954

Münster
Universitätsklinikum Münster
Med. Klinik, Innere Medizin A
KMT Zentrum
Domagkstr. 9a, 48149 Münster
Prof. Dr. med. W. E. Berdel
☎: 0251/835-2801, Fax: 0251/835-2804

Münster
Universitätsklinikum Münster
Klinik für Kinder- und Jugendmedizin
Päd. Hämatologie/Onkologie, KMT
Albert-Schweitzer Campus 1, Geb. A1,
48149 Münster
Prof. Dr. med. H. Jürgens
☎: 0251/834-6008, Fax: 0251/834-7828

11.4 Transplantationszentren

Nürnberg
Klinikum Nürnberg Nord
Medizinische Klinik 5, Einheit für KMT
Onkologie/Hämatologie
Prof.-Ernst-Nathan-Str. 1, 90419 Nürnberg
Prof. Dr. med. M. Wilhelm
☎: 0911/398-3650, Fax: 0911/398-3657

Oldenburg
Klinikum Oldenburg GmbH
Zentrum f. Innerer Medizin
Hämatologie/Onkologie
Dr.-Eden-Str. 10, 26133 Oldenburg
Prof. Dr. med. C.H. Köhne
☎: 0441/403-2614, Fax: 0441/403-2892

Regensburg
Universität Regensburg
Hämatologie und Internistische Onkologie
Franz-Josef-Strauß-Allee 11, 93053 Regensburg
Prof. Dr. med. W. Herr
☎: 0941/944-5541, Fax: 0941/944-5502

Regenburg
Universität Regensburg
Klinik für Kinder und Jugendmedizin
Päd. Hämatologie/Onkologie/SZT
Franz-Josef-Strauß Allee 11, 93053 Regensburg
Prof. Dr. med. S. Corbacioglu
☎: 0941 944-22101, Fax: 0941/944-2102

Rostock
Universitätsklinikum Rostock
Klinik und Poliklinik für Innere Medizin
Hämatologie/Onkologie
Ernst-Heydemann-Str. 6, 18057 Rostock
Prof. Dr. med. Ch. Junghanss
☎: 0381/494-7420, Fax: 0381/494-7422

Stuttgart
Robert-Bosch-Krankenhaus
Hämatologie und Onkologie
Auerbachstr. 110, 70376 Stuttgart
Prof. Dr. med. W.E. Aulitzky
☎: 0711/8101-3506, Fax: 0711/8101-3796

Tübingen
Universitätsklinik Tübingen
Med. Klinik II
Otfried-Müller-Str. 10, 72076 Tübingen
Prof. Dr. med. L. Kanz
☎: 07071/29-82841, Fax: 07071/29-3671

Tübingen
Universitätsklinik Tübingen
Klinik für Kinder- und Jugendmedizin
Hämatologie/Onkologie
Hoppe-Seyler-Str. 1, 72076 Tübingen
Prof. Dr. med. R. Handgretinger
☎: 07071/29-80894, Fax: 07071/29-4713

Ulm
Universitätsklinikum Ulm
Klinik für Kinder- und Jugendmedizin
Immunologie und KMT
Eythstr. 24, 89075 Ulm
Prof. Dr. med. K.M. Debatin
☎: 0731/500-57154, Fax: 0731/500-57102

Ulm
Universitätsklinikum Ulm
Med. Klinik und Poliklinik
Innere Med. III
Albert-Einstein-Allee 23, 89081 Ulm
Prof. Dr. med. H. Döhner
☎: 0731/500-45532, Fax: 0731/500-45655

Wiesbaden
Deutsche Klinik für Diagnostik
Zentrum für Blutstammzell- und
Knochenmarktransplantation
Aukammallee 33, 65191 Wiesbaden
PD Dr. med. R. Schwerdtfeger
☎: 0611/577-535, Fax: 0611/577-313

Würzburg
Universitätsklinikum Würzburg
Kinderklinik und Poliklinik
Päd. Onkologie/Hämatologie/SZT
Josef-Schneider-Str. 2, 97080 Würzburg
Prof. Dr. med. P.G. Schlegel
☎: 0931/201-27796

Würzburg
Universitätsklinikum Würzburg
Med. Klinik und Poliklinik II (ZIM)
Oberdürrbacher Straße 6, 97080 Würzburg
Prof. Dr. med. H. Einsele
☎: 0931/201-40001, Fax: 0931/201-640001

12 Chemotherapieprotokolle Hämatologie
12.1 Standardisierte Therapieprotokolle

H. Reinhardt, U. Kohlweyer, H. Henß, D.P. Berger, V. Thierry, H. Bertz, M. Engelhardt

Auswahl der Therapieprotokolle

Im folgenden Anhang werden aktuelle Therapieprotokolle (Chemotherapie, Zytokintherapie) zusammengefasst, die in Freiburg bei der Behandlung von Patienten mit malignen Erkrankungen verwendet werden. Es wurde versucht, den aktuellen Stand klinischer Forschung zu berücksichtigen und ausgewählte, standardisierte Vorgehensweisen zu etablieren.

Dabei ist eine Sammlung entstanden, die bewusst keine vollständige Wiedergabe aller verfügbaren Behandlungsprotokolle bei malignen Erkrankungen darstellt, sondern selektiv in unserer Abteilung bewährte Protokolle und Vorgehensweisen wiedergibt. Es wurde große Sorgfalt darauf verwendet, Dosierungen und Applikationsprotokolle korrekt anzugeben. Die Auswahl der verwendeten Medikamente bedeutet jedoch nicht, dass Alternativpräparate notwendigerweise geringer wirksam oder mit Nachteilen für den Patienten verbunden wären.

Anwendung der Therapieprotokolle

Ziel der vorliegenden Protokollsammlung ist eine Hilfestellung bei der standardisierten Durchführung und Dokumentation ausgewählter chemotherapeutischer Behandlungsverfahren. Dies bedeutet auch, dass in jedem Einzelfall die Indikationsstellung, Dosierung, Applikation und Durchführung durch den onkologisch und hämatologisch erfahrenen Arzt überprüft werden müssen und gegebenenfalls andere Verfahren in die Behandlung einbezogen werden sollten.

Informationen zur Epidemiologie, Pathogenese, Stadieneinteilung, Diagnostik, Therapie und Prognose jeder Erkrankungsentität sind im Textteil dieses Bandes wiedergegeben. In der folgenden Tabelle und auf jedem einzelnen Therapieprotokoll wird auf die entsprechende Entität verwiesen.

Diese Sammlung ist eine Diskussionsgrundlage. Wir bitten, uns Kommentare und Verbesserungsvorschläge mitzuteilen, denn nur durch den ständigen Erfahrungsaustausch ist die aktuelle und fundierte Behandlung für den einzelnen Patienten gewährleistet.

Die in dieser Zusammenstellung enthaltenen Angaben über Zytostatika, Begleitmedikation und andere therapeutische Verfahren sowie Dosierungs- und Applikationsangaben wurden mit aller Sorgfalt von den beteiligten Autoren und Herausgebern überprüft. Dennoch übernehmen Autoren und Herausgeber – auch im Hinblick auf mögliche Druckfehler – keine Gewähr für die Richtigkeit.

Diagnostik, Indikationsstellung zur Therapie sowie die Behandlung maligner Erkrankungen müssen in jedem Fall durch den hämatologisch und onkologisch erfahrenen Arzt erfolgen. Der behandelnde Arzt ist in Eigenverantwortung verpflichtet, in jedem Fall vor einer diagnostischen oder therapeutischen Maßnahme Indikation, Kontraindikationen, Dosierung und Applikation unter Beachtung der Fachinformation oder anderer Unterlagen des Herstellers abzugleichen. Dies gilt insbesondere bei selten verwendeten oder neu auf den Markt gekommenen Präparaten. Hochdosistherapien dürfen nur an Transplantationszentren durchgeführt werden.

12.1 Standardisierte Therapieprotokolle

Abkürzungsverzeichnis für Chemtherapieprotokolle*

* Einige Abkürzungen sind bereits im Abkürzungsverzeichnis am Anfang enthalten, werden hier noch einmal zur besseren Übersichtlichkeit aufgeführt.

ABW	aktuelles Körpergewicht	Drg	Dragee
ACE	Angiotensin Converting Enzyme	DTIC	Dacarbacin
AIBW	adaptiertes Idealgewicht		
AK	Antikörper	E	Einheiten
ALL	akute lymphatische Leukämie	EBV	Epstein-Barr-Virus
Allo SZT	allogene Stammzelltransplantation	ECOG	Eastern Cooperative Oncology Group (ECOG Performance Scale)
Amp	Ampulle		
ANC	absolute Neutrophilenzahl	ED	Erstdiagnose
AP	alkalische Phosphatase	egFR	geschätzte glomeruläre Filtrationsrate
Appl.	Applikation		
ARDS	Acute Respiratory Distress Syndrom	EK	Erythrozytenkonzentrat
		EKG	Elektrokardiografie
AS	Augensalbe	Elektrl.	Elektrolyte
ass.	assoziiert	E-Lyte	Elektrolyte
ATIII	Antithrombin III	ESMO	European Society for Medical Oncology
ATG	Antithrombozytenglobulin		
ATRA	all-trans Retinolsäure		
AUC	Konzentrations-Zeit-Kurve	F	Faktor (Gerinnungsfaktoren FI bis FXIII)
Auto SZT	autologe Stammzelltransplantation		
		FFP	Fresh Frozen Plasma
		FISH	Fluoreszenz-in-situ-Hybridisierung
B	Bolusinjektion		
BB	Blutbild	FN	febrile Neutropenie
ACBili	Bilirubin		
BSG	Blutsenkungsgeschwindigkeit	GCP	Good Clinical Practice, gute klinische Praxis
Btl.	Beutel		
BZ	Blutzucker	G-CSF	Granulozyten-Kolonie-stimulierender Faktor
CAVE	Achtung, Vorsicht		
CCL	Kreatininclearance	GFR	glomeruläre Filtrationsrate
CMV	Cytomegalievirus	GI	gastrointestinal
CR	komplette Remission	Glc	Glukose
CRP	C-reaktives Protein	GOT	Glutamat-Oxalacetat-Transferase
CSF	Kolonie-stimulierender Faktor		
CT	Computertomografie	GPT	Glutamat-Pyruvat-Transaminase
CTC (AE)	Common Toxicity Criteria		
CTx	Chemotherapie	Gy	Gray
CyA	Cyclosporin A		
CYP	Cytochrom P450	h	Stunde(n) (hora)
		Hb	Hämoglobin
DAKO	Dako Company	HD	Hochdosis
Def	Definition	HF	Herzfrequenz
dl	Deziliter (100 ml)	HFS	Hand-Fuß-Syndrom
DIC	disseminierte intravasale Gerinnung	hg	high grade
		HIV	Human Immunodeficiency Virus
Diff PB	Differentialblutbild	HSV	Herpes Simplex Virus
DLT	Dosis-limitierende Toxizität	HZV	Herpes Zoster Virus
Dos	Dosierung	i.a.	intraarteriell
DR	Dosisreduktion	IBW	Idealgewicht

ICD-10	International Classification of Diseases (10. Ausgabe)	NC	No Change
		NCCN	National Comprehensive Cancer Network
IE	Internationale Einheit		
Ig	Immunglobulin(e)	NCI	National Cancer Institute
i.m.	intramuskulär	NHL	Non-Hodgkin-Lymphom
INR	International Normalized Ratiio (Thromboplastinzeit)	NI	Niereninsuffizienz
		NMR	Kernspintomographie
i.v.	intravenös	NSAID	nicht-steroidale Antirheumatika
IVAC	IVAC®-Infusionspumpe	NSCLC	nicht-kleinzelliges Lungenkarzinom
i.o.	intraokulär		
i.p.	intraperitoneal	NW	Nebenwirkungen
IPI	International Prognostic Factor	NYHA	New York Heart Association
i.th.	intrathekal		
ITP	idiopathische thrombozytopenische Purpura	OMF	Osteomyelofibrose
		OP	Operation
IU	International Units	OS	Gesamtüberleben
kg	Kilogramm	Pat.	Patient
KG	Körpergewicht	PB	peripheres Blut
KI	Kontraindikationen	PBSZ	periphere Blutstammzellen
KM	Knochenmark	PBSZT	periphere Blutstammzell-Transplantation
KMP	Knochenmarkpunktion		
KO	Körperoberfläche	PCR	Polymerase Chain Reaction, Polymerase-Kettenreaktion
KOF	Körperoberfläche		
kont.	kontinuierlich	PcP	Pneumocystis Carinii Prophylaxe
Krea	Kreatinin		
Krea-Cl	Kreatininclearance	PD	progrediente Erkrankung
		PET	Positronen-Emissions-Tomographie
Lc	Leukozyten		
LD	Niedrigdosis (low dose), Limited Disease	p.i.	post injectionem
		PjP	Pneumocystis-jirovecii-Prophylaxe
LDH	Laktatdehydrogenase		
Lit	Literatur	PNET	peripherer neuroektodermaler Tumor
Lk	Lymphknoten; Leichtketten		
LuFu	Lungenfunktion	PNP	periphere Neuropathie
LV	Leukovorin	p.o.	per os
LVEF	linksventrikuläre Ejektionsfraktion	PPhys	Pathophysiologie
		PLL	Prolymphozytenleukämie
		PR	partielle Remission
M.	Morbus	Prämed	Prämedikation
MASCC	Multinational Association of Supportive Care in Cancer	PS	Performance Status
		PT	Protokolltag
MCL	Mantelzelllymphom	PTT	partielle Thromboplastin-Zeit
µg	Mikrogramm		
MG.	Molekulargewicht	QL	Lebensqualität
mind.	mindestens		
ml	Milliliter	®	eingetragenes Warenzeichen
µl	Mikroliter	Rö-Th	Röntgen Thorax
µm	Mikrometer	RCTx	Radiochemotherapie
MRD	Minimal Residual Disease	RD	Revilimid/Dexamethason (hoch dosiert)
MR	Minimal/Minor Response		
MRI	Magnet-Resonanz-Bildgebung	Rd	Revilimid/Dexamethason (niedrig dosiert)
MRT	Magnetresonanztomographie		
MTX	Methotrexat	rel.	relativ
mval	Millival	RR	Blutdruck
		Rx	Radiotherapie

S	Serum
s.c.	subkutan
SLE	systemischer Lupus erythematodes
sog.	sogenannt
SOP	Standard Operating Procedure, standardisierte Vorgehensweise
Supp	Suppositorien
Susp.	Suspension
SZT	Stammzelltransplantation
$t_{1/2}$	Halbwertszeit
Tabl.	Tabletten
tägl.	täglich

Standardisierte Therapieprotokolle: Übersicht (1)

Protokoll Nr.:	Bezeichnung, Verbindungen	Indikationen
12.1.1	Vorphase	ALL
12.1.2	Induktion I	ALL
12.1.3	Induktion II	ALL
12.1.4	Konsolidierung I	ALL
12.1.5	Konsolidierung II, III, VI	ALL
12.1.6	Konsolidierung IV	ALL
12.1.7	Konsolidierung V	ALL
12.1.8	Reinduktion I	ALL
12.1.9	Reinduktion II	ALL
12.1.10	Erhaltungstherapie	ALL
12.1.11	B-ALL-Vorphase	ALL, Burkitt-Lymphom
12.1.12	B-ALL-Block A (Patienten 18–55 Jahre)	ALL, Burkitt-Lymphom
12.1.12.1	B-ALL-Block A (Patienten >55 Jahre)	ALL, Burkitt-Lymphom
12.1.13	B-ALL-Block B (Patienten 18–55 Jahre)	ALL, Burkitt-Lymphom
12.1.13.1	B-ALL-Block B (Patienten >55 Jahre)	ALL, Burkitt-Lymphom
12.1.14	B-ALL-Block C	ALL, Burkitt-Lymphom
12.2.1	Induktion ICE (AML/AMLSG 07-04)	AML
12.2.2.1	ATO/ATRA Induktion (low/intermediate risk)	AML
12.2.2.2	ATO/ATRA Konsolidierung (low/intermediate risk)	AML
12.2.2.3	ATRA/Ida Induktion (low/intermediate risk)	AML
12.2.2.4	ATRA/Ida Konsolidierung 1 (low/intermediate risk)	AML
12.2.2.5	ATRA/Mitoxantron Konsolidierung 2 (low/intermediate risk)	AML
12.2.2.6	ATRA/Ida Konsolidierung 3 (low/intermediate risk)	AML
12.2.2.7	ATRA/MTX/6-Mercaptopurin Erhaltung (low/intermediate risk)	AML

12.1 Standardisierte Therapieprotokolle

Protokoll Nr.:	Bezeichnung, Verbindungen	Indikationen
12.2.3	MICE Induktion (Patienten 61–80 Jahre)	AML
12.2.4	Konsolidierung (AMLSG 07-04)	AML
12.2.5	mini-ICE Konsolidierung (Patienten 61–80 Jahre)	AML
12.2.6	Rezidiv S-HAM	AML
12.2.7	Azacitidin	AML/MDS
12.3.1	ABVD	M. Hodgkin
12.3.2	BEACOPP eskaliert	M. Hodgkin
12.3.3	Vinblastin mono	M. Hodgkin
12.3.4	PVAG (Patienten >60 Jahre)	M. Hodgkin
12.4.1.1–3	VACOP-B	hochmaligne NHL
12.4.2	(R)-CHOP	hochmaligne NHL
12.4.3	CHOP-14	hochmaligne NHL
12.4.4	(R)-DHAP	hochmaligne NHL
12.4.5	(R)-Bendamustin	hochmaligne NHL
12.5.1	Chlorambucil/Prednison („Knospe")	niedrigmaligne NHL
12.5.2	Fludarabin	niedrigmaligne NHL
12.5.3	Cladribin (2-CDA) mono	niedrigmaligne NHL
12.5.4	Fludarabin/Cyclophosphamid	niedrigmaligne NHL
12.5.5	FCR	niedrigmaligne NHL
12.5.6	Alemtuzumab	niedrigmaligne NHL
12.5.7	Pentostatin	niedrigmaligne NHL
12.5.8	Rituximab mono	niedrigmaligne NHL
12.6.1	MTX/AraC (IELSG-32-Studie, Induktion Arm A)	ZNS NHL
12.6.2	R-MTX/Ara C (IELSG-32-Studie, Induktion Arm B)	ZNS NHL
12.6.3.1	R-MP	ZNS NHL
12.6.3.2	R-MP Erhaltung	ZNS NHL
13.9.6	Leukovorin-Rescue	ZNS NHL

Standardisierte Therapieprotokolle 12.1

Protokoll Nr.:	Bezeichnung, Verbindungen	Indikationen
12.7.1	Melphalan/Prednison/Thalidomid	Multiples Myelom
12.7.2	Melphalan/Prednison/Bortezomib (MPV)	Multiples Myelom
12.7.3	vCD p.o.	Multiples Myelom
12.7.4	Lenalidomid/Dexamethason	Multiples Myelom
13.1.1	5-FU/Carboplatin	Kopf- Hals-Tumoren
13.1.2	Docetaxel/Cisplatin	Kopf- Hals-Tumoren
13.1.3	5-FU/Carboplatin/Cetuximab	Kopf- Hals-Tumoren
13.2.1	Cisplatin/Etoposid	Lungenkarzinom (SCLC)
13.2.2	Epi CO	Lungenkarzinom (SCLC)
13.2.3	Carboplatin/Etoposid	Lungenkarzinom (SCLC)
13.2.4	Topotecan	Lungenkarzinom (SCLC)
13.2.5	Paclitaxel/Carboplatin	Lungenkarzinom (NSCLC)
13.2.6	Vinorelbin/Cisplatin	Lungenkarzinom (NSCLC)
13.2.7	Gemcitabin/Cisplatin	Lungenkarzinom (NSCLC)
13.2.8	Docetaxel	Lungenkarzinom (NSCLC)
13.2.9	Pemetrexed	Lungenkarzinom (NSCLC)
13.3.1	Vinorelbin	Pleuramesotheliom
13.3.2	Pemetrexed/Cisplatin	Pleuramesotheliom
13.2.7	Gemcitabin/Cisplatin	Pleuramesotheliom
13.4.1	PAC	Thymuskarzinom
13.5.1	Rx/5-FU/Cisplatin („Naunheim")	Ösophaguskarzinom
13.1.1	5-FU/Carboplatin	Ösophaguskarzinom
13.10.4	Docetaxel	Ösophaguskarzinom
13.6.1	ECF	Magenkarzinom
13.6.2	EOX	Magenkarzinom
13.6.3	FLOT	Magenkarzinom
13.6.4	Trastuzumab/Cisplatin/5-FU	Magenkarzinom
13.7.1	FOLFOX 4	kolorektales Karzinom
13.7.2	FOLFIRI	kolorektales Karzinom

12.1 Standardisierte Therapieprotokolle

Protokoll Nr.:	Bezeichnung, Verbindungen	Indikationen
13.7.3	Capecitabin	kolorektales Karzinom
13.7.4	FOLFOX 6	kolorektales Karzinom
13.7.5	Irinotecan/Cetuximab	kolorektales Karzinom
13.7.6	Panitumumab	kolorektales Karzinom
13.7.7	FOLFOXIRI	kolorektales Karzinom
13.7.8	FOLFIRI/Bevacizumab	kolorektales Karzinom
13.7.9	Rx/5-FU/Mitomycin/Cisplatin („Nigro")	Analkarzinom
13.8.1	FOLFIRINOX	Pankreaskarzinom
13.8.2	Gemcitabin	Pankreaskarzinom
13.8.3	Gemcitabin/Capecitabin	Pankreaskarzinom
13.8.4	Gemcitabin/Erlotinib	Pankreaskarzinom
13.9.1	Gem/Ox3	Gallenblasen-/Gallenwegskarzinom
13.9.2	Gem/Cis	Gallenblasen-/Gallenwegskarzinom
13.10.1	CMF („Bonadonna")	Mammakarzinom
13.10.2	FAC	Mammakarzinom
13.10.3.1	AC	Mammakarzinom
13.10.3.2	EC	Mammakarzinom
13.10.4	Docetaxel	Mammakarzinom
13.10.5	Epirubicin	Mammakarzinom
13.10.6	Paclitaxel/Trastuzumab	Mammakarzinom
13.10.7	Paclitaxel wöchentlich	Mammakarzinom
13.10.8	Paclitaxel, albumingebunden	Mammakarzinom
13.10.9	EC/Paclitaxel	Mammakarzinom
13.10.10	Bevacizumab/Capecitabin	Mammakarzinom
13.10.11	Gemcitabin/Carboplatin	Mammakarzinom
13.11.1	Paclitaxel/Carboplatin	Ovarialkarzinom
13.11.2	PEB	Ovarialkarzinom
13.11.3	PEI	Ovarialkarzinom

Standardisierte Therapieprotokolle 12.1

Protokoll Nr.:	Bezeichnung, Verbindungen	Indikationen
13.11.4	PE	Hodenkarzinom
13.11.5	PIV mit G-CSF	Hodenkarzinom
13.11.6	Gemcitabin/Oxaliplatin/Paclitaxel	Hodenkarzinom
13.12.1	Docetaxel/Prednison	Prostatakarzinom
13.12.2	Cabazitaxel/Prednison	Prostatakarzinom
13.13.1	M-VAC	Urothelkarzinom
13.13.2	Vinflunin	Urothelkarzinom
13.2.7	Gemcitabin/Cisplatin	Urothelkarzinom
13.14.1	Cyclophosphamid/Vincristin/Dacarbazin	Phäochromozytom
13.15.1	Dacarbazin mono	Melanom
13.17.1	Temozolomid	Melanom
13.15.2	Fotemustin	Melanom
13.15.3	CVD	Melanom
13.15.4	Carboplatin/Paclitaxel	Melanom
13.15.5	CVD/IL-2/IFN-alpha-2a („Legha")	Melanom
13.15.6	Ipilimumab	Melanom
13.16.1	Doxorubicin/Ifosfamid	Weichteilsarkom
13.15.1	Dacarbazin	Weichteilsarkom
13.16.2	Trabectedin	Weichteilsarkom
13.16.3	VIDE (EURO-EWING)	Ewing-Sarkom/PNET
13.16.4	VAI (EURO-EWING)	Ewing-Sarkom/PNET
13.16.5	VAC (EURO-EWING)	Ewing-Sarkom/PNET
13.17.1	Temozolomid	ZNS
13.17.2	PCV (Procarbacin/Lomustin/Vincristin)	ZNS
13.18.1	PCE	unbekannter Primärtumor
13.19.1	Bleomycin intraperikardial	Perikarderguss (Kap. 4.8.2)
13.19.2	intrathekal AraC/Dexa/Methotrexat	ZNS-Befall oder -prophylaxe (Kap. 7.1)

12.1 Standardisierte Therapieprotokolle

Protokoll Nr.:	Bezeichnung, Verbindungen	Indikationen
13.19.3	MTX mono intrathekal	ZNS-Befall oder -prophylaxe (Kap. 7.1)
13.19.4	Prophylaxe akuter und verzögerter Emesis	Emesis (Kap. 4.1)
13.19.5	Leukovorin Rescue	HD MTX (Kap. 7.1)
13.19.6	Leukovorin Rescue	ZNS NHL (Kap. 7.5.8)
14.1.1	Cyclo-Mob-1d	PBSC-Mobilisierung
14.1.2	EVC (<60 Jahre)	PBSC-Mobilisierung
14.1.3	(R)-DHAP	PBSC-Mobilisierung
14.1.4	VCP-E	PBSC-Mobilisierung
14.2.1	Melphalan 200	Hochdosistherapie
14.2.2	BEAM (Patienten <65 Jahre)	Hochdosistherapie
14.2.3	BeEAM	Hochdosistherapie
14.2.4	VIC	Hochdosistherapie
14.2.5	Busulfan/Melphalan	Hochdosistherapie

Indikation: ALL — ICD-10: 91.0

Woche 1: Diese Zytostatikatherapie birgt letale Risiken und war Bestandteil der **GMALL 07/2003-Studie** (www.kompetenznetz-leukaemie.de). Die Studie ist inzwischen geschlossen und wird als **Registerstudie fortgeführt. Vor Beginn der Behandlung sollte unbedingt Kontakt zur Studienzentrale aufgenommen werden.** Die Anwendung darf nur durch erfahrene Onkologen und entsprechend ausgebildetes Pflegepersonal erfolgen. Das Protokoll muss im Einzelfall überprüft und der klinischen Situation angepasst werden.

Chemotherapie

Tag	Substanz in chronologischer Reihenfolge	Dosierung	Trägerlösung (ml)	Appl.	Inf.-dauer	Bemerkungen
1-5	Dexamethason	3x 3,33 mg/m²		p.o.		3 Einzeldosen, insgesamt 10mg/m²; Gaben: 1-1-1-0
1	Methotrexat	15 mg abs.	ad 3 ml Aqua	i.th.	B	vor systemischer Therapie
3-5	Cyclophosphamid	200 mg/m²	250 ml NaCl 0,9%	i.v.	1h	

BCR-ABL- und CD20-Status entscheiden über weitere Therapie:
(Bei Verzögerung der Befunderstellung kann der Beginn von Induktionsphase I um max. 3 Tage verschoben werden)

CD20+ > 20% und Standardrisiko	GMALL 07/2003+Rituximab
BCR-ABL+	GMALL 07/2003 mit Imatinib parallel zur Induktionstherapie
alle anderen ALL-Patienten	GMALL 07/2003

Tag 1:
Liquorpunktion: Verschiebung bei Thrombozyten < 20 000 trotz Substitution, manifestierten Gerinnungsstörungen, hoher Leukozyten-/Blastenzahl im peripheren Blutbild
Knochenmarkpunktion, Einsendung MRD

bei initialer Granulozytopenie < 500/µl G-CSF 5µg/kg s.c. ab Tag 1

Obligate Prä- und Begleitmedikation

Tag	zeitl. Ablauf	Substanz	Dosierung	Trägerlösung (ml)	Appl.	Inf.-dauer	Bemerkungen
1-5	1-1-1-1	Amphotericin B-Susp./Ampho-Moronal®	5 ml		p.o.		5ml = 500mg
1-5	1-0-0-0	Sucralfat/Ulcogant Btl.®	1 Btl.		p.o.		
1-5	1-0-0-0	Allopurinol/Zyloric®	300 mg		p.o.		Dosis nach Harnsäurewert
1-28	0-1-0-0	Cotrimoxazol/Cotrim®forte	960 mg		p.o.		ab Tag 1 Mo,Mi,Fr
1-5	-30min	NaCl 0,9 %	40 ml	2000 ml in NaCl 0,9%	i.v.	24h	
1-5	-	NaHCO3 (8,4%)	40 ml		i.v.	15min	40 ml NaHCO3 (8,4%) / 1000 ml NaCl 0,9%; Ziel Urin-pH > 7,4
3-5	-30min	Granisetron/Kevatril®	1 mg		i.v.	15min	
3-5	0, +4h, +8h	Mesna/Uromitexan®	40 mg/m²		i.v.	15min	

Bedarfsmedikation: Allopurinol/Zyloric® nach Harnsäurewert; Alkalisierung; Metoclopramid/Paspertin® p.o. oder i.v.; Osteopenie/-porose -Prophylaxe mit Pamidronat 60mg i.v. alle 3 Monate
FN-Risiko: 10-20%,-> je nach Risikoabwägung als Primärprophylaxe, bei FN im 1. Zyklus als Sekundärprophylaxe, siehe Kurzfassung Leitlinien G-CSF. Zu G-CSF-Einsatz siehe auch Kap. 4.3.
Kontrollen: Blutbild, Elektrolyte, Retentionswerte, eGFR, Harnsäure, LDH, Flüssigkeitsbilanz, Leberwerte
Dosisreduktion: Siehe Kap. 3.8.1
Literatur: Siehe aktuelle Therapieempfehlung der GMALL Studiengruppe: www.kompetenznetz-leukaemie.de

12.1.2 Induktion I

Indikation: ALL
ICD-10: 91.0

Woche 1-3

Diese Zytostatikatherapie birgt letale Risiken und war Bestandteil der GMALL 07/2003-Studie (www.kompetenznetz-leukaemie.de). Die Studie ist inzwischen geschlossen und wird als **Registerstudie fortgeführt. Vor Beginn der Behandlung sollte unbedingt Kontakt zur Studienzentrale aufgenommen werden.** Die Anwendung darf nur durch erfahrene Onkologen und entsprechend ausgebildetes Pflegepersonal erfolgen. Das Protokoll muss im Einzelfall überprüft und der klinischen Situation angepasst werden.

Chemotherapie

Tag	Substanz in chronologischer Reihenfolge	Dosierung	Trägerlösung (ml)	Appl.	Inf.-dauer	Bemerkungen
6-7,13-16	Dexamethason	3x 3.33 mg/m²		p.o.		3 Einzeldosen, insgesamt 10 mg/m², kein Ausschleichen; Gaben: 1-1-1-0
6,13,20	Vincristin	2 mg abs.	unverdünnt	i.v.	B	max. 2 mg absolut
6-7,13-14	Daunorubicin	45 mg/m²		i.v.	B 15min	>55J: 30mg/m²
20	PEG-Asparaginase/Oncaspar®	2000 U/m²	100 ml NaCl 0,9%	i.v.	2h	max. 1 Ampulle (entspr. 3750U); >55J: 1000U/m²

Wenn Ph/ bcr-abl positiv :
Imatinib/Glivec® 600mg/d p.o. ab Induktion 1 bis Tx
Monitoring auf Hepatotoxizität erforderlich
Kein Daunorubicin

Patienten mit initial Granulozyten <500/µl (bei Diagnose oder Tag 1-5): bei CR oder PR an Tag 11: ggf. Verschiebung der Therapie ab Tag 11 (Daunorubicin/Dexamethason/Vincristin) bis Granulozyten >500/µl (maximal 1 Woche) bei Therapieversagen/Progredienz: Therapiefortsetzung

Knochenmarkpunktion Tag 0 und 11:
Tag 0 (Diagnose): MRD-Bestimmung einschicken (siehe aktuelle GMALL Therapieempfehlung)
Tag 11: Remissionskontrolle (Blastenanteil)

PEG-Asparaginase-Aktivitätsmessung:
Tag 21 (bzw am Morgen nach der Applik.)
Tag 27 und Tag 34

Achtung: Strahlentherapie anmelden
KM-Punktion Tag 0 und 11

Obligate Prä- und Begleitmedikation

Tag	zeitl. Ablauf	Substanz	Dosierung	Trägerlösung (ml)	Appl.	Inf.-dauer	Bemerkungen
1-20	1-1-1-1	Amphotericin B-Susp./Ampho-Moronal®	5 ml		p.o.		5ml = 500mg
1-19	1-0-0-0	Sucralfat/Ulcogant Btl.®	1 Btl.		p.o.		
6-7,13-14	-15min	NaCl 0,9 %		1000 ml	i.v.	4h	
6-7,13-14	-15min	Granisetron/Kevatril®	1 mg		i.v.	B	
20	-15min, +4h	Metoclopramid/Paspertin®/Gastrosil®	50 mg		i.v.	B15min	
20	-15min	NaCl 0,9 %		500 ml	i.v.	2h	
6-14	0-1-0-0	Cotrimoxazol/Cotrim®forte	960 mg		p.o.		kontiunierlich Mo,Mi,Fr
6-20	1-0-0-0	G-CSF/Neupogen®	5 µg/kg		s.c.		ab Tag 6: 5µg/kg (oder 150 mg/m²) tägl., bis Granulozyten > 1 000/µl an 2 Tagen. Bei initialer Granulozytopenie<500/µl:ab Tag 1

Bedarfsmedikation: Metoclopramid/Paspertin® p.o. oder i.v., Granisetron/Kevatril® i.v., Heparin/Liquemin® 2 500-10 000IE i.v., Allopurinol/Zyloric®, Lactulose/Bifteral® Osteopenie/-porose -Prophylaxe mit Pamidronat 60mg i.v. alle 3 Monate

FN-Risiko: >20%;-> Primärprophylaxe mit Filgrastim/Neupogen® oder Pegfilgrastim/Neulasta®; siehe Kurzfassung Leitlinien G-CSF. Zu G-CSF-Einsatz siehe auch Kap. 4.3.

Kontrollen: Blutbild, Elektrolyte; während Asparaginase-Gabe: täglich Quick, PTT, Fibrinogen, AT III, BZ, ; 2x/Woche Amylase, Lipase; AP, Bilirubin, Transaminasen; Monomer-Bestimmung ab d6 der Asparaginase-Gabe, Asparaginase-Spiegel; Nieren- u. Neurotoxizität.

Dosisreduktion: **Asparaginase:** Fibrinogen <60mg/dl -> FFP-Gabe; Quick <30% und Fibrinogen <50mg/dl -> FFP-Gabe und evtl. Gabe von L-Asparaginase; AT III-Abfall (<70%) oder positive Fibrinmonomere-> Heparin/Liquemin® 5 000IE/24h, Kontraindikation: Thromboseneigung, schwere Gerinnungsstörung, Leberschädigung, Z.n. Pankreatitis; **Daunorubicin:** DR auf 50%, wenn Bilirubin >2mg/dl, Kontraindikation bei Bilirubin >5mg/dl; **Vincristin:** DR bei Neurotoxizität und Leberinsuffizienz, Kontraindikation bei Bilirubin >5 mg/dl - außer bei Hämolyse; Details siehe aktuelle GMALL Therapieempfehlung. Siehe Kap. 3.8.1

Summendosis: **Daunorubicin** >550mg/m²: Gefahr der Kardiotoxizität

Literatur: Siehe aktuelle Therapieempfehlung der GMALL Studiengruppe: www.kompetenznetz-leukaemie.de; Provencio M et al., Ann Oncol 2006; 17(6):1027-8

12.1.1.3 Induktion II   Indikation: ALL   ICD-10: 91.0

Woche 4-7 (Wo 4: Tag 22-28, Wo 5: Tag 29-35, Wo 6: Tag 36-42, Wo 7: Tag 43-49)

Diese Zytostatikatherapie birgt letale Risiken und war Bestandteil der **GMALL 07/2003-Studie (www.kompetenznetz-leukaemie.de).** Die Studie ist inzwischen geschlossen und wird als Registerstudie fortgeführt. **Vor Beginn der Behandlung sollte unbedingt Kontakt zur Studienzentrale aufgenommen werden.** Die Anwendung darf nur durch erfahrene Onkologen und entsprechend ausgebildetes Pflegepersonal erfolgen. Das Protokoll muss im Einzelfall überprüft und der klinischen Situation angepasst werden.

Chemotherapie

Tag	Substanz in chronologischer Reihenfolge	Dosierung	Trägerlösung (ml)	Appl.	Inf.-dauer	Bemerkungen
33-53	Mercaptopurin	60 mg/m²		p.o.		1 Einzeldosis, morgens nüchtern; Gaben: 1-0-0-0
28,35,42	Methotrexat	15 mg abs.	ad 3 ml Aqua	i.th.	B	Thrombozyten >20 000/µl
26,46	Cyclophosphamid	1000 mg/m²	500 ml NaCl 0,9%	i.v.	1h	
28-31,35-38,42-45	Cytarabin	75 mg/m²	250 ml NaCl 0,9%	i.v.	1h	

Achtung: | **bei T-ALL mit Mediastinal-Tumor:** CT-Kontrolle Tag 26 und Tag 46, ggf. Mediastinalbestrahlung (siehe aktuelle GMALL Therapieempfehlung)

Tag 26 und 46 Knochenmarkpunktion
Proben zur MRD-Bestimmung einschicken
ZNS-Bestrahlung
Tag 26 bis 46 ZNS-Bestrahlung mit 24 Gy
siehe aktuelle GMALL Therapieempfehlung

Achtung: nach Tagen 26 und 46 Protokoll zur Prophylaxe verzögerter Emesis (Rücksprache OA bzgl. Dexamethason)

Obligate Prä- und Begleitmedikation

Tag	zeitl. Ablauf	Substanz	Dosierung	Trägerlösung (ml)	Appl.	Inf.-dauer	Bemerkungen
22-49	1-1-1-1	Amphotericin B-Susp.	5 ml		p.o.		5 ml = 500 mg
22-49	0-1-0-0	Cotrimoxazol/Cotrim®forte	960 mg		p.o.		Mo,Mi,Fr
26,46	-15min	NaCl 0,9 %		1000 ml	i.v.	4h	
28,35,42	-15min	NaCl 0,9 %		500 ml	i.v.	1h15min	
29-31,36-38,43-45	-15min	NaCl 0,9 %		500 ml	i.v.	1h	
26,28-31,35-38,42-45	-15min	Granisetron/Kevatril®	1 mg		i.v.	B	
26,46	-15min	Dexamethason	8 mg		i.v.	B	
26,46	-15min, +4h, +8h	Mesna/Uromitexan®	200 mg/m²		i.v.	B	
26,46	morgens	G-CSF/Neupogen®	5 µg/kg		s.c.		morgens; bis Granulozyten >1 000/µl

Bedarfsmedikation: Dexamethason/Fortecortin®, Metoclopramid/Pasperin®, Allopurinol/Zyloric® nach Harnsäure; Sucralfat/Ulcogant® Osteopenie/-porose -Prophylaxe mit Pamidronat 60mg i.v. alle 3 Monate
FN-Risiko: >20%--> Primärprophylaxe mit Filgrastim/Neupogen® oder Pegfilgrastim/Neulasta®; siehe Kurzfassung Leitlinien G-CSF. Zu G-CSF-Einsatz siehe auch Kap. 4.3.
Kontrollen: Blutbild, Elektrolyte, Leberwerte, Gerinnung, Retentionswerte, Kreatinin-Clearance, Harnsäure, Asparaginase-Monitoring Tag 27, 34
Dosisreduktion: wenn Allopurinol nötig, dann 6-Mercaptopurin auf 1/3 der Dosis reduzieren (Potenzierung); bei Zytopenie Therapiepausen (keine Dosisreduktion); näheres siehe aktuelle GMALL Therapieempfehlung, Kap. 3.8.1
Keine gleichzeitige Gabe von Mercaptopurin und Allopurinol (s. auch Spalte Dosisreduktion)
Wechselwirkungen: Siehe aktuelle Therapieempfehlung der GMALL Studiengruppe: www.kompetenznetz-leukaemie.de; Provencio M et al., Ann Oncol 2006; 17(6):1027-8
Literatur:

12.1.1.4 Konsolidierung I

Woche 11   Indikation: ALL   ICD-10: 91.0

Diese Zytostatikatherapie birgt letale Risiken und war Bestandteil der **GMALL 07/2003-Studie (www.kompetenznetz-leukaemie.de)**. Die Studie ist inzwischen geschlossen und wird als **Registerstudie fortgeführt. Vor Beginn der Behandlung sollte unbedingt Kontakt zur Studienzentrale aufgenommen werden.** Die Anwendung darf nur durch erfahrene Onkologen und entsprechend ausgebildetes Pflegepersonal erfolgen. Das Protokoll muss im Einzelfall anhand der klinischen Situation angepasst werden.

Chemotherapie

Tag	Substanz in chronologischer Reihenfolge	Dosierung	Trägerlösung (ml)	Appl.	Inf.-dauer	Bemerkungen
1	Vindesin	3 mg/m²	5 ml NaCl 0,9%	i.v.	B 3 min	max. 5mg abs.; Trägerlösung ad 5ml NaCl 0,9%
1	Methotrexat	150 mg/m²	50 ml NaCl 0,9%	i.v.	30min	>55J: 100mg/m²
1	Methotrexat	1350 mg/m²	450 ml NaCl 0,9%	i.v.	23h30min	>55J: 900mg/m²
1-5	Dexamethason	3x 3,33 mg/m²		p.o.		3 Einzeldosen, insgesamt 10 mg/m²; Gaben: 1-1-1-0
4-5	Etoposidphosphat	250 mg/m²	250 ml NaCl 0,9%	i.v.	1h	Dosis entspr. Etoposidanteil
5	Cytarabin	2x 2000 mg/m²	250 ml NaCl 0,9%	i.v.	3h	jeweils alle 12h: 2g/m²; >55J: 1g/m² alle 12h; Gaben: 0, +12
12	Cytarabin	40 mg abs.	ad 2 ml Aqua	i.th.	B	
12	Dexamethason	4 mg abs.	unverdünnt	i.th.	B	
12	Methotrexat	15 mg abs.	ad 3 ml Aqua	i.th.	B	

Tag 1: Knochenmarkpunktion; MRD-Bestimmung: siehe aktuelle GMALL Therapieempfehlung   MTX-Spiegelbestimmung und Leukovorin-Rescue gemäß **Leukovorin-Rescue-Bogen ALL (13.19.5)**

Obligate Prä- und Begleitmedikation

Tag	zeitl. Ablauf	Substanz	Dosierung	Trägerlösung (ml)	Appl.	Inf.-dauer	Bemerkungen
1-5	1-0-0-0	Sucralfat/Ulcogant Btl.®	1 Btl.		p.o.		
1-4	2-2-2-2	Natriumbicarbonat/Bicanorm®	1 g		p.o.		
1-14	0-1-0-0	Cotrimoxazol/Cotrim®forte	960 mg		p.o.		Mo,Mi,Fr
1-14	1-1-1-1	Amphotericin B-Susp.	5 ml		p.o.		5 ml = 500 mg
1-3	-2h	NaCl 0,9%		3000 ml	i.v.	24h	Glucose+NaCl im Wechsel; mind. 3000ml/m² insg.
1-3	-2h	Glucose 5%		1000 ml	i.v.	24h	Glucose+NaCl im Wechsel; mind. 3000ml/m² insg.
1-3	-	KCl 7,45% (1mmol K⁺/ml)	20 ml	1000 ml NaCl / Glucose Bewässerung	i.v.		pro 1000 ml Bewässerung; K+-Kontrollen (K+-Zielspiegel: 3,5-5,1 mmol/L)
1-3	-	NaHCO3 (8,4%)	40 ml	1000 ml in Bewässerung	i.v.		pro 1000 ml Bewäss. ;Ziel Urin-pH >7,4 (1ml=1mmol)
5-7	-	NaCl 0,9 %		2000 ml	i.v.	24h	
4	-15min	Granisetron/Kevatril®	3 mg	1000 ml	i.v.	12h	
1,4-5	-15min	Furosemid/Lasix®	40 mg		i.v.	B	
1	+6h, +12h	Granisetron/Kevatril®	1 mg		i.v.	B	
5	+11h45min	Dexa-Sine SE® Augentropfen	2 Trpf.		i.o.		Augentr. 2-stündlich, abwechselnd NaCl- und Dexa-AT d 5 und 6 im Wechsel mit Dexamethason-AT
5-6	1-1-1-1-1-1	NaCl-Augentropfen (0,9%)	2 Trpf.		i.o.		
5-12	1-1-1-1-1-1	G-CSF/Neupogen®	5 µg/kg		s.c.		bis Granulozyten > 1000/µl
7-16	1-0-0-0						

Bedarfsmedikation:	Metoclopramid, Natriumbicarbonat p.o., Furosemid i.v.; Osteopenie-/-porose -Prophylaxe mit Pamidronat 60mg i.v. alle 3 Monate
FN-Risiko:	>20% --> Primärprophylaxe mit Filgrastim/Neupogen® oder Pegfilgrastim/Neulasta®, siehe Kurzfassung Leitlinien G-CSF. Zu G-CSF-Einsatz siehe auch Kap. 4.3
Kontrollen:	Blutbild, Elektrolyte, Leberwerte, Gerinnung, Retentionswerte, eGFR, Flüssigkeitsbilanz, Ausschluß dritter Raum, Neurotoxizität, MTX-Spiegel
Dosisreduktion:	bei Zytopenie Therapiepausen (keine Dosis-Red.); bei cerebellären & cerebralen Symptomen Therapie-Abbruch; MTX & Etoposidphosphat: DR bei Nieren- u. Leberinsuffizienz; näheres siehe aktuelle GMALL Therapieempfehlung; Vindesin: DR bei Leber- & Neurotoxizität. Siehe Kap. 3.8.1
Wechselwirkungen:	Protonenpumpeninhibitoren (PPI) können die MTX-Ausscheidung verzögern und so zu erhöhten MTX Plasmaspiegel führen, daher wird empfohlen, PPI 2 Tage vor bis 2 Tage nach der MTX-Gabe zu pausieren (ggf. durch H2-Blocker, Teplita® ersetzen). Ebenfalls Vorsicht ist bei der gleichzeitigen Anwendung von MTX und NSAIDs oder Antibiotika (ß-Lactam-Antibiotika, Sulfonamide, Trimetoprim, Tetracycline, Ciprofloxacin) angezeigt.

12.1.5 Konsolidierung II, III, VI Indikation: ALL ICD-10: 91.0

Diese Zytostatikatherapie birgt letale Risiken und war Bestandteil der GMALL 07/2003-Studie (www.kompetenznetz-leukaemie.de). Die Studie ist inzwischen geschlossen und wird als **Registerstudie fortgeführt. Vor Beginn der Behandlung sollte unbedingt Kontakt zur Studienzentrale aufgenommen werden.** Die Anwendung darf nur durch erfahrene Onkologen und entsprechend ausgebildetes Pflegepersonal erfolgen. Das Protokoll muss im Einzelfall überprüft und der klinischen Situation angepasst werden.

Chemotherapie

Tag	Substanz in chronologischer Reihenfolge	Dosierung	Trägerlösung (ml)	Appl.	Inf.-dauer	Bemerkungen
1-7,15-21	Mercaptopurin	60 mg/m²		p.o.		Gaben: 1-0-0-0
1,15	Methotrexat	150 mg/m²	50 ml NaCl 0,9%	i.v.	30min	>55J: 100mg/m²
1,15	Methotrexat	1350 mg/m²	450 ml NaCl 0,9%	i.v.	23h30min	>55J: 900mg/m²
2,16	PEG-Asparaginase/Oncaspar®	2000 U/m²	100 ml NaCl 0,9%	i.v.	2h	1000 U/m² bei >55J; max. Dosis 3750 U (entspr. 1 Ampulle)

Knochenmarkpunktion jeweils an Tag 1:
Proben zur MRD-Bestimmung: Tag 1 Woche 16 und 30
Verschiebung HDMTX/Asparaginase
bis Granulozyten >1 000/µl, Thrombozyten >50 000/µl

MTX-Spiegelbestimmung und Leukovorin-Rescue gemäß **Leukovorin-Rescue-Bogen ALL (13.19.5)**

Asparaginase-Aktivitätsmessung: Tag 3, 9, (16), 17, 23, 30

Obligate Prä- und Begleitmedikation

Tag	zeitl. Ablauf	Substanz	Dosierung	Trägerlösung (ml)	Appl.	Inf.-dauer	Bemerkungen
1-30	0-1-0-0	Cotrimoxazol/Cotrim®forte	960 mg		p.o.		ab Tag 1: Mo, Mi, Fr; Infektionsprophylaxe
1-30	1-1-1-1	Amphotericin B-Susp.	5 ml		p.o.		5 ml = 500 mg
1-2,15-16	2-2-2-2	Natriumbicarbonat/Bicanorm®	1 g		p.o.		bei Bedarf
1-3,15-17	-15min	NaCl 0,9%		3000 ml	i.v.	24h	NaCl+Glucose über 24h im Wechsel
1-3,15-17	-	Glucose 5%		1000 ml	i.v.	24h	NaCl+Glucose über 24h im Wechsel
1-3,15-17	-	KCl 7,45% (1mmol K+/ml)	20 ml	in 1000ml NaCl / Glucose Bewässerung	i.v.		20 ml pro 1000 ml Bewässerung, nach K+-Kontrolle (K+-Zielspiegel: 3,5-5,1mmol/L)
1-3,15-17	-	NaHCO3 (8,4%)	40 ml	in 1000 ml Bewässerung	i.v.		40 mval pro 1000 ml Bewässerung, Ziel Urin-pH >7,5
1,15	-15min	Dexamethason	20 mg		i.v.	B	
1,15	-15min	Granisetron/Kevatril®	1 mg		i.v.	B	
1,15	+6h, +12h	Furosemid/Lasix®	40 mg		i.v.	B	

Bedarfsmedikation: Metoclopramid/Paspertin® p.o. oder i.v., Granisetron/Kevatril® i.v., Osteopenie/-porose -Prophylaxe mit Pamidronat 60mg i.v. alle 3 Monate
FN-Risiko: >20%, Zu G-CSF-Einsatz siehe auch Kap. 4.3.
Kontrollen: BB, Elektrolyte, Retentionswerte, eGFR, Flüssigkeitsbilanz, Ausschluß dritter Raum; während Asparaginase täglich: Quick, PTT, ATIII, Fibrinogen, Blutzucker; 2x/Woche: Amylase, Lipase, AP, Bilirubin, Transaminasen, Monomer-Bestimmung ab d6 Asparaginase-Spiegel, Nieren-, Neurotoxizität; MTX-Spiegel 24h, 36h, 42h, 48h nach MTX-Start; Knochenmarkpunktion Woche 16, 30
Dosisreduktion: L-Asparaginase: Fibrinogen <80mg/dl -> FFP-Gabe, Quick <30% und Fibrinogen <50mg/dl -> FFP-Gabe und L-Asparaginase stoppen; AT III-Abfall oder pos. Monomere -> Heparin/Liquemin® 5000IE/24h; bei Zytopenie Therapiepause (keine Dosisreduktion); wenn Allopurinol nötig, dann Mercaptopurin auf 1/3 der Dosis reduzieren; MTX-Dosisreduktion bei renaler, hepatischer Insuffizienz, 3. Raum. Siehe Kap. 3.8.1
Wechselwirkungen: Protonenpumpeninhibitoren (PPI) können die MTX-Ausscheidung verzögern und so zu erhöhten MTX Plasmaspiegel führen, daher wird empfohlen, PPI 2 Tage vor bis 2 Tage nach der MTX-Gabe zu pausieren (ggf. durch H2-Blocker, Tepilta® ersetzen). Ebenfalls Vorsicht ist bei der gleichzeitigen Anwendung von MTX und NSAIDs oder Antibiotika (ß-Lactam-Antibiotika, Sulfonamide, Trimetoprim, Tetracycline, Ciprofloxacin) angezeigt.
Literatur: Siehe aktuelle Therapieempfehlung der GMALL Studiengruppe: www.kompetenznetz-leukaemie.de

12.1.6 Konsolidierung IV

Woche 36

Indikation: ALL

ICD-10: 91.0

Diese Zytostatikatherapie birgt letale Risiken und war Bestandteil der **GMALL 07/2003-Studie (www.kompetenznetz-leukaemie.de). Die Studie ist inzwischen geschlossen und wird als Registerstudie fortgeführt. Vor Beginn der Behandlung sollte unbedingt Kontakt zur Studienzentrale aufgenommen werden.** Die Anwendung darf nur durch erfahrene Onkologen und entsprechend ausgebildetes Pflegepersonal erfolgen. Das Protokoll muss im Einzelfall überprüft und der klinischen Situation angepasst werden.

Chemotherapie

Tag	Substanz in chronologischer Reihenfolge	Dosierung	Trägerlösung (ml)	Appl.	Inf.-dauer	Bemerkungen
1,3,5	Cytarabin	1000 mg/m²	250 ml NaCl 0,9%	i.v.	3h	
1,3,5	Cytarabin	40 mg abs.	ad 2ml Aqua	i.th.	B	
6	Dexamethason	4 mg abs.	unverdünnt	i.th.	B	
6	Methotrexat	15 mg abs.	ad 3ml Aqua	i.th.	B	

Zwischen Konsolidation IV und V:
Erhaltungstherapie mit 6-Mercaptopurin/Methotrexat

Obligate Prä- und Begleitmedikation

Tag	zeitl. Ablauf	Substanz	Dosierung	Trägerlösung (ml)	Appl.	Inf.-dauer	Bemerkungen
1-7	0-1-0-0	Cotrimoxazol/Cotrim®forte	960 mg		p.o.		ab Tag 1: Mo, Mi, Fr; Infektionsprophylaxe
1-7	1-1-1-1	Amphotericin B-Susp.	5 ml		p.o.		5 ml = 500 mg
1,3,5	-15min	NaCl 0,9 %		2000 ml	i.v.	24h	
1,3,5	-15min	Dexamethason	8 mg		i.v.	15min	
1,3,5	-15min	Graniseton/Kevatril®	1 mg		i.v.	15min	
1-6	1-1-1-1-1-1	Dexa-Sine SE® Augentropfen	2 Trpf.		i.o.		Augentropfen 2-stündlich mit abwechselnd NaCl- und Dexamethason-Augentropfen
1-8	1-1-1-1-1-1-1-1	NaCl-Augentropfen (0,9%)	2 Trpf.		i.o.		Augentropfen 2-stündlich, bis d 6 mit abwechselnd NaCl- und Dexamethason-Augentropfen

Bedarfsmedikation:	Metoclopramid/Paspertin®, Osteopenie/-porose -Prophylaxe mit Pamidronat 60mg i.v. alle 3 Monate
FN-Risiko:	10-20%. Zu G-CSF-Einsatz siehe auch Kap. 4.3.
Kontrollen:	Blutbild, Elektrolyte, Leberwerte, Gerinnung, Retentionswerte, eGFR, Diurese, Neurotoxizität bei cerebellären und peripheren Symptomen, Exanthem, Bilirubin >3,0mg/dl, GOT-, AP-Anstieg: Cytarabin stoppen; bei Zytopenie Therapiepausen (keine Dosisreduktion); Dosisreduktion: Nieren-/Leberinsuffizienz. Siehe Kap. 3.8.1
Literatur:	Siehe aktuelle Therapieempfehlung der GMALL Studiengruppe: www.kompetenznetz-leukaemie.de

12.1. / Konsolidierung V

Woche 41 Indikation: ALL ICD-10: 91.0

Diese Zytostatikatherapie birgt letale Risiken und war Bestandteil der GMALL 07/2003-Studie (www.kompetenznetz-leukaemie.de). Die Studie ist inzwischen geschlossen und wird als **Registerstudie fortgeführt. Vor Beginn der Behandlung sollte unbedingt Kontakt zur Studienzentrale aufgenommen werden.** Die Anwendung darf nur durch erfahrene Onkologen und entsprechend ausgebildetes Pflegepersonal erfolgen. Das Protokoll muss im Einzelfall überprüft und der klinischen Situation angepasst werden.

Chemotherapie

Tag	Substanz in chronologischer Reihenfolge	Dosierung	Trägerlösung (ml)	Appl.	Inf.-dauer	Bemerkungen
1	Cytarabin	40 mg abs.	ad 2ml Aqua	i.th.	B	
1	Dexamethason	4 mg abs.	unverdünnt	i.th.	B	
1	Methotrexat	15 mg abs.	ad 3ml Aqua	i.th.	B	
1	Cyclophosphamid	1000 mg/m²	500 ml NaCl 0,9%	i.v.	1h	
1	Cytarabin	500 mg/m²	250 ml NaCl 0,9%	i.v.	24h	

Tag 1: KMP und Remissionskontrolle (MRD-Bestimmung enthält)

Achtung: nach Tag 1 Protokoll zur Prophylaxe verzögerter Emesis (13.19.4)

Zwischen Konsolidation V und VI: **Erhaltungstherapie mit 6-Mercaptopurin/Methotrexat**

Obligate Prä- und Begleitmedikation

Tag	zeitl. Ablauf	Substanz	Dosierung	Trägerlösung (ml)	Appl.	Inf.-dauer	Bemerkungen
1	0-1-0-0	Cotrimoxazol/Cotrim®forte	960 mg		p.o.		ab Tag 1: Mo, Mi, Fr; Infektionsprophylaxe
1	1-1-1-1	Amphotericin B-Susp.	5 ml		p.o.		ab Tag 1; 5 ml = 500 mg
1	-	NaCl 0,9 %		2000 ml	i.v.	24h	kontinuierlich
1	-15min	Dexamethason	8 mg	100 ml NaCl 0,9%	i.v.	15min	15min vor Start Cytarabin
1	-15min	Granisetron/Kevatril®	1 mg		i.v.	B	
1	0, +4h, +8h	Mesna/Uromitexan®	200 mg/m²		i.v.	B	p.o. Gabe: 400 mg/m² 2h vor i.v.
1	+6h	Dexamethason	8 mg	100 ml NaCl 0,9%	i.v.	15min	6h nach Start Cytarabin
1	+12h	Dexamethason	8 mg	100 ml NaCl 0,9%	i.v.	15min	12h nach Start Cytarabin

Bedarfsmedikation: Metoclopramid/Paspertin®, Osteopenie/-porose -Prophylaxe mit Pamidronat 60mg i.v. alle 3 Monate
FN-Risiko: 10-20%, Zu G-CSF-Einsatz siehe auch Kap. 4.3.
Kontrollen: Blutbild, Elektrolyte, Leberwerte, Gerinnung, Retentionswerte, eGFR, Neurotoxizität
Dosisreduktion: bei cerebellären Symptomen, Exanthem, Bilirubin >3,0mg/dl, GOT-, AP-Anstieg: Cytarabin stoppen; bei Zytopenie Therapiepausen (keine Dosisreduktion); bei Patienten über 50 Jahre Cyclophosphamid-Reduktion auf 650mg/m² möglich; bei Leber- u. Niereninsuffizienz: siehe Kap. 3.8.1
Literatur: Siehe aktuelle Therapieempfehlung der GMALL Studiengruppe: www.kompetenznetz-leukaemie.de

12.1.8 Reinduktion I

Indikation: ALL **ICD-10: 91.0**

Woche 22,23

Diese Zytostatikatherapie birgt letale Risiken und war Bestandteil der **GMALL 07/2003-Studie (www.kompetenznetz-leukaemie.de). Die Studie ist inzwischen geschlossen und wird als Registerstudie fortgeführt. Vor Beginn der Behandlung sollte unbedingt Kontakt zur Studienzentrale aufgenommen werden.** Die Anwendung darf nur durch erfahrene Onkologen und entsprechend ausgebildetes Pflegepersonal erfolgen. Das Protokoll muss im Einzelfall überprüft und der klinischen Situation angepasst werden.

Chemotherapie

Tag	Substanz in chronologischer Reihenfolge	Dosierung	Trägerlösung (ml)	Appl.	Inf.-dauer	Bemerkungen
1-14	Prednisolon	3x 20 mg/m²		p.o.		Gesamttagesdosis 60 mg/m², Dosis ab Tag 15 in 3 Etappen zu je 3 Tagen ausschleichen; Gaben: 1-1-1-0
1	Cytarabin	40 mg abs.	ad 2ml Aqua	i.th.	B	
1	Dexamethason	4 mg abs.	unverdünnt	i.th.	B	
1	Methotrexat	15 mg abs.	ad 3ml Aqua	i.th.	B	
1,7	Vindesin	3 mg/m²	NaCl 0,9% ad 5ml	i.v.	B	maximale Einzeldosis: 5mg
1,7	Doxorubicin	50 mg/m²	unverdünnt	i.v.	B15min	

Achtung: Knochenmarkpunktion Tag 1:
Proben zur MRD-Bestimmung einschicken (siehe aktuelle GMALL Therapieempfehlung).

Obligate Prä- und Begleitmedikation

Tag	zeitl. Ablauf	Substanz	Dosierung	Trägerlösung (ml)	Appl.	Inf.-dauer	Bemerkungen
1-14	0-1-0-0	Cotrimoxazol/Cotrim®forte	960 mg		p.o.		ab Tag 1: Mo, Mi, Fr; Infektionsprophylaxe
1-14	1-1-1-1	Amphotericin B-Susp.	5 ml		p.o.		5 ml = 500 mg
1-14	1-0-0-0	Sucralfat/Ulcogant Btl.®	1 Btl.		p.o.		ab Tag 1; bis Prednisolon ausgeschlichen
1,7	-15min	NaCl 0,9 %		1000 ml	i.v.	4h	
1,7	-15min	Granisetron/Kevatril®	1 mg		i.v.	B15min	

Bedarfsmedikation: Granisetron/Kevatril® i.v.; Obstipationsprophylaxe: Allopurinol/Zyloric®, Osteopenie/-porose -Prophylaxe mit Pamidronat 60mg i.v. alle 3 Monate
FN-Risiko: >20%, Zu G-CSF-Einsatz siehe auch Kap. 4.3.
Kontrollen: Blutbild, Elektrolyte, Leberwerte, Gerinnung, Retentionswerte, eGFR, Herzfunktion, Neurotoxizität, Knochenmarkpunktion Woche 22
Dosisreduktion: bei Zytopenie Therapiepausen (keine DR), Doxorubicin: DR um 50% bei Bilirubin >2g/dl, KI bei Bilirubin >5g/dl; Vindesin: DR um 50% bei ausgeprägter Parästhesie; KI bei Paresen, Ileus; DR bei Leberinsuffizienz: siehe aktuelle GMALL Therapieempfehlung. Siehe Kap. 3.8.1
Doxorubicin: >550mg/m², Gefahr der Kardiotoxizität
Summendosis: Siehe aktuelle Therapieempfehlung der GMALL Studiengruppe: www.kompetenznetz-leukaemie.de
Literatur:

12.1.9 Reinduktion II

Indikation: ALL
ICD-10: 91.0

Woche 24,25

Diese Zytostatikatherapie birgt letale Risiken und war Bestandteil der GMALL 07/2003-Studie (www.kompetenznetz-leukaemie.de). Die Studie ist inzwischen geschlossen und wird als **Registerstudie fortgeführt. Vor Beginn der Behandlung sollte unbedingt Kontakt zur Studienzentrale aufgenommen werden.** Die Anwendung darf nur durch erfahrene Onkologen und entsprechend ausgebildetes Pflegepersonal erfolgen. Das Protokoll muss im Einzelfall überprüft und der klinischen Situation angepasst werden.

Chemotherapie

Tag	Substanz in chronologischer Reihenfolge	Dosierung	Trägerlösung (ml)	Appl.	Inf.-dauer	Bemerkungen
1-14	Tioguanin	60 mg/m²		p.o.		mit viel Flüssigkeit, bevorzugt nüchtern; Gaben: 1-0-0-0
1	Cytarabin	40 mg abs.	ad 2 ml Aqua	i.th.	B	
1	Dexamethason	4 mg abs.	unverdünnt	i.th.	B	
1	Methotrexat	15 mg abs.	ad 3 ml Aqua	i.th.	B	
1	Cyclophosphamid	1000 mg/m²	500 ml NaCl 0,9%	i.v.	1h	
3-6,10-13	Cytarabin	75 mg/m²	250 ml NaCl 0,9%	i.v.	1h	

Achtung:
Tag 1 (Blocktag 15) Liquorpunktion

Nach Reinduktion II bis Beginn Konsolidation III:
Erhaltungstherapie:
(Granulozyten > 1 500/µl, Thrombozyten > 100 000/µl, Hb > 10g/dl)

6-Mercaptopurin	60mg/m² p.o. 1-0-0-0 täglich
Methotrexat	20mg/m² i.v. 1x wöchentlich

Obligate Prä- und Begleitmedikation

Tag	zeitl. Ablauf	Substanz	Dosierung	Trägerlösung (ml)	Appl.	Inf.-dauer	Bemerkungen
1-14	0-1-0-0	Cotrimoxazol/Cotrim®forte	960 mg		p.o.		ab Tag 1; Mo, Mi, Fr; Infektionsprophylaxe; wenn Granulozyten <500/µl, dann täglich
1-14	1-1-1-1	Amphotericin B-Susp.	5 ml		p.o.		5 ml = 500 mg
1-14	1-0-0-0	Sucralfat/Ulcogant Btl.®	1 Btl.		p.o.		kontinuierlich bis Prednisolon ausgeschlichen
1	-15min	NaCl 0,9 %		1000 ml	i.v.	4h	
1	-15min	Dexamethason	8 mg		i.v.	B	
1	-15min	Granisetron/Kevatril®	1 mg		i.v.	B	
1	0, +4h, +8h	Mesna/Uromitexan®	200 mg/m²		i.v.	B	
2	1-0-0-1	Dexamethason	8 mg		p.o.		= Prophylaxe verzögerte Emesis
3-6,10-13	-15min	NaCl 0,9 %		500 ml	i.v.	2h	
3-6,10-13	-15min	Dexamethason	8 mg		i.v.	B	
3-6,10-13	-15min	Granisetron/Kevatril®	1 mg		i.v.	B	

Bedarfsmedikation: Granisetron/Kevatril®, Metoclopramid/Paspertin® Osteopenie/-porose -Prophylaxe mit Pamidronat 60mg i.v. alle 3 Monate
FN-Risiko: >20%, Zu G-CSF-Einsatz siehe auch Kap. 4.3.
Kontrollen: Blutbild, Elektrolyte, Leberwerte, Gerinnung, Retentionswerte, eGFR, Harnsäure
Dosisreduktion: Tioguanin, Cyclophosphamid: Leber- und Nierenfunktionsstörung (Cyclophosphamid: siehe Dosismodifikationstabelle), bei Zytopenie Therapiepausen (keine Dosisreduktion); MTX: siehe Kap. 3.8.1

Infektionsprophylaxe: Amphotericin B (Ampho-Moronal®)-Suspension 5 ml 1-1-1-1
Literatur: Siehe aktuelle Therapieempfehlung der GMALL Studiengruppe: www.kompetenznetz-leukaemie.de

12.1.10 Erhaltungstherapie

Indikation: ALL　　　　**ICD-10: 91.0**

Diese Zytostatikatherapie birgt letale Risiken und war Bestandteil der GMALL 07/2003-Studie (www.kompetenznetz-leukaemie.de). **Die Studie ist inzwischen geschlossen und wird als Registerstudie fortgeführt. Vor Beginn der Behandlung sollte unbedingt Kontakt zur Studienzentrale aufgenommen werden.** Die Anwendung darf nur durch erfahrene Onkologen und entsprechend ausgebildetes Pflegepersonal erfolgen. Das Protokoll muss im Einzelfall überprüft und der klinischen Situation angepasst werden.

Chemotherapie

Tag	Substanz in chronologischer Reihenfolge	Dosierung	Trägerlösung (ml)	Appl.	Inf.-dauer	Bemerkungen
1-28	Mercaptopurin	60 mg/m²		p.o.		morgens nüchtern, Tag 1-21 (Tag 22-28 optional); Gaben: 1-0-0-0
1,8,15,22	Methotrexat	20 mg/m²	unverdünnt	i.v.	B	Tag 22 optional

Therapiedurchführung:
- nach Reinduktion II und zwischen Konsolidationsblöcken III-VI. Nach Konsolidation VI bis zu einer Gesamtdauer von 2,5 Jahren.
- **Beginn:** Granulozyten >1 500/µl, Thrombozyten > 100 000/µl, Hb < 10g/dl
- während Konsolidationszyklen **nur** 6-Mercaptopurin
- Zytopenie unter Erhaltung: siehe aktuelle GMALL Therapieempfehlung

Obligate Prä- und Begleitmedikation

Tag	zeitl. Ablauf	Substanz	Dosierung	Trägerlösung (ml)	Appl.	Inf.-dauer	Bemerkungen
1-28	0-1-0-0	Cotrimoxazol/Cotrim®forte	960 mg		p.o.		ab Tag1 Mo,Mi,Fr
1-28	1-1-1-1	Amphotericin B-Susp.	5 ml		p.o.		5 ml = 500 mg
1,8,15,22	-15min	NaCl 0,9 %		500 ml	i.v.	1h	Tag 22 optional
1,8,15,22	-15min	Dexamethason	4 mg		i.v.	B	Tag 22 optional

Bedarfsmedikation: Metoclopramid/Paspertin®
FN-Risiko: FN-Risiko <10% ---> je nach Risikoabwägung, siehe Kurzfassung Leitlinien G-CSF. Zu G-CSF-Einsatz siehe auch Kap. 4.3.
Kontrollen: Blutbild, Elektrolyte, Leberwerte, Gerinnung, Retentionswerte, eGFR, Harnsäure
Dosisreduktion: wenn Allopurinol nötig, dann Mercaptopurin auf 1/3 der Dosis reduzieren (Potenzierung); bei Zytopenie Dosisreduktion: Leukozyten 3 000-2 000/µl oder Thrombozyten 100 000-150 000/µl: Mercaptopurin + MTX auf 66%; Leukozyten 2 000-1 500/µl oder Thrombozyten 50 000-100 000/µl: Mercaptopurin/MTX auf 50%; Leukozyten <1 500/µl oder Thrombozyten < 50 000/µl: Therapiepause. Siehe Kap. 3.8.1
Literatur: Siehe aktuelle Therapieempfehlung der GMALL Studiengruppe: www.kompetenznetz-leukaemie.de

12.1.11 B-ALL Vorphase

Indikation: B-ALL; Burkitt Lymphom

ICD-10: C91.0

Diese Zytostatikatherapie birgt letale Risiken und war Bestandteil der **GMALL 2002-Studie** (www.kompetenznetz-leukaemie.de). Die Studie ist inzwischen geschlossen und wird als **Registerstudie fortgeführt. Vor Beginn der Behandlung sollte unbedingt Kontakt zur Studienzentrale aufgenommen werden.** Die Anwendung darf nur durch erfahrene Onkologen und entsprechend ausgebildetes Pflegepersonal erfolgen. Das Protokoll muss im Einzelfall überprüft und der klinischen Situation angepasst werden.

Chemotherapie

Tag	Substanz in chronologischer Reihenfolge	Dosierung	Trägerlösung (ml)	Appl.	Inf.-dauer	Bemerkungen
1-5	Prednison/Decortin®	3x 20 mg/m²		p.o.		Gesamtdosis 60 mg/m² pro Tag, verteilt auf 3 Gaben; Gaben: 1-1-1-0
1-5	Cyclophosphamid	200 mg/m²	250 ml NaCl 0,9%	i.v.	1h	

Achtung: Knochenmarkpunktion vor Therapiebeginn: KM, PB, Biopsie zur MRD-Bestimmung einschicken

Obligate Prä- und Begleitmedikation

Tag	zeitl. Ablauf	Substanz	Dosierung	Trägerlösung (ml)	Appl.	Inf.-dauer	Bemerkungen
1-30	0-1-0-0	Cotrimoxazol/Cotrim®forte	960 mg		p.o.		ab Tag 1: Mo, Mi, Fr; Infektionsprophylaxe
1-30	1-1-1-1	Amphotericin B-Susp./Ampho-Moronal®	500 mg		p.o.		ab Tag 1: Infektionsprophylaxe; 1Pipette = 500 mg
1-5	1-0-0-0	Allopurinol/Zyloric®	300 mg		p.o.		Dosis nach Harnsäurewert
1-5	-12h	NaCl 0,9 %		2000 ml	i.v.	24h	kontinuierlich
1-5	-	NaHCO3 (8,4%)	40 mval	in Bewässerung	i.v.		+ 40ml NaHCO3/1000ml NaCl 0,9% Bewässerung; Ziel Urin-pH >7,5;
1-5	-15min	Granisetron/Kevatril®	1 mg		i.v.	B	bei Emesis Dosiserhöhung auf 3mg
1-5	0, +4h, +8h	Mesna/Uromitexan®	40 mg/m²		i.v.	B	p.o. Gabe: 80mg/m² 2h vor i.v.

Bedarfsmedikation: Metoclopramid/Paspertin® p.o. oder i.v.; bei Unverträglichkeit Ersatz durch 5-HT₃-Antagonisten; Rasburicase/Fasturtec®; Osteopenie/-porose Prophylaxe mit Pamidronat 60mg i.v. alle 3 Monate

FN-Risiko: 10-20% -> je nach Risikoabwägung als Primärprophylaxe, bei FN im 1. Zyklus als Sekundärprophylaxe, siehe Kurzfassung Leitlinien G-CSF. Zu G-CSF-Einsatz siehe auch Kap. 4.3.

Kontrollen: Blutbild, Elektrolyte, Retentionswerte, Gerinnung, Harnsäure, Gewicht, Bilanzierung

Dosisreduktion: Siehe Kap. 3.8.1

Literatur: Multizentrische Therapieoptimierungsstudie für B-ALL und hochmaligne B-NHL bei Erwachsenen (GMALL-B-ALL/NHL 2002); www.kompetenznetz-leukaemie.de

12.1.12 B-ALL Block A: Patienten 18-55 Jahre — Indikation: B-ALL/Burkitt Lymphom — ICD-10:C91.0

Diese Zytostatikatherapie birgt letale Risiken und war Bestandteil der GMALL 2002-Studie (www.kompetenznetz-leukaemie.de). Die Studie ist inzwischen geschlossen und wird als Registerstudie fortgeführt. Vor Beginn der Behandlung sollte unbedingt Kontakt zur Studienzentrale aufgenommen werden. Die Anwendung darf nur durch erfahrene Onkologen und entsprechend ausgebildetes Pflegepersonal erfolgen. Das Protokoll muss im Einzelfall überprüft und der klinischen Situation angepasst werden.

Chemotherapie

Wo	Tag	Substanz in chronologischer Reihenfolge	Dosierung	Trägerlösung (ml)	Appl.	Inf.-dauer	Bemerkungen
1,11	7	Rituximab	375 mg/m²	500 ml NaCl 0,9%	i.v.	initial 50 mg/h	Protokolltag (PT): 7, 77
2,12	1-5	Dexamethason	3x 3,33 mg/m²		p.o.		PT: 8-12, 78-82; insgesamt: 10 mg/m²; Gaben: 1-1-1-0
2,12	1,5	Cytarabin	40 mg abs.	ad 2 ml Aqua	i.th.	B	PT: 8,12,78,82
2,12	1,5	Dexamethason	4 mg abs.	unverdünnt	i.th.	B	PT: 8,12,78,82
2,12	1,5	Methotrexat	15 mg abs.	ad 3 ml Aqua	i.th.	B	PT: 8,12,78,82
2,12	1	Vincristin	2 mg abs.		i.v.	B	PT:8,78; max.2 mg abs.; unverdünnt
2,12	1-5	Ifosfamid	800 mg/m²	500 ml NaCl 0,9%	i.v.	1h	PT: 8-12, 78-82
2,12	1	Methotrexat	150 mg/m²	500 ml NaCl 0,9%	i.v.	30 min	PT:8,78
2,12	1	Methotrexat	1350 mg/m²	500 ml NaCl 0,9%	i.v.	23h 30min	MTX-Spiegel + Leukovorin-Rescue (13,19,5)
2,12	4-5	Cytarabin	2x 150 mg/m²	250 ml NaCl 0,9%	i.v.	1h	PT: 11,12,81,82; alle 12h; Gaben: +1h, +13h
2,12	4-5	Etoposidphosphat	100 mg/m²	100 ml NaCl 0,9%	i.v.	1h	PT: 11,12,81,82; Monitorüberwachung

Obligate Prä- und Begleitmedikation

Wo	Tag	zeitl. Ablauf	Substanz	Dosierung	Trägerlösung (ml)	Appl.	Inf.-dauer	Bemerkungen
2,12	1-7	1-1-1-1	Amphotericin B	500 mg		p.o.		1Pipette = 500mg; Infektionsprophylaxe
2,12	1-7	0-1-0-0	Cotrimoxazol/Cotrim®forte	960 mg		p.o.		Mo, Mi, Fr; Infektionsprophylaxe
1,11	1-0-0-0		Paracetamol/Paracetamol ratio®	1000 mg		p.o.		1h vor Rituximab
1,11	7	-30min	NaCl 0,9 %		500 ml NaCl 0,9%	i.v.		während der Rituximabgabe
1,11	7	-30min	Dexamethason	8 mg		i.v.	B	obligat vor Erstgabe; dann in Abh. v. Verträglichkeit
1,11	7	-30min	Clemastin/Tavegil®	2 mg		i.v.	15min	
2,12	1-3	1-1-1-1	Natriumbicarbonat/Bicanorm®	1 g		p.o.		
2,12	1-3	-2h	NaCl 0,9%		3000 ml NaCl 0,9%	i.v.	24h	im Wechsel mit Gluc5%, insg. falls mögl. bis 3000ml/m²
2,12	1-3		Glucose 5%		1000 ml Glucose 5%	i.v.	24h	im Wechsel mit NaCl 0,9%, insg. falls mögl. 3000ml/m²
2,12	1-3		KCl 7,45%	20 ml		i.v.		pro 1000ml NaCl 0,9%; (K+-Zielspiegel:3,5-5,1mmol/L)
2,12	1-3		NaHCO3 (8,4%)	40 ml		i.v.		pro 1000ml NaCl 0,9% Bewässerung; Ziel Urin-pH >7,5
2,12	4-5	-2h	NaCl 0,9%		2000 ml NaCl 0,9%	i.v.	24h	kontinuierlich
2,12	1-5	-30min	Granisetron/Kevatril®	1 mg		i.v.	15min	bei Emesis Dosiserhöhung auf 3 mg
2,12	1	0, +4h, +8h	Mesna/Uromitexan®	160 mg/m²		i.v.	B	
2,12	1	+7h, +13h	Furosemid/Lasix®	40 mg		i.v.	B	
2,12	4-5	+12h30min	Granisetron/Kevatril®	1 mg		i.v.	15min	
2,12	7	-	G-CSF/Neupogen®	5 µg/kg		s.c.		ab Protokolltag 14, 84: 5µg/kg (oder 150 µg/m²) tägl. bis Granulozyten >1000/µl an 2 aufeinanderfolg. Tagen

Bedarfsmedikation:	Metoclopramid; bei Unverträglichkeit Ersatz von 5-HT3-Antagonisten; Allopurinol, Rasburicase; Natriumbicarbonat, Osteopenie-/poröse Prophylaxe mit Pamidronat 60mg i.v. alle 3 Monate
FN-Risiko:	>20% --> Primärprophylaxe mit Filgrastim/Neupogen® oder Pegfilgrastim/Neulasta®, siehe Kurzfassung Leitlinien G-CSF. Zu G-CSF-Einsatz siehe auch Kap. 4.3
Kontrollen:	Blutbild, Elektrolyte, Leberwerte, Gerinnung, Retentionswerte, eGFR, Flüssigkeitsbilanz, Ausschluß dritter Raum, Neurotoxizität, MTX-Spiegel
Dosisreduktion:	bei Zytopenie Therapiepausen (keine Dosisreduktion); siehe allgemeine GMALL Therapieempfehlung. Siehe Kap. 3.8.1
Cave:	Kombination Vincristin + Azole: Neurotoxizität
Wechselwirkungen:	Protonenpumpeninhibitoren (PPI) können die MTX-Ausscheidung verzögern und so zu erhöhten MTX Plasmaspiegeln führen, daher wird empfohlen, PPI 2 Tage vor bis 2 Tage nach der MTX-Gabe zu pausieren (ggf. durch H2-Blocker Teqilla® ersetzen). Ebenfalls Vorsicht ist bei der gleichzeitigen Anwendung von MTX und NSAIDs oder Antibiotika (ß-Lactam-Antibiotika, Sulfonamide, Trimetoprim, Tetracycline, Ciprofloxacin) angezeigt.

12.1.12.1 B-ALL Block A: Patienten >55 Jahre

Indikation: B-ALL/Burkitt Lymphom
ICD-10: C91.0

Block A1(Tag 7-12), A2(49-54), A3(98-103) Diese Zytostatikatherapie birgt letale Risiken und war Bestandteil der GMALL 2002-Studie (www.kompetenznetz-leukaemie.de). Die Studie ist inzwischen geschlossen und wird als **Registerstudie fortgeführt. Vor Beginn der Behandlung sollte unbedingt Kontakt mit der Studienzentrale aufgenommen werden**. Die Anwendung darf nur durch erfahrene Onkologen und entsprechend ausgebildetes Pflegepersonal erfolgen. Das Protokoll muss im Einzelfall überprüft und der klinischen Situation angepasst werden.

Chemotherapie

Wo	Tag	Substanz in chronologischer Reihenfolge	Dosierung	Trägerlösung (ml)	Appl.	Inf.-dauer	Bemerkungen
1,7,14	7	Rituximab	375 mg/m²	500 ml NaCl 0,9%	i.v.	initial 500mg/h	PT: 7, 49, 98
2,8,15	1	Methotrexat	12 mg abs.	ad 3 ml Aqua	i.th.		Protokolltag (PT): 8,50,99
2,8,15	1-5	Dexamethason	3x 3.33 mg/m²		p.o.	B	insgesamt =10mg/m2; PT: 8-12,50-54,99-103; Gaben: 1-1-1-0
2,8,15	1-5	Ifosfamid	400 mg/m²	500 ml NaCl 0,9%	i.v.	1h	PT 8-12,50-54,99-103; optional:9+11,51+53,100+102
2,8,15	1	Methotrexat	50 mg/m²	500 ml NaCl 0,9%	i.v.	30min	PT: 8, 50, 99
2,8,15	1	Methotrexat	450 mg/m²	500 ml NaCl 0,9%	i.v.	23h30min	MTX-Spiegel + Leukovorin-Rescue (13,19,5)
2,8,15	4-5	Cytarabin	2x 60 mg/m²	250 ml NaCl 0,9%	i.v.	1h	alle 12h; Protokolltag 11-12, 53-54, 102-103; Gaben: +1h, +13h
2,8,15	4-5	Etoposidphosphat	60 mg/m²	500 ml NaCl 0,9%	i.v.	1h	Monitorüberwachung, PT: 11-12,53-54,102-103

Obligate Prä- und Begleitmedikation

Wo	Tag	zeitl. Ablauf	Substanz	Dosierung	Trägerlösung (ml)	Appl.	Inf.-dauer	Bemerkungen
1-15	1-7	1-1-1-1	Amphotericin B-Susp.	500 mg		p.o.		ab Tag 1, 1Pipette = 500mg; Infektionsprophylaxe
1-15	1-7	0-1-0-0	Cotrimoxazol/Cotrim®forte	960 mg		p.o.		ab Tag 1, Mo, Mi, Fr; Infektionsprophylaxe
1,7,14	7	-1h	Paracetamol/Paracetamol ratio®	1000 mg		p.o.		Gabe 1h vor Rituximab
1,7,14	7	-30min	NaCl 0,9%		500 ml NaCl 0,9%	i.v.		während der Chemogabe
1,7,14	7	-30min	Dexamethason	8 mg		i.v.	B	obligat vor Erstgabe; dann in Abh. von Verträglichkeit
1,7,14	7	-30min	Clemastin/Tavegil®	2 mg		i.v.	B	
2,8,15	1-3	2-2-2-2	Natriumbicarbonat/Bicanorm®	1 mg		p.o.		
2,8,15	4-5	-2h	NaCl 0,9%		2000 ml NaCl 0,9%	i.v.	24h	im Wechsel mit Gluc5%, insg. falls mögl. bis 3000ml/m²
2,8,15	1-3	-2h	NaCl 0,9%		3000 ml NaCl 0,9%	i.v.	24h	im Wechsel mit NaCl 0,9%, insg. falls mögl. 3000ml/m²
2,8,15	1-3		Glucose 5%		1000 ml Glucose 5%	i.v.	24h	pro 1000ml NaCl 0,9%; (K+-Zielspiegel:3,5-5,1mmol/L)
2,8,15	1-3		KCl 7.45%	20 ml		i.v.		pro 1000ml NaCl 0,9% Bewässerung; Ziel Urin-pH >7,5
2,8,15	1-3		NaHCO3 (8,4%)	40 ml		i.v.		
2,8,15	1-5	-15min	Granisetron/Kevatril®	1 mg		i.v.	B	bei Emesis Dosiserhöhung auf 3mg
2,8,15	1-5	0, +4h, +8h	Mesna/Uromitexan®	80 mg/m²		i.v.	15min	
2,8,15	1	+7h, +13h	Furosemid/Lasix®	40 mg		i.v.	B	
2,8,15	4-5	+12h45min	Granisetron/Kevatril®	1 mg		i.v.	B	
2,8,15	7	-	G-CSF/Neupogen®	5 µg/kg		s.c.		ab PT 14(A1), 56(A2), 105(A3); 5 µg/kg (oder 150 µg/m²) tgl., bis Granulozyten >1000/µl an 2 aufeinanderfolg. Tagen

Bedarfsmedikation: Metoclopramid; bei Unverträglichkeit Ersatz durch 5-HT3-Antagonisten; Allopurinol, Rasburicase, Natriumbicarbonat,Osteopenie/-porose -Prophylaxe mit Pamidronat 60mg i.v. alle 3 Monate
FN-Risiko: >20%; Primärprophylaxe mit Filgrastim/Neupogen® oder Pegfilgrastim/Neulasta®, siehe Kurzfassung Leitlinien G-CSF. Zu G-CSF-Einsatz siehe auch Kap. 4.3.
Kontrollen: Blutbild, Elektrolyte, Leberwerte, Gerinnung, Retentionswerte, eGFR, Flüssigkeitsbilanz, Ausschluß dritter Raum, Neurotoxizität, MTX-Spiegel
Dosisreduktion: bei Zytopenie Therapiepausen (keine Dosisreduktion), siehe aktuelle GMALL Therapieempfehlung, Siehe Kap. 3.8.1
Wechselwirkungen: Protonenpumpeninhibitoren (PPI) können die MTX-Ausscheidung verzögern und so zu erhöhten MTX Plasmaspiegeln führen, daher wird empfohlen, PPI 2 Tage vor bis 2 Tage nach der MTX-Gabe zu pausieren (ggf. durch H2-Blocker, Tepilta® ersetzen). Ebenfalls Vorsicht ist bei der gleichzeitigen Anwendung von MTX und NSAIDs oder Antibiotika (ß-Lactam-Antibiotika, Sulfonamide, Trimetoprim, Tetracycline, Ciprofloxacin) angezeigt.
Literatur: Multizentrische Therapieoptimierungsstudie für B-ALL und hochmaligne B-NHL bei Erwachsenen (GMALL-B-ALL/NHL 2002); Provencio M et al. Ann Oncol 2006; 17(6):1027-8, www.kompetenznetz-leukaemie.de

12.1.13 B-ALL Block B: Patienten 18-55 Jahre

Indikation: B-ALL/Burkitt Lymphom
ICD-10:C91.0

Block B1 (Tag 28-33), B2 (98-103)

Diese Zytostatikatherapie birgt letale Risiken und war Bestandteil der GMALL 2002-Studie (www.kompetenznetz-leukaemie.de). Die Studie ist inzwischen geschlossen und wird als Registerstudie fortgeführt. **Vor Beginn der Behandlung sollte unbedingt Kontakt zur Studienzentrale aufgenommen werden.** Die Anwendung darf nur durch erfahrene Onkologen und entsprechend ausgebildetes Pflegepersonal erfolgen. Das Protokoll muss im Einzelfall überprüft und der klinischen Situation angepasst werden.

Chemotherapie

Wo	Tag	Substanz in chronologischer Reihenfolge	Dosierung	Trägerlösung (ml)	Appl.	Inf.-dauer	Bemerkungen
4,14	1	Rituximab	375 mg/m²	500 ml NaCl 0,9%	i.v.	initial 50mg/h	Protokolltag (PT): 28,98
5,15	1-5	Dexamethason	3x 3,33 mg/m²		p.o.		insges.: 10mg/m²; PT: 29-33,99-103; Gaben: 1-1-1-0
5,15	1,5	Cytarabin	40 mg abs.	ad 2ml Aqua	i.th.		PT: 29-33,99+103
5,15	1,5	Dexamethason	4 mg abs.	unverdünnt	i.th.		PT: 29-33,99+103
5,15	1,5	Methotrexat	15 mg abs.	ad 3ml Aqua	i.th.		PT: 29-33,99+103
5,15	1	Vincristin	2 mg abs.	unverdünnt	i.v.	B	PT: 29,99; max 2 mg abs.
5,15	1-5	Cyclophosphamid	200 mg/m²	250 ml NaCl 0,9%	i.v.	1h	PT: 29-33, 99-103
5,15	1	Methotrexat	150 mg/m²	500 ml NaCl 0,9%	i.v.	30min	PT: 29,99
5,15	1	Methotrexat	1350 mg/m²	500 ml NaCl 0,9%	i.v.	23h30min	MTX-Spiegel + Leukovorin-Rescue (13,19,5)
5,15	4-5	Doxorubicin	25 mg/m²	unverdünnt	i.v.	B15min	PT: 32-33,102+103

Obligate Prä- und Begleitmedikation

Wo	Tag	zeitl. Ablauf	Substanz	Dosierung	Trägerlösung (ml)	Appl.	Inf.-dauer	Bemerkungen
1-15	1-7	1-1-1-1	Amphotericin B-Susp.	500 mg		p.o.		ab Tag 1: 1Pipette = 500mg; Infektionsprophylaxe
1-15	1-7	0-1-1-0-0	Cotrimoxazol/Cotrim®forte	960 mg		p.o.		ab Tag 1: Mo, Mi, Fr; Infektionsprophylaxe
4,14	1-0-0-0	-30min	Paracetamol/Paracetamol ratio®	1000 mg		p.o.		Gabe 1h vor Rituximab
4,14	7	-30min	NaCl 0,9 %		500 ml	i.v.		während der Chemogabe
4,14	7	-30min	Clemastin/Tavegil®	2 mg		i.v.	B	
4,14	7	-30min	Dexamethason	8 mg		i.v.	B	obligat vor Erstgabe; dann in Abh. von Verträglichkeit
5,15	1-3	2-2-2-2	Natriumbicarbonat/Bicanorm®	1 mg		p.o.		
5,15	4-5	-2h	NaCl 0,9 %		2000 ml NaCl 0,9%	i.v.	24h	im Wechsel mit Gluc 5%, falls mögl bis zu 3000ml/m²
5,15	1-3	-2h	NaCl 0,9%		3000 ml NaCl 0,9%	i.v.	24h	im Wechsel mit NaCl 0,9%, falls mögl bis zu 3000ml/m²
5,15	1-3	-	Glucose 5%		1000 ml Glucose 5%	i.v.		pro 1000ml NaCl 0,9%; (K+-Zielspiegel:3,5-5,1mmol/L)
5,15	1-3	-	KCl 7,45%	20 ml		i.v.		pro 1000ml NaCl 0,9% Bewässerung; Ziel Urin-pH 7,5
5,15	1-3	-	NaHCO3 (8,4%)	40 ml		i.v.		
5,15	1-5	-15min	Granisetron/Kevatril®	1 mg		i.v.	B	bei Emsis Dosiserhöhung auf 3mg
5,15	1-5	siehe*	Mesna/Uromitexan®	40 mg/m²		i.v.	B	* jeweils mit Start der Cyclophosphamid Infusion sowie 4h und 8h nach Cyclophosphamid-Infusionsbeginn
5,15	1	+6h, +12h	Furosemid/Lasix®	40 mg		i.v.	B	
5,15	7	0	G-CSF/Neupogen®	5 µg/kg		s.c.		bis Granulozyten >1 000/µl an 2Tagen, 5µg/kg (oder 150 µg/m²), ab Tag 35,105

Bedarfsmedikation: Metoclopramid, bei Unverträglichkeit: 5-HT3-Antagonisten, Natriumbicarbonat p.o., Allopurinol, Rasburicase, Osteopenie-/porose-Prophylaxe mit Pamidronat 60mg i.v. alle 3 Monate
FN-Risiko: >20%->Primärprophylaxe mit Filgrastim/Neupogen® oder Pegfilgrastim/Neulasta®, siehe Kurzfassung Leitlinien G-CSF. Zu G-CSF-Einsatz siehe auch Kap. 4.3
Kontrollen: **Anthrazykline ->Gefahr der Kardiotoxizität, auf Herzfunktion achten(Herzecho)**; BB, Elektrolyte, Gerinnung, Leber- und Retentionswerte, eGFR, Flüssigkeitsbilanz, Ausschluss dritter Raum, Neurotoxizität, MTX-Spiegel.
Dosisreduktion: bei Zytopenie Therapiepausen (keine Dosisreduktion); siehe aktuelle GMALL Therapieempfehlung; Siehe Kap. 3.8.1
Summendosis: **Doxorubicin:** Gefahr der Kardiotoxizität; maximale Summendosis: 550mg/m²; **Vincristin:** 5-20mg absolut, Gefahr der Neurotoxizität.
Wechselwirkungen: Protonenpumpeninhibitoren (PPI) können die MTX-Ausscheidung verzögern und so zu erhöhten MTX Plasmaspiegel führen, daher wird empfohlen, PPI 2 Tage vor bis 2 Tage nach der MTX-Gabe zu pausieren (ggf. durch H2-Blocker, Tepilta® ersetzen). Ebenfalls Vorsicht ist bei der gleichzeitigen Anwendung von MTX und NSAIDs oder Antibiotika (B-Lactam-Antibiotika, Sulfonamide, Trimetoprim, Tetracycline, Ciprofloxacin) angezeigt.
Literatur: Multizentrische Therapieoptimierungsstudie für B-ALL und hochmaligne B-NHL bei Erwachsenen (GMALL-B-ALL/NHL 2002); Provencio M et al. Ann Oncol. 2006: 17(6):1027-8, www.kompetenznetz-leukaemie.de

12.1.13.1 B-ALL Block B: Patienten >55 Jahre

Indikation: B-ALL/Burkitt Lymphom **ICD-10:C91.0**

Block B1(d 28-33), B2(77-82), B3(119-124) Diese Zytostatikatherapie birgt letale Risiken und war Bestandteil der GMALL 2002-Studie (www.kompetenznetz-leukaemie.de). Die Studie ist inzwischen geschlossen und wird als **Register/Studie fortgeführt. Vor Beginn der Behandlung sollte unbedingt Kontakt zur Studienzentrale aufgenommen werden.** Die Anwendung darf nur durch erfahrene Onkologen und entsprechend ausgebildetes Pflegepersonal erfolgen. Das Protokoll muss im Einzelfall überprüft und der klinischen Situation angepasst werden.

Chemotherapie

Wo	Tag	Substanz in chronologischer Reihenfolge	Dosierung	Trägerlösung (ml)	Appl.	Inf.-dauer	Bemerkungen
4,11,17	7	Rituximab	375 mg/m²	500 ml NaCl 0,9%	i.v.	initial 50mg/h	Protokolltag (PT): 28,77,119
5,12,18	1-5	Dexamethason	3x 3.33 mg/m²		p.o.		PT: 29-33,78-82,120-124;10mg/m²/d; Gaben: 1-1-1-0
5,12,18	1	Methotrexat	12 mg abs.	ad 3ml Aqua	i.th.		PT: 29,78,120
5,12,18	1	Vincristin	1 mg abs.	unverdünnt	i.v.	B	PT: 29,78,120, max. 2mg abs.
5,12,18	1-5	Cyclophosphamid	200 mg/m²	250 ml NaCl 0,9%	i.v.	1h	PT: 30+32,79+81,121+123; optional: 29-33,78-82,120-124
5,12,18	1	Methotrexat	50 mg/m²	500 ml NaCl 0,9%	i.v.	30min	PT: 29,78,120
5,12,18	1	Methotrexat	450 mg/m²	500 ml NaCl 0,9%	i.v.	23h30min	MTX-Spiegel + Leukovorin-Rescue (13,19,5)
5,12,18	4-5	Doxorubicin	25 mg/m²	unverdünnt	i.v.	B15min	PT: 32-33,81-82,123-124

Obligate Prä- und Begleitmedikation

Wo	Tag	zeitl. Ablauf	Substanz	Dosierung	Trägerlösung (ml)	Appl.	Inf.-dauer	Bemerkungen
4,11,17	7	1-0-0-0	Paracetamol/Paracetamol ratio®	1000 mg		p.o.		Gabe 1h vor Rituximab
5,12,18	1-7	0-1-0-0	Cotrimoxazol/Cotrim®forte	960 mg		p.o.		ab Tag 1: Mo,Mi,Fr; Infektionsprophylaxe
5,12,18	1-7	1-1-1-1	Amphotericin B-Susp.	500 mg		p.o.		1 Pipette = 500mg; ab Tag 1: Infektionsprophylaxe
5,12,18	1-3	2-2-2-2	Natriumbicarbonat/Bicanorm®	1 g		p.o.		
4,11,17	7	-30min	NaCl 0,9 %		500 ml	i.v.		während der Chemogabe
4,11,17	7	-30min	Clemastin/Tavegil®	2 mg		i.v.	B	obligat vor Erstgabe; dann in Abh. v. Verträglichkeit
4,11,17	7	-30min	Dexamethason	8 mg		i.v.	B	
5,12,18	1-3	-2h	NaCl 0,9%		3000 ml	i.v.	24h	im Wechsel mit Gluc5%.; insg. falls mögl. 3000ml/m²
5,12,18	1-3	-	Glucose 5%		1000 ml	i.v.	24h	im Wechsel mit NaCl 0,9%;insg. falls mögl. 3000ml/m²
5,12,18	1-3	-	KCl 7,45%	20 ml		i.v.		pro 1000ml NaCl 0,9%; (K+-Zielspiegel:3,5-5,1mmol/L)
5,12,18	1-3	-	NaHCO3 (8,4%)	40 ml		i.v.		pro 1000ml NaCl 0,9% Bewässerung; Ziel Urin-pH >7,5
5,12,18	4-5	-2 h	NaCl 0,9%		2000 ml	i.v.	24 h	
5,12,18	1-5	-15min	Granisetron/Kevatril®	1 mg		i.v.	B	Bei Emesis Dosiserhöhung auf 3mg
5,12,18	1-3	0, +4h, +8h	Mesna/Uromitexan®	40 mg/m²		i.v.	B	
5,12,18	1	+6h, +12h	Furosemid/Lasix®	40 mg		i.v.	B	6h bzw. 12h nach Methotrexat
5,12,18	4-6	+15min, +4h15min, +8h15min	Mesna/Uromitexan®	40 mg/m²		i.v.	B	
5,12,18	7		G-CSF/Neupogen®	5 µg/kg		s.c.		ab Protokolltag 35(B1), 84(B2), 126(B3): 5 µg/kg (oder 150 µg/m²) tägl.. bis Granulozyten >1000/µl an 2 Tagen

Bedarfsmedikation: Metoclopramid, bei Unverträglichkeit: 5-HT3-Antagonisten, Natriumbicarbonat p.o.; Allopurinol, Rasburicase, Osteopenie-/porose -Prophylaxe mit Pamidronat 60mg i.v. alle 3 Monate
FN-Risiko: >20%->Primärprophylaxe mit Filgrastim/Neupogen® oder Pegfilgrastim/Neulasta®; siehe Kurzfassung Leitlinien G-CSF. Zu G-CSF-Einsatz siehe auch Kap. 4.3.
Kontrollen: **Anthrazykline-> Gefahr der Kardiotoxizität, auf Herzfunktion achten (Herzecho);** BB, Elektrolyte Gerinnung, Leber- und Retentionswerte, eGFR, Flüssigkeitsbilanz, Ausschluß dritter Raum, Neurotoxizität, MTX-Spiegel.
Dosisreduktion: bei Zytopenie Therapiepausen (keine Dosisreduktion); siehe aktuelle GMALL Therapieempfehlung; Siehe Kap. 3.8.1
Summendosis: **Doxorubicin:** Gefahr der Kardiotoxizität, max. Summendosis : 550mg/m²
Wechselwirkungen: Protonenpumpeninhibitoren (PPI) können zu MTX-Ausscheidung verzögert und so zu erhöhten MTX Plasmaspiegeln führen, daher wird empfohlen, PPI 2 Tage vor bis 2 Tage nach der MTX-Gabe zu pausieren (ggf. durch H2-Blocker, Teplita® ersetzen) . Ebenfalls Vorsicht ist bei der gleichzeitigen Anwendung von MTX und NSAIDs oder Antibiotika (ß-Lactam-Antibiotika, Sulfonamide, Trimetoprim, Tetracycline, Ciprofloxacin) angezeigt.
Literatur: Multizentrische Therapieoptimierungsstudie für B-ALL und hochmaligne B-NHL bei Erwachsenen (GMALL-B-ALL/NHL 2002); Provencio M et al. Ann Oncol. 2006; 17(6):1027-8, www.kompetenznetz-leukaemie.de

12.1.14 B-ALL Block C

Indikation: B-ALL/Burkitt Lymphom　　ICD-10:C91.0

Block C1 (Tag 49-54), C2 (119-124)

Chemotherapie

Diese Zytostatikatherapie birgt letale Risiken und war Bestandteil der GMALL 2002-Studie (www.kompetenznetz-leukaemie.de). **Die Studie ist inzwischen geschlossen und wird als Registerstudie fortgeführt. Vor Beginn der Behandlung sollte unbedingt Kontakt zur Studienzentrale aufgenommen werden. Die Anwendung darf nur durch erfahrene Onkologen und entsprechend ausgebildetes Pflegepersonal erfolgen. Das Protokoll muss im Einzelfall überprüft und der klinischen Situation angepasst werden.**

Wo	Tag	Substanz in chronologischer Reihenfolge	Dosierung	Trägerlösung (ml)	Appl.	Inf.-dauer	Bemerkungen
7,17	7	Rituximab	375 mg/m²	500 ml NaCl 0,9%	i.v.	initial 50mg/h	Protokollタッグ (PT): 49,119
8,18	1-5	Dexamethason	3x 3,33 mg/m²		p.o.		PT: 50-54,120-124; 10 mg/m²/Tag; Gaben: 1-1-1-0
8,18	1	Vindesin	3 mg/m²		i.v.	B 3min	maximal 5mg abs.; PT: 50,120
8,18	1	Methotrexat	150 mg/m²	500 ml NaCl 0,9%	i.v.	30min	>55J: 50mg/m²; PT: 50,120
8,18	1	Methotrexat	1350 mg/m²	500 ml NaCl 0,9%	i.v.	23h30min	>55J: 450mg/m²; MTX-Spiegelbestimmung und Leukovorin-Rescue (13.19.5)
8,18	4-5	Etoposidphosphat	250 mg/m²	100 ml NaCl 0,9%	i.v.	1h	Menge entspr. Etoposidanteil; PT: 53-54,123-124
8,18	5	Cytarabin	2x 2 g/m²	250 ml NaCl 0,9%	i.v.	3h	jew. alle 12h; >55J: 1g/m²; PT: 54,124; Gaben: 0, +12h

Cave: Keine gleichzeitige Gabe von Etoposidphosphat und Natriumbicarbonat über den gleichen Zugang　　**Stammzellapherese:** bei allen Hochrisiko-Patienten ohne Familienspender nach Block C1

Obligate Prä- und Begleitmedikation

Wo	Tag	zeitl. Ablauf	Substanz	Dosierung	Trägerlösung (ml)	Appl.	Inf.-dauer	Bemerkungen
8,18	1-7	1-1-1-1	Amphotericin B-Susp.	500 mg		p.o.		ab Tag 1 1:1 Pipette = 500mg; Infektionsprophylaxe
8,18	1-7	0-1-0-0	Cotrimoxazol/Cotrim®forte	960 mg		p.o.		ab Tag 1; Mo.Mi.Fr; Infektionsprophylaxe
7,17	7	1-0-0-0	Paracetamol/Paracetamol ratio®	1000 mg		p.o.		Gabe 1h vor Rituximab
7,17	7	-30min	NaCl 0,9 %		500 ml	i.v.		während der Antikörpergabe
7,17	7	-30min	Clemastin/Tavegil®	2 mg		i.v.	B	
7,17	7	-30min	Dexamethason	8 mg		i.v.	B	obligat vor Erstgabe; dann in Abh. v. Verträglichkeit
8,18	1-3	-2h	NaCl 0,9%		3000 ml	i.v.	24h	im Wechsel mit Gluc 5%, mindestens 3000ml/m²
8,18	1-3	-	Glucose 5%		1000 ml	i.v.	24h	im Wechsel mit NaCl 0,9%, mindestens 3000ml/m²
8,18	5-6	1-1-1-1-1	Dexa-Sine SE® Augentropfen	2 Trpf.		i.o.		alle 6 Stunden
8,18	5-7	-	NaCl 0,9 %		2000 ml	i.v.	24h	
8,18	4	-15min	NaCl 0,9 %		1000 ml	i.v.	12h	
8,18	1-3	-	KCl 7,45%	20 mmol		i.v.	B	pro 1000ml NaCl 0,9%; (K+-Zielspiegel:3,5-5,1mmol/L)
8,18	1-3	-	NaHCO3 (8,4%)	40 mmol		i.v.	B	pro 1000ml NaCl 0,9% Bewässerung; Ziel Urin-pH >7,5
8,18	1,4-5	-15min	Granisetron/Kevatril®	1 mg		i.v.	B	
8,18	5	+5h45min, +11h45min	Granisetron/Kevatril®	1 mg		i.v.	B	
8,18	1	+6h, +12h	Furosemid/Lasix®	40 mg		i.v.		
8,18	1-5	2-2-2-2	Natriumbicarbonat/Bicanorm®	1 g		p.o.		
8,18	7	0	G-CSF/Neupogen®	5 µg/kg	oder 150 µg/m²	s.c.		ab PT: 56,126 bis Granulozyten >1 000/µl an 2d

Bedarfsmedikation:	Metoclopramid: bei Unverträglichkeit Ersatz von 5-HT₃-Antagonisten; Allopurinol, Rasburicase; Natriumbicarbonat, Osteopenie/-porose -Prophylaxe mit Pamidronat 60mg i.v. alle 3 Monate
FN-Risiko:	>20% -> Primärprophylaxe mit Filgrastim/Neupogen®oder Pegfilgrastim/Neulasta®, siehe Kurzfassung Leitlinien G-CSF. Zu G-CSF-Einsatz siehe auch Kap. 4.3.
Kontrollen:	**Anthrazykline -> Gefahr der Kardiotoxizität, auf Herzfunktion achten (Herzecho).** BB, Elektrolyte, Leberwerte, Gerinnung, Retentionswerte, eGFR, Flüssigkeitsbilanz; Ausschluß dritter Raum, Neurotoxizität; MTX-Spiegel bei Zytopenie Therapiepausen (keine Dosisreduktion); siehe aktuelle GMALL Therapieempfehlung. Siehe Kap. 3.8.1
Summendosis:	**Doxorubicin:** Gefahr der Kardiotoxizität; maximale Summendosis: 550mg/m²; **Vincristin:** 5-20mg absolut: Gefahr der Neurotoxizität
Wechselwirkungen:	Protonenpumpeninhibitoren (PPI) können die MTX-Ausscheidung verzögern und so zu erhöhten MTX Plasmaspiegel führen, daher wird empfohlen, PPI 2 Tage vor bis 2 Tage nach der MTX-Gabe zu pausieren (ggf. durch H2-Blocker, Tepilta® ersetzen.) Ebenfalls Vorsicht ist bei der gleichzeitigen Anwendung von MTX und NSAIDs oder Antibiotika (ß-Lactam-Antibiotika, Sulfonamide, Trimetoprim, Tetracycline, Ciprofloxacin) angezeigt. Keine parallele Gabe von Inhibitoren und Azolen.
Literatur:	Multizentrische Therapieoptimierungsstudie für B-NHL und hochmaligne B-NHL bei Erwachsenen (GMALL-B-ALL/NHL 2002); Provencio M et al. Ann Oncol. 2006;17(6):1027-8.

12.2.1 Induktion ICE (AML/AMLSG 07-04) Indikation: AML ICD-10: 92.0

Chemotherapie

Diese Zytostatikatherapie birgt letale Risiken. Die Anwendung darf nur durch erfahrene internistische Onkologen und entsprechend ausgebildetes Pflegepersonal erfolgen. Das Protokoll muss im Einzelfall überprüft und der klinischen Situation angepasst werden.

Tag	Substanz in chronologischer Reihenfolge	Dosierung	Trägerlösung (ml)	Appl.	Inf.-dauer	Bemerkungen
1,3,5	Idarubicin	12 mg/m²	100 ml NaCl 0,9%	i.v.	2h	2. Induktion: nur Tag 1,3
1-3	Etoposidphosphat	100 mg/m²	100 ml NaCl 0,9%	i.v.	1h	
1-7	Cytarabin	100 mg/m²	250 ml NaCl 0,9%	i.v.	22h	

An Tag 21 bzw. 28 Evaluation des 1. bzw. 2. Induktionszyklus mit PB, Differenzial-PB, KM-Zytologie bzw. KM-Stanze und bei Vorliegen eines extramedullären Befalls vor Therapie eine Biopsie des entsprechenden Gewebes.

Inkompatibilitäten:
Idarubicin ↔ Heparin
Cytarabin ↔ Heparin

Cave: Keine gleichzeitige Gabe von Etoposidphosphat und Natriumbicarbonat über den gleichen Zugang

Zyklusdiagramm

	d1 w1	d8 w2	d15 w3	d22 w4	
Idarubicin (Ind. 2: ohne d5)	■■■				Wdh.
Etoposid	■■■				
Cytarabin	■■■■■■■				

Obligate Prä- und Begleitmedikation

Tag	zeitl. Ablauf	Substanz	Dosierung	Trägerlösung (ml)	Appl.	Inf.-dauer	Bemerkungen
1-30	0-1-0-0	Cotrimoxazol/Cotrim®forte	960 mg		p.o.		Mo,Mi,Fr; Infektionsprophylaxe
1-7	kontinuierlich	Heparin/Liquemin®	5000-15000 IE abs.		i.v.	24h	bei ZVK
1-7	-15min	NaCl 0,9 %		2000 ml	i.v.	24h	kontinuierlich
1-7		Magnesium Verla Injektions-lösung (3,15mmol Mg²⁺/10ml)	ml		i.v.		nach Magnesium-Wert (Ref. bereich: 0,66 - 0,99mmol/L), in NaCl 0,9%
1-7		KCl 7,45% (1mmol K⁺/ml)	ml		i.v.		nach Kalium-Wert (Ref. bereich: 3,5-5,1mmol/L), in NaCl 0,9%
1-7	-15min	Granisetron/Kevatril®	3 mg		i.v.	B	

FN-Risiko: >20%.-> Primärprophylaxe mit Filgrastim/Neupogen® oder Pegfilgrastim/Neulasta®, siehe Kurzfassung Leitlinien G-CSF. Zu G-CSF-Einsatz siehe auch Kap. 4.3.
Kontrollen: Blutbild, Elektrolyte, Leberwerte, Diurese, Herzfunktion (Echokardiographie vor 1. Therapie), Neurotoxizität
Dosisreduktion: Anthracycline bei Leberfunktionsstörung. Siehe Kap. 3.8.1
Cave: Idarubicin >120mg/m² i.v.: Gefahr der Kardiotoxizität
Summendosis: kardiale Vorschädigung
Wiederholung: zwischen Tag 22 und 29; Tag 15 Aplasiekontrolle mit BB, Differential-BB und KM-Zytologie
Literatur: Studienprotokoll zur Induktions- und Konsolidierungstherapie sowie Pegfilgrastim in der Konsolidierungstherapie bei jüngeren Patienten mit neu diagnostizierter AML; Universitätsklinikum Ulm, www.uni-ulm.de/onkologie/AMLSG/index.html

12.2.2.1 ATO/ATRA for low and intermediate risk Induktion analog APL0406-Studie

Indikation: AML M3
ICD-10:C92.0

Diese Zytostatikatherapie birgt letale Risiken. Die Anwendung darf nur durch erfahrene internistische Onkologen und entsprechend ausgebildetes Pflegepersonal erfolgen. Das Protokoll muss im Einzelfall überprüft und der klinischen Situation angepasst werden.

Chemotherapie

Tag	Substanz in chronologischer Reihenfolge	Dosierung	Trägerlösung (ml)	Appl.	Inf.-dauer	Bemerkungen
1-60	All-Trans-Retinsäure (ATRA)	2x 22,5 mg/m²		p.o.		45mg/m² verteilt auf zwei Einzeldosen, kontinuierlich; Gaben: 1-0-1-0
1-60	Arsentrioxid	0.15 mg/kg/d		i.v.	2h	Gabe bis CR max. 60d

Zyklusdiagramm

	d1 w1	d8 w2	d15 w3	d22 w4	d29 w5	d36 w6	d43 w7	d50 w8	d57 w9
Tretinoin (ATRA) bis CR oder max. 60d	■	■	■	■	■	■	■	■	■
Arsentrioxid (ATO) bis CR oder max. 60d	■	■	■	■	■	■	■	■	■

CAVE: - **APL- Differenzierungssyndrom** bei ATRA- und ATO- Therapie möglich; bei ersten Anzeichen (z.B. unerklärbarem Fieber, Dyspnoe, Gewichtszunahme, unklare abnormale Thoraxauskultation / radiologische Veränderungen): Dexamethason 10mg/d p.o. oder i.v., mindestens für 3d
- **Arsentrioxid verlängert die QT- Zeit:** Gefahr für torsades de pointes Tachykardie, AV- Block u.a.; keine Kombination mit Medikamenten, die auch die QT- Zeit verlängern (best. Antidepressiva, Makrolide, Antihistaminika, Chinolone etc.). Vorsicht bei Medikamenten, die zu Hypokal./Magn.-Ämie führen

Obligate Prä- und Begleitmedikation

Tag	zeitl. Ablauf	Substanz	Dosierung	Trägerlösung (ml)	Appl.	Inf.-dauer	Bemerkungen
1-60	-15min	NaCl 0,9 %	500 ml		i.v.	4h	
1-60		KCl 7,45% (1mmol K⁺/ml)	ml		i.v.		nach Kalium-Wert (Ref. bereich: 3,5-5,1mmol/L), in NaCl 0,9%
1-60		Magnesium Veria Injektions-lösung (3,15mmol Mg²⁺/10ml)	ml		i.v.		nach Magnesium-Wert (Ref. bereich: 0,66 - 0,99mmol/L), in NaCl 0,9%
1-60	-15min	Granisetron/Kevatril®	1 mg		i.v.	B	
1-60	1-0-0-0	Prednison/Decortin®	0,5 mg/kg		p.o.		bis Ende Induktion (bis max. Tag 60)

Bedarfsmedikation: Dexamethason/Fortecortin® 8mg, Metoclopramid/Paspertin® Tropfen
FN-Risiko: Zu G-CSF-Einsatz siehe auch Kap. 4.3.
Dosisreduktion: ATRA: bei WBC > 10 000/µl oder Anzeichen für ATRA-Syndrom (Dyspnoe, Lungenfiltrat, Pleuraerguss, unerklärbares Nierenversagen: 10 mg/12h Dexamethason i.v. für mindestens 3 Tage, Stopp von ATRA bis zur klinischen Kontrolle (wenn schon 15d erhalten, muß ATRA nicht fortgesetzt werden), keine ATRA-Gabe bei: Triglyceriden + Transaminasen > 10fache des vortherapeutischen Wertes. Siehe Kap. 3.8.1
Therapieabbruch: Arsentrioxid: Stopp bei QTc > 500ms, Synkope oder neu aufgetretenen Arrhythmien unter Therapie; Stopp bei jeglicher CTC-Toxizität durch Arsentrioxid ≥ 3; Nach Rückgang der Symptome: Wiederbeginn mit DR 50%, nach 3d Verträglichkeit Steigerung auf 100%
Erfolgsbeurteilung: Knochenmarksdiagnostik vor Therapiebeginn (bei ED); ggf. d30,45,60 (alle 15d) bis zur CR; vor und nach Therapie: KM-molekulare Diagnostik + Zytogenetik
Literatur: Lo-Coco F et al. N Engl J M 2013;369:111-21

12.2.2.2 ATO/ATRA for low and intermediate risk Konsolidierung analog APL0406-Studie

Indikation: AML M3
ICD-10: C92.0

Diese Zytostatikatherapie birgt letale Risiken. Die Anwendung darf nur durch erfahrene internistische Onkologen und entsprechend ausgebildetes Pflegepersonal erfolgen. Das Protokoll muss im Einzelfall überprüft und der klinischen Situation angepasst werden.

Chemotherapie

Wo	Tag	Substanz in chronologischer Reihenfolge	Dosierung	Trägerlösung (ml)	Appl.	Inf.-dauer	Bemerkungen
1-2,5-6,9-10, 13-14, 17-18, 21-22, 25-26	1-7	All-Trans-Retinsäure (ATRA)	2x 22,5 mg/m²		p.o.		45mg/m²/d verteilt auf zwei Einzeldosen, kontinuierlich (d1-7); Gaben: 1-0-1-0
1-4,9-12, 17-20, 25-28	1-5	Arsentrioxid	0,15 mg/kg/d		i.v.	2h	jeweils an 5 Tagen pro Woche

Zyklusdiagramm	w1-4	w5-8	w9-12	w13-16	w17-20	w21-24	w25-28
ATRA (d1-7) max. 7 Zyklen							
Arsentrioxid (d1-5) max. 4 Zyklen							

Am Ende der Konsolidierung KMP mit Beurteilung der molekularen Remission.

CAVE: - APL- Differenzierungssyndrom bei ATRA- und ATO- Therapie möglich; bei ersten Anzeichen (z.B. unerklärbarem Fieber, Dyspnoe, Gewichtszunahme, unklare abnormale Thoraxauskultation/ radiologische Veränderungen): Dexamethason 10mg/d p.o. oder i.v., mindestens für 3d
- Arsentrioxid verlängert die QT- Zeit: Gefahr für torsades de pointes Tachykardie, AV- Block u.a.; keine Kombination mit Medikamenten, die auch die QT- Zeit verlängern (best. Antidepressiva, Makrolide, Antihistaminika, Chinolone etc.). Vorsicht bei Hyperkaliämie/Hypomagnesämie führen

Obligate Prä- und Begleitmedikation

Wo	Tag	zeitl. Ablauf	Substanz	Dosierung	Trägerlösung (ml)	Appl.	Inf.-dauer	Bemerkungen
1-4,9-12, 17-20, 25-28	1-5	-15min	NaCl 0,9 %		500 ml	i.v.	4h	
1-4,9-12, 17-20, 25-28	1-5		Magnesium Verla Injektionslösung (3,15mmol Mg²⁺/10ml)	ml		i.v.		nach Magnesium-Wert (Ref. bereich: 0,66 - 0,99mmol/L), in NaCl 0,9%
1-4,9-12, 17-20, 25-28	1-5		KCl 7,45% (1mmol K⁺/ml)	ml		i.v.		nach Kalium-Wert (Ref. bereich: 3,5-5,1mmol/L), in NaCl 0,9%
1-4,9-12, 17-20, 25-28	1-5	-15min	Granisetron/Kevatril®	1 mg		i.v.	B	

Bedarfsmedikation:	Dexamethason/Fortecortin® 8mg, Metoclopramid/Paspertin® Tropfen
FN-Risiko:	Zu G-CSF-Einsatz siehe auch Kap. 4.3.
Dosisreduktion:	**ATRA:** bei WBC > 10 000/μl oder ATRA-Syndrom (Dyspnoe, Lungeninfiltrate, Pleuraerguss, unerklärliches Nierenversagen): 10 mg/12h Dexamethason i.v. für mindestens 3 Tage. Stopp von ATRA bis zur klinische Kontrolle (wenn schon 15d erhalten), muß ATRA nicht fortgesetzt werden), keine ATRA-Gabe bei: Triglyceriden + Transaminasen > 10fache des vortherapeutischen Wertes. Siehe Kap. 3.8.1
Therapieabbruch:	**Arsentrioxid:** Stopp bei QTc> 500ms, Synkope oder neu aufgetretenen Arrhythmien unter Therapie; Stopp bei jeglichen CTC- Toxizitäten durch Arsentrioxid ≥3; Nach Rückgang der Symptome: Wiederbeginn mit DR 80%, nach 3d Verträglichkeit Steigerung auf 100%
Erfolgsbeurteilung:	Knochenmarksdiagnostik vor Therapiebeginn (bei ED), ggf. d30,45,60 (alle 15d) bis zur CR; vor und nach Therapie: KM-molekulare Diagnostik + Zytogenetik
Wiederholung:	ATRA maximal 7 Zyklen, ATO maximal 4 Zyklen
Literatur:	Lo-Coco F et al. N Engl J M 2013;369:111-21

12.2.2.3 ATRA/Ida for low and intermediate risk Induktion analog APL0406-Studie

Indikation: AML M3　　　**ICD-10:C92.0**

Chemotherapie

Diese Zytostatikatherapie birgt letale Risiken. Die Anwendung darf nur durch erfahrene internistische Onkologen und entsprechend ausgebildetes Pflegepersonal erfolgen. Das Protokoll muss im Einzelfall überprüft und der klinischen Situation angepasst werden.

Tag	Substanz in chronologischer Reihenfolge	Dosierung	Trägerlösung (ml)	Appl.	Inf.-dauer	Bemerkungen
1-60	All-Trans-Retinsäure (ATRA)	2x 22,5 mg/m²		p.o.		45mg/m²/d verteilt auf zwei Einzeldosen, kontinuierlich; Gaben: 1-0-1-0
2,4,6,8	Idarubicin	12 mg/m²	100 ml NaCl 0,9%	i.v.	B20min	

Zyklusdiagramm

	d1 w1	d8 w2	d15 w3	d22 w4	d29 w5	d36 w6	d43 w7	d50 w8	d57 w9
All-Trans-Retinsäure (ATRA) bis max. d60									
Idarubicin									

CAVE: - APL- Differenzierungssyndrom bei ATRA- Therapie möglich; bei ersten Anzeichen (z.B. unerklärbarem Fieber, Dyspnoe, Gewichtszunahme, unklare abnormale Thoraxauskultation/ radiologische Veränderungen): Dexamethason 10mg/d p.o. oder i.v., mindestens für 3d

Obligate Prä- und Begleitmedikation

Tag	zeitl. Ablauf	Substanz	Dosierung	Trägerlösung (ml)	Appl.	Inf.-dauer	Bemerkungen
2,4,6,8	-15min	NaCl 0,9 %		2000 ml	i.v.	24h	
2,4,6,8	-15min	Dexamethason	8 mg		i.v.	B	
2,4,6,8	-15min	Graniseton/Kevatril®	1 mg		i.v.	B	
2,4,6,8	1-1-1-1	Vidisept® Augentropfen	2 Trpf.		i.o.		
2,4,6,8	0-0-0-1	Sucralfat/Ulcogant Btl.®	1 Btl.		p.o.		
1-60	1-0-0-0	Prednison/Decortin®	0.5 mg/kg		p.o.		bis Ende Induktion (bis max. Tag 60)

FN-Risiko:	Zu G-CSF-Einsatz siehe auch Kap. 4.3.
Dosisreduktion:	ATRA: bei WBC >10 000/µl oder Anzeichen für ATRA-Syndrom (Dyspnoe, Lungeninfiltrate, Pleuraerguss, unerklärliches Nierenversagen): 10 mg/12h Dexamethason i.v. für mindestens 3 Tage, Stopp von ATRA bis zur klinischen Kontrolle (wenn schon 15d erhalten, muß ATRA nicht fortgesetzt werden), keine ATRA-Gabe bei: Triglyceriden + Transaminasen > 10fache des vortherapeutischen Wertes; Anthracycline bei Leberfunktionsstörung. Siehe Kap. 3.8.1
Cave:	kardiale Vorschädigung
Summendosis:	Idarubicin > 120mg/m² i.v.: Gefahr der Kardiotoxizität
Erfolgsbeurteilung:	Knochenmarksdiagnostik vor Therapiebeginn (bei ED), ggf. d30,45,60 (alle 15d) bis zur CR; vor und nach Therapie: KM-molekulare Diagnostik + Zytogenetik
Literatur:	Lo-Coco F et al. N Engl J M 2013;369:111-21

12.2.2.4 ATRA/Ida for low and intermediate risk Konsolidierung 1 analog APL0406-Studie

Indikation: AML M3
ICD-10: C92.0

Diese Zytostatikatherapie birgt letale Risiken. Die Anwendung darf nur durch erfahrene internistische Onkologen und entsprechend ausgebildetes Pflegepersonal erfolgen. Das Protokoll muss im Einzelfall überprüft und der klinischen Situation angepasst werden.

Chemotherapie

Tag	Substanz in chronologischer Reihenfolge	Dosierung	Trägerlösung (ml)	Appl.	Inf.-dauer	Bemerkungen
1-15	All-Trans-Retinsäure (ATRA)	2x 22.5 mg/m²		p.o.		45mg/m²/d verteilt auf zwei Einzeldosen, kontinuierlich (d1-15); Gaben: 1-0-1-0
1-4	Idarubicin	5 mg/m²	100 ml NaCl 0,9%	i.v.	B20min	

Zyklusdiagramm	d1 w1	d8 w2	d15 w3
Idarubicin	■		
Tretinoin (ATRA)	■■■	■■■	■■■

CAVE: - APL- Differenzierungssyndrom bei ATRA- Therapie möglich; bei ersten Anzeichen (z.B. unerklärbarem Fieber, Dyspnoe, Gewichtszunahme, unklare abnormale Thoraxauskultation / radiologische Veränderungen): Dexamethason 10mg/d p.o. oder i.v., mindestens für 3d

Obligate Prä- und Begleitmedikation

Tag	zeitl. Ablauf	Substanz	Dosierung	Trägerlösung (ml)	Appl.	Inf.-dauer	Bemerkungen
1-4	-15min	NaCl 0,9 %		2000 ml	i.v.	24h	
1-4	-15min	Dexamethason	8 mg		i.v.	B	
1-4	-15min	Granisetron/Kevatril®	1 mg		i.v.	B	
1-4	1-1-1-1	Vidisept® Augentropfen	2 Trpf.		i.o.		
1-4	0-0-0-1	Sucralfat/Ulcogant Btl.®	1 Btl.		p.o.		

FN-Risiko:	Zu G-CSF-Einsatz siehe auch Kap. 4.3.
Dosisreduktion:	**ATRA:** bei WBC >10 000/µl oder Anzeichen für ATRA-Syndrom (Dyspnoe, Lungeninfiltrate, Pleuraerguss, unerklärliches Nierenversagen): 10mg/12h Dexamethason i.v. für mindestens 3 Tage, Stopp von ATRA bis zur klinischen Kontrolle (wenn schon 15d erhalten, muß ATRA nicht fortgesetzt werden), keine ATRA-Gabe bei: Triglyceriden + Transaminasen >10fache des vortherapeutischen Wertes; Anthracycline bei Leberfunktionsstörung, cave: kardiale Vorschädigung, siehe Dosismodifikationstabelle. Siehe Kap. 3.8.1
Cave:	kardiale Vorschädigung
Summendosis:	Idarubicin >120mg/m² i.v.: Gefahr der Kardiotoxizität
Erfolgsbeurteilung:	Knochenmarksdiagnostik vor Therapiebeginn (bei ED), ggf. d30,45,60 (alle 15d) bis zur CR; vor und nach Therapie: KM-molekulare Diagnostik + Zytogenetik
Literatur:	Lo-Coco F et al. N Engl J M 2013;369:111-21

12.2.2.5 ATRA/Mitoxantron for low and intermediate risk
Konsolidierung 2 analog APL0406-Studie

Indikation: AML M3 **ICD-10:C92.0**

Chemotherapie

Diese Zytostatikatherapie birgt letale Risiken. Die Anwendung darf nur durch erfahrene internistische Onkologen und entsprechend ausgebildetes Pflegepersonal erfolgen. Das Protokoll muss im Einzelfall überprüft und der klinischen Situation angepasst werden.

Tag	Substanz in chronologischer Reihenfolge	Dosierung	Trägerlösung (ml)	Appl.	Inf.-dauer	Bemerkungen
1-15	All-Trans-Retinsäure (ATRA)	2x 22,5 mg/m²		p.o.		45mg/m²/d verteilt auf zwei Einzeldosen; Gaben: 1-0-1-0
1-5	Mitoxantron	10 mg/m²	250 ml NaCl 0,9%	i.v.	30min	

Zyklusdiagramm	d1 w1	d8 w2	d15 w3
Mitoxantron	■		
Tretinoin (ATRA)	■	■	■

CAVE: - APL- Differenzierungssyndrom bei ATRA- Therapie möglich; bei ersten Anzeichen (z.B. unerklärbarem Fieber, Dyspnoe, Gewichtszunahme, unklare abnormale Thoraxauskultation/ radiologische Veränderungen): Dexamethason 10mg/d p.o. oder i.v., mindestens für 3d

Obligate Prä- und Begleitmedikation

Tag	zeitl. Ablauf	Substanz	Dosierung	Trägerlösung (ml)	Appl.	Inf.-dauer	Bemerkungen
1-5	-15min	NaCl 0,9 %		2000 ml	i.v.	24h	
1-5	-15min	Dexamethason	8 mg		i.v.	B	
1-5	1-1-1-1	Vidisept® Augentropfen	2 Trpf.		i.o.		
1-5	0-0-0-1	Sucralfat/Ulcogant Btl.®	1 Btl.		p.o.		

Bedarfsmedikation: Dexamethason/Fortecortin® 8mg, Metoclopramid/Paspertin® Trpf.
FN-Risiko: Zu G-CSF-Einsatz siehe auch Kap. 4.3.
Dosisreduktion: **ATRA:** bei WBC >10 000/µl oder Anzeichen für ATRA-Syndrom (Dyspnoe, Lungeninfiltrate, Pleuraerguss, unerklärliches Nierenversagen): 10mg/12h Dexamethason i.v. für mindestens 3 Tage, Stopp von ATRA bis zur klinischen Kontrolle (wenn schon 15d erhalten, muß ATRA nicht fortgesetzt werden), keine ATRA-Gabe bei: Triglyceriden + Transaminasen >10fache des vortherapeutischen Wertes; Anthracycline bei Leberfunktionsstörung. Siehe Kap. 3.8.1
Cave: kardiale Vorschädigung
Summendosis: **Mitoxantron** >100mg/m²: Gefahr der Kardiotoxizität
Therapievoraussetzung: ANC >1,5x10⁹/L und Thrombozytenzahl >100x10⁹/L.
Erfolgsbeurteilung: Knochenmarksdiagnostik vor Therapiebeginn (bei ED), gegebenenfalls d30,45,60 (alle 15d) bis zur CR: vor und nach Therapie: KM-molekulare Diagnostik + Zytogenetik
Literatur: Lo-Coco F et al. N Engl J M 2013;369:111-21

12.2.2.6 ATRA/Ida for low and intermediate risk Konsolidierung 3 analog APL0406-Studie

Indikation: AML M3　　　**ICD-10:C92.0**

Diese Zytostatikatherapie birgt letale Risiken. Die Anwendung darf nur durch erfahrene internistische Onkologen und entsprechend ausgebildetes Pflegepersonal erfolgen. Das Protokoll muss im Einzelfall überprüft und der klinischen Situation angepasst werden.

Chemotherapie

Tag	Substanz in chronologischer Reihenfolge	Dosierung	Trägerlösung (ml)	Appl.	Inf.-dauer	Bemerkungen
1-15	All-Trans-Retinsäure (ATRA)	2x 22.5 mg/m²		p.o.		45mg/m²/d verteilt auf zwei Einzeldosen, kontinuierlich (d1-15); Gaben: 1-0-1-0
1	Idarubicin	12 mg/m²	100 ml NaCl 0,9%	i.v.	B20min	

CAVE: - APL- Differenzierungssyndrom bei ATRA- Therapie möglich; bei ersten Anzeichen (z.B. unerklärbarem Fieber, Dyspnoe, Gewichtszunahme, unklare abnormale Thoraxauskultation/ radiologische Veränderungen): Dexamethason 10mg/d p.o. oder i.v., mindestens für 3d

Zyklusdiagramm	d1 w1	d8 w2	d15 w3
Idarubicin	■		
Tretinoin (ATRA)	■■■■■■■	■■■■■■■	■

Obligate Prä- und Begleitmedikation

Tag	zeitl. Ablauf	Substanz	Dosierung	Trägerlösung (ml)	Appl.	Inf.-dauer	Bemerkungen
1	-15min	NaCl 0,9 %		2000 ml	i.v.	24h	
1	-15min	Dexamethason	8 mg		i.v.	B	
1	-15min	Granisetron/Kevatril®	1 mg		i.v.	B	
1	-1-1-1	Vidisept® Augentropfen	2 Trpf.		i.o.		
1	0-0-0-1	Sucralfat/Ulcogant Btl.®	1 Btl.		p.o.		

Bedarfsmedikation: Dexamethason/Fortecortin® 8mg, Metoclopramid/Paspertin® Trpf.

FN-Risiko: Zu G-CSF-Einsatz siehe auch Kap. 4.3.

Dosisreduktion: **ATRA:** bei WBC >10 000/μl oder Anzeichen für ATRA-Syndrom (Dyspnoe, Lungenfiltrate, Pleuraerguss, unerklärliches Nierenversagen): 10mg/12h Dexamethason i.v. für mindestens 3 Tage, Stopp von ATRA bis zur klinischen Kontrolle (wenn schon 15d erhalten, muß ATRA nicht fortgesetzt werden), keine ATRA-Gabe bei: Triglyceriden + Transaminasen >10fache des vortherapeutischen Wertes; Anthracycline bei Leberfunktionsstörung. Siehe Kap. 3.8.1

Cave: kardiale Vorschädigung

Summendosis: **Idarubicin** >120mg/m² i.v.: Gefahr der Kardiotoxizität

Therapievoraussetzung: ANC > 1,5x10⁹/L und Thrombozytenzahl >100x10⁹/L

Erfolgsbeurteilung: Knochenmarksdiagnostik vor Therapiebeginn (bei ED), ggf. d30,45,60 (alle 15d) bis zur CR; vor und nach Therapie: KM-molekulare Diagnostik + Zytogenetik

Literatur: Lo-Coco F et al. N Engl J M 2013;369:111-21

12.2.2.7 ATRA/MTX/6-Mercaptopurin for low and intermediate risk Erhaltung analog APL0406-Studie

Indikation: AML M3 **ICD-10:C92.0**

Chemotherapie

Diese Zytostatikatherapie birgt letale Risiken. Die Anwendung darf nur durch erfahrene internistische Onkologen und entsprechend ausgebildetes Pflegepersonal erfolgen. Das Protokoll muss im Einzelfall überprüft und der klinischen Situation angepasst werden.

Wo	Tag	Substanz in chronologischer Reihenfolge	Dosierung	Trägerlösung (ml)	Appl.	Inf.-dauer	Bemerkungen
1-13	1	Methotrexat	15 mg/m²	unverdünnt	i.m.		1x wöchentlich
1-12	1-7	Mercaptopurin	50 mg/m²		p.o.		abends vor dem Essen, ohne Milch; Gaben: 0-0-1-0
13	1-6	Mercaptopurin	50 mg/m²		p.o.		abends vor dem Essen, ohne Milch; Gaben: 0-0-1-0
13	7	All-Trans-Retinsäure (ATRA)	2x 22.5 mg/m²		p.o.		45mg/m² verteilt auf zwei Einzeldosen; Gaben: 1-0-1-0
14-15	1-7	All-Trans-Retinsäure (ATRA)	2x 22.5 mg/m²		p.o.		45mg/m² verteilt auf zwei Einzeldosen; Gaben: 1-0-1-0

Verabreichung von ATRA alle 3 Monate d1-d15 für eine Gesamtdauer von 2 Jahren, insgesamt 6 Zyklen.
Die Kombination von MTX/6-MP wird 7x verabreicht. Pro Monat werden 30 Tage gerechnet
ATRA- Gabe nach Ende MTX/6-MP; während ATRA-Gabe pausiert MTX/6-MP

CAVE: - APL- Differenzierungssyndrom bei ATRA- Therapie möglich; bei ersten Anzeichen (z.B. unerklärbarem Fieber, Dyspnoe, Gewichtszunahme, unklare abnormale Thoraxauskultation/ radiologische Veränderungen): Dexamethason 10mg/d p.o. oder i.v., mindestens für 3d

Therapieübersicht	Monat 1-3	Monat 4-6	Monat 7-9	Monat 10-12	Monat 13-15	Monate 16-18	Monat 19-21	Monat 22-24
All-Trans-Retinsäure (ATRA) d1-15, max. 6 Zyklen								
Methotrexat wöchentlich, max. 7 Zyklen								
Mercaptopurin täglich, max. 7 Zyklen								

Obligate Prä- und Begleitmedikation

Wo	Tag	zeitl. Ablauf	Substanz	Dosierung	Trägerlösung (ml)	Appl.	Inf.-dauer	Bemerkungen
1-15	1-7	0-1-0-0	Cotrimoxazol/Cotrim®forte	960 mg		p.o.		Infektionsprophylaxe: Montags, Mittwochs, Freitags

Bedarfsmedikation: Metoclopramid/Paspertin®
FN-Risiko: Zu G-CSF-Einsatz siehe auch Kap. 4.3.
Kontrollen: Blutbild, Elektrolyte, Leberwerte, Gerinnung, Retentionswerte, Kreatinin-Clearance, Harnsäure
Dosisreduktion: wenn Allopurinol nötig, dann 6-Mercaptopurin auf 1/4 der Dosis reduzieren (Potenzierung); bei Zytopenie: bei Leukozyten 2,5-3,5 x 10⁹/L Dosisreduktion MTX und 6-MP auf 50% bei Leukozyten < 2,5 x 10⁹/L: Therapiepause. Nach d: 3.8.1
Antibiotikaprophylaxe: bei Neutrophilen <500/µl: Colistinsulfat/Colistin® (95mg) (Granulozytopenie >10Tage), Amphotericin B/Ampho-Moronal® Susp. 5ml (1-1-1-1)
Wiederholung: ATRA alle 3 Mo d1-15 für Gesamtdauer von 2 Jahren, max. 6 Zyklen, MTX/6-MP max. 7 Zyklen, ATRA-Gabe nach Ende MTX/6-MP; während ATRA-Gabe pausiert MTX/6-MP
Literatur: Lo-Coco F et al. N Engl J M 2013;369:111-21

T2.2.3 MICE Induktion (61-80 Jahre) Indikation: AML ICD-10: 92.0

Chemotherapie

Diese Zytostatikatherapie birgt letale Risiken. Die Anwendung darf nur durch erfahrene internistische Onkologen und entsprechend ausgebildetes Pflegepersonal erfolgen. Das Protokoll muss im Einzelfall überprüft und der klinischen Situation angepasst werden.

Tag	Substanz in chronologischer Reihenfolge	Dosierung	Trägerlösung (ml)	Appl.	Inf.-dauer	Bemerkungen
1,3,5	Mitoxantron	7 mg/m²	250 ml NaCl 0,9%	i.v.	30min	
1-3	Etoposidphosphat	100 mg/m²	100 ml NaCl 0,9%	i.v.	30min	
1-7	Cytarabin	100 mg/m²	250 ml NaCl 0,9%	i.v.	22h	

Cave: Keine gleichzeitige Gabe von Etoposidphosphat und Natriumbicarbonat über den gleichen Zugang

Zyklusdiagramm	d1 w1	d8 w2	d15 w3	d22 w4	Wdh.
Mitoxantron	■■■				
Etoposidphosphat	■■■				
Cytarabin	■■■■■■■				

Inkompatibilitäten:
Cytarabin ↔ Heparin
Mitoxantron ↔ Heparin

Obligate Prä- und Begleitmedikation

Tag	zeitl. Ablauf	Substanz	Dosierung	Trägerlösung (ml)	Appl.	Inf.-dauer	Bemerkungen
1-7	-	NaCl 0,9%		2000 ml	i.v.	24h	
1-7		KCl 7,45% (1mmol K⁺/ml)	ml		i.v.		nach Kalium-Wert (Ref. bereich: 3,5-5,1mmol/L), in NaCl 0,9%
1-7		Magnesium Verla Injektions-lösung (3,15mmol Mg²⁺/10ml)	ml		i.v.		nach Magnesium-Wert (Ref. bereich: 0,66 - 0,99mmol/L), in NaCl 0,9%
1-7	-15min	Granisetron/Kevatril®	1 mg		i.v.	B	
1-30	0-1-0-0	Cotrimoxazol/Cotrim®forte	960 mg		p.o.		Mo, Mi, Fr; Infektionsprophylaxe
15-30	1-0-0-0	Filgrastim	300 µg abs.		s.c.		<70kg; ab Tag 15 nach Aplasie-Kontrolle; bei Leukozyten<1 000/µl bis >1 000/µl
15-30	1-0-0-0	Filgrastim	480 µg abs.		s.c.		>70kg; ab Tag 15 nach Aplasie-Kontrolle, bei Leukozyten <1 000/µl bis >1 000/µl

Bedarfsmedikation: Metoclopramid/Paspertin® p.o. oder i.v., Allopurinol/Zyloric®, Dexamethason/Fortecortin® p.o. oder i.v. wenn möglich vermeiden wegen Aspergillosis
FN-Risiko: >20%--> Primärprophylaxe mit Filgrastim/Neupogen® oder Pegfilgrastim/Neulasta®, siehe Kurzfassung Leitlinien G-CSF. Zu G-CSF-Einsatz siehe auch Kap. 4.3.
Kontrollen: Blutbild, Elektrolyte, Leberwerte, Diurese, Neurotoxizität, Retentionswerte, Herzfunktion (Echokardiographie vor 1. Therapie), eGFR
Dosisreduktion: keine Dosis Modifikation während der Induktions-Therapie. Siehe Kap. 3.8.1
Summendosis: Mitoxantron >100 mg/m² : Gefahr der Kardiotoxizität
Wiederholung: Tag 29 (nach hämatopoetischer Regeneration Knochenmarkpunktion und Blutbild, Tag 8 und 29); 1 Woche nach Therapieende: Aplasiekontrolle
Literatur: Amadori et al. J Clin Oncol 2013.

12.2.4 analog AMLSG 07-04 Studie, Konsolidierung

Indikation: AML **ICD-10: 92.0**

Chemotherapie

Diese Zytostatikatherapie birgt letale Risiken. Die Anwendung darf nur durch erfahrene internistische Onkologen und entsprechend ausgebildetes Pflegepersonal erfolgen. Das Protokoll muss im Einzelfall überprüft und der klinischen Situation angepasst werden.

Tag	Substanz in chronologischer Reihenfolge	Dosierung	Trägerlösung (ml)	Appl.	Inf.-dauer	Bemerkungen
1,3,5	Cytarabin	2x 3 g/m²	250 ml NaCl 0,9%	i.v.	3h	alle 12h; Gaben: 0, +12h

Obligate Prä- und Begleitmedikation

Tag	zeitl. Ablauf	Substanz	Dosierung	Trägerlösung (ml)	Appl.	Inf.-dauer	Bemerkungen
1-30	0-0-1-0	Cotrimoxazol/Cotrim®forte	960 mg		p.o.		Mo, Mi, Fr; Infektionsprophylaxe
1	1-0-0-0	Allopurinol/Zyloric®	300 mg		p.o.		einmalige Gabe; weiter entsprechend Harnsäure-Serumspiegel
1,3,5	kontinuierlich	Heparin/Liquemin®	5000-15000 IE abs.		i.v.		bei ZVK
1,3,5		NaCl 0,9 %		2000 ml	i.v.	24h	kontinuierlich, mit Kalium und Magnesium Zusatz nach Spiegel
1,3,5		Magnesium Verla Injektionslösung (3,15mmol Mg²⁺/10ml)	ml		i.v.		nach Magnesium-Wert (Ref. bereich: 0,66 - 0,99mmol/L), in NaCl 0,9%
1,3,5		KCl 7,45% (1mmol K⁺/ml)	ml		i.v.		nach Kalium-Wert (Ref. bereich: 3,5-5,1mmol/L), in NaCl 0,9%
1,3,5	-15min, +11h45min	Dexamethason	8 mg		i.v.	B	
1,3,5	-15min, +11h45min	Granisetron/Kevatril®	3 mg		i.v.	B	
1,3,5	1-1-1-1	Dexa-Sine SE® Augentropfen	2 Trpf.		i.o.		alle 6h, bis 24h nach Ende Cytarabin-Therapie, dann durch Comeregel Augentropfen ersetzen
10	1-0-0-0	Pegfilgrastim/Neulasta®	6 mg		s.c.		einmalige Gabe

Bedarfsmedikation:	Metoclopramid/Paspertin® p.o. oder i.v., Natriumbicarbonat/Bicanorm® 4x2g tägl. p.o. oder NaHCO₃ i.v.
FN-Risiko:	>20%, Zu G-CSF-Einsatz siehe auch Kap. 4.3.
Kontrollen:	Blutbild, Elektrolyte, Leberwerte, Diurese, Blutgase, Herzfunktion (Echokardiographie vor 1. Therapie), Neurotoxizität
Dosisreduktion:	Siehe Kap. 3.8.1
Erfolgsbeurteilung:	Evaluation zwischen Tag 36 und 43 des vorhergehenden Konsilidierungszyklus mit PB, Diff-PB und KM-Zytologie
Wiederholung:	zwischen Tag 36 und 43
Literatur:	Studienprotokoll zur Induktions- und Konsolidierungstherapie sowie Pegfilgrastim in der Konsolidierungstherapie bei jüngeren Patienten mit neu diagnostizierter AML; Universitätsklinikum Ulm, www.uni-ulm.de/onkologie/AMLSG/index.html

12.2.5 mini-ICE Konsolidierung (61-80 Jahre)

Indikation: AML **ICD-10: 92.0**

Diese Zytostatikatherapie birgt letale Risiken. Die Anwendung darf nur durch erfahrene internistische Onkologen und entsprechend ausgebildetes Pflegepersonal erfolgen. Das Protokoll muss im Einzelfall überprüft und der klinischen Situation angepasst werden.

Chemotherapie

Tag	Substanz in chronologischer Reihenfolge	Dosierung	Trägerlösung (ml)	Appl.	Inf.-dauer	Bemerkungen
1,3,5	Idarubicin	8 mg/m²	unverdünnt	i.v.	B15min	
1-3	Etoposidphosphat	100 mg/m²	100 ml NaCl 0,9%	i.v.	30min	
1-5	Cytarabin	100 mg/m²	250 ml NaCl 0,9%	i.v.	22h	

Cave: Keine gleichzeitige Gabe von Etoposidphosphat und Natriumbicarbonat über den gleichen Zugang

Inkompatibilität: Cytarabin ↔ Heparin

Zyklusdiagramm	d1 w1	d8 w2	d15 w3	d22 w4	
Idarubicin	■ ■ ■				Wdh.
Etoposidphosphat	■ ■ ■				
Cytarabin	■ ■ ■ ■ ■				

Achtung: Antiemese: Dexamethason wenn möglich vermeiden (Aspergillusrisiko)
Infektionsprophylaxe: **ab Tag 1** Cotrimoxazol/Cotrim® forte 960mg p.o. 0-1-0-0 Mo, Mi, Fr
ab Tag 15: G-CSF 5µg/kg/d (unter 70kg: 300mg; >70kg: 480µg/d); bei Blastenpersistenz KEIN G-CSF

Obligate Prä- und Begleitmedikation

Tag	zeitl. Ablauf	Substanz	Dosierung	Trägerlösung (ml)	Appl.	Inf.-dauer	Bemerkungen
1-5	-15min	NaCl 0,9%		2000 ml	i.v.	24h	
1-5		KCl 7,45% (1mmol K⁺/ml)	ml		i.v.		nach Kalium-Wert (Ref. bereich: 3,5-5,1mmol/L), in NaCl 0,9%
1-5		Magnesium Verla Injektions-lösung (3,15mmol Mg²⁺/10ml)	ml		i.v.		nach Magnesium-Wert (Ref. bereich: 0,66 - 0,99mmol/L), in NaCl 0,9%
1-5	-15min	Granisetron/Kevatril®	1 mg abs.		i.v.	B	
1-30	0-1-0-0	Cotrimoxazol/Cotrim®forte	960 mg abs.		p.o.		Mo, Mi, Fr; Infektionsprophylaxe
15-30	1-0-0-0	Filgrastim	300 µg abs.		s.c.		<70kg; 1x täglich; ab Tag 15 nach Aplasie-Kontrolle, bei Leukozyten <1 000/µl bis >1 000/µl
15-30	1-0-0-0	Filgrastim	480 µg abs.		s.c.		>70kg; 1x täglich; ab Tag 15 nach Aplasie-Kontrolle, bei Leukozyten <1 000/µl bis >1 000/µl

Bedarfsmedikation: Metoclopramid/Paspertin® p.o. oder i.v., Allopurinol/Zyloric®, Dexamethason/Fortecortin® p.o. oder i.v. wenn möglich vermeiden wegen Aspergillosis
FN-Risiko: >20%-> Primärprophylaxe mit Filgrastim/Neupogen® oder Pegfilgrastim/Neulasta® siehe Kurzfassung Leitilinien G-CSF. Zu G-CSF-Einsatz siehe auch Kap. 4.3.
Kontrollen: Blutbild, Elektrolyte, Leberwerte, Diurese, Herzfunktion (Echokardiographie vor 1. Therapie), Neurotoxizität
Dosisreduktion: Anthracycline bei Leberfunktionsstörung. Siehe Kap. 3.8.1
Cave: kardiale Vorschädigung
Summendosis: Idarubicin >120mg/m² i.v.: Gefahr der Kardiotoxizität
Wiederholung: Tag 29 (nach hämatopoetischer Regeneration Knochenmarkpunktion und Blutbild); 1 Woche nach Therapieende: Aplasiekontrolle
Literatur: Jehn et al. Blood. 2002; 100(Suppl. 1):859a

12.2.6 S-HAM

Indication: AML-Rezidiv

ICD-10: C92.0

Chemotherapie

Diese Zytostatikatherapie birgt letale Risiken. Die Anwendung darf nur durch erfahrene internistische Onkologen und entsprechend ausgebildetes Pflegepersonal erfolgen. Das Protokoll muss im Einzelfall überprüft und der klinischen Situation angepasst werden.

Tag	Substanz in chronologischer Reihenfolge	Dosierung	Trägerlösung (ml)	Appl.	Inf.-dauer	Bemerkungen
1-2,8-9	Cytarabin	2x 1 g/m²	250 ml NaCl 0,9%	i.v.	3h	jeweils alle 12 Stunden; Gaben: 0, +12h
3-4,10-11	Mitoxantron	10 mg/m²	250 ml NaCl 0,9%	i.v.	30min	

Obligate Prä- und Begleitmedikation

Tag	zeitl. Ablauf	Substanz	Dosierung	Trägerlösung (ml)	Appl.	Inf.-dauer	Bemerkungen
1-2,8-9	1-1-1-1	Dexa-Sine SE® Augentropfen	1 Trpf.		i.o.		ab d3 bzw. ab d10 durch Corneregel® Augentropfen ersetzen
3,5-7,10,12-14	1-1-1-1	Corneregel® Augentropfen	1 Trpf.		i.o.		
4,11	1-1-1-1	Vidisept® Augentropfen	2 Trpf.		i.o.		
1-4,8-11	-	NaCl 0,9 %		2000 ml	i.v.	24h	kontinuierlich
1-4,8-11	-15min	Dexamethason	8 mg		i.v.	B	
1-2,8-9	-15min, +11h45min	Granisetron/Kevatril®	1 mg		i.v.	B	
1-2,8-9	+11h45min	Dexamethason	8 mg		i.v.	B	
1-30	0-1-0-0	Cotrimoxazol/Cotrim®forte	960 mg		p.o.		Mo, Mi, Fr; Infektionsprophylaxe
18-30	1-0-0-0	Filgrastim	5 µg/kg		s.c.		ab Tag 18 nach Aplasie-Kontrolle, bei Leukos <1000/µl bis >1000/µl

Bedarfsmedikation:	Metoclopramid/Pasperitin® p.o. oder i.v., Natriumbicarbonat/Bicanorm® 4x2g tägl. p.o. oder NaHCO₃ 200 mval i.v.
FN-Risiko:	>20%--> Primärprophylaxe mit Filgrastim/Neupogen® oder Pegfilgrastim/Neulasta®, siehe Kurzfassung Leitlinien G-CSF. Zu G-CSF-Einsatz siehe auch Kap. 4.3.
Kontrollen:	Blutbild, Elektrolyte, Leberwerte, Retentionswerte, Diurese, Herzfunktion (Echokardiographie vor 1. Therapie), Neurotoxizität bei cerebralen Symptomen, Exanthem, Bilirubin >3,0 mg/dl, GOT-, AP-Anstieg: Cytarabin stoppen. Siehe Kap. 3.8.1
Dosisreduktion:	Mitoxantron >100 mg/m²: Gefahr der Kardiotoxizität
Summendosis:	
Literatur:	Kern W et al. Cancer. 1997; 79:59-68; Kern W et al. Ann Hematol. 1998: 77:115-122

12.2. / Azacitidin

Indikation: keine Blasten im peripheren Blut: AML-/MDS-Rezidiv nach fremdallogener PSZT

ICD-10: C92.0; D46.9

Chemotherapie

Diese Zytostatikatherapie birgt letale Risiken. Die Anwendung darf nur durch erfahrene internistische Onkologen und entsprechend ausgebildetes Pflegepersonal erfolgen. Das Protokoll muss im Einzelfall überprüft und der klinischen Situation angepasst werden.

Tag	Substanz in chronologischer Reihenfolge	Dosierung	Trägerlösung (ml)	Appl.	Inf.-dauer	Bemerkungen
1-3	Azacitidin	50 mg/m²		s.c.		

Bei KOF >2,0: Abrundung auf 100mg/d ist erlaubt | **Azacitidin:** Auf lückenlose Kühlkette achten. Maximal 30min bei Raumtemperatur lagern. Maximal 4ml pro Injektionsort.

Zyklusdiagramm	d1 w1	d8 w2	d15 w3	d22 w4		
Azacitidin	■■■					Wdh.

Obligate Prä- und Begleitmedikation

Tag	zeitl. Ablauf	Substanz	Dosierung	Trägerlösung (ml)	Appl.	Inf.-dauer	Bemerkungen
1-3	1-0-0-0	Granisetron/Kevatril®	2 mg		p.o.		1 Stunde vor Azacitidin

Bedarfsmedikation: Metoclopramid/Paspertin® 50mg p.o. oder i.v.; Movicol®
FN-Risiko: <10% --> je nach Risikoabwägung, siehe Kurzfassung Leitlinien G-CSF. Zu G-CSF-Einsatz siehe auch Kap. 4.3.
Kontrollen: Blutbild, Elektrolyte, Retentionswerte, Leberwerte
Dosisreduktion: bei Kreatinin- oder Harnstoffanstieg oder Reduktion des Bicarbonats: Therapiepause bis Wert vor Therapiebeginn erreicht, danach DR um 40%. Siehe Kap. 3.8.1
Antibiotikaprophylaxe: Bei WBC <2 000/μl oder ANC <500/μl: Cotrimoxazol/Cotrim®forte 960mg p.o. 1/2 - 0 - 0/d, Ciprofloxacin oder Norfloxacin
Erfolgsbeurteilung: KMP nach 2 und 4 Zyklen und bei V.a. Progress
Wiederholung: alle 4 Wochen bzw. nach Erreichen der initialen ANC mit Thrombozytenzahlen (ggf. Zuwarten bis Woche 8) Therapiefortführung solange stable disease (mindestens 4 Zyklen bzw. Ansprechen: CR, PR, ALE)

Literatur: Lübbert M, Bertz H et al. Bone Marrow Transplant. 2010 Apr; 45(4):627-32

12.3.1 ABVD (HD16 Studie Arm A+B/Standard)

Indikation: Morbus Hodgkin

ICD-10: C81

Diese Zytostatikatherapie birgt letale Risiken und ist Bestandteil der HD16-Studie (www.ghsg.org). Ein Studieneinschluss durch die mit der Studie betrauten Kollegen/Zentren sollte **unbedingt angestrebt werden**. Die Anwendung darf nur durch erfahrene Onkologen und entsprechend ausgebildetes Pflegepersonal erfolgen. Das Protokoll muss im Einzelfall überprüft und der klinischen Situation angepasst werden.

Chemotherapie

Tag	Substanz in chronologischer Reihenfolge	Dosierung	Trägerlösung (ml)	Appl.	Inf.-dauer	Bemerkungen
1,15	Doxorubicin	25 mg/m²	unverdünnt	i.v.	B15min	
1,15	Bleomycin	10 mg/m²	unverdünnt	i.v.	B5min	
1,15	Vinblastin	6 mg/m²	unverdünnt	i.v.	B10min	
1,15	Dacarbazin	375 mg/m²	500 ml NaCl 0,9%	i.v.	2h	absoluter Lichtschutz

Cave: Laut Studienprotokoll Körperoberfläche zur Dosisberechnung aller Substanzen maximal 2,1m²

Cave: Aprepitant ist moderater Inhibitor und Induktor von CYP3A4 (Wechselwirkungen beachten, s. Fachinformation)

Zyklusdiagramm	d1 w1	d8 w2	d15 w3	d22 w4	
Doxorubicin	■				Wdh.
Bleomycin					
Vinblastin	■		■		
Dacarbazin					

Obligate Prä- und Begleitmedikation

Tag	zeitl. Ablauf	Substanz	Dosierung	Trägerlösung (ml)	Appl.	Inf.-dauer	Bemerkungen
1,15	-1h	Aprepitant/Emend®	125 mg		p.o.		
1,15	-30min	NaCl 0,9 %		1000 ml	i.v.	3h30min	
1,15	-30min	Dexamethason	12 mg		i.v.	B	
1,15	-30min	Granisetron/Kevatril®	1 mg		i.v.	B	
1,15	-30min	Clemastin/Tavegil®	2 mg		i.v.	B	
2-3,16-17	1-0-0-0	Aprepitant/Emend®	80 mg		p.o.		
2-4,16-18	1-0-0-0	Dexamethason	8 mg		p.o.		

Bedarfsmedikation: Bei spastischer Phlebitis (DTIC) 5 000IE Heparin/Liquemin® in NaCl 0,9%. Granisetron/Kevatril® i.v.

FN-Risiko: 10–20% --> je nach Risikoabwägung als Primärprophylaxe, bei FN im 1. Zyklus als Sekundärprophylaxe, siehe Kurzfassung Leitlinien G-CSF. Zu G-CSF-Einsatz siehe auch Kap. 4.3.

Kontrollen: siehe Studienprotokoll. 2x/Woche Blutbild, Kreatinin, Harnsäure, Leber- und Retentionswerte, Elektrolyte, Gerinnung

Dosisreduktion: Grenzwerte für planmäßige Therapie: Leukozyten ≥ 2 500/µl oder neutrophile Granulozyten ≥ 1 500/µl und Thrombozyten ≥ 80 000/µl an d15 bzw. d29. Bei niedrigeren Werten Kontrolle nach 3, 7, 10, 14d und Fortführung sobald Werte erreicht sind. Bei unzureichender Blutbilderholung nach Therapieaufschub > 2 Wochen: Doxorubicin, Vinblastin, Dacarbazin DR 25%. Bei schweren nichthämatologischen NW (WHO Grad 3/4) vollständige Erholung abwarten; falls keine Erholung innerhalb von 14d weitere Dosierung in Absprache mit Studienzentrale. Siehe Kap. 3.8.1

Cave: Anthrazykline: Gefahr der Kardiotoxizität, Herzecho; Bleomycin: Lungenfunktion vor Therapie. u. nach jedem 2. Zyklus sowie Rö-Th oder CT bei jedem Verdacht auf Pneumonitis/Lungenfibrose. Neurotoxizität.

Summendosis: **Doxorubicin:** Gefahr der Kardiotoxizität, max. Summendosis: 550mg/m²; **Bleomycin:** Gefahr der Lungenfibrose insbesondere ab Summendosis 400 mg abs.

Erfolgsbeurteilung: CT und FDG-PET nach Beendigung des zweiten Zyklus ABVD (nach Zyklus 2 Tag 22, optimal Tag 29-35), Restaging nach Strahlentherapie siehe Studienprotokoll

Wiederholung: Tag 29, zwei Zyklen insgesamt (Chemotherapie identisch für Arm A und B)

Literatur: Studienprotokoll HD16 der Deutschen Hodgkin Studiengruppe

12.3.2 BEACOPP eskaliert (HD18 Studie Arm A6,C,D/Standard)   Indikation: Morbus Hodgkin   ICD-10: C81

Chemotherapie

Diese Zytostatikatherapie birgt letale Risiken und ist Bestandteil der HD18-Studie (www.ghsg.org). Ein Studieneinschluss durch die mit der Studie betrauten Kollegen/Zentren sollte **unbedingt angestrebt werden**. Die Anwendung darf nur durch erfahrene Onkologen und entsprechend ausgebildetes Pflegepersonal erfolgen. Das Protokoll muss im Einzelfall überprüft und der klinischen Situation angepasst werden.

Tag	Substanz in chronologischer Reihenfolge	Dosierung	Trägerlösung (ml)	Appl.	Inf.-dauer	Bemerkungen
1-7	Procarbazin	100 mg/m²		p.o.		Gaben: 1-0-0-0
1-14	Prednison	40 mg/m²		p.o.		Gaben: 1-0-0-0
1	Cyclophosphamid	1250 mg/m²	NaCl 0,9%	i.v.	1h	
1	Doxorubicin	35 mg/m²	unverdünnt	i.v.	B15min	
1-3	Etoposidphosphat	200 mg/m²	250 ml NaCl 0,9%	i.v.	1h	Menge entspricht Etoposidanteil
8	Bleomycin	10 mg/m²	unverdünnt	i.v.	B5min	
8	Vincristin	1.4 mg/m²	unverdünnt	i.v.	B	max 2mg absolut

CAVE: Bei Studienpatienten > 40 J. obligatorische Vorphase mit 40mg Dexamethason über 4 Tage

FN-Risiko >20 %:
entweder d4 (24h nach CTx) Pegfilgrastim/Neulasta® 6mg s.c. einmalig
oder ab d4 (24h nach CTx) Filgrastim/Neupogen® 5µg/kg/d s.c. tägl. bis Durchschreiten des Nadir

Bei Stammzellmobilisierung:
Filgrastim-Gabe vor geplanter Leukapherese ab d9: 5µg/kgKG/d s.c. morgens (>70kg: 480µg, <70kg:300µg) bis Ende der Apherese.

Pamidronat: 60mg in 500ml NaCl 0,9% über 2-3h i.v.
einmalig zu Therapiebeginn, dann alle 3 Monate

Cave: Aprepitant ist moderater Inhibitor und Induktor von CYP3A4 (Wechselwirkungen beachten, s. Fachinformation)

Obligate Prä- und Begleitmedikation

Tag	zeitl. Ablauf	Substanz	Dosierung	Trägerlösung (ml)	Appl.	Inf.-dauer	Bemerkungen
0	1-0-0-0	Flüssigkeit oral	1000 ml		p.o.		1000-2000ml p.o. oder NaCl 0,9% i.v.
1-3	-1h	Aprepitant/Emend®	125 mg	*bzw. 80mg	p.o.		*d1: 125mg; d2+3: 80mg Aprepitant
1-3,8	-15min	NaCl 0,9 %	*	2000/ 500ml	i.v.	*	*d1: 2000ml über 6-12h; d2,3,8 jew.: 500ml über 1h
1-3	-15min	Dexamethason	12 mg	*bzw. 8mg	p.o.	B	*d1: 12mg; d2+3: 8mg Dexamethason
1	-15min	Granisetron/Kevatril®	1 mg		p.o.		Bei Emesis Dosiserhöhung auf 3mg
1	0	Mesna/Uromitexan®	250 mg/m²		i.v.	B	oder p.o.: 500mg/m² 2h vor Cyclophosphamid
6-12	1-0-0-0	Levofloxacin/ Tavanic®	500 mg		p.o.		
1-21	0-1-0-0	Cotrimoxazol/Cotrim®forte	960 mg		p.o.		Mo-Mi-Fr
1	+2h, +6h	Mesna/Uromitexan®	500 mg/m²		p.o.		oder i.v.: 250mg/m² 4h u. 8h nach Cyclophosphamid
8	-15min	Clemastin/Tavegil®	2 mg		i.v.	B	
1-15	0-0-1-0	Sucralfat/Ulcogant Btl.®	1 Btl.		p.o.		
1-15	0-0-1-0	Calciumcarbonat	1000 mg		p.o.		

Bedarfsmedikation:	Metoclopramid/Paspertin® p.o. oder i.v., Granisetron/Kevatril® i.v., Famotidin/Pepdul® Allopurinol
FN-Risiko:	20%;-> Primärprophylaxe mit Filgrastim/Neupogen® oder Pegfilgrastim/Neulasta®, siehe Kurzfassung Leitlinien G-CSF (obligat lt. Studienprotokoll). Zu G-CSF-Einsatz siehe auch Kap. 4.3.
Kontrollen:	siehe Studienprotokoll. 2x/Woche BB, Kreatinin, Harnsäure, Leber- u. Retentionswerte, Elektrolyte, Gerinnung
Dosisreduktion:	Grenzwerte für planmäßige Therapie: Leukozyten ≥ 2.500/µl oder neutrophile Granulozyten ≥ 15.000/µl und Thrombozyten ≥ 80.000/µl am d15 bzw. d29: Bei niedrigeren Werten Kontrolle nach 3, 7, 10, 14d und Fortführung sobald Werte erreicht sind. Bleomycin und Vincristin an Tag 8 können auch bei bestehender Neutropenie gegeben werden. Dosisreduktion bei unzureichender Blutbilderholung nach Therapieaufschub > 2 Wochen oder anderen toxischen Ereignissen CTC Grad 4 siehe Studienprotokoll HD18. Siehe Kap. 3.8.1
Cave:	**Anthrazykline:** Gefahr der Kardiotoxizität, Herzecho; **Bleomycin:** Lungenfunktion vor Therapie u. nach jedem 2. Zyklus sowie Röntgen-Thorax oder CT bei jedem Verdacht auf Pneumonitis/Lungenfibrose. Neurotoxizität. **Doxorubicin:** Gefahr der Kardiotoxizität, Herzecho. **Bleomycin:** Gefahr der Lungenfibrose insbs. ab Summendosis 400mg abs.
Summendosis:	CT ab d14 und PET zwischen d17 und d21 von Zyklus 2; Zwischenstaging (CT und PET) nach Zyklus 4 (Arm D)
Erfolgsbeurteilung:	Tag 22 (Arm A6 und C: 6 Zyklen insgesamt; Arm D: 4 Zyklen insgesamt)
Wiederholung:	Studienprotokoll (HD18) der Deutschen Hodgkin Studiengruppe; Diehl V et al. N Engl J Med. 2003; 348(24):2386-95
Literatur:	

12.3.3 Vinblastin

Indikation: Morbus Hodgkin ICD-10: C81

Chemotherapie

Diese Zytostatikatherapie birgt letale Risiken. Die Anwendung darf nur durch erfahrene internistische Onkologen und entsprechend ausgebildetes Pflegepersonal erfolgen. Das Protokoll muss im Einzelfall überprüft und der klinischen Situation angepasst werden.

Tag	Substanz in chronologischer Reihenfolge	Dosierung	Trägerlösung (ml)	Appl.	Inf.-dauer	Bemerkungen
1,8,15,22,29,36	Vinblastin	6 mg/m²	unverdünnt	i.v.	B1min	nur in laufende Infusion

Zyklusdiagramm	d1 w1	d8 w2	d15 w3	d22 w4	d29 w5	d36 w6	d43 w7	
Vinblastin	▮	▮	▮	▮	▮	▮		Wdh.

Obligate Prä- und Begleitmedikation

Tag	zeitl. Ablauf	Substanz	Dosierung	Trägerlösung (ml)	Appl.	Inf.-dauer	Bemerkungen
1,8,15,22,29,36	-15min	NaCl 0,9 %		500 ml	i.v.	1h	

Bedarfsmedikation: Metoclopramid/Paspertin® p.o. oder i.v., Dexamethason/Fortecortin® 4mg i.v.
FN-Risiko: <10%-> je nach Risikoabwägung, siehe Kurzfassung Leitlinien G-CSF. Zu G-CSF-Einsatz siehe auch Kap. 4.3.
Kontrollen: Blutbild, Leberwerte, Neurotoxizität
Dosisreduktion: Bilirubin >3mg/dl: Vinblastin 25%, Bilirubin > 5mg/dl: Vinblastin meiden. Siehe Kap. 3.8.1
Erfolgsbeurteilung: nach 6 Wochen
Wiederholung: Woche 8 oder entsprechend Myelosuppression
Literatur: Warren RD et al. Am J Hematol. 1978; 4(1):47-55

Indikation: Morbus Hodgkin (Pat. >60 Jahre) **ICD-10: C81**

Chemotherapie

Diese Zytostatikatherapie birgt letale Risiken. Die Anwendung darf nur durch erfahrene internistische Onkologen und entsprechend ausgebildetes Pflegepersonal erfolgen. Das Protokoll muss im Einzelfall überprüft und der klinischen Situation angepasst werden.

Tag	Substanz in chronologischer Reihenfolge	Dosierung	Trägerlösung (ml)	Appl.	Inf.-dauer	Bemerkungen
1-5	Prednison/Decortin®	40 mg/m²		p.o.		Gaben: 1-0-0-0
1	Doxorubicin	50 mg/m²	unverdünnt	i.v.	B15min	
1	Vinblastin	6 mg/m²	unverdünnt	i.v.	B15min	
1	Gemcitabin	800 mg/m²	250 ml NaCl 0,9%	i.v.	30min	

Zyklusdiagramm	d1 w1	d8 w2	d15 w3				Dosierung	Trägerlösung (ml)	Appl.	Inf.-dauer	Bemerkungen
Prednison				Wdh.	entweder	24h nach CTx	Pegfilgrastim/ Neulasta®	6mg		s.c.	
Doxorubicin					oder	d6 nach CTx	Filgrastim/ Neupogen®	5µg/kg/d	s.c. bis Durchschreiten des Nadir		
Vinblastin											
Gemcitabin											

Obligate Prä- und Begleitmedikation

Tag	zeitl. Ablauf	Substanz	Dosierung	Trägerlösung (ml)	Appl.	Inf.-dauer	Bemerkungen
1	-15min	NaCl 0,9 %		1000 ml	i.v.	2h	
1	-15min, +4h, +8h	Dexamethason	8 mg	100 ml NaCl 0,9%	i.v.	15min	
1	-15min	Granisetron/Kevatril®	1 mg		i.v.	B	Bei Emesis: Dosiserhöhung auf 3mg
1-21	0-1-0-0	Cotrimoxazol/Bactrim® forte	960 mg		p.o.		Mo,Mi,Fr
1-5	0-0-0-1	Sucralfat/Ulcogant Btl.®	1 Btl.		p.o.		

Bedarfsmedikation: Metoclopramid/Paspertin® p.o. oder i.v., Granisetron/Kevatril®
FN-Risiko: >20%-->Primärprophylaxe mit Filgrastim/Neupogen® oder Pegfilgrastim/Neulasta®. Zu G-CSF-Einsatz siehe auch Kap. 4.3.
Kontrollen: Cave: Anthrazykline--> Gefahr der Kardiotoxizität (Herzecho), 2 x Woche BB; vor jedem Zyklus BB, Retikulozyten, GOT, GPT, GGT, Lungenfunktion: bei initialem Staging, Ende der Therapie und 6 Wochen nach Ende der Therapie
Hämatologische NW.: Leukozyten < 2 500/µl oder Thrombozyten < 80 000/µl keine Therapie, Kontrolle nach 3,7,10,14 Tg; Fortsetzung der Therapie nach Erreichen der Mindestwerte. Bei Therapieverzögerung < 2 Wochen keine Dosisreduktion; Bei Therapieverzögerung > 2 Wochen Fortsetzung der Therapie unter Weglassen von Prednison und Reduktion der Chemomedikation
Dosisreduktion: um 25%. Nichthämatologische NW.: Dosisreduktion und Fortsetzung der Therapie nach RS mit OA. Siehe Kap. 3.8.1
Cave: Anthrazykline-->Gefahr der Kardiotoxizität (Herzecho)
Bemerkungen: Bei exzellenter Verträglichkeit kann nach Blood 2011 eine Dosissteigerung von Gemcitabin auf 1 000mg/m² erwogen werden
Erfolgsbeurteilung: Zyklus 4 Tag 14 - 20,
Wiederholung: Tag 22
Literatur: adaptiert nach Böll B et al. Blood. 2011; 118(24): 6292-8

12.4.1.1 VACOP-B (Woche 1,5,9)   Indikation: NHL   ICD-10: C85

Diese Zytostatikatherapie birgt letale Risiken. Die Anwendung darf nur durch erfahrene internistische Onkologen und entsprechend ausgebildetes Pflegepersonal erfolgen. Das Protokoll muss im Einzelfall überprüft und der klinischen Situation angepasst werden.

Chemotherapie

Wo	Tag	Substanz in chronologischer Reihenfolge	Dosierung	Trägerlösung (ml)	Appl.	Inf.-dauer	Bemerkungen
1	1-7	Prednison/Decortin®	75 mg abs.		p.o.		morgens, Achtung: bei KOF >1,6m² 100mg abs. Gaben: 1-0-0-0
1,5,9	1	Doxorubicin	50 mg/m²	unverdünnt	i.v.	B15min	
1,5,9	1	Cyclophosphamid	350 mg/m²	250 ml NaCl 0,9%	i.v.	1h	
5,9	1,3,5,7	Prednison/Decortin®	75 mg abs.		p.o.		morgens, Achtung bei KOF >1,6m² 100mg abs. Gaben: 1-0-0-0

Zyklusdiagramm	w1	w2	w3	w4	w5	w6	w7	w8	w9	w10	w11	w12
Doxorubicin												Wdh.
Cyclophosphamid												
Vincristin												
Bleomycin												
Etoposidphosphat i.v. d1												
Etoposid p.o. d2-3												

Obligate Prä- und Begleitmedikation

Wo	Tag	zeitl. Ablauf	Substanz	Dosierung	Trägerlösung (ml)	Appl.	Inf.-dauer	Bemerkungen
1,5,9	1-7	0-1-0-0	Cotrimoxazol/Bactrim® forte	960 mg		p.o.		Mo, Mi, Fr
1,5,9	1	-30min	NaCl 0,9 %		1000 ml	i.v.	3h	
1,5,9	1	-30min	Dexamethason	8 mg	100 ml NaCl 0,9%	i.v.	15min	
1,5,9	1	-30min	Granisetron/Kevatril®	1 mg		i.v.	15min	
1,5,9	1	+15min	Mesna/Uromitexan®	70 mg/m²		i.v.	B	
1,5,9	1	+2h15min, +6h15min	Mesna/Uromitexan®	140 mg/m²		p.o.		Gabe i.v. 70mg/m² 2h später als p.o.

Bedarfsmedikation: Paspertin®, Peppul mite® 20mg abends, Sucralfat/Ulcogant®
FN-Risiko: > 20% -> Primärprophylaxe mit Filgrastim/Neupogen® oder Pegfilgrastim/Neulasta® bei febriler Neutropenie im 1. Zyklus. Zu G-CSF-Einsatz siehe auch Kap. 4.3.
Kontrollen: **Cave: Anthrazykline-> Gefahr der Kardiotoxizität, Herzecho. Bleomycin-> Lungenfunktion vor Therapie.** und nach jedem 2. Zkl. BB, Elektrolyte Gerinnung, Leber- und Retentionswerte, eGFR, Neurotoxizität
Dosisreduktion: Siehe Kap. 3.8.1
Summendosis: **Doxorubicin**: Gefahr der Kardiotoxizität, max. Summendosis 550mg/m²
Erfolgsbeurteilung: Zwischenauswertung nach 6 Wochen
Wiederholung: alle 12 Wochen
Literatur: Connors JM et al. Ann Oncol. 1991; 2 Suppl 1:17-23; Raanani P. Leuk Res. 1998; 22:997-1002 und 1999; 23:l.

12.4.1.2 VACOP-B (Woche 2,4,6,8,10,12)

Indikation: NHL

ICD-10: C82-C88

Diese Zytostatikatherapie birgt letale Risiken. Die Anwendung darf nur durch erfahrene internistische Onkologen und entsprechend ausgebildetes Pflegepersonal erfolgen. Das Protokoll muss im Einzelfall überprüft und der klinischen Situation angepasst werden.

Chemotherapie

Wo	Tag	Substanz in chronologischer Reihenfolge	Dosierung	Trägerlösung (ml)	Appl.	Inf.-dauer	Bemerkungen
2,4,6,8,10,12	1	Vincristin	1.2 mg/m²	unverdünnt	i.v.	B5min	max. 2mg absolut
2,4,6,8,10,12	1	Bleomycin	10 mg/m²	unverdünnt	i.v.	B5min	
2,4,6,8,10,12	1,3,5,7	Prednison/Decortin®	75 mg abs.		p.o.		morgens, Achtung bei KOF >1,6m² Prednison 100mg abs. Gaben: 1-0-0-0

Zyklusdiagramm	w1	w2	w3	w4	w5	w6	w7	w8	w9	w10	w11	w12	
Doxorubicin	■		■		■		■		■		■		Wdh.
Cyclophosphamid				■				■				■	
Vincristin		■			■			■			■		
Bleomycin		■			■		■			■		■	
Etoposidphosphat i.v. d1				■				■				■	
Etoposid p.o. d2-3				■				■				■	

Obligate Prä- und Begleitmedikation

Wo	Tag	zeitl. Ablauf	Substanz	Dosierung	Trägerlösung (ml)	Appl.	Inf.-dauer	Bemerkungen
2,4,6,8,10	1-7	0-1-0-0	Cotrimoxazol/Bactrim® forte	960 mg		p.o.		Mo., Mi., Fr.
2,4,6,8,10,12	1	-15min	NaCl 0,9 %		250 ml	i.v.	15min	
2,4,6,8,10,12	1	+15min	Clemastin/Tavegil®	2 mg		i.v.	B	

Bedarfsmedikation:	Metoclopramid oder Granisetron, Pepdul mite® 20mg abends, Sucralfat, Hydrocortison (bei Überempfindlichkeitsreaktionen, z.B. 50-100mg, inklusive übliche Antianaphylaxiemedikation)
FN-Risiko:	> 20% -> Primärprophylaxe mit Filgrastim/Neupogen® oder Pegfilgrastim/Neulasta® bei febriler Neutropenie im 1. Zyklus. Zu G-CSF-Einsatz siehe auch Kap. 4.3.
Kontrollen:	Blutbild, Elektrolyte, BZ, Leberwerte, Retentionswerte, eGFR, Bleomycin -> Lungenfunktion vor Therapie und nach jedem 2. Zyklus
Dosisreduktion:	Wenn Vincristin oder Bleomycin wegen neurologischer oder pulmonologischer Nebenwirkungen nicht möglich: Ersatz durch MTX 50mg absolut. Siehe Kap. 3.8.1
Summendosis:	Bleomycin 400 mg absolut: Gefahr der Pulmotoxizität
Wiederholung:	alle 12 Wochen
Literatur:	Connors JM et al. Ann Oncol. 1991; 2 Suppl 1:17-23; Raanani P. Leuk Res. 1998; 22:997-1002 und 1999; 23:l.

12.4.1.3 VACOP-B (Woche 3,7,11)

Indikation: NHL

Diese Zytostatikatherapie birgt letale Risiken. Die Anwendung darf nur durch erfahrene internistische Onkologen und entsprechend ausgebildetes Pflegepersonal erfolgen. Das Protokoll muss im Einzelfall überprüft und der klinischen Situation angepasst werden.

Chemotherapie

Wo	Tag	Substanz in chronologischer Reihenfolge	Dosierung	Trägerlösung (ml)	Appl.	Inf.-dauer	Bemerkungen
3,7,11	1,3,5,7	Prednison/Decortin®	75 mg abs.		p.o.		morgens, Achtung, wenn KOF >1,6m² 100mg abs. Gaben: 1-0-0-0
3,7,11	1	Doxorubicin	50 mg/m²	unverdünnt	i.v.	B15min	
3,7,11	1	Etoposidphosphat	50 mg/m²	100 ml NaCl 0,9%	i.v.	30min	Menge entspr. Etoposidanteil
3,7,11	2-3	Etoposid/Vepesid® (oral / Kapseln)	100 mg/m²		p.o.		Gaben: 1-0-0-0

Zyklusdiagramm	w1	w2	w3	w4	w5	w6	w7	w8	w9	w10	w11	w12
Doxorubicin												Wdh.
Cyclophosphamid												
Vincristin												
Bleomycin												
Etoposidphosphat i.v. d1												
Etoposid p.o. d2-3												

Cave: Keine gleichzeitige Gabe von Etoposidphosphat und Natriumbicarbonat über den gleichen Zugang

Obligate Prä- und Begleitmedikation

Wo	Tag	zeitl. Ablauf	Substanz	Dosierung	Trägerlösung (ml)	Appl.	Inf.-dauer	Bemerkungen
3,7,11	1-7	0-1-0-0	Cotrimoxazol/Bactrim® forte	960 mg		p.o.		Mo., Mi., Fr.
3,7,11	1	-30min	NaCl 0,9 %		500 ml	i.v.	3h	
3,7,11	1	-30min	Dexamethason	8 mg	100 ml NaCl 0,9%	i.v.	15min	
3,7,11	1	-30min	Granisetron/Kevatril®	1 mg	100 ml NaCl 0,9%	i.v.	15min	

Bedarfsmedikation: Metoclopramid/Paspertin® 50mg 2-3x/Tag, Pepdul mite® 20mg abends, Sucralfat/Ulcogant®
FN-Risiko: > 20% -> Primärprophylaxe mit Filgrastim/Neupogen® oder Pegfilgrastim/Neulasta® bei febriler Neutropenie im 1. Zyklus. Zu G-CSF-Einsatz siehe auch Kap. 4.3.
Kontrollen: **Cave: Anthrazykline—>Gefahr der Kardiotoxizität.** Herzecho. BB, Elektrolyte Gerinnung, Leber- und Retentionswerte, eGFR, Neurotoxizität
Dosisreduktion: Siehe Kap. 3.8.1
Summendosis: Doxorubicin: Gefahr der Kardiotoxizität; max. Summendosis 550mg/m²
Erfolgsbeurteilung: Zwischenauswertung nach 6 Wochen
Wiederholung: alle 12 Wochen
Literatur: Connors JM et al. Ann Oncol. 1991; 2 Suppl 1:17-23; Raanani P. Leuk Res. 1998; 22:997-1002 und 1999; 23:I.

12.4.2 (R)-CHOP

Indikation: hochmalignes NHL

ICD-10: C82-C88

Diese Zytostatikatherapie birgt letale Risiken. Die Anwendung darf nur durch erfahrene internistische Onkologen und entsprechend ausgebildetes Pflegepersonal erfolgen. Das Protokoll muss im Einzelfall überprüft und der klinischen Situation angepasst werden.

Chemotherapie

Tag	Substanz in chronologischer Reihenfolge	Dosierung	Trägerlösung (ml)	Appl.	Inf.-dauer	Bemerkungen
0	Rituximab	375 mg/m²	500 ml NaCl 0,9%	i.v.	initial 50mg/h	24-4h vor CTx; nur bei CD20-positivem NHL
1-5	Prednison/Decortin®	100 mg abs.		p.o.		bei älteren Patienten ausschleichen; Gaben: 1-0-0-0
1	Cyclophosphamid	750 mg/m²	500 ml NaCl 0,9%	i.v.	1h	
1	Doxorubicin	50 mg/m²	unverdünnt	i.v.	B15min	
1	Vincristin	1,4 mg/m²	unverdünnt	i.v.	B	max. 2mg abs.

Infusionsgeschwindigkeit Rituximab:
Erstgabe: beginnen mit **50mg/h** für 1 h; danach bei guter Verträglichkeit alle 30min um 50mg/h steigern bis max. 400mg/h
Folgegaben bei komplikationsfreier Erstgabe und nach Ausschluss Risikopatient: Gesamtdosis innerhalb 90min geben
Risikopatienten (max.Tumorlast, Herz-Kreislauf/resp. Erkrankungen, AK-Unverträglichkeit): beginnen mit **25mg/h** für 1h
danach alle 30 min um 25mg/h bis max. 200mg/h steigern
Überwachung: erste Stunde alle 15min: RR, HF, Atemfrequenz, Temp., danach 1x/h; NOTFALLWAGEN bereithalten.
Bei allergischer/anaphylaktischer Reaktion (Schüttelfrost, Fieber etc.) SOFORTIGER Infusionsstopp, evtl. Glukokortikoide,
intensivmed. Maßnahmen. Bei Symptombesserung langsame Wiederaufnahme: halbierte Inf.-geschwindigkeit der Erstgabe

FN-Risiko >20 %: entweder **d4 post CTx** Primärprophylaxe mit Pegfilgrastim/Neulasta® 6mg s.c. einmalig
oder **ab d4 post CTx** Filgrastim/Neupogen® 5µg/kg/d s.c. tägl. bis Durchschreiten des Nadir

Achtung: bei Pat. 61-80J:
CMV Prophylaxe (Aciclovir 4x200mg p.o.)

Obligate Prä- und Begleitmedikation

Tag	zeitl. Ablauf	Substanz	Dosierung	Trägerlösung (ml)	Appl.	Inf.-dauer	Bemerkungen
0-21	0-1-0-0	Cotrimoxazol/Bactrim® forte	960 mg		p.o.		Mo, Mi, Fr; bis Therapieende/o. CD4-Zellzahlen>200/µl
0	1-0-0-0	Pantoprazol/Pantozol®	20 mg		p.o.		
0	1-0-0-0	Allopurinol/Zyloric®	300 mg		p.o.		
0	-30min	NaCl 0,9 %		500 ml	i.v.		während der AK-Gabe
0	-30min	Clemastin/Tavegil®	2 mg		i.v.	15min	vor Rituximab-Erstgabe obligat; bei Folgegaben in Abhängigkeit von Verträglichkeit
0	-30min	Dexamethason	8 mg		i.v.	B	
1	-30min	NaCl 0,9 %		1000 ml	i.v.	2h	
1	-30min, +4h	Dexamethason	8 mg		i.v.	B	bzw. zu Hause p.o.
0	-1h	Paracetamol/Paracetamol ratio®	1000 mg		p.o.		
1	-30min	Granisetron/Kevatril®	1 mg	100 ml NaCl 0,9 %	i.v.	15min	
1	0	Mesna/Uromitexan®	150 mg/m²		i.v.	B	p.o. Gabe: 300mg/m² 2h vor i.v.
1	+2h, +6h	Mesna/Uromitexan®	300 mg/m²		p.o.		i.v. Gabe: 150mg/m² 2h nach p.o.

Bedarfsmedikation:	Metoclopramid/Pasperin® p.o./i.v., bei Unverträglichkeit Ersatz durch HT₃-Antagonisten; Pantoprazol/Pantozol® 40mg, Sucralfat/Ulcogant®, Ciprobay® 500mg bei Lc<1 000
FN-Risiko:	>20%,=> Primärprophylaxe mit Filgrastim/Neupogen® oder Pegfilgrastim/Neulasta®, siehe Kurzfassung Leitlinien G-CSF. Zu G-CSF-Einsatz siehe auch Kap. 4.3.
Kontrollen:	Herzecho., Blutbild, Elektrolyte, BZ, Leber, Retentionswerte, eGFR, Diurese, Neurotoxizität. Rituximab: Zeichen einer Urverträglichkeit/Anaphylaxie
Dosisreduktion:	bei Verzögerung >7 Tage siehe Protokoll. Siehe Kap. 3.8.1
Cave:	Anthrazykline—>Gefahr der Kardiotoxitität
Summendosis:	**Doxorubicin:** Gefahr der Kardiotoxizität, maximale Summendosis: 550mg/m²
Erfolgsbeurteilung:	Staging nach 4 Zyklen
Wiederholung:	Tag 21
Literatur:	Coiffier et al. NEJM. 2002; 346(4):235-42; Provencio M et al. Ann Oncol. 2006; 17(6):1027-81; Prof. Dr. Pfreudenschuh, Homburg 04/2001.

12.4.3 (R)-HOP-14

Indikation: hochmalignes NHL
ICD-10: C82-C88

Chemotherapie

Diese Zytostatikatherapie birgt letale Risiken. Die Anwendung darf nur durch erfahrene internistische Onkologen und entsprechend ausgebildetes Pflegepersonal erfolgen. Das Protokoll muss im Einzelfall überprüft und der klinischen Situation angepasst werden.

Tag	Substanz in chronologischer Reihenfolge	Dosierung	Trägerlösung (ml)	Appl.	Inf.-dauer	Bemerkungen
1-5	Prednison/Decortin®	100 mg abs.		p.o.		bei älteren Patienten ausschleichen; Gaben: 1-0-0-0
1	Cyclophosphamid	750 mg/m²	500 ml NaCl 0,9%	i.v.	1h	
1	Doxorubicin	50 mg/m²	unverdünnt	i.v.	B15min	
1	Vincristin	1,4 mg/m²	unverdünnt	i.v.	B	max. 2mg absolut
0	Rituximab	375 mg/m²	500 ml NaCl 0,9%	initial 50 mg/h		24 – 4 h vor Ctx

Achtung: bei Pat 61-80J:
CMV Prophylaxe (Acidovir 4x200mg p.o.)

Inkompatibilität:
Doxorubicin ↔ Vincristin (y-site kompatibel)

FN-Risiko >20 %: entweder **d4 post CTx** Primärprophylaxe mit Pegfilgrastim/Neulasta® 6mg s.c. einmalig
oder **ab d4 post CTx** Filgrastim/Neupogen® 5µg/kg/d s.c. tägl. bis Durchschreiten des Nadir

Zyklusdiagramm	d1 w1	d8 w2			
Cyclophosphamid	■				Wdh.
Doxorubicin	■				
Vincristin	■	■			
Prednison	■				

Obligate Prä- und Begleitmedikation

Tag	zeitl. Ablauf	Substanz	Dosierung	Trägerlösung (ml)	Appl.	Inf.-dauer	Bemerkungen
1-15		Cotrimoxazol/Bactrim® forte	960 mg		p.o.		Mo, Mi, Fr, PjP-Prophylaxe; bis 4 Wochen nach CTx/o. bis CD4-Zellzahl>200/µl
1	-30min	NaCl 0,9 %		1000 ml	i.v.	2h	kontinuierlich
1	-30min	Dexamethason	8 mg	100 ml NaCl 0,9%	i.v.	15min	
1	-30min	Granisetron/Kevatril®	1 mg	100 ml NaCl 0,9 %	i.v.	15min	
1	0	Mesna/Uromitexan®	150 mg/m²		i.v.	B	
1	+2h, +6h	Mesna/Uromitexan®	300 mg/m²		p.o.		i.v. Gabe: 150mg/m² 2h später als p.o.
1	+4h	Dexamethason	8 mg		p.o.		

Bedarfsmedikation:	Metoclopramid/Paspertin® p.o./i.v.; Pantoprazol/Pantozol® 40mg; Sucralfat/Ulcogant® Ciprobay® 500mg bei Lc<1 000
FN-Risiko:	>20% --> Primärprophylaxe mit Filgrastim/Neupogen® oder Pegfilgrastim/Neulasta®, siehe Kurzfassung Leitlinien G-CSF. Zu G-CSF-Einsatz siehe auch Kap. 4.3.
Kontrollen:	Cave: Anthrazykline->Gefahr der Kardiotoxizität, Herzecho; Blutbild, Elektrolyte, BZ, Leberwerte, Retentionswerte, Kreatinin-Clearance, Diurese, Neurotoxizität
Dosisreduktion:	bei Verzögerung > 7 Tage siehe Protokoll. Siehe Kap. 3.8.1
Summendosis:	**Doxorubicin:** Gefahr der Kardiotoxizität; max. Summendosis: 550mg/m²
Erfolgsbeurteilung:	Staging nach 4 Zyklen
Wiederholung:	Tag 15
Literatur:	Pfreundschuh M et al. Blood. 2004; 104:634-41; Zwick et al. Annals of Oncol. 2011; 22:1872-1877.

12.4.4 (R)-DHAP

Indikation: Lymphom-Rezidiv
ICD-10: C81-88

Chemotherapie

Diese Zytostatikatherapie birgt letale Risiken. Die Anwendung darf nur durch erfahrene internistische Onkologen und entsprechend ausgebildetes Pflegepersonal erfolgen. Das Protokoll muss im Einzelfall überprüft und der klinischen Situation angepasst werden.

Tag	Substanz in chronologischer Reihenfolge	Dosierung	Trägerlösung (ml)	Appl.	Inf.-dauer	Bemerkungen
0	Rituximab	375 mg/m²	500 ml NaCl 0,9%	i.v.	initial 50mg/h	24h-4h vor CTx; nur bei CD20-positivem NHL
1-4	Dexamethason	40 mg abs.		i.v.	15min	od. p.o.
1	Cisplatin	100 mg/m²	250 ml NaCl 0,9%	i.v.	22h	
2	Cytarabin	2x 2000 mg/m²	250 ml NaCl 0,9%	i.v.	3h	in 12-stündigem Abstand; Gaben: 0, +12h

FN-Risiko >20 %:
entweder d4 Primärprophylaxe mit Pegfilgrastim/Neulasta® 6mg s.c. einmalig
oder **ab d4** Filgrastim/Neupogen® 5µg/kg/d s.c. tägl. bis Durchschreiten des Nadir

Bei Stammzellmobilisierung:
Filgrastim-Gabe vor geplanter Leukapherese ab d7: 5µg/kgKG/d s.c. morgens (>70kg: 480µg,<70kg:300µg) bis Ende der Apherese.

Zyklustag	0	1	2	3	4	5	6	7	8	9	10	11	12	13	14	15	16	17	18	19	20	21	
Rituximab	■																						Wdh.
Dexamethason		■	■	■	■																		
Cisplatin		■																					
Cytarabin			■																				

Obligate Prä- und Begleitmedikation

Tag	zeitl. Ablauf	Substanz	Dosierung	Trägerlösung (ml)	Appl.	Inf.-dauer	Bemerkungen
0	1-0-0-0	Pantoprazol/Pantozol®	20 mg		p.o.		
0	1-0-0-0	Allopurinol/Zyloric®	300 mg		p.o.		
0	1-0-0-0	Paracetamol/Paracetamol ratio®	1000 mg		p.o.		Gabe 1h vor Rituximab
0	-30min	NaCl 0,9 %		500 ml	i.v.		während Rituximab-Gabe
0	-30min	Dexamethason	8 mg		i.v.	B	vor Rituximab-Erstgabe obligat; bei Folgegaben in Abhängigkeit von Verträglichkeit
0	-30min	Clemastin/Tavegil®	2 mg	100 ml NaCl 0,9 %	i.v.	15min	vor Rituximab
1-22	1-1-1-1	Amphotericin B-Susp.	100 mg		p.o.		100mg = 1ml
1-4	1-1-1-0	Natriumbicarbonat/Bicanorm®	1 g		p.o.		bis einschliesslich Tag 4 weiterführen
1	-12h	NaCl 0,9 %		1000 ml	i.v.	12h	
1	1-0-0-0	Aprepitant/Emend®	125 mg		p.o.		Gabe 1h vor CTx, CYP3A4 WW beachten
1-4	-30min	NaCl 0,9%	*	3000/2000ml	i.v.	24h	*d1: 3000ml; d2-4: 2000ml
1	-30min, +8h, +16h, +22h	Mannitol 10%/Osmosteril 10%®	250 ml		i.v.	15min	Achtung: hochprozentige Mannitollösung kann auskristallisieren
1	-30min	Granisetron/Kevatril®	1 mg	100 ml NaCl 0,9 %	i.v.	15min	Bei Emesis: Dosiserhöhung auf 3mg
2	-30min, +11h30min	Granisetron/Kevatril®	1 mg	100 ml NaCl 0,9 %	i.v.	15min	Bei Emesis: Dosiserhöhung auf 3mg
2-3	1-0-0-0	Aprepitant/Emend®	80 mg		p.o.		CYP3A4 WW beachten
2-22	0-1-0-0	Cotrimoxazol/Bactrim® forte	960 mg		p.o.		Mo, Mi, Fr PjP-Prophylaxe; außer an Cisplatin-Tagen; bis 4 Wo nach CTx o. bis CD4-Zellzahl>200/µl
2-3	1-1-1-1	Dexa-Sine SE® Augentropfen	2 Trpf.		i.o.		
4-6	1-1-1-1	Corneregel® Augentropfen	1 Trpf.		i.o.		

Bedarfsmedikation: Granisetron i.v., Famotidin 20mg abends, Sucralfat; **Achtung**: bei Pat. 61-80J: CMV Prophylaxe (Aciclovir 4x200mg p.o. ab Tag +1) obligat
FN-Risiko: >20%→ Primärprophylaxe mit Filgrastim/Neupogen® oder Pegfilgrastim/Neulasta®. Zu G-CSF-Einsatz siehe auch Kap. 4.3.
Kontrollen: Blutbild, Elektrolyte insbesondere Mg²⁺, Blutzucker, Retentionswerte, Flüssigkeitsbilanz, eGFR, Oto-/Neurotoxizität
Dosisreduktion: Cisplatin bei Kreatinin-Clearance < 60ml/min meiden. Siehe Kap. 3.8.1
Wiederholung: d 22
Literatur: Velásquez WS et al. Blood. 1988; 71:117-22; Aprepitant Fachinformation, Bokemeyer C. Arzneimitteltherapie 2004; 22:129-35; MASCC Antiemetic-Guidelines, 2013. www.mascc.org

12.4.5 (R)-Bendamustin

Indikation: NHL; (Indolente) Lymphome

ICD-10: C82-88

Chemotherapie

Diese Zytostatikatherapie birgt letale Risiken. Die Anwendung darf nur durch erfahrene internistische Onkologen und entsprechend ausgebildetes Pflegepersonal erfolgen. Das Protokoll muss im Einzelfall überprüft und der klinischen Situation angepasst werden.

Tag	Substanz in chronologischer Reihenfolge	Dosierung	Trägerlösung (ml)	Appl.	Inf.-dauer	Bemerkungen
-6	Rituximab	375 mg/m²	500 ml NaCl 0,9%	i.v.	initial 50mg/h	nur Zyklus 1 (Vorphase); nur bei CD20-positivem NHL
0	Rituximab	375 mg/m²	500 ml NaCl 0,9%	i.v.	initial 50mg/h	nur bei CD20-positivem NHL
1-2	Bendamustin	90 mg/m²	500 ml NaCl 0,9%	i.v.	1h	mit anderen Lösungen inkompatibel

Infusionsgeschwindigkeit Rituximab:
Erstgabe: beginnen mit **50mg/h** für 1 h; danach bei guter Verträglichkeit alle 30min um 50mg/h steigern bis max. 400mg/h
Folgegaben bei komplikationsfreier Erstgabe und nach Ausschluss individueller Risikofaktoren für den Patienten Risikopatienten (max.Tumorlast, Herz-Kreislaufresp./Ekrankungen, AK-Unverträglichkeit): beginnen mit **25mg/h** für 1 h danach alle 30 min um 25mg/h bis max. 200mg/h steigern
Überwachung: erste Stunde alle 15min: RR, HF, Atemfrequenz, Temp., danach 1x/h; NOTFALLWAGEN bereithalten.
Bei allergischer/anaphylaktischer Reaktion (Schüttelfrost, Fieber etc.) SOFORTIGER Infusionsstopp, evtl. Glukokortikoide, intensivmed. Maßnahmen. Bei Symptombesserung langsame Wiederaufnahme: halbierte Inf.-geschwindigkeit der Erstgabe

CTx mit FN-Risiko von 10-20%: Vorgehen bei der G-CSF-Gabe
- nach CTx: 1x tgl. 5µg/kg Filgrastim s.c. bei Leukozyten < 1 000/µl bis >1 000/µl
- Wenn unter Einbeziehung individueller Risikofaktoren für den Patienten
FN-Risiko ≥ 20% =>**G-CSF-Primärprophylaxe** erwägen/durchführen.
- **Nach durchgemachter febriler Neutropenie**, in folgenden Zyklen => **G-CSF-Sekundärprophylaxe**

G-CSF-Primär- bzw. Sekundärprophylaxe:
Entweder 24h nach CTx einmal Pegfilgrastim/Neulasta® 6mg s.c.   - **Oder:** d6 nach CTx Filgrastim/Neupogen® 5µg/kg s.c. bis zum Durchschreiten des Nadir

Bendamustin-Dosis:
Bei medizinisch weniger komorbiden Patienten + ED aggressives B-NHL sind auch Bendamustin-Dosen von 100-120mg/m² an d1 und d2 möglich

Zyklusdiagramm	w0	d1 w1	d8 w2	d15 w3	d22 w4
Rituximab (nur Zyklus 1)					
Rituximab					Wdh.
Bendamustin					

Obligate Prä- und Begleitmedikation

Tag	zeitl. Ablauf	Substanz	Dosierung	Trägerlösung (ml)	Appl.	Inf.-dauer	Bemerkungen
-6,0	-1h	Paracetamol/Paracetamol ratio®	1000 mg		p.o.		(d-6 nur Zyklus 1)
-6,0	-30min	NaCl 0,9 %		500 ml	i.v.		während der Rituximabgabe
-6,0	-30min	Clemastin/Tavegil®	2 mg		i.v.	B	(d-6 nur Zyklus 1)
-6,0	-30min	Dexamethason	8 mg		i.v.	B	vor Rituximab-Erstgabe obligat; bei Folgegaben in Abhängigkeit von Verträglichkeit
1-2	-30min	NaCl 0,9 %		1000 ml	i.v.	2h	
1-2	-30min	Dexamethason	8 mg		i.v.	B	
1-2	-30min	Granisetron/Kevatril®	1 mg		i.v.	B	
0-28	0-1-0-0	Cotrimoxazol/Cotrim®forte	960 mg		p.o.		Mo, Mi, Fr; bei CD4-Zellzahlen<200/µl PJP-Prophylaxe

Bedarfsmedikation:	Metoclopramid/Paspertin® p.o. oder i.v. bei Unverträglichkeit HT3-Antagonisten
FN-Risiko:	10-20%;-> Bei Risikoabwägung als Primärprophylaxe, bei FN im 1. Zyklus als Sekundärprophylaxe, siehe Kurzfassung Leitlinien G-CSF. Zu G-CSF-Einsatz siehe auch Kap. 4.3.
Kontrollen:	Blutbild, Leber- und Nierenfunktion, Serumelektrolyte, Gesamteiweiß, Immunstatus
Dosisreduktion:	Bei Auftreten einer hämatologischen Toxizität vom WHO-Grad IV (Granulozyten <0,5/nl über 2d und/oder Thrombozyten < 25/nl über 2d); in den folgenden Zyklen die Dosis um 25% reduzieren Tag 1 und 2. Diese Dosisreduktionen gelten nicht bei Zytopenien infolge der Knochenmarkinfiltration. Siehe Kap. 3.8.1
Therapievoraussetzung:	Granulozyten mindestens 1 500/µl; CD4-Lymphozyten mindestens 100 000/µl sowie GFR > 30 ml/min und Ausschluss schwerer Leberparenchymschäden
Erfolgsbeurteilung:	nach 2 Zyklen
Wiederholung:	R an d28, Bendamustin d29; **Anzahl Zyklen:** (4) - 6 bevorzugt
Literatur:	Horn J et al. Annals of Hematology. 2012; 91:1579-1586; Rummel MJ et al. The Lancet.2013;381(9873):1203-10

12.5.1 Chlorambucil/Prednison ("Knospe")

Indikation: CLL; niedrigmalignes NHL

ICD-10: C82-C88

Chemotherapie

Diese Zytostatikatherapie birgt letale Risiken. Die Anwendung darf nur durch erfahrene internistische Onkologen und entsprechend ausgebildetes Pflegepersonal erfolgen. Das Protokoll muss im Einzelfall überprüft und der klinischen Situation angepasst werden.

Tag	Substanz in chronologischer Reihenfolge	Dosierung	Trägerlösung (ml)	Appl.	Inf.-dauer	Bemerkungen
1	Prednison/Decortin®	75 mg abs.		p.o.		Gaben: 1-0-0-0
1	Chlorambucil	18 mg/m²		p.o.		Gaben: 1-0-0-0
2	Prednison/Decortin®	50 mg abs.		p.o.		Gaben: 1-0-0-0
3	Prednison/Decortin®	25 mg abs.		p.o.		Gaben: 1-0-0-0

Achtung: Chlorambucil: Dosissteigerung um 5mg/m² pro Zyklus je nach Verträglichkeit anstreben.

Zyklusdiagramm	d1 w1	d8 w2	Wdh.
Prednison 75mg abs	■		
Prednison 50mg abs	■		
Prednison 25mg abs	■		
Chlorambucil	■		

Bedarfsmedikation: Metoclopramid/Paspertin® p.o. oder i.v., Sucralfat/Ulcogant®, Famotidin/Pepdul® mite 20mg abends
FN-Risiko: <10%-> je nach Risikoabwägung, siehe Kurzfassung Leitlinien G-CSF. Zu G-CSF-Einsatz siehe auch Kap. 4.3.
Kontrollen: Blutbild, Elektrolyte, Blutzucker, Retentionswerte, Diurese, Herzfunktion
Dosisreduktion: Siehe Kap. 3.8.1
Erfolgsbeurteilung: nach 2-3 Monaten
Wiederholung: d15
Literatur: Knospe WH et al. Cancer. 1974; 33:555-62.

12.5.2 Fludarabin

Indikation: NHL; CLL

ICD-10: C82-C88

Chemotherapie

Diese Zytostatikatherapie birgt letale Risiken. Die Anwendung darf nur durch erfahrene internistische Onkologen und entsprechend ausgebildetes Pflegepersonal erfolgen. Das Protokoll muss im Einzelfall überprüft und der klinischen Situation angepasst werden.

Tag	Substanz in chronologischer Reihenfolge	Dosierung	Trägerlösung (ml)	Appl.	Inf.-dauer	Bemerkungen
1-5	Fludarabin	25 mg/m²	250 ml NaCl 0,9%	i.v.	1h	

Zyklusdiagramm	d1 w1	d8 w2	d15 w3	d22 w4		Wdh.
Fludarabin	■■■■■					

CTx mit FN-Risiko von 10-20%: Vorgehen bei der G-CSF-Gabe
- nach CTx: 1x tgl. 5µg/kg Filgrastim s.c. bei Leukozyten < 1 000/µl bis >1 000/µl
- Wenn unter Einbeziehung **individueller Risikofaktoren für den Patienten**
FN-Risiko ≥ 20% =>G-CSF-Primärprophylaxe erwägen/durchführen.
- Nach durchgemachter febriler Neutropenie, in folgenden Zyklen => **G-CSF-Sekundärprophylaxe**

G-CSF-Primär- bzw. Sekundärprophylaxe:
Entweder 24h nach CTx einmal Pegfilgrastim/Neulasta® 6mg s.c.   **- Oder**:
d6 nach CTx Filgrastim/Neupogen® 5µg/kg/d s.c. bis zum Durchschreiten des Nadir

Obligate Prä- und Begleitmedikation

Tag	zeitl. Ablauf	Substanz	Dosierung	Trägerlösung (ml)	Appl.	Inf.-dauer	Bemerkungen
1-28	0-1-0-0	Cotrimoxazol/Bactrim® forte	960 mg		p.o.		Mo, Mi, Fr; bis CD4- Zellzahlen > 200/µl
1-5	0	NaCl 0,9 %		500 ml	i.v.	1h	zur Chemotherapie

Bedarfsmedikation: bei HSV- oder VZV-seropositiven Patienten: Prophylaxe mit Aciclovir/Zovirax® 2x200mg, Metoclopramid/Paspertin® p.o. oder i.v.
FN-Risiko: 10-20%-> je nach Risikoabwägung als Primärprophylaxe, bei FN im 1. Zyklus als Sekundärprophylaxe, siehe Kurzfassung Leitlinien G-CSF. Zu G-CSF-Einsatz siehe auch Kap. 4.3.
Kontrollen: Blutbild, Elektrolyte, Retentionswerte, Leberwerte, Entzündungsparameter
Dosisreduktion: Siehe Kap. 3.8.1
Erfolgsbeurteilung: nach 3 Zyklen
Wiederholung: d29
Literatur: Cheson BD et al. Semin Oncol. 1990; 17(5):1-71; Catovsky D et al. Lancet. 2007: 370:230-39.

12.5.3 Cladribin (2-CDA) mono

Indikation: Indolente NHL

ICD-10: C91.4; C91.1;C91.3

Chemotherapie

Diese Zytostatikatherapie birgt letale Risiken. Die Anwendung darf nur durch erfahrene internistische Onkologen und entsprechend ausgebildetes Pflegepersonal erfolgen. Das Protokoll muss im Einzelfall überprüft und der klinischen Situation angepasst werden.

Tag	Substanz in chronologischer Reihenfolge	Dosierung	Trägerlösung (ml)	Appl.	Inf.-dauer	Bemerkungen
1-5	Cladribin (2-CdA)	0.14 mg/kg	500 ml NaCl 0,9%	i.v.	2h	
1-5	Cladribin (2-CdA)	0.14 mg/kg	unverdünnt	s.c.	B	bei Haarzell- Leukämie alternativ

Zyklusdiagramm | d1 w1 | d8 w2 | d15 w3 |

Cladribin (Zyklus Wdh nicht standardmäßig)

Obligate Prä- und Begleitmedikation

Tag	zeitl. Ablauf	Substanz	Dosierung	Trägerlösung (ml)	Appl.	Inf.-dauer	Bemerkungen
1-21	0-1-0-0	Cotrimoxazol/Cotrim®forte	960 mg		p.o.		Montags, Mittwochs, Freitags
1-21	1-1-1-1	Aciclovir/Aciclovir ratio®	200 mg		p.o.		kontinuierlich

Bedarfsmedikation: Metoclopramid/ Paspertin® p.o. od. i.v.; Allopurinol p.o.
FN-Risiko: Zu G-CSF-Einsatz siehe auch Kap. 4.3.
Kontrollen: Blutbild v.a. regelmäßig während der ersten 4-8 Wochen nach Therapiebeginn, Entzündungsparameter, Neurotoxizität, Retentionsparameter, Leberwerte
Dosisreduktion: Kontraindikation von Cladribin bei Patienten mit Kreatininclearance ≤50ml/min und/oder mit mäßiger bis schwerer Leberinsuffizienz. Siehe Kap. 3.8.1
Wiederholung: **Standard nur 1 Zyklus bei Haarzell- Leukämie; evtl. Wiederholung nach Remissionskontrolle**
Literatur: von Rohr A et al. Ann Oncol. 2002; 13(10):1641-9; Guchelaar HJ et al. Ann Hematol. 1994; 69(5):223-230; Beutler E et al. Blood Cells. 1993; 19(3):559-568.

12.5.4 Fludarabin/Cyclophosphamid

Indikation: CLL/PLL/NHL

ICD-10: C82-C88

Chemotherapie

Diese Zytostatikatherapie birgt letale Risiken. Die Anwendung darf nur durch erfahrene internistische Onkologen und entsprechend ausgebildetes Pflegepersonal erfolgen. Das Protokoll muss im Einzelfall überprüft und der klinischen Situation angepasst werden.

Tag	Substanz in chronologischer Reihenfolge	Dosierung	Trägerlösung (ml)	Appl.	Inf.-dauer	Bemerkungen
1-3	Fludarabin	25 mg/m²	250 ml NaCl 0,9%	i.v.	30min	
1-3	Cyclophosphamid	250 mg/m²	250 ml NaCl 0,9%	i.v.	1h	

Zyklusdiagramm	d1 w1	d8 w2	d15 w3	d22 w4		
Fludarabin					Wdh.	
Cyclophosphamid						

CTx mit FN-Risiko von 10-20%: Vorgehen bei der G-CSF-Gabe
- nach CTx: 1x tgl. 5µg/kg Filgrastim s.c. bei Leukozyten < 1 000/µl bis >1 000/µl
- Wenn unter Einbeziehung **individueller Risikofaktoren für den Patienten**
- **FN-Risiko ≥ 20%, =>G-CSF-Primärprophylaxe** erwägen/durchführen.
- **Nach durchgemachter febriler Neutropenie**, in folgenden Zyklen => **G-CSF-Sekundärprophylaxe**

G-CSF-Primär- bzw. Sekundärprophylaxe:
Entweder 24h nach CTx einmal Pegfilgrastim/Neulasta® 6mg s.c. - **Oder**: d6 nach CTx Filgrastim/Neupogen® 5µg/kg/d s.c. bis zum Durchschreiten des Nadir

Obligate Prä- und Begleitmedikation

Tag	zeitl. Ablauf	Substanz	Dosierung	Trägerlösung (ml)	Appl.	Inf.-dauer	Bemerkungen
1-28	1-0-0-0	Allopurinol/Zyloric®	300 mg		p.o.		plus Hydratation bei V.a. Tumorlyse
1-28	0-1-0-0	Cotrimoxazol/Bactrim® forte	960 mg		p.o.		Mo, Mi, Fr; bis CD4- Zellzahlen > 200/µl
1-3	-15min	Dexamethason	4 mg		i.v.	B	
1-3	0	NaCl 0,9 %		1500 ml	i.v.	4h	

Bedarfsmedikation: G-CSF/Neupogen®, Metoclopramid/Paspertin® p.o./ i.v.;Granisetron/Kevatril® 1mg i.v., bei HSV- oder VZV-seropositiven Patienten: Prophylaxe mit Aciclovir/Zovirax® 2x200mg; Mesna/ Uromitexan® bei Zystitis-Risiko (vgl. RB5 Kap. 3.2.)

FN-Risiko: 10 - 20% -> je nach Risikoabwägung als Primärprophylaxe, bei FN im 1. Zyklus als Sekundärprophylaxe, siehe Kurzfassung Leitlinien G-CSF. Zu G-CSF-Einsatz siehe auch Kap. 4.3.

Kontrollen: Blutbild, Elektrolyte, Retentionswerte, Leberwerte, Entzündungsparameter

Dosisreduktion: bei Kreatinin 1,6-2mg/dl: Fludarabin 20mg/m²; bei Kreatinin >2mg/dl Fludarabin 15mg/m²; bei Zystitis Grad 2-4 Cyclophosphamid 200mg/m². Siehe Kap. 3.8.1

Erfolgsbeurteilung: nach 3 Zyklen

Wiederholung: d29 sofern Neutrophile >1 500/µl und Thrombozyten >75 000/µl, maximal 6 Zyklen

Literatur: Catovsky D et al. Lancet. 2007; 370:230-39.

12.5.5 FCR

Indikation: NHL (CLL/PLL)

ICD-10: C82-C88

Chemotherapie

Diese Zytostatikatherapie birgt letale Risiken. Die Anwendung darf nur durch erfahrene internistische Onkologen und entsprechend ausgebildetes Pflegepersonal erfolgen. Das Protokoll muss im Einzelfall überprüft und der klinischen Situation angepasst werden.

Tag	Substanz in chronologischer Reihenfolge	Dosierung	Trägerlösung (ml)	Appl.	Inf.-dauer	Bemerkungen
0	Rituximab	375 mg/m²	500 ml NaCl 0,9%	i.v.	initial 50mg/h	ab Zyklus 2: 500mg/m²
1-3	Fludarabin	25 mg/m²	250 ml NaCl 0,9%	i.v.	30min	
1-3	Cyclophosphamid	250 mg/m²	250 ml NaCl 0,9%	i.v.	1h	

Zyklustag	00	1	2	3	4	5	6	7	8	9	10	11	12	13	14	15	16	17	18	19	20	21	22	23	24	25	26	27	
Rituximab 375mg/m2 (Zyklus 1)	■																												Wdh.
Rituximab 500mg/m2 (ab Zyklus 2)	■																												
Fludarabin		■	■	■																									
Cyclophosphamid		■	■	■																									

Infusionsgeschwindigkeit Rituximab:
Erstgabe: beginnen mit **50mg/h** für 1 h; danach bei guter Verträglichkeit alle 30min um 50mg/h steigern bis max. 400mg/h
Folgegaben bei komplikationsfreier Erstgabe und nach Ausschluss Risikopatient: Gesamtdosis innerhalb 90min geben **Risikopatienten** (max.Tumorlast, Herz-Kreislauf/resp. Erkrankungen, AK-Unverträglichkeit): beginnen mit **25mg/h** für 1h danach alle 30 min um 25mg/h bis max. 200mg/h steigern
Überwachung: erste Stunde alle 15min: RR, HF, Atemfrequenz, Temp., danach 1x/h; NOTFALLWAGEN bereithalten.
Bei allergischer/anaphylaktischer Reaktion (Schüttelfrost, Fieber etc.) SOFORTIGER Infusionsstopp, evtl. Glukokortikoide, intensivmed. Maßnahmen. Bei Symptombesserung langsame Wiederaufnahme: halbierte Inf.-geschwindigkeit der Erstgabe

CTx mit FN-Risiko von 10-20%: Vorgehen bei der G-CSF-Gabe
- nach CTx: 1x tgl. 5µg/kg Filgrastim s.c. bei Leukozyten < 1 000/µl bis >1 000/µl
- Wenn unter Einbeziehung **individueller Risikofaktoren für den Patienten**
FN-Risiko ≥ 20% =>G-CSF-Primärprophylaxe erwägen/durchführen.
- **Nach durchgemachter febriler Neutropenie,** in folgenden Zyklen => **G-CSF-Sekundärprophylaxe**

G-CSF-Primär- bzw. Sekundärprophylaxe:
Entweder 24h. nach CTx einmal Pegfilgrastim/Neulasta® 6mg s.c. – **Oder:** d6 nach CTx Filgrastim/Neupogen® 5µg/kg/d s.c. bis zum Durchschreiten des Nadir

Obligate Prä- und Begleitmedikation

Tag	zeitl. Ablauf	Substanz	Dosierung	Trägerlösung (ml)	Appl.	Inf.-dauer	Bemerkungen
0	1-0-0-0	Omeprazol/Antra®	20 mg		p.o.		
0	1-0-0-0	Allopurinol/Zyloric®	300 mg		p.o.		
0	-1h	Paracetamol/Paracetamol ratio®	1000 mg		p.o.		
0	-30min	NaCl 0,9 %		500 ml	i.v.		während Rituximab
0	-30min	Dexamethason	8 mg		i.v.	B	vor Rituximab-Erstgabe obligat; bei Folgegaben in Abhängigkeit von Verträglichkeit
0	-30min	Clemastin/Tavegil®	2 mg		i.v.		15min
1-3	-30min	NaCl 0,9 %		1500 ml	i.v.		4h
1-3	-30min	Granisetron/Kevatril®	1 mg		i.v.		15min
1-3	-30min	Dexamethason	8 mg		i.v.	B	
0-28	0-1-0-0	Cotrimoxazol/Cotrim®forte	960 mg		p.o.		Mo, Mi, Fr

Bedarfsmedikation:	Metoclopramid p.o./i.v. Granisetron 1mg i.v. bei HZV-oder VZV-seropositiven Patienten: Prophylaxe mit Aciclovir 2x200 mg; Mesna bei Zystitis-Risiko (vgl. RB5 Kap. 3.2.)
FN-Risiko:	10-20%--> je nach Risikoabwägung als Primärprophylaxe, bei FN im 1. Zyklus als Sekundärprophylaxe, siehe Kurzfassung Leitlinien G-CSF. Zu G-CSF-Einsatz siehe auch Kap. 4.3.
Kontrollen:	**Blutbild**, Elektrolyte, Retentionswerte, Leberwerte, Entzündungsparameter
Dosisbeurteilung:	bei Kreatinin 1,6-2mg/dl: Fludarabin 20mg/m²; bei Krea >2mg/dl Fludarabin 15mg/m²; bei Zystitis Grad 2-4 Cyclophosphamid 200mg/m². Siehe Kap. 3.8.1
Wiederholung:	nach 3 Zyklen d28 sofern Neutrophile > 1 500/µl und Thrombozyten >75 000/µl; 6 Zyklen
Literatur:	Hallek M et al. Lancet. 2010; 376:1164-74.

12.5.6 Alemtuzumab

Indikation: CLL **ICD-10: C82–C88**

Chemotherapie

Diese Zytostatikatherapie birgt letale Risiken. Die Anwendung darf nur durch erfahrene internistische Onkologen und entsprechend ausgebildetes Pflegepersonal erfolgen. Das Protokoll muss im Einzelfall überprüft und der klinischen Situation angepasst werden.

Wo	Tag	Substanz in chronologischer Reihenfolge	Dosierung	Trägerlösung (ml)	Appl.	Inf.-dauer	Bemerkungen
1	1	Alemtuzumab	3 mg abs.		s.c.		
1	2	Alemtuzumab	10 mg abs.		s.c.		
1	3	Alemtuzumab	30 mg abs.		s.c.		
2–13	1,3,5	Alemtuzumab	30 mg abs.		s.c.		

Alemtuzumab Dosiseskalationstabelle

Woche 1, Tag 1 — 3mg Alemtuzumab (Dosisstufe 1)

bei guter Verträglichkeit, Tox. < CTC- Grad III weiter mit Dosisstufe 2

Woche 1, Tag 2 — 10mg Alemtuzumab (Dosisstufe 2)

bei schlechter Verträglichkeit, Tox. ≥ CTC- Grad III zurück zu Dosisstufe 1, bei guter Verträglichkeit, Tox. < CTC- Grad III weiter mit Dosisstufe 3

Woche 1, Tag 3 — 30mg Alemtuzumab (Dosisstufe 3)

bei schlechter Verträglichkeit, Tox. ≥ CTC- Grad III zurück zu 10mg Alemtuzumab, bei guter Verträglichkeit, Tox. < CTC- Grad III:

insgesamt: 4-12 Wochen 30mg Alemtuzumab s.c. 3x pro Woche (Dosisstufe 3)

Bei schweren Applikations- assoziierten NW > CTC- Grad III: erreichte Dosisstufe in je täglichen Abständen wiederholen.
Bei erheblichen Hautreaktionen auf s.c.-Gabe, trotz maximaler Prämedikation: Dosiseskalation durch i.v.- Gabe möglich (je als 2-stündige Infusion)

Obligate Prä- und Begleitmedikation

Wo	Tag	zeitl. Ablauf	Substanz	Dosierung	Trägerlösung (ml)	Appl.	Inf.-dauer	Bemerkungen
1-13	1-7	1-0-0-0	Allopurinol/Zyloric®	300 mg		p.o.		plus Hydratation bei V.a. Tumorlyse
2-13	1,3,5	0-1-0-0	Cotrimoxazol/Cotrim®forte	960 mg		p.o.		ab Tag 8, Mo, Mi, Fr, bis mind. 4 Monate nach Alemtuzumab- Therapie oder bis CD4>200/µl
2-13	1-7	1-1-1-1	Aciclovir/Aciclovir ratio®	200 mg		p.o.		ab Tag 8; bis mind. 4 Monate nach Alemtuzumab-Therapie oder bis CD4 > 200/µl
1	1-3	-30min	Paracetamol/Paracetamol ratio®	500 mg		p.o.		obligat während Dosiseskalation
2-13	1,3,5	-30min	Paracetamol/Paracetamol ratio®	500 mg		p.o.		Ausschleichen bei guter Verträglichkeit möglich
1	1-3	-30min	Clemastin/Tavegil®	2 mg		p.o.		obligat während Dosiseskalation
2-13	1,3,5	-30min	Clemastin/Tavegil®	2 mg		p.o.		Ausschleichen bei guter Verträglichkeit möglich
1	1-3	-30min	Prednisolon/Solu-Decortin H®	100 mg		i.v.	15min	bei schweren Applikations-assoz. NW während Dosiseskal., keine dauerhafte Prämedikation!

Bedarfsmedikation: Bei Knochenschmerzen unter Filgrastim: Paracetamol 500mg p.o; Bei Patienten mit Infektneigung evtl. antifungale (z.B. AmphoMoronal®) und antibakterielle (z.B. Ciprofloxacin) Prophylaxe bei CMV- Reaktivierung: Ganciclovir (5mg/kg d i.v.); Bei Transfusionsbedarf: bestrahlte Blutprodukte substituieren

FN-Risiko: 10–20%,-> je nach Risikoabwägung als Primärprophylaxe, bei FN im 1.Zyklus als Sekundärprophylaxe, s. Kurzfassung Leitlinien G-CSF. Zu G-CSF-Einsatz siehe auch Kap. 4.3.
Kontrollen: **wöchentlich:** Blutbild, Diff-BB, CMV- Virämie: pp56- EA Screening od. CMV-DNA PCR (gewünscht; zwingend nach 4,8 und 12 Wo); **nach 4,8 und 12 Wo 30mg Alemtuzumab zusätzlich:** Quick, Elektrolyte, Nieren- u. Leberwerte, Oberbauchsonographie, Röntgen Thorax; KM Zytologie und Histologie wenn sinnvoll z.B bei Zytopenie/Remission

Dosisreduktion: Hämatolog. Tox. Gr IV (Thrombozyten <25 000/µl, Neutrophile <250/µl, Hb <6,5g/dl); Bei 1. Auftreten Wiederbeginn Alemtuzumab nach Abklingen: 30mg; beim 2. Auftreten: 10mg; Bei Therapieunterbrechung >7d -> jew. erneute Dosiseskalation; Therapieabbruch bei 3. Auftreten od. schweren Infektionen od. symptomatischer CMV- Infektion. Nach Ausheilen u. wiederholt negativem CMV- Nachweis, evtl. Therapie- Wiederaufnahme. Siehe Kap. 3.8.1

Cave: Zulassung für diese Indikation 2012 zurückgezogen; Verfügbarkeit: Firma Clinigen Tel: 069 2222 3413; Fax: 0800 589 2457; email: customer.services@clinigengroup.com
Erfolgsbeurteilung: Nach 4,8 und 12 Wochen Alemtuzumab 30mg
Wiederholung: Therapiedauer mindestens 4 Wochen bis maximal 12 Wochen mit Alemtuzumab 30mg
Literatur: Studienprotokoll; Keating MJ et al. Blood. 2002; 99(10):3554-61; Rai KR et al. J Clin Oncol. 2002; 20(18):3891-97.

12.5.7 Pentostatin

Indikation: Haarzell-Leukämie

ICD-10: C91.40

Chemotherapie

Diese Zytostatikatherapie birgt letale Risiken. Die Anwendung darf nur durch erfahrene internistische Onkologen und entsprechend ausgebildetes Pflegepersonal erfolgen. Das Protokoll muss im Einzelfall überprüft und der klinischen Situation angepasst werden.

Tag	Substanz in chronologischer Reihenfolge	Dosierung	Trägerlösung (ml)	Appl.	Inf.-dauer	Bemerkungen
1	Pentostatin	4 mg/m²	500 ml NaCl 0,9%	i.v.	30min	

Zyklusdiagramm d1 w1 | d8 w2

Pentostatin ▮▮▮▮▮▮▮▮▮▮ Wdh.

Obligate Prä- und Begleitmedikation

Tag	zeitl. Ablauf	Substanz	Dosierung	Trägerlösung (ml)	Appl.	Inf.-dauer	Bemerkungen
1	-30min	Glucose 5%		1500 ml	i.v.	1h30min	
1	-15min	Dexamethason	4 mg		i.v.	B	
1-14	0-1-0-0	Cotrimoxazol/Cotrim®forte	960 mg		p.o.		Montags, Mittwochs, Freitags
1-14	1-1-1-1	Aciclovir/Aciclovir ratio®	200 mg		p.o.		

Bedarfsmedikation: Paracetamol 500-1000mg p.o. Metoclopramid/Paspertin® p.o. oder i.v.
FN-Risiko: Zu G-CSF-Einsatz siehe auch Kap. 4.3.
Kontrollen: Blutbild, Serum- Kreatinin, Kreatinin- Clearance, Harnstoff, Harnsäure, Leberwerte
Dosisreduktion: Bei Kreatinin- Clearance <60ml/min-> Absetzen; bei eingeschränkter Leberfunktion: Bilirubin 1,5-3mg/d oder AST 60-180U/l->DR auf 75%, Bilirubin 3-5mg/dl oder AST >180U/l-> DR auf 50%, Bilirubin >5mg/dl-> Absetzen; Therapieunterbrechung bei Neutrophilen <200/μl (bei Patienten mit Neutrophilen >500/μl vor Therapie). Siehe Kap. 3.8.1
Wechselwirkungen: Bei Kombination mit Fludarabin schwere pulmonale Toxizität möglich! Keine Kombination mit Cyclophosphamid
Wiederholung: Tag 15: 3-5 Zyklen
Literatur: Flinn IW et al. Blood. 2000; 96:2981-2986; Goodman GR et al. Curr Opin Hematol. 2003; 10:258-266; Maloisel F et al. Leukemia. 2003; 17:45-51; Else M et al. BJH. 2009; 145:733-40.

12.5.8 Rituximab mono

Indikation: Indolente Lymphome

ICD-10: C82-C88

Chemotherapie

Diese Zytostatikatherapie birgt letale Risiken. Die Anwendung darf nur durch erfahrene internistische Onkologen und entsprechend ausgebildetes Pflegepersonal erfolgen. Das Protokoll muss im Einzelfall überprüft und der klinischen Situation angepasst werden.

Tag	Substanz in chronologischer Reihenfolge	Dosierung	Trägerlösung (ml)	Appl.	Inf.-dauer	Bemerkungen
1,8,15,22	Rituximab	375 mg/m²	500 ml NaCl 0,9%	i.v.	initial 50mg/h	siehe Memokasten

Infusionsgeschwindigkeit Rituximab:
Erstgabe: beginnen mit **50mg/h** für 1 h; danach bei guter Verträglichkeit alle 30min um 50mg/h steigern bis max. 400mg/h
Folgegaben bei komplikationsfreier Erstgabe und nach Ausschluss Risikopatient: Gesamtdosis innerhalb 90min geben
Risikopatienten (max.Tumorlast, Herz-Kreislauf/resp. Erkrankungen, AK-Unverträglichkeit): beginnen mit **25mg/h** für 1h danach alle 30 min um 25mg/h bis max. 200mg/h steigern
Überwachung: erste Stunde alle 15min: RR, HF, Atemfrequenz, Temp., danach 1x/h; NOTFALLWAGEN bereithalten.
Bei allergischer/anaphylaktischer Reaktion (Schüttelfrost, Fieber etc.) SOFORTIGER Infusionsstopp, evtl. Glukokortikoide, intensivmed. Maßnahmen. Bei Symptombesserung langsame Wiederaufnahme; halbierte Inf.-geschwindigkeit der Erstgabe

Rituximab
bei initial guter Verträglichkeit:
verkürzte Infusionszeit möglich
20% der Dosis: 30min
80% der Dosis: 60min

Zyklusdiagramm	d1 w1	d8 w2	d15 w3	d22 w4		
Rituximab	▮▮▮▮	▮▮▮▮	▮▮▮▮	▮▮▮▮	Wdh.	

Obligate Prä- und Begleitmedikation

Tag	zeitl. Ablauf	Substanz	Dosierung	Trägerlösung (ml)	Appl.	Inf.-dauer	Bemerkungen
1,8,15,22	-1h	Paracetamol/Paracetamol ratio®	1000 mg		p.o.		Gabe 1h vor Rituximab
1,8,15,22	-30min	NaCl 0,9 %		500 ml	i.v.	*	*während AK-Gabe
1,8,15,22	-30min	Clemastin/Tavegil®	2 mg		i.v.	B	vor Rituximab-Erstgabe obligat; bei Folgegaben in Abhängigkeit von Verträglichkeit
1,8,15,22	-30min	Dexamethason	8 mg		i.v.	B	

Bedarfsmedikation: Solu-Decortin 50 mg i.v.
FN-Risiko: <10% -> je nach Risikoabwägung, siehe Kurzfassung Leitlinien G-CSF. Zu G-CSF-Einsatz siehe auch Kap. 4.3.
Kontrollen: Harnsäure, Retentionswerte; während Infusion: Zeichen der Unverträglichkeit/Anaphylaxie, besonders bei Leukozyten > 50 000/µl
Dosisreduktion: Siehe Kap. 3.8.1
Erfolgsbeurteilung: 5 Wochen nach Abschluß des ersten Zyklus (4 Gaben), also in Woche 9
Wiederholung: wöchentliche Gabe bzw. nach klinischem Verlauf
Literatur: Maloney DG et al. Blood. 1994; 84:2457-2466; Maloney DG et al. Blood. 1997; 90:2188-2195; Provencio M et al. Ann Oncol. 2006; 17(6):1027-8.

12.6.1 MTX/AraC (IELSG 32-Studie, Induktion Arm A)   Indikation: ZNS-NHL   ICD-10: C85.9

Diese Zytostatikatherapie birgt letale Risiken und ist Bestandteil der IELSG 32-Studie (http://www.ielsg.org/). Ein Studieneinschluss durch die mit der Studie betrauten Kollegen/Zentren sollte unbedingt angestrebt werden. Die Anwendung darf nur durch erfahrene Onkologen und entsprechend ausgebildetes Pflegepersonal erfolgen. Das Protokoll muss im Einzelfall überprüft und der klinischen Situation angepasst werden.

Chemotherapie

Tag	Substanz in chronologischer Reihenfolge	Dosierung	Trägerlösung (ml)	Appl.	Inf.-dauer	Bemerkungen
1	Methotrexat	500 mg/m²	3000 ml	i.v.	15min	*0,5g/m² in 15min., dann 3g/m² in 3h
1	Methotrexat	3000 mg/m²		i.v.	3h	
2-3	Cytarabin	2x 2000 mg/m²	250 ml NaCl 0,9%	i.v.	1h	im Abstand von 12h; Gaben: 0, +12h

Achtung: Betrifft Leukovorin-Rescue
Leukovorin alle 6h Dosierung nach Schema, erster Tag i.v.: Start 24h nach Beginn MTX-Infusion. Weiterführung des Leukovorin-Rescues bis 6. Tag nach MTX.
Bei **verzögerter MTX-Ausscheidung Verlängerung und Erhöhung** des Leukovorin-Rescues gemäß LV Rescue Bogen für ZNS-NHL (13.19.6)
MTX-Spiegel: +3h15min (unmittelbar nach MTX-Ende), +24h (vor erster Rescue), dann tgl. morgens und abends

FN-Risiko >20 %:
entweder 24h nach CTx Primärprophylaxe mit Pegfilgrastim/Neulasta® 6mg s.c. einmalig (**nicht im Zyklus 2, da SZ-Harvest**)
oder ab d6 Filgrastim/Neupogen® 5µg/kg/d s.c. tägl. bis Durchschreiten des Nadir
Bei Stammzellmobilisierung:
Filgrastim-Gabe vor geplanter Leukapherese ab d9: 5µg/kg/KG s.c. morgens
(>70kg: 480µg,<70kg: 300µg) bis Ende der Apherese.

Stammzellharvest nach 2. Induktions-Zyklus:
mind. 5x10⁶ CD34+ Zellen/kgKG in mögl. wenigen Leukapheresesitzungen an aufeinanderfolgenden Tagen

Obligate Prä- und Begleitmedikation

Tag	zeitl. Ablauf	Substanz	Dosierung	Trägerlösung (ml)	Appl.	Inf.-dauer	Bemerkungen
1	-24h	Kalium/Kalinor® NaHCO3 50 ml/2h Infusion, Metoclopramid/Paspertin® Famotidin/Pepdul® Analgesie, Antibiose, Allopurinol, Antikonvulsiva, Sedativa					
1	-3h	NaCl 0,9% + Glucose 5% (+20ml KCl 7,45%+100ml NaHCO3 8,4%)		3000 ml	i.v.	21h	im Wechsel; Ziel Urin pH 7,4-8,5; erste 12h 4-6stündlich BGAs
1	-3h	NaCl 0,9% (+20ml KCl 7,45%+ NaHCO3 8,4%)		500 ml	i.v.	2h	Ziel Urin pH 7,4-8,5; 2-4ml/kg NaHCO3 8,4%; K+ Ref. bereich: 3,5-5,1mmol/L
1	-1h	NaCl 0,9 %		500 ml	i.v.	5h	kontinuierlich
2-3	-30min	NaCl 0,9 %		2000 ml	i.v.	24h	
1-3	-30min	Granisetron/Kevatril®	1 mg		i.v.	B	an d2 und d3 zusätzlich bei +11h30min
1-3	-30min	Dexamethason	8 mg		i.v.	B	an d2 und d3 zusätzlich bei +11h30min
1	+4h	NaCl 0,9% (+20ml KCl 7,45%+ NaHCO3 8,4%)		2000 ml	i.v.	20h	Ziel Urin pH 7,4-8,5; 2-4ml/kg NaHCO3 8,4%
1	+6h	Furosemid/Lasix®	40 mg		i.v.	B	slow Bolus; Ziel: Urinausscheidung>100ml/h
2-4	1-1-1-1	Dexa-Sine SE® Augentropfen	2 Trpf.		i.o.		alle 6 Stunden
5-9	1-1-1-1	Corneregel® Augentropfen	1 Trpf.		i.o.		alle 6 Stunden
0-21	1-1-1-1	Aciclovir/Zovirax®	200 mg		p.o.		nur bei Auftreten von Mucositis >Grad 2
0-21	1-1-1-1	Amphotericin B-Susp.	100 mg		p.o.		
0-21	0-1-0-0	Cotrimoxazol/Cotrim®forte	960 mg		p.o.		Mo,Mi,Fr; Pause d1 bis Ende Leukovorin-Rescue

Bedarfsmedikation:	Kalium/Kalinor®, NaHCO3
FN-Risiko:	>20%:=> Primärprophylaxe mit Filgrastim/Neupogen® oder Pegfilgrastim/Neulasta®, siehe Kurzfassung Leitlinien G-CSF. Zu G-CSF-Einsatz: siehe auch Kap. 4.3.
Kontrollen:	s. Studienprotokoll; **Ausschluß 3. Raum**, Klinische Untersuchung, neurologische Untersuchung, PS, LDH, MRI, Urin-pH >8; Diurese >100ml/h f. HD MTX Administration. Harnsäure, Retentionswerte, Blutbild, Elektrolyte, Kreatinin, Leberwerte (inklusiv Bilirubin, ALP, ALT), Kreatinin-Clearance, Flüssigkeitsbilanz, ZNS- und Lungenfunktion, MRT Gehirn, CMV-Reaktivierung, MTX-Spiegel; Rescuebogen, Neuropsychologische Evaluation, Untersuchung der Zellfusionen, Nebenwirkungen, Ab 22 d10: tägl. CD34+ Zellzahlbestimmung/µl
Dosisreduktion:	s. Studienprotokoll: Bedingung f. 3 tägiges Zyklus: ANC >1.200/mm³und Thrombozyten >90.000/mm³**Bei Nadir Neutrophile <500/mm³ oder Thrombozytennadir < 25.000/mm³==> DRAraC im Folgezyklus um 25% d.h. 4. Dosis (2.Gabe an d3 weglassen); Non- hämatologische Toxizität :Grad 3: s. Dosismodifikationstabelle im Studienprotokoll. Siehe Kap. 3.8.1
Wechselwirkungen:	Protonenpumpeninhibitoren (PPI) können die MTX-Ausscheidung verzögern und so zu erhöhten MTX Plasmaspiegel führen, daher wird empfohlen, PPI 2 Tage vor bis 2 Tage nach der MTX-Gabe zu pausieren (ggf. durch H2-Blocker, Tepilta® ersetzen) . Ebenfalls Vorsicht ist bei der gleichzeitigen Anwendung von MTX und NSAIDs oder Antibiotika (B-Lactam-Antibiotika, Sulfonamide, Trimetoprim, Tetracycline, Ciprofloxacin) angezeigt. **Cave MTX-Interaktion: keine nephro- u. hepatotoxische Medikamente**
Erfolgsbeurteilung:	Nach 2 bzw. 4 Zyklen (vor Beginn aller Zyklen empfohlen); Bildgebung; **Wiederholung:** d22; Nach 2. Zyklus Stammzellharvest, insgesamt maximal 4 Zyklen
Literatur:	Studienprotokoll IELSG 32-Studie, http://www.ielsg.org/

12.6.2 R-MTX/AraC (IELSG 32-Studie, Induktion Arm B) Seite 1   Indikation: ZNS-NHL   ICD-10: C

Diese Zytostatikatherapie birgt letale Risiken und ist Bestandteil der **IELSG 32-Studie (http://www.ielsg.org/). Ein Studieneinschluss durch die mit der Studie betrauten Kollegen/Zentren sollte unbedingt angestrebt werden.** Die Anwendung darf nur durch erfahrene Onkologen und entsprechend ausgebildetes Pflegepersonal erfolgen. Das Protokoll muss im Einzelfall überprüft und der klinischen Situation angepasst werden.

Chemotherapie

Tag	Substanz in chronologischer Reihenfolge	Dosierung	Trägerlösung (ml)	Appl.	Inf.-dauer	Bemerkungen
-5	Rituximab	375 mg/m²	500 ml NaCl 0,9%	i.v.	initial 50mg/h	d16 z1-3 entspr. d-5 z2-4
0	Rituximab	375 mg/m²	500 ml NaCl 0,9%	i.v.	initial 50mg/h	
1	Methotrexat	500 mg/m²		i.v.	15min	*0,5g/m² in 15min., dann 3g/m² in 3h
1	Methotrexat	3000 mg/m²		i.v.	3h	
2-3	Cytarabin	2x 2000 mg/m²	250 ml NaCl 0,9%	i.v.	1h	im Abstand von 12h; Gaben: 0, +12h

Stammzellharvest nach 2. Induktions-Zyklus:
mind. 5x10⁶ CD34+ Zellen/kgKG in mögl. wenigen Leukapheresesitzungen an aufeinanderfolgenden Tagen

Achtung: Betrifft Leukovorin-Rescue
Leukovorin alle 6h Dosierung nach Schema, erster Tag i.v.; Start 24h nach Beginn MTX-Infusion, Weiterführung des Leukovorin-Rescues **bis 6. Tag nach MTX**.
Bei **verzögerter MTX-Ausscheidung Verlängerung und Erhöhung** des Leukovorin-Rescues gemäß LV Rescue Bogen für ZNS-NHL
MTX-Spiegel: +3h15min (unmittelbar nach MTX-Ende), +24h (vor erster Rescue), dann tgl. morgens und abends

Cave MTX-Interaktion: keine nephro- u. hepatotoxischen Medikamente

Achtung: Betrifft NaHCO3/Alkalisierung + Kontrolle
- Strikte Urinalkalisierung.
- bei Beginn der Urinalkalisierung erste 12h 4-6 stündlich venöse BGAs
- **Zielbereich Urin pH vor Therapiestart bis Ende** Leucovorinrescue: **7,4 - 8,5**
- unter Therapie pH-Kontrolle bei jeder Miktion (mindestens alle 8h)
- bei Urin-pH < 7,4 –> zusätzliche NaHCO3 Gabe, pH-Kontrolle siehe oben
- auf Urinausscheidung achten Ziel > 100ml/h, Bedarfsmedikation Furosemid/ Hydrierung
- Elektrolytkontrolle (Natrium, Kalium), Serumkreatinin, Harnstoff 24h und 48h nach Start MTX
- auf Bewässerung / Alkalisierung und entsprechendes Monitorisieren an Folgetagen achten.

FN-Risiko >20 %:
entweder **24h nach CTx** Primärprophylaxe mit Pegfilgrastim/Neulasta® 6mg s.c. einmalig **(nicht im Zyklus 2, da SZ-Harvest)**
oder **ab d6** Filgrastim/Neupogen® 5µg/kg/d s.c. tägl. bis Durchschreiten des Nadir

Bei Stammzellmobilisierung:
Filgrastim-Gabe vor geplanter Leukapherese **ab d9**: 5µg/kgKG/d s.c. morgens (>70kg: 480µg,<70kg:300µg) bis Ende der Apherese.

Zyklustag	-6	-5	-4	-3	-2	-1	0	1	2	3	4	5	6	7	8	9	10	11	12	13	14	15	16	17	18	19	20	21	
Rituximab (d16 z1-3=d-5 z2-4)		■					■																■						Wdh.
Methotrexat								■																					
Cytarabin									■	■																			

Obligate Prä- und Begleitmedikation

Tag	zeitl. Ablauf	Substanz	Dosierung	Trägerlösung (ml)	Appl.	Inf.-dauer	Bemerkungen
-5	-1h	Paracetamol/Paracetamol ratio®	1 g abs.		p.o.		
-5	-30min	NaCl 0,9 %		500 ml	i.v.		*während der Rituximab-Gabe
-5	-30min	Clemastin/Tavegil®	2 mg		i.v.	B	vor Rituximab-Erstgabe obligat; bei Folgegaben in Abhängigkeit von Verträglichkeit
-5	-30min	Dexamethason	8 mg		i.v.	B	
0	-1h	Paracetamol/Paracetamol ratio®	1 g abs.		p.o.		
0	-30min	NaCl 0,9 %		500 ml	i.v.		*während der Rituximab-Gabe
0	-30min	Clemastin/Tavegil®	2 mg		i.v.	B	vor Rituximab-Erstgabe obligat; bei Folgegaben in Abhängigkeit von Verträglichkeit
0	-30min	Dexamethason	8 mg		i.v.	B	

12.6.2 R-MTX/AraC (IELSG 32-Studie, Induktion Arm B) Seite 2

Tag	zeitl. Ablauf	Substanz	Dosierung	Trägerlösung (ml)	Appl.	Inf.-dauer	Bemerkungen
1	-24h vor Start Methotrexat	NaCl 0,9% + Glucose 5% (+20ml KCl 7,45%+100ml NaHCO3 8,4%)		3000 ml	i.v.	21h	im Wechsel; Ziel Urin pH 7,4-8,5
1	-3h	NaCl 0,9% (+20ml KCl 7,45%+ NaHCO3 8,4%)		500 ml	i.v.	2h	Ziel Urin pH 7,4-8,5; 2-4ml/kg NaHCO3 8,4%
1	-1	NaCl 0,9 %		500 ml	i.v.	5h	
2-3	-30min	NaCl 0,9 %		2000 ml	i.v.	24h	kontinuierlich
1-3	-30min	Granisetron/Kevatril®	1 mg		i.v.	B	
1-3	-30min	Dexamethason	8 mg		i.v.	B	
1	+4h	NaCl 0,9% (+20ml KCl 7,45%+ NaHCO3 8,4%)		2000 ml	i.v.	20h	Ziel Urin pH 7,4-8,5; 2-4ml/kg NaHCO3 8,4%
1	+6h	Furosemid/Lasix®	40 mg		i.v.	B	slow Bolus
2-3	+11h30min	Granisetron/Kevatril®	1 mg		i.v.	B	
2-3	+11h30min	Dexamethason	8 mg		i.v.	B	
2-4	1-1-1-1	Dexa-Sine SE® Augentropfen	2 Trpf.		i.o.		alle 6 Stunden
5-9	1-1-1-1	Corneregel® Augentropfen	1 Trpf.		i.o.		alle 6 Stunden
-5-21	1-1-1-1	Aciclovir/Zovirax®	200 mg		p.o.		nur bei Auftreten von Mucositis -Grad 2
-5-21	1-1-1-1	Amphotericin B-Susp./Ampho-Moronal®	100 mg		p.o.		
-5-21	0-1-0-0	Cotrimoxazol/Cotrim®forte	960 mg		p.o.		Mo,Mi,Fr.; Pause d1 bis Ende Leukovorin-Rescue

Bedarfsmedikation: Kalium/Kalinor®, NaHCO3 50 ml/2h Infusion, Metoclopramid/Paspertin®,Famotidin/Pepdul®, Analgesie, Antibiose, Allopurinol, Antikonvulsiva, Sedativa, Solu-Decortin 50mg i.v. vor und während Rituximab.

FN-Risiko: FN-Risiko >20%,--> Primärprophylaxe mit Filgrastim/Neupogen® oder Pegfligrastim/Neulasta®, siehe Kurzfassung Leitlinien G-CSF. Zu G-CSF-Einsatz siehe auch Kap. 4.3.

Kontrollen: s. Studienprotokoll: **Ausschluß 3. Raum.** Klin. Untersuchung, neurolog. Untersuchung, PS, LDH, MRI, Urin-pH≥8; Diurese >100ml/h f. HD MTX Administration, Harnsäure, Retentionswerte, Blutbild, Elektrolyte, Kreatinin, Leberwerte (inkl. Bilirubin, AP, AST,ALT), Kreatinin-Clearance, Flüssigkeitsbilanz, ZNS- und Lungenfunktion, MTX-Spiegel/Rescuebogen; Neuropsychologische Evaluation, Zielläsionen, MRT Gehirn, CMV-Reaktivierung,Blutzucker, Nebenwirkungen, Ab Z2 d10: tägl. CD34+ Zellzahlbestimmung/μl, während Rituximab Infusion: Zeichen der Unverträglichkeit/Anaphylaxie

Dosisreduktion: s. Studienprotokoll: Bedingung f. Start eines Zyklus: ANC > 1.500/mm³ und Thrombozyten > 90.000/mm³ Bei Nadir Neutrophile <500/mm³ und/oder Thrombozytennadir < 25.000/mm³=> DR AraC im Folgezyklus um 25% d.h. 4. Dosis (2.Gabe am d3 weglassen). Non- hämatolog. Tox.-Grad 3: s. Dosismodifikationstabelle im Studienprotokoll. Siehe Kap. 3.8.1

Wechselwirkungen: Protonenpumpeninhibitoren (PPI) können die MTX-Ausscheidung verzögern und so zu erhöhten MTX Plasmaspiegel führen, daher empfohlen, PPI 2 Tage vor bis 2 Tage nach der MTX-Gabe zu pausieren (ggf. durch H2-Blocker, Tepilta® ersetzen). Ebenfalls Vorsicht ist bei der gleichzeitigen Anwendung von MTX und NSAIDs oder Antibiotika (β-Lactam-Antibiotika, Sulfonamide, Trimetoprim, Tetracycline, Ciprofloxacin) angezeigt.

Erfolgsbeurteilung: Nach 2 bzw. 4 Zyklen (vor Beginn aller Zyklen empfohlen); Bildgebung

Wiederholung: d22; Nach 2. Zyklus Stammzellharvest, insges. max.4 Zyklen

Literatur: Studienprotokoll IELSG 32-Studie: http://www.ielsg.org/

12.6.3.1 R-MP

Indikation: ZNS-NHL; Pat. >65 Jahre ICD-10:C85.9

Chemotherapie

Diese Zytostatikatherapie birgt letale Risiken. Die Anwendung darf nur durch erfahrene internistische Onkologen und entsprechend ausgebildetes Pflegepersonal erfolgen. Das Protokoll muss im Einzelfall überprüft und der klinischen Situation angepasst werden.

Tag	Substanz in chronologischer Reihenfolge	Dosierung	Trägerlösung (ml)	Appl.	Inf.-dau.	Bemerkungen
-6	Rituximab	375 mg/m²	500 ml NaCl 0,9%	i.v.	initial 50mg/h	Vorphase nur Zyklus 1
1,15,29	Rituximab	375 mg/m²	500 ml NaCl 0,9%	i.v.	initial 50mg/h	
2-11	Procarbazin	60 mg/m²		p.o.		Tag 2-11: Gaben: 1-0-0-0
2,16,30	Methotrexat	3000 mg/m²		i.v.	4h	
3-6,17-20,31-34	Calciumfolinat/Leukovorin®	4x 15 mg/m²		p.o.		alle 6h; 1.Gabe i.v. 24h nach Start MTX; Gaben: 1-1-1-1

Zyklusdiagramm	w0	d1 w1	d8 w2	d15 w3	d22 w4	d29 w5	d36 w6	Wdh.
Rituximab Vorphase (nur Z1)	■							
Rituximab		■		■		■		
Procarbacin		■■	■					
Methotrexat			■		■		■	
Calciumfolinat			■		■		■	

Achtung: Betrifft Leukovorin-Rescue
Leukovorin alle 6h Dosierung nach Schema, erster Tag i.v.: Start 24h nach Beginn MTX-Infusion. Weiterführung des Leukovorin-Rescues **bis 6. Tag nach MTX.**
Bei **verzögerter MTX-Ausscheidung Verlängerung und Erhöhung** des Leukovorin-Rescues gemäß LV Rescue Bogen für ZNS-NHL (13.19.6)
MTX-Spiegel: +4h (unmittelbar nach MTX-Ende), +24h (vor erster Rescue), dann tgl. morgens und abends

Obligate Prä- und Begleitmedikation

Tag	zeitl. Ablauf	Substanz	Dosierung	Trägerlösung (ml)	Appl.	Inf.-dauer	Bemerkungen
-6,1,15,29	-1h	Paracetamol/Paracetamol ratio®	1000 mg		p.o.		Gabe 1h vor Rituximab
-6,1,15,29	-30min	Clemastin/Tavegil®	2 mg		i.v.	B	
-6,1,15,29	-30min	Dexamethason	8 mg		i.v.	B	vor Rituximab-Erstgabe obligat; bei Folgegaben in Abhängigkeit von Verträglichkeit
-6,1,15,29	-30min	NaCl 0,9 %		500 ml	i.v.		während der Chemogabe
2,16,30	-3h15min	NaHCO3 (8,4%)	60 ml/m²	1000 ml NaCl 0,9%	i.v.	3h	1mmol/ml; Urin-pH-Wert muss >7,4 liegen
2,16,30	1-1-1-1	Natriumbicarbonat/Bicanorm®	2 g		p.o.		4x2g
2,16,30	-15min	Dexamethason	8 mg		i.v.	B	
2,16,30	-15min	Granisetron/Kevatril®	1 mg		i.v.	B	
2,16,30	-15min	NaHCO3 (8,4%)	200 ml		i.v.	24h	1mmol/ml; kontinuierlich; Ziel: Urin-pH = 8
2-3,16-17,30-31	-15min	NaCl 0,9%		2000 ml	i.v.	24h	Beutel im Wechsel mit Glucose 5% und KCl
2-3,16-17,30-31	-15min	Glucose 5%		1000 ml	i.v.	24h	Beutel im Wechsel mit NaCl 0,9% und KCl
2-3,16-17,30-31		KCl 7.45% (1mmol K+/ml)	ml	in Bewässerung	i.v.		nach Kalium-Wert (Ref. bereich: 3,5-5,1mmol/L)
2,16,30	+6h	Furosemid/Lasix®	40 mg		i.v.	B	
-6-42	0-1-0-0	Cotrimoxazol/Cotrim®forte	960 mg		p.o.		Mo,Mi,Fr; jeweils Pause vom Tag der Methotrexat Gabe bis Ende Leukovorin-Rescue

Bedarfsmedikation: Solu-Decortin 50 mg i.v. vor und während Rituximab; Kalium/Kalinor®; NaHCO3 50 nmol/2h Infusion, Metoclopramid/Paspertin® Famotidin/Pepdul®

FN-Risiko: 10-20% -> je nach Risikoabwägung als Primärprophylaxe, bei FN im 1. Zyklus als Sekundärprophylaxe, siehe Kurzfassung Leitlinien G-CSF. Zu G-CSF-Einsatz siehe auch Kap. 4.3.

Kontrollen: Ausschluß 3. Raum, Urin-pH > 7,4, Harnsäure, Retentionswerte, Blutbild, Elektrolyte, Lebenwerte, Kreatinin-Clearance, während Infusion: Zeichen der Unverträglichkeit/Anaphylaxie, besonders bei Leukozyten > 50 000/µl, Flüssigkeitsbilanz, MTX-Spiegel, Rescuebogen ZNS NHL

Dosisreduktion: Siehe Kap. 3.8.1

Wechselwirkungen: Protonenpumpenhibitoren (PPI) können über die MTX-Ausscheidung verzögern und so zu erhöhtem MTX Plasmaspiegel führen, daher wird empfohlen, PPI 2 Tage vor bis 2 Tage nach der MTX-Gabe zu pausieren (ggf. durch H2-Blocker, Tepilta® ersetzen). Ebenfalls Vorsicht ist bei der gleichzeitigen Anwendung von MTX und NSAIDs oder Antibiotika (ß-Lactam-Antibiotika, Sulfonamide, Trimetoprim, Tetracycline, Ciprofloxacin) angezeigt

Erfolgsbeurteilung: Zwischenstaging d26, weitere Kontrollen nach jedem Zyklus, ggf. früher nach klinischem Verlauf

12.6.3.2 R-MP Erhaltung

Indikation: ZNS-NHL **ICD-10: 85.9**

Chemotherapie

Diese Zytostatikatherapie birgt letale Risiken. Die Anwendung darf nur durch erfahrene internistische Onkologen und entsprechend ausgebildetes Pflegepersonal erfolgen. Das Protokoll muss im Einzelfall überprüft und der klinischen Situation angepasst werden.

Tag	Substanz in chronologischer Reihenfolge	Dosierung	Trägerlösung (ml)	Appl.	Inf.-dauer	Bemerkungen
1-5	Procarbazin	100 mg abs.		p.o.		Gaben: 1-0-0-0

Zyklusdiagramm Z1-6	d1 w1	d8 w2	d15 w3	d22 w4	
Procarbacin	▓▓▓				Wdh.

Bedarfsmedikation: Metoclopramid/Paspertin®, Famotidin/Pepdul®
FN-Risiko: Zu G-CSF-Einsatz siehe auch Kap. 4.3.
Kontrollen: Blutbild-Kontrollen wöchentlich
Dosisreduktion: Leukozyten < 2 000/μl Therapieabbruch. Siehe Kap. 3.8.1
Erfolgsbeurteilung: Staging (MRT) nach 3 Zyklen
Wiederholung: d29, insgesamt 6 Zyklen
Literatur: Illerhaus G et al. Ann Oncol. 2009; 20(2):319-25; Fritsch K et al. Ann Oncol. 2011; 22(9):2080-5

12.7.1 Melphalan/ Prednison/ Thalidomid

Indikation: Multiples Myelom

ICD-10: C90

Diese Zytostatikatherapie birgt letale Risiken. Die Anwendung darf nur durch erfahrene internistische Onkologen und entsprechend ausgebildetes Pflegepersonal erfolgen. Das Protokoll muss im Einzelfall überprüft und der klinischen Situation angepasst werden.

Chemotherapie

Wo	Tag	Substanz in chronologischer Reihenfolge	Dosierung	Trägerlösung (ml)	Appl.	Inf.-dauer	Bemerkungen
1	1-4	Melphalan	0.25 mg/kg		p.o.		nüchtern; Tbl à 2mg, DR beachten; Gaben: 1-0-0-0
1	1-4	Prednison/Decortin®	2 mg/kg		p.o.		postprandial; Gaben: 1-0-0-0
1-6	1-7	Thalidomid	50 mg		p.o.		kontinuierliche Gabe bis PD; Kps. à 50mg; DR beachten; Gaben: 0-0-0-1

Pamidronat 60mg i.v. alle 4 Wochen über 2-3h (Anfang mit Woche 3)

Cave: Mucositisprophylaxe mit Amphotericin

Dosissteigerung Thalidomid:
Steigerung alle 2 Wochen um 50mg bis 100mg/d
(ggf. bei guter Verträglichkeit bis 200mg/d)

Zyklusdiagramm	d1 w1	d8 w2	d15 w3	d22 w4	d29 w5	d36 w6	Wdh.
Melphalan							
Prednison							
Thalidomid							

Achtung: Flüssigkeitszufuhr >2000ml p.o. täglich

Thalidomid: täglich abends, fortlaufende Gabe

Obligate Prä- und Begleitmedikation

Wo	Tag	zeitl. Ablauf	Substanz	Dosierung	Trägerlösung (ml)	Appl.	Inf.-dauer	Bemerkungen
1-6	1-7	0-1-0-0	Cotrimoxazol/Cotrim®forte	960 mg		p.o.		Mo, Mi, Fr während MP-Gabe
1-6	1-7	1-0-0	Enoxaparin/Clexane®	20 mg		s.c.		kontinuierlich

Bedarfsmedikation: Metoclopramid/Paspertin® p.o. oder i.v.; Allopurinol/Zyloric® nach Harnsäure, Sucralfat/Ulcogant®

FN-Risiko: <10%-> je nach Risikoabwägung, siehe Kurzfassung Leitlinien G-CSF; Zu G-CSF-Einsatz siehe auch Kap. 4.3.

Kontrollen: Blutbild, Elektrolyte insbesondere Ca^{2+}, Blutzucker, Retentionswerte, Kreatinin-Clearance, Proteine im Serum und im Urin, Blut-pH

Dosisreduktion: **Thalidomid**-Dosis reduzieren um 50% bei nicht-hämatologischen NW Grad II, absetzen bei nicht-hämatologischen NW Grad III, Reduktion auf 50mg/d bei peripherer Neuropathie Grad II; Bei 75-85 Jahren bis 100mg, > 85 Jahre bis 50mg; **Melphalan:** bei 75-85 Jahren 0,18mg/kg KG/d, > 85 Jahre 0,13mg/kg KG/d. Siehe Kap. 3.8.1

Erfolgsbeurteilung: nach 2-3 Zyklen, angestrebte Zykluszahl:12 (n. Facon)

Wiederholung: Melphalan und Prednison nach Leukozytenregeneration (alle 6 Wochen); Thalidomid kontinuierliche Gabe

Literatur: Facon et al. Lancet. 2007: 370:1209-1218; Palumbo et al. Lancet. 2006; 367:825-831.

12.7.2 Melphalan/Prednison/Bortezomib (MPV) "Standard" Indikation: Multiples Myelom   ICD-10: C90

Diese Zytostatikatherapie birgt letale Risiken. Die Anwendung darf nur durch erfahrene internistische Onkologen und entsprechend ausgebildetes Pflegepersonal erfolgen. Das Protokoll muss im Einzelfall überprüft und der klinischen Situation angepasst werden.

Chemotherapie

Wo	Tag	Substanz in chronologischer Reihenfolge	Dosierung	Trägerlösung (ml)	Appl.	Inf.-dauer	Bemerkungen
1	1-4	Melphalan	9 mg/m²		p.o.		Zyklus 1-9, morgens nüchtern; Gaben: 1-0-0-0
1	1-4	Prednison/Decortin®	60 mg/m²		p.o.		Zyklus 1-9, morgens postprandial; Gaben: 1-0-0-0
1-2,4-5	1,4	Bortezomib	1,3 mg/m²	unverdünnt	i.v.	B	Zyklus 1-4, Tag 1,4,8,11,22,25,29,32; für Zyklus 5-9 Tag 1,8,22,29

Patientenhinweis: potentielle Interaktion von grünem Tee und Bortezomib nicht ausgeschlossen: keine Einnahme von grünem Tee bzw. -Kapseln an Bortezomib-Tagen empfohlen, bzw. dieses ganz unter Bortezomib-Therapie vermeiden.

Achtung: mindestens 72 h-Intervall zwischen 2 Bortezomib-Gaben

Pamidronat 60mg i.v. alle 4 Wochen über 2-3h (Anfang mit Woche 3)

Zyklusdiagramm	d1 w1	d8 w2	d15 w3	d22 w4	d29 w5	d36 w6	
Melphalan	■						Wdh.
Prednison	■						
Bortezomib (Zyklus 1-4)	■	■		■	■		
Bortezomib (Zyklus 5-9)	■	■		■	■		

Obligate Prä- und Begleitmedikation

Wo	Tag	zeitl. Ablauf	Substanz	Dosierung	Trägerlösung (ml)	Appl.	Inf.-dauer	Bemerkungen
1-6	1-7	1-0-0-0	Aciclovir/Zovirax®	400 mg		p.o.		täglich

Bedarfsmedikation:	Loperamid/Imodium®, Pantoprazol/Pantozol®, Sucralfat/Ulcogant®, Metoclopramid/Paspertin®, Allopurinol/Zyloric® nach Harnsäure bei erhöhtem Risiko für Tumorlysesyndrom
FN-Risiko:	<10%; je nach Risikoabwägung, siehe Kurzfassung Leitlinien G-CSF. Zu G-CSF-Einsatz siehe auch Kap. 4.3.
Kontrollen:	PB vor Bortezomib-Gabe, **d1 u. 22 jedes Zyklus:** Na⁺, K⁺, Cl⁻, Phosphat, Ca²⁺; Retentionswerte, Glucose, Bilirubin, GOT, GPT, AP, LDH, Albumin. Bei sekretorischem MM (positive Immunfixation bei Screening): quantitative Serum- Immunglobulin- Bestimmung, SPEP(Serum-Elektrophorese), UPEP (24h- Urin) durch zentrales Labor, bei negativem M- Protein in SPEP oder UPEP Serum- u. Urin- Immunprobe (zentrales Labor)u. ggf. KMP zur CR- Bestätigung
Dosisreduktion:	**Melphalan:** 0,25 mg/kg KG/d, > 75-85J.: 0,18 mg/kg KG/d, >85J.: 0,13 mg/kg KG/d; **Bortezomib:** 75-85J. 1x/Woche, über 85J. 2x/Monat; Zyklusverschiebung um 1 (maximal 3) Woche bei: Thrombozyten <80 000/µl, Hb <8g/dl, ANC <1 000/µl, nicht hämatologischer Toxizität > CTC Gr.2; bei Bortezomib- bedingter Neurotoxizität: nur Verschiebung von Bortezomib; **hämatologische Toxizität:** 1.Bortezomib: Gabe auslassen bei Thrombozyten <30 000/µl, Hb <8g/dl, ANC <750/µl; bei ausgelassenen Gaben >2 (Zykl.1-4) od. >1 (Zykl. 5-9) in vorherigem Zyklus: DR auf 1,0mg/m² in folgenden Zyklen; bei erneuter Toxizität: Vorgehen wie oben mit DR auf 0,7mg/m²; 2. Melphalan: DR 25% bei vorheriger Neutropenie/Thrombopenie CTC Gr. 4(>5d); bei Wdh: DR 50%; **nicht- hämatologische Toxizität** CTC Gr. 3/4, bei Wdh. DR50%; bei Serum-Kreatinin >2mg/dl: DR 25% Melphalan, keine DR Bortezomib/ Prednison; Bortezomib bedingte Neurotoxizität: DR ab CTC Gr. 2 für PNP bei Corticoid CTC Gr.3/4, bei Wdh. DR50%; bei Serum-Kreatinin >2mg/dl: DR 25% Melphalan, keine DR Bortezomib/ Prednison; Bortezomib bedingte Neurotoxizität: DR ab CTC Gr. 2 für PNP oder neuropatische Schmerzen. Siehe Kap. 3.8.1
Wiederholung:	d 43 (Woche 7); maximal 9 Zyklen
Literatur:	Mateos MV et al. Blood. 2006; 108:2165-2172; San Miguel JF et al. NEJM. 2008; 359:906-17; Palumbo A et al. GIMEMA ASH. 2006; 12/2008 (650)

12.7.3 vCD p.o.

Indikation: Multiples Myelom

ICD-10: C90

Chemotherapie

Diese Zytostatikatherapie birgt letale Risiken. Die Anwendung darf nur durch erfahrene internistische Onkologen und entsprechend ausgebildetes Pflegepersonal erfolgen. Das Protokoll muss im Einzelfall überprüft und der klinischen Situation angepasst werden.

Tag	Substanz in chronologischer Reihenfolge	Dosierung	Trägerlösung (ml)	Appl.	Inf.-dauer	Bemerkungen
1,8,15	Bortezomib	1,3 mg/m²	unverdünnt	i.v.	B	
1,8,15	Dexamethason	40 mg abs.		p.o.		Gaben: 1-0-0-0
1-21	Cyclophosphamid	50 mg abs.		p.o.		Gaben: 1-0-0-0

Zyklusdiagramm	d1 w1	d8 w2	d15 w3		Wdh.
Bortezomib	■	■	■		
Dexamethason	■	■	■		
Cyclophosphamid	▨▨▨	▨▨▨	▨▨▨		

Dosisreduktion Bortezomib

hämatologische Toxizität (insbesondere Thrombopenie)	Neuropathie
Grad1/2: keine Dosisreduktion (DR)	**Grad 1:** keine DR
	Grad 1+Schmerzen oder Gr 2: DR 1mg/m²
Grad 3: keine DR, ggf. Transfusion, Behandlungsrisiko abwägen	**Grad 2+Schmerzen oder Gr 3:** Pause, dann 0,7mg/m² u. 1x wöchentlich
Grad 4: Pause, Beginn mit 25% DR nach Erholung	**Grad 4:** Abbruch

Achtung: mindestens 72 h- Intervall zwischen 2 Bortezomib- Gaben

Pamidronat 60mg i.v. alle 4 Wochen über 2-3h (Anfang mit Woche 3)

Patientenhinweis: potentielle Interaktion von grünem Tee und Bortezomib nicht ausgeschlossen: keine Einnahme von grünem Tee bzw. -Kapseln an Bortezomib-Tagen empfohlen, bzw. dieses ganz unter Bortezomib-Therapie vermeiden.

Obligate Prä- und Begleitmedikation

Tag	zeitl. Ablauf	Substanz	Dosierung	Trägerlösung (ml)	Appl.	Inf.-dauer	Bemerkungen
1-21	0-1-0-0	Cotrimoxazol/Cotrim®forte	960 mg		p.o.		Mo,Mi,Fr
1-21	1-0-0-0	Aciclovir/Aciclovir ratio®	400 mg		p.o.		
1	-	Pamidronat/Aredia®	60 mg	500 ml NaCl 0,9%	i.v.	2-3h	ab Woche 3: alle 4 Wochen; Zyklus 1-11

Bedarfsmedikation: Loperamid/ImodiumN®, Granisetron/Kevatril®, Sucralfat/Ulcogant®
FN-Risiko: < 10% --> je nach Risikoabwägung, siehe Kurzfassung Leitlinien G-CSF, Zu G-CSF-Einsatz siehe auch Kap. 4.3.
Kontrollen: Peripheres Blutbild, Elektrolyte, Retentionswerte, Harnsäure, Leberwerte, Gesamtprotein, Albumin, Paraproteindiagnostik (Serum, Urin)
Dosisreduktion: **Bortezomib:** > 85 Jahre 2x/Monat, siehe auch Memokasten/Fachinfo; **Dexamethason:** > 75 Jahre 20mg abs./d, > 85 Jahre 10mg abs./d; **Cyclophosphamid:** auf 50% bei wiederholter Toxizität reduzieren. Siehe Kap. 3.8.1
Bemerkungen: **Bei Therapiedruck = hohe Myelomlast (z.B. Niereninsuffizienz): Bortezomib-Gabe 2x/Woche an d1,4,8,11 erwägen**
Wiederholung: Tag 22 Zyklus 1-11
Literatur: adaptiert nach Palumbo A.,N Engl J Med 2011; 364:1046-1060; Palumbo, A. Mina R. / Blood Reviews 27 (2013) 133#142

12.7.4 Lenalidomid/Dexamethason

Indikation: Multiples Myelom

ICD-10: C90

RD (Rezidivtherapie s. Kommentar # auch zu Rd) Diese Zytostatikatherapie birgt letale Risiken. Die Anwendung darf nur durch erfahrene internistische Onkologen und entsprechend ausgebildetes Pflegepersonal erfolgen. Das Protokoll muss im Einzelfall überprüft und der klinischen Situation angepasst werden.

Chemotherapie

Tag	Substanz in chronologischer Reihenfolge	Dosierung	Trägerlösung (ml)	Appl.	Inf.-dauer	Bemerkungen
1-21	Lenalidomid	25 mg abs.		p.o.		DR*: Gaben: 0-0-0-1
1-4,9-12,17-20	Dexamethason	40 mg abs.		p.o.		#Zyklus 1-4, ab Zyklus 5 siehe Diagramm, DR**: Gaben: 1-0-0-0

analog Rajkumar S.V. et al. Lancet Oncol 11: 29-37, 2010: Dexamethason 40mg d 1,8,15,22,
d.h. 1/4 der Dexamethasondosis kann bei erstdiagnostizierten MM-Patienten als **Rd-Erstlinientherapie** appliziert werden, da damit ein besseres OS (p=0,0002) und weniger >G3 NW (p=0,0001) beobachtet werden.
Bei **Rezidivpatienten** mag aufgrund einer höheren Myelomlast bzw. Myelomresistenz **RD** günstiger sein.

Dosisreduktion Lenalidomid

Nierenfunktion (Kreatinin Clearance)	Dosisanpassung
30 < Krea.-Cl < 50 ml/min	10mg/d,*
Krea.-Cl < 30 ml/min, keine Dialyse erforderlich	15mg jeden 2.d, **
Krea.-Cl < 30 ml/min, Dialyse erforderlich	5mg/d, an Dialysetagen Gabe nach Dialyse

* Erhöhung der Dosis nach 2 Zyklen auf 15mg/d bei Nicht-Ansprechen auf Behandlung und guter Verträglichkeit
** Erhöhung der Dosis auf 10mg/d bei guter Verträglichkeit

Zyklusdiagramm	d1 w1	d8 w2	d15 w3	d22 w4	
Lenalidomid	■■■■	■■■■	■■■■		Wdh.
Dexamethason (Zyklus 1-4)	■ ■	■ ■	■ ■		
Dexamethason (ab Zyklus 5)	■	■	■	■	

Obligate Prä- und Begleitmedikation

Tag	zeitl. Ablauf	Substanz	Dosierung	Trägerlösung (ml)	Appl.	Inf.-dauer	Bemerkungen
1-28	0-1-0-0	Cotrimoxazol/Cotrim®forte	960 mg		p.o.		Mo,Mi,Fr
1-28	1-0-0-0	ASS	100 mg		p.o.		
1-28	1-0-0-0	Aciclovir/Zovirax®	400 mg		p.o.		kontinuierlich

Bedarfsmedikation:	Metoclopramid/Paspertin® p.o., Pantoprazol/Pantozol® p.o., Obstipationsprophylaxe, ggf. bei Risikoprofil für tiefe Beinvenenthrombose Antikoagulation
FN-Risiko:	<10%:-> je nach Risikoabwägung, siehe Kurzfassung Leitlinien G-CSF. Zu G-CSF-Einsatz siehe auch Kap. 4.3.
Kontrollen:	Zyklus 1+2 wöchentlich: Blutbild, Elektrolyte, Blutzucker, Harnsäure, Kreatinin, Retentionswerte; bei MM: Cave Tumorlysesyndrom, Thromboserisiko
Dosisreduktion:	**Lenalidomid:** bei 75-85J. 15mg, >85J. 10mg; ****Dexamethason:** bei 75-85J. 20mg abs/d, >85J. 10mg abs/d; siehe NW-Profil Lenalidomid Kasten/Fachinfo. Siehe Kap. 3.8.1
Erfolgsbeurteilung:	nach 2 Zyklen
Wiederholung:	d29
Literatur:	Weber DM et al. N Engl J Med. 2007; 357:2133-42; Dimopoulos M et al. N Engl J Med. 2007; 357:2123-32; Rajkumar S.V. et al. Lancet Oncol. 2010; 11:29-37

13.1.1 5-FU/Carboplatin

Indikation: Kopf-/ Hals-Tumoren; Ösophaguskarzinom (Plattenepithelkarzinom)

ICD-10: C00-C14; C15; C30-C32

Chemotherapie

Diese Zytostatikatherapie birgt letale Risiken. Die Anwendung darf nur durch erfahrene internistische Onkologen und entsprechend ausgebildetes Pflegepersonal erfolgen. Das Protokoll muss im Einzelfall überprüft und der klinischen Situation angepasst werden.

Tag	Substanz in chronologischer Reihenfolge	Dosierung	Trägerlösung (ml)	Appl.	Inf.-dauer	Bemerkungen
1	Carboplatin	6 AUC	500 ml Glucose 5%	i.v.	1h	Dosis (mg) = AUC (mg/ml x min) x [GFR (ml/min)+25]
1-5	Fluorouracil (5-FU)	1000 mg/m²	250 ml NaCl 0,9%	i.v.	4h	(ggf. amb. 24h über Baxter-Pumpen)

Dosierungsempfehlung für Carboplatin nach AUC:

Klinische Situation	Ziel-AUC (mg/ml x min)
Carboplatin Monotherapie, keine Vorbehandlung	5-7
Carboplatin Monotherapie, myelosuppressive Vorbehandlung	4-6
Kombinationsbehandlung mit Carboplatin in Standarddosierung keine Vorbehandlung	4-6

Nach vorangegangener Bestrahlung **Dosisreduktion** Fluorouracil auf 50%

Trinkmenge mindestens 2 Liter/Tag

Schwerwiegende Wechselwirkung:
keine Gabe von Brivudin/Zostex® zusammen mit 5-Fluorouracil inkl. topischer Präparate und Prodrugs (Efudix, Capecitabin, Floxuridin, Tegafur). Durch Hemmung der Dihydropyrimidindehydrogenase, Akkumulation und verstärkte Toxizität von 5-FU, letale Folgen möglich. Mindestens 4 Wochen zeitlicher Abstand, ggf. Bestimmung der DPD-Aktivität.

Inkompatibilitäten:
Fluorouracil ↔ Carboplatin
Fluorouracil ↔ Metoclopramid y-site kompatibel:
Fluorouracil ↔ Kaliumchlorid

Zyklusdiagramm	d1 w1	d8 w2	d15 w3	
Carboplatin	■			Wdh.
5-FU	■■■■■			

Obligate Prä- und Begleitmedikation

Tag	zeitl. Ablauf	Substanz	Dosierung	Trägerlösung (ml)	Appl.	Inf.-dauer	Bemerkungen
1	-15min	NaCl 0,9 %		2000 ml	i.v.	5h30min	ggf. Laufzeit bei ambulanter Applikation anpassen
1	-15min	Dexamethason	8 mg	100 ml NaCl 0,9%	i.v.	15min	
1	-15min	Granisetron/Kevatril®	1 mg		i.v.	B	
2-5	0	NaCl 0,9 %		500 ml	i.v.	4h	
2-5	1-0-1-0	Metoclopramid/Paspertin®	50 mg		p.o.		

Bedarfsmedikation:	Metoclopramid/Paspertin® p.o. oder i.v., bei Unverträglichkeit Ersatz durch HT₃-Antagonist bzw. an Tagen 2-5 durch Dexamethason/Fortecortin® 8mg
FN-Risiko:	< 10% -> G-CSF-Gabe je nach Risikoabwägung, siehe Kurzfassung Leitlinien G-CSF, Zu G-CSF-Einsatz siehe auch Kap. 4.3.
Kontrollen:	Blutbild, Elektrolyte insbesondere Mg²⁺, Leberwerte, Retentionswerte, eGFR, Oto-/Neurotoxizität
Dosisreduktion:	5-FU 50% nach vorangegangener Bestrahlung; bei Bilirubin-Anstieg siehe Kap. 3.8.1; Carboplatin 80% bei Thrombozyten < 50 000/µl.
Erfolgsbeurteilung:	nach 2, 4 oder 6 Zyklen
Wiederholung:	Tag 22 oder 29
Literatur:	Kaasa S et al. Eur J Cancer. 1991; 27:576-579; Jassem J et al. Cancer Chemother Pharmacol. 1993; 31:489-494.

13.1.2 Docetaxel/Cisplatin

Indikation: Kopf- /Hals-Tumoren (Plattenepitel-Ca) **ICD-10: C00-14/C30-C32**

Chemotherapie

Diese Zytostatikatherapie birgt letale Risiken. Die Anwendung darf nur durch erfahrene internistische Onkologen und entsprechend ausgebildetes Pflegepersonal erfolgen. Das Protokoll muss im Einzelfall überprüft und der klinischen Situation angepasst werden.

Tag	Substanz in chronologischer Reihenfolge	Dosierung	Trägerlösung (ml)	Appl.	Inf.-dauer	Bemerkungen
1	Docetaxel	75 mg/m²	250 ml NaCl 0,9%	i.v.	1h	
1	Cisplatin	75 mg/m²	250 ml NaCl 0,9%	i.v.	1h	

Docetaxel während der ersten 5 min sehr langsam einlaufen lassen.
Bei 1.-2. Infusion engmaschig Blutdruck und Puls kontrollieren (Anaphylaxie-Gefahr)

Cave: Aprepitant ist moderater Inhibitor und Induktor von CYP3A4 (Wechselwirkungen beachten, s. Fachinformation)

Zyklusdiagramm	d1 w1	d8 w2	d15 w3	
Docetaxel	■			Wdh.
Cisplatin	■			

CTx mit FN-Risiko von 10-20%: Vorgehen bei der G-CSF-Gabe
- nach CTx: 1x tgl. 5µg/kg Filgrastim s.c. bis Leukozyten < 1 000/µl bis >1 000/µl
- Wenn unter Einbeziehung **individueller Risikofaktoren für den Patienten**
FN-Risiko ≥ 20% =>**G-CSF-Primärprophylaxe** erwägen/durchführen.
- **Nach durchgemachter febriler Neutropenie**, in folgenden Zyklen => G-CSF-Sekundärprophylaxe

G-CSF-Primär- bzw. Sekundärprophylaxe:
Entweder 24h nach CTx einmal Pegfilgrastim/Neulasta® 6mg s.c. - **Oder:**
d6 nach CTx Filgrastim/Neupogen® 5µg/kg/d s.c. bis zum Durchschreiten des Nadir

Obligate Prä- und Begleitmedikation

Tag	zeitl. Ablauf	Substanz	Dosierung	Trägerlösung (ml)	Appl.	Inf.-dauer	Bemerkungen
0	1-0-1-0	Dexamethason	8 mg		p.o.		
1	-1h	Aprepitant/Emend®	125 mg		p.o.		
1	-30min	NaCl 0,9%		3000 ml	i.v.	6-8h	
1	-30min	Dexamethason	12 mg		i.v.		
1	-30min	Granisetron/Kevatril®	1 mg		i.v.	B	
1	-15min	Clemastin/Tavegil®	2 mg		i.v.	B	
1	-15min	Ranitidin/Zantic®	50 mg		i.v.	B	
1	+1h, +3h	Mannitol 10%/Osmosteril 10%®	250 ml		i.v.	15min	
1	abends	Dexamethason	8 mg		p.o.		
2	1-0-1-0	Dexamethason	8 mg		p.o.		
2-3	1-0-0-0	Aprepitant/Emend®	80 mg		p.o.		
3-4	1-0-0-0	Dexamethason	8 mg		p.o.		

FN-Risiko: 10-20% -> je nach Risikoabwägung als Primärprophylaxe, bei FN im 1. Zyklus als Sekundärprophylaxe, siehe Kurzfassung Leitlinien G-CSF. Zu G-CSF-Einsatz siehe auch Kap. 4.3.

Kontrollen: Blutbild, Elektrolyte insbesondere Ca²⁺, Retentionswerte, eGFR, Eiweiß, Albumin, Bilirubin, Leberwerte, Oto-Neurotoxizität, Gewicht

Dosisreduktion: Bei Neutropenie < 500/µl über mehr als 7 Tage und/oder bei febriler Neutropenie oder bei Thrombopenie < 25 000/µl: Docetaxel-Dosisreduktion um 20%. Bei Neutropenie < 1 500/µl und/oder Thrombopenie < 100 000/µl: maximale Zyklusverschiebung um 2 Wochen. Bei Leberwerterhöhung: ggf. Docetaxel-Dosisreduktion um 20%. Bei Diarrhoe oder Stomatitis Grad 3: Docetaxel-Dosisreduktion um 20%. Bei Serum-Kreatinin ≥ Grad 2 (> 1,5x Normalwert): Kreatinin-Clearance bestimmen (=CCL) vor jedem Zyklus, bei CCL < 60ml/min und ≥ 40ml/min: keine Cisplatin-Gabe im folgenden Zyklus. Bei Grad 2 Neuropathie: Cisplatin-Dosisreduktion um 50%, bei CCL < 60ml/min und ≥ 40ml/min: Cisplatin-Dosisreduktion um 50% - bei fehlender Erholung und bei CCL < 40ml/min: keine Cisplatin-Gabe im folgenden Zyklus. Siehe Kap. 3.8.1

Erfolgsbeurteilung: nach Zyklen 2, 4 und 6 neurologische Untersuchung, radiologische Tumormessung
Wiederholung: Tag 21
Literatur: Dreyfuss A et al. J Clin Oncol. 1996; 14:1672-1678; analog internem Studienprotokoll 104. Arm C; Aprepitant: Fachinformation, Bokemeyer C. Arzneimitteltherapie. 2004; 22:129-35, Navari RM. Cancer Invest. 2004; 22(4):569-76, MASCC Antiemetic-Guidelines, 2013, www.mascc.org

13.1.3 5-FU/Carboplatin/Cetuximab

Indikation: Kopf-/Hals-Tumoren (Plattenepithel-Ca/ non-nasopharyngeal)

ICD-10: C14; C30- C32

Chemotherapie

Diese Zytostatikatherapie birgt letale Risiken. Die Anwendung darf nur durch erfahrene internistische Onkologen und entsprechend ausgebildetes Pflegepersonal erfolgen. Das Protokoll muss im Einzelfall überprüft und der klinischen Situation angepasst werden.

Tag	Substanz in chronologischer Reihenfolge	Dosierung	Trägerlösung (ml)	Appl.	Inf.-dauer	Bemerkungen
1	Carboplatin	5 AUC	500 ml Glucose 5%	i.v.	1h	Dosis (mg) = AUC (mg/ ml x min) x [GFR(ml/ min) + 25]
1	Cetuximab	400 mg/m²	unverdünnt	i.v.	s.u.	Erstgabe: 400 mg/m² einmalig, Erhaltung: 250 mg/m²
1-4	Fluorouracil (5-FU)	1000 mg/m²	250 ml NaCl 0,9%	i.v.	24h	
8,15	Cetuximab	250 mg/m²	unverdünnt	i.v.	1h	(ab Zyklus 2 auch d1 mit 250mg/m²)

Dosierungsempfehlung für Carboplatin nach AUC:

Klinische Situation	Ziel-AUC (mg/ml x min)
Carboplatin Monotherapie, keine Vorbehandlung	5-7
Carboplatin Monotherapie, myelosuppressive Vorbehandlung	4-6
Kombinationsbehandlung mit Carboplatin in Standarddosierung keine Vorbehandlung	4-6

Inkompatibilitäten:
Fluorouracil ↔ Carboplatin
Fluorouracil ↔ Metoclopramid y-site kompatibel;
Fluorouracil ↔ Kaliumchlorid

Schwerwiegende Wechselwirkung:
keine Gabe von Brivudin/Zostex® zusammen mit 5-Fluorouracil inkl. topischer Präparate und Prodrugs (Efudix, Capecitabin, Floxuridin, Tegafur). Durch Hemmung der Dihydropyrimidindehydrogenase, Akkumulation und verstärkte Toxizität von 5-FU, letale Folgen möglich. Mindestens 4 Wochen zeitlicher Abstand, ggf. Bestimmung der DPD-Aktivität.

Trinkmenge mindestens 2 Liter/Tag

Cave: Die Therapie mit Cetuximab kann zu einem Magnesium-Wasting-Syndrom führen

Infusionsgeschwindigkeit Cetuximab: mild bis moderate allerg. Reaktion in 12-19% beschrieben, meist (ca. 90%) bei Erstgabe.
Erstgabe (loading Dose: 400mg/m², nach CTx): beginnen mit **50mg/h** für 1 h; danach bei guter Verträglichkeit alle 30min um 50mg/h steigern bis max. 400mg/h
Folgegaben (ab d8: Erhaltungsdosis 250mg/m², vor CTx) bei komplikationsfreier Erstgabe und nach Ausschluss Risikopatient: Gesamtdosis innerhalb 60min geben
Maximale Infusionsrate 2ml/min=**10mg/min** (Cetuximab Konzentration: 5mg/ml); bei guter Verträglichkeit nach Loading-Dose evtl. Erhaltungs-Dose in 30min geben
Risikopatienten (max.Tumorlast, Herz-Kreislauf/resp. Erkrankungen, AK-Unverträglichkeit); beginnen mit **25mg/h** für 1h danach alle 30 min um 25mg/h, bis max. 200mg/h steigern.
Überwachung: erste Stunde alle 15min: RR, Atemfrequenz, Temp.: danach 1x/h; NOTFALLWAGEN bereithalten
Cave: Bei **allergischer/anaphylaktischer Reaktion** (Schüttelfrost, Fieber etc.) SOFORTIGER Infusionsstop, Gabe von Glukokortikoiden, Flüssigkeit, Tavegil, Ranitidin, intensiv-medizinischer Maßnahmen.
Bei SCHWERER Symptomatik: kein Rechallenge. Symptombesserung: langsame Wiederaufnahme mit halbierter Infusionsgeschwindigkeit der Erstgabe

Obligate Prä- und Begleitmedikation

Tag	zeitl. Ablauf	Substanz	Dosierung	Trägerlösung (ml)	Appl.	Inf.-dauer	Bemerkungen
1	-30min	NaCl 0,9 %		2000 ml	i.v.	7h	d8 und d15: 500ml NaCl 0,9% über 1h30min
1	-30min	Dexamethason	8 mg	100 ml NaCl 0,9%	i.v.	15min	d8 und d15: 4mg Dexamethason i.v.
1	-30min	Granisetron/Kevatril®	1 mg		i.v.	15min	
1	+1h	Paracetamol/Paracetamol ratio®	1 g		p.o.	B	nur bei Cetuximab-Erstgabe
1	+1h30min	Ranitidin/Zantic®	50 mg		i.v.	15min	nur bei Cetuximab-Erstgabe
1	+1h30min	Prednison/Decortin®	50 mg		p.o.		nur bei Cetuximab-Erstgabe
1	+1h30min	Clemastin/Tavegil®	2 mg	100 ml NaCl 0,9%	i.v.	15min	sowie d8 und d15: 30min vor Cetuximab

Bedarfsmedikation: Metoclopramid/Paspertin® p.o. oder i.v., bei Unverträglichkeit Ersatz durch 5-HT₃-Antagonist bzw. an Tagen 2-5 durch Dexamethason/Fortecortin® 8mg; Cetuximab: Hautpflege: ph-neutrale Bade- und Duschmittel/Shampoo, Sonnenexposition vermeiden, hoher Lichtschutzfaktor verwenden, bei Akne: keine Aknetherapeutika, sondern prophylaktische Gabe von oralen Tetrazyklinen (6-8 Wochen) oder topische Anwendung einer feuchtigkeitsspendenden 1% Hydrocortisoncreme und andere Maßnahmen im Rücksprache mit dem Hautarzt

FN-Risiko: < 10%, → Risikoprofil siehe Kurzfassung Leitlinien zur G-CSF-Behandlung, Pegfilgrastim/Neulasta® Filgrastim/Neupogen® je nach Risikoabwägung. Zu G-CSF-Einsatz siehe auch Kap. 4.3.
Kontrollen: Blutbild, Elektrolyte insbesondere Mg²⁺, Leberwerte, Retentionswerte, eGFR (auch vor Therapie), Oto-/Neurotoxizität, Gewicht tgl.
Dosisreduktion: 5-FU: 50% max vorangegangener Bestrahlung; bei Bilirubin-Anstieg siehe Kap. 3.8.1; Carboplatin 80% bei Thrombozyten < 50 000/μl.
Erfolgsbeurteilung: nach 2, 4 und 6 Zyklen; radiologische Tumormessung
Wiederholung: Tag 22 oder 29, max. 6 Zyklen

Vermoden IR et al. N Engl J Med. 2008; 359:1116-27. Kaasa S et al. Eur J Cancer 1991: 27:576-579. Jassem J et al. Cancer Chemother Pharmacol. 1993; 31:489-494.

13.2.1 Cisplatin/ Etoposid

Indikation: Kleinzelliges Lungenkarzinom (SCLC)　　**ICD-10: C34**

Chemotherapie

Diese Zytostatikatherapie birgt letale Risiken. Die Anwendung darf nur durch erfahrene internistische Onkologen und entsprechend ausgebildetes Pflegepersonal erfolgen. Das Protokoll muss im Einzelfall überprüft und der klinischen Situation angepasst werden.

Tag	Substanz in chronologischer Reihenfolge	Dosierung	Trägerlösung (ml)	Appl.	Inf.-dauer	Bemerkungen
1	Cisplatin	75 mg/m²	250 ml NaCl 0,9%	i.v.	1h	
1-3	Etoposidphosphat	100 mg/m²	100 ml NaCl 0,9%	i.v.	30min	ab 200mg in 250ml NaCl 0,9%. Menge entspr. Etoposidanteil

	24h nach CTx	Pegfilgrastim/ Neulasta®	6mg	s.c.		
entweder						
oder	d6 nach CTx	Filgrastim/ Neupogen®	5µg/kg/d	s.c.	bis Durchschreiten des Nadir	

Zyklusdiagramm	d1 w1	d8 w2	d15 w3	
Cisplatin	■			Wdh.
Etoposidphosphat	■■■			

Cave: Aprepitant ist moderater Inhibitor und Induktor von CYP3A4 (Wechselwirkungen beachten, s. Fachinformation)

Cave: Keine gleichzeitige Gabe von Etoposidphosphat und Natriumbicarbonat über den gleichen Zugang

Obligate Prä- und Begleitmedikation

Tag	zeitl. Ablauf	Substanz	Dosierung	Trägerlösung (ml)	Appl.	Inf.-dauer	Bemerkungen
1	1-0-0-0	Aprepitant/Emend®	125 mg		p.o.		Gabe 1h vor CTx
1	-30min	NaCl 0,9 %		3000 ml	i.v.	6-8h	
1	-30min	Dexamethason	12 mg		i.v.	B	bei Emesis Dosiserhöhung auf 3mg
1	-30min	Granisetron/Kevatril®	1 mg		i.v.	B	30min vor Cisplatin
1	-30min	Mannitol 10%/Osmosteril 10%®	250 ml		i.v.	15min	nach Cisplatin
1	+1h30min	Mannitol 10%/Osmosteril 10%®	250 ml		i.v.	15min	
2-3	1-0-0-0	Aprepitant/Emend®	80 mg		p.o.		
2-3	-30min	NaCl 0,9 %		1000 ml	i.v.	2h	
2-3	-30min	Granisetron/Kevatril®	1 mg		i.v.	B	bei Emesis Dosiserhöhung auf 3mg
2-4	-30min	Dexamethason	8 mg		i.v.	15min	

Bedarfsmedikation: Metoclopramid, Dexamethason/Fortecortin®, Granisetron/Kevatril®, Famotidin/Pepdul®
FN-Risiko: >20%→Primärprophylaxe mit Filgrastim/Neupogen® oder Pegfilgrastim/Neulasta®. Zu G-CSF-Einsatz siehe auch Kap. 4.3.
Kontrollen: Blutbild, Elektrolyte, Retentionswerte, Kreatinin-Clearance, Flüssigkeitsbilanz, Neurotoxizität
Dosisreduktion: Cisplatin: bei Kreatinin-Clearance <60ml/min. sind die Richtlinien zur Dosisreduktion zu beachten; Kreatinin-Clearance ≤ 40-60ml/min ist die Dosisreduktion gemäß Protokoll durchzuführen; Kreatinin-Clearance <40 ml/min. auf Carboplatin (AUC 5) umzustellen. Siehe Kap. 3.8.1
Erfolgsbeurteilung: vor Zyklus 3 und 5; Applikation des nächsten Chemotherapiezyklus, wenn keine Anzeichen einer Tumorprogression. Bei Patienten mit PD wird EpiCO empfohlen
Wiederholung: alle 21 Tage, 6 Zyklen
Literatur: Sundstrom S et al. J Clin Oncol. 2002; 20(24);4665-72.

13.2.2 Epi CO

Indikation: Kleinzelliges Lungenkarzinom (SCLC) — ICD-10: C34

Chemotherapie

Diese Zytostatikatherapie birgt letale Risiken. Die Anwendung darf nur durch erfahrene internistische Onkologen und entsprechend ausgebildetes Pflegepersonal erfolgen. Das Protokoll muss im Einzelfall überprüft und der klinischen Situation angepasst werden.

Tag	Substanz in chronologischer Reihenfolge	Dosierung	Trägerlösung (ml)	Appl.	Inf.-dauer	Bemerkungen
1	Vincristin	1.4 mg/m²	unverdünnt	i.v.	B	max. 2mg abs.
1	Epirubicin	70 mg/m²	unverdünnt	i.v.	B15min	
1	Cyclophosphamid	1000 mg/m²	500 ml NaCl 0,9%	i.v.	1h	

Zyklusdiagramm	d1 w1	d8 w2	d15 w3				
Vincristin	■			Wdh.	entweder	24h nach CTx	Pegfilgrastim/Neulasta® 6mg s.c.
Epirubicin	■				oder	d6 nach CTx	Filgrastim/Neupogen® 5µg/kg/d s.c. bis Durchschreiten des Nadir
Cyclophosphamid	■						

Obligate Prä- und Begleitmedikation

Tag	zeitl. Ablauf	Substanz	Dosierung	Trägerlösung (ml)	Appl.	Inf.-dauer	Bemerkungen
1	-15min	NaCl 0,9 %		1000 ml	i.v.	2h	
1	-15min	Dexamethason	20 mg		i.v.	15min	
1	-15min	Granisetron/Kevatril®	1 mg		i.v.	B	
1	+30min	Mesna/Uromitexan®	200 mg/m²		i.v.	B	p.o. Gabe: 400mg/m² 2h vor i.v.
1	+2h45min, +6h45min	Mesna/Uromitexan®	400 mg/m²		p.o.		i.v. Gabe: 200mg/m² 2h vor p.o.

Bedarfsmedikation:	Metoclopramid/Paspertin® p.o. oder i.v., bei Unverträglichkeit Ersatz duch HT₃-Antagonisten
FN-Risiko:	>20% -> Primärprophylaxe mit Filgrastim/Neupogen® oder Pegfilgrastim/Neulasta®, siehe Kurzfassung Leitlinien G-CSF. Zu G-CSF-Einsatz siehe auch Kap. 4.3.
Kontrollen:	Cave: Anthrazykline->Gefahr der Kardiotoxizität, auf Herzfunktion achten. Blutbild, Elektrolyte, Leberwerte, Diurese, Herzfunktion, Neurotoxizität
Dosisreduktion:	Siehe Kap. 3.8.1
Summendosis:	**Epirubicin:** Gefahr der Kardiotoxizität; maximale Summendosis: 1000mg/m²
Erfolgsbeurteilung:	nach jedem 2. Zyklus
Wiederholung:	Tag 22
Literatur:	Drings P et al. Onkologie. 1986; 9(1):14-20.

13.2.3 Carboplatin/Etoposid

Indikation: Kleinzelliges Lungenkarzinom (SCLC)   ICD-10: C34

Chemotherapie

Diese Zytostatikatherapie birgt letale Risiken. Die Anwendung darf nur durch erfahrene internistische Onkologen und entsprechend ausgebildetes Pflegepersonal erfolgen. Das Protokoll muss im Einzelfall überprüft und der klinischen Situation angepasst werden.

Tag	Substanz in chronologischer Reihenfolge	Dosierung	Trägerlösung (ml)	Appl.	Inf.-dauer	Bemerkungen
1	Carboplatin	6 AUC	500 ml Glucose 5%	i.v.	30min	
1-3	Etoposidphosphat	120 mg/m²	100 ml NaCl 0,9%	i.v.	1h	ab 200mg in 250ml NaCl 0,9%; Menge entspr. Etoposidanteil

Zyklusdiagramm	d1 w1	d8 w2	d15 w3		
Carboplatin				Wdh.	
Etoposidphosphat					

Cave: Keine gleichzeitige Gabe von Etoposidphosphat und Natriumbicarbonat über den gleichen Zugang

CTx mit FN-Risiko von 10-20%: Vorgehen bei der G-CSF-Gabe

- nach CTx: 1x tgl. 5µg/kg Filgrastim s.c. bei Leukozyten < 1 000/µl bis >1 000/µl
- Wenn unter Einbeziehung **individueller Risikofaktoren für den Patienten**
FN-Risiko ≥ 20% =>G-CSF-Primärprophylaxe erwägen/durchführen.
- **Nach durchgemachter febriler Neutropenie**, in folgenden Zyklen => G-CSF-Sekundärprophylaxe

G-CSF-Primär- bzw. Sekundärprophylaxe:
Entweder 24h nach CTx einmal Pegfilgrastim/Neulasta® 6mg s.c.   - **Oder:**
d6 nach CTx Filgrastim/Neupogen® 5µg/kg/d s.c. bis zum Durchschreiten des Nadir

Dosierungsempfehlung für Carboplatin nach AUC:

Klinische Situation	Ziel-AUC (mg/ml x min)
Carboplatin Monotherapie, keine Vorbehandlung	5-7
Carboplatin Monotherapie, myelosuppressive Vorbehandlung	4-6
Kombinationsbehandlung mit Carboplatin in Standarddosierung keine Vorbehandlung	4-6

Obligate Prä- und Begleitmedikation

Tag	zeitl. Ablauf	Substanz	Dosierung	Trägerlösung (ml)	Appl.	Inf.-dauer	Bemerkungen
1-3	-15min	NaCl 0,9 %		1000 ml	i.v.	2h	
1-3	-15min	Dexamethason	8 mg		i.v.	15min	
1	-15min	Granisetron/Kevatril®	1 mg		i.v.	B	
1	+4h	Dexamethason	8 mg		i.v.	15min	bzw. zu Hause p.o.

Bedarfsmedikation:	Metoclopramid/Paspertin® p.o. oder i.v., bei Unverträglichkeit ev. Ersatz durch HT₃-Antagonisten
FN-Risiko:	10-20%,–> je nach Risikoabwägung als Primärprophylaxe, bei FN im 1. Zyklus als Sekundärprophylaxe, siehe Kurzfassung Leitlinien G-CSF. Zu G-CSF-Einsatz siehe auch Kap. 4.3.
Kontrollen:	Blutbild, Elektrolyte insbesondere Mg²⁺, Retentionswerte, vor Therapie Kreatinin-Clearance, Oto-/Neurotoxizität
Dosisreduktion:	Etoposid Wechsel p.o. möglich (s. Fachinfo. relative Bioverfügbarkeit Etoposid Kapseln ca.50%), p.o. Dosis entspricht 2 x i.v. Dosis (Cave individuelle Schwankungen bei Dosiseinstellung berücksichtigen). Siehe Kap. 3.8.1
Erfolgsbeurteilung:	nach 2 Zyklen
Wiederholung:	Tag 22
Literatur:	Heckmayr M et al. Pneumologie. 1990; 44(1):256-257; Gatzemeier U et al. Pneumologie. 1990; 44(1):584-585 Hermes A et al. J Clin Oncol. 2008; 26(26): 4261-7; Skarlos DV et al. Ann Oncol. 1994; 5(7):601-7. Goeckenjan G et al. Pneumologie. 2010; 64, Supplement 2:e1-e164;

13.2.4 Topotecan

Indikation: Kleinzelliges Lungenkarzinom (SCLC)　　**ICD-10: C34**

Chemotherapie

Diese Zytostatikatherapie birgt letale Risiken. Die Anwendung darf nur durch erfahrene internistische Onkologen und entsprechend ausgebildetes Pflegepersonal erfolgen. Das Protokoll muss im Einzelfall überprüft und der klinischen Situation angepasst werden.

Tag	Substanz in chronologischer Reihenfolge		Dosierung	Trägerlösung (ml)	Appl.	Inf.-dauer	Bemerkungen
1-5	Topotecan		1,5 mg/m²	100 ml NaCl 0,9%	i.v.	30min	siehe Dosissteigerung und Dosisreduktion

entweder	24h nach CTx	Pegfilgrastim/ Neulasta®	6mg	s.c.	
oder	d6 nach CTx	Filgrastim/ Neupogen®	5µg/kg/d	s.c.	bis Durchschreiten des Nadir

Zyklusdiagramm	d1 w1	d8 w2	d15 w3	Wdh.
Topotecan	▓▓▓▓	∣∣∣∣∣∣∣∣	∣∣∣∣∣∣∣∣	

Obligate Prä- und Begleitmedikation

Tag	zeitl. Ablauf	Substanz	Dosierung	Trägerlösung (ml)	Appl.	Inf.-dauer	Bemerkungen
1-5	-15min	NaCl 0,9 %		500 ml	i.v.	1h	
1-5	-15min	Dexamethason	8 mg		i.v.	B	

Bedarfsmedikation:	Granisetron/Kevatril®, Loperamid/Imodium®
FN-Risiko:	>20% -> Primärprophylaxe mit Filgrastim/Neupogen® oder Pegfilgrastim/Neulasta®, siehe Kurzfassung Leitlinien G-CSF. Zu G-CSF-Einsatz siehe auch Kap. 4.3.
Kontrollen:	PB (bei Beginn d. Therapie Neutrophile>1 500/µl, Thrombozyten>100 000/µl), Elektrolyte, Kreatinin-Clearance (bei GFR ≤40-20ml/min Topotecan-DR auf 50%, GFR<20ml/min Kontraindikation); Leberwerte (bis Bilirubin 10mg/dl keine Dosisreduktion erforderlich)
Dosierung:	Topotecan-Gabe auch oral möglich: d1–d5 jeweils 2,3mg/m²/d (verfügbare Kapselstärken Hycamtin® 0,25mg und 1mg)
Dosisreduktion:	bei schwerer Thrombozytopenie, Neutropenie oder Anämie (Grad IV) im nächsten Zyklus Dosis auf 1,25mg/m² pro Tag reduzieren, falls erforderlich, weiter auf 1,0 mg/m² pro Tag Topotecan oral: 1,9mg/m²/d, falls erforderlich, weiter auf 1,5 mg/m²/d hier auch DR bei Diarrhoe ab Grad 2-3. Siehe Kap. 3.8.1
Dosissteigerung:	in Abhängigkeit von Wirkung und Nebenwirkung nach 1. Zyklus möglich: 2mg/m² bis maximal 3mg/m²; Bei Topotecan p.o. : 2,7mg/m² bis maximal 3,1mg/m²
Nebenwirkungen:	s. Fachinformation und Literatur: Hämatologische NW, Alopezie, Übelkeit, Dyspnoe, Fatigue, Asthenie, Fieber. Bei p.o. Topotecan etwas stärker ausgeprägte GI-NW wie Diarrhoe (Grad 3/4: 8% vs. 3%), Anorexie (5 vs. 3%)
Erfolgsbeurteilung:	nach 2 Zyklen
Wiederholung:	Tag 22
Literatur:	Kudelka AP et al. J Clin Oncol 1996; 14:1552-7; Eckardt, JR et al. J Clin Oncol 2007; 25(15):2086-92.

13.2.5 Paclitaxel/Carboplatin

Indikation: Nicht-kleinzelliges Lungenkarzinom (NSCLC) **ICD-10: C34**

Chemotherapie

Diese Zytostatikatherapie birgt letale Risiken. Die Anwendung darf nur durch erfahrene internistische Onkologen und entsprechend ausgebildetes Pflegepersonal erfolgen. Das Protokoll muss im Einzelfall überprüft und der klinischen Situation angepasst werden.

Tag	Substanz in chronologischer Reihenfolge	Dosierung	Trägerlösung (ml)	Appl.	Inf.-dauer	Bemerkungen
1	Paclitaxel	200 mg/m²	500 ml NaCl 0,9%	i.v.	3h	PVC-freies Infusionssystem
1	Carboplatin	6 AUC	500 ml Glucose 5%	i.v.	1h	Dosis(mg) = AUC(mg/ml x min) x [GFR (ml/min) + 25]

Dosierungsempfehlung für Carboplatin nach AUC:

Klinische Situation	Ziel-AUC (mg/ml x min)
Carboplatin Monotherapie, keine Vorbehandlung	5-7
Carboplatin Monotherapie, myelosuppressive Vorbehandlung	4-6
Kombinationsbehandlung mit Carboplatin in Standarddosierung keine Vorbehandlung	4-6

CTx mit FN-Risiko von 10-20%: Vorgehen bei der G-CSF-Gabe
- nach CTx: 1x tgl. 5µg/kg Filgrastim s.c. bis Leukozyten < 1 000/µl bis >1 000/µl
- Wenn unter Einbeziehung **individueller Risikofaktoren für den Patienten**
- **FN-Risiko ≥ 20%** =>**G-CSF-Primärprophylaxe** erwägen/durchführen.
- **Nach durchgemachter febriler Neutropenie,** in folgenden Zyklen => **G-CSF-Sekundärprophylaxe**

G-CSF-Primär- bzw. Sekundärprophylaxe:
Entweder 24h nach CTx einmal Pegfilgrastim/Neulasta® 6mg s.c.   - **Oder:**
d6 nach CTx Filgrastim/Neupogen® 5µg/kg/d s.c. bis zum Durchschreiten des Nadir

Zyklusdiagramm

	d1 w1	d8 w2	d15 w3		Wdh.
Paclitaxel	■				
Carboplatin	■				

Obligate Prä- und Begleitmedikation

Tag	zeitl. Ablauf	Substanz	Dosierung	Trägerlösung (ml)	Appl.	Inf.-dauer	Bemerkungen
1		NaCl 0,9 %		2000 ml	i.v.	5h	nur über IVAC
1	-30min	Dexamethason	20 mg		i.v.	B	
1	-30min	Clemastin/Tavegil®	2 mg		i.v.	B	
1	-30min	Ranitidin/Zantic®	50 mg		i.v.	B	
1	-30min	Granisetron/Kevatril®	1 mg		i.v.	B	bei Emesis: Dosiserhöhung auf 3mg

Bedarfsmedikation: Metoclopramid/Paspertin® p.o. oder i.v., Granisetron/Kevatril® i.v.
FN-Risiko: 10-20%-> je nach Risikoabwägung als Primärprophylaxe, bei FN im 1. Zyklus als Sekundärprophylaxe, siehe Kurzfassung Leitlinien G-CSF. Zu G-CSF-Einsatz siehe auch Kap. 4.3.
Kontrollen: Blutbild, Elektrolyte insb. Mg²⁺, Retentionswerte, eGFR, AP, SGOT, SGPT, Klinisch: insbesondere Polyneuropathie, Oto-/Neurotoxizität
Dosisreduktion: Taxol: um 25% bei Leukopenie Grad IV (<1 000/µl) oder febriler Neutropenie, um 25% bei Thrombopenie Grad IV (<1 000/µl), um 25% bei Polyneuropathie 4-6. Siehe Kap. 3.8.1
Therapieaufschub: Taxol: bei Leukozyten < 1 500/µl oder Thrombozyten < 75 000/µl (Kontrolle 2 mal wöchentlich). Therapie absetzen bei Allergie gegen Polyoxyethylen-3,5-Rizinusöl
Erfolgsbeurteilung: nach 2 Zyklen
Wiederholung: alle 3 Wochen
Literatur: Greco FA et al. Cancer 2001; 92(8):2142-7.

13.2.6 Vinorelbin/Cisplatin

Indikation: Nicht-kleinzelliges Lungenkarzinom (NSCLC): ICD-10: C34
adjuvante Therapie IIA-IIIA

Chemotherapie

Diese Zytostatikatherapie birgt letale Risiken. Die Anwendung darf nur durch erfahrene internistische Onkologen und entsprechend ausgebildetes Pflegepersonal erfolgen. Das Protokoll muss im Einzelfall überprüft und der klinischen Situation angepasst werden.

Tag	Substanz in chronologischer Reihenfolge	Dosierung	Trägerlösung (ml)	Appl.	Inf.-dauer	Bemerkungen
1,8,15,22	Vinorelbin	25 mg/m²	100 ml NaCl 0,9%	i.v.	10min	
1,8	Cisplatin	50 mg/m²	250 ml NaCl 0,9%	i.v.	1h	

Cave: Aprepitant ist moderater Inhibitor und Induktor von CYP3A4 (Wechselwirkungen beachten, s. Fachinformation)

Zyklusdiagramm	d1 w1	d8 w2	d15 w3	d22 w4	Wdh.
Cisplatin					
Vinorelbin					

CTx mit FN-Risiko von 10-20%: Vorgehen bei der G-CSF-Gabe

- nach CTx: 1x tgl. 5µg/kg Filgrastim s.c. bei Leukozyten < 1 000/µl bis >1 000/µl
- Wenn unter Einbeziehung **individueller Risikofaktoren für den Patienten**

FN-Risiko ≥ 20% =>G-CSF-Primärprophylaxe erwägen/durchführen.
- Nach durchgemachter febriler Neutropenie, in folgenden Zyklen => **G-CSF-Sekundärprophylaxe**

G-CSF-Primär- bzw. Sekundärprophylaxe:
Entweder 24h nach CTx einmal Pegfilgrastim/Neulasta® 6mg s.c.   - **Oder:**
d6 nach CTx Filgrastim/Neupogen® 5µg/kg/d s.c. bis zum Durchschreiten des Nadir

Obligate Prä- und Begleitmedikation

Tag	zeitl. Ablauf	Substanz	Dosierung	Trägerlösung (ml)	Appl.	Inf.-dauer	Bemerkungen
1,8	-1h	Aprepitant/Emend®	125 mg		p.o.		Gabe 1h vor CTx
2-3,9-10	1-0-0-0	Aprepitant/Emend®	80 mg		p.o.		
15,22	-15min	NaCl 0,9 %		500 ml	i.v.	2h	
1,8	-15min	NaCl 0,9 %		3000 ml	i.v.	6-8h	
2-4,9-11	1-0-0-0	Dexamethason	8 mg		p.o.		
1,8	-15min	Dexamethason	12 mg		i.v.	B	
15,22	-15min	Dexamethason	8 mg		i.v.	B	
1,8	-15min	Granisetron/Kevatril®	1 mg		i.v.	B	bei Emesis Dosiserhöhung auf 3mg
1,8	+10 min	Mannitol 10%/Osmosteril 10%®		250 ml	i.v.	15min	30min vor Cisplatin
1,8	+2h10min	Mannitol 10%/Osmosteril 10%®		250 ml	i.v.	15min	30min nach Cisplatin

Bedarfsmedikation: Granisetron/Kevatril® i.v. oder p.o., Dexamethason/Fortecortin® 8mg, Metoclopramid/Pasperlin® p.o. oder i.v.
FN-Risiko: 10-20% --> je nach Risikoabwägung als Primärprophylaxe, bei FN im 1. Zyklus als Sekundärprophylaxe, siehe Kurzfassung Leitlinien G-CSF. Zu G-CSF-Einsatz siehe auch Kap. 4.3.
Kontrollen: Blutbild, Elektrolyte insbesondere Mg²⁺, Retentionswerte (insbesondere Kreatinin), Kreatinin-Clearance, Diurese
Dosisreduktion: Siehe Kap. 3.8.1
Erfolgsbeurteilung: Nach Ende der adjuvanten Therapie
Wiederholung: Tag 29. Die Therapie wird nach 4 Zyklen oder bei Auftreten unzumutbarer Toxizität beendet.
Literatur: Pisters KM et al. J Clin Oncol. 2007; 25(34):5506-18.

13.2.7 Gemcitabin/Cisplatin

Indikation: Nicht-kleinzelliges Lungenkarzinom (NSCLC); Pleuramesotheliom; Urothelkarzinom

ICD-10: C34; C45; C67

Chemotherapie

Diese Zytostatikatherapie birgt letale Risiken. Die Anwendung darf nur durch erfahrene internistische Onkologen und entsprechend ausgebildetes Pflegepersonal erfolgen. Das Protokoll muss im Einzelfall überprüft und der klinischen Situation angepasst werden.

Tag	Substanz in chronologischer Reihenfolge	Dosierung	Trägerlösung (ml)	Appl.	Inf.-dauer	Bemerkungen
1,8	Gemcitabin	1000 mg/m²	250 ml NaCl 0,9%	i.v.	30min	
1	Cisplatin	70 mg/m²	250 ml NaCl 0,9%	i.v.	1h	

Cave: Aprepitant ist moderater Inhibitor und Induktor von CYP3A4 (Wechselwirkungen beachten, s. Fachinformation)

Zyklusdiagramm d1 w1 | d8 w2 | d15 w3 | Wdh.
- Gemcitabin
- Cisplatin

Obligate Prä- und Begleitmedikation

Tag	zeitl. Ablauf	Substanz	Dosierung	Trägerlösung (ml)	Appl.	Inf.-dauer	Bemerkungen
1	-1h	Aprepitant/Kevatril®	125 mg		p.o.		Gabe 1h vor CTx
2-3	1-0-0-0	Aprepitant/Emend®	80 mg		p.o.		
8	-15min	NaCl 0,9 %		500 ml	i.v.	1h	
1	-15min	NaCl 0,9 %		3000 ml	i.v.	6-8h	
2-4	1-0-0-0	Dexamethason	8 mg		p.o.		
8	-15min	Dexamethason	8 mg		i.v.	B	
1	-15min	Granisetron/Kevatril®	1 mg		i.v.	B	
1	-15min	Dexamethason	12 mg		i.v.	B	
1	+30min, +2h30min	Mannitol 10%/Osmosteril 10%®	250 ml		i.v.	15min	

Bedarfsmedikation: Granisetron/Kevatril® i.v. oder p.o., Dexamethason/Fortecortin® 8mg
FN-Risiko: <10%--> je nach Risikoabwägung, siehe Kurzfassung Leitlinien G-CSF. Zu G-CSF-Einsatz siehe auch Kap. 4.3.
Kontrollen: Blutbild, Elektrolyte insbesondere Mg²⁺, Retentionswerte, eGFR, Diurese.
Dosisreduktion: Cisplatin bei Kreatinin-Clearance <60ml/min meiden; Leukozyten <2 000/µl o. Thrombozyten <75 000/µl: Therapiepause. Andere Toxizitäten: WHO 3° (nicht Erbrechen o. Haarausfall): DR um 50% oder Therapiepause. Siehe Kap. 3.8.1
Erfolgsbeurteilung: nach 2 Zyklen
Wiederholung: Tag 22
Literatur: Sandler AB et al. J Clin Oncol. 2000; 18:122-30; Schiller JH et al. N Engl J Med. 2002; 346:92-8 (NSCLC); Nowak AK et al. Br J Cancer. 2002; 87:491-6 (Pleuramesotheliom); Philip PA et al. Cancer. 2001; 92:569-77 (Pankreaskarzinom); von der Maase H et al. J Clin Oncol. 2000; 18:3068-77 (Urothelkarzinom); Aprepitant: Fachinformation, Bokemeyer C. Arzneimitteltherapie. 2004; 22:129-35; MASCC Antiemetic-Guidelines, 2013, www.mascc.org

13.2.8 Docetaxel 3-wöchentlich

Indikation: Nicht-kleinzelliges Lungenkarzinom (NSCLC)
ICD-10: C34

Diese Zytostatikatherapie birgt letale Risiken. Die Anwendung darf nur durch erfahrene internistische Onkologen und entsprechend ausgebildetes Pflegepersonal erfolgen. Das Protokoll muss im Einzelfall überprüft und der klinischen Situation angepasst werden.

Chemotherapie

Tag	Substanz in chronologischer Reihenfolge	Dosierung	Trägerlösung (ml)	Appl.	Inf.-dauer	Bemerkungen
1	Docetaxel	75 mg/m²	250 ml NaCl 0,9%	i.v.	1h	wenn Dosis > 200mg: Volumen Trägerlösung erhöhen (max. Konz. 0,74 mg/ml)

Zyklusdiagramm	d1 w1	d8 w2	d15 w3	
Docetaxel	▓			Wdh.

CTx mit FN-Risiko von 10-20%: Vorgehen bei der G-CSF-Gabe
- nach CTx: 1x tgl. 5µg/kg Filgrastim s.c. bei Leukozyten < 1 000/µl bis >1 000/µl
- Wenn unter Einbeziehung **individueller Risikofaktoren für den Patienten**

FN-Risiko ≥ 20% =>G-CSF-Primärprophylaxe erwägen/durchführen.
- **Nach durchgemachter febriler Neutropenie**, in folgenden Zyklen => **G-CSF-Sekundärprophylaxe**

G-CSF-Primär- bzw. Sekundärprophylaxe:
Entweder 24h nach CTx einmal Pegfilgrastim/Neulasta® 6mg s.c. - **Oder:** d6 nach CTx Filgrastim/Neupogen® 5µg/kg/d s.c. bis zum Durchschreiten des Nadir

Obligate Prä- und Begleitmedikation

Tag	zeitl. Ablauf	Substanz	Dosierung	Trägerlösung (ml)	Appl.	Inf.-dauer	Bemerkungen
0,2	1-0-1-0	Dexamethason	8 mg		p.o.		
1	-30min	NaCl 0,9 %		500 ml	i.v.	1h30min	
1	-30min	Dexamethason	8 mg	100 ml NaCl 0,9%	i.v.	15min	
1	-30min	Clemastin/Tavegil®	2 mg		i.v.	B	
1	-30min	Ranitidin/Zantic®	50 mg		i.v.	B	
1	0-0-1-0	Dexamethason	8 mg		p.o.		

Bedarfsmedikation:	Metoclopramid/Paspertin® p.o. oder i.v. Dexamethason/Fortecortin® 8mg i.v./p.o.
FN-Risiko:	10-20%--> je nach Risikoabwägung als Primärprophylaxe, bei FN im 1. Zyklus als Sekundärprophylaxe, siehe Kurzfassung Leitlinien G-CSF. Zu G-CSF-Einsatz siehe auch Kap. 4.3.
Kontrollen:	Blutbild, Klinische Chemie, Elektrolyte, Retentionswerte, Leberwerte
Dosisreduktion:	bei Grad IV Neutropenie >7d, febriler Neutropenie, schweren Hautreaktionen oder Grad III- IV nichthämatologischer Toxizität: nach 1. Auftreten 2 Wochen Pause, dann DR auf 55mg/m²; bei persistierender > Grad IV peripherer Neuropathie, Grad IV Hypertonie, Bilirubinerhöhung, AP >2,5fach und SGPT (ALT) >1,5fach über normal oder schon vorheriger Dosisreduktion: Behandlungsabbruch. Siehe Kap. 3.8.1
Nebenwirkungen:	Myelotoxizität, Neuropathie, Hauttoxizität, Flüssigkeitsretention, allergische Reaktionen, Übelkeit/Erbrechen, Cave: Paravasate
Erfolgsbeurteilung:	jeder 2.-3. Zyklus
Wiederholung:	Tag 22
Literatur:	Fossella FV et al. J Clin Oncol. 2000; 18(12):2354-62; Quoix E et al. Ann Oncol. 2004; 15(1):38-44.

13.2.9 Pemetrexed

Indikation: Nicht-kleinzelliges Lungenkarzinom (NSCLC) außer Plattenepithelkarzinom; Pleuramesotheliom

ICD-10: C34

Chemotherapie

Diese Zytostatikatherapie birgt letale Risiken. Die Anwendung darf nur durch erfahrene internistische Onkologen und entsprechend ausgebildetes Pflegepersonal erfolgen. Das Protokoll muss im Einzelfall überprüft und der klinischen Situation angepasst werden.

Tag	Substanz in chronologischer Reihenfolge	Dosierung	Trägerlösung (ml)	Appl.	Inf.-dauer	Bemerkungen
1	Pemetrexed	500 mg/m²	100 ml NaCl 0,9%	i.v.	10min	Nach Verdünnung in 100ml NaCl 24h haltbar

Zyklusdiagramm | d1 w1 | d8 w2 | d15 w3 | Wdh.
Pemetrexed ▪

Folsäure (Multibionta®forte): 500µg/d kontinuierlich ab Tag -7; Keine zusätzliche Gabe zu der im Protokoll angegebenen Dosis, da Wirkungseinschränkung von Pemetrexed möglich.

Vitamin B12: Eine Woche vor 1. Pemetrexed-Gabe, dann alle 9 Wochen Applikation von 1000µg Vitamin B12 (B12-Vicotrat®) i.m.

Vorsicht bei gleichzeitiger Gabe von **hohen Dosen NSAIDs und Acetylsalicylsäure** und Pemetrexed
→ verringerter Pemetrexed-Ausscheidung möglich; Cave Nebenwirkungen
Bei leichter bis mittlerer Niereninsuffizienz (Kreatinin-Clearance 45-79ml/min) Gabe von NSAR/Salicylaten
2 Tage vor bis 2 Tage nach Pemetrexed-Applikation aussetzen

Obligate Prä- und Begleitmedikation

Tag	zeitl. Ablauf	Substanz	Dosierung	Trägerlösung (ml)	Appl.	Inf.-dauer	Bemerkungen
-7-21	1-0-0-0	Folsäure/Multibionta® forte	500 µg		p.o.		kontinuierlich; Beginn 5-7 Tage vor 1. Pemetrexed-Gabe; 500µg Folsäure
-7	-	Vitamin B12/B12-Vicotrat®	1000 µg		i.m.		eine Woche vor 1. Pemetrexed-Gabe, dann alle 9 Wochen
0-2	1-0-1-0	Dexamethason	4 mg		p.o.		von Tag 0-2
1	-30min	NaCl 0,9 %		500 ml	i.v.	1h	

Bedarfsmedikation:	Bei Diarrhoe Bewässerung, Loperamid; bei Leuko-/Thrombozytopenie Grad 4: Leukovorin (Dosis siehe Protokoll)
FN-Risiko:	< 10%, --> je nach Risikoabwägung, siehe Kurzfassung Leitlinien G-CSF; Zu G-CSF-Einsatz siehe auch Kap. 4.3.
Kontrollen:	Hämoglobin, Hämatokrit, Leukozyten, Lymphozyten, Thrombozyten, Neutrophile, Natrium, Kalium, gesamt-Bilirubin, AP, GPT, GOT, Serum-Kreatinin, LDH
Dosisreduktion:	Thrombozytennadir ≤50x10⁹/l und Leukozytennadir <0,5x10⁹/l: DR auf 75%; Thrombozytennadir <50x10⁹/l: DR auf 50%. Siehe Kap. 3.8.1
Erfolgsbeurteilung:	jeden 2.-3. Zyklus
Wiederholung:	alle 21 Tage, Leukozyten müssen ≥1,5x10⁹/l, Thrombozyten ≥100x10⁹/l sein
Literatur:	De Marinis et al. Oncology. 2004; 18(13 Suppl 8):38-42; Ardizzoni et al. J Chemother. 2004; 16(4):104-7.

13.3.1 Vinorelbin

Indikation: Mamma-Ca; NSCLC; Tumoren von Kopf- und Hals; Ösophagus-Ca; Mesotheliom

ICD-10: C50; C34; C00-14; C30-C32; C15

Diese Zytostatikatherapie birgt letale Risiken. Die Anwendung darf nur durch erfahrene internistische Onkologen und entsprechend ausgebildetes Pflegepersonal erfolgen. Das Protokoll muss im Einzelfall überprüft und der klinischen Situation angepasst werden.

Chemotherapie

Tag	Substanz in chronologischer Reihenfolge	Dosierung	Trägerlösung (ml)	Appl.	Inf.-dauer	Bemerkungen
1,8,15,22,29,36	Vinorelbin	30 mg/m²	100 ml NaCl 0,9%	i.v.	10 min	

Zyklusdiagramm	d1 w1	d8 w2	d15 w3	d22 w4	d29 w5	d36 w6	Wdh.
Vinorelbin							

Obligate Prä- und Begleitmedikation

Tag	zeitl. Ablauf	Substanz	Dosierung	Trägerlösung (ml)	Appl.	Inf.-dauer	Bemerkungen
1,8,15,22,29,36	-15min	NaCl 0,9 %		500 ml	i.v.	1h	
1,8,15,22,29,36	-15min	Dexamethason	8 mg	100 ml NaCl 0,9%	i.v.	15min	

Bedarfsmedikation: Metoclopramid/Paspertin® p.o. oder i.v., bei Unverträglichkeit Ersatz durch HT₃-Antagonisten
FN-Risiko: < 10% --> je nach Risikoabwägung, siehe Kurzfassung Leitlinien G-CSF. Zu G-CSF-Einsatz siehe auch Kap. 4.3.
Kontrollen: Blutbild, Elektrolyte, Retentionswerte, Leberwerte
Dosisreduktion: Bilirubin 2,5-5mg/dl: 50%; Bilirubin 5-10mg/dl: 25%; Bilirubin > 10mg/dl: kontraindiziert. Siehe Kap. 3.8.1
Nebenwirkungen: Myelotoxizität, periphere und autonome Neurotoxizität, selten allergische Reaktionen/Übelkeit/Erbrechen, Obstipation, Cave: Paravasate
Erfolgsbeurteilung: 2 Wochen nach Beendigung eines Zyklus
Therapiedauer: bei Ansprechen des Tumors Therapie weitere 3 Monate fortsetzen
Wiederholung: wöchentlich (bei Granulozyten < 1 500/µl Therapie verschieben)
Literatur: Fumoleau P et al. J Clin Oncol. 1993; 11:1245-52; Rossi A et al. Anticancer Res. 2003; 23:1657-64; Gridelli C et al. Lung Cancer. 2002; 38:37-41.

13.3.2 Pemetrexed/Cisplatin

Indikation: Pleuramesotheliom; Nicht-kleinzelliges Lungenkarzinom (NSCLC) außer Plattenepithel-Ca
ICD-10: C45; C34

Chemotherapie

Diese Zytostatikatherapie birgt letale Risiken. Die Anwendung darf nur durch erfahrene internistische Onkologen und entsprechend ausgebildetes Pflegepersonal erfolgen. Das Protokoll muss im Einzelfall überprüft und der klinischen Situation angepasst werden.

Tag	Substanz in chronologischer Reihenfolge	Dosierung	Trägerlösung (ml)	Appl.	Inf.-dauer	Bemerkungen
1	Pemetrexed	500 mg/m²	100 ml NaCl 0,9%	i.v.	10min	Nach Verdünnung in 100ml NaCl 24h haltbar
1	Cisplatin	75 mg/m²	250 ml NaCl 0,9%	i.v.	1h	

Folsäure (Multibionta®forte): **500µg/d kontinuierlich ab Tag −7**; Keine zusätzliche Gabe zu der im Protokoll angegebenen Dosis, da Wirkungseinschränkung von Pemetrexed möglich.

Vitamin B12: Eine Woche vor 1. Pemetrexed-Gabe, dann alle 9 Wochen Applikation von 1000µg Vitamin B12 (B12-Vicotrat®) i.m.

Vorsicht bei gleichzeitiger Gabe von **hohen Dosen NSAIDs und Acetylsalicylsäure** und Pemetrexed
→ verringerter Pemetrexed-Ausscheidung möglich; Cave Nebenwirkungen
Bei leichter bis mittlerer Niereninsuffizienz (Kreatinin-Clearance 45-79ml/min) Gabe von NSAR/Salicylaten **2 Tage vor bis 2 Tage nach Pemetrexed-Applikation aussetzen**

Cave: Aprepitant ist moderater Inhibitor und Induktor von CYP3A4 (Wechselwirkungen beachten, s. Fachinformation)

Zyklusdiagramm	d1 w1	d8 w2	d15 w3	Wdh.
Pemetrexed	■			
Cisplatin	■			

Obligate Prä- und Begleitmedikation

Tag	zeitl. Ablauf	Substanz	Dosierung	Trägerlösung (ml)	Appl.	Inf.-dauer	Bemerkungen
−7-21	1-0-0-0	Folsäure/Multibionta® forte	500 µg		p.o.		kontinuierlich bis 3 Wochen nach Therapieende; Beginn 5-7 Tage vor 1. Pemetrexed-Gabe; 500µg Folsäure
−7	−	Vitamin B12/B12-Vicotrat®	1000 µg		i.m.		eine Woche vor 1. Pemetrexed-Gabe, dann alle 9 Wochen bis 3 Wo nach Therapieende
0	1-0-1-0	Dexamethason	4 mg		p.o.		am Vortag
1	−1h	Aprepitant/Emend®	125 mg		p.o.		Gabe 1h vor Chemo
1	−15min	NaCl 0,9 %		3000 ml	i.v.	8h	
1	−15min	Dexamethason	12 mg		i.v.	B	
1	−15min	Granisetron/Kevatril®	1 mg		i.v.	B	
1	+15min	Mannitol 10%/Osmosteril 10%®	250 ml		i.v.	15min	30min vor Cisplatin
1	+2h15min	Mannitol 10%/Osmosteril 10%®	250 ml		i.v.	15min	30min nach Cisplatin
2-4	1-0-0-0	Dexamethason	8 mg		p.o.		morgens
2-3	1-0-0-0	Aprepitant/Emend®	80 mg		p.o.		morgens

Bedarfsmedikation: Granisetron/Kevatril® p.o od. i.v.; Gabe von NSAR/Salicylaten 2 Tage vor bis 2 Tage nach Pemetrexed- Applikation aussetzen; Leukovorin- Rescue (Dosis siehe Protokoll) bei: Leukopenie CTC Grad 4, Thrombozytopenie Grad 4 oder Grad 3 mit Blutungen und bei Mucositis Grad 3/4

FN-Risiko: <10%;-> je nach Risikoabwägung, siehe Kurzfassung Leitlinien G-CSF. Zu G-CSF-Einsatz siehe auch Kap. 4.3.

Kontrollen: innerhalb 3d vor Zyklus und an Tag 7 oder 8: Hb, Blutbild, Bilirubin, AP, GOT, GPT, Serum- Kreatinin; Kreatinin- Clearance (CCL) innerhalb 3d vor Zyklus; Radiologie: CT oder MRT nach jedem 2. Zyklus

Dosisreduktion: bei Zyklus vorhergehender Toxizität: Hämatologische: DR 25% bei 1. Neutrophilen-Nadir < 1000/µl mit Fieber ≥38,5°C; 2. Neutrophilen-Nadir < 500/µl + Thrombozyten-Nadir <50 000/µl; 3. Thrombozyten-Nadir < 50 000/µl ohne Blutung; DR 50% bei Thrombozyten- Nadir < 50 000/µl mit Blutung; Mucositis: DR 50% Pemetrexed bei CTC Gr. 3-4; Neurotoxizität: DR 50% Cisplatin bei CTC Gr. 2; sonstige nichthämatologische Toxizität: DR 25% Pemetrexed bei Krankenhaus-pflichtiger Diarrhoe (Grad 3); DR 25% beide Substanzen bei sonstigen CTC Gr. 3-4. Siehe Kap. 3.8.1

Therapieabbruch: CCL< 45ml/min, Neurotoxizität CTC Gr. 3-4; sonstige CTC Gr. 3-4 Toxizitäten nach zweimaliger DR (außer Transaminasenerhöhung).

Erfolgsbeurteilung: nach jedem 2. Zyklus mit gleicher Methode wie bei Basis-Untersuchung (CT od. MRT); bei Response muss innerhalb von 4-6 Wochen eine Bestätigunsuntersuchung durchgeführt werden

Wiederholung: Tag 22; Maximal 6 Zyklen; Zyklusbeginn nur bei Neutrophilen >1 500/µl und Thrombozyten >100 000/µl

Literatur: Munoz A et al. NEJM. 2006; 354(3):305-7.

13.4.1 PAC

ICD-10: C37

Indikation: Thymuskarzinom

Chemotherapie

Diese Zytostatikatherapie birgt letale Risiken. Die Anwendung darf nur durch erfahrene internistische Onkologen und entsprechend ausgebildetes Pflegepersonal erfolgen. Das Protokoll muss im Einzelfall überprüft und der klinischen Situation angepasst werden.

Tag	Substanz in chronologischer Reihenfolge	Dosierung	Trägerlösung (ml)	Appl.	Inf.-dauer	Bemerkungen
1	Doxorubicin	50 mg/m²	unverdünnt	i.v.	B15min	
1	Cisplatin	50 mg/m²	250 ml NaCl 0,9%	i.v.	1h	
1	Cyclophosphamid	500 mg/m²	250 ml NaCl 0,9%	i.v.	1h	

Cave: Aprepitant ist moderater Inhibitor und Induktor von CYP3A4 (Wechselwirkungen beachten, s. Fachinformation)

Zyklusdiagramm	d1 w1	d8 w2	d15 w3		
Doxorubicin				Wdh.	
Cisplatin					
Cyclophosphamid					

entweder	24h nach CTx	Pegfilgrastim/ Neulasta®	6mg		s.c.
oder	d6 nach CTx	Filgrastim/ Neupogen®	5µg/kg/d	bis Durchschreiten des Nadir	s.c.

Inkompatibilitäten:
Cisplatin ↔ Mesna
Cisplatin ↔ NaHCO3
Mg²⁺ ↔ NaHCO3

Obligate Prä- und Begleitmedikation

Tag	zeitl. Ablauf	Substanz	Dosierung	Trägerlösung (ml)	Appl.	Inf.-dauer	Bemerkungen
-1	1-1-1-1	Natriumbicarbonat/Bicanorm®	2 g		p.o.		
1	-60min	Aprepitant/Emend®	125 mg		p.o.		
1	-30min	NaCl 0,9 %		3000 ml	i.v.	24h	
1	-	Magnesium/Magnesium Verla®	20 ml	in Bewässerung	i.v.	24 h	3,15mmol Magnesium /10ml Ampulle; (Ref. bereich: 0,66 - 0,99mmol/L)
1	-30min	Dexamethason	12 mg	100 ml NaCl 0,9%	i.v.	15min	
1	-30min	Granisetron/Kevatril®	1 mg		i.v.	B	
1	+15min, +2h15min	Mannitol 10%/Osmosteril 10%®	250 ml		i.v.	15min	
1	+2h30min	Mesna/Uromitexan®	100 mg/m²		i.v.	B	
1	+4h30min, +8h30min	Mesna/Uromitexan®	200 mg/m²		p.o.		i.v. Gabe: 100mg/m² 2h später als p.o.
2-4	1-0-1-0	Dexamethason	8 mg		p.o.		
2-3	1-0-0-0	Aprepitant/Emend®	80 mg		p.o.		

Bedarfsmedikation: Metoclopramid/Paspertin® p.o. oder i.v., bei Unverträglichkeit Ersatz durch HT3-Antagonisten, Flüssigkeitsaufnahme mindestens 2l/Tag
FN-Risiko: >20% --> Primärprophylaxe mit Filgrastim/Neupogen® oder Pegfilgrastim/Neulasta®, siehe Kurzfassung Leitlinien G-CSF. Zu G-CSF-Einsatz siehe auch Kap. 4.3.
Kontrollen: Herzfunktion, Blutbild, Elektrolyte insbesondere Mg²⁺, Retentionswerte, Leberwerte, Diurese.
Dosisreduktion: Cisplatin bei Kreatinin-Clearance < 60 ml/min meiden, siehe Dosismodifikationstabelle. Siehe Kap. 3.8.1
Cave: Anthrazykline -> Gefahr der Kardiotoxizität, auf Herzfunktion achten (Herzecho)
Summendosis: Doxorubicin: Gefahr der Kardiotoxizität; max. Summendosis: 550mg/m²
Wiederholung: d22
Literatur: Loehrer PJ Sr. et al. J Clin Oncol. 1997; 15(9):3093-9.

13.5.1 Rx/5-FU/Cisplatin ("Naunheim") — Indikation: Ösophagus-Ca — ICD-10: C15

Diese Zytostatikatherapie birgt letale Risiken. Die Anwendung darf nur durch erfahrene internistische Onkologen und entsprechend ausgebildetes Pflegepersonal erfolgen. Das Protokoll muss im Einzelfall überprüft und der klinischen Situation angepasst werden.

Chemotherapie

Wo	Tag	Substanz in chronologischer Reihenfolge	Dosierung	Trägerlösung (ml)	Appl.	Inf.-dauer	Bemerkungen
1,4	1-5	Cisplatin	20 mg/m²	250 ml NaCl 0,9%	i.v.	1h	
1,4	1-5	Fluorouracil (5-FU)	500 mg/m²	250 ml NaCl 0,9%	i.v.	20h	ZVK empfohlen, im Anschluß an Cis-Platin
2-3,5	1-5	Fluorouracil (5-FU)	500 mg/m²	250 ml NaCl 0,9%	i.v.	20h	ZVK empfohlen

Woche 1-5, Tag 1-5: +RT 1,8 Gy/Tag (Gesamtdosis: 45Gy)

Cave: Aprepitant ist moderater Inhibitor und Induktor von CYP3A4 (Wechselwirkungen beachten, s. Fachinformation)

T1N0M0	primär Operation	pT>1 pN>0	postop. RCT I				
T1N1M0 od. T2-4N0-1M0	prä-Op. RCT I	präop. Restaging (Chir. Klinik) wie Eingangsstaging	PR, CR	Operabilität +	Op	R 0	Beob.
			NC, MR, PD	Operabilität +	Op	R 1,2	RCT II
				Operabilität +	Op	R 0,1,2	RCT II
				Operabilität -	RCT II		
ML,Yn u./o.M1	5-FU/Carbo/Plt. od. Taxol ± 5-FU						

	Woche:	1	2	3	4	5	Restaging I +chir. Konsil weitere Therapie s. Diagramm OP oder RCT II
		RCT I jew. d1-d5	Radiochemotherapie (RCT) I, jeweils d1-d5				
	5-Fluorouracil	X	X	X	X	X	
	Cisplatin	X				X	
	RT 45Gy (1,8Gy/d)	X	X	X	X	X	
	Woche:	6	7				RTI + RTII = 59,4 Gy
		RCT II	Radiochemotherapie (RCT) II				
	5-FU 500mg/m²	d1-3	d1-3				
	Cisplatin 20mg/m²	d1-3	d1-3				
	RT 14,4Gy (1,8Gy/d; 8d)	d1-5	d1-3				

Obligate Prä- und Begleitmedikation

Wo	Tag	zeitl. Ablauf	Substanz	Dosierung	Trägerlösung (ml)	Appl.	Inf.-dauer	Bemerkungen
2-3,5	1-5	1-0-0-0	Metoclopramid/Paspertin®	50 mg		p.o.		Gabe 30min vor Bestrahlung; außer d1 in Wo 2+5
1,4	1	1-0-0-0	Aprepitant/Kevatril®	125 mg		p.o.		1h vor Chemo
1,4	2-5	1-0-0-0	Aprepitant/Emend®	80 mg		p.o.		1h vor Chemo
1,4	6-7	1-0-0-0	Aprepitant/Emend®	80 mg		p.o.		siehe Memo
1,4	1-5	-	NaCl 0,9 %		2000 ml	i.v.	24h	
2-3,5	1-5	-	NaCl 0,9 %		1000 ml	i.v.	24h	
1,4	1	-30min	Dexamethason	12 mg		i.v.		
1,4	2-5	-30min	Dexamethason	8 mg		i.v.		
1,4	6-8	1-0-0-0	Dexamethason	8 mg abs.		p.o.		
1,4	1-5	-30min	Granisetron/Kevatril®	1 mg		i.v.	B	
1,4	1-5	-30min, +1h30min	Mannitol 10%/Osmosteril 10%®	250 ml		i.v.	15min	30min vor und 30min nach Cisplatin

Bedarfsmedikation: Dexamethason/Fortecortin® 8mg + Granisetron/Kevatril® 1mg i.v.; bei 5-FU Wo 2,3 u. 5: Alizaprid/Vergentan® oder Metoclopramid/Paspertin®
FN-Risiko: Zu G-CSF-Einsatz siehe auch Kap. 4.3.
Kontrollen: Blutbild, Elektrolyte insb. Mg²⁺, Retentionswerte, Kreatinin-Clearance, Diurese, Oto-/Neurotoxizität
Dosisreduktion: 5-Fluorouracil bei Bilirubin > 5mg/dl meiden; Cisplatin bei Kreatinin-Clearance < 60ml/min meiden. Siehe Kap. 3.8.1
Erfolgsbeurteilung: nach vollständigem Zyklus (=nach 5 Wochen)
Wiederholung: 5 Wochen Chemotherapie in Kombination mit RT 1,8Gy/d d1-5 (Wo1-5, geplante Ges.dosis: 45Gy), Therapiepause, Restaging, wenn möglich anschließende OP
Literatur: Naunheim KS et al. J Thorac Cardiovasc Surg. 1992; 103:887-895; Aprepitant: Fachinformation. Bokemeyer C. Arzneimitteltherapie. 2004; 22:129-35; MASCC Antiemetic-Guidelines, 2013; www.mascc.org; Navari RM. Cancer Invest. 2004; 22(4):569-76.

13.6.1 ECF

Indication: Magenkarzinom
ICD-10: C16

Diese Zytostatikatherapie birgt letale Risiken. Die Anwendung darf nur durch erfahrene internistische Onkologen und entsprechend ausgebildetes Pflegepersonal erfolgen. Das Protokoll muss im Einzelfall überprüft und der klinischen Situation angepasst werden.

Chemotherapie

Tag	Substanz in chronologischer Reihenfolge	Dosierung	Trägerlösung (ml)	Appl.	Inf.-dauer	Bemerkungen
1	Epirubicin	50 mg/m²	unverdünnt	i.v.	15min	
1	Cisplatin	60 mg/m²	250 ml NaCl 0,9%	i.v.	1h	
1	Fluorouracil (5-FU)	1400 mg/m²	NaCl 0,9%	Pumpe	7d	7d-Pumpe, d1-7 jeweils 200mg/m2/d
8,15	Fluorouracil (5-FU)	1400 mg/m²	NaCl 0,9%	Pumpe	7d	7d-Pumpe, d8-14, d15-21 jeweils 200mg/m2/d

Zyklusdiagramm	d1 w1	d8 w2	d15 w3	Wdh.
Epirubicin	■			
Cisplatin	■			
5-FU	■	■	■	

Schwerwiegende Wechselwirkung:
keine Gabe von Brivudin/Zostex® zusammen mit 5-Fluorouracil inkl. topischer Präparate und Prodrugs (Efudix, Capecitabin, Floxuridin, Tegafur). Durch Hemmung der Dihydropyrimidindehydrogenase, Akkumulation und verstärkte Toxizität von 5-FU, letale Folgen möglich. Mindestens 4 Wochen zeitlicher Abstand, ggf. Bestimmung der DPD-Aktivität.

Inkompatibilität:
Cisplatin ↔ NaHCO₃
y-site Kompatibilität bei:
Cisplatin ↔ 5-FU

Achtung: Gabe von Filgrastim/Neupogen® 5µg/kg/d s.c.
1. nach CTx: 1x tgl. bei Leukozyten < 1 000/µl bis > 1 000/µl
2. Primärprophylaxe ab d6 post CTx wenn nach Risikoabwägung FN-Risiko > 20%
3. Sekundärprophylaxe: nach durchgemachter Neutropenie in vorangegangenen Zyklen prophylaktische Gabe in den Folgezyklen

Cave: Aprepitant ist moderater Inhibitor und Induktor von CYP3A4 (Wechselwirkungen beachten, s. Fachinformation)

Obligate Prä- und Begleitmedikation

Tag	zeitl. Ablauf	Substanz	Dosierung	Trägerlösung (ml)	Appl.	Inf.-dauer	Bemerkungen
1	-1h	Aprepitant/Emend®	125 mg		p.o.		
1	-1h	NaCl 0,9 %		3000 ml	i.v.	6-8h	
1	-30min	Dexamethason	12 mg	100 ml NaCl 0,9%	i.v.		
1	-15 min	Mannitol 10%/Osmosteril 10%®	250 ml		i.v.	15 min	
1	-30 min	Granisetron/Kevatril®	1 mg		i.v.	B	
1	+1h45 min	Mannitol 10%/Osmosteril 10%®		250 ml	i.v.	15 min	
2-3	1-0-0-0	Aprepitant/Emend®	80 mg		p.o.		
2-4	1-0-0-0	Dexamethason	8 mg				

FN-Risiko: 10-20% -> je nach Risikoabwägung als Primärprophylaxe, bei FN im 1. Zyklus als Sekundärprophylaxe, siehe Kurzfassung Leitlinien G-CSF. Zu G-CSF-Einsatz siehe auch Kap. 4.3.

Kontrollen: Blutbild, Elektrolyte insbesondere Ca²⁺, Retentionswerte, Kreatinin-Clearance, Eiweiß, Albumin, Bilirubin, Leberwerte, Oto-/Neurotoxizität, Gewicht

Dosisreduktion: Bei Neutropenie < 1 500/µl und/oder Thrombozyten < 100 000/µl an Tag 21: maximale Zyklusverschiebung um 2 Wochen. Bei Diarrhöe ≥ Grad 3 oder Stomatitis Grad 3: 5-FU-Dosisreduktion um 20%. Bei Serum-Kreatinin ≥ Grad 2 (> 1,5x Normalwert): Kreatinin-Clearance (CCL) vor jedem Zyklus, bei CCL < 60ml/min und ≥ 40ml/min: Cisplatin-Dosisreduktion um 50% - bei fehlender Erholung und bei CCL < 40ml/min: keine Cisplatin-Gabe im folgenden Zyklus. Siehe Kap. 3.8.1

Summendosis: Epirubicin: Gefahr der Kardiotoxizität: maximale Summendosis 1 000mg/m2

Erfolgsbeurteilung: nach Zyklen 2, 4 und 6 neurologische Untersuchung, radiologische Tumormessung; bei neoadjuvanter Intention OP nach 3 Zyklen

Wiederholung: d 22

Literatur: Cunningham D et al. N Engl J Med. 2006; 355:11-20; Roth AD et al. J Clin Oncol. 2007; 22:3217-3223; Webb A et al. J Clin Oncol. 1997; 15:261-267.

13.6.2 EOX

Indikation: Magenkarzinom
ICD-10: C16

Diese Zytostatikatherapie birgt letale Risiken. Die Anwendung darf nur durch erfahrene internistische Onkologen und entsprechend ausgebildetes Pflegepersonal erfolgen. Das Protokoll muss im Einzelfall überprüft und der klinischen Situation angepasst werden.

Chemotherapie

Tag	Substanz in chronologischer Reihenfolge	Dosierung	Trägerlösung (ml)	Appl.	Inf.-dauer	Bemerkungen
1–21	Capecitabin	2x 625 mg/m²		p.o.		nach dem Essen; 1250mg/m²/d aufzuteilen in 2 Einzeldosen / Tag; Gaben: 1-0-1-0
1	Oxaliplatin	130 mg/m²	250 ml Glucose 5%	i.v.	2h	
1	Epirubicin	50 mg/m²	unverdünnt	i.v.	B20min	

Cave: Keine Gabe von Mg- u. Ca bei Therapie mit Digitalis, Thiazid- Diuretika, Hypercalzämie/Hypermagnesiämie
Inkompatibilitäten: Oxaliplatin <> NaCl 0,9%

Schwerwiegende Wechselwirkung:
keine Gabe von Brivudin/Zostex® zusammen mit Capecitabin. Durch Hemmung der Dihydropyrimidindehydrogenase Akkumulation und verstärkte Toxizität von 5-FU, letale Folgen möglich. Mindestens 4 Wochen zeitlicher Abstand, ggf. Bestimmung der DPD-Aktivität.

CTx mit FN-Risiko von 10-20%: Vorgehen bei der G-CSF-Gabe
- nach CTx: 1x tgl. 5µg/kg Filgrastim s.c. bei Leukozyten < 1 000/µl bis >1 000/µl
- Wenn unter Einbeziehung **individueller Risikofaktoren für den Patienten FN-Risiko ≥ 20% =>G-CSF-Primärprophylaxe** erwägen/durchführen.
- **Nach durchgemachter febriler Neutropenie**, in folgenden Zyklen => **G-CSF-Sekundärprophylaxe**

G-CSF-Primär- bzw. Sekundärprophylaxe:
Entweder 24h nach CTx einmal Pegfilgrastim/Neulasta® 6mg s.c. - **Oder:** d6 nach CTx Filgrastim/Neupogen® 5µg/kg/d s.c. bis zum Durchschreiten des Nadir

Zyklusdiagramm: d1 w1 | d8 w2 | d15 w3 | Wdh.
Oxaliplatin / Epirubicin / Capecitabin

Obligate Prä- und Begleitmedikation

Tag	zeitl. Ablauf	Substanz	Dosierung	Trägerlösung (ml)	Appl.	Inf.-dauer	Bemerkungen
1	-40min	Glucose 5%		1000 ml	i.v.	3h	
1	-40min	Dexamethason	8 mg	100 ml NaCl 0,9%	i.v.	15min	
1	-40min	Granisetron/Kevatril®	1 mg		i.v.	B	
1	-20min, +2h20min	10ml Mg- Verla ® (3,15mmol Mg2+) + 10ml Ca- Braun ® (2,3mmol Ca2+)		125 ml Glucose 5%	i.v.	20 min	
1	+2h20min	Glucose 5%		250 ml	i.v.	1h	

Bedarfsmedikation: Metoclopramid/Paspertin® p.o. oder i.v., Paracetamol® p.o.
FN-Risiko: 10-20%–> je nach Risikoabwägung als Primärprophylaxe, bei FN im 1. Zyklus als Sekundärprophylaxe, siehe Kurzfassung Leitlinien G-CSF. Zu G-CSF-Einsatz siehe auch Kap. 4.3.
Kontrollen: vor jedem Zyklus: Diff.-BB, Bilirubin, Transaminasen, AP, LDH, Eiweiss, Albumin, Kreatinin, Harnstoff, Harnsäure, Elektrolyte
Dosisreduktion: 80% der Dosis, wenn Thrombozytennadir im vorhergehenden Zyklus <50 000/mm³. Siehe Kap. 3.8.1
Summendosis: Epirubicin: Gefahr der Kardiotoxizität; maximale Summendosis 1 000mg/m²
Erfolgsbeurteilung: alle 2 Zyklen (jeweils nach 6 Wochen)
Wiederholung: Tag 22; insges. 8 Zyklen
Literatur: Cunningham D et al. N Engl J Med. 2008; 358:36-46.

13.6.3 FLOT

Indikation: Magen-Ca (Pat. >65 Jahre); Adeno-Ca des ösophagocardialen Übergangs (Pat. >65 Jahre)

ICD-10:C15/C16

Diese Zytostatikatherapie birgt letale Risiken. Die Anwendung darf nur durch erfahrene internistische Onkologen und entsprechend ausgebildetes Pflegepersonal erfolgen. Das Protokoll muss im Einzelfall überprüft und der klinischen Situation angepasst werden.

Chemotherapie

Tag	Substanz in chronologischer Reihenfolge	Dosierung	Trägerlösung (ml)	Appl.	Inf.-dauer	Bemerkungen
1	Docetaxel	50 mg/m²	NaCl 0,9% 250* ml	i.v.	1h	*wenn Dosis < 80 mg; 100 ml Trägervolumen
1	Oxaliplatin	85 mg/m²	500 ml Glucose 5%	i.v.	2h	Inkompatibilität mit NaCl
1	Calciumfolinat/Leukovorin®	200 mg/m²	NaCl 0,9% 250 ml	i.v.	30min	
1	Fluorouracil (5-FU)	2600 mg/m²	NaCl 0,9% 500 ml	i.v.	24h	ambulant i.v. Pumpe

Zyklusdiagramm	d1 w1	d8 w2	Wdh.
Docetaxel	■		
Oxaliplatin	■		
Calciumfolinat	■		
Fluorouracil	■		

Schwerwiegende Wechselwirkung:
keine Gabe von Brivudin/Zostex® zusammen mit 5-Fluorouracil inkl. topischer Präparate und Prodrugs (Efudix, Capecitabin, Floxuridin, Tegafur). Durch Hemmung der Dihydropyrimidindehydrogenase, Akkumulation und verstärkte Toxizität von 5-FU, letale Folgen möglich. Mindestens 4 Wochen zeitlicher Abstand, ggf. Bestimmung der DPD-Aktivität.

Cave: Keine Gabe von Mg-u. Ca bei Therapie mit Digitalis, Thiazid- Diuretika, Hypercalzämie/Hypermagnesiämie
Inkompatibilitäten: Oxaliplatin<> NaCl 0,9%

Obligate Prä- und Begleitmedikation

Tag	zeitl. Ablauf	Substanz	Dosierung	Trägerlösung (ml)	Appl.	Inf.-dauer	Bemerkungen
0	1-0-1-0	Dexamethason	8 mg		p.o.		
1	-30min	NaCl 0,9 %		500 ml	i.v.	1h30min	
1	-30min	Dexamethason	8 mg	100 ml NaCl 0,9 %	i.v.	15min	
1	-30min	Granisetron/Kevatril®	1 mg		i.v.	15min	
1	-30min	Clemastin/Tavegil®	2 mg		i.v.	15min	
1	-30 min	Ranitidin/Zantic®	50 mg		i.v.	15min	
1	+1h	Glucose 5%		500 ml	i.v.	3h	
1	+1h, +3h50min	10ml Mg- Verla® 10% (3,15mmol)+ 10ml Ca- Braun® 10%		Glucose 5% 125 ml	i.v.	20min	siehe Kasten
1	+3h50min	Glucose 5%		100 ml	i.v.	1h	
1	abends	Dexamethason	8 mg		p.o.		
5-9	nach CTx 1x/d	Filgrastim	5 µg/kg		s.c.		febrile Neutropenie, bei Leukozyten <1 000/µl bis >1000/µl und je nach Risikoabwägung
2	1-0-1-0	Dexamethason	8 mg		p.o.		

FN-Risiko: 10-20%-> je nach Risikoabwägung als Primärprophylaxe, bei FN im 1. Zyklus als Sekundärprophylaxe, siehe Kurzfassung Leitlinien G-CSF. Zu G-CSF-Einsatz siehe auch Kap. 4.3.
Kontrollen: Blutbild, Elektrolyte, Leberwerte, Retentionswerte, Haptoglobin
Dosisreduktion: Dosisreduktion 5-FU um 25% bei Mukositis > Grad 3/Diarrhoe. Dosisreduktion Oxaliplatin bei FN um 25%. Weitere Dosisreduktionen siehe Studienprotokoll. Siehe Kap. 3.8.1
Erfolgsbeurteilung: nach 4 Zyklen
Wiederholung: d15, insgesamt 12 Zyklen
Literatur: Al-Batran SE et al. Annals of Oncol. 2008; 19:1882-1887.

13.6.4 Trastuzumab/Cisplatin/5-FU Indikation: Magen-Ca ICD-10: C16

Chemotherapie

Diese Zytostatikatherapie birgt letale Risiken. Die Anwendung darf nur durch erfahrene internistische Onkologen und entsprechend ausgebildetes Pflegepersonal erfolgen. Das Protokoll muss im Einzelfall überprüft und der klinischen Situation angepasst werden.

Tag	Substanz in chronologischer Reihenfolge	Dosierung	Trägerlösung (ml)	Appl.	Inf.-dauer	Bemerkungen
1	Trastuzumab	6 mg/kg	250 ml NaCl 0,9%	i.v.	30min	Erstgabe, bzw. Intervallverlängerung > 1 Woche: 8mg/kg über 1h30min
1	Cisplatin	80 mg/m²	250 ml NaCl 0,9%	i.v.	2h	
1-5	Fluorouracil (5-FU)	800 mg/m²	250 ml NaCl 0,9%	i.v.	24h	

Indikation Trastuzumab: HER2- neu Überexpression nach immunhistochemischem Nachweis durch a) DAKO-Score 3+ oder b) DAKO-Score 2+ und FISH +.
Cave: Kardiotoxizität (insbesondere in Kombination mit Anthrazyklinen), **Anaphylaxie, Polyneuropathie, KM-Toxizität**

CTx mit FN-Risiko von 10-20%: Vorgehen bei der G-CSF-Gabe
- nach CTx: 1x tgl. 5µg/kg Filgrastim s.c. bei Leukozyten < 1 000/µl bis >1 000/µl
- Wenn unter Einbeziehung **individueller Risikofaktoren für den Patienten**
FN-Risiko ≥ 20% =>**G-CSF-Primärprophylaxe** erwägen/durchführen.
- **Nach durchgemachter febriler Neutropenie**, in folgenden Zyklen => **G-CSF-Sekundärprophylaxe**

G-CSF-Primär- bzw. Sekundärprophylaxe:
Entweder 24h nach CTx einmal Pegfilgrastim/Neulasta® 6mg s.c. - **Oder:**
d6 nach CTx Filgrastim/Neupogen® 5µg/kg/d s.c. bis zum Durchschreiten des Nadir

Trastuzumab:
Zu Therapiebeginn oder nach Intervallverlängerung >1 Woche:
Initialdosis 8mg/kg über 1h30min

Schwerwiegende Wechselwirkung:
keine Gabe von **Brivudin/Zostex®** zusammen mit **5-Fluorouracil** inkl. topischer Präparate und Prodrugs (Eftudix, Capecitabin, Floxuridin, Tegafur). Durch Hemmung der Dihydropyrimidindehydrogenase, Akkumulation und verstärkte Toxizität von 5-FU, letale Folgen möglich. Mindestens 4 Wochen zeitlicher Abstand, ggf. Bestimmung der DPD-Aktivität.

Zyklusdiagramm	d1 w1	d8 w2	d15 w3	
Trastuzumab	■			Wdh.
Cisplatin	■			
5-Fluorouracil	■■■■■			

Obligate Prä- und Begleitmedikation

Tag	zeitl. Ablauf	Substanz	Dosierung	Trägerlösung (ml)	Appl.	Inf.-dauer	Bemerkungen
1	-30min	Aprepitant/Emend®	125 mg		p.o.		
1	-30min	NaCl 0,9 %		3000 ml	i.v.	8h	
1	-30min	Dexamethason	12 mg		i.v.	15min	
1	-30min	Granisetron/Kevatril®	1 mg		i.v.	B	
1	+1h, +4h	Mannit 10%/Osmosteril® 10%		250 ml	i.v.	15min	
2-4	1-0-0-0	Dexamethason	8 mg		p.o.		
2-3	1-0-0-0	Aprepitant/Emend®	80 mg		p.o.		

Bedarfsmedikation: Dexamethason/Fortecortin® Granisetron/Kevatril® o. Metoclopramid/Paspertin®, Loperamid/Imodium®
FN-Risiko: 10-20% -> G-CSF-Gabe je nach Risikoabwägung als Primärprophylaxe, bei Zustand nach FN in den folgenden Zyklen als Sekundärprophylaxe, s. Leitlinien zur Behandlung mit G-CSF. Zu G-CSF-Einsatz siehe auch Kap. 4.3.
Emetogenes Potential: Hochrisiko >90% => Prophylaxe der verzögerten Emesis 3-4 Tage, siehe Kurzfassung der Leitlinien + Protokoll
Kontrollen: **wöchentlich:** Blutbild(BB); **vor Zyklusbeginn:** BB, Bilirubin, GOT, GPT, G-GPT, AP, Kreatinin, Urin-Stix, Na+, K+, Mg2+, Ca2+, EKG, Oto-/Neurotoxizität; **vor Therapie und alle 3 Monate:** EKG, Herzecho
Dosisreduktion: Siehe auch Fachinformationen/ Dosisreduktion(DR)stabelle. **Cisplatin:** bei Nierenfunktionsstörungen strenge Nutzen-Risiko-Abwägung, bei Serumkreatinin >2mg/dl absolute KI. **5-Fluorouracil (5-FU):** nach Therapieunterbrechung wegen hämatologischer Toxizität; Bilirubin >5mg/dl relative KI. Siehe Kap. 3.8.1
Therapieunterbrechung: **5-FU:** Thrombozytopenie Grad >3, Leukozytopenie Grad >3, Diarrhoe, kardio-, neurotoxische Störungen; Stomatitis, gastrointestinale Blutungen/Ulzerationen.
Therapieabbruch: **Trastuzumab:** bei linksventrikulärer EF um 10 % niedriger als Ausgangswert oder bei linksventrikulärer EF < 50%, s. Fachinformation
Wechselwirkungen: **Cisplatin: keine Komedikation** von nephro- oder ototoxischen Substanzen: z.B. Aminglykoside, **Schleifendiuretika**. Kumulative Neuro- und Ototoxität. **Trastuzumab:** keine Kombination mit Anthracyclinen (Kardiotoxizität).
Wiederholung: Tag 22; 6 Zyklen, danach Trastuzumab Erhaltung 3-wöchentlich bis Progress
Literatur: Bang Y-J et al. Lancet. 2010; 376:687-97.

13.7.1 FOLFOX 4

Indikation: Kolorektales-Ca (adjuvant)

ICD-10: C18/C19

Diese Zytostatikatherapie birgt letale Risiken. Die Anwendung darf nur durch erfahrene internistische Onkologen und entsprechend ausgebildetes Pflegepersonal erfolgen. Das Protokoll muss im Einzelfall überprüft und der klinischen Situation angepasst werden.

Chemotherapie

Tag	Substanz in chronologischer Reihenfolge	Dosierung	Trägerlösung (ml)	Appl.	Inf.-dauer	Bemerkungen
1	Oxaliplatin	85 mg/m²	250 ml Glucose 5%	i.v.	2h	Inkompatibel mit NaCl 0,9%
1-2	Calciumfolinat/Leukovorin®	200 mg/m²	250 ml NaCl 0,9%	i.v.	30min	
1-2	Fluorouracil (5-FU)	400 mg/m²	unverdünnt	i.v.	B	
1-2	Fluorouracil (5-FU)	600 mg/m²	500 ml NaCl 0,9%	i.v.	22h	(jeweils 600mg/m2/d)

Schwerwiegende Wechselwirkung:
keine Gabe von Brivudin/Zostex® zusammen mit
5-Fluorouracil inkl. topischer Präparate und Prodrugs
(Efudix, Capecitabin, Floxuridin, Tegafur). Durch Hemmung
der Dihydropyrimidindehydrogenase, Akkumulation und
verstärkte Toxizität von 5-FU, letale Folgen möglich. Mindestens
4 Wochen zeitlicher Abstand, ggf. Bestimmung der DPD-Aktivität.

Cave: Keine Gabe von Mg-u. Ca bei Therapie mit Digitalis,
Thiazid- Diuretika, Hypercalzämie/Hypermagnesiämie
Inkompatibilitäten: Oxaliplatin<> NaCl 0,9%

Zyklusdiagramm	d1 w1	d8 w2	Wdh.
Oxaliplatin			
Calciumfolinat			
Fluorouracil Bolus			
Fluorouracil 48h Pumpe			

Obligate Prä- und Begleitmedikation

Tag	zeitl. Ablauf	Substanz	Dosierung	Trägerlösung (ml)	Appl.	Inf.-dauer	Bemerkungen
1	-30min	Glucose 5%		500 ml	i.v.	2h30min	mit Oxaliplatin
2	-30 min	NaCl 0,9 %		500 ml	i.v.	1h	
1-2	-30min	Dexamethason	8 mg	100 ml	i.v.	15min	
1	-30min	Granisetron/Kevatril®	1 mg	100 ml	i.v.	15min	
1	-20min, +2h20min	10ml Mg- Verla® 10% (3,15mmol)+ 10ml Ca- Braun® 10%	10 ml	125 ml Glucose 5%	i.v.	20min	20min vor und 20min nach Ende Oxaliplatin
1	+2h20min	Glucose 5%		250 ml	i.v.	1h	

FN-Risiko: 10-20%:-> je nach Risikoabwägung als Primärprophylaxe, bei FN im 1. Zyklus als Sekundärprophylaxe, siehe Kurzfassung Leitlinien G-CSF. Zu G-CSF-Einsatz siehe auch Kap. 4.3.
Kontrollen: Blutbild, Elektrolyte, Leberwerte, Retentionswerte, Haptoglobin
Dosisreduktion: Dosisreduktion 5-FU um 25% bei Mukositis > Grad 2; bei Bilirubin >5mg/dl 5-FU meiden, siehe Dosisreduktionstabelle. Siehe Kap. 3.8.1
Wiederholung: d15
Literatur: Andre T et al. NEJM. 2004; 350:2343-51.

13.7.2 FOLFIRI

Indikation: Kolorektales-Ca; Magen-Ca; Pankreas-Ca **ICD-10: C18/C19; C16; C25**

Chemotherapie

Diese Zytostatikatherapie birgt letale Risiken. Die Anwendung darf nur durch erfahrene internistische Onkologen und entsprechend ausgebildetes Pflegepersonal erfolgen. Das Protokoll muss im Einzelfall überprüft und der klinischen Situation angepasst werden.

Tag	Substanz in chronologischer Reihenfolge	Dosierung	Trägerlösung (ml)	Appl.	Inf.-dauer	Bemerkungen
1	Irinotecan	180 mg/m²	250 ml NaCl 0,9%	i.v.	1h30min	
1	Calciumfolinat/Leukovorin®	400 mg/m²	100 ml NaCl 0,9%	i.v.	30min	
1	Fluorouracil (5-FU)	400 mg/m²	unverdünnt	i.v.	B	
1	Fluorouracil (5-FU)	2400 mg/m²	500 ml NaCl 0,9%	i.v.	48h	Dosissteigerung bis 3 000 mg/m² möglich, bei guter Verträglichkeit in Vorzyklen Steigerung der 5-FU-Dosis auf 3g/m² ab Zyklus 5.

Zyklusdiagramm	d1 w1	d8 w2	Wdh.
Irinotecan			
Calciumfolinat			
Fluorouracil Bolus			
Fluorouracil (48h Dauerinfusion)			

Achtung: Gabe von Filgrastim/Neupogen® 5µg/kg/d s.c.
1. nach CTx: 1x tgl. bei Leukozyten < 1 000/µl bis > 1 000/µl
2. Primärprophylaxe ab d6 post CTx wenn nach Risikoabwägung FN-Risiko > 20%
3. Sekundärprophylaxe: nach durchgemachter Neutropenie in vorangegangenen Zyklen prophylaktische Gabe in den Folgezyklen

Schwerwiegende Wechselwirkung:
keine Gabe von Brivudin/Zostex® zusammen mit 5-Fluorouracil inkl. topischer Präparate und Prodrugs (Efudix, Capecitabin, Floxuridin, Tegafur). Durch Hemmung der Dihydropyrimidindehydrogenase, Akkumulation und verstärkte Toxizität von 5-FU, letale Folgen möglich. Mindestens 4 Wochen zeitlicher Abstand, ggf. Bestimmung der DPD-Aktivität.

Obligate Prä- und Begleitmedikation

Tag	zeitl. Ablauf	Substanz	Dosierung	Trägerlösung (ml)	Appl.	Inf.-dauer	Bemerkungen
1	-30min	NaCl 0,9 %		1000 ml	i.v.	2h45min	
1	-30min	Dexamethason	8 mg	100 ml NaCl 0,9%	i.v.	15min	
1	-30min	Granisetron/Kevatril®	1 mg	100 ml NaCl 0,9%	i.v.	15min	

Bedarfsmedikation: Loperamid dem/der Patient/in mitgeben! Bei frühcholinergem Syndrom Atropin 0,25mg 1x s.c.
FN-Risiko: FN-Risiko 10-20%;-> bei Risikoabwägung G-CSF als Primärprophylaxe, bei FN im 1. Zyklus als Sekundärprophylaxe, siehe Kurzfassung Leitlinien G-CSF. Zu G-CSF-Einsatz siehe auch Kap. 4.3.
Kontrollen: Bilirubin, Leberwerte, eGFR, Differentialblutbild, Gerinnungsstatus
Dosisreduktion: wenn Neutrophile <500/µl oder Neutrophile <1 000/µl+Fieber dann 20% Reduktion. *Bei guter Verträglichkeit in Vorzyklen Steigerung der 5-FU-Dosis auf 3g/m² ab Zyklus 5. Siehe Kap. 3.8.1
Therapieaufschub: wenn Neutrophile <500/µl oder Neutrophile <1 000/µl+Fieber dann 20% Reduktion
Erfolgsbeurteilung: alle 8 Wochen
Wiederholung: d15
Literatur: Tournigand C et al. J Clin Oncol. 2004; 22:229-237; André T et al. Eur J Cancer. 1999; 35:1333-47; Moehler M et al. Br J Cancer 2005; 92:2122-8.

13.7.3 Capecitabin mono

Indikation: Kolorektales-Ca; Mamma-Ca　　**ICD-10: C18/C19; C50**

Chemotherapie

Diese Zytostatikatherapie birgt letale Risiken. Die Anwendung darf nur durch erfahrene internistische Onkologen und entsprechend ausgebildetes Pflegepersonal erfolgen. Das Protokoll muss im Einzelfall überprüft und der klinischen Situation angepasst werden.

Tag	Substanz in chronologischer Reihenfolge	Dosierung	Trägerlösung (ml)	Appl.	Inf.-dauer	Bemerkungen
1-14	Capecitabin	2x 1250 mg/m²		p.o.		Einnahme 30 min nach der Mahlzeit; 150mg und 500 mg Filmtabletten erhältlich; Gaben: 1-0-1-0

Dosisberechung Capecitabin:
Die exakte individuelle Tagesdosis wird auf die nächstgelegene Tagesdosis, die mit einer Kombination von Tabletten zu **500mg** und **150mg** realisierbar ist, abgerundet.
Ist die Tagesdosis nicht gleichmässig auf zwei Einzeldosen verteilbar, sollte die höhere Dosis **abends** verabreicht werden.

Dosismodifikation Toxizität nach NCI	Capecitabin entspricht dem Therapieverlauf: während der Therapie	Nächster Zyklus	Schwerwiegende Wechselwirkung: keine Gabe von Brivudin/Zostex® zusammen mit Capecitabin. Durch Hemmung der Dihydropyrimidindehydrogenase Akkumulation und verstärkte Toxizität von 5-FU, letale Folgen möglich. Mindestens 4 Wochen zeitlicher Abstand, ggf. Bestimmung der DPD-Aktivität.
Grad 1	Dosis beibehalten	Dosis beibehalten	
Grad 2	Abbruch bis Rückgang auf Grad 1	erstmalig -> 100% 2.Mal -> 75% 3.Mal ->50% 4.Mal ->0%	
Grad 3	Abbruch bis Rückgang auf Grad 1	erstmalig ->75% 2.Mal -> 50% 3.Mal -> 0%	
Grad 4	Behandlung abbrechen	erstmalig -> 50% 2.Mal -> 0%	

Zyklusdiagramm	d1 w1	d8 w2	d15 w3
Capecitabin	▮▮▮▮▮▮▮		Wdh.

Bedarfsmedikation:	Metoclopramid/Paspertin® p.o. oder i.v., bei Unverträglichkeit Ersatz durch HT₃-Antagonisten; Loperamid/Imodium® nach Rücksprache mit dem behandelnden Arzt
FN-Risiko:	<10%,-> je nach Risikoabwägung, siehe Kurzfassung Leitlinien G-CSF. Zu G-CSF-Einsatz siehe auch Kap. 4.3.
Kontrollen:	BB, Elektrolyte (Calcium), Retentionswerte, Leberwerte, Hand - und Fußinspektion, Neurotoxizität, Herzfunktion
Dosisreduktion:	Siehe Kap. 3.8.1
Cave:	erhöhte Häufigkeit von NW bei Patienten mit eingeschränkter Nierenfunktion
Therapieaufschub:	Hand-Fuß-Syndrom: Therapieunterbrechung, gegebenfalls Dosisreduktion, Diarrhoe Grad 2-4, Bilirubin > 3fach des Normwertes; s. Fachinformation (Infoserver plus)
Wechselwirkungen:	Folinsäure: maximale verträgliche Dosis von Capecitabin vermindert; Erhöhung der Phenytoin-Plasmakonzentration
Erfolgsbeurteilung:	nach 3 Zyklen
Wiederholung:	d22
Literatur:	Cutsem VE et al. J Clin Oncol 2001; 19:4097-106; Fumoleau P et al. Eur J Cancer. 2004; 40:536-542.

13.7.4 FOLFOX 6

Indikation: Kolorektales- (palliativ); Pankreas-Ca   **ICD-10: C18/C19; C25**

Chemotherapie

Diese Zytostatikatherapie birgt letale Risiken. Die Anwendung darf nur durch erfahrene internistische Onkologen und entsprechend ausgebildetes Pflegepersonal erfolgen. Das Protokoll muss im Einzelfall überprüft und der klinischen Situation angepasst werden.

Tag	Substanz in chronologischer Reihenfolge	Dosierung	Trägerlösung (ml)	Appl.	Inf.-dauer	Bemerkungen
1	Oxaliplatin	100 mg/m²	500 ml Glucose 5%	i.v.	2h	Inkompatibilität mit NaCl
1	Calciumfolinat/Leukovorin®	400 mg/m²	100 ml NaCl 0,9%	i.v.	30min	
1	Fluorouracil (5-FU)	400 mg/m²	unverdünnt	i.v.	B	
1	Fluorouracil (5-FU)	2400 mg/m²	500 ml NaCl 0,9%	i.v.	48h	*2 400-3 000mg/m², siehe Dosissteigerung

Zyklusdiagramm	d1 w1	d8 w2	Wdh.
Oxaliplatin		
Calciumfolinat		
Fluorouracil Bolus		
Fluorouracil 48h Pumpe		

Achtung: Gabe von Filgrastim/Neupogen® 5µg/kg/d s.c.
1. nach CTx: 1x tgl. bei Leukozyten < 1 000/µl bis > 1 000/µl
2. Primärprophylaxe ab d6 post CTx wenn nach Risikoabwägung FN-Risiko > 20%
3. Sekundärprophylaxe: nach durchgemachter Neutropenie in vorangegangenen Zyklen prophylaktische Gabe in den Folgezyklen

Cave: Keine Gabe von Mg-u. Ca bei Therapie mit Digitalis, Thiazid- Diuretika, Hypercalzämie/Hypermagnesiämie
Inkompatibilitäten: Oxaliplatin<> NaCl 0,9%

Schwerwiegende Wechselwirkung:
keine Gabe von Brivudin/Zostex® zusammen mit 5-Fluorouracil inkl. topischer Präparate und Prodrugs (Efudix, Capecitabin, Floxuridin, Tegafur). Durch Hemmung der Dihydropyrimidindehydrogenase, Akkumulation und verstärkte Toxizität von 5-FU, letale Folgen möglich. Mindestens 4 Wochen zeitlicher Abstand, ggf. Bestimmung der DPD-Aktivität.

Obligate Prä- und Begleitmedikation

Tag	zeitl. Ablauf	Substanz	Dosierung	Trägerlösung (ml)	Appl.	Inf.-dauer	Bemerkungen
1	-30min	Glucose 5%		500 ml	i.v.	3h	
1	-30min	Dexamethason	8 mg	50 ml	i.v.	10min	
1	-30min	Granisetron/Kevatril®	1 mg	50 ml	i.v.	15min	
1	-20min, +2h20min	10ml Mg- Verla® 10% (3,15mmol)+ 10ml Ca- Braun® 10%	10 ml	125 ml Glucose 5%	i.v.	20min	
1	+2h20min	Glucose 5%		250 ml	i.v.	1h30min	2h20min nach Oxaliplatin

FN-Risiko: 10-20%-> G-CSF je nach Risikoabwägung als Primärprophylaxe, bei FN im 1. Zyklus als Sekundärprophylaxe, siehe Kurzfassung Leitlinien G-CSF. Zu G-CSF-Einsatz siehe auch Kap. 4.3.
Kontrollen: Blutbild, Elektrolyte, Leberwerte, Retentionswerte, Haptoglobin
Dosisreduktion: Dosisreduktion 5-FU um 25% bei Mukositis >Grad 2; bei Bilirubin >5mg/dl 5-FU meiden. Siehe Kap. 3.8.1
Dosissteigerung: *Bei guter Verträglichkeit in Vorzyklen Steigerung der 5-FU-Dosis auf 3g/m² ab Zyklus 5.
Erfolgsbeurteilung: alle 8 Wochen
Wiederholung: d15
Literatur: Tournigand C et al. J Clin Oncol 2004; 22:229-237; Maindrault-Goebel F et al. European Journal of Cancer. 1999; 35(9):1338-42; Gamelin et al. Clin Cancer Res. 2004; 10:4055-4061.

13.7.5 Irinotecan/Cetuximab

Indikation: metastasiertes Kolorektal-Ca mit K-Ras Wildtyp

ICD-10: C18/C19

Chemotherapie

Diese Zytostatikatherapie birgt letale Risiken. Die Anwendung darf nur durch erfahrene internistische Onkologen und entsprechend ausgebildetes Pflegepersonal erfolgen. Das Protokoll muss im Einzelfall überprüft und der klinischen Situation angepasst werden.

Tag	Substanz in chronologischer Reihenfolge	Dosierung	Trägerlösung (ml)	Appl.	Inf.-dauer	Bemerkungen
1	Irinotecan	180 mg/m²	250 ml NaCl 0,9%	i.v.	1h	
8	Cetuximab	250 mg/m²	unverdünnt	i.v.	1h	Erhaltungsdosis ab 2. Gabe; separates Infusionsset
1	Cetuximab	400 mg/m²	unverdünnt	i.v.	s.u.	Erstgabe (Z1,d1): 400 mg/m², danach Erhaltungsdosis: 250 mg/m²; separates Infusionsset verwenden

Bitte **Loperamid** dem/der Patient/in mitgeben. Einnahme **nicht** prophylaktisch Anwendung nur entsprechend dem Informationsblatt Bei **frühcholinergem Syndrom**: 0,25 mg Atropin 1x s.c.		**Cave:** Die Therapie mit Cetuximab kann zu einem Magnesium-Wasting-Syndrom führen	

Zyklusdiagramm | d1 w1 | d8 w2 | | Wdh.
Cetuximab | ▓▓▓▓ | ▓ | |
Irinotecan | ▓ | | |

nur nach molekularem Nachweis des K-RAS Wildtyps

Infusionsgeschwindigkeit Cetuximab: mild bis moderate allerg. Reaktion in 12-19% beschrieben, meist (ca. 90%) bei Erstgabe.
Erstgabe (loading Dose: 400mg/m², nach CTX): beginnen mit **50mg/h** für 1 h; danach bei guter Verträglichkeit alle 30min um 50mg/h steigern bis max. 400mg/h
Folgegaben (ab d8: **Erhaltungsdosis 250mg/m², vor CTx**) bei **komplikationsfreier Erstgabe und nach Ausschluss Risikopatient:** Gesamtdosis innerhalb 60min geben
Maximale Infusionsrate 2ml/min=**10mg/min** (Cetuximab Konzentration: 5mg/ml); bei guter Verträglichkeit kann Loading-Dose evtl. Reduktion der Prämed.
Risikopatienten (max.Tumorlast, Herz-Kreislauf/resp. Erkrankungen, AK-Unverträglichkeit): beginnen mit **25mg/h** für 1h danach alle 30 min um 25mg/h, bis max. 200mg/h steigern.
Überwachung: erste Stunde alle 15min: RR, HF, Atemfrequenz, Temp.; danach 1x/h; NOTFALLWAGEN bereithalten
Cave: Bei **allergischer/anaphylaktischer Reaktion** (Schüttelfrost, Fieber etc.) SOFORTIGER Infusionsstopp, Gabe von Glukokortikoiden, Flüssigkeit, Tavegil, Ranitidin, intensiv-medizinischer Maßnahmen.
Bei **SCHWERER** Symptomatik: kein Rechallenge. Symptombesserung: langsame Wiederaufnahme mit halbierter Infusionsgeschwindigkeit der Erstgabe

Obligate Prä- und Begleitmedikation

Tag	zeitl. Ablauf	Substanz	Dosierung	Trägerlösung (ml)	Appl.	Inf.-dauer	Bemerkungen
1	-30min	NaCl 0,9 %		1500 ml	i.v.	7h	
8	-30min	NaCl 0,9 %		500 ml	i.v.	1h30min	
1,8	30min vor Cetuximab	Clemastin/Tavegil®	2 mg	100 ml	i.v.	15min	Prämedikation obligat bei Erstgabe von Cetuximab, bei Folgegaben empfohlen; 30min vor Cetuximab
1	-30min	Dexamethason	8 mg	100 ml	i.v.	15min	
1	-30min	Granisetron/Kevatril®	1 mg	100 ml	i.v.	15min	
8	-30min	Dexamethason	4 mg	100 ml	i.v.	15min	
1	+1h	Paracetamol/Paracetamol ratio®	1 mg		p.o.		nur bei Cetuximab-Erstgabe
1	+1h30min	Ranitidin/Zantic®	50 mg		i.v.	B	nur bei Cetuximab-Erstgabe
1	+1h30min	Prednison/Decortin®	50 mg		i.v.	15min	nur bei Cetuximab-Erstgabe

Bedarfsmedikation: Bei Diarrhoebeginn 4mg Immodium® p.o., dann 2mg 2-stündlich bis 12h nach Diarrhoe-Ende, wenn keine Besserung nach 48h/Diarrhoe +neutropenie Fieber/CTC Gr.4 Diarrh: antibiotische Breitspektrum-Therapie (Chinolone); Bei frühcholinergem Syndrom Atropin 0,25 mg 1x s.c

FN-Risiko: < 10% --> je nach Risikoabwägung, siehe Kurzfassung Leitlinien G-CSF. Zu G-CSF-Einsatz siehe auch Kap. 4.3.
Kontrollen: Differentialblutbild, Nieren- und Leberwerte, Magnesium
Dosisreduktion: **Cetuximab:** allerg. Reaktionen: CTC Gr.1: Infusionsrate dauerhaft auf 50% red., Infusionsdauer insgesamt nicht > 4h; CTC Gr.2: Infusionsstopp bis Besserung auf mind. CTCGr. 1; dann Vorgehen wie dort; CTC Gr. 3/4: Therapie-Abbruch; Hauttoxizität: CTC Gr.3: Therapiepause bis zu 14d, bei Besserung Wiederbeginn mit 250mg/m² nach 1. Auftreten, 200mg/m² nach 2.Auftr.,150mg/m² nach 3. Auftr.; wenn keine Besserung od. 4. Auftr. von CTC Gr.3: Therapie-Abbruch; **Irinotecan:** DR 20%; bei CTC Gr.4 Neutropenie,CTC Gr.4 Erbrechen, sonst CTC Gr.3/4 (außer Übelkeit,Alopezie), Therapie- Abbruch bei CTC Gr.2-4 kardial. Siehe Kap. 3.8.1

Therapieaufschub: Bis 28 d, danach Therapieabbruch; Beginn nur bei Neutrophilen > 1 500/μl + Thrombozyten > 75.000/μl; Bilirubin > 1,5x ob.Grenzwert; CTC ab Gr.2 (außer Erbrechen: ab Gr.3, Übelkeit, Alopezie)
Erfolgsbeurteilung: alle 8 Wochen
Wiederholung: d15
Literatur: Cunningham D et al. NEJM. 2004; 351:337-45.

1234

13.7.6 Panitumumab

Indikation: metastasiertes Kolorektales-Ca mit K-Ras Wildtyp **ICD-10: C18/C19**

Chemotherapie

Diese Zytostatiktherapie birgt letale Risiken. Die Anwendung darf nur durch erfahrene internistische Onkologen und entsprechend ausgebildetes Pflegepersonal erfolgen. Das Protokoll muss im Einzelfall überprüft und der klinischen Situation angepasst werden.

Tag	Substanz in chronologischer Reihenfolge	Dosierung	Trägerlösung (ml)	Appl.	Inf.-dauer	Bemerkungen
1,15	Panitumumab	6 mg/kg	100 ml NaCl 0,9%	i.v.	1h	separates Infusionsset mit Inline-Filter

Mutationstestung des K-RAS-Gens vor Therapiebeginn mit Panitumumab obligat

Panitumumab:
Infusionsset mit **In-Line-Filter Porengröße 0,2µm verwenden.**
Infusionsdauer: 60min, bei Gesamtdosis >1 000mg Infusionsdauer 90min, bei guter Verträglichkeit in den Folgegaben Infusion über 30-60min möglich
Anaphylaxiegefahr (Auftreten in ca. 3% der Fälle) insbesondere bei Erstgabe, Notfallwagen bereit halten. Die Möglichkeit einer **verzögerten Infusionsreaktion bestehlt >24h** nach Therapieende.
Die Therapie mit **Panitumumab** kann zu einem **Magnesium-Wasting-Syndrom** führen. **Keine Gabe von Mg²⁺ und Ca²⁺** bei Therapie mit Digitalis, Thiaziden, Hyperkalziämie/Hypermagnesiämie.

Zyklusdiagramm	d1 w1	d8 w2	d15 w3	d22 w4	Wdh.
Panitumumab	▇	▇	▇	▇	

Obligate Prä- und Begleitmedikation

Tag	zeitl. Ablauf	Substanz	Dosierung	Trägerlösung (ml)	Appl.	Inf.-dauer	Bemerkungen
1,15	-30min	NaCl 0,9 %		500 ml	i.v.	2h	

Bedarfsmedikation: Clemastin/Tavegil® Loperamid/Imodium® Ranitidin/Zantic®
FN-Risiko: < 10% -> G-CSF- Gabe je nach Risikoabwägung, siehe Kurzfassung Leitlinien G-CSF. Zu G-CSF-Einsatz siehe auch Kap. 4.3.
Kontrollen: Blutbild, Differentialblutbild, Gerinnungsstatus, Bilirubin, Leberwerte, Kreatinin, eGFR, Elektrolyte, **Mg²⁺, Ca²⁺** (bis 8 Wo nach Therapie), **vor Therapiebeginn:** Lungenfunktionsprüfung
Dosisreduktion: siehe auch Fachinformationen. **Panitumumab: allergische Reaktion:** CTCAE 1-2: Infusionsrate reduzieren, auch für Folgezyklen; CTCAE3-4: Therapieabbruch;
Hauttoxizität: > 30% KOF betroffen (CTCAE ≥ 3): Aussetzen für 1-2 Dosen bis < CTCAE 3, falls keine Besserung absetzen, sonst Wiederbeginn mit 100% der Dosis ; bei zweitem Auftreten von Hauttoxizität CTCAE ≥ 3 Aussetzen von 1-2 Dosen, falls keine Besserung absetzen, sonst Fortführung mit 80% der Anfangsdosis (DR um 20%), nach drittem Auftreten , bei Besserung nach Therapiepause (1-2 Dosen), Fortführung mit DR um 40%, beim 4. Auftreten absetzen. Siehe Kap. 3.8.1
Kontraindikation: Panitumumab: lebensbedrohliche Überempfindlichkeitsreaktion nach Panitumumab; interstitielle Pneumonie, Lungenfibrose
Erfolgsbeurteilung: nach 8 Wochen
Wiederholung: d29
Indikation: metastasiertes Kolon-Ca, EGFR exprimierendes koloreaktales Karzinom mit nicht mutiertem Wildtyp-KRAS Gen
Literatur: Amado et al. J Clin Oncol. 2008; 26 (10): 1582-4.

13.7.7 FOLFOXIRI

Indikation: Kolorektales-Ca **ICD-10: C18/C19**

Diese Zytostatikatherapie birgt letale Risiken. Die Anwendung darf nur durch erfahrene internistische Onkologen und entsprechend ausgebildetes Pflegepersonal erfolgen. Das Protokoll muss im Einzelfall überprüft und der klinischen Situation angepasst werden.

Chemotherapie

Tag	Substanz in chronologischer Reihenfolge	Dosierung	Trägerlösung (ml)	Appl.	Inf.-dauer	Bemerkungen
1	Irinotecan	165 mg/m²	250 ml NaCl 0,9%	i.v.	1h	
1	Oxaliplatin	85 mg/m²	500 ml Glucose 5%	i.v.	2h	Inkompatibel mit NaCl 0,9%
1	Calciumfolinat/Leukovorin®	200 mg/m²	100 ml NaCl 0,9%	i.v.	2h	
1	Fluorouracil (5-FU)	3200 mg/m²	500 ml NaCl 0,9%	i.v.	48h	

Cave: Keine Gabe von Mg-u. Ca bei Therapie mit Digitalis, Thiazid- Diuretika, Hypercalzämie/Hypermagnesiämie
Inkompatibilitäten: Oxaliplatin<> NaCl 0,9%

Achtung: Gabe von Filgrastim/Neupogen® 5µg/kg/d s.c.
1. nach CTx: 1x tgl. bei Leukozyten < 1 000/µl bis > 1 000/µl
2. Primärprophylaxe: ab d6 post CTx wenn nach Risikoabwägung FN-Risiko > 20%
3. Sekundärprophylaxe: nach durchgemachter Neutropenie in vorangegangenen Zyklen prophylaktische Gabe in den Folgezyklen

Schwerwiegende Wechselwirkung:
keine Gabe von Brivudin/Zostex® zusammen mit
5-Fluorouracil inkl. topischer Präparate und Prodrugs (Efudix, Capecitabin, Floxuridin, Tegafur). Durch Hemmung der Dihydropyrimidindehydrogenase, Akkumulation und verstärkte Toxizität von 5-FU, letale Folgen möglich. Mindestens 4 Wochen zeitlicher Abstand, ggf. Bestimmung der DPD-Aktivität.

Bitte **Loperamid** dem/der Patient/in mitgeben.
Einnahme **nicht** prophylaktisch
Anwendung nur entsprechend dem Informationsblatt
Bei **frühcholinergem Syndrom:** 0,25 mg Atropin 1x s.c.

Zyklusdiagramm	d1 w1	d8 w2	Wdh.
Irinotecan	■		
Oxaliplatin	■		
Calciumfolinat	■		
Fluorouracil 48h Pumpe	■		

Obligate Prä- und Begleitmedikation

Tag	zeitl. Ablauf	Substanz	Dosierung	Trägerlösung (ml)	Appl.	Inf.-dauer	Bemerkungen
1	-30min	NaCl 0,9 %		1000 ml	i.v.	1h30min	
1	-30min	Dexamethason	8 mg	100 ml	i.v.	15min	
1	-30min	Granisetron/Kevatril®	1 mg	100 ml	i.v.	15min	
1	+1h	Glucose 5%		500 ml	i.v.	3h	
1	+1h10min, +4h	10ml Mg- Verla ® (3,15mmol Mg2+) + 10ml Ca- Braun ® (2,3mmol Ca2+)		125 ml Glucose 5%	i.v.	20min	20min vor und 20min nach Ende Oxaliplatin
1	+4h	Glucose 5%		250 ml	i.v.	2h30min	

Bedarfsmedikation:	Loperamid dem/der Patient/in mitgeben. Bei frühcholinergem Syndrom Atropin 0,25mg 1x s.c.
FN-Risiko:	10-20% -> G-CSF je nach Risikoabwägung als Primärprophylaxe, bei FN im 1. Zyklus als Sekundärprophylaxe, siehe Kurzfassung Leitlinie G-CSF. Zu G-CSF-Einsatz siehe auch Kap. 4.3.
Kontrollen:	Bilirubin, Leberwerte, eGFR, Differentialblutbild, Gerinnungsstatus
Dosisreduktion:	wenn Neutrophile < 500/µl oder Neutrophile < 1 000/µl + Fieber dann 20% Reduktion. Siehe Kap. 3.8.1
Therapieaufschub:	wenn Neutrophile < 500/µl oder Neutrophile < 1 000/µl + Fieber dann 20% Reduktion
Erfolgsbeurteilung:	alle 8 Wochen
Wiederholung:	d15
Literatur:	Falcone et al. JCO. 2007; 25:1670-1676.

13.7.8 FOLFIRI / Bevacizumab

Indikation: Kolorektales-Ca

ICD-10: C18/C19

Chemotherapie

Diese Zytostatikatherapie birgt letale Risiken. Die Anwendung darf nur durch erfahrene internistische Onkologen und entsprechend ausgebildetes Pflegepersonal erfolgen. Das Protokoll muss im Einzelfall überprüft und der klinischen Situation angepasst werden.

Tag	Substanz in chronologischer Reihenfolge	Dosierung	Trägerlösung (ml)	Appl.	Inf.-dauer	Bemerkungen
1	Bevacizumab	5 mg/kg	100 ml NaCl 0,9%	i.v.	30min	(1. Gabe 90 min., 2. Gabe 60 min)
1	Irinotecan	180 mg/m²	250 ml NaCl 0,9%	i.v.	1h30min	
1	Calciumfolinat/Leukovorin®	400 mg/m²	100 ml NaCl 0,9%	i.v.	30min	
1	Fluorouracil (5-FU)	400 mg/m²	unverdünnt	i.v.	B	
1	Fluorouracil (5-FU)	2400 mg/m²	500 ml NaCl 0,9%	i.v.	48h	2400-3000mg/m², 5-FU in Baxter-Pumpe; bei guter Verträglichkeit in Vorzyklen Steigerung der 5-FU-Dosis auf 3g/m² ab Zyklus 5

Zyklusdiagramm	d1 w1	d8 w2		
Bevacizumab	■		Wdh.	
Irinotecan	■			
Calciumfolinat	■			
Fluorouracil Bolus	■			
Fluorouracil (48h Pumpe)	■			

Bevacizumab: (siehe auch Fachinformation)
1. Gabe: Bevacizumab **nach CTx** über 90 min., **2. Gabe vor CTx** über 60 min bei guter Verträglichkeit ab der 3. Gabe dann auch in 30 min
Cave: (GI-)Blutungen, Magen-Darm-Perforationen, Thrombembolie, Hypertensive Entgleisung, allerg./anaphylaktische Reaktion, Proteinurie, Wundheilungsstörungen
- Behandlung frühestens 28 Tage nach größerer Op., oder nach Ausheilung der Wunde, dekompensierte Herzinsuffizienz/Kardiomyopathie.
Infusionsreaktionen: **während und nach der Infusion engmaschige Überwachung**, ggf. nach Behandlungsstandard für Anaphylaxie verfahren
Gefahr der **nekrotisierenden Fasziitis**, insbesondere bei Patienten mit vorangegangener Magen-Darm-Perforation, Fistelbildung, Wundheilungsstörung oder nach Bestrahlung (Rektum-Ca): Sofortiger Therapieabbruch und Einleitung einer geeigneten Behandlung
KI: Schwangerschaft/Stillzeit (Kontrazeption), unbehandelte ZNS-Metastasen

Schwerwiegende Wechselwirkung:
keine Gabe von Brivudin/Zostex® zusammen mit 5-Fluorouracil inkl. topischer Präparate und Prodrugs (Efudix, Capecitabin, Floxuridin, Tegafur). Durch Hemmung der Dihydropyrimidindehydrogenase, Akkumulation und verstärkte Toxizität von 5-FU, letale Folgen möglich. Mindestens 4 Wochen zeitlicher Abstand, ggf. Bestimmung der DPD-Aktivität.

Obligate Prä- und Begleitmedikation

Tag	zeitl. Ablauf	Substanz	Dosierung	Trägerlösung (ml)	Appl.	Inf.-dauer	Bemerkungen
1	-30min	NaCl 0,9 %		1000 ml	i.v.	3h45min	
1	+30min	Dexamethason	8 mg	100 ml NaCl 0,9%	i.v.	15min	
1	+30min	Granisetron/Kevatril®	1 mg	100 ml NaCl 0,9%	i.v.	15min	

Bedarfsmedikation:	Imodium® dem/der Patient/in mitgeben! Bei Frühcholinergem Syndrom Atropin® 0,25 mg 1x s.c.
FN-Risiko:	10-20%:-> je nach Risikoabwägung als Primärprophylaxe, bei FN im 1. Zyklus als Sekundärprophylaxe, siehe Kurzfassung Leitlinien G-CSF. Zu G-CSF-Einsatz siehe Kap. 4.3.
Kontrollen:	Blutdruck, Bilirubin, Leberwerte, eGFR, Differentialblutbild, Gerinnungsstatus, Kalium, Phosphor, Blutzucker, Urineiweiß, alkal. Phosphatase
Dosisreduktion:	wenn Neutrophile <500/µl oder Neutrophile <1 000/µl+Fieber dann 20% Reduktion. Bei Auftreten von Nebenwirkungen durch Avastin, Medikament absetzen (siehe auch Fachinfo). Siehe Kap. 3.8.1
Dosissteigerung:	bei guter Verträglichkeit in Vorzyklen Steigerung der 5-FU-Dosis auf 3g/m² ab Zyklus 5
Therapieaufschub:	wenn Neutrophile <500/µl oder Neutrophile <1 000/µl +Fieber dann 20% Reduktion
Erfolgsbeurteilung:	alle 8 Wochen
Wiederholung:	d15
Literatur:	FOLFIRI: Tournigand C et al. J Clin Oncol. 2004; 22: 229-237; FOLFIRI-Bevacizumab: Hurvitz H et al. N Engl J Med. 2004; 350(23):2335-42.

13.7.9 Rx/5-FU/Mitomycin/Cisplatin ("Nigro*")

Indikation: Anal-Ca (Präop. Radio-Chemotherapie T1-4N0-3M0) **ICD-10: C21**

Diese Zytostatikatherapie birgt letale Risiken. Die Anwendung darf nur durch erfahrene internistische Onkologen und entsprechend ausgebildetes Pflegepersonal erfolgen. Das Protokoll muss im Einzelfall überprüft und der klinischen Situation angepasst werden.

Chemotherapie

Wo	Tag	Substanz in chronologischer Reihenfolge	Dosierung	Trägerlösung (ml)	Appl.	Inf.-dauer	Bemerkungen
1	1	Mitomycin	15 mg/m²	unverdünnt	i.v.	B	
1	2-4	Fluorouracil (5-FU)	1000 mg/m²	250 ml NaCl 0,9%	i.v.	22h	
1	2-4	Fluorouracil (5-FU)	1000 mg/m²	250 ml NaCl 0,9%	i.v.	22h	
5	1-4	Fluorouracil (5-FU)	1000 mg/m²	250 ml NaCl 0,9%	i.v.	22h	
10,14,18	1-4	Fluorouracil (5-FU)	1000 mg/m²	250 ml NaCl 0,9%	i.v.	22h	
10,14,18	1	Cisplatin	100 mg/m²	250 ml NaCl 0,9%	i.v.	1h	

Woche:	1	2	3	4	5	6	7	8	9	10	11	12	13	14	15	16	17	18	19	20	21	22
	Radio-Chemotherapie I								Restaging I	Radio-Chemotherapie II												Restaging II + chir. Konsil
Mitomycin d1	X																					
Fluorouracil d1-4	X				X																	
Cisplatin d1										X				X				X				
RT d1-5 (5x2Gy/Wo)	X	X	X									X	X	X	X	X	X	X				

Achtung: in Wochen 1, 10, 14, 18 am Tag 2-4 Protokoll zur Prophylaxe verzögerter Emesis.

Inkompatibilität: Cisplatin ↔ Fluorouracil (5-FU)

Schwerwiegende Wechselwirkung:
keine Gabe von Brivudin/Zostex® zusammen mit 5-Fluorouracil inkl. topischer Präparate und Prodrugs (Efudix, Capecitabin, Floxuridin, Tegafur). Durch Hemmung der Dihydropyrimidindehydrogenase, Akkumulation und verstärkte Toxizität von 5-FU, letale Folgen möglich. Mindestens 4 Wochen zeitlicher Abstand, ggf. Bestimmung der DPD-Aktivität.

Obligate Prä- und Begleitmedikation

Wo	Tag	zeitl. Ablauf	Substanz	Dosierung	Trägerlösung (ml)	Appl.	Inf.-dauer	Bemerkungen
1	1	-15min	NaCl 0,9 %		2000 ml	i.v.	24h	an Vorlauf gedacht?
1,10,14,18	2-4	0	NaCl 0,9 %		500 ml	i.v.	24h	
10,14,18	1	1-0-0-0	Aprepitant/Emend®	125 mg		p.o.		Gabe 1h vor CTx
5	1-4	1-0-1-0	Metoclopramid	50 mg		p.o.		auch i.v. möglich
10,14,18	2-3	1-0-0-0	Aprepitant/Emend®	80 mg		p.o.		
1	1	-15min	Dexamethason	20 mg	100 ml NaCl 0,9%	i.v.	15min	
10,14,18	1	-30min, +1h30min	Mannitol 10%/Osmosteril 10%®	250 ml		i.v.	15min	
5	1-4	0	NaCl 0,9 %		500 ml	i.v.	24h	
1	1	-15min	Granisetron/Kevatril®	1 mg		i.v.	B	
10,14,18	1	-15min	NaCl 0,9 %		2000 ml	i.v.	24h	
10,14,18	1	-15min	Dexamethason	12 mg		i.v.		
10,14,18	2-4	1-0-0-0	Dexamethason	8 mg		p.o.		
10,14,18	1	-15min	Granisetron/Kevatril®	1 mg		i.v.	B	

Bedarfsmedikation: Dexamethason/Fortecortin® 8mg, Granisetron/Kevatril® oder Metoclopramid/Paspertin®
FN-Risiko: <10%; je nach Risikoabwägung, siehe Kurzfassung Leitlinien G-CSF: Zu G-CSF-Einsatz siehe auch Kap. 4.3
Kontrollen: Blutbild, Elektrolyte insbesondere Mg²⁺, Leberwerte, Retentionswerte, Kreatinin-Clearance, Diurese, Oto-/Neurotoxizität
Dosisreduktion: GFR < 60ml/min Cisplatin meiden, bei Bilirubin > 5 mg/dl 5-FU meiden. Siehe Kap. 3.8.1
Summendosis: Mitomycin > 50mg/m²: Gefahr der Nephrotoxizität
Wiederholung: für insgesamt 22 Wochen Chemotherapie in Kombination mit Radiotherapie (2Gy/d); Therapiepause, gegebenenfalls anschließende Operation
Literatur: analog Nigro ND, World J Surg 1987; 11:446-451.

13.8.1 FOLFIRINOX

Indikation: Pankreaskarzinom **ICD-10: C25**

Chemotherapie

Diese Zytostatikatherapie birgt letale Risiken. Die Anwendung darf nur durch erfahrene internistische Onkologen und entsprechend ausgebildetes Pflegepersonal erfolgen. Das Protokoll muss im Einzelfall überprüft und der klinischen Situation angepasst werden.

Tag	Substanz in chronologischer Reihenfolge	Dosierung	Trägerlösung (ml)	Appl.	Inf.-dauer	Bemerkungen
1	Oxaliplatin	85 mg/m²	250 ml Glucose 5%	i.v.	2h	Inkompatibilität mit NaCl
1	Irinotecan	180 mg/m²	250 ml NaCl 0,9%	i.v.	1h30min	
1	Calciumfolinat/Leukovorin®	400 mg/m²	100 ml NaCl 0,9%	i.v.	2h	
1	Fluorouracil (5-FU)	400 mg/m²	unverdünnt	i.v.	B	
1	Fluorouracil (5-FU)	2400 mg/m²	500 ml NaCl 0,9%	i.v.	46h	

Schwerwiegende Wechselwirkung:
keine Gabe von Brivudin/Zostex® zusammen mit
5-Fluorouracil inkl. topischer Präparate und Prodrugs
(Eflufix, Capecitabin, Floxuridin, Tegafur). Durch Hemmung
der Dihydropyrimidindehydrogenase, Akkumulation und
verstärkte Toxizität von 5-FU, letale Folgen möglich. Mindestens
4 Wochen zeitlicher Abstand, ggf. Bestimmung der DPD-Aktivität.

Cave: Keine Gabe von Mg- u. Ca bei Therapie mit Digitalis, Thiazid- Diuretika, Hypercalzämie/Hypermagnesiämie
Inkompatibilitäten: Oxaliplatin–> NaCl 0,9%

Achtung: Gabe von Filgrastim/Neupogen® 5µg/kg/d s.c.
1. nach CTx: 1x tgl. bei Leukozyten < 1 000/µl bis > 1 000/µl
2. Primärprophylaxe ab d6 post CTx wenn nach Risikoabwägung FN-Risiko > 20%
3. Sekundärprophylaxe: nach durchgemachter Neutropenie in vorangegangenen Zyklen prophylaktische Gabe in den Folgezyklen

Zyklusdiagramm

	d1 w1	d8 w2	Wdh.
Oxaliplatin			
Irinotecan			
Calciumfolinat			
Fluorouracil (Bolus)			
Fluorouracil (46h Pumpe)			

Obligate Prä- und Begleitmedikation

Tag	zeitl. Ablauf	Substanz	Dosierung	Trägerlösung (ml)	Appl.	Inf.-dauer	Bemerkungen
1	-30min	Glucose 5%		500 ml	i.v.	2h50min	
1	-30min	Dexamethason	8 mg		i.v.	B	
1	-30min	Granisetron/Kevatril®	1 mg		i.v.	B	
1	-20min, +2h20min	10ml Mg- Verla ® (3,15mmol Mg2+) + 10ml Ca- Braun ® (2,3mmol Ca2+)		125 ml Glucose 5%	i.v.	20min	20min vor und 20min nach Ende Oxaliplatin
1	+2h20min	Glucose 5%		250 ml	i.v.	30min	
1	+2h50min	NaCl 0,9 %		1000 ml	i.v.	3h45min	

Bedarfsmedikation:	Loperamid/Imodium® dem/der Patient/in mitgeben. Bei frühcholinergem Syndrom Atropin 0,25 mg 1x s.c.
FN-Risiko:	10-20%–> je nach Risikoabwägung als Primärprophylaxe, bei FN in 1. Zyklus als Sekundärprophylaxe, siehe Kurzfassung Leitlinien G-CSF. Zu G-CSF-Einsatz siehe auch Kap. 4.3.
Kontrollen:	ECOG PS, körperliche Untersuchung, Bilirubin, Leberwerte, eGFR, Differentialblutbild, Gerinnungsstatus, Serumchemie, Elektrolyte, Harnsäurespiegel im Blut, neurologische Verträglichkeit, Flüssigkeitshaushalt, respiratorische Symptome (bei Risikofaktoren für interstitielle Lungenerkrankungen)
Dosisreduktion:	wenn Neutrophile <500/µl oder Neutrophile <1 000/µl + Fieber dann 20% Reduktion. Siehe Kap. 3.8.1
Therapieaufschub:	wenn Neutrophile <500/µl oder Neutrophile <1 000/µl + Fieber dann 20% Reduktion
Wiederholung:	alle 8 Wochen
	d15: Empfohlene Therapiedauer 6 Monate bei Ansprechen
Literatur:	Conroy T et al. NEJM. 2011; 364:1817-25.

13.8.2 Gemcitabin

Indikation: Nicht-kleinzelliges Lungenkarzinom (NSCLC); Pankreas-Ca; Urothelkarzinom

ICD-10: C34; C25; C67

Chemotherapie

Diese Zytostatikatherapie birgt letale Risiken. Die Anwendung darf nur durch erfahrene internistische Onkologen und entsprechend ausgebildetes Pflegepersonal erfolgen. Das Protokoll muss im Einzelfall überprüft und der klinischen Situation angepasst werden.

Tag	Substanz in chronologischer Reihenfolge	Dosierung	Trägerlösung (ml)	Appl.	Inf.-dauer	Bemerkungen
1,8,15	Gemcitabin	1000 mg/m²	250 ml NaCl 0,9%	i.v.	30 min	

Zyklusdiagramm: d1 w1 | d8 w2 | d15 w3 | d22 w4 | Wdh.

Obligate Prä- und Begleitmedikation

Tag	zeitl. Ablauf	Substanz	Dosierung	Trägerlösung (ml)	Appl.	Inf.-dauer	Bemerkungen
1,8,15	-15min	NaCl 0,9 %		500 ml	i.v.	1h	
1,8,15	-15min	Dexamethason	8 mg abs.		i.v.	B	

Bedarfsmedikation: Metoclopramid/Paspertin® p.o. oder i.v., Paracetamol p.o.
FN-Risiko: <10%-> je nach Risikoabwägung, siehe Kurzfassung Leitlinien G-CSF. Zu G-CSF-Einsatz siehe auch Kap. 4.3.
Kontrollen: Blutbild, Leber- und Nierenwerte
Dosisreduktion: Leukozyten 500-1 000/µl oder Thrombozyten 50 000-100 000/µl: 75%;Leukozyten <500/µl oder Thrombozyten < 50 000/µl: Therapieaufschub; Initiale Hyperbilirubinämie >2mg/dl: 80%. Siehe Kap. 3.8.1
Nebenwirkungen: Myelosuppression, reversible Lebertoxizität, selten renale Störungen, Übelkeit/Erbrechen, erkältungsähnliche Symptome, Ödeme
Wiederholung: Tag 29 (3 Wochen Therapie, 1 Woche Pause); Absetzen bei Tumorprogression
Literatur: Carmichael J et al. Brit J Cancer. 1996; 73(1):101-105; Casper ES et al. Invest New Drugs. 1994; 12(1):29-34; Venook AP et al. J Clin Oncol 2000; 18: 2780-2787; Gillenwater et al. Clin Lung Cancer. 2000; 2(2):133-8; Louvert et al. J Clin Oncol. 2005; 23:3509-16.

13.8.3 Gemcitabin/Capecitabin

Indikation: Pankreas-Ca

ICD-10: C25

Chemotherapie

Diese Zytostatikatherapie birgt letale Risiken. Die Anwendung darf nur durch erfahrene internistische Onkologen und entsprechend ausgebildetes Pflegepersonal erfolgen. Das Protokoll muss im Einzelfall überprüft und der klinischen Situation angepasst werden.

Tag	Substanz in chronologischer Reihenfolge	Dosierung	Trägerlösung (ml)	Appl.	Inf.-dauer	Bemerkungen
1–14	Capecitabin	2x 650 mg/m²		p.o.		Tagesdosis1300 mg/m² verteilt auf 2 Dosen; Gaben: 1-0-1-0
1,8	Gemcitabin	1000 mg/m²	250 ml NaCl 0,9%	i.v.	30 min	

Dosisberechnung Capecitabin:
Die exakte individuelle Tagesdosis wird auf die nächstgelegene Dosis, die mit einer Kombination von Tabletten zu **500mg** und **150mg** realisierbar ist, **abgerundet**.
Ist die Tagesdosis nicht gleichmässig auf zwei Einzeldosen verteilbar, sollte die höhere Dosis **abends** verabreicht werden.

Zyklusdiagramm	d1 w1	d8 w2	d15 w3	
Gemcitabin				Wdh.
Capecitabin				

Schwerwiegende Wechselwirkung:
keine Gabe von Brivudin/Zostex® zusammen mit Capecitabin.
Durch Hemmung der Dihydropyrimidindehydrogenase Akkumulation und verstärkte Toxizität von 5-FU, letale Folgen möglich. Mindestens 4 Wochen zeitlicher Abstand, ggf. Bestimmung der DPD-Aktivität.

Obligate Prä- und Begleitmedikation

Tag	zeitl. Ablauf	Substanz	Dosierung	Trägerlösung (ml)	Appl.	Inf.-dauer	Bemerkungen
1,8	-15min	NaCl 0,9 %		500 ml	i.v.	1h	B
1,8	-15min	Dexamethason	8 mg		i.v.		

Bedarfsmedikation:	Granisetron/Kevatril® i.v. oder p.o., Dexamethason/Fortecortin® 8mg, Metoclopramid/Paspertin® p.o. oder i.v., Paracetamol p.o., Loperamid/Imodium®
FN-Risiko:	10–20%–> je nach Risikoabwägung als Primärprophylaxe, bei FN im 1. Zyklus als Sekundärprophylaxe, siehe Kurzfassung Leitlinien G-CSF. Zu G-CSF-Einsatz siehe auch Kap. 4.3.
Kontrollen:	Blutbild, Elektrolyte insbesondere Mg²⁺, Retentionswerte, eGFR, Diurese, Leber- und Nierenwerte
Dosisreduktion:	**Gemcitabin:** 75% bei milder Neutropenie (oder hämatologischer Toxizität Grad 3 oder 4 nach dem Vorzyklus); Granulozyten <500/µl oder Thrombozyten <50 000/µl: Therapieaufschub; Initiale Hyperbilirubinämie >2mg/dl: 80% nicht hämatologische Toxizität Grad >2 Therapieaufschub. Siehe Kap. 3.8.1
Nebenwirkungen:	Myelosuppression, reversible Lebertoxizität, selten renale Störungen, Übelkeit/Erbrechen, erkältungsähnliche Symptome, Ödeme
Erfolgsbeurteilung:	nach 3 Zyklen oder nach 9 Wochen Therapie
Wiederholung:	Tag 22
Literatur:	Herman R et al. J Clin Oncol. 2007; 25:2212-2217.

13.8.4 Gemcitabin/Erlotinib

Indikation: Pankreas-Ca

ICD-10: C25

Chemotherapie

Diese Zytostatikatherapie birgt letale Risiken. Die Anwendung darf nur durch erfahrene internistische Onkologen und entsprechend ausgebildetes Pflegepersonal erfolgen. Das Protokoll muss im Einzelfall überprüft und der klinischen Situation angepasst werden.

Tag	Substanz in chronologischer Reihenfolge	Dosierung	Trägerlösung (ml)	Appl.	Inf.-dauer	Bemerkungen
1	Erlotinib	100 mg		p.o.		kontinuierlich; Gaben: 1-0-0-0
1	Gemcitabin	1000 mg/m²	250 ml NaCl 0,9%	i.v.	30 min	

Zyklusdiagramm

	d1 w1	d8 w2	d15 w3	d22 w4	d29 w5	d36 w6	d43 w7	d50 w8	Zyklusdiagramm	d1 w1	d8 w2	d15 w3	d22 w4	
Gemcitabin Zyklus 1	■	■	■			■	■		Gemcitabin ab Zyklus 2	■	■	■		Wdh.
Erlotinib (kontinuierlich)	■■								Erlotinib (kontinuierlich)	■■■■■■■■■■■■■■■■				

Obligate Prä- und Begleitmedikation

Tag	zeitl. Ablauf	Substanz	Dosierung	Trägerlösung (ml)	Appl.	Inf.-dauer	Bemerkungen
1	-15min	NaCl 0,9 %		500 ml	i.v.	1h	
1	-15min	Dexamethason	8 mg		i.v.	B	

Bedarfsmedikation: Granisetron/Kevatril® i.v. oder p.o., Dexamethason/Fortecortin® 8mg, Metoclopramid/Paspertin® p.o. oder i.v. bei Unverträglichkeit Ersatz durch 5-HT₃-Antagonisten; Paracetamol p.o., Loperamid/Imodium®

FN-Risiko: 10–20%–> je nach Risikoabwägung als Primärprophylaxe, bei FN im 1. Zyklus als Sekundärprophylaxe, siehe Kurzfassung Leitlinien G-CSF. Zu G-CSF-Einsatz siehe auch Kap. 4.3.

Kontrollen: Blutbild, Leber-, Nierenwerte

Dosisreduktion: **Gemcitabin:** 75% bei febriler Neutropenie (oder hämatologischer Toxizität Grad 3 oder 4 nach dem Vorzyklus); Granulozyten <500/µl oder Thrombozyten <50 000/µl: Therapieaufschub; initiale Hyperbilirubinämie >2mg/dl: 80%, nicht hämatologischer Toxizität Grad >2: Therapieaufschub. Siehe Kap. 3.8.1

Nebenwirkungen: Myelosuppression, reversible Lebertoxizität, Übelkeit/Erbrechen, erkältungsähnliche Symptome

Wiederholung: **nach Zyklus 1:** Tag 57 (7 Wochen Therapie, 1 Woche Pause); **ab Zyklus 2:** Tag 29 (3 Wochen Therapie, 1 Woche Pause); Absetzen bei Tumorprogression

Literatur: Moore et al. J Clin Oncol. 2007; 25:1960-1966.

13.9.1 Gem/Ox3

Indikation: Cholangiokarzinom; NHL

ICD-10: C22; C81-88

Chemotherapie

Diese Zytostatikatherapie birgt letale Risiken. Die Anwendung darf nur durch erfahrene internistische Onkologen und entsprechend ausgebildetes Pflegepersonal erfolgen. Das Protokoll muss im Einzelfall überprüft und der klinischen Situation angepasst werden.

Tag	Substanz in chronologischer Reihenfolge	Dosierung	Trägerlösung (ml)	Appl.	Inf.-dauer	Bemerkungen
1,8,15	Gemcitabin	1000 mg/m²	250 ml NaCl 0,9%	i.v.	30min	
1,15	Oxaliplatin	100 mg/m²	500 ml Glucose 5%	i.v.	2h	Inkompatibilität mit NaCl

Cave: Keine Gabe von Mg-u. Ca bei Therapie mit Digitalis, Thiazid- Diuretika, Hypercalcämie/Hypermagnesiämie
Inkompatibilitäten: Oxaliplatin<> NaCl 0,9%

Zyklusdiagramm	d1 w1	d8 w2	d15 w3	d22 w4	Wdh.
Gemcitabin	■	■	■		
Oxaliplatin	■		■		

Oxaliplatin: analog zu Carboplatin, aber geringere Nierentoxizität und Emetogenität!
NW: nach Infusion Kälteempfindungen; zentral bedingt; harmlos; spontan rückläufig. periphere Neuropathie, leichte Myelosuppression, wegen mögl. Hämolyse: Haptoglobinkontrolle

Obligate Prä- und Begleitmedikation

Tag	zeitl. Ablauf	Substanz	Dosierung	Trägerlösung (ml)	Appl.	Inf.-dauer	Bemerkungen
1,15	-15min	NaCl 0,9 %		500 ml	i.v.	45min	
8	-15min	NaCl 0,9 %		500 ml	i.v.	1h	
1,8,15	-15min	Dexamethason	8 mg		i.v.	B	
1,15	-15min	Granisetron/Kevatril®	1 mg		i.v.	B	
1,15	+30min, +3h20min	10ml Mg- Verla ® (3,15mmol Mg2+) + 10ml Ca- Braun ® (2,3mmol Ca2+)		125 ml Glucose 5%	i.v.	20min	
1,15	+30min	Glucose 5%		500 ml	i.v.	2h50min	
1,15	+3h20min	Glucose 5%		250 ml	i.v.	1h	
1,15	+4h	Dexamethason	8 mg		i.v.	B	auch p.o. möglich

Bedarfsmedikation: Metoclopramid/Paspertin® 10-50mg p.o. oder i.v.
FN-Risiko: 10-20% -> je nach Risikoabwägung als Primärprophylaxe, bei FN in 1. Zyklus als Sekundärprophylaxe, siehe Kurzfassung Leitlinien G-CSF. Zu G-CSF-Einsatz siehe auch Kap. 4.3.
Kontrollen: Blutbild, Nierenfunktion, Leberwerte, LDH, sensorische Neuropathie
Dosisreduktion: bei sensorischer Neuropathie: NCI CTC > Grad 1 über 7 Tage =>Dosisreduktion für Oxaliplatin auf 75 mg/m², bei NCI CTC Grad 3 oder 4 => kein Oxaliplatin mehr. Siehe Kap. 3.8.1
Therapieaufschub: für 7 Tage bei Leukozyten < 3,0 x 10⁹/l oder Thrombozyten < 100 x 10⁹/l, wenn Erholung nach 7 Tagen, Wiederaufnahme mit einer Dosisreduktion für Gemcitabin und Oxaliplatin auf 75% (DR um 25%)
Erfolgsbeurteilung: nach 2 Zyklen
Wiederholung: Tag 29
Literatur: Harder J et al. BJC. 2006; 95:848-852.

13.9.2 Gemcitabin/Cisplatin

Indikation: Gallengangs-Ca

ICD-10: C22-24

Chemotherapie

Diese Zytostatikatherapie birgt letale Risiken. Die Anwendung darf nur durch erfahrene internistische Onkologen und entsprechend ausgebildetes Pflegepersonal erfolgen. Das Protokoll muss im Einzelfall überprüft und der klinischen Situation angepasst werden.

Tag	Substanz in chronologischer Reihenfolge	Dosierung	Trägerlösung (ml)	Appl.	Inf.-dauer	Bemerkungen
1,8	Gemcitabin	1000 mg/m²	250 ml NaCl 0,9%	i.v.	30min	
1,8	Cisplatin	25 mg/m²	250 ml NaCl 0,9%	i.v.	1h	auf ausreichende Hydrierung achten (s. Begleitmedikation)

Zyklusdiagramm	d1 w1	d8 w2	d15 w3	Wdh.
Gemcitabin				
Cisplatin				

Cave: Aprepitant ist moderater Inhibitor und Induktor von CYP3A4 (Wechselwirkungen beachten, s. Fachinformation)

Obligate Prä- und Begleitmedikation

Tag	zeitl. Ablauf	Substanz	Dosierung	Trägerlösung (ml)	Appl.	Inf.-dauer	Bemerkungen
1,8	-1h	Aprepitant/Emend®	125 mg		p.o.		
1,8	-15min	NaCl 0,9 %		2000 ml	i.v.	6h	ggf. mit KCl und MgSO4 als Elektrolytzusatz: Mg2+ Wert (Ref. bereich: 0,66 - 0,99mmol/L); K+ Wert (Ref. bereich: 3,5-5,1mmol/L)
1,8	-15min	Dexamethason	12 mg		i.v.	B	
1,8	-15min	Granisetron/Kevatril®	1 mg		i.v.	B	
1,8	+30min	Mannitol 10%/Osmosteril 10%®		250 ml	i.v.	15min	30min vor Cisplatin
1,8	+2h30min	Mannitol 10%/Osmosteril 10%®		250 ml	i.v.	15min	30min nach Cisplatin
2-3,9-10	1-0-0-0	Aprepitant/Emend®	80 mg		p.o.		
2,4,9-11	1-0-0-0	Dexamethason	8 mg				Prophylaxe verzögerter Emesis

Bedarfsmedikation: Granisetron/Kevatril® i.v. oder p.o., Dexamethason/Fortecortin®, Flüssigkeits- und Elektrolytsubstitution
FN-Risiko: < 10% -> Je nach Risikoabwägung, siehe Kurzfassung Leitlinien G-CSF. Zu G-CSF-Einsatz siehe auch Kap. 4.3.
Kontrollen: Nebenwirkungen, Blutbild, Elektrolyte (insbesondere Mg2+, Na+, K+, Ca2+), Retentionswerte, eGFR, Harnstoff, LDH, Diurese, Audiometrie, Leberfunktion, körperliche Untersuchung, Flüssigkeitsbilanzierung, Gewichtskontrolle, neurologische Funktion
Dosisreduktion: siehe auch Dosismodifikationstabelle und Fachinformationen. **Cisplatin** bei Kreatinin-Clearance <60ml/min meiden, weitere Voraussetzungen f. d. Cisplatin-Therapie: Harnstoff <25mg/100ml, Thrombozytenzahl >100 000/µl, Leukozytenzahl >4 000/µl. **Gemcitabin** bei schwerer nicht hämatologischer Toxizität: (Grad 3 u.4, Ausnahme Übelkeit/Erbrechen) nach ärztlichem Ermessen aussetzen oder DR nach Abklingen der Toxizität; **Voraussetzung für Zyklusbeginn:** Granulozyten 1 500 (x 10⁶/l), Thrombozyten 100 000 (x 10⁶/l) DR auf 75% im Folgezyklus bei: absolute Granulozytenzahl <500x 10⁶/l länger als 5 Tage, absolute Granulozytenzahl <100x 10⁶/l länger als 3 Tage, FN, Thrombozyten <25 000x 10⁶/l, Verschiebung des nächsten Behandlungszyklus um mehr als eine Woche aufgrund von Toxizität. Siehe Kap. 3.8.1
Erfolgsbeurteilung: alle 4 Zyklen Bildgebung
Wiederholung: Tag 22 für bis zu 8 Zyklen
Literatur: Valle J et al. NEJM. 2010; 362(14):1273-81; jeweilige Fachinformationen Cisplatin und Gemcitabin

13.10.1 CMF ("Bonadonna") Indikation: Mammakarzinom (adjuvant) ICD-10: C50

Chemotherapie

Diese Zytostatikatherapie birgt letale Risiken. Die Anwendung darf nur durch erfahrene internistische Onkologen und entsprechend ausgebildetes Pflegepersonal erfolgen. Das Protokoll muss im Einzelfall überprüft und der klinischen Situation angepasst werden.

Tag	Substanz in chronologischer Reihenfolge	Dosierung	Trägerlösung (ml)	Appl.	Inf.-dauer	Bemerkungen
1	Cyclophosphamid	600 mg/m²	500 ml NaCl 0,9%	i.v.	1h	
1	Methotrexat	40 mg/m²	unverdünnt	i.v.	B	Dosisreduktion bei Patienten > 60 Jahre
1	Fluorouracil (5-FU)	600 mg/m²	250 ml NaCl 0,9%	i.v.	1h	

Schwerwiegende Wechselwirkung:
keine Gabe von Brivudin/Zostex® zusammen mit
5-Fluorouracil inkl. topischer Präparate und Prodrugs
(Efudix, Capecitabin, Floxuridin, Tegafur). Durch Hemmung
der Dihydropyrimidindehydrogenase, Akkumulation und
verstärkte Toxizität von 5-FU, letale Folgen möglich. Mindestens
4 Wochen zeitlicher Abstand, ggf. Bestimmung der DPD-Aktivität.

Inkompatibilität: Methotrexat ↔ 5-Fluorouracil

Zyklusdiagramm	d1 w1	d8 w2	d15 w3	Wdh.
Cyclophosphamid	■			
Methotrexat	■			
5-Fluorouracil	■			

Cave: Mucositisprophylaxe mit Amphotericin

Obligate Prä- und Begleitmedikation

Tag	zeitl. Ablauf	Substanz	Dosierung	Trägerlösung (ml)	Appl.	Inf.-dauer	Bemerkungen
1	-15min	NaCl 0,9 %		1000 ml	i.v.	3h	
1	-15min	Dexamethason	8 mg	100 ml NaCl 0,9%	i.v.	15min	
1	-15min	Granisetron/Kevatril®	1 mg		i.v.	B	
1	0	Mesna/Uromitexan®	120 mg/m²		i.v.		p.o. Gabe: 240mg/m² 2h vor i.v.
1	+2h, +6h	Mesna/Uromitexan®	240 mg/m²		p.o.		i.v. Gabe: 120mg/m² 2h später als p.o.

Bedarfsmedikation: Metoclopramid/Paspertin® p.o. oder i.v.
FN-Risiko: <10%—> je nach Risikoabwägung, siehe Kurzfassung Leitlinien G-CSF. Zu G-CSF-Einsatz siehe auch Kap. 4.3.
Kontrollen: Blutbild, Elektrolyte, Leberwerte, Retentionswerte, Kreatinin-Clearance, Ausschluß dritter Raum
Dosisreduktion: Dosisreduktion bei Patienten > 60 Jahre: 40mg Methotrexat absolut, 5-Fluorouracil bei Bilirubin > 5mg/dl meiden. Siehe Kap. 3.8.1
Erfolgsbeurteilung: vor dem 3. Zyklus
Wiederholung: Tag 22
Literatur: Buzzoni R et al. J Clin Oncol. 1991; 9(12):2134-2140; Bonadonna G et al. Semin Oncol. 1987; 14(1):8-22.

13.10.2 FAC

Indikation: Mammakarzinom　　**ICD-10: C50**

Chemotherapie

Diese Zytostatikatherapie birgt letale Risiken. Die Anwendung darf nur durch erfahrene internistische Onkologen und entsprechend ausgebildetes Pflegepersonal erfolgen. Das Protokoll muss im Einzelfall überprüft und der klinischen Situation angepasst werden.

Tag	Substanz in chronologischer Reihenfolge	Dosierung	Trägerlösung (ml)	Appl.	Inf.-dauer	Bemerkungen
1	Cyclophosphamid	500 mg/m²	250 ml NaCl 0,9%	i.v.	1h	
1	Doxorubicin	50 mg/m²	unverdünnt	i.v.	B15min	
1	Fluorouracil (5-FU)	500 mg/m²	250 ml NaCl 0,9%	i.v.	1h	

Zyklusdiagramm	d1 w1	d8 w2	d15 w3		
Cyclophosphamid	■			Wdh.	
Doxorubicin	■				
5-Fluorouracil	■				

Inkompatibilität: Doxorubicin ↔ 5-Fluorouracil

Achtung: Gabe von Filgrastim/Neupogen® 5µg/kg/d s.c.
1. nach CTx: 1x tgl. bis Leukozyten < 1.000/µl bis > 1.000/µl
2. Primärprophylaxe ab d6 post CTx wenn nach Risikoabwägung FN-Risiko > 20%
3. Sekundärprophylaxe: nach durchgemachter Neutropenie in vorangegangenen Zyklen prophylaktische Gabe in den Folgezyklen

Cave: Aprepitant ist moderater Inhibitor und Induktor von CYP3A4 (Wechselwirkungen beachten, s. Fachinformation)

Obligate Prä- und Begleitmedikation

Tag	zeitl. Ablauf	Substanz	Dosierung	Trägerlösung (ml)	Appl.	Inf.-dauer	Bemerkungen
1	-60min	Aprepitant/Emend®	125 mg		p.o.		
1	-30min	NaCl 0,9 %		1000 ml	i.v.	4h	
1	-30min	Dexamethason	8 mg	100 ml NaCl 0,9%	i.v.	15min	
1	-30min	Granisetron/Kevatril®	1 mg		i.v.	15min	
1	0	Mesna/Uromitexan®	100 mg/m²		i.v.	B	oder p.o.: 240mg/m² 2h vor Cyclophophamid
1	+2h, +6h	Mesna/Uromitexan®	200 mg/m²		p.o.		oder i.v.: 120mg/m² 4h, 8h nach Cyclophosphamid
2-3	1-0-1-0	Aprepitant/Emend®	80 mg		p.o.		
2-3	1-0-1-0	Dexamethason	4 mg		p.o.		

Bedarfsmedikation:	Metoclopramid/Paspertin® p.o. oder i.v., bei Unverträglichkeit Ersatz durch HT₃-Antagonisten, Flüssigkeitsaufnahme mindestens 2l/Tag
FN-Risiko:	10-20% => G-CSF-Gabe je nach Risikoabwägung als Primärprophylaxe, bei Zustand nach FN in den folgenden Zyklen als Sekundärprophylaxe, siehe Leitlinien zur Behandlung mit G-CSF. Zu G-CSF-Einsatz siehe auch Kap. 4.3.
Kontrollen:	Cave: Anthrazykline --> Gefahr der Kardiotoxizität, auf Herzfunktion achten (Herzecho), Blutbild, Elektrolyte, Retentionswerte, Leberwerte
Dosisreduktion:	Siehe auch Fachinformationen. **Doxorubicin:** bei Leberfunktionsstörungen, Nierenfunktionsstörungen. **Cyclophosphamid:** bei Leber-/Nierenfunktionsstörungen. **Fluorouracil:** bei Bilirubin > 5mg/dl meiden. Siehe Kap. 3.8.1
Summendosis:	**Doxorubicin:** Gefahr der Kardiotoxizität, max. Summendosis **550mg/m²**
Wechselwirkungen:	**5-FU: Keine Anwendung zusammen mit Brivudin/Zostex®** (und Analoga) . Durch Hemmung der Dihydropyrimidindehydrogenase(DPD) Akkumulation und **verstärkte Toxizität von 5-FU, letale Folgen möglich. Mindestens 4 Wochen zeitlichen Abstand.** ggf. Bestimmung der DPD-Aktivität. Weitere WW mit Phenytoin, Antikoagulantien, Cimetidin, Vinorelbin und andere . s.a. Fachinformation.
Wiederholung:	d22
Literatur:	Smalley RV et al. Cancer. 1977; 40:625-632.

13.10.3.1 AC — Indikation: Mammakarzinom — ICD-10: C50

Chemotherapie

Diese Zytostatikatherapie birgt letale Risiken. Die Anwendung darf nur durch erfahrene internistische Onkologen und entsprechend ausgebildetes Pflegepersonal erfolgen. Das Protokoll muss im Einzelfall überprüft und der klinischen Situation angepasst werden.

Tag	Substanz in chronologischer Reihenfolge	Dosierung	Trägerlösung (ml)	Appl.	Inf.-dauer	Bemerkungen
1	Doxorubicin	60 mg/m²	unverdünnt	i.v.	B15min	
1	Cyclophosphamid	600 mg/m²	500 ml NaCl 0,9%	i.v.	1h	Cave: Aprepitant ist moderater Inhibitor und Induktor von CYP3A4 (Wechselwirkungen beachten, s. Fachinformation)

Zyklusdiagramm	d1 w1	d8 w2	d15 w3		
Doxorubicin	■				Wdh.
Cyclophosphamid	■				

CTx mit FN-Risiko von 10-20%: Vorgehen bei der G-CSF-Gabe

- nach CTx: 1x tgl. 5µg/kg Filgrastim s.c. bei Leukozyten < 1 000/µl bis >1 000/µl
- Wenn unter Einbeziehung **individueller Risikofaktoren für den Patienten**
FN-Risiko ≥ 20% =>**G-CSF-Primärprophylaxe** erwägen/durchführen.
- Nach durchgemachter **febriler Neutropenie**, in folgenden Zyklen => **G-CSF-Sekundärprophylaxe**

G-CSF-Primär- bzw. Sekundärprophylaxe:
Entweder 24h nach CTx einmal Pegfilgrastim/Neulasta® 6mg s.c.   - **Oder:**
d6 nach CTx Filgrastim/Neupogen® 5µg/kg/d s.c. bis zum Durchschreiten des Nadir

Obligate Prä- und Begleitmedikation

Tag	zeitl. Ablauf	Substanz	Dosierung	Trägerlösung (ml)	Appl.	Inf.-dauer	Bemerkungen
1	-60min	Aprepitant/Emend®	125 mg		p.o.		
1	-15min	NaCl 0,9 %		1000 ml	i.v.	2h	
1	-15min	Dexamethason	8 mg		i.v.	15min	
1	-15min	Granisetron/Kevatril®	1 mg		i.v.	B	
1	+15min	Mesna/Uromitexan®	120 mg/m²		i.v.	15min	oder p.o.: 240mg/m² 2h vor Cyclophosphamid
1	+4h15min	Mesna/Uromitexan®	120 mg/m²		i.v.	15min	oder p.o.: 240mg/m² 2h nach Cyclophosphamid
1	+8h15min	Mesna/Uromitexan®	120 mg/m²		i.v.	15min	oder p.o.: 240mg/m² 6h nach Cyclophosphamid
2-3	1-0-0-0	Aprepitant/Emend®	80 mg		p.o.		
2-3	1-0-1-0	Dexamethason	4 mg		p.o.		

Bedarfsmedikation: Metoclopramid/Paspertin® p.o. oder i.v., Dexamethason/Fortecortin® i.v.
FN-Risiko: 10-20% => G-CSF-Gabe je nach Risikoabwägung als Primärprophylaxe, bei Zustand nach FN in den folgenden Zyklen als Sekundärprophylaxe, siehe Leitlinien zur Behandlung mit G-CSF. Zu G-CSF-Einsatz siehe auch Kap. 4.3.
Kontrollen: Cave: Anthrazykline => Gefahr der Kardiotoxizität, auf Herzfunktion achten (Herzecho), Blutbild, Elektrolyte, Retentionswerte, Leberwerte
Dosisreduktion: Siehe auch Fachinformationen. **Doxorubicin:** bei Leberfunktionsstörungen, Nierenfunktionsstörungen. **Cyclophosphamid:** bei Leber-/Nierenfunktionsstörungen. Siehe Kap. 3.8.1
Summendosis: **Doxorubicin:** Gefahr der Kardiotoxizität; max. Summendosis **550mg/m²**
Erfolgsbeurteilung: vor dem 3. Zyklus
Wiederholung: Tag 22
Literatur: Fischer B et al. J Clin Oncol. 1990; 8:1483-96; Wood WC et al. N Engl J Med. 1994; 330:1253; adaptiert nach: Henderson IC et al. J Clin Oncol. 2003; 21(6):976-83.

13.10.3.2 EC

Indikation: Mammakarzinom ICD-10: C50

Chemotherapie

Diese Zytostatikatherapie birgt letale Risiken. Die Anwendung darf nur durch erfahrene internistische Onkologen und entsprechend ausgebildetes Pflegepersonal erfolgen. Das Protokoll muss im Einzelfall überprüft und der klinischen Situation angepasst werden.

Tag	Substanz in chronologischer Reihenfolge	Dosierung	Trägerlösung (ml)	Appl.	Inf.-dauer	Bemerkungen
1	Epirubicin	90 mg/m²	unverdünnt	i.v.	15min	
1	Cyclophosphamid	600 mg/m²	500ml NaCl 0,9%	i.v.	1h	

Zyklusdiagramm	d1 w1	d8 w2	d15 w3		Cave: Aprepitant ist moderater Inhibitor und Induktor von CYP3A4 (Wechselwirkungen beachten, s. Fachinformation)
Epirubicin				Wdh.	
Cyclophosphamid					

CTx mit FN-Risiko von 10-20%: Vorgehen bei der G-CSF-Gabe

- nach CTx: 1x tgl. 5μg/kg Filgrastim s.c. bei Leukozyten < 1 000/μl bis >1 000/μl
- Wenn unter Einbeziehung **individueller Risikofaktoren für den Patienten**
FN-Risiko ≥ 20% =>G-CSF-Primärprophylaxe erwägen/durchführen.
- **Nach durchgemachter febriler Neutropenie**, in folgenden Zyklen => **G-CSF-Sekundärprophylaxe**

G-CSF-Primär- bzw. Sekundärprophylaxe:
Entweder 24h nach CTx einmal Pegfilgrastim/Neulasta® 6mg s.c.   - **Oder:**
d6 nach CTx Filgrastim/Neupogen® 5μg/kg/d s.c. bis zum Durchschreiten des Nadir

Obligate Prä- und Begleitmedikation

Tag	zeitl. Ablauf	Substanz	Dosierung	Trägerlösung (ml)	Appl.	Inf.-dauer	Bemerkungen
1	-60min	Aprepitant/Emend®	125 mg		p.o.		
1	-30min	NaCl 0,9 %		500ml	i.v.	2h30min	
1	-30min	Granisetron/Kevatril®	1 mg		i.v.	15min	
1	-30min	Dexamethason	8 mg		i.v.	15min	
1	+15min	Mesna/Uromitexan®	120 mg/m²		i.v.	B	oder p.o. 240mg/m² 2h vor Cyclophosphamid
1	+2h15min	Mesna/Uromitexan®	240 mg/m²		p.o.		oder i.v. 120mg/m² 4h nach Cyclophosphamid
1	+6h15min	Mesna/Uromitexan®	240 mg/m²		p.o.		oder i.v. 120mg/m² 8h nach Cyclophosphamid
2-3	1-0-0-0	Aprepitant/Emend®	80 mg		p.o.		
2-3	1-0-1-0	Dexamethason	4 mg		p.o.		

Bedarfsmedikation: Metoclopramid/Paspertin® Trpf., Dimenhydrinat/Vomex A® Supp., Macrogol+div. Salze/Movicol® Natriumpicosulfat/Laxoberal® Trpf.
FN-Risiko: 10-20% => G-CSF-Gabe je nach Risikoabwägung als Primärprophylaxe, bei Zustand nach FN in den folgenden Zyklen als Sekundärprophylaxe, siehe Leitlinien zur Behandlung mit G-CSF. Zu G-CSF-Einsatz siehe auch Kap. 4.3.
Emetogenes Potential: Anthracyclin + Cyclophosphamid: Moderates-hohes Risiko 30-90% => Prophylaxe mit Aprepitant d2-3, siehe Leitlinien + Protokoll.
Kontrollen: **wöchentlich:** Blutbild (Nadir: Tag 10-14); **vor CTx:** Blutbild, Bilirubin, SGOT, GPT, G-GT, Kreatinin, Urin-Stix, EKG; **vor Therapiebeginn + vor 4. Zyklus:** Herzecho
Dosisreduktion: Siehe auch Fachinformationen. **Epirubicin:** bei Leberfunktionsstörungen, schweren Nierenfunktionsstörungen. **Cyclophosphamid:** bei Leber-/Nierenfunktionsstörung, Siehe Kap. 3.8.1.
Summendosis: **Epirubicin:** Gefahr der Kardiotoxizität; maximale Summendosis 1 000mg/m²
Wiederholung: Tag 22
Literatur: Jones RL et al. Br J Cancer. 2009; 100:305-310; Böhmer JU et al. Ann Oncol. 2010; 21;1430-35.

13.10.4 Docetaxel 3-wöchentlich

Indikation: Mamma-Ca; Ösophagus-Ca **ICD-10: C50; C15**

Chemotherapie

Diese Zytostatikatherapie birgt letale Risiken. Die Anwendung darf nur durch erfahrene internistische Onkologen und entsprechend ausgebildetes Pflegepersonal erfolgen. Das Protokoll muss im Einzelfall überprüft und der klinischen Situation angepasst werden.

	Substanz in chronologischer Reihenfolge	Dosierung	Trägerlösung (ml)	Appl.	Inf.-dauer	Bemerkungen
1	Docetaxel	100 mg/m²	250 ml NaCl 0,9%	i.v.	1h	

Zyklusdiagramm	d1 w1	d8 w2	d15 w3		
Docetaxel	■			Wdh.	

CTx mit FN-Risiko von 10-20%: Vorgehen bei der G-CSF-Gabe
- nach CTx: 1x tgl. 5µg/kg Filgrastim s.c. bei Leukozyten < 1 000/µl bis >1 000/µl
- Wenn unter Einbeziehung **individueller Risikofaktoren für den Patienten**
FN-Risiko ≥ 20% =>**G-CSF-Primärprophylaxe** erwägen/durchführen.
- **Nach durchgemachter febriler Neutropenie**, in folgenden Zyklen => G-CSF-Sekundärprophylaxe

G-CSF-Primär- bzw. Sekundärprophylaxe:
Entweder 24h nach CTx einmal Pegfilgrastim/Neulasta® 6mg s.c.   - **Oder:**
d6 nach CTx Filgrastim/Neupogen® 5µg/kg/d s.c. bis zum Durchschreiten des Nadir

Obligate Prä- und Begleitmedikation

Tag	zeitl. Ablauf	Substanz	Dosierung	Trägerlösung (ml)	Appl.	Inf.-dauer	Bemerkungen
1	-24h,-12h	Dexamethason	8 mg		p.o.		Achtung: Prämedikation an d0
1	-30min	NaCl 0,9 %		500 ml	i.v.	2h	
1	-30min	Dexamethason	8 mg		i.v.	15min	
1	-30min	Granisetron/Kevatril®	1 mg		i.v.	B	
1	-30min	Clemastin/Tavegil®	2 mg		i.v.	B	
1	-30min	Ranitidin/Zantic®	50 mg		i.v.	B	
1	0-0-1-0	Dexamethason	8 mg		p.o.		
2	1-0-1-0	Dexamethason	8 mg		p.o.		

Bedarfsmedikation: Metoclopramid/Paspertin® Trpf., Dimenhydrinat/Vomex A® Supp., Ibuprofen 400mg Tbl., Macrogol+div Salze/Movicol®, Natriumpicosulfat/Laxoberal® Trpf.

FN-Risiko: 10-20% => G-CSF-Gabe je nach Risikoabwägung als Primärprophylaxe, bei Zustand nach FN in den folgenden Zyklen als Sekundärprophylaxe, siehe Leitlinien zur Behandlung mit G-CSF. Zu G-CSF-Einsatz siehe auch Kap. 4.3.

Emetogenes Potential: Niedrigrisiko 10-30% => keine Standardprophylaxe der verzögerten Emesis, siehe Kurzfassung der Leitlinien

Kontrollen: **wöchentlich:** Blutbild (Nadir: Tag 8-14); **vor CTx:** Blutbild, Urin -Stix, Bilirubin, Alkalische Phosphatase, GOT, GPT, G-GT

Dosisreduktion: Siehe auch Fachinformationen. Bei Neutrophile < 500/µl länger als 1 Woche, verminderter Leberfunktion, schweren Hautveränderungen, schwerer peripherer Neuropathie Dosisreduktion um 25% auf 75mg/m², bei Stomatitis Grad 3-4 Dosisreduktion um 40% auf 60 mg/m²; siehe auch Fachinformation. Siehe Kap. 3.8.1

Nebenwirkungen: Myelotoxizität, Neuropathie, Hauttoxizität, Flüssigkeitsretention, allergische Reaktionen, Übelkeit/Erbrechen, cave: Paravasate

Erfolgsbeurteilung: nach 3 Zyklen

Wiederholung: d22

Literatur: Harvey V et al. J Clin Oncol. 2009; 24:4963-4970.

13.10.5 Epirubicin

Indikation: Mamma-Ca; solide Tumoren

ICD-10: C50

Chemotherapie

Diese Zytostatikatherapie birgt letale Risiken. Die Anwendung darf nur durch erfahrene internistische Onkologen und entsprechend ausgebildetes Pflegepersonal erfolgen. Das Protokoll muss im Einzelfall überprüft und der klinischen Situation angepasst werden.

Tag	Substanz in chronologischer Reihenfolge	Dosierung	Trägerlösung (ml)	Appl.	Inf.-dauer	Bemerkungen
1	Epirubicin	20 mg/m²	unverdünnt	i.v.	B15min	

Zyklusdiagramm d1 w1 Wdh.

CTx mit FN-Risiko von 10-20%: Vorgehen bei der G-CSF-Gabe
- nach CTx: 1x tgl. 5µg/kg Filgrastim s.c. bei Leukozyten < 1 000/µl bis >1 000/µl
- Wenn unter Einbeziehung **individueller Risikofaktoren für den Patienten**
FN-Risiko ≥ 20% => G-CSF-Primärprophylaxe erwägen/durchführen.
- **Nach durchgemachter febriler Neutropenie**, in folgenden Zyklen => **G-CSF-Sekundärprophylaxe**

G-CSF-Primär- bzw. Sekundärprophylaxe:
Entweder 24h nach CTx einmal Pegfilgrastim/Neulasta® 6mg s.c. - **Oder:** d6 nach CTx Filgrastim/Neupogen® 5µg/kg/d s.c. bis zum Durchschreiten des Nadir

Obligate Prä- und Begleitmedikation

Tag	zeitl. Ablauf	Substanz	Dosierung	Trägerlösung (ml)	Appl.	Inf.-dauer	Bemerkungen
1	-15min	NaCl 0,9 %		250 ml	i.v.	1h	
1	-15min	Dexamethason	8 mg		i.v.	B	
1	-15min	Granisetron/Kevatril®	1 mg		i.v.	15min	

Bedarfsmedikation:	Metoclopramid/Paspertin® p.o. oder i.v.
FN-Risiko:	10-20% —> je nach Risikoabwägung als Primärprophylaxe, bei FN im 1. Zyklus als Sekundärprophylaxe, siehe Kurzfassung Leitlinien G-CSF. Zu G-CSF-Einsatz siehe auch Kap. 4.3.
Kontrollen:	Cave: Anthrazykline --> Gefahr der Kardiotoxizität, auf Herzfunktion achten. Blutbild, Elektrolyte, Retentionswerte, Leberwerte
Dosisreduktion:	Siehe auch Fachinformationen. **Epirubicin:** bei Leberfunktionsstörungen, schweren Nierenfunktionsstörungen. Siehe Kap. 3.8.1
Summendosis:	**Epirubicin:** Gefahr der Kardiotoxizität; max. Summendosis 1 000 mg/m²
Nebenwirkungen:	Kardiotoxizität, selten allergische Reaktionen/Übelkeit/Erbrechen, cave: Paravasate
Erfolgsbeurteilung:	nach 6 Wochen
Wiederholung:	wöchentliche Gabe (bei Granulozyten < 1 500/µl Therapie verschieben)
Literatur:	Ebbs et al. Acta Oncologica. 1989; 28:887-92.

13.10.6 Paclitaxel/Trastuzumab

Indikation: Mammakarzinom; (metastasiert)

ICD-10: C50

Chemotherapie

Diese Zytostatikatherapie birgt letale Risiken. Die Anwendung darf nur durch erfahrene internistische Onkologen und entsprechend ausgebildetes Pflegepersonal erfolgen. Das Protokoll muss im Einzelfall überprüft und der klinischen Situation angepasst werden.

Tag	Substanz in chronologischer Reihenfolge	Dosierung	Trägerlösung (ml)	Appl.	Inf.-dauer	Bemerkungen
1,8,15	Trastuzumab	2 mg/kg	250 ml NaCl 0,9%	i.v.	30min	Achtung: 4mg/kg bei Erstgabe über 1h30min, bei schlechter Verträglichkeit: Infusionsdauer 1h30min
1	Paclitaxel	175 mg/m²	500 ml NaCl 0,9%	i.v.	3h	in Zyklus 1 an Tag 2 (siehe Zyklusdiagramm)

Zyklus 1	d1 w1	d8 w2	d15 w3	ab Zyklus 2	d1 w1	d8 w2	d15 w3
Trastuzumab	■	■	■	Trastuzumab	■	■	■
Paclitaxel	■			Paclitaxel	■		

Achtung:
Wegen Anaphylaxiegefahr sollen im 1. Zyklus Paclitaxel und Trastuzumab an 2 aufeinanderfolgenden Tagen gegeben werden.

Trastuzumab:
Zu Therpaiebeginn oder nach Intervallverlängerung >1 Woche: **Initialdosis 4mg/kg über 1h30min**

Indikation Trastuzumab: HER2- neu **Überexpression** nach immunhistochemischem
Nachweis durch a) DAKO-Score 3+ oder b) DAKO-Score 2+ und FISH +.
Cave: Kardiotoxizität (inbesondere in Kombination mit Anthrazyklinen), **Anaphylaxie, Polyneuropathie, KM-Toxizität**

Obligate Prä- und Begleitmedikation

Tag	zeitl. Ablauf	Substanz	Dosierung	Trägerlösung (ml)	Appl.	Inf.-dauer	Bemerkungen
1	0	NaCl 0,9 %		1000 ml	i.v.	5h	
8,15	0	NaCl 0,9 %		500 ml	i.v.	30min	
1	+30min	Dexamethason	20 mg	100 ml NaCl 0,9%	i.v.	15min	
1	+30min	Clemastin/Tavegil®	2 mg		i.v.	B	
1	+30min	Ranitidin/Zantic®	50 mg		i.v.	B	

Bedarfsmedikation: Dexamethason/Fortecortin® i.v. oder Metoclopramid/Paspertin® p.o. oder i.v.
FN-Risiko: FN-Risiko 10-20% --> Je nach Risikoabwägung als Primärprophylaxe, bei FN im 1. Zyklus als Sekundärprophylaxe, siehe Kurzfassung Leitlinien G-CSF. Zu G-CSF-Einsatz siehe auch Kap. 4.3.
Kontrollen: Blutbild, Differentialblutbild (2x wöchentlich), Elektrolyte insbesondere Mg²⁺, Retentions- und Leberwerte; klinisch Polyneuropathiekontrollen; 3-monatlich Echokardiographie und EKG (Kardiotoxizität)
Dosisreduktion: Paclitaxel um 25% bei Leukopenie Grad IV (< 1 000/μl), febriler Neutropenie, Thrombopenie Grad IV (< 10 000/μl) oder Polyneuropathie-Score 3. Siehe Kap. 3.8.1
Erfolgsbeurteilung: nach 2 Zyklen
Wiederholung: Tag 22
Literatur: Slamon DJ et al. N Engl J Med. 2001; 344:783-92; Burstein HJ et al. J Clin Oncol. 2003; 21(1):46-53; Fachinformation Trastuzumab.

13.10.7 Paclitaxel wöchentlich

Indikation: Kopf-/Hals-Ca;Ovarial-Ca;Mamma-Ca; NSCLC; Urothel-Ca; Ösophagus-Ca

ICD-10: C50; C34; C56; C00-14/C30-C32; C67; C15

Diese Zytostatikatherapie birgt letale Risiken. Die Anwendung darf nur durch erfahrene internistische Onkologen und entsprechend ausgebildetes Pflegepersonal erfolgen. Das Protokoll muss im Einzelfall überprüft und der klinischen Situation angepasst werden.

Chemotherapie

Tag	Substanz in chronologischer Reihenfolge	Dosierung	Trägerlösung (ml)	Appl.	Inf.-dauer	Bemerkungen
1,8,15,22,29,36	Paclitaxel	80 mg/m²	500 ml NaCl 0,9%	i.v.	1h	PVC-freies Infusionssystem

Zyklusdiagramm	d1 w1	d8 w2	d15 w3	d22 w4	d29 w5	d36 w6	
Paclitaxel wöchentlich	▮	▮	▮	▮	▮	▮	Wdh.

CTx mit FN-Risiko von 10-20%: Vorgehen bei der G-CSF-Gabe
- nach CTx: 1x tgl. 5µg/kg Filgrastim s.c. bei Leukozyten < 1 000/µl bis >1 000/µl
- Wenn unter Einbeziehung **individueller Risikofaktoren für den Patienten**

FN-Risiko ≥ 20% =>G-CSF-Primärprophylaxe erwägen/durchführen.
- **Nach durchgemachter febriler Neutropenie**, in folgenden Zyklen => G-CSF-Sekundärprophylaxe

G-CSF-Primär- bzw. Sekundärprophylaxe:
Entweder 24h. nach CTx einmal Pegfilgrastim/Neulasta® 6mg s.c.   - **Oder:**
d6 nach CTx Filgrastim/Neupogen® 5µg/kg/d s.c. bis zum Durchschreiten des Nadir

Obligate Prä- und Begleitmedikation

Tag	zeitl. Ablauf	Substanz	Dosierung	Trägerlösung (ml)	Appl.	Inf.-dauer	Bemerkungen
1,8,15,22,29,36	-30min	NaCl 0,9 %		500 ml	i.v.	2h	
1,8,15,22,29,36	-30min	Dexamethason	20 mg	100 ml NaCl 0,9 %	i.v.	15min	
1,8,15,22,29,36	-30min	Clemastin/Tavegil®	2 mg		i.v.	B	
1,8,15,22,29,36	-30min	Ranitidin/Zantic®	50 mg		i.v.	B	

Bedarfsmedikation:	Dexamethason/Fortecortin® i.v. oder Metoclopramid/Paspertin® p.o. oder i.v.,
FN-Risiko:	10-20% --> je nach Risikoabwägung als Primärprophylaxe, bei FN in 1. Zyklus als Sekundärprophylaxe, siehe Kurzfassung Leitlinien G-CSF. Zu G-CSF-Einsatz siehe auch Kap. 4.3.
Kontrollen:	Blutbild, Elektrolyte insbesondere Mg²⁺, Retentionswerte, aP, SGOT, SGPT, Klinisch: insbesondere Polyneuropathie
Dosisreduktion:	um 25% bei Leukozyten Grad IV (< 1 000/µl) oder febriler Neutropenie, um 25% bei Thrombopenie Grad IV (< 10 000/µl), um 25% bei Polyneuropathie 4-6. Siehe Kap. 3.8.1
Therapieaufschub:	bei Leukozyten < 1 500/µl oder Thrombozyten < 75 000/µl
Erfolgsbeurteilung:	nach jedem Zyklus
Wiederholung:	d43
Literatur:	Perez EA et al. J Clin Oncol. 2001; 19:4216-23; Vaughn DJ et al. J Clin Oncol. 2002; 20:937-40; Sikov WM et al. ASCO 2002, Abstract 134.

13.10.8 Paclitaxel, albumingebunden (Abraxane®) Indikation: Mammakarzinom ICD-10: C50

Chemotherapie

Diese Zytostatikatherapie birgt letale Risiken. Die Anwendung darf nur durch erfahrene internistische Onkologen und entsprechend ausgebildetes Pflegepersonal erfolgen. Das Protokoll muss im Einzelfall überprüft und der klinischen Situation angepasst werden.

Tag	Substanz in chronologischer Reihenfolge	Dosierung	Trägerlösung (ml)	Appl.	Inf.-dauer	Bemerkungen
1	Paclitaxel, albumin-gebunden/Abraxane®	260 mg/m²	unverdünnt	i.v.	30min	

Zyklusdiagramm

	d1 w1	d8 w2	d15 w3	
Paclitaxel, albumin-gebunden				Wdh.

Obligate Prä- und Begleitmedikation

Tag	zeitl. Ablauf	Substanz	Dosierung	Trägerlösung (ml)	Appl.	Inf.-dauer	Bemerkungen
1	-30min	NaCl 0,9 %		500 ml NaCl 0,9%	i.v.	1h30min	
1	-30min	Dexamethason	8 mg		i.v.	15min	
1	-30min	Granisetron/Kevatril®	1 mg		i.v.	15min	Kann bei guter Verträglichkeit entfallen.

Bedarfsmedikation: Ondansetron/Zofran®, Metoclopramid/Paspertin® Trpf., Dimenhydrinat/Vomex A® Supp., Ibuprofen 400mg Tbl.; Macrogol+div.Salze/Movicol®; Natriumpicosulfat/Laxoberal® Trpf.

FN-Risiko: < 10% => G-CSF-Gabe je nach Risikoabwägung, siehe Leitlinien zur Behandlung mit G-CSF. Zu G-CSF-Einsatz siehe auch Kap. 4.3.

Emetogenes Potential: Niedrigrisiko 10-30% => keine routinemäßige Prophylaxe der verzögerten Emesis, siehe Kurzfassung der Leitlinien

Kontrollen: **Vor Therapiebeginn** (Wiederholung bei kardialen Auffälligkeiten/Risiken): EKG; **wöchentlich:** Blutbild; **vor jedem Zyklus:**Blutbild, GOT, GPT, G-GT, AP, Bilirubin, Urin-Stix.

Dosisreduktion: Siehe auch Fachinformationen. Bei Neuropathie Grad 3 ggf. Reduktion auf 180mg/m² (äquieffektiv, aber weniger Neurotoxizität). Siehe Kap. 3.8.1

Cave: Albumin-gebundene Nanopartikelformulierung von Paclitaxel, nicht als Ersatz für andere Paclitaxel-Formulierungen verwenden oder durch solche ersetzen, da andere pharmakologische Merkmale.

Nebenwirkungen: Unter anderem **Neutropenie 79% (9% Neutropenie Grad 4).**

Bemerkungen: **Nicht über Inlinefilter (Taxol-Besteck) applizieren** Kein PVC-freies Infusionssystem erforderlich.

Wiederholung: d22

Literatur: Grandishar WJ et al. J Clin Oncol. 2005; 23:7794-7803.

13.10.9 EC/Paclitaxel

Indikation: Mammakarzinom **ICD-10: C50**

Chemotherapie

Diese Zytostatikatherapie birgt letale Risiken. Die Anwendung darf nur durch erfahrene internistische Onkologen und entsprechend ausgebildetes Pflegepersonal erfolgen. Das Protokoll muss im Einzelfall überprüft und der klinischen Situation angepasst werden.

Wo	Tag	Substanz in chronologischer Reihenfolge	Dosierung	Trägerlösung (ml)	Appl.	Inf.-dauer	Bemerkungen
1,4,7,10	1	Epirubicin	90 mg/m²	unverdünnt	i.v.	B15min	
1,4,7,10	1	Cyclophosphamid	600 mg/m²	500 ml NaCl 0,9%	i.v.	1h	
13,16,19,22	1	Paclitaxel	175 mg/m²	500 ml NaCl 0,9%	i.v.	3h	PVC-freies Infusionssystem

CTx mit FN-Risiko von 10-20%: Vorgehen bei der G-CSF-Gabe

- nach CTx: 1x tgl. 5µg/kg Filgrastim bei Leukozyten < 1 000/µl bis >1 000/µl
- Wenn unter Einbeziehung **individueller Risikofaktoren für den Patienten**
FN-Risiko ≥ 20% =>G-CSF-Primärprophylaxe erwägen/durchführen.
- **Nach durchgemachter febriler Neutropenie**, in folgenden Zyklen => **G-CSF-Sekundärprophylaxe**

G-CSF-Primär- bzw. Sekundärprophylaxe:
Entweder 24h nach CTx einmal Pegfilgrastim/Neulasta® 6mg s.c. - **Oder:** d6 nach CTx Filgrastim/Neupogen® 5µg/kg/d s.c. bis zum Durchschreiten des Nadir

Zyklusdiagramm	w1	w2	w3	w4	w5	w6	w7	w8	w9	w10	w11	w12	w13	w14	w15	w16	w17	w18	w19	w20	w21	w22
Epirubicin				▨																		
Cyclophosphamid				▨																		
Paclitaxel																						▨

Obligate Prä- und Begleitmedikation

Wo	Tag	zeitl. Ablauf	Substanz	Dosierung	Trägerlösung (ml)	Appl.	Inf.-dauer	Bemerkungen
1,4,7,10	1	-60min	Aprepitant/Emend®	125 mg		p.o.		CYP3A4 WW beachten
1,4,7,10	1	-15min	NaCl 0,9 %		1000 ml	i.v.	2h	
1,4,7,10	1	-15min	Dexamethason	8 mg	100 ml NaCl 0,9%	i.v.	15min	
1,4,7,10	1	-15min	Granisetron/Kevatril®	1 mg		i.v.	B	
1,4,7,10	1	+15min, +4h15min, +8h15min	Mesna/Uromitexan®	120 mg/m²		i.v.	B	
1,4,7,10	2-3	1-0-0-0	Aprepitant/Emend®	80 mg		p.o.		CYP3A4 WW beachten
1,4,7,10	2-3	1-0-1-0	Dexamethason	4 mg		p.o.		
13,16,19,22	1	-30min	NaCl 0,9 %		1000 ml	i.v.	5h	parallel zu Paclitaxel
13,16,19,22	1	-30min	Clemastin/Tavegil®	2 mg		i.v.	B	
13,16,19,22	1	-30min	Ranitidin/Zantic®	50 mg		i.v.	B	
13,16,19,22	1	-30min	Dexamethason	20 mg	100 ml NaCl 0,9%	i.v.	15min	

Bedarfsmedikation:	Dexamethason/Fortecortin® i.v. oder Metoclopramid/Paspertin® p.o. oder i.v.
FN-Risiko:	10-20% –> je nach Risikoabwägung als Primärprophylaxe, bei FN im 1. Zyklus als Sekundärprophylaxe, siehe Kurzfassung Leitlinien G-CSF. Zu G-CSF-Einsatz siehe auch Kap. 4.3.
Kontrollen:	Cave: Anthrazykline –> je nach Risikoabwägung als Primärprophylaxe, auf Herzfunktion achten, BB, Differential-BB(2x /Woche), E-Lyte insbes. Mg²⁺, Retentionswerte, aP, SGOT, SGPT, klinisch: insbes. PNP
Dosisreduktion:	Taxol: um 25% bei Leukopenie Grad IV (< 1 000/µl) oder febriler Neutropenie, um 25% bei Thrombopenie Grad IV (< 10 000/µl), um 25% bei Polyneuropathie 4-6. Siehe Kap. 3.8.1
Summendosis:	**Epirubicin:** Gefahr der Kardiotoxizität; maximale Summendosis 1 000mg/m²
Therapieaufschub:	Taxol: bei Leukozyten < 1 500/µl oder Thrombozyten < 75 000/µl (Kontrolle 2x wöchentlich); Bei Verzögerung > 2 Wochen Studienprotokoll beenden.
Wiederholung:	Alle drei Wochen EC (insgesamt vier Zyklen), danach alle drei Wochen Taxol (insgesamt vier Zyklen)
Literatur:	Untch et al.; analog Henderson et al. J Clin Oncol. 2003; 21:976-83. Möbus V et al.; analog Untch et al. ASCO, 2003, Vol.22,35 pp9, abstract; analog Henderson et al. J Clin Oncol. 2003; 21:976-83.

13.10.10 Bevacizumab/Capecitabin

Indication: Mammakarzinom　　**ICD-10: C50**

Chemotherapie

Diese Zytostatikatherapie birgt letale Risiken. Die Anwendung darf nur durch erfahrene internistische Onkologen und entsprechend ausgebildetes Pflegepersonal erfolgen. Das Protokoll muss im Einzelfall überprüft und der klinischen Situation angepasst werden.

Wo	Tag	Substanz in chronologischer Reihenfolge	Dosierung	Trägerlösung (ml)	Appl.	Inf.-dauer	Bemerkungen
1	1	Bevacizumab	15 mg/kg	100 ml NaCl 0,9%	i.v.	90min	1. Gabe 90min, 2. Gabe 60min wenn gut toleriert ab 3. Gabe 30min
1-2	1-7	Capecitabin	2x 1250 mg/m²		p.o.		2 500mg/m²/d verteilt auf 2 Dosen; Gaben: 1-0-1-0

Bevacizumab: (siehe auch Fachinformation)
1. Gabe: Bevacizumab **nach CTx** über 90 min , **2. Gabe vor CTx** über 60 min bei guter Verträglichkeit ab der 3. Gabe dann auch in 30 min
Cave: (GI-)Blutungen, Magen-Darm-Perforationen, Thrombembolie, Hypertensive Entgleisung, allerg./anaphylaktische Reaktion, Proteinurie, Wundheilungsstörungen - Behandlung frühestens 28 Tage nach größerer Op., oder nach Aushelung der Wunde, dekompensierte Herzinsuffizienz/Kardiomyopathie.
Infusionsreaktionen: **während und nach der Infusion engmaschige Überwachung.**
ggf. nach Behandlungsstandard für Anaphylaxie verfahren
Gefahr der **nekrotisierenden Fasziitis**, insbesondere bei Patienten mit vorangegangener Magen-Darm-Perforation, Fistelbildung, Wundheilungsstörung oder nach Bestrahlung (Rektum-Ca): Sofortiger Therapieabbruch und Einleitung einer geeigneten Behandlung
KI.: Schwangerschaft/Stillzeit (Kontrazeption), unbehandelte ZNS-Metastasen

Dosismodifikation Capecitabin entsprechen dem Therapieverlauf:

Toxizität nach NCI	während der Therapie	Nächster Zyklus
Grad 1	Dosis beibehalten	Dosis beibehalten
Grad 2	Abbruch bis Rückgang auf Grad 1	erstmalig -> 100% 2.Mal -> 75% 3.Mal ->50% 4.Mal ->0%
Grad 3	Abbruch bis Rückgang auf Grad 1	erstmalig ->75% 2.Mal -> 50% 3.Mal -> 0%
Grad 4	Behandlung abbrechen	erstmalig -> 50% 2.Mal -> 0%

Schwerwiegende Wechselwirkung:
keine Gabe von Brivudin/Zostex® zusammen mit Capecitabin.
Durch Hemmung der Dihydropyrimidindehydrogenase
Akkumulation und verstärkte Toxizität von 5-FU, letale
Folgen möglich. Mindestens 4 Wochen zeitlicher Abstand, ggf. Bestimmung der DPD-Aktivität.

Zyklusdiagramm	d1 w1	d8 w2	d15 w3	
Bevacizumab	■			Wdh.
Capecitabin	■■■■■■■			

Obligate Prä- und Begleitmedikation

Wo	Tag	zeitl. Ablauf	Substanz	Dosierung	Trägerlösung (ml)	Appl.	Inf.-dauer	Bemerkungen
0	1	-30min	NaCl 0,9 %		250 ml	i.v.		während der AK-Gabe

Bedarfsmedikation: Ondansetron/Zofran® i.v. oder p.o., Dexamethason/Fortecortin® 8mg
FN-Risiko: <10% --> je nach Risikoabwägung, siehe Kurzfassung Leitlinien G-CSF. Zu G-CSF-Einsatz siehe auch Kap. 4.3.
Kontrollen: Blutdruck, Bilirubin, Leberwerte, Kreatinin-Clearance, Blutbild, Elektrolyte, Urineiweiß
Dosisreduktion: wenn Neutrophile < 500/µl oder Neutrophile < 1 000/µl + Fieber: 20% Reduktion. Bei Auftreten von Nebenwirkungen durch Bevacizumab: Medikament absetzen (siehe auch Fachinformation).
Capecitabin: DR 25% bei eGFR 30-50ml/min; DR 25% bei nicht hämatologischen Toxizitäten > Grad 3. Siehe Kap. 3.8.1
Erfolgsbeurteilung: nach 3 Zyklen
Wiederholung: Tag 22
Literatur: Miller KD et al. J Clin Oncol. 2005; 23:792-799.

13.10.11 Gemcitabin/Carboplatin

Indikation: Ovarial-Ca; Mamma-Ca　　**ICD-10: C50; C56**

Diese Zytostatikatherapie birgt letale Risiken. Die Anwendung darf nur durch erfahrene internistische Onkologen und entsprechend ausgebildetes Pflegepersonal erfolgen. Das Protokoll muss im Einzelfall überprüft und der klinischen Situation angepasst werden.

Chemotherapie

Tag	Substanz in chronologischer Reihenfolge	Dosierung	Trägerlösung (ml)	Appl.	Inf.-dauer	Bemerkungen
1,8	Gemcitabin	1000 mg/m²	250 ml NaCl 0,9%	i.v.	30min	
1	Carboplatin	4AUC	250 ml Glucose 5%	i.v.	60min	

Zyklusdiagramm	d1 w1	d8 w2	d15 w3		
Gemcitabin	■	■		Wdh.	CTx mit FN-Risiko von 10-20%: **Vorgehen bei der G-CSF-Gabe** - nach CTx: 1x tgl. 5µg/kg Filgrastim s.c. bei Leukozyten < 1 000/µl bis >1 000/µl - Wenn unter Einbeziehung **individueller Risikofaktoren für den Patienten** **FN-Risiko ≥ 20%** =>**G-CSF-Primärprophylaxe** erwägen/durchführen. - **Nach durchgemachter febriler Neutropenie**, in folgenden Zyklen => **G-CSF-Sekundärprophylaxe** **G-CSF-Primär- bzw. Sekundärprophylaxe:** **Entweder** 24h nach CTx einmal Pegfilgrastim/Neulasta® 6mg s.c.　　- **Oder:** d6 nach CTx Filgrastim/Neupogen® 5µg/kg/d s.c. bis zum Durchschreiten des Nadir
Carboplatin	■				

Obligate Prä- und Begleitmedikation

Tag	zeitl. Ablauf	Substanz	Dosierung	Trägerlösung (ml)	Appl.	Inf.-dauer	Bemerkungen
1	-30min	NaCl 0,9 %		500 ml	i.v.	2h	
8	-30min	NaCl 0,9 %		500 ml	i.v.	1h	
1	-30min	Granisetron/Kevatril®	1 mg		i.v.	15min	
1,8	-30min	Dexamethason	8 mg		i.v.	15min	
2-3	1-0-1-0	Dexamethason	4 mg		p.o.		

Bedarfsmedikation:	Metoclopramid/Paspertin® Trpf., Dimenhydrinat/Vomex A® Supp., Ibuprofen 400mg Tbl., Macrogol, div. Salze/Movicol®, Natriumpicosulfat/Laxoberal® Trpf.
FN-Risiko:	10-20% => G-CSF-Gabe je nach Risikoabwägung als Primärprophylaxe, bei Zustand nach FN in den folgenden Zyklen als Sekundärprophylaxe, siehe Leitlinien zur Behandlung mit G-CSF. Zu G-CSF-Einsatz siehe auch Kap. 4.3.
Emetogenes Potential:	Moderates Risiko 30-90% => Prophylaxe der verzögerten Emesis d 2-3, siehe Kurzfassung der Leitlinien + Protokoll
Kontrollen:	**wöchentlich:** Blutbild; **vor CTx:** Blutbild, Elektrolyte, GOT, GPT, G-GT, Kreatinin, Urin-Stix; **bei kardialer Vorschädigung vor Therapiebeginn und jedem 3. Zyklus:** EKG.
Dosisreduktion:	Siehe auch Fachinformationen. **Carboplatin:** bei Nierenfunktionsstörungen. Siehe Kap. 3.8.1
Cave:	**Gemcitabin:** vorsichtige Anwendung bei Niereninsuffizienz, Leberfunktionsstörungen, Lebermetastasen
Therapieabbruch:	**Gemcitabin:** bei interstitieller Pneumonitis, Lungenödemen, akutem Atemnotsyndrom (ARDS)
Wechselwirkungen:	**Carboplatin:** keine Komedikation mit nephro- oder ototoxischen Substanzen: z.B. Aminoglykoside, Schleifendiuretika
Erfolgsbeurteilung:	nach 3 Zyklen
Wiederholung:	d22
Literatur:	Laessig D et al. Oncology. 2007; 73:407-414; Pfisterer J et al. J Clin Oncol. 2006; 24:4699-4707; Fady L et al. Clin Breast Cancer. 2004; 2:117-122.

13.11.1 Paclitaxel/Carboplatin

Indikation: Ovarial-Ca **ICD-10: C56**

Chemotherapie

Diese Zytostatikatherapie birgt letale Risiken. Die Anwendung darf nur durch erfahrene internistische Onkologen und entsprechend ausgebildetes Pflegepersonal erfolgen. Das Protokoll muss im Einzelfall überprüft und der klinischen Situation angepasst werden.

Tag	Substanz in chronologischer Reihenfolge	Dosierung	Trägerlösung (ml)	Appl.	Inf.-dauer	Bemerkungen
1	Paclitaxel	175 mg/m²	500 ml NaCl 0,9%	i.v.	3h	PVC-freies Infusionssystem
1	Carboplatin	5 AUC	250 ml Glucose 5%	i.v.	1h	Dosis(mg) = AUC(mg/ml x min) x [GFR (ml/min) + 25]

Dosierungsempfehlung für Carboplatin nach AUC:

Klinische Situation	Ziel-AUC (mg/ml x min)
Carboplatin Monotherapie, keine Vorbehandlung	5-7
Carboplatin Monotherapie, myelosuppressive Vorbehandlung	4-6
Kombinationsbehandlung mit Carboplatin in Standarddosierung keine Vorbehandlung	4-6

CTx mit FN-Risiko von 10-20%: Vorgehen bei der G-CSF-Gabe
- nach CTx: 1x tgl. 5µg/kg Filgrastim s.c. bei Leukozyten < 1 000/µl bis >1 000/µl
- Wenn unter Einbeziehung **individueller Risikofaktoren für den Patienten**
FN-Risiko ≥ 20% =>G-CSF-Primärprophylaxe erwägen/durchführen.
- **Nach durchgemachter febriler Neutropenie**, in folgenden Zyklen => **G-CSF-Sekundärprophylaxe**

G-CSF-Primär- bzw. Sekundärprophylaxe:
Entweder 24h nach CTx einmal Pegfilgrastim/Neulasta® 6mg s.c. - **Oder:**
d6 nach CTx Filgrastim/Neupogen® 5µg/kg/d s.c. bis zum Durchschreiten des Nadir

Zyklusdiagramm

	d1 w1	d8 w2	d15 w3		
Paclitaxel	■				Wdh.
Carboplatin	■				

Obligate Prä- und Begleitmedikation

Tag	zeitl. Ablauf	Substanz	Dosierung	Trägerlösung (ml)	Appl.	Inf.-dauer	Bemerkungen
1	-30min	NaCl 0,9 %		500 ml	i.v.	4h30min	
1	-30min	Dexamethason	20 mg		i.v.	15min	
1	-30min	Granisetron/Kevatril®	1 mg		i.v.	15min	
1	-30min	Ranitidin/Zantic®	50 mg		i.v.	B	
1	-30min	Clemastin/Tavegil®	2 mg		i.v.	B	
1	0-0-1-0	Dexamethason	4 mg		p.o.		
2-3	1-0-1-0	Dexamethason	4 mg		p.o.		

Bedarfsmedikation: Metoclopramid/Paspertin® Trpf., Dimenhydrinat/Vomex A® Supp., Ibuprofen 400mg Tbl., Macrogol + div. Salze/Movicol®, Natriumpicosulfat/Laxoberal® Trpf.
FN-Risiko: 10-20% => G-CSF-Gabe je nach Risikoabwägung als Primärprophylaxe, bei Zustand nach FN in den folgenden Zyklen als Sekundärprophylaxe, siehe Leitlinien zur Behandlung mit G-CSF. Zu G-CSF-Einsatz siehe auch: Kap. 4.3.
Emetogenes Potential: Moderates Risiko 30-90% => Prophylaxe der verzögerten Emesis d 2-3, siehe Kurzfassung der Leitlinien + Protokoll
Kontrollen: **vor Therapiebeginn + vor 4. Zyklus:** EKG (bei kardialer Vorschädigung vor jedem Zyklus), **wöchentlich: Blutbild; vor CTx:** Blutbild, Kreatinin, GOT, GPT, G-GT, Bilirubin, AP, Urin-Stix
Dosisreduktion: Siehe auch Fachinformation. **Paclitaxel:** um 20% bei schwerer Neutropenie (< 500/mm³) oder schwerern Neuropathien; um 25% bei schwerer Mukositis;
Carboplatin: bei Nierenfunktionsstörungen. Siehe Kap. 3.8.1
Cave: immer über **PVC-freies Infusionssystem** mit **Inlinefilter** applizieren
Wechselwirkungen: Carboplatin: Vorsicht bei Komedikation mit nephro- oder ototoxischen Substanzen: z.B. Aminoglykoside, Schleifendiuretika.
Wiederholung: d22
Literatur: Parmar et al. Lancet. 2003 Jun 21; 361(9375);2099-106; Du Bois et al. J Natl Cancer Inst. 2003: 95(17);1320-9.

13.11.2 PEB

Indikation: Hoden-Ca; Ovarial-Ca
ICD-10: C62

Chemotherapie

Diese Zytostatikatherapie birgt letale Risiken. Die Anwendung darf nur durch erfahrene internistische Onkologen und entsprechend ausgebildetes Pflegepersonal erfolgen. Das Protokoll muss im Einzelfall überprüft und der klinischen Situation angepasst werden.

Tag	Substanz in chronologischer Reihenfolge	Dosierung	Trägerlösung (ml)	Appl.	Inf.-dauer	Bemerkungen
1-5	Cisplatin	20 mg/m²	250 ml NaCl 0,9%	i.v.	30min	
1-5	Etoposidphosphat	100 mg/m²	100 ml NaCl 0,9%	i.v.	30min	Menge entspricht Etoposidanteil
1,8,15	Bleomycin	30 mg abs.	unverdünnt	i.v.	B15min	

Cave: Mucositisprophylaxe mit Amphotericin

Zyklusdiagramm	d1 w1	d8 w2	d15 w3		Wdh.				
Bleomycin				entweder	24h nach CTx	Pegfilgrastim/ Neulasta®	6mg	s.c.	30min
Cisplatin				oder	d6 nach CTx	Filgrastim/ Neupogen®	5µg/kg/d	s.c.	bis Durchschreiten des Nadir
Etoposidphosphat									

Cave: Aprepitant ist moderater Inhibitor und Induktor von CYP3A4 (Wechselwirkungen beachten, s. Fachinformation)

Obligate Prä- und Begleitmedikation

Tag	zeitl. Ablauf	Substanz	Dosierung	Trägerlösung (ml)	Appl.	Inf.-dauer	Bemerkungen
1-5	kontinuierlich	NaCl 0,9 %		3000 ml	i.v.	24h	an Vorlauf gedacht?
1	-1h	Aprepitant/Emend®	125 mg		p.o.		Gabe 1h vor CTx
2-7	-1h	Aprepitant/Emend®	80 mg		p.o.		Gabe 1h vor CTx
1	-30min	Dexamethason	12 mg		i.v.	15min	
1-5	-30min	Granisetron/Kevatril®	1 mg		i.v.	B	
1-5	-30min, +1h	Mannitol 10%/Osmosteril 10%®	250 ml		i.v.	30min	
2-7	-30min	Dexamethason	8 mg		i.v.	15min	
1	+1h30min	Clemastin/Tavegil®	2 mg		i.v.	B	
8,15	-30min	Clemastin/Tavegil®	2 mg		i.v.	15min	
1-21	1-0-0-0	Enoxaparin/Clexane®	40 mg		s.c.		Tag 1-21
1-5	0-0-1-0	Sucralfat/Ulcogant Btl.®	1 Btl.		p.o.		

Bedarfsmedikation: Metoclopramid, Granisetron/Kevatril®, Famotidin/Pepdul®, Hydrocortison (bei Überempfindlichkeitsreaktionen, z.B. 50-100mg, inklusive übliche Antianaphylaxiemedikation)

FN-Risiko: > 20%, --> Primärprophylaxe mit Filgrastim/Neupogen® oder Pegfilgrastim/Neulasta®; siehe Kurzfassung Leitlinien G-CSF. Zu G-CSF-Einsatz siehe auch Kap. 4.3.

Kontrollen: Blutbild, Elektrolyte insbesondere Mg²⁺, Retentionswerte, Kreatinin-Clearance, Flüssigkeitsbilanz, vor jedem Zyklus: Lungenfunktion, Ototoxizität (Audiometrie) und Neurotoxizität; Bleomycin -> Überwachung für 4 Stunden nach der Infusion wegen möglicher Überempfindlichkeitsreaktionen empfohlen

Dosisreduktion: Cisplatin bei Kreatinin-Clearance < 60ml/min meiden. Siehe Kap. 3.8.1

Cave: Vorsicht bei gleichzeitiger Anwendung ototoxischer Substanzen (z.B. Schleifendiuretika)

Summendosis: Bleomycin 400mg absolut: Gefahr der Lungentoxizität, bei Verschlechterung der Lungenfunktion absetzen.

Erfolgsbeurteilung: nach 2 Zyklen, bildgebende Verfahren/Marker; "low risk": nicht mehr als 3 Zyklen bei CR; bei PR: chirurgische Resektion von Resttumor nach dem 3.Zyklus

Wiederholung: alle 21 Tage, unabhängig von Leukopenie, Aufschub nur bei Fieber und klinischer Symptomatik

Literatur: Williams SD et al. NEJM 1987; 316:1435-1440; Aprepitant: Fachinformation, Bokemeyer C. Arzneimitteltherapie. 2004; 22:129-35; MASCC Antiemetic-Guidelines, 2013, www.mascc.org; Enoxaparin Prophylaxe: Moore AR et al. 2009: ASH Abstract: 456 und personal communication Dr. H.Hassoun, MSKCC, NY, USA.

13.11.3 PEI

Indikation: metastasiertes Hoden-Ca; Ovarial-Ca **ICD-10: C62**

Chemotherapie

Diese Zytostatikatherapie birgt letale Risiken. Die Anwendung darf nur durch erfahrene internistische Onkologen und entsprechend ausgebildetes Pflegepersonal erfolgen. Das Protokoll muss im Einzelfall überprüft und der klinischen Situation angepasst werden.

Tag	Substanz in chronologischer Reihenfolge	Dosierung	Trägerlösung (ml)	Appl.	Inf.-dauer	Bemerkungen
1-5	Cisplatin	20 mg/m²	250 ml NaCl 0,9%	i.v.	1h	
1-5	Etoposidphosphat	100 mg/m²	100 ml NaCl 0,9%	i.v.	30min	Menge entspricht Etoposidanteil
1-5	Ifosfamid	1200 mg/m²	500 ml NaCl 0,9%	i.v.	4h	

				Zyklusdiagramm	d1 w1	d8 w2	d15 w3	
				Cisplatin				Wdh.
entweder	24h nach CTx	Pegfilgrastim/Neulasta®	6mg	s.c.	Ifosfamid				
oder	d6 nach CTx	Filgrastim/Neupogen®	5µg/kg/d	s.c.	bis Durchschreiten des Nadir	Etoposidphosphat			

Cave: Aprepitant ist moderater Inhibitor und Induktor von CYP3A4 (Wechselwirkungen beachten, s. Fachinformation)

Obligate Prä- und Begleitmedikation

Tag	zeitl. Ablauf	Substanz	Dosierung	Trägerlösung (ml)	Appl.	Inf.-dauer	Bemerkungen
1	-	Vorlauf mit Mg++ und K+ (nach K+-Kontrolle)	ml	in Bewässerung	i.v.	-	Mg2+ Wert (Ref. bereich: 0,66 - 0,99mmol/L); K+ Wert (Ref. bereich: 3,5-5, 1mmol/L)
1-6	-	NaCl 0,9%		2000 ml	i.v.	24h	im Wechsel mit Glucose 5%
1-5	-	KCl 7,45% (1mmol K+/ml)	20 ml				pro 1000ml NaCl 0,9%; (K+-Zielspiegel:3,5-5,1mmol/L)
1-5	-	Magnesium Verla Injektions-lösung (3,15mmol Mg++/10ml)	10 ml				pro 1000ml NaCl 0,9%; (Mg2+-Zielspiegel: 0,66 - 0,99mmol/L)
1	1-0-0-0	Aprepitant/Emend®	125 mg		p.o.		Gabe 1h vor CTx
2-7	1-0-0-0	Aprepitant/Emend®	80 mg		p.o.		Gabe 1h vor CTx
1-6	-	Glucose 5%		1000 ml	i.v.	24h	im Wechsel mit NaCl 0,9%
1-21	morgens	Enoxaparin/Clexane®	40 mg		s.c.		Prophylaxe, bei Thrombozyten < 50 000/µl pausieren
2-8	-30min	Dexamethason	8 mg		i.v.	B	d6-d8 morgens
1	-30min	Dexamethason	12 mg		i.v.	B	
1-5	-30min	Granisetron/Kevatril®	1 mg		i.v.	B	
1-5	-30min, +1h30min	Mannitol 10%/Osmosteril 10%®	250 ml		i.v.	15min	
1-5	+2h15min	Mesna/Uromitexan®	240 mg/m²		i.v.	15min	
1-5	+2h30min	Mesna/Uromitexan®	1200 mg/m²		i.v.	4h	
1-5	0-0-0-1	Sucralfat/Ulcogant Btl.®	1 Btl.		p.o.		
1-5	+6h30min	Mesna/Uromitexan®	600 mg/m²		i.v.	6h	6-12h Infusionsdauer

Bedarfsmedikation:	Metoclopramid/Paspertin®, Dexamethason/Fortecortin®, Granisetron/Kevatril® i.v., Famotidin/Pepdul® p.o.
FN-Risiko:	>20%,--> Primärprophylaxe mit Filgrastim/Neupogen® oder Pegfilgrastim/Neulasta®, siehe Kurzfassung Leitlinien G-CSF. Zu G-CSF-Einsatz siehe auch Kap. 4.3.
Kontrollen:	Blutbild, Elektrolyte insb. Mg2+, Retentionswerte, Flüssigkeitsbilanz, Diurese, vor jedem Zyklus: Ototoxizität (Audiometrie) und Neurotoxizität; alle 6-12h Gewichtskontrolle
Dosisreduktion:	Cisplatin bei Kreatinin-Clearance < 60ml/min meiden. Siehe Kap. 3.8.1
Cave:	Vorsicht bei gleichzeitiger Anwendung ototoxischer Substanzen (z.B. Schleifendiuretika)
Erfolgsbeurteilung:	nach 2 Zyklen
Wiederholung:	Tag 22
Literatur:	Harstrick et al. J Clin Oncol. 1991; 9(9): 1549-55, Aprepitant: Fachinformation, Bokemeyer C. Arzneimitteltherapie 2004; 22:129-35, MASCC Antiemetic-Guidelines, 2013, www.mascc.org

13.11.4 PE

Indikation: Hoden-Ca
ICD-10: C62

Chemotherapie

Dieses Zytostatikatherapie birgt letale Risiken. Die Anwendung darf nur durch erfahrene internistische Onkologen und entsprechend ausgebildetes Pflegepersonal erfolgen. Das Protokoll muss im Einzelfall überprüft und der klinischen Situation angepasst werden.

Tag	Substanz in chronologischer Reihenfolge	Dosierung	Trägerlösung (ml)	Appl.	Inf.-dauer	Bemerkungen
1-5	Cisplatin	20 mg/m²	250 ml NaCl 0,9%	i.v.	30min	
1-5	Etoposidphosphat	100 mg/m²	100 ml NaCl 0,9%	i.v.	30min	Menge entspricht Etoposidanteil

Zyklusdiagramm	d1 w1	d8 w2	d15 w3		
Cisplatin	▓▓▓▓▓			Wdh.	
Etoposidphosphat	▓▓▓▓▓				

CTx mit FN-Risiko von 10-20%: Vorgehen bei der G-CSF-Gabe	Cave: Mucositisprophylaxe mit Amphotericin
- nach CTx: 1x tgl. 5µg/kg Filgrastim s.c. bei Leukozyten < 1 000/µl bis >1 000/µl - Wenn unter Einbeziehung **individueller Risikofaktoren für den Patienten** **FN-Risiko ≥ 20%** =>G-CSF-Primärprophylaxe erwägen/durchführen. - **Nach durchgemachter febriler Neutropenie**, in folgenden Zyklen => G-CSF-Sekundärprophylaxe **G-CSF-Primär- bzw. Sekundärprophylaxe:** **Entweder** 24h nach CTx einmal Pegfilgrastim/Neulasta® 6mg s.c. - **Oder:** d6 nach CTx Filgrastim/Neupogen® 5µg/kg/d s.c. bis zum Durchschreiten des Nadir	

Cave: Aprepitant ist moderater Inhibitor und Induktor von CYP3A4 (Wechselwirkungen beachten, s. Fachinformation)

Obligate Prä- und Begleitmedikation

Tag	zeitl. Ablauf	Substanz	Dosierung	Trägerlösung (ml)	Appl.	Inf.-dauer	Bemerkungen
1-5	-	NaCl 0,9 %		3000 ml	i.v.	24h	kontinuierlich
1-21	1-0-0-0	Clexane/Enoxaparin®	40 mg		s.c.		Prophylaxe, bei Thrombozyten < 50 000/µl pausieren
1	-60min	Aprepitant/Emend®	125 mg		p.o.		
2-5	-60min	Aprepitant/Emend®	80 mg		p.o.		
1	-30min	Dexamethason	12 mg		i.v.	B	
2-5	-30min	Dexamethason	8 mg		i.v.	B	
1-5	-30min	Granisetron/Kevatril®	1 mg		i.v.	B	
1-5	-30min, +1h	Mannitol 10%/Osmosteril 10%®	250 ml		i.v.	30min	
1-5	0-0-0-1	Sucralfat/Ulcogant Btl.®	1 Btl.		p.o.		
1-5	1-0-0-0	Aprepitant/Emend®	80 mg		p.o.		
6-7							
6-8	1-0-0-0	Dexamethason	8 mg		p.o.		

Bedarfsmedikation: Metoclopramid®, Dexamethason/Fortecortin®, Granisetron/Kevatril®, Famotidin/Pepdul®
FN-Risiko: FN-Risiko 10-20% -> je nach Risikoabwägung als Primärprophylaxe, bei FN im 1. Zyklus als Sekundärprophylaxe, siehe Kurzfassung Leitlinien G-CSF. Zu G-CSF-Einsatz siehe auch Kap. 4.3.
Kontrollen: Blutbild, Elektrolyte insbesondere Mg²⁺, Retentionswerte, Kreatinin-Clearance, Flüssigkeitsbilanz, vor jedem Zyklus: Ototoxizität (Audiometrie) und Neurotoxizität
Dosisreduktion: Cisplatin bei Kreatinin-Clearance < 60ml/min meiden. Siehe Kap. 3.8.1
Cave: Vorsicht bei gleichzeitiger Anwendung ototoxischer Substanzen (z.B. Schleifendiuretika)
Erfolgsbeurteilung: nach 2 Zyklen
Wiederholung: alle 21 Tage, unabhängig von Leukopenie, Aufschub nur bei Fieber und klinischer Symptomatik
Literatur: Bajorin et al. JCO. 1993; 1:598-606; Aprepitant: Fachinformation, Bokemeyer C. Arzneimitteltherapie 2004; 22:129-35; MASCC Antiemetic-Guidelines, 2013, www.mascc.org

13.11.5 PIV mit GCSF

Indikation: Hoden-Ca

ICD-10: C62

Chemotherapie

Diese Zytostatikatherapie birgt letale Risiken. Die Anwendung darf nur durch erfahrene internistische Onkologen und entsprechend ausgebildetes Pflegepersonal erfolgen. Das Protokoll muss im Einzelfall überprüft und der klinischen Situation angepasst werden.

Tag	Substanz in chronologischer Reihenfolge	Dosierung	Trägerlösung (ml)	Appl.	Inf.-dauer	Bemerkungen
1-5	Cisplatin	25 mg/m²	250 ml NaCl 0,9%	i.v.	1h	
1-5	Ifosfamid	1200 mg/m²	500 ml NaCl 0,9%	i.v.	4h	
1-5	Etoposidphosphat	150 mg/m²	100 ml NaCl 0,9%	i.v.	1h	ab 200mg in 250ml NaCl 0,9%

Cave: Aprepitant ist moderater Inhibitor und Induktor von CYP3A4 (Wechselwirkungen beachten, s. Fachinformation)

	Tage 1-5: Enoxaparin 40mg s.c. 1-0-0-0
	Bei Thrombozyten < 50 000/μl: niedermolekulares Heparin pausieren

Achtung: sorgfältige Bilanzierung auf ausreichend Hydrierung achten

Zyklusdiagramm	d1 w1	d8 w2	d15 w3	d22 w4	
Cisplatin	■				Wdh.
Ifosfamid	■				
Etoposidphosphat	■				

FN-Risiko >20 %:
entweder d6 (24h nach CTx) Primärprophylaxe mit Pegfilgrastim/Neulasta® 6mg s.c. einmalig
oder **ab d6 (24h nach CTx)** Filgrastim/Neupogen® 5μg/kg/d s.c. tägl. bis Durchschreiten des Nadir

Bei geplantem Stammzellharvest nach dem 2. Zyklus:
Filgrastim-Gabe vor geplanter Leukapherese ab d9: 5μg/kgKG/d s.c. morgens
(>70kg: 480μg;<70kg:300μg) bis Ende der Apherese.

Obligate Prä- und Begleitmedikation

Tag	zeitl. Ablauf	Substanz	Dosierung	Trägerlösung (ml)	Appl.	Inf.-dauer	Bemerkungen
1	-	Vorlauf mit Mg++ und K+ (nach K+-Kontrolle)	ml		i.v.		nach Mg2+ Wert (Ref. bereich: 0,66 - 0,99mmol/L); K+ (Ref. bereich: 3,5-5,1mmol/L)
1	1-0-0-0	Aprepitant/Emend®	125 mg		p.o.		Gabe 1h vor CTx
2-7	1-0-0-0	Aprepitant/Emend®	80 mg		p.o.		Gabe 1h vor CTx
1-5	-	NaCl 0,9%		2000 ml	i.v.	24h	im Wechsel mit Glucose 5%
1-5	-	Glucose 5%		1000 ml	i.v.	24h	im Wechsel mit NaCl 0,9%
1	-30min	Dexamethason	12 mg		i.v.	15min	
2-8	1-0-0-0	Dexamethason	8 mg		p.o.		Gabe 1h vor CTx
1-5	-30min	Granisetron/Kevatril®	1 mg		i.v.	B	bei Emesis Dosiserhöhung auf 3mg
1-5	-30min, +1h30min	Mannitol 10%/Osmosteril 10%®	250 ml		i.v.	15min	
1-5	+1h30min	Mesna/Uromitexan®	240 mg/m²		i.v.	B	nicht mit Cisplatin in einem Schenkel
1-5	+1h45min	Mesna/Uromitexan®	1200 mg/m²		i.v.	4h	nicht mit Cisplatin in einem Schenkel
1-5	+5h45min	Mesna/Uromitexan®	600 mg/m²		i.v.	6h-12h	nicht mit Cisplatin in einem Schenkel
1-5	0-0-0-1	Sucralfat/Ulcogant Btl.®	1 Btl.		p.o.		Tage 1-21
1-21	1-0-0-0	Enoxaparin/Clexane®	40 mg		s.c.		
6	1-0-1-0	Ciprofloxacin/Ciprobay®	500 mg		p.o.		ab Tag 6; bis WBC >1 000/μl

Bedarfsmedikation: Famotidin/Pepdul® p.o.
FN-Risiko: >20%--> Primärprophylaxe mit Filgrastim/Neupogen® oder Pegfilgrastim/Neulasta®, siehe Kurzfassung Leitlinien; G-CSF. Zu G-CSF-Einsatz siehe auch Kap. 4.3.
Kontrollen: Blutbild, Elektrolyte insbesondere Mg²⁺, Retentionswerte, Flüssigkeitsbilanz, Diurese, Ototoxizität (Audiometrie/Neurotoxizität; alle 6-12h Gewichtskontrolle
Dosisreduktion: Cisplatin bei Kreatinin-Clearance < 60ml/min meiden. Siehe Kap. 3.8.1
Cave: Vorsicht bei gleichzeitiger Anwendung ototoxischer Substanzen (z.B. Schleifendiuretika)
Erfolgsbeurteilung: nach 2 Zyklen
Wiederholung: Tag 29
Literatur: Harstrick A et al. J Cancer Res Clin Oncol. 1991; 117:198-202; **Enoxaparin Prophylaxe:** Moore A.R. et al. ASH Abstract 456, 2009 und personal communication Dr. H.Hassoun, MSKCC, NY, USA.
PIV-G: Harstrick A et al. J Cancer Res Clin Oncol. 1991; 117:198-202; **Enoxaparin Prophylaxe:** Moore A.R. et al. ASH Abstract 456, 2009 und personal communication Dr. H.Hassoun, MSKCC, NY, USA.

13.11.6 Gemcitabin/Oxaliplatin/Paclitaxel   Indikation: Keimzelltumoren-Rezidiv   ICD-10: C62

Diese Zytostatikatherapie birgt letale Risiken. Die Anwendung darf nur durch erfahrene internistische Onkologen und entsprechend ausgebildetes Pflegepersonal erfolgen. Das Protokoll muss im Einzelfall überprüft und der klinischen Situation angepasst werden.

Chemotherapie

Tag	Substanz in chronologischer Reihenfolge	Dosierung	Trägerlösung (ml)	Appl.	Inf.-dauer	Bemerkungen
1,8	Gemcitabin	800 mg/m²	250 ml NaCl 0,9%	i.v.	30 min	
1	Oxaliplatin	130 mg/m²	250 ml Glucose 5%	i.v.	2h	
1,8	Paclitaxel	80 mg/m²	500 ml NaCl 0,9%	i.v.	1h	

Zyklusdiagramm	d1 w1	d8 w2	d15 w3	Wdh.
Gemcitabin				
Oxaliplatin				
Paclitaxel				

d10 post CTx: Filgrastim/Neupogen® 5μg/kg/d s.c. bis Durchschreiten des Nadir

Für Paclitaxel nur PVC-freies Infusionssystem mit Inlinefilter verwenden
Während Paclitaxel **NaCl-Infusion über "IVAC"**
(um Rücklauf von Paclitaxel ins Bewässerungssystem zu verhindern)

Cave: Keine Gabe von Mg- u. Ca bei Therapie mit Digitalis, Thiazid- Diuretika, Hypercalcämie/Hypermagnesiämie
Inkompatibilitäten: Oxaliplatin<> NaCl 0,9%

Obligate Prä- und Begleitmedikation

Tag	zeitl. Ablauf	Substanz	Dosierung	Trägerlösung (ml)	Appl.	Inf.-dauer	Bemerkungen
1	-30min	NaCl 0,9 %		500 ml	i.v.	1h	
8	-30min	NaCl 0,9 %		500 ml	i.v.	4h	
1,8	-30min	Granisetron/Kevatril®	1 mg		i.v.	B	bei Emesis: Dosiserhöhung auf 3 mg
8	-30min	Dexamethason	20 mg		i.v.	B	auch per os möglich
1	-30min	Dexamethason	8 mg		i.v.	B	auch per os möglich
1	+30min	Glucose 5%		250 ml	i.v.	2h30min	
1	+30min, +3h20min	10ml Mg- Verla ® (3,15mmol Mg2+) + 10ml Ca- Braun ® (2,3mmol Ca2+)		125 ml Glucose 5%	i.v.	20min	siehe Memokasten
1	+3h20min	Glucose 5%		250 ml	i.v.	30min	
1	+3h50min	Dexamethason	12 mg		i.v.	B	
1	+3h50min	Clemastin/Tavegil®	2 mg		i.v.	B	
1	+3h50min	Ranitidin/Zantic®	50 mg		i.v.	B	
8	+30min	Clemastin/Tavegil®	2 mg		i.v.	B	
8	+30min	Ranitidin/Zantic®	50 mg		i.v.	B	
1	+3h50min	NaCl 0,9 %		500 ml	i.v.	1h30min	

Bedarfsmedikation: Dexamethason/Fortecortin® 4-8mg p.o. oder i.v.; Metoclopramid/Paspertin® 10-50mg p.o. oder i.v.
FN-Risiko: >20%,-> Primärprophylaxe mit Filgrastim/Neupogen® oder Pegfilgrastim/Neulasta®; siehe Kurzfassung Leitlinien G-CSF, zu G-CSF-Einsatz siehe auch Kap. 4.3.
Kontrollen: PB, Diff, PB, Elektrolyte, Retentionswerte, Krea-Clearance, AP, SGOT, SGPT (wöchentlich); AFP, b-HCG, LDH (vor jedem Zyklus); Klinisch: insbesondere Polyneuropathie
Dosisreduktion: Gemcitabine/Paclitaxel auf 75% bei Thrombozyten <50 000-100 000/μl oder Leukozyten 1 500-3 000/μl an d8; Oxaliplatin/ Paclitaxel auf 75% bei PNP CTC grad II, Gemcitabine -Stop bei 1.5-fachem Serum Kreatinin. Siehe Kap. 3.8.1
Erfolgsbeurteilung: orientierendes Staging nach 1.Zyklus, volle Evaluation erfolgt nach 2.Zyklus
Wiederholung: Tag 22, mindestens 2 Zyklen, bei Progress nach 1 Zyklus Regimewechsel möglich; bei Ansprechen weitere Gaben (maximal 8 Zyklen möglich)
Literatur: Bokemeyer C et al. Ann of Oncol. 2008; 19:448-453; Gamelin et al. Clin Cancer Res. 2004; 10:4055-4061.

13.12.1 Docetaxel/Prednison

Indikation: Prostata-Ca **ICD-10: C61**

Diese Zytostatikatherapie birgt letale Risiken. Die Anwendung darf nur durch erfahrene internistische Onkologen und entsprechend ausgebildetes Pflegepersonal erfolgen. Das Protokoll muss im Einzelfall überprüft und der klinischen Situation angepasst werden.

Chemotherapie

Tag	Substanz in chronologischer Reihenfolge	Dosierung	Trägerlösung (ml)	Appl.	Inf.-dauer	Bemerkungen
3-21	Prednison	2x 5 mg abs.		p.o.		2x 5 mg abs.; an den Tagen der Dexamethasongabe wird Prednison weggelassen; Gaben: 1-0-1-0
1	Docetaxel	75 mg/m²	250 ml NaCl 0,9%	i.v.	1h	max. Konzentration 0,74mg/ml

Docetaxel während der ersten 5 min sehr langsam einlaufen lassen.
Bei 1.-2. Infusion engmaschig Blutdruck und Puls kontrollieren (Anaphylaxie-Gefahr)

CTx mit FN-Risiko von 10-20%: Vorgehen bei der G-CSF-Gabe
- nach CTx: 1x tgl. 5µg/kg Filgrastim s.c. bei Leukozyten < 1 000/µl bis >1 000/µl
- Wenn unter Einbeziehung **individueller Risikofaktoren für den Patienten**

FN-Risiko ≥ 20% =>G-CSF-Primärprophylaxe erwägen/durchführen.
- **Nach durchgemachter febriler Neutropenie**, in folgenden Zyklen => G-CSF-Sekundärprophylaxe

G-CSF-Primär- bzw. Sekundärprophylaxe:
Entweder 24h nach CTx einmal Pegfilgrastim/Neulasta® 6mg s.c.   - **Oder**:
d6 nach CTx Filgrastim/Neupogen® 5µg/kg/d s.c. bis zum Durchschreiten des Nadir

Zyklusdiagramm: d1 w1, d8 w2, d15 w3 Wdh.
- Docetaxel: d1
- Prednison: morgens und abends d3–d21

Obligate Prä- und Begleitmedikation

Tag	zeitl. Ablauf	Substanz	Dosierung	Trägerlösung (ml)	Appl.	Inf.-dauer	Bemerkungen
1	-24h, -abends	Dexamethason	8 mg		p.o.		
1	1-0-1-0	Dexamethason	8 mg		p.o.		morgens und abends
0,2	-30min	NaCl 0,9 %		500 ml	i.v.	1h30min	
1	-30min	Dexamethason	8 mg	100 ml NaCl 0,9%	i.v.	15min	
1	-30min	Ranitidin/Zantic®	50 mg		i.v.	B	
1	-30min	Clemastin/Tavegil®	2 mg		i.v.	B	

Bedarfsmedikation: Metoclopramid/Paspertin®, Pantoprazol/Pantozol®, Granisetron/Kevatril®
FN-Risiko: 10-20% -> je nach Risikoabwägung als Primärprophylaxe, bei FN im 1. Zyklus als Sekundärprophylaxe, siehe Kurzfassung Leitlinien G-CSF. Zu G-CSF-Einsatz siehe auch Kap. 4.3.
Kontrollen: Blutbild (Therapiebeginn nur bei Neutrophilen ≥ 1 500/µl), Elektrolyte, Retentionswerte, Leberwerte, Gewicht
Dosisreduktion: bei febriler Neutropenie, Neutropenie ≤ 500/µl > 7d, schweren Hautreaktionen oder sonstigen Grad III/IV nicht-hämatologischen Toxizität: nach 1. Auftreten, DR auf 60 mg/m² in folgenden Zyklen; bei Wiederauftreten trotz DR: Therapieabbruch; bei persistierender peripherer Neuropathie ≥ Grad III , Grad IV Hypertonie, Serumbilirubin-Erhöhung bzw. Transaminasen > 1,5x oberer Normwert, bei AP > 2,5x oberer Normwert: Therapieabbruch. Siehe Kap. 3.8.1
Nebenwirkungen: insbesondere Knochenmark-Toxizität, Neuropathie, Hauttoxizität, Flüssigkeitsretention, allergische Reaktionen, cave: Paravasate
Erfolgsbeurteilung: nach 2 Zyklen
Wiederholung: Tag 22, maximal 10 Zyklen
Literatur: Tannock IF et al. N Engl J Med. 2004; 351(15):1502-12; Picus J et al. Semin Oncol. 1999; 26(5 Suppl 17):14-8.

13.12.2 Cabazitaxel/Prednison

Indikation: Prostata-Ca **ICD-10: C61**

Chemotherapie

Diese Zytostatikatherapie birgt letale Risiken. Die Anwendung darf nur durch erfahrene internistische Onkologen und entsprechend ausgebildetes Pflegepersonal erfolgen. Das Protokoll muss im Einzelfall überprüft und der klinischen Situation angepasst werden.

Tag	Substanz in chronologischer Reihenfolge	Dosierung	Trägerlösung (ml)	Appl.	Inf.-dauer	Bemerkungen
1	Cabazitaxel	25 mg/m²	250 mg/m² NaCl 0,9%	i.v.	1h	PVC-/Polyurethan-freies Infusionssystem mit Inlinefilter (0.22 μm/ "Taxofilter") verwenden
1-21	Prednison	10 mg		p.o.		Tag 1-21 (kontinuierlich); Gaben: 1-0-0-0

Zyklusdiagramm	d1 w1	d8 w2	d15 w3		
Cabazitaxel	■			Wdh.	
Prednison	▬▬▬▬	▬▬▬▬	▬▬▬▬		

CTx mit FN-Risiko von 10-20%: Vorgehen bei der G-CSF-Gabe
- nach CTx: 1x tgl. 5μg/kg Filgrastim s.c. bei Leukozyten < 1 000/μl bis ≥ 1 000/μl
- Wenn unter Einbeziehung **individueller Risikofaktoren für den Patienten**
  FN-Risiko ≥ 20% =>G-CSF-Primärprophylaxe erwägen/durchführen.
- **Nach durchgemachter febriler Neutropenie**, in folgenden Zyklen => **G-CSF-Sekundärprophylaxe**

G-CSF-Primär- bzw. Sekundärprophylaxe:
Entweder 24h nach CTx einmalig Pegfilgrastim/Neulasta® 6mg s.c.   - **Oder:**
d6 nach CTx Filgrastim/Neupogen® 5μg/kg/d s.c. bis zum Durchschreiten des Nadir

Obligate Prä- und Begleitmedikation

Tag	zeitl. Ablauf	Substanz	Dosierung	Trägerlösung (ml)	Appl.	Inf.-dauer	Bemerkungen
1	-30min	NaCl 0,9 %		500 ml	i.v.	2h	B
1	-30min	Dexamethason	8 mg		i.v.		B
1	-30min	Clemastin/Tavegil®	2 mg		i.v.		B
1	-30min	Ranitidin/Zantic®	50 mg		i.v.		B

Bedarfsmedikation: Metoclopramid/Paspertin® Trpf., Loperamid/Imodium® 2mg Tbl.

FN-Risiko: 10-20% ->G-CSF-Gabe je nach Risikoabwägung als Primärprophylaxe, bei Zustand nach FN in den folgenden Zyklen als Sekundärprophylaxe, siehe Leitlinien zur Behandlung mit G-CSF. Zu G-CSF-Einsatz siehe auch Kap. 4.3.

Emetogenes Potential: Niedrigrisiko 10-30% -> keine Standardprophylaxe der verzögerten Emesis, siehe Kurzfassung der Leitlinien

Kontrollen: **wöchentlich:** Differentialblutbild; **vor CTx:** Differentialblutbild, Urin -Stix, Bilirubin, AP, GOT, GPT, G-GT

Dosisreduktion: Siehe auch Fachinformationen. **Cabazitaxel:** DR auf 20mg/m² nach Neutropenie ≥ Grad 3 (länger als 1 Woche), febriler Neutropenie /neutropenischen Infektionen, Diarrhö ≥ Grad 3 /anhaltender Diarrhö, nach peripherer Neuropathie ≥ Grad 2. Siehe Kap. 3.8.1

Cave: Für **Cabazitaxel PVC-/Polyurethan-freies Infusionssystem mit Inlinefilter**(0.22 μm/ "Taxofilter") verwenden

Wechselwirkungen: **Cabazitaxel:** wird bis zu 90% über Cyp3A4 metabolisiert. Gleichzeitige Anwendung mit Cyp3A4-Inhibitoren/Induktoren vermeiden (z.B. Ketoconazol, Voriconazol, Telithromycin, Clarithromycin, Phenytoin, Carbamazepin, Rifampicin, Phenobarbital, Johanniskraut und andere).

Nebenwirkungen: U.a. ist Therapie mit **Cabazitaxel** sehr häufig (ca. 50%, 6% ≥ Grad3) von **Diarrhö** begleitet.

Kontraindikation: **Carbazitaxel:** u.a. eingeschränkte Leberfunktion (Bilirubin ≥1facher oberer Normalwert oder AST und /oder ALT ≥1,5facher oberer Normalwert), Neutrophilenzahl <1 500/mm².

Wiederholung: d22

Literatur: de Bono JS et al. Lancet. 2010; 376:1147-1154.

13.13.1 M-VAC   Indikation: Urothel-Ca   ICD-10: C67

Chemotherapie

Diese Zytostatikatherapie birgt letale Risiken. Die Anwendung darf nur durch erfahrene internistische Onkologen und entsprechend ausgebildetes Pflegepersonal erfolgen. Das Protokoll muss im Einzelfall überprüft und der klinischen Situation angepasst werden.

Tag	Substanz in chronologischer Reihenfolge	Dosierung	Trägerlösung (ml)	Appl.	Inf.-dauer	Bemerkungen
1,15,22	Methotrexat	30 mg/m²	unverdünnt	i.v.	B	
2,15,22	Vinblastin	3 mg/m²	unverdünnt	i.v.	B	
2	Doxorubicin	30 mg/m²	unverdünnt	i.v.	B15min	
2	Cisplatin	70 mg/m²	250 ml NaCl 0,9%	i.v.	1h	

d6 nach CTx: Filgrastim 5µg/kg/d s.c. bis Durchschreiten des Nadir | **Cave:** Aprepitant ist moderater Inhibitor und Induktor von CYP3A4 (Wechselwirkungen beachten, s. Fachinformation)

Zyklusdiagramm	d1 w1	d8 w2	d15 w3	d22 w4		
Methotrexat	■		■	■	Wdh.	
Vinblastin		■	■	■		
Doxorubicin		■				
Cisplatin		■				

Obligate Prä- und Begleitmedikation

Tag	zeitl. Ablauf	Substanz	Dosierung	Trägerlösung (ml)	Appl.	Inf.-dauer	Bemerkungen
1,15,22	-15min	NaCl 0,9 %		500 ml	i.v.	1h	
2	1-0-0-0	Aprepitant/Emend®	125 mg		p.o.		Gabe 1h vor Chemo
3-4	1-0-0-0	Aprepitant/Emend®	80 mg		p.o.		
2	-30min	NaCl 0,9 %		2000 ml	i.v.	6h	
2	-15min	Dexamethason	12 mg	100 ml NaCl 0,9%	i.v.	15min	
3-5	1-0-0-0	Dexamethason	8 mg		p.o.		
2	-15min	Granisetron/Kevatril®	1 mg		i.v.	B	
2	0, +1h30min	Mannitol 10%/Osmosteril 10%®	250 ml		i.v.	15min	

Bedarfsmedikation:	Metoclopramid/Paspertin® 50mg i.v. 2-3x/Tag
FN-Risiko:	> 20% -> Primärprophylaxe mit Filgrastim/Neupogen® oder Pegfilgrastim/Neulasta®, siehe Kurzfassung Leitlinien G-CSF. Zu G-CSF-Einsatz siehe auch Kap. 4.3.
Kontrollen:	**Cave:** Anthrazykline -> Gefahr der Kardiotoxizität, auf Herzfunktion achten (Herzecho). Blutbild, Elektroyte insbesondere Mg²⁺, Retentionswerte, eGFR, Diurese, Ausschluss dritter Raum, Oto-/Neurotoxizität
Dosisreduktion:	Vorbestrahlung: Doxorubicin 15mg/m² bei > 20 Gy (Becken), Therapie kontraindiziert bei Kreatinin-Clearance < 40ml/min. Siehe Kap. 3.8.1
Summendosis:	**Doxorubicin:** Gefahr der Kardiotoxizität; maximale Summendosis: 550mg/m², wäre ab Zyklus 19 überschritten
Erfolgsbeurteilung:	nach 2 Zyklen
Wiederholung:	alle 4 Wochen
Literatur:	Shipley WU et al. Semin Oncol. 1988; 15:390-395; Sternberg CN et al. Cancer. 1989; 64:2448-2458; Sternberg CN et al. J Clin Oncol. 2001; 19(10):2638-2646; Aprepitant: Fachinformation, Bokemeyer C. Arzneimitteltherapie. 2004; 22:129-35; MASCC Antiemetic-Guidelines, 2013, www.mascc.org

13.13.2 Vinflunin

Indikation: Urothelkarzinom   ICD-10: C67

Chemotherapie

Diese Zytostatikatherapie birgt letale Risiken. Die Anwendung darf nur durch erfahrene internistische Onkologen und entsprechend ausgebildetes Pflegepersonal erfolgen. Das Protokoll muss im Einzelfall überprüft und der klinischen Situation angepasst werden.

Tag	Substanz in chronologischer Reihenfolge	Dosierung	Trägerlösung (ml)	Appl.	Inf.-dauer	Bemerkungen
1	Vinflunin	320 mg/m²	100 ml NaCl 0,9%	i.v.	20min	DR siehe*

*Cave: Bei Performance Status (PS) nach WHO von 1 oder 0 und vorangegangener Strahlentherapie des Beckenbereichs
Reduzierte Startdosis: Zyklus 1 > 280mg/m²
Bei Ausbleiben v. Behandlungsverzögerung oder Dosisreduktion erforderndem häm. Tox.: Dosiserhöhung auf 320mg/m² ab Zyklus 2

Arzneimittelinteraktionen Vinflunin- gleichzeitige Anwendung folgender Substanzen vermeiden:
1. QT/QTc-Intervall verlängernde Substanzen
2. starke CYP3A4-Inhibitoren (Ketoconazol, Grapefruitsaft etc.) oder Induktoren (Rifampicin, Johanniskraut etc.)

Empfohlene Obstipationsprophylaxe:
1. Orale Flüssigkeitszufuhr mindestens 1,5 Liter Wasser täglich und ballaststoffreiche Ernährung Tag 1-7
2. Laxantien (Primärprophylaxe) Tag 1-5 (7):
Patienten mit normaler Verdauung -> Stimulans oder Weichmacher gestörte Verdauung u/o erhöhtes Obstipationsrisiko -> Stimulans und Weichmacher

Dosisanpassung

Toxizität (NCI CTC Version 2.0)	Vinflunin Anfangsdosis 320mg/m²			Vinflunin Anfangsdosis 280mg/m²	
	Erstes Ereignis	2. konsekutives Ereignis	3. konsekutives Ereignis	Erstes Ereignis	2. konsekutives Ereignis
Neutropenie Grad 4 (ANC < 500/µl) > 7 Tage	280mg/m²	250mg/m²	Definitiver Behandlungsabbruch	250mg/m²	Definitiver Behandlungsabbruch
Febrile Neutropenie (ANC < 1 000/µl u. Fieber ≥ 38,5°C)					
Mukositis oder Obstipation Grad 2 ≥ 5 Tage oder ≥ Grad 3 jeglicher Dauer					
Jede andere Tox. ≥ Grad 3 (außer Grad 3 für Erbrechen oder Übelkeit)					

Zyklusdiagramm

	d1 w1	d8 w2	d15 w3	Wdh.
Vinflunin	■			

Obligate Prä- und Begleitmedikation

Tag	zeitl. Ablauf	Substanz	Dosierung	Trägerlösung (ml)	Appl.	Inf.-dauer	Bemerkungen
1	-15min	NaCl 0,9 %		500 ml	i.v.	1h	zum Nachspülen mindestens 150ml
1	-15min	Dexamethason	8 mg		i.v.	B	
1	-15min	Granisetron/Kevatril®	1 mg		i.v.	B	

FN-Risiko:	<10%-> je nach Risikoabwägung, siehe Kurzfassung Leitlinien G-CSF. Zu G-CSF-Einsatz siehe auch Kap. 4.3.
Kontrollen:	Blutbild vor jeder Verabreichung (Hb, Leukozyten, Neutrophile u. Thrombozyten), Elektrolyte, Nierenfunktion, Retentionswerte, Leberwerte (Transaminasen, PT, GGT, Bilirubin), Neurotoxizität
Dosisreduktion:	* siehe Fachinformation und Memokästen; Leberfunktionsstörung: mod. -> 250mg/m²: Nierenfunktionsstörung; 60ml/min ≥ KreaCl ≥ 40ml/min > 280mg/m² 40ml/min ≥ KreaCl ≥ 20ml/min -> 250mg/m²; Voraussetzung für Beginn eines neuen Zyklus: ANC ≥ 1 000/µl (Kt: ANC-Ausgangswert < 1 500/µl) und Thrombozyten ≥ 100 000/µl, Organtoxizität <Grad 2. Siehe Kap. 3.8.1
Cave:	Paravasate, Herzkomplikationen
Summendosis:	nicht festgelegt (keine kumulative Toxizitäten)
Erfolgsbeurteilung:	Bildgebung alle 2 Zyklen
Wiederholung:	Tag 22
Literatur:	Bellmunt J et al J Clin Oncol. 2009; 27(27):4454-61; Culine S et al BJC. 2006; 94:1395-1401.

13.14.1 Cyclophosphamid/Vincristin/Dacarbazin

Indikation: malignes Phäochromozytom — ICD-10: C64

Diese Zytostatikatherapie birgt letale Risiken. Die Anwendung darf nur durch erfahrene internistische Onkologen und entsprechend ausgebildetes Pflegepersonal erfolgen. Das Protokoll muss im Einzelfall überprüft und der klinischen Situation angepasst werden.

Chemotherapie

Tag	Substanz in chronologischer Reihenfolge	Dosierung	Trägerlösung (ml)	Appl.	Inf.-dauer	Bemerkungen
1	Cyclophosphamid	750 mg/m²	250 ml NaCl 0,9%	i.v.	1h	
1-2	Dacarbazin	600 mg/m²	500 ml NaCl 0,9%	i.v.	2h	unter Lichtschutz
1	Vincristin	1,4 mg/m²	unverdünnt	i.v.	B	max. 2mg abs.

CTx mit FN-Risiko von 10-20%: Vorgehen bei der G-CSF-Gabe

Zyklusdiagramm	d1 w1	d8 w2	d15 w3	
Cyclophosphamid	■			Wdh.
Vincristin	■			
Dacarbazin	■■			

- nach CTx: 1x tgl. 5μg/kg Filgrastim s.c. bei Leukozyten < 1 000/μl bis >1 000/μl
- Wenn unter Einbeziehung **individueller Risikofaktoren für den Patienten**
FN-Risiko ≥ 20% => **G-CSF-Primärprophylaxe** erwägen/durchführen.
- Nach durchgemachter febriler Neutropenie, in folgenden Zyklen => **G-CSF-Sekundärprophylaxe**

G-CSF-Primär- bzw. Sekundärprophylaxe:
Entweder 24h nach CTx einmal Pegfilgrastim/Neulasta® 6mg s.c.   - **Oder**-
d6 nach CTx Filgrastim/Neupogen® 5μg/kg/d s.c. bis zum Durchschreiten des Nadir

Cave: Aprepitant ist moderater Inhibitor und Induktor von CYP3A4 (Wechselwirkungen beachten, s. Fachinformation)

Obligate Prä- und Begleitmedikation

Tag	zeitl. Ablauf	Substanz	Dosierung	Trägerlösung (ml)	Appl.	Inf.-dauer	Bemerkungen
1	-60min	Aprepitant/Emend®	125 mg		p.o.		
1	-30min	NaCl 0,9 %		1000 ml	i.v.	3h30min	
1		KCl 7,45% (1mmol K+/ml)	20 ml		i.v.	3h30min	in 1000ml NaCl 0,9% Bewässerung; (K+-Zielspiegel: 3,5-5,1mmol/L)
1	-30min	Dexamethason	12 mg	100 ml NaCl 0,9%	i.v.	15min	
2	-60min	Aprepitant/Emend®	80 mg		p.o.		
1-2	-30min	Granisetron/Kevatril®	1 mg		i.v.	B	
1	0, +4h, +8h	Mesna/Uromitexan®	150 mg/m²		i.v.	15min	
2	-30min	Dexamethason	8 mg	100 ml NaCl 0,9%	i.v.	15min	
2	-30min	NaCl 0,9 %		250 ml	i.v.	2h30min	
3-4	1-0-0-0	Aprepitant/Emend®	80 mg		p.o.		
3-5	1-0-0-0	Dexamethason	8 mg		p.o.		

Bedarfsmedikation: Metoclopramid/Paspertin®, Filgrastim/Neupogen®
FN-Risiko: 10-20%:=> je nach Risikoabwägung als Primärprophylaxe, bei FN im 1. Zyklus als Sekundärprophylaxe, siehe Kurzfassung Leitlinien G-CSF. Zu G-CSF-Einsatz siehe auch Kap. 4.3.
Kontrollen: Blutbild, Elektrolyte, Leberwerte, eGFR, Retentionswerte, Diurese, Katecholamine und Abbauprodukte (z.B.Metanephrin, VMS) in Serum und Urin alle 3-4 Wochen.
Dosisreduktion: Siehe Kap. 3.8.1
Summendosis: Vincristin 5-20mg abs.: Gefahr der Neurotoxizität
Erfolgsbeurteilung: nach 2 Zyklen
Wiederholung: Tag 22
Literatur: Averbuch et al. Ann Int Med. 1988; 109:267-73; Huang H et al. Cancer. 2008; 113:2020-2028.

13.15.1 Dacarbazin-mono

Indikation: Melanom — ICD-10:C43

Chemotherapie

Diese Zytostatikatherapie birgt letale Risiken. Die Anwendung darf nur durch erfahrene internistische Onkologen und entsprechend ausgebildetes Pflegepersonal erfolgen. Das Protokoll muss im Einzelfall überprüft und der klinischen Situation angepasst werden.

Tag	Substanz in chronologischer Reihenfolge	Dosierung	Trägerlösung (ml)	Appl.	Inf.-dauer	Bemerkungen
1	Dacarbazin	1000 mg/m²	500 ml NaCl 0,9%	i.v.	2h	Lichtschutz

Zyklusdiagramm	d1 w1	d8 w2	d15 w3	Wdh.
Dacarbazin	■			

Cave: Aprepitant ist moderater Inhibitor und Induktor von CYP3A4 (Wechselwirkungen beachten, s. Fachinformation)

Obligate Prä- und Begleitmedikation

Tag	zeitl. Ablauf	Substanz	Dosierung	Trägerlösung (ml)	Appl.	Inf.-dauer	Bemerkungen
1	-60min	Aprepitant/Emend®	125 mg		p.o.		1h vor CTx; d1: 125mg; d2-3: 80mg
1	-30min	NaCl 0,9 %		250 ml	i.v.	2h30min	
1	-30min	Dexamethason	12 mg	100 ml NaCl 0,9%	i.v.	15min	
1	-30min	Granisetron/Kevatril®	1 mg		i.v.	B	
2-3	1-0-0-0	Aprepitant/Emend®	80 mg		p.o.		
2-4	1-0-0-0	Dexamethason	8 mg		p.o.		

Bedarfsmedikation: Dexamethason/Fortecortin®, Metoclopramid/Paspertin®, Granisetron/Kevatril®
FN-Risiko: < 10% -> G-CSF-Gabe je nach Risikoabwägung, siehe Kurzfassung Leitlinien G-CSF. Zu G-CSF-Einsatz siehe auch Kap. 4.3.
Kontrollen: Blutbild (Nadir nach 14-28 Tagen), Diurese, Leberwerte und eosinophile Leukozyten (cave: VOD)
Dosisreduktion: Siehe Kap. 3.8.1
Wiederholung: alle 22 Tage
Literatur: Chapman PB et al. J Clin Oncol. 1999; 17(9):2745-51.

13.15.2 Fotemustin

Indikation: Melanom ICD-10:C43

Chemotherapie

Diese Zytostatikatherapie birgt letale Risiken. Die Anwendung darf nur durch erfahrene internistische Onkologen und entsprechend ausgebildetes Pflegepersonal erfolgen. Das Protokoll muss im Einzelfall überprüft und der klinischen Situation angepasst werden.

Tag	Substanz in chronologischer Reihenfolge	Dosierung	Trägerlösung (ml)	Appl.	Inf.-dauer	Bemerkungen
1,8,15	Fotemustin	100 mg/m²	500 ml Glucose 5%	i.v.	1h	Lichtschutz, ab Zyklus 2 nur an Tag 1

Cave :
- Fotemustin inkompatibel mit NaCl
- Fotemustin: strenger Lichtschutz

Zyklusdiagramm	d1 w1	d8 w2	d15 w3
Fotemustin (Zyklus 1)	■	■	■

Zyklusdiagramm	d1 w1	d8 w2	d15 w3	d22 w4	d29 w5	d36 w6	d43 w7	Wdh.
Fotemustin (Zyklus 2-n)	■							

Obligate Prä- und Begleitmedikation

Tag	zeitl. Ablauf	Substanz	Dosierung	Trägerlösung (ml)	Appl.	Inf.-dauer	Bemerkungen
1,8,15	-15min	Glucose 5%		500 ml	i.v.	1h30min	
1,8,15	-15min	Dexamethason	8 mg		i.v.	B	
1,8,15	-15min	Granisetron/Kevatril®	1 mg		i.v.	B	

Bedarfsmedikation: Metoclopramid/Paspertin® oder Alizaprid/Vergentan®
FN-Risiko: <10% --> je nach Risikoabwägung, siehe Kurzfassung Leitlinien G-CSF. Zu G-CSF-Einsatz siehe auch Kap. 4.3.
Kontrollen: Blutbild (Neutro- und Thrombozytopenie verzögert: Nadir Tag 35-44), Elektrolyte, Retentionswerte, Leberwerte, Diurese
Dosisreduktion: nicht bekannt. Siehe Kap. 3.8.1
Summendosis: keine
Erfolgsbeurteilung: 8 Wochen nach Therapiebeginn
Wiederholung: 1 x pro Woche für 3 aufeinanderfolgende Wochen; 4 Wochen Pause; bei Ansprechen 100mg/m² alle 3 Wochen.
Literatur: Jacquillat C et al. Cancer. 1990; 66:1873-1878; Kleeberg UR et al. Melanoma Res. 1995; 5(3):195-200.

13.15.3 CVD

Indikation: Melanom

ICD-10: C43

Diese Zytostatikatherapie birgt letale Risiken. Die Anwendung darf nur durch erfahrene internistische Onkologen und entsprechend ausgebildetes Pflegepersonal erfolgen. Das Protokoll muss im Einzelfall überprüft und der klinischen Situation angepasst werden.

Chemotherapie

Tag	Substanz in chronologischer Reihenfolge			Dosierung	Trägerlösung (ml)	Appl.	Inf.-dauer	Bemerkungen
1	Dacarbazin			800 mg/m²	500 ml NaCl 0,9%	i.v.	1h	Lichtschutz
1-4	Vinblastin			2 mg/m²	ad 5 ml NaCl 0,9%	i.v.	B	
1-4	Cisplatin			20 mg/m²	250 ml NaCl 0,9%	i.v.	30min	

					Zyklusdiagramm	d1 w1	d8 w2	d15 w3	
entweder	24h nach CTx	Pegfilgrastim/ Neulasta®	6mg	s.c.	Dacarbazin				Wdh.
oder	d6 nach CTx	Filgrastim/ Neupogen®	5µg/kg/d	s.c.	Vinblastin				
				bis Durchschreiten des Nadir	Cisplatin				

Cave: Aprepitant ist moderater Inhibitor und Induktor von CYP3A4 (Wechselwirkungen beachten, s. Fachinformation)

Obligate Prä- und Begleitmedikation

Tag	zeitl. Ablauf	Substanz	Dosierung	Trägerlösung (ml)	Appl.	Inf.-dauer	Bemerkungen
1-4	-2h	NaCl 0,9%		3000 ml	i.v.	8h	
1-4		KCl 7,45% (1mmol K⁺/ml)	ml		i.v.	8h	20mmol K+ pro 1000ml NaCl 0,9% Bewässerung; (K+-Zielspiegel: 3,5-5,1mmol/L)
1	-1h	Aprepitant/Emend®	125 mg		p.o.		
2-4	-1h	Aprepitant/Emend®	80 mg		p.o.		
1	-30min	Dexamethason	12 mg		i.v.	B	
1-4	-30min	Granisetron/Kevatril®	1 mg		i.v.	B	
2-4	-30min, +1h15min	Mannitol 10%/Osmosteril 10%®	250 ml		i.v.	15min	
2-4	-30min	Dexamethason	8 mg		i.v.	B	
5-6	1-0-0-0	Aprepitant/Emend®	80 mg		p.o.		
5-7	1-0-0-0	Dexamethason	8 mg		p.o.		
1	+1h, +2h45min	Mannitol 10%/Osmosteril 10%®	250 ml		i.v.	15min	
1-4	0-0-1-0	Famodidin/Pepdul® mite	20 mg		p.o.		

Bedarfsmedikation: Metoclopramid/Paspertin®, Loperamid/Imodium®N, Filgrastim/Neupogen®, Lorazepam/Tavor® 1,0
FN-Risiko: >20% → Primärprophylaxe mit Filgrastim/Neupogen® oder Pegfilgrastim/Neulasta®; siehe Kurzfassung Leitlinien G-CSF. Zu G-CSF-Einsatz siehe auch Kap. 4.3.
Kontrollen: Blutbild, Elektrolyte, Leberwerte, eGFR, Retentionswerte, Diurese, Oto-/Neurotoxizität
Dosisreduktion: Siehe Kap. 3.8.1
Erfolgsbeurteilung: Tag 41
Wiederholung: Tag 22, maximal 8 Zyklen
Literatur: analog Legha et al. Proc Am Soc Clin Oncol. 1994; 13:394 (abstr. 1343); Legha SS et al. Ann Oncol. 1996; 7(8):827-35; Aprepitant: Fachinformation, Bokemeyer C Arzneimitteltherapie. 2004; 22:129-35; MASCC Antiemetic-Guidelines, 2013, www.mascc.org

13.15.4 Carboplatin/Paclitaxel

Indikation: Metastasiertes Melanom

ICD-10: C43

Diese Zytostatikatherapie birgt letale Risiken. Die Anwendung darf nur durch erfahrene internistische Onkologen und entsprechend ausgebildetes Pflegepersonal erfolgen. Das Protokoll muss im Einzelfall überprüft und der klinischen Situation angepasst werden.

Chemotherapie

Tag	Substanz in chronologischer Reihenfolge	Dosierung	Trägerlösung (ml)	Appl.	Inf.-dauer	Bemerkungen
1	Paclitaxel	225 mg/m²	500 ml NaCl 0,9%	i.v.	3h	ab Zyklus 5: 175mg/m²; PVC-freies Infusionssystem
1	Carboplatin	6 AUC	250 ml Glucose 5%	i.v.	1h	ab Zyklus 5: AUC 5; Dosis (mg) = AUC (mg/ml x min) x [GFR (ml/min) + 25]

CTx mit FN-Risiko von 10-20%: Vorgehen bei der G-CSF-Gabe

- nach CTx: 1x tgl. 5µg/kg Filgrastim s.c. bei Leukozyten < 1 000/µl bis >1 000/µl
- Wenn unter Einbeziehung **individueller Risikofaktoren für den Patienten**
  FN-Risiko ≥ 20% =>**G-CSF-Primärprophylaxe** erwägen/durchführen.
- **Nach durchgemachter febriler Neutropenie**, in folgenden Zyklen => **G-CSF-Sekundärprophylaxe**

G-CSF-Primär- bzw. Sekundärprophylaxe:
Entweder 24h nach CTx einmal Pegfilgrastim/Neulasta® 6mg s.c.   - **Oder:**
d6 nach CTx Filgrastim/Neupogen® 5µg/kg/d s.c. bis zum Durchschreiten des Nadir

Dosierungsempfehlung für Carboplatin nach AUC:	
Klinische Situation	Ziel-AUC (mg/ml x min)
Carboplatin Monotherapie, keine Vorbehandlung	5-7
Carboplatin Monotherapie, myelosuppressive Vorbehandlung	4-6
Kombinationsbehandlung mit Carboplatin in Standarddosierung keine Vorbehandlung	4-6

Zyklusdiagramm | d1 w1 | d8 w2 | d15 w3 | Wdh.
Carboplatin
Paclitaxel

Obligate Prä- und Begleitmedikation

Tag	zeitl. Ablauf	Substanz	Dosierung	Trägerlösung (ml)	Appl.	Inf.-dauer	Bemerkungen
1		NaCl 0,9 %		2000 ml	i.v.	5h	nur über IVAC
1	-30min	Dexamethason	20 mg		i.v.	15min	
1	-30min	Clemastin/Tavegil®	2 mg		i.v.	B	
1	-30min	Ranitidin/Zantic®	50 mg		i.v.	B	
1	-30min	Granisetron/Kevatril®	1 mg		i.v.	15min	

Bedarfsmedikation:	Metoclopramid/Paspertin® p.o. oder i.v., Granisetron/Kevatril® i.v.
FN-Risiko:	10-20% -> je nach Risikoabwägung als Primärprophylaxe, bei FN im 1. Zyklus als Sekundärprophylaxe, siehe Kurzfassung Leitlinien G-CSF. Zu G-CSF-Einsatz siehe auch Kap. 4.3.
Kontrollen:	Blutbild (wöchentlich), Vitalfunktion, Herzfunktion, Elektrolyte, Nierenfunktion, Leberfunktion (AST, alkalische Phosphatase, Bilirubin), neurologische Evaluation
Dosisreduktion:	Siehe auch Fachinformationen. **Paclitaxel** 175mg/m²; Carboplatin AUC 5 ab 1. Zyklus bei Patienten mit reduziertem Allgemeinzustand oder Myelosuppression. **Paclitaxel**: um 20% bei schwerer Neutropenie (< 500/mm³) oder schweren peripheren Neuropathien; um 25% bei schwerer Mukositis; **Carboplatin**: bei Nierenfunktionsstörungen, um 25% bei Neutrophile < 500/mm³ oder Thrombozyten < 50 000/mm³. Siehe Kap. 3.8.1
Cave:	Paclitaxel immer über **PVC-freies Infusionssystem** mit **Inlinefilter** applizieren
Therapieaufschub:	Neutrophile ≤ 2 000/mm³ und Thrombozyten ≤ 100 000/mm³
Erfolgsbeurteilung:	nach jedem 2. Zyklus
Wiederholung:	d22
Literatur:	Pflugfelder A et al. PLoS ONE. 2011; 6(2):e16882.

13.15.5 CVD/IL-2/IFN-alpha-2a ("Legha") — Indikation: Melanom — ICD-10: C43

Diese Zytostatikatherapie birgt letale Risiken. Die Anwendung darf nur durch erfahrene internistische Onkologen und entsprechend ausgebildetes Pflegepersonal erfolgen. Das Protokoll muss im Einzelfall überprüft und der klinischen Situation angepasst werden.

Chemotherapie

Tag	Substanz in chronologischer Reihenfolge	Dosierung	Trägerlösung (ml)	Appl.	Inf.-dauer	Bemerkungen
1,22	Dacarbazin	800 mg/m²	500 ml NaCl 0,9%	i.v.	1h	Lichtschutz
1,22	Vinblastin	1.5 mg/m²	ad 5ml NaCl 0,9%	i.v.	B	
1-4,22-25	Cisplatin	20 mg/m²	250 ml NaCl 0,9%	i.v.	30min	
2-4,23-25	Vinblastin	1.5 mg/m²	ad 5 ml NaCl 0,9%	i.v.	B	
5-8,17-20,26-29	IL-2 / Proleukin®	9 Mio.IE/m²	500 ml Glucose 5%	i.v.	24h	0,1% Humanalbumin
5-9,17-21,26-30	Interferon alpha-2a/Roferon®	5 Mio.IE/m²		s.c.		

Zyklusdiagramm	d1 w1	d8 w2	d15 w3	d22 w4	d29 w5	d36 w6	Wdh.
Dacarbazin (CVD Block)							
Vinblastin (CVD Block)							
Cisplatin (CVD Block)							
IL-2							
Interferon alpha-2a							

Achtung: Gabe von Filgrastim/Neupogen® 5µg/kg/d s.c.
1. nach CTx: 1x tgl. bei Leukozyten < 1 000/µl bis > 1 000/µl
2. Primärprophylaxe ab d6 post CTx wenn nach Risikoabwägung FN-Risiko > 20%
3. Sekundärprophylaxe: nach durchgemachter Neutropenie in vorangegangenen Zyklen prophylaktische Gabe in den Folgezyklen

Inkompatibilitäten:
Dacarbazin↔Heparin
Vinblastin↔Heparin
IL2 ↔ NaCl
y-sitekompatibel:
Vinblastin↔Heparin
Keine Steroide

Obligate Prä- und Begleitmedikation

Tag	zeitl. Ablauf	Substanz	Dosierung	Trägerlösung (ml)	Appl.	Inf.-dauer	Bemerkungen
5-8,17-20,26-29	-2h	Glucose 5% + 20mmol KCl / 1000ml		2000 ml	i.v.	24h	20ml KCl 7,45% = 20mmol K+, Parallel zur Therapie; (K+ Zielspiegel: 3,5-5,1mmol/L)
1-4	-2h	NaCl 0,9% + 20mmol KCl/1000ml		3000 ml	i.v.	8h	20ml KCl 7,45% = 20mmol K+, Parallel zur Therapie; (K+ Zielspiegel: 3,5-5,1mmol/L)
22-25	-2h	NaCl 0,9% + 20mmol KCl/1000ml		1000 ml	i.v.	4h	20ml KCl 7,45% = 20mmol K+, Parallel zur Therapie; (K+ Zielspiegel: 3,5-5,1mmol/L)
1,22	-1h	Aprepitant/Emend®	125 mg		p.o.		CYP3A4 WW beachten
2-6,23-27	-1h	Aprepitant/Emend®	80 mg		p.o.		CYP3A4 WW beachten
1-4,22-25	-30min	Granisetron/Kevatril®	1 mg		i.v.	B	Bei Emesis: Dosiserhöhung auf 3mg
1-4,22-25	-30min, +4h, +8h	Metoclopramid/Paspertin®	50 mg		i.v.	B	
5-9,17-21,26-30	0	Heparin/Liquemin®	15000 IE abs.				parallel zur Therapie
2-4,23-25	-30min, +1h	Mannitol 10%/Osmosteril 10%®	250 ml		i.v.	15min	30min vor und 30min nach Cisplatin
1,22	+1h, +2h30min	Mannitol 10%/Osmosteril 10%®	250 ml		i.v.	15min	30min vor und 30min nach Cisplatin
22-25	+2h	NaCl 0,9% + 20mmol KCl/1000ml		2000 ml	i.v.	20h	20ml KCl 7,45% entspricht 20mmol K+; (K+ Zielspiegel: 3,5-5,1mmol/L)
5-9,17-21,26-30	1-1-1-0	Paracetamol/Paracetamol ratio®	1000 mg		p.o.		alle 8h; Gaben -2h; +6h; +14h
1-9,17-30	0-0-0-1	Famotidin/Pepdul® mite	20 mg				

Bedarfsmedikation: Paracetamol, Metoclopramid/Paspertin®, Loperamid/Imodium®N, Lorazepam/Tavor®1,0
FN-Risiko: 10-20%-> je nach Risikoabwägung als Primärprophylaxe, bei FN im 1. Zyklus als Sekundärprophylaxe, siehe Kurzfassung Leitlinien G-CSF. Zu G-CSF-Einsatz siehe auch Kap. 4.3
Kontrollen: Blutbild, Elektrolyte, Leberwerte, eGFR, Retentionswerte, Diurese, Oto-/Neurotoxizität; bei IL-2/IFNα zusätzlich bis Therapieende (=24h nach IL-2): Monitor, Flüssigkeitsbilanz, Blutdruck alle 4h, Gewicht 2x/Tag, Neurostatus; T3/T4/TSH vor Therapiebeginn und jeweils nach Zyklusende und Monat +3,+6,+12
Dosisreduktion: Siehe Kap. 3.8.1
Erfolgsbeurteilung: Tag 41
Wiederholung: Tag 43
Literatur: Eton O et al. J Clin Oncol. 2002; 20(8):2045-52; Lewis K et al. J Clin Oncol. 2008; 24:3157-3163.

13.15.6 Ipilimumab

ICD-10: C43

Indikation: Metastasiertes Melanom

Chemotherapie

Diese Zytostatikatherapie birgt letale Risiken. Die Anwendung darf nur durch erfahrene internistische Onkologen und entsprechend ausgebildetes Pflegepersonal erfolgen. Das Protokoll muss im Einzelfall überprüft und der klinischen Situation angepasst werden.

Tag	Substanz in chronologischer Reihenfolge	Dosierung	Trägerlösung (ml)	Appl.	Inf.-dauer	Bemerkungen
1	Ipilimumab	3 mg/kg	unverdünnt	i.v.	90min	über Inlinefilter zu verabreichen

Zyklusdiagramm	d1 w1	d8 w2	d15 w3		
Ipilimumab	■			Wdh.	

Achtung:
schwerwiegenden immunologische Reaktionen
wie z.B. Colitis, Hauttoxizität, Hepatotoxizität,
Endokrinopathie möglich -> geeignete Maßnahmen einleiten
(je nach Schweregrad siehe SOP zu Therapie von Ipilimumab
NW sowie Algorithmen und Fachinformation)
sowie enges Monitoring und Patienteninformation.

Bedarfsmedikation: Metoclopramid, **in Abhängigkeit der Schwere der jeweiligen Nebenwirkung siehe SOP Empfehlungen zur Therapie immunvermittelter NW unter Ipilimumab sowie Algorithmen:** Loperamid, Flüssigkeits- und Elektrolytersatz, Glucocorticoide top/p.o./i.v., Infliximab, MMF

FN-Risiko: <10% -> je nach Risikoabwägung, siehe Kurzfassung Leitlinien G-CSF. Zu G-CSF-Einsatz siehe auch Kap. 4.3.

Kontrollen: (Laborbefunde jeweils 7 Tage vor Therapie) Harnsäure, Retentionswerte, Serumchemie, Kreatinin, Leberfunktion (ALT, AST, Bilirubin), Hormonwerte (TSH, Cortisolspiegel), Blutbild

Dosisreduktion: Siehe Kap. 3.8.1

Therapieaufschub: Bei Überempfindlichkeitsreaktionen Therapieaufschub (ausgelassene Dosen werden nicht nachgeholt) oder Therapieabbruch in Abhängigkeit von klinischer Situation **siehe SOP: Empfehlungen zur Therapie immunvermittelter Nebenwirkungen unter Ipilimumab sowie bereitgestellte Algorithmen**

Erfolgsbeurteilung: Bildgebung: Baseline, Restaging nach 4. Zyklus

Wiederholung: Tag 22; bis zu 4 Zyklen.

Literatur: Hodi FS et al. NEJM. 2010; 363(8):711-723; Fachinformation YERVOY®, www.YERVOY.de

13.16.1 Doxorubicin/Ifosfamid

Indikation: Weichteilsarkome

ICD-10: C48/C49

Chemotherapie

Diese Zytostatikatherapie birgt letale Risiken. Die Anwendung darf nur durch erfahrene internistische Onkologen und entsprechend ausgebildetes Pflegepersonal erfolgen. Das Protokoll muss im Einzelfall überprüft und der klinischen Situation angepasst werden.

Tag	Substanz in chronologischer Reihenfolge			Dosierung	Trägerlösung (ml)	Appl.	Inf.-dauer	Bemerkungen
1	Doxorubicin			50 mg/m²	unverdünnt	i.v.	B 15min	
1	Ifosfamid			5000 mg/m²		i.v.	24h	

				Zyklusdiagramm	d1 w1	d8 w2	d15 w3	Wdh.
				Doxorubicin				
				Ifosfamid				

	Tag					
entweder	24h nach CTx	Pegfilgrastim/ Neulasta®	6mg	s.c.		
oder	d6 nach CTx	Filgrastim/ Neupogen®	5µg/kg/d	s.c.	bis Durchschreiten des Nadir	

Obligate Prä- und Begleitmedikation

Tag	zeitl. Ablauf	Substanz	Dosierung	Trägerlösung (ml)	Appl.	Inf.-dauer	Bemerkungen
1	-2h	NaCl 0,9 %		500 ml	i.v.	2h	mit Glucose im Wechsel
1	-2h	Glucose 5%		500 ml	i.v.	2h	mit NaCl im Wechsel
1	-30min	Mannitol 10%/Osmosteril 10%®		400 ml	i.v.	30min	
1	-30min	Dexamethason	20 mg		i.v.	B	
1	-30min	Granisetron/Kevatril®	1 mg		i.v.	B	
1	0	NaCl 0,9 %		1500 ml	i.v.	24h30min	mit Glucose im Wechsel
1	0	Glucose 5%		1000 ml	i.v.	24h30min	mit NaCl im Wechsel
1	+15min	Mesna/Uromitexan®	1000 mg/m²		i.v.	15min	
1	+30min	Mesna/Uromitexan®	5000 mg/m²		i.v.	24h	100% der Ifosfamid-Dosis
1	+24h30min	NaCl 0,9 %		1000 ml	i.v.	12h	mit Glucose im Wechsel
1	+24h30min	Glucose 5%		1000 ml	i.v.	12h	mit NaCl im Wechsel.
1	+24h30min	Mesna/Uromitexan®	2500 mg/m²		i.v.	6h-12h	50% der Ifosfamid-Dosis

Bedarfsbeurteilung: Granisetron/Kevatril®, Antibiotika, Antimykotika, Dexamethason/Fortecortin®
FN-Risiko: >20% -> Primärprophylaxe mit Filgrastim/Neupogen® oder Pegfilgrastim/Neulasta®, siehe Kurzfassung Leitlinien G-CSF. Zu G-CSF-Einsatz siehe auch Kap. 4.3.
Kontrollen: Herzfunktion, Ejektionsfraktion, EKG, Blutbild, Leberwerte, Urinanalyse, Elektrolyte, Nierenfunktion, ZNS-Toxizität
Dosisreduktion: siehe jeweilige Fachinformation. Siehe Kap. 3.8.1
Cave: Anthrazykline-> Gefahr der Kardiotoxizität, auf Herzfunktion achten
Summendosis: **Doxorubicin:** Gefahr der Kardiotoxizität; max. Summendosis: 550mg/m²
Erfolgsbeurteilung: nach 2 Zyklen
Wiederholung: alle 21 Tage, Zyklenzahl in Abhängigkeit vom Ansprechen
Literatur: Santoro A et al. J Clin Oncol. 1995; 13(7):1537-45; Schütte J et al. Eur J Cancer. 1990; 26:558-61.

13.16.2 Trabectedin

Indikation: Weichteilsarkom

ICD-10: C48; C49

Chemotherapie

Diese Zytostatikatherapie birgt letale Risiken. Die Anwendung darf nur durch erfahrene internistische Onkologen und entsprechend ausgebildetes Pflegepersonal erfolgen. Das Protokoll muss im Einzelfall überprüft und der klinischen Situation angepasst werden.

Tag	Substanz in chronologischer Reihenfolge	Dosierung	Trägerlösung (ml)	Appl.	Inf.-dauer	Bemerkungen
1	Trabectedin	1,5 mg/m²		i.v.	24h	Applikation muss über ZVK oder Port erfolgen, auch als Pumpe möglich

Zyklusdiagramm d1 w1 | d8 w2 | d15 w3 | Wdh.
Trabectedin

Cave: Trabectedin wird vorwiegend über CYP3A4 metabolisiert.
Begleitende Gabe von Inhibitoren von CYP3A4 wie z.B. Ketoconazol Fluconazol, Ritonavir, Clarithromycin erhöhen die Trabectedin-Konzentration in solchen fällen engmaschige Überwachung auf Toxizität
Begleitende Gabe von Induktoren von CYP3A4 wie z.B. Rifampicin, Johanniskraut,
Phenytoin, Carbamazepin können die Trabectedin-Konzentration vermindern.

Cave: Keine gleichzeitige Gabe mit Verapamil und Cyclosporin wegen Interaktion

Obligate Prä- und Begleitmedikation

Tag	zeitl. Ablauf	Substanz	Dosierung	Trägerlösung (ml)	Appl.	Inf.-dauer	Bemerkungen
1	-30min	Dexamethason	20 mg	100 ml NaCl 0,9%	i.v.	15min	
1	-30min	Granisetron/Kevatril®	1 mg		i.v.	15min	

Bedarfsmedikation: Metoclopramid/Paspertin® p.o. oder i.v., Granisetron/Kevatril® 1mg i.v.
FN-Risiko: Zu G-CSF-Einsatz siehe auch Kap. 4.3.
Kontrollen: Blutbild, Nierenwerte, Bilirubin, AP, Transaminasen, CPK
Dosisreduktion: Therapieabbruch bei Toxititäten Grad III-IV, DR auf 1,2mg/m² bei Neutropenie <500/mm³ über 5d oder assoziiert mit Fieber/Infektion, Thrombozytopenie <25 000/mm³, Anstieg des Bilirubin u./o. AP >2,5 x ULN, Anstieg der GOT oder GPT >2,5 x ULN über 21d, jegliche NW wie Übelkeit, Erbrechen, Abgeschlagenheit Grad III-IV. Siehe Kap. 3.8.1
Cave: **Applikation muss über ZVK oder Port erfolgen, auch als Pumpe möglich**
Erfolgsbeurteilung: alle 2 Zyklen
Therapiedauer: so lange wie klinischer Nutzen
Wiederholung: d22
Literatur: Garcia-Carbonero JG et al. J Clin Oncol 2005; 23:5484-5492; Le Cesne A et al. J Clin Oncol 2005; 23:576-584.

13.16.3 VIDE

Indikation: Ewing-Sarkom　　**ICD-10: C40/41**

Diese Zytostatikatherapie birgt letale Risiken. Die Anwendung darf nur durch erfahrene internistische Onkologen und entsprechend ausgebildetes Pflegepersonal erfolgen. Das Protokoll muss im Einzelfall überprüft und der klinischen Situation angepasst werden.

Chemotherapie

Tag	Substanz in chronologischer Reihenfolge	Dosierung	Trägerlösung (ml)	Appl.	Inf.-dauer	Bemerkungen
1-3	Etoposidphosphat	150 mg/m²	250 ml NaCl 0,9%	i.v.	1h	Menge entspricht Etoposidanteil
1	Vincristin	1,5 mg/m²	unverdünnt	i.v.	B	max. 2mg abs.
1-3	Doxorubicin	20 mg/m²	250 ml NaCl 0,9%	i.v.	4h	nur über ZVK
1-3	Ifosfamid	3000 mg/m²	500 ml NaCl 0,9%	i.v.	1h	

Achtung: Alle Patienten bekommen 6 Zyklen VIDE als Induktionstherapie — zweimaliger Stammzellharvest

FN-Risiko >20 %:
entweder **24h nach CTx** Primärprophylaxe mit Pegfilgrastim/Neulasta® 6mg s.c. einmalig
oder **ab d6** Filgrastim/Neupogen® 5µg/kg/d s.c. tägl. bis Durchschreiten des Nadir

Bei Stammzellmobilisierung:
Filgrastim-Gabe vor geplanter Leukapherese ab d8: 5µg/kgKG/d s.c. morgens
(>70kg: 480µg, <70kg 300µg) bis Ende der Apherese.

Zyklusdiagramm	d1 w1	d8 w2	d15 w3	
Vincristin	■			Wdh.
Ifosfamid	■■■			
Doxorubicin	■■■			
Etoposidphosphat	■■■			

Inkompatibilitäten:
Doxorubicin ↔ Vincristin

Vincristin ↔ NaHCO₃

Etoposid ↔ alkalische Lösungen
-> **NaHCO₃ pausieren während Vincristin und Etoposid**

Obligate Prä- und Begleitmedikation

Tag	zeitl. Ablauf	Substanz	Dosierung	Trägerlösung (ml)	Appl.	Inf.-dauer	Bemerkungen
1-4	-15min	NaCl 0,9%		3000 ml	i.v.	24h	im Wechsel mit Glucose 5%
1-4	-	Glucose 5%		2000 ml	i.v.	24h	im Wechsel mit NaCl 0,9%
1-4	-	+ ___ ml KCl 7,45% /500ml (nach K+-Wert)	10 ml	in Bewässerung	-	-	in NaCl / Glucose - Bewässerung (K+ Ref. bereich: 3,5-5,1mmol/L)
1-3	-15min	Natriumbicarbonat 8,4% (1mmol HCO₃/ml)	200 ml		i.v.	24h	venöse Gase, pH-Metrie (Ziel Urin-pH >7,5)
1-3	-15min	Dexamethason	20 mg		i.v.	B	
1-3	-15min	Granisetron/Kevatril®	1 mg		i.v.	B	
1-3	+5h15min, +9h15min, +13h15min	Mesna/Uromitexan®	600 mg/m²		i.v.	15min	

Bedarfsmedikation: Granisetron/Kevatril®, Dexamethason/Fortecortin®, Furosemid/Lasix®
FN-Risiko: > 20%, -> Primärprophylaxe mit Filgrastim/Neupogen® oder Pegfilgrastim/Neulasta®, siehe Kurzfassung Leitlinien G-CSF. Zu G-CSF-Einsatz siehe auch Kap. 4.3.
Kontrollen: Blutbild, Elektrolyte, Leberwerte, Retentionswerte, eGFR, Gerinnung, Herzfunktion (Echokardiographie), Neurotoxizität (siehe Studienprotokoll)
Dosisreduktion: Leukozyten < 2 000/µl oder Granulozyten < 1 000/µl, Thrombozyten < 80 000/µl siehe Studienprotokoll. Siehe Kap. 3.8.1
 Doxorubicin: Gefahr der Kardiotoxizität, max. Summendosis: 550mg/m²;
Summendosis: Studienprotokoll (0202); Juergens C et al. Pediatr Blood Cancer. 2006;47(1):22-9
Literatur:

13.16.4 VAI

Indikation: Ewing-Sarkom
ICD-10: C40/41

Chemotherapie

Diese Zytostatikatherapie birgt letale Risiken. Die Anwendung darf nur durch erfahrene internistische Onkologen und entsprechend ausgebildetes Pflegepersonal erfolgen. Das Protokoll muss im Einzelfall überprüft und der klinischen Situation angepasst werden.

Tag	Substanz in chronologischer Reihenfolge			Dosierung	Trägerlösung (ml)	Appl.	Inf.-dauer	Bemerkungen
1	Vincristin			1,5 mg/m²	unverdünnt	i.v.	B	max. 2mg abs.
1-2	Actinomycin D			0,75 mg/m²	ad 10ml NaCl 0,9%	i.v.	B10min	max. 1,5mg absolut, Lichtschutz
1-2	Ifosfamid			3000 mg/m²	500 ml NaCl 0,9%	i.v.	1h	

Achtung: Die Patienten bekommen Zyklus 7 als VAI | **Inkompatibilität:** Vincristin↔NaHCO₃ NaHCO₃ pausieren während Vincristin

	Tag	Substanz		Dosierung			Appl.		
entweder	24h nach CTx	Pegfilgrastim/ Neulasta®	6mg				s.c.		bis Durchschreiten des Nadirs
oder	d6 nach CTx	Filgrastim/ Neupogen®	5µg/kg/d				s.c.		bis Durchschreiten des Nadirs

Obligate Prä- und Begleitmedikation

Tag	zeitl. Ablauf	Substanz	Dosierung	Trägerlösung (ml)	Appl.	Inf.-dauer	Bemerkungen
1-3	-15min	NaCl 0,9%		3000 ml	i.v.	24h	mit Glucose 5% im Wechsel
1-3	-	Glucose 5%		2000 ml	i.v.	24h	im Wechsel mit NaCl 0,9%
1-3	-	+___ml KCl 7,45% /500ml (nach K+-Wert)	10 ml			-	in NaCl / Glucose - Bewässerung (K+ Ref. bereich: 3,5-5,1mmol/L)
1-2	-15min	Natriumbicarbonat 8,4% (1mmol HCO₃/ml)	200 ml		i.v.	24h	venöse Gase, pH-Metrie (Ziel Urin-pH >7,5)
1-2	-15min	Dexamethason	20 mg		i.v.	B	
1-2	-15min	Granisetron/Kevatril®	1 mg		i.v.	B	
1	+1h30min, +5h30min, +9h30min	Mesna/Uromitexan®	600 mg/m²		i.v.	15min	
2	+30min, +4h30min, +8h30min	Mesna/Uromitexan®	600 mg/m²		i.v.	15min	

Bedarfsmedikation: Granisetron/Kevatril®, Dexamethason/Fortecortin®, Furosemid/Lasix®
FN-Risiko: Zu G-CSF-Einsatz siehe auch Kap. 4.3.
Kontrollen: Blutbild, Elektrolyte, Leberwerte, Retentionswerte, Kreatinin-Clearance, Gerinnung, Herzfunktion (Echokardiographie), Neurotoxizität
G-CSF-Dosierung: >20%-> Primärprophylaxe mit Filgrastim/Neupogen® oder Pegfilgrastim/Neulasta®, siehe Kurzfassung Leitlinien G-CSF
Dosisreduktion: Leukozyten < 2 000/µl oder Granulozyten < 1 000/µl, Thrombozyten < 80 000/µl oder bei Verzögerung > 6 Tage siehe Studienprotokoll. Siehe Kap. 3.8.1
Wiederholung: Tag 22; (siehe Studienprotokoll)
Literatur: Studienprotokoll (0202)

13.16.5 VAC

Indikation: Ewing-Sarkom

ICD-10: C40/41

Chemotherapie

Diese Zytostatikatherapie birgt letale Risiken. Die Anwendung darf nur durch erfahrene internistische Onkologen und entsprechend ausgebildetes Pflegepersonal erfolgen. Das Protokoll muss im Einzelfall überprüft und der klinischen Situation angepasst werden.

Tag	Substanz in chronologischer Reihenfolge			Dosierung	Trägerlösung (ml)	Appl.	Inf.-dauer	Bemerkungen
1	Vincristin			1.5 mg/m²	unverdünnt	i.v.	B	max. 2mg absolut
1-2	Actinomycin D			0.75 mg/m²	ad 10ml NaCl 0,9%	i.v.	B10min	max. 1,5mg absolut; Lichtschutz
	Cyclophosphamid			1500 mg/m²	500 ml NaCl 0,9%	i.v.	1h	
entweder 24h nach CTx	Pegfilgrastim/ Neulasta®	6mg	s.c.					
oder d6 nach CTx	Filgrastim/ Neupogen®	5µg/kg/d	s.c.	bis Durchschreiten des Nadirs				

Obligate Prä- und Begleitmedikation

Tag	zeitl. Ablauf	Substanz	Dosierung	Trägerlösung (ml)	Appl.	Inf.-dauer	Bemerkungen
1-3	-15min	NaCl 0,9%		3000 ml	i.v.	24h	mit Glucose 5% im Wechsel
1-3	-15min	Glucose 5%		2000 ml	i.v.	24h	mit NaCl 0,9 % im Wechsel
1-3	-	+ ___ ml KCl 7,45% /500ml (nach K+-Wert)	ml	in Bewässerung	i.v.	-	in NaCl / Glucose - Bewässerung (K+ Ref. bereich: 3,5-5,1mmol/L)
1	-15min	Dexamethason	20 mg		i.v.	B	
2	-15min	Dexamethason	8 mg		i.v.	B	
1-2	-15min	Granisetron/Kevatril®	1 mg		i.v.	B	
1	+1h30min, +5h30min, +9h30min	Mesna/Uromitexan®	300 mg/m²		i.v.	15min	

Bedarfsmedikation: Granisetron/Kevatril®, Dexamethason/Fortecortin® Furosemid/Lasix®
FN-Risiko: >20%--> Primärprophylaxe mit Filgrastim/Neupogen® oder Pegfilgrastim/Neulasta®, siehe Kurzfassung Leitlinien G-CSF. Zu G-CSF-Einsatz siehe auch Kap. 4.3.
Kontrollen: Blutbild, Elektrolyte, Leberwerte, Retentionswerte, eGFR, Gerinnung, Herzfunktion (Echokardiographie), Neurotoxizität
Dosisreduktion: Leukozyten <2 000/µl oder Granulozyten <1 000/µl, Thrombozyten <80 000/µl oder bei Verzögerung >6 Tage siehe Studienprotokoll. Siehe Kap. 3.8.1
Wiederholung: Tag 22; (siehe Studienprotokolle)
Literatur: Studienprotokoll (0202)

13.17.1 Temozolomid

Indikation: Malignes Gliom; metastasiertes Melanom

ICD-10: C16; C43

Chemotherapie

Diese Zytostatikatherapie birgt letale Risiken. Die Anwendung darf nur durch erfahrene internistische Onkologen und entsprechend ausgebildetes Pflegepersonal erfolgen. Das Protokoll muss im Einzelfall überprüft und der klinischen Situation angepasst werden.

Tag	Substanz in chronologischer Reihenfolge	Dosierung	Trägerlösung (ml)	Appl.	Inf.-dauer	Bemerkungen
1–5	Temozolomid	150 mg/m²		p.o.		nüchtern, mit einem Glas Wasser im Ganzen einzunehmen; Gaben: 1-0-0-0

Zyklusdiagramm	d1 w1	d8 w2	d15 w3	d22 w4		
Temozolomid	▮▮▮▮▮				Wdh.	Bei chemotherapeutisch vorbehandelten Patienten Initialdosis: 150 mg/m² Ab Zyklus 2: 200 mg/m² falls Neutrophile >1 500/µl und Thrombozyten >100 000/µl

Bedarfsmedikation: Metoclopramid/Paspertin® p.o. oder i.v.
FN-Risiko: <10%→ je nach Risikoabwägung, siehe Kurzfassung Leitlinien G-CSF. Zu G-CSF-Einsatz siehe auch Kap. 4.3.
Kontrollen: Blutbild
Dosisreduktion: Falls Leukozyten <1 000/µl oder Thrombozyten < 50 000/µl um eine Dosisstufe* (* Dosisstufen: 100 mg/m²; 150 mg/m² und 200 mg/m². Niedrigste Dosis: 100 mg/m²), Siehe Kap. 3.8.1
Erfolgsbeurteilung: nach 2 Zyklen
Wiederholung: Tag 29
Literatur: **malignes Gliom:** Yung WKA et al. Br J Cancer. 2000; 83:588-93; Fachinformation Temozolomid; **Melanom:** Devito N et al. Anticancer Res. 2011; 12:4537-43; Middleton MR et al. J Clin Oncol. 2000; 18(1):158-66.

13.17.2 PCV (Procarbazin/Lomustin/Vincristin)

Indikation: Oligodendrogliom; ZNS Lymphom

ICD-10: C 71; C85;7

Chemotherapie

Diese Zytostatikatherapie birgt letale Risiken. Die Anwendung darf nur durch erfahrene internistische Onkologen und entsprechend ausgebildetes Pflegepersonal erfolgen. Das Protokoll muss im Einzelfall überprüft und der klinischen Situation angepasst werden.

Tag	Substanz in chronologischer Reihenfolge	Dosierung	Trägerlösung (ml)	Appl.	Inf.-dauer	Bemerkungen
1	Lomustin	110 mg/m²		p.o.		abendl. Einnahme bevorzugt, sonst 3h nach einer Mahlzeit; Gaben: 0-0-0-1
8-21	Procarbazin	60 mg/m²		p.o.		verfügbare Kapselstärke: 50mg; Gaben: 1-0-0-0
8,29	Vincristin	1,4 mg/m²	unverdünnt	i.v.	B	max 2mg abs.

Während der Procarbazin-Behandlung sollte auf die folgenden Substanzen verzichtet werden:
Alkohol (wegen möglichem Antabus-Syndrom, analog Disulfiram);
Tyraminhaltige Nahrungsmittel wie: Käse, Wein, Joghrt, Kaffee, Schwarzer Tee, Cola etc.
(Procarbazin ist ein schwacher Hemmstoff der MAO, Blutdruckkrisen möglich);
Medikamente die über die Monoaminooxidase metabolisiert werden (Sympathomimetika, SSRIs, TCADs etc.)

Zyklusdiagramm PCV Wdh. alle 6-8 Wochen	d1 w1	d8 w2	d15 w3	d22 w4	d29 w5	d36 w6
Lomustin	■					
Procarbazin		■	■	■		
Vincristin		■			■	

Obligate Prä- und Begleitmedikation

Tag	zeitl. Ablauf	Substanz	Dosierung	Trägerlösung (ml)	Appl.	Inf.-dauer	Bemerkungen
8,29	-15min	NaCl 0,9 %		500 ml	i.v.	1h	

Bedarfsmedikation:	während Lomustin bzw. Procarbazin -Therapie: Metoclopramid oder Granisetron; Kortikosteroide bei allergischen Reaktionen; Laxantien (Lactulose)
FN-Risiko:	Zu G-CSF-Einsatz siehe auch Kap. 4.3.
Kontrollen:	Blutbild, Leberfunktion, Nierenfunktion, Retentionswerte, Lungenfunktion, neurologische Funktion, Neurotoxizität
Dosisreduktion:	Siehe Kap. 3.8.1
Summendosis:	**Lomustin:** bei >1 000mg/m² Summendosis Gefahr der Lungenfibrose
Therapieabbruch:	erwägen bei Leukozyten < 4 000/μl, Thrombozyten < 100 000/μl, Blutungen oder Blutungstendenz; ZNS-Symptome wie Parästhesien, Neuropathien oder Verwirrtheit; Überempfindlichkeitsreaktionen, Abdominelle Krämpfe oder Diarrhoe, Symptome einer Stomatitis; pulmponale Veränderungen im Sinne einer interstitiellen Pneumonie.
Erfolgsbeurteilung:	cMRT nach jedem Zyklus
Wiederholung:	alle 6-8 Wochen, je nach Lomustin-Nadir
Literatur:	Herrlinger U et al. Neurology. 2000; 54;1707-1708

13.18.1 PCE

Indikation: Unbekannter Primärtumor

Chemotherapie

Diese Zytostatikatherapie birgt letale Risiken. Die Anwendung darf nur durch erfahrene internistische Onkologen und entsprechend ausgebildetes Pflegepersonal erfolgen. Das Protokoll muss im Einzelfall überprüft und der klinischen Situation angepasst werden.

Tag	Substanz in chronologischer Reihenfolge	Dosierung	Trägerlösung (ml)	Appl.	Inf.-dauer	Bemerkungen
1,3,5,7,9	Etoposid/Vepesid® (oral / Kapseln)	50 mg abs.		p.o.		Gaben: 1-0-0-0
1	Paclitaxel	200 mg/m²	250 ml NaCl 0,9%	i.v.	3h	PVC-freies Infusionssystem
1	Carboplatin	6 AUC	500 ml Glucose 5%	i.v.	1h	Dosis (mg) = AUC (mg/ml x min) x [GFR (ml/min)+25]
2,4,6,8,10	Etoposid/Vepesid® (oral / Kapseln)	100 mg abs.		p.o.		Gaben: 1-0-0-0

Dosierungsempfehlung für Carboplatin nach AUC:

Klinische Situation	Ziel-AUC (mg/ml x min)
Carboplatin Monotherapie, keine Vorbehandlung	5-7
Carboplatin Monotherapie, myelosuppressive Vorbehandlung	4-6
Kombinationsbehandlung mit Carboplatin in Standarddosierung keine Vorbehandlung	4-6

Zyklusdiagramm	d1 w1	d8 w2	d15 w3					Wdh.
Paclitaxel	■							
Carboplatin	■							
Etoposid 50mg								
Etoposid 100mg								

entweder	24h nach CTx	Pegfilgrastim/ Neulasta®	6mg	s.c.	
oder	d6 nach CTx	Filgrastim/ Neupogen®	5µg/kg/d	s.c.	bis Durchschreiten des Nadir

Obligate Prä- und Begleitmedikation

Tag	zeitl. Ablauf	Substanz	Dosierung	Trägerlösung (ml)	Appl.	Inf.-dauer	Bemerkungen
1		NaCl 0,9 %		2000 ml	i.v.	6h	
1	-15min	Dexamethason	20 mg		i.v.	B	
1	-15min	Granisetron/Kevatril®	1 mg		i.v.	B	
1	-15min	Clemastin/Tavegil®	2 mg		i.v.	B	
1	-15min	Ranitidin/Zantic®	50 mg		i.v.	B	

Bedarfsmedikation:	Metoclopramid/Paspertin®, Dexamethason/Fortecortin®
FN-Risiko:	>20%--> Primärprophylaxe mit Filgrastim/Neupogen® oder Pegfilgrastim/Neulasta®, siehe Kurzfassung Leitlinien G-CSF. Zu G-CSF-Einsatz siehe auch Kap. 4.3.
Kontrollen:	BB, Differentialblutbild, Elektrolyte insbesondere Mg²⁺, Retentionswerte, Leberwerte
Dosisreduktion:	Paclitaxel: um 25% bei Leukopenie Grad IV oder febriler Neutropenie, um 25% bei Thrombopenie Grad IV, um 25% bei Polyneuropathie-Score 3. Siehe Kap. 3.8.1
Therapieaufschub:	bei Leukozyten < 1 500/µl oder Thrombozyten < 75 000/µl
Erfolgsbeurteilung:	nach 2-3 Zyklen in Abhängigkeit v. klinischem Bild
Wiederholung:	Tag 22
Literatur:	Hainsworth JD et al. J Clin Oncol. 1997; 15:2385-93.

13.19.1 Bleomycin intraperikardial

Indikation: Maligner Perikarderguss

ICD-10: I38.3

Chemotherapie

Diese Zytostatikatherapie birgt letale Risiken. Die Anwendung darf nur durch erfahrene internistische Onkologen und entsprechend ausgebildetes Pflegepersonal erfolgen. Das Protokoll muss im Einzelfall überprüft und der klinischen Situation angepasst werden.

Tag	Substanz in chronologischer Reihenfolge	Dosierung	Trägerlösung (ml)	Appl.	Inf.-dauer	Bemerkungen
1	Bleomycin	30 mg abs.	20 ml NaCl 0,9%	i.p.	B 5min	

Memo: "Perikardiozentese - Bleomycin"
- vor intraperikardialer Chemotherapie optimale Ergußentlastung
- nach Applikation mit wenig NaCl 0,9% spülen und Abklemmen des Katheters für 2-4h
- **Achtung:** bei intrakavitärer Applikation werden ca. 45% des Bleomycin systemisch resorbiert
- Beachte: gastrointestinale, hämatologische und renale Nebenwirkungen der Begleittherapie
- Alternativsubstanzen: Rücksprache

Obligate Prä- und Begleitmedikation

Tag	zeitl. Ablauf	Substanz	Dosierung	Trägerlösung (ml)	Appl.	Inf.-dauer	Bemerkungen
1	1-0-0-0	Indometacin/ Ammuno®	50 mg		p.o.		zur Bleomycinapplikation

Bedarfsmedikation: Indometacin 50mg oder Paracetamol 500mg p.o.
FN-Risiko: Zu G-CSF-Einsatz siehe auch Kap. 4.3.
Kontrollen: Blutbild, Elektrolyte, ggf. Lungenfunktion bei kumulativer intraperikardialer Dosis von > 300mg absolut
Dosisreduktion: Initialdosis 30mg, Reduktion auf 15mg bei Wiederholungen < 48h. Siehe Kap. 3.8.1
Erfolgsbeurteilung: täglich mittels transthorakalem Echokardiogramm und Drainagemenge
Wiederholung: bei Ergußbildung > 25ml/12h in initialer Dosierung in 48h Abständen bis sistieren
Literatur: Liu G et al. J Clin Oncol. 1996; 14:3141-47; v. der Gaast et al. Eur J Cancer Clin Oncol. 1989; 10(10):1505-6.

13.19.2 Intrathekal AraC/Dexa/Methotrexat

Indikation: Therapie ZNS-Befall oder -prophylaxe bei hämatolog. Neoplasien **ICD-10:** C91.0; C91.1; C92.0; C2.1; C85.9; C81.9

Chemotherapie

Diese Zytostatikatherapie birgt letale Risiken. Die Anwendung darf nur durch erfahrene internistische Onkologen und entsprechend ausgebildetes Pflegepersonal erfolgen. Das Protokoll muss im Einzelfall überprüft und der klinischen Situation angepasst werden.

Tag	Substanz in chronologischer Reihenfolge	Dosierung	Trägerlösung (ml)	Appl.	Inf.-dauer	Bemerkungen
1	Cytarabin	40 mg abs.	ad 2 ml Aqua	i.th.	B	**Achtung:** Inkompatibilität von Cytarabin und Methotrexat, daher in angegebener Reihenfolge applizieren
1	Dexamethason	4 mg abs.	unverdünnt	i.th.	B	
1	Methotrexat	15 mg abs.	ad 3 ml Aqua	i.th.	B	

Memo:
Methotrexat (MTX)-Konzentration sollte 5mg/ml nicht überschreiten: arachnoidale Reizung; ab kumulativer MTX- Dosis von 160mg steigt das Risiko einer Leukenzephalopathie, zuweilen werden zwischen 24-48h p.i. potentiell myelosuppressive MTX- Blutspiegel erreicht
Leukovorinrescue: routinemäßig nicht empfohlen; aber bei stark limitierter KM-Reserve oder vorbekannter systemischer Toxizität nach i.th. Applikation oder Niereninsuffizienz, Applikation alternativer liquorgängiger Substanzen erwägen. Transiente Paresen können sowohl unter MTX als auch unter Cytarabin auftreten.

Bedarfsmedikation:	Leukovorinrescue bei Hochrisikopatient (siehe Memo-Kasten) in low dose (4x5mg/m²/d) für 72h und erst ab 24h p.i., da aktiver Leukovorinmetabolit liquorgängig
FN-Risiko:	Zu G-CSF-Einsatz siehe auch Kap. 4.3.
Kontrollen:	Blutbild, neurologischer Status mit Meningismuszeichen, Serum-MTX-Spiegel nur in Ausnahmefällen (siehe Memo-Kasten)
Dosisreduktion:	Siehe Kap. 3.8.1
Erfolgsbeurteilung:	Verlauf der Symptomatik; diagnostische Liquorpunktion nach entsprechendem Therapieprotokoll
Wiederholung:	Dosisgabe 2x/Woche bis CR (Liqour Blasten-, Lymphom- bzw. Tumor-frei), anschliessend min 3-4 weitere Gaben, dann Erhaltung 1x/Monat
Literatur:	MTX, AraC Fachinformation, Crom and Evans, 1993 Chpt. 29; Chamberlain MC. J Clin Oncol. 2005; 23(15):3605-3613; Gökbuget N et Hoelzer D. J Neurooncol. 1998: 38:167-180.

13.19.3 MTX mono intrathekal

Indikation: Meningeosis carcinomatosa, ZNS-Prophylaxe **ICD-10: C70.9**

Chemotherapie

Diese Zytostatikatherapie birgt letale Risiken. Die Anwendung darf nur durch erfahrene internistische Onkologen und entsprechend ausgebildetes Pflegepersonal erfolgen. Das Protokoll muss im Einzelfall überprüft und der klinischen Situation angepasst werden.

Tag	Substanz in chronologischer Reihenfolge	Dosierung	Trägerlösung (ml)	Appl.	Inf.-dauer	Bemerkungen
1	Methotrexat	15 mg abs.	ad 3 ml Aqua	i.th.	B	

Memo:
Methotrexat (MTX)-Konzentration sollte 5mg/ml nicht überschreiten: arachnoidale Reizung; ab kumulativer MTX- Dosis von 160mg steigt das Risiko einer Leukenzephalopathie, zuweilen werden zwischen 24-48h p.i. potentiell myelosuppressive MTX- Blutspiegel erreicht
Leukovorinrescue: routinemäßig nicht empfohlen; aber bei stark limitierter KM-Reserve oder vorbekannter systemischer Toxizität nach i.th. Applikation oder Niereninsuffizienz. Bei Dialyse-Patienten Applikation alternativer liquorgängiger Substanzen erwägen, wie z.B. Cytarabin, Liposomales-Cytarabin, Dexamethason. Transiente Paresen können unter MTX auftreten

Memo: bei ausgeprägter arachnoidaler Reizung (primär oder unter Applikation) Hinzugabe von 4mg Dexamethason/Fortecortin®

Bedarfsmedikation:	Leukovorinrescue bei Hochrisikopatient (siehe Memo-Kasten) in low dose (4x5mg/m2/d) für 72h u. erst ab 24h p.i. da aktiver Leukovorinmetabolit liquorgängig bei ausgeprägter arachnoidaler Reizung (primär oder unter Applikation) Hinzugabe von 4mg Dexamethason/Fortecortin®
FN-Risiko:	Zu G-CSF-Einsatz siehe auch Kap. 4.3.
Kontrollen:	Blutbild, neurologischer Status mit Meningismuszeichen, Serum-MTX-Spiegel nur in Ausnahmefällen (siehe Memo-Kasten)
Dosisreduktion:	nur bei Prophylaxe bei Patienten >55J. MTX-Reduktion auf 12,0mg möglich. Siehe Kap. 3.8.1
Erfolgsbeurteilung:	Verlauf der Symptomatik, ZNS-Bildgebung (MRT) und Liquordiagnostik
Wiederholung:	initial 2-3x/Woche bis klinisch/zytologisches Ansprechen, dann wöchentlich bis Liquor saniert, danach 3x alle 2-3 Wochen und später monatlich
Literatur:	Grossmann SA et Krabak M.J. Cancer Treat Rev. 1999; 25:103-119; Crom and Evans, 1993 Chpt. 29; Chamberlain MC. J Clin Oncol. 2005; 23:3605-3613; Gokbuget N et Hoelzer D. J Neurooncol. 1998; 38:167-180.

13.19.4 Prophylaxe von akuter und verzögerter Emesis — Indikation: Hoch emetogene Chemotherapie

Chemotherapie

Tag	Substanz in chronologischer Reihenfolge	Dosierung	Trägerlösung (ml)	Appl.	Inf.-dauer	Bemerkungen
1	Aprepitant/Emend®	125 mg		p.o.		alternativ bei massivem Erbrechen: Fosaprepitant/Ivemend® i.v. 150mg über 30min NUR an d1, 30min vor CTx; Aprepitant p.o. Gaben: 1h vor CTx
1	Dexamethason	12 mg		i.v.	B	
1	Granisetron/Kevatril®	1 mg		i.v.	B	an Tagen 1-n bei mehrtägiger CTx
2	Aprepitant/Emend®	80 mg		p.o.		an Tagen 2-n nur bei mehrtägiger CTx; entfällt bei Fosaprepitant-Gabe 150mg i.v. an d1; Gaben: 1h vor CTx
2	Dexamethason	8 mg		i.v.		an Tagen 2-n nur bei mehrtägiger CTx

Prophylaxe von verzögerter Emesis

Tag	zeitlicher Ablauf	Substanz	Dosierung	Applikation	Bemerkung
2-3 nach CTx	1-0-0-0	Aprepitant	80mg	p.o.	entfällt bei Fosaprepitant-Gabe an d1
2-4 nach CTx	1-0-1-0	Dexamethason	4mg	p.o.	alternativ 8mg 1x täglich 1-0-0-0

Bedarfsmedikation: Metoclopramid/Paspertin® Trpf., Dimenhydrinat/Vomex A® Supp./Drg., Haloperidol/Haldol®, Lorazepam p.o.
FN-Risiko: Zu G-CSF-Einsatz siehe auch Kap. 4.3.
Dosisreduktion: Siehe Kap. 3.8.1
Cave: Die Gabe von Dexamethason im Rahmen der Antiemese ist anzupassen, wenn das CTx-Protokoll bereits eine Therapie mit Kortikosteroiden enthält.
Wechselwirkungen: **Aprepitant:** Substrat und moderater Inhibitor von CYP 3A4, leichter Induktor von CYP 3A4, CYP 2A9. Keine Komedikation mit Pimozid, Terfenadin, Astemizol, Cisaprid. Vorsicht bei gemeinsamer Anwendung mit Cyclosporin, Tacrolimus, Sirolimus, Everolimus, Alfentanil, Dihydroergotamin, Ergotamin, Fentanyl, Chinidin. Vorsicht bei Komedikation mit Inhibitoren/starken Induktoren von CYP 3A4, u.a. Ketoconazol, Posaconazol, Itraconazol, Voriconazol, Clarithromycin, Telithromycin, Rifampicin, Phenytoin, Carbamazepin, Phenobarbital, Johanniskraut.
Bei Dauertherapie mit Warfarin engmaschige INR-Kontrolle. Dexamethason p.o.: AUC um das 2,2 -fache gesteigert bei gleichzeitiger Anwendung mit Aprepitant. Siehe auch Fachinformation.
Literatur: MASCC/ESMO Antiemetic Guideline 2013. http://www.mascc.org.; NCCN GuidelinesTM Antiemesis. Version I.2014. http://www.nccn.org. Basch E et al. Antiemetics: American Society of Clinical Oncology Clinical Practice Guideline Update. J Clin Oncol 2011; 29:4189-4198.

13.19.5 Leukovorin Rescue für ALL-Protokoll — Indikation: HD-MTX-Therapie, ALL-Protokoll

Name:
Vorname:
Geb.-Datum:

Größe (cm):
Gewicht (kg):
KO (m²):

Protokoll: GMALL
Tag:

Diagnose: ALL
Datum:
Signatur Arzt:

Bemerkungen

1. Weiß hinterlegte Felder: normaler MTX-Spiegelverlauf
Grau hinterlegte Felder: Abweichung von normalem MTX-Spiegelverlauf

Cave: Abweichung von normalem MTX-Spiegelverlauf

2. Zeitangaben beziehen sich auf den Beginn der MTX-Infusion. Start der LV-Rescue ist:
- **42h nach MTX-Beginn bei** normalem Spiegelverlauf
- **36h nach MTX-Beginn bei** erhöhten Spiegeln
- **sofort bei**
  - klin. Toxizitätszeichen (auch unter regelrechtem MTX-Spiegelverlauf, z.B. bei Infektionen und schweren Entzündungen) od. MTX-Spiegeln > 1000 μmol/l nach Ende d. MTX-Durchlaufes; die **LV-Dosis muss dabei auf das 2-(bis 4-) fache erhöht** werden; auf ausreichend Diurese achten.

3. Leukovoringabe bei normalem und erhöhtem MTX-Spiegel während des gesamten Rescues alle 6h. **Bei erhöhtem MTX-Spiegel zusätzlich Differenz zwischen** zuvor gegebener LV-Dosis und neu berechneter LV-Dosis sofort einmalig und bei der folg. LV-Gabe erhöhte, berechnete LV-Dosis bis zum nächsten Spiegelmessungsergebnis geben.

4. Berechnung d. LV- Dosis(mg abs.):
MTX-Spiegel vor 6 Stunden (in μmol/l) x Gewicht (kg) des Patienten

5. Bei stark erhöhten MTX-Spiegeln Gabe von Carboxypeptidase G2 als Antidot mögl.; Infos über Apotheke

6. Bei LV-Dosen > 20mg/kg KG: Gabe in 250ml NaCl 0,9% über 1h

7. Strikte Urin-Alkalisierung: Urin-pH > 7,4; Kontrolle bei jeder Miktion

Leukovorin Applikation

Stunde nach MTX-Beginn	Datum	Uhrzeit	MTX-Spiegel	applizierte LV-Dosis
Stunde 0 - Start MTX-Infusion				
Stunde 24 - Ende MTX-Infusion				
Stunde 36: 1.LV-Gabe bei erhöhten Spiegeln				
36h				
42h				
48h				
54h				
60h				
66h				
72h				
78h				
84h				
90h				
96h				
102h				
108h				
114h				
120h				

Bestimmung MTX-Spiegel — Leukovorin-Dosierung nach MTX-Spiegel

Stunde nach MTX-Beginn	Datum	Uhrzeit	Mtx-Spiegel (μmol/l)	falls Mtx-Spiegel (μmol/l)	LV-Dosis [mg/m²]	LV-Dosis absolut (mg)	Dauer LV-Rescue
24h				<150	-	-	-
				≥150	-	-	-
36h				<3,0	-	-	-
				3,0-4,0	60	,0 mg	Normalverlauf
				>4,0	75	,0 mg	
42h				<2,0	30	,0 mg	insg.für 3 Tage
				2,1-3,0	45	,0 mg	
				3,1-4,0	60	,0 mg	
				4,1-5,0	75	,0 mg	
				>5,0	siehe 4.		
48h				<1,0	15	,0 mg	insg.für 3 Tage
				1,1-2,0	30	,0 mg	
				2,1-3,0	45	,0 mg	
				3,1-4,0	60	,0 mg	
				4,1-5,0	75	,0 mg	
				>5,0	siehe 4.		
54h				<1,0	15	,0 mg	insg.für 3 Tage
				1,1-2,0	30	,0 mg	
				2,1-3,0	45	,0 mg	
				3,1-4,0	60	,0 mg	
				4,1-5,0	75	,0 mg	
				>5,0	siehe 4.		
60h	Vorgehen wie bei Stunde 54; MTX-Spiegel weiter alle 6h bestimmen bis < 0,25μmol/l						

13.19.6 Leukovorin-Rescue für ZNS-NHL Protokolle   Indikation: HD-MTX-Therapie, ZNS-NHL

Name:				Größe (cm):			Protokoll:	HD MTX	Diagnose:	ZNS-NHL
Vorname:				Gewicht (kg):			Zyklus:		Datum:	
Geb.-Dat.:				KO (m²):			Tag:		Signatur Arzt:	

Bemerkungen

1. Weiß hinterlegte Felder:
normaler MTX-Spiegelverlauf
Grau hinterlegte Felder:
Cave: Abweichung von normalem MTX-Spiegelverlauf
2. Zeitangaben beziehen sich auf den Beginn der MTX-Infusion.
Start der LV-Rescue ist:
- **24h nach MTX-Beginn bei normalem Spiegelverlauf**
- **sofort bei** klin. Toxizitätszeichen (auch unter regelrechtem MTX- Spiegelverlauf, z.B. bei Infektionen und schweren Entzündungen) od. MTX-Spiegeln> 1000 µmol/l nach Ende d. MTX-Durchlaufes; die **LV- Dosis** muss dabei auf das **2-(bis4-) fache** erhöht werden. Auf ausreichend Diurese achten.
3. Leukovoringabe bei normalem und erhöhtem MTX-Spiegel während des gesamten Rescues **alle 6h**.
Bei erhöhtem MTX-Spiegel zusätzlich Differenz zwischen zuvor gegebener LV-Dosis und neu berechneter LV-Dosis sofort einmalig und bei der folg. LV-Gabe erhöhte, berechnete LV-Dosis bis zum nächsten Spiegelmessungsergebnis geben.
4. Bei stark erhöhtem MTX-Spiegeln:
Gabe von Carboxypeptidase G2 als Antidot mögl.; Infos über Apotheke
5. Bei LV-Dosen > 20mg/kg KG:
Gabe in 250ml NaCl 0,9% über 1h
6. Strikte Urin- Alkalisierung:
Urin-pH> 7,4; Kontrolle bei jeder Miktion

Leukovorin Applikation

Stunde nach MTX-Beginn	Datum	Uhrzeit	MTX-Spiegel	applizierte LV-Dosis
Stunde 0 - Start MTX-Infusion				
Stunde 4 - Ende MTX-Infusion				
Stunde 24: 1.LV- Applikation				
24h				
30h				
36h				
42h				
48h				
54h				
60h				
66h				
72h				
78h				
84h				
90h				
96h				
102h				
108h				
114h				
120h				

Bestimmung MTX-Spiegel / Leukovorin-Dosierung nach MTX-Spiegel

Stunde nach MTX-Beginn	Datum	Uhrzeit	Mtx-Spiegel (µmol/l)	falls Mtx-Spiegel (µmol/l)	LV-Dosis [mg/m²]	LV-Dosis absolut (mg)	Dauer LV-Rescue
4h				-	-	-	Spitzenspiegel
24h				<8,5	15	0 mg	bis Tag 6
				8,5-12	90	0 mg	
				12,1-18	150	0 mg	
				>18	300	0 mg	
42h				<3,0	15	0 mg	bis Tag 6
				3,0-11	90	0 mg	
				11,1-21	150	0 mg	
				>21	300	0 mg	
48h				<1,8	15	0 mg	bis Tag 6
				1,9-2,8	30	0 mg	
				2,9-8,5	90	0 mg	
				8,6-18	150	0 mg	
				>18	300	0 mg	
72h				<1,8	15	0 mg	bis Tag 6
				1,9-2,8	30	0 mg	
				2,9-9,8	90	0 mg	
				9,9-19	150	0 mg	
				>19	300	0 mg	
96h				Vorgehen wie bei Stunde 72			

ggf. weitere MTX- Spiegelbestimmung bei Stunde 120,144,168

14.1.1 Cyclo-Mob-1d

Indikation: PBSC-Mobilisierung

Diese Zytostatikatherapie birgt letale Risiken. Die Anwendung darf nur durch erfahrene internistische Onkologen und entsprechend ausgebildetes Pflegepersonal erfolgen. Das Protokoll muss im Einzelfall überprüft und der klinischen Situation angepasst werden.

Chemotherapie

Tag	Substanz in chronologischer Reihenfolge	Dosierung	Trägerlösung (ml)	Appl.	Inf.-dauer	Bemerkungen
1	Cyclophosphamid	2000 mg/m²	500 ml NaCl 0,9%	i.v.	1h	

Achtung: an Vorlauf gedacht?
am Vortag: 1000ml NaCl 0,9% und
Natriumhydrogencarbonat/Bicanorm® 4x2g

Filgrastim-Dosis vor geplanter Leukapherese 5µg/kgKG/d s.c. morgens (bis 70kg: 300µg; >70kg: 480µg) bis Ende der Apherese. Genauer Ablauf siehe auch **Übersichtsschema zur G-CSF-Gabe bei Mobilisierungsprotokollen** im Blauen Buch (->Teil 2 Standardisierte Vorgehensweisen-> Anti-Tumor und Supportiv-Therapie-> GCSF/EPO)

Cave: Aprepitant ist moderater Inhibitor und Induktor von CYP3A4 (Wechselwirkungen beachten, s. Fachinformation)

Obligate Prä- und Begleitmedikation

Tag	zeitl. Ablauf	Substanz	Dosierung	Trägerlösung (ml)	Appl.	Inf.-dauer	Bemerkungen
1	-24h	NaCl 0,9 %		1000 ml	i.v.	24h	am Vortag
1	1-1-1-1	Natriumbicarbonat/Bicanorm®	2 g		p.o.		am Vortag
1	-1h	Aprepitant/Emend®	125 mg		p.o.		
2-4	1-0-0-0	Aprepitant/Emend®	80 mg		p.o.		
1	-15min	NaCl 0,9 %		3000 ml	i.v.	24h	
1		Magnesium Verla Injektions-lösung (3,15mmol Mg²⁺/10ml)	30 ml	10ml in je 1000ml NaCl Bewässerung	i.v.	24h	nach Mg2+ Wert (Ref. bereich: 0,66 - 0,99mmol/L)
1		Natriumbicarbonat 8,4% (1mmol HCO₃-/ml)	200 ml		i.v.	24h	Ziel Urin-pH >7,5
1	-15min	Furosemid/Lasix®	20 mg		i.v.	B	
1	-15min	Dexamethason	12 mg		i.v.	B	
2	-15min	Dexamethason	8 mg		i.v.	B	
1	-15min	Granisetron/Kevatril®	1 mg		i.v.	B	
1	0, +4h, +8h	Mesna/Uromitexan®	400 mg/m²		i.v.	15min	p.o. Gabe: 800mg/m² 2h vor i.v.
2-4	1-0-0-0	Dexamethason	8 mg		p.o.		
6	morgens	Filgrastim	5 µg/kg		s.c.		ab Tag 6 bis Leukapherese-Ende

Bedarfsmedikation: Metoclopramid/Paspertin®, Dexamethason/Fortecortin®, Granisetron/Kevatril®, Furosemid/Lasix®, Heparin/Liquemin® 15 000IE, NaHCO3 p.o. oder i.v.
FN-Risiko: > 20%, -> Primärprophylaxe mit Filgrastim/Neupogen® oder Pegfilgrastim/Neulasta®, siehe Kurzfassung Leitlinien G-CSF. Zu G-CSF-Einsatz siehe auch Kap. 4.3.
Kontrollen: Blutbild, Elektrolyte insbesondere Ca²⁺ und Mg²⁺, Leberwerte, Retentionswerte, Diurese, Zwischenbilanz nach 4 h, eventuell erneut Lasix®
Dosisreduktion: Bei Leber- und Nierenfunktionsstörung Cyclophosphamid-Reduktion. Siehe Kap. 3.8.1
Literatur: Engelhardt M et al. Leuk Lymphoma. 2010; 51(11):2006-11; Palumbo A et al. N Engl J Med. 2011; 364:1046-1060

14.1.2 EVC (Pat. <60 Jahre)

Indikation: Multiples Myelom

Diese Zytostatikatherapie birgt letale Risiken. Die Anwendung darf nur durch erfahrene internistische Onkologen und entsprechend ausgebildetes Pflegepersonal erfolgen. Das Protokoll muss im Einzelfall überprüft und der klinischen Situation angepasst werden.

Chemotherapie

Tag	Substanz in chronologischer Reihenfolge	Dosierung	Trägerlösung (ml)	Appl.	Inf.-dauer	Bemerkungen
1	Epirubicin	100 mg/m²	100 ml NaCl 0,9%	i.v.	1h	1h/ZVK
1-3	Etoposidphosphat	150 mg/m²	100 ml NaCl 0,9%	i.v.	1h	Menge entspricht Etoposidanteil, (ab 200mg in 250ml NaCl 0,9%)
1-3	Cyclophosphamid	500 mg/m²	500 ml NaCl 0,9%	i.v.	1h	

Filgrastim-Dosis vor geplanter Leukapherese 5µg/kgKG/d s.c. morgens (bis 70kg: 300µg; >70kg: 480µg) bis Ende der Apherese.
Genauer Ablauf siehe auch **Übersichtsschema zur G-CSF-Gabe bei Mobilisierungsprotokollen** im Blauen Buch
(->Teil 2 Standardisierte Vorgehensweisen-> Anti-Tumor und Supportiv-Therapie-> GCSF/EPO)

Cave: Keine gleichzeitige Gabe von Etoposidphosphat und Natriumbicarbonat über den gleichen Zugang

Inkompatibilitäten:
Epirubicin ↔ alkal. Lösungen
Epirubicin ↔ Mesna
Etoposid ↔ alkal. Lösungen

Obligate Prä- und Begleitmedikation

Tag	zeitl. Ablauf	Substanz	Dosierung	Trägerlösung (ml)	Appl.	Inf.-dauer	Bemerkungen
0-5	1-1-1-1	Natriumbicarbonat/Bicanorm®	2 g		p.o.		
0		NaCl 0,9 %	ml	1000 ml	i.v.	12h	Vorbewässerung
0		Magnesium Verla® 3,15 mmol	10 ml		i.v.	12h	in Bewässerung
1-4	-30 min	NaCl 0,9 %		2000 ml	i.v.	24h	kontinuierlich
1-4	-30min	Magnesium Verla® 3,15 mmol	20 ml		i.v.	24h	in Bewässerung
1-3	-30min	Dexamethason	8 mg		i.v.	15min	
1-3	-30min	Granisetron/Kevatril®	1 mg		i.v.	B	
1	+2h15min, +6h15min, +10h15min	Mesna/Uromitexan®	100 mg/m²		i.v.	B	
2-3	+1h15min, +5h15min, +9h15min	Mesna/Uromitexan®	100 mg/m²		i.v.	B	
9	morgens	Filgrastim	5 µg/kg/d		s.c.		ab Tag 9 bis Leukapherese-Ende

Bedarfsmedikation:	Metoclopramid/Paspertin®, Dexamethason/Fortecortin®, Granisetron/Kevatril®, NaHCO3 p.o. oder i.v.,Allopurinol/Zyloric®
FN-Risiko:	> 20 %-> Primärprophylaxe mit Filgrastim/Neupogen® oder Pegfilgrastim/Neulasta®, siehe Kurzfassung Leitlinien G-CSF. Zu G-CSF-Einsatz siehe auch Kap. 4.3.
Kontrollen:	Herzfunktion, Blutbild, Elektrolyte, insbesondere Ca²⁺ und Mg²⁺; Urin pH, Leber- und Retentionswerte, Kreatinin-Clearance, Diurese, Neurotoxizität
Dosisreduktion:	Siehe Kap. 3.8.1
Cave:	Anthrazykline->Gefahr der Kardiotoxizität
Summendosis:	Epirubicin: Gefahr der Kardiotoxizität; max. Summendosis: 1000mg/m²
Erfolgsbeurteilung:	Vor nächster Therapie
Wiederholung:	bei klinischer Indikation Zyklus 2 nach 21 Tagen
Literatur:	analog Holowiecki J et al. Transplant Proc. 2000; 32(6):1412-5.

14.1.3 VCP-E

Indication: PBSZ-Mobilisierung

Chemotherapie

Diese Zytostatikatherapie birgt letale Risiken. Die Anwendung darf nur durch erfahrene internistische Onkologen und entsprechend ausgebildetes Pflegepersonal erfolgen. Das Protokoll muss im Einzelfall überprüft und der klinischen Situation angepasst werden.

Tag	Substanz in chronologischer Reihenfolge	Dosierung	Trägerlösung (ml)	Appl.	Inf.-dauer	Bemerkungen
1	Epirubicin	50 mg/m²	unverdünnt	i.v.	B15min	
1	Etoposidphosphat	500 mg/m²	500 ml NaCl 0,9%	i.v.	1h	Menge entspr. Etoposidanteil
1	Cisplatin	50 mg/m²	250 ml NaCl 0,9%	i.v.	1h	
1	Cyclophosphamid	1350 mg/m²	500 ml NaCl 0,9%	i.v.	1h	

FN-Risiko >20 %:
entweder **24h nach CTx** Primärprophylaxe mit Pegfilgrastim/Neulasta® 6mg s.c. einmalig
oder **ab d6** Filgrastim/Neupogen® 5μg/kg/d s.c. tägl. bis Durchschreiten des Nadir

Bei Stammzellmobilisierung:
Filgrastim-Gabe vor geplanter Leukapherese ab d6: 5μg/kg/d s.c. morgens (>70kg: 480μg;<70kg:300μg) bis Ende der Apherese.

Cave: Aprepitant ist moderater Inhibitor und Induktor von CYP3A4 (Wechselwirkungen beachten, s. Fachinformation)

Cave: Keine gleichzeitige Gabe von Etoposidphosphat und Natriumbicarbonat über den gleichen Zugang

Obligate Prä- und Begleitmedikation

Tag	zeitl. Ablauf	Substanz	Dosierung	Trägerlösung (ml)	Appl.	Inf.-dauer	Bemerkungen
1	-12h	NaCl 0,9 %		1000 ml	i.v.	12h	Vorbewässerung
1	-	Magnesium/Magnesium Verla®	20 ml		i.v.		pro Tag in Bewässerung und Vorbewässerung; 3,15mmol Mg++/10ml Amp
0-2	1-1-1-1	Natriumbicarbonat/Bicanorm®	2 g		p.o.		
1	-	NaCl 0,9 %		3000 ml	i.v.	24h	kontinuierlich
1	-60min	Aprepitant/Emend®	125 mg		p.o.		
1	-15min	Dexamethason	12 mg	100 ml NaCl 0,9%	i.v.	15min	
1	-15min	Granisetron/Kevatril®	1 mg		i.v.	B	
1	+1h15min, +3h15min	Mannitol 10%/Osmosteril 10%®	270 mg/m²	250 ml	i.v.	15min	
1	+3h30min, +7h30min, +11h30min	Mesna/Uromitexan®					p.o. Gabe: 540 mg/m² 2h vor i.v.
2-3	1-0-0-0	Aprepitant/Emend®	80 mg		p.o.		
2-4	1-0-1-0	Dexamethason	8 mg		p.o.		

Bedarfsmedikation:	Metoclopramid/Paspertin®, Dexamethason/Fortecortin®, Granisetron/Kevatril®, Heparin/Liquemin® 15 000IE an Tag 1 und 2, NaHCO3 p.o. oder i.v.
FN-Risiko:	>20%-> Primärprophylaxe mit Filgrastim/Neupogen® oder Pegfilgrastim/Neulasta®, siehe Kurzfassung Leitlinien G-CSF. Zu G-CSF-Einsatz siehe auch Kap. 4.3.
Kontrollen:	Blutbild, Elektrolyte insbesondere Ca²⁺ und Mg²⁺, Leber- und Retentionswerte, Krea-Clearance, Diurese, Oto-/Neurotoxizität
Dosisreduktion:	Kreatinin > 3mg/dl: Cisplatin 75%; Kreatinin-Clearance < 80ml/min: Cisplatin absetzen. Siehe Kap. 3.8.1
Cave:	Anthrazykline--> Gefahr der Kardiotoxizität, auf Herzfunktion achten
Summendosis:	Epirubicin: Gefahr der Kardiotoxizität; max. Summendosis: 1 000mg/m²
Erfolgsbeurteilung:	nicht zutreffend
Wiederholung:	Tag 22
Literatur:	adaptiert an: Waller CF et al. Bone Marrow Transpl. 1999; 24(1):19-24; Pujol PJ et al. J Clin Oncol. 1997; 15(5):2082-9; Bamberga M et al. Tumori. 1992; 78(5):333-7; Fetscher S et al. Ann Oncol. 1997; 8:49-56.

14.2.1 Melphalan 200 (DSMM XIV-Studie) — Indikation: Multiples Myelom — ICD-10: C90

Diese Zytostatikatherapie birgt letale Risiken und ist Bestandteil der DSMM XIV-Studie (http://www.lymphome.de/Gruppen/MMSG). Ein Studieneinschluss durch die mit der Studie betrauten Kollegen/Zentren sollte unbedingt angestrebt werden. Die Anwendung darf nur durch erfahrene Onkologen und entsprechend ausgebildetes Pflegepersonal erfolgen. Das Protokoll muss im Einzelfall überprüft und der klinischen Situation angepasst werden.

Chemotherapie

Tag	Substanz in chronologischer Reihenfolge	Dosierung	Trägerlösung (ml)	Appl.	Inf.-dauer	Bemerkungen
-3-(-2)	Melphalan	100 mg/m²	500 ml NaCl 0,9%	i.v.	1h	Inkompatibilität mit Glucose, zentralvenöse Gabe

Therapieablauf:
an d -1 Therapiepause für mindestens 30h
an d 00 autologe PBSCT, CD34+-Zellen > 2×10⁶/kg KG

Heparin/VOD Prophylaxe bis Entlassung nach PBSZT; nicht bis Tag +30 nach PBSZT nötig, ausser länger erwägen bei Leberfunktionsstörung/Leberschaden

Zyklusdiagramm	-3	-2	-1	0	1
Melphalan		■			
PBSCT				■	

Cave: Aprepitant ist moderater Inhibitor und Induktor von CYP3A4 (Wechselwirkungen beachten, s. Fachinformation)

Obligate Prä- und Begleitmedikation

Tag	zeitl. Ablauf	Substanz	Dosierung	Trägerlösung (ml)	Appl.	Inf.-dauer	Bemerkungen
-4-(-2)	kontinuierlich	NaCl 0,9 %		1000 ml	i.v.	24h im Wechsel	im Wechsel mit Glucose 5%; Bewässerung entsprechend Bilanz weiterführen
-4-(-2)	kontinuierlich	Glucose 5%		1000 ml	i.v.	24h im Wechsel	im Wechsel mit NaCl 0,9%; Bewässerung entsprechend Bilanz weiterführen; KEINE Glucose während Melphalan-Gabe
-4-(-2)	kontinuierlich	KCl 7,45% Braun®	20 ml	1000 ml Bewässerung	i.v.	24h	1mmol K+/ml; K+Kontrolle
-4-(-2)	kontinuierlich	NaHCO3 (8,4%)	100 ml	1000 ml Bewässerung	i.v.	24h	venöse Gase, pH-Metrie
-4-(-2)	1-0-1-0	Cotrimoxazol/Cotrim®forte	960 mg		p.o.		bis Tag 2; ab stab. Engraftment Mo, Mi, Fr 0-1-0-0
-3-(-1)	kontinuierlich	Heparin/Liquemin®	15000 IE		i.v.	22h	bei Thrombozyten < 30 000/µl reduzieren; während Melphalan-Gabe pausieren
-3-(-2)	1-0-0-0	Allopurinol/Zyloric®	300 mg		p.o.		
-3-(-2)	1-1-1-1	Amphotericin B-Susp.	100 mg		p.o.		1 Pipette à 1ml = 100mg, bis stabiles Engraftment
-3	-1h	Aprepitant/Emend®	125 mg		p.o.		
-2-0	-1h	Aprepitant/Emend®	80 mg		p.o.		
-3	-30min	Dexamethason	12 mg		i.v.	B15min	
-2-1	-30min	Dexamethason	8 mg		i.v.	B15min	oder p.o.
-3-(-2)	-30min	Granisetron/Kevatril®	3 mg		i.v.	B	
-3-(-2)	1-0-0-0	Aciclovir/Zovirax®	400 mg		p.o.		kontinuierliche Gabe
-1	0-0-1-0	G-CSF/Neupogen®	300 µg abs.		s.c.		ab Tag +1 bis stabiles Engraftment; nur bei DSMMXIV-Studienpatienten (sonst keine G-CSF-Gabe)

Bedarfsmedikation: Metoclopramid, Dexamethason 3 x 4 mg, Dimenhydrinat, Pantoprazol 40mg, Sucralfat; Lynestrenol 5 mg 2 x 1Tablette, Ovarschutz mit Zoladex-Gyn
FN-Risiko: > 20%, Zu G-CSF-Einsatz siehe auch Kap. 4.3.
Kontrollen: Blutbild, Elektrolyte, Leberwerte, Retentionswerte, Kreatinin-Clearance, Diurese, Herzfunktion, Lungenfunktion
Dosisreduktion: nicht vorgesehen. Siehe Kap. 3.8.1
Therapievoraussetzung: 3-6 Wochen nach erfolgreicher Stammzell-Apharese
Literatur: Knop S et al. Blood. 2009; 113(18):4137-43; siehe Studienprotokoll DSMMXIV.

14.2.2 BEAM (Pat. <65 Jahre) — Indikation: Hochdosisprotokoll (Lymphome)

Diese Zytostatikatherapie birgt letale Risiken. Die Anwendung darf nur durch erfahrene internistische Onkologen und entsprechend ausgebildetes Pflegepersonal erfolgen. Das Protokoll muss im Einzelfall überprüft und der klinischen Situation angepasst werden.

Chemotherapie

Tag	Substanz in chronologischer Reihenfolge	Dosierung	Trägerlösung (ml)	Appl.	Inf.-dauer	Bemerkungen
-7	Carmustin (BCNU)	300 mg/m²	500 ml Glucose 5%	i.v.	1h	Lichtschutz
-6(-3)	Cytarabin	2x 200 mg/m²	250 ml NaCl 0,9%	i.v.	1h	2 Gaben je 200mg/m², im Abstand von 10h; Gaben: 0, +10h
-6(-3)	Etoposidphosphat	2x 100 mg/m²	100 ml NaCl 0,9%	i.v.	30min	2 Gaben je 100mg/m², im Abstand von 10h; Gaben: +1h, +11h
-2	Melphalan	140 mg/m²	500 ml NaCl 0,9%	i.v.	30min	nur zentralvenös; Inkompatibilität mit Glucose

Tag 0: periphere Stammzelltransplantation

Dosierungen **Etoposidphosphat und Carmustin** auf eine idealisiertes Körpergewicht (**IBW**) beziehen damit die Körperoberfläche berechnen: Männer: IBW = 50,0kg + 2,3 x ((Größe in cm : 2.53) - 60)
Frauen: IBW = 45,5kg + 2,3 x ((Größe in cm : 2.53) - 60)
Bei massivem **Übergewicht (reales KG >15kg über IBW)**, gilt das angepaßte Körpergewicht:
AIBW: berechnetes IBW + 0,5 x (reales KG - berechn. IBW)
Wenn reales Körpergewicht (KG) < IBW gilt das reale Körpergewicht

Cave: Aprepitant ist moderater Inhibitor und Induktor von CYP3A4 (Wechselwirkungen beachten, s. Fachinformation)

Heparin/VOD Prophylaxe bis Entlassung nach PBSZT; nicht bis Tag +30 nach PBSZT nötig, ausser länger erwägen bei Leberfunktionsstörung/Leberschaden

Achtung: bei Pat. 61-80J:
CMV Prophylaxe (Aciclovir 4x200mg p.o. ab Tag +1)

Obligate Prä- und Begleitmedikation

Tag	zeitl. Ablauf	Substanz	Dosierung	Trägerlösung (ml)	Appl.	Inf.-dauer	Bemerkungen
-7,-2	-60min	Aprepitant/Emend®	125 mg		p.o.		
-6(-5),-1,1	1-0-0-0	Aprepitant/Emend®	80 mg		p.o.		
-7(-2)	1-0-1-0	Cotrimoxazol/Cotrim®forte	960 mg		p.o.		Aufnahme bis d-2; ab stabilem Engraftment: Mo, Mi, Fr 0-1-0-0
-7	-15min	Glucose 5%		2000 ml	i.v.	24h	
-6(-2)	-15min	NaCl 0,9 %		2000 ml	i.v.	24h	
-1,-30	1-0-0-0	Levofloxacin/ Tavanic®	500 mg		p.o.		ab d-1 bis zur möglichen i.v. Antibiose oder Engraftment
-7,-2	-15min	Dexamethason	12 mg		i.v.	15min	
-6(-2)	-15min	Heparin/Liquemin®	15000 IE		i.v.	24h	Reduktion bei Thrombozyten < 30000/μl*
-6(-3)	-15min	Dexamethason	8 mg		i.v.	15min	
-7(-2)	-15min	Granisetron/Kevatril®	3 mg		i.v.	B	
-7	+1 h	Heparin/Liquemin®	15000 IE		i.v.	23h	
-6(-3),-1,0	+9h45min	Dexamethason	8 mg		i.v.	B	

Bedarfsmedikation: Metoclopramid/Paspertin®, Dimenhydrinat/Vomex®, Allopurinol/Zyloric® 300mg, Lynestrenol/Orgametril® 5mg 2x1 Tbl., Famotidin/Pepdul® mite, Sucralfat/Ulcogant®
FN-Risiko: >20%---> Primärprophylaxe mit Filgrastim/Neupogen® oder Pegfilgrastim/Neulasta®, siehe Kurzfassung Leitlinien G-CSF. Zu G-CSF-Einsatz siehe auch Kap. 4.3.
Kontrollen: Blutbild, Elektrolyte, Leberwerte, Retentionswerte, Kreatinin-Clearance, Diurese, Herzfunktion, Lungenfunktion
Dosisreduktion: bei Bilirubin >3,0mg/dl oder GFR <60ml/min keine Hochdosistherapie. Siehe Kap. 3.8.1
Literatur: Chopra R et al. Blood. 1993; 5:1137-45; Diehl V et al. Lancet. 2002; 359(9323):2065-71.

14.2.3 BeEAM

Indikation: Hochdosisprotokoll (Lymphome)

Diese Zytostatikatherapie birgt letale Risiken. Die Anwendung darf nur durch erfahrene internistische Onkologen und entsprechend ausgebildetes Pflegepersonal erfolgen. Das Protokoll muss im Einzelfall überprüft und der klinischen Situation angepasst werden.

Chemotherapie

Tag	Substanz in chronologischer Reihenfolge	Dosierung	Trägerlösung (ml)	Appl.	Inf.-dauer	Bemerkungen
-7(-6)	Bendamustin	100 mg/m²	500 ml NaCl 0,9%	i.v.	1h	mit anderen Lösungen inkompatibel
-5(-2)	Cytarabin	2x 200 mg/m²	250 ml NaCl 0,9%	i.v.	1h	im Abstand von 10h; Gaben: 0, +10h
-5(-2)	Etoposidphosphat	2x 100 mg/m²	100 ml NaCl 0,9%	i.v.	30min	Menge entspricht Etoposidanteil; Abstand 10h; Gaben: +1h, +11h
-1	Melphalan	140 mg/m²	500 ml NaCl 0,9%	i.v.	30min	nur zentralvenös; Inkompatibilität mit Glukose

Dosierung **Etoposidphosphat** auf idealisiertes Körpergewicht (**IBW**) beziehen damit die Körperoberfläche berechnet: Männer: IBW = 50,0kg + 2,3 x ((Größe in cm : 2,53) - 60)
Frauen: IBW = 45,5kg + 2,3 x ((Größe in cm : 2,53) - 60)
Bei **massivem Übergewicht (reales KG >15kg über IBW)**, gilt das angepaßte Körpergewicht
AIBW: berechnetes IBW + 0,5 x (reales KG - berech. IBW)
Wenn reales Körpergewicht (KG) < IBW gilt das reale Körpergewicht

Tag 0: periphere Stammzelltransplantation

Achtung: bei Pat. 61-80J.: CMV Prophylaxe (Aciclovir 4x200mg p.o. ab Tag +1)

Zyklustag	-7	-6	-5	-4	-3	-2	-1	0	1	2	3
Bendamustin	■	■									
Cytarabin			■	■	■	■					
Etoposidphosphat			■	■	■	■					
Melphalan							■				
autologe SZT								■			

Heparin/VOD Prophylaxe bis Entlassung nach PBSZT; nicht bis Tag +30 nach PBSZT nötig, ausser länger erwägen bei Leberfunktionsstörung/Leberschaden

Obligate Prä- und Begleitmedikation

Tag	zeitl. Ablauf	Substanz	Dosierung	Trägerlösung (ml)	Appl.	Inf.-dauer	Bemerkungen
-7(-2)	1-0-1-0	Cotrimoxazol/Cotrim®forte	960 mg		p.o.		Aufnahme bis Tag -2;
-7(-2),2-30	1-0-0-0	Fluconazol/Diflucan®	200 mg		p.o.		bis zur Regeneration; Pause während Aprepitant
-7-16	kontinuierlich	Heparin/Liquemin®	15000 IE		i.v.	24h	Reduktion bei Thrombozyten < 30 000/µl *
-7(-6)	-30min	NaCl 0,9 %		1000 ml	i.v.	2h	
-5(-1)	kontinuierlich	NaCl 0,9 %		2000 ml	i.v.	24h	
-1	-1h	Aprepitant/Emend®	125 mg		p.o.		CYP3A4 WW beachten
-7(-1)	-30min	Granisetron/Kevatril®	1 mg		i.v.	B	
-7(-2)	-30min	Dexamethason	8 mg		i.v.	B	
-5(-2)	+9h30min	Dexamethason	8 mg		i.v.	B	
-1-30	1-0-0-0	Levofloxacin/ Tavanic®	500 mg		p.o.		bis zur möglichen i.v. Antibiose o. Engraftment
0-1	-1h	Aprepitant/Emend®	80 mg		p.o.		CYP3A4 WW beachten
-1	-30min	Dexamethason	12 mg		i.v.	B	
0-2	1-0-0-0	Dexamethason	8 mg		i.v.	B	
7	morgens	G-CSF/Neupogen®	300 µg		s.c.		ab Tag 7, bis stabiles Engraftment: Lc > 1 000/µl

Bedarfsmedikation: Metoclopramid, Dimenhydrinat, Allopurinol 300mg, Lynestrenol 5mg 2x1 Tbl.; Pantoprazol, Sucralfat, Erythrozytenkonzentrat, Thrombozytenkonzentrat, Antibiose, Aciclovir
FN-Risiko: Zu G-CSF-Einsatz siehe Kap. 4.3.
Kontrollen: körperl. Untersuchung, BB, Elektrolyte, Leberwerte, Retentionswerte, Kreatinin-Clearance, Diurese, Herz-, Lungenfunktion, Gesamteiweiß, Immunstatus, neurologische Funktion, Harnsäurewert
Dosisreduktion: bei Bilirubin 3,0mg/dl oder AP <60m/min keine Hochdosistherapie. Bendamustin: Bei Leuko- und/oder Thrombozyten von ≤3 000/µl bzw ≤75 000/µl Therapieunterbruch bzw. kein
Therapiebeginn. Voraussetzung f. Therapiefortsetzung Bendamustin: Leukozyten ≥4 000/µl und Thrombozyten ≥100 000/µl. Bei Patienten mit 30-70% Tumor/Metastasenbefall d. Leber und moderat verminderter Funktion d. Leber (Serum Bilirubin 1,2-3,0mg/dl) DR Bendamustin auf 50%. Siehe Kap. 3.8.1
Antibiotikaprophylaxe: ab stabilem Engraftment: Cotrimoxazol/Cotrim® forte 960mg Mo, Mi, Fr 0-1-0-0
Literatur: Visani G et al. Blood. 2011; 118(12):3419-25.

14.2.4 VIC

Indication: Hochdosisprotokoll (solide Tumoren)

Diese Zytostatikatherapie birgt letale Risiken. Die Anwendung darf nur durch erfahrene internistische Onkologen und entsprechend ausgebildetes Pflegepersonal erfolgen. Das Protokoll muss im Einzelfall überprüft und der klinischen Situation angepasst werden.

Chemotherapie

Tag	Substanz in chronologischer Reihenfolge	Dosierung	Trägerlösung (ml)	Appl.	Inf.-dauer	Bemerkungen
-5	Etoposidphosphat	500 mg/m²	500 ml NaCl 0,9%	i.v.	1h	Menge entspricht Etoposidanteil; Dosierung nach IBW bzw. AIBW
-4(-2)	Carboplatin	6 AUC	500 ml Glucose 5%	i.v.	18h	Dosis (mg) = AUC x (mg/ml x min) x [GFR (ml/min)+25]
-4(-2)	Ifosfamid	4000 mg/m²	500 ml NaCl 0,9%	i.v.	18h	parallel zu Carboplatin

Tag -1: Therapiepause (mind. 24h)
Tag 0: periphere Stammzelltransplantation

Dosierung **Etoposidphosphat** auf idealisiertes Körpergewicht (**IBW**) beziehen damit die Körperoberfläche berechnen: Männer: IBW = 50,0kg + 2,3 x ((Größe in cm : 2,53) - 60)
Frauen: IBW = 45,5kg + 2,3 x ((Größe in cm : 2,53) - 60)
Bei **massivem Übergewicht** (**reales KG >15kg über IBW**), gilt das angepaßte Körpergewicht
AIBW: berechnetes IBW + 0,5 x (reales KG - berechn. IBW)
Wenn reales Körpergewicht (KG) < IBW gilt das reale Körpergewicht

Heparin/VOD Prophylaxe bis Entlassung nach PBSZT; nicht bis Tag +30 nach PBSZT nötig, ausser länger erwägen bei Leberfunktionsstörung/Leberschaden

Cave: Keine gleichzeitige Gabe von Etoposidphosphat und Natriumbicarbonat über den gleichen Zugang

Inkompatibilität:
Carboplatin ↔ Mesna
Carboplatin ↔ NaHCO₃

Achtung: nach Tag -2 Protokoll zur Prophylaxe verzögerter Emesis (13.19.4)

Obligate Prä- und Begleitmedikation

Tag	zeitl. Ablauf	Substanz	Dosierung	Trägerlösung (ml)	Appl.	Inf.-dauer	Bemerkungen
-5	-12h	NaCl 0,9 %		1000 ml	i.v.	12 h	Vorbewässerung
-4-4	-	NaCl 0,9 %		3000 ml	i.v.	24h	an Vorlauf mit Mg²⁺ Alkalisierung gedacht ? Bewässerung nach CTx weiterführen
-5(-2)	-	Magnesium/Magnesium Verla® Injektionslösung	20 ml	NaCl 0,9%	i.v.	24h	3,15mmol Mg 2+ in 10ml; vor und zur CTx in Bewässerung
7-30	1-0-0-0	Filgrastim	300 µg abs.		s.c.		ab d7 bis stabiles Engraftment: Lc 2d >1 000/µl
-4(-1)	-	NaHCO3 (8,4%)	100 ml		i.v.	24h	1mmol/ml; kontinuierlich
-4(-2)	-	Heparin/Liquemin®	15000 IE		i.v.	24h	kontinuierlich;Reduktion bei Thrombozyten < 30 000/µl
-4(-2)	-15min, +4h, +8h	Dexamethason	8 mg	100 ml NaCl 0,9%	i.v.	15min	
-4(-2)	-15min, +8h	Granisetron/Kevatril®	3 mg		i.v.	B	
-4(-2)	+1h15min	Mesna/Uromitexan®	800 mg/m²		i.v.	B	
-4(-2)	+1h15min	Mesna/Uromitexan®	4000 mg/m²		i.v.	18h	
-4(-2)	+19h15min	Mesna/Uromitexan®	2000 mg/m²		i.v.	6h	6-12h Infusionsdauer
-4(-2)	1-0-1-0	Cotrimoxazol/Cotrim®forte	960 mg		p.o.		Aufnahme bis d-2; ab stabilem Engraftment: Cotrimoxazol 960mg 0-1-0-0 Mo,Mi,Fr
-4-15	1-0-0-0	Fluconazol/Diflucan®	200 mg		p.o.		ab Aufnahme bis mindestens Tag +15

Bedarfsmedikation:	Metoclopramid/Paspertin®, Famotidin/Pepdul® mite, Lynestrenol/Orgametril® 5mg 2x1Tbl, Sucralfat/Ulcogant®
FN-Risiko:	Zu G-CSF-Einsatz siehe auch Kap. 4.3.
Kontrollen:	Blutbild, Elektrolyte insbesondere Ca²⁺, Mg²⁺, Leberwerte, Retentionswerte, eGFR, Flüssigkeitsbilanz, Oto-Neurotoxizität
Dosisreduktion:	bei Niereninsuffizienz: Dosisreduktion; bei Nieren- und Leberstörungen: Ifosfamid-Reduktion. Siehe Kap. 3.8.1
Literatur:	in Anlehnung an Brugger W et al. J Clin Oncol. 1992; 9:1452-9; Hartmann JT et al. BJC: 2001; 84(3):313-20.

14.2.5 Busulfan/Melphalan

Indikation: Ewing-Sarkom (Hochdosis); refraktäre Lymphome; Multiples Myelom
ICD-10: C40/41; C81-96; C90

Chemotherapie

Diese Zytostatikatherapie birgt letale Risiken. Die Anwendung darf nur durch erfahrene internistische Onkologen und entsprechend ausgebildetes Pflegepersonal erfolgen. Das Protokoll muss im Einzelfall überprüft und der klinischen Situation angepasst werden.

Tag	Substanz in chronologischer Reihenfolge	Dosierung	Trägerlösung (ml)	Appl.	Inf.-dauer	Bemerkungen
-5(-3)	Busulfan	3,2 mg/kg		i.v.	3h	Polycarbonatfreies Infusionsbesteck
-2	Melphalan	140 mg/m²	500 ml NaCl 0,9%	i.v.	30min	Inkompatibilität mit Glukose; nur zentralvenös

Tag 0: periphere Stammzelltransplantation CD34+ > 4 x 10⁶/kg

Infektionsprophylaxe:
Aufnahme bis einschliesslich Tag -2: Cotrimoxazol 960mg/Cotrim forte® p.o. 1-0-1-0
bei stabilem Engraftment: Cotrimoxazol 960mg/Cotrim forte® p.o. 0-1-0-0 Mo, Mi, Fr
bei positiver HSV-Serologie ab Tag -1: Aciclovir/Zovirax® 200mg

Dosierung **Busulfan** auf idealisiertes Körpergewicht (**IBW**) beziehen
damit die Körperoberfläche berechnen: Männer: IBW = 50,0kg + 2,3 x ((Größe in cm : 2,53) - 60)
Frauen: IBW = 45,5kg + 2,3 x ((Größe in cm : 2,53) - 60)
Bei **massivem Übergewicht (reales KG >15kg über IBW)**, gilt das angepaßte Körpergewicht:
AIBW: berechnetes IBW + 0,5 x (reales KG - berechn. IBW)
Wenn reales Körpergewicht (KG) < IBW gilt das reale Körpergewicht

Zyklustag	-5	-4	-3	-2	-1	0
Busulfan	■	■	■			
Melphalan				■		
periphere Blutstammzelltransplantation						■

Cave: Aprepitant ist moderater Inhibitor und Induktor von CYP3A4 (Wechselwirkungen beachten, s. Fachinformation)

Obligate Prä- und Begleitmedikation

Tag	zeitl. Ablauf	Substanz	Dosierung	Trägerlösung (ml)	Appl.	Inf.-dauer	Bemerkungen
-6(-2)	1-0-1-0	Levetiracetam/ Keppra®	500 mg		p.o.		
-6(-1)	1-1-0-0	Bromazepam/Lexotanil®	1,5 mg		p.o.		1,5mg: 1/4 Tablette; nach d-1 RS Arzt
-6(-1)	0-0-0-1	Bromazepam/Lexotanil®	3 mg		p.o.		3mg: 1/2 Tablette; nach d-1 RS Arzt
-6(-2)	1-0-1-0	Cotrimoxazol/Cotrim®forte	960 mg		p.o.		ab Aufnahme bis d-2; bei stabilem Engraftment Mo,Mi,Fr; 0-1-0-0
-5-30	-	Heparin/Liquemin®	15000 IE abs.		i.v.	24h	ab -5 kontinuierlich bis ca. Tag +15 (VOD-Prophylaxe); ab Thrombozyten <30 000 Reduktion auf 5 000IE/24h
-5(-3)	kontinuierlich	NaCl 0,9%		1000 ml	i.v.	24h	
-5(-3)		Natriumbicarbonat 8,4%	60 ml		i.v.		1mmol HCO3-/ml; 60ml pro Liter Bewässerung
-5(-3)		Magnesium Verla Injektions-lösung (3,15mmol Mg²⁺/10ml)	ml		i.v.		nach Magnesium-Wert (Ref.bereich: 0,66-0,99mmol/l), in NaCl 0,9%
-5(-3)		KCl 7,45% (1mmol K+/ml)	ml		i.v.		nach K+-Wert (Ref.bereich:3,5-5,1mmol/l), in NaCl 0,9%
-5(-3)	-30min	Granisetron/Kevatril®	3 mg		i.v.	B	
-2	-	NaCl 0,9 %		2000 ml	i.v.	22h	
-2	-1h	Aprepitant/Emend®	125 mg		p.o.	B	CYP3A4-Wechselwirkung beachten
-2(-1)	-15min	Dexamethason	12 mg		i.v.	B	
-2	-15min	Granisetron/Kevatril®	1 mg		i.v.	B	

Bedarfsmedikation: Goserelinacetat/Zoladex-Gyn® 1x/Monat s.c., Lynestrenol/Orgametril® 1x Tbl., Pantoprazol/Pantozol® 40mg, Sucralfat/Ulcogant®
FN-Risiko: > 20%. --> Primärprophylaxe mit Filgrastim/Neupogen® oder Pegfilgrastim/Neulasta®; siehe Kurzfassung Leitlinien G-CSF zu G-CSF-Einsatz siehe auch Kap. 4.3.
Kontrollen: Blutbild, Elektrolyte, Leberwerte, Retentionswerte, Diurese, eGFR, Blutgase, Gerinnung, Herzfunktion, Lungenfunktion, PTT < 37"
Dosisreduktion: Leukozyten < 2 000/μl oder Neutrophile < 1 000/μl , Thrombozyten < 80 000/μl. Siehe Kap. 3.8.1
Literatur: Blanes M et al. Biol Blood Marrow Transplant. 2013;19(1):69-74; Kebriaei P et al. Biol Blood Marrow Transplant. 2011;17(3):412-20; Reiffers J et al. Bone Marrow Transpl. 1995; 16(1):69-70; analog Murata M et al. Br J Haematol. 1999; 105(3):799-802;

Stichwortverzeichnis

A

AB0-Kompatibilität 436
Abarelix 203
ACD 558
adverse event 59
Agranulozytose 532
- andere Formen 532
- medikamentös induzierte Formen 532
- pathogenetische Mechanismen 532
- Therapie 534
AHB-Verfahren 474
AHTR 1102
Aktive nicht-spezifische Immuntherapie 509
Aktive, spezifische Immuntherapie 509
Akute Emesis
- Salvage-Therapie 363
Akute Leukämie
- Immunphänotypisierung 101
- Klassifikation 101
Akute lymphatische Leukämie
- allogene Knochenmarkspender 624
- Altersgipfel 621
- Behandlungsergebnisse 634
- Chemotherapieprotokolle 630
- Chromosomenaberrationen 622
- Diagnostik 625
- Immunphänotypisierung 622
- intrathekale Chemotherapie 629
- Inzidenz 621
- Knochenmarktransplantation 629
- Minimal Residual Disease 628
- Molekulargenetik 621
- morphologische Klassifikation entsprechend FAB 623
- neue Therapiekonzepte 629
- primär refraktäre ALL 634
- Prognose 635
- Radiotherapie 629
- Rezidiv 634
- Risikofaktoren 621
- Risikogruppen 628
- Salvagetherapie 634
- spezielle Therapiemaßnahmen 629
- supportive Therapie 641
- Therapieprinzipien 625
- WHO-Klassifikation 637
Akute myeloische Leukämie
- Chemotherapie-Protokolle 642
- Erhaltungstherapie 641
- FAB-Klassifikation 638
- Intensivierung 641
- Konsolidierung 641
- molekulare Pathomechanismen 636
- palliative Therapie 643
- Prognosefaktoren 643
- Risikofaktoren 636
- supportive Therapie 641
- Therapiephasen 640
- Therapieprinzipien 640
Alemtuzumab 230
Allogene Stammzelltransplantation
- Konditionierung 499
- Spendersuche 496
- Therapieablauf 499
- Therapieprinzipien 499
Allogene Transplantation
- Indikationen 500
- therapeutische Prinzipien 495
Analkarzinom
- Behandlungskonzept 837
- multimodale Therapiekonzepte 837
- Risikofaktoren 835
- Stadieneinteilung 836
- therapeutische Grundsätze 837
- Therapieprotokolle 838
Anämien
- Differenzialdiagnose 553
- extrakorpuskuläre 566
- hämolytische 565, 580, 582
- Klassifikation 552
- korpuskuläre 566
- normochrome 580, 582
- renale 580
- supportive Maßnahmen 530
- Therapierichtlinien 530
- Viren/postinfektiöse 528
Anastrozol 205
Anemia of chronic disease 558
ANE-Syndrom 359
- Risikofaktoren 359
Angiogenese
- pathologische 516
- Tumorangiogenese 516
Angiogenese-Faktoren 516
Angiogenesehemmer 518, 521
Angiogeneseinhibitoren 517
Angiogenese-Regulation 515
Ann Arbor-Klassifikation 680, 690
Antibiotische Therapie
- Dosierungen 373
- Erregerspektrum 369
Antiemetika 359, 363, 366
- 5-HT3-Antagonisten 363
- Benzamidderivate 363
- Neurokinin-1-Rezeptorantagonisten 363
- Wirkungsmechanismus 363
Antiemetische Prophylaxe und Therapie 362
- Grundsätze 362
- Risikogruppe 362

Antihormonelle Therapie 200
- Einsatzbereiche 201

Antikoagulation
- Beendigung der Heparintherapie 613
- Empfehlungen 616
- Fondaparinux 613
- Heparin 612, 614
- unfraktionierte Heparine 613

Antikörper
- Zielstruktur 229

Antineoplastische Verbindungen
- Arzneimittelinteraktionen 325
- Hepatotoxizität 297, 298
- Inkompatibilitäten 333
- Kardiotoxizität 287, 288
- Nephrotoxizität 302, 303
- Neurotoxizität 306
- Zytostatikainkompatibilität 332

Antizipatorisches Erbrechen 364

Aplastische Anämien
- chemische Agenzien 527
- Einteilung 528
- genetische Faktoren 527
- immunsuppressive Therapie 530
- innovative Verfahren 530
- Medikamente 527
- pathophysiologisches Modell 527
- Rezidivtherapie 530
- stadiengerechte Therapie 529
- supportive Maßnahmen 530
- Transplantationsverfahren 530

Apoptose 31
- Charakteristika 31
- Steuerung 31

Arzneimittelentwicklung
- Phase I 353
- Phase II 354
- Phase III 354
- Phase IV 354

Arzneimittelinteraktionen
- CYP-Enzyme 323
- Induktoren 323

Arzneimittelprüfung 354
- good clinical practice 354
- Phasen 353
- Präklinik 353
- Prinzipien 354

Arzneimittelzulassung 354

Asparaginasetherapie
- hämorrhagische Störungen 591

Aszites 429
- Differenzialdiagnose 431
- Malignome 429
- Therapie 431

Aszitesdiagnostik 1115

Aszitesflüssigkeit
- Analyse 430
- Zytologie/Differenzierung 430

Aszites, maligner 429
- häufigste Ursachen 429

Aszitespunktion 1114
- Technik 1114

Aszitespunktionsset 1114

Aufklärung 67
- Umfang der Aufklärung 68

Augenmelanome 1008

Autoimmunhämolyse 575
- Kälteagglutinine 577
- Medikamente 578
- Wärmeantikörper 575

Autologer PBSZ
- Mobilisierung 489

Autologe Stammzelltransplantation
- Komplikationen 491
- Langzeitfolgen 492
- Therapieprotokolle 492

AWMF 77

B

BacT/Alert-FAN-Blutkulturflaschen 1130
Balanitis plasmacellularis Zoon 954
Balanitis xerotica obliterans 954
Barcelona Liver Cancer Center 849
Barrett-Syndrom 809

Basalzellkarzinom
- molekulare Pathogenese 1019
- Photodynamische Therapie 1020
- Risikofaktoren 1019
- Therapieverfahren 1020

BCLC 848

B-CLL-Zellen
- Charakteristika 703

Behandlungsfehler 68
Benchmarking 73
Bevacizumab 231
Bexaroten 252
Bicalutamid 206

Bisphosphonate
- Einsatzbereiche 414
- Nebenwirkungen 413
- Struktur 413

Blutkulturen
- Anaerobierinfektion 1131
- Blutentnahmetechnik 1130
- Infektionen unter Antibiotikatherapie 1131
- Venenkatheterinfektion 1131

Blutkulturflaschen 1130

Blutprodukte
- Bestrahlung 435
- Chargendokumentation 434
- CMV-Übertragung 435
- GvHD-Risiko 435
- Leukozytendepletion 434
- Rhesuskompatibilität 436
- zellfreie 434
- zelluläre 434

Blutungskomplikationen
- Akutsituation 1099
Bortezomib 253
Brachytherapie 482
β-Thalassämie 574
Buschke-Löwenstein Riesenkondylome 954
Buserelin 207
B-Zell-Entwicklung 38
B-Zell Non-Hodgkin-Lymphome
- WHO-Klassifikation 691

C
Cajal-Zellen 1038
CancerNet 77
Cancer Stem Cells (CSCs) 520
Caspasen 32
Catumaxomab 233
Cavaschirm 614
CD-Antigene 108, 109
Cetuximab 234
Chédiak-Higashi Syndrom 533
Chemoprävention 41
- kolorektale Tumoren 41
- Kopf-Hals-Tumoren 41
- Lungenkarzinom 41
- Mammakarzinom 41
- Xeroderma pigmentosum 42
- Zervixkarzinom 41
Chemotherapie 883
- intraperitoneale 432
- pharmakogenetische Determinanten 339
Child-Pugh-Klassifikation 848
Chlorom 637
Chronische lymphatische Leukämie
- Aberrationen des Karyotyps 703
- Antikörper 708
- Autoimmunphänomene 707
- Behandlungskonzept 707
- Charakteristika 703
- Diagnosekriterien 706
- Gumprechtsche Kernschatten 704
- Hochdosis-Chemotherapie 709
- Prognosefaktoren 709
- Splenektomie 709
- Stadieneinteilung 704
- therapeutische Grundsätze 706
- Therapieprotokolle 708
Chronische myeloische Leukämie
- Akzeleration 657
- Behandlungskonzept 661
- Blastenkrise 657
- chronische Phase 657
- molekularbiologische Aspekte 656
- Pathophysiologie 656
- Remissionskontrolle 663
- Remissionskriterien 660
- Risikofaktoren 656
- Therapie 658
- Therapieprotokolle 663
- Therapierichtlinien 658
- Überlebensraten 664
Chronische Neutropenie
- Therapie 535
CIN 904
CLIP 848
Clodronsäure 416
Common Toxicity Criteria (WHO) 60, 63
CTCAE 59
Cumarine 614
CUP 1056
- Erklärungsmodelle 1056
Cyclinen 29

D
Dasatinib 258, 661
DCIS 867
Degarelix 208
Dermatofibrosarcoma protuberans 1035
DGHO 77
Diagnosebezogene Fallgruppen 76
Diagnoseklassifikation 45
Disseminierte intravasale Gerinnung (DIC)
- Labor 603
- Prinzipien der Behandlung 604
DKG 77
DRGs 76
Dünndarmkarzinom
- Risikofaktoren 823
- Therapieprotokolle 825
Dysgenesis congenita mit familiärer Panzytopenie 533
Dyspnoe
- Pflege 466

E
Eculizumab 235, 236
EGIL-Scoring-System 104
Eisenmangel
- Ursachen 556
Eisenmangelanämie 557
- Eisensubstitution 557
Eisenstoffwechsel 555
Elliptozytose 569
Emaskulation 956
Embolie 606
Endobrachyösophagus 809
Endometriumkarzinom
- Chemotherapieprotokolle 915
- histologische Klassifikation 911
- operative Therapie 913
- Prognosefaktoren 915
- Radiotherapie 914
- Rezidiv 915
- Strahlentherapie 914
- Therapierichtlinien 913

Epitheliale Wachstumsfaktoren 380
Erbrechen 359
Erlotinib 259
Ernährung 396
Ernährung, parenterale
– Indikationen 399
Ernährungstherapie 393
– Assessment 391
– enterale Ernährung 397
– Indikation 393
– künstliche Ernährung 397
– Mineralstoffe 395
– orale Ernährung 394
– Praxis 393
– spezielle Situationen 396
– Spurenelemente 395
– Vitamine 395
Erregerspezifische Therapie
– Dosierung 374
Erythroplasia Queyrat 954
Erythropoese 552
Erythropoesestimulierende Faktoren 379
– Indikationen 379
Erythrozytengabe
– praktische Durchführung 437
Erythrozytenindizes 1120
Erythrozytenkonzentrate 435
– Herstellung und Lagerung 435
– Verträglichkeit 436
Erythrozytenmorphologie 1121
Essenzielle Thrombozytose
– Behandlungskonzept 672
– molekulargenetische Veränderungen 671
– Risikofaktoren 672
– Risikogruppen 673
– WHO-Kriterien 672
EURAMOS 1 1048
EURO-B.O.S.S.-Studie 1048
Euro-E.W.I.N.G 99 1043
Europäischer Kodex 40
Everolimus 260
Evidenz 71
– Definition 71
Ewing-Sarkome
– Chemotherapieprotokolle 1044
– Pathogenese 1041
– Therapieprinzipien 1042
Exemestan 210
Experimentelle Therapieansätze
– targeted therapies 521
Extragonadale Keimzelltumoren 939
– genetische Faktoren 939
– Histologie 939, 941
– histologische Typen 939
– Labor 940
– maligne 939
– Pathogenese 939

F

FAB (French-American-British Group) 623
Faktor IX
– Dosierungsrichtlinien 596
– Substitution 597
Faktor IX-Mangel (Hämophilie B) 445, 596, 598, 602, 606, 653, 768, 1085
Faktor VIII-Inhibitoren
– Erworbene 589
Familienspender
– Auswahlkriterien 496
Fanconi-Anämie 527
Fehleranalyse 73
Fertilitätsstatus 447
Fibrinolyse-Inhibitoren 583
Fibrinolysesystem 583
Fibrinolysetherapie 614
Fieber
– Diagnose 370
Fieber in der Neutropenie 371
– Therapieablauf 372
Fieber unklarer Genese
– erregerspezifische Therapieanpassung 374
– Eskalation 373
FIX-Aktivität
– Schweregrade 596
Flutamid 211
FNHTR 1102
Follicular Lymphoma International Prognostic Index 724
Follikuläres Lymphom
– Behandlungskonzept 721
– immunphänotypische Charakteristika 720
– Klassifikation 721
– molekulare Veränderungen 720
– Prognose 724
– Risikofaktoren 724
– therapeutische Grundsätze 721
– Therapieprotokolle 723
– Überlebenszeiten 724
Folsäure-Mangel
– Ursachen 563
Folsäure-Mangelanämie 562
Folsäurestoffwechsel 562
Folsäure-Substitution 564
Fresh frozen plasma 441
– absolute Kontraindikation 441
– relative Kontraindikation 441
Früherkennung 42
Früherkennungsmaßnahmen
– WHO-Kriterien 42
Fulvestrant 212
FVIII-Aktivität
– Schweregrade 592
FVIII-Substitution
– Dosierungsrichtlinien 593

G

Gallengangtumoren
- Stadieneinteilung 856

Gastrointestinaler Stromatumor
- Aggressivität 1038
- Behandlungskonzept 1039

GCP 74
G-CSF 383, 384
Gefitinib 261
Gefrierfrischplasma 441
Gefrierfrischplasmagabe
- praktische Durchführung 442

Gelbe Liste 78
Genetische Risikofaktoren 39
Gentransfer 513
Gerinnung
- Faktoren 583

Gerinnungskaskade
- Aktivatoren 602

Gerinnungssystem 582
- Inhibitoren 583

Gesamtüberleben 56
Gewichtsverlust 389
- Ursachen 389

Gleason Score 945
Gliome
- Klassifikation 1051
- Prognose 1054

Glukose-6-Phosphat-Dehydrogenasemangel 571
GM-CSF 384
Goserelin 213
Graft Engineering 487
Graft-versus-Host-Erkrankung (GvHD) 498
Granulocyte Colony Stimulating Factor 383
Granulocyte Macrophage Colony Stimulating Factor 384
Granulopoese 533
- kongenitale Störungen 533

Granulopoetische Wachstumsfaktoren 378
- Richtlinien 378

Granulosazelltumoren
- Chemotherapie 893
- operative Therapie 893
- Pathogenese 892
- Strahlentherapie 893
- Therapieprotokolle 894

Granulozytentransfusion 503
- Empfänger 503
- Herstellung und Lagerung 503
- mögliche Nebenwirkungen 504
- Nebenwirkungen 504
- praktische Durchführung 504
- Spender 503

Granulozytopenie 368
- Fieberursachen 368
- Infektionsherde 368

GvHD
- neue Ansätze 501

H

Haarzellen 715
Haarzell-Leukämie 717
- Charakteristika 715
- Oberflächenmarker-Analyse 716
- therapeutische Grundsätze 717
- Therapieprotokolle 718
- Therapieverfahren 717

Hämatemesis 1100
Hämatochezie 1100
Hämatologische Ausstrichdiagnostik
- Färbetechnik 1119

Hämatologische Erkrankungen
- chromosomale Anomalien 83

Hämatologische Neoplasien
- Entstehung 36

Hämatopoese 36
- Steuerung 36

Hämoglobinabbau 565
Hämoglobinopathien 573
Hämolyse
- akute 567
- chronische 566
- Parameter 567
- Splenektomie 567

Hämolyseparameter 567
Hämolytische Anämien
- Enzymdefekte 571
- extrakorpuskuläre 566
- Membrandefekte 568

Hämolytisch-urämisches Syndrom 547
Hämophilie A
- Therapieempfehlungen 593

Hämoptoe 1100
Hämorrhagische Diathesen
- Einteilung erworbene und angeborener Koagulopathien 584
- Faktoren des Gerinnungs- und Fibrinolysesystems 583
- Lebererkrankungen 587
- maligne Erkrankungen 589
- Schritte der Blutstillung 582
- Urämie 588

Hämorrhagische Zystitis 1100
Harnblasenkarzinom
- Behandlungskonzept 972
- Chemotherapieprotokolle 974
- Metastasierung 972
- Therapieverfahren 973

Hasford-Score 660
Heilbehandlung 67
Heileingriff 67
Heparininduzierte Thrombopenie
- Typ I 544
- Typ II 544

Hepatotoxizität
- Arzneimittelmetabolismus 294
- Cytochrom 295
- Einflussfaktoren 294
- Manifestationsformen 295
- Mechanismen 295
- therapeutische Grundsätze 295

Hepatozelluläres Karzinom
- Behandlungskonzept 850
- CLIP 847
- Entwicklung 846
- Kaffeekonsum 846
- molekulare Therapieansätze 851
- molekulargenetische Veränderungen 846
- Radiofrequenz-Ablation 851
- Risikofaktoren 846
- Stadieneinteilung nach Okuda 847
- TACE 851
- Therapierichtlinien 850
- Therapieverfahren 851

Herzbeuteltamponade 427

Hirnmetastasen
- Metastasen 1064
- Primärtumoren 1064

Hirnödemtherapie 1065
Histokompatibilitäts-Komplex 112

HIT Typ II
- klinische Wahrscheinlichkeit 545
- therapeutische Intervention 545

HLA-Antigene
- Nomenklatur 113

HLA-Klasse II 112
HLA-Klasse III 113
HLA-Typisierung 114
- Indikationsbereich 114

Hochdosischemotherapie
- Antiemese 364

Hochmaligne B-Zell-Lymphome
- Entitäten 696

Hochmaligne Non-Hodgkin-Lymphome
- Behandlungskonzept 698
- Genexpressionsanalyse 695
- molekulargenetische Veränderungen 695
- Rezidivtherapie 699
- risikoadaptierte Therapie 700
- Standardtherapien 699
- therapeutische Grundsätze 697
- Therapieprotokolle 700

Hochmaligne T-Zell-Lymphome
- Entitäten 696

Hodentumoren
- genetische Defekte 929
- Risikofaktoren 929
- Risikokategorien 931
- sekundäre operative Behandlung 936
- Therapieprinzipien 933
- Therapieprotokolle 936
- Tumormarker 933
- ZNS-Metastasen 936

Hodgkin-Lymphom 679
- aktuelle Studienprotokolle 683
- Allgemeinsymptome 681
- Behandlungskonzept 683
- Bulky Disease 681
- Chemotherapie 686
- Epstein-Barr-Virus 679
- extranodaler Befall 680
- Immunhistologie 680
- molekulargenetische Veränderungen 680
- Prognosefaktoren 687
- Rezidivtherapie 685
- Stadieneinteilung 680
- Subtypen 679
- Symptome 681
- Therapieprinzipien 682

Homann-Zeichen 609

Hormontherapie 200
- antiandrogene 200
- antineoplastische Therapie 200
- Aromatasehemmer 200
- Gestagene 200
- GnRH-Analoga 200
- LHRH Inhibitoren 200
- Substitutionstherapie 201

Humanalbumin 444
Hydroxyharnstoff 160
Hyperkaliämie 1097
Hyperkalzämie
- Akutsituation 1096
- Differenzialdiagnose 1096
- Tumorentität 1095

Hyperurikämie 1097
Hypochrome Anämien 555
- Eisenmangelanämie 555

Hypophysenkarzinome 1006
Hypophysen-Tumoren
- funktionelle histologische Einteilung 1004
- Klassifikation 1004
- medikamentöse Therapie 1006
- Operation 1006
- Radiotherapie 1006

I

Ibandronsäure 417
Ibritumomab 237
ICD-10 45, 46, 47
ICD-System 45
Imatinib 262
Immundefizienz
- primäre ZNS-Lymphome 738

Immune Escape-Mechanismen 507
Immunglobuline 443
Immunozytom
- Charakteristika 758
- Oberflächenmarker 758

- Polyneuropathie 759
- Stadieneinteilung 758
- therapeutische Grundsätze 759
- Therapieansprechen 761

Immuntherapie
- aktive spezifische 509

Immunthrombozytopenie
- Immunsuppressiva 543
- intravenöse Immunglobuline (ivIG) 541
- klinische Diagnostik 540
- Primärtherapie 541
- Sekundärtherapie 542
- Steroide 541
- Therapierichtlinien 541
- Thrombopoetinmimetika 542

Immunzytologie 100
- AML 102
- B-Zell-Lymphome 110
- B-Zell-Neoplasien 105
- geeignete Proben 100
- Indikation 100
- T-Zell-Lymphome 111
- T-Zell-Neoplasien 106
- Untersuchung 100

Induzierte pluripotente Stamm (iPS)-Zellen 487

Infekt- und Tumoranämie 558
- Labor 559

Infektzeichen 370
INR-Wert 615
Interferon 222
Interferon α 223
Interleukin 221
Interleukin 2 224
Interleukin 11 225
Internet 78

Intrahepatische Raumforderung
- Differenzialdiagnose 849, 1074

Intrapulmonale Raumforderung
- Differenzialdiagnose 783, 1072

Inzidenz 19
IORT 482
Ischämiesyndrom 610
Isolatorröhrchen 1130
ITP
- Klassifikation 539

J

Juristische Grundlagen
- Arzt-Patienten-Vertrag 67
- experimentelle Therapieverfahren 69
- Heilbehandlung 67
- Stand der Wissenschaft 67
- Therapiestandard 68

K

Kälteagglutinine 577
Kardiotoxizität
- Mechanismen 284
- Risikofaktoren 284
- therapeutische Grundsätze 285

Karzinogene
- endogene 24
- exogene 24, 25
- genetische Veränderungen 27

Karzinogenese 23
Katzenkratzkrankheit 697
Keimzelltumoren
- Chemotherapieprotokolle 890, 942
- Chorionkarzinom 887
- Chorionkarzinome 888
- Dysgerminome 887
- endodermaler Sinustumor 888
- gemischte Keimzelltumoren 888
- intrakranielle 942
- mediastinale/retroperitoneale 941
- Prognosescore 942
- Teratome 888
- Tumormarker 889

Kleinzelliges Lungenkarzinom 786
- Behandlungskonzept 787
- extensive disease 786
- limited disease 786
- Therapieprotokolle 788
- Therapierichtlinien 787

Klinische Klassifikation
- UICC 48

Klinische Pfade 75
Klinische Prüfung 69
Knochenmarkaspiration 1117
Knochenmarkbiopsie 1118
Knochenmarkpunktion 1116
- Technik 1117
- Verarbeitung 1118

Knochenmarkpunktionsset 1116
Knochenmarkzytologie
- Normalwerte 1124

Knochenmetastasen
- Frakturgefahr 1077
- supportive Therapie 1077
- systemische Radionuklide 1078

Koagulationsstörungen
- erworbene 586

Koagulopathien
- angeborene 584
- erworbene 584

Ko-Analgetika 407
Kolonkarzinom
- Behandlungskonzept 830
- postoperatives Vorgehen 830

Kolorektales Karzinom
- familiäre Syndrome 827
- Molekulargenetik 827
- neue Therapieverfahren 833
- Prognose 833
- Risikofaktoren 827

Komplementäre Therapie 523
- Einteilung 523
- Inanspruchnahme 523
- Nebenwirkungen 525
- therapeutische Grundsätze 524

Kopf-Hals-Tumoren
- adjuvante Chemotherapie 775
- Behandlungskonzept 773
- Histologie 771
- Stadieneinteilung 771, 772

Kostmann Syndrom 533

Krankenhaushygiene
- Grundlagen 376

Krebsfrüherkennungsprogramm 43

Kryokonservierung
- Missbildungsrisiko 449
- Perspektiven 454

Kryokonservierung von Oozyten 451
- Vorgehen 454

Künstliche Befruchtung
- juristische Grundlagen 451

Kutane T-Zell-Lymphome
- Klassifikation 732
- Stadieneinteilung nach ISCL 733

L

Lapatinib 263

Lazy Leucocyte Syndrome 533

LCIS 867

Lebensqualität 64
- Dimensionen 64
- Methoden zur Erfassung 64

Leberfunktionsstörungen
- Dosisanpassung 309

Lebermetastasen
- chirurgische Therapie 1075
- lokale Chemotherapie 1075
- Radiofrequenzablation 1075
- SIRT 1075

Leitlinien 72

Letrozol 214

Leukapherese 490

Leukoplakie 772, 954

Leuprorelin 215

Light-Kriterien 423

Liquor
- Verarbeitung 1126

Liquorpunktion
- Material 1125
- Technik 1125

Lumbalpunktion 1125

Lungenembolie
- Geneva-Score 611

Lungenkarzinom
- Berufsstoffe 778
- genetische Prädisposition 779
- palliative Therapieverfahren 784
- paraneoplastische Syndrome 783
- Prognosefaktoren 784, 788, 794
- Rauchen 778

Lungenmetastasen
- chirurgische Therapie 1073
- Metastasen 1072
- Primärtumoren 1072
- Radiofrequenzablation 1073

Lymphadenopathie
- Differenzialdiagnose 693

Lymphknotenschwellung anderer Genese 682

Lymphomatoide Papulosis (LyP) 736

M

Magenfrühkarzinom 816

Magenkarzinom
- Behandlungskonzept 819
- Chemotherapie 820
- Histologie 815
- Klassifikation nach Lauren 815
- neue Therapieoptionen 821
- Risikofaktoren 815
- Stadieneinteilung 816, 823, 824
- Strahlentherapie 819
- therapeutische Grundsätze 818
- Therapieprotokolle 820

Makrozytose
- Ursachen 561

Maligne Ergüsse
- pathogenetische Mechanismen 420
- therapeutische Grundsätze 420
- Transsudat und Exsudat 420

Maligne Erkrankungen
- diagnostische Verfahren 82

Maligne Hyperkalzämie
- osteoklastenaktivierende Faktoren 1095

Maligne Neoplasien
- Thromboembolische Ereignisse 606

Maligne Pleuraergüsse
- Ursachen 422

MALT-Lymphome
- therapeutische Grundsätze 745

Mammakarzinom 870
- adjuvante Chemotherapie 869
- Carcinoma in situ 867
- des Mannes 875
- duktales Carcinoma in situ 867
- endokrine Therapie 869, 872
- familiäres Mammakarzinom 861
- histologische Sicherung 866
- histopathologische Klassifikation 862
- Hormone 861
- Hormontherapie 871
- inflammatorisches Mammakarzinom 870
- Lobuläres Carcinoma in situ 867
- Lokalisation 863
- metastasierte Situation 870
- neoadjuvantes Therapiekonzept 870

- postoperative Strahlentherapie 869
- primäre Prävention 876
- Prognosefaktoren 866
- Risikofaktoren 861
- Stadieneinteilung 864, 865
- Therapieprotokolle 873
- Vorsorge 876

Mangelernährung 390
- Folgen 390
- Initialsymptome 390

Mantelzell-Lymphom
- molekulare Veränderungen 726
- neue Therapieansätze 728
- Prognosefaktoren 729
- therapeutische Grundsätze 727
- Therapieprotokolle 728
- Therapieverfahren 728
- Überlebenszeiten 729

Marchiafava-Micheli-Syndrom 569

Marginalzonen-Lymphome
- ätiologische Faktoren 743
- Behandlungskonzept 746
- Borrelia burgdorferi 743
- Campylobacter jejuni 743
- Chlamydia psittaci 743
- Helicobacter pylori 743
- Pathogenetisches Modell 743

Mastozytosen
- adulte 762
- Antineoplastische Therapie 766
- Immunzytologie 762
- Kinder 762
- Klassifikation 763
- Zytologische Differenzierung 762

Mediastinaltumoren
- topografische 802

Mediastinum
- Mesenchymale Tumoren 808

Medroxyprogesteron 216

Megaloblastäre Anämien
- Labor 561
- Symptome 561

Megestrolacetat 217

Mehrschritt-Karzinogenese 24

Melaena 1100

Melanom
- ABCD-Regel 1012
- adjuvante Therapieoptionen 1014
- Behandlungskonzept 1013
- experimentelle Therapieformen 1016
- Genexpressionsmuster 1009
- Invasionstiefe 1010
- metastasierte Situation 1015
- Risikofaktoren 1008
- somatische Mutationen 1008
- Stadieneinteilung 1005
- Therapieprotokolle 1016
- Therapierichtlinien 1013

MEN 2 985

Merkelzellkarzinom
- Behandlungskonzept 1028
- genetische Veränderungen 1026
- histopathologische Klassifikation 1026
- MSKCC Staging System 1027
- Risikofaktoren 1026
- Therapieprinzipien 1028

Mesenchymale Stammzellen 486

Mesotheliome
- ätiologische Faktoren 796
- Chemotherapie 800
- Europäischer Prognose Score 801
- histologische Typen 796
- molekulare Diagnostik 796
- Polychemotherapie-Protokolle 800
- Stadieneinteilung 797
- Therapieoptionen 799

Metastasen
- hämatogene Ausbreitung 1062
- Hirnmetastasen 1064
- Lungenmetastasen 1072
- Metastasenlokalisationen 1062

Metastasierung 34

MHC-Antigene 112

Microarrays 92

Mikroangiopathische hämolytische Anämie 547

Mikrothrombosen 603

miRNAs 520

Monoklonale Antikörper
- Nomenklatur 227
- Speziesspezifität 228
- Wirkungsmechanismen 228

Mortalität 19

Mukositis
- Klassifikation 464

Multiples Myelom
- Charakteristika der Plasmozytomzellen 749
- Einteilung 750
- konventionelle Chemotherapie 753
- neue Therapieansätze 755
- Risikofaktoren 749, 758
- Stadieneinteilung 750
- stadiengerechte Therapie 753
- Strahlentherapie 755
- supportive Therapie 755

Mycosis fungoides 731

Myelodysplastisches Syndrom
- Behandlungskonzept 649
- FAB-Klassifikation 647
- High-risk MDS 649
- Knochenmarkbefund 646
- Low-risk MDS 649
- molekulare Veränderungen 646
- primäres 646
- risikoadaptierte Therapie 649

- Risikogruppen 651
- sekundäres 646
- supportive Therapie 649
- Therapieprinzipien 648
- Therapieprotokolle 650
- WHO Klassifikation 648

Myeloproliferative Erkrankungen 445, 653, 768, 1085
- molekulargenetische Veränderungen 445, 653, 768
- Subtypen 653
- Zwischenformen 653

Myeloproliferative Syndrome
- Charakterisierung 654

Myelosuppression
- Mechanismen 282
- Pflege 463
- Risikofaktoren 282
- therapeutische Grundsätze 283

N

Nabelschnurblut (NB)-Stammzellen 486
NCCN 78
Nebennierenkarzinom 1002
- Therapie 1002

Nebennierenrinden (NNR)-Tumoren
- familiäre Tumorsyndrome 1000
- klonale Expansion 1000

Nebenwirkungen 59
- Schweregrad 59
- Zeitablauf und Dauer 59

Nephrotoxizität
- Dauer 300
- Manifestationsformen 300
- Mechanismen 299
- Risikofaktoren 299
- therapeutische Grundsätze 300

Neuroendokrine Tumoren
- Charakteristika 995
- Chemotherapie 998
- Interferon a 998
- Somatostatin-Analoga 997
- Therapieverfahren 997
- WHO-Klassifikation 991

Neurotoxizität
- Inzidenz 304
- prophylaktische Ansätze 305
- therapeutische Ansätze 305
- therapieinduzierte 304

Neutropenie 532
- Einteilung 533

Neutropenische Enterokolitis 534

Nicht-kleinzelliges Lungenkarzinom
- Behandlungskonzept 792
- neoadjuvantes Vorgehen 793
- Therapieprotokolle 793
- Therapierichtlinien 791

Nicht-seminomatöser Keimzelltumoren
- Behandlungskonzept 935

Nierenfunktionsstörungen
- Dosisanpassung 310

Nierenzellkarzinom
- Behandlungskonzept 963
- Bevazicumab 964
- hereditäres 959
- metastasiertes 964
- molekulargenetische Veränderungen 959
- Prognose Scores 966
- Sorafenib 964
- Sunitinib 964
- Temsirolimus 965
- Therapieprinzipien 962

Nilotinib 264, 662

Non-Hodgkin-Lymphome
- ätiologische Faktoren 689
- Immundefektsyndrome 689
- molekulargenetische Aspekte 689

Non-Hodgkin-Lymphome, hochmaligne
- ätiologische Faktoren 695
- Stadieneinteilung 696
- Symptomatik 696
- Therapieverfahren 699

O

Obere Einflussstauung
- M. Behçet 1091
- Vorgehen 1091

Obstipation und Diarrhoe
- Pflege 465

Onkologische Pflege
- Anämie 464
- Mukositis/Ösophagitis 464

Onkologische Rehabilitation
- Antragsverfahren 473
- Diagnostik 474
- Rehabilitationsziele 475

Oozytenkonservierung 450
Operative Thrombektomie 614
Opioidtherapie 406, 407
- Antiemese 407
- intravenöse 406
- Obstipationsprophylaxe 407
- orale 406

Orchiektomie
- Testosteronersatz 202

Ösophaguskarzinom
- Behandlungskonzept 812
- Lokalisation 809
- Risikofaktoren 809
- Stadieneinteilung 810
- therapeutische Grundsätze 811
- Therapieprotokolle 813

Osteosarkom
- Einteilung 1046

- molekulare Veränderungen 1046
- Therapieprinzipien 1047

Östrogensubstitution
- Alternativen 201
- Nebenwirkungen 201

Ovarialtumoren
- Behandlungskonzept 882
- Borderline-Tumoren 879
- Keimzelltumoren 879
- Molekulargenetik 878
- Prognosefaktoren 885
- Rezidiv 883
- Therapieprinzipien 881
- Therapieprotokolle 884

Ovarielle Raumforderungen
- Differenzialdiagnose 881

P

Paar- und Familientherapie 470
Palifermin 384
Pamidronsäure 418
Pancoast-Syndrom 783
Panitumumab 240
Pankreaskarzinom
- Behandlungskonzept 842
- Chemotherapie 843
- Histologie 839
- molekulargenetische Veränderungen 839
- multimodale Therapieansätze 843
- neue Therapieverfahren 843
- Operationsverfahren 842
- Risikofaktoren 839
- Stadieneinteilung 840
- Strahlentherapie 843
- Therapierichtlinien 841
- Tumormarker 840

Paraneoplastische Syndrome
- dermatologische 1080, 1084
- endokrine 1079, 1081
- hämatologische 1079, 1083
- neurologische 1079, 1082
- organbezogene 1080

Paravasate
- Prophylaxe 1109
- Vorgehen 1108

Parenterale Ernährung
- Applikationsmöglichkeiten 401
- Bedarfsberechnung 399
- Substratzufuhr 399
- Überwachung 401

Paroxysmale nächtliche Hämoglobinurie 569
- GPI-Anker 569
- Labor 570

Passive Immuntherapie
- adoptiver Zelltransfer 510
- monoklonale Antikörper 510

Patientenindividuelle Dosierung 307
- Einflussfaktoren 307

Payr-Zeichen 609
Peniskarzinom
- experimentelle Verfahren 957
- Präkanzerosen 956
- Risikofaktoren 954
- Therapie 956

Performance Status Scales 53
Perikarderguss
- Bildgebung 426
- chirurgische Verfahren 428
- Ergussdiagnostik 426
- Therapieprinzipien 427
- Therapieverfahren 427
- Ursachen 426

Periphere Blut-Stammzellen (PBSZ)
- Besonderheiten 486
- Gewinnung 485

Peritoneovenöser Shunt 431
Personalized Medicine 519
PET
- Radiopharmakon 117

P-Glykoprotein 324
Phäochromozytom 985
- assoziierte Syndrome 989
- Chemotherapie 988
- Malignitätskriterien 985
- Therapieprotokoll 988
- Therapierichtlinien 987

Pharmakodynamik 124
Pharmakogenetik
- Methoden 337

Pharmakogenetische Methoden 337
Pharmakokinetik 124
Pharmakotherapie 120
- Alkaloide 121
- Alkylantien 120
- Antibiotika 120
- Antimetaboliten 121
- Aromatasehemmer 121
- Bisphosphonate 123
- Enzyme 121
- Hämatopoesefaktoren 123
- Hormontherapien 122
- Immunmodulatoren 122
- monoklonale Antikörper 122
- Tyrosinkinase-Inhibitoren 122, 123

Phlegmasia coerulea dolens 614
Plattenepithelkarzinom der Haut
- Chemotherapie 1024
- Kryotherapie 1024
- monoklonale Antikörper 1024
- Risikofaktoren 1022

Plerixafor 386
Pleuradrainage 425
Pleuraerguss
- Analyse 423
- Diagnostik 1111
- Differenzialdiagnose 424

- Therapieprinzipien 424
- Therapieverfahren 424

Pleurapunktion
- Technik 1110

Pleurapunktionsset 1110

Pleurodese 425
- Alternativen 1113
- Technik 1112

Plummer-Vinson-Syndrom 557

PNET 1041

Polycythämia vera 666
- Chemotherapie 669
- Erythromelalgie 667
- Interferon a 669
- Janus Kinase 2 666
- Radiophosphortherapie 669
- Therapieziele 668
- WHO-Kriterien 667

Polyglobulie 668

PPSB 442

Prävalenz 19

Prävention 39
- Selen 42

Primäre Lymphome des Zentralnervensystems
- Freiburger Protokoll 740
- histologische Klassifikation 738
- Immundefizienz 738
- Prognosefaktoren 741
- therapeutische Grundsätze 739
- Therapieprotokolle 740

Primäre Myelofibrose
- Janus Kinase 2 675
- Milzbestrahlung 678
- Splenektomie 678
- WHO-Kriterien 675

Primär kutane T-Zell-Lymphome
- Behandlungskonzept 735
- Chemotherapie-Protokolle 736
- Diagnosekriterien 734
- Mycosis fungoides 731
- neue Therapien 735
- Pathogenese 731
- Sézary-Syndrom 731
- Therapieverfahren 735

Primärprävention 957

Prolymphozyten-Leukämie
- Behandlungskonzept 713
- Prognosefaktoren 714
- therapeutische Grundsätze 712
- Therapieprotokolle 713
- Zytogenetik/Molekulargenetik 711

Prostatakarzinom 954
- Behandlungskonzept 948
- Chemotherapie 951
- experimentelle Verfahren 952
- Hormontherapie 950
- molekulargenetische Mechanismen 944
- nuklearmedizinische Therapie 949
- operative Therapie 948
- PSA-Diagnostik 947
- Risikofaktoren 944
- Stadieneinteilung 955
- Strahlentherapie 949
- supportive Therapie 952
- Therapieprotokolle 952
- Therapierichtlinien 948

Prostataspezifisches Antigen 946

Psychologische Intervention
- Techniken 471

Psychoonkologische Betreuung
- Behandlungsteam 470
- Familie und Bezugsperson 470

PubMed 78

Pulmonale Toxizität
- Einflussfaktoren 289

Pyruvatkinase-Mangel 572

Q

Qualitätsmanagement 73
- Benchmarking 73
- Good Clinical Practice 74

R

Radiatio 813, 833

Raloxifen 218

Raumforderung im Mammabereich
- Differenzialdiagnose 866

REAL-Klassifikation 704

RECIST-Kriterien 56

Rehabilitation
- Rehabilitationsziele 475
- Zugangswege 473

Rehabilitationseinrichtung
- Qualitätsanforderung 477

Rektumkarzinom 827
- Behandlungskonzept 831
- Chemotherapie-Protokolle 832
- Stadieneinteilung 828

Relatives Risiko (RR) 19

Remission 57

Remissionsdauer 56

Reproduktionsmedizinische Techniken 448
- Intrauterine Insemination (IUI) 448
- Intrazytoplasmatische Spermieninjektion (ICSI) 448
- In-vitro-Fertilisation (IVF) 448

Retikulozyten 1122

Rhesuskompatibilität 436

Risikofaktoren 19
- genetische 39

Rituximab 239, 242

RNA-Technologie 520

Romiplostim 387

Rote Liste 78

Rotes Blutbild
- Nomenklatur 551
- Normalwerte 551

Rückenmarkkompression
- Akutsituation 1094
- Prognosefaktoren 1094

Ruxolitinib 269

S

Schilling-Test 561
Schmerzen
- Pflege 466

Schmerztherapie
- analgetische Adjuvanzien 407
- Opioidtherapie 405
- Regeln 405
- WHO-Stufe I 404
- WHO-Stufe II 404
- WHO-Stufe III 405
- WHO-Stufenschema 404

Schmerztypen 403
Schmerzursachen 403
Schwangerschaft
- essenzielle Thrombozytose 674

Scoring-System 603
Seminomatöse Keimzelltumoren
- Behandlungskonzept 934
- Risikoadaptierte Therapie 934

Sertoli-Leydig-Zelltumoren
- Chemotherapieprotokolle 897
- Histologie 896
- Immunhistochemie 896

Serummarker 96
Sexuelle Dysfunktion
- körperliche Ursachen 456
- psychosoziale Ursachen 456

Sexuelle Störungen
- Klassifikation 457
- Therapieprinzipien 457

Sézary-Syndrom 731, 736
- Zytologie / Histologie 732, 734

Sichelzellanämie 573
siRNAs 520
Sklerosierungstherapie
- Intraperikardiale 427

smouldering leukemia 639
Solide Tumoren
- genetische Veränderungen 27

Sorafenib 270
Spermakonservierung
- Richtlinien 447
- Verfahren 447

Sphärozytose 568
Stammzellen
- Expansion 488
- Graft Engineering 488

Stammzellpräparate 497
Sterbebegleitung 466

Sternberg-Reed-Zellen 679
Störungen der Granulopoese
- erworbene 533

Strahlentherapie 480
- Ablauf 482
- Antiemese 365
- Bestrahlungstechniken 481
- biologische Grundlagen 480
- Nebenwirkungen 482
- physikalisch-technische Grundlagen 480

Sunitinib 271
Systemischen Mastozytose
- Behandlungskonzept 766
- diagnostische Kriterien 765
- Subtypen 765

T

Tamoxifen 219
targeted therapies
- Angriffspunkte 245
- Tyrosinkinasen 246
- Zielstruktur 246

Telomerase 521
Temsirolimus 272
Testikuläre intraepitheliale Neoplasie (TIN) 933
Themenzentrierte Gruppentherapie 470
Therapie 923
Therapieerfolg 55
- Bewertung 55
- WHO-Kriterien 55

Therapieprotokolle 1143
Therapiestandard 68
Therapietoxizität 59
Therapieverfahren
- experimentelle 69

Therapieziele 51
Thromboembolien
- supportive Maßnahmen 616

Thromboembolisches Ereignis 610
- klinische Wahrscheinlichkeit 610

Thrombolysetherapie 614
Thrombophilie 606, 607
- Antiphospholipid-Syndrom 608
- Antithrombinmangel 607
- APC 607
- Faktor-II-Mutation 607
- Faktor VIII-Erhöhung 607
- Hyperhomocysteinämie 608
- Protein C-/Protein S-Mangel 607

thrombopoetische Faktoren 380
Thrombose
- Bildgebung 611
- Diagnoseablauf 612

Thromboseentstehung 608
- Pathogenetische Faktoren 608

Thrombotische Mikroangiopathien
- Diagnostik 548

- Plasmapherese 549
- supportive Behandlung 549

Thrombotisch-thrombozytopene Purpura 547

Thrombozytengabe 439
- Kontraindikationen 439
- praktische Durchführung 439
- thrombozytenrefraktäre Patienten 440

Thrombozytenkinetik 536

Thrombozytenkonzentrate 438
- ABO-Kompatibilitä t 438
- Herstellung 438
- Lagerung 438
- prophylaktische Gabe 439
- Rh-Kompatibilität 438
- therapeutische Gabe 439

Thrombozytenpräparate
- Kontraindikationen 538

Thrombozytopenie 539
- IgG-vermittelte Immunreaktion 539
- Thrombozytensubstitution 538

Thrombozytopoese
- beschleunigte periphere Thrombozytenumsatz 536
- Störungen 536
- Thrombozytensequestration 536

Thrombusformen 609

Thymom 802
- Behandlungskonzept 805
- Myasthenia gravis 805
- Stadieneinteilung 803
- Therapieprinzipien 805
- Therapieverfahren 806
- WHO-Klassifikation 804

Thymuskarzinoid 807
Thymuskarzinom 806
Thyroxinersatz 202
TNM-Klassifikation 48
TNM-System 48
Toremifen 220
TRALI 1102
Transfusionsreaktionen 1104
- Akutsituation 1103
- Hämosiderose 1104
- infektiöse Komplikationen 1105
- Meldung 1103
- mittelfristige 1104
- urtikarielle Reaktion 1102
- Vorgehen 1103

Transsudat und Exsudat
- Unterscheidung 420

Trastuzumab 243

Trophoblastzelltumoren
- Blasenmole 899
- Chemotherapieprotokolle 902
- Chorionkarzinom 899
- Formen 899
- WHO-Prognoseindex 900

Tumorangiogenese 34

Tumorantigene
- kostimulatorische Moleküle 507, 508

Tumordiagnose 51

Tumoren
- Remissionsdefinition 57

Tumoren des Kopf- und Halsbereichs
- Chemotherapie 775
- Karzinogenese 770
- Molekulargenetik 770
- neue Substanzen 776
- Primärprävention 776
- Prognosefaktoren 776
- Radiotherapie/Radiochemotherapie 774
- Risikofaktoren 770
- Sekundärprävention 777
- Therapieprotokolle 776

Tumoren unklarer Primärlokalisation
- Erklärungsmodelle 1056
- Metastasierungsmuster 1057
- Richtlinien zur Diagnostik 1058
- Subgruppen 1060
- therapeutische Grundsätze 1059
- Tumormarker 1058

Tumoren von Gallenblase und Gallenwegen
- Chemotherapie 858
- endoskopische interventionelle Therapie 857
- Risikofaktoren 854
- Therapieprinzipien 857

Tumoren von Nierenbecken
- Field Cancerization 968
- molekulargenetische Veränderungen 968
- Risikofaktoren 968

Tumorerkrankung 468
- erworbene Risikofaktoren 39
- psychische Belastung 468
- psychische Reaktionen 468

Tumorimmunologie
- Grundlagen 506
- humorale Reaktionen 506
- T-Zell-Aktivierung 506
- zelluläre Reaktionen 506

Tumorklassifikation
- klinische Klassifikation 48
- TNM-System 48

Tumor-Lyse-Syndrom
- Akutsituation 1098
- Risikofaktoren 1097

Tumormarker 95, 96, 98, 99
- Akut-Phase-Proteine 95
- Enzyme 95
- Hormone 95
- Serumproteine 95
- tumorassoziierte Antigene 95

Tumormarkeranalyse
- Hauptanwendungsbereich 96

Tumormarkerbestimmung
- empfohlener Zeitpunkt 97

Tumor-Nekrose-Faktor 226
Tumorpatienten 468
- psychologische Intervention 469
- psychoonkologischer Behandlungsbedarf 469
Tumorschmerztherapie 403
- Grundregeln 403
Tumortherapie
- interdisziplinäre 52
Tumorvakzine 509
T-Zell-Depletion 488

U
Übelkeit
- Differenzialdiagnose 361
Übelkeit und Erbrechen
- Pflege 465
Übergewicht
- Dosierung 309
Überlebenszeit 56
Ureterkarzinom
- adjuvante Therapie 975
- fortgeschrittene Stadien 975
- lokalisierte Erkrankung 974
Urotheliale Harnblasentumoren
- WHO-Klassifikation 969
Uterussarkom
- Chemotherapie 918
- Chemotherapieprotokolle 918
- Klassifikation 917
- operative Therapie 918
- Strahlentherapie 918

V
Vaginalkarzinom
- vaginale intraepitheliale Neoplasie 921
VAIN 921
V. Cava Superior-Syndrom
- Akutsituation 1091
Vemurafenib 276
Verbrauchskoagulopathie 602
VIN 925
Virchow Trias 606
Viszeraler Schmerz 408
Vitamin B12-Mangel
- Folsäure-Mangelanämie 562
- Ursachen 560
Vitamin B12-Mangelanämie 560
Vitamin B12-Stoffwechsel 560
Vitamin B12-Substitution 562
Vitamin K-Mangel 586
Von-Willebrand-Syndrom
- erworbenes 590
- Klassifikation 598
- Kontrolle der Substitution 600
Vorinostat 278

Vulvakarzinom
- Grad 925
- Standardtherapie 927
- vulväre intraepitheliale Neoplasie 925
vWJ-Erkrankung
- Differenzialdiagnose 599

W
Weibel-Palade-Körperchen 598
Weichteilsarkome 1031
- Chemotherapieprotokolle 1035
- molekulare Veränderungen 1031
- Pathomorphologie 1031
- Rezidivbehandlung 1035
- Stadieneinteilung 1032, 1033
- Therapiemöglichkeit Subgruppen 1035
- Therapieverfahren 1033

X
X-linked Agammaglobulinämie 533

Z
Zellteilung
- molekulare Steuerung 29
Zellzyklus 28
- Kontrollpunkte 28
Zentralvenöser Katheter
- Lagekontrolle 1128
- Seldinger-Technik 1128
- Technik 1127
Zervixkarzinom 909
- Behandlungskonzept 907
- Chemotherapieprotokolle 909
- Impfstoffe 910
- Präventionsmaßnahmen 910
- Prognosefaktoren 910
- Rezidivbehandlung 908
- Risikofaktoren 904
- Therapierichtlinien 907
ZNS-Tumoren
- Chemotherapieprotokolle 1053
- genetische Faktoren 1050
- molekulargenetische Aspekte 1050
- Pathomorphologie 1050
- Therapie 1052
Zoledronsäure 419
Zyklische Neutropenie 533
Zytogenetik 84
- Klonalitätskriterien 84
- Nomenklatur 84
Zytokine
- Charakterisierung 221
Zytostatika
- Angriffspunkte 126
- emetogenes Potenzial 360
- Phasenspezifität 127

- Resistenz 128
- Resistenzmechanismen 127
- Toxizität 1107
- Wirkung 128
- Zellzyklus 127

Zytostatikainstillation
- intrathekale 1126

Zytostatika-Paravasate
- Akutsituation 1108

Zytostatikaresistenz 127

Zytostatikatherapie
- Kontrolluntersuchungen 279